U0397847

肌筋膜疼痛与功能障碍
触发点手册

Myofascial Pain and Dysfunction
The Trigger Point Manual

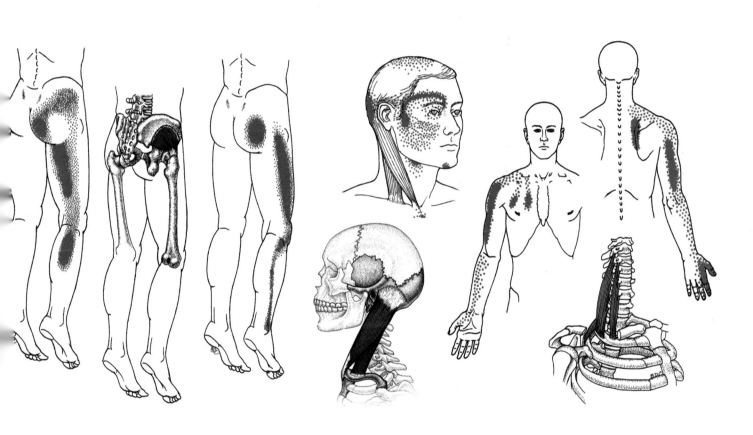

主　编　[美] 约瑟夫·M.唐纳利
　　　　Joseph M. Donnelly

副主编　[西] 塞萨尔·费尔南德斯·德拉斯佩尼亚　　　[美] 米歇尔·芬尼根　　　[美] 詹妮弗·L.弗里曼
　　　　César Fernández de las Peñas　　　　　　　　　Michelle Finnegan　　　　Jennifer L. Freeman

主　译　杜冬萍　　马柯　　许华　　郑拥军

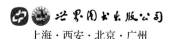 世界图书出版公司
上海·西安·北京·广州

图书在版编目(CIP)数据

肌筋膜疼痛与功能障碍：触发点手册 /（美）约瑟
夫·M.唐纳利主编；杜冬萍等译.—上海：上海世界
图书出版公司，2022.10（2024.9重印）
ISBN 978-7-5192-9733-6

Ⅰ.①肌… Ⅱ.①约… ②杜… Ⅲ.①筋膜疾病－疼
痛－诊疗－手册 Ⅳ.①R686.3-62

中国版本图书馆CIP数据核字（2022）第133153号

Myofascial Pain and Dysfunction: The Trigger Point Manual, 3rd Edition (9780781755603)

本书提供了药物的适应证、不良反应和剂量疗程，可以根据实际情况进行调整。读者须阅读药品包括盒内的使用说明书，并遵照医嘱使用。本书的作者、编辑、出版者或发行者对因使用本书信息所造成的错误、疏忽或任何后果不承担责任，对出版物的内容不做明示的或隐含的保证。作者、编辑、出版者和发行者对由本书引起的任何人身伤害或财产损害不承担任何责任。

书　　名	肌筋膜疼痛与功能障碍：触发点手册
	Jijinmo Tengtong yu Gongneng Zhang'ai: Chufadian Shouce
主　　编	［美］约瑟夫·M.唐纳利
副 主 编	［西］塞萨尔·费尔南德斯·德拉斯佩尼亚　［美］米歇尔·芬尼根　［美］詹妮弗·L.弗里曼
主　　译	杜冬萍　马柯　许华　郑拥军
责任编辑	陈寅莹
装帧设计	南京展望文化发展有限公司
出版发行	上海世界图书出版公司
地　　址	上海市广中路88号9-10楼
邮　　编	200083
网　　址	http://www.wpcsh.com
经　　销	新华书店
印　　刷	杭州锦鸿数码印刷有限公司
开　　本	889 mm × 1194 mm　1/16
印　　张	74.5
字　　数	2000千字
印　　数	3201-4400
版　　次	2022年10月第1版　2024年9月第3次印刷
版权登记	图字09-2019-867号
书　　号	ISBN 978-7-5192-9733-6/R·630
定　　价	680.00元

译者名单

主 译

杜冬萍　马 柯　许 华　郑拥军

译 者
（按姓名拼音排序）

杜冬萍　车 骥　范丰启　高静雅　韩 奇　胡琍琍　纪 运　季 锋
贾佩玉　金雨颖　李 晨　李彩霞　罗 露　吕莹莹　马 柯　马彦韬
宁秀娟　浦少锋　施海峰　石文姣　王 博　王 科　王晓雷　吴军珍
吴园园　武思尹　熊源长　许 华　徐永明　严兆霞　张永燕　赵 璇
郑拥军　周 瑾

顾 问
熊源长

秘 书
徐永明

作者介绍

主 编

约瑟夫·M.唐纳利（Joseph M. Donnelly），PT，DHS
骨科物理治疗委员会认证临床专家（OCS）
美国骨科手法物理治疗师学会会员（名誉）
临床教授、职后教育主任
美世大学健康职业学院物理治疗系
亚特兰大，乔治亚州

副主编

塞萨尔·费尔南德斯·德拉斯佩尼亚（César Fernández de las Peñas），PT，MSc，PhD
物理治疗、职业治疗、康复和物理医学部主任
物理治疗的研究和教学：手法治疗和干针穿刺
胡安·卡洛斯国王大学
阿尔科孔，马德里，西班牙

米歇尔·芬尼根（Michelle Finnegan），PT，DPT
骨科物理治疗委员会认证临床专家（OCS）
美国骨科手法物理治疗师学会会员
注册颈椎与颞下颌关节治疗师
肌痛研讨会高级讲师
贝塞斯达，马里兰州

詹妮弗·L.弗里曼（Jennifer L. Freeman），PT，DPT
骨科物理治疗委员会认证临床专家（OCS）
英敦物理治疗有限责任公司
临床副教授

美世大学健康职业学院物理治疗系
亚特兰大，乔治亚州

其他编者

英格丽德·奥尔斯特罗姆·安德森（Ingrid Allstrom Anderson），PT，DPT
骨科物理治疗委员会认证临床专家
英敦物理治疗有限责任公司负责人
亚特兰大，乔治亚州

何塞·阿里亚斯·布里亚（José L. Arias-Buría），PT，MSc，PhD
物理治疗、职业治疗、康复及物理医学系
物理治疗的研究和教学：手法治疗和干针穿刺
胡安·卡洛斯国王大学
阿尔科孔，马德里，西班牙

阿曼达·布莱克蒙（Amanda Blackmon），PT，DPT
骨科物理治疗委员会认证临床专家
临床助理教授
美世大学健康职业学院物理治疗系
肌痛研讨会系列讲师
亚特兰大，乔治亚州

迪安娜·霍特曼·卡米洛（Deanna Hortman Camilo），PT，DPT
骨科物理治疗委员会认证临床专家
运动稳定性物理治疗组
亚特兰大，乔治亚州

托马斯·L.克里斯特（Thomas L. Christ），MS，
　　DPT
物理治疗系
美世大学健康职业学院
亚特兰大，乔治亚州

科琳·S.西切蒂（Corine S. Cicchetti），MD
物理医学和康复认证委员会
布法罗脊柱与运动医学，PLLC
布法罗，纽约

德里克·克莱维（Derek Clewley），PT，DPT，
　　PhD
骨科物理治疗委员会认证临床专家
美国骨科手法治疗师学会会员
助理教授
杜克大学物理治疗学博士
达勒姆，北卡罗来纳州

N. 贝丝·科利尔（N. Beth Collier），PT，DPT
骨科物理治疗委员会认证临床专家
美国骨科手法治疗师学会会员
临床助理教授
物理治疗系
美世大学健康职业学院
亚特兰大，乔治亚州

卡罗尔·A.考特尼（Carol A. Courtney），PT，PhD，
　　ATC
美国骨科手法治疗师学会会员
教授
物理治疗系
康复科学系
芝加哥伊利诺伊大学应用健康科学学院
芝加哥，伊利诺伊州

安娜·I.德·拉芙·林肯森（Ana I. de-la-Llave-Rincón），
　　PT，MSc，PhD
物理治疗、职业治疗、康复及物理医学系

物理治疗的研究和教学：手工治疗和干针穿刺
胡安·卡洛斯国王大学
阿尔科孔，马德里，西班牙

简·多默霍尔特（Jan Dommerholt），PT，DPT，
　　MPS，DAAPM
肌痛研讨会主席
贝塞斯达理疗中心总裁兼业主
贝塞斯达，马里兰州

托马斯·埃伯勒（Thomas Eberle），PT，DPT
美国骨科手法治疗师学会会员
佛罗里达物理治疗协会主任
助理教授
圣奥古斯丁健康科学大学
迈阿密，佛罗里达州

杰弗里·格瓦伊斯·埃伯特（Jeffrey Gervais Ebert），
　　PT，DPT
骨科物理治疗委员会认证临床专家
临床助理教授
物理治疗科
美世大学健康职业学院
亚特兰大，乔治亚州

赛斯·杰森·费布雷奥（Seth Jason Fibraio），PT，
　　DPT，MTC，CSCS
认证颈椎和颞下颌治疗师
业主/首席执行官
基石物理治疗公司
阿什维尔，北卡罗来纳州

蒂莫西·弗林（Timothy Flynn），PT，PhD
骨科物理治疗委员会认证临床专家
美国骨科手法治疗师学会会员
美国物理治疗学会会员
科罗拉多运动所有人
循证运动主要负责人
南方学院物理治疗专业教授、博士

纳什维尔，田纳西州

林恩·M.弗里斯（Lynne M. Fries），PA-C，MPAS，
　　DPT
物理治疗博士
医师助理
UBMD内科
布法罗脊柱与运动医学，PLLC
布法罗，纽约

斯特拉·富恩萨利达－诺沃（Stella Fuensalida-
　　Novo），PT，MSc
物理治疗、职业治疗、康复及物理医学系
物理治疗的研究和教学：手工治疗和干针穿刺
胡安·卡洛斯国王大学
阿尔科孔，马德里，西班牙

玛格丽特·M.格哈特（Margaret M. Gebhardt），
　　PT，DPT
骨科物理治疗委员会认证临床专家
美国骨科手法治疗师学会会员
Fit核心物理治疗
临床副教授
物理治疗科
美世大学健康专业学院
实验室教员
肌痛研讨会
亚特兰大，乔治亚州

凯瑟琳·盖斯特（Kathleen Geist），PT，DPT
骨科物理治疗委员会认证临床专家
美国骨科手法治疗师学会会员
助理教授
康复医学系
埃默里大学医学院
亚特兰大，乔治亚州

罗伯特·D.格温（Robert D. Gerwin），MD，FAAN
约翰霍普金斯大学医学院神经学副教授

巴尔的摩，马里兰州

恩里克·吕赫（Enrique Lluch），PT，PhD
副教授
物理治疗科
物理治疗学院
瓦伦西亚大学
瓦伦西亚，西班牙

劳拉·戈尔德（Laura Gold），PT，DPT
骨科物理治疗委员会认证临床专家
临床副教授
物理治疗科
美世大学健康专业学院
亚特兰大，乔治亚州

布莱克·A.汉普顿（Blake A. Hampton），PT，
　　DPT，CSCS
实用疼痛解决方案有限责任公司业主/首席执行官
美世大学健康专业学院物理治疗科兼职教授
亚特兰大，乔治亚州

迪努·贾·亚西兰（Dhinu J. Jayaseelan），DPT
骨科物理治疗委员会认证临床专家
美国骨科手法治疗师学会会员
助理教授
医学与健康学院物理治疗课程
乔治华盛顿大学科学系
华盛顿，哥伦比亚特区

迈克尔·卡雷根斯（Michael Karegeannes），PT，
　　MHSc，LAT，MTC
注册颅面专科医生
注册颈颞下颌治疗师
南卡罗来纳州自由理疗服务有限公司业主
福克斯角，威斯康星州

维辛加·金（Visnja King），PT，DPT，MTC，CSCS
骨科物理治疗委员会认证临床专家

研究物理治疗师和辅助教练——肌肉骨骼课程
物理治疗科
匹兹堡大学
匹兹堡，宾夕法尼亚州
业主/院长/临床主任
北亨廷顿金物理疗法
北亨廷顿，宾夕法尼亚州

萨瓦斯·库特桑托尼斯（Savas Koutsantonis），
　PT，DPT
一对一理疗
肌痛研讨会系列讲师
亚特兰大，乔治亚州

约书亚·J.李（Joshua J. Lee），PT，DPT
骨科理疗住院医师
物理治疗科
美世大学健康专业学院
亚特兰大，乔治亚州

安·M.卢卡多（Ann M. Lucado），PT，PhD，CHT
委员会认证手部治疗师
副教授
物理治疗科
美世大学健康专业学院
亚特兰大，乔治亚州

索菲娅·马蒂（Sophia Maines），PT，DPT，
　CSCS
骨科物理治疗委员会认证临床专家
太阳物理治疗所有人
奥斯汀，得克萨斯州

奥兰多·马约拉尔·德尔莫拉尔（Orlando
　Mayoral del Moral），PT，PhD
托莱多省医院物理治疗师
西蒙斯·特拉维尔研讨会学术主任
托莱多，西班牙

约翰逊·麦克沃伊（Johnson McEvoy），BSc，
　MSc，DPT，MISCP，PT
联合物理治疗诊所特许物理治疗师
利默里克，爱尔兰
大卫·G. 西蒙斯学院
温特图尔，瑞士
肌痛研讨会
贝塞斯达，马里兰州

蒂莫西·J.麦克马洪（Timothy J. McMahon），PT，
　DPT
骨科物理治疗委员会认证临床专家
美国骨科手法治疗师学会会员
美世理疗诊所临床助理教授兼主任
美世大学健康专业学院物理治疗科
亚特兰大，乔治亚州

卡罗琳·麦克马金（Carolyn McMakin），MA，DC
波特兰纤维肌痛与肌筋膜疼痛门诊
波特兰，俄勒冈州

奥斯卡·桑切斯·门德斯（Óscar Sánchez Méndez），
　PT，MSc
物理治疗师和教授
西蒙斯·特拉维尔研讨会
马德里，西班牙

阿米尔·米内比（Amir Minerbi），MD，PhD
获得了疼痛医学和家庭医学的认证
兰巴姆卫生保健校区疼痛医学研究所
布鲁斯·拉帕波特医学院，Technion
以色列海法
家庭医学系，Clalit 健康服务部
以色列海法和西加利利地区

詹妮弗·玛丽·纳尔逊（Jennifer Marie Nelson），
　PT，DPT，DScPT
美国骨科手法治疗师学会会员
肌痛研讨会物理治疗师

芝加哥，伊利诺伊州

里卡多·奥尔特加·圣地亚哥（Ricardo Ortega-Santiago），PT，MSc，PhD
物理治疗、职业治疗、康复及物理医学系
物理治疗的研究和教学：手工治疗和干针穿刺
胡安·卡洛斯国王大学
阿尔科孔，马德里，西班牙

玛丽亚·帕拉西奥斯·塞尼亚（María Palacios-Ceña），PT，MSc，PhD
物理治疗、职业治疗、康复及物理医学系
物理治疗的研究和教学：手工治疗和干针穿刺
胡安·卡洛斯国王大学
阿尔科孔，马德里，西班牙

利·E.帕鲁宾斯卡斯（Leigh E. Palubinskas），PT，DPT
骨科物理治疗委员会认证临床专家
物理治疗
斯托克布里奇，乔治亚州

古斯塔沃·普拉扎·曼萨诺（Gustavo Plaza-Manzano），PT，PhD
放射康复物理治疗科
马德里康普顿斯大学
圣卡洛斯临床医院卫生研究所
马德里，西班牙

瑞安·里德（Ryan Reed），PT，DPT
骨科物理治疗委员会认证临床专家
美国骨科手法治疗师学会会员
DPT项目讲师
圣奥古斯丁健康科学大学
迈阿密，佛罗里达州

苏珊·H.瑞特诺尔（Susan H. Rightnour），PT，MTC
注册颅面专科医生

诺华康复医疗
鲍伊，马里兰州

杰米·萨洛姆·莫雷诺（Jaime Salom-Moreno），PT，PhD
物理治疗、职业治疗、康复及物理医学系
物理治疗的研究和教学：手工治疗和干针穿刺
胡安·卡洛斯国王大学
阿尔科孔，马德里，西班牙

伊莎贝尔·萨尔瓦特（Isabel Salvat），PT，PhD
正教授
医学与健康科学学院医学与外科系
维吉利大学
西班牙，罗伊斯

蒂莫西·道格拉斯·索耶（Timothy Douglas Sawyer），BSPT
国家盆腔疼痛中心
盆腔疼痛技术
斯坦福泌尿学研究团队
索耶理疗所有人
洛斯加托斯，加利福尼亚州

约翰·沙基（John Sharkey），MSc
临床解剖学家（BACA）、运动生理学家（基础）
高级讲师
医学、牙科和生命科学
切斯特大学/国家培训中心
爱尔兰都柏林

加布里埃尔·索马利巴（Gabriel Somarriba），PT，DPT
助理教授
助理项目总监
校园主任
圣奥古斯丁健康科学大学
迈阿密，佛罗里达州

莱斯利·F.泰勒（Leslie F. Taylor），PT，PhD，MS
副院长、教授
物理治疗科
美世大学健康专业学院
亚特兰大，乔治亚州

保罗·托马斯（Paul Thomas），PT，DPT
骨科物理治疗委员会认证临床专家
美国骨科手法治疗师学会会员
冲击物理疗法
芝加哥，伊利诺伊州

玛莉亚·托雷斯·拉孔巴（María Torres-Lacomba），
　PT，PhD
正教授
"女性健康理疗研究小组"负责人
物理治疗科
阿尔卡拉大学
西班牙马德里阿尔卡德海纳雷斯

德里克·L.维拉（Derek L. Vraa），PT，DPT，CSCS
骨科物理治疗委员会认证临床专家
美国骨科手法治疗师学会会员
美国空军战术运动与骨科高级教员
手法物理治疗奖学金计划
美国空军学院
科罗拉多斯普林斯，科罗拉多州

马修·维拉（Matthew Vraa），PT，DPT，MBA
骨科物理治疗委员会认证临床专家
美国骨科手法治疗师学会会员
拉斯穆森学院物理治疗师助理部项目总监
布鲁克林公园/明尼苏达州枫林
物理治疗师，矫形学，Inc

枫林，明尼苏达州

西蒙·沃夫森（Simon Vulfsons），MD
委员会认证内科专家
疼痛医学委员会认证专家
国际肌肉骨骼医学联合会主席
疼痛医学研究所和兰巴姆疼痛医学院院长
兰巴姆卫生保健校园，布鲁斯·拉帕波特医学院
以色列理工学院
以色列海法

卫斯理·J.韦德韦尔（Wesley J. Wedewer），
　PT，DPT，CSCS
骨科物理治疗委员会认证临床专家
运动物理治疗委员会认证临床专家
美国骨科学会物理治疗师学会会员
体育理疗
芝加哥，伊利诺伊州

黛博拉·M.温德兰（Deborah M. Wendland），
　PT，DPT，PhD，CPed
副教授
物理治疗科
美世大学健康专业学院
亚特兰大，乔治亚州

布莱恩·耶伊（Brian Yee），PT，DPT，MPhty
骨科物理治疗委员会认证临床专家
美国骨科学会物理治疗师学会会员
运动稳定性理疗组负责人
临床副教授
物理治疗科
美世大学健康专业学院
亚特兰大，乔治亚州

序

珍妮特·G.特拉维尔（Janet G. Travell）和大卫·G.西蒙斯（David G. Simons）的第一册《上肢肌筋膜疼痛与功能障碍：触发点手册》于1982年出版，10年后出版了第二册《下肢肌筋膜疼痛与功能障碍：触发点手册》，1999年出版了第一册的第二版。这本手册对理解和处理肌肉骨骼方面的疼痛，完全是一场开创性的革命，但同时也引发了巨大的批评性评论。肌筋膜触发点理论掀起了处理肌肉骨骼疼痛的革命，在过去30年中，珍妮特·G.特拉维尔博士在此领域不断探索，大卫·G.西蒙斯博士随后也加入其中，但是肌筋膜触发点理论却从未被系统全面地表述过。在第一册中，特拉维尔详尽介绍了自己的独特见解，即：肌肉疼痛可以表现为牵涉至远端的一种疼痛。牵涉性疼痛现在已知是由中枢神经系统介导，并与内脏器官、关节以及肌肉相关的疼痛，但在当时此理论不被理解，也不被接受。此外，特拉维尔博士认为肌筋膜触发点既可引起局部肌肉疼痛，还可引起远端牵涉性疼痛。她通过触诊来确定触发点，但她并没有通过实验室检查，如影像或电诊断等客观方法，来确定触发点。疼痛可以从一个地方转移到另一个地方的概念在国家级医学会议上遭到嘲笑，并被斥为荒谬。特拉维尔所引发的这场学术风暴的核心矛盾在于，一方面主流医学专业无法理解肌肉牵涉性疼痛的概念，并且他们也不会去仔细地检查肌肉；另一方面，在特拉维尔和西蒙斯的理论中缺乏一种以证据为基础的关键方法用于描述触发点疼痛以及他们所提到的这种疼痛模式。特拉维尔博士对牵涉性疼痛的描述是基于几十年来对患者的观察和她对患者所描述疼痛的细致记录，但她所有的描述都是定性的，而不是定量的。在当时，疼痛医学的科学水平也没有先进到足以让人理解牵涉性疼痛。直到在1999年第一册第二版出版时，周围和中枢疼痛的病理学机制才开始被揭示，而肌筋膜触发点的客观标志物也才开始被发现，最明显的是肌筋膜触发点的电生理改变，现在称为终板噪声（endplatenoise）。即便如此，几十年来依然一直存在争议，许多人声称终板噪声只不过是正常的终板电活动。尽管有这些问题，那些治疗肌骨疼痛的从业者还是热切地阅读特拉维尔和西蒙斯的著作。随着时间的推移和对肌筋膜疼痛病理生理学认识的增加，这些著作获得了标志性的地位。

自从《上肢肌筋膜疼痛与功能障碍：触发点手册》第二版出版以来，近20年过去了，医学有了很大的进步和变化，特别是疼痛领域关于外周和中枢敏化的理论（适用于肌肉）。这主要归功于西格弗里德·门斯（Siegfried Mense）及其同事的努力和贡献，而由于大卫·韦列茨基（David Yarnitsky）和其他学者的努力工作，疼痛的中枢调节现象现在也已被大家所公认。

伤害性感受现在被理解为一个复杂的理论，包括多模式感觉输入的整合、大脑中枢的相互联系，以及与运动系统的功能协调。此外，更多关于肌筋膜触发点解剖和生理学的了解是通过以下研究进行的：杰伊·沙（Jay Shah）及其同事在美国国立卫生研究院进行的触发点环境的微透析分析、斯奇达（Sikdar）和他在北弗吉尼亚州的同事详细介绍的触发点的超声波特征、哈伯德（Hubbard）及其同事以及洪（Hong）及其同事关于触发点的电诊断特征所做的工作。筋膜在肌筋膜起源性疼痛中的重要性正在经历翻天覆地的变革。筋膜解剖学和生理学的知识正在迅速增加，但筋膜和肌肉如何相互作用产生疼痛仍然没有得到很好的解释。此外，也是最重要的一点，医学已经朝着循证、科学支持的方向发展，而不再是我们过去常常强调的一门艺术，当然这并不是要否认历史和贬低体格检查在患者疼痛中的作用。在诊断和治疗方面，仍然需要对患者进行直观的评估，我们称之为医学艺术。在这个知识发生巨大变化和扩展的时候，最新版本的《肌筋膜疼痛与功能障碍：触发点手册》出现了。

本书是对西蒙斯和特拉维尔著作的第三次修订，带来了《肌筋膜疼痛与功能障碍：触发点手册》的最新版。这是一个以证据为基础的版本，其中的证据是客观可用的，肌肉功能和解剖学的参考也都得到了更新。本书的前几章是对肌筋膜疼痛的一般性介绍，由简·多默霍尔特（Jan Dommerholt）撰写，他在临床上对肌筋膜疼痛综合征非常熟悉，并且非常精通当代的文献，在这个领域已经写了十多年的文献综述。多默霍尔特提供了疼痛科学的背景，回顾了目前所知的触发点，并为正确理解后面的章节提供了基础。这些章节详细介绍了特定肌肉触发点和区域触发点综合征的诊断和治疗。他还首次在书中介绍了解剖和筋膜在肌筋膜疼痛中的作用。非常重要的是，本书所描述的治疗肌筋膜疼痛的方法，特别是干针技术，得到了随机对照试验的验证以及系统性综述和Meta分析的支持。关于喷雾和拉伸本书不再详细说明。为了与大卫·G.西蒙斯新奇的想法保持一致并理解什么是肌筋膜触发点的基础，本书中有一章对西蒙斯的触发点综合假说进行了扩展，并提出了关于触发点起源的新颖假说，而这些假说都有触发点的确凿证据。同样的，关于疼痛持续因素的章节中，阐述了触发点的治疗是处理肌筋膜疼痛综合征的开始而不是结束的概

念。这些章节包括了以前版本中没有的材料，例如性激素和性对疼痛的影响，以及涉及运动控制等因素的综合考虑。

本书与前两个版本很大的不同就是有许多撰稿人参与其中。第一册只有珍妮特·G.特拉维尔和大卫·G.西蒙斯两人，第二册也只有6位撰写者。在以前的版本中，我们可以听到特拉维尔关于患者的病史以及对疾病诊治的相关建议，它更像是医学艺术的表达，而西蒙斯的观点则来源于相关的科学文献。本书每一章的编写，特别是关于特定的肌肉，都保持了惊人的一致性，均遵循相似的格式，包括解剖学、功能、疼痛表现、牵涉疼痛模式，以及特定肌肉的独特疼痛持续性因素和条件。多位撰写者的存在意味着每一章都反映了该章节作者的观点和研究方向。塞萨尔·费尔南德斯·德拉斯佩尼亚（César Fernández de las Peñas）和奥兰多·马约拉尔·德尔莫拉尔（Orlando Mayoral del Moral）撰写的章节，是详细讨论他们研究方向的典范，当然这并不是说其他人没有达到他们的水平。本书非常明智地保留了第一册、第二册的重要插图，因为这些插图是与大卫·G.西蒙斯密切磋商后画出的，确保了插图的准确性。这些插图的清晰度和价值是无与伦比的。此外，为了表示每个肌肉中都可以找到触发点，原插图中的"X"已经从图片中删除，因为只要系统地检查肌肉，触发点可以在肌肉的任何位置被找到。然而必须指出是，由于书本尺寸及经费问题，相关版本中某些详细的描述以及作者独特的艺术性，未纳入本书中。

最后，必须对约瑟夫·M.唐纳利表示认可和感谢，他勇敢地承担了这项相当艰巨的工程。大卫·G.西蒙斯曾计划自己编辑第三册，但在他有生之年未能如愿。约瑟夫接受了这项艰巨的工作：组建一个由编辑和作者组成的团队，不仅请他们编写章节，其本人也亲自参与编写。他在职业生涯中还是第一次承受这么巨大的压力来指导项目。这是一项艰巨的任务，我希望它会被认为是充满爱的劳动，为了我们世

界各地所有患者的福祉，但最重要的是为了大卫·G.西蒙斯的爱，他引导我们，敦促我们清晰地思考，并且他是真正负责前两版出版的人。我们真诚地感谢大卫·G.西蒙斯，珍妮特·G.特拉维尔，约瑟夫·M.唐纳利和所有与这个项目有关的人，大家共同努力编写了这份著作，我们希望它能成为下一代肌筋膜疼痛相关医患人员不可或缺的指南。

罗伯特·D.格温

前　言

本书是在知识的指数增长、技术的快速发展、信息的即时获取和时代的不断变化下出版的。由于每个专业人员都需要在越来越小的专业领域学习越来越多的知识，我们只能通过与其他专业领域的人合作，新版的《肌筋膜疼痛与功能障碍：触发点手册》由此而生。大卫·G.西蒙斯与珍妮特·G.特拉维尔博士共同撰写了第一册《上肢肌筋膜疼痛与功能障碍：触发点手册》。而大卫G.西蒙西根据他的临床经验，在洛伊丝·S.西蒙斯（Lois S. Simons）的大力帮助下几乎独自撰写了第二册。第一册的第二版是由大卫·G.西蒙斯和洛伊丝·S.西蒙斯共同完成的，同时得到了多个学科的临床医生的大力帮助。本书则在更多人的共同努力下完成，每个人都代表一个或多个方面的肌筋膜疼痛和触发点（TrPs）的权威。

本书可以说是之前所有版本的延伸。它继续讨论了触发点概念模型，这种病因不明的综合征最终演变成一种实验性的神经生理疾病的实体。技术的进步使得经验性识别肌筋膜疼痛和功能障碍的迹象成为可能，包括由大卫·G.西蒙斯首次建立的以前称为"终板噪声"的电生理标记物；组织病理生理标记物，如肌节挛缩；组织化学变化，如pH降低及神经肽和细胞因子水平的升高。自1999年第一册第二版出版以来，在关于触发点和肌筋膜疼痛方面取得了重大的科学进展；然而，关于触发点概念模式，许多重要的细节仍有待解决。本书的目的不是最终回答关于肌筋膜功能障碍和触发点的问题，而是像之前的开创性作品一样，标志着另一个新时代的发现。

本版本的更新

根据大卫·G.西蒙斯和洛伊丝·S.西蒙斯的

观点，本书从主要由两个人撰写演变成由许多在肌筋膜疼痛与功能障碍的检查和治疗方面具有临床专业知识的人共同撰写。这是一个多学科努力的成果，旨在展示触发点和肌筋膜疼痛概念的深度和广度。本书介绍了我们在理解触发点相关的许多临床现象的病理生理基础方面所取得的主要进展，包括肌肉疼痛和触发点从外周伤害性冲动到中枢神经系统的作用，以及触发点在维持外周和/或中枢敏化中的作用，是基于临床和科学研究的循证综述。

这本书分为八个部分。第一部分介绍了触发点概念模型及与疼痛和肌筋膜功能障碍有关的一般概念。关于肌筋膜疼痛综合征和慢性疼痛的心理社会治疗在本书第一部分的第五章中讨论。各个肌肉或肌群在第二到第七部分中涵盖。这些部分的一个主要变化是将第二册中的下躯干疼痛部分与第一册中的上躯干疼痛部分合并，以创建一个称为"躯干和骨盆疼痛"的新部分。其他的变化包括将耻骨肌章节合并到关于内收肌群的章节中，将阔筋膜张肌章节合并到臀小肌章节中，将缝匠肌章节增加到股四头肌群章节中，以及将足浅和足深固有肌章节结合起来，以此更好地反映足部当前的解剖组织概念。在第二到第七节部分还有一个新的临床相关内容，从整体的角度讨论与每个区域常见神经肌肉骨骼和医疗条件相关的肌筋膜因素。本书第八部分全面总结了肌肉功能障碍和触发点的治疗方案。区别于以前版本的冗余和繁琐，本书给出了每种治疗方案的概述，这些方案可以应用于任何有触发点的肌肉或出现肌筋膜疼痛综合征的患者。治疗部分包括关于注射/干针、手法治疗、治疗性锻炼、治疗模式、姿势和鞋类的考虑。

在第二到第七部分中的每一章都由以下小节组织起来：介绍；相关解剖，包括神经支配和血管生成、功能；临床表现，包括牵涉疼痛模式、症状、患者检查和触发点检查；鉴别诊断，包括触发点的激活和持久化、相关联的触发点和相关病理学；以及纠正措施。这种新的呈现方式既为了让内容变得通俗易懂、可读性高，又为了符合医生总结临床经验的方式，脉络清晰。

新的呈现方式中有几个值得注意的新特点。就像对主流期刊文章的摘要一样，每一章的引言都是对后面所有章节的概述。以前省略的血管已经和神经一起包括在解剖部分。新增的功能单位的相关表格更方便临床应用。"纠正动作"这一部分是用患者易懂的语言写的，给非医务专业人员提供简单的自我治疗技术，以及提供寻求专业指导的线索。

除了上述组织架构反映了一些变化，还有专业性的知识术语更替需要进一步解释。一个变化是用"关联"触发点替换术语"卫星"和"次要的"触发点（在每个肌肉章节的鉴别诊断部分讨论，题为"关联触发点"），以便更准确地描述触发点之间的病理生理关系。为了加强此版本对肌肉功能障碍和触发点的关注，对关节功能障碍、姿势偏差、骨骼等问题，以及前几版中太过冗长的其他相关肌肉骨骼问题，都进行了删减。随着检查和治疗资源的广泛提供和获取，临床医生需要去寻找其他相关著作以获得关于这些内容的更多信息。

针对每块肌肉的触发点触诊技术，以及一些检查技术和特殊测试，我们提供了新的全彩色数码照片，给整个著作一个更现代的感觉，而经典的解剖学和疼痛模式插图也已被保留和更新。最后，特别重要的是，这个版本从插图中提到的症状（疼痛）模式消除了"X"。目前的证据支持有必要检查整个肌肉是否存在的紧绷条索带、局部触痛和相关症状（疼痛），以便诊断是否存在触发点。这些相关症状的图示只是指导原则，肌肉的任何部分都可以产生全部或部分特征性相关症状（疼痛）。

《肌筋膜疼痛与功能障碍：触发点手册》证明了珍妮特·G.特拉维尔、大卫·G.西蒙斯和洛伊丝·S.西蒙斯在触发点与肌筋膜疼痛领域的开创性工作。这本全面的触发点手册可谓由我们所服务的患者一起设计和编写，目的是促进实践、支持教育，并激励临床和科学研究领域进行触发点、肌筋膜疼痛和其他肌肉骨骼综合征的诊断。本书还旨在协助医生做出临床决策，并对因疼痛导致活动受限或有功能障碍的非疼痛患者进行处理。

鸣　谢

编辑们想要感谢所有本书的特约作者。这本书是一个庞大的项目，如果没有他们的热情、奉献和承诺，是不可能完成的。我们感谢他们从繁忙的临床、教学和研究日程中抽出时间，我们感谢这些人分享他们在TrPs和肌筋膜疼痛领域的专业知识。特别感谢简·多默霍尔特在TrPs和肌筋膜疼痛综合征领域的重要临床和研究贡献。他在科学和临床证据方面的广博知识在第一部分的循证综述中是显而易见的。还要感谢医学博士约翰·莱福托格特（John Lyftogt）在肌筋膜疼痛治疗中使用葡萄糖方面的贡献，以及布莱尔·格林（Blair Green）对触发点注射（TrPI）盆底部分和干针（DN）材料的贡献。最后，非常感谢珊特尔·菲利普斯（Shantel Phillips）帮助确认第七十六章的姿势偏差。

这本书经过了多年的规划和奉献努力，没有莎伦·贝克尔（Sharon Barker）和萨曼莎·皮尔斯（Samantha Pierce）的协助，它是不可能完成的。他们丰富的历史视角及与大卫·G.西蒙斯和洛伊丝·S.西蒙斯一起工作的管理经验对实现这一新版本至关重要。

我们还要感谢苏珊（Susan）、诺利斯·甘斯壮姆（Norris Ganstrom）和西蒙斯一家的支持和鼓励，从而完成了他们父亲去世前计划完成的工作。感谢卡罗琳·麦克马金（Carolyn McMakin），他非常有远见的与出版商一起推进这项计划，并明智地一直推进计划，使项目最终得以启动。

我们要感谢克里斯汀·赫尔弗里奇（Christynne Helfrich），她愿意成为我们整个项目的摄影师。她的临床专业知识和她的乐观使照片拍摄得很愉快且非常细致。感谢所有在星期六为照片拍摄做模特的美国摩斯大学物理治疗的博士学生们（以及他们的爱人），感谢你们的热情和耐心。此外，我们还要感谢我们的研究生助理，科迪·克莱茵（Cody Klein），泰勒·史密思（Taylor Smith），汤姆·克里斯特（Tom Christ）和瑞贝卡·高柏（Rebecca Goldberg），她们总是面带微笑，进行了无数的文献搜索和组织工作。

约瑟夫·M.唐纳利想要亲自感谢美国摩斯大学副院长莱斯利·F.泰勒（Leslie F. Taylor）博士，感谢她对《肌筋膜疼痛与功能障碍：触发点手册》的坚定支持和贡献。我也要感谢我的教职员工，感谢他们在过去四年里给予我的支持和鼓励。如果没有他们对教学和学术的投入和奉献，这个项目永远不会完成。

最后，我们要感谢我们各自的家人和朋友的支持。我们感谢他们继续支持我们的专业努力，我们欠他们一份无法估量的感激之情。愿本书成为临床医生和患者宝贵的资源，值得他们所有人的奉献。

目 录

第八部分　　肌筋膜疼痛和功能障碍的治疗注意事项

第一部分

肌筋膜疼痛与功能障碍介绍

第 一 章

疼痛科学与肌筋膜疼痛

简·多默霍尔特、罗伯特·D.格温、卡罗尔·A.考特尼

1　介绍

在美国，慢性或持续疼痛是劳动丧失的最常见原因，每年耗费医疗经费超过6 500亿美元[1]。慢性疼痛相关性经济支出的增长速度超过了糖尿病、癌症和心脏疾病的总和。慢性疼痛导致的死亡人数超过了车祸死亡人数。尽管慢性疼痛带来了惊人的经济耗费和对个人极大的影响，在预防慢性疼痛和开展循证支持的疼痛治疗方面的努力还远远不够[2]。

慢性疼痛通常定义为超过3～6个月的疼痛，这里以疼痛时间作为主要标准，而不是基于急性和慢性疼痛的特定机制来区分。Reichling等人提出，慢性疼痛最少可分为两种类型[3]。Ⅰ型为急性疼痛持续存在，Ⅱ型则为与初始损伤组织无关联的疼痛，有效治疗急性疼痛措施对其无效。肌筋膜疼痛在急性和慢性疼痛中都占有重要地位。在本书初版中，Travell和Simons指出，绝大部分人在一生中都会经历过一次又一次的痛性肌筋膜触发点（trigger points, TrPs）[4,5]。最近的流行病学和发病率研究证实了TrPs是普遍存在的[6-22]。

不幸的是，肌筋膜疼痛作为其他疼痛问题的潜在诱因常被忽视[23]。触发点常常引起原发性功能障碍，这种功能障碍的发生可以不伴有潜在疾病和组织损伤[24]。此时，TrPs作为持续性外周伤害性输入的来源，而与组织损伤无关[25-27]。它们可能与其他疾病有关，如挥鞭样损伤或骨关节炎[8,28,29]。上斜方肌的触发点与C3和C4节段性功能障碍相关，但不一定有因果关系[30]。单次脊柱推拿可引起上斜方肌静息型TrPs的压痛敏感性变化[31]。触发点可能使其他问题症状复杂化，也可能使症状在原发问题解决后还持续存在。它们还可能与内脏疾病和功能障碍有关，包括子宫内膜异位症、间质性膀胱炎、肠易激综合征、痛经和前列腺炎[32-39]。肌筋膜疼痛可以表现为其他疼痛性疾病，如神经病理性疼痛、复杂性局部疼痛综合征、全身性疾病、耳鸣、某些代谢、寄生虫和营养紊乱等[40-48]。虽然不同的学科中的定义不同,TrPs最普遍被接受的定义为，"TrP是骨骼肌中绷紧的肌带内的高激惹点，在组织按压、伸展、高负荷或收缩时产生疼痛和远处牵涉痛"[49]。虽然Travell和Simons将TrPs分成活动型、静息型、卫星型和原发型与继发型等不同类型。在目前看来，研究和临床中得到应用只有活动型和静息型TrPs。

在上一版《下肢肌筋膜疼痛与功能障碍：触发点手册（第二册）》中，Simons等人将活动型TrP定义为"引起临床疼痛主诉的肌筋膜TrP。其特点为：压痛，肌肉完全拉伸受限，肌肉乏力，直接压迫后导致患者可意识的疼痛，足够强度的刺激导致肌纤维局部颤搐反应（local twitch response, LTR），在患者疼痛耐受范围内的按压力可导致牵涉区域的牵涉运动现象和自主神经现象，以及牵涉区域压痛"[49]。同样，静息型TrP定义为"在临床上处于静息状态，没有自发痛特征的肌筋膜TrP；只有在触压时才表现出疼痛。它可能具有活动型TrP的所有其他临床特征，同样具有肌紧张带，从而使肌肉张力增加和活动范围受限"[49]。国际疼痛研究协会（International Association for the Study of Pain）和美国疼痛医学学会（American Academy of Pain Medicine）成

员认为，应将压痛点引起局部疼痛和患者症状再现作为诊断肌筋膜疼痛综合征（myofascial pain syndrome, MPS）的必要依据[50]。Tough 等人发现研究中最多用的标准包括骨骼肌肌紧张带内压痛点、患者对疼痛的感知、可预期的疼痛牵涉类型和 LTR[51]。

静息型 TrPs 以运动功能障碍为特征，包括僵硬和活动范围受限，并且存在牵涉痛，比活动型TrPs（以自发性疼痛为特征）更为普遍。现在已经证实，静息型 TrPs 参与了伤害性感受的处理，但没有达到激活背角（dorsal horn, DH）到大脑上行通路的阈值[53-55]。Mense 认为，正常状态下与DH 神经元构成的无效突触受到敏化可能是静息型 TrPs 牵涉痛的形成机制[56]。一个由来自 12 个国家的 60 名专家组成的专家小组通过 Delphi 研究过程达成一致意见，认为患者症状的再现和疼痛的认知是活动型和静息型 TrPs 的主要临床区别。Simons 和 Travell 以及 Delphi 研究的专家团队对TrPs 临床特征的描述见表 1-1。另外，和静息型TrPs 相比，活动型 TrPs 的特征为更广的牵涉范围和更高的疼痛强度[57]，表面的皮肤和皮下组织对按压和电刺激更敏感[58,59]。TrPs 的激惹程度（活动型 TrPs 较显著）与终板噪声的扩散相关[60]。

自 1999 年《肌筋膜疼痛与功能障碍：触发点手册》最近的一卷发表以来[49]，对 TrPs 科学机制的认识有了很大变化。过去认为，肌筋膜疼痛通常是由组织（尤其是肌浆网）损伤引起的，而现在组织损伤模型已不再是主流观点。能量危机假说和随后的整合 TrP 假说曾经尝试在更广泛背景中去阐释 MPS[61]。虽然整合 TrP 假说仍然是主流模型，但基于目前对疼痛科学的认识和证据，结合临床新观点，肌筋膜疼痛构架是时候更新了[26,61]。令人振奋的是，肌筋膜疼痛研究的质量在过去几十年不断提高[62]。虽然几个新发展的假说模型都想更好地描述肌筋膜疼痛，但大部分仍然缺乏足够的实验支持[63-72]。为了更好地理解肌筋膜疼痛，有必要熟悉一下现代疼痛科学和疼痛机制的基础知识。本章回顾各种疼痛模型的综合观点、伤害性感受的相关知识以及外周和中枢敏化。

2 疼痛模型

国际疼痛研究协会（International Association for The Study of Pain）将疼痛定义为"一种与实

表 1-1 触发点的临床特征		
	常见的 TrPs 表现	
Simons, Simons and Travell[49]	■ 用交叉纤维平滑式触诊或钳捏式触诊可触及紧张肌带 ■ 紧张肌带内超敏点 ■ 充分刺激时出现局部颤搐反应 ■ 可产生运动和自主现象 ■ 可防止肌肉完全伸长（限制活动范围） ■ 可引起肌肉抑制无力	
	活动型 TrPs ■ 指或产生患者所感知到的疼痛 ■ 自发的局部疼痛或牵涉痛	**潜伏型 TrPs** ■ 局部或未被感知的牵涉痛 ■ 仅当触诊或针刺时产生疼痛
专家意见 Delphi 研究[52]	■ 再现患者体验过的任何症状，不仅仅是疼痛 ■ 患者对症状熟悉 ■ 在接受检查时可能没有症状，但触诊时会出现	■ 不能再现患者体验过的症状 ■ 交叉纤维平滑式触诊或钳捏式触诊不能诱发患者症状

际或潜在组织损伤相关的不愉快的主观感觉和情感体验"[73]。2018年，Cohen等人提出了疼痛的另一个定义："疼痛是一种相互认可的身体体验，是人体对自己身体或存在完整性受到威胁的反应"[74]。Treede在一篇述评中批评了Cohen等人对疼痛的阐释，认为其没有考虑到疼痛体验多维度的本质，要开阔视野到治疗躯体完整性（定义模糊）以外，并指出疼痛认知需要外界观察者[75]。对疼痛最佳定义的讨论可能还会继续，但目前明确的是，疼痛并不一定反应损伤（如前面述及的、如今已经过时的严格结构—病理模型），疼痛（包括肌筋膜疼痛）可以在没有特定组织损伤的时候出现。

最近一项研究表明，96%无症状的80岁人群和37%的20岁人群都存在明显的椎间盘退变[76]。Nakashima等人发现，在无症状的1 211名20岁个体中，73.3%男性和78%女性都存在椎间盘膨出[77]。Battie等人指出，脊柱退变并不是年龄增大和过度负重的结果[78]。在另一项对具有症状的创伤性全层肩袖撕裂患者的研究（包括393名研究对象）中发现，疼痛症状与损伤的严重程度并没有关系[79]。肩袖肌肉的退行性改变并不是疼痛的主要原因[80]。这些和其他研究都清楚表明，脊柱和肩部退变并不一定与下腰痛和肩部疼痛相关，在更广意义上，这些研究表明严格的生物医学方法并不足以解释疼痛状态[81,82]。另一项研究显示，在50岁及以下人群中，椎间盘膨出、退变、突出、脱出、Modic Ⅰ型改变和脊柱滑脱在伴有下腰痛症状人群中要比无症状人群中更多发[83]。脱离临床的影像学检查可能产生误导，导致本没必要的介入治疗，以及手术、多药物疗法等过度医疗干预，也包括阿片类药物过度使用、制动和卧床，以及劳动能力丧失和疼痛加重[2,84,85]。尽管对疼痛现象的理解有了一些进展，在闸门控制理论后已经出现了多个疼痛模型，但是疼痛仍然是了解比较少的一种现象。如：在过去，包括Travell和Simons在内的许多研究者和临床工作者认为，肌肉疼痛可以引起同一肌肉的痉挛，反过来，这将导致更痛和肌肉痉挛[87]。这

种恶性循环假说被称为"疼痛—痉挛—疼痛"循环，是基于疼痛可以兴奋α运动神经元，甚至γ运动神经元。更近期的实验和人类证据表明，α和γ运动神经元通常被来自同一肌肉的伤害性感受传入所抑制[88-92]。肌肉肌梭敏感性的改变可能改变本体感受功能，但在肌梭活化的易化上还没有令人信服的证据[93]，也就是说，肌肉疼痛可能并不引起肌梭运动纤维驱动的增强[94]。尽管如此，这一观点支持者认为，TrPs是肌梭活化功能障碍的结果[71]。尽管"疼痛—痉挛—疼痛"循环经常被引用，但这个概念已经被否定，因为过时的α和γ运动神经元结构和功能理论以及简单化理解[95,96]。

更新的疼痛—适应模型则给大家带来新的启示[97]。在这个模型中，肌肉疼痛抑制了α运动神经元，导致拮抗肌的活化和运动功能的整体下降。但这些模式也不是普遍适用的，正如Martin等人所描述的那样，肌肉伤害性感受会同时诱发肘部屈肌和伸肌的兴奋[98]。运动神经元的活性并不是必须统一降低的[96]。

Hodges和Tucker意识到恶性疼痛循环和疼痛—适应假说是不合适的运动适应模型，他们提出了一个新的运动适应模型[99]。他们提出，肌肉内和肌肉之间必然存在活动再分布。疼痛很可能通过产生运动和僵硬状态的变化来改变肌肉的机械行为，从而提供保护，以避免进一步的疼痛和损伤，或者避免潜在的疼痛和损伤。选择性激动肌和拮抗肌的抑制和易化作用可能发生。他们认为，简单的兴奋性改变不能解释运动适应，但更可能涉及运动系统的多水平层面代偿的、附加的和竞争性的改变。

结合Hodges和Tucker的运动适应模型和TrP模型，TrPs改变肌肉活动。Lucas等人发现，静息型TrPs患者肩部肌肉的肩外展运动活动模式发生了改变[100,101]。Bohlooli等人证实了Lucas等人的发现，并将此观念推及肩部所有运动平面上发生运动加快的根源[102]。在最近一项研究中，Schneider等人表明，活动型TrPs也会改变肌肉的活动模式[103]。在肌筋膜疼痛中发现的特征性

的肌紧张带可以被认为是肌肉内运动功能的功能性适应化[104]。肌肉内产生 TrPs 后导致运动范围受限[105-110]。触发点抑制整个肌肉功能，导致肌无力而不伴肌萎缩，或者更准确地说，导致运动抑制[111]。

随着新研究结果的出现，疼痛理论将不断发展。自从 1965 年"闸门理论"（其本身是基于既往疼痛模型提出的假说）发表以来[86,112]，一些新的模型已经形成。虽然闸门控制理论极大地推动了疼痛理论和疼痛机制研究，但这一模型并不完美，自发表以来也多次作了修改[113,114]。1998年，Gifford 考虑到了外周和中枢神经系统之间的关系，提出了成熟机体模型[115,116]。他认为，组织的健康、外界环境、既往经历和个体信仰等信息一起被中枢神经系统进行整合，形成特定的传出机制，涉及运动神经、神经内分泌、自主神经、免疫和下行控制系统[115,116]。Melzack 在建立神经基质模型时也同样认识到疼痛的多维度特质，这与成熟机体模型一致，都旨在更好地理解脑功能[112,114,117,118]。Melzack 特别将 TrPs 作为在外周伤害感受传入的来源。神经基质和成熟机体模型是生物—心理—社会学模型的两个例子，与 Travell 作为一个临床医生的临床实践一致。Travell 这样讲过："在这个专科化的时代，越来越少的医生能用宽广的思路来看待患者整体和他/她的疾病……对患者意识、躯体和外周环境相互作用的理解对帮助他们治疗疾病至关重要。"[119]

虽然大脑积极参与了感觉传入过程和疼痛体验，疼痛不仅仅是由组织损伤及炎症引发的简单线性过程，疼痛是感觉、情感和认知维度上的整合。根据 Melzack 理论，疼痛体验反映了个体文化背景、诱发疼痛的背景情况和其他外周环境影响、心理变化、应激反应、既往经历以及包括基因在内的个性特征[112,120]。但在持续疼痛时，疼痛与组织损伤之间的关系变得并不那么重要，甚至无关紧要[121]。已有研究证实，伤害性感受并不是持续疼痛的必要因素[122,123]。在持续疼痛情况下，疼痛的体验和程度对评估组织状态没有意义，但这并不是说来自特定组织或区域的外周伤

害性传入必然与此无关[26,124]。

Nijs 等人提出了下腰痛鉴别指南来区分疼痛性质是伤害性疼痛、神经病理性疼痛或中枢敏化[125]。他们将伤害性疼痛定义为：来源于实际或潜在非神经组织损伤后的疼痛，原因是伤害性感受器得到激活，或者是外周感受末端和初级传入神经元对伤害性化学物质、机械刺激或温度刺激产生的反应，这种疼痛可能包含了肌筋膜疼痛。神经病理性疼痛定义为：躯体感觉神经系统原发性损伤或疾病导致的疼痛，如腰椎神经根性病变。中枢敏化则定义为：中枢神经系统神经信号传导放大导致的痛觉超敏，中枢神经系统伤害性神经元对其正常或阈下传入信息的高反应，或中枢神经元对单觉型和多觉型感受器传入信息的反应放大[125]。Nijs 等人认为，TrPs 是下腰痛患者伤害性感受的外周来源，这与 Moseley 的发现一致，即"消除肌筋膜 TrPs 是治疗慢性骨骼肌肉性疼痛的重要措施"[126]。

在各种疼痛模型中的一个共同点是：临床医生需要确定患者的主要疼痛机制，以制定最好的治疗措施。在 Gifford 的成熟机体模型中，锻炼和手法治疗被认为对那些初级传入为主或伤害感受性的患者最有效，也就是以组织损伤或异常外周传入神经信号为主的情况。即使在那样的情况下，Gifford 认为，在精神功能障碍（如焦虑）或对疾病不甚理解的情况下，需要考虑不同的方法，并强调包括认知和情感因素[115]。在以传出过程为主的情况下，此模型强调，治疗的重点应该放在疼痛治疗的科教、温和的锻炼和镇痛干预措施上，避免造成进一步的疼痛敏化[127-129]。疼痛科教不应该是一种孤立的干预措施，即使疼痛科教被纳入疼痛管理，也有必要和患者建立治疗联盟，以便不受时间限制地与患者沟通[130,131,132]。更多有关治疗联盟的信息请参阅本书第五章。

依据这种思维过程，一些临床医生和研究人员得出结论，临床思维过程中考虑到 TrPs 反映出现代疼痛科学中的古老模型，这正是建立在"问题不在于组织"和"疼痛由大脑或其他机制产生"的假说基础上[72,133,134]。恰恰相反，对外周关节、

肌肉、皮肤和筋膜的手法检查依然非常重要，尤其从现代疼痛科学和神经基质的视角去看[135]。大量证据表明，活动型和静息型TrPs都参与了外周伤害传入机制，进而可能导致外周和中枢敏化[25-27,126,136]。牵涉痛或继发性痛觉过敏，是中枢敏化的一个特征[137]。专家们一致认为，源自TrPs的牵涉痛可以包括各种感觉，如疼痛、钝痛、刺痛和烧灼样疼痛[52]。在前面Delphi研究中，出于对TrP刺激相关症状多样性的考虑，专家们提出了"牵涉性感觉"的概念，而不是牵涉痛[52]。

3　伤害性感受

外周和中枢敏化是肌筋膜疼痛和其他临床疼痛综合征的重要方面[27,138]。神经系统的三个不同部分参与了疼痛感知，包括从外周到DH和从DH到中枢神经系统更高级中枢的传入通路；脑干、中脑和皮质以及其他整合中枢；以及从大脑到脊髓的传出通路[139]。敏化的特征为疼痛阈值降低和外周伤害性感受器的反应增强，在MPS等疼痛综合征中起着极为重要的作用[3 6,26,27,140]。越来越多的证据表明，由于伤害性感受的持续传入，TrPs参与了疼痛的传递、维持以及中枢敏化[26,27,141,142]。持续、强烈和持久的伤害性传入导致神经严重的可塑性改变，甚至解剖学改变，包括灰质改变[123,143-146]。解剖学改变包括脑干、右前丘脑、背外侧额前皮质、躯体感觉皮质和后顶叶皮质[147]。缓解疼痛的治疗可能逆转这些解剖学改变[148,149]。有意思的是，在外周刺激中机械刺激的作用没有温度和化学刺激多[114,150]。中枢伤害性神经元对外周伤害性感受器的突触传入信息做出应答，由于后者具有初级预警功能，它们能在组织损伤之前发出信号[143]。中枢敏化是外周伤害性信号持续存在的结果，这在肌纤维痛、骨骼肌肉疼痛、神经病理性疼痛和肌筋膜疼痛中都有述及[151,152,153,137]。本部分很多概念都基于Reichling等人的一篇特别浅显易懂且完整的综述和其他一些综述报道[3,154,155]。

伤害性感受过程包括四个阶段，即转换、传递、感知和调节（表1-2）。

表1-2　伤害感受性阶段
转换（Transduction） 传递（Transmission） 感知（Perception） 调节（Modulation）

伤害性感受是对疼痛觉的感知，始于外周神经末梢或传入神经轴突末梢对潜在疼痛刺激的觉察，这种外周末梢或传入神经轴突末梢被称为初级传入纤维，其胞体位于背根节（dorsal root ganglion, DRG）或三叉神经节中。主要的传入神经纤维类型为：小直径有髓鞘快传导Aδ纤维（Ⅳ群），介导定位局限的疼痛；小直径无髓鞘慢传导C纤维（Ⅳ群），介导钝性、定位不明确和迟发的疼痛。重要的是要理解：并不是所有小直径、慢传导纤维都是伤害感受性的。骨骼肌肉和皮肤神经以低阈值Ⅳ群机械感受器为特征。皮肤神经同时包括温度感受器（图1-1）[156,157]。

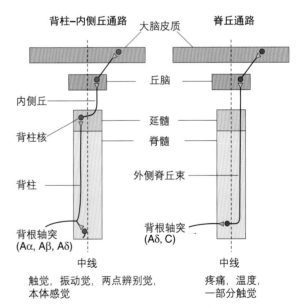

图1-1　躯体感觉输入和躯体感觉的两条上行通路概览（来自Bear MF, Connors BW, Paradiso MA. Neuroscience: Exploring the Brain. 4th ed. Philadelphia, PA: Wolters Kluwer; 2016.）

Aδ伤害性感受器分为两个主要类型。Ⅰ型或高阈值机械伤害感受器，为多模式感受器，对机械和化学刺激产生应答。正常情况下，Ⅰ型感受器具有高热阈值，但受到持续热刺激后，他们的阈值会降低而产生敏化。Ⅱ型Aδ伤害性感受器，具有高机械阈值，而热阈值较低[158,159]。C纤维或者具有机械热伤害性感受器、冷伤害性感受器，或者具有多觉型伤害性感受器（图1-2）[160]。

　　伤害性刺激可能位于身体外部，如外源性机械刺激；也可能来源于身体内部（损伤或炎症组织），也称为内源性刺激。外源性和内源性伤害性刺激都可产生各种致痛和前致痛介质，包括脂质、细胞因子、质子和神经递质。这些递质都可以激活细胞膜上的离子型（配体门控的离子）通道和代谢型（G蛋白偶联的）受体[161]。离子型受体是一种跨膜分子，可以"打开"或"关闭"通过细胞膜小分子的通道，如K^+、Na^+、Cl^-和Ca^{2+}离子。离子型受体通道是关闭的，直到特定配体与受体结合，如P物质、质子、三磷酸腺

苷（ATP）或谷氨酸盐。代谢型受体不以离子型通道为特点，他们与"G蛋白"偶联，具有鸟嘌呤核苷酸结合位点。在G蛋白受到激活后，蛋白激活另一分子（被称为"第二信使"）。第二信使的活化，尤其是蛋白激酶，涉及离子通道的磷酸化，将延长离子型通道的开放时间和增加开放可能性。比如缓激肽（bradykinin, BK）和前列腺素（PG）就是代谢型受体[162-164]。代谢型通道通常比离子型通道要慢。辣椒碱、ATP、神经生长因子（nerve growth factor, NGF）和质子是激活这些受体的常见刺激物，从而激活肌肉伤害性感受器[156,165]。

　　很多物质都有多个受体。比如，人类谷氨酸盐受体有6个家族，包括3种离子型受体和3种代谢型受体，在体内多种过程中起着重要作用[154]。离子型受体为α氨基羟甲基恶唑丙酸（α-amino-

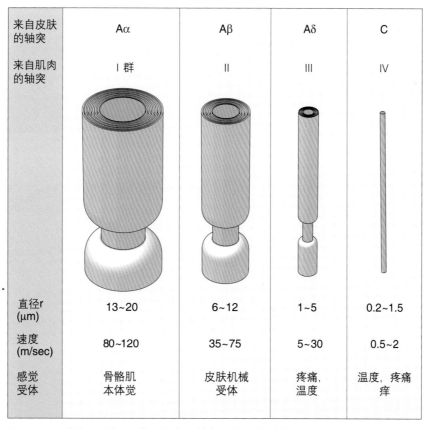

来自皮肤的轴突	Aα	Aβ	Aδ	C
来自肌肉的轴突	Ⅰ群	Ⅱ	Ⅲ	Ⅳ
直径r (μm)	13~20	6~12	1~5	0.2~1.5
速度 (m/sec)	80~120	35~75	5~30	0.5~2
感觉受体	骨骼肌本体觉	皮肤机械受体	疼痛，温度	温度，疼痛痒

图1-2　各种大小的初级传入轴突。轴突是按比例绘制的，但比它们的实际尺寸大2 000倍。轴突的直径与其传导速度相关，也和与之相连的感觉受体类型有关（来自 Bear MF, Connors BW, Paradiso MA. Neuroscience: Exploring the Brain. 4th ed. Philadelphia, PA: Wolters Kluwer; Bear MF, Connors BW, Paradiso MA. Neuroscience: Exploring the Brain. 4th ed. Philadelphia, PA: Wolters Kluwer; 2016.）

3-hydroxy-5-methyl-4-isoxazolepropionic acid, AMPA)、N- 甲 基 -D- 天 冬 氨 酸（N-methyl-d-aspartate, NMDA）和红藻氨酸盐受体。代谢型受体为 Ⅰ ~ Ⅲ 群[166]。在动物研究中，不同底物，如谷氨酸盐或辣椒碱，被用来诱发局部和牵涉痛（图1-3）[167-170]。

NGF是第一个被认为能导致疼痛的神经营养因子。在大鼠下腰肌内注射NGF后引起了持续痛觉过敏[171]。另一些研究表明，外周给予NGF后引起了温度和机械痛觉过敏[172,173]。在胫前肌和其筋膜内注射NGF后诱发出了严重筋膜痛觉过敏[174]。有研究显示，NGF水平在多发性硬化、中枢性神经病理性疼痛、糖尿病神经病变、慢性关节炎和风湿性关节炎患者脑脊液中增高[175,176,177,178]。NGF作用于高亲和性NGF原肌球蛋白受体激酶A（tropomyosin receptor kinase A, TrkA）受体和低亲和性p75受体。NGF激活TrkA受体后，通过特异效应蛋白与磷酸化的对接位点结合，选择性地触发几种细胞内信号通路。p75受体的活化也能激活几种细胞内通路。两种受体共同发挥功能：p75改善TrkA受体的结合。TrkA受体功能的丧失将导致疼痛不能被感知，这意味着其在疼痛感知中非常重要[179]。NGF是生长因子家族中的一部分，也被称为神经营养蛋白（neurotrophins），还包括脑源性神经生长因子（brain-derived neurotrophic factor, BDNF）和神经营养蛋白-3（neurotrophin-3, NT-3）[180]。BDNF和NT-3分别作用于TrKB和TrKC受体[181]。

P物质和降钙素基因相关肽（calcitonin gene-related peptide, CGRP）等神经肽作用于肽能伤害感受器受体。P物质在DRG神经元外周末梢释放时引起神经源性炎症，而在DH释放时与神经激

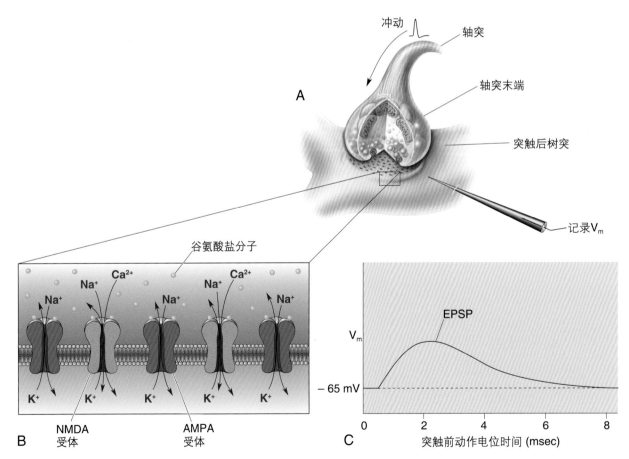

图1-3　NMDA (N-methyl-d-aspartate) 和AMPA(α-amino-3-hydroxy-5-methyl-4-isoxazolepropionic acid)受体共存于中枢神经系统突触后膜。**A** 到达突触前末端的动作电位引起谷氨酸释放。**B** 谷氨酸与突触后膜上的AMPA受体通道和NMDA受体通道结合。**C** Na^+通过AMPA通道进入，Na^+和Ca^{2+}通过NMDA通道进入，诱发EPSP（来自Bear MF, Connors BW, Paradiso MA. *Neuroscience: Exploring the Brain*. 4th ed. Philadelphia, PA: Wolters Kluwer; 2016.）

肽 I 型受体结合[182]。CGRP的作用以血管舒张因子为主，尤其是在心血管系统和偏头痛中，但在肌肉生理机能中也发挥着重要作用，尤其在骨骼肌兴奋—收缩偶联中[183, 184]。此外，CGRP增强二氢吡啶受体的表达，此受体与TrPs和肌筋膜疼痛相关（见第二章）。运动终板和感觉神经具有CGRP免疫反应性特征[186]。CGRP由运动神经元受到电刺激后释放[187]，并与骨骼肌膜受体相结合[188,189]。NGF调节脊髓内P物质和CGRP的表达[190]。当应用NGF抗体后，CGRP出现上调，机械痛敏被抑制[191]。

（1）伤害性感受和转换（transduction）

转换是一个分子过程，将温度、化学和机械刺激转换为电冲动或以动作电位形式的电能。转换发生在外周神经末梢的神经膜上。电冲动或动作电位沿着初级传入神经纤维向中枢传递到DRG神经元。来自第一级DRG神经元的动作电位沿着短传入纤维向中枢传入到脊髓DH神经元。不同纤维类型与特定DH分层内的第二级神经元形成突触：Aδ和C纤维终止于Rexed分层的 I 和 II 层。胶状质（II层）是一个重要层，含有初级感觉传入神经元、中间神经元和调节疼痛信号传递的上下行纤维的各种突触连接，是闸门控制理论的关键[154, 114]。Aδ纤维也可以终止在V层。Aδ和C纤维在DH的终止部位大部分取决于被激活受体的类型，因此，这种过程是受体和刺激物特异性的（图1-4）[159]。

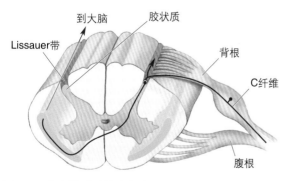

图1-4 伤害性感受轴突的脊髓连接（来自Bear MF, Connors BW, Paradiso MA. *Neuroscience: Exploring the Brain*. 4th ed. Philadelphia, PA: Wolters Kluwer; 2016.）

信号转换通常被认为是由神经递质、激素或细胞因子结合跨膜受体后实现信息转换的过程，如P物质、生长抑素、谷氨酸盐、强啡肽和胆囊收缩素（cholecystokinin, CCK）等[192]。转换在第二信使通路（如G蛋白膜受体）介导的细胞内过程后进一步增强；但是还有很多其他可能的信号转换通路。Berridge指出，有多达19种不同的信号转换级联反应[193]。转换可能受到受体拮抗剂的下调（抑制）调节，如酸敏感离子通道（acid-sensing ion channels, ASICs）受体拮抗剂缩宫素和精氨酸血管加压素，也可能受瞬时感受器电位阳离子通道 V 亚家族 1 号成员（transient receptor potential cation channel subfamily V member 1, TRPV1）通道拮抗剂ARA290调节[194,195]。一些转换信号位于非神经元细胞上，受到激活后通过释放介质来传递信号至伤害感受器，如角化细胞和卫星胶质细胞。

（2）伤害性感受和传递

DH的伤害性冲动主要通过上行新脊髓丘脑束传递至丘脑、对侧顶叶躯体感觉皮质和其他皮质中枢，传递精确定位的疼痛。新脊髓丘脑束是有辨别力的快传导束（图1-5）。另一方面，旧脊髓丘脑束是慢传导束，相对应于脊髓中脑、脊髓网状丘脑、脊髓臂旁投射（图1-1）。疼痛的皮质表达区包括C传入纤维相关的前扣带回和后岛盖皮质。顶叶的对侧躯体感觉脑皮质与伤害性Aδ传入刺激相关，涉及区域还包括杏仁核、丘脑、岛叶、前额和后顶叶皮质[139,196,197]。疼痛产生过程中，这些区域互通信息[128]。调节作用可以发生在传导和传递过程的任何水平，增强或抑制伤害性刺激的应答。表1-3总结了外周伤害性感受过程的各个阶段。

（3）伤害性感受和性别差异

很多研究都提到女性对伤害性刺激更敏感，疼痛敏感性也更高[198,199]。性别差异的机制目前还不明，可能与心理、文化背景和生物学因素有关。生物学因素可能包括激素、基因、行为和环

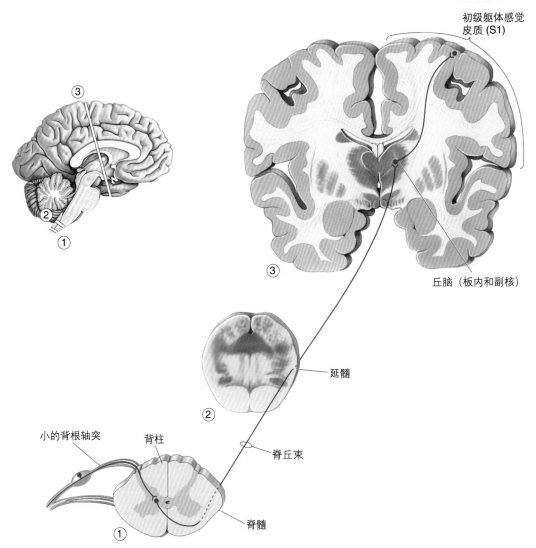

图1-5　脊髓丘脑通路。这是疼痛和体温信息上传到大脑皮质的主要途径（来自Bear MF, Connors BW, Paradiso MA. *Neuroscience: Exploring the Brain*. 4th ed. Philadelphia, PA: Wolters Kluwer; 2016.）

境因素[201-206]。总体睡眠不足显著改变女性疼痛下行抑制系统，而男性无改变[207]。一般来说，女性对电和温度刺激的疼痛反应比男性强[208]，但在老年男性和女性，疼痛敏感性和脑激活都没有明显差异[209]。大部分女性都表现较低的疼痛刺激阈值、传入疼痛相关区域更多的脑活动[210]。不过，当焦虑被很好地控制后，男性和女性之间的差异不再明显[211]。不确定的不耐受与男女性都相关，并增加疼痛强度[212]。肩部疼痛的女性表现出机械和温度痛阈值低于男性[213,214]。脑研究证实，女性的前扣带回皮质活动性更强[215]。

不同性别对伤害性刺激的反应提示，脑皮质中存在传导和传递的荷尔蒙调节。荷尔蒙可能影响内源性疼痛控制系统的有效性和伤害性传入信息的整合[216,217]。比如，雌二醇强化ASICs功能和BK信号过程，这至少部分解释了对伤害性刺激的反应有性别差异，女性更敏感[218,219]。其中一个强化的方法是增加细胞表面受体密度，可以通过转录或合成更多的受体分子（通过胞吐过程转移到细胞表面）来实现。雌激素的作用较快速，但作用仅瞬间，这就提示除了基因转录可能还存在其他作用机制[220]。诱导机械痛觉过敏产生的第二信使信号通路为雌激素依赖性，这一主题将在第四章"永恒因素"中更详细地讨论。

表 1-3 外周伤害性感受分期

刺激	体外 　热 　机械 　化学 内源性（细胞外环境） 　损伤 　炎症
细胞表面 探测	受体 　电压门控离子通道 　G蛋白偶联受体
换能	将刺激转化为动作电位
调节	卫星胶质细胞 　易化或抑制 　细胞膜 　细胞内的 　背角 雌激素 下行抑制系统
传递	传入神经纤维到达 　背根神经节神经元 　背根神经节神经元到背角神经元
敏化	神经可塑性改变（转录）
慢性疼痛	转录 敏化

（4）细胞外环境

细胞外环境包括免疫系统细胞产生的炎性介质和趋化因子。免疫细胞通过这些介质作用于细胞表面受体。免疫系统细胞释放的不同神经营养因子作用于不同的伤害性感受器亚群，导致不同的疼痛综合征。这些介质是目前或者潜在的治疗药物靶点，如PG为非甾类抗炎药的作用靶点。细胞外基质是细胞表面受体——整合素的配体，整合素非常独特，既可以将细胞内信号传到细胞外基质，又可以将细胞外基质的信息传递到细胞内（图1-6）。采用拮抗剂抑制特异性的整合素可以选择性抑制特异性前炎细胞因子引起的机械性痛觉过敏。细胞外因子也可以浓集细胞因子和神经肽，递呈给细胞表面受体。

支持细胞积极参与了伤害性感受过程。存在疼痛时，胶质细胞系源性神经营养因子（glial cell line-derived neurotrophic factor, GDNF）出现上调。中枢神经系统内表达瞬时受体电位（transient receptor potential, TRP）通道的胶质细胞，是疼

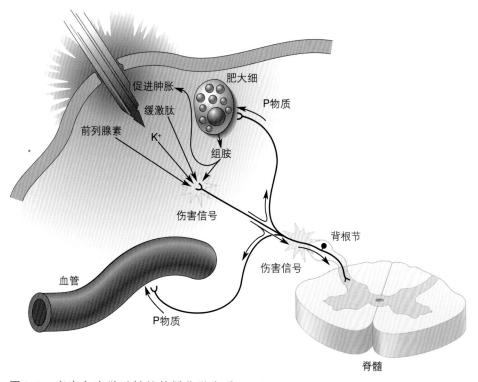

图1-6　疼痛和痛觉过敏的外周化学介质（来自 Bear MF, Connors BW, Paradiso MA. *Neuroscience: Exploring the Brain*. 4th ed. Philadelphia, PA: Wolters Kluwer; 2016. ）

痛觉的重要介质；胶质细胞也存在于外周，紧紧包裹DRG神经元。外周神经系统中的胶质细胞被称为卫星胶质细胞[221]。它们释放介质（白介素-1β和其他细胞因子）和ATP（可结合于细胞膜嘌呤受体），具有调节神经元兴奋性的潜能[221-224]。有趣的是，ATP的释放和嘌呤P2受体的激活（尤其是P2X7），可以趋化吞噬细胞，包括中性粒细胞、巨噬细胞和树突状细胞（dendritic cells, DCs）至损伤位点。P2X7受体活化将增强DCs活性，而这种活化能被pannexin1通道进一步增强。此外，pannexin1通道能通过增强细胞膜的通透性而促使ATP的过度释放[225]。

如前所述，伤害性刺激的感受始于外周神经末梢细胞膜（富含各种受体）。这些受体家族可以对一种或多种伤害性机械、温度和化学刺激做出反应，在伤害性过程和敏化过程中都有着重要作用，在敏化过程中，伤害性冲动被放大、持续时间延长，导致痛觉过敏和触诱发痛，以及形成慢性疼痛状态。外周神经末梢兴奋的关键是配体或其他介质（如质子）与特异性细胞表面或离子型受体的结合。不同受体类型可以介导不同类型的疼痛，分别兴奋DH中Ⅰ、Ⅱ和Ⅴ层内的神经元群（图1-4）。

外周初级传入伤害感受器具有特殊敏化能力。伤害性刺激的反复传入使兴奋阈值降低，从而增强和延长刺激反应，炎性和神经病理性疼痛综合征都与之相关。然而，转换压力（和触碰以及视、味和嗅等特殊感觉）伤害性感受器受到反复刺激后可以产生脱敏反应。伤害性感受器敏化过程涉及环磷酸腺苷（cyclic adenosine monophosphate, cAMP）/蛋白激酶A和蛋白激酶C等第二信使信号通路。钠、钾和钙离子通道家族也都参与了敏化过程。这种机制包括通道的磷酸化和转录（将新合成的离子或其他通道受体分子插入到细胞膜上），磷酸化不需要蛋白合成，反应速度比转录快。神经细胞膜上钙依赖性TRPV1受体的插入就属于此类增强神经元兴奋性的机制[226]。此外，有些受体接触炎性介质后只对机械刺激产生反

应[227,228]。伤害性传入的调节不仅发生在传入神经元外周末梢水平，还可以发生在DRG神经元水平[229]。

不同组织有不同类别的伤害感受器（对不同配体产生反应）。比如，皮肤主要有两种亚型伤害感受器。一类包含肽能传入纤维，结合神经肽（如P物质和CGRP），对痛性热刺激产生反应。另一类包含非肽能传入纤维，主要是机械性感受器。这两种类型传入纤维为初级神经元，在DH突触连接中向第二级神经元和中间神经元释放兴奋性神经递质L谷氨酸。

细胞膜受体家族对一种或几种类型刺激产生反应。活化后的受体打开特定离子通道（如钠或钾），产生动作电位。这种家族中的其中一个是配体门控TRP非选择性离子通道家族，能监测伤害性刺激的所有三种类型，又称为多模式受体[230,231]。它们在病理性疼痛的感知上起着重要作用，最初发现时被描述为辣椒素受体[232]。这仅仅是许许多多将感觉刺激转换为伤害性信号的离子通道类型（图1-7）中的一种。总共有6个TRP亚家族和28种非选择性阳离子通道（TRPV1-6，TRPM1-8，TRPC1-7，TRPA1，TRPP1-3和TRPML1-3）[233]。TRP离子通道也参与化学刺激的转换。TRPV1既在三叉神经节和背根感觉神经节内表达，又在神经系统外表达，如胃肠道和肾脏[234]。有意思的是，催产素能通过TRPV1受体缓解疼痛，这就提示，TRPV1也是一种离子型催产素受体[235]。

其他细胞膜受体包括有：监测细胞外质子的ASIC家族[236,237]和监测机械刺激的Piezo阳离子通道[238]。已知的ASIC受体有六种：ASIC1a和ASIC1b，ASIC2a和ASIC2b，ASIC3和ASIC4[239]。TRPV1阳离子通道和ASIC3可能参与继发性触诱发痛和痛觉过敏的发生和维持[240]。神经免疫的相互作用对慢性疼痛的发展至关重要，对外周和中枢敏化的发展也起着作用。ASIC受体的活化发生在细胞外环境pH低于正常时，可以不伴有组织损伤。

Piezo通道感受轻触觉、本体觉和血管内血

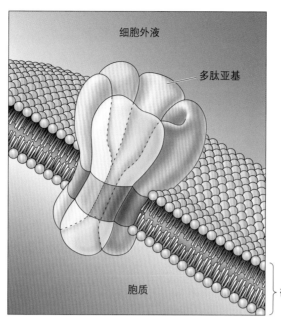

图1-7　膜离子通道。离子通道由跨越膜的蛋白质组成，这些蛋白质聚集形成一个孔洞。在这个例子中，通道蛋白有五个多肽亚基。每个亚基都有一个容易与磷脂双分子层结合的疏水表面区域（阴影部分）（来自 Bear MF, Connors BW, Paradiso MA. *Neuroscience: Exploring the Brain*. 4th ed. Philadelphia, PA: Wolters Kluwer; 2016.）

流，在接收到机械刺激时开放，但这种通道的很多功能仍然未知[238,241]。Piezo 通道有两种：Piezo 1 通道能被体液压力激活，主要存在于非感觉组织（如肾和红细胞）中，与红细胞内稳态相关[241]；Piezo 2 通道位于感觉组织（如 DRG 感觉神经元和 Merkel 细胞），与轻触觉和本体觉相关（图1-8）[238,241]。

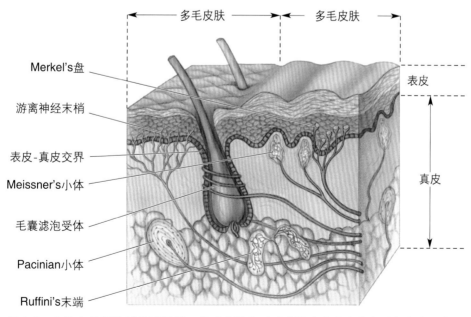

图1-8　皮肤上的躯体感觉感受器。多毛皮肤和无毛皮肤在真皮和表皮质都有多种感觉感受器。每个受体都有一个轴突，除了游离的神经末梢外，其他受体都有相关的非神经组织相关（来自 Bear MF, Connors BW, Paradiso MA. *Neuroscience: Exploring the Brain*. 4th ed. Philadelphia, PA:Wolters Kluwer; 2016.）

Piezo通道受G蛋白偶联通路敏化，可能通过激活蛋白激酶A和蛋白激酶C而与BK受体和cAMP受体相连接。它们是兴奋性通道，允许Ca^{2+}进入细胞，激发细胞内Ca^{2+}信号通路激活[241]。另外一些配体门控离子和G蛋白偶联受体也参与了伤害性感受感知过程。它们对多种化学刺激（如嘌呤和PG）做出反应[242]。这些细胞表面受体的激活将伤害性刺激转换为神经冲动。

特异离子通道的活化并不是简单和单步骤过程。这类细胞表面受体（如TRP离子通道或ASICs）的状态（或可激活性）可以通过与其他离子通道相互作用而增强或抑制，这些离子通道可以被细胞外刺激或细胞内钙激活[243-245]。不同受体对不同刺激在不同的阈值做出反应[246,247]。

■ Piezo受体与机械能受体功能相关

■ TRPV1对热、低pH、辣椒素做出反应，也可能对机械刺激做出反应。NGF通过TRPV1受体作用加重人体慢性疼痛[248]。

■ 5羟色胺受体存在于外周神经末梢和中枢神经系统，激活抑制性中间神经元。外周5-HT1B、5-HT2A和5-HT3受体的活化将抑制机械性痛觉过敏[249]。

■ P2Y受体激动剂5'三磷腺苷能增强ASICs（感知细胞外质子）活性[250]。

（5）伤害性感受和调节

细胞水平调节

调节作用可以增强或抑制对伤害性刺激的反应，可以发生在转换和传递的所有水平。在细胞内水平调节中，cAMP是在伤害性感受器敏化中最早发现的细胞内信号分子。这是由G蛋白耦联受体激活的通路，与G蛋白发生耦联后，激活腺苷酸环化酶，导致cAMP产生和蛋白激酶A（protein kinase A, PKA）活化。反过来，PKA使电压门控离子通道磷酸化而调节神经元兴奋性（图1-9）。第二信使家族有很多，其中一个较特别的是由蛋白激酶C（protein kinase C, PKC）的epsilon亚型介导的，几乎存在于所有DRG神经元中，但仅有一个亚组的DRG神经元在疼痛时被它激活。Reichling等人描述了一种外周神经元可塑性改变的可能机制，在初级传入神经纤维暴露于急性炎症浸润后再次暴露于低浓度炎性介质时，外周神经元发生可塑性改变[3]。他们将这种现象称为"痛觉过敏启动"。这种机制同样依赖于PKC的epsilon亚型激活和细胞内信号通路从单独PKA向PKA和PKC共同转化。其他细胞内蛋白激酶的活化也可能起一定作用，比如，神经可塑性改变与后期长时程增强相关。

细胞内细胞器参与了伤害感受器敏化机制，

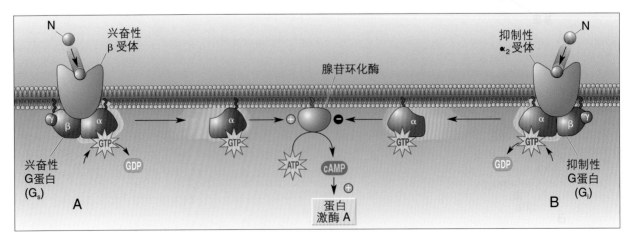

图1-9　不同G蛋白对腺苷酸环化酶的兴奋和抑制作用。**A** 去甲肾上腺素（NE）与β受体结合激活Gs，而Gs又激活腺苷酸环化酶。腺苷酸环化酶产生环腺苷酸单磷酸，激活下游酶蛋白激酶A。**B** NE与α2受体结合激活Gi，Gi抑制腺苷酸环化酶（来自Bear MF, Connors BW, Paradiso MA. *Neuroscience: Exploring the Brain*. 4th ed. Philadelphia, PA: Wolters Kluwer; 2016.）

如线粒体（图1-10），尤其在离细胞体较远的外周末梢。外周末梢具有高浓度线粒体，可以调节细胞内钙、需氧代谢、产生活性氧（reactive oxygen species, ROS）和细胞凋亡。线粒体电子传递链复合体有五种，在很多疼痛综合征中，抑制这些复合体后疼痛会得到缓解，包括HIV综合征、癌症和糖尿病神经病理性疼痛模型[251]。

更进一步的细胞结构对伤害性感受器兴奋性具有重要作用，可以通过提高膜去极化的可能性

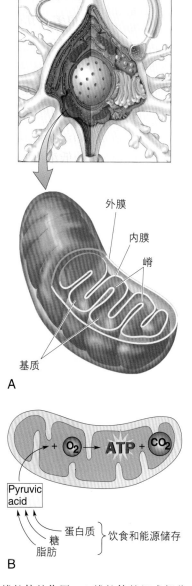

图1-10 线粒体的作用。**A** 线粒体的组成部分。**B** 细胞呼吸。三磷腺苷是促进神经元生化反应的能量源（来自 Bear MF, Connors BW, Paradiso MA. *Neuroscience: Exploring the Brain.* 4th ed. Philadelphia, PA: Wolters Kluwer; 2016.）

和启动动作电位来起作用。这包括细胞膜多分子复合体和细胞内胞浆细胞器，如线粒体、高尔基体、内质网和细胞骨架（图1-11A和B）。细胞膜上的微结构增强单个离子通道受磷酸化活化后的效应。转换器作用后产生的一个小的去极化将被放大，比如，使受特异性刺激激活的单离子通道效应。微结构将分子信号通路的分子组分聚集到一起，排斥其他通路组分，从而产生非常有效的信号复合体，也被称作为"信号转换体"。这种信号转换体大概有200种，它们有着广泛的连接通路，因此又被更准确地描述为"相互作用的非线性回路性网络"[192]。

自上而下调节

在整个中枢神经系统中存在很多调节伤害性感受和疼痛信息的机会。调节可以是易化或抑制[252]。从高级脑区域到DH的主要控制系统通常被称为下行抑制系统，对疼痛强度和疼痛体验都有影响[253]。前扣带回皮质和杏仁核能通过与导水管周围灰质（periaqueductal gray, PAG）的相互作用激活下行阿片能疼痛抑制系统来调节伤害性感受[254]。在大脑到脊髓的下行调节中，PAG、延髓头侧腹内侧区（rostral ventral medial medulla, RVM）、中缝核以及这些系统之间的相互作用对抑制疼痛有着重要作用[255-257]。PAG表达μ阿片受体，脑啡肽和β内啡肽可能通过PAG发挥内源性抗伤害性感受能力（图1-12）[258]。CCK是在PAG中发现的肽类，能够降低PAG抗伤害性活性。有趣的是，PAG中的P物质也能通过激活下行抑制而发挥抗伤害效应，而脊髓中的P物质则是增强伤害性感受效应的[260,261]。来自中缝核的下行通路终止于背角Ⅰ、Ⅱ和Ⅳ层，可能抑制突触前P物质的释放[262,154]。

疼痛传递的控制是一个双向过程。比如，5-羟色胺受体受到来自大脑的下行兴奋通路激活后，可能通过激活脊髓TRPV1末梢而在脊髓水平机制上加重疼痛；同时，5-羟色胺能投射也能引起抑制，这取决于受激活的5-羟色胺受体的类型。一些研究已经证实，5-HT2A和5-HT3受体被激活后为易化作用，而5-HT1A、5-HT1B、5-HT1D

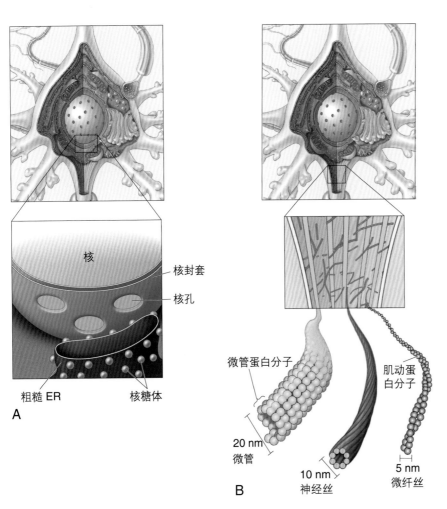

图1-11　细胞内胞浆细胞器。**A** 粗面内质网。**B** 细胞骨架的组成。微管、神经丝和微丝的排列使神经元具有特有的形状（来自 Bear MF, Connors BW, Paradiso MA. *Neuroscience: Exploring the Brain*. 4th ed. Philadelphia, PA: Wolters Kluwer; 2016.）

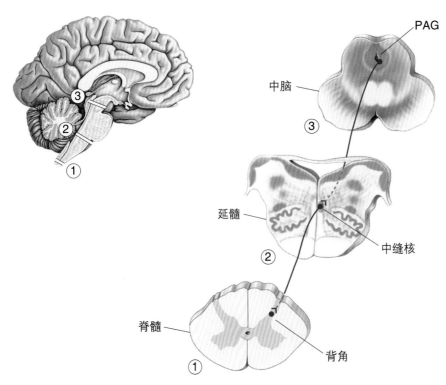

图1-12　下行疼痛控制通路。大脑的很多结构受行为状态的影响，可以影响中脑导水管周围灰质（PAG）的活动。PAG能影响中缝核，中缝核反过来又能通过脊髓背角调节伤害性信息的传递（来自 Bear MF, Connors BW, Paradiso MA. *Neuroscience: Exploring the Brain*. 4th ed. Philadelphia, PA: Wolters Kluwer; 2016.）

和5-HT7受体受激活后为抑制作用[269-272]。来自RVM的神经元有近20%是5-羟色胺能的，其他被认为是γ-氨基丁酸（γ-aminobutyric acid, GABA）能和甘氨酸能的[273]。目前还不明确RVM在脊髓水平对5-羟色胺的调节作用。当下行抑制系统被抑制后，慢性疼痛就可能产生[274-276]。

慢性疼痛状态（如中枢性神经病理性疼痛、MPS、纤维肌痛和复杂区域疼痛综合征）的特征是调节疼痛下行抑制系统的功能障碍，这将影响患者疼痛体验的严重程度[277,278]。Bannister和Dickenson强调，从上到下的处理通路通过去甲肾上腺素（norepinephrine, NE）和5-HT对整个脊髓神经元过程起着重要控制作用[279]。NE再摄取抑制剂（如曲马朵、他喷他多和度洛西丁）可以有效缓解疼痛。Nuseir和Proudfit证实，去甲肾上腺素能下行投射也存在对伤害性传入的双向控制作用[280]。

从上到下抑制的一个特殊机制是弥散性伤害性抑制控制（diffuse noxious inhibitory controls, DNICs），在这种调控中需要一种伤害性传入，能够通过延髓网状背侧亚核、延髓尾侧段和中缝大核调节脊髓广动力型神经元[281-286]。有理由相信，治疗TrP的干针技术（通常被感知为伤害性刺激）所具有的缓解疼痛效应可能正是激活了DNIC系统。但这种DNIC机制具有基因差异性。比如，非西班牙裔白人比非洲裔美国人的疼痛缓解率要大得多[287]。此外，系统性综述显示，男性个体比女性具有更有效的DNIC，但个别研究并不都认可这个结论[288, 289]。总之，改变了的神经生理过程是持续疼痛存在的主要因素。以下部分详述如何评估这种改变。

定量感觉检测

在给患者检测时，建立躯体感觉指标变化的相关性是比较困难的，尤其当急性状态进展到慢性状态的时候。（图1-13）定量感觉检测（Quantitative sensory testing，QST）是一组基于经典神经学检查的神经学评估，为明确是否存在神经生理过程的改变提供客观或"定量"感觉测定[290]。虽然QST并不被认为是某种疾病的诊断性测定，但可能对产生疼痛的机制判定具有重要意义[291]。诊断的意义在于指导治疗。因此，明确顽固性疼痛的机制，并据此采用合适的干预措施可能使对急、慢性疼痛的治疗更有效。QST包括"阴性"（神经功能减弱）征和"阳性"（神经功能增强）征[292]。由受过培训的检测者完成的标准化QST具有较好的测试—再测试性（>75%）、不同时间观察者间可靠性[293]。德国神经病理性疼痛研究网络（DFNS）开发了一系列标准神经病理性疼痛的测试，这些测试方案都给QST工具的持续改进提供了参考。这些工具利用伤害性和非伤害性刺激来评估位于皮肤和深部组织的神经受体功能。"静态"测量表示神经系统当即的非诱发的状态。"动态"测量则是采用特异性的方法给予痛性刺激而促进伤害性过程。QST测量包括几种。

4　机械性或触感知阈

皮肤机械或触感知阈通常由Von Frey细丝或Semmes-Weinstein单纤丝测定（圆形尖端，0.5 mm直径）获得，这些细丝可根据柔韧性分为不同力量等级（通常为0.07 ~ 0.4 g）。使用的时候，缓慢用力使细丝轻微弯曲，持续约1.5 s（图1-14）。最常用的测定形式是极限法：应用一系列强度升级或降级的伤害性刺激来获得阈值。被检测者在接受测定时闭上眼睛，当感受到刺激时反馈信息。累计测试结果（通常是5次），计算出几何均数即为平均阈值[290]。

5　振动感知阈

感知振动的能力由幅度递增或递减的振动刺激测试获得。生物振感阈测量器通过震荡式振动尖端（13 mL圆柱形结构）来传输振动刺激，频率为100 Hz，通常应用于骨隆起区域。测试时逐渐递增振动幅度1 V/s直至被测试者感知[294]。该

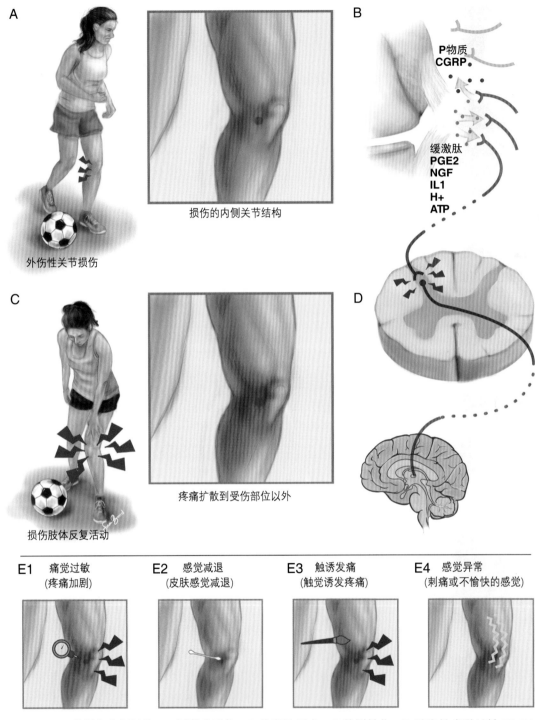

图1-13 外周和中枢敏化。**A** 膝关节受伤。**B** 伤害性反应。**C** 外周敏化。**D** 继发性痛觉过敏 E1-E4 区分外周和中枢敏化的定量感觉测试

测试方法具有很好的测试者间和测试—再测试的相关性[295]。DFNS方案中建议在骨突上应用Rydel-Seiffer音叉（64 Hz, 8/8音阶）。振动阈为当震荡幅度减小至振动感知消失时的刺激强度（图1-15）[290]。Rydel-Seiffer音叉被认为是可信和有效的[296]。

6 温度觉感知和痛阈

温度定量感觉检测（如热或冷感知阈）或热痛/冷痛感知阈已经被用来明确是否存在躯体感觉通路损伤。温度QST通常在神经病理性疼痛评

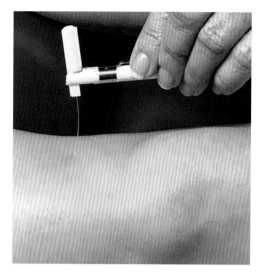

图1-14 机械感知阈值是通过一组标准化的单纤维丝来测量的，这些纤维丝通过弯曲施加0.25～512 mN的压力。单丝的接触区域是圆形的，以避免尖锐的边缘激活伤害性感受器。利用"极限法"，通过一系列强度升级或降级的伤害性刺激，我们获得5个阈值。最后的阈值是这5个数的几何平均值

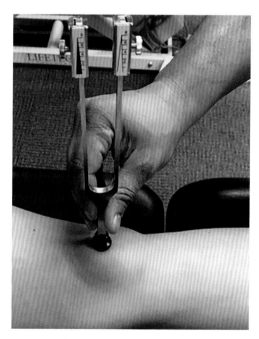

图1-15 通过挤压和迅速释放使音叉产生振动。然后把音叉放在骨突上。由三次刺激感知消失阈值最终决定振动感知阈值

估中应用[297]。在慢性神经损伤动物模型中发现，冷敏离子通道（TRPM8通道）表达增加，因此被认为是冷敏增强的原因[298]。同样，热敏增强被认为部分是由TRPV1通道表达增加所致[299]。温感知阈为测定到的第一次感知到温阈值，而冷感

知阈为第一次感知到的冷阈值。热和冷痛阈分别为从热觉转变到热痛和从冷觉转变为冷痛。最常用的温度QST工具为TSA-Ⅱ（MEDOC, Israel）或MSA（SOMEDIC, Sweden）仪器；而临床医生也采用另一种更为廉价的热或冷的物体（如试管）接触皮肤的方法。但这些测试方法仅仅提供温度敏感性的粗略估计。

7 机械痛阈

皮肤机械性痛阈是由应用定制的针产生刺激，一系列不同的针刺机械刺激器产生强度固定的刺激（接触面积为：直径0.2 mm）。刺激器操作时通常以刺激2 s、停止2 s的频率升序或降序进行，以明确那个强度的刺激被感知为疼痛。最后的阈值是5组升序和降序刺激得到的几何均数。

（1）机械痛敏感性

深部组织机械疼痛敏感性通常通过压力痛阈来评估，由痛觉仪（algometer）来测定。（图1-16）痛觉仪通过一个1 cm²的探头产生压力，刺激深部组织（如肌肉、肌腱和关节）[300]。痛觉仪

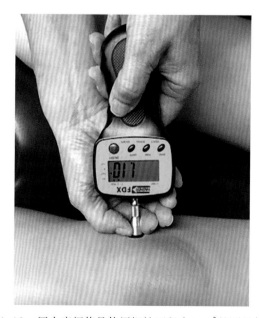

图1-16 压力痛阈值是使用探针面积为1 cm²的测量仪来确定的。以50 kPa/s的缓增升级斜率进行3次刺激强度递增的测试（来自Bear MF, Connors BW, Paradiso MA. *Neuroscience: Exploring the Brain*. 4th ed.Philadelphia, PA: Wolters Kluwer; 2016.）

垂直作用于组织，并以30 kPa/s的恒定速率增加。检测时，当被测者的感知从压力感转变到疼痛感时按下按键，取3次测定的平均值，连续2次测定之间间隔30 s，以消除时间叠加因素。压力痛觉仪的可靠性非常好（ICC 0.91，95%CI 0.82～0.97）[301]。对于压力疼痛耐受的文献报道很少，这也可以通过测定最大耐受压力刺激来获取[302]。

（2）触诱发痛（Allodynia）

触觉或皮肤机械痛觉过敏在骨骼肌肉或非骨骼肌肉疾病中并不少见，其定义为非伤害性刺激导致的疼痛[303]。皮肤动态机械痛敏测定方法为使用触刺激器（如Q-tip、软刷或棉球）缓慢轻刷皮肤。这些刺激器分别为棉絮3 mN，Q-tip 100 mN，标准化刷子（Somedic, Sweden）200～400 mN，施加于皮肤微小的压力[304]。检测者采用3种触刺激器中的1种，作用于至少2 cm长的皮肤区域，持续时间为2 s，所有刺激的刺激间隔时间为10 s，以避免时间叠加因素。

8 中枢伤害感受性敏化的动态测定

时间叠加是上调神经生理现象的临床相关表现，该现象是中枢伤害性感受兴奋性的递增。在慢性疼痛患者中，中枢性伤害性传递增强，这种神经兴奋性的增加坡度很陡。反复以小于3 Hz的频率刺激高阈值C和/或Aδ纤维即可产生时间叠加。因此，疼痛的客观数据测定需要一定时间间隔来收集[303]。

条件性疼痛调节则检测的是抑制性下行疼痛机制。疼痛的基础值（如压力痛阈），由在远处位点应用条件性刺激（如冷痛和缺血性疼痛）之前和之后来测定。这种条件性刺激应该是能触发下行抑制机制的。在接受疼痛性条件刺激之后，测试刺激被感知为疼痛程度减弱是一种正常反应。疼痛调节是一个动态过程，根据需求来适应传入伤害性信息。当这些机制受损后，对测试刺激的感知将固定不变或者被感知为疼痛程度加重。

9 定量感觉检测和触发点

一项最近的研究比较了几个QST对桡侧腕短屈肌静息型TrPs及其牵涉痛区域与对侧镜像位点的检测结果，这些QST包括温度感知阈、温度痛阈、机械感知阈、机械痛阈、振动感知阈和压力痛阈[305]。这项研究发现，静息型TrPs较对侧镜像非TrP表现出机械感觉过敏、压力痛觉过敏和振动感觉减退；而牵涉痛区域较对侧镜像非牵涉性疼痛区域表现出针刺和振动感觉减退。有趣的是，TrP/对侧镜像点和它们各自对应的牵涉痛区域在温度痛和感知阈上并没有差别，提示肌筋膜疼痛最可能和压力痛觉过敏相关。

肌筋膜疼痛

就像Wall和Woolf确立的理论那样，肌肉伤害性传入纤维对导致脊髓DH神经可塑性改变非常有效[306]。与其他疼痛综合征类似，肌筋膜疼痛激活包括前扣带回在内的特异皮质结构[307,308]。在慢性疼痛疾病中，大脑的很多部分都参与其中，有着"大脑被疼痛奴役着"的提法。本章描述了很多肌筋膜疼痛的机制，但除了疼痛之外，TrPs对运动功能、动作模式和运动范围方面也有重要意义[101,102]。在临床实践中，应该综合考虑疼痛科学、生物力学和临床推理，以达到最佳结果[309]。

10 简要历史概述

Travell通常被认为是第一个专注于肌筋膜疼痛和TrPs的医生，尽管Simons和Baldry报道，在更早的时候已经有人描述了类似现象[310-314]。1940年，Steindler介绍了"触发点"这一名称[315]，Travell和Rinzler将此修改为"肌筋膜触发点"。Travell受Kellgren的研究影响极大，后者是工作在伦敦大学学院附属医院(University College Hospital in London)的英国风湿病学家，发表了一系列关于肌肉牵涉痛的文章[317-320]。又发表很多文章后[321-333]，Travell 和 Rinzler 在 1952 年描述了典型 32 块肌肉的牵涉痛模式[316]，并最终与 Simons 共同第一作者发表了触发点手册[4,5,49]。《肌筋膜疼痛与功能障碍：触发点手册》已经被翻译成多国语言。

1981 年，Simons 和 Travell 提出了"能量危机假说"，认为创伤和继发的肌浆网或肌细胞膜的破坏是 TrPs 发展的最终原因[321]。损伤导致细胞内 Ca^{2+} 浓度增加、肌动蛋白和肌球蛋白的激活增加、ATP 相对缺乏、钙泵受损，这将反过来进一步增加细胞内钙浓度，出现恶性循环。能量危机假说后来被纳入整合 TrP 假说，成为接受度最高和引用率最高的假说。随着更深入地科学探索，这一假说被修改和扩展了很多次，也有一些新假说的提出[63-72,140]。本章介绍整合 TrP 假说的组成部分。由于内容比较复杂，在第二章中还将得到更详细的讲述。

11 肌紧张带和触发点的辨认

从定义上看，TrPs 位于肌紧张带内，是收缩的肌纤维中的独立带，可以被触及，也可以在超声和磁共振图像中显示，尤其联合弹性成像[334-345]。虽然在早期研究中并没有显示很大的组内和组间依赖性[346-346]；但近期研究显示，肌紧张带和 TrPs 能够被确切地触及[20,350-360]。

频谱多普勒测定发现，TrP 区域比周围组织振动幅度平均下降 27%，提示比正常组织的硬度增加[336]。肌紧张带的形成机制还没有得到完整阐释，有可能是肌肉超负荷后，也就是当负荷超过肌肉的正常反应能力后，肌紧张带就形成了，尤其是在非正常或过度离心或向心负荷后[63,140]。TrPs 的形成已经在电脑操作者和音乐工作者等人群中被记录下来[361-363]，在这些情况下，次最大收缩对小级别运动单位的募集先于大级别运动单位，直到最后解募集也未发生替代[361,362]。这一现象加上 Henneman 尺寸原理的应用已经被描述为 Cinderella 假说[364-367]。

12 整合假说

（1）简介

根据整合 TrP 假说，运动终板的膜后异常去极化可能导致局部低氧能量危机，并与复杂敏化机制维持的感觉和自主反射弧相关[65]。Qerama 等人描述了和 TrPs 类似的情况，当运动终板区域受到伤害性刺激，表现出了疼痛强度比安静肌肉区域更强，疼痛特征与 TrPs 相似[368]。

（2）运动终板的作用

整合 TrP 假说认为 TrPs 与运动终板功能障碍相关。正常情况下，来自 α 运动神经元的神经冲动顺行到达运动神经末端时，电压门控 Na^+ 通道将开放，触发 Na^+ 内流和末端膜去极化，从而使电压门控 P 型 Ca^{2+} 通道开放。当 Ca^{2+} 进入细胞后，大量物质分批从神经末端量子式释放到突触间隙，大约有 100 个含乙酰胆碱（ACh, acetylcholine）突触小泡、ATP、5HT、谷氨酸盐和 CGRP 等[369,370]。抑制性神经受体，包括毒蕈碱能、α2 和 β 肾上腺素能受体、一氧化氮（NO, nitric oxide）受体和嘌呤 P2Y 受体等，阻止 ACh 的过度释放[369]，正常情况下，这些抑制机制可以防止肌筋膜中持续收缩的发生。ACh 量子式释放也可以受到包括 PKA 和 PKC 在内的第二信使系统的调节。神经递质腺苷可以使 ACh 释放同步化。5′ 三磷腺苷的降解产物作用于抑制型腺苷 A1 和兴奋型 A2a 受体。A1 受体激活将减少 ACh 分子释放。神经末端细胞内 Ca^{2+} 的增加将激活 A2a 受体介导的胞吐过程。

以量子化方式释放后，ACh 在胞吐后跨过突触间隙并与运动终板的胆碱能受体 (acetylcholine receptors, AChRs) 结合。乙酰胆碱几乎立即发生部分弥散和部分被乙酰胆碱酯酶（acetylcholine esterase，AChE）水解为乙酸盐和胆碱。后者被重吸收入神经末端后，胆碱与来自线粒体的乙酰辅酶 A 相结合，在乙酰转移酶的作用下合成 ACh。ACh 的释放受 AChE 浓度的调节（图 1-17）。AChE 的可溶解形式阻止了 ACh 与受体的结合，在突触间隙中的 AChE 将 ACh 从受体结合部位清除是ACh的另一个来源。抑制AChE可以导致ACh在突触间隙的堆积，从而兴奋运动神经末梢和张力性激活nAChRs（图1-18）。CGRP和酸性环境也能抑制AChE。通过ACh的兴奋，nAChRs可能暂时受到抑制。

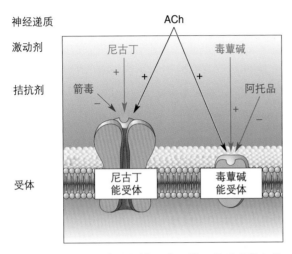

图1-17 胆碱能突触传递的神经药理学。递质受体上的位点既可以结合递质自身（ACh），模拟递质的激动剂，也可以结合阻断递质和激动剂作用的拮抗剂（来自Bear MF, Connors BW, Paradiso MA. *Neuroscience: Exploring the Brain*. 4th ed. Philadelphia, PA: Wolters Kluwer; 2016.）

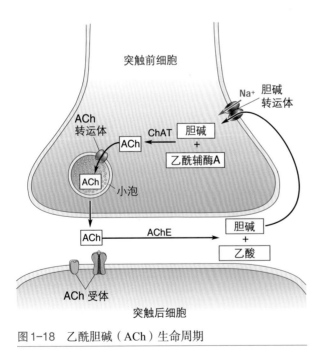

图1-18 乙酰胆碱（ACh）生命周期

ATP通过P2Y1核苷酸受体参与AChE和nAChRs的合成[372]。AChE的抑制引起细胞内Ca^{2+}水平的升高，可能也是肌紧张带形成的一个原因。当细胞液中的Ca^{2+}不被清除的时候，肌动蛋白—肌球蛋白维持桥接偶联。Ca^{2+}通过再摄取入肌浆网而清除是通过Na^+，K^+-ATP酶（肌浆网ATP酶）系统的需能过程。

Jafri推测，ROS可能参与了TrP病因的形成[66]。他认为Ca^{2+}的作用可能被低估了。这一内容在第二章里还会有更详细的阐述，Jafri假设机械性压力能够通过所谓的X-ROS信号通路来触发肌肉内Ca^{2+}的过度释放。在骨骼肌肉中，X-ROS敏化Ca^{2+}通透性肌浆TRPV1通道，此通道可能与伤害性传入和炎性疼痛相关。TRPV1受体的激活使细胞内Ca^{2+}快速升高。Jafri认为，肌筋膜疼痛很可能是几个配体门控通道的联合激活所导致的，包括TRPV1受体、ASIC3、BK和嘌呤受体等[66]。

非量子化释放不依赖于α运动神经元的激活，其作用更像好的调节物质维持骨骼肌的一些功能属性和终板的各种神经营养功能。似是而非的是，ACh的非量子化释放阈与肌筋膜疼痛中肌紧张带的产生有关。一些神经递质对ACh的释放起条件作用。突触前ATP可以阻断ACh的量子化和非量子化释放。量子化ACh能被嘌呤型P2Y受体阻断，但抑制是氧化还原依赖的。突触前ATP的减少能够增加非量子化ACh的释放。比如，嘌呤受体拮抗剂舒拉明（suramin）不仅阻断ATP，同时也抑制NO合成。这两种情况中都有非量子化ACh释放的增加。ATP对非量子化ACh释放的抑制作用是通过代谢型P2Y嘌呤受体和磷酸酯酶C来完成的[373]。值得注意的是，最近的啮齿类动物研究表明，干针治疗并不降低ACh和AChR水平，但提高AChE水平[374]。

有很多机制参与了ACh的量子化和非量子化的过度释放，包括肌肉张力增加、nAChR敏感性增加、AChE不足、低氧血症、低pH、ATP缺乏、基因突变、药物、CGRP和二异丙基氟磷酸盐水平升高以及有机磷酸盐类农药[63,64,375-377]。CGRP对运动终板ACh的调节起着重要作用，其他作用还包括创伤愈合时微血管的舒张、缺血的预防和自主和免疫功能。三叉神经节和硬脑膜内的三叉神经的CGRP释放参与了外周敏化[379]。CGRPI

型也可以由位于脊髓腹侧角内的运动神经元胞体产生，并以轴浆运输形式释放。它可以激发ACh受体的磷酸化，使其对ACh的敏感性更久[380]。另外，它增加ACh释放和抑制AChE。有研究发现，CGRP在紧邻活动型TrP的区域具有更高的浓度[381-383]。运动终板附近的A2a受体易化CGRP对ACh的释放作用。

根据整合TrP假设理论，突触间隙内过多的ACh将导致细胞突触后膜的持续去极化，触发微小终板电位，产生动作电位，并沿T小管向肌浆网传递。持续收缩可能导致局部血管塌陷、氧供减少、低氧血症产生、pH降低和低灌注，这反过来又加重ACh的过度释放，导致肌肉疼痛和功能障碍[140,384]。触发点低氧血症已经在德国和美国研究中得到证实[385,386]。低氧血症和代谢需求增加导致了局部能量缺乏和ATP相对缺乏[65]，不但触发和增加神经肌肉连接处ACh的释放，而且还降低组织pH，这将再一次激活TRPV通道和ASICs，从而在不存在炎症和肌肉损伤或创伤的情况下触发疼痛、痛觉过敏和中枢敏化[236,237,387-392]。

Hubbard等人在1993年发表文章，在TrPs附近发现了自发性肌电（electromyographic，EMG)活动，开创了运动终板作用的研究新方向[393]。Hubbard等人描述了50 μV的低幅度恒定背景肌电活动活动和100～700 μV间断性高幅度棘样（spike-like）电活动。他们假设为肌梭（muscle spindles）波的相关作用，但随后的人类和动物研究表明，观察到的肌电活动实际上是神经肌肉接头过多ACh的终板噪音[60,61,394-402]。实际上，起源于TrP的终板噪音与易激惹、疼痛强度和压力痛阈直接相关[60]。不仅如此，TrPs的反射阈降低，反射幅度升高，这可能与肌梭传入纤维的密度和兴奋性较高相关[53]。TrP的疼痛和压痛看上去与持续性局灶性缺血和肌紧张带内的肌肉痉挛紧密相关，这可能由于痉挛导致肌内缺氧、致痛介质浓度增加和直接机械性兴奋伤害性受体，从而最终产生疼痛[402]。来自TrP肌肉内和表面的肌电活动记录表明，电信号与肌痉挛电位相似[54]。发现干针、激光、钙离子阻断剂和肉毒杆菌毒素注射能减少终板噪音的程度[374,398,403-407]。

（3）触发点的生物化学环境

美国国家健康研究院（US National Institutes of Health）已经确定了活动型TrPs的独特生物化学环境，包括升高的CGRP、P物质、5-HT、NE、BK、PG、肿瘤坏死因子-α（tumor necrosing factor-α, TNF-α）、白介素IL-1B、IL-6和IL-8水平和显著降低的pH[381,383,408]。Hsieh等人研究了兔子的生物化学环境，证实了其他一些化学物质的增多，包括β内啡肽、P物质、TNF-α、环氧合酶-2（cyclo-oxygenase-2, COX-2）、低氧—诱导因子1-α、诱导型一氧化氮合成酶和血管内皮生长因子[409,410]。这些增多的物质很多都位于TrPs附近，与组织损伤和炎症的生物化学通路相一致[382,383]。

在伤害性受体活化后，这些化学物质的顺行和逆行释放增加，比如质子（protons）和BK[411]。毫无疑问，这些化学物质都有特异性受体，其浓度的增加对疼痛和功能都有潜在影响。低pH通常是缺血和低氧的结果，可以激活ASIC和TRPV受体，这一点在前面已有述及。另一个更复杂的因素是大部分这些物质都能增强其他物质的效应。BK激发TNF-α的释放，而后者又反过来易化IL-1B和IL-6的释放。白介素激发COX伤害性感受通路，引起PGs的产生[412,413]。TNF-α引起时间和剂量依赖性肌肉痛觉过敏，这个效应能被全身给予非阿片类镇痛药安乃近（metamizol）所逆转。BK、5-HT和PG在辣椒素受体的多水平发生相互作用，协同引起局部肌肉疼痛[415]。在健康志愿者颞肌注射BK和5-HT混合液后导致的疼痛要比单种药液更严重[416]。

P物质导致肥大细胞脱颗粒，相继释放组胺和5-HT，上调致炎细胞因子（包括TNF-α和IL-6）和抗炎细胞因子（包括IL-4和IL-10）。TNF-α是储存在肥大细胞内的唯一细胞因子，在肥大细胞脱颗粒后立即释放[417,418]。Ge等人认为，NE水平的增高提示肌筋膜疼痛中有自主神经系统的参与[419]。在TrPs局部或全身给予

alpa-肾上腺素能拮抗剂酚妥拉明（phentolamine）后，终板噪音即刻降低[420,421]。在另一些研究中，交感阻断剂能够缓解TrP和压痛点的敏感性[422-424]。具体通路不详，一个潜在的机制可能是终板上的α和β肾上腺素能受体[63,425,426]。TNF-α也可能通过刺激IL-8的释放参与了自主神经通路[427]，诱导剂量和时间依赖性的机械伤害感受高敏[428]。因此，IL-8水平的升高可能介导炎性伤害感受高敏、肌肉压痛和活动型TrPs的疼痛。活动型TrPs附近化学物质浓度的增加可能是静态肌梭运动纤维增强肌梭驱动或肌梭敏感性增强的原因[429]。

　　干针和激光治疗能降低TrP环境中的化学物质，尤其是干针诱发的LTRs，但过度治疗反而会增加这些物质浓度[409,410,430]。LTR被认为是一种脊髓反射，对此最恰当的描述是肌紧张带内的肌纤维突发收缩[431,432]。一些初步支持证据是LTRs的数量可能与TrP的易激惹性相关[57]，可能是肌肉伤害性受体受到BL、5-HT和PG等所致敏化引起的。最近有几名作者提出质疑，"诱发LTRs是不可避免的还是被期望的"[433-435]，但其他一些文章更支持诱发LTRs[431]。

（4）疼痛和触发点

　　Travell最重要的贡献之一是她对TrPs牵涉疼痛的关注。熟悉常见牵涉痛模式对临床实践非常重要，忽略牵涉痛将导致误诊、治疗效果不佳、非必要的手术、动作障碍、卧床增加和过度用药。牵涉痛，也称为继发性痛觉过敏，是一种常见现象，位于疼痛源的不同区域[436,437]。TrPs相关的牵涉痛非常普遍，几乎所有的肌筋膜疼痛中都存在[13,27,57,70,152,170,438-457]。牵涉痛可以在很多不同的结构中诱发，可以在身体的任何区域发生。牵涉痛的范围各不相同，依赖于疼痛—诱导的中枢躯体感觉图而改变[318,458]。如前所述，活动型TrPs比静息型TrPs具有更大范围的牵涉痛面积[57]。静息型TrPs将伤害性传入传递至DH，正因如此，它们也具备牵涉痛的特征[55,459-463]。牵涉痛面积的大小与肌肉疼痛的强度和持续时间相

关，这也支持了中枢敏化现象受外周敏化传入维持的观点[452]。

　　肌肉牵涉痛通常发生于中枢向外周方向，但一些肌肉的牵涉痛模式可能是尾侧向头侧方向（图1-19）。肌肉牵涉痛通常被描述为一种深层、弥散、烧灼样、紧缩样或压迫样的疼痛，与神经病理性和皮肤疼痛不同。其他症状，如麻木、发冷、僵硬、无力、虚弱和骨骼肌运动障碍，也可能和肌肉疼痛相关，这就提示用"牵涉性感觉"的名称可能更为合适[52]。肌肉牵涉痛模式与关节牵涉痛模式相似。过去已经建立了几种牵涉痛的模型，包括共聚—透射理论、共聚—易化理论、轴突—反射理论、丘脑—共聚理论和中枢高兴奋性理论[464-467]。

　　牵涉痛的确切机制尚不完全明确，但有足够的数据支持以下观点，即"肌肉牵涉痛是中枢敏化的过程，由外周活动和敏化介导，受交感活动和下行抑制功能障碍的易化"[419,468]。中枢高兴奋性理论与肌肉和筋膜牵涉痛的大部分特征相符。牵涉痛的程度依赖于刺激因素。通常，牵涉痛的发生时间要比刺激后局部疼痛的产生更晚。动物模型已经表明肌肉牵涉痛可以发生在数分钟内，以感受区域增大和敏化为特征[467,469,470]。Mense认为，来自肌肉组织的伤害性刺激激活共聚于DH神经元的潜在传入纤维，产生新的疼痛感受野，形成牵涉痛[437]。触发点在形成牵涉痛和DH神经元其他神经可塑性改变上要比非TrPs区域更有效[471]。

　　鉴于目前获得的证据，TrPs发挥着伤害性感受持续传入的作用，形成外周和中枢敏化[26,27]。Arendt-Nielsen等人提供了实验研究证据表明，实验诱导的肌肉疼痛可能损伤DNIC机制，支持了肌肉组织在慢性疼痛中的重要作用[472]。机械刺激静息型TrPs可以诱导健康研究对象的中枢敏化，使支配节段外的组织产生压力超敏[55]。还有一些证据支持中枢敏化可能增加TrPs敏感性[67,68,473]，但更可能是TrPs诱导敏化，因为静息型TrPs存在于没有中枢敏化证据的健康个体。持续性疼痛（如纤维肌痛患者或研究条件下）通常

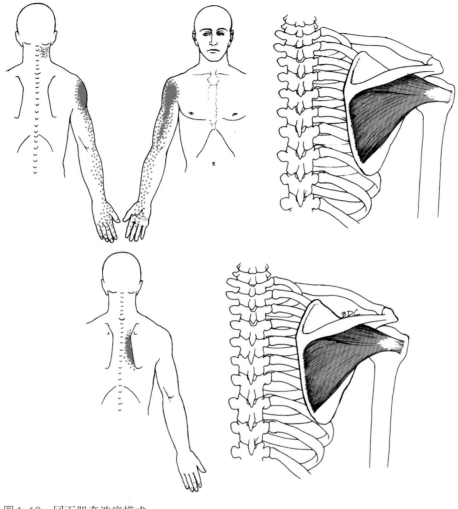

图1-19　冈下肌牵涉痛模式

由来自肌肉的持续伤害性传入维持[151,152,441,474,475]。TrPs相关疼痛和TrP治疗方法（如手法按压和干针）与特定解剖损伤无关，但却是生理改变和外周及中枢敏化的结果[27]。针对TrPs的治疗看起来可以逆转外周和中枢敏化[28,136,476,477]。肌筋膜疼痛和TrPs机制的将在第二章中作进一步探讨。

吴军珍、杜冬萍　译　杜冬萍　审

参考文献

[1] Institute of Medicine (US). *Committee on Advancing Pain Research Care and Education. Relieving Pain in America: A Blueprint for Transforming Prevention, Care, Education, and Research.* Washington, DC: National Academies Press; 2011.

[2] Fricton J. The need for preventing chronic pain: the "big elephant in the room" of healthcare. *Glob Adv Health Med.* 2015; 4(1): 6-7.

[3] Reichling DB, Green PG, Levine JD. The fundamental unit of pain is the cell. *Pain.* 2013; 154 suppl 1: S2-S9.

[4] Travell JG, Simons DG. *Myofascial Pain and Dysfunction: The Trigger Point Manual.* Vol 1. Baltimore, MD: Williams & Wilkins; 1983.

[5] Travell J, Simons DG. *Myofascial Pain and Dysfunction: The Trigger Point Manual.* Vol 2. Baltimore, MD: Williams & Wilkins; 1992.

[6] Lluch E, Nijs J, De Kooning M, et al. Prevalence, incidence, localization, and pathophysiology of myofascial trigger points in patients with spinal pain: a systematic literature review. *J Manipulative Physiol Ther.* 2015; 38(8): 587-600.

[7] Chiarotto A, Clijsen R, Fernández-de-Las-Peñas C, Barbero M. Prevalence of myofascial trigger points in

spinal disorders: a systematic review and meta-analysis. *Arch Phys Med Rehabil.* 2016; 97(2): 316–337.

[8] Castaldo M, Ge HY, Chiarotto A, Villafane JH, Arendt-Nielsen L. Myofascial trigger points in patients with whiplash-associated disorders and mechanical neck pain. *Pain Med.* 2014; 15(5): 842–849.

[9] Cerezo-Tellez E, Torres-Lacomba M, Mayoral-Del Moral O, Sanchez-Sanchez B, Dommerholt J, Gutierrez-Ortega C. Prevalence of myofascial pain syndrome in chronic non-specific neck pain: a population-based cross-sectional descriptive study. *Pain Med.* 2016; 17: 2369–2377.

[10] Chen CK, Nizar AJ. Myofascial pain syndrome in chronic back pain patients. *Korean J Pain.* 2011; 24(2): 100–104.

[11] Donnelly JM, Palubinskas L. Prevalence and inter-rater reliability of trigger points. *J Musculoskelet Pain.* 2007; 15(suppl 13): 16.

[12] Ettlin T, Schuster C, Stoffel R, Bruderlin A, Kischka U. A distinct pattern of myofascial findings in patients after whiplash injury. *Arch Phys Med Rehabil.* 2008; 89(7): 1290–1293.

[13] Fernandez-Carnero J, Fernández-de-Las-Peñas C, de la Llave-Rincon AI, Ge HY, Arendt-Nielsen L. Prevalence of and referred pain from myofascial trigger points in the forearm muscles in patients with lateral epicondylalgia. *Clin J Pain.* 2007; 23(4): 353–360.

[14] Fernandez-Perez AM, Villaverde-Gutierrez C, Mora-Sanchez A, Alonso-Blanco C, Sterling M, Fernández-de-Las-Peñas C. Muscle trigger points, pressure pain threshold, and cervical range of motion in patients with high level of disability related to acute whiplash injury. *J Orthop Sports Phys Ther.* 2012; 42(7): 634–641.

[15] Fleckenstein J, Zaps D, Ruger LJ, et al. Discrepancy between prevalence and perceived effectiveness of treatment methods in myofascial pain syndrome: results of a cross-sectional, nationwide survey. *BMC Musculoskelet Disord.* 2010; 11: 32.

[16] Granges G, Littlejohn G. Prevalence of myofascial pain syndrome in fibromyalgia syndrome and regional pain syndrome: a comparative study. *J Musculoskelet Pain.* 1993; 1(2): 19–35.

[17] Grieve R, Barnett S, Coghill N, Cramp F. The prevalence of latent myofascial trigger points and diagnostic criteria of the triceps surae and upper trapezius: a cross sectional study. *Physiotherapy.* 2013; 99(4): 278–284.

[18] Hayden RJ, Louis DS, Doro C. Fibromyalgia and myofascial pain syndromes and the workers' compensation environment: an update. *Clin Occup Environ Med.* 2006; 5(2): 455–469, x–xi.

[19] Skootsky SA, Jaeger B, Oye RK. Prevalence of myofascial pain in general internal medicine practice. *West J Med.* 1989; 151(2): 157–160.

[20] Zuil-Escobar JC, Martínez-Cepa CB, Martín-Urrialde JA, Gómez-Conesa A. Prevalence of myofascial trigger points and diagnostic criteria of different muscles in function of the medial longitudinal arch. *Arch Phys Med Rehabil.* 2015; 96(6): 1123–1130.

[21] Zuil-Escobar JC, Martinez-Cepa CB, Martin-Urrialde JA, Gomez-Conesa A. The prevalence of latent trigger points in lower limb muscles in asymptomatic subjects. *PM R.* 2016; 8(11): 1055–1064.

[22] Azadeh H, Dehghani M, Zarezadeh A. Incidence of trapezius myofascial trigger points in patients with the possible carpal tunnel syndrome. *J Res Med Sci.* 2010; 15(5): 250–255.

[23] Hendler NH, Kozikowski JG. Overlooked physical diagnoses in chronic pain patients involved in litigation. *Psychosomatics.* 1993; 34(6): 494–501.

[24] Mense S. Functional anatomy of muscle: muscle, nociceptors and afferent fibers. In: Mense S, Gerwin RD, eds. *Muscle Pain: Understanding the Mechanisms.* Berlin, Germany: Springer; 2010: 17–48.

[25] Arendt-Nielsen L, Castaldo M. MTPs are a peripheral source of nociception. *Pain Med.* 2015; 16(4): 625–627.

[26] Dommerholt J. Dry needling—peripheral and central considerations. *J Man Manip Ther.* 2011; 19(4): 223–227.

[27] Fernández-de-las-Peñas C, Dommerholt J. Myofascial trigger points: peripheral or central phenomenon? *Curr Rheumatol Rep.* 2014; 16(1): 395.

[28] Freeman MD, Nystrom A, Centeno C. Chronic whiplash and central sensitization; an evaluation of the role of a myofascial trigger points in pain modulation. *J Brachial Plex Peripher Nerve Inj.* 2009; 4: 2.

[29] Bajaj P, Bajaj P, Graven-Nielsen T, Arendt-Nielsen L. Trigger points in patients with lower limb osteoarthritis. *J Musculoskelet Pain.* 2001; 9(3): 17–33.

[30] Fernández-de-Las-Peñas C, Fernandez-Carnero J, Miangolarra-Page J. Musculoskeletal disorders in mechanical neck pain: myofascial trigger points versus cervical joint dysfunction—a clinical study. *J Musculoskelet Pain.* 2005; 13(1): 27–35.

［ 31 ］ Ruiz-Saez M, Fernández-de-las-Peñas C, Blanco CR, Martinez-Segura R, Garcia-Leon R. Changes in pressure pain sensitivity in latent myofascial trigger points in the upper trapezius muscle after a cervical spine manipulation in pain-free subjects. *J Manipulative Physiol Ther.* 2007; 30(8): 578−583.

［ 32 ］ Jarrell J. Myofascial pain in the adolescent. *Curr Opin Obstet Gynecol.* 2010; 22(5): 393−398.

［ 33 ］ Jarrell J. Endometriosis and abdominal myofascial pain in adults and adolescents. *Curr Pain Headache Rep.* 2011; 15(5): 368−376.

［ 34 ］ Weiss JM. Pelvic floor myofascial trigger points: manual therapy for interstitial cystitis and the urgency-frequency syndrome. *J Urol.* 2001; 166(6): 2226−2231.

［ 35 ］ Anderson RU. Management of chronic prostatitis-chronic pelvic pain syndrome. *Urol Clin North Am.* 2002; 29(1): 235−239.

［ 36 ］ Anderson RU, Sawyer T, Wise D, Morey A, Nathanson BH. Painful myofascial trigger points and pain sites in men with chronic prostatitis/chronic pelvic pain syndrome. *J Urol.* 2009; 182(6): 2753−2758.

［ 37 ］ Anderson RU, Wise D, Sawyer T, Glowe P, Orenberg EK. 6−Day intensive treatment protocol for refractory chronic prostatitis/chronic pelvic pain syndrome using myofascial release and paradoxical relaxation training. *J Urol.* 2011; 185(4): 1294−1299.

［ 38 ］ Doggweiler-Wiygul R. Urologic myofascial pain syndromes. *Curr Pain Headache Rep.* 2004; 8(6): 445−451.

［ 39 ］ Fuentes-Marquez P, Valenza MC, Cabrera-Martos I, Rios-Sanchez A, Ocon-Hernandez O. Trigger points, pressure pain hyperalgesia, and mechanosensitivity of neural tissue in women with chronic pelvic pain. *Pain Med.* 2017. doi: 10.1093/pm/pnx206.

［ 40 ］ Hightower JM, Dalessandri KM, Pope K, Hernandez GT. Low 25−hydroxyvitamin D and myofascial pain: association of cancer, colon polyps, and tendon rupture. *J Am Coll Nutr.* 2017; 36(6): 455−461.

［ 41 ］ Cardoso LR, Rizzo CC, de Oliveira CZ, dos Santos CR, Carvalho AL. Myofascial pain syndrome after head and neck cancer treatment: prevalence, risk factors, and influence on quality of life. *Head Neck.* 2015; 37(12): 1733−1737.

［ 42 ］ Crawford JS, Simpson J, Crawford P. Myofascial release provides symptomatic relief from chest wall tenderness occasionally seen following lumpectomy and radiation in breast cancer patients. *Int J Radiat Oncol Biol Phys.* 1996; 34(5): 1188−1189.

［ 43 ］ Torres Lacomba M, Mayoral del Moral O, Coperias Zazo JL, Gerwin RD, Goni AZ. Incidence of myofascial pain syndrome in breast cancer surgery: a prospective study. *Clin J Pain.* 2010; 26(4): 320−325.

［ 44 ］ Dommerholt J, Gerwin RD. Nutritional and metabolic perpetuating factors in myofascial pain. In: Dommerholt J, Huijbregts PA, eds. *Myofascial Trigger Points: Pathophysiology and Evidence-Informed Diagnosis And Management.* Boston, MA: Jones & Bartlett; 2011.

［ 45 ］ Gerwin RD. A review of myofascial pain and fibromyalgia—factors that promote their persistence. *Acupunct Med.* 2005; 23(3): 121−134.

［ 46 ］ Waldock C. Myofascial pain masquerading as neuropathic pain. *Acupunct Physiother.* 2017; 29: 1.

［ 47 ］ Chang SH. Complex regional pain syndrome is a manifestation of the worsened myofascial pain syndrome: case review. *J Pain Relief.* 2017; 6: 294.

［ 48 ］ Bezerra Rocha CA, Sanchez TG. Myofascial trigger points: another way of modulating tinnitus. In: Langguth B, Hajak G, Kleinjung T, Cacace A, Moller AR, eds. *Progress in Brain Research.* Vol 166. Amsterdam, The Netherlands: Elsevier; 2007: 209−214.

［ 49 ］ Simons DG, Travell J, Simons L. *Travell & Simon's Myofascial Pain and Dysfunction: The Trigger Point Manual.* Vol 1. 2nd ed. Baltimore, MD: Williams & Wilkins; 1999.

［ 50 ］ Rivers WE, Garrigues D, Graciosa J, Harden RN. Signs and symptoms of myofascial pain: an international survey of pain management providers and proposed preliminary set of diagnostic criteria. *Pain Med.* 2015; 16(9): 1794−1805.

［ 51 ］ Tough EA, White AR, Richards S, Campbell J. Variability of criteria used to diagnose myofascial trigger point pain syndrome—evidence from a review of the literature. *Clin J Pain.* 2007; 23(3): 278−286.

［ 52 ］ Fernández-de-Las-Peñas C, Dommerholt J. International consensus on diagnostic criteria and clinical considerations of myofascial trigger points: a delphi study. *Pain Med.* 2018; 19(1): 142−150.

［ 53 ］ Ge HY, Serrao M, Andersen OK, Graven-Nielsen T, Arendt-Nielsen L. Increased H-reflex response induced by intramuscular electrical stimulation of latent myofascial trigger points. *Acupunct Med.* 2009; 27(4): 150−154.

［ 54 ］ Ge HY, Zhang Y, Boudreau S, Yue SW, Arendt-Nielsen L. Induction of muscle cramps by nociceptive stimulation of latent myofascial trigger points. *Exp*

Brain Res. 2008; 187(4): 623-629.

[55] Xu YM, Ge HY, Arendt-Nielsen L. Sustained nociceptive mechanical stimulation of latent myofascial trigger point induces central sensitization in healthy subjects. *J Pain.* 2010; 11(12): 1348-1355.

[56] Mense S. How do muscle lesions such as latent and active trigger points influence central nociceptive neurons? *J Musculoskelet Pain.* 2010; 18(4): 348-353.

[57] Hong C-Z, Kuan TS, Chen JT, Chen SM. Referred pain elicited by palpation and by needling of myofascial trigger points: a comparison. *Arch Phys Med Rehabil.* 1997; 78(9): 957-960.

[58] Vecchiet L, Giamberardino MA, Dragani L, De Bigontina P, Albe-Fessard D. Latent myofascial trigger points: changes in muscular and subcutaneous pain thresholds at trigger point and target level. *J Man Med.* 1990; 5: 151-154.

[59] Vecchiet L, Giamberardino MA, De Bigontina P, Dragani L. Chapter 13, Comparative sensory evaluation of parietal tissues in painful and nonpainful areas in fibromyalgia and myofascial pain syndrome. Paper presented at: Proceedings of the 7th World Congress on Pain, Progress in Pain Research and Management 1994; Seattle.

[60] Kuan TS, Hsieh YL, Chen SM, Chen JT, Yen WC, Hong CZ. The myofascial trigger point region: correlation between the degree of irritability and the prevalence of endplate noise. *Am J Phys Med Rehabil.* 2007; 86(3): 183-189.

[61] Simons DG. Review of enigmatic MTrPs as a common cause of enigmatic musculoskeletal pain and dysfunction. *J Electromyogr Kinesiol.* 2004; 14(1): 95-107.

[62] Stoop R, Clijsen R, Leoni D, et al. Evolution of the methodological quality of controlled clinical trials for myofascial trigger point treatments for the period 1978-2015: a systematic review. *Musculoskelet Sci Pract.* 2017; 30: 1-9.

[63] Gerwin RD, Dommerholt J, Shah JP. An expansion of Simons' integrated hypothesis of trigger point formation. *Curr Pain Headache Rep.* 2004; 8(6): 468-475.

[64] McPartland JM. Travell trigger points—molecular and osteopathic perspectives. *J Am Osteopath Assoc.* 2004; 104(6): 244-249.

[65] McPartland JM, Simons DG. Myofascial trigger points: translating molecular theory into manual therapy. *J Manual Manipulative Ther.* 2006; 14(4): 232-239.

[66] Jafri MS. Mechanisms of myofascial pain. *Int Sch Res Notices.* 2014; 2014.

[67] Srbely JZ. New trends in the treatment and management of myofascial pain syndrome. *Curr Pain Headache Rep.* 2010; 14(5): 346-352.

[68] Hocking MJ. Exploring the central modulation hypothesis: do ancient memory mechanisms underlie the pathophysiology of trigger points? *Curr Pain Headache Rep.* 2013; 17(7): 347.

[69] Hocking MJ. Trigger points and central modulation—a new hypothesis. *J Musculoskelet Pain.* 2010; 18(2): 186-203.

[70] Farasyn A. Referred muscle pain is primarily peripheral in origin: the "barrier-dam" theory. *Med Hypotheses.* 2007; 68(1): 144-150.

[71] Partanen JV, Ojala TA, Arokoski JP. Myofascial syndrome and pain: a neurophysiological approach. *Pathophysiology.* 2010; 17(1): 19-28.

[72] Quintner JL, Bove GM, Cohen ML. A critical evaluation of the trigger point phenomenon. *Rheumatology (Oxford).* 2015; 54(3): 392-399.

[73] IASP. IASP Taxonomy. http://www.iasp-pain.org/Taxonomy. Accessed March 10, 2018.

[74] Cohen M, Quintner J, van Rysewyk S. Reconsidering the International Association for the study of pain definition of pain. *Pain Rep.* 2018; 3(2): e634.

[75] Treede RD. The International Association for the study of pain definition of pain: as valid in 2018 as in 1979, but in need of regularly updated footnotes. *Pain Rep.* 2018; 3(2): e643.

[76] Brinjikji W, Luetmer PH, Comstock B, et al. Systematic literature review of imaging features of spinal degeneration in asymptomatic populations. *AJNR Am J Neuroradiol.* 2015; 36(4): 811-816.

[77] Nakashima H, Yukawa Y, Suda K, Yamagata M, Ueta T, Kato F. Abnormal findings on magnetic resonance images of the cervical spines in 1211 asymptomatic subjects. *Spine (Phila Pa 1976).* 2015; 40(6): 392-398.

[78] Battie MC, Videman T, Kaprio J, et al. The Twin Spine Study: contributions to a changing view of disc degeneration. *Spine J.* 2009; 9(1): 47-59.

[79] Dunn WR, Kuhn JE, Sanders R, et al. Symptoms of pain do not correlate with rotator cuff tear severity: a cross-sectional study of 393 patients with a symptomatic atraumatic full-thickness rotator cuff tear. *J Bone Joint Surg Am.* 2014; 96(10): 793-800.

[80] Vincent K, Leboeuf-Yde C, Gagey O. Are degenerative rotator cuff disorders a cause of shoulder pain?

Comparison of prevalence of degenerative rotator cuff disease to prevalence of nontraumatic shoulder pain through three systematic and critical reviews. *J Shoulder Elbow Surg.* 2017; 26(5): 766-773.

［81］ Foster NE, Pincus T, Underwood MR, Vogel S, Breen A, Harding G. Understanding the process of care for musculoskeletal conditions—why a biomedical approach is inadequate. *Rheumatology (Oxford).* 2003; 42(3): 401-404.

［82］ Pelletier R, Bourbonnais D, Higgins J. Nociception, pain, neuroplasticity and the practice of osteopathic manipulative medicine. *Int J Osteopath Med.* 2018; 27: 34-44.

［83］ Brinjikji W, Diehn FE, Jarvik JG, et al. MRI findings of disc degeneration are more prevalent in adults with low back pain than in asymptomatic controls: a systematic review and meta-analysis. *AJNR Am J Neuroradiol.* 2015; 36(12): 2394-2399.

［84］ Epstein NE, Hood DC. "Unnecessary" spinal surgery: a prospective 1-year study of one surgeon's experience. *Surg Neurol Int.* 2011; 2: 83.

［85］ Sakaura H, Hosono N, Mukai Y, Fujii R, Iwasaki M, Yoshikawa H. Persistent local pain after posterior spine surgery for thoracic lesions. *J Spinal Disord Tech.* 2007; 20(3): 226-228.

［86］ Melzack R, Wall PD. Pain mechanisms: a new theory. *Science.* 1965; 150(3699): 971-979.

［87］ Mandel LM, Berlin SJ. Myofascial pain syndromes and their effect on the lower extremities. *J Foot Surg.* 1982; 21(1): 74-79.

［88］ Mense S, Skeppar P. Discharge behaviour of feline gamma-motoneurones following induction of an artificial myositis. *Pain.* 1991; 46(2): 201-210.

［89］ Simons DG, Mense S. Understanding and measurement of muscle tone as related to clinical muscle pain. *Pain.* 1998; 75(1): 1-17.

［90］ Burke D. Critical examination of the case for or against fusimotor involvement in disorders of muscle tone. *Adv Neurol.* 1983; 39: 133-150.

［91］ Kniffki KD, Schomburg ED, Steffens H. Synaptic effects from chemically activated fine muscle afferents upon alpha-motoneurones in decerebrate and spinal cats. *Brain Res.* 1981; 206(2): 361-370.

［92］ Le Pera D, Graven-Nielsen T, Valeriani M, et al. Inhibition of motor system excitability at cortical and spinal level by tonic muscle pain. *Clin Neurophysiol.* 2001; 112(9): 1633-1641.

［93］ Masri R, Ro JY, Capra N. The effect of experimental muscle pain on the amplitude and velocity sensitivity of jaw closing muscle spindle afferents. *Brain Res.* 2005; 1050(1-2): 138-147.

［94］ Birznieks I, Burton AR, Macefield VG. The effects of experimental muscle and skin pain on the static stretch sensitivity of human muscle spindles in relaxed leg muscles. *J Physiol.* 2008; 586(11): 2713-2723.

［95］ Mense S, Masi AT. Increased muscle tone as a cause of muscle pain. In: Mense S, Gerwin R, eds. *Muscle Pain: Understanding the Mechanisms.* Vol 1. Heidelberg, Germany: Springer; 2011: 207-249.

［96］ Hodges PW. Pain and motor control: from the laboratory to rehabilitation. *J Electromyogr Kinesiol.* 2011; 21(2): 220-228.

［97］ Lund JP, Donga R, Widmer CG, Stohler CS. The pain-adaptation model: a discussion of the relationship between chronic musculoskeletal pain and motor activity. *Can J Physiol Pharmacol.* 1991; 69(5): 683-694.

［98］ Martin PG, Weerakkody N, Gandevia SC, Taylor JL. Group III and IV muscle afferents differentially affect the motor cortex and motoneurones in humans. *J Physiol.* 2008; 586(5): 1277-1289.

［99］ Hodges PW, Tucker K. Moving differently in pain: a new theory to explain the adaptation to pain. *Pain.* 2011; 152(3 suppl): S90-S98.

［100］ Lucas KR, Polus PA, Rich J. Latent myofascial trigger points: their effect on muscle activation and movement efficiency. *J Bodyw Mov Ther.* 2004; 8: 160-166.

［101］ Lucas KR, Rich PA, Polus BI. Muscle activation patterns in the scapular positioning muscles during loaded scapular plane elevation: the effects of Latent Myofascial Trigger Points. *Clin Biomech.* 2010; 25(8): 765-770.

［102］ Bohlooli N, Ahmadi A, Maroufi N, Sarrafzadeh J, Jaberzadeh S. Differential activation of scapular muscles, during arm elevation, with and without trigger points. *J Bodyw Mov Ther.* 2016; 20(1): 26-34.

［103］ Schneider K, Sohn S, Licht G, Dommerholt J, von Piekartz H. Do active myofascial trigger points alter the muscle activation pattern of five select shoulder muscles during controlled arm abduction? Short-term effects of placebo-controlled myofascial therapy on muscle activation patterns. (in press)

［104］ Chaitow L, DeLany J. Neuromuscular techniques in orthopedics. *Tech Orthop.* 2003; 18(1): 74-86.

［105］Fernández-de-Las Peñas C, Cuadrado ML, Pareja JA. Myofascial trigger points, neck mobility and forward head posture in unilateral migraine. *Cephalalgia.* 2006; 26(9): 1061-1070.

［106］Fernández-de-Las-Peñas C, Cuadrado ML, Pareja JA. Myofascial trigger points, neck mobility, and forward head posture in episodic tension-type headache. *Headache.* 2007; 47(5): 662-672.

［107］Grieve R, Clark J, Pearson E, Bullock S, Boyer C, Jarrett A. The immediate effect of soleus trigger point pressure release on restricted ankle joint dorsiflexion: a pilot randomised controlled trial. *J Bodyw Mov Ther.* 2011; 15(1): 42-49.

［108］Grieve R, Cranston A, Henderson A, John R, Malone G, Mayall C. The immediate effect of triceps surae myofascial trigger point therapy on restricted active ankle joint dorsiflexion in recreational runners: a crossover randomised controlled trial. *J Bodyw Mov Ther.* 2013; 17(4): 453-461.

［109］Grieve R, Goodwin F, Alfaki M, Bourton AJ, Jeffries C, Scott H. The immediate effect of bilateral self myofascial release on the plantar surface of the feet on hamstring and lumbar spine flexibility: a pilot randomised controlled trial. *J Bodyw Mov Ther.* 2015; 19(3): 544-552.

［110］Stuner A, Delafontaine A. Compression ischemique des points gachettes du trapeze superieur chez la personne agee. *Kinesitherapie, la Revue.* 2016; 16(170): 17-22.

［111］Sohn MK, Graven-Nielsen T, Arendt-Nielsen L, Svensson P. Inhibition of motor unit firing during experimental muscle pain in humans. *Muscle Nerve.* 2000; 23(8): 1219-1226.

［112］Melzack R, Katz J. Pain. *Wiley Interdiscip Rev Cogn Sci.* 2013; 4(1): 1-15.

［113］Mendell LM. Constructing and deconstructing the gate theory of pain. *Pain.* 2014; 155(2): 210-216.

［114］Treede RD. Gain control mechanisms in the nociceptive system. *Pain.* 2016; 157(6): 1199-1204.

［115］Jones M, Edwards I, Gifford L. Conceptual models for implementing biopsychosocial theory in clinical practice. *Man Ther.* 2002; 7(1): 2-9.

［116］Gifford L. *Topical Issues in Pain 2.* Vol 2. Falmouth, England: CNS Press; 1998.

［117］Melzack R. Pain—an overview. *Acta Anaesthesiol Scand.* 1999; 43(9): 880-884.

［118］Melzack R. Pain and the neuromatrix in the brain. *J Dent Educ.* 2001; 65(12): 1378-1382.

［119］Travell J. *Office Hours: Day and Night.* New York, NY: The World Publishing Company; 1968.

［120］Moseley GL, Arntz A. The context of a noxious stimulus affects the pain it evokes. *Pain.* 2007; 133(1-3): 64-71.

［121］Moseley GL. Reconceptualising pain according to modern pain science. *Phys Ther Rev.* 2007; 12(3): 169-178.

［122］Acerra NE, Moseley GL. Dysynchiria: watching the mirror image of the unaffected limb elicits pain on the affected side. *Neurology.* 2005; 65(5): 751-753.

［123］Woolf CJ. Central sensitization: implications for the diagnosis and treatment of pain. *Pain.* 2011; 152(3 suppl): S2-S15.

［124］Moseley GL, Butler DS. Fifteen years of explaining pain: the past, present, and future. *J Pain.* 2015; 16(9): 807-813.

［125］Nijs J, Apeldoorn A, Hallegraeff H, et al. Low back pain: guidelines for the clinical classification of predominant neuropathic, nociceptive, or central sensitization pain. *Pain Physician.* 2015; 18(3): E333-E346.

［126］Moseley GL. Pain: why and how does it hurt? In: Brukner P, Khan K, eds. *Brukner & Kohn's Clinical Sports Medicine.* Vol 4. North Ryde, Australia: McGraw-Hill; 2012: 41-53.

［127］Jull GA. Management of cervical spine disorders: where to now? *J Orthop Sports Phys Ther.* 2012; 42(10): A1-A83.

［128］Louw A. Treating the brain in chronic pain. In: Fernández-de-Las Peñas C, Cleland J, Dommerholt J, eds. *Manual Therapy for Musculoskeletal Pain Syndromes—An Evidenced and Clinical-Informed Approach.* Edinburgh, Scotland: Churchill Livingstone (Elsevier); 2016.

［129］Tellez-Garcia M, de-la-Llave-Rincon AI, Salom-Moreno J, Palacios-Cena M, Ortega-Santiago R, Fernández-de-Las-Peñas C. Neuroscience education in addition to trigger point dry needling for the management of patients with mechanical chronic low back pain: a preliminary clinical trial. *J Bodyw Mov Ther.* 2015; 19(3): 464-472.

［130］Geneen LJ, Martin DJ, Adams N, et al. Effects of education to facilitate knowledge about chronic pain for adults: a systematic review with meta-analysis. *Syst Rev.* 2015; 4: 132.

［131］Wijma AJ, Speksnijder CM, Crom-Ottens AF, et al. What is important in transdisciplinary pain neuroscience education? A qualitative study. *Disabil Rehabil.* 2017: 1–11.

［132］Diener I, Kargela M, Louw A. Listening is therapy: patient interviewing from a pain science perspective. *Physiother Theory Pract.* 2016; 32(5): 356–367.

［133］Meakins A. Soft tissue sore spots of an unknown origin. *Br J Sports Med.* 2015; 49(6): 348.

［134］Jacobs DF, Silvernail JL. Therapist as operator or interactor? Moving beyond the technique. *J Man Manip Ther.* 2011; 19(2): 120–121.

［135］Rabey M, Hall T, Hebron C, Palsson TS, Christensen SW, Moloney N. Reconceptualising manual therapy skills in contemporary practice. *Musculoskelet Sci Pract.* 2017; 29: 28–32.

［136］Giamberardino MA, Tafuri E, Savini A, et al. Contribution of myofascial trigger points to migraine symptoms. *J Pain.* 2007; 8(11): 869–878.

［137］Mense S. Muscle pain: mechanisms and clinical significance. *Dtsch Arztebl Int.* 2008; 105(12): 214–219.

［138］Arendt-Nielsen L, Morlion B, Perrot S, et al. Assessment and manifestation of central sensitisation across different chronic pain conditions. *Eur J Pain.* 2018; 22(2): 216–241.

［139］Apkarian AV, Bushnell MC, Treede RD, Zubieta JK. Human brain mechanisms of pain perception and regulation in health and disease. *Eur J Pain.* 2005; 9(4): 463–484.

［140］Bron C, Dommerholt JD. Etiology of myofascial trigger points. *Curr Pain Headache Rep.* 2012; 16(5): 439–444.

［141］Calandre EP, Hidalgo J, Garcia-Leiva JM, Rico-Villademoros F. Trigger point evaluation in migraine patients: an indication of peripheral sensitization linked to migraine predisposition? *Eur J Neurol.* 2006; 13(3): 244–249.

［142］Fernández-de-Las-Peñas C, Cuadrado ML, Arendt-Nielsen L, Simons DG, Pareja JA. Myofascial trigger points and sensitization: an updated pain model for tension-type headache. *Cephalalgia.* 2007; 27(5): 383–393.

［143］Latremoliere A, Woolf CJ. Central sensitization: a generator of pain hypersensitivity by central neural plasticity. *J Pain.* 2009; 10(9): 895–926.

［144］Obermann M, Rodriguez-Raecke R, Naegel S, et al. Gray matter volume reduction reflects chronic pain in trigeminal neuralgia. *Neuroimage.* 2013; 74: 352–358.

［145］Rodriguez-Raecke R, Niemeier A, Ihle K, Ruether W, May A. Brain gray matter decrease in chronic pain is the consequence and not the cause of pain. *J Neurosci.* 2009; 29(44): 13746–13750.

［146］Rodriguez-Raecke R, Niemeier A, Ihle K, Ruether W, May A. Structural brain changes in chronic pain reflect probably neither damage nor atrophy. *PLoS One.* 2013; 8(2): e54475.

［147］Apkarian AV, Sosa Y, Sonty S, et al. Chronic back pain is associated with decreased prefrontal and thalamic gray matter density. *J Neurosci.* 2004; 24(46): 10410–10415.

［148］Ceko M, Shir Y, Ouellet JA, Ware MA, Stone LS, Seminowicz DA. Partial recovery of abnormal insula and dorsolateral prefrontal connectivity to cognitive networks in chronic low back pain after treatment. *Hum Brain Mapp.* 2015; 36(6): 2075–2092.

［149］Seminowicz DA, Wideman TH, Naso L, et al. Effective treatment of chronic low back pain in humans reverses abnormal brain anatomy and function. *J Neurosci.* 2011; 31(20): 7540–7550.

［150］Treede RD, Meyer RA, Raja SN, Campbell JN. Peripheral and central mechanisms of cutaneous hyperalgesia. *Prog Neurobiol.* 1992; 38(4): 397–421.

［151］Staud R, Nagel S, Robinson ME, Price DD. Enhanced central pain processing of fibromyalgia patients is maintained by muscle afferent input: a randomized, double-blind, placebo-controlled study. *Pain.* 2009; 145(1–2): 96–104.

［152］Rubin TK, Henderson LA, Macefield VG. Changes in the spatiotemporal expression of local and referred pain following repeated intramuscular injections of hypertonic saline: a longitudinal study. *J Pain.* 2010; 11(8): 737–745.

［153］Samineni VK, Premkumar LS, Faingold CL. Neuropathic pain-induced enhancement of spontaneous and pain-evoked neuronal activity in the periaqueductal gray that is attenuated by gabapentin. *Pain.* 2017; 158(7): 1241–1253.

［154］Mertens P, Blond S, David R, Rigoard P. Anatomy, physiology and neurobiology of the nociception: a focus on low back pain (Part A). *Neurochirurgie.* 2015; 61 suppl 1: S22–S34.

［155］Fong A, Schug SA. Pathophysiology of pain: a practical primer. *Plast Reconstr Surg.* 2014; 134(4 suppl 2): 8S-14S.

[156] Hoheisel U, Unger T, Mense S. Excitatory and modulatory effects of inflammatory cytokines and neurotrophins on mechanosensitive group IV muscle afferents in the rat. *Pain.* 2005; 114(1-2): 168-176.

[157] Light AR, Perl ER. Unmyelinated afferent fibers are not only for pain anymore. *J Comp Neurol.* 2003; 461(2): 137-139.

[158] Millan MJ. The induction of pain: an integrative review. *Prog Neurobiol.* 1999; 57(1): 1-164.

[159] Basbaum AI, Bautista DM, Scherrer G, Julius D. Cellular and molecular mechanisms of pain. *Cell.* 2009; 139(2): 267-284.

[160] Mense S. Anatomy of nociceptors. In: Bushnell MC, Basbaum AI, eds. *The Senses: A Comprehensive Reference.* Vol 5. Oxford, England: Elsevier; 2008: 11-41.

[161] Piomelli D, Hohmann AG, Seybold V, Hammock BD. A lipid gate for the peripheral control of pain. *J Neurosci.* 2014; 34(46): 15184-15191.

[162] Ferreira SH, Nakamura M, de Abreu Castro MS. The hyperalgesic effects of prostacyclin and prostaglandin E2. *Prostaglandins.* 1978; 16(1): 31-37.

[163] Burch RM, Farmer SG, Steranka LR. Bradykinin receptor antagonists. *Med Res Rev.* 1990; 10(2): 237-269.

[164] Steranka LR, Manning DC, DeHaas CJ, et al. Bradykinin as a pain mediator: receptors are localized to sensory neurons, and antagonists have analgesic actions. *Proc Natl Acad Sci U S A.* 1988; 85(9): 3245-3249.

[165] Hoheisel U, Reinohl J, Unger T, Mense S. Acidic pH and capsaicin activate mechanosensitive group IV muscle receptors in the rat. *Pain.* 2004; 110(1-2): 149-157.

[166] Dwyer TM. Chemical signaling in the nervous system. In: Haines DE, Mihailoff GA, eds. *Fundamental Neuroscience for Basic and Clinical Applications.* 5th ed. Philadelphia, PA: Elsevier; 2018: 54-71.

[167] Babenko VV, Graven-Nielsen T, Svensson P, Drewes AM, Jensen TS, Arendt-Nielsen L. Experimental human muscle pain induced by intramuscular injections of bradykinin, serotonin, and substance P. *Eur J Pain.* 1999; 3(2): 93-102.

[168] Babenko V, Graven-Nielsen T, Svensson P, Drewes AM, Jensen TS, Arendt-Nielsen L. Experimental human muscle pain and muscular hyperalgesia induced by combinations of serotonin and bradykinin. *Pain.* 1999; 82(1): 1-8.

[169] Graven-Nielsen T, Babenko V, Svensson P, Arendt-Nielsen L. Experimentally induced muscle pain induces hypoalgesia in heterotopic deep tissues, but not in homotopic deep tissues. *Brain Res.* 1998; 787(2): 203-210.

[170] Gibson W, Arendt-Nielsen L, Graven-Nielsen T. Referred pain and hyperalgesia in human tendon and muscle belly tissue. *Pain.* 2006; 120(1-2): 113-123.

[171] Hoheisel U, Reuter R, de Freitas MF, Treede RD, Mense S. Injection of nerve growth factor into a low back muscle induces long-lasting latent hypersensitivity in rat dorsal horn neurons. *Pain.* 2013; 154(10): 1953-1960.

[172] Obreja O, Rukwied R, Nagler L, Schmidt M, Schmelz M, Namer B. Nerve growth factor locally sensitizes nociceptors in human skin. *Pain.* 2018; 159(3): 416-426.

[173] Rukwied R, Schley M, Forsch E, Obreja O, Dusch M, Schmelz M. Nerve growth factor-evoked nociceptor sensitization in pig skin in vivo. *J Neurosci Res.* 2010; 88(9): 2066-2072.

[174] Weinkauf B, Deising S, Obreja O, et al. Comparison of nerve growth factor-induced sensitization pattern in lumbar and tibial muscle and fascia. *Muscle Nerve.* 2015; 52(2): 265-272.

[175] Monteleone F, Nicoletti CG, Stampanoni Bassi M, et al. Nerve growth factor is elevated in the CSF of patients with multiple sclerosis and central neuropathic pain. *J Neuroimmunol.* 2018; 314: 89-93.

[176] Cheng HT, Dauch JR, Hayes JM, Hong Y, Feldman EL. Nerve growth factor mediates mechanical allodynia in a mouse model of type 2 diabetes. *J Neuropathol Exp Neurol.* 2009; 68(11): 1229-1243.

[177] Aloe L, Tuveri MA, Carcassi U, Levi-Montalcini R. Nerve growth factor in the synovial fluid of patients with chronic arthritis. *Arthritis Rheum.* 1992; 35(3): 351-355.

[178] del Porto F, Aloe L, Lagana B, Triaca V, Nofroni I, D'Amelio R. Nerve growth factor and brain-derived neurotrophic factor levels in patients with rheumatoid arthritis treated with TNF-alpha blockers. *Ann N Y Acad Sci.* 2006; 1069: 438-443.

[179] Indo Y. Nerve growth factor and the physiology of pain: lessons from congenital insensitivity to pain with anhidrosis. *Clin Genet.* 2012; 82(4): 341-350.

［180］ Petruska JC. Nerve growth factor. In; *Reference Module in Neuroscience and Biobehavioral Psychology.* New York, NY: Elsevier; 2017.

［181］ Ichikawa H, Matsuo S, Silos-Santiago I, Jacquin MF, Sugimoto T. The development of myelinated nociceptors is dependent upon trks in the trigeminal ganglion. *Acta Histochem.* 2004; 106(5): 337−343.

［182］ Gautam M, Prasoon P, Kumar R, Reeta KH, Kaler S, Ray SB. Role of neurokinin type 1 receptor in nociception at the periphery and the spinal level in the rat. *Spinal Cord.* 2016; 54(3): 172−182.

［183］ Durham PL. Calcitonin gene-related peptide (CGRP) and migraine. *Headache.* 2006; 46 suppl 1: S3−S8.

［184］ Vega AV, Ramos-Mondragon R, Calderon-Rivera A, Zarain-Herzberg A, Avila G. Calcitonin gene-related peptide restores disrupted excitation-contraction coupling in myotubes expressing central core disease mutations in RyR1. *J Physiol.* 2011; 589(pt 19): 4649−4669.

［185］ Vega AV, Avila G. CGRP, a vasodilator neuropeptide that stimulates neuromuscular transmission and EC coupling. *Curr Vasc Pharmacol.* 2010; 8(3): 394−403.

［186］ Rodrigo J, Polak JM, Terenghi G, et al. Calcitonin gene-related peptide (CGRP)-immunoreactive sensory and motor nerves of the mammalian palate. *Histochemistry.* 1985; 82(1): 67−74.

［187］ Tarabal O, Caldero J, Ribera J, et al. Regulation of motoneuronal calcitonin gene-related peptide (CGRP) during axonal growth and neuromuscular synaptic plasticity induced by botulinum toxin in rats. *Eur J Neurosci.* 1996; 8(4): 829−836.

［188］ Fernandez HL, Chen M, Nadelhaft I, Durr JA. Calcitonin gene-related peptides: their binding sites and receptor accessory proteins in adult mammalian skeletal muscles. *Neuroscience.* 2003; 119(2): 335−345.

［189］ Rossi SG, Dickerson IM, Rotundo RL. Localization of the calcitonin gene-related peptide receptor complex at the vertebrate neuromuscular junction and its role in regulating acetylcholinesterase expression. *J Biol Chem.* 2003; 278(27): 24994−25000.

［190］ Lindsay RM, Harmar AJ. Nerve growth factor regulates expression of neuropeptide genes in adult sensory neurons. *Nature.* 1989; 337(6205): 362−364.

［191］ Gwak YS, Nam TS, Paik KS, Hulsebosch CE, Leem JW. Attenuation of mechanical hyperalgesia following spinal cord injury by administration of antibodies to nerve growth factor in the rat. *Neurosci Lett.* 2003; 336(2): 117−120.

［192］ Hofer AM. Signal transduction and second messengers. In: Sperelakis N, ed. *Cell Physiology Source Book.* 4th ed. London, England: Academic Press; 2012: 85−98.

［193］ Berridge MJ, Bootman MD, Roderick HL. Calcium signalling: dynamics, homeostasis and remodelling. *Nat Rev Mol Cell Biol.* 2003; 4(7): 517−529.

［194］ Qiu F, Qiu CY, Cai H, et al. Oxytocin inhibits the activity of acid-sensing ion channels through the vasopressin, V1A receptor in primary sensory neurons. *Br J Pharmacol.* 2014; 171(12): 3065−3076.

［195］ Zhang W, Yu G, Zhang M. ARA 290 relieves pathophysiological pain by targeting TRPV1 channel: integration between immune system and nociception. *Peptides.* 2016; 76: 73−79.

［196］ Treede RD, Apkarian AV, Bromm B, Greenspan JD, Lenz FA. Cortical representation of pain: functional characterization of nociceptive areas near the lateral sulcus. *Pain.* 2000; 87(2): 113−119.

［197］ Flor H. The functional organization of the brain in chronic pain. *Prog Brain Res.* 2000; 129: 313−322.

［198］ Riley JL III, Gilbert GH, Heft MW. Orofacial pain symptom prevalence: selective sex differences in the elderly? *Pain.* 1998; 76(1−2): 97−104.

［199］ Fillingim RB. *Sex, Gender and Pain.* Vol 17. Seattle, WA: IASP Press; 2000.

［200］ Rhudy JL, Bartley EJ, Williams AE, et al. Are there sex differences in affective modulation of spinal nociception and pain? *J Pain.* 2010; 11(12): 1429−1441.

［201］ Yunus MB. Psychological factors in fibromyalgia syndrome. *J Musculoskelet Pain.* 1994; 2(1): 87−91.

［202］ Yunus MB. Genetic factors in fibromyalgia syndrome. *Z Rheumatol.* 1998; 57 suppl 2: 61−62.

［203］ Ablin JN, Buskila D. Update on the genetics of the fibromyalgia syndrome. *Best Pract Res Clin Rheumatol.* 2015; 29(1): 20−28.

［204］ Albrecht PJ, Rice FL. Fibromyalgia syndrome pathology and environmental influences on afflictions with medically unexplained symptoms. *Rev Environ Health.* 2016; 31(2): 281−294.

［205］ Neeck G, Crofford LJ. Neuroendocrine perturbations in fibromyalgia and chronic fatigue syndrome. *Rheum Dis Clin North Am.* 2000; 26(4): 989−1002.

［206］ Loke H, Harley V, Lee J. Biological factors underlying sex differences in neurological disorders. *Int J Biochem Cell Biol*. 2015; 65: 139–150.

[207] Eichhorn N, Treede RD, Schuh-Hofer S. The role of sex in sleep deprivation related changes of nociception and conditioned pain modulation. *Neuroscience*. 2017. doi: 10.1016/j.neuroscience.2017.09.044.

[208] Fillingim RB, King CD, Ribeiro-Dasilva MC, Rahim-Williams B, Riley JL III. Sex, gender, and pain: a review of recent clinical and experimental findings. *J Pain*. 2009; 10(5): 447–485.

[209] Monroe TB, Fillingim RB, Bruehl SP, et al. Sex differences in brain regions modulating pain among older adults: a cross-sectional resting state functional connectivity study. *Pain Med*. 2017. doi: 10.1093/pm/pnx084.

[210] Paulson PE, Minoshima S, Morrow TJ, Casey KL. Gender differences in pain perception and patterns of cerebral activation during noxious heat stimulation in humans. *Pain*. 1998; 76(1–2): 223–229.

[211] Goffaux P, Michaud K, Gaudreau J, Chalaye P, Rainville P, Marchand S. Sex differences in perceived pain are affected by an anxious brain. *Pain*. 2011; 152(9): 2065–2073.

[212] Belanger C, Blais Morin B, Brousseau A, et al. Unpredictable pain timings lead to greater pain when people are highly intolerant of uncertainty. *Scand J Pain*. 2017; 17: 367–372.

[213] Kindler LL, Valencia C, Fillingim RB, George SZ. Sex differences in experimental and clinical pain sensitivity for patients with shoulder pain. *Eur J Pain*. 2011; 15(2): 118–123.

[214] Valencia C, Kindler LL, Fillingim RB, George SZ. Stability of conditioned pain modulation in two musculoskeletal pain models: investigating the influence of shoulder pain intensity and gender. *BMC Musculoskelet Disord*. 2013; 14: 182.

[215] Traub RJ, Ji Y. Sex differences and hormonal modulation of deep tissue pain. *Front Neuroendocrinol*. 2013; 34(4): 350–366.

[216] Gaumond I, Arsenault P, Marchand S. Specificity of female and male sex hormones on excitatory and inhibitory phases of formalin-induced nociceptive responses. *Brain Res*. 2005; 1052(1): 105–111.

[217] Melchior M, Poisbeau P, Gaumond I, Marchand S. Insights into the mechanisms and the emergence of sex-differences in pain. *Neuroscience*. 2016; 338: 63–80.

[218] Qu ZW, Liu TT, Ren C, et al. 17Beta-estradiol enhances ASIC activity in primary sensory neurons to produce sex difference in acidosis-induced nociception. *Endocrinology*. 2015; 156(12): 4660–4671.

[219] Rowan MP, Berg KA, Roberts JL, Hargreaves KM, Clarke WP. Activation of estrogen receptor alpha enhances bradykinin signaling in peripheral sensory neurons of female rats. *J Pharmacol Exp Ther*. 2014; 349(3): 526–532.

[220] Ralya A, McCarson KE. Acute estrogen surge enhances inflammatory nociception without altering spinal Fos expression. *Neurosci Lett*. 2014; 575: 91–95.

[221] Gu Y, Chen Y, Zhang X, Li GW, Wang C, Huang LY. Neuronal soma-satellite glial cell interactions in sensory ganglia and the participation of purinergic receptors. *Neuron Glia Biol*. 2010; 6(1): 53–62.

[222] Rajasekhar P, Poole DP, Liedtke W, Bunnett NW, Veldhuis NA. P2Y1 receptor activation of the TRPV4 ion channel enhances purinergic signaling in satellite glial cells. *J Biol Chem*. 2015; 290(48): 29051–29062.

[223] Magni G, Ceruti S. The purinergic system and glial cells: emerging costars in nociception. *Biomed Res Int*. 2014; 2014: 495789.

[224] Magni G, Riccio D, Ceruti S. Tackling chronic pain and inflammation through the purinergic system. *Curr Med Chem*. 2017. doi: 10.2174/0929867324666170710110630.

[225] Saez PJ, Vargas P, Shoji KF, Harcha PA, Lennon-Dumenil AM, Saez JC. ATP promotes the fast migration of dendritic cells through the activity of pannexin 1 channels and P2X7 receptors. *Sci Signal*. 2017; 10(506).

[226] Devesa I, Ferrandiz-Huertas C, Mathivanan S, et al. alphaCGRP is essential for algesic exocytotic mobilization of TRPV1 channels in peptidergic nociceptors. *Proc Natl Acad Sci U S A*. 2014; 111(51): 18345–18350.

[227] Rollman GB, Lautenbacher S. Sex differences in musculoskeletal pain. *Clin J Pain*. 2001; 17(1): 20–24.

[228] Roza C, Reeh PW. Substance P, calcitonin gene related peptide and PGE2 co-released from the mouse colon: a new model to study nociceptive and inflammatory responses in viscera, in vitro. *Pain*. 2001; 93(3): 213–219.

[229] Joca HC, Vieira DC, Vasconcelos AP, Araujo DA,

Cruz JS. Carvacrol modulates voltage-gated sodium channels kinetics in dorsal root ganglia. *Eur J Pharmacol.* 2015; 756: 22–29.

[230] Dai Y. TRPs and pain. *Semin Immunopathol.* 2016; 38(3): 277–291.

[231] Caterina MJ. Transient receptor potential ion channels as participants in thermosensation and thermoregulation. *Am J Physiol Regul Integr Comp Physiol.* 2007; 292(1): R64–R76.

[232] Caterina MJ, Schumacher MA, Tominaga M, Rosen TA, Levine JD, Julius D. The capsaicin receptor: a heat-activated ion channel in the pain pathway. *Nature.* 1997; 389(6653): 816–824.

[233] Roohbakhsh A, Shamsizadeh A. Opioids and TRPV1 receptors. In: Preedy VR, ed. *Neuropathology of Drug Addictions and Substance Misuse.* Vol 1. London, England: Academic Press; 2016: 433–442.

[234] Backes TM, Rossler OG, Hui X, Grotzinger C, Lipp P, Thiel G. Stimulation of TRPV1 channels activates the AP-1 transcription factor. *Biochem Pharmacol.* 2018; 150: 160–169.

[235] Nersesyan Y, Demirkhanyan L, Cabezas-Bratesco D, et al. Oxytocin modulates nociception as an agonist of pain-sensing TRPV1. *Cell Rep.* 2017; 21(6): 1681–1691.

[236] Deval E, Lingueglia E. Acid-sensing ion channels and nociception in the peripheral and central nervous systems. *Neuropharmacology.* 2015; 94: 49–57.

[237] Walder RY, Rasmussen LA, Rainier JD, Light AR, Wemmie JA, Sluka KA. ASIC1 and ASIC3 play different roles in the development of Hyperalgesia after inflammatory muscle injury. *J Pain.* 2010; 11(3): 210–218.

[238] Wu J, Lewis AH, Grandl J. Touch, tension, and transduction—the function and regulation of piezo ion channels. *Trends Biochem Sci.* 2017; 42(1): 57–71.

[239] Vick JS, Askwith CC. ASICs and neuropeptides. *Neuropharmacology.* 2015; 94: 36–41.

[240] Martinez-Rojas VA, Barragan-Iglesias P, Rocha-Gonzalez HI, Murbartian J, Granados-Soto V. Role of TRPV1 and ASIC3 in formalin-induced secondary allodynia and hyperalgesia. *Pharmacol Rep.* 2014; 66(6): 964–971.

[241] Parpaite T, Coste B. Piezo channels. *Curr Biol.* 2017; 27(7): R250–R252.

[242] Pereira V, Busserolles J, Christin M, et al. Role of the TREK2 potassium channel in cold and warm thermosensation and in pain perception. *Pain.* 2014; 155(12): 2534–2544.

[243] Deba F, Bessac BF. Anoctamin-1 Cl(-) channels in nociception: activation by an N-aroylaminothiazole and capsaicin and inhibition by T16A[inh]-A01. *Mol Pain.* 2015; 11: 55.

[244] Kwon SG, Roh DH, Yoon SY, et al. Role of peripheral sigma-1 receptors in ischaemic pain: potential interactions with ASIC and P2X receptors. *Eur J Pain.* 2016; 20(4): 594–606.

[245] Huang D, Huang S, Peers C, Du X, Zhang H, Gamper N. GABAB receptors inhibit low-voltage activated and high-voltage activated Ca(2+) channels in sensory neurons via distinct mechanisms. *Biochem Biophys Res Commun.* 2015; 465(2): 188–193.

[246] Coste B, Mathur J, Schmidt M, et al. Piezo1 and Piezo2 are essential components of distinct mechanically activated cation channels. *Science.* 2010; 330(6000): 55–60.

[247] Lolignier S, Eijkelkamp N, Wood JN. Mechanical allodynia. *Pflugers Arch.* 2015; 467(1): 133–139.

[248] Eskander MA, Ruparel S, Green DP, et al. Persistent nociception triggered by nerve growth factor (NGF) is mediated by TRPV1 and oxidative mechanisms. *J Neurosci.* 2015; 35(22): 8593–8603.

[249] Diniz DA, Petrocchi JA, Navarro LC, et al. Serotonin induces peripheral mechanical antihyperalgesic effects in mice. *Eur J Pharmacol.* 2015; 767: 94–97.

[250] Ren C, Gan X, Wu J, Qiu CY, Hu WP. Enhancement of acid-sensing ion channel activity by metabotropic P2Y UTP receptors in primary sensory neurons. *Purinergic Signal.* 2016; 12(1): 69–78.

[251] Letts JA, Sazanov LA. Clarifying the supercomplex: the higher-order organization of the mitochondrial electron transport chain. *Nat Struct Mol Biol.* 2017; 24(10): 800–808.

[252] Yarnitsky D, Granot M, Granovsky Y. Pain modulation profile and pain therapy: between pro- and antinociception. *Pain.* 2014; 155(4): 663–665.

[253] Giesecke T, Gracely RH, Clauw DJ, et al. Central pain processing in chronic low back pain. Evidence for reduced pain inhibition[in German]. *Schmerz.* 2006; 20(5): 411–414, 416–417.

[254] Eippert F, Bingel U, Schoell ED, et al. Activation of the opioidergic descending pain control system underlies placebo analgesia. *Neuron.* 2009; 63(4): 533–543.

［255］Behbehani MM. Functional characteristics of the midbrain periaqueductal gray. *Prog Neurobiol.* 1995; 46(6): 575-605.

［256］Ennis M, Behbehani M, Shipley MT, Van Bockstaele EJ, Aston-Jones G. Projections from the periaqueductal gray to the rostromedial pericoerulear region and nucleus locus coeruleus: anatomic and physiologic studies. *J Comp Neurol.* 1991; 306(3): 480-494.

［257］Murphy AZ, Behbehani MM. Role of norepinephrine in the interaction between the lateral reticular nucleus and the nucleus raphe magnus: an electrophysiological and behavioral study. *Pain.* 1993; 55(2): 183-193.

［258］De Felice M, Ossipov MH. Cortical and subcortical modulation of pain. *Pain Manag.* 2016; 6(2): 111-120.

［259］Tang NM, Dong HW, Wang XM, Tsui ZC, Han JS. Cholecystokinin antisense RNA increases the analgesic effect induced by electroacupuncture or low dose morphine: conversion of low responder rats into high responders. *Pain.* 1997; 71(1): 71-80.

［260］Rosen A, Zhang YX, Lund I, Lundeberg T, Yu LC. Substance P microinjected into the periaqueductal gray matter induces antinociception and is released following morphine administration. *Brain Res.* 2004; 1001(1-2): 87-94.

［261］Drew GM, Lau BK, Vaughan CW. Substance P drives endocannabinoid-mediated disinhibition in a midbrain descending analgesic pathway. *J Neurosci.* 2009; 29(22): 7220-7229.

［262］Rigoard P, Blond S, David R, Mertens P. Pathophysiological characterisation of back pain generators in failed back surgery syndrome (part B). *Neurochirurgie.* 2015; 61 suppl 1: S35-S44.

［263］McMahon SB, Wall PD. Descending excitation and inhibition of spinal cord lamina I projection neurons. *J Neurophysiol.* 1988; 59(4): 1204-1219.

［264］Rahman W, Sikandar S, Suzuki R, Hunt SP, Dickenson AH. Superficial NK1 expressing spinal dorsal horn neurones modulate inhibitory neurotransmission mediated by spinal GABA(A) receptors. *Neurosci Lett.* 2007; 419(3): 278-283.

［265］Rahman W, Suzuki R, Hunt SP, Dickenson AH. Selective ablation of dorsal horn NK1 expressing cells reveals a modulation of spinal alpha2-adrenergic inhibition of dorsal horn neurones. *Neuropharmacology.* 2008; 54(8): 1208-1214.

［266］Porreca F, Ossipov MH, Gebhart GF. Chronic pain and medullary descending facilitation. *Trends Neurosci.* 2002; 25(6): 319-325.

［267］Guo W, Miyoshi K, Dubner R, et al. Spinal 5-HT3 receptors mediate descending facilitation and contribute to behavioral hypersensitivity via a reciprocal neuron-glial signaling cascade. *Mol Pain.* 2014; 10: 35.

［268］Tian B, Wang XL, Huang Y, et al. Peripheral and spinal 5-HT receptors participate in cholestatic itch and antinociception induced by bile duct ligation in rats. *Sci Rep.* 2016; 6: 36286.

［269］Bannister K, Bee LA, Dickenson AH. Preclinical and early clinical investigations related to monoaminergic pain modulation. *Neurotherapeutics.* 2009; 6(4): 703-712.

［270］Green GM, Scarth J, Dickenson A. An excitatory role for 5-HT in spinal inflammatory nociceptive transmission; state-dependent actions via dorsal horn 5-HT(3) receptors in the anaesthetized rat. *Pain.* 2000; 89(1): 81-88.

［271］Rahman W, Bauer CS, Bannister K, Vonsy JL, Dolphin AC, Dickenson AH. Descending serotonergic facilitation and the antinociceptive effects of pregabalin in a rat model of osteoarthritic pain. *Mol Pain.* 2009; 5: 45.

［272］Dogrul A, Ossipov MH, Porreca F. Differential mediation of descending pain facilitation and inhibition by spinal 5HT-3 and 5HT-7 receptors. *Brain Res.* 2009; 1280: 52-59.

［273］Kato G, Yasaka T, Katafuchi T, et al. Direct GABAergic and glycinergic inhibition of the substantia gelatinosa from the rostral ventromedial medulla revealed by in vivo patch-clamp analysis in rats. *J Neurosci.* 2006; 26(6): 1787-1794.

［274］Ossipov MH, Morimura K, Porreca F. Descending pain modulation and chronification of pain. *Curr Opin Support Palliat Care.* 2014; 8(2): 143-151.

［275］Pielsticker A, Haag G, Zaudig M, Lautenbacher S. Impairment of pain inhibition in chronic tension-type headache. *Pain.* 2005; 118(1-2): 215-223.

［276］Daenen L, Nijs J, Roussel N, Wouters K, Van Loo M, Cras P. Dysfunctional pain inhibition in patients with chronic whiplash-associated disorders: an experimental study. *Clin Rheumatol.* 2013; 32(1): 23-31.

［277］Gruener H, Zeilig G, Laufer Y, Blumen N, Defrin R. Differential pain modulation properties in central neuropathic pain after spinal cord injury. *Pain*. 2016; 157(7): 1415−1424.

[278] Mense S. Descending antinociception and fibromyalgia. *Z Rheumatol*. 1998; 57 suppl 2: 23−26.

[279] Bannister K, Dickenson AH. What the brain tells the spinal cord. *Pain*. 2016; 157(10): 2148−2151.

[280] Nuseir K, Proudfit HK. Bidirectional modulation of nociception by GABA neurons in the dorsolateral pontine tegmentum that tonically inhibit spinally projecting noradrenergic A7 neurons. *Neuroscience*. 2000; 96(4): 773−783.

[281] Gall O, Villanueva L, Bouhassira D, Le Bars D. Spatial encoding properties of subnucleus reticularis dorsalis neurons in the rat medulla. *Brain Res*. 2000; 873(1): 131−134.

[282] Villanueva L. Diffuse Noxious Inhibitory Control (DNIC) as a tool for exploring dysfunction of endogenous pain modulatory systems. *Pain*. 2009; 143(3): 161−162.

[283] Villanueva L, Cadden SW, Le Bars D. Diffuse noxious inhibitory controls (DNIC): evidence for post-synaptic inhibition of trigeminal nucleus caudalis convergent neurones. *Brain Res*. 1984; 321(1): 165−168.

[284] Villanueva L, Cadden SW, Le Bars D. Evidence that diffuse noxious inhibitory controls (DNIC) are medicated by a final post-synaptic inhibitory mechanism. *Brain Res*. 1984; 298(1): 67−74.

[285] Villanueva L, Peschanski M, Calvino B, Le Bars D. Ascending pathways in the spinal cord involved in triggering of diffuse noxious inhibitory controls in the rat. *J Neurophysiol*. 1986; 55(1): 34−55.

[286] Chebbi R, Boyer N, Monconduit L, Artola A, Luccarini P, Dallel R. The nucleus raphe magnus OFF-cells are involved in diffuse noxious inhibitory controls. *Exp Neurol*. 2014; 256: 39−45.

[287] Campbell CM, France CR, Robinson ME, Logan HL, Geffken GR, Fillingim RB. Ethnic differences in diffuse noxious inhibitory controls. *J Pain*. 2008; 9(8): 759−766.

[288] Popescu A, LeResche L, Truelove EL, Drangsholt MT. Gender differences in pain modulation by diffuse noxious inhibitory controls: a systematic review. *Pain*. 2010; 150(2): 309−318.

[289] France CR, Suchowiecki S. A comparison of diffuse noxious inhibitory controls in men and women. *Pain*. 1999; 81(1−2): 77−84.

[290] Rolke R, Magerl W, Campbell KA, et al. Quantitative sensory testing: a comprehensive protocol for clinical trials. *Eur J Pain*. 2006; 10(1): 77−88.

[291] Jensen TS, Baron R. Translation of symptoms and signs into mechanisms in neuropathic pain. *Pain*. 2003; 102(1−2): 1−8.

[292] Arendt-Nielsen L, Yarnitsky D. Experimental and clinical applications of quantitative sensory testing applied to skin, muscles and viscera. *J Pain*. 2009; 10(6): 556−572.

[293] Geber C, Klein T, Azad S, et al. Test-retest and interobserver reliability of quantitative sensory testing according to the protocol of the German Research Network on Neuropathic Pain (DFNS): a multi-centre study. *Pain*. 2011; 152(3): 548−556.

[294] Shakoor N, Agrawal A, Block JA. Reduced lower extremity vibratory perception in osteoarthritis of the knee. *Arthritis Rheum*. 2008; 59(1): 117−121.

[295] van Deursen RW, Sanchez MM, Derr JA, Becker MB, Ulbrecht JS, Cavanagh PR. Vibration perception threshold testing in patients with diabetic neuropathy: ceiling effects and reliability. *Diabet Med*. 2001; 18(6): 469−475.

[296] Pestronk A, Florence J, Levine T, et al. Sensory exam with a quantitative tuning fork: rapid, sensitive and predictive of SNAP amplitude. *Neurology*. 2004; 62(3): 461−464.

[297] Hansson P, Backonja M, Bouhassira D. Usefulness and limitations of quantitative sensory testing: clinical and research application in neuropathic pain states. *Pain*. 2007; 129(3): 256−259.

[298] Xing H, Chen M, Ling J, Tan W, Gu JG. TRPM8 mechanism of cold allodynia after chronic nerve injury. *J Neurosci*. 2007; 27(50): 13680−13690.

[299] Bevan S, Quallo T, Andersson DA. Trpv1. *Handb Exp Pharmacol*. 2014; 222: 207−245.

[300] Courtney CA, Kavchak AE, Lowry CD, O'Hearn MA. Interpreting joint pain: quantitative sensory testing in musculoskeletal management. *J Orthop Sports Phys Ther*. 2010; 40(12): 818−825.

[301] Chesterton LS, Sim J, Wright CC, Foster NE. Interrater reliability of algometry in measuring pressure pain thresholds in healthy humans, using multiple raters. *Clin J Pain*. 2007; 23(9): 760−766.

[302] Vanderweeen L, Oostendorp RA, Vaes P, Duquet W. Pressure algometry in manual therapy. *Man Ther*. 1996; 1(5): 258−265.

[303] Courtney CA, Fernández-de-Las-Peñas C, Bond S.

Mechanisms of chronic pain—key considerations for appropriate physical therapy management. *J Man Manip Ther.* 2017; 25(3): 118–127.

[304] Mucke M, Cuhls H, Radbruch L, et al. Quantitative Sensory Testing (QST). *Schmerz.* 2016. doi: 10.1007/s00482-015-0093-2.

[305] Ambite-Quesada S, Arias-Buria JL, Courtney CA, Arendt-Nielsen L, Fernández-de-Las-Peñas C. Exploration of quantitative sensory testing in latent trigger points and referred pain areas. *Clin J Pain.* 2018; 34(5): 409–414.

[306] Wall PD, Woolf CJ. Muscle but not cutaneous C-afferent input produces prolonged increases in the excitability of the flexion reflex in the rat. *J Physiol.* 1984; 356: 443–458.

[307] Niddam DM, Chan RC, Lee SH, Yeh TC, Hsieh JC. Central modulation of pain evoked from myofascial trigger point. *Clin J Pain.* 2007; 23(5): 440–448.

[308] Niddam DM, Chan RC, Lee SH, Yeh TC, Hsieh JC. Central representation of hyperalgesia from myofascial trigger point. *Neuroimage.* 2008; 39(3): 1299–1306.

[309] Bialosky JE, Bishop MD, Price DD, Robinson ME, George SZ. The mechanisms of manual therapy in the treatment of musculoskeletal pain: a comprehensive model. *Man Ther.* 2009; 14(5): 531–538.

[310] Simons DG. Muscle pain syndromes—part I. *Am J Phys Med.* 1975; 54(6): 289–311.

[311] Simons DG. Muscle pain syndromes—part II. *Am J Phys Med.* 1976; 55(1): 15–42.

[312] Simons DG. Cardiology and myofascial trigger points: Janet G. Travell's contribution. *Tex Heart Inst J.* 2003; 30(1): 3–7.

[313] Baldry PE. *Acupuncture, Trigger Points and Musculoskeletal Pain. A Scientific Approach to Acupuncture for Use by Doctors and Physiotherapists in the Diagnosis and Management of Myofascial Trigger Point Pain.* 3rd ed. Edinburgh, Scotland: Elsevier Churchill Livingstone; 2005.

[314] Baldry P, Yunus M, Inanici F, Hazelman B. *Myofascial Pain and Fibromyalgia Syndromes.* Edinburgh, Scotland: Churchill Livingstone; 2001.

[315] Steindler A. The interpretation of sciatic radiation and the syndrome of low-back pain. *J Bone Joint Surg Am.* 1940; 22: 28–34.

[316] Travell J, Rinzler SH. The myofascial genesis of pain. *Postgrad Med.* 1952; 11(5): 425–434.

[317] Kellgren JH. Observations on referred pain arising from muscle. *Clin Sci.* 1938; 3: 175–190.

[318] Kellgren JH. A preliminary account of referred pains arising from muscle. *Br Med J.* 1938; 1: 325–327.

[319] Kellgren JH. Deep pain sensibility. *Lancet.* 1949; 1(6562): 943–949.

[320] Lewis T, Kellgren JH. Observations relating to referred pain, visceromotor reflexes and other associated phenomena. *Clin Sci.* 1939; 4: 47–71.

[321] Simons DG, Travell J. Myofascial trigger points, a possible explanation. *Pain.* 1981; 10(1): 106–109.

[322] Simons DG, Travell JG. Myofascial origins of low back pain. 3. Pelvic and lower extremity muscles. *Postgrad Med.* 1983; 73(2): 99–105, 108.

[323] Simons DG, Travell JG. Myofascial origins of low back pain. 2. Torso muscles. *Postgrad Med.* 1983; 73(2): 81–92.

[324] Simons DG, Travell JG. Myofascial origins of low back pain. 1. Principles of diagnosis and treatment. *Postgrad Med.* 1983; 73(2): 66, 68–70, 73 passim.

[325] Simons DG, Travell J. Chapter 2.A.7, Myofascial pain syndromes. In: Wall PD, Melzack R, eds. *Textbook of Pain.* Edinburgh, Scotland: Churchill Livingstone; 1984: 263–276.

[326] Travell J. Pain mechanisms in connective tissue. Paper presented at: Connective tissues transactions of the second conference. 1952; New York.

[327] Travell J. Ethyl chloride spray for painful muscle spasm. *Arch Phys Med Rehabil.* 1952; 33(5): 291–298.

[328] Travell J. Referred pain from skeletal muscle; the pectoralis major syndrome of breast pain and soreness and the sternomastoid syndrome of headache and dizziness. *N Y State J Med.* 1955; 55(3): 331–340.

[329] Travell J. Temporomandibular joint pain referred from muscles of the head and neck. *J Prosthet Dent.* 1960; 10: 745–763.

[330] Travell J. Mechanical headache. *Headache.* 1967; 7(1): 23–29.

[331] Travell J. Myofascial trigger points: clinical view. In: Bonica JJ, Albe-Fessard D, eds. *Advances in Pain Research and Therapy.* Vol 1. New York, NY: Raven Press; 1976: 919–926.

[332] Travell J. Identification of myofascial trigger point syndromes: a case of atypical facial neuralgia. *Arch Phys Med Rehabil.* 1981; 62(3): 100–106.

[333] Weeks VD, Travell J. *How to Give Painless Injections. AMA Scientific Exhibits.* New York, NY: Grune & Stratton; 1957: 318–322.

［334］Chen Q, Basford JR, An KN. Ability of magnetic resonance elastography to assess taut bands. *Clin Biomech (Bristol, Avon)*. 2008; 23(5): 623−629.

［335］Chen Q, Bensamoun S, Basford JR, Thompson JM, An KN. Identification and quantification of myofascial taut bands with magnetic resonance elastography. *Arch Phys Med Rehabil*. 2007; 88(12): 1658−1661.

［336］Chen Q, Wang HJ, Gay RE, et al. Quantification of myofascial taut bands. *Arch Phys Med Rehabil*. 2016; 97(1): 67−73.

［337］Sikdar S, Shah JP, Gebreab T, et al. Novel applications of ultrasound technology to visualize and characterize myofascial trigger points and surrounding soft tissue. *Arch Phys Med Rehabil*. 2009; 90(11): 1829−1838.

［338］Turo D, Otto P, Egorov V, Sarvazyan A, Gerber LH, Sikdar S. Elastography and tactile imaging for mechanical characterization of superficial muscles. *J Acoust Soc Am*. 2012; 132(3): 1983.

［339］Turo D, Otto P, Hossain M, et al. Novel use of ultrasound elastography to quantify muscle tissue changes after dry needling of myofascial trigger points in patients with chronic myofascial pain. *J Ultrasound Med*. 2015; 34(12): 2149−2161.

［340］Turo D, Otto P, Shah JP, et al. Ultrasonic characterization of the upper trapezius muscle in patients with chronic neck pain. *Ultrason Imaging*. 2013; 35(2): 173−187.

［341］Bubnov RV. The use of trigger point "dry" needling under ultrasound guidance for the treatment of myofascial pain (technological innovation and literature review). *Lik Sprava*. 2010(5−6): 56−64.

［342］Rha DW, Shin JC, Kim YK, Jung JH, Kim YU, Lee SC. Detecting local twitch responses of myofascial trigger points in the lower-back muscles using ultrasonography. *Arch Phys Med Rehabil*. 2011; 92(10): 1576.e1−1580.e1.

［343］Maher RM, Hayes DM, Shinohara M. Quantification of dry needling and posture effects on myofascial trigger points using ultrasound shear-wave elastography. *Arch Phys Med Rehabil*. 2013; 94(11): 2146−2150.

［344］Muller CE, Aranha MF, Gaviao MB. Two-dimensional ultrasound and ultrasound elastography imaging of trigger points in women with myofascial pain syndrome treated by acupuncture and electroacupuncture: a double-blinded randomized controlled pilot study. *Ultrason Imaging*. 2015; 37(2): 152−167.

［345］Gerwin RD, Duranleau D. Ultrasound identification of the myofascial trigger point. *Muscle Nerve*. 1997; 20(6): 767−768.

［346］Wolfe F, Simons DG, Fricton J, et al. The fibromyalgia and myofascial pain syndromes: a preliminary study of tender points and trigger points in persons with fibromyalgia, myofascial pain syndrome and no disease. *J Rheumatol*. 1992; 19(6): 944−951.

［347］Nice DA, Riddle DL, Lamb RL, Mayhew TP, Rucker K. Intertester reliability of judgments of the presence of trigger points in patients with low back pain. *Arch Phys Med Rehabil*. 1992; 73(10): 893−898.

［348］Lucas N, Macaskill P, Irwig L, Moran R, Bogduk N. Reliability of physical examination for diagnosis of myofascial trigger points: a systematic review of the literature. *Clin J Pain*. 2009; 25(1): 80−89.

［349］Lew PC, Lewis J, Story I. Inter-therapist reliability in locating latent myofascial trigger points using palpation. *Man Ther*. 1997; 2(2): 87−90.

［350］Gerwin RD, Shannon S, Hong C-Z, Hubbard DR, Gevirtz R. Interrater reliability in myofascial trigger point examination. *Pain*. 1997; 69: 65−73.

［351］Bron C, Franssen J, Wensing M, Oostendorp RA. Interrater reliability of palpation of myofascial trigger points in three shoulder muscles. *J Man Manip Ther*. 2007; 15(4): 203−215.

［352］Barbero M, Bertoli P, Cescon C, Macmillan F, Coutts F, Gatti R. Intra-rater reliability of an experienced physiotherapist in locating myofascial trigger points in upper trapezius muscle. *J Man Manip Ther*. 2012; 20(4): 171−177.

［353］De Groef A, Van Kampen M, Dieltjens E, et al. Identification of myofascial trigger points in breast cancer survivors with upper limb pain: interrater reliability. *Pain Med*. 2017. doi: 10.1093/pm/pnx299.

［354］Mayoral del Moral O, Torres Lacomba M, Russell IJ, Sanchez Mendez AO, Sanchez Sanchez B. Validity and reliability of clinical examination in the diagnosis of myofascial pain syndrome and myofascial trigger points in upper quarter muscles. *Pain Med*. 2017. doi: 10.1093/pm/pnx315.

［355］Mora-Relucio R, Nunez-Nagy S, Gallego-Izquierdo T, et al. Experienced versus inexperienced interexaminer reliability on location and classification of myofascial trigger point palpation to diagnose lateral epicondylalgia: an observational cross-sectional study.

Evid Based Complement Alternat Med. 2016; 2016: 6059719.

[356] Al-Shenqiti AM, Oldham JA. Test-retest reliability of myofascial trigger point detection in patients with rotator cuff tendonitis. *Clin Rehabil.* 2005; 19(5): 482–487.

[357] Anders HL, Corrie M, Jan H, et al. Standardized simulated palpation training— development of a palpation trainer and assessment of palpatory skills in experienced and inexperienced clinicians. *Man Ther.* 2010; 15(3): 254–260.

[358] Myburgh C, Lauridsen HH, Larsen AH, Hartvigsen J. Standardized manual palpation of myofascial trigger points in relation to neck/shoulder pain; the influence of clinical experience on inter-examiner reproducibility. *Man Ther.* 2011; 16(2): 136–140.

[359] McEvoy J, Huijbregts PA. Reliability of myofascial trigger point palpation: a systematic review. In: Dommerholt J, Huijbregts PA, eds. *Myofascial Trigger Points: Pathophysiology and Evidence-Informed Diagnosis and Management.* Boston, MA: Jones & Bartlett; 2011: 65–88.

[360] Rozenfeld E, Finestone AS, Moran U, Damri E, Kalichman L. Test-retest reliability of myofascial trigger point detection in hip and thigh areas. *J Bodyw Mov Ther.* 2017; 21(4): 914–919.

[361] Hoyle JA, Marras WS, Sheedy JE, Hart DE. Effects of postural and visual stressors on myofascial trigger point development and motor unit rotation during computer work. *J Electromyogr Kinesiol.* 2011; 21(1): 41–48.

[362] Treaster D, Marras WS, Burr D, Sheedy JE, Hart D. Myofascial trigger point development from visual and postural stressors during computer work. *J Electromyogr Kinesiol.* 2006; 16(2): 115–124.

[363] Chen S-M, Chen JT, Kuan T-S, Hong J, Hong C-Z. Decrease in pressure pain thresholds of latent myofascial trigger points in the middle finger extensors immediately after continuous piano practice. *J Musculoskelet Pain.* 2000; 8(3): 83–92.

[364] Hagg GM. Static work and myalgia-a new explanation model. In: Andersson PA, Hobart DJ, Danoff JV, eds. *Electromyographical Kinesiology.* Amsterdam, The Netherlands: Elsevier; 1991: 115–199.

[365] Hagg GM. The Cinderella hypothesis. In: Johansson H, Windhorst U, Djupsjobacka M, Passotore M, eds. *Chronic Work-Related Myalgia.* Gavle, Sweden:

University Press; 2003: 127–132.

[366] Forsman M, Kadefors R, Zhang Q, Birch L, Palmerud G. Motor-unit recruitment in the trapezius muscle during arm movements and in VDU precision work. *Int J Ind Ergon.* 1999; 24: 619–630.

[367] Zennaro D, Laubli T, Krebs D, Klipstein A, Krueger H. Continuous, intermitted and sporadic motor unit activity in the trapezius muscle during prolonged computer work. *J Electromyogr Kinesiol.* 2003; 13(2): 113–124.

[368] Qerama E, Fuglsang-Frederiksen A, Kasch H, Bach FW, Jensen TS. Evoked pain in the motor endplate region of the brachial biceps muscle: an experimental study. *Muscle Nerve.* 2004; 29(3): 393–400.

[369] Wessler I. Acetylcholine release at motor endplates and autonomic neuroeffector junctions: a comparison. *Pharmacol Res.* 1996; 33(2): 81–94.

[370] Malomouzh AI, Mukhtarov MR, Nikolsky EE, Vyskocil F. Muscarinic M1 acetylcholine receptors regulate the non-quantal release of acetylcholine in the rat neuromuscular junction via NO-dependent mechanism. *J Neurochem.* 2007; 102(6): 2110–2117.

[371] Magleby KL, Pallotta BS. A study of desensitization of acetylcholine receptors using nerve-released transmitter in the frog. *J Physiol.* 1981; 316: 225–250.

[372] Choi RC, Siow NL, Cheng AW, et al. ATP acts via P2Y1 receptors to stimulate acetylcholinesterase and acetylcholine receptor expression: transduction and transcription control. *J Neurosci.* 2003; 23(11): 4445–4456.

[373] Malomouzh AI, Nikolsky EE, Vyskocil F. Purine P2Y receptors in ATP-mediated regulation of non-quantal acetylcholine release from motor nerve endings of rat diaphragm. *Neurosci Res.* 2011; 71(3): 219–225.

[374] Liu QG, Liu L, Huang QM, Nguyen TT, Ma YT, Zhao JM. Decreased spontaneous electrical activity and acetylcholine at myofascial trigger spots after dry needling treatment: a pilot study. *Evid Based Complement Alternat Med.* 2017; 2017: 3938191.

[375] Bukharaeva EA, Salakhutdinov RI, Vyskocil F, Nikolsky EE. Spontaneous quantal and non-quantal release of acetylcholine at mouse endplate during onset of hypoxia. *Physiol Res.* 2005; 54(2): 251–255.

[376] Grinnell AD, Chen BM, Kashani A, Lin J, Suzuki K, Kidokoro Y. The role of integrins in the modulation of neurotransmitter release from motor nerve terminals by stretch and hypertonicity. *J Neurocytol.* 2003; 32(5–

8): 489−503.

[377] Chen BM, Grinnell AD. Kinetics, Ca²⁺ dependence, and biophysical properties of integrin-mediated mechanical modulation of transmitter release from frog motor nerve terminals. *J Neurosci.* 1997; 17(3): 904−916.

[378] Smillie SJ, Brain SD. Calcitonin gene-related peptide (CGRP) and its role in hypertension. *Neuropeptides.* 2011; 45(2): 93−104.

[379] Durham PL, Vause CV. Calcitonin gene-related peptide (CGRP) receptor antagonists in the treatment of migraine. *CNS Drugs.* 2010; 24(7): 539−548.

[380] Hodges-Savola CA, Fernandez HL. A role for calcitonin gene-related peptide in the regulation of rat skeletal muscle G4 acetylcholinesterase. *Neurosci Lett.* 1995; 190(2): 117−120.

[381] Shah JP. A novel microanalytical technique for assaying soft tissue demonstrates significant quantitative biochemical differences in 3 clinically distinct groups: normal, latent, and active (Abstract). *Arch Phys Med Rehabil.* 2003; 84(9): A4.

[382] Shah JP, Danoff JV, Desai MJ, et al. Biochemicals associated with pain and inflammation are elevated in sites near to and remote from active myofascial trigger points. *Arch Phys Med Rehabil.* 2008; 89(1): 16−23.

[383] Shah JP, Gilliams EA. Uncovering the biochemical milieu of myofascial trigger points using in vivo microdialysis: an application of muscle pain concepts to myofascial pain syndrome. *J Bodyw Mov Ther.* 2008; 12(4): 371−384.

[384] Dommerholt J, Bron C, Franssen J. Myofascial trigger points; an evidence-informed review. *J Manual Manipulative Ther.* 2006; 14(4): 203−221.

[385] Bruckle W, Suckfull M, Fleckenstein W, Weiss C, Muller W. Gewebe-p02−Messung in der verspannten Ruckenmuskulatur (m. erector spinae). [Tissue pO2 measurement in taut back musculature (m. erector spinae)]. *Z Rheumatol.* 1990; 49(4): 208−216.

[386] Ballyns JJ, Shah JP, Hammond J, Gebreab T, Gerber LH, Sikdar S. Objective sonographic measures for characterizing myofascial trigger points associated with cervical pain. *J Ultrasound Med.* 2011; 30(10): 1331−1340.

[387] Deval E, Gasull X, Noel J, et al. Acid-sensing ion channels (ASICs): pharmacology and implication in pain. *Pharmacol Ther.* 2010; 128(3): 549−558.

[388] Sluka KA, Gregory NS. The dichotomized role for acid sensing ion channels in musculoskeletal pain and inflammation. *Neuropharmacology.* 2015; 94: 58−63.

[389] Sluka KA, Kalra A, Moore SA. Unilateral intramuscular injections of acidic saline produce a bilateral, long-lasting hyperalgesia. *Muscle Nerve.* 2001; 24(1): 37−46.

[390] Sluka KA, Price MP, Breese NM, Stucky CL, Wemmie JA, Welsh MJ. Chronic hyperalgesia induced by repeated acid injections in muscle is abolished by the loss of ASIC3, but not ASIC1. *Pain.* 2003; 106(3): 229−239.

[391] Sluka KA, Radhakrishnan R, Benson CJ, et al. ASIC3 in muscle mediates mechanical, but not heat, hyperalgesia associated with muscle inflammation. *Pain.* 2007; 129(1−2): 102−112.

[392] Sluka KA, Rohlwing JJ, Bussey RA, Eikenberry SA, Wilken JM. Chronic muscle pain induced by repeated acid injection is reversed by spinally administered mu- and delta-, but not kappa-, opioid receptor agonists. *J Pharmacol Exp Ther.* 2002; 302(3): 1146−1150.

[393] Hubbard DR, Berkoff GM. Myofascial trigger points show spontaneous needle EMG activity. *Spine.* 1993; 18(13): 1803−1807.

[394] Simons DG. Do endplate noise and spikes arise from normal motor endplates? *Am J Phys Med Rehabil.* 2001; 80(2): 134−140.

[395] Simons DG. New views of myofascial trigger points: etiology and diagnosis. *Arch Phys Med Rehabil.* 2008; 89(1): 157−159.

[396] Simons DG, Hong CZ, Simons LS. Endplate potentials are common to midfiber myofascial trigger points. *Am J Phys Med Rehabil.* 2002; 81(3): 212−222.

[397] Chen JT, Chen SM, Kuan TS, Chung KC, Hong CZ. Phentolamine effect on the spontaneous electrical activity of active loci in a myofascial trigger spot of rabbit skeletal muscle. *Arch Phys Med Rehabil.* 1998; 79(7): 790−794.

[398] Tsai CT, Hsieh LF, Kuan TS, Kao MJ, Chou LW, Hong CZ. Remote effects of dry needling on the irritability of the myofascial trigger point in the upper trapezius muscle. *Am J Phys Med Rehabil.* 2009; 89(2): 133−140.

[399] Kuan T-A, Lin T-S, Chen JT, Chen S-M, Hong C-Z. No increased neuromuscular jitter at rabbit skeletal muscle trigger spot spontaneous electrical activity sites. *J Musculoskelet Pain.* 2000; 8(3): 69−82.

[400] Couppe C, Midttun A, Hilden J, Jorgensen U, Oxholm

P, Fuglsang-Frederiksen A. Spontaneous needle electromyographic activity in myofascial trigger points in the infraspinatus muscle: a blinded assessment. *J Musculoskelet Pain.* 2001; 9(3): 7–16.

[401] Macgregor J, Graf von Schweinitz D. Needle electromyographic activity of myofascial trigger points and control sites in equine cleidobrachialis muscle— an observational study. *Acupunct Med.* 2006; 24(2): 61–70.

[402] Ge HY, Fernández-de-Las-Peñas C, Yue SW. Myofascial trigger points: spontaneous electrical activity and its consequences for pain induction and propagation. *Chin Med.* 2011; 6: 13.

[403] Chen JT, Chung KC, Hou CR, Kuan TS, Chen SM, Hong CZ. Inhibitory effect of dry needling on the spontaneous electrical activity recorded from myofascial trigger spots of rabbit skeletal muscle. *Am J Phys Med Rehabil.* 2001; 80(10): 729–735.

[404] Chen JT, Kuan T-S, Hong C-Z. Inhibitory effect of calcium channel blocker on the spontaneous electrical activity of myofascial trigger point (Abstract). *J Musculoskelet Pain.* 1998; 6(suppl 2): 24.

[405] Kuan TS, Chen JT, Chen SM, Chien CH, Hong CZ. Effect of botulinum toxin on endplate noise in myofascial trigger spots of rabbit skeletal muscle. *Am J Phys Med Rehabil.* 2002; 81(7): 512–520; quiz 521–513.

[406] Chen S-M, Chen JT, Kuan T-S, Hong C-Z. Effect of neuromuscular blocking agent on the spontaneous activity of active loci in a myofascial trigger spot of rabbit skeletal muscle (Abstract). *J Musculoskelet Pain.* 1998; 6(suppl 2): 25.

[407] Chen KH, Hong CZ, Kuo FC, Hsu HC, Hsieh YL. Electrophysiologic effects of a therapeutic laser on myofascial trigger spots of rabbit skeletal muscles. *Am J Phys Med Rehabil.* 2008; 87(12): 1006–1014.

[408] Shah JP, Phillips TM, Danoff JV, Gerber LH. An in vivo microanalytical technique for measuring the local biochemical milieu of human skeletal muscle. *J Appl Physiol.* 2005; 99(5): 1977–1984.

[409] Hsieh YL, Yang SA, Yang CC, Chou LW. Dry needling at myofascial trigger spots of rabbit skeletal muscles modulates the biochemicals associated with pain, inflammation, and hypoxia. *Evid Based Complement Alternat Med.* 2012; 2012: 342165.

[410] Hsieh YL, Hong CZ, Chou LW, Yang SA, Yang CC. Fluence-dependent effects of low-level laser therapy in myofascial trigger spots on modulation of biochemicals associated with pain in a rabbit model. *Lasers Med Sci.* 2015; 30(1): 209–216.

[411] Willis WD. Retrograde signaling in the nervous system: dorsal root reflexes. In: Bradshaw RA, Dennis EA, eds. *Handbook of Cell Signaling.* Vol 3. San Diego, CA: Academic/Elsevier Press; 2004.

[412] Zeilhofer HU, Brune K. Analgesic strategies beyond the inhibition of cyclooxygenases. *Trends Pharmacol Sci.* 2006; 27(9): 467–474.

[413] Verri WA Jr, Cunha TM, Parada CA, Poole S, Cunha FQ, Ferreira SH. Hypernociceptive role of cytokines and chemokines: targets for analgesic drug development? *Pharmacol Ther.* 2006; 112(1): 116–138.

[414] Schafers M, Sorkin LS, Sommer C. Intramuscular injection of tumor necrosis factor-alpha induces muscle hyperalgesia in rats. *Pain.* 2003; 104(3): 579–588.

[415] Vyklicky L, Knotkova-Urbancova H, Vitaskova Z, Vlachova V, Kress M, Reeh PW. Inflammatory mediators at acidic pH activate capsaicin receptors in cultured sensory neurons from newborn rats. *J Neurophysiol.* 1998; 79(2): 670–676.

[416] Jensen K, Tuxen C, Pedersen-Bjergaard U, Jansen I, Edvinsson L, Olesen J. Pain and tenderness in human temporal muscle induced by bradykinin and 5-hydroxytryptamine. *Peptides.* 1990; 11(6): 1127–1132.

[417] Gordon JR, Galli SJ. Mast cells as a source of both preformed and immunologically inducible TNF-alpha/cachectin. *Nature.* 1990; 346(6281): 274–276.

[418] Iuvone T, Den Bossche RV, D'Acquisto F, Carnuccio R, Herman AG. Evidence that mast cell degranulation, histamine and tumour necrosis factor alpha release occur in LPS-induced plasma leakage in rat skin. *Br J Pharmacol.* 1999; 128(3): 700–704.

[419] Ge HY, Fernández-de-las-Peñas C, Arendt-Nielsen L. Sympathetic facilitation of hyperalgesia evoked from myofascial tender and trigger points in patients with unilateral shoulder pain. *Clin Neurophysiol.* 2006; 117(7): 1545–1550.

[420] Banks S, Jacobs D, Gevirtz R, Hubbard D. Effects of autogenic relaxation training on electromyographic activity in active myofascial trigger points. *J Musculoskelet Pain.* 1998; 6(4): 23–32.

[421] Lewis C, Gevirtz R, Hubbard DR, et al. Needle trigger point and surface frontal EMG measurements

of psychophysiological responses in tension-type headache patients. *Biofeedback Self Regul.* 1994; 19(3): 274–275.

［422］Backman E, Bengtsson A, Bengtsson M, Lennmarken C, Henriksson KG. Skeletal muscle function in primary fibromyalgia. Effect of regional sympathetic blockade with guanethidine. *Acta Neurol Scand.* 1988; 77(3): 187–191.

［423］Bengtsson A, Bengtsson M. Regional sympathetic blockade in primary fibromyalgia. *Pain.* 1988; 33(2): 161–167.

［424］Martinez-Lavin M. Fibromyalgia as a sympathetically maintained pain syndrome. *Curr Pain Headache Rep.* 2004; 8(5): 385–389.

［425］Maekawa K, Clark GT, Kuboki T. Intramuscular hypoperfusion, adrenergic receptors, and chronic muscle pain. *J Pain.* 2002; 3(4): 251–260.

［426］Bowman WC, Marshall IG, Gibb AJ, Harborne AJ. Feedback control of transmitter release at the neuromuscular junction. *Trends Pharmacol Sci.* 1988; 9(1): 16–20.

［427］Lund T, Osterud B. The effect of TNF-alpha, PMA, and LPS on plasma and cell-associated IL-8 in human leukocytes. *Thromb Res.* 2004; 113(1): 75–83.

［428］Loram LC, Fuller A, Fick LG, Cartmell T, Poole S, Mitchell D. Cytokine profiles during carrageenan-induced inflammatory hyperalgesia in rat muscle and hind paw. *J Pain.* 2007; 8(2): 127–136.

［429］Thunberg J, Ljubisavljevic M, Djupsjobacka M, Johansson H. Effects on the fusimotor-muscle spindle system induced by intramuscular injections of hypertonic saline. *Exp Brain Res.* 2002; 142(3): 319–326.

［430］Chen KH, Hong CZ, Hsu HC, Wu SK, Kuo FC, Hsieh YL. Dose-dependent and ceiling effects of therapeutic laser on myofascial trigger spots in rabbit skeletal muscles. *J Musculoskelet Pain.* 2010; 18(3): 235–245.

［431］Hong C-Z, Torigoe Y. Electrophysiological characteristics of localized twitch responses in responsive taut bands of rabbit skeletal muscle. *J Musculoskelet Pain.* 1994; 2(2): 17–43.

［432］Hong CZ, Simons DG. Pathophysiologic and electrophysiologic mechanisms of myofascial trigger points. *Arch Phys Med Rehabil.* 1998; 79(7): 863–872.

［433］Koppenhaver SL, Walker MJ, Rettig C, et al. The association between dry needling-induced twitch response and change in pain and muscle function in patients with low back pain: a quasi-experimental study. *Physiotherapy.* 2017; 103(2): 131–137.

［434］Perreault T, Dunning J, Butts R. The local twitch response during trigger point dry needling: is it necessary for successful outcomes? *J Bodyw Mov Ther.* 2017; 21(4): 940–947.

［435］Dunning J, Butts R, Mourad F, Young I, Flannagan S, Perreault T. Dry needling: a literature review with implications for clinical practice guidelines. *Phys Ther Rev.* 2014; 19(4): 252–265.

［436］Ballantyne JC, Rathmell JP, Fishman SM. *Bonica's Management of Pain.* Baltimore, MD: Lippincott Williams & Williams; 2010.

［437］Mense S. Referral of muscle pain: new aspects. *Amer Pain Soc J.* 1994; 3(1): 1–9.

［438］Vecchiet L, Dragani L, De Bigontina P, Obletter G, Giamberardino MA. Chapter 19, Experimental referred pain and hyperalgesia from muscles in humans. In: Vecchiet L, Albe-Fessard D, Lindblom U, Giamberardino MA, eds. *New Trends in Referred Pain and Hyperalgesia.* Vol 27. Amsterdam, The Netherlands: Elsevier Science Publishers; 1993: 239–249.

［439］Vecchiet L, Giamberardino MA. Referred pain: clinical significance, pathophysiology and treatment. In: Fischer AA, ed. *Myofascial Pain: Update in Diagnosis and Treatment.* Vol 8. Philadelphia, PA: W.B. Saunders Company; 1997: 119–136.

［440］Vecchiet L, Vecchiet J, Giamberardino MA. Referred muscle pain: clinical and pathophysiologic aspects. *Curr Rev Pain.* 1999; 3(6): 489–498.

［441］Rubin TK, Lake S, van der Kooi S, et al. Predicting the spatiotemporal expression of local and referred acute muscle pain in individual subjects. *Exp Brain Res.* 2012; 223(1): 11–18.

［442］Hooshmand H. Referred pain and trigger point. In: Hooshmand H, ed. *Chronic Pain: Reflex Sympathetic Dystrophy, Prevention and Management.* Boca Raton, FL: CRC Press; 1993: 83–90.

［443］Hwang M, Kang YK, Kim DH. Referred pain pattern of the pronator quadratus muscle. *Pain.* 2005; 116(3): 238–242.

［444］Hwang M, Kang YK, Shin JY, Kim DH. Referred pain pattern of the abductor pollicis longus muscle. *Am J Phys Med Rehabil.* 2005; 84(8): 593–597.

［445］Jaeger B. Myofascial referred pain patterns: the role of trigger points. *CDA J.* 1985; 13(3): 27–32.

［446］Kleier DJ. Referred pain from a myofascial trigger point mimicking pain of endodontic origin. *J Endod.* 1985; 11(9): 408-411.

［447］Koelbaek Johansen M, Graven-Nielsen T, Schou Olesen A, Arendt-Nielsen L. Generalised muscular hyperalgesia in chronic whiplash syndrome. *Pain.* 1999; 83(2): 229-234.

［448］Fernández-de-Las-Peñas C, Galan-Del-Rio F, Alonso-Blanco C, Jimenez-Garcia R, Arendt-Nielsen L, Svensson P. Referred pain from muscle trigger points in the masticatory and neck-shoulder musculature in women with temporomandibular disorders. *J Pain.* 2010; 11(12): 1295-1304.

［449］Fernández-de-Las-Peñas C, Ge HY, Alonso-Blanco C, Gonzalez-Iglesias J, Arendt-Nielsen L. Referred pain areas of active myofascial trigger points in head, neck, and shoulder muscles, in chronic tension type headache. *J Bodyw Mov Ther.* 2010; 14(4): 391-396.

［450］Fernández-de-las-Peñas C, Grobli C, Ortega-Santiago R, et al. Referred pain from myofascial trigger points in head, neck, shoulder, and arm muscles reproduces pain symptoms in blue-collar (manual) and white-collar (office) workers. *Clin J Pain.* 2012; 28(6): 511-518.

［451］Giamberardino MA, Affaitati G, Iezzi S, Vecchiet L. Referred muscle pain and hyperalgesia from viscera. *J Musculoskelet Pain.* 1999; 7(1/2): 61-69.

［452］Graven-Nielsen T, Arendt-Nielsen L, Svensson P, Jensen TS. Quantification of local and referred muscle pain in humans after sequential i.m. injections of hypertonic saline. *Pain.* 1997; 69(1-2): 111-117.

［453］Hong C-Z, Chen Y-N, Twehous D, Hong DH. Pressure threshold for referred pain by compression on the trigger point and adjacent areas. *J Musculoskelet Pain.* 1996; 4(3): 61-79.

［454］Fernández-de-Las-Peñas C, Ge HY, Arendt-Nielsen L, Cuadrado ML, Pareja JA. Referred pain from trapezius muscle trigger points shares similar characteristics with chronic tension type headache. *Eur J Pain.* 2007; 11(4): 475-482.

［455］Fernández-de-Las-Peñas C, Ge HY, Arendt-Nielsen L, Cuadrado ML, Pareja JA. The local and referred pain from myofascial trigger points in the temporalis muscle contributes to pain profile in chronic tension-type headache. *Clin J Pain.* 2007; 23(9): 786-792.

［456］Alonso-Blanco C, Fernández-de-Las-Peñas C, de-la-Llave-Rincon AI, Zarco-Moreno P, Galan-Del-Rio F, Svensson P. Characteristics of referred muscle pain to the head from active trigger points in women with myofascial temporomandibular pain and fibromyalgia syndrome. *J Headache Pain.* 2012; 13(8): 625-637.

［457］Choi TW, Park HJ, Lee AR, Kang YK. Referred pain patterns of the third and fourth dorsal interosseous muscles. *Pain Physician.* 2015; 18(3): 299-304.

［458］Gandevia SC, Phegan CM. Perceptual distortions of the human body image produced by local anaesthesia, pain and cutaneous stimulation. *J Physiol.* 1999; 514 (pt 2): 609-616.

［459］Zhang Y, Ge HY, Yue SW, Kimura Y, Arendt-Nielsen L. Attenuated skin blood flow response to nociceptive stimulation of latent myofascial trigger points. *Arch Phys Med Rehabil.* 2009; 90(2): 325-332.

［460］Ge HY, Arendt-Nielsen L. Latent myofascial trigger points. *Curr Pain Headache Rep.* 2011; 15(5): 386-392.

［461］Ge HY, Nie H, Madeleine P, Danneskiold-Samsoe B, Graven-Nielsen T, Arendt-Nielsen L. Contribution of the local and referred pain from active myofascial trigger points in fibromyalgia syndrome. *Pain.* 2009; 147(1-3): 233-240.

［462］Li LT, Ge HY, Yue SW, Arendt-Nielsen L. Nociceptive and non-nociceptive hypersensitivity at latent myofascial trigger points. *Clin J Pain.* 2009; 25(2): 132-137.

［463］Wang C, Ge HY, Ibarra JM, Yue SW, Madeleine P, Arendt-Nielsen L. Spatial pain propagation over time following painful glutamate activation of latent myofascial trigger points in humans. *J Pain.* 2012; 13(6): 537-545.

［464］Ruch TC. Pathophysiology of pain. In: Ruch TC, Patton HD, eds. *Physiology and Biophysics: The Brain and Neural Function.* Philadelphia, PA: W.B. Saunders Company; 1979: 272-324.

［465］Sinclair DC, Weddell G, Feindel WH. Referred pain and associated phenomena. *Brain.* 1948; 71(2): 184-211.

［466］Theobald GW. The relief and prevention of referred pain. *J Obstet Gynaecol Br Emp.* 1949; 56(3): 447-460.

［467］Hoheisel U, Mense S, Simons DG, Yu XM. Appearance of new receptive fields in rat dorsal horn neurons following noxious stimulation of skeletal muscle: a model for referral of muscle pain? *Neurosci Lett.* 1993; 153(1): 9-12.

[468] Arendt-Nielsen L, Ge HY. Patho-physiology of referred muscle pain. In: Fernández-de-Las Peñas C, Arendt-Nielsen L, Gerwin R, eds. *Tension-Type and Cervicogenic Headache: Patho-Physiology, Diagnosis and Treatment*. Boston, MA: Jones & Bartlett Publishers; 2009: 51−59.

[469] Mense S, Hoheisel U. New developments in the understanding of the pathophysiology of muscle pain. *J Musculoskelet Pain*. 1999; 7(1/2): 13−24.

[470] Taguchi T, Hoheisel U, Mense S. Dorsal horn neurons having input from low back structures in rats. *Pain*. 2008; 138(1): 119−129.

[471] Kuan TS, Hong CZ, Chen JT, Chen SM, Chien CH. The spinal cord connections of the myofascial trigger spots. *Eur J Pain*. 2007; 11(6): 624−634.

[472] Arendt-Nielsen L, Sluka KA, Nie HL. Experimental muscle pain impairs descending inhibition. *Pain*. 2008; 140(3): 465−471.

[473] Srbely JZ, Dickey JP, Lee D, Lowerison M. Dry needle stimulation of myofascial trigger points evokes segmental anti-nociceptive effects. *J Rehabil Med*. 2010; 42(5): 463−468.

[474] Staud R. Peripheral pain mechanisms in chronic widespread pain. *Best Pract Res Clin Rheumatol*. 2011; 25(2): 155−164.

[475] Rubin TK, Gandevia SC, Henderson LA, Macefield VG. Effects of intramuscular anesthesia on the expression of primary and referred pain induced by intramuscular injection of hypertonic saline. *J Pain*. 2009; 10(8): 829−835.

[476] Mellick GA, Mellick LB. Regional head and face pain relief following lower cervical intramuscular anesthetic injection. *Headache*. 2003; 43(10): 1109−1111.

[477] Affaitati G, Costantini R, Fabrizio A, Lapenna D, Tafuri E, Giamberardino MA. Effects of treatment of peripheral pain generators in fibromyalgia patients. *Eur J Pain*. 2011; 15(1): 61−69.

第 二 章

触发点神经生理学

罗伯特·D.格温

1 介绍

肌筋膜触发点（myofascial trigger point, TrP）是肌筋膜疼痛综合征（myofascial pain syndrome, MPS）局部和牵涉痛的基础。尽管近期有一些关于TrP的研究，但它的确切形成机制和解决方法还只处于假说阶段。Simon的整合假说描绘了TrP肌紧张带和TrP介导疼痛产生机制，但忽略了TrP真实产生的必要细节[1]。Gerwin等人提供了更多的细节，但很多关于肌紧张带、TrP和MPS的很多细节仍有待阐明。整合假说创立后，得到了不断总结和完善，尤其是Bron和Dommerholtlian做了很多工作。一些新的研究证实了假说中的几个方面，但很大一部分到目前还仅仅是假设。未知的问题主要为交感神经系统（sympathetic nervous system, SNS）影响肌紧张带的机制、肌紧张带产生和维持的机制、终板噪音产生的机制、局灶颤搐反应机制和解除TrP的机制。另外，筋膜组织在TrPs产生和维持中的作用也有待阐明，这部分将在第三章中讲述。最后，为什么TrP在一些人群中短暂出现，而在一些人群中持久存在，这个问题也需要进一步探索。一部分内容在第一章中已经有所述及，与本章内容有部分重叠，综合理解这两章内容有助于更全面理解。

本章简要回顾TrP最早临床体征——肌紧张带的产生。然后，讲述神经肌肉接头（neuromuscular junction, NMJ）的功能改变。α肾上腺素能SNS也将在本章中讨论。钙离子（calcium, Ca^{2+}）是肌动和肌球蛋白分子横桥产生肌肉收缩的必要条件。因此，还将讲述兴奋—收缩偶联（excitation-contraction coupling, ECC）机制紊乱，尤其以多形性对主要钙离子通道的影响，从而维持肌紧张带形成的可能性。由于三磷腺苷（adenosine triphosphate, ATP）是清除胞液 Ca^{2+} 从而解除肌动—肌球蛋白横桥所必需，本章还将论述ATP浓度改变的效应，尤其是与其他离子通道多形性的关系。另外，β肾上腺素能SNS也可以调节胞液 Ca^{2+} 水平，对其作用也有必要探讨。最后，基因突变导致离子通道功能相关的多形性，对胞液 Ca^{2+} 浓度（Ca^{2+} concentrations, [Ca^{2+}] c）调节的影响较大，被认为是一些患者肌紧张带发生和维持的主要可能原因。

2 循证医学时代触发点的理解

节段性肌节收缩

对离散、触痛肌带发展的观察形成了这样的概念：肌节局部隐蔽的强烈收缩，可以被感觉为肌肉内分散的结（knot）。这个概念最初是在对Simons和Stolov发表的一张犬肌显微照片进行再审查时提出的，照片显示在一个很可能是NMJ的结构下，出现了肌节强烈收缩的区域（图2-1）[4]。从这个发现之后，研究者们努力开展动物实验以复制出肌节收缩的局灶性改变，主要通过抗胆碱酯酶（anticholinesterase, AChE）抑制剂作用，但并没有获得成功[5]。尽管如此，节段性肌节收缩的概念引起了对诱发持续肌节收缩机制的探索，并且，这与临床观察是一致的。到目前为止，还没有人类或动物研究能显示TrP位点中的强烈肌节收缩区域。

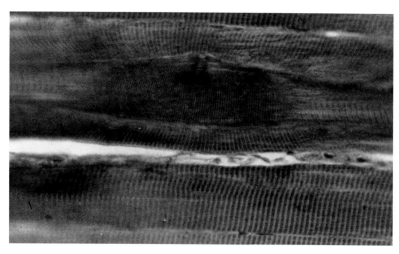

图2-1 犬类股薄肌收缩结节纵切面活组织切片。活检位点选在紧张肌带中的一个剧烈压痛点，这是TrP的两大基本标准。这些条带（对应肌节长度）显示，在这个肌纤维结节中将近有100个肌节发生了强烈挛缩。和本图下方正常区域的肌节相比，两侧的肌节显示出代偿性拉长。结节区域肌纤维直径显著增大，而两侧肌纤维直径异常减小。沿着肌纤维上缘的不规则肌膜（在收缩结节的中心）可能是终板。相邻肌纤维中肌节排列扭曲的现象表明，这些纤维可能存在剪切力，这可能使功能障碍向附近肌纤维扩散

触发点电生理学

活动型TrP一个特征性的肌电图（electromyographic, EMG），已经被用来作为TrP的标志。这种肌电图是两种电位的组合：一种是低幅度快速活动（比通常见的MEPPs频率高一些），与微小终板电位（miniature endplate potentials, MEPPs）相一致的；另一种为间歇性、高幅度峰电活动（一般初始为电负性），被称为终板峰电位（endplate spikes, EPSs）。这些特征性放电描述由Hubbard和Berkoff最初报道[6]，又由Simons等人[7,8]和Couppe等人[9]对此进行了后续研究。Hubbard和Berkoff描述的TrP自发性电活动（spontaneous electrical activity, SEA）（图2-2）局限于直径1～2 mm范围，是非常恒定的小于或等于50 μV的低幅电位，夹杂了一些50～100 μV的高幅峰电位。肌紧张带外邻近肌肉的EMG记录显示，静息状态下肌肉存在SEA。Couppe等人报道，TrP放电具有终板噪声特征，同时具有低电压MEPPs、单相、负电位和高达600 μV的EPS。这些作者将电活动与运动终板活

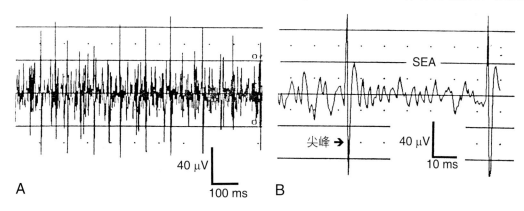

图2-2 两种不同的扫描速度对活动型TrP位点自发电活动和棘波的记录。**A** 以100 msec/div慢速扫描记录电活动，与Hubbard and Berkoff[6]报道中的记录速度一致。**B** 一个类似的放大，以快10倍的速度10 msec/div作的记录，后续的研究使用这种记录[7,8]，观察到了低振幅噪声成分和活动位点棘波的初始偏转极性。这些信息对于理解这些电位的来源和性质至关重要

动相联系。Ojala等人报道了TrPs的EPS，同时也在TrPs中发现了一些复杂反复放电（complex repetitive discharges, CRDs）[10]。此外，EPSs不局限于TrPs。SEA在TrP区域的肌紧张带中是最为显著的，表现为一定活动范围和持久性。

虽然TrP SEA的机制尚不清楚，但它可能是NMJ和运动终板功能障碍的原因[1]。Gubbard和Berkoff以及后来的Partanen等人认为，这一电活动的来源是肌梭，而肌梭是发生功能障碍的解剖位点，本身可以导致TrP和肌紧张带。这将在本节后面详细讨论。无论如何，高频率MEPP样活动都需要解释。

3　神经肌肉接头

触发点肌紧张带
1997年，Gerwin和Duranleau在超声下发现，肌肉内分散的TrP肌紧张带是肌肉的致密带[12]，而后，Sikar等人利用现代技术看到了更清晰的结构[13]。虽然增强的NMJ突触效应增强了运动终板活动，但由于其他调节机制的存在，运动神经不会过度释放乙酰胆碱（acetylcholine, ACh），因此并不会导致持久收缩。运动终板的ACh浓度是决定运动终板活动的关键因素，受很多机制调节。理解ACh释放途径和它与乙酰胆碱受体（acetylcholine receptor, AChR）的结合是掌握ACh调控运动终板的基础。

顺行性轴突—兴奋—激发释放（Axon-Stimulus– Evoked Release）
顺行性轴突—兴奋—激发的ACh在NMJ释放是一种量子式，等级（非"全或无"）释放，最终为运动终板肌膜的去极化而产生肌肉收缩。从运动神经末梢释放的乙酰胆碱跨过突触间隙，与运动终板的AChR相结合（图2-3）。当结合在运动

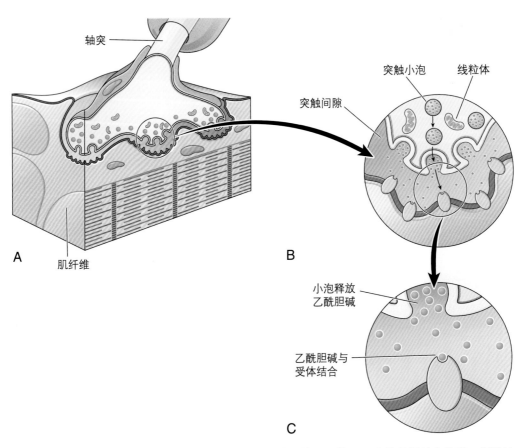

图2-3　神经肌肉接头。**A** 神经元和肌纤维在神经肌肉连接区通信。**B** 电信号沿轴突传递，刺激轴突末端的突触小泡释放神经递质乙酰胆碱，进入突触间隙。**C** 乙酰胆碱穿过突触间隙，与肌纤维膜上的受体结合，引起肌肉细胞内发生改变，从而启动肌肉收缩

终板 AChR 上的 ACh 分子足够多时，肌膜去极化，产生动作电位，并沿肌膜内陷（称为 T 小管）传递到 T 小管膜上的二氢吡啶受体（dihydropyridine receptor, DHPR）（图 2-4A 和图 2-4B）。分子间信号由胞膜内的 L- 型 Ca^{2+} 通道传递至位于 10 nm 以外的兰尼碱受体（ryanodine receptor, RyR）钙通道[14]。从物理性状看，DHPR 可以阻断位于肌浆网（sarcoplasmic reticulum, SR）上的 RyR 钙通道。膜的去极化使 DHPRs 从 RyRs 上脱离，打开通道，允许 Ca^{2+} 从 SR 转移入胞质内，提高胞液 Ca^{2+} 浓度（cytosolic calcium, [Ca^{2+}] c）[15]。

肌肉收缩依赖于胞液 Ca^{2+}

胞液 Ca^{2+}、肌动和肌球蛋白相互作用形成横桥，产生肌节收缩和缩短。连接肌球蛋白头部的肌动蛋白位点，可以被原肌球蛋白阻断（图 2-5A），当该位点替换以与肌钙蛋白结合的 Ca^{2+}

后，原肌球蛋白解离，肌动蛋白暴露出肌球蛋白头部结合位点（图 2-5B）。肌动和肌球蛋白间形成横桥（图 2-5B 和图 2-6）。一种结构性的改变促使肌球蛋白头部发生弯曲。Ca^{2+} 与肌钙蛋白的反复结合和释放，使肌动蛋白进行性滑动，与肌球蛋白出现交叠部分，并加重两种分子的重叠。肌动蛋白通过肌联蛋白结合于肌小节 Z 线，当肌动—肌球蛋白复合体缩短时，肌小节收缩（图 2-7）这一过程是由 CaATP 酶介导的需能过程，在 Ca^{2+} 被重吸收入 SR 后终止，并呈 ATP 依赖性[16]。

阈下去极化

结合于运动终板乙酰胆碱分子的数量不足以产生 AP 时，仍然能产生阈下、局部去极化，只是不能产生扩布式膜去极化。然而，足够的阈下去极化被证明能引起高浓度胞液 Ca^{2+}（cytosolic

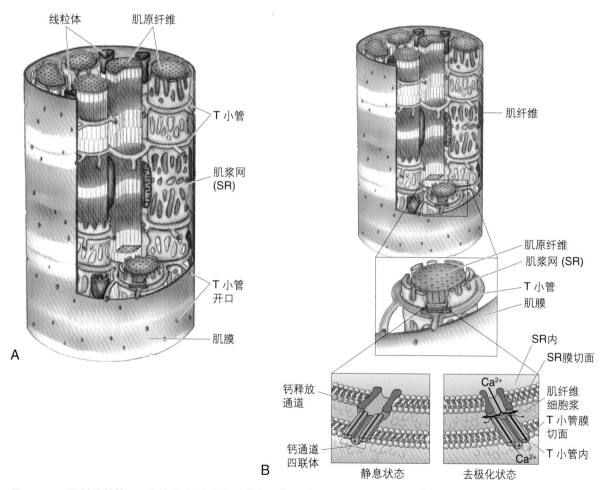

图 2-4　**A** 肌纤维结构。T 小管将电活动从肌膜表面传导到肌肉纤维深处。**B** Ca^{2+} 从肌浆网（SR）释放。T 小管膜的去极化导致 SR 内钙通道相关蛋白构象改变，导致储备 Ca^{2+} 释放到肌纤维胞液中

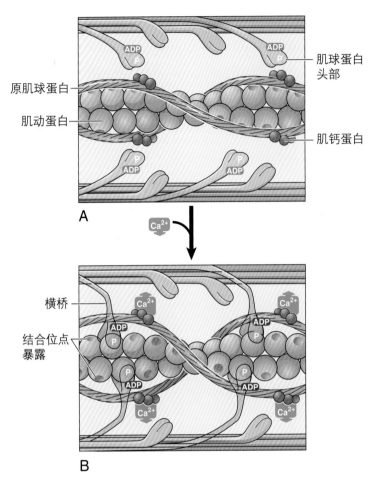

图 2-5　肌肉收缩过程。**A** 静止状态下，原肌球蛋白链覆盖在肌动蛋白结合位点上，阻止肌动蛋白和肌球蛋白之间的相互作用。动作电位引起钙释放入肌浆中，与肌钙蛋白结合。**B** 结合钙使原肌球蛋白产生变形，暴露出肌动蛋白结合位点，使肌球蛋白头和肌动蛋白之间横桥形成。

calcium,［Ca^{2+}］c）区心肌的局部肌节收缩。局部心肌细胞收缩导致局灶性肌节收缩波沿肌膜方向行进[17]。如此看来，运动终板区足够数量的 ACh 分子将激发产生足以使肌膜去极化的动作电位，而数量不足时则引起局部膜去极化。

4　触发点的组织病理学

　　目前还没有 TrPs 确切的组织病理学研究。整合假说的前提是 NMJ 功能障碍，形成高度挛缩的肌节多灶性病变[1]。TrP 在这个模型中被拟想为一个多灶性肌节收缩的场所，或者说挛缩更合适（图 2-8）。过度肌肉工作导致肌肉超负荷，比如，过度离心收缩被认为是导致 TrPs 的一个原因。然而，离心收缩相关的肌肉和延迟发生肌肉酸痛综合征相关的肌肉（被认为可能产生 TrPs 的另一因素）表现出了肌节中断，并伴有结构破坏：α肌动蛋白、肌联蛋白和伴肌动蛋白的减少或丧失以及 Z 盘的流动[18,19]，但没有挛缩结。在大鼠长收肌内发现了无负荷离心伸展后出现的挛缩肌节[20]，但只有少数连续肌节出现缩短达到 Simons 和 Travell 假设的程度[1]，也没有在过度收缩肌节位点发现肌纤维增粗（在犬肌显微图像中的那种，已经成为 TrP 的范例）[4]。这样看来，肌肉 TrPs 具有挛缩结的假说并没有得到形态学研究的证实。形态学研究的局限性在于，我们并不知道肌肉样本的来源，或者说切片是否来源于 TrP。

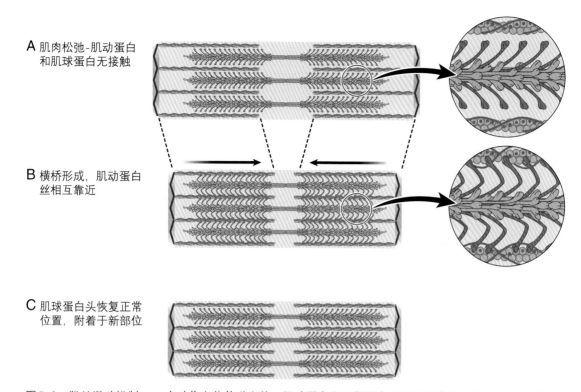

A 肌肉松弛-肌动蛋白和肌球蛋白无接触

B 横桥形成，肌动蛋白丝相互靠近

C 肌球蛋白头恢复正常位置，附着于新部位

图2-6　肌丝滑动机制。**A** 在动作电位传递之前，肌动蛋白和肌凝蛋白之间没有横桥连接。**B** 一旦获得区域暴露，肌球蛋白头部与肌动蛋白结合，力量触发。肌球蛋白头的同步运动将肌节两端拉到一起，使肌肉缩短。**C** ATP能量作用下肌凝蛋白头部释放，准备好位置以备下一次触发

（1）神经递质

突触前神经递质

在运动神经末梢，有多种神经递质与ACh共释放，如ATP、降钙素基因相关肽（calcitonin gene-related peptide, CGRP）和5-羟色胺（serotonin, 5 HT）。ATP是与ACh共释放的主要神经递质[21]。它抑制神经末梢诱发性量子式释放ACh。

ACh的非量子式释放（Nonquantal release, NQR）不是神经诱发的，而是经神经末梢膜自然且不定量释放的。这被认为与维持骨骼肌的完整性有关[22]。然而，如果ACh的非量子释放增加超过一定水平，便能推测产生局部膜去极化和运动终板下的肌节收缩，从而触发一系列改变导致TrP形成。ATP也能抑制运动神经元ACh的NQR。量子式释放的调节由突触前膜电压门控钙通道激活后，Ca^{2+}内流入运动神经末梢介导。ACh非量子化释放的调节受与一氧化氮（nitric oxide, NO）和嘌呤通路相关的Mg^{2+}所抑制。然而，强烈肌收缩将耗竭ATP，降低了它抑制ACh从神经末梢释放的作用。

（2）三磷腺苷和Simons能量危机理论

ATP对TrP发展的效应在于它影响Ca^{2+}重吸收入SR[1]。然而，ATP对ACh NQR的显著影响可能对TrP的形成具有重要作用。ATP和ACh NQR的作用已经在Vyskocil等人的综述中详细讲述[23]。Vyskocil等人花了超过30年的时间研究了ACh从肌肉神经中的释放。他们发现神经末梢释放的ACh NQR占了静息肌肉释放ACh的90%～98%。非量子化ACh在神经端膜直接释放，并不像量子式释放那样以囊泡形式释放。ACh NQR产生MEPPS，其频率随非量子化ACh释放的增加而加快。ATP抑制非量子化ACh释放并不依赖于［Ca^{2+}］。严重肌肉无力和缺氧都能降低ATP浓度，提高非ACh释放和MEPP频率。非量子ACh释放主要发生于终板区域，也发生于很少有AChE的终板周围带。TrP形成的现代模型是

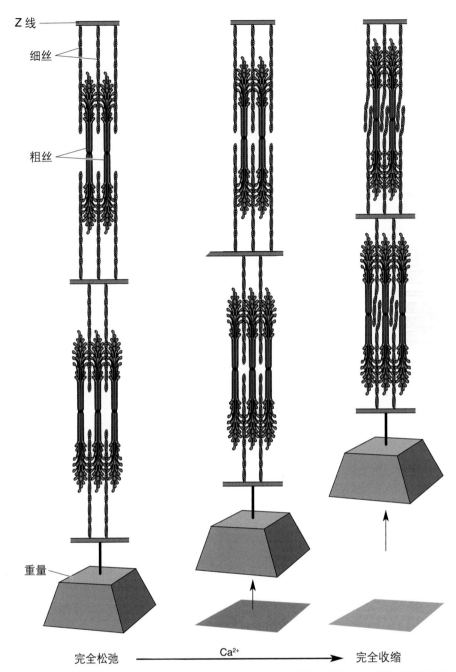

图 2-7 肌肉收缩的滑丝模型。当一端细丝在粗丝上向对侧细丝滑动时，肌原纤维缩短

TrP 带发生局部肌肉缺氧。因此，ATP 浓度降低，对静息肌肉 ACh NQR 的调节、抑制效应降低，终板和终止周围区域的 ACh 水平升高，引起局部肌膜去极化和局部肌节收缩。换句话说，ATP 水平降低增强了 ACh 的自然释放，提高了局部肌节收缩的可能性，提高了 MEPPs 频率，所有这些都能在 TrP 里得以见证。

（3）突触后效应：运动终板的乙酰胆碱效应

MEPPs（起初为负的持续低电幅活动，夹杂以高幅放电）和 EPS（发现于活动型 TrP 区域，并高度局限于肌紧张带）是 Simons 和其他一些研究者[7,8,24] 发现的运动终板活动。TrP 内发现的 SEA，也称为终板噪音，是由 ACh 结合于运动终板引起的。Gerwin 和其他一些研究者总结了 ACh

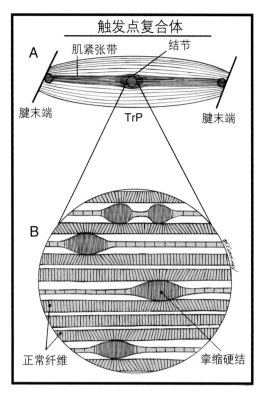

触发点复合体

A　肌紧张带　　结节

腱末端　　　TrP　　　腱末端

B

正常纤维　　　挛缩硬结

图2-8　肌肉纵轴切面显示TrP复合体结构。**A** 终板带TrP，含有数个挛缩硬结。**B** 部分TrP的放大图，显示5个挛缩硬结的分布和它们对邻近肌节的影响

在运动终板过度释放的几个原因[2,3]，见表2-1。与ACh共释放的CGRP可以易化ACh释放和抑制AChE，也能诱导AChR合成，从而在终板区域及周围增加受体位点。另外，在TrP环境中质子（H⁺）的增加也可以抑制AChE。

表2-1　终板 Ach 过剩的原因
1. 运动神经末端 Ach 释放增加
2. 细胞外液中，突触间隙 Ach 降解减少
3. 提供 Ach 结合位点的 AChR 数量增加
4. 运动终板 AChR 上 ACh 解除减少

（4）ATP介导的运动神经末端释放乙酰胆碱的调节

运动神经末端释放Ach受到高度调节。一些例子将在阐明调节机制的复杂性时讨论。反馈机制涉及了重复APs频率过大时NO降低ACh释放[26]，从而避免肌肉高度收缩和细胞破坏。ATP和ACh的共释放提供了一个抑制ACh从运动神经末端释放的反馈调节机制。由ATP降解产生的神经递质腺苷，是外周和中枢突触区调节突触前释放的分子[16]。腺苷作用于运动神经末端表面的腺苷受体。腺苷受体A1是抑制性的，而腺苷受体A2a易化ACh释放。腺苷协同ACh的量子式释放，从而提高突触效应。这是由神经末端突触前嘌呤A1受体介导的[16,27]。A1受体的活化可以减少释放的量子中的ACh分子数。腺苷受体的活化对诱发性和自发性ACh释放都有调节作用，依赖于毒蕈碱AChRs的共同作用[28]。因此，ATP对ACh的释放具有直接抑制作用。由于ATP的降解和合成减少提高了腺苷水平，因此低ATP水平可能与高腺苷水平相关。ATP通过降解产生腺苷而具备的抑制效应是氧化还原依赖性的。因此，ATP效应可能被氧化性应激所扩大[29]。神经末端细胞内增加的Ca²⁺浓度也可以激活A2a受体介导的胞吐过程，进一步易化ACh释放[30]。在这些方式中，运动神经末端ATP和ACh共释放可以调节ACh释放，以反馈环机制来避免过度肌肉收缩，其抑制性或易化性作用取决于频率依赖性。

（5）ACh 释放的腺苷受体激活效应

突触前腺苷受体是ACh释放的关键性调节因素。A1受体活化抑制ACh释放，A2a受体促进ACh释放[31,32]。A2a活化是CGRP易化ACh释放的必要因素。A2a易化效应由外部Ca²⁺依赖性机制介导，包括Ca²⁺从Ryanidine敏感的内部储存中动员和高［K⁺］水平，很可能调节L-型VDCCS，使RyR开放，激活胞吐机制，从而易化ACh释放。

嘌呤腺苷受体的重要性来自一项关于P2X2受体亚型缺陷小鼠的研究，它们的运动神经末端AChR位点被替代，突触连接后返折密度减少，终板碎裂和肌纤维萎缩[27]。ACh释放的进一步调节发生于第二信使系统，包括蛋白激酶A和C（protein kinase A and C, PKA and PKC）[33,34]。运动终板乙酰胆碱的释放受很多机制的易化和抑制。任一因素在TP肌紧张带产生的确切作用仍然需要深入研究。

5 运动终板

（1）兴奋—收缩偶联

NMJ区肌纤维收缩依赖于膜去极化和电活动向分子横桥与构象改变的转化。这是通过膜内陷（称为T小管）来完成的（图2-4A）。去极化激活阻断RyR的DHPR，使它从RyR上脱离，允许Ca^{2+}从SR转移入胞质内（图2-4B）。这个过程称为ECC。膜去极化需要足够数量的ACh分子与AChR结合。就像先前提到过那样，阈下终板激活能产生终板下局部肌节收缩，但并不产生扩布性的动作电位。

乙酰胆碱酯酶

乙酰胆碱酯酶（Acetylcholinesterase, AChE）是将ACh从AChR移除的必要物质，以使膜再次去极化。乙酰胆碱酯酶位于终板膜间隙的深部。在突触区也存在可溶解性AChE。可溶性AChE可以减少跨突触区到达终板AChR的ACh量，而终板AChE去除终板结合位点的ACh（图2-9）。酸性环境（如TrP环境）和CGRP抑制乙酰胆碱酯酶

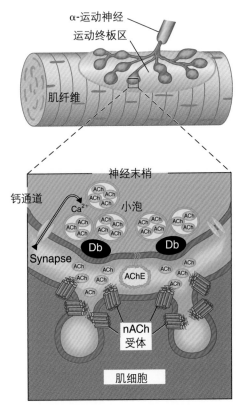

图2-9 运动终板和神经肌肉接头

活性。乙酰胆碱酯酶受抑制可以提高ACh与运动终板结合的效率，但这可能因细胞内［Ca^{2+}］升高到损伤水平而有害。这也可能是肌紧张带形成和TP终板噪声（EPS）比正常终板活动频繁而持久的一个原因。

（2）其他神经递质反馈控制机制

与运动神经末端ACh共释放的三磷酸腺苷，在终板区也是活跃的。三磷腺苷通过P2Y1核苷酸受体，刺激合成AChE和AChR的转录基因，从而增加终板表达AChE和AChR[35]。与运动神经末端ACh共释放的CGRP，增加了AChRs在运动终板的数量和扩散范围。因此，ATP和CGRP都能增加运动终板的结合位点，增强ACh结合的效应。ACh释放、与AChR结合和被AChE清除之间的平衡是正常状态下控制肌肉收缩的基础。在病理状态下，正常调节机制可能出现功能异常，如肌肉过度活动和肌肉疲软。TrP可能是其中一种病理状态。TrP环境为缺氧和酸性[25]，这两种情况都能增加终板区ACh。有数据表明，肌紧张带并不是与电活动毫无相关的肌肉僵直，而是由一系列小的、局部阈下动作电位维持的。

所有这些机制的共同特征是运动终板ACh和胞液Ca^{2+}的增加。功能异常的RyRs可能导致钙渗漏而增加细胞内钙，而"病态"线粒体也会造成钙渗漏。Ca^{2+}还能从内质网（endoplasmic reticulum, ER）进入胞浆。因此，在一些情况下，［Ca^{2+}］的增加与诱发刺激ACh释放无关，可能与肌肉收缩的起始和维持有关。这些机制是否参与了TP的产生还有待求证。恶性高热以持续肌收缩为特征，是钙离子从肌细胞内RyRs异常释放的一种情况。

6 触发点假说

（1）整合假说和肌梭假说

Simons 整合假说

TrP中出现持续肌节收缩是我们临床中见到

的现象，但将之归咎于终板ACh过度释放的理论有一些局限性。Simons整合假说（图2-10）假设了一个能量危机状况，胞液中的Ca^{2+}未被清除，导致肌动—肌球蛋白持续横桥，肌纤维疲劳。肌动—肌球蛋白横桥的脱离以Ca^{2+}从胞液中清除

为条件，主要依靠SR的再摄取。这是需要肌浆网ATP酶（sarcoendoplasmic reticulum ATPase，SERCA），即一种Na^+，K^+-ATP酶系统的需能过程，促使Ca^{2+}内流入SR而降低$[Ca^{2+}]$c。一些观察发现促进了这项理论的成立，见表2-2。

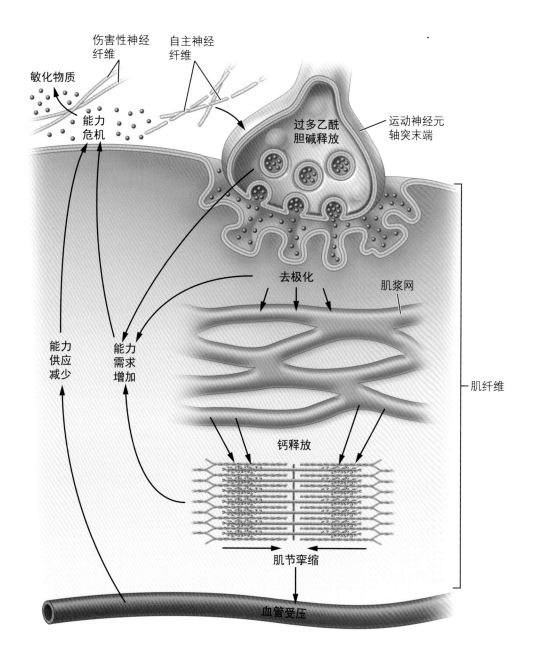

图2-10　整合假说。假说中主要的功能障碍是静息状态下运动神经末梢释放异常性增加（几个数量级）。数量大大增加的微小终板电位形成终板噪音，导致肌纤维连接后膜持续去极化。这种持续去极化可能导致钙离子从肌浆网的持续释放和再摄取，从而产生肌节持续缩短（挛缩）。这四种突出改变中的任何一个都将增加能量需求。持续肌纤维缩短使局部血管受压，导致营养和氧气供应减少，不能满足局部正常能力需求。能量供应受损的情况下出现能力需求的升高将产生局部能量危机，导致敏化物质的释放，与该区域内的自主和感觉（一些伤害感受性）神经相互作用。继而，神经活性物质的释放将反过来使过多的乙酰胆碱从神经末梢释放，从而形成自身维持的恶性循环

表2-2 持续肌节挛缩理论
1. TrP带的SEA或EPS 2. TrP带为缺血性 3. 犬肌肉的单个显微照片（图2-1）显示挛缩的肌节

但该理论解释起来还存在一定问题，并且缺乏足够依据。在终板噪声/棘波的产生上存在争议。休息状态肌肉内触发位点ACh水平的增高还未被测定过，自然也没有增高的证据。也没有确定的组织学研究来显示高收缩肌节与TPs的确切关系。

肌梭假说

肌梭对TrPs产生的作用起初由Hubbard和Beroff提出[6]。Partanen等人在此基础上做了拓展和归纳总结，主要为以下几点内容[11]。EPSs来自肌梭内链和袋纤维。MEPPs也可来自肌梭内纤维（图2-11）。这两种形式的电活动通常在NMJ附近区域都有存在。EPS在终板内、外都存

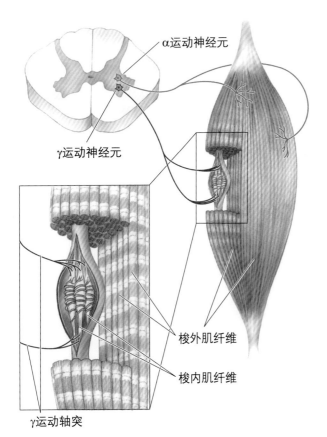

图2-11 α运动神经元，γ运动神经元，以及它们支配的肌纤维

在。活动型TrPs被称为终板噪音的电活动与肌梭的EPS一致。肌梭传入（感觉）纤维包括ⅠA和Ⅱ型肌传入机械感受器，对肌长度的改变和改变频率做出反应。Ⅲ和Ⅳ组传入纤维为机械和化学反应型，对酸和止痛物质（如激肽类、5-羟色胺和前列腺素）产生应答。ⅠA和Ⅱ纤维对肌肉长度改变产生应答，而Ⅲ和Ⅳ组传入纤维对肌肉损伤的化学改变产生应答。活化的核袋纤维在运动终板区域存在不扩展的局部活动。肌梭的传出兴奋是选择性的，出现在肌梭赤道区或极区。核袋纤维上存在接点电位，但并不是从终板区扩散过来的，因而是局部的。核链纤维具有局限于极区的扩布Aps，不向ⅠA传入纤维所在的赤道区扩展。因而肌梭的支配是选择性的，要么在极区，或者在赤道区。单个的轴突通常支配一个肌梭极。因此，肌梭电活动高度局部化。但是，与肌梭理论相反，2/3的EPS放电都为负性起始点，与终板源性一致，但与肌梭源性不同。而且休息状态肌肉并没有发生自发性肌梭运动纤维活动，在SEA出现时才出现活动。Partanen等人进一步观察到在肌肉持续收缩和疲劳时，Ⅲ和Ⅳ组传入活动增加，α运动单位的爆发频率降低。α运动神经元活动受抑制，而γ传出活动增加。由于γ和β传出神经不仅仅支配一个肌梭，局部活动的扩散是有可能出现的。持续肌肉超负荷活动可能导致神经源性炎症和Ⅲ、Ⅳ组传入纤维的敏化，使它们也更容易因超负荷工作而损伤。Partanen等人提出假说，肌肉过度负荷导致致痛物质"炎性汤"（"inflammatory soup"）的产生[11]。类似于Simons在整合假说中提出的那样，Ⅲ和Ⅳ组传入感觉神经敏化，γ和β传出驱动的反射激活[1]。他假设，β传出纤维活化引起疲劳和能量危机，随后β单位外的肌梭外纤维静默挛缩，最终出现能被触摸到的肌紧张带。CRDs在肌紧张带发展过程发生为短暂的，疲劳、转变为静默挛缩（硬化）。这种异常活动可能扩展到邻近不太活跃的肌梭，激活其β运动单位，导致肌紧张带范围的扩大。局部颤搐反应被认为由ⅠA传入纤维兴奋产生，涉及包括Ⅲ和Ⅳ组传入纤维和β传出纤维在内的梭内反射弧。

在评估肌梭对TrP形成中的作用时必须考虑酚妥拉明对TrP特征性电活动的抑制效应。SNS对肌梭传入纤维的刺激可以抑制ⅠA和Ⅱ传入纤维活动[36]。交感纤维支配梭内纤维，能够通过抑制肌梭ⅠA和Ⅱ组纤维的传入输出来反馈控制肌肉长度。另外，交感激活降低兔下颌提肌肌梭对肌长度改变的反应，这种效应不依赖于γ活动和梭内肌张力，也不受肌肉缺氧的影响。静息肌梭的活动是可变的，在ⅠA中减少，在Ⅱ组纤维中增多或减少。SNS作用于梭内纤维的接头外区域肌梭、ⅠA和Ⅱ组传入纤维的感觉末端和编码器位点，但不是γ纤维[36,37]。α肾上腺能阻滞剂不能抑制静息肌肉来自肌梭的EPS活动。

Simons等人详细评价了TrP形成的肌梭假说[1]。TrP的电活动特征与关于定位终板区域电活性位点的研究一致。电活性位点主要在TrP区域中发现，部分位于终板带，但并不特异性存在于TrPs，而在终板外区域并没发现。低电幅终板噪音看上去频率更高，而高电幅MEPPs在TrP区域高度局限化，仅在宽1～2 mm的位点发现。肌梭广泛分布于肌肉内，不局限于终板带，在终板噪音之外的区域也有发现。TrP电活动的形态与终板波形形态相同。EPSs在TrP带内也有发现，但它们能从TrP沿着肌紧张带扩散达2.6 cm。肌梭梭内纤维并不长，所以峰电位必须沿着梭外纤维扩布。EMG针不能穿透肌梭囊来记录到梭内纤维活动。

这个问题还没有足够的药理学研究。全身给予箭毒可以阻断运动终板胆碱能活动和γ活动，但不能阻断ⅠA和Ⅱ组传入肌梭纤维的肾上腺素能活动。关于TrP这方面的研究尚还不充足，在TrPs内，箭毒样药物对胆碱能活动的选择性效应也需要进一步研究。

（2）肌筋膜疼痛中的交感神经系统

酚妥拉明对运动终板噪声效应的提示：目前还没有发表的假说能很好地解释酚妥拉明对TrP电活动的抑制作用。刺激交感神经可以抑制ⅠA组活动并产生在Ⅱ组纤维中的混合反应。然而，肌梭对交感神经兴奋的反应在不同的肌肉和

物种是不同的。尽管如此，在这些研究的基础上，可以确认的是阻断或减少SNS不但可以增加肌梭和运动终板的活动。而且SNS调节肌梭活动和运动终板活动的研究可以通过SNS刺激或观察β受体阻断剂作用来实现。还缺乏α受体抑制剂作用的研究。但有一项观察α受体阻断剂可乐定（clonidine）效应的研究结果显示，EPPs和MEPPs均受到抑制，但运动神经末端ACh的量子式释放未受到抑制[38]。其中的机制被认为是AChR的非竞争性阻断，而不是通过运动神经末端的α_2肾上腺受体通路。酚妥拉明可能参与了形成TrP突触后效应，这一点将稍后在本部分的K_{ATP}通道对肌收缩的作用中讲到。

交感神经系统对钙内流的作用

α_1和α_2阻断剂酚妥拉明可以明显地抑制终板噪音，这就表明，TrP带产生的电活动部分是由SNS驱动的[39]。其中的机制仍然未知。据报道，平均整合信号（average integrated signal, AIS）均数在TrP SEA为9.89 μV，而在酚妥拉明组显著降低，为7.92 μV（$P < 0.05$）。TrP区电活动的抑制代表了ACh释放区突触前位点的活动，特别是绝大部分突触后交感调节是通过β肾上腺素能通路的情况下。交感调节的一个潜在靶点是肌纤维内钙浓度的调节，这可能和肌紧张带的维持相关。肌收缩需要（$[Ca^{2+}]c$）的升高。肌收缩的力量与$[Ca^{2+}]c$直接相关。影响肌细胞$[Ca^{2+}]c$的机制可以被归纳为主要由RyR1-SR系统介导的机制或通过其他系统介导的机制，如一些涉及第二信使系统的机制。Ca^{2+}也可以从线粒体释放。功能异常的线粒体可以释放出比正常线粒体更多的Ca^{2+}。再者，Ca^{2+}本身可以通过RyR1通道诱导Ca^{2+}从SR释放[40]。

β肾上腺素能的Ca^{2+}水平效应

这样看来，SNS对肌肉收缩的作用可能有两类:（1）大部分可能通过控制NMJ区ACh的有效浓度，从而调节AP来调节ECC的兴奋期，来起调节作用。这一点在前面也有讨论过。（2）调节$[Ca^{2+}]c$。这是有依据支持的，在应用β受体激动剂后骨骼肌的收缩力量增强[41]。Ca^{2+}水平

通过β肾上腺素能的第二信使系统效应来调节。其中一个通路是环单磷酸腺苷（cyclic adenosine monophosphate, cAMP）介导的。β肾上腺素能兴奋增加cAMP水平，导致［Ca^{2+}］基础水平增高和收缩期间SR内Ca^{2+}（［Ca^{2+}］sr）浓度降低，增加纤维收缩和运动神经兴奋期间Ca^{2+}释放/再吸收循环的效力[42]。正常情况下，Ca^{2+}从SR释放，强直兴奋后，甚至在单次兴奋—诱发快颤搐后，［Ca^{2+}］sr降低[42]。机制涉及PKA依赖的DHPR磷酸化，也可能是RyR1磷酸化。β受体兴奋提高cAMP水平，增加收缩后SR对Ca^{2+}重吸收。完全SERCA抑制仅允许肌肉收缩几次，但随着收缩强度增加，静息［Ca^{2+}］sr要低于对照组[42]。使用SERCA抑制剂后，［Ca^{2+}］c增加的原因可能是收缩后SR对Ca^{2+}重吸收减少，也可能是正常情况下SERCA的活动掩盖了Ca^{2+}从SR恒定内流到胞液的情况在SERCA抑制后得到显露。在肌筋膜TrPs中，根据Simons的假设，SERCA可能因"能量危机"而受抑制，可能缺乏ATP，也可能通过有漏洞的RyR1或"病态"的线粒体产生高渗漏或者Ca^{2+}细胞内流入。

　　第二信使系统对［Ca^{2+}］c浓度调节：β肾上腺素能兴奋提高［Ca^{2+}］c的另一个机制可能是糖原代谢的PKA活化，提供了更多的葡萄糖和随之更多的ATP，以解释SR负载的更多Ca^{2+}。β受体兴奋后，小鼠胫前肌中SR对Ca^{2+}的释放和再摄取增加[42,43]。β受体激动剂增加峰收缩力量（正性变力效应），缩短慢抽搐肌肉的松弛（正性松弛效应），除非一些情况下峰收缩是在慢抽搐肌内诱导的。

　　β肾上腺素能效应总结：β肾上腺素能刺激激活G蛋白偶联的β_2受体，从而激活腺苷环化酶，将ATP转化为腺苷7′，5′-cAMP。环AMP依赖的蛋白激酶磷酸化包括DHPR在内的某些目标蛋白，因而能改变受体活性和离子流动[43]。它们通过提高Na^+，K^+泵和Na^+，K^+-2Cl$^-$共转运体的功能，提高静息膜电位和动作电位的幅度来调节肌膜过程。肌原纤维Ca^{2+}敏感性和最大Ca^{2+}激活张力未发生改变。收缩力的增加是由SR-RyR1通道磷酸化后敏化Ca^{2+}诱导的Ca^{2+}释放机制来介导的。Ca^{2+}负荷增大在快抽搐肌中可能起力量强化的作用。但一些对人的研究并没有出现力量强化，这可能是应用了较低浓度β肾上腺素能浓度的原因。然而，高剂量β肾上腺素能激动剂能够提高人［Ca^{2+}］sr释放率和最大自发强度[43]。与心肌相反，β肾上腺素能对峰力量和松弛的效应不涉及肌丝过程。在骨骼肌中，反应最大横桥活性的Ca^{2+}敏感性和Ca^{2+}激活的最大力没有变化。正性变力效应充分被ECC过程解释。Cairns和Borrani认为，β肾上腺能对Ca^{2+}过程的效应涉及以下蛋白：电压门控L型CaV1.1通道、T小管膜上的DHPR、受磷蛋白（phospholamban, PLB，一种SERCA相关慢颤搐纤维中的蛋白）和RyR1[43]。PLB不介导β肾上腺素能骨骼肌力量增强，但通过PKA-磷酸化相关SR重摄取Ca^{2+}增加，与慢抽搐肌松弛时间缩短相关。一肌肉收缩力的增强或减弱最终可能依赖于该肌内Ca^{2+}从SR释放和摄取的相对速率，这种力量可能会受α肾上腺素能突触前活动和β肾上腺素能突触后活动的影响。

α肾上腺素能对肌肉功能和［Ca^{2+}］c的效应

　　SEA终板噪声看似幅度增高的MEPPs和EPS，能够被α_1和α_2混合拮抗剂酚妥拉明所降低。MEPPs是Bernard Katz在1950年发现的[44]。它们在细胞内首次被记录到。MEPP高度局限于终板区。它的活动甚至在离终板几毫米的地方就开始显著衰减[45]。它可以被细胞外电极所记录这一事实使Simons考虑它为一种放大的MEPP活动（部分终板活动）。儿茶酚胺作用是由突触前α受体和突触后β受体介导的[46]。肾上腺素和去甲肾上腺素都能通过调节ACh的释放来提高MEPPs的幅度。肾上腺素同时作用于突触前和突触后受体，同时作用在α和β受体。而去甲肾上腺素主要作用于α_1和α_2肾上腺素能受体。异丙肾上腺素是β受体激动剂，不影响MEPPs和EPSs。目前还没有关于儿茶酚胺调节TrP终板噪声的报道。但是终板噪声起源的知识可能有益于开发治疗MPS的药理学方法。去甲肾上腺素提高MEPP频率和EPP幅度。酚妥拉明对EPS的抑制作用和异丙肾上腺素对MEPPs和EPPs无效性，提示控制MEPP频率和EPS幅度的是α肾上腺素能调节功能。另外，由于酚妥拉明消除的是高幅EPS放电，驱动MEPP（对减少终板噪声AIS有重要作用）的可能并不是ACh的NQR释放，而是EPS的缺失。因此，通过药物或注意形式来控制人体儿茶酚胺表达可能是一个有用的临床研究焦点。

7　离子通道多态现象是胞液Ca^{2+}增加的一个原因

Ca^{2+}内流的离子通道控制

Hong和Simons在1998年已得出结论：终板噪声是由ACh从运动神经末端渗漏引发的[45]。它们推测，ACh的局部增高效应可能引起SR（和ER和其他Ca^{2+}来源）过度释放钙，局部肌节收缩，这时需要更多的ATP来移除Ca^{2+}，因而导致肌肉高代谢状态形成，并且随着肌肉收缩引起的毛细血管收缩，能量危机产生，过多的Ca^{2+}滞留在胞液，促使肌动和肌球蛋白之间作用时间延长。这些观点体现在前面讲述过的整合触发点假说中（图2-10）。

胞液内过多Ca^{2+}的问题：以恶性高热为例

解释肌紧张带的形成和维持必须包括［Ca^{2+}］c增加的过程，因为Ca^{2+}是肌动—肌球蛋白相互作用所必需的。两个相关的机制需要考虑，即恶性高热发生的机制和尸僵产生的机制。在恶性高热中，胞液内充满了过多的Ca^{2+}，足以超过它被清除出去的速度[47]。导致恶性高热胞液内Ca^{2+}过多的原因在于一个RyR1亚单位的突变使它比正常状态下开放时间延长，以致更多Ca^{2+}离开SR和进入胞液。这个受体的突变到目前为止知道的已经超过100个。功能突变的结果导致离子通道开放时间延长。因此，Ca^{2+}不受控制地流入细胞内，与原肌球蛋白（tropinin）结合，使肌动和肌球蛋白产生横桥。

Ca^{2+}必须从肌动蛋白去除才能逆转横桥形成，使肌肉松弛和恢复肌节长度。Ca^{2+}被重吸收入SR是一个ATP依赖的需能过程。此过程以热能方式释放能量，这是恶性高热患者发生高热的原因。在恶性高热中，ATP被耗竭，胞液内Ca^{2+}不能被移除，肌肉持续收缩。

尸僵：ATP的最终耗竭

尸体僵直是另一种类似情况，细胞膜对Ca^{2+}通透性增加，胞质内Ca^{2+}堆积。由于ATP不能再生，Ca^{2+}不能从细胞质中去除，横桥持续存在，肌肉出现硬化。静态硬化是不涉及［Ca^{2+}］c的第三种机制，随后讨论。

ATP的作用

如果肌紧张带产生的机制涉及［Ca^{2+}］c过多，那么必定存在能解释这一点的机制。［Ca^{2+}］c增加的机制之一是运动神经末端ACh的NQR增加。这种可能性已经和MEPPs、EPPs和终板噪声一起讨论过了。我们还是不知道EPS的降低是否伴随肌紧张带硬度或僵硬程度的降低。我们也不知道假定的ACh的NQR增加是否如假设那样足以引起局灶性肌节收缩，或者是否足以引起肌紧张带的形成。Mense等人的研究表明，AChE的抑制会引起局部肌纤维的收缩，但这些收缩沿着肌纤维分布，并不精确地位于终点区域[5]。尽管如此，它们表现出局灶性肌节收缩，尽管它们外观上看起来并不像假设中的TrP收缩节，而更像是圆盘。第二，肌紧张带的产生可能与ACh的NQR无关。相反，这可能与过度肌肉收缩引起的毛细血管压迫所致相对缺血有关，从而导致可应用ATP的下降。ATP不足可能会通过以前未曾考虑到的方法影响Ca^{2+}浓度，这将在以后作详细讨论。

8　活性氧和肌肉功能障碍：Jafri假说

一个有趣而新颖的TrP形成和维持的假说由Jafri提出，并在他对TrPs本质的讨论中详细描述[48]。Jafri认为现有的假说并不能足以解释我们目前对TrP的认识。尤其是关于肌紧张带持续高度收缩的问题。他提出一个能够维持［Ca^{2+}］c高水平的驱动机制。Jafri的理论基础建立在肌活动增加产生活性氧（reactive oxygen species, ROS）的观察上。过度肌肉活动（肌超负荷）产生过多的ROS。TrP区域缺血降低线粒体膜电位，导致线粒体外质子（proton, H$^+$）过度堆积，从而降低细胞内pH，降低线粒体清除ROS的能力。正常情况下，ROS由过氧化物歧化酶清除，将过氧化物转变为过氧化氢（hydrogen peroxide, H$_2$O$_2$），再通过过氧化氢酶或谷胱甘肽过氧化物通路最终转变为氧和水。反复肌肉收缩导致磷脂酶A$_2$、黄嘌呤氧化酶或NADPH氧化酶（NADPH oxidase, NOX）通路作用下ROS的产生。T小管系统机械性变形作为一种机制转换，激活NOX2，也可以产生ROS。活化的ROS也使T小管变形，增加其密度，并使TrP在超声图像中显示为低回声。而且ROS氧化RyRs，使其开放，允许Ca^{2+}从SR流入。肌膜的"瞬时受体电位"通道开始敏化；这是SR在反复肌肉收缩中维持完整性的必要条件。前述骨骼肌的ROS信号链是非适应性的，因为它使［Ca^{2+}］c持续过度升高。TrPs内大量过剩的［Ca^{2+}］c被认为会导致局部肌肉收缩，增加局部肌节延长区域或者肌肉伸展，进一步激活ROS。结果是［Ca^{2+}］c持续升高和肌纤维收缩。Jafri提出，这一机制通过细胞骨架微管和NOX活化来起作用，产生ROS，引起过多Ca^{2+}通过RyRs进入胞液，导致局部肌节收缩。

Jafri假说提出了能量耗竭问题或者线粒体产生ATP浓度减少问题，在TrP整合假说中则认为ROS浓度增加与线粒体功能障碍相关[1,22]。该假说主张TrP由肌肉过度使用产生，肌肉虚弱也与TrP相关。假说中并未谈及SNS在肌紧张带形成中的作用，也未排除SNS的作用。Jafri模型为TrP肌紧张带的形成和维持提供了可信的解释，与其他可能的机制一致，并且补充了Simon整合假说的细节。

9   一个新的假说：K$_{ATP}$受体通道多态现象

（1）K$_{ATP}$活化和触发点：一个新的构架

解答肌紧张带形成和维持问题的关键点可能在于K$_{ATP}$通道。K$_{ATP}$通道是ATP敏感性的钾离子通道。ATP处于生理水平时，K$_{ATP}$通道关闭。开放或活化的K$_{ATP}$通道抑制Ca^{2+}从SR和ER流入胞液。在缺氧或缺血时，ATP水平的下降会打开K$_{ATP}$通道。开放的K$_{ATP}$通道导致膜超极化，AP缩短，抑制电压门控Ca^{2+}通道。使得流入胞液内（尤其SR来的）Ca^{2+}的减少。Ca^{2+}的降低减少了Ca^{2+}超载的风险，也降低了产生过多ROS的可能。质子（H$^+$）也能打开K$_{ATP}$通道。如前所述，酚妥拉明可降低EPS，还具有阻断ATP释放的额外作用，从而降低ATP水平，导致K$_{ATP}$活化。因此，酚妥拉明对TrPs的作用可能是通过突触前α$_1$肾上腺素能受体，也可能通过突触后激活K$_{ATP}$通道。在心肌中，酚妥拉明降低起搏器电流的频率和幅度[49]。这种心脏电流的调节作用与TrPs的相关性尚未被证实。

K$_{ATP}$通道是能量感受器，对ATP水平起反应。鉴于是调节K$^+$的外流，Boudreault等人将肌纤维的能量状态与细胞膜的电活动联系起来[50]。K$_{ATP}$通道的激活导致动作电位的振幅降低，这可能反映在酚妥拉明对EPS的效应上：SR释放Ca^{2+}减少，从而力的产生减少。K$_{ATP}$通道的激活导致出现疲劳加速。

K$_{ATP}$通道缺陷

K$_{ATP}$缺陷小鼠出现单根肌肉纤维过度收缩，非刺激性（非神经刺激的结果）［Ca^{2+}］c增加越多，非刺激性力组分越大，力回复越差[51]。K$_{ATP}$受损改变了肌肉对运动疲劳的反应。快抽搐肌肉中K$_{ATP}$活性下调与虚弱相关[52]。收缩功能障碍，肌动—肌球蛋白横桥形成受到抑制，力的产生受损。

K$_{ATP}$多态现象

K$_{ATP}$有四个亚基，即SUR-1、2A、2B和Kir6.2[53]。在剧烈运动或重复运动时，发生突变的亚基导致K$_{ATP}$功能丧失和［Ca^{2+}］调节功能丧失，从而引起肌纤维损伤和肌动—肌球蛋白相互作用延长，肌肉收缩延长。功能性K$_{ATP}$通道的缺乏会导致肌肉疲劳时能量代谢受损，以致CO$_2$产生减少，乳酸产生增加，但ATP的产生增加以满足肌肉疲劳时的能量需求[54]。肌纤维损伤可导致链式事件，导致伤害性感受和疼痛产生。

（2）多态性和通道病变的寓意：一个新的 TrP 构架

目前 TrP 形成的模型是急性或慢性肌肉超负荷引发一系列问题，导致肌紧张带和疼痛的产生。引发链式事件的损伤机制尚不清楚，但被认为是局灶性肌纤维损伤、缺血和缺氧。一种可能的机制是，过度或剧烈的肌肉活动使细胞内 ATP 减少，导致 K_{ATP} 通道激活。因此，Ca^{2+} 从 SR 释放减少，被 SR 重摄取也减少。最终导致动作电位振幅降低，收缩力减低，并最终导致肌肉损伤，这种情况可以发生在缺血—再灌注—诱导的细胞凋亡中，K_{ATP} 通道的激活参与了调节[55]。此外，如果 K_{ATP} 通道功能不全，单肌纤维中就会出现局灶性高收缩区，这表明长期以来考虑的运动终板局部 ACh 浓度过高这一因素，并不是导致肌节高度收缩的唯一或必然主要原因。临床上，我们发现有些急性肌肉负荷过重的患者恢复良好，有些则不然。可能是 RyR1 Ca^{2+} 通道或编码 K_{ATP} 通道亚基的基因突变导致或参与了 TrP 特征形成，或者说参与了 TrP 形成。

10　静态硬化

（1）静态僵硬：其他肌肉僵硬机制

肌肉收缩时首先出现的机械改变是收缩前僵硬度的增加，此时主动活力为零[56]。产生这种情况的有效方法之一是横桥，呈 Ca^{2+} 依赖性。一些僵硬与横桥无关。在肌肉抽搐过程中，由于肌动蛋白和肌球蛋白在肌节重叠区横桥形成，在整个肌肉的张力增加的同时，僵硬度增加。静态僵硬是对肌肉纤维拉伸的反应。钙依赖性的静态张力增加发生于横桥之前。静态僵硬与肌节长度有关，与拉伸幅度和拉伸速度无关。僵硬最初发生在肌纤维兴奋和肌动蛋白与肌球蛋白横桥形成之间的静息期。硬化峰值在横桥激活后不久出现。它与肌节的长度有关，随着肌节长度的增加而增加，达到峰值，但在肌节长度超过一定长度后，肌动蛋白和肌球蛋白不再重叠，硬化度随着肌节长度的增加而减少[57]。

肌联蛋白（titin）

肌联蛋白是肌节中最可能参与被动硬化的组分。肌联蛋白调节肌原纤维的被动力，在收缩的潜伏期和早期阶段稳定肌丝的有序排列[56]。肌联蛋白横跨肌节的一半长度，固定在 Z 线和 M 线上（图 2-12）。肌联蛋白协助肌球蛋白位于肌节的中央。肌联蛋白的 I 带部分含有高度弹性的 PEVK 片段，与 Ca^{2+} 结合后构象改变并缩短[58]。肌联蛋白与肌动蛋白细丝结合，肌联蛋白 + Ca^{2+} 区域有效缩短，细丝发生硬化[57,59]。然而，Nocella 等人评论说，PEVK 节段变硬但长度没有改变，因此不影响力量，也不一定会导致纤维硬化[57,58]。与比目鱼肌类似的慢肌纤维具有较大的肌联蛋白亚型，其应力—应变关系向更长的肌节长度转变[57,60]。

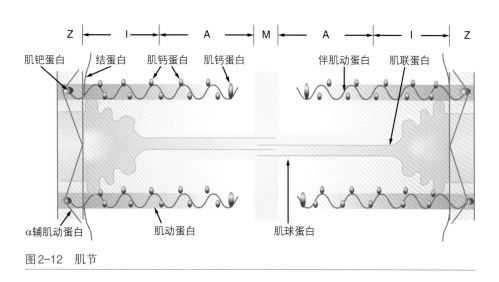

图 2-12　肌节

在快速肌肉如指长伸肌中，硬化度较大且发展较快[58]。目前还没有研究在人体或动物模型中观察肌紧张带在慢速肌肉和快速肌肉中的差异。

（2）静态硬化总结

近年来，我们集中研究了作为 TrP 核心的强烈肌节挛缩的概念，认为这是肌肉潜在的形态学改变。然而，所谓的挛缩结两侧的肌节被拉伸。Bagni 等人的研究表明，拉长的肌节可能会增加静态硬化，而静态硬化可能与我们在肌紧张带中看到的持续性肌肉收缩相关[58,59]。此外，静态硬化随着肌节的拉伸而增大，但超出肌动蛋白和肌球蛋白重叠区域的肌节拉伸会降低静态硬化。这也许可以解释为什么在治疗 TrPs 时进行伸展运动可以降低肌紧张带的硬度和压痛。

11　结论

所有可信的 TrP 形成理论都解答了肌肉过度活动和持续性收缩的问题。一些假说，如 Jafri 假说，针对的是难题的一个特定部分，即收缩、肌紧张带的产生，而另一些假说则更为全面，或是整合了几个方面，如 α 肾上腺素能和 β 肾上腺素能 SNS 活动的作用以及对 $[Ca^{2+}]c$ 的控制方面。过度肌肉活动造成的障碍很可能是多方面的，涉及多个通路，包括 RyR1 突变，K_{ATP} 通道突变，SNS 对突触前 ACh 释放和突触后 Ca^{2+} 流的调节，ROS 产生过多，肌联蛋白功能改变后硬化度增加，ATP 浓度降低所致 NQR Ach 释放增加。因此，我们要进行更多的研究以试图更好地描述导致 TrP 肌紧张带产生的过程。需要的研究包括评估 TrP SEA 对各种儿茶酚胺受体激动剂和拮抗剂的反应，以更好地了解 SNS 在 TrPs 中的作用；探讨 TrPs 肌肉的易疲劳性和恢复次数，以更好地理解 ROS 和 K_{ATP} 在 TrP 肌肉中的功能；了解咖啡因类的物质是否影响 TrP，得到 RyR1 功能的信息；了解被动拉伸是否影响 SEA；探索肌梭的作用。对具有触发带的动物肌肉组织学的研究可以开阔我们对肌筋膜形态的认识，有助于我们进一步探索肌筋膜的认识，有助于我们进一步探索肌筋膜

的药理治疗技术。TrP 研究中还有很多工作要做。希望这部分讨论能为这一常见疾病打开新的领域。

吴军珍、杜冬萍　译　杜冬萍　审

参考文献

［1］Simons DG, Travell JG, Simons LS. *Myofascial Pain and Dysfunction: The Trigger Point Manual.* Vol 1. Baltimore, MD: Williams & Wilkins; 1999.

［2］Gerwin RD, Dommerholt JD, Shah J. An expansion of Simons' integrated hypothesis of trigger point formation. *Curr Pain Headache Rep.* 2004; 8: 468-475.

［3］Bron C, Dommerholt J. Etiology of myofascial trigger points. *Curr Pain Headache Rep.* 2012; 16(5): 439-444.

［4］Simons DG, Stolov WC. Microscopic features and transient contraction of palpable bands in canine muscle. *Am J Phys Med.* 1976; 55(2): 65-68.

［5］Mense S, Simons DG, Hoheisel U, Quenzer B. Lesions of rat skeletal muscle after local block of acetylcholinesterase and neuromuscular stimulation. *J Appl Physiol.* 2003; 94: 2494-2501.

［6］Hubbard DR, Berkoff GM. Myofascial trigger points show spontaneous needle-EMG activity. *Spine.* 1993; 18(13): 1803-1807.

［7］Simons DG, Hong CZ, Simons LS. Prevalence of spontaneous electrical activity at trigger points and at control sites in rabbit skeletal muscle. *J Musculoskel Pain.* 1995; 3(1): 35-48.

［8］Simons DG, Hong CZ, Simons LS. Endplate potentials are common to midfiber myofascial trigger points. *Am J Phys Med Rehabil.* 2002; 81: 212-222.

［9］Couppé C, Midttun A, Hilden J, Jørgensen U, Oxholm P, Fuglsang-Frederiksen A. Spontaneous needle electromyographic activity in myofascial trigger points in the infraspinatus muscle: a blinded assessment. *J Musculoskelet Pain.* 2001; 9(3): 7-16.

［10］Ojala TA, Arokoski JPA, Partanen JV. Needle electromyography findings of trigger points in neck-shoulder area before and after injection treatment. *J Musculoskelet Pain.* 2006; 14(1): 5-14.

［11］Partanen JV, Ojala TA, Arokoski JP. Myofascial syndrome and pain: a neurophysiological approach. *Pathophysiology.* 2010; 17(1): 19-28.

［12］Gerwin RD, Duranleau D. Ultrasound identification

of the myofascial trigger point. *Muscle Nerve*. 1997; 20(6): 767−768.

[13] Sikdar S, Shah JP, Gebreab T, Yen RH, Gilliams E, Danoff J, Gerber LH. Novel applications of ultrasound technology to visualize and characterize myofascial trigger points and surrounding soft tissue. *Arch Phys Med Rehabil*. 2009; 90(11): 1829−1838.

[14] Bannister RA. Bridging the myoplasmic gap II: more recent advances in skeletal muscle excitation-contraction coupling. *J Exp Biol*. 2016; 219(pt 2): 175−182.

[15] Pitake S, Ochs RS. Membrane depolarization increases ryanodine sensitivity to Ca^{2+} release to the cytosol in L6 skeletal muscle cells: implications for excitation-contraction coupling. *Exp Biol Med (Maywood)*. 2016; 241(8): 854−862.

[16] Tsentsevitsky A, Kovyazina I, Nikolsky E, Bukharaeva E, Giniatullin R. Redox-sensitive synchronizing action of adenosine on transmitter release at the neuromuscular junction. *Neuroscience*. 2013; 248: 699−707. doi: 10.1016/j.neuroscience.2013.065.

[17] Capogrossi MC, Houser ST, Bahinski A, Lakatta EG. Synchronous occurrence of spontaneous localized calcium release from the sarcoplasmic reticulum generates action potentials in rat cardiac ventricular myocytes at normal resting membrane potential. *Circ Res*.1987; 61: 498−503.

[18] Yu JG, Fürst DO, Thornell LE. The mode of myofibril remodelling in human skeletal muscle affected by DOMS induced by eccentric contractions. *Histochem Cell Biol*. 2003; 119(5): 383−393.

[19] Balnave CD, Davey DF, Allen DG. Distribution of sarcomere length and intracellular calcium in mouse skeletal muscle following stretch-induced injury. *J Physiol*. 1997; 502(pt 3): 649−659.

[20] Thompson JL, Balog EM, Fitts RH, Riley DA. Five myofibrillar lesion types in eccentrically challenged, unloaded rat adductor longus muscle—a test model. *Anat Rec*. 1999; 254(1): 39−52.

[21] Malomouzh A, Nikolsky EE, Vyskočil F. Purine P2Y receptors in ATP-mediated regulation of non-quantal acetylcholine release from motor nerve endings of rat diaphragm. *Neurosci Res*. 2011; 71(3): 219−225.

[22] Tintignac LA, Brenner HR, Rüegg MA. Mechanisms regulating neuromuscular junction development and function and causes of muscle wasting. *Physiol Rev*. 2015; 95: 809−852.

[23] Vyskočil F, Malomouzh AI, Nikolsky EE. Non-quantal acetylcholine release at the neuromuscular junction. *Physiol Res*. 2009; 58(6): 763−784.

[24] Simons DG. Do endplate noise and spikes arise from normal trigger points? *Am J Phys Med Rehab*. 2001; 80: 134−140.

[25] Shah JP, Phillips TM, Danoff JV, Gerber LH. An in vivo microanalytic technique for measuring the local biochemical milieu of human skeletal muscle. *J Appl Physiol*. 2005; 99: 1977−1984.

[26] Malomouzh A, Mukhtarov MR, Nikolsky EE, Vyskočil F. Muscarinic M1 acetylcholine receptors regulate the non-quantal release of acetylcholine in the rat neuromuscular junction via NO-dependent mechanism. *J Neurochem*. 2007; 102(6): 2110−2117.

[27] Ryten M, Koshi R, Knight GE, et al. Abnormalities in neuromuscular junction structure and skeletal muscle function in mice lacking the P2X2 nucleotide receptor. *Neuroscience*. 2007; 148(3): 700−711.

[28] Santafé MM, Priego M, Obis T, et al. Adenosine receptors and muscarinic receptors cooperate in acetylcholine release modulation in the neuromuscular synapse. *Eur J Neurosci*. 2015; 42(2): 1775−1787.

[29] Giniatullin A, Petrov M, Giniatullin R. The involvement of P2YK12 receptors, NADPH oxidase, and lipid rafts in the action of extracellular ATP on synaptic transmission at the fog neuromuscular synapse. *Neuroscience*. 2015; 285: 324−332.

[30] Palma AG, Muchnik S, Losavio AS. Excitatory effect of the A2A adenosine receptor agonist CGS−21680 on spontaneous and K+-evoked acetylcholine release at the mouse neuromuscular junction. *Neuroscience*. 2011; 172: 164−176.

[31] Ribeiro JA, Cunha RA, Correia-de-Sá P, Sebastião AM. Purinergic regulation of acetylcholine release. *Prog Brain Res*. 1996; 109: 231−241.

[32] Oliveira L, Timóteo MA, Correia-de-Sá P. Modulation by adenosine of both muscarinic M1−facilitation and M2−inhibition of [3H] -acetylcholine release from the rat motor nerve terminals. *Eur J Neurosci*. 2002; 15(11): 1728−1736.

[33] Obis T, Hurtado E, Nadal L, et al. The novel protein kinase C epsilon isoform modulates acetylcholine release in the rat neuromuscular junction. *Mol Brain*. 2015; 8(1): 80. doi: 10.1186/s13041−015−0171−5.

[34] Santafé MM, Garcia N, Lanuza MA, Tomàs M, Tomàs J. Interaction between protein kinase C and protein

kinase A can modulate transmitter release at the rat neuromuscular synapse. *J Neurosci Res.* 2009; 87(3): 683-690.

[35] Choi RC, Siow NL, Cheng AW, et al. ATP acts via P2Y1 receptors to stimulate acetylcholinesterase and acetylcholine receptor expression: transduction and transcription control. *J Neurosci.* 2003; 23(11): 4445-4456.

[36] Hellströ F, Roatta S, Thunberg J, Passatore M, Djupsjö M. Responses of muscle spindles in feline dorsal neck muscles to electrical stimulation of the cervical sympathetic nerve. *Exp Brain Res.* 2005; 165: 328-342.

[37] Roatta S, Windhorst U, Ljubisavljevic M, Johansson, Passatore M. Sympathetic modulation of muscle spindle afferent sensitivity to stretch in rabbit jaw closing muscles. *J Physiol.* 2002; 540(pt 1): 237-248.

[38] Chiou LC, Chang CC. Effect of clonidine on neuromuscular transmission and the nicotinic receptor. *Proc Natl Sci Counc Repub China B.* 1984; 8(2): 148-154.

[39] Chen JT, Chen SM, Kuan TS, Chung KC, Hong CZ. Phentolamine effect on the spontaneous electrical activity of active loci in a myofascial trigger spot of rabbit skeletal muscle. *Arch Phys Med Rehab.* 1998; 79: 790-794.

[40] Endo M. Calcium release from the sarcoplasmic reticulum. *Physiol Rev.* 1977; 57(1): 71-108.

[41] Cairns SP, Dulhunty AF. The effects of beta-adrenoceptor activation on contraction in isolated fast- and slow-twitch skeletal muscle fibers of the rat. *Br J Pharmacol.* 1993; 110: 1133-1141.

[42] Rudolf R, Magalhaes PJ, Pozzan T. Direct in vivo monitoring of sarcoplasmic reticulum Ca^{2+} and cytosolic cAMP dynamics in mouse skeletal muscle. *J Cell Biol.* 2006; 173(2): 187-193.

[43] Cairns S, Borrani F. β-adrenergic modulation of skeletal muscle contraction: key role of excitation-contraction coupling. *J Physiol.* 2015; 593(21): 4713-4727.

[44] Katz B. Neural transmitter release: from quantal secretion to exocytosis and beyond. The Fenn Lecture. *J Neurocytol.* 1996; 25(12): 677-688.

[45] Hong CZ, Simons DG. Pathophysiologic and electrophysiologic mechanisms of myofascial trigger points. *Arch Phys Med Rehab.* 1998; 79: 863-872.

[46] Vizi ES. Evidence that catecholamines increase acetylcholine release from neuromuscular junction through stimulation of alpha-1-adrenoceptors. *Naunyn Schmmiedebergs Arch Pharmacol.* 1991; 343(5): 435-438.

[47] Correia AC, Silva PC, da Silva BA. Malignant hyperthermia: clinical and molecular aspects. *Rev Bras Anestesiol.* 2012; 62(6): 820-837.

[48] Jafri MS. Nature of trigger points. *Int Sch Res Notices.* 2014; 2014: 523924.

[49] Ahn SW, Kim SH, Kim JH, et al. Phentolamine inhibits the pacemaker activity of mouse interstitial cells of Cajal by activating ATP-sensitive K+ channels. *Arch Pharm Res.* 2010; 33(3): 479-489.

[50] Boudreault L, Cifelli, Bourassa F, Scott K, Renaud JM. Fatigue preconditioning increases fatigue resistance in mouse flexor digitorum brevis muscles with non-functioning KATP channels. *J Physiol.* 2010; 588(pt 22): 4549-4562.

[51] Cifelli C, Bourassa F, Gariépy L, Banas K, Benkhalti M, Renaus JM. KATP channel deficiency in mouse flexor digitorum brevis causes fibre damage and impairs Ca^{2+} release and force development during fatigue in vitro. *J Physiol.* 2007; 582(pt 2): 843-857.

[52] Tricarico D, Selvaggi M, Passantino G, et al. ATP sensitive potassium channels in the skeletal muscle function: involvement of the KCNJ11(Kir6.2) gene in the determination of mechanical Warner Bratzer shear force. *Front Physiol.* 2016; 7: 167. doi: 10: 3389/fphys.2016.00167.

[53] Mele A, Camerino GM, Cannone M, Conte D, Tricarico D. Dual response of the KATP channels to staurosporine: a novel role of SUR2B, SUR1 and Kir6.2 subunits in the regulation of the atrophy in different skeletal muscle phenotypes. *Biochem Pharmacol.* 2014; 91(2): 266-275.

[54] Scott K, Benkhalti M, Calvert ND, et al. KATP channel deficiency in mouse FDB causes an impairment of energy metabolism during fatigue. *Am J Physiol Cell Physiol.* 2016; 311(4): C559-C571.

[55] Farahiini H, Haabibey R, Ajami M, et al. Late anti-apoptotic effect of K(ATP) channel opening in skeletal muscle. *Clin Exp Pharmacol Physiol.* 2012; 39(11): 909-916.

[56] Colombini B, Nocella M, Bagni MA. Non-crossbridge stiffness in active muscles. *J Exp Biol.* 2016; 219(pt 2): 1533-160.

[57] Pinniger GJ, Ranatunga KW, Offer GW. Crossbridge and non-crossbridge contributions to tension in lengthening rat muscle: force-induced reversal of the

power stroke. *J Physiol.* 2006; 573(pt 2): 627–643.

[58] Nocella M, Colombini B, Bagni MA, Burton J, Cecchi G. Non-crossbridge calcium-dependent stiffness in slow and fast skeletal fibers from mouse muscle. *J Muscle Res Cell Motil.* 2012; 32: 403. doi: 10.1007/s10974-oll-9274-5.

[59] Bagni MA, Cecchi G, Colombini B, Colomo F. A non-cross-bridge stiffness in activated frog muscle fibers. *Biophys J.* 2002; 82: 3118–3127.

[60] Wang K, McCarter R, Wright J, Beverly J, Ramirez-Mitchell R. Regulation of skeletal muscle stiffness and elasticity by titin isoforms: a test of the segmental extension model of resting tension. *Proc Natl Acad Sci U S A.* 1991; 88: 7101–7105.

第 三 章

肌肉和筋膜在肌筋膜疼痛综合征中的作用

简·多默霍尔特

1 介绍

Travell和Simons将肌筋膜疼痛综合征（MPS）定义为"由肌筋膜触发点引起的感觉、运动和自主神经症状"，并补充认为，临床医生需要确认引起问题的特定肌肉或肌群[1]。他们从临床和病因学角度定义了肌筋膜触发点（TrP）。根据临床定义，TrP是"骨骼肌中的一个易激惹点，与肌紧张带内超敏的可触及结节相关。"该点有压痛，可引起特征性的牵涉性痛，或其他相关的压痛、运动功能障碍和自主神经现象等症状。TrP的病因学定义为"一簇电活动位点，每个位点与骨骼肌的收缩结和运动终板功能障碍有关。"在本书前一版的概述章节中，作者用了几页的篇幅来介绍肌肉的解剖、结构和功能，详细描述了神经肌肉接点、运动单元和运动终板区[1]。尽管Travell选择使用"肌筋膜"这个术语，但之前版本的触发点手册几乎没有包含筋膜或筋膜与肌肉之间相互作用的内容。事实上，这本两卷本的索引中没有"筋膜"这个词，只有在文中有"筋膜内触发点"[2]。

然而，肌肉和筋膜是紧密相关的，如果不考虑筋膜在病因学和在肌肉与筋膜相关症状中的作用，是不可能讨论MPS和TrPs的。对筋膜的作用是低估了的。尽管Travell可能是最早认识到筋膜在肌筋膜疼痛中重要性的医生之一，但当她定义这些术语时，对筋膜的认知还处于不成熟期。本章旨在回顾肌筋膜疼痛背景下肌肉和筋膜的解剖和功能。当今的思维仅仅认识到肌肉的TrP，而Travell和Simons也考虑了皮肤、韧带、骨膜和非肌性TrPs[1]。

2 肌肉

骨骼肌约占人体体重的42%～47%。它们对人体的运动、平衡、呼吸、饮食（日常活动）、调节体内平衡和新陈代谢以及最广义的生存都至关重要[3]。大多数肌肉通过肌腱附着在骨骼上，但也有一些肌肉附着在另一块肌肉的肌腱上，比如屈肌腱，附着在趾长屈肌腱上。在少数情况下，肌肉连接在其他肌肉上，如颧肌、笑肌和颊肌附在轮匝肌上。肌肉主动收缩时产生力量，被动收缩时它们被伸长和伸展。

肌肉可以依据其主要的纤维类型来分类。Ⅰ型纤维为慢氧化纤维，收缩速度慢，肌球蛋白ATP酶活性低，与有氧代谢相关。Ⅱa型纤维是快速氧化—糖酵解纤维，收缩速度快，肌球蛋白ATP酶活性高。一般在额外活动时启动。Ⅰ型和Ⅱa型纤维不易疲劳，富含线粒体和肌红蛋白。Ⅱb型纤维是快速糖酵解纤维，收缩速度快，肌球蛋白ATP酶活性高，容易疲劳，含线粒体和肌红蛋白较少，通过葡萄糖到乳酸的无氧发酵过程产生三磷酸腺苷（ATP）。Ⅰ型纤维对应于鸡肉的"深色肉"，主要与姿势和耐力运动相关，而Ⅱb型纤维则存在于"白色肉"中，更符合短期肌肉收缩需求。

（1）肌肉解剖生理学

肌肉是由肌束群组成的，肌束由肌纤维和肌原纤维组成。在大多数骨骼肌中，一个肌纤维大约包含1 000至2 000个肌原纤维。肌原纤维直径大约在1～2 μm，由线粒体、肌浆网和横管系统或T小管将它们相互分隔开（图3-1）。每根纤维都由一系列的肌节组成，肌节是肌肉最小的收缩元素。当力产生轴平行于肌纤维方向时，肌肉往往含有更多肌节[4]。当骨骼肌纤维被激活时，肌

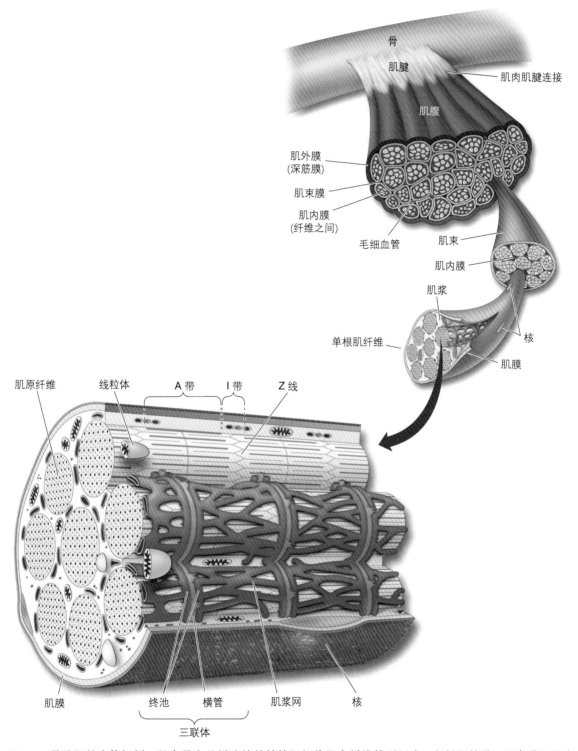

图3-1　骨骼肌的大体解剖。肌肉是由几层连续的结缔组织将肌肉纤维排列而成，包括肌外膜、肌束膜和肌内膜。这种排列将肌纤维分隔开来，并在将力量引向骨骼时保护脆弱的肌肉纤维。肌膜包裹细胞核、线粒体和肌原纤维。肌原纤维含有排列整齐的蛋白质，它们发生重叠，形成Z线、I带和A带。肌浆网储存钙，横小管传递细胞内肌膜的电信号，两者对肌肉功能都至关重要

节长度会发生很大变化，这种不均匀性被认为会造成机械不稳定性；然而，当肌肉等长收缩时，这种不均匀性对稳定性没有影响[5,6]。

肌节含有收缩和结构蛋白，它们共同形成一个高度有序的网络或晶格结构。单个肌丝的长度或多或少是固定的，在收缩期间变化不大。肌节由细的肌动蛋白丝（连接在Z线上的双股螺旋状聚合物）和粗的肌球蛋白丝（位于肌节的中心）组成。肌球蛋白在ATP酶作用下与肌动蛋白结合位点形成横桥。作为最大的脊椎动物蛋白白，肌联蛋白将肌球蛋白丝连接于Z线上（图3-2）。相邻肌节的肌联分子相互交联。当肌节被拉伸时，肌联纤维被动紧张，使肌肉僵硬。它维持肌凝蛋白丝于肌节中心位点[7,8]。PEVK片段是肌联蛋白（tinin）的一小部分，使肌动蛋白丝接近Z线。可以想象，这种连接可能形成一个肌动—肌联蛋白相互作用的"黏性缓冲器"，类似于一个拖网[9,10]。虽然在拉伸和离心负荷时，肌联蛋白的作用类似于弹簧，但在向心收缩时，它在Z

线转变为一种黏性的凝胶状结构，使肌肉产生力量[7,8,11,12,13]。在触发点可能存在一个受损的肌节，肌动—肌联蛋白屏障破坏，肌球蛋白丝卡在Z线上黏稠的肌联蛋白中。

另一个重要的蛋白质是伴肌动蛋白（nebulin），它覆盖了肌动蛋白丝全长。伴肌动蛋白与肌动蛋白、肌联蛋白和Z线蛋白肌钯蛋白（myopalladin）相互作用[14]。肌联蛋白和伴肌动蛋白相互作用，特别是在肌原纤维形成过程中[15]。伴肌动蛋白在Z线内与结蛋白（desmin）和肌钯蛋白相连。结蛋白丝连接相邻的Z线，并通过肌膜、细胞核、T小管、线粒体，可能还有微管将肌原纤维相互连接起来[16,17]。肌钯蛋白与α辅肌动蛋白（actinin）结合，后者又与肌动蛋白和肌联蛋白结合[17]。伴肌动蛋白通过肌动蛋白、原肌凝蛋白、肌钙蛋白和原肌球调节蛋白（tropmodulin）上的多结合位点稳定肌节（图3-3）[15,16,18-20]。它通过抑制横桥形成来调节肌肉收缩，直到肌动蛋白被Ca^{2+}结合激活[21]。肌钙蛋白（troponin）是一种Ca^{2+}接受

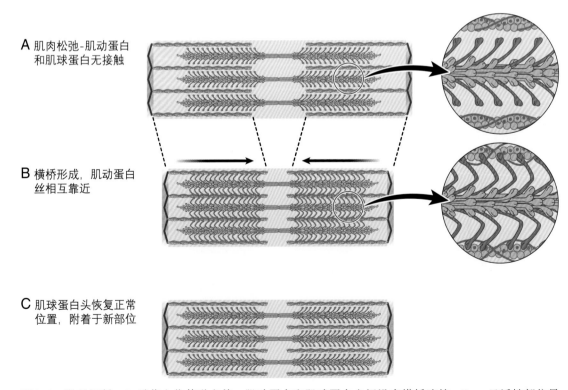

A 肌肉松弛-肌动蛋白和肌球蛋白无接触

B 横桥形成，肌动蛋白丝相互靠近

C 肌球蛋白头恢复正常位置，附着于新部位

图3-2　滑丝机制。**A** 动作电位传递之前，肌动蛋白和肌球蛋白之间没有横桥连接。**B** 一旦活性部位暴露，肌球蛋白头部与肌动蛋白结合，力量触发。肌球蛋白头的同步运动将肌节两端拉到一起，使肌肉缩短。**C** ATP能量作用下肌凝蛋白头部释放，准备好位置以备下一次触发

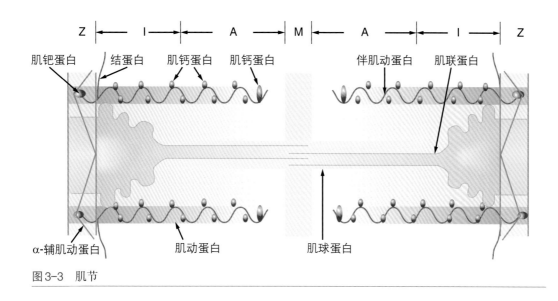

图3-3　肌节

蛋白［和原肌球蛋白（tropomyosin）一起］敏化肌动球蛋白（actomyosin），使其与Ca^{2+}结合[22]。原肌球蛋白和原调节蛋白可以影响突触信号相关的分子过程，调节神经元形态（图3-4）[23]。

　　每根肌纤维都由一个单独自脊髓中的α运动神经元的轴突所支配。一个运动神经元与它所支配的所有肌肉纤维被称为一个运动单元。α运动神经元的大小和兴奋性存在较大差异。较小的运动神经元比较大的神经元更容易兴奋。同样，与较大的运动单位相比，较小的运动单位具有更小的α运动神经元胞体、更小的轴突和更少的目标

肌纤维（图3-5）。它们支配300～1 500个肌纤维，参与姿势的维持和行走（Ⅰ型纤维）等活动，而较大的运动单元在需要更快的反应活动时被激活（Ⅱb型纤维）。

　　当前角运动神经元的细胞体启动动作电位时，动作电位通过轴突的每一个分支向特定的神经末梢扩布，这些神经末梢与肌纤维形成神经肌肉接头（运动终板）。当动作电位到达神经末梢后，以化学方式跨过神经肌接头突触间隙作用于突触后肌纤维膜（图3-6）。T小管垂直于肌纤维的长轴，每个肌节有两个横向小管区域，将肌纤维外部冲

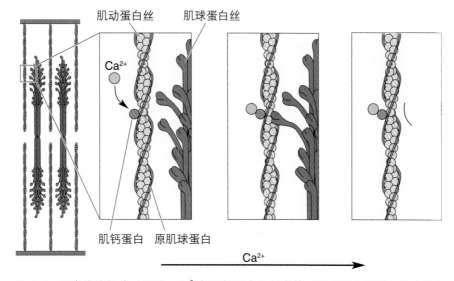

图3-4　肌肉收缩的分子基础。Ca^{2+}与肌钙蛋白的结合使原肌球蛋白变形，肌球蛋白头部与肌动蛋白丝结合。然后肌球蛋白形成支点，导致纤维产生相对于其他纤维的滑动

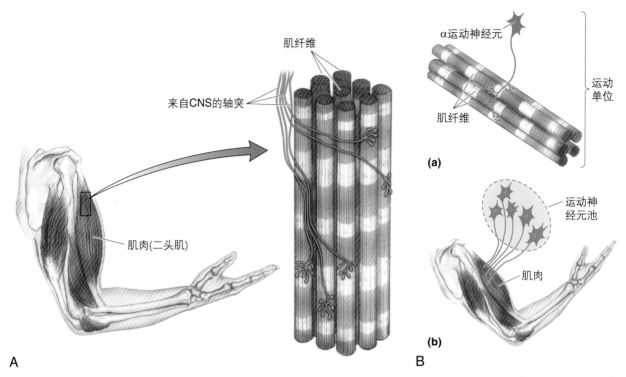

图3-5   骨骼肌结构。**A** 每个肌纤维由一个轴突支配。**B** 运动单元和运动神经元池。（a）一个运动单元是一个α运动神经元和它支配的所有肌纤维。（b）一个运动神经元池是所有支配同一块肌肉的所有α运动神经元

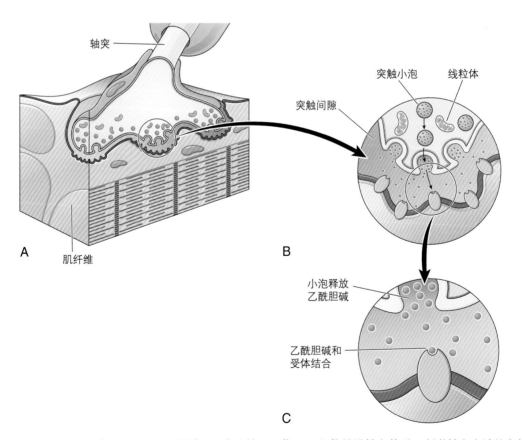

图3-6   神经肌肉接头。**A** 神经元和肌纤维在神经肌肉连接区通信。**B** 电信号沿轴突传递，刺激轴突末端的突触小泡释放神经递质乙酰胆碱，进入突触间隙。**C** 乙酰胆碱穿过突触间隙，与肌纤维膜上的受体结合，引起肌肉细胞内发生改变，从而启动肌肉收缩

动传递至内部，激活横管膜上电压依赖性的L型钙通道，包括表面膜钙通道二氢吡啶受体和1型肌浆网钙释放兰尼碱受体。这些通道和受体的激活导致Ca^{2+}释放到肌浆[24]。储存在肌浆网中的Ca^{2+}，可以激活肌动蛋白和肌钙蛋白，引起肌肉收缩。钙促使原肌球蛋白移位，暴露肌动蛋白上的肌球蛋白结合位点，从而调节肌动蛋白与肌球蛋白之间的横桥相互作用[16]。钙和ATP都是维持肌动蛋白—肌球蛋白横桥的关键[25]。

Henneman证明，随着生理性兴奋的增加，运动神经元按从小到大的顺序被募集[26]，这后来被称为Henneman大小原理[27-29]。Henneman的大小原理表明，支配Ⅰ型慢氧化纤维的小运动单位首先被募集，其次是Ⅱa型快氧化纤维，最后是Ⅱb型快糖酵解纤维。Hägg将Henneman的大小原理纳入Cinderella假说中，并推断，持续收缩中较小运动单位的持续活动可能导致肌肉纤维损伤，尤其是Ⅰ型纤维[30-32]。可想而知，在持续低水平收缩和动态反复收缩中，Ⅰ型运动单位纤维缺血、缺氧和ATP合成不足使酸性增加、Ca^{2+}堆积，随之肌节发生挛缩，肌内灌注减少、缺血和缺氧[33-35]。已经有多项研究证实了Cinderella假说[36-40]，这可能是导致TrPs形成的可能机制之一[34,35]。

（2）肌肉收缩

肌肉的主要活动是收缩。在向心性收缩时，肌肉长度缩短，而在离心收缩时则伸长。Gerwin等人推测，持续低水平收缩、最大或次最大向心收缩和离心收缩将导致肌肉过度使用而发生TrPs[41]。随着动态和有节奏的收缩，收缩—松弛节律增强肌肉内的血液流动，这种现象被称为肌肉泵。然而，在持续的肌肉收缩过程中，肌肉的新陈代谢高度依赖于氧和葡萄糖，这两种物质将很快被消耗殆尽。持续的收缩损害毛细血管血流量，导致缺血，即使肌肉收缩的幅度只有其能力的10%～25%，也会发生缺血。研究证实，TrPs附近存在缺血和缺氧。Bruckle等人记录到下腰痛患者存在低氧饱和度水平，美国国立卫生研究院（National Institutes of Health）和乔治梅森大学

（George Mason University）的研究人员记录了活动性TrPs附近的逆向血流，其特征是收缩期速度和流量增加，而舒张期速度下降[43]。几疗程的干针治疗可以逆转这一过程，并在8周后出现客观的组织改善[44,45]。上斜方肌TrPs患者在干针治疗6周后疼痛缓解[46,47]。

单块肌肉的最大自主收缩高度依赖于肌肉的结构和形状以及肌肉内压力的进展[48-50]。不是所有的肌肉都有相同的形状和结构，这依赖于肌束的形态，即平行肌（如腹直肌）、三角肌（如三角肌）、会聚肌（如胸大肌）或环形肌（如口轮匝肌）。平行肌是目前最常见的肌肉类型，约占所有肌肉的85%，这些肌肉非常有用特别要求速度的时候。三角肌的设计更有利于产生力量。

（3）肌肉收缩、线粒体和Ca^{2+}泵

持续低水平用力时压力梯度的增加可能是产生疼痛、并最终导致TrPs形成的原因[51]。缺血或缺乏血流迅速导致缺氧，而缺氧又会导致组织pH下降、质子释放以及线粒体产生ATP停止。线粒体通过呼吸作用和氧化磷酸化（oxidative phosphorylation, OXPHOS）产生ATP，氧化磷酸化是通过电子传递链（electron transport chain, ETC）蛋白复合物进行的。

骨骼肌的线粒体功能相当复杂，它是维持肌肉稳态所必需的，并受ATP柠檬酸裂解酶（ATP Citrate Lyase, ACL）调节。柠檬酸裂解酶是一种细胞质酶，催化线粒体源性柠檬酸盐转化为草酰乙酸和乙酰辅酶A（acetyl-coenzyme A, acetyl-CoA）[52-54]。Acetyl-CoA通过三羧酸循环氧化为二氧化碳和水，生成还原型烟酰胺腺嘌呤二核苷酸（nicotinamide adenine dinucleotide, NADH）。ETC氧化还原剂NADH和黄素腺嘌呤二核苷酸的还原形式，在线粒体膜上形成H^+梯度。这种梯度有助于线粒体ATP合成酶将二磷酸腺苷（ADP）磷酸化为ATP[4]。ATP合成是人体最普遍的生化过程。活动着的人体每天都会产生自己体重相当的ATP。

运动提供了一种改善线粒体功能的机制，还

能增强骨骼肌的收缩功能和改善肌肉力量、耐力和有氧代谢能力[55]。肌肉强化通过增加代谢能力来改善肌肉的功能。

其中一些作用是由胰岛素生长因子1介导的。胰岛素生长因子是一种能诱导ACL活化的合成代谢生长因子，刺激肌肉肥厚、脂肪酸摄取和葡萄糖代谢[52,55,56]。柠檬酸裂解酶还刺激心磷脂合成和线粒体超复杂活动，进一步改善线粒体功能[52]。心磷脂是线粒体膜的重要组成部分[57]。"线粒体超级复合体活动"这一术语表明ETC在线粒体内膜上不是一个静态的实体，而是一个复杂的动态实体。目前有两个OXPHOS模型。根据液态模型，OXPHOS复合体在线粒体内膜上自由扩散，而固态模型则认为OXPHOS复合物以刚性大小顺序（超级复合体或呼吸器）进行组合[58,59]。它们由四种复合物组成，至今仍知之甚少[60]。

如第二章所述，从胞质中去除Ca^{2+}以逆转肌动蛋白—肌球蛋白的偶联是需要ATP的过程。当ATP与肌球蛋白分子结合时，肌球蛋白与肌动蛋白之间的联系减弱，肌球蛋白头部与肌动蛋白分离。与此同时，Ca^{2+}从阻断原肌球蛋白分子的肌钙蛋白上脱离。在正常生理状态下，大量的游离Ca^{2+}通过功能性肌浆/内质网钙蛋白酶（sarcoplasmic/endoplasmicreticulum Ca^{2+} ATPase, SERCA）泵重新进入肌浆网。当能量耗尽时，肌节可能继续收缩，直到有足够的ATP可用来解决细胞内的Ca^{2+}堆积。高浓度细胞内Ca^{2+}与持续的肌节收缩、线粒体及肌肉的损伤有关，这可能是产生肌肉病变和TrPs的原因[61,62]。尽管有人推测SERCA异常可能导致强直性肌营养不良和甲状腺功能减退性肌病患者肌肉细胞内Ca^{2+}稳态和信号传导的失调，但Guglielmi等人的结论是，这些患者的SERCA功能并没有改变[63]。

触发点可以在没有肌肉损伤的情况下发生，但是细胞内Ca^{2+}水平的增加会导致细胞膜的破坏，肌浆网的损伤，这将引发更多的Ca^{2+}流入，并破坏细胞骨架蛋白，包括肌联蛋白、结蛋白和肌营养不良蛋白（dystrophin）。SERCA泵功能失调是原能量危机假说的一个组成部分，但在肌筋膜疼痛患者中尚未得到证实[64]。然而，许多肌痛患者出现不规则的红色纤维，细胞色素c氧化酶（cytochrome-c-oxidase, COX）阴性纤维增多，提示线粒体OXPHOS功能障碍[65]。不规则红色纤维在MERFF综合征（Myoclonic Epilepsy with Ragged Red Fibers）中也可观察到，但不全是，在其他很多疾病中也可观察到，如甲状腺功能减退性肌病、进行性眼外麻痹、Leigh综合征、成人起病的Pompe病和其他线粒体肌病[66,67,68-71]。老化与线粒体异常的增加有关，健康的老年人会出现粗糙的红色和COX阴性纤维[72]。

在持续的收缩过程中，肌肉会迅速转换为厌氧糖酵解，以保证足够的ATP供应。糖酵解是将一个葡萄糖分子分裂成两个丙酮酸分子，这个过程释放的能量刚好形成两个ATP分子。在有氧条件下，氧和丙酮酸的反应，每丙酮酸分子可产生多达16个ATP分子、二氧化碳和水。但在厌氧的情况下，大多数糖酵解的丙酮酸会转化为乳酸，而乳酸进一步降低肌内pH。当毛细血管循环不良时，如肌肉持续的低水平收缩，乳酸可能不会像正常运动后那样从肌肉中弥散出来[33]。

（4）肌肉收缩和ATP

次最大收缩和最大向心收缩需要大量的ATP，这些ATP最初是从肌肉的内部存储单元释放出来的。$4 \sim 6$ s后，肌肉需要通过磷酸肌酸（CP）依靠ADP直接磷酸化。磷酸化通过磷酸基与ADP分子在肌酸激酶催化下偶联产生ATP。储存的三磷酸腺苷和肌酸磷酸为最大肌肉力量提供$14 \sim 16$ s的能量。此后，需要短时间的休息来补充细胞内ATP和CP的消耗储备，当持续的ATP需求在有氧通路的能力范围内时，状态良好的个体其肌肉活动可以持续数小时。然而，当运动的需求开始超过肌肉细胞进行足够快的必要的反应能力时，无氧酵解将提供占总量越来越多的ATP。最后，肌肉耗尽ATP，并可能出现持续肌节收缩，开启TrPs产生。

3　筋膜

当运动员遭受某种超负荷损伤时，可以想象，筋膜或结缔组织如肌腱、韧带和关节囊，承受的负荷超过了肌肉或骨骼[73,74]。虽然肌肉是人体主要的收缩组织，但近40%的肌肉力量传递到筋膜[75]。每一块肌肉与筋膜都有特定的连接，有证据表明，肌肉纤维与肌内结缔组织连接的角度、深筋膜与肌外膜之间的连接影响力传递模式[76-81,82]。例如，肌外膜参与了骨骼肌的侧向力传递[83-85]。外膜具有高密度的成纤维细胞[86]。

当肌肉连接到其他肌纤维或肌内结缔组织时，肌外肌筋膜的力传递直接向肌肉外的结缔组织传递[87,88]。Findley报道说，这种机制不仅有助于相邻肌肉的复杂运动模式，而且有助于增加关节的稳定性[89]。肌肉的形状决定了肌纤维与肌内筋膜连接的角度（图3-7）。意识到肌肉和其筋膜连接的连贯性及其对临床实践的潜在意义有助于理解TrPs的性质和生物力学。在这一点上，只有少数肌筋膜和干针治疗的研究和病例报道中考虑到了肌肉和筋膜之间的相互联系[90-93]，不过，筋膜的研究数量在过去10年中呈指数增长[94-105]。筋膜可能在肌肉收缩性和TrPs的形成中起重要作用[106,107]。

（1）定义

2015年在美国华盛顿特区召开的第四届筋膜研究大会上，从解剖学上将筋膜定义为"形成于

皮肤下的，附着、包裹、分离肌肉和内部器官的鞘、片或任何数量的其他可分离的结缔组织聚集物"。临床医生和研究人员未必能接受这个新的定义，于是成立了一个新的委员会来定义"筋膜系统"，该系统在2017年被描述如下[108,109]。

"筋膜系统由遍布全身的柔软、含胶原蛋白、疏松和致密纤维结缔组织的三维连续体组成。它包括了脂肪组织、外膜和神经血管鞘、腱膜、深浅筋膜、外膜、关节囊、韧带、膜、脑膜、肌筋膜、骨膜、视网膜、隔膜、肌腱、内脏筋膜，以及所有肌内和肌间结缔组织，包括肌内/肌周/肌外膜。

筋膜系统贯穿并包围所有的器官、肌肉、骨骼和神经纤维，赋予身体功能结构，并提供一个使身体所有系统能够以整合的方式运作的环境"[105]。

肌肉和筋膜紧密地交织在一起。所有的肌肉都被外膜（epimysium）包裹着。单个肌纤维束位于肌束膜（perimysium）内，单个肌纤维位于肌内膜内（endomysium）。肌内膜、肌束膜和肌外膜是深筋膜的组成部分，不要与内脏筋膜和浅筋膜混淆[86,97,110]。Stecco的人体筋膜系统功能图谱提供了一个出色的人体筋膜连接概览[111]。

（2）一些生物力学因素

肌肉与肌外膜、肌束膜和肌内膜之间相互连接的重要性正在慢慢被认识。每一块肌肉都与筋膜有特定的连接，这些连接使肌肉将力向骨骼和更深的筋膜层传递[77,80,81,112]。将筋膜与皮肤、韧带和肌肉等其他结构分开实际上是不可能的（图3-8）[82,113]。肌肉纤维经常与其他肌肉或结缔组织相连接，这些连接使肌肉能够在肌肉外对筋膜和结缔组织施加力[88]。随着年龄增长出现的柔韧性和移动能力的下降可以归因于筋膜的变化，如外膜的柔韧性下降。致密的肌外膜常常限制肌肉功能；例如，肌外膜可以增加肌肉僵硬，对机械张力的变化很敏感[76,85]。

筋膜柔韧性的改变会导致运动模式的改变、局部使用过度以及力量和协调性的丧失。

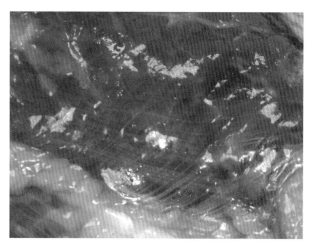

图3-7　筋膜的三维方向

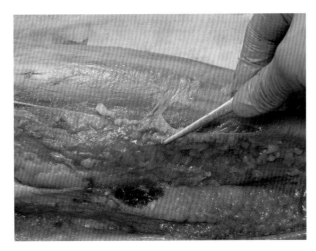

图3-8　筋膜与皮肤、肌肉和神经的连接

Stecco等人推测，黏弹性降低是由于缺乏透明质酸（hyaluronan, HA），它决定了深筋膜和肌肉之间的黏度[76,114]。透明质酸是一种细胞外基质（extracellular matrix, ECM）的糖胺聚糖聚合物，存在于肌肉纤维、神经和筋膜层之间[115,116]。深筋膜层之间的移动能力下降，如胸腰筋膜，将导致僵硬和活动受限。深筋膜由两层或三层平行的胶原纤维束组成，它们向不同的方向排列，并与肌肉和肌腱直接相连[76,104,117]。它传递力的距离比肌外膜更远[100]。深筋膜包含多种机械感受器[118]，筋膜处理机械感受传入的能力完全取决于它与骨组织和肌肉的结构关系[119]。

成纤维细胞位于ECM内，在胶原蛋白、基质、弹性蛋白和网状蛋白的合成中起重要作用。顺便说明一下，ECM由胶原蛋白、弹性纤维、蛋白多糖、层粘连蛋白、母细胞蛋白和纤维连接蛋白组成[120-125]。成纤维细胞在其ECM中记录力引起的变形，成纤维细胞的机械拉伸通过刺激旁分泌生长因子等多种物质的释放来调节关键的ECM基因[86]。成纤维细胞以整合素为特征，整合素对机械力的形成至关重要[126]，它们可以记录对机械应力变化产生的反应性张力[127]。成纤维细胞在高张力状态下以应力纤维和黏着斑（focal adhesions）为特征，呈板层状，而在低应力状态下则多多少少呈圆形结构[128-130]。肌动蛋白微丝和非肌肉的肌球蛋白构成的收缩装置（器官？）后，层状成纤维细胞可分化为肌成纤维细胞[131]。

换句话说，筋膜不只是一个被动结构；它可以参与非常缓慢的收缩[132]。

成纤维细胞参与伤口闭合、肌肉收缩和瘢痕粘连[133,134]。伤口愈合包括ECM精心的重塑，这通常发生在三个不同的阶段（炎症、增殖和重塑）。组织损伤后，成纤维细胞分化为肌成纤维细胞，沉积胶原蛋白、纤维连接蛋白和糖胺聚糖[135]。纤维蛋白和纤维连接蛋白是防止过度失血的基质蛋白。纤维连接蛋白具有较强的弹性，适合于胶原蛋白的聚合。胶原是细胞外基质的主要结构成分[125]。当成纤维细胞和肌成纤维细胞沉积的胶原导致肌成纤维细胞增加，基质过度沉积并破坏基质重塑时，就会发生纤维化[136]。

实际工作中，手法技术或干针可以有效地治疗瘢痕组织的粘连，方法是将一根针直接插入每个粘连或致密处，并根据患者的疼痛耐受水平尽可能单向旋转针[93,137]。当针松脱时，还是有周期性的紧张直到粘连缓解甚至消除（图3-9）。Langevin等人的研究表明，针刺和干针法的作用至少可以部分地用成纤维细胞的机械刺激来解释[138,139]。旋转针可以在收缩的筋膜组织和针头之间建立起一种牢固的联结，对成纤维细胞、细胞骨架力模式、细胞内信号通路和机械诱导的基因激活产生机械应力，接着恢复瘢痕的移动性和柔韧性，立即减轻受试者的痛觉过敏和触诱发痛[137]。随着针的旋转，转矩呈指数级增长，这可以在离针位置几厘米处客观测量[140]。持续的粘连可能是由于ECM蛋白的失调引起的。旋转针可以抑制Rho依赖性的激酶和抑制腱糖蛋白-C基

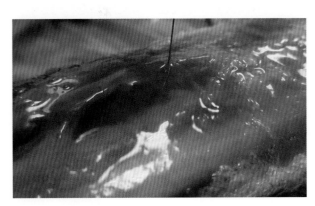

图3-9　筋膜内的丝状针

因的诱导。实现腱糖蛋白-C基因转录并对纤连蛋白和胶原ⅩⅡ产生积极影响的最佳方法之一是对ECM中的成纤维细胞进行周期性拉伸。由于这种反应几乎是即刻的，对于"在瘢痕组织附近发现的粘连是否如人们通常认为的那样是纤维化组织"的问题尚存在争议。这些粘连可能反映了筋膜组织的收缩而不是纤维化。

（3）筋膜的一些感觉方面

作为疼痛的来源之一，筋膜必须包含感觉纤维和伤害感受器[141]。一项啮齿动物研究表明，胸腰筋膜中痛觉感受器的数量是背部肌肉的三倍[142]。其他研究证实，腰椎背角神经元不仅接受来自肌肉的传入，还接受来自胸腰椎筋膜的传入[143-146]。因为这些神经元大多具有较高的机械阈值，它们有可能是伤害性神经元[147]。Deising等人认为，机械和化学刺激后筋膜伤害感受器的敏化可能导致持续性肌筋膜疼痛，尤其是当筋膜被拉伸时，例如，在肌肉收缩时[148]。在竖脊肌筋膜内注射神经生长因子（一种引起严重痛觉过敏的化学物质）可引起明显的痛觉过敏、运动诱发疼痛，并使压力阈值降低约7天，对机械和化学刺激持续敏化2周[148]。胫骨前筋膜注射高渗盐水引起的肌肉疼痛比直接肌内注射更迟[149]。高渗盐水注射筋膜引起的疼痛明显强于皮下注射和肌肉注射[150]。Weinkauf等人在将神经生长因子注入胫前肌、竖脊肌及其筋膜时也有类似的发现[151]。机械痛觉过敏在胫骨筋膜处比在肌肉处更为明显，胸背筋膜处比胫骨筋膜处更为敏感[151]。Danielson等人在髌韧带上的疏松结缔组织中用降钙素基因相关肽和P物质的抗体发现了肽能感觉神经末梢[152]。有趣的是，在病理条件下，筋膜也能够形成新的对P物质有免疫反应的伤害性纤维[153]。筋膜的神经末梢位于筋膜的外层，与皮下组织或多或少相连。由于中筋膜层主要与机械力传递有关，所以没有神经末梢是合理的；否则运动就会引起疼痛。Tesarz等人证实了伤害性sP末梢存在于胸腰椎筋膜的皮下组织和外层，这再次提示筋膜可能在下腰痛中起重要作

用[154]。在深筋膜中发现了Ruffini，Pacini受体和游离神经末梢[134,155]。也有一些证据表明，Pacini受体可能参与了高速手法治疗，但还没有研究探讨TrP手法或干针治疗是否专门针对帕西尼安受体[156]。Simmonds等人推断过筋膜在手法治疗中的作用，但他们没有得出任何重要结论[157]。

（4）总结

考虑到筋膜和肌肉之间错综复杂的联系，肌筋膜疼痛和TrPs的现有解释模型很可能会随着认知和理解的提高而不断发展。Schleip认为，来自TrPs的疼痛感觉可能来自敏化的筋膜伤害感受器[158]。对于TrPs、瘢痕组织和粘连的治疗方法必须包括筋膜的处理。手法拉伸技术会导致缓慢的适应，但干针治疗瘢痕组织几乎立即改变了收缩。这一现象的机制尚不清楚，值得进一步研究探讨。

吴军珍、杜冬萍　译　杜冬萍　审

参考文献

［1］Simons DG, Travell JG, Simons LS. *Travell and Simons' Myofascial Pain and Dysfunction: The Trigger Point Manual.* Vol 1. 2nd ed. Baltimore, MD: Williams & Wilkins; 1999.

［2］Travell JG, Simons DG. *Myofascial Pain and Dysfunction: The Trigger Point Manual.* Vol 2. Baltimore, MD: Williams & Wilkins; 1992.

［3］Baghdadia MB, Tajbakhsh S. Regulation and phylogeny of skeletal muscle regeneration. *Dev Biol.* 2018; 433: 200-209.

［4］Miller MS, Palmer BM, Toth MJ, Warshaw DM. Muscle: anatomy, physiology, and biochemistry. In: Firestein GS, Budd RC, Gabriel SE, McInnes IB, O'Dell JR, eds. *Kelley and Firestein's Textbook of Rheumatology.* Vol 1. 10th ed. Philadelphia, PA: Elsevier; 2017: 66-77.

［5］Morgan DL, Mochon S, Julian FJ. A quantitative model of intersarcomere dynamics during fixed-end contractions of single frog muscle fibers. *Biophys J.* 1982; 39(2): 189-196.

［6］Joumaa V, Leonard TR, Herzog W. Residual force enhancement in myofibrils and sarcomeres. *Proc Biol*

Sci. 2008; 275(1641): 1411-1419.

[7] Lindstedt SL, Reich TE, Keim P, LaStayo PC. Do muscles function as adaptable locomotor springs? *J Exp Biol.* 2002; 205(Pt 15): 2211-2216.

[8] Wang K, McCarter R, Wright J, Beverly J, Ramirez MR. Viscoelasticity of the sarcomere matrix in skeletal muscles. The titin-myosin composite filament is a dual-stage molecular spring. *Biophys J.* 1993; 64: 1161-1177.

[9] Nagy A, Cacciafesta P, Grama L, Kengyel A, Malnasi-Csizmadia A, Kellermayer MS. Differential actin binding along the PEVK domain of skeletal muscle titin. *J Cell Sci.* 2004; 117(Pt 24): 5781-5789.

[10] Niederlander N, Raynaud F, Astier C, Chaussepied P. Regulation of the actin-myosin interaction by titin. *Eur J Biochem.* 2004; 271(22): 4572-4581.

[11] Wang K. Titin/connectin and nebulin: giant protein rulers of muscle structure and function. *Adv Biophys.* 1996; 33: 123-134.

[12] Gregorio CC, Granzier H, Sorimachi H, Labeit S. Muscle assembly: a titanic achievement? *Curr Opin Cell Biol.* 1999; 11(1): 18-25.

[13] Rivas-Pardo JA, Eckels EC, Popa I, Kosuri P, Linke WA, Fernandez JM. Work done by titin protein folding assists muscle contraction. *Cell Rep.* 2016; 14(6): 1339-1347.

[14] Ma K, Wang K. Interaction of nebulin SH3 domain with titin PEVK and myopalladin: implications for the signaling and assembly role of titin and nebulin. *FEBS Lett.* 2002; 532(3): 273-278.

[15] McElhinny AS, Kazmierski ST, Labeit S, Gregorio CC. Nebulin: the nebulous, multifunctional giant of striated muscle. *Trends Cardiovasc Med.* 2003; 13(5): 195-201.

[16] Clark KA, McElhinny AS, Beckerle MC, Gregorio CC. Striated muscle cytoarchitecture: an intricate web of form and function. *Annu Rev Cell Dev Biol.* 2002; 18: 637-706.

[17] Bang ML, Gregorio C, Labeit S. Molecular dissection of the interaction of desmin with the C-terminal region of nebulin. *J Struct Biol.* 2002; 137(1-2): 119-127.

[18] Jin JP, Wang K. Nebulin as a giant actin-binding template protein in skeletal muscle sarcomere. Interaction of actin and cloned human nebulin fragments. *FEBS Lett.* 1991; 281(1-2): 93-96.

[19] Chu M, Gregorio CC, Pappas CT. Nebulin, a multifunctional giant. *J Exp Biol.* 2016; 219(Pt 2): 146-152.

[20] Pappas CT, Bliss KT, Zieseniss A, Gregorio CC. The Nebulin family: an actin support group. *Trends Cell Biol.* 2011; 21(1): 29-37.

[21] McElhinny AS, Schwach C, Valichnac M, Mount-Patrick S, Gregorio CC. Nebulin regulates the assembly and lengths of the thin filaments in striated muscle. *J Cell Biol.* 2005; 170(6): 947-957.

[22] Ohtsuki I, Morimoto S. Troponin: regulatory function and disorders. *Biochem Biophys Res Commun.* 2008; 369(1): 62-73.

[23] Gray KT, Kostyukova AS, Fath T. Actin regulation by tropomodulin and tropomyosin in neuronal morphogenesis and function. *Mol Cell Neurosci.* 2017; 84: 48-57.

[24] Capes EM, Loaiza R, Valdivia HH. Ryanodine receptors. *Skelet Muscle.* 2011; 1(1): 18.

[25] Houdusse A, Sweeney HL. How myosin generates force on actin filaments. *Trends Biochem Sci.* 2016; 41(12): 989-997.

[26] Henneman E, Somjen G, Carpenter DO. Excitability and inhibitability of motoneurons of different sizes. *J Neurophysiol.* 1965; 28(3): 599-620.

[27] De Luca CJ, Contessa P. Hierarchical control of motor units in voluntary contractions. *J Neurophysiol.* 2012; 107(1): 178-195.

[28] Duchateau J, Enoka RM. Human motor unit recordings: origins and insight into the integrated motor system. *Brain Res.* 2011; 1409: 42-61.

[29] Conwit RA, Stashuk D, Tracy B, McHugh M, Brown WF, Metter EJ. The relationship of motor unit size, firing rate and force. *Clin Neurophysiol.* 1999; 110(7): 1270-1275.

[30] Hägg GM. The cinderella hypothesis. In: Johansson H, Windhorst U, Djupsjöbacka M, Passotore M, eds. *Chronic Work-related Myalgia.* Gärle, Sweden: Gärle University Press; 2003: 127-132.

[31] Hägg GM. Static work and myalgia—a new explanation model. In: Andersson PA, Hobart DJ, Danoff JV, eds. *Electromyographical Kinesiology.* Amsterdam, The Netherlands: Elsevier; 1991: 115-199.

[32] Hägg GM. Ny förklaringsmodell för muskelskador vid statisk belastning i skuldra och nacke. *Arbete Människa Miljö.* 1988; 4: 260-262.

[33] Bron C, Dommerholt J. Etiology of myofascial trigger points. *Curr Pain Headache Rep.* 2012; 16(5): 439-444.

[34] Treaster D, Marras WS, Burr D, Sheedy JE, Hart D. Myofascial trigger point development from visual

and postural stressors during computer work. *J Electromyogr Kinesiol.* 2006; 16(2): 115-124.

[35] Hoyle JA, Marras WS, Sheedy JE, Hart DE. Effects of postural and visual stressors on myofascial trigger point development and motor unit rotation during computer work. *J Electromyogr Kinesiol.* 2011; 21(1): 41-48.

[36] Zennaro D, Laubli T, Krebs D, Krueger H, Klipstein A. Trapezius muscle motor unit activity in symptomatic participants during finger tapping using properly and improperly adjusted desks. *Hum Factors.* 2004; 46(2): 252-266.

[37] Zennaro D, Laubli T, Krebs D, Klipstein A, Krueger H. Continuous, intermitted and sporadic motor unit activity in the trapezius muscle during prolonged computer work. *J Electromyogr Kinesiol.* 2003; 13(2): 113-124.

[38] Forsman M, Birch L, Zhang Q, Kadefors R. Motor unit recruitment in the trapezius muscle with special reference to coarse arm movements. *J Electromyogr Kinesiol.* 2001; 11: 207-216.

[39] Forsman M, Kadefors R, Zhang Q, Birch L, Palmerud G. Motor-unit recruitment in the trapezius muscle during arm movements and in VDU precision work. *Int J Ind Ergon.* 1999; 24: 619-630.

[40] Forsman M, Taoda K, Thorn S, Zhang Q. Motor-unit recruitment during long-term isometric and wrist motion contractions: a study concerning muscular pain development in computer operators. *Int J Ind Ergon.* 2002; 30: 237-250.

[41] Gerwin RD, Dommerholt J, Shah JP. An expansion of Simons' integrated hypothesis of trigger point formation. *Curr Pain Headache Rep.* 2004; 8(6): 468-475.

[42] Brückle W, Sückfull M, Fleckenstein W, Weiss C, Müller W. Gewebe-pO2-Messung in der verspannten Rückenmuskulatur (m. erector spinae). *Z Rheumatol.* 1990; 49: 208-216.

[43] Ballyns JJ, Shah JP, Hammond J, Gebreab T, Gerber LH, Sikdar S. Objective sonographic measures for characterizing myofascial trigger points associated with cervical pain. *J Ultrasound Med.* 2011; 30(10): 1331-1340.

[44] Turo D, Otto P, Shah JP, et al. Ultrasonic characterization of the upper trapezius muscle in patients with chronic neck pain. *Ultrason Imaging.* 2013; 35(2): 173-187.

[45] Turo D, Otto P, Hossain M, et al. Novel use of ultrasound elastography to quantify muscle tissue changes after dry needling of myofascial trigger points in patients with chronic myofascial pain. *J Ultrasound Med.* 2015; 34(12): 2149-2161.

[46] Gerber LH, Sikdar S, Aredo JV, et al. Beneficial effects of dry needling for treatment of chronic myofascial pain persist for 6 weeks after treatment completion. *PM R.* 2017; 9(2): 105-112.

[47] Gerber LH, Shah J, Rosenberger W, et al. Dry needling alters trigger points in the upper trapezius muscle and reduces pain in subjects with chronic myofascial pain. *PM R.* 2015; 7(7): 711-718.

[48] Jarvholm U, Palmerud G, Karlsson D, Herberts P, Kadefors R. Intramuscular pressure and electromyography in four shoulder muscles. *J Orthop Res.* 1991; 9(4): 609-619.

[49] Jarvholm U, Palmerud G, Styf J, Herberts P, Kadefors R. Intramuscular pressure in the supraspinatus muscle. *J Orthop Res.* 1988; 6(2): 230-238.

[50] Palmerud G, Forsman M, Sporrong H, Herberts P, Kadefors R. Intramuscular pressure of the infra- and supraspinatus muscles in relation to hand load and arm posture. *Eur J Appl Physiol.* 2000; 83(2-3): 223-230.

[51] Otten E. Concepts and models of functional architecture in skeletal muscle. *Exerc Sport Sci Rev.* 1988; 16: 89-137.

[52] Das S, Morvan F, Jourde B, et al. ATP citrate lyase improves mitochondrial function in skeletal muscle. *Cell Metab.* 2015; 21(6): 868-876.

[53] Das S, Morvan F, Morozzi G, et al. ATP citrate lyase regulates myofiber differentiation and increases regeneration by altering histone acetylation. *Cell Rep.* 2017; 21(11): 3003-3011.

[54] Choudhary C, Weinert BT, Nishida Y, Verdin E, Mann M. The growing landscape of lysine acetylation links metabolism and cell signalling. *Nat Rev Mol Cell Biol.* 2014; 15(8): 536-550.

[55] Egerman MA, Glass DJ. Signaling pathways controlling skeletal muscle mass. *Crit Rev Biochem Mol Biol.* 2014; 49(1): 59-68.

[56] Clemmons DR. Metabolic actions of insulin-like growth factor-I in normal physiology and diabetes. *Endocrinol Metab Clin North Am.* 2012; 41(2): 425-443, vii-viii.

[57] Li H, Sartorelli V. ATP citrate lyase: a new player linking skeletal muscle metabolism and epigenetics. *Trends Endocrinol Metab.* 2018; 29(4): 202-204.

[58] Jha P, Wang X, Auwerx J. Analysis of mitochondrial respiratory chain supercomplexes using blue native polyacrylamide gel electrophoresis (BN-PAGE). *Curr Protoc Mouse Biol.* 2016; 6(1): 1-14.

[59] Mourier A, Matic S, Ruzzenente B, Larsson NG,

Milenkovic D. The respiratory chain supercomplex organization is independent of COX7a2l isoforms. *Cell Metab.* 2014; 20(6): 1069−1075.

[60] Acin-Perez R, Fernandez-Silva P, Peleato ML, Perez-Martos A, Enriquez JA. Respiratory active mitochondrial supercomplexes. *Mol Cell.* 2008; 32(4): 529−539.

[61] Gissel H, Clausen T. Excitation-induced Ca(2+) influx in rat soleus and EDL muscle: mechanisms and effects on cellular integrity. *Am J Physiol Regul Integr Comp Physiol.* 2000; 279(3): R917−R924.

[62] Jafri MS. Mechanisms of myofascial pain. *Int Sch Res Notices.* 2014; 2014.

[63] Guglielmi V, Oosterhof A, Voermans NC, et al. Characterization of sarcoplasmic reticulum Ca(2+) ATPase pumps in muscle of patients with myotonic dystrophy and with hypothyroid myopathy. *Neuromuscul Disord.* 2016; 26(6): 378−385.

[64] Simons DG, Travell J. Myofascial trigger points, a possible explanation. *Pain.* 1981; 10(1): 106−109.

[65] Larsson B, Bjork J, Henriksson KG, Gerdle B, Lindman R. The prevalences of cytochrome c oxidase negative and superpositive fibres and ragged-red fibres in the trapezius muscle of female cleaners with and without myalgia and of female healthy controls. *Pain.* 2000; 84(2−3): 379−387.

[66] Mancuso M, Petrozzi L, Filosto M, et al. MERRF syndrome without ragged-red fibers: the need for molecular diagnosis. *Biochem Biophys Res Commun.* 2007; 354(4): 1058−1060.

[67] Matsuoka T, Goto Y, Yoneda M, Nonaka I. Muscle histopathology in myoclonus epilepsy with ragged-red fibers (MERRF). *J Neurol Sci.* 1991; 106(2): 193−198.

[68] Black JT, Judge D, Demers L, Gordon S. Ragged-red fibers. A biochemical and morphological study. *J Neurol Sci.* 1975; 26(4): 479−488.

[69] Ching CK, Mak CM, Au KM, et al. A patient with congenital hyperlactataemia and Leigh syndrome: an uncommon mitochondrial variant. *Hong Kong Med J.* 2013; 19(4): 357−361.

[70] Mak SC, Chi CS, Tsai CR. Mitochondrial DNA 8993 T > C mutation presenting as juvenile Leigh syndrome with respiratory failure. *J Child Neurol.* 1998; 13(7): 349−351.

[71] Laforêt P, Lombès A, Eymard B, et al. Chronic progressive external ophthalmoplegia with ragged-red fibers: clinical, morphological and genetic investigations in 43 patients. *Neuromuscul Disord.* 1995; 5(5): 399−413.

[72] Bourgeois JM, Tarnopolsky MA. Pathology of skeletal muscle in mitochondrial disorders. *Mitochondrion.* 2004; 4(5−6): 441−452.

[73] Schleip R, Muller DG. Training principles for fascial connective tissues: scientific foundation and suggested practical applications. *J Bodyw Mov Ther.* 2013; 17(1): 103−115.

[74] Counsel P, Breidahl W. Muscle injuries of the lower leg. *Semin Musculoskelet Radiol.* 2010; 14(2): 162−175.

[75] Smeulders MJ, Kreulen M, Hage JJ, Huijing PA, van der Horst CM. Spastic muscle properties are affected by length changes of adjacent structures. *Muscle Nerve.* 2005; 32(2): 208−215.

[76] Stecco A, Gesi M, Stecco C, Stern R. Fascial components of the myofascial pain syndrome. *Curr Pain Headache Rep.* 2013; 17(8): 352.

[77] Stecco A, Gilliar W, Hill R, Fullerton B, Stecco C. The anatomical and functional relation between gluteus maximus and fascia lata. *J Bodyw Mov Ther.* 2013; 17(4): 512−517.

[78] Stecco A, Macchi V, Masiero S, et al. Pectoral and femoral fasciae: common aspects and regional specializations. *Surg Radiol Anat.* 2009; 31(1): 35−42.

[79] Stecco A, Macchi V, Stecco C, et al. Anatomical study of myofascial continuity in the anterior region of the upper limb. *J Bodyw Mov Ther.* 2009; 13(1): 53−62.

[80] Stecco C, Gagey O, Macchi V, et al. Tendinous muscular insertions onto the deep fascia of the upper limb. First part: anatomical study. *Morphologie.* 2007; 91(292): 29−37.

[81] Wilke J, Engeroff T, Nurnberger F, Vogt L, Banzer W. Anatomical study of the morphological continuity between iliotibial tract and the fibularis longus fascia. *Surg Radiol Anat.* 2016; 38(3): 349−352.

[82] Turrina A, Martinez-Gonzalez MA, Stecco C. The muscular force transmission system: role of the intramuscular connective tissue. *J Bodyw Mov Ther.* 2013; 17(1): 95−102.

[83] Passerieux E, Rossignol R, Chopard A, et al. Structural organization of the perimysium in bovine skeletal muscle: junctional plates and associated intracellular subdomains. *J Struct Biol.* 2006; 154(2): 206−216.

[84] Passerieux E, Rossignol R, Chopard A, et al. Structural organization of the perimysium in bovine skeletal muscle: junctional plates and associated intracellular

subdomains. In: Huijing PA, Hollander P, Findley T, Schleip R, eds. *Fascia Research II: Basic Science and Implications for Conventional and Complementary Health Care.* Munich, Germany: Urban & Fischer; 2009: 186–196.

［85］ Passerieux E, Rossignol R, Letellier T, Delage JP. Physical continuity of the perimysium from myofibers to tendons: involvement in lateral force transmission in skeletal muscle. *J Struct Biol.* 2007; 159(1): 19–28.

［86］ Schleip R, Naylor IL, Ursu D, et al. Passive muscle stiffness may be influenced by active contractility of intramuscular connective tissue. *Med Hypotheses.* 2006; 66(1): 66–71.

［87］ Hijikata T, Ishikawa H. Functional morphology of serially linked skeletal muscle fibers. *Acta Anat (Basel).* 1997; 159(2–3): 99–107.

［88］ Huijing PA, Jaspers RT. Adaptation of muscle size and myofascial force transmission: a review and some new experimental results. *Scand J Med Sci Sports.* 2005; 15(6): 349–380.

［89］ Findley TW. Fascia research from a clinician/scientist's perspective. *Int J Ther Massage Bodywork.* 2011; 4(4): 1–6.

［90］ Finnoff JT, Rajasekaran S. Ultrasound-guided, percutaneous needle fascial fenestration for the treatment of chronic exertional compartment syndrome: a case report. *PM R.* 2016; 8(3): 286–290.

［91］ Anandkumar SM, Manivasagam M. Effect of fascia dry needling on non-specific thoracic pain—a proposed dry needling grading system. *Physiother Theory Pract.* 2017; 33(5): 420–428.

［92］ Lewit K. The needle effect in the relief of myofascial pain. *Pain.* 1979; 6: 83–90.

［93］ Lewit K, Olsanska S. Clinical importance of active scars: abnormal scars as a cause of myofascial pain. *J Manipulative Physiol Ther.* 2004; 27(6): 399–402.

［94］ Chaudhry H, Huang C-Y, Schleip R, Ji Z, Bukiet B, Findley T. Viscoelastic behavior of human fasciae under extension in manual therapy. *J Bodyw Mov Ther.* 2007; 11(2): 159–167.

［95］ Chaudhry H, Max R, Antonio S, Findley T. Mathematical model of fiber orientation in anisotropic fascia layers at large displacements. *J Bodyw Mov Ther.* 2012; 16(2): 158–164.

［96］ Chaudhry H, Schleip R, Ji Z, Bukiet B, Maney M, Findley T. Three-dimensional mathematical model for deformation of human fasciae in manual therapy. *J Am Osteopath Assoc.* 2008; 108(8): 379–390.

［97］ Roman M, Chaudhry H, Bukiet B, Stecco A, Findley TW. Mathematical analysis of the flow of hyaluronic acid around fascia during manual therapy motions. *J Am Osteopath Assoc.* 2013; 113(8): 600–610.

［98］ Huijing PA. Epimuscular myofascial force transmission: a historical review and implications for new research: International Society of Biomechanics Muybridge Award Lecture, Taipei, 2007. *J Biomech.* 2009; 42(1): 9–21.

［99］ Huijing PA. Epimuscular myofascial force transmission between antagonistic and synergistic muscles can explain movement limitation in spastic paresis. In: Huijing PA, Hollander P, Findley T, Schleip R, eds. *Fascia Research II: Basic Science and Implications for Conventional and Complementary Health Care.* Munich, Germany: Urban & Fischer; 2009.

［100］ Huijing PA, Baan GC. Myofascial force transmission via extramuscular pathways occurs between antagonistic muscles. *Cells Tissues Organs.* 2008; 188(4): 400–414.

［101］ Langevin HM, Huijing PA. Communicating about fascia: history, pitfalls, and recommendations. *Int J Ther Massage Bodywork.* 2009; 2(4): 3–8.

［102］ Schleip R, Findley TW, Chaitow L, Huijing P. *Fascia: The Tensional Network of the Human Body.* London, England: Churchill Livingstone; 2012.

［103］ Schuenke MD, Vleeming A, Van Hoof T, Willard FH. A description of the lumbar interfascial triangle and its relation with the lateral raphe: anatomical constituents of load transfer through the lateral margin of the thoracolumbar fascia. *J Anat.* 2012; 221(6): 568–576.

［104］ Willard FH, Vleeming A, Schuenke MD, Danneels L, Schleip R. The thoracolumbar fascia: anatomy, function and clinical considerations. *J Anat.* 2012; 221(6): 507–536.

［105］ Adstrum S, Hedley G, Schleip R, Stecco C, Yucesoy CA. Defining the fascial system. *J Bodyw Mov Ther.* 2017; 21(1): 173–177.

［106］ Schleip R, Klingler W, Lehmann-Horn F. Active fascial contractility: fascia may be able to contract in a smooth muscle-like manner and thereby influence musculoskeletal dynamics. *Med Hypotheses.* 2005; 65(2): 273–277.

［107］ Schleip R, Klingler W, Lehmann-Horn F. Fascia is able to contract in a smooth muscle-like manner and thereby influence musculoskeletal mechanics. *J*

Biomech. 2006; 39(S1): S488.

[108] Stecco C, Schleip R. A fascia and the fascial system. *J Bodyw Mov Ther.* 2016; 20(1): 139–140.

[109] Scarr G. Comment on 'Defining the fascial system'. *J Bodyw Mov Ther.* 2017; 21(1): 178.

[110] Stecco A, Stern R, Fantoni I, De Caro R, Stecco C. Fascial disorders: implications for treatment. *PM R.* 2016; 8(2): 161–168.

[111] Stecco C. *Functional Atlas of the Human Fascial System.* Edinburgh, Scotland: Churchill Livingstone; 2015.

[112] Stecco C, Macchi V, Porzionato A, et al. The ankle retinacula: morphological evidence of the proprioceptive role of the fascial system. *Cells Tissues Organs.* 2010; 192(3): 200–210.

[113] Saiz-Llamosas JR, Fernandez-Perez AM, Fajardo-Rodriguez MF, Pilat A, Valenza-Demet G, Fernández-de-Las-Peñas C. Changes in neck mobility and pressure pain threshold levels following a cervical myofascial induction technique in pain-free healthy subjects. *J Manipulative Physiol Ther.* 2009; 32(5): 352–357.

[114] Stecco C, Stern R, Porzionato A, et al. Hyaluronan within fascia in the etiology of myofascial pain. *Surg Radiol Anat.* 2011; 33(10): 891–896.

[115] Laurent C, Johnson-Wells G, Hellstrom S, Engstrom-Laurent A, Wells AF. Localization of hyaluronan in various muscular tissues. A morphological study in the rat. *Cell Tissue Res.* 1991; 263(2): 201–205.

[116] Piehl-Aulin K, Laurent C, Engstrom-Laurent A, Hellstrom S, Henriksson J. Hyaluronan in human skeletal muscle of lower extremity: concentration, distribution, and effect of exercise. *J Appl Physiol.* 1991; 71(6): 2493–2498.

[117] Vleeming A, Schuenke MD, Danneels L, Willard FH. The functional coupling of the deep abdominal and paraspinal muscles: the effects of simulated paraspinal muscle contraction on force transfer to the middle and posterior layer of the thoracolumbar fascia. *J Anat.* 2014; 225(4): 447–462.

[118] Langevin HM. Connective tissue: a body-wide signaling network? *Med Hypotheses.* 2006; 66(6): 1074–1077.

[119] van der Wal J. The architecture of the connective tissue in the musculoskeletal system—an often overlooked functional parameter as to proprioception in the locomotor apparatus. *Int J Ther Massage Bodywork.* 2009; 2(4): 9–23.

[120] Iozzo RV, Schaefer L. Proteoglycan form and function: a comprehensive nomenclature of proteoglycans. *Matrix Biol.* 2015; 42: 11–55.

[121] Jensen SA, Handford PA. New insights into the structure, assembly and biological roles of 10–12 nm connective tissue microfibrils from fibrillin-1 studies. *Biochem J.* 2016; 473: 827–838.

[122] Zollinger AJ, Smith ML. Fibronectin, the extracellular glue. *Matrix Biol.* 2017; 60–61: 27–37.

[123] Rogers RS, Nishimune H. The role of laminins in the organization and function of neuromuscular junctions. *Matrix Biol.* 2017; 57–58: 86–105.

[124] Viloria K, Hill NJ. Embracing the complexity of matricellular proteins: the functional and clinical significance of splice variation. *Biomol Concepts.* 2016; 7(2): 117–132.

[125] Ricard-Blum S, Baffet G, Theret N. Molecular and tissue alterations of collagens in fibrosis. *Matrix Biol.* 2018. doi: 10.1016/j.matbio.2018.02.004.

[126] Chiquet M, Renedo AS, Huber F, Fluck M. How do fibroblasts translate mechanical signals into changes in extracellular matrix production? *Matrix Biol.* 2003; 22(1): 73–80.

[127] Lee DJ, Rosenfeldt H, Grinnell F. Activation of ERK and p38 MAP kinases in human fibroblasts during collagen matrix contraction. *Exp Cell Res.* 2000; 257(1): 190–197.

[128] Grinnell F. Fibroblast biology in three-dimensional collagen matrices. *Trends Cell Biol.* 2003; 13(5): 264–269.

[129] Langevin HM, Storch KN, Snapp RR, et al. Tissue stretch induces nuclear remodeling in connective tissue fibroblasts. *Histochem Cell Biol.* 2010; 133(4): 405–415.

[130] Miron-Mendoza M, Seemann J, Grinnell F. Collagen fibril flow and tissue translocation coupled to fibroblast migration in 3D collagen matrices. *Mol Biol Cell.* 2008; 19(5): 2051–2058.

[131] Tomasek JJ, Gabbiani G, Hinz B, Chaponnier C, Brown RA. Myofibroblasts and mechano-regulation of connective tissue remodelling. *Nat Rev Mol Cell Biol.* 2002; 3(5): 349–363.

[132] Schleip R, Klingler W, Lehmann-Horn F. Faszien besitzen eine der glatten Muskulatur vergleichbare Kontraktionsfähigkeit und können so die muskuloskelettale Mechanik beeinflussen.

Osteopathische Medizin, Zeitschrift für ganzheitliche Heilverfahren. 2008; 9(4): 19–21.

[133] Yahia L, Rhalmi S, Newman N, Isler M. Sensory innervation of human thoracolumbar fascia. An immunohistochemical study. *Acta Orthop Scand.* 1992; 63(2): 195–197.

[134] Yahia LH, Pigeon P, DesRosiers EA. Viscoelastic properties of the human lumbodorsal fascia. *J Biomed Eng.* 1993; 15(5): 425–429.

[135] Keane TJ, Horejs CM, Stevens MM. Scarring vs. functional healing: matrix-based strategies to regulate tissue repair. *Adv Drug Deliv Rev.* 2018. doi: 10.1016/j.addr.2018.02.002.

[136] Rhett JM, Ghatnekar GS, Palatinus JA, O'Quinn M, Yost MJ, Gourdie RG. Novel therapies for scar reduction and regenerative healing of skin wounds. *Trends Biotechnol.* 2008; 26(4): 173–180.

[137] Fernández de las Peñas C, Arias-Buría JL, Dommerholt J. Dry needling for fascia, scar and tendon. In: Dommerholt J, Fernández de las Peñas C, eds. *Trigger Point Dry Needling—An Evidence-based Approach.* Vol 2. Edinburgh, Scotland: Elsevier; 2018: in press.

[138] Langevin HM, Churchill DL, Cipolla MJ. Mechanical signaling through connective tissue: a mechanism for the therapeutic effect of acupuncture. *FASEB J.* 2001; 15(12): 2275–2282.

[139] Langevin HM, Churchill DL, Fox JR, Badger GJ, Garra BS, Krag MH. Biomechanical response to acupuncture needling in humans. *J Appl Physiol.* 2001; 91(6): 2471–2478.

[140] Langevin HM, Konofagou EE, Badger GJ, et al. Tissue displacements during acupuncture using ultrasound elastography techniques. *Ultrasound Med Biol.* 2004; 30(9): 1173–1183.

[141] Tesarz J. Die Fascia thoracolumbalis als potenzielle Ursache für Rückenschmerzen: anatomische Grundlagen und klinische Aspekte. *Osteopathische Medizin.* 2010; 11(1): 28–34.

[142] Barry CM, Kestell G, Gillan M, Haberberger RV, Gibbins IL. Sensory nerve fibers containing calcitonin gene-related peptide in gastrocnemius, latissimus dorsi and erector spinae muscles and thoracolumbar fascia in mice. *Neuroscience.* 2015; 291: 106–117.

[143] Taguchi T, Hoheisel U, Mense S. Dorsal horn neurons having input from low back structures in rats. *Pain.* 2008; 138(1): 119–129.

[144] Gillette RG, Kramis RC, Roberts WJ. Characterization of spinal somatosensory neurons having receptive fields in lumbar tissues of cats. *Pain.* 1993; 54(1): 85–98.

[145] Grant G. Projection patterns of primary sensory neurons studied by transganglionic methods: somatotopy and target-related organization. *Brain Res Bull.* 1993; 30(3–4): 199–208.

[146] Mense S, Hoheisel U. Evidence for the existence of nociceptors in rat thoracolumbar fascia. *J Bodyw Mov Ther.* 2016; 20(3): 623–628.

[147] Hoheisel U, Unger T, Mense S. A block of spinal nitric oxide synthesis leads to increased background activity predominantly in nociceptive dorsal horn neurones in the rat. *Pain.* 2000; 88(3): 249–257.

[148] Deising S, Weinkauf B, Blunk J, Obreja O, Schmelz M, Rukwied R. NGF-evoked sensitization of muscle fascia nociceptors in humans. *Pain.* 2012; 153(8): 1673–1679.

[149] Gibson W, Arendt-Nielsen L, Taguchi T, Mizumura K, Graven-Nielsen T. Increased pain from muscle fascia following eccentric exercise: animal and human findings. *Exp Brain Res.* 2009; 194(2): 299–308.

[150] Schilder A, Hoheisel U, Magerl W, Benrath J, Klein T, Treede RD. Sensory findings after stimulation of the thoracolumbar fascia with hypertonic saline suggest its contribution to low back pain. *Pain.* 2014; 155(2): 222–231.

[151] Weinkauf B, Deising S, Obreja O, et al. Comparison of nerve growth factor-induced sensitization pattern in lumbar and tibial muscle and fascia. *Muscle Nerve.* 2015; 52(2): 265–272.

[152] Danielson P, Alfredson H, Forsgren S. Distribution of general (PGP 9.5) and sensory (substance P/CGRP) innervations in the human patellar tendon. *Knee Surg Sports Traumatol Arthrosc.* 2006; 14(2): 125–132.

[153] Sanchis-Alfonso V, Rosello-Sastre E. Immunohistochemical analysis for neural markers of the lateral retinaculum in patients with isolated symptomatic patellofemoral malalignment. A neuroanatomic basis for anterior knee pain in the active young patient. *Am J Sports Med.* 2000; 28(5): 725–731.

[154] Tesarz J, Hoheisel U, Wiedenhofer B, Mense S. Sensory innervation of the thoracolumbar fascia in rats and humans. *Neuroscience.* 2011; 194: 302–308.

[155] Stecco C, Porzionato A, Lancerotto L, et al.

Histological study of the deep fasciae of the limbs. *J Bodyw Mov Ther.* 2008; 12(3): 225−230.

[156] Schleip R. Fascial plasticity—a new neurobiological explanation: Part 1. *J Bodyw Mov Ther.* 2003; 7(1): 11−19.

[157] Simmonds N, Miller P, Gemmell H. A theoretical framework for the role of fascia in manual therapy. *J Bodyw Mov Ther.* 2012; 16(1): 83−93.

[158] Schleip R. Myofascial trigger points and fascia. In: Irnich D, ed. *Myofascial Trigger Points: Comprehensive Diagnosis and Treatment.* Edinburgh, Scotland: Churchill Livingstone; 2013: 49−51.

第 四 章

肌筋膜疼痛综合征的持续因素

罗伯特·D.格温

1 介绍

目前有关肌筋膜触发点（myofascial trigger points, MTrPs）来源的概念表明，急性或慢性肌肉超负荷或肌肉活动过度，会导致一连串后果，从而引起肌束紧张带、触发点（TrP）及疼痛。无论是急性或慢性、重复性或持续性，本章中用于描述这些情况的术语是"肌肉超负荷"。持续性因素是使个体容易发生或有助于维持肌筋膜疼痛的因素。持续性因素可分为机械性因素和代谢性因素，包括激素相关性因素、营养性因素或感染性因素。从更广泛的意义上讲，这些长期存在的因素会损害肌肉的适应能力，从而使肌肉在试图执行动作时超负荷。由Simons提出并有其他学者深入研究后认为，肌肉超负荷通过能量危机的最终共同路径导致了触发点（trigger points, TrPs）的发展[1,2]。产生肌肉超负荷的机械应力可以进一步分类为姿势的或结构的、静态的或动态的（重复的）。代谢因素包括低代谢状态、激素效应、药物副作用、感染和营养缺乏。最后，中枢神经系统（the central nervous system, CNS）的神经可塑性变化可以维持伤害性刺激并增强对疼痛的感知，例如抑制或促进下行伤害性调节因子和中枢敏化等，这些因素目前正在从治疗的角度进行探讨，并应在慢性肌筋膜疼痛综合征患者中予以考虑。

许多文章和书籍都写到了持续性因素，因此本章将着重于以前没有被很好地涵盖或讨论过的因素[3]。本章将着重讨论激素状况，包括性腺激素状况，雌激素或睾酮功能不全和亚临床甲状腺功能减退因子，B族维生素（短暂性的）和维生素D缺乏症（vitamin D defciency，VDD），以及3个机械因素：关节活动度过大综合征（Ehlers-Danlos综合征）、慢性疼痛不良适应运动模式以及头部前倾姿势。所有研究均基于循证医学及生理生化基础，适合于理解肌筋膜疼痛综合征患者的临床治疗。

2 激素因素

（1）性激素：雌激素

伤害性和抗伤害性不管在人类还是实验室动物中，都是男女/雌雄有别的。尽管在不同的文献中可能存在一些差异，但许多研究表明，与男性相比，女性的痛阈较低，疼痛耐受度较差，疼痛量表评分高于男性[4-6]。

世界范围内流行病学研究表明，与男性相比，女性的慢性疼痛发病率更高，如肠易激综合征、膀胱疼痛、偏头痛、背痛、纤维肌痛、腹痛和肌肉骨骼疼痛等。女性在全身任何部位的疼痛发生率都高于男性，在炎性疼痛、伤害性疼痛和神经病理性疼痛中，女性发病率也更高[4,5,7]。关于健康女性对疼痛反应的研究显示，与男性相比，其对伤害性刺激的时间累积效应更强。绝大多数研究表明，中枢疼痛调节功能（Central pain modulation, CPM），例如，发生伤害性刺激时调节下行抑制系统从而抑制疼痛的能力，在女性中更弱[8,9]。影像研究表明，男性和女性在激活与疼痛有关的大脑中枢方面具有显著的差异，男性对周围伤害性刺激的反应性比女性更强[10]。最近的研究集中在疼痛的神经免疫机制上，表明免疫系统在伤害感受中起着重要的作用，尤其是中枢神经系统中的胶质细胞、肥大细胞、巨噬细胞和能释放促炎细胞因子的T细胞[11]。雌激素通过增加前列腺素和环氧化酶（cyclooxygenase, COX）在内的促炎性细胞因子而影响神经胶质细胞。性别差异问题和性腺激素的作用在过去已经被广泛地考虑过[12]。

女性和男性在疼痛反应上的差异很大程度上是由于激素对伤害性系统的影响。疼痛往往随着月经周期和雌激素水平的变化而变化。此外，性激素的外周和中枢作用是不同的。例如，在大多数实验性疼痛模式中，女性痛阈低于男性，但在缺血性疼痛中却是例外[5]。雌激素影响大多数身体器官，包括中枢神经系统。雌激素的调节作用并不容易描述，因为不同的器官作用是不同的。大多数关于雌激素对内脏疼痛作用的研究表明其是促伤害性的，而大多数关于雌激素对深部躯体疼痛的研究表明其是抗伤害性的[7]。在女性生殖周期中，痛感知和伤害性传入抑制是不同的[13]。因此，雌激素作为伤害感受调节的作用是非常有趣的。

雌激素和睾酮都是由胆固醇合成的。雌雄酮和雌二醇通过P450芳香化酶单加氧酶复合物的作用而衍生自睾酮和雄烯二酮[14]，其主要存在于卵巢中，但芳香化酶也存在于其他组织中，特别是在我们的讨论重点，脑和脊髓中。在整个月经周期中，存在着调节雌激素合成和释放的正反馈和负反馈环路，这在很大程度上决定了生理周期不同阶段的促伤害和抗伤害作用（见 Amandusson 和 Blomqvist[14] 关于雌激素对疼痛影响的研究）。雌激素对生理周期不同阶段的影响是缓慢和持久的，然而对应于脑和神经组织中雌激素水平的快速变化，雌激素对神经元功能的影响可以非常快速。雌激素效应既有基因组效应，通过细胞核中的转录途径作用于蛋白质合成，也有非基因组效应，作用于具有快速作用的膜雌激素受体。

要了解雌激素对疼痛的作用就必须要回顾学习疼痛传递的两种主要理论。一种观点认为伤害性刺激由特定神经元组成的特定通路传导。另一种观点认为，伤害感受系统是由多模态神经元组成，一旦被激活，这些神经元就会对其他感觉刺激做出反应。最近的研究表明，伤害感受通路不仅仅存在于躯体感觉系统内，而且是监测身体状态并与自主神经系统、下丘脑—垂体—肾上腺轴和其他神经内分泌系统相互作用的稳态系统的一部分，从而调节伤害性刺激的传入和传递[14]。因此，伤害性传入可以通过易化和抑制因素如雌激素，被扩大或抑制。雌激素部分地可以由脊髓背角中间神经元所介导。这些中间神经元组成了95%的脊髓背角神经元，其中约70%是兴奋性神经元，30%是抑制性神经元。中间神经元主要位于脊髓背角Ⅱ区，释放神经调节物质如P物质和降钙素基因相关肽。雌激素作用于中枢神经系统的雌激素受体，是伤害性传递的调节因子。阻断背角抑制性中间神经元可导致痛觉过敏和触诱发痛。丘脑、扣带回和体感皮层中的二级和三级神经元也与杏仁核、下丘脑和前额叶皮质等中心相连。这些联系是整合的，会引起对疼痛的情绪反应。因此，伤害感受通路与其他感觉中枢相互作用，并与情绪和意志有关。

伤害性传入通过脊髓下行系统易化或抑制功能来进一步调节。主要的下行伤害性抑制系统是内源性阿片系统，包括脑啡肽和强啡肽作为介质。此外，甲状腺激素和糖皮质激素可能调节脑啡肽基因的转录。雌激素在大脑的某些区域也有这种能力。因此，雌激素对伤害感受系统的作用与伤害感受系统是一种具有多模态输入的稳态系统这一概念是一致的，伤害感受系统本身就包括调节和维持机体基本功能的性腺激素。

动物研究中发现了雌激素在伤害感受系统中的调节作用，在这些研究中，低剂量雌激素水平与内脏和三叉神经对疼痛刺激的敏感性增加有关[14,15]。雌激素调节阿片镇痛及具有内源性阿片效应。雌激素增加去卵巢大鼠脑和脊髓内源性阿片类物质的产生。雌激素还调节疼痛相关脑区阿片受体的表达和活性，影响对外源性和内源性阿片的反应。雌激素和人类疼痛相关性的研究显示，运用激素替代疗法（hormone replacement therapy,

HRT）的女性具有更高程度的口腔颌面部疼痛和更低的疼痛阈值及疼痛耐受性[16]。然而，雌激素的作用机制非常复杂，因为雌激素也会影响脊髓背角的促伤害性和抗伤害性物质水平，从而对疼痛产生各种不同的效应。在运用激素替代疗法（HRT）的女性患者中，纤维肌痛（fibromyalgia syndrome, FMS）患者的疼痛程度无任何改变，而肌肉骨骼疼痛患者与对照组相比其疼痛程度却有所减轻。

雌激素的作用可能是直接作用于神经系统的雌激素受体，也可能是间接作用于内啡肽系统等其他系统[13]。雌二醇（17β–雌二醇）在雌性大鼠中既有促伤害性又有抗伤害性。通过核雌激素受体基因组效应直接影响转录，及通过胞膜上的G蛋白偶联雌激素受体（G-protein-coupled estrogen receptors, GPER）激活第二信使系统的信号链，调节离子通道活性影响细胞内过程。这两种机制的时间进程不同。细胞膜GPER的激活在数秒钟到数分钟内改变了离子通道的功能，而基因组对转录的影响则需要数小时到数天。GPER被内吗啡肽（μ阿片受体配体）激活，可能与发情期高镇痛反应性和发情间期低反应性的雌性大鼠的不同反应有关。鞘内注射内阿片肽2i（EM2）s明显抑制发情间期的大鼠；这种抑制需要脊髓合成的雌激素。局部合成的雌激素激活抑制芳香化酶的脊髓雌激素受体，从而抑制发情间期脊髓EM2。发情期脊髓对EM2有明显的抗伤害反应，可能与发情期相关的膜雌激素抑制性受体的丧失有关[13]。然而，雌激素调节痛觉的机制仍不完全清楚。一项研究将雌激素对下丘脑—垂体—肾上腺轴的影响视为抑制伤害性反应的机制，发现抗伤害性反应独立于环氧化酶和下丘脑—垂体—肾上腺轴的活性[17]。

雌激素是系统性存在的，由卵巢产生，但它也在大脑中合成，特别是在下丘脑、杏仁核和中脑导水管周围灰质，其也是下行伤害性调节系统的组成部分。芳香化酶是一种将睾酮和雄烯二酮转化为雌激素的酶，也存在于大鼠延髓头端腹内侧部（the rostral ventromedial medulla, RVM）[18]。

RVM也是下行伤害性调节系统的组成部分，既参与促伤害性也参与抗伤害性。芳香化酶的上调在某些内脏疼痛的情况下被发现。目前认为RVM中芳香化酶活性的上调可能是慢性内脏疼痛的一个因素。

动物模型在人类临床实践中的应用充满了不确定性。例如，人类和啮齿动物的激素周期不同，啮齿动物缺乏灵长类动物具有的丘脑皮层伤害性传递途径，而丘脑皮层伤害性传递途径在人类慢性疼痛中扮演着非常重要的角色。此外，HRT对疼痛影响的结果是好坏参半的，一些研究表明接受HRT的妇女中疼痛状况更为普遍，而其他研究则表明，在接受HRT的妇女中，肌肉骨骼性疼痛发病率较低。雌激素效应研究的矛盾结果可能源于雌激素与人体内稳态机制的复杂关系，因此除了伤害性来源的性质和位置外，月经周期阶段、雌激素剂量、服用的其他药物，特别是黄体酮，及其他影响体内平衡的因素可能都与雌激素对疼痛的影响有关[14]。

雌激素对肌肉功能的作用只是得到有限的研究。雌激素α受体mRNA存在于人骨骼肌中，提示雌激素对肌肉有直接作用。关于雌激素对肌肉力量影响的研究结果尚不清楚。一种机制可能是雌激素对肌肉糖原作为能量来源的利用的调节作用[19]。雌激素水平与肌力产生率和肌腱硬化呈负相关[20]。然而，来自同一组的早期研究显示，在整个月经周期中，这些特性没有变化[21]。雄性和雌性去势小鼠的最大肌力降低，尽管神经肌肉传导是完整的。雌性去势小鼠的肌肉增重下降。因此，女性性激素促进肌肉活性，但其机制尚不清楚[22]。

（2）性激素：睾酮

睾酮也有抗伤害性作用[23]，尽管它还没有雌二醇那么深入的研究。睾酮对雄性大鼠颞下颌关节疼痛的保护作用被认为是通过激活阿片受体进行中枢调控的[24]。芳香化酶存在于和伤害感受有关的大脑及皮质下结构中，能将睾酮转化为雌二醇。睾酮降低大脑中CYP2D活性，从而减缓某些阿片类药物或阿片相关药物的中枢代谢[25]。相反，每天使用阿片类药物会导致雄激素缺乏[26,27]。因此，睾酮本身在疼痛调节中的作用尚不清楚[4]。然而，睾丸切除后睾酮显著降低的雄性大鼠对重复伤害性刺激的疼痛行为明显大于正常大鼠[28]。睾丸切除后睾酮降低的雄性大鼠其雌二醇水平升高。一项用睾酮治疗FMS患者疼痛的初步研究表明，患者肌肉疼痛、僵硬和疲劳减轻，性欲增强[29]。一项对患有各种慢性、无反应、疼痛状态（尽管没有列为肌肉骨骼疼痛）患者的研究显示，32%的患者存在睾酮缺乏，其中16%为女性[30]。这被认为是由于慢性疼痛对下丘脑—垂体—肾上腺（性腺）轴的影响，使其不能满足疼痛引起的应激需求。阿片类药物对睾酮的性腺激素抑制作用使这种缺乏更加严重。该研究无法确定治疗效果。然而，一项随机对照研究显示，其中阿片诱导的睾酮男性患者用睾酮凝胶治疗14周，睾酮治疗组在压力和机械痛觉过敏及身体组成部分都有极大的缓解，而且由于情绪方面的作用，性欲和角色限制都有改善[31]。

在人类和其他哺乳动物的骨骼肌中存在两性异形。雄激素的合成代谢作用是众所周知的。男性骨骼肌是雄激素依赖性的。雄激素受体存在于心肌细胞和骨骼肌纤维上[32]。然而，男性性腺相关因素，包括睾酮，对增加骨骼肌最大力量和改善肌肉收缩的效应，是独立于骨骼肌生长或骨骼肌质量的，其仅与男性性腺激素相关，而不是女性性腺激素相关[22]。因此，肌肉最大收缩力是激素依赖性的。不管男性还是女性，在处于肌肉次最大收缩水平时，可能易引起肌肉超负荷，从而发展成触发点并持续下去。

性激素在抗伤害性中的作用是复杂的。性激素对触发点疼痛的影响很大程度上还是未知的，因为还没有进行过这方面系统的研究，它可能是中枢抗伤害调节通路整体效应的一个组成部分，很有可能是其对骨骼肌的直接作用，而不是对触发点的特异性选择作用。性激素对触发点或肌筋膜疼痛本身的作用还没有被研究。然而，睾酮水平低的慢性肌筋膜疼痛男性患者进行睾酮替代疗

法可能是有益的。在女性中，雌激素替代疗法更是难以判定优劣，但即使在那些确诊为雌激素缺乏的慢性肌筋膜疼痛女性患者中，雌激素替代疗法的试验也可能是必要的。然而，如果在男性和女性中进行激素替代疗法，至关重要的是要清楚地了解潜在的不良影响和密切监测患者。在可能的情况下，慢性肌筋膜疼痛的激素替代疗法应在设计严密的临床试验中进行。

（3）亚临床甲状腺机能减退症

长期以来，人们认为甲状腺功能减退与触发点疼痛的发生和持续有关。Janet Travell在讨论TrPs的病因时经常强调这种关系。她特别强调了我们现在所说的亚临床甲状腺功能减退症（即不明显的甲状腺功能减退症，与低于正常范围的甲状腺激素水平无关）和TrPs的关系。稍显特别的是，她从来没有使用促甲状腺激素（the thyroid-stimulating hormone, TSH）水平作为一个充分的指标或用来评估个人的代谢状态，而是更喜欢使用基础代谢率（the basal metabolic rate, BMR）来评估个体的整体代谢状态。事实上，第一代TSH测试法灵敏度和特异性都很低。BMR对甲状腺功能的敏感度高但特异性差，敏感度高是因为甲状腺功能减退降低了代谢率，特异性差是因为很多因素可以改变代谢状态。例如，感染和怀孕可以增加新陈代谢率，一些药物可以增加或减少代谢率。当BMR不适用时，Travell提倡使用早晨的基础体温（早上起床前测试）代替BMR，提醒我们注意使用加热毯可以提高甲状腺功能减退症患者的基础体温[33]。目前的第三代TSH检测是兼具敏感性和特异性，但需排除甲状腺过氧化物酶抗体，因为按现行分析方法，其改变了游离T4和TSH水平之间的相关性[34]。

TSH和TH调节骨骼肌的许多代谢过程，包括肌肉产生和肌肉再生，以及肌肉的收缩—松弛作用。TSH和TH通过细胞膜和核受体结合到肌细胞中，从而促进它们在各自膜上的转运。线粒体活动、钙释放和肌浆网再摄取，以及其他方式如由环磷酸腺苷（cyclic adenosine monophosphate, cAMP）和蛋白激酶A（protein kinase A, PKA）介导的调节都发生在一个较快的时间基础上，而基因组转录影响蛋白质合成则需要较长的时间框架。肌细胞表型和表型可塑性也受TH调节。根据详细的综述，下面将进一步详细阐述关于TH对骨骼肌生理学影响[35,36]。TSHR存在于骨骼肌上。因此，功能与TH不同，TSH可直接作用于肌肉，而可能与亚临床甲状腺功能减退有关，其中TSH升高，游离TH水平正常。TSHR的mRNA和蛋白存在于骨骼肌和其他甲状腺外组织中[37]。TSH提高小鼠骨骼肌细胞胰岛素敏感性，激活cAMP和继发性PKA[37]。TH本身影响肌肉细胞再生和纤维类型（如快速或缓慢抽搐纤维）[38]。TH的活性形式T3存在与肌纤维细胞内，通过与TH核受体结合，有助于维持肌肉稳态、肌肉发育和肌肉再生。这些都已经被Bloise和Salvatore等阐述。肌细胞中的三种脱碘酶调节骨骼肌中的TH水平[35,36]。D1从T4中除去一个碘分子，激活TH，D2也将T4转化为T3，激活TH，而D3转化T4以逆转T3，从而对甲状腺活性进行另一层面的调控。肌肉的收缩和松弛是肌动蛋白和肌球蛋白相互作用的结果，需要钙离子的参与。细胞内Ca^{2+}浓度的增加和降低都受到TH的调节。肌/内质网Ca^{2+}泵（sarco/endoplasmic reticulum Ca^{2+}, SERCA），是一组与三磷酸腺苷（ATP）相关的蛋白质，通过T3对基因转录产生影响进而调节Ca^{2+}再摄取入肌浆网。肌肉的收缩和松弛是一种需要利用葡萄糖的耗能行为。葡萄糖的利用同样受到TH的调节。

TH在调节肌肉代谢中起着重要作用。肌肉约占体重的40%，是BMR的主要贡献者。TH的活性形式T3，其基因组转录效应是通过TH核受体介导的，类似于TSH核受体介导TSH的基因组作用。TSH和TH的基因调节效应可以对骨骼肌中超过600个基因进行上调和下调[39]。此外，T3介导的基因转录通过对肌球蛋白亚型的转录刺激在纤维类型的确定中发挥作用。TH还影响肌肉的收缩—松弛周期，导致甲状腺功能减退症中众所周知的肌腱反射缓慢恢复期。TH还刺激线粒体的活性和肌肉的糖酵解[35,36]。肌肉中的代谢活性通过改变肌肉中的代谢效率或通过解偶联肌肉中的线粒体ATP合成来调节。

Gerwin回顾了有关甲状腺功能与肌筋膜疼痛关系的已知信息，当时很少有临床相关文章发表，事实上，涉及这个主题的文献很少[3]。在这篇综述中的一个主要观点，今天仍然是一个重要的事实，即TSH水平在健康人群中具有相当广泛的范围，但是健康正常范围内的每个个体的甲状腺功能的正常范围却相当狭窄。TSH是调节甲状腺TH生成反馈机制的一部分。TH不足时，TSH水平升高，刺激甲状腺产生更多TH。这种关系的重要性在治疗一位考虑为"脊髓灰质炎后肌萎缩"的患者时是显而易见的。这位患者的医疗记录显示，在接受转诊的3年前，她的TSH低于1，在接受转诊的2年前，她的TSH低于2.5，在接受转诊的1年前，她的TSH大约为3.5，而在接受转诊时，她的TSH超过了4。因为她的广泛疼痛和她的触发点疼痛随着甲状腺素的补充而消退，"脊髓灰质炎后肌萎缩"的诊断很可能是错误的。

显性甲状腺功能减退对个体的活动水平、疲劳和心脏状态均有影响，并且它被认为是肌肉痉挛和疼痛的原因（尽管有人对显性甲状腺功能减退在肌筋膜疼痛综合征中的作用表示怀疑，但实际上从未确定）。亚临床甲状腺功能减退症是一种较微妙的情况，但可能伴随着神经肌肉症状。在一些研究中，亚临床甲状腺功能减退症发生率高达18%，女性比男性更常见，其可能是由于自身免疫性甲状腺炎引起的。亚临床甲状腺功能减退症的定义是TSH水平升高，游离TH水平正常，TSH水平在4.5～20 mIU/L范围内。许多受试者被认为是无症状的。一些患者，特别是那些有甲状腺自身抗体的患者，会出现明显的甲状腺功能减退。亚临床甲状腺功能减退症在某些患者中并不是真正的亚临床，因为它并非没有临床表现。在有症状的患者中，即使甲状腺功能测试与亚临床甲状腺功能减退的诊断相符，也最好称之为"轻度甲状腺功能减退"。Reuters[40]等研究表明，就肌肉功能而言，神经肌肉症状在亚临床甲状腺功能减退患者中很常见。肌肉抽搐发生率为

54.8%，对照组为25.0%（ $P < 0.05$ ），肌无力为42.2%，对照组为12.6%（ $P < 0.05$ ），肌痛发生率为47.6%，对照组为25.0%（ $P=0.07$ ），徒手肌力测试改变率为30.98%，对照组为8.3%（ $P=0.04$ ）。用椅式测力仪测得的股四头肌强度没有受损。一项关于显性和亚临床甲状腺功能减退对肌肉骨骼系统影响的最新研究表明，亚临床甲状腺功能减退患者的肌酸磷酸激酶有轻微但是差异性显著的升高，并伴随有肌肉抽搐、肌痛和体力活动受损（受损的6分钟步行试验），甲状腺移植术后一切都有所改善[41]。

治疗亚临床甲状腺功能减退症的研究表明，中年人的疲劳程度有轻微改善，但在老年人中，与对照组相比则并无改善[42]。然而，这些研究是在包括无症状和轻度症状的受试者中进行的，这些受试者的反应可能与有症状患者的反应大不相同。老年人左甲状腺素治疗亚临床甲状腺功能减退症时，必须进行仔细的监测，因为他们易发生房颤和股骨骨折，死亡率高于未经左甲状腺素治疗的患者[43]。甲状腺功能减退症中游离TH水平的降低，伴随有肌肉疲劳和运动耐力受损、肌肉疼痛、肌肉抽搐、压痛、僵硬和肌群损伤。极端情况下可能出现横纹肌溶解症。但甲状腺功能减退性肌病的症状并不明确。在甲状腺功能减退性肌病中，肌肉纤维类型发生变化，Ⅰ型慢抽搐纤维增加，Ⅱ型快速抽搐纤维丢失，这种变化可能在低代谢紊乱中能保存能量。肌筋膜触发点在甲状腺肌病最新综述中并没有提及，尽管在临床上出现的肌筋膜疼痛综合征（Gerwin，数据未发表）患者中约有10%存在甲状腺功能减退，但这一发病率与普通人群中发现的发病率相差不远[44]。这些患者用左甲状腺素治疗通常能减轻或消除肌筋膜疼痛，或明显促进触发点疼痛对物理治疗的反应性。不幸的是，这方面还无足够的研究。

最后，维生素D水平不足（ $< 25\ ng/mL$ ）与自身免疫性甲状腺炎的风险增加有关，并且与TSH升高可能具有同等或更大的意义，其伴随着Ⅱ型快抽搐纤维向Ⅰ型慢抽搐纤维的转变，为肌纤维疼痛的发展和肌纤维表型的改变提供另一条

途径[45]。这表明，很有必要去考虑患者会同时存在多种代谢紊乱。下面将讨论的VDD，在远离赤道纬度的地区普遍存在，但在接近赤道的地方也很常见。如果对甲状腺补充剂没有反应，就要考虑多重代谢紊乱的问题，无论是由于药物使用、营养缺乏、寄生虫感染，还是同时存在机械功能障碍等原因。因此，建议从一开始就进行全面评估。

3　营养因素

（1）B族维生素

B族维生素在肌筋膜疼痛中并没有表现出特殊的作用，尽管在我个人的诊疗中，对维生素 B_{12} 缺乏患者进行治疗时，那些同时伴有慢性广泛肌筋膜痛患者的疼痛可以得到缓解。此外，Travell强调低水平维生素 B_1 ，即硫胺素，会干扰TH的作用，导致TH缺乏。一项旨在观察低维生素 B_{12} 水平是否与肌筋膜疼痛有关的实验表明，在肌筋膜疼痛患者和健康正常对照组之间，维生素 B_{12} 水平没有差异，尽管该研究中只有36名受试者（Gerwin，数据未发表）。然而，B族维生素已经被证明可以减轻神经病理性疼痛[46-52]。而且，大鼠鞘内注射包含硫胺素、吡哆醇、氰钴胺在内的B族维生素复合物，可以增强急性吗啡镇痛作用，减轻镇痛耐受，抑制吗啡诱导的小胶质细胞活化，抑制慢性吗啡治疗后N甲基—d天冬氨酸受体-NR1（the N-methyl-d-aspartate receptor-NR1，NMDAR-NR1）磷酸化生成NMDAR-NR1亚单位和蛋白激酶C（protein kinase C, PKC）[53]。NMDA受体在吗啡耐受的形成中起关键作用[54,55]。蛋白激酶C调节NMDA受体的激活，促进吗啡耐受。磷酸化激活NMDA受体，这种磷酸化可被吗啡增强。抑制NMDA受体和PKC的磷酸化将降低NMDA的活性，减弱其促进吗啡镇痛耐受的能力。小胶质细胞也参与吗啡耐受的形成[56]。促炎症细胞因子IL-β随着小胶质细胞的激活而增加，并有可能激活NMDAR。因此，B族维生素硫胺素、吡哆醇和氰钴胺一起服用可能在吗啡治疗慢

性疼痛中发挥作用。

（2）维生素D

维生素D是一种前体激素，有助于调节骨骼中的钙和磷。在阳光（紫外线B光）照射下它在皮肤中合成，并在肝脏中转化为25 OH-维生素D。皮肤合成维生素D的能力随着年龄的增长而减弱。Ceglia综述了维生素D在肌肉功能中的作用。维生素D受体存在于肌肉组织中，为维生素D在肌肉功能中发挥作用提供了途径[57]。VDD产生Ⅱ型快速抽搐肌纤维萎缩。这些Ⅱ型快速抽搐纤维包含在肌肉中，最初是用来防止摔倒的。肌肉上的维生素D受体是影响肌肉细胞增殖和分化的核转录因子[57]。细胞表面的维生素D受体也有非基因组效应，它们作用于钙进入肌细胞包浆，从而影响肌肉的收缩和松弛，以及肌肉的生成和分化。维生素D多态性与肌肉力量下降有关。维生素D还与促进性细胞因子释放的减少有关，其抑制T细胞反应，亦抑制前列腺素E_2的合成[58]。因此，维生素D对肌肉的直接作用和对伤害性机制的间接作用都能影响肌肉疼痛和肌筋膜疼痛。

VDD是一种全球性的流行病。2001年至2006年的国家健康和营养调查研究发现，大约20%的1～11岁儿童存在维生素D缺乏。儿童VDD与肥胖直接相关[59]。在远离赤道的南北纬度地区，维生素D水平可能较低，在赤道地区，一年中很长时间内太阳的角度都低于45°，但VDD可能是赤道地区特有的，因为文化着装可能会导致身体被遮盖，而防晒霜的使用会阻挡皮肤合成维生素D所需的紫外线B。Powanda在讨论维生素D水平与慢性疼痛的关系时指出，黑人和白人之间维生素D血清水平和疼痛的种族差异不一定准确，因为黑人的维生素D结合蛋白水平较低，所以在白人和黑人之间维生素D的生物利用度几乎相等[60]。因此，报道慢性疼痛和低维生素D之间关系的观察研究可能是误导性的，因为维生素D受体的多态性可能意味着血清维生素D水平也许并不能充分反映生物可利用的维生素D。也就是说，对那些显示维生素D的含量非常低且维生素D的含量

与疼痛程度相关的研究，非常值得进行思考。对人群和各种慢性肌肉骨骼疼痛疾病患者血清维生素D水平的研究表明，26%～93%的疼痛患者维生素D水平持续下降，但大多数研究表明，慢性疼痛伴有低维生素D水平的患者有60%～70%。不过，也有其他研究发现，慢性疼痛患者体内的维生素D水平并不低。研究表明，维生素D和疼痛之间并无因果关系。此外，对接受维生素D治疗的慢性疼痛患者的研究还没有证明补充维生素D有益处[61]。正如许多观察研究所指出的那样，VDD与多种非肌源性疾病有关。但是补维生素D并不能减少或逆转这些疾病的发生。这一结果导致人们认为，低维生素D可能不是这些疾病的致病因素，但可能是它们的结果。尤其在炎症介质升高的疾病环境往往伴随维生素D水平的下降。如前所述，通过观察性研究不可能得出如下因果关系：炎性介质导致维生素D水平降低[62]。实际上，单次高剂量的活性维生素D_3显著降低$TNF\alpha$和IL-6水平，而不是其他炎症介质水平，提示维生素D可能是调节这些因子而不是被这些因子所调节[63]。

维生素D在慢性广泛性疼痛中有所研究。基于12项研究的回顾分析表明，VDD与包括FMS在内的慢性广泛性疼痛之间存在关联，比值比为1.63；95%可信区间（CI）为1.20～2.23（$P=$0.117）。虽然慢性广泛疼痛患者中女性占多数，但其实性别之间没有差异。当维生素D水平较低时，估计在8～10 ng/mL左右，比值比较高[64]。与所有的观察性研究一样，通过这些数据并不能得出任何因果关系。

在其他肌肉骨骼疾病（不是肌筋膜疼痛，但触发点可以合理发挥作用）中，VDD与膝关节疼痛、膝关节功能受损相关，而与下肢力量的下降无显著相关性[65]。VDD与慢性腰痛（low back pain, LBP）直接关系[66]，合并比值比=1.60；95%可信区间1.20-2.12；$P=0.001$，研究数为9。然而，这种相关性只对妇女有意义，而且只对中东和地中海地区的妇女有意义。这种相关性被认为与饮食习惯有关，特别是与着装习惯（面纱）、

阳光照射、体力活动和肥胖有关，尽管骨质疏松、肌肉无力和文章偏倚可能会使这些因素产生偏倚。作者认为低维生素D可能是LBP的原因，但没有考虑到LBP患者可能不太活动，居家可能性更大，更容易因为活动减少而发展为骨质疏松，且他们暴露于阳光下的时间更少。

补充维生素D的治疗效果是不同的也是不一致的。慢性疼痛，尤其是肌肉骨骼疼痛，和VDD的关联是观察性的，因此并不能推导出因果关系。试图确定因果关系，应基于补充维生素D能改善VDD疼痛患者症状。试图证明从维生素D的补充中获益的试验结果并不一致。进一步使问题复杂化的是还没有确定合适剂量的维生素D，我们不知道不同的疾病是否需要不同的剂量。一个目标是将血清维生素D水平提高到50～70 ng/mL，但当每天用1 000 IU维生素D_3治疗时，通常不能达到这种效果。有些人会用2 000 IU/d治疗，有些人会用5 000 IU/d来治疗。治疗是复杂的，因为如果使用药丸，则必须同时使用一些脂肪，因为维生素D水溶性比较差。与水、果汁或无脂牛奶一起服用的药片不会被很好地吸收。维生素D油剂胶囊是比较好的形式。但治疗结果令人失望。在维生素D补充治疗时，肌力并没有得到显著改善[67]。文献不支持补充维生素D用于预防跌倒和骨折，尽管对这种关系的研究很少[68]。然而，一些随机对照研究确实表明跌倒风险显著降低，尤其是在小于75岁的个体中[57]。一项超过3 000名混合疼痛患者的Meta分析显示，疼痛减轻的趋势不明显。这些患者有住院和非住院的，其中约一半接受维生素D治疗，一半接受安慰剂治疗[69]。

没有证据表明补充维生素D对维生素D水平正常的FMS患者（50 ng/mL或更高）有益，也没有证据表明补充维生素D对低至30 ng/mL的轻度缺乏患者有益。此外，也很少有证据表明补充维生素D对20 ng/mL以下的患者有益。低于20 ng/mL时，继发性甲状旁腺功能亢进的风险增加，这时有足够的理由要去治疗严重的VDD（低于15 ng/mL的水平）。然而，大多数（如果不是全部）研究表明，那些补充维生素D不能改善症状的研究，

只是报道了维生素D的治疗效果，并没有考虑到研究中的受试者可能有混合缺乏状态，包括其他营养缺陷和疾病，如甲状腺功能减退症。VDD患者在临床实践中，通常可能有混合缺乏状态，包括铁缺乏、维生素B_{12}缺乏和激素缺乏，例如，甲状腺功能减退。此外，维生素D改善空肠中镁的吸收，因此VDD可能导致镁缺乏或不足[70]。如果膳食中镁不足，维生素D替代疗法可能会引起个体的镁缺乏。镁缺乏可能对肌肉产生影响，包括肌肉无力。维生素D和甲状腺功能减退症同样如此（在维生素D缺乏的个体中，另一种情况更可能发生）。因此，仅针对VDD治疗被认为是不充分的，所以对于此类患者的治疗没有益处也就不足为奇了。临床上，一些广泛的肌筋膜疼痛和仅仅有VDD的患者，对补充维生素D反应非常好。总之，3个月以上的慢性肌筋膜疼痛综合征患者应评估多个不良状态，发现所有不良状态均应予以纠正。此外，仅在维生素D水平正常（30 ng/mL或更高）或轻度缺乏（如25 ng/mL或更高）的患者中，维生素D补充治疗不应被认为是有益的。

（3）镁

镁（Mg^{2+}）的补充一直是慢性广泛性疼痛或FMS患者最喜欢的，无论是单独服用或与其他药物联合服用，有时作为营养补充"鸡尾酒"疗法进行注射治疗。很难确定这种疗法有多大程度上基于现代医疗传统，但在FMS患者中一直流行着Mg^{2+}补充疗法。以至于很多关于Mg^{2+}对疼痛影响的文章都存在于FMS文献中。考虑到许多FMS患者存在广泛的触发点疼痛，将FMS患者中的疼痛（如果不是疲劳、认知障碍和睡眠障碍）作为触发点疼痛的一部分是合情合理的。同样，许多FMS的共病性疾病，如颞下颌关节功能障碍、偏头痛和内脏疼痛综合征，触发点都是重要的组成部分。事实上，对于那些患有慢性和广泛触发点相关疼痛的个体来说，中枢敏化应该确定已经发生，从而导致了广泛疼痛、痛觉过敏和触诱发痛。与中枢和外周敏化相比，CPM和脊髓下行伤害性调节系统中抑制和促进途径的研究较少。FMS患者中

触发点引起外周伤害性传入的证据很强[71,72]，慢性触发点疼痛的中枢敏化与FMS疼痛的中枢敏化相关性很强，因此我们可以仔细研究Mg^{2+}与FMS疼痛的关系，并期望能对触发点疼痛研究有所帮助。

镁在生理功能中起着至关重要的作用，包括骨骼肌中的镁。它是一种在体内仅次于钾的阳离子，参与了大多数代谢和生化过程，是体内600种酶促反应的辅助因子。它是蛋白质和DNA合成所必需的。据估计，多达60%的美国人摄入镁不足，存在一定程度的镁缺乏。血清镁仅占人体Mg^{2+}的1%，因为镁还储存在包括肌肉在内的其他身体组织中，所以普通人群的镁含量不足可能被低估了。此外，大多数细胞内的镁与核糖体、多核苷酸和ATP结合，所以游离镁水平相对较低。血清镁的测定可能并不反映机体组织水平[73]。很多食物都富含镁，但是加工食品中镁含量较低，煮沸食物也会消耗镁。因此，镁在许多人的饮食中可能并不丰富。

镁是肌肉中钙（Ca^{2+}）的拮抗剂。它的浓度是静息肌肉中钙离子浓度的10 000倍。镁与肌钙蛋白C和肌球蛋白的所有Ca^{2+}结合位点结合，当Ca^{2+}从肌浆网释放后，Mg^{2+}被Ca^{2+}置换。当肌肉中镁含量过低时，肌钙蛋白—肌球蛋白复合物中的Ca^{2+}替代Mg^{2+}，导致肌肉收缩，易诱发肌肉痉挛。

镁阻断NMDA通道并抑制其活化，这是建立中枢敏化和持续（慢性）疼痛的关键步骤。谷氨酸是一种兴奋性氨基酸，从NMDA通道中置换或去除Mg^{2+}，从而激活NMDA通道，进而出现引起慢性疼痛的一系列反应[74]。这似乎是合乎逻辑的，即如果NMDA受体上Mg^{2+}未被置换，那么疼痛可以减轻。这可能是使用Mg^{2+}补充剂治疗慢性肌肉骨骼疼痛的深层原因。

镁是肌球蛋白在收缩和松弛过程中发生构象变化所必需的。肌球蛋白利用Mg ATP产生从直到曲的构象变化，是其生理循环中的一环。然后肌球蛋白再经历另一个从曲回到直的构象变化。在释放磷酸盐并导致ATP水解的过程中，镁ATP与肌球蛋白相结合。Mg^{2+}被认为将核苷酸置于肌球蛋白活性部位以便其随后水解[75]。

在分析头发中的元素时，FMS患者中镁的含量明显低于对照组，同时其钙、锰和铁的含量也较低[76]。FMS受试者的血清镁水平也低于对照组[77]，但并不能作为组织中Mg^{2+}水平的指标。Romano[78]发现在FMS和/或肌筋膜疼痛患者中的血清Mg^{2+}水平低于对照组，并建议补充镁。Okumus等人[48]指出，肌筋膜疼痛患者的总肌力评分与血清镁呈负相关。然而，血清镁水平与体内镁的相关性很差，因为就全身组织而言，在细胞外液中只存在1%的镁，而血清中更只有0.3%的镁[79]。这些发现提出了一个问题，即低镁血症可能在临床上被漏报了。相反的，血清水平可能不会影响肌肉Mg^{2+}水平，即使血清Mg^{2+}水平较低，肌肉Mg^{2+}水平也可能保持不变。

用Mg^{2+}枸橼酸盐300 mg/d作为镁补充剂，可以改善FMS患者的压痛点指数、纤维肌痛影响问卷评分（Fibromyalgia Impact Questionnaire, FIQ）和贝克抑郁指数评分。当枸橼酸镁与阿米替林10 mg/d同时使用时，发现大多数FMS症状有进一步的改善[80]。镁通常被包括在静脉微量营养素注射液中，包括Myers鸡尾酒注射液等。多年来，这些输液在治疗FMS和慢性广泛性疼痛中非常流行。然而，一项随机、安慰剂—对照组的研究显示，安慰剂组和微量营养素注射组分别每周注射安慰剂和微量营养素，连续超过8周，安慰剂组和微量营养素注射组的胳膊疼痛都有明显改善，压痛点指数在两组胳膊中也都有改善，微营养输注和林格氏液输注间的结果均无统计学差异[81]。通过PubMed搜索不到其他关于镁离子治疗FMS的随机、盲法、对照研究。尽管对Mg^{2+}用来治疗FMS和肌肉骨骼疼痛很感兴趣，但没有令人信服的数据支持其使用。存在的少数研究样本量也极小。目前还没有关于镁补充疗法用于治疗触发点的研究。

如前所述，镁在肌肉痛性痉挛中发挥作用。然而，对这种关系的研究结果却是参差混杂的。除了在怀孕的妇女中可能有效，补充镁并没有显示出可以减少痛性痉挛的评分[73]。更近的一项研究表明，在一群镁缺乏的怀孕妇女中给予每天补充300 mg镁（治疗组100 mg多种矿物质片加200 mg泡腾镁，对照组100 mg多种矿物质片），可以使痛性痉挛从90%下降到10%[82]。

镁可能在预防年龄相关的肌肉质量丢失中起作用，但支持这一结论的研究大多是观察性的而非随机对照研究[83]。在一项随机对照试验中，Mg^{2+}与老年人的身体机能提高相关，并与年龄相关的骨骼肌减少症的患病率相关[84]。在一项随机对照研究中，对镁摄入量低于每日建议量的老年人补充氧化镁（相当于300 mg生物有效镁）至少12周，简易机体功能评估（Short Physical Performance Battery）有显著的改善，但等张和等长收缩强度、身体成分或身体活动没有改善。在足够镁摄入量的人中补充镁，其所有测试结果均未见受益。

恶性高热是一种对挥发性麻醉剂有高代谢反应的状态，导致体温升高和肌肉僵硬。该综合征在某些方面可作为触发点肌肉纤维持续收缩的模型。丹曲林是治疗恶性高热的有效药物，当镁离子浓度高于静息水平时最有效。较高镁的含量增加了Mg^{2+}与ryanodine受体（RyR）的结合，从而稳定肌肉的静息状态[85]。因此，Mg^{2+}在触发点治疗中的应用是合理的，因为使肌肉恢复到静息状态可以放松肌紧张带从而不形成触发点。然而，在触发点受试者中并没有发生这种情况，也从未在触发点患者中观察到这种现象，这可能是因为高剂量镁在临床上是作为泻药使用，并且在临床实践中也未达到足够浓度。

用喷雾经皮给予的氯化镁应用于四肢，患者根据修订后的FIQ SF-36V2量表反馈表明，在2周和4周时能有效地减少症状，但本研究是开放的、非盲法、非对照研究，在没有客观结果测量的情况下，受试者方面可能会产生偏倚。此外，本研究中没有测量Mg^{2+}水平[86]。在整个赛季给予12名优秀运动员补充400 mg/d的乳酸镁，在赛季前和赛季中对肌肉损伤做四次检测，肌酸在第二时间段下降，但在第三和第四时间段增加，没有其他表示肌肉损伤的参数改变，基于这个结论，作者认为补充镁可以防止肌肉损伤[87]。

4　机械性持久因素

机械应力可以是结构性的、姿势性的，或重复使用的结果。结构应力的发生是由于肌肉过度使用，以弥补由身体结构不对称造成的肌肉失衡。结构不对称和关节松弛可以是先天性或后天性的，体位性机械应力可能是由于身体机能不健全而所引起的，不管这种身体功能不健全是由于内在身体功能障碍还是由于外力（如较差的工作环境）所致。下面讨论的一些机械性持久因素将对这种观点进行阐述。

（1）Ehlers-Danlos综合征

关节活动度过大过大是肌肉骨骼疼痛的一个重要但常被忽视的原因。广义关节活动度过大过大是Ehlers-Danlos综合征（EDS）的一种表现，即遗传性胶原蛋白紊乱或遗传性结缔组织疾病[88]。这次讨论不涉及关节活动度过大是否是独立于EDS的一种疾病，也不涉及是否存在良性运动过大综合征。只能这么说，EDS可能是肌肉骨骼疼痛的重要原因，也可能是脊髓栓系综合征、脊髓压迫症和颅后窝异常等相关神经系统疼痛和功能障碍的原因。许多分子缺陷与这种情况有关，其中包括胶原蛋白的缺陷。即使在同一家族内，EDS的临床表现或表型也可能不同。这种多样性也表现在肌肉骨骼性疼痛中，因此，一些具有EDS和疼痛的患者，其可能存在有一定程度关节活动度过大的家族成员。但这些成员从未进行过疼痛表述。相反，一些EDS患者认为每个人都会存在慢性疼痛，因此，他们从未考虑过要报道这种疼痛。

EDS发病率女性为6%～57%，男性为2%～35%，发病率大致在1：5 000～1：10 000之间，不同地理和不同族群之间差异很大。而且不同的诊断标准也会导致很大的变异性。诊断通常特别根据Beighton标准[89]（表4-1），该标准评估了9个项目。一般认为5分以上是关节活动度过大的诊断，但一些研究者使用了4分或3分来进行诊断，其中一些更严格，使用了6分或更高的分

表 4-1　关节活动度过大综合征 Beighton 标准

操　作	右　侧	左　侧
第五掌指关节（MCP）背曲或过伸超过90°	1	1
拇指被动外展接触前臂	1	1
肘关节过伸大于10°	1	1
膝关节过伸大于10°	1	1
膝盖完全伸展时，躯干向前弯曲，手掌接触地面		1

注：前四个操作是被动的，最后一个是主动的。总分是X/9，X表示阳性测试的次数（改编自 Beighton P, De Paepe A, Steinmann B, Tsipouras P, Wenstrup RJ. Ehlers-Danlos syndromes: revised nosology, Villefranche, 1997.Ehlers-Danlos National Foundation (USA) and Ehlers-Danlos Support Group (UK). *Am J Med Genet.* 1998; 77(1): 31-37.）

数。Beighton标准强调在大关节中的结果，并且不评估小到中等关节的活动度，除了第五掌指关节。此外，相关的体征，如皮肤高弹性以及其他下面提到的，往往是需要的以确定可疑的诊断。Beighton标准考虑了一种结缔组织病的其他临床表现，并与另外一些结缔组织病联系起来[90]。Beighton标准使用简单，可以快速完成，因此它们是一个有用的筛选工具。对特定个体，可以通过检查其他特征来进行补充。EDS有九种亚型，虽然Velulfor疾病分类学把它们分为6个亚型，但Ⅲ型，即活动度过大型，是迄今为止最常见的亚型，并且也是最有可能出现疼痛的亚型。疼痛在EDS患者中很常见，通过McGill疼痛问卷，273名EDS确诊患者中90%存在疼痛[91]。

（2）头部前倾姿势

头部前倾姿势（Forward head posture, FHP）是颈痛、颞下颌关节痛、头痛以及身体力学改变的显著危险因素。FHP时低头，目光朝向地面，要完成水平凝视就必须抬起头。这种代偿影响头部和颈部肌肉组织。头痛可能是来自颈部肌肉和颌面部肌肉的牵涉痛，后者受FHP中下颌骨后移的影响。

FHP延长颈部前侧肌群，缩短颈部背侧伸肌群，使那些处于机械劣势的肌肉变弱，并对颈椎小关节施加机械应力。正如人们所预料的一样，

使头部前倾的胸椎后凸往往伴随有过度的颈椎前凸[92]。下颈椎节段的屈曲则往往伴随枕下节段的过度伸展（OA-C1-C2）和枕下肌群的缩短。增加下颈段的屈曲可以增大下颈段椎间孔面积，可能减轻受压迫神经根的压力[93]。胸锁乳突肌（SCM）厚度增加，大概是由于肌肉收缩所致[94]。在完全屈曲位时SCM活动最大，而中斜方肌活动减小[95]。FHP时头后直肌活动增大，这些肌肉被认为可以稳定寰枕和寰枢关节[96]，也可能有本体感觉功能。FHP可以损害头部本体感觉功能[97]。FHP也损害静态平衡，这表明FHP对机体平衡机制的影响更大，而不仅仅是影响颅颈姿势[98]。在患有FHP的电脑工作者中，姿势平衡被证明是改变的[99]。FHP和触发点与紧张型头痛（tension type headache, TTH）呈正相关[100]。触发点也与FHP呈正相关，而且是TTH的一个重要方面，需要包括在TTH患者的评估中，因为它影响治疗结果。FHP也与偏头痛有关[101]。

（3）其他容易导致慢性MPS的机械应力

人体工程学因素已被充分证明是导致肌肉过度使用和形成触发点的原因。这些因素包括在设计不当的工作空间工作及长时间使用键盘等（笔记本电脑或台式电脑）。长期持续的打字显然是一个诱发因素，肩部肌肉疼痛可以在打字30分钟后开始[102,103]。其他很多职业因素是众所周知的，

如演奏各种乐器引起肌肉超负荷；坐在不舒服的椅子上会导致颈部、肩部和背部疼痛；焦距不合适的眼镜会导致颈部肌肉紧张和超负荷；单肩背包或一侧手臂提重袋会导致同侧肩部抬高、肩胛提肌超负荷和肩胛骨内侧缘疼痛。肩、髋和膝关节退行性关节病或骨关节炎中，受累关节往往伴随着肌肉痛性触发点。关节周围肌肉的触发点可影响关节置换术后的康复。当这些肌肉中触发点消失后，疼痛减氢，活动范围增加。最后，心理因素，尤其是运动恐惧和灾难化心理（它们是对疼痛做出的两种潜在反应），会阻碍康复。

临床表现

疼痛患者往往不知道他们的疼痛是因活动度过大引起。然而，他们的主诉里经常会提到他们从小就知道自己有不寻常的运动范围。对活动度过大人群而言，他们很享受芭蕾或体操这类活动。然后，与非活动度过大人群相比，他们的体育活动总体来说更少[104]。指出他们存在活动度过大范围过大是非常有必要的，因为他们把这种活动度过大范围视为正常行为。有关头痛、麻木、刺痛和排尿频率的问题必须包括在内，脊髓栓系综合征在EDS患者中更为常见，并可引起神经系统损害，例如感觉异常、膀胱功能障碍、运动障碍，并可与颅骨异常的基础相关。深肌腱反射增强是这些患者可能存在脊髓栓系相关性脊髓功能障碍的标志。此外，除了关节松弛活动度过大，结缔组织疾病还有多种多样的表现。所谓的Ⅰ/Ⅱ型EDS除了关节活动度过大，还明显地累及皮肤为特点。Ⅲ型活动度过大的特征是关节运动过大和轻度皮肤受累。临床上的区别往往不是很明显，但每一型均有特异性胶原蛋白和基因异常。经典型EDS与Ⅴ型前胶原异常、COL5A1基因和COL5A2基因有关。组织中Ⅴ型胶原的数量减少，表型是由Ⅴ型胶原调节功能紊乱引起的[105]。该诊断可通过COL5A1基因和COL5A2基因检测来确定。如果基因检测为阴性或无法进行基因检测，则可以通过皮肤活检来确定。活动度过大型患者伴随有肌腱蛋白X缺陷和遗传性

TNX-B基因异常。这两种情况都是常染色体显性遗传。通常来说，临床检查就可以确诊，并不需要进行基因检测或皮肤活检。在活动度过大过大综合征中，至少19种不同的基因缺陷可引起细胞外基质（extracellular matrix, ECM）的分子异常[88]。活动度过大过度这个术语的常用含义现在常被用来描述EDS患者临床症状的广度及严重程度。

EDS患者的特征：除关节活动度过大过大外，还包括皮肤伸展纹；皮肤光滑柔软（所谓的"卷烟纸"）；扩大的萎缩性瘢痕；半透明的皮肤，有突出的蓝色静脉；高弓腭；让舌尖接触鼻子的舌系带缺乏；血压不稳定的自主神经功能异常及直立性心动过速（postural orthostatic tachycardia, POTS）；皮肤血管脆化；心脏传导缺陷的证据。关节活动度过大的表现包括：（popping）关节"爆裂"、膝关节和肘关节的反屈曲度达到10或以上，异常的和过大的关节活动，使得一个人可以用一只手包绕背部触及脐部，同样活动度过大也存在于髋、下肢的关节。可能存在漏斗胸。脊柱侧弯经常有明显的腰椎前凸和胸椎后凸畸形。马方综合征的特征很常见。负重时扁平足意味着站立时足弓塌陷。深肌腱反射亢进，可能还伴有阵挛，提示中枢神经系统受累，如脊髓栓系、后颅窝异常或枕颈不稳导致的颈脊髓压迫。全身可能存在片状感觉丧失。脑干的受累可能导致呕吐反射消失。在24例EDS患者中，有95%的患者伴有中度至重度的小神经纤维病变[106]。在一项研究中，发现尺神经半脱位普遍存在[107]。

疼痛是EDS患者的常见症状，虽然早期的研究可能低估了EDS疼痛的发生率，因为活动度过大常被忽视，从而导致诊断不足。Sacheti等人第一次发表了51例不同类型EDS患者疼痛的详细研究[108]。他发现，肌肉骨骼疼痛开始于儿童或青少年时期，逐渐加重为慢性，并随着时间的推移疼痛越来越广泛，主要涉及关节或关节相关区域，但也包括头部和腹部。后来的研究证实了这些结论。最近研究表明，大约90%的活动过度EDS患者有慢性疼痛。复发性关节脱位的患者似乎疼痛的更多。关节松弛和不稳定常引起踝关节扭伤，

导致慢性踝关节疼痛。疼痛可能局限于一个或多个反复受到创伤的关节。然而也可能同时伴有广泛关节疼痛。除了关节痛之外，与广泛关节松弛有关的肌痛也时有发生，其与特定关节无关。根据Rombaut等的观点，疼痛有3个阶段：早期阶段，发生在生命的第一个10年，因关节和软组织损伤引起急性局部疼痛；第二个阶段是在接下来的30年，发生广泛肌肉骨骼疼痛；第三个阶段是整个余生，其特征被作者称之为认知适应不良，即小题大做及对疼痛相关的心理反应，这往往会导致行动不便[109]。换句话说，肌肉骨骼疼痛从年轻时的急性和局限性，随着年龄增长而逐渐变得更为慢性和全身性，因此更具致残性。EDS患者最常见的疼痛主诉是肌肉骨骼疼痛。关节疼痛、肌肉抽搐、肌腱炎、头痛和疲劳是突出症状[104]。疼痛既包括伤害性疼痛也包括神经病理性疼痛，其比例几乎相等[109]。

寰枢关节不稳和脊髓栓系综合征是脊髓和中枢神经的两种结构异常，在EDS患者中较常见。前者可能伴有头痛，后者有下腰痛、腿部和足部疼痛等症状。在EDS患者中可见Tarlov囊肿（骶管囊肿），表现为骶、盆腔及下肢疼痛，Tarlov囊肿的诊断需通过影像学检查。最有效的治疗方法是切除囊肿或对囊肿进行射频消融[110]。

疲劳是EDS患者常见的症状，在儿童期表现为运动耐力差，在成年期表现为运动后的恢复延迟。它特别与直立耐受不良有关，在几乎75%的EDS活动度过大型患者中存在直立耐受不良[111]。有疲劳主诉的患者在EDS被确定为潜在疾病之前可能被误诊为慢性疲劳综合征。睡眠障碍、肌肉衰弱和药物也可能导致疲劳症状。直立性心动过速（POTS）是EDS相关疲劳患者的一项重要发现。疲劳与疼痛呈正相关。

就如Syx等[88]指出的那样，EDS患者的疼痛病因并不总是显而易见的。严重的关节损伤和不稳定关节的轻微损伤均会导致伤害性反应，这是公认的损伤机制。在关于EDS疼痛的文献中没有提及的是，在肌肉试图稳定松弛而不稳定的关节时，会发生肌筋膜疼痛综合征，而由肌肉失衡性

脊柱侧弯引起的肌肉压力可导致肌肉过度使用综合征。外周神经半脱位和小纤维神经病变是EDS患者神经病理性疼痛的其他原因[106,112]。颈部或枕—寰关节处的脊髓压迫，导致颈椎不稳，可引起颈背部疼痛。持续性或反复发作的伤害性和神经病理性疼痛导致外周和中枢敏化，产生痛觉过敏和触诱发痛。运动恐惧则是另一个加重疼痛的因素。

胶原、糖蛋白和蛋白聚糖缺乏（可导致组织功能障碍）所引起的细胞外基质（ECM）改变，也可能是神经病理性疼痛发展的重要因素[88]。此外，一些隔离的ECM成分可以作为损伤相关性分子形态，其由免疫系统中的形态识别受体识别。随后可能会释放刺激性细胞因子，从而引起或维持伤害性疼痛和神经病理性疼痛。

EDS的治疗大多是对症治疗，需最大限度地纠正结构异常。皮肤脆性需要保护皮肤，出血异常时则需尽量减少自发性出血。物理治疗有助于治疗肌肉张力减退和延缓运动受累、缓解肌肉骨骼疼痛，并指导个人加强旨在恢复有效运动模式的治疗项目。环夹板对不稳定的手指关节很有用。不建议从事对关节施加过度应力的活动。功能性运动的改变可能有助于某些人更安全地从事某些体育活动。例如，如果把一个足球扔过头顶，则有可能导致肩关节脱臼，那么球应该从胸部水平扔出去，而不应把手臂举过头顶。认知行为疗法、辩证行为疗法或其他心理方法可以帮助避免一些不适应的心理反应问题。分级渐进的有氧运动可以增强肌力以支撑不稳定的关节，治疗触发点可以减轻疼痛，也可以帮助减少功能性脊柱侧弯。

5　慢性疼痛、中枢神经系统功能改变和失协调性运动模式

具有慢性肌筋膜疼痛综合征的患者可以形成修正性的运动模式，用以代偿正常运动的限制或损害，从而形成失协调性运动模式。失协调的运动模式会导致一系列影响中枢神经系统的后果。慢性或复发性LBP诱导大脑的初级运动皮质发生

变化，此变化伴随有疼痛的增加和肌肉活化方式的改变[113]。在健康个体中，增加腰椎前凸使内侧多裂肌的活动程度比髂肋肌更大。在LBP患者中，椎旁肌群倾向于作为整体同时活化，而不是按顺序和各自活化。LBP患者经颅磁刺激后的脑电图显示，运动皮质的重组伴随着部分椎旁肌群差异性活化的丧失，这与观察到的腰椎旁肌群的大量活化而不是特定肌肉的分散活化相一致[114]。这种效应与LBP的严重程度直接相关[115]。这些中枢神经系统的神经可塑性变化改变了脊髓、皮质下结构以及大脑躯体感觉系统和运动皮质对伤害性输入的反应。完全可以想象，在LBP状态下，这些变化可能导致疼痛的持续性，其通过形成痛觉过敏和促进运动失协调，加重和放大疼痛反应，从而导致持续性（慢性）疼痛。即使初始伤害已完全消失、外周组织也完全愈合，这些变化还可能持续存在。这些变化的重要性在于它们对急性疼痛转变成持续性疼痛、疼痛放大和机械功能改变的潜在作用。简而言之，中枢神经系统的改变也许能解释，为什么针对引起急性肌肉骨骼疼痛的周围结构和病理生理功能失调的治疗方法并不是对所有患者均有益[116]。

初级运动皮质与大脑皮质区域（如初级和次级躯体感觉皮质、前额叶皮质和丘脑等皮质下区域）有着丰富的联系。这些联系起着至关重要的作用，因为有效运动功能的恢复依赖于感觉输入，例如，来自S1感觉皮质的输入[113]。适当的运动功能需要本体感觉输入，并与听觉、视觉和前庭输入相结合。感觉功能受损可导致无效的运动控制。感觉运动整合的含义是，感觉刺激在运动障碍的恢复中起着重要的作用，持续的伤害性输入降低了运动功能，在另外一些损伤存在的情况下导致运动功能减退，仅仅关注运动功能康复肯定比不上同时关注感觉和运动功能康复[117]。

Silfes等人推测慢性疼痛引起焦虑和对潜在痛性活动的过度警觉，从而激活顶叶皮质，继而通过其对感觉皮质的影响放大疼痛体验，产生异常的运动模式[113]。此外，与运动恐惧（前额叶皮质功能）相关的"注意力转换"的皮质机制，导致认知疲劳和前额叶皮质对感觉运动整合的影响下降。抑郁症常与慢性疼痛相关，可增加伤害感受输入令人不适和痛苦的感觉。最后，改变了的感觉输入与运动的整合引起失协调性运动模式，这可能会导致生物力学应激及由进一步的肌肉超负荷所产生的更多伤害性输入。这些因素意味着持续性肌肉骨骼疼痛患者的康复必须包括针对感觉运动交互中断及失协调的治疗手段。传统疗法主要是通过运动和减少局部肌肉疼痛来强化肌肉，例如通过TrP失活并不能纠正感觉运动协调性改变的功能障碍，因此在治疗一些持续性疼痛的患者时可能无效。针对感觉运动再训练的特定治疗，例如反馈控制的运动激活练习，或治疗性和功能性电刺激，有助于恢复感觉运动信息及功能的正常整合[117]。针对恐惧回避、小题大做思维和抑郁的治疗有助于恢复正常中枢神经系统功能。这些方法超越了常规的局部治疗疼痛的方法，如LBP，并将治疗转移到迄今被忽视的、导致持续疼痛的领域中去。

改变的肌肉活化模式也出现在导致肌肉协同失调的髋臼撞击综合征中。慢性LBP患者为了"稳定脊柱"使脊柱的活动和疼痛最小化而做出的椎旁肌肉非协调性收缩，与疼痛的小题大做心理而不是疼痛强度直接相关[118]。通过将高渗盐水注射到腰背肌中产生LBP的实验发现，与那些没有疼痛灾难心理感受的受试者相比，那些具有疼痛灾难心理感受的受试者产生更大的肌肉紧张（以稳定脊柱），尽管在感知疼痛强度方面两组受试者没有任何差异[119]。这些研究表明，除了持续性疼痛的影响，对急性和持续性疼痛的心理反应也影响运动功能，并能导致失协调性运动模式。这些研究表明，除了持续性疼痛的影响外，对急性和持续性疼痛的心理反应也会影响运动功能，并可能导致失协调性运动模式。这些研究（包括其他研究）表明，肌肉疼痛及关节疼痛直接和间接地改变了运动模式，它们通过肌肉超负荷导致更多的疼痛。不幸的是，很少有研究把TrP疼痛综合征和失协调性运动模式相关联，但我认为这是有可能的，并相信我的许多慢性、难以治疗的肌筋膜疼痛患者正在遭受这种折磨。卢卡斯等人[120]所发表的一个值得注意的研究显示，肩胛带肌群中潜在的TrPs改变了臂外展时肌肉活化的正常顺序。

6　其他持续性因素

已经提出了三个机械持续性因素及五个代谢持续性因素，虽然它们在肌筋膜疼痛文献中不经常被讨论。在过去有很多其他的持续性因素被详细地报道过，但为了有效地评估和治疗患者，还需对它们进行进一步的核实[3,121]。

（1）铁缺乏

铁是能量产生所必需的，铁的缺乏是引起低代谢状态和难治性TrPs的一个诱因。公开发表的论文中只有一篇研究着眼于这个问题[48]，其发现肌筋膜疼痛综合征（MPS）患者和健康对照者之间的血清铁含量没有差异。然而，这个研究的入选标准只需要肩部肌肉中存在一个或多个TrPs，只有38例MPS患者入选，其中34例为女性。这项研究是否能足够充分的检测慢性肌筋膜疼痛的变化，显然是很值得怀疑的。在持续性MPS患者中曾发现过一些铁缺乏的显著例子。一个例子是一名患有MPS的妇女，她对所有通常有效的治疗都无反应，骨髓检查中发现没有可染色的铁。在补铁治疗后，这位妇女顺利康复了。由于月经出血，缺铁在妇女中很常见。血清铁水平低于20 ng/mL应被视为有铁缺乏。男性一般不缺铁，除非是恶性肿瘤或胃肠道出血。维生素C在化学上还原铁，从而促进铁的吸收，所以补充铁的同时还应补充维生素C。

（2）原生动物感染

阿米巴感染和其他寄生虫如吸虫感染可引起弥漫性肌痛和TrP疼痛。在受感染的池塘或溪流中游泳时会引起接触。诊断由接触史提示，并通过粪便检测卵子和寄生虫来予以证实。在临床上，本章作者从未见过与贾第鞭毛虫或绦虫感染有关

的MPS。

（3）睡眠不足

睡眠不足长期以来被认为与肌肉疼痛有关。睡眠呼吸暂停综合征和不宁腿综合征是两个与肌肉疼痛和难治性肌筋膜疼痛综合征相关的易感性因素。

浦少锋、杜冬萍　译　杜冬萍　审

参考文献

［1］Simons DG. Review of enigmatic MTrPs as a common cause of enigmatic musculoskeletal pain and dysfunction. *J Electromyogr Kinesiol.* 2004; 14(1): 95-107.

［2］Gerwin RD, Dommerholt J, Shah JP. An expansion of Simons' integrated hypothesis of trigger point formation. *Curr Pain Headache Rep.* 2004; 8(6): 468-475.

［3］Gerwin RD. A review of myofascial pain and fbromyalgia—factors that promote their persistence. *Acupunct Med.* 2005; 23(3): 121-134.

［4］Traub RJ, Ji Y. Sex differences and hormonal modulation of deep tissue pain. *Front Neuroendocrinol.* 2013; 34(4): 350-366.

［5］Fillingim RB, King CD, Ribeiro-Dasilva MC, Rahim-Williams B, Riley JL III. Sex, gender, and pain: a review of recent clinical and experimental findings. *J Pain.* 2009; 10(5): 447-485.

［6］George SZ, Wittmer VT, Fillingim RB, Robinson ME. Sex and pain-related psychological variables are associated with thermal pain sensitivity for patients with chronic low back pain. *J Pain.* 2007; 8(1): 2-10.

［7］Lu CL, Herndon C. New roles for neuronal estrogen receptors. *Neurogastroenterol Motil.* 2017; 29(7).

［8］Ge HY, Madeleine P, Arendt-Nielsen L. Sex differences in temporal characteristics of descending inhibitory control: an evaluation using repeated bilateral experimental induction of muscle pain. *Pain.* 2004; 110(1-2): 72-78.

［9］Ge HY, Madeleine P, Cairns BE, Arendt-Nielsen L. Hypoalgesia in the referred pain areas after bilateral injections of hypertonic saline into the trapezius muscles of men and women: a potential experimental model of gender-specific differences. *Clin J Pain.* 2006; 22(1): 37−44.

[10] Derbyshire SW, Nichols TE, Firestone L, Townsend DW, Jones AK. Gender differences in patterns of cerebral activation during equal experience of painful laser stimulation. *J Pain.* 2002; 3(5): 401−411.

[11] Grace PM, Hutchinson MR, Maier SF, Watkins LR. Pathological pain and the neuroimmune interface. *Nat Rev Immunol.* 2014; 14(4): 217−231.

[12] Craft RM, Mogil JS, Aloisi AM. Sex differences in pain and analgesia: the role of gonadal hormones. *Eur J Pain.* 2004; 8(5): 397−411.

[13] Liu NJ, Murugaiyan V, Storman EM, Schnell SA, Wessendorf MW, Gintzler AR. Estrogens synthesized and acting within a spinal oligomer suppress spinal endomorphin 2 antinociception: ebb and flow over the rat reproductive cycle. *Pain.* 2017; 158(10): 1903−1914.

[14] Amandusson A, Blomqvist A. Estrogenic influences in pain processing. *Front Neuroendocrinol.* 2013; 34(4): 329−349.

[15] Giamberardino MA, Affaitati G, Valente R, Iezzi S, Vecchiet L. Changes in visceral pain reactivity as a function of estrous cycle in female rats with artificial ureteral calculosis. *Brain Res.* 1997; 774(1−2): 234−238.

[16] Fillingim RB, Edwards RR. The association of hormone replacement therapy with experimental pain responses in postmenopausal women. *Pain.* 2001; 92(1−2): 229−234.

[17] Hunter DA, Barr GA, Amador N, et al. Estradiol-induced antinociceptive responses on formalin-induced nociception are independent of COX and HPA activation. *Synapse.* 2011; 65(7): 643−651.

[18] Gao P, Ding XW, Dong L, Luo P, Zhang GH, Rong WF. Expression of aromatase in the rostral ventromedial medulla and its role in the regulation of visceral pain. *CNS Neurosci Ther.* 2017; 23(12): 980−989.

[19] Lemoine S, Granier P, Tiffoche C, Rannou-Bekono F, Thieulant ML, Delamarche P. Estrogen receptor alpha mRNA in human skeletal muscles. *Med Sci Sports Exerc.* 2003; 35(3): 439−443.

[20] Bell DR, Blackburn JT, Norcorss MF, et al. Estrogen and muscle stiffness have a negative relationship in females. *Knee Surg Sports Traumatol Arthrosc.* 2012; 20(2): 361−367.

[21] Bell DR, Blackburn JT, Ondrak KS, et al. The effects of oral contraceptive use on muscle stiffness across the menstrual cycle. *Clin J Sport Med.* 2011; 21(6): 467−473.

[22] Ueberschlag-Pitiot V, Stantzou A, Messeant J, et al. Gonad-related factors promote muscle performance gain during postnatal development in male and female mice. *Am J Physiol Endocrinol Metab.* 2017; 313(1): E12−E25.

[23] White HD, Robinson TD. A novel use for testosterone to treat central sensitization of chronic pain in fbromyalgia patients. *Int Immunopharmacol.* 2015; 27(2): 244−248.

[24] Macedo CG, Fanton LE, Fischer L, Tambeli CH. Coactivation of mu- and kappa-opioid receptors may mediate the protective effect of testosterone on the development of temporomandibular joint nociception in male rats. *J Oral Facial Pain Headache.* 2016; 30(1): 61−67.

[25] Li J, Xie M, Wang X, et al. Sex hormones regulate cerebral drug metabolism via brain miRNAs: down-regulation of brain CYP2D by androgens reduces the analgesic effects of tramadol. *Br J Pharmacol.* 2015; 172(19): 4639−4654.

[26] Rubinstein AL, Carpenter DM. Association between commonly prescribed opioids and androgen defciency in men: a retrospective cohort analysis. *Pain Med.* 2017; 18(4): 637−644.

[27] O'Rourke TK Jr, Wosnitzer MS. Opioid-induced androgen defciency (OPIAD): diagnosis, management, and literature review. *Curr Urol Rep.* 2016; 17(10): 76.

[28] Aloisi AM, Ceccarelli I, Fiorenzani P. Gonadectomy affects hormonal and behavioral responses to repetitive nociceptive stimulation in male rats. *Ann N Y Acad Sci.* 2003; 1007: 232−237.

[29] White HD, Brown LA, Gyurik RJ, et al. Treatment of pain in fbromyalgia patients with testosterone gel: pharmacokinetics and clinical response. *Int Immunopharmacol.* 2015; 27(2): 249−256.

[30] Tennant F. Hormone abnormalities in patients with severe and chronic pain who fail standard treatments. *Postgrad Med.* 2015; 127(1): 1−4.

[31] Basaria S, Travison TG, Alford D, et al. Effects of testosterone replacement in men with opioid-induced androgen defciency: a randomized controlled trial. *Pain.* 2015; 156(2): 280−288.

[32] Monks DA, Holmes MM. Androgen receptors and muscle: a key mechanism underlying life history trade-offs. *J Comp Physiol A Neuroethol Sens Neural Behav Physiol.* 2018; 204(1): 51−60.

［33］Travell JG, Simons DG. *Myofascial Pain and Dysfunction: The Trigger Point Manual.* Vol 1. Baltimore, MD: Williams & Wilkins; 1983 (pp. 145−146).

［34］da Silva VA, de Almeida RJ, Cavalcante MP, et al. Two Thyroid Stimulating Hormone assays correlated in clinical practice show disagreement in subclinical hypothyroidism patients. *Clin Biochem.* 2018; 53: 13−18.

［35］Salvatore D, Simonides WS, Dentice M, Zavacki AM, Larsen PR. Thyroid hormones and skeletal muscle—new insights and potential implications. *Nat Rev Endocrinol.* 2014; 10(4): 206−214.

［36］Bloise FF, Cordeiro A, Ortiga-Carvalho TM. Role of thyroid hormone in skeletal muscle physiology. *J Endocrinol.* 2018; 236(1): R57−R68.

［37］Moon MK, Kang GH, Kim HH, et al. Thyroid-stimulating hormone improves insulin sensitivity in skeletal muscle cells via cAMP/PKA/CREB pathway-dependent upregulation of insulin receptor substrate-1 expression. *Mol Cell Endocrinol.* 2016; 436: 50−58.

［38］Kopecka K, Zacharova G, Smerdu V, Soukup T. Slow to fast muscle transformation following heterochronous isotransplantation is influenced by host thyroid hormone status. *Histochem Cell Biol.* 2014; 142(6): 677−684.

［39］Visser WE, Heemstra KA, Swagemakers SM, et al. Physiological thyroid hormone levels regulate numerous skeletal muscle transcripts. *J Clin Endocrinol Metab.* 2009; 94(9): 3487−3496.

［40］Reuters VS, Teixeira Pde F, Vigario PS, et al. Functional capacity and muscular abnormalities in subclinical hypothyroidism. *Am J Med Sci.* 2009; 338(4): 259−263.

［41］Gallo D, Piantanida E, Veronesi G, et al. Physical performance in newly diagnosed hypothyroidism: a pilot study. *J Endocrinol Invest.* 2017; 40(10): 1099−1106.

［42］Stott DJ, Rodondi N, Kearney PM, et al. Thyroid hormone therapy for older adults with subclinical hypothyroidism. *N Engl J Med.* 2017; 376(26): 2534−2544.

［43］Grossman A, Feldhamer I, Meyerovitch J. Treatment with levothyroxin in subclinical hypothyroidism is associated with increased mortality in the elderly. *Eur J Intern Med.* 2017. doi: 10.1016/j.ejim.2017.11.010

［44］Sindoni A, Rodolico C, Pappalardo MA, Portaro S, Benvenga S. Hypothyroid myopathy: a peculiar clinical presentation of thyroid failure. Review of the literature. *Rev Endocr Metab Disord.* 2016; 17(4): 499−519.

［45］Barchetta I, Baroni MG, Leonetti F, et al. TSH levels are associated with vitamin D status and seasonality in an adult population of euthyroid adults. *Clin Exp Med.* 2015; 15(3): 389−396.

［46］Hamel J, Logigian EL. Acute nutritional axonal neuropathy. *Muscle Nerve.* 2018; 57(1): 33−39.

［47］Mostacci B, Liguori R, Cicero AF. Nutraceutical approach to peripheral neuropathies: evidence from clinical trials. *Curr Drug Metab.* 2017. doi: 10.2174/1389200218666171031145419

［48］Okumus M, Ceceli E, Tuncay F, Kocaoglu S, Palulu N, Yorgancioglu ZR. The relationship between serum trace elements, vitamin B12, folic acid and clinical parameters in patients with myofascial pain syndrome. *J Back MusculoskeletRehabil.* 2010; 23(4): 187−191.

［49］Wang ZB, Gan Q, Rupert RL, Zeng YM, Song XJ. Thiamine, pyridoxine, cyanocobalamin and their combination inhibit thermal, but not mechanical hyperalgesia in rats with primary sensory neuron injury. *Pain.* 2005; 114(1−2): 266−277.

［50］Song XS, Huang ZJ, Song XJ. Thiamine suppresses thermal hyperalgesia, inhibits hyperexcitability, and lessens alterations of sodium currents in injured, dorsal root ganglion neurons in rats. *Anesthesiology.* 2009; 110(2): 387−400.

［51］Mader R, Deutsch H, Siebert GK, et al. Vitamin status of inpatients with chronic cephalgia and dysfunction pain syndrome and effects of a vitamin supplementation. *Int J Vitam Nutr Res.* 1988; 58(4): 436−441.

［52］Yxfeldt A, Wallberg-Jonsson S, Hultdin J, Rantapaa-Dahlqvist S. Homocysteine in patients with rheumatoid arthritis in relation to inflammation and B-vitamin treatment. *Scand J Rheumatol.* 2003; 32(4): 205−210.

［53］Deng XT, Han Y, Liu WT, Song XJ. B vitamins potentiate acute morphine antinociception and attenuate the development of tolerance to chronic morphine in mice. *Pain Med.* 2017; 18(10): 1961−1974.

［54］Mao J, Price DD, Mayer DJ. Mechanisms of hyperalgesia and morphine tolerance: a current view of their possible interactions. *Pain.* 1995; 62(3): 259−274.

［55］Lim G, Wang S, Zeng Q, Sung B, Yang L, Mao J. Expression of spinal NMDA receptor and PKCgamma after chronic morphine is regulated by spinal glucocorticoid receptor. *J Neurosci.* 2005; 25(48): 11145−11154.

［56］Hutchinson MR, Bland ST, Johnson KW, Rice KC, Maier SF, Watkins LR. Opioid-induced glial activation:

mechanisms of activation and implications for opioid analgesia, dependence, and reward. *Sci World J.* 2007; 7: 98–111.

[57] Ceglia L. Vitamin D and skeletal muscle tissue and function. *Mol Aspects Med.* 2008; 29(6): 407–414.

[58] Helde-Frankling M, Bjorkhem-Bergman L. Vitamin D in pain management. *Int J Mol Sci.* 2017; 18(10).

[59] Cheng L. The convergence of two epidemics: vitamin D defciency in obese school-aged children. *J Pediatr Nurs.* 2018; 38: 20–26.

[60] Powanda MC. Is there a role for vitamin D in the treatment of chronic pain? *Inflammopharmacology.* 2014; 22(6): 327–332.

[61] Martin KR, Reid DM. Is there role for vitamin D in the treatment of chronic pain? *Ther Adv Musculoskelet Dis.* 2017; 9(6): 131–135.

[62] Autier P, Boniol M, Pizot C, Mullie P. Vitamin D status and ill health: a systematic review. *Lancet Diabetes Endocrinol.* 2014; 2(1): 76–89.

[63] Grossmann RE, Zughaier SM, Liu S, Lyles RH, Tangpricha V. Impact of vitamin D supplementation on markers of inflammation in adults with cystic fbrosis hospitalized for a pulmonary exacerbation. *Eur J Clin Nutr.* 2012; 66(9): 1072–1074.

[64] Hsiao MY, Hung CY, Chang KV, Han DS, Wang TG. Is serum hypovitaminosis D associated with chronic widespread pain including fbromyalgia? A meta-analysis of observational studies. *Pain Physician.* 2015; 18(5): E877–E887.

[65] Levinger P, Begg R, Sanders KM, et al. The effect of vitamin D status on pain, lower limb strength and knee function during balance recovery in people with knee osteoarthritis: an exploratory study. *Arch Osteoporos.* 2017; 12(1): 83.

[66] Zadro J, Shirley D, Ferreira M, et al. Mapping the association between vitamin D and low back pain: a systematic review and meta-analysis of observational studies. *Pain Physician.* 2017; 20(7): 611–640.

[67] Rosendahl-Riise H, Spielau U, Ranhoff AH, Gudbrandsen OA, Dierkes J. Vitamin D supplementation and its influence on muscle strength and mobility in community-dwelling older persons: a systematic review and meta-analysis. *J Hum Nutr Diet.* 2017; 30(1): 3–15.

[68] Jackson C, Gaugris S, Sen SS, Hosking D. The effect of cholecalciferol (vitamin D3) on the risk of fall and fracture: a meta-analysis. *QJM.* 2007; 100(4): 185–192.

[69] Wu Z, Malihi Z, Stewart AW, Lawes CM, Scragg R. Effect of vitamin D supplementation on pain: a systematic review and meta-analysis. *Pain Physician.* 2016; 19(7): 415–427.

[70] Krejs GJ, Nicar MJ, Zerwekh JE, Norman DA, Kane MG, Pak CY. Effect of 1,25–dihydroxyvitamin D3 on calcium and magnesium absorption in the healthy human jejunum and ileum. *Am J Med.* 1983; 75(6): 973–976.

[71] Ge HY, Nie H, Madeleine P, Danneskiold-Samsoe B, Graven-Nielsen T, Arendt-Nielsen L. Contribution of the local and referred pain from active myofascial trigger points in fbromyalgia syndrome. *Pain.* 2009; 147(1–3): 233–240.

[72] Alonso-Blanco C, Fernández de las Peñas C, Morales-Cabezas M, Zarco-Moreno P, Ge HY, Florez-Garcia M. Multiple active myofascial trigger points reproduce the overall spontaneous pain pattern in women with fbromyalgia and are related to widespread mechanical hypersensitivity. *Clin J Pain.* 2011; 27(5): 405–413.

[73] de Baaij JH, Hoenderop JG, Bindels RJ. Magnesium in man: implications for health and disease. *Physiol Rev.* 2015; 95(1): 1–46.

[74] Correa AMB, Guimaraes JDS, Dos Santos EAE, Kushmerick C. Control of neuronal excitability by Group I metabotropic glutamate receptors. *Biophys Rev.* 2017; 9(5): 835–845.

[75] Ge J, Huang F, Nesmelov YE. Metal cation controls phosphate release in the myosin ATPase. *Protein Sci.* 2017; 26(11): 2181–2186.

[76] Kim YS, Kim KM, Lee DJ, et al. Women with fbromyalgia have lower levels of calcium, magnesium, iron and manganese in hair mineral analysis. *J Korean Med Sci.* 2011; 26(10): 1253–1257.

[77] Sendur OF, Tastaban E, Turan Y, Ulman C. The relationship between serum trace element levels and clinical parameters in patients with fbromyalgia. *Rheumatol Int.* 2008; 28(11): 1117–1121.

[78] Romano TJ. Magnesium defciency in patients with myofascial pain. *J Myofas Ther.* 1994; 1(3): 11–12.

[79] Grober U, Schmidt J, Kisters K. Magnesium in prevention and therapy. *Nutrients.* 2015; 7(9): 8199–8226.

[80] Bagis S, Karabiber M, As I, Tamer L, Erdogan C, Atalay A. Is magnesium citrate treatment effective on pain, clinical parameters and functional status in patients with fbromyalgia? *Rheumatol Int.* 2013; 33(1): 167–172.

[81] Ali A, Njike VY, Northrup V, et al. Intravenous micronutrient therapy (Myers' Cocktail) for

fbromyalgia: a placebo-controlled pilot study. *J Altern Complement Med.* 2009; 15(3): 247−257.

［82］ Zarean E, Tarjan A. Effect of magnesium supplement on pregnancy outcomes: a randomized control trial. *Adv Biomed Res.* 2017; 6: 109.

［83］ van Dronkelaar C, van Velzen A, Abdelrazek M, van der Steen A, Weijs PJM, Tieland M. Minerals and sarcopenia; the role of calcium, iron, magnesium, phosphorus, potassium, selenium, sodium, and zinc on muscle mass, muscle strength, and physical performance in older adults: a systematic review. *J Am Med Dir Assoc.* 2018; 19(1): 6.e3−11.e3.

［84］ Veronese N, Berton L, Carraro S, et al. Effect of oral magnesium supplementation on physical performance in healthy elderly women involved in a weekly exercise program: a randomized controlled trial. *Am J Clin Nutr.* 2014; 100(3): 974−981.

［85］ Cho J, Lee E, Lee S. Upper thoracic spine mobilization and mobility exercise versus upper cervical spine mobilization and stabilization exercise in individuals with forward head posture: a randomized clinical trial. *BMC Musculoskelet Disord.* 2017; 18(1): 525.

［86］ Engen DJ, McAllister SJ, Whipple MO, et al. Effects of transdermal magnesium chloride on quality of life for patients with fbromyalgia: a feasibility study. *J Integr Med.* 2015; 13(5): 306−313.

［87］ Cordova Martinez A, Fernandez-Lazaro D, Mielgo-Ayuso J, Seco Calvo J, Caballero Garcia A. Effect of magnesium supplementation on muscular damage markers in basketball players during a full season. *Magnes Res.* 2017; 30(2): 61−70.

［88］ Syx D, De Wandele I, Rombaut L, Malfait F. Hypermobility, the Ehlers-Danlos syndromes and chronic pain. *Clin Exp Rheumatol.* 2017; 35, suppl 107(5): 116−122.

［89］ Beighton P, De Paepe A, Steinmann B, Tsipouras P, Wenstrup RJ. Ehlers-Danlos syndromes: revised nosology, Villefranche, 1997. Ehlers-Danlos National Foundation (USA) and Ehlers-Danlos Support Group (UK). *Am J Med Genet.* 1998; 77(1): 31−37.

［90］ Grahame R, Bird HA, Child A. The revised (Brighton 1998) criteria for the diagnosis of benign joint hypermobility syndrome (BJHS). *J Rheumatol.* 2000; 27(7): 1777−1779.

［91］ Voermans NC, Knoop H, Bleijenberg G, van Engelen BG. Pain in Ehlers-Danlos syndrome is common, severe, and associated with functional impairment. *J Pain Symptom Manage.* 2010; 40(3): 370−378.

［92］ Singla D, Veqar Z. Association between forward head, rounded shoulders, and increased thoracic kyphosis: a review of the literature. *J Chiropr Med.* 2017; 16(3): 220−229.

［93］ Patwardhan AG, Khayatzadeh S, Havey RM, et al. Cervical sagittal balance: a biomechanical perspective can help clinical practice. *Eur Spine J.* 2018; 27: 25−38.

［94］ Bokaee F, Rezasoltani A, Manshadi FD, Naimi SS, Baghban AA, Azimi H. Comparison of cervical muscle thickness between asymptomatic women with and without forward head posture. *Braz J Phys Ther.* 2017; 21(3): 206−211.

［95］ Cheon S, Park S. Changes in neck and upper trunk muscle activities according to the angle of movement of the neck in subjects with forward head posture. *J Phys Ther Sci.* 2017; 29(2): 191−193.

［96］ Hallgren RC, Pierce SJ, Sharma DB, Rowan JJ. Forward head posture and activation of rectus capitis posterior muscles. *J Am Osteopath Assoc.* 2017; 117(1): 24−31.

［97］ Yong MS, Lee HY, Lee MY. Correlation between head posture and proprioceptive function in the cervical region. *J Phys Ther Sci.* 2016; 28(3): 857−860.

［98］ Lee JH. Effects of forward head posture on static and dynamic balance control. *J Phys Ther Sci.* 2016; 28(1): 274−277.

［99］ Kang JH, Park RY, Lee SJ, Kim JY, Yoon SR, Jung KI. The effect of the forward head posture on postural balance in long time computer based worker. *Ann Rehabil Med.* 2012; 36(1): 98−104.

［100］ Abboud J, Marchand AA, Sorra K, Descarreaux M. Musculoskeletal physical outcome measures in individuals with tension-type headache: a scoping review. *Cephalalgia.* 2013; 33(16): 1319−1336.

［101］ Fernández de las Peñas C, Cuadrado ML, Pareja JA. Myofascial trigger points, neck mobility and forward head posture in unilateral migraine. *Cephalalgia.* 2006; 26(9): 1061−1070.

［102］ Strom V, Knardahl S, Stanghelle JK, Roe C. Pain induced by a single simulated office-work session: time course and association with muscle blood flux and muscle activity. *Eur J Pain.* 2009; 13(8): 843−852.

［103］ Park SY, Yoo WG. Effect of sustained typing work on changes in scapular position, pressure pain sensitivity and upper trapezius activity. *J Occup Health.* 2013;

55(3): 167-172.

[104] Rombaut L, Malfait F, Cools A, De Paepe A, Calders P. Musculoskeletal complaints, physical activity and health-related quality of life among patients with the Ehlers-Danlos syndrome hypermobility type. *Disabil Rehabil.* 2010; 32(16): 1339-1345.

[105] Bowen JM, Sobey GJ, Burrows NP, et al. Ehlers-Danlos syndrome, classical type. *Am J Med Genet C Semin Med Genet.* 2017; 175(1): 27-39.

[106] Cazzato D, Castori M, Lombardi R, et al. Small fiber neuropathy is a common feature of Ehlers-Danlos syndromes. *Neurology.* 2016; 87(2): 155-159.

[107] Granata G, Padua L, Celletti C, Castori M, Saraceni VM, Camerota F. Entrapment neuropathies and polyneuropathies in joint hypermobility syndrome/Ehlers-Danlos syndrome. *Clin Neurophysiol.* 2013; 124(8): 1689-1694.

[108] Sacheti A, Szemere J, Bernstein B, Tafas T, Schechter N, Tsipouras P. Chronic pain is a manifestation of the Ehlers-Danlos syndrome. *J Pain Symptom Manage.* 1997; 14(2): 88-93.

[109] Rombaut L, Scheper M, De Wandele I, et al. Chronic pain in patients with the hypermobility type of Ehlers-Danlos syndrome: evidence for generalized hyperalgesia. *Clin Rheumatol.* 2015; 34(6): 1121-1129.

[110] Henderson FC Sr, Austin C, Benzel E, et al. Neurological and spinal manifestations of the Ehlers-Danlos syndromes. *Am J Med Genet C Semin Med Genet.* 2017; 175(1): 195-211.

[111] De Wandele I, Rombaut L, De Backer T, et al. Orthostatic intolerance and fatigue in the hypermobility type of Ehlers-Danlos Syndrome. *Rheumatology (Oxford).* 2016; 55(8): 1412-1420.

[112] Camerota F, Celletti C, Castori M, Grammatico P, Padua L. Neuropathic pain is a common feature in Ehlers-Danlos syndrome. *J Pain Symptom Manage.*

2011; 41(1): e2-e4.

[113] Silfes SP, Vendemia JMC, Beattie PF, Stewart JC, Jordon M. Changes in brain structure and activation may augment abnormal movement patterns: an emerging challenge in musculoskeletal rehabilitation. *Pain Med.* 2017; 18(11): 2051-2054.

[114] Tsao H, Danneels LA, Hodges PW. ISSLS prize winner: smudging the motor brain in young adults with recurrent low back pain. *Spine (Phila Pa 1976).* 2011; 36(21): 1721-1727.

[115] Schabrun SM, Elgueta-Cancino EL, Hodges PW. Smudging of the motor cortex is related to the severity of low back pain. *Spine (Phila Pa 1976).* 2017; 42(15): 1172-1178.

[116] Pelletier R, Higgins J, Bourbonnais D. Is neuroplasticity in the central nervous system the missing link to our understanding of chronic musculoskeletal disorders? *BMC Musculoskelet Disord.* 2015; 16: 25.

[117] Bolognini N, Russo C, Edwards DJ. The sensory side of post-stroke motor rehabilitation. *Restor Neurol Neurosci.* 2016; 34(4): 571-586.

[118] Pakzad M, Fung J, Preuss R. Pain catastrophizing and trunk muscle activation during walking in patients with chronic low back pain. *Gait Posture.* 2016; 49: 73-77.

[119] Ross GB, Sheahan PJ, Mahoney B, Gurd BJ, Hodges PW, Graham RB. Pain catastrophizing moderates changes in spinal control in response to noxiously induced low back pain. *J Biomech.* 2017; 58: 64-70.

[120] Lucas KR, Polus PA, Rich J. Latent myofascial trigger points: their effect on muscle activation and movement efficiency. *Bodyw Mov Ther.* 2004; 8: 160-166.

[121] Gerwin RD. Factoresperpetuadoresen el sindrome de dolor miofascial. In: Mayoral del Moral O, Salvat IS, eds. *FisioterapiaInvasiva del Sindrome de Dolor Miofascial.* Madrid, Spain: Editorial Medica Panamaricana; 2017: 39-52.

第五章

心理社会因素

莱斯利·F.泰勒、詹妮弗·L.弗里曼

1 介绍

疼痛既是一种经由生活事件所形成的强烈个人体验，也是一种经由时代特定标准概念化的人类普遍经验。在以往古老时代和其他地方，疼痛被认为是精神问题，而且也是被当作精神问题来治疗的。而在现代西方世界，疼痛的起源和治疗则都被强制放在一个纯生物医学的笼子里。随着科学的进步和疼痛生物解剖学起源被认识，生物—医学模型理所当然地占据了首要地位，疼痛体验是用客观存在的术语定义的，被认为是客观的和可测量的。疼痛被认为与组织损伤成正比，这种科学观点的缺点之一是疼痛处理的划分：由一个团队专门处理疼痛的躯体部分，另一个团队则处理疼痛的心理部分，而疼痛的社会、精神和身心方面都没有被强调。现在，随着更多测试仪器的改进以及对疼痛现象本质概念的接受，诊断和治疗疼痛的最合适模式应该是生物—心理—社会模式。肌筋膜疼痛是非常复杂的，有时也是非常持久的（尤其是伴随着其他疼痛状态，或存在本文第四章所讨论的那些引起持续疼痛的因素）。对于任何疼痛患者，尤其是对于那些具有无法解释的疼痛或持续疼痛的患者，临床医生必须对他们的思想、情绪、行为和社会交往非常敏感，因为这些因素能改善或恶化疼痛的治疗效果。

20世纪60年代中期，Melzack和Wall提出了一种关于疼痛机制的新理论，后来被称为门控理论（闸门学说），它为发展疼痛科学研究开辟了道路[1,2]。同时，George Engel对缺乏人性化的医疗状况开创性地进行了努力应对，他认为这种状况是由于以下情况所造成的：将身心截然分离的二元论、将身体视为机器的过于简化的医学思维观点，以及医生（超然的观察者）和患者都缺乏人性化方面的知识[3,4]。以社会系统学理论为指导的生物—心理—社会模型，是Engel的研究成果[5]。目前的文化和证据支持这种更为综合的理论。虽然许多肌肉骨骼专科的临床医生从更广泛的生物—心理—社会角度来考虑疼痛，但实际上，从上述理论基础来进行临床实践还是颇具挑战。

如前几章所述，在理解疼痛的生物原因、如何诊断其来源以及如何成功的治疗方面，已经取得了巨大的进展。一般来说，临床医生受过良好的培训，能很好地去评估和处理与患者病情相关的躯体客观因素[6]。有些医生已经逐渐超越了严格的生物医学思维定式，在处理持续性疼痛患者方面，应用或至少试图去应用更广泛的生物—心理—社会模式[7]。然而，这一进化的观念却被以下事实所困扰：虽然大多数医生接受了生物医学模型的教育和训练，但那些考虑心理社会因素、互相沟通及促进患者与医生和谐交流的"软技能"，受到的关注程度还太小，有时也远没得到重视。虽然临床医生可能承认和认可心理社会因素的作用，但很多医生都感到缺乏处理这些因素的准备。涉及心理社会方面的专业教育课程往往被删减，而且整个求学阶段也很少把心理社会课程与专业课程整合，职业后教育则几乎全部是以技能为中心。因此，尽管证据支持在实践中运用生物—心理—社会模式，但临床医生还是觉得没有能力去有效地处理复杂或持续疼痛患者。

几十年来的研究都试图去澄清、衡量或解释

生物—心理—社会模型的各个方面[4]。尽管对该模型应用简化论方法与其意图背道而驰，但重点是找到方法来确定和理解生物—心理—社会模型的不同方面是如何导致疼痛的，以及它们是如何相互作用、哪些治疗干预可能最有效。这已远远超出本章的范围，更不用说这个话题本身的复杂性。当然，本章也将提供一些关于心理学和社会学理论及有关疼痛体验的概述，这可能有助于指导治疗和改善预后。

2　心理学和社会学概述

在对疼痛患者运用生物心理社会策略进行全面治疗之前，我们简要概述一下几个主要的心理学和社会学理论及结构。

（1）心理学和社会学框架

人类的思想、情感、行为与外界的关系，几百年来一直是一个研究课题。早期的行为学家发现，对事物的反应可以通过外部事件来改变。认知行为主义者拒绝纯粹的行为主义形式，而是将思想在人类经验中的力量及其在塑造人类行为中的作用结合起来。存在主义——人文主义论者的关注重点是整体关怀与主观意义的重要性。第三波浪潮行为主义似乎试图将心理学与哲学结合起来，用现实的期望解决生活中困难。认识到了生物心理社会治疗的必要性，现代医疗专业人士发现将视野所及的方面与在情感、思想、行为、社会互动和意义等更微妙的方面结合起来是很有用的。以下概念远未详尽列出影响肌筋膜疼痛和功能障碍诊断及治疗的理论和主题。有关心理框架和概念的更多信息，请参阅其他资源。

（2）行为学习理论

经典条件反射

1889年，伊凡·巴甫洛夫在研究狗的消化过程中，形成了经典条件反射或应答条件反射的心理学理论[8]。在经常被引用的实验中，在食物还未到达时，喂食前的铃声会引起狗无意识的分泌

唾液。当铃响后没有按规律出现食物时，条件反射减弱并最终停止。这种"学习"和"衰减"被认为普遍适用于人类行为。研究表明，经典条件反射可以放大疼痛（学习联想），但关于经典条件反射是否能引起疼痛的结论则还有待商榷[9]。

操作性条件反射

在20世纪50年代，B. F. Skinner的操作性条件反射理论支持这样一个假设：行为可以因为结果和刺激而改变[10]。该理论指出，行为随后的积极或消极的强化会增加行为发生的可能性，而惩罚则会减少这种可能性。Fordyce和Fowler等将这一理论应用于疼痛的行为模型，强调学习的刺激反应在发生和维持慢性疼痛中的重要性[11-13]。Fordyce开始探索现在被广泛接受的引发疼痛的因素和使疼痛持续存在的因素之间的区别[14]。将操作性条件反射理论与肌肉骨骼治疗相结合的目的是通过积极强化增加健康行为的发生率，并通过消除强化减少疼痛行为的发生率[14]。

（3）认知—行为主题

自我效能和控制点

Albert Bandura的自我效能理论是社会认知理论的一部分，它相信一个人有能力影响自己的生活事件以及这些事件的经历方式[15]。在系统回顾自我效能对慢性肌肉骨骼痛患者的预后影响时发现，较高的自我效能与较好的身体功能、体力活动、健康、工作状态及工作满意度相关。同时，较高的自我效能与较低的疼痛、残疾、疾病活动、抑郁症状、纤维肌痛痛点的存在、疲劳和超时工作（在工作中，但功能不在最佳水平）有关[16]。Bandura强调的是人的能力，而不是人的缺陷和功能障碍，这在一定程度上与生物医学所关注的因损伤/疾病而导致的能力受限是完全相反的。Bandura指出，自我效能可以被增强，进而改善功能[17]，同样，体力或耐力也可以被训练和改善。较低的自我效能则与更多的疼痛、焦虑和注意力从症状上转移的能力降低有关。较高的自我效能与较低的疼痛及焦虑、较高的快速恢复能力、分散注意力和改变痛苦含义的能力有关[18]。更乐

观的是，从这个观点出发的人能够做出更有效的疼痛管理选择。

20世纪中叶，Julian Rotter发展了一种关于人格的社会学习理论，这种理论包含了控制点（locus of control, LOC）这个概念[19]。LOC确定人们相信自己能在多大程度上控制自己生活中的事件。内在LOC强的人相信他们可以改变自己的生活，而外在LOC强的人则认为，他们的生活是由外部因素控制的。Rotter倾向于把LOC看作是一个动态的连续体，而不是一个静态的二分法，因为一个人的学习可以在不同的环境下影响他们的感知[20]。

这一概念框架在健康行为中的应用导致了以健康为中心的控制点理论（health-focused locus of control, HLOC）的发展[21]。HLOC是指一种个人的预期，针对健康是否受自身行为（内在HLOC）控制，还是受包括机会、运气和命运在内的外在因素控制（机会HLOC），抑或是受其他强有力的因素如医疗保健提供者控制（其他强有力HLOC）[22]。在这些每一个核心（locus）中，个体表现出强化每个内在世界观的行为、认知、决策和信息控制能力。更强的"内在HLOC"与更好的身心健康和更积极的健康行为相关[23,24]。而一个更倾向于"机会HLOC"的人，他或她相信自己很少（如果有的话）能控制自己的肌肉骨骼疼痛，并可能采取更悲观的态度和方法，导致更差的选择，又增强这种消极信念状态。

自我效能也与HLOC有关，它影响心理压力的感知和管理。较低的自我效能，加上较低的内在HLOC，与较高的疾病相关心理困扰、较高的心理和身体问题，以及外部影响的易受性增加，从而导致心理压力反应增加[25]。多模式干预与提高自我效能、提高"内在HLOC"、降低"机会HLOC"相结合，已被证实能使慢性背痛患者有更好的预后[22]。此外，慢性疼痛患者可以增加其内在HLOC的同时，保持对医生治疗疼痛效果的积极预期。事实上，对医生的信任（其他强有力的HLOC）可以支持其采用有效的疼痛管理行为，而这种有效管理行为的缺失对患者是不利的[26]。

意义/信念/疾病认知

不管是根据某一特定事件还是根据人一生的经历，健康信念和健康意义都是基于经验得出的。这些概念支持人们对以下几点的看法：① 他们自己面对健康问题时的易感性。② 生病或健康问题所带来的医疗和社会后果。③ 哪些有效的行为可以降低与之相关的风险。④ 如何克服障碍来采取那些有益的行为[27,28]。一个人对健康问题的信念和观点是从大量经历中学习和演变而来的。过去在健康问题上的经验、互联网上的研究、先前的医疗互动和先前的伤害相关宣教结合起来，形成了一个关于健康和疼痛的复杂信念体系。此外，个体的意义归因于疼痛，以及疼痛起源的理论和为什么疼痛持续存在，是疾病认知的基础。

Levanthal的自我调节的常识模型，也被称为疾病的自我调节模型，以个体对疾病威胁的信念为中心[29-31]。在处理慢性疼痛的研究中，特定疾病的感知与疼痛、功能、心理疾病发病率、治疗者关注的挫败感、药物使用和健康状况之间存在着强烈的关联[32-34]。无论是有益的还是有害的，疾病信念的自我调节都能通过每一次互动而得到加强。加强身体自我调节的能力，是通过正反馈的信念系统转变和完善来实现的[35,36]。Sauer和他的同事确定了与疼痛体验相关的四个维度需要处理：伤害感受、疼痛感知、痛苦和疼痛行为[32]。通过精心安排和管理的生物—心理—社会干预，可以增强自我调节能力和自主神经系统调节能力，改善身体和心理症状[31,32,37]。自我调节是自我效能的实际化，可以在肌筋膜疼痛患者中进行训练，以改善预后。

认知扭曲

在疾病认知的分类中存在认知扭曲，这是Aaron Beck认知行为疗法（Cognitive-Behavioral Therapy, CBT）中的一个概念，它指的是各种偏见、夸大或非理性的思维方式[38-40]。无效的思维模式会导致焦虑、自卑、低效和抑郁。认知扭曲是所有人都经历过的，尤其与持续疼痛患者的生活经历有关[41]。建立在意义和信念基础上的认知扭曲，如躯体化倾向和灾难化心理，是常见的思维或信念对疼痛的反应，可以增加疼痛行为。"躯体化倾向是人们更容易意识到并担心常见的躯体症状。它的特点是：① 不断探测环境中的威胁（过度警觉）。② 倾向于关注某些相对较弱和不常出现的身体感觉。③ 倾向于强化躯体感觉，使它们更令人惊恐的、有害和令人不安的"[27]。灾难化心理是担心当前所关注的事情发生最坏的可能后果。灾难化心理会导致个体将不舒服的疼痛体验认定为无法接受[27]。以偏概全，即从一个单一的证据中推测出一个普遍的结论，并预期它会一次又一次地发生，与身心障碍高度相关。认知扭曲的其他例子包括控制谬误（将自己视为无助的命运受害者或对一切负责）、过滤（只关注情况的消极方面）和两极分化的思维（"我若不是完美的，那便是失败的"两分法，无中间立场来考虑生活的复杂性）[42,43]。一个人对疼痛不适应的思维、对疼痛认知扭曲的信赖可能导致应对不良、疼痛和痛苦增加，以及更高程度的残疾[18]。

（4）存在—人本主义主题

另一个中世纪对行为主义学习理论的客观本质的运动（Sigmund Freud的确定性心理治疗），人文主义心理学家如Abraham Maslow 和Carl Rogers强调生活的主观体验及所有心理关怀的重要性。对于现代临床医生来说，心理学的这一分支可以促进积极的治疗互动，包括患者的心理成长和心理改善，从而远离病理状态和疼痛[44]。

以患者为中心的诊疗

以人为中心或以患者为中心的诊疗概念是由Carl Rogers在Engle之前几十年提出的[45,46]。现在被认为是西方生物心理社会诊疗的一个标志[4]。以患者为中心的诊疗与历史上的父权制医疗的生物医学模式形成鲜明对比，在父权制医疗模式中，医生主导诊疗，要求患者是被动配合的。在以人为中心的诊疗中，鼓励医护人员认识到患者的观点，尊重他们的选择，一直考虑到他们的价值和目标[47]。以人为中心的方法不仅在临床诊

疗中很重要，而且对提高研究能力、更好地进行临床教育提供保证[48]。当然，以人为中心的诊疗确实也有缺点。患者对成功诊疗的定义可能很高也很难实现[49]。在这些情况下，只有通过持续的宣教，用同情和理解来沟通，才能达到预期治疗目的。

非病理学方法

与生物医学模式、弗洛伊德的心理分析、甚至认知行为疗法（CBT）在某种程度上形成鲜明对比的是，改善健康结果的一种人性化方法是聚焦于患者的成长和表现的系统，而不是治疗或处理病理状态。人文主义心理学认识到人类经验的广度，主张在医疗环境中减少将思想、情感和行为打上病理的标签[44,47]。当患者被告知其思想是非理性的、其情绪是夸张的、其行为会使他们持续痛苦时，他们会担心临床医生基于他们的行为或内在经验所做出的判断，并对此做出防御反应，这是可以理解的。另一种结果是他们可能会放弃治疗。临床医生应该要表示患者对疼痛的许多反应是合理的，并应温和地引导患者关注那些对疼痛最有益的反应。甚至将"疼痛是人类的普遍体验，对它的无效反应是典型的"这一事实正常化，也有助于减少一些患者对疾病的恐惧。认同和接受（见下文）也可以成为运用非病理学方法帮助疼痛患者的有效工具。

价值和意义

个人成长和存在的意义在一些疼痛患者身上可以起到积极的作用。与认知行为理论类似，人文主义心理学和存在心理学描述及探索产生个人生活意义的个人生存哲学[44]。决定于患者对疼痛的不同定义，他们可以经历更多的痛苦，或更好的恢复能力，甚至创伤后成长能力[50]。成功提高自我意识和自我认识的患者、采用或走向内在LOC的患者以及调整其行为以最大限度地采取与其价值观相一致行动的患者，在治疗中可能比不采用LOC的患者体验到更多的个人意义。

（5）第三波浪潮行为主题

最近，因纯粹的行为主义和CBT的一些不足

而诞生的其他几个行为疗法，可以保证改善心理和生理疼痛患者的结果[51]。这些比较新的方法包括"接受和承认疗法"[52]。辨证行为疗法和其他一些方法，与经典的CBT不同，它们接受扭曲的思想和负面的情绪作为人类经验的普遍部分而不是与思维健康的不同，从而没有必要为了改善预后而必须纠正之[53,54]。将人文主义角度出发的许多以人为本的概念与CBT的有效策略结合起来，即使对高度敏感的患者来说，效果也往往是相当可以接受的[55]。从这种理论性的接受困难的情感和思想，鼓励患者注意他们内在经验的现实性，允许他们将他们的行为，向对生命中不可避免的困境进行自主掌控与有效处理的方向转移。以下概念应用于躯体疼痛（以及经常伴随身体疼痛的心理和情绪疼痛），已经被证明有助于打破恐惧和回避之间的联系，减轻灾难化心理，并改善与慢性疼痛相关的抑郁症状[51]。需要更多研究来探索这些心理疗法在治疗包括肌筋膜疼痛在内的疼痛患者方面的潜在益处。

正念和冥想

许多第三波浪潮行为疗法的共同主题都包含正念和/或冥想成分。正念和冥想都是改善肌筋膜疼痛患者预后的有效策略。它们尽管相关且经常互换使用，但正念是聚焦于当前时刻的注意力，而冥想通常是一种更为正式的练习，用来训练大脑在摒弃好恶的情况下见证思想、情感和感觉，没有依恋或厌恶。正念和冥想都有很多具体实施形式，患者可以根据自己的偏好进行选择。正念训练和冥想已经被证实可以改善疼痛调节、减少疼痛的感知强度和不愉快感受、减少患者对阿片类药物的依赖、减少交感神经的兴奋；两者都可以有效地帮助处理短期和长期的急慢性疼痛[56-60]。即使只练习4天，冥想也被证明能减少40%的疼痛感知强度和57%的不愉快感受[56]。

接受

对疼痛体验的心理接受可能是耐受疼痛、改善疼痛和改善残疾结局的关键。此外，"接受"作为一种改善疼痛的情绪调节策略，可以减少自我羞辱和社会羞辱[61]。"接受"，就像许多处理痛

苦状况的心理社会策略一样，很容易被误解和忽视。"接受"只是承认痛苦的现实及其后果[62-64]。它不是从属于或屈服于痛苦，而是愿意融入有效和适应的行为决策过程中去[64,65]。"接受"策略可以缓解疼痛刺激所引起的不适和不愉快，并且已经被证明是一个有用的治疗慢性疼痛的心理工具[66,67]。已经建立了一个结果测量（慢性疼痛接受问卷）来帮助临床医生评估疼痛接受的进展[65,68]。对疼痛经历细节（如位置、质量、时间）的好奇以及个体对这种好奇心的反应，是在临床环境中采取接受态度的一种方式。温和的好奇心，从本质上讲，是以一种愉快的预期方式（而不是焦虑，它是消极的预期）将注意力集中在感兴趣的对象上，这种方式可以减少发生忽视、控制或抗争不适的冲动。

认同

"认同"不仅仅是共鸣，其是通过与患者共享信息而达到"治疗同盟"的关键。肤浅的"认同"是简单的兴趣和积极的倾听[69]。当临床医生证实即使对疼痛的无效也存在积极意义时，就会发生更深入的"认同"（例如，"你的背部受了很大的伤害，你的身体只是想保护自己，所以你就不想再去散步了"）。充分的"认同"，加上无条件的积极关注和以人为本的诊疗，传达了这样一个信息：临床医生真正相信，在当前情况下，患者正在尽其所能做到最好[62,63,69]。在建立"治疗同盟"的早期最好使用"认同"，避免出现患者抵制和防御（当在建立"认同"和相互理解之前使用聚焦于行为改变的方案时，可能会发生这种抵制和防御）[70,71]。在感受被完全理解和接受的坚实基础上，患者可以朝着改变迈出第一步。当然，临床医生在任何特定的患者互动过程中所能提供的"认同"水平，取决于临床医生在这样做时保持真实性和真诚同情的能力（见自我关怀）[69]。

（6）社会学理论

烙印（stigma），是指一个人或一个群体因其社会特征而被认为与其他社会成员有区别的歧视，在1890年代由Emile Durkheim首次提出，并

在20世纪中叶进一步被Erving Goffman作为一种现象概念化[72,73]。Goffman的社会烙印理论为医学社会学奠定了基础，其将持续性疼痛患者打上为"异常"的标签[74]。这种"异常行为典范"（羞愧）面临着一种"压迫典范"（责怪），其理所当然地把注意力放在那些为他人打上烙印的人身上，包括医疗保健提供者[74,75]。Link和Phelan以权力为中心继续这个话题[76]。在医疗经验的各个方面，权力差异尤其明显，并且在宏观（医疗系统）、中观（组织）和微观（个人）层面上得到加强[77]。在社会层面上，疾病的烙印化是一个社会不公正问题，它会减少个人层面上寻求帮助的行为[78,79]。疾病和残疾的烙印化对生活在疼痛中的个人是有害的，令其感到痛苦和边缘化，并导致包括痛苦和社会孤立在内的消极后果[80,81]。

归因论

如前所述，生物—医学模式的一个负面后果是，那些具有无法解释的或持续疼痛的患者经常被他们的临床医生"羞辱"。这种情况下的羞辱可能是由于将患者的经历归咎于患者本身，这种形式称为"归因论"[82-84]。归因论描述了临床医生如何根据患者的评估形成因果判断[85]。医生可以推卸责任，并将症状的起始因素和维持因素都归因于患者。将病因归因于患者显然与医生相关，这时医生对患者还会表现出更多的愤怒和更低的敏感性，这可能导致漏诊、治疗不足或无效的治疗方案，严重损害医疗关系并使患者处于危险之中[82,86]。

（7）痛苦心理体验的复杂性

显然，没有一个模型或一套心理概念足够宽泛，以至于能够处理与疼痛状况相关的所有心理社会因素。一个世纪以来，行为疗法已经扩展到解释越来越多的人类内部和外部感知之间相互作用的经验，时至今日，行为疗法还在继续发展。从生物—心理—社会的角度进行诊疗，需要真正了解每个患者的个人经历、信念以及对疼痛的习惯性情绪和行为反应。将这种理解与对上述概念的了解结合起来，可以帮助临床医生理解并解决疼痛患者影响治疗计划或临床预后的心理社会因素。

3 与疼痛相伴的患者

（1）疼痛的常见情感反应

生活在疼痛中的个体会经历各种情绪和反应，这些情绪和反应会影响他们的健康轨迹。在考虑情绪时，因果关系还没有得到充分的解释。然而，情绪低落与疼痛症状的发生和持续有关，它对随后的残疾的影响似乎更大[27,87]。抑郁显著降低多学科治疗慢性肌筋膜疼痛的成功率[88]。情绪抑郁的症状从沮丧、悲伤到自杀倾向，差别很大。区分是至关重要的，因为治疗方案不同，既可以是支持和认同、谈话治疗、药物或医学干预，也可以是这些治疗方案的联合干预。

除了临床上的抑郁，疼痛患者经常还会经历悲伤和悲恸。在感觉到失去、或当生活中的事物偏离预期朝着负面方向发展时，人就会产生悲伤[62,63]。从这个意义上说，对于一个有着无法解释的疼痛或持续疼痛的个体来说，经历悲伤甚至悲恸是完全合理的。为过去和/或现在的能力丧失而悲伤，及为未来的能力和梦想也会预期丧失而悲伤，均应该得到承认和尊重。

恐惧和焦虑是大多数持续性疼痛患者情绪体验的一部分，与易产生触发点（TrPs）有关[89]。焦虑和恐惧是密切相连的[90]。恐惧是对所感知威胁的反应，焦虑是对未来的恐惧[62,63]。疼痛本身就是一种危险信号[91]。患者会担心疼痛对工作表现、工作期望、家庭义务、爱好及未来各种事件的影响。运动恐惧症是对运动和体力活动的特殊恐惧，它与疼痛和脆弱心理的增加有关。如果不加以处理，运动恐惧症也会导致恐惧—回避行为[92]。

状态焦虑和特质焦虑（trait anxiety）也可能对疼痛患者起作用。状态焦虑与某一事件有关，而特质焦虑是一种终身模式，如广泛性焦虑障碍就属于特质焦虑[89]。两者的症状表现包括恐惧感、紧张感、惊慌/警觉以及一系列躯体表现，包括肌肉紧张性增加、疼痛强度增强和体质改变，它们都与应激反应相关[93,94]。Sorrell等发现，与抑郁症不同，患有慢性肌肉骨骼疼痛和焦虑症的患者在多学科治疗中的表现与那些没有焦虑症的患者一样好[88]。

愤怒是对不公正的状况或事件的情绪反应，包括感知到生活伴随持续疼痛[95]。它可以是一种寻求控制恐惧和焦虑感的方法。愤怒在思想、情绪和行为的反馈回路中扮演着重要的（可改变的）角色。健康的表达愤怒是生物—心理—社会治疗模式的重要组成部分，因为抑制愤怒与疼痛强度增强、疼痛行为增加及活动水平降低有关[96,97]。

羞耻感也会伴随一些患者的身体疼痛。羞耻，由于其对社会交往的深刻影响而被称为"主人翁情感"，是一种因存在感不够导致的强烈的不适感[98]。与内疚（"我做了坏事"）不同，羞耻（"我不好"）与行为无关，而是与人格有关[99,100]。"我是一个可怕的人"和"我举止粗鲁"的区别在于前者代表羞耻，后者代表内疚。内疚感之所以有用，是因为它能促使补偿。然而，羞耻感是徒劳的，其常与上瘾、暴力和药物滥用相联系，因此在任何医疗环境中都应该注意和解决[99,101,102]。对于所经历的身体疼痛，一种常见的羞耻言语是"我崩溃了"。重新组织这样的羞耻表达有助于增加改变的动力和改善的希望。

当然，每一个经历过疼痛相关情绪的人都会以个人的方式去这样做。有些患者对负面情绪会比其他人更敏感。有些情绪甚至会让一个人感到羞耻[99,100]。一个因沮丧而感到羞耻的患者可能会转向愤怒甚至暴怒，以避免感到悲伤。相反，一个患者如果觉得愤怒变得难以忍受或会引起社会误解，可能会表现出悲伤的迹象，即使另一个人在同一事件中表达出的情绪是暴怒。识别和理解与疼痛相关的情绪是治疗的重要组成部分，在治疗计划中纳入调节情绪的方案有助于改善慢性疼痛的预后[101]。

（2）常见的疼痛行为反应

行为被认为是对思想和感情的有意识和无意识的反应[35,90,104]。每个人都会以个人的观点、倾向和记忆来面对医疗和健康事件。Albert Ellis 的

"理性情感行为疗法"表明了思想和情感之间的联系，此情感是（a）引发的事件和（b）信念和从而导致（c）后果的行为[105]。恐惧—回避行为模式认为，对疼痛的想法和感觉会导致行为失协调，并强化其消极后果。被视为非威胁性的疼痛可能不会抑制日常活动的参与，而认为疼痛具有威胁性和有害性的想法往往会导致与疼痛相关的恐惧和寻求安全的行为。这个模型已经被用来解释为什么一些急性下腰痛患者会发展成慢性下腰痛并伴有相关的残疾[90]。肌肉骨骼疼痛的恐惧回避模型包括疼痛严重程度、疼痛灾难化心理、对疼痛的关注、逃避/回避行为、残疾、废用和脆弱[90]。

同样，患者在坚持锻炼方面的行为也可以与其过去的经历联系起来。指责或羞辱那些似乎不愿参与"积极"治疗的患者是没有根据的，也是无效的。人类通过经验来进行学习。疼痛相关焦虑的减少预示着功能的改善和主动行为的采纳。在对中枢致敏患者的研究中，Wijma 等人[106] 提出了三组持续性疼痛患者的行为反应：① 健康的行为，定义为没有或几乎没有恐惧的疼痛体验，有建设性地使用技术（接受疼痛）。② 回避行为，伴随着极大的恐惧和非建设性技术。③ 持续性行为，定义为尽管感觉活动太难，但仍然努力完成。第二组和第三组分别表现出过度活动和活动不足反应。

支持和责任，或者缺乏支持和责任，也会影响对疼痛状况的行为反应。就像临时使用支撑物有助于踝关节扭伤后的康复一样，社会支持也能提高治疗手段的依从性和积极效果（见下文治疗同盟）。相反，没有社会支持的患者和感觉没有人关心他们是否好转的患者可能会变得不知所措，并丧失采取措施改善困境的动力。动力和"准备去改变"这种心态对结果至关重要，其也不是一成不变的[106,107]。在疼痛经历中，存在许多心理学和社会学层面相互关联的部分，这是显而易见的。

（3）疼痛生活的体验

生活在疼痛中的患者（尤其当疼痛是持续的和/或无法解释的）每天都面临着困难，而这些困

难往往与医疗领域内的相互作用相混合。在生物医学模式的范围内，对持续疼痛患者的羞辱、歧视和不尊重都是令人不安的普遍现象。患者的心理社会因素其实和生理因素一样重要，而心理社会因素往往被临床医生视为"包袱"，患者常常能觉察到临床医生对这些问题的不适。

支离破碎的治疗是常见的；混乱和偶然的治疗经历是常态。有时候，患者绝望的求救和解释会带来诸如"难伺候的""心理重叠"和"问题患者"之类的标签。这些标签，甚至是更现代的、医学化的词汇，如"灾难化""恐惧—逃避行为"和"躯体化"，都会进一步使患者疏远，强化其羞耻感。这些标签会触发患者情绪反应，从而不能建立有效的治疗联盟，或使患者对开启新的治疗不抱希望。

相对不可更改的心理社会变量（例如个人的性格、个人诊断为人格障碍）及潜在的可更改变量（例如，获得医疗保健、就业责任、经济压力、生活压力）的复杂性是相互影响的[106]。生活角色的负面影响是极具挑战性，包括角色紧张（角色内部行为反复）、角色冲突（角色之间要求不一致）、角色模糊（对预期行为缺乏明确性）和角色不称职（无法满足角色的期望、义务或目标）[108]。当感知到的任务和角色需求超过应对能力时，就会产生这些压力，然后加剧疼痛[94]。反过来，由于持续的疼痛和随之而来的时间和精力的损耗，当患者感觉不能充分发挥才能和技能时，也可能出现心理紧张度不足的状况。

许多对疼痛感到苦恼甚至无法忍受的患者会积累一长串包括精神和躯体方面的诊断清单。心理学的诊断是非常个体化的，在康复过程中，官方的医学标签可能是有益的，也可能是无效的，这完全取决于患者。尽管在躯体形式障碍的分类下有许多不同诊断的历史规范，也有将所有社会心理问题都归为"躯体症状障碍"的新趋势，但对于那些高度关注疼痛的人来说，"调节障碍"仍然是最合适、最准确、最可接受的诊断[109]。

4　治疗疼痛患者的临床医生

（1）当前生物—心理—社会模式下的实践挑战

许多临床医生感到缺乏处理社会和行为问题的准备这是肯定的，因为不管是他们的入门教育，还是他们的职业后发展，都没有相应的培训，使他们具备解决此类问题的能力[7]。另一些人可能会觉得，通过询问一个关于生活环境的问题和一两个关于情绪的问题，他们已经在尽可能地从生物—心理—社会的角度去实践了。有些人在经过严格的生物医学专业培训后可能不想采取更全面的方法，他们的实践也证明了这一点[110-112]。聚焦于解剖学，或者更激进一点，控制人与人之间的相互影响以尽量减少患者的思想、情绪和行为，当然可以使诊疗"简单化"。医生在面对患者倾诉悲伤和痛苦时，可能会感到真正的脆弱和准备不足。外部变量甚至设置了更多的障碍，如医疗计划、生产标准、缺少关怀途径、试图医疗服务"流程化"等，都有可能削弱或限制临床医生从生物—心理—社会的角度进行实践的能力。

具有生物—心理—社会模式这种意识的医生，承认并欣然接受那些可以提供全面医疗服务的方法[113]。生物—医学方面存在的是线性结构因果关系（例如，肌筋膜TrPs的存在），而心理社会方面存在的是复杂性和循环关系（如恐惧和焦虑、缺乏家庭支持、"失败"和努力）。采用生物—心理—社会模式的医生已经注意到诊治过程中经常会出现"前进三步，倒退两步"的现象，于是往往会将生物因素和心理社会因素联合起来考虑设计治疗计划，以支持疾病愈合和功能恢复[4,106]。这往往是一条值得实践的路径。临床医生必须具备如何以及在多大程度上深入研究患者的心理社会经历和提供综合治疗技能的知识和工作框架，了解哪些患者、何时、用何种方式能从心理或其他专业治疗中受益[114]。临床医生有义务了解自己的专业限制和边界，进行适当的转诊。

待在纯生物医学的一方小天地里不再是一

个明智地选择，因为有充分的证据表明患者会接纳临床医生的观点，而那些从纯生物医学模式出发的诊治会"教导"患者形成恐惧—逃避行为[7,115,116]。至关重要的一点是，鉴于患者可能会因为以往的经验非常看重生物医学证据，医生要了解如果他们始终聚焦于这种单一模式，"可能导致治疗与循证医学指南契合度差，治疗依从性差，治疗效果差的局面"，对功能恢复而言尤其如此[7]。

（2）临床医生自我意识

较差的临床医生自我意识会导致较差的医患关系。对持续性疼痛患者采取不同的治疗行为可能仅仅出于临床医生自身的偏见、恐惧或冷漠[117]。通过打断话题、转移话题或不给机会谈论敏感话题，来达到不掺杂个人感情及规避患者感受的目的（有意识或无意识地），根源可能临床医生需要和患者保持距离，因为他们经常会对病情感到无能为力或者仅仅是由于对患者的同情疲劳[117,118]。

提高自我意识是一个过程且必须加以实践。Carol Davis在其题为"患者与医生的互动：发展医疗艺术的经验手册"的文章中阐述到，医生的潜在特质可能就是想减少医患互动。她提供了一些个人评估工具，供医生去思考是否存在影响患者治疗的个人偏见。Nijs等人为治疗持续性疼痛患者的临床医生提供了一种有效的循证治疗方法[7]。临床医生的第一步就是自我反省。正如患者必须承认和表达他疾病的信念一样，临床医生也必须表达他们对生物—医学模式和生物—心理—社会模式的看法。因为有证据表明，临床医生对肌肉骨骼疼痛的看法可以影响治疗策略[119]。对长期病休的下腰痛患者而言，由生物医学专业的临床医生进行治疗是其危险因素[120]，临床医生必须考虑他们自己的无效信念[7]。对持续性疼痛的看法和信念进行自我评估和调整后，临床医生可以更好地考虑患者的疾病状态[7]。持续的自我审查是很必要的，因为专业行为本来就不是一成不变的[121]。对那些在突发事件面前要求保持

高可靠性的专业人员来说，保持自我审查是一项基本要求[121]。对于在生物—心理—社会框架内治疗疼痛患者的临床医生来说，这种专业的自我警觉必须既出现在情绪领域又出现在技能和知识领域。

反转移

反转移法（反情感转移）（countertransference）是指当从业者无意识地将自己的需求、欲望、恐惧或挫折转移到患者身上时所发生的积极或消极的反应或感受。不仅仅是消极的医患互动，其实所有的医患互动都需要医生经常进行自我反省。医生应该考虑为什么与患者的互动一些是"好的"，而另一些则是"令人恼火的"。在互动中，医生可能会在意那些标上或找出患者错误的反应，而不是利用有见解或治疗上有帮助的反应。同样的，"烙印"和"归因"也会发生在互动中[122]。强化烙印的因素包括社会经济地位较低、生活在农村地区、种族、性别，以及对一个群体预先就有的印象等[82]。因此，对疼痛患者打上的烙印和相关指责也必须与其他因素导致的烙印同时考虑[123]。临床医生可以通过网络测试，根据种族、年龄、能力、性别、性取向甚至体型来确定自己对某些人群的隐性偏见。了解自己的偏见是对所有患者进行有效治疗的关键。这种影响是不断累积的，甚至是指数级的。临床医生需要扪心自问：他们对肌筋膜疼痛综合征患者是否存在"烙印"或"归因"的看法。

对负面情绪的不适

临床医生在治疗疼痛患者时，必须要让患者表达他们的负面情绪，让他们表达对疼痛经历的复杂（有时甚至是自相矛盾的）想法和感受[113,114]。Jung认为："只有自相矛盾……才能无限接近理解生命的全部[124]。"情绪上的痛苦往往伴随有躯体疼痛。不幸的是，在治疗患者时，临床医生经常会忽视或者认为患者的复杂情绪（"哦，别难过，你会好起来的！"）是站不住脚的。临床医生甚至可能还没有意识到自己对这些情绪表现出来的不适。例如，一个看重"坚强"并将悲伤或脆弱与"软弱"联系在一起的临床医生，

可能会含蓄或明确地要求患者保留他或她这些感受的表达，从而殃及治疗同盟的效果，降低患者积极参与治疗的动力。相反，如果处理得当，患者的负面情绪实际上可以用来加强医患关系[125]。

（3）临床实践的心理社会策略

聚焦于影响范围

许多临床医生面临的挑战是，该从何处开始及怎样处理疼痛患者在初步评估时可能出现的各种生物心理社会因素。Stephen Covey 关于"关注圈/影响圈"的衍生概念有助于组织和处理复杂表现患者的不同方面。Covey 在他的《高效人士的7个习惯》中介绍了这个概念，虽然它是为了让人去积极主动的改变自我，但其也有利于帮助临床医生建立一个概念性的生物心理社会框架[126]。

在这里，此概念可以用两个重叠的对象来描述。较大的外部区域是红色区域，包括不受临床医生直接影响的患者经历部分。较小的内部区域，即绿色区域，包括受治疗直接影响的部分（译者注：很遗憾，原著未提供图片）。正如Covey认为时间和精力集中在核心圈考虑到个人的成长和发展一样，临床医生也应该把时间和精力集中在患者问题方面，通过生物—心理—社会统一体，利用现有治疗策略，取得最佳解决效果。例如，治疗肌筋膜触发点（TrPs）和姿势问题、解决认知扭曲和错误想法、提供睡眠姿势策略和睡眠卫生策略，以及解决运动恐惧症和恐惧回避行为，都可以放在内部绿色区域。针对这些项目进行干预可以提高患者的自信心和HLOC。外部区域包括那些临床医生无法直接影响的方面，比如患者的工作状况、患者对不幸婚姻的悲伤、患者做过多次背部手术的即有事实等。临床医生应该承认这些问题，对此表示同情，并可以视情况向其他专业人员求助。尽管不应该忽视或最小化任何因素，但医生最好关注那些自己能给患者实施影响的因素。

结合"国际功能、残疾和健康模式的分类"，从结构和功能（疾病/障碍和损伤）、活动（限制）和参与（束缚限制）等方面考虑患者在环境和个人层面的相关因素，临床医生可以制定以患者目标为中心的治疗方案，其途径包括并链接生物心理社会因素[127]。

建立有效的治疗同盟（Therapeutic Alliance）

从家长式决策模式到共享式决策模式，以及更恰当和更全面地命名为以患者为中心的治疗模式的演变，取决于治疗过程中医患交流是否通畅，也取决于临床医生与患者建立治疗同盟的能力[128]。以患者为中心的治疗模式包括"必须考虑患者对信息的渴望、对分享决策并作出正确应对的渴望"[113]。临床医生要展示"接受"（我关心）、"真诚"（自我意识）和"共情"（公正，但关心理解患者的感受和经验）等情绪，它需要的一个前提就是，患者提供的信息是真实的[46,129]。医生负责治疗方案的实施和发展，而且每个医生都有其个人特色。具有不同个性和沟通风格的临床医生使用不同的方法来建立一个真正的以患者为中心的氛围。有效的帮助者必须有一个明确的自我意识和他们自己的个人界限。他们的目的是促进和帮助而不是控制，是以过程为导向并致力于制定解决方案，而不是朝着预先设定的目标或概念去工作[117,130]。

边界

边界对于维持有效的医患治疗同盟极为重要。由临床医生来定义他或她的针对沟通、预约安排和临床互动规范的界限。例如，一些临床医生发现使用电子邮件或短信很有效，而另一些医生则认为这种交流很压抑。一位临床医生可能对治疗互动中患者的咒骂完全不介意，而另一位则感到被严重冒犯。临床医生常常通过反复的尝试和犯错来了解自己的极限。如果临床医生感受到了怨恨或社会的厌恶，那是一个好的信号，表明他的边界已经被打开缺口了。临床医生必须时刻注意特定患者的内在情绪线索，如怨恨、恐惧、责备或判断等。如果这些情绪出现，好奇地探索往往能阐明一个促发事件。在确定这一事件后，可能需要（也可能不需要）与患者沟通以重新确定治疗关系的界限。当临床医生无法与特定患者建立并遵守他们自己的个人界限时，治疗同盟将受到破坏。当临床医生根本没有设定任何临床界限时，职业倦怠很可能发生[131]。界限是非常私人的，每个临床医生都必须自觉地建立和重建它们，因为临床医生能为患者提供的服务会随着医生自己的生活环境而改变。

无条件的积极尊重

Carl Rogers提出了"无条件积极尊重"的概念，作为其人本主义以客户为中心治疗模式的一部分[45,46]。"无条件积极尊重"被采纳用于现代医疗保健的许多种类[47]，其可以被理解为将患者本身与患者表现出来的行为是分离的，或者通俗地说，总是"假定他是无辜的"。如上所述，疼痛患者会表现出沮丧、愤怒、不信任等等情绪和行为，这些情绪和行为在快节奏的医疗环境中很具挑战性。考虑到患者的情况，他们口头表达这些情绪和做出一些无效行为都是一种自我保护，完全可以理解，也应该对他们的改变和提高表示尊重。将一个人标记为"问题患者"或更糟糕，会对治疗关系的各个方面产生负面影响。无条件的积极关怀是一种强大的解药，可以消除许多人因疼痛的情绪反应导致进一步疼痛时所感到的羞愧感。

认同

认同是建立信任的一个关键组成部分，这种信任使得患者和临床医生之间的信息容易沟通。已证明如果下腰痛患者的疼痛不被初级保健医生认可时治疗没效[70]。使用认同来回应患者口头表达的疼痛汇报、想法或情绪的一种策略可以概括为两个字："当然"。例如，一个患者由于肩痛而无法抱起他那蹒跚学步的孩子时，可能会表述为挫败感，那么，医生回答说，"当然，你对此感到沮丧。你爱你的女儿，希望能够抚慰她、抱着她，在需要的时候，保护她"可以非常有效地让患者感到被倾听和理解。相比之下，回答"别担心，她现在是个大姑娘啦，这次治疗后你就可以再把她抱起来"可能会被认为是轻率和轻蔑的，而不会达到希望要的那种乐观和激励。

在临床上处理伴随躯体疼痛的社会心理困扰时，对患者的感觉、想法和过去行为的"认同"，

是非常有价值的。在特定情况下，如果医生对患者尽力表示口头理解，那么对于那些表现出"强大的其他HLOC"的患者来说尤其有效（提高了这些患者参与有效疼痛行为的意愿）。最后，认识到在某些文化中夸张语言的普遍使用，临床医生可能会发现，认同患者隐藏在夸张陈述下的真实感觉比鼓励患者立即重新陈述更有帮助。当患者说"我再也受不了这种疼痛了，我快死了!"，那么医生可以通过说"听起来你的疼痛真的很剧烈，甚至很难忍受"来表示对他/她的认同。一些在表格上把自己的疼痛标记为10/10的患者只是试图使自己的疼痛得到他人的接受，他们也许只需要感觉自己被听到和被理解就行了。

自我关怀（Self-Care）

自我关怀不仅包括基本的卫生和维持生命的活动，还包括追求个人生活中令人愉快的方面，如创造力、教会事务、快乐和娱乐等等。诊所外的自我关怀对患者和临床医生都很重要。患者的自我关怀可能有助于减轻生理上的痛苦。因为它是一种与自我厌恶及无助相反的行为，也可以帮助减少羞愧感，同时也改善自主性和加强内在LOC。作为家庭锻炼处方的一部分，临床医生甚至可以指导患者进行基本的自我关怀。根据患者的需求、偏好和价值观量身定制自我关怀策略更有可能获得依从性。帮助患者制定自我关怀计划的一个出发点是指导他或她运用5种感官。愉快的感受有助于舒缓自主神经系统及改善心情。另一种自我关怀的方法是考虑采取改善身体健康（如锻炼或伸展）、心理健康（如冥想）、情感健康（如进行感恩）、精神健康（如祈祷）和社会健康（如志愿服务）的策略。这些策略应与个人价值观相一致，并在所需投入资源的数量和类型（如时间、精力、金钱、社会支持）上有所不同。对于那些喜欢简单化的患者来说，自我关怀可以被描述为任何能让他们感到"快乐、安全和良好"的事情。

临床医生的自我关怀同样重要，可以提高对患者负面情绪的同情和认同能力。因为同情心已经被证明会随着接触患者的增多而减少[132]。医

生必须在诊治过程中努力坚持去关注患者的情绪[118,133]。最后，医生建立健康界限、展示无条件积极关注、认同患者情绪、并实践有效自我关怀模式，可以使患者采纳健康行为、接受疼痛、提高疼痛承受能力并采取基于价值观的应对策略。

第一印象

初步评估的重要性怎么强调也不为过。发展医患治疗同盟是临床医生的义务。如Lyles和Smith所描述的那样，使用系统的方法来处理医患之间的互动是有益的[134,135]。与患者初次接触的5步方法是：① 设置布置环境—与患者会面并进行相关介绍，然后进入。② 设置议程，让患者知道将要发生的事情（包括访问的时间）。这些看似显而易见的步骤只需一两分钟，但往往被忽视。③ 是非焦点访谈，患者可以回答没有时间限制的问题。考虑到患者在医疗约会期间通常在讲话的前12～18 s就会被打断，他们被提供发言机会可能是一种新颖的、尽量积极的经历[136,137]。在非焦点访谈中，医生积极而集中的倾听是关键。在这段时间里，我们可以了解很多关于患者的疼痛历程和他们以前的诊治经历。他们的个性和价值观、他们对疼痛经历的想法、感受和信念也可以被记录下来。所有这些都会影响治疗的效果[138]。对生活质量的广义的观点都是主观的，治疗必须建立在患者对生活质量的定义及其个人目标的基础上[139]。④ 是聚焦访谈，在访谈过程中，临床医生提出特定的问题来指导评估。⑤ 则明确过渡到体检和评定。在最初评估的基础上增加一些简单的内容，比如让患者知道他或她与临床医生相处多少时间、约会持续多长时间，以增强安全感和相互尊重。

临床医生作为宣教者

基于生物—心理—社会原则的诊疗目的除了减少和处理疼痛外，另一个目的是拓展患者对自身机体和疼痛经历的认识——包括思想、情感和行为在其中起到的作用。文献还没有为这种宣教确定一个公认的术语，治疗神经科学宣教/疼痛神经科学宣教（therapeutic/pain neuroscience education, TNE/PNE）是最常被引用的。Moseley和Butler引入了"课程"一词，其包括学习者、传授者、信息和背景等，以便更全面地描述生物—心理—社会处理中的综合宣教[91]。临床医生（信息的传授者）必须有能力去这样做。与展示基于干预的能力类似，展示基于宣教的能力也同样重要[70,91]。

宣教与认知行为疗法（CBT）被证明是有效的，但并不总是被患者的所接受[140]。信息的传递方式和时间至关重要。太过急切地传达"操作性条件反射"或"认知扭曲"的概念，可能会激发患者的羞辱感和"烙印"感，这种情况下他们只听见是自身原因导致了疼痛。最有效的宣教是通过生理学课程开始的，重点是首先要认同患者目前为止的经历和决定[37]。在合作宣教之前，临床医生和患者的态度和信念必须保持一致很重要[141]。可以把初始宣教建立在结果模型上，正如Zonneveld和他的同事所说的此模型是就结果而不是心理症状的原因为本身特征的，采用这种模型可能对患者接受全方位的治疗措施具有重要意义，而不仅仅包含采取手法和运动等物理治疗手段。因此，临床医生需要对各种认知和行为干预措施有一个基本的了解，并且至少要有能力将舒适度和专业知识结合起来。合适的时候这些策略和知识及资料就可以参考。学习如何教导、激励和支持患者是生物—心理—社会医疗模式成功的关键。

意向性和治疗性沟通

在整个诊疗过程中，尤其是在宣教过程中，临床医生应该谨慎地选择自己的用词，目的是减少恐惧和焦虑，提高治疗性沟通的效果。用词很重要，大多数临床医生用隐喻来解释复杂的医学现实，这些解释要么增加患者的危险感或者平息它[91,142]。不幸的是，医学术语和医生用来描述解释患者疼痛的词汇通常会给患者增加误解和困惑。患者会不断地编故事讲述他们的疼痛和发生在他们身上的事情[91]。患者把自己的疼痛描述为"好像我被刀刺伤了背部"，这时他不仅需要减轻疼痛，还需要我们从他的疼痛故事中取出那把刀。"退化""突出"和"挤压"等医学术语可能会让患者根据以往的经历引起恐惧。如前所述，对患者来说，即使是根植于心理学并在本章中引用的历史术语（如认知扭曲、灾难性），听起来也像是在对他进行评判和苛求。如有疑问，在描述患者的情况时选择最准确、最不令人担忧的词语（"拥挤的神经"而不是"挤压的神经"）可能是减轻疼痛和改善疼痛行为相关的功能结果的最有效方法。

有效的临床宣教会传达一个描述现实、鼓励积极性和最小化患者焦虑的信息[7,91,142]。聪明的临床医生会根据宣教过程中患者疼痛加剧的迹象来修改语言。因为患者的疼痛故事是动态的和不断发展的，临床医生的角色是帮助前者建立疼痛、运动、焦虑和保护行为之间的适应性信念[71]。个性化的宣教计划必须根据患者的反应不断进行评估和再评估。

另一个重要的沟通策略是当考虑患者患有持续性疼痛时，应该采用以患者为中心的语言技巧。仅仅通过病理学或疼痛部位来识别患者的语言沟通方式，是分离式生物医学模式的典型。将个体称为"纤维肌痛患者""慢性疼痛患者"或"膝关节患者"与以人为本的概念相违背，会降低治疗同盟的效果。医生应该谨慎使用给患者贴上标签的语言，因为对患者来说，标签比疾病本身更可怕[143]。

5　临床推理

临床推理植根于人类的感知，必须着重关注人类经历的复杂性[7]。生物—心理—社会模式并不能成为忽视生物医学的理由。临床推理必须包括重新定义医患的态度及信念，以缩小医患之间的，在合作教育前建立起医患之间建立同盟[7]。存在几种模式来概念化临床推理的不过程和发展。Collier等人提出了一种新的临床推理发展模式表明，医生从菜鸟到专家在"逻辑"（诊断、上下文和管理思维）、"操作"（技能、时间和效率）和"存在"（融洽、信任、治疗者特征）3个方面的发展轨迹[144]。该模型支持相关临床推理的发展，这些临床推理包括作为生物—心理—社会评价一部分的思考、行动和存在等等。

Edwards等人将临床推理分为两大临床策略：诊断和治疗。他们讨论了诊断思维策略的各个方面。叙述（归纳）推理，主要集中在患者经历和信念，其由社会和环境因素构成，并结合围绕机体损伤、症状和生理机制的诊断（演绎）推理[145]。管理策略由互动推理、协作推理、程序推理、教学推理、预测推理和伦理推理组成。

生物—心理—社会评估联合了躯体（自下而上）和心理社会（自上而下）因素[89,106]。Speckens和vanRood提出用SCEBS模型来治疗那些患有难以解释的躯体症状的患者[146]。在CBT的基础上，该模型着重思考了以下五个因素：S：（somatic）躯体和疾病，C：（cognitive）认知（疼痛感知和信念），E：（emotional）情绪（焦虑、运动恐惧、愤怒、压抑感、压力），B：（behavioral）行为（操作性条件反射，专注于有效行为），S：（social）社会。Wijma和同事在2016年将两个因素添加到该模型中——确定疼痛类型（伤害性、神经病理性或非神经病理性中枢敏化）和改变的动机（疼痛类型+SCEBS模型+动机）。

在临床推理和持续疼痛领域，必须解决基于刻板观念的偏见。Burgess和他的同事们分析了两组有助于临床判断的认知过程，其中包括基于证据的过程，这些过程是情境特定的、清醒的、逻辑的、努力的和直觉的，这种直觉较少受情境限制、几乎是自动的、充满情感的，并且包括临床医生的显性和隐性偏见[147]。直觉是一个很好的工具，临床专家能最好的利用这种直觉，因为有效的直觉是通过经验和反复接触大量患者而发展起来的[148]。然而，临床医生的偏见往往影响有关疼痛的决策，并可能导致负面结果。医生的偏见通常都能被患者感受到，其是优质诊疗的障碍，会使患者感受到疏远和羞辱[150]。

调查问卷的使用

准确评估患者疼痛的生物心理社会因素对所有医疗行为来说都非常重要。使用有效的调查和问卷以收集更多的信息来指导治疗和评估结果是有益和值得推荐的。除了这些工具的适当选择外，还需要考虑从患者的角度出发，看看他们在不了解相关背景的情况下，有时甚至在与临床医生会面之前，他们是如何看待这些调查问卷表格的。举个典型的例子，"疼痛灾难量表"虽然很有用，但量表的标题可能会让患者感受到来自"强势的"医生的歧视，因此加剧他们内在感觉心理负担、无能和虚弱感[151]。它会降低患者接受心理或医疗建议的依从性，从而使持续疼痛患者的心理健康和躯体健康雪上加霜[152]。省略这些问卷的标题有助于避免这种情况的发生[106]。

（1）多模式治疗策略

针对单一领域的干预措施——仅针对生理或仅针对心理，效果不如多模式干预[153,154]。身心治疗是一组庞大而多面的技术（NIH的国家综合和其他治疗中心）。把手法治疗和锻炼与疼痛神经科学宣教（PNE）结合起来，比单一宣教更为有效[155,156]。将宣教部分与积极的、以运动为基础的策略整合起来是有益的，因为它们可以相互增强；然而，两者之间不一致的信息可能会对运动产生不利影响[37]。"疼痛神经科学宣教（PNE）改变了运动的威胁值，而随后的运动证实或反驳了这一新的理念，同时提供了重复感觉传入，这种感觉传入是自主运动和应激反应中发生持久改变所必须的"[37]。Puentedura和Flynn在他们的综述中表示，"在PNE环境下提供手法治疗可以被视为能满足或增强患者的期望，也可以刷新或清晰化患者大脑中身体的结构（map）图。理想情况下，所有这些都应该能使患者获得更好的结果"[156]。

宣教、培训和指导医生如何结合及提供最佳的躯体和心理社会干预是必要的，对提供综合治疗模式的成功至关重要[113,157,158]。在对PNE对肌肉骨骼疼痛效果的系统回顾中，Louw和同事确认其有减轻疼痛、提高患者对疼痛的认识、改善功能、降低残疾、减少心理社会因素的影响、增强运动和减少医疗资源利用的益处[155]。干预模式多种多样，从单个面对面物理治疗模式到小组治疗模式再到患者选择模式。没有哪一个治疗组的效果比对照组差，从风险—收益比也支持选择整

合治疗模型[155]。基于认知行为疗法（CBT）的技术包括分散注意力、想象、激励自言自语、放松训练、生物反馈、应对策略的制定、目标设定和改变对疼痛的不适应信念等。CBT干预是基于这样一种观点：除了疼痛、残疾和应对能力之外，个人对其健康状况的信念、评估和解释，也会影响疼痛的躯体和心理残疾程度。

评估整合干预措施有效性的一个可以理解的挑战是，它们必须标准化、强制性和规范性，家庭治疗的"剂量"（例如渐进性放松肌肉或分散注意力等技能的实践）也必须标准化。当然，尽管标准化对评估治疗效果是非常必要的，但要注意到它与聚焦于生物—心理—社会模式的个体化治疗计划是相冲突的。

（2）转诊的作用

转诊对于任何从生物—心理—社会角度实践的肌骨医生来说都是一个重要的工具。就像其他临床策略一样，既有可能存在转诊不足，也可能存在转诊过度。许多医生不愿实施任何心理社会策略，因为他们害怕超出职业范围。但有证据支持肌骨医生在医疗实践中会提供心理干预[155,157-161]。当然，快速转诊对于那些心理或情绪上有高度困扰的患者来说是最合适的，这些困扰对患者或临床医生来说都是无法控制的，或者可能会对患者或其他人造成伤害。被诊断患有心理疾病的患者应该由心理健康专业人员或团队进行监测和管理。然而，在患者第一次提到心理困扰时就建议转诊可能会损害医患治疗同盟，并阻碍患者进一步透露他们疼痛经历的信息，而这些信息直接影响治疗计划。如果仅仅是为了降低临床医生的责任风险而进行转诊，对患者肯定不能产生最有效的预后。临床上，有效的转诊往往发生在已经建立起了良好的医患治疗同盟及患者对医生提出的进一步治疗有兴趣和有意愿后。

6 总结

显然，仅仅用一个章节来讨论疼痛治疗的心

理社会因素是远远不够的，本章只强调了一些可能有用的概念和策略。因为没有哪项心理社会干预可以治疗所有疼痛患者，临床推理必须应用于每一个患者，以选择策略、评估预后、根据需要修改诊疗计划。以生物—心理—社会为导向的临床医生必须在日常实践中培养七个关键的心理社会方面：① 通过一贯的自我审查培养自我警觉。② 建立信任并尽量减少反移情。③ 培养同情好奇心。④ 认识偏见和归因。⑤ 管理情绪和容忍不确定性。⑥ 运用有学识的直觉。⑦ 有效沟通临床计划和临床证据[4]。增强患者的自我调节力应该是所有治疗措施的基础。对于持续性疼痛患者来说，"如果一个人对自己掌控局面的能力感到怀疑，并认为自己的努力是徒劳的，那么要让这个人保持希望和乐观是极其困难的"[162]。

为患者提供一个支持和负责任的环境，以提高其自力更生和有益于健康的行为，并提供机会将其注意力转向疼痛宣教和自我关怀，所有这些均有助于改善他们的疼痛及功能预后。活力和信念是相辅相成的。无论是使用躯体、认知、动机还是情感策略来提高治疗肌筋膜疼痛及功能障碍的疗效，医生都应努力保持积极的医患治疗同盟，始终保证对患者的有效影响，增强患者的自我调节能力，以促进其机体功能和整体生活质量的提高。

浦少锋、杜冬萍　译　杜冬萍　审

参考文献

［1］ Melzack R, Wall PD. Pain mechanisms: a new theory. *Science.* 1965; 150(3699): 971–979.

［2］ Melzack R, Wall PD. The gate control theory of pain. *Br Med J.* 1978; 2(6137): 586–587.

［3］ Engel GL. The need for a new medical model: a challenge for biomedicine. *Science.* 1977; 196(4286): 129–136.

［4］ Borrell-Carrio F, Suchman AL, Epstein RM. The biopsychosocial model 25 years later: principles, practice, and scientific inquiry. *Ann Fam Med.* 2004; 2(6): 576–582.

［5］ von Bertalanffy L. *Perspectives on General Systems Theory.* New York, NY: George Braziller Inc; 1975.

［6］ Morris TH, Zadow M, Watts ER, Hewitt A. The knowledge: practice gap in physiotherapy practice: a clinical audit of the assessment and management of chronic low back pain within outpatient physiotherapy practice. *Int J Ther Rehabil Res.* 2015; 4(4): 61–66.

［7］ Nijs J, Roussel N, Paul van Wilgen C, Koke A, Smeets R. Thinking beyond muscles and joints: therapists' and patients' attitudes and beliefs regarding chronic musculoskeletal pain are key to applying effective treatment. *Man Ther.* 2013; 18(2): 96–102.

［8］ Dewsbury DA. In celebration of the centennial of Ivan P. Pavlov's (1897/1902) The Work of the Digestive Glands. *Am Psychol.* 1997; 52(9): 933–935.

［9］ Madden VJ, Harvie DS, Parker R, et al. Can pain or hyperalgesia be a classically conditioned response in humans? A systematic review and meta-analysis. *Pain Med.* 2016; 17(6): 1094–1111.

［10］ Skinner BF. *Science and Human Behavior.* New York, NY: Macmillan; 1953.

［11］ Fordyce WE. *Behavioral Methods for Chronic Pain and Illness.* St. Louis, MO: Mosby; 1976.

［12］ Fordyce WE. Psychological factors in the failed back. *Int Disabil Stud.* 1988; 10(1): 29–31.

［13］ Fowler RS, Fordyce WE, Berni R. Operant conditioning in chronic illness. *Am J Nurs.* 1969; 69(6): 1226–1228.

［14］ Gatzounis R, Schrooten MG, Crombez G, Vlaeyen JW. Operant learning theory in pain and chronic pain rehabilitation. *Curr Pain Headache Rep.* 2012; 16(2): 117–126.

［15］ Bandura A. *Self-Efficacy in Changing Societies.* Cambridge, NY: Cambridge University Press; 1997.

［16］ Martinez-Calderon J, Zamora-Campos C, Navarro-Ledesma S, Luque-Suarez A. The role of self-efficacy on the prognosis of chronic musculoskeletal pain: a systematic review. *J Pain.* 2018; 19(1): 10–34.

［17］ Bandura A. *Self-Efficacy: The Exercise of Control.* New York, NY: Freeman; 1997.

［18］ Turk DC, Monarch ES. Biopsychosocial perspective on chronic pain. In: Turk DC, Gatche RJ, eds. *Psychological Approaches to Pain Management: A Practitioner's Handbook.* 2nd ed. New York, NY: Guilford Press; 2002: 3–30.

［19］ Rotter JB. Generalized expectancies for internal versus external control of reinforcement. *Psychol Monogr.* 1966; 80(1): 1–28.

[20] Rotter JB. Some problems and misconceptions related to the construct of internal versus external control of reinforcement. *J Consult Clin Psychol.* 1975; 43(1): 56–67.

[21] Walston KA, Walston BS. Who is responsible for your health: the construct of health locus of control. In: Sanders G, Suis J, eds. *Social Psychology of Health and Illness.* Hillsdale, NJ: Lawrence Erlbaum and Associates; 1982: 65–95.

[22] Keedy NH, Keffala VJ, Altmaier EM, Chen JJ. Health locus of control and self-efficacy predict back pain rehabilitation outcomes. *Iowa Orthop J.* 2014; 34: 158–165.

[23] Bonetti D, Johnstone M, Rodriguez-Marin J, et al. Dimensions of perceived control: a factor analysis of three measures and an examination of their relation to activity level and mood in a student and cross-cultural patient sample. *Psychol Health.* 2001; 16(6): 655–674.

[24] Pucheu S, Consoli SM, D'Auzac C, Francais P, Issad B. Do health causal attributions and coping strategies act as moderators of quality of life in peritoneal dialysis patients? *J Psychosom Res.* 2004; 56(3): 317–322.

[25] Bollini AM, Walker EF, Hamann S, Kestler L. The influence of perceived control and locus of control on the cortisol and subjective responses to stress. *Biol Psychol.* 2004; 67(3): 245–260.

[26] Brincks AM, Feaster DJ, Burns MJ, Mitrani VB. The influence of health locus of control on the patient-provider relationship. *Psychol Health Med.* 2010; 15(6): 720–728.

[27] Vargas-Prada S, Coggon D. Psychological and psychosocial determinants of musculoskeletal pain and associated disability. *Best Pract Res Clin Rheumatol.* 2015; 29(3): 374–390.

[28] Janz NK, Becker MH. The Health Belief Model: a decade later. *Health Educ Q.* 1984; 11(1): 1–47.

[29] Leventhal H, Cameron L. Behavioral theories and the problems of compliance. *Patient Educ Couns.* 1987; 10(2): 117–138.

[30] Cameron LD, Leventhal H. Self-regulation, health, and illness: an overview. In: Cameron LD, Leventhal H, eds. *The Self-Regulation of Health and Illness Behaviour.* London, England: Routledge; 2003: 1–14.

[31] Cameron LD, Jago L. Emotion regulation interventions: a common-sense model approach. *Br J Health Psychol.* 2008; 13(pt 2): 215–221.

[32] Sauer SE, Burris JL, Carlson CR. New directions in the management of chronic pain: self-regulation theory as a model for integrative clinical psychology practice. *Clin Psychol Rev.* 2010; 30(6): 805–814.

[33] Hill S, Dziedzic K, Thomas E, Baker SR, Croft P. The illness perceptions associated with health and behavioural outcomes in people with musculoskeletal hand problems: findings from the North Staffordshire Osteoarthritis Project (NorStOP). *Rheumatology (Oxford).* 2007; 46(6): 944–951.

[34] Hale ED, Treharne GJ, Kitas GD. The common-sense model of self-regulation of health and illness: how can we use it to understand and respond to our patients' needs? *Rheumatology (Oxford).* 2007; 46(6): 904–906.

[35] Cameron LD, Moss-Morris R. Illness-related cognitions and behaviour. In: French D, Vedhara K, Kaptein AA, Weinman JA, eds. *Health Psychology.* 2nd ed. Oxford, England: Blackwell; 2010.

[36] Leventhal H, Bodnar-Deren S, Breland JY, et al. Modeling health and illness behavior: the approach of the common-sense model. In: Baum A, Revenson T, Singer J, eds. *Handbook of Health Psychology.* 2nd ed. New York, NY: Erlbaum; 2011.

[37] Blickenstaff C, Pearson N. Reconciling movement and exercise with pain neuroscience education: a case for consistent education. *Physiother Theory Pract.* 2016; 32(5): 396–407.

[38] Beck AT. *Cognitive Therapy and the Emotional Disorders.* Madison, CT: International University Press Inc; 1975.

[39] Bowie CR, Gupta M. Addressing cognitive distortions, dysfunctional attitudes, and low engagement in cognitive remediation. In: Medalia A, Bowie CR, eds. *Cognitive Remediation to Improve Functional Outcomes.* New York, NY: Oxford University Press; 2016: 138–154.

[40] Smith TW, Follick MJ, Ahern DK, Adams A. Cognitive distortion and disability in chronic low back pain. *Cognit Ther Res.* 1986; 10(2): 201–210.

[41] Winterowd C, Beck AT, Gruener D. *Cognitive Therapy With Chronic Pain Patients.* New York, NY: Springer Publishing Company; 2003.

[42] Leahy R. *Cognitive Therapy Techniques: A Practitioner's Guide.* 2nd ed. New York, NY: Guilford Press; 2017.

[43] McKay M, Fanning P. *Self-Esteem: A Proven Program of Cognitive Techniques for Assessing, Improving, and Maintaining Your Self-Esteem.* New York, NY: New Harbinger Publications; 2016.

[44] Schneider KT, Pierson JF, Bugental JF. *The Handbook*

of Humanistic Psychology: Theory, Research, and Practice. 2nd ed. Thousand Oaks, CA: Sage Publications; 2015.

［45］ Rogers C, Kramer PD. *On Becoming a Person: A Therapist's view of Psychotherapy.* 2nd ed. Wilmington, DE: Mariner Books; 1995.

［46］ Rogers CR, Stevens B, Gendlin ET, Shlien JM, Van Dusen W. *Person to Person: The Problem of Being Human: A New Trend in Psychology.* Lafayette, CA: Real People Press; 1967.

［47］ Nay R. *Person Centered Care. Older People: Issues and Innovations in Care.* Australia: Elsevier; 2009.

［48］ Masi AT, White KP, Pilcher JJ. Person-centered approach to care, teaching, and research in fibromyalgia syndrome: justification from biopsychosocial perspectives in populations. *Semin Arthritis Rheum.* 2002; 32(2): 71−93.

［49］ O'Brien EM, Staud RM, Hassinger AD, et al. Patient-centered perspective on treatment outcomes in chronic pain. *Pain Med.* 2010; 11(1): 6−15.

［50］ Barskova T, Oesterreich R. Post-traumatic growth in people living with a serious medical condition and its relations to physical and mental health: a systematic review. *Disabil Rehabil.* 2009; 31(21): 1709−1733.

［51］ Linton SJ. Applying dialectical behavior therapy to chronic pain: a case study. *Scand J Pain.* 2010; 1(1): 50−54.

［52］ Hayes SC, Strosahl KD, Wilson KG. *Acceptance and Commitment Therapy: The Process and Practice of Mindful Change.* 2nd ed. New York, NY: The Guilford Press; 2016.

［53］ Linehan MM. *DBT® Skills Training Manual.* 2nd ed. New York, NY: The Guilford Press; 2014.

［54］ Dijk SV. *Calming the Emotional Storm: Using Dialectical Behavior Therapy Skills to Manage Your Emotions and Balance Your Life.* Oakland, CA: New Harbinger Publications; 2012.

［55］ Aron EN. *Psychotherapy and the Highly Sensitive Person: Improving Outcomes for That Minority of People Who Are the Majority of Clients.* 1st ed. London, England: Routledge; 2010.

［56］ Zeidan F, Martucci KT, Kraft RA, Gordon NS, McHaffe JG, Coghill RC. Brain mechanisms supporting the modulation of pain by mindfulness meditation. *J Neurosci.* 2011; 31(14): 5540−5548.

［57］ Zgierska AE, Burzinski CA, Cox J, et al. Mindfulness meditation and cognitive behavioral therapy intervention reduces pain severity and sensitivity in opioid-treated chronic low back pain: pilot findings from a randomized controlled trial. *Pain Med.* 2016; 17(10): 1865−1881.

［58］ Hilton L, Hempel S, Ewing BA, et al. Mindfulness meditation for chronic pain: systematic review and meta-analysis. *Ann Behav Med.* 2017; 51(2): 199−213.

［59］ Tang YY, Ma Y, Fan Y, et al. Central and autonomic nervous system interaction is altered by short-term meditation. *Proc Natl Acad Sci U S A.* 2009; 106(22): 8865−8870.

［60］ Panta P. The possible role of meditation in myofascial pain syndrome: a new hypothesis. *Indian J Palliat Care.* 2017; 23(2): 180−187.

［61］ Lamar S, Wiatrowski S, Lewis-Driver S. Acceptance & commitment therapy: an overview of techniques and applications. *JSSM.* 2014; 7(3): 216−221.

［62］ Linehan M. *Cognitive-Behavioral Treatment of Borderline Personality Disorder.* New York, NY: The Guildord Press; 1993.

［63］ Linehan MM. *Skills Training Manual for Treating Borderline Personality Disorder.* New York, NY: The Guilford Press; 1993.

［64］ Hayes SC, Jacobson NS, Follette VM, Dougher MJ. *Acceptance and Change: Content and Context in Psychotherapy.* Reno, NV: Context Press; 1994.

［65］ McCracken LM, Vowles KE, Eccleston C. Acceptance of chronic pain: component analysis and a revised assessment method. *Pain.* 2004; 107(1−2): 159−166.

［66］ Gutierrez O, Luciano C, Rodriguez M, Fink B. Comparison between an acceptance-based and a cognitive-control-based protocol for coping with pain. *Behav Ther.* 2004; 35(4): 767−784.

［67］ McCracken LM, Eccleston C. Coping or acceptance: what to do about chronic pain? *Pain.* 2003; 105(1−2): 197−204.

［68］ McCracken LM, Vowles KE, Eccleston C. Acceptance-based treatment for persons with complex, long standing chronic pain: a preliminary analysis of treatment outcome in comparison to a waiting phase. *Behav Res Ther.* 2005; 43(10): 1335−1346.

［69］ Linehan MM. Validation and psychotherapy. In: Bohart A, Greenber L, eds. *Empathy Reconsidered: New Directions in Psychotherapy.* Washington, DC: American Psychological Association; 1997: 353−392.

［70］ Evers S, Hsu C, Sherman KJ, et al. Patient perspectives on communication with primary care physicians about chronic low back pain. *Perm J.* 2017; 21: 16−177.

［71］ Darlow B, Dowell A, Baxter GD, Mathieson F, Perry

M, Dean S. The enduring impact of what clinicians say to people with low back pain. *Ann Fam Med.* 2013; 11(6): 527-534.

[72] Durkheim E. *Rules of Sociological Method.* New York, NY: The Free Press; 1982.

[73] Goffman E. *Notes on Management of a Spoiled Identity.* New York, NY: Simon and Schuster; 1963.

[74] Scambler G. Health-related stigma. *Sociol Health Illn.* 2009; 31(3): 441-455.

[75] Thomas C. *Sociologics of Disability and Illness: Contested Ideas in Disability Studies and Medical Sociology.* Basingstioke, England: Palgrave Macmillan; 2007.

[76] Link BG, Phelan JC. Conceptualizing stigma. *Ann Rev Sociol.* 2001; 27: 363-385.

[77] Pescosolido BA, Martin JK, Lang A, Olafsdottir S. Rethinking theoretical approaches to stigma: a Framework Integrating Normative Influences on Stigma (FINIS). *Soc Sci Med.* 2008; 67(3): 431-440.

[78] Corrigan PW. Beating stigma? Augment good intentions with the critical eye. *Stigma Health.* 2016; 1(1): 1-2.

[79] Clement S, Schauman O, Graham T, et al. What is the impact of mental health-related stigma on help-seeking? A systematic review of quantitative and qualitative studies. *Psychol Med.* 2015; 45(1): 11-27.

[80] Corrigan PW, Kosyluk KA. Mental illness stigma: types, constructs, and vehicles for change. In: Corrigan PW, ed. *The Stigma of Disease and Disability: Understanding Causes and Overcoming Injustices.* Washington, DC: American Psychological Association; 2014: 35-56.

[81] Goldberg DS. On stigma & health. *J Law Med Ethics.* 2017; 45: 475-486.

[82] Cronan SB, Key KD, Vaughn AA. Beyond the dichotomy: modernizing stigma categorization. *Stigma Health.* 2016; 1(4): 225-243.

[83] Weiner B. An attributional theory of achievement motivation and emotion. *Psychol Rev.* 1985; 92(4): 548-573.

[84] Weiner B, Perry RP, Magnusson J. An attributional analysis of reactions to stigmas. *J Pers Soc Psychol.* 1988; 55(5): 738-748.

[85] Fiske ST, Taylor SE. *Social Cognition.* 2nd ed. New York, NY: McGraw-Hill; 1991.

[86] Stump TK, LaPergola CC, Cross NA, Else-Quest NM. The measure of disease-related stigma: construction, validation, and application across three disease contexts. *Stigma Health.* 2016; 1(2): 87-100.

[87] Pincus T, Vogel S, Burton AK, Santos R, Field AP. Fear avoidance and prognosis in back pain: a systematic review and synthesis of current evidence. *Arthritis Rheum.* 2006; 54(12): 3999-4010.

[88] Sorrell M, Flanagan W, McCall J. The effect of depression and anxiety on the success of multidisciplinary treatment of chronic resistant myofascial pain. *J Musculoskelet Pain.* 2003; 11(1): 17-20.

[89] Vidor LP, Torres IL, Medeiros LF, et al. Association of anxiety with intracortical inhibition and descending pain modulation in chronic myofascial pain syndrome. *BMC Neurosci.* 2014; 15: 42.

[90] Leeuw M, Goossens ME, Linton SJ, Crombez G, Boersma K, Vlaeyen JW. The fear-avoidance model of musculoskeletal pain: current state of scientific evidence. *J Behav Med.* 2007; 30(1): 77-94.

[91] Butler D, Moseley L. *Explain Pain Super Charged.* Adelaide, Australia: NOI Group; 2017.

[92] Vlaeyen JW, Linton SJ. Fear-avoidance and its consequences in chronic musculoskeletal pain: a state of the art. *Pain.* 2000; 85(3): 317-332.

[93] Vedolin GM, Lobato VV, Conti PC, Lauris JR. The impact of stress and anxiety on the pressure pain threshold of myofascial pain patients. *J Oral Rehabil.* 2009; 36(5): 313-321.

[94] Selye H. *The Stress of Life.* New York, NY: McGraw-Hill; 1984.

[95] Kerns RD, Rosenberg R, Jacob MC. Anger expression and chronic pain. *J Behav Med.* 1994; 17(1): 57-67.

[96] Burns JW, Gerhart JI, Bruehl S, et al. Anger arousal and behavioral anger regulation in everyday life among patients with chronic low back pain: relationships to patient pain and function. *Health Psychol.* 2015; 34(5): 547-555.

[97] Burns JW, Quartana P, Gilliam W, et al. Effects of anger suppression on pain severity and pain behaviors among chronic pain patients: evaluation of an ironic process model. *Health Psychol.* 2008; 27(5): 645-652.

[98] Scheff TJ, Retzinger S. Shame as the master emotion of everyday life; 2000. https://www. researchgate. net/publication/286785601_Shame_as_the_master_emotion_of_everyday_life

[99] Brown B. *Men, Women and Worthiness: The Experience of Shame and the Power of Being Enough.* Sounds True; 2012.

[100] Brown B. *The Gifts of Imperfection.* Center City, MN: Hazeldon; 2010.

[101] Dearing RL, Stuewig J, Tangney JP. On the importance

of distinguishing shame from guilt: relations to problematic alcohol and drug use. *Addict Behav.* 2005; 30(7): 1392−1404.

[102] Violence: Our deadly epidemic and its causes. National Criminal Justice Reference Service; 1996. https://www.ncjrs.gov/App/Publications/abstract.aspx?ID=162700

[103] Ben-Ami N. Outcomes in distressed patients with chronic low back pain: subgroup analysis of a clinical trial. *J Orthop Sports Phys Ther.* 2018; 0(0): 1−5.

[104] Leventhal H, Brissette I, Leventhal EA. The common-sense model of self-regulation of health and illness. In: Cameron LD, Leventhal H, eds. *The Self-Regulation of Health and Illness Behaviour.* London, England: Routledge; 2003: 42−65.

[105] Ellis A, Harper RA, Powers M. *A Guide to Rational Living.* 3rd ed. North Hollywood, CA: Wilshire Book Company; 1975.

[106] Wijma AJ, van Wilgen CP, Meeus M, Nijs J. Clinical biopsychosocial physiotherapy assessment of patients with chronic pain: the first step in pain neuroscience education. *Physiother Theory Pract.* 2016; 32(5): 368−384.

[107] Fair SE. *Wellness and Physical Therapy.* Sudbury, MA: Jones & Bartlett Learning; 2009.

[108] Macionis J. *Sociology.* 4th ed. Englewood Cliffs, NJ: Prentice Hall; 1993.

[109] Katz J, Rosenbloom BN, Fashler S. Chronic pain, psychopathology, and DSM-5 somatic symptom disorder. *Can J Psychiatry.* 2015; 60(4): 160−167.

[110] Daykin AR, Richardson B. Physiotherapists' pain beliefs and their influence on the management of patients with chronic low back pain. *Spine (Phila Pa 1976).* 2004; 29(7): 783−795.

[111] LE Laekeman MA, Sitter H, Basler HD. The pain attitudes and beliefs scale for physiotherapists: psychometric properties of the German version. *Clin Rehabil.* 2008; 22(6): 564−575.

[112] Oostendorp RA, Elvers H, Mikolajewska E, et al. Manual physical therapists' use of biopsychosocial history taking in the management of patients with back or neck pain in clinical practice. *Sci World J.* 2015; 2015: 170463.

[113] Sanders T, Foster NE, Bishop A, Ong BN. Biopsychosocial care and the physiotherapy encounter: physiotherapists' accounts of back pain consultations. *BMC Musculoskelet Disord.* 2013; 14: 65.

[114] Afrell M, Rudebeck CE. 'We got the whole story all at once': physiotherapists' use of key questions when meeting patients with long-standing pain. *Scand J Caring Sci.* 2010; 24(2): 281−289.

[115] Cottrell E, Roddy E, Foster NE. The attitudes, beliefs and behaviours of GPs regarding exercise for chronic knee pain: a systematic review. *BMC Fam Pract.* 2010; 11: 4.

[116] Darlow B, Fullen BM, Dean S, Hurley DA, Baxter GD, Dowell A. The association between health care professional attitudes and beliefs and the attitudes and beliefs, clinical management, and outcomes of patients with low back pain: a systematic review. *Eur J Pain.* 2012; 16(1): 3−17.

[117] Davis C. *Patient Practitioner Interaction: An Experiential Manual for Developing the Art of Health Care.* 5th ed. Thorofare, NJ: SLACK; 2011.

[118] Figley CR. Compassion fatigue: psychotherapists' chronic lack of self care. *J Clin Psychol.* 2002; 58(11): 1433−1441.

[119] Houben RM, Gijsen A, Peterson J, de Jong PJ, Vlaeyen JW. Do health care providers' attitudes towards back pain predict their treatment recommendations? Differential predictive validity of implicit and explicit attitude measures. *Pain.* 2005; 114(3): 491−498.

[120] Reme SE, Hagen EM, Eriksen HR. Expectations, perceptions, and physiotherapy predict prolonged sick leave in subacute low back pain. *BMC Musculoskelet Disord.* 2009; 10: 139.

[121] Weick KE, Sutcliffe KM. *Managing the Unexpected: Assuring High Performance in the Age of Complexity.* San Francisco, CA: Jossey-Bass; 2008.

[122] Tummula A, Roberts LW. Ethics conflicts in rural communities: stigma and illness. In: Nelson WA, ed. *Handbook for Rural Healthcare Ethics: A Practical Guide for Professionals.* Lebanon, NH: Dartmouth College Press; 2009.

[123] Brown RL. Functional limitation and depressive symptomatology: considering perceived stigma and discrimination within a stress and coping framework. *Stigma Health.* 2017; 2(2): 98−109.

[124] Jung CG. *The Collected Works of C.G. Jung: Aion.* Vol 9ii. Princeton, NJ: Princeton University Press; 1959.

[125] Epstein RM. Mindful practice. *JAMA.* 1999; 282(9): 833−839.

[126] Covey SR. *The 7 Habits of Highly Effective People: Powerful Lessons in Personal Change.* New York, NY: Simon & Schuster; 1989.

[127] Escorpizo R, Stucki G, Cieza A, Davis K, Stumbo

T, Riddle DL. Creating an interface between the International Classification of Functioning, Disability and Health and physical therapist practice. *Phys Ther.* 2010; 90(7): 1053–1063.

[128] Vranceanu AM, Cooper C, Ring D. Integrating patient values into evidence-based practice: effective communication for shared decision-making. *Hand Clin.* 2009; 25(1): 83–96, vii.

[129] Csillik AS. Understanding motivational interviewing effectiveness: contributions from Rogers' client-centered approach. *Humanist Psychol.* 2013; 41(4): 350–363.

[130] Coombs AW. *Florida Studies in the Helping Professions.* Gainesville, FL: University of Florida Press; 1969.

[131] Patti A. Fired up or burned out? Understanding the importance of professional boundaries in home healthcare and hospice. *Home Healthcare Now.* 2009; 27(10): 590–597.

[132] Sherman JJ, Cramer A. Measurement of changes in empathy during dental school. *J Dent Educ.* 2005; 69(3): 338–345.

[133] Barnett JE, Baker EK, Elman NS, Schoener GR. In pursuit of wellness: the self-care imperative. *Prof Psychol Res Pract.* 2007; 38(6): 603–612.

[134] Lyles JS, Dwamena FC, Lein C, Smith RC. Evidence-based patient-centered interviewing. *J Clin Outcomes Manage.* 2001; 8(7): 28–34.

[135] Smith R. *The Patient's Story: Integrated Patient-Doctor Interviewing.* Boston, MA: Little, Brown; 1996.

[136] Beckman HB, Frankel RM. The effect of physician behavior on the collection of data. *Ann Intern Med.* 1984; 101(5): 692–696.

[137] Rhoades DR, McFarland KF, Finch WH, Johnson AO. Speaking and interruptions during primary care office visits. *Fam Med.* 2001; 33(7): 528–532.

[138] Larsen PD, Ludkin IM. *Chronic Illness: Impact and Intervention.* 7th ed. Boston, MA: Jones and Bartlett Publishers; 2009.

[139] Schmidt SG. Recognizing potential barriers to setting and achieving effective rehabilitation goals for patients with persistent pain. *Physiother Theory Pract.* 2016; 32(5): 415–426.

[140] Zonneveld LN, van 't Spijker A, Passchier J, van Busschbach JJ, Duivenvoorden HJ. The effectiveness of a training for patients with unexplained physical symptoms: protocol of a cognitive behavioral group training and randomized controlled trial. *BMC Public Health.* 2009; 9: 251.

[141] Nijs J, Torres-Cueco R, van Wilgen CP, et al. Applying modern pain neuroscience in clinical practice: criteria for the classification of central sensitization pain. *Pain Physician.* 2014; 17(5): 447–457.

[142] Butler D. *Explain Pain.* 2nd ed. Adelaide, Australia: NOI Group; 2013.

[143] Mackelprang R. Cultural competence with persons with disabilities. In: Lum D, ed. *Culturally Competent Practice: A Framework for Understanding Diverse Groups and Justice Issues.* 4th ed. Belmont, CA: Brooks Cole; 2011: 437–465.

[144] Collier, Gebhardt, Ryn V. 3-dimensional model for developing clinical reasoning across the continuum of physical therapy education. In: Jensen G, Musolino G, eds. *Clinical Reasoning and Decision-Making in Physical Therapy: Facilitation, Assessment, and Implementation.* Thorofare, NJ: SLACK; in press.

[145] Edwards I, Jones M, Carr J, Braunack-Mayer A, Jensen GM. Clinical reasoning strategies in physical therapy. *Phys Ther.* 2004; 84(4): 312–330; discussion 331–315.

[146] Speckens AE, van Rood YR. Protocollaire behandeling van patiënten met onverklaarde klachten: cognitieve gedragstherapie. In: Keijsers GP, van Minnen AV, eds. *Protocollaire Behandelingen in de Ambulante Geestelijke Gezondheidszorg.* Netherlands: Houten, Bohn Stafleu Van Loghum; 2004: 183–218 (182e herziene druk).

[147] Burgess DJ, van Ryn M, Crowley-Matoka M, Malat J. Understanding the provider contribution to race/ ethnicity disparities in pain treatment: insights from dual process models of stereotyping. *Pain Med.* 2006; 7(2): 119–134.

[148] Pearson H. Science and intuition: do both have a place in clinical decision making? *Br J Nurs.* 2013; 22(4): 212–215.

[149] Hirsh AT, Jensen MP, Robinson ME. Evaluation of nurses' self-insight into their pain assessment and treatment decisions. *J Pain.* 2010; 11(5): 454–461.

[150] Macrae CN, Bodenhausen GV. Social cognition: categorical person perception. *Br J Psychol.* 2001; 92 pt 1: 239–255.

[151] The Pain Catastrophizing Scale. 2009. http://www.aci. health.nsw.gov.au/__ data/assets/pdf_fle/0004/257422/ Pain_Catastrophizing_Scale_Manual.pdf

[152] Brewster ME, Esposito J. Chronic illness rejection and

discrimination scale: an instrument modification and confirmatory factor analysis. *Stigma Health.* 2017; 2(1): 16−22.

[153] Gerdle B, Molander P, Stenberg G, Stalnacke BM, Enthoven P. Weak outcome predictors of multimodal rehabilitation at one-year follow-up in patients with chronic pain-a practice based evidence study from two SQRP centres. *BMC Musculoskelet Disord.* 2016; 17(1): 490.

[154] Kamper SJ, Apeldoorn AT, Chiarotto A, et al. Multidisciplinary biopsychosocial rehabilitation for chronic low back pain: cochrane systematic review and meta-analysis. *BMJ.* 2015; 350: h444.

[155] Louw A, Zimney K, Puentedura EJ, Diener I. The efficacy of pain neuroscience education on musculoskeletal pain: a systematic review of the literature. *Physiother Theory Pract.* 2016; 32(5): 332−355.

[156] Puentedura EJ, Flynn T. Combining manual therapy with pain neuroscience education in the treatment of chronic low back pain: a narrative review of the literature. *Physiother Theory Pract.* 2016; 32(5): 408−414.

[157] Birch S, Stilling M, Mechlenburg I, Hansen TB. Effectiveness of a physiotherapist delivered cognitive-behavioral patient education for patients who undergoes operation for total knee arthroplasty: a protocol of a randomized controlled trial. *BMC Musculoskelet Disord.* 2017; 18(1): 116.

[158] Nielsen M, Keefe FJ, Bennell K, Jull GA. Physical therapist-delivered cognitive-behavioral therapy: a qualitative study of physical therapists' perceptions and experiences. *Phys Ther.* 2014; 94(2): 197−209.

[159] Bennell KL, Ahamed Y, Jull G, et al. Physical therapist-delivered pain coping skills training and exercise for knee osteoarthritis: randomized controlled trial. *Arthritis Care Res (Hoboken).* 2016; 68(5): 590−602.

[160] Diener I, Kargela M, Louw A. Listening is therapy: patient interviewing from a pain science perspective. *Physiother Theory Pract.* 2016; 32(5): 356−367.

[161] Louw A, Diener I, Butler DS, Puentedura EJ. The effect of neuroscience education on pain, disability, anxiety, and stress in chronic musculoskeletal pain. *Arch Phys Med Rehabil.* 2011; 92(12): 2041−2056.

[162] Bandura A. An agentic perspective on positive psychology. In: Lopez SJ, ed. *Positive Psychology: Expecting the Best in People.* Vol 1. New York, NY: Praeger; 2008.

第二部分 | **头颈部疼痛**

第 六 章

斜方肌

米歇尔·芬尼根、塞萨尔·费尔南德斯·德拉斯佩尼亚

1 介绍

斜方肌是颈椎的主要肌肉之一，由上、中、下三束组成。它主要参与颈部和肩部的运动（上束），也参与胸椎的运动（中束和下束）。斜方肌可能是临床上最易受到触发点（TrPs）影响的肌肉。单侧斜方肌上束将疼痛沿颈部后外侧向上牵涉，延伸至颞部和眼眶后方，类似紧张型头痛；斜方肌中束将疼痛牵涉至肩部疼痛；斜方肌下束通常将疼痛牵涉到颈部或肩胛上区域，导致机械性颈痛，患者的主诉包括颈部僵硬、头痛、脊柱在上下颤抖、颈部和肩膀疼痛等。斜方肌触发点的激活和持续存在通常是由突发性创伤、机动车事故甩鞭样损伤、跌倒或不适当的工作姿势引起的。鉴别诊断应包括紧张型头痛、偏头痛、颞下颌关节功能障碍、椎间关节功能障碍、枕神经痛和肩胛间区痛，以及肩峰下疼痛综合征（肩撞击）。纠正措施包括姿势和人体力学训练、正确的睡眠姿势、避免让斜方肌超负荷活动、触发点的自我按压松弛和自我拉伸练习。

2 相关解剖

斜方肌的上束、中束和下束有不同的纤维方向，并且通常有不同的功能。在这一章中，这三束经常被看作三块不同的肌肉。临床上任何两个肌束之间的界限常常无法通过触诊区分，只能通过与棘突、肩胛冈、肩峰和锁骨相关的肌纤维附着位置来确定。如果把左右斜方肌当作一个整体，从后方看上去它们像一个巨大的菱形。两块上斜

方肌的纤维合在一起，形状则像衣架。

斜方肌上束

斜方肌上束肌纤维起源于上项线的内侧1/3。在中线，它们起源于项韧带（图6-1）。肌纤维横向外汇聚并向前附着于锁骨外侧1/3的后缘（图6-2）[1]。

对斜方肌上束肌纤维方向的仔细解剖分析揭示，与大多数人认为的相反，斜方肌上束并不能直接向锁骨或肩胛骨施加向上的力[2]。起源于上项线的斜方肌细纤维束以垂直方向包绕颈椎，附着到锁骨前几乎是水平走行（只是稍稍向下）。

Johnson等人报道了斜方肌上束的横向肌纤

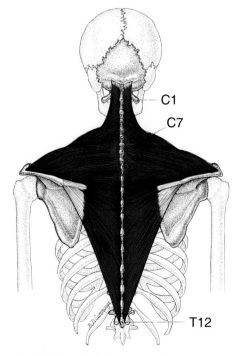

图6-1 左右斜方肌附着点后视图。斜方肌附着点从枕部延伸到T12棘突

C7到T3的棘突和棘上韧带，止于肩峰内侧缘和肩胛冈上缘（图6-1）[1,6]。Johnson等人认为斜方肌中束起源于C7和T1，C7束附着于肩峰，T1束附着于肩胛冈[2]。

斜方肌下束

Simons等人认为，扇形的斜方肌下束起源于T4到T12的棘突和棘上韧带，在肩胛冈内侧的平滑三角形表面上形成腱膜，并附着在肩胛冈外侧顶点的结节上（图6-1）[1]。Johnson等人认为斜方肌下束自T2开始起源于棘突，T2到T5汇聚成共同的腱膜肌腱附着在肩胛骨三角结节（the deltoid tubercle）上[2]。如果有的话，T6到T10的肌束止于三角结节的内侧边，下部分肌束止于在三角肌下缘。

（1）神经支配和血供

斜方肌由副神经（颅神经Ⅺ）的脊髓（外）部分支配。该神经起源于上五个或上六个颈椎的脊髓核，颈段的神经纤维汇合成神经干[7-9]。脊神经根通过枕骨大孔进入颅后窝，在此处脊神经根与颅（内）根连接形成神经干（副神经）。副神经离开颈静脉孔，走向茎突后间隙[8]。从这里开始，副神经分为颅根和脊髓根。副神经脊髓根通常从外侧通过颈内静脉[10-12]。虽然很少发生，但副神经也可以从颈内静脉内侧通过[12]，甚至穿过颈内静脉[12,13]或者在颈内静脉周围分叉。然后斜行下降，走行在茎突和茎突舌骨肌及二腹肌内侧[7]。此处，副神经通常穿过胸锁乳突肌的两个头[8]，但也可以在两个头之间走行[14]。在这个区域，副神经与从C2～C4发出的神经纤维形成吻合支[8,15-17]。然后斜行通过颈后三角，走向颈深筋膜和斜方肌，走行在斜方肌和肩胛提肌之间的筋膜层中[7,14]。

一般认为，C2～C4的神经交通传输感觉信息（大部分是本体感觉）。但与这个观点相反，肌电图和组织化学数据显示，副神经同时具有感觉和运动功能，从而使斜方肌三个部分产生一定程度的收缩[18,19]。然而，从C2到C4神经的运动传导并不始终存在，或者当存在时，也是无规律地

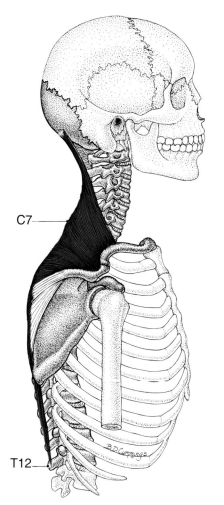

C7

T12

图6-2 右斜方肌附着点侧视图。最长、最垂直的肌纤维（穿过最多关节的肌纤维）最有可能形成触发点

维束，其起源于项韧带下半部分，止于锁骨的外侧1/3处[2]。斜方肌上束的粗纤维束几乎呈水平走行（仰角＞20°），牵拉锁骨外侧端使其向内和向上，使锁骨在该肌肉胸锁关节附着点周围转动。通过胸锁关节锁骨的这种旋转，这些上斜方肌纤维收缩可以上提锁骨（间接通过肩锁关节）和肩胛骨。

枕大神经会被斜方肌上束的垂直肌纤维压迫[3-5]。枕大神经是第二颈神经背支的内侧支，支配枕部直到顶部皮肤的感觉。该神经从寰椎后弓的后方下方与枢椎椎板上方穿出，在穿过头半棘肌和斜方肌（附着在枕骨附近部分）之前，弧形绕过头下斜肌下缘[3]。

斜方肌中束

根据Simons等人的研究，斜方肌中束起源于

支配上中下斜方肌[19]。

虽然副神经损伤很少见，但医源性因素是副神经脊髓根损伤的主要原因。在头颈部癌症伴淋巴结转移患者的根治性颈部淋巴结清扫、改良性颈部淋巴结清扫或功能性颈部淋巴结清扫中，副神经常会被损伤[16,20-23]。

斜方肌上束的血供是由乳突水平的枕动脉横肌支提供的[24]。斜方肌中束的血供由颈浅动脉（译者注：the superficial cervical artery，原文如此）或颈横动脉的浅支供应[24]。最后，斜方肌的下1/3由肩胛背动脉的肌支供应，其沿着肩胛骨内侧边走行[24]。

（2）功能

概述斜方肌对肩胛骨运动的作用（定义见图6-3）。上抬肩胛骨需要动员斜方肌上、中束。内收时所有肌纤维均参与，但主要依赖斜方肌中束肌纤维[3]。关节盂向上的旋转则需要斜方肌上、中、下束的参与。

Johnson等人在斜方肌的生物力学和解剖学分析报道中指出，上斜方肌和中斜方肌纤维的横向部分能向后向内牵拉锁骨、肩峰和肩胛冈（借

助下斜方肌，或胸段肌纤维），并提出在这些肌纤维到达锁骨之前（它们几乎处在同一个水平面上），细的上部肌纤维束（项部）的任何向上运动都会消失[2]。这些学者认为，对于肩胛骨的向上旋转，斜方肌上、下束以不同的方式与前锯肌共同参与。他们指出，斜方肌下束维持三角结节的位置，这成为旋转轴，而上束施加一个向上旋转的力矩以配合前锯肌。此外，他们解释说，斜方肌上束围绕胸锁关节旋转锁骨从而（间接地）抬高肩胛骨，而其本身对肩胛骨没有向上的力。GuasZeli-FelHo等人也支持这一假说，他们观察到斜方肌的三束在上肢的外展、内收和屈—伸的过程中活动增高[25]。尽管如此，当上肢没有负荷时，斜方肌的肌肉电活动是非常小的，而重负荷时，斜方肌上束的肌肉电活动增加[24]。

整块肌肉

双侧活动，整块肌肉协助颈椎和胸椎的伸展。

斜方肌上束

斜方肌上束单侧作用使头部和颈部向同侧伸展和侧屈，可以协助头部最大限度旋转使得面部转向对侧。它可以向后牵拉锁骨（和间接的牵拉肩胛骨），并通过在胸锁关节处旋转锁骨使锁骨和肩胛骨上抬[2]。它通常在站立时帮助提携承受上肢的重量（间接通过肩带），或在手臂悬垂的情况下承受手持物品的重量。斜方肌上束联合肩胛提肌和前锯肌上部提供关节盂上旋所必需的力量。Ito研究表明[26]，在手臂屈曲和外展时，斜方肌上束的肌电活动逐渐增强并变得非常强烈。在另一项研究中，当手臂主动保持90°外展时，所有受试者都在1分钟内出现明显的疲劳肌电图迹象，平均不到30 s[27]。

近水平走向的斜方肌上束能有效辅助前锯肌的机制已经得到很好的解释[2]。通过对锁骨施加一个向内的力，使锁骨围绕胸锁关节旋转，斜方肌上束就有效地将锁骨的外侧端（肌束附着部位）向内和向上牵拉。抬高肩峰是将肱骨承载的大部分重量转移到胸锁关节，从而缓解颈椎的压力。斜方肌上束的肌纤维走向几乎是水平的，而不是垂直的。

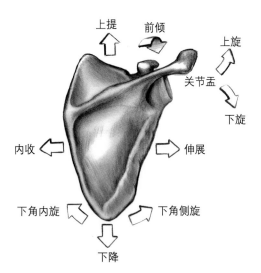

图6-3　描述右肩胛骨运动的术语说明，从后面观。前倾适用于肩胛骨上缘。上下旋转是指关节盂窝的运动方向。内旋和侧旋指的是下角的运动方向。内收是指肩胛骨向内侧的运动（朝向脊柱），而前伸是指肩胛骨整体向外侧的运动（远离脊柱）（改编自Kendall FP, McCreary EK, Provance PG, et al. *Muscles, Testing and Function*. 5th ed. Baltimore, MD: Williams & Wilkins; 2005: 303. ）

斜方肌中束

斜方肌中束的功能存在一定的争论。一部分原因是很难单独把这块肌肉和特定动作联系起来[28]。一些作者把斜方肌中束比作肩胛骨牵引器[2,29]，另一些学者则称之为肩胛骨的牵引和稳定装置[24,30]。虽然斜方肌中束在肩胛骨向上旋转时是活动的，但当做上旋耸肩动作时，斜方肌中束不能具体地进行向上旋转，因为它的肌纤维非常接近肩胛骨的旋转轴[31]。这个短杠杆臂，使得斜方肌中束上旋力量不足[2]。然而，一旦上旋动作启动，斜方肌中束就可以很好地参与其中[2]。

以往研究强烈支持一个概念，即斜方肌中束和下束有助于维持肩胛骨的垂直和水平平衡，而不是产生扭矩[2,32-34]。为了进一步巩固稳定功能，已经证实，在特定运动时，这部分肌束先于喙肱肌群激活[5]。斜方肌的中束，连同上下束，在突然运动时会同步激活[35]。

斜方肌下束

斜方肌下束的功能也存在争议。部分原因是很难孤立地阐述它的功能[28]。一些学者认为下束可以使肩胛骨内收、下降和旋转[30]，而另一些学者认为下束可以使肩胛骨保持稳定，有助于维持肩胛骨的垂直和水平平衡[2,5,35]。根据斜方肌下束附着在三角结节（the deltoid tubercle解剖含义是"肩胛骨上三角肌附着的结节"），以及肌纤维不会随着肩胛骨的向上旋转而改变长度的事实，对这块肌肉而言，要产生向上旋转的净扭矩将是一个挑战[2]。斜方肌下束有助于向上旋转，但更多的是抵抗前锯肌向外牵拉肩胛骨导致的移位。当斜方肌的上下束（和前锯肌）的稳定部分产生向上旋转的力时，肩胛骨就完成了上旋[2]。肌电图研究表明，在向上旋转的过程中，斜方肌的下束以及斜方肌上、中束是活跃的[10,31]。

（3）功能单位

功能单位包括协同肌和拮抗肌以及这些肌肉所穿过的关节。这些结构在功能上的相互依赖反映在感觉运动皮层的组织和神经连接上。强调功能单元是因为在单元内的某一块肌肉存在触发点

时，增加了单元内的其他肌肉也形成触发点的可能性。当灭活肌肉中的触发点时，必须关注在功能相互依赖的其他肌肉中可能产生的触发点。表6-1大致代表斜方肌的功能单元[6]。斜方肌、肩胛提肌、菱形肌和前锯肌联合作用，使肩胛骨发生各种旋转[24]。

斜方肌上束

斜方肌上束与胸锁乳突肌协同作用使头和颈部运动、头部伸展、同侧侧弯和对侧旋转。斜方肌上束与肩胛提肌共同作用时，抬高肩胛骨；与前锯肌共同作用时，向前（向上）旋转肩胛骨，从而能使手臂高于头部；与菱形肌共同作用时，内收肩胛骨，背撑肩部。肩胛骨固定时，斜方肌上束可向后和侧向弯曲头部和颈部。

斜方肌中束

斜方肌中束与菱形肌协同可使肩胛骨内收，其与前锯肌和胸大肌相对抗。为了上旋，斜方肌中束及上下束和前锯肌起协同作用[2]。为了稳定肩胛骨，其与斜方肌上下束协同工作[2,5,32-35]。由于其有稳定作用，斜方肌中束也协同三角肌、肩袖和肱二头肌长头来抬高手臂。

斜方肌下束

在稳定肩胛骨旋转轴时，斜方肌下束与前锯肌和上、中束协同，使肩胛骨关节窝向上旋转。斜方肌下束在稳定肩胛骨方面与上、中束有协同作用，在手臂抬高方面与三角肌、肩袖和肱二头肌长头有协同作用。

3　临床表现

（1）牵涉痛类型

斜方肌上束

斜方肌上束是受触发点影响最常见的区域之一。可以在斜方肌上束肌腹的任何肌纤维中出现触发点。临床观察到，触发点最常见的部位是肌束的前边，包括附着在锁骨的前部、最垂直的肌纤维。根据临床经验，这个区域的触发点经常将疼痛在同侧沿着后外侧从颈部向上乳突方向进行牵涉。当牵涉痛剧烈时，还会延伸到头侧，中心

表6-1　斜方肌功能单元

动　作	协　同　肌	拮　抗　肌
头和颈伸展	胸锁乳突肌 颈后肌群 头半棘肌 颈半棘肌	头前直肌 头长肌 颈长肌 舌骨肌
头和颈侧弯（同侧）	同侧胸锁乳突肌 同侧斜角肌 同侧头后大/小直肌 同侧头上斜肌	对侧胸锁乳突肌 对侧斜角肌 对侧斜方肌上束 对侧头后大/小直肌 对侧头上斜肌
头和颈旋转（对侧）	同侧胸锁乳突肌 对侧头夹肌 对侧头后大/小直肌 对侧头下斜肌	对侧胸锁乳突肌 同侧头夹肌 同侧头后大/小直肌 同侧头下斜肌
肩胛骨上抬	肩胛提肌	背阔肌 胸小肌 肩胛下肌 前锯肌
肩胛骨上旋	前锯肌	肩胛提肌 小菱形肌 大菱形肌
肩胛骨内收	小菱形肌 大菱形肌	胸大肌 前锯肌

位于颞部和眼眶后部（图6-4）。它也可以包括下颌角[36]，也被描述在咬肌区域[37]。偶尔疼痛延伸到枕骨，极少情况下，疼痛可以累及下磨牙。斜方肌上束触发点引起的疼痛是紧张型头痛的重要原因[38]。

斜方肌上束后边最水平走行的肌纤维中也可以出现触发点，这些肌纤维附着于颈椎棘突。在这部分肌束中，触发点的疼痛可在颈椎后部感觉到，在枕部有异常的紧绷感（图6-5，左侧图）。这种触发点在机械性颈部疼痛患者中很常见[39]。

斜方肌中束

斜方肌中束的触发点可以将浅表灼痛牵涉肩胛骨内侧沿和C7～T3棘突之间的（图6-6，右侧图）。这种烧灼感不要和颈椎源性疼痛相混淆，因为颈源性疼痛也会牵涉此区域[1,9,40]。触发点

也会引起肩部顶点肩峰处的疼痛（图6-7，左侧图）。此区域的疼痛与斜方肌下束引起的疼痛有重叠（图6-5，右侧图）。斜方肌中束也可以产生自主感觉，此时患者会报告同侧手臂外侧有一种"颤抖"的感觉，伴随着相关的自发竖毛现象（图6-7，右侧图）[39]。

斜方肌下束

斜方肌下束的触发点虽然很常见，但作为颈部疼痛的来源常常会被忽略。疼痛牵涉到邻近乳突区的高位颈椎椎旁肌肉区域（图6-5，右侧图）[41,42]。该肌肉也可以将疼痛牵涉到肩峰[41]和肩胛上区域[43]。肌肉内靠近肩胛骨附着部位的肌肉内触发点可以引起肩胛骨内侧沿的灼痛（图6-6，左侧图）。这种烧灼感应与颈源性疼痛相鉴别，因为它们的牵涉痛区域相同[1,9,40]。

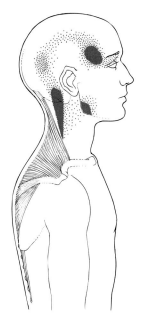

图6-4　斜方肌上束最垂直肌纤维中的触发点引起的疼痛区域。实体红色表示基本的疼痛区，而点彩则标示牵涉区

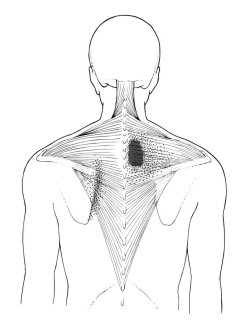

图6-6　图的左侧显示了左斜方肌下束外侧附着区触发点的牵涉痛痛区域。图的右侧显示了斜方肌中束中央区触发点的牵涉痛区域

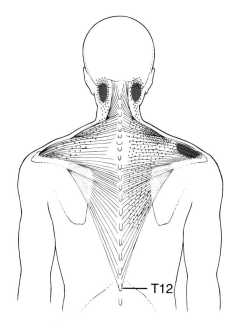

图6-5　图的左侧显示了左侧斜方肌上束后部和更水平走行肌纤维内TrPs的牵涉痛区域。图的右侧显示了右斜方肌下束TrPs的牵涉痛区域

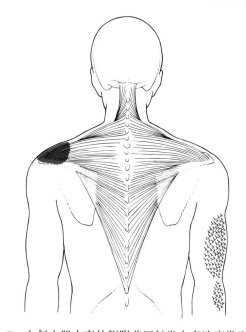

图6-7　左斜方肌中束外侧附着区触发点牵涉痛类型。斜方肌中束的触发点可以引起竖毛现象，或"鹅毛"现象，如图右上臂红色">"符号所示

（2）症状

斜方肌上束

斜方肌三束的触发点可以引起头部、颈椎、背部等部位的疼痛。斜方肌上束可导致紧张性头痛[38]、偏头痛[44]或颈部疼痛[13,39]。在有慢性颈部和头部疼痛症状的患者中，疼痛性质很可能是颈部肌群和咀嚼肌牵涉来得的混合性疼痛。斜方肌上束存在触发点的患者，颈部活动范围受限，或运动时疼痛，但这通常发生在头部和颈部几乎最大限度主动旋转到另一侧时，因为这时肌束肌肉已经缩短的情况下再收缩。最受限的运动通常是远离受累侧斜方肌上束的头和颈部侧屈。如果

斜方肌的触发点与其他肌群已存在的触发点相结合（包括肩胛提肌或颈夹肌），患者可能会出现急性"颈部僵硬"[45]。这种带有疼痛的限制头部向同一侧的旋转，延长斜方肌上束肌肉。

由于斜方肌上束触发点长时间激活会导致枕大神经卡压，患者主诉除了头痛外，还伴有同侧枕区头皮麻木、刺痛和灼痛（"枕神经痛"）。一个有趣的现象是，斜方肌上束触发点导致的疼痛和枕大神经受压所引起的疼痛非常类似，因此同时仔细检查肌肉和神经组织是非常必要的。神经卡压患者通常喜欢冷而不是热。当枕大神经穿过这些肌束时，肌束内（头半棘肌或斜方肌上束）存在的触发点会产生肌纤维紧绷带，便会压迫神经，从而出现明显的枕大神经卡压症状。

斜方肌中束

斜方肌中束存在触发点的患者可以主诉肩胛间区深部烧灼样疼痛。类似的症状也可由颈椎或上胸椎引起，应予排除。因此，除了检查斜方肌中束是否有触发点外，临床医生还应检查颈椎/胸椎关节突关节。触发点可引起肩峰区域的疼痛和压痛。患者主诉挎包或穿厚外套时肩部会感到不适[46]。触发点也可以产生一种被称为"当指甲划过黑板时，脊椎会上下颤抖"的自主反应。

斜方肌下束

肌束中的触发点可以导致颈部、肩胛上、肩胛间或肩峰区疼痛，也许伴少许运动限制[42]。斜方肌下束的触发点经常会诱发上背部和颈部肌群出现相关联的（associated）触发点。斜方肌下束作为上颈部疼痛的来源之一经常会被遗忘，因此不处理该肌束中的触发点，治疗效果往往不理想[42]。临床医生应考虑到颈部疼痛患者可能存在斜方肌下束的触发点，其表现为圆肩姿势和胸椎后凸，因为斜方肌下束在此位置被拉伸。

（3）患者检查

经过全面的问诊后，临床医生应绘制一张详细的图表，用来描述患者的疼痛模式。此描述将有助于规划体格检查，并在患者症状改善或改变时有助于监测其病情进展。为了正确评估和检查斜方肌，临床医生应该评估胸锁关节、肩锁关节和盂肱关节的运动，因为这些关节的全部或部分活动度降低可能导致肩胛骨运动障碍[47]。

斜方肌上束

斜方肌上束触发点通常不会导致肌肉软弱，这很可能是因为斜方肌上束往往过度活跃和紧张[7,48]。事实上，患者通常在位于紧张的上斜方肌一侧表现为肩部抬高，颈部略微向患侧倾斜。肌束中的触发点也会导致颈椎活动范围减小、颈部疼痛和肩部损伤[15,49-52]。颈部运动特别是头颈部侧屈运动（远离受累的上斜方肌）会受到影响。头部向另一侧主动极限旋转通常会引起疼痛，因为在这个最短的体位，肌肉会强烈收缩。同侧主动旋转通常不会疼痛，除非同侧肩胛提肌或对侧斜方肌上束也有触发点。此外，随着肩关节外展，斜方肌上束内潜在触发点肌电活动显著增加，这表明触发点会削弱骨骼运动过程中肌群的协同作用[14]。其他研究也支持触发点能改变肌束激活模式的理论[53,54]。

斜方肌中束

由斜方肌中束导致疼痛的患者，可能会继发于拮抗性胸肌缩短和/或触发点的圆肩姿势。胸大肌缩短使肱骨保持内旋和内收，导致肩胛骨外展并改变肌束的长度—张力关系[48]。因此，这种头部前伸姿势会影响肌肉的爆发力[55]。研究表明，潜在触发点影响肌肉间的相互抑制，这种现象不仅仅限于胸大肌和斜方肌中束[54]。因此，胸大肌的触发点会对斜方肌中束如何发力产生影响。

斜方肌下束

斜方肌下束比斜方肌上束更容易被抑制，这种软弱可能是由于结构损伤或适应性改变所造成的[48]。胸小肌的紧绷是导致斜方肌下束功能改变的一个因素。众所周知，胸小肌有助于改变肩胛骨运动[47,56]。因此，这会损害包括斜方肌下束在内的肩胛肌群的功能[57]。这种肌肉软弱也可能与颈部疼痛有关[58]。众所周知，触发点可以促进肌肉电活动的改变[14,53,54]。触发点会引起肌肉功能抑制，事实证明，利用干针可以立即改善具有潜在触发点的肩胛肌群的功能[53]。

斜方肌下束纤维的触发点可能会影响肩胛骨的上旋，这是稳定功能受到了损害。如果因触发点的活化而使斜方肌下束受到抑制和减弱时，肩胛骨可能会抬高，上部向前倾斜（喙突向前和向下倾斜），患者将表现出一个圆肩姿势。

（4）触发点检查

触发点（TrPs）的人工检查需要足够的技能、培训和临床实践，以建立检查的高度可靠性。为了确定对触发点最有用的诊断标准，Gerwin等人与四位经验丰富的医生测试了可靠性，并能在五对肌肉中识别出触发点的五个特征（其一是斜方肌上束）[59]。在这块肌肉中有四个标准高度可靠的：触痛点的检测、紧绷条索的触诊、牵涉痛的所在部位，以及受试者疼痛症状的复制（完全一致90%，Kappa 0.61～0.84）。这块肌肉中用手触诊确定肌肉局部抽搐反应是不可靠的。然而，如果出现，局部抽搐反应是一个强有力的确诊性结果，在针刺触发点治疗时尤其有价值。最近的一项研究发现，斜方肌上束触发点的诊断具有中等级到高等级的可信度（ICC范围为0.62～0.81），其触诊一致性的范围大致的26 mm。斜方肌中、下束则还没有此类较可靠的研究。

斜方肌上束

尽管临床医生在检查上斜方肌时并不能确定触发点的确切部位，但最近的尸体研究表明，一些部位可能更容易发生触发点，因为这些肌肉是副神经支配的区域[61]。

临床检查斜方肌上束的前部和最垂直的肌纤维时，患者采取仰卧位或俯卧位，但首选仰卧位，因为此时斜方肌上束更松弛。使耳朵稍微朝向同一侧的肩膀，此时斜方肌上束处于适度松弛状态。用钳型手法抓住斜方肌上束，将其整个边缘从下方的冈上肌和肺尖提起（图6-8A、图6-8B）。然后肌肉牢牢地在手指和拇指之间滚动，触碰紧绷条索。用这种交叉纤维钳捏式触诊（cross-fiber pincer palpation），并且对紧绷条索的触诊和叩诊可以很容易地激发局部抽搐反应。事实上，局部抽搐反应很容易被临床医生认同。在确定紧绷条

索后，应该在这些纤维内寻找引起头部或颈部牵涉痛的点。

临床检查斜方肌上束的后部和水平肌纤维时，患者是俯卧的。触发点通过一种与前部纤维相似的钳型技术来识别。组织较硬的患者需要交叉纤维平滑式触诊技术（cross-fiber flat palpation）。

斜方肌中束

俯卧位是检查斜方肌中部的一种选择（图6-8C）。或者，患者可以双臂交叉于前部坐着，以展开肩胛骨并伸展胸椎。交叉纤维钳捏式触诊可以通过把肌束对着肋骨进行来回滚动以发现紧绷条索带。僵硬的条索带通常表现出对触发点触诊的明显局部抽搐反应。触诊的首选是俯卧位。在俯卧位，肌束更放松。研究表明，坐姿和俯卧位会影响肌束的僵硬度[62]。在俯卧位，可以用交叉纤维钳捏式触诊或类似于坐姿状态下的交叉纤维平滑式触诊。采用何种触诊法，部分取决于需要评估肌束所在的区域及患者的肌束厚度。

斜方肌中束触发点有三个常见的区域。这些区域最近被尸体解剖研究所证实，研究表明它们也是副神经支配区域[61]。第一个区域位于肩胛提肌肩胛骨附着点内侧约1 cm（1/2英寸）（图6-8C）。第二个区域位于斜方肌中束的外侧附着点区域（图6-6，左侧）（译者注：图中标注为下束，读者自行鉴别）。在这个区域，交叉纤维平滑式触诊是必要的。第三个区域在斜方肌中束的中段上方（图6-6，右侧），可以用交叉纤维平滑式或交叉纤维钳捏式触诊。

斜方肌下束

检查斜方肌下束时患者取俯卧位（图6-8D）。或者，患者可以双臂交叉放在身体前部。根据Simons等人的观点，这个姿势可以使组织放松，防止错过紧绷条索带内的触发点[6]。交叉纤维平滑式法触诊最好穿过肌肉，肌肉触诊的首选体位是俯卧位。在俯卧位，肌肉更放松。研究表明，坐姿和俯卧位会影响肌肉的僵硬度[62]。在俯卧位，可以用交叉纤维钳捏式触诊法，或坐姿用交叉纤维平滑式触诊。任何一种体位都应该检查整块肌肉的触发点。

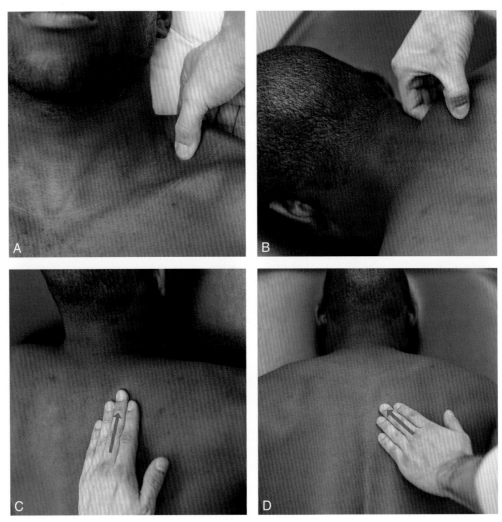

图6-8　斜方肌触发点检查的患者体位和技术。**A** 左斜方肌上束触发点的交叉纤维钳捏式触诊，患者仰卧。**B** 右斜方肌上束交叉纤维钳捏式触诊，患者俯卧。**C** 右中斜方肌中段交叉纤维平滑式触诊，患者俯卧。**D** 右下斜方肌交叉纤维平滑式触诊，患者俯卧

斜方肌下束触发点有两个常见的发现区域。这些区域最近被尸体解剖研究所证实，研究表明，它们也是副神经支配区域[61]。第一个区域靠近肩胛骨内侧沿，有时在肩胛骨下角处或其下方（图6-5，右侧）。第二个区域靠近外侧的肌腱交界处，其也是斜方肌下束在肩胛骨三角结节（the deltoid tubercle）的附着处（图6-5，左侧）。在这里，组织内那些较厚的条索带便是触发点。

4　鉴别诊断

（1）触发点的激活和持续

如果不纠正激活触发点的姿势或动作，那么触发点会持久化。在斜方肌的任何一束，触发点可由不习惯的离心运动、非耐力肌的离心运动、最大或次最大的向心运动激活（Gerwin等人，2004）。当肌肉长时间处于缩短和/或延长的位置时，触发点也可能被激活或加重。此外，突然的创伤，如车祸中的甩鞭样动作、从马上摔下、从台阶上摔下，都会导致触发点的形成[13,64]。

斜方肌上束

斜方肌上束肌纤维的颈部稳定功能通常由于肩胛带轴线的倾斜而承受过度负荷，这是由于下肢长度不等或小半骨盆（身体不对称）所致。肢体不对称使骨盆侧向倾斜，导致功能性脊柱侧弯，接着又使肩部倾斜，导致肩部下垂。斜方肌上束

必须持续工作，以便头部和颈部保持垂直和眼睛水平。

在采取长时间手臂提重物的姿势或活动时，斜方肌上束的正常最小抗重力功能经常处于过度紧张：如打电话或坐在没有扶手支撑的地方，特别是当上臂天生较短时；将手臂抬高以接触高处的键盘或画板时；或在肘部无支撑的状态下在膝盖上做缝纫时。实际上，斜方肌肌痛症通常被认为是一种与工作有关的疾病[11,65-67]。

斜方肌上束可能因明显的急性严重创伤而拉伤，但更常见的是因负荷过重或轻微而不明显的创伤所造成的慢性劳损。这种损伤可由衣服和配饰引起，也可由紧而窄且负担重的文胸肩带、笨重的钱包肩带、沉重的背包或厚重的外套所引起[46]。它也可能由于习惯性抬肩导致的持续负荷所引起，如长时间电话通话、焦虑、有其他抑郁情绪、拉小提琴、头部长时间过度旋转在某个位置（把头转过去与坐在旁边的人交谈，或头部过度旋转到一侧的俯卧位睡眠）。

职业性超负荷正受到越来越多的关注，然而作为引起疼痛主要原因的触发点，其重要作用尚未得到普遍的认识。在一项对雇员的前瞻性研究中，研究者记录了在重复性工作中，斜方肌中束的上部（肩峰处）肌纤维的肌电活动[65]。静态和平均肌电图活动水平的升高，以及持续时间至少为0.6 s的肌电图间隙的减少，与颈部和肩部疼痛显著相关。这些受试者没有接受触发点检查，但是此类慢性超负荷如果没有足够的缓解期，会激活触发点。一项为期1年对30名从事重复性轻体力劳动的女性包装工进行的类似前瞻性研究显示，在1年内，30名女性包装工中有17名患上了与工作相关的斜方肌痛[66]。如果将这17名女工归类为患者，她们的发病中位时间为26周。作者没有提到疼痛的原因，但很可能是触发点所致。Hoyle等的最近一项研究表明，不管对每个人施加的视觉和姿势压力是高还是低，受试者在打字1 h后都会出现触发点[68]。

其他因素也可能激活斜方肌上束触发点。过高的扶手会使肩胛骨向上抬，并长时间缩短斜方肌上束。斜方肌上束头部旋转的附属功能可能会被过度利用，把长发从眼睛上撩开的快速重复动作，也会引起肌束的过度紧张。

斜方肌上束的触发点也可能被颈神经根性疼痛所激活，并作为其后遗症持续存在[69]。

斜方肌中束

这部分肌束可能会因反常的上提锻炼而超负荷，因此在考虑这项运动和所用重量时应谨慎[70]。斜方肌中束肌纤维也会在手臂长时间上举和前伸时超负荷，也就是说，长时间的伸展运动或当汽车驾驶员把手放在方向盘上时，可引起斜方肌中束过度负荷。维持这个姿势会使胸大肌纤维超负荷，从而增加张力，容易形成触发点。拮抗肌的触发点会导致失衡肌束的激活和精细运动的控制[54]。因此，当这两个肌束中任何一个肌束受损时，都应同时考虑这两个肌束中存在的触发点。此外，胸大肌中的触发点可以引起肌束的缩短，这样可以使肱骨保持内旋和内收，从而使肩胛骨远离脊柱外展[48]。造成的结果是，斜方肌中束肌纤维可能延长和变弱，从而形成触发点和引起相关的疼痛。

斜方肌下束

在长时间的弯腰、坐着向前伸展（当膝盖以下没有空间的时候手伸到桌子上去）、手托着下巴又没有扶手肘部放在胸前时，斜方肌下束会被拉伤。胸椎后凸畸形伴有圆肩姿势是斜方肌下束触发点明显的维持和促进因素。

（2）相关联触发点（Associated Trigger Points）

已经证实，由触发点的牵涉痛区域内会形成相关联触发点；因此，每块肌肉牵涉痛区域内的肌群都应该被考虑进去[71]。在斜方肌上束存在触发点时，相关联触发点可能在功能相关的肩胛提肌、胸锁乳突肌和对侧斜方肌，以及同侧冈上肌和菱形肌中发生。相关联触发点还可能出现在颞肌和枕肌，当斜方肌上束触发点的牵涉痛在这些区域内时。Hong找到了颞肌、咬肌、夹肌、半棘肌、肩胛提肌和小菱形肌中的一些关联触发点，这些触发点因斜方肌上束中的触发点失活而失活[72]。

当斜方肌中束受累时，菱形肌、上后锯肌、T1～T6水平胸椎旁肌群和冈上肌可出现相关联触发点。在牵涉痛区域之外，还可能累及其他肌肉，包括拮抗肌胸大肌和胸小肌。

斜方肌下束触发点容易在斜方肌上束、冈上肌、肩胛提肌和颈后肌群诱发相关联触发点。因此，我们应该定期检查斜方肌下束是否有触发点，尤其是当斜方肌上束触发点对治疗反应不佳时[42]。不过，请记住，斜方肌下束的触发点本身可能是背阔肌触发点的相关联触发点。

（3）相关的病理

斜方肌肌筋膜疼痛是非常普遍的，并与一些潜在疾病存在共病形式。涉及多区域广泛慢性疼痛的患者，应进行临床检查以诊断纤维肌痛，因为这些患者在斜方肌中显示出更多数量的触发点[73]。

斜方肌上束

斜方肌上束的触发点与颈部疼痛、颞下颌关节疼痛或头痛等有关。肩痛也与斜方肌上束触发点相关[74]。斜方肌上束（和其他肌肉）触发点的一个常见原因是甩鞭样损伤引起的冲击应力[13,64]。此外，斜方肌上束和头夹肌的触发点引起的疼痛常可以与枕神经痛混淆，因为枕大神经的走行穿过这些肌束[75]。

斜方肌触发点引起的症状可能与C2～C4引起的躯体或关节功能紊乱密切相关，并且非常相似容易混淆。通常，一个或多个关节功能限制性障碍和斜方肌上束中的触发点共存，两者都必须治疗。事实上，Fernández de las Peña等人发现，斜方肌上束触发点与C3～C4水平的椎间关节功能紊乱之间存在临床关联[76]。

临床上观察到C4的过度活动与斜方肌上束功能障碍有关。引起疼痛的关节应力可以接着累及斜方肌上束，导致该肌束过度应激，发生触发点。斜方肌上束引起的疼痛必须与颈椎关节源性疼痛相区别，可以用颈椎侧弯的检查来区分：① 被动

地支撑患者上肢，再侧弯其颈椎，如果疼痛明显减轻或消失，问题可能出在斜方肌。② 向肩部施加向下的压力（拉伸斜方肌上束）；如果疼痛加剧，斜方肌上束可能是问题的根源。③ 如果这两种检查都不能改变疼痛，颈椎关节可能是问题所在（很可能是C4）。此外，在这些情况下，通常应采用不同的体格检查来检测关节活动度。

斜方肌上束、头夹肌和颈夹肌、肩胛提肌和胸锁乳突肌的触发点必须与痉挛性斜颈（颈部肌张力障碍）区别开来，痉挛性斜颈是一种神经疾病，其特征是头部的非自主张力失调性运动，可为遗传性、后天性或特发性[77-79]。痉挛性斜颈最常累及的肌肉包括胸锁乳突肌、斜方肌、斜角肌和颈阔肌，因此这种疾病的鉴别诊断（与触发点相比）对于确保治疗效果至关重要[80]。痉挛性斜颈可导致肌束肥大[77]。相反，由触发点引起肌束缩短但不会引起肥大，也不会引起头部的不自主运动。

斜方肌中束

与斜方肌中束功能障碍有关的主要潜在因素和胸廓曲度变化有关，例如脊柱侧凸或后凸、骨质疏松、肿瘤、骨折等。颈胸交界处是一个脊柱移行的麻烦区域，经常出现功能紊乱，主要表现在C6、C7、T1，偶尔也有T2。通常这些功能障碍与肩胛骨内收和同侧第一肋骨抬高有关。

斜方肌下束

与斜方肌下束触发点和肩胛间区疼痛相关的关节功能障碍可能从T4延伸到T12[81]。T6或T7附近通常是一个疼痛集中区域，这是原发性结构功能障碍，必须与触发点一起治疗。肩胛间区疼痛患者也要考虑肩胛背神经和颈椎[1,9,40,82,83]。

5 纠正措施

在任何治疗方法中，无论是初始缓解疼痛还是持续缓解疼痛，纠正不良姿势（尤其是伴头部过度前伸的圆肩姿势）和保持良好姿势是首要的。有关姿势和身体力学的讨论，请参阅第七十二章。

一般认为，斜方肌上束容易活动过度和张力

增加，而斜方肌中束和斜方肌下束则相反，表现为活动抑制、软弱和过度拉伸[48]。主要依赖于拉伸的自我治疗对容易抑制和软弱的肌肉会产生反作用，因此并不推荐。我们强调对斜方肌中下束使用紧张带按摩、触发点按压放松等技术，小心避免过度拉伸。使用触发点自我按压放松工具治疗这些肌肉是有效的。斜方肌各束的具体纠正措施如下所述。

斜方肌上束

斜方肌上束有触发点的患者不应睡泡沫枕头，其弹性会加重触发点症状。正常个体通过选择扶手高度合适的椅子或者装配扶手来支撑肘部，从而纠正斜方肌上束的抗重力应力（参考第七十九章）[84]。当采取坐姿时，应该会区分合适的椅子，和加重不良姿势更加影响肌肉的椅子[85]。

一些极度专注于自己所做事情的患者很容易失去时间概念，并保持一种不良姿势。这可能发生在全神贯注于电脑或长时间俯身在办公桌上写作的时候。打字一小时就会出现触发点[68]。这些人可以每20～30 min缓解一次肌肉紧张，方法是为这段时间设置一个间隔计时器，并将其放置在房间的另一边。这样的话，他们走过去关闭蜂鸣器和重置计时器时，必须站起来，达到放松肌肉的目的。还可以在计算机上装应用程序来设置休息提醒。

如果给予肌肉多次短暂的放松休息，那么它们对长时间活动的耐受性更强。短暂休息期间，做几组活动会使这种"茶歇"式肌肉放松更加有效。就斜方肌上束而言，可以通过缓慢地将肩部绕一个完整的圆圈旋转几次来实现，首先是朝一个方向旋转，然后是朝另一个方向旋转。

对于办公室上班族来说，斜方肌上束的一个常见压力来源是键盘放置得太高，以至于肩膀保持在抬高的位置。降低键盘可消除斜方肌上束过度持续的肌电活动[86]。键盘应放在适当的高度。如果键盘高度调整正确，但人前倾离开椅子靠背，斜方肌上束仍然可能超负荷（参考第七十六章）。靠在椅背上，让椅背支撑肩胛骨，可以使肌束得到很大的放松。身体必须向后靠，让肩膀下垂，以便椅子靠背支撑它们。对于大多数椅子，一个小的腰部支撑垫有助于保持良好的姿势。如果坐姿的调整不够充分，使用可调节的站立桌是一个很好的选择。有关纠正不良姿势和人体工程学的其他建议，请参阅第七十六章。

对于那些在电话或手机上需要长时间交谈的患者来说，头戴式或免提式通话可以减轻拿电话时颈部和手臂肌肉的紧张。当与人交谈时，患者应该转动椅子面对另一个人，或者转动整个身体而不仅仅是头部。

当斜方肌上束有触发点时，最好尽量避免俯卧睡姿。如果确实是俯卧睡眠，在面部旋转同侧的肩膀和胸部下面放一个枕头帮助减少颈部的旋转。一个半俯卧的姿势，通过屈曲膝关节和髋关节，也有助于部分旋转躯干。

细窄的文胸肩带会对斜方肌产生不良压力，可以改穿宽大非弹性的文胸肩带来减轻这种压力，和/或在文胸肩带下方衬柔软的保护层等方式来分散压力。向外滑动肩带使其停留在肩峰上可以减轻对肌肉的压力。如果斜方肌上束的触发点对治疗无效，则可以选择专业的文胸。无肩带文胸在肋骨周围太紧，可能造成压力激活背阔肌、前锯肌或后锯肌的触发点。

在坐姿活动中支撑斜方肌上束和/或减负斜方肌上束可能有助于降低触发点的活性（图6-9）。最近的一项研究还表明，使用张力绷带和无张力绷带均能减少打字工作中触发点的活化[87]。

斜角肌中束

当手臂必须在身前长时间伸出时，应设计某种形状的肘托。斜方肌中束锻炼（图6-10）是为了保持斜方肌中下束充分的活动范围。患者被要求仰卧在地板上，为了减少下背部的压力，膝盖应该弯曲使脚着地。应该激活核心肌群，以防止手臂移动时背部拱起。将肘、前臂和手掌并拢放在腹部前方（图6-10A）。在将前臂举过面部时，尽可能长时间地保持肘部紧靠在一起（图6-10B）。然后，将前臂经过耳朵下垂到地板（图6-10C）。保持肘部和手腕的背部与地板接触，手臂紧贴身体两侧向下摆动（图6-10D和图6-10E）。

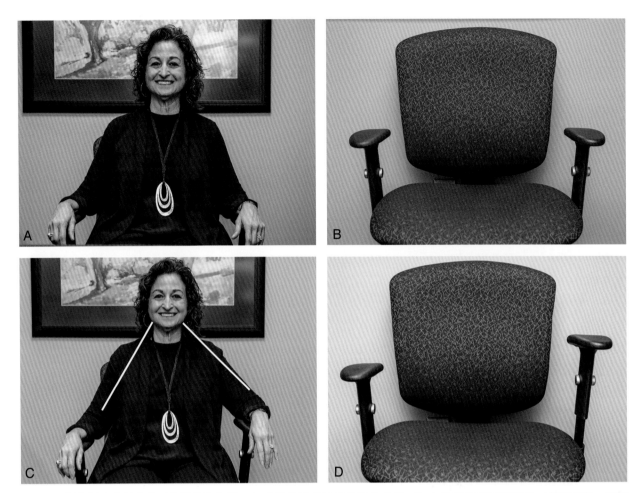

图6-9　斜方肌上束的人体工程学解决方案。**A** 桌椅扶手对手臂的有效支撑。**B** 办公椅扶手可以调节，高度适当，以便在办公时支撑上肢。**C** 通过抬起左扶手来减轻左上肢的负荷。**D** 办公椅左扶手抬高以解除左斜方肌上束的负荷

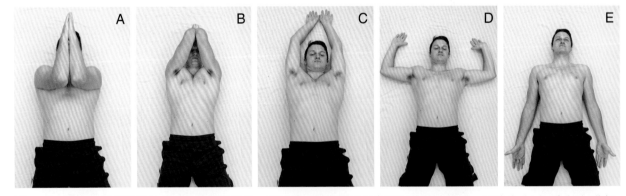

图6-10　中斜方肌锻炼通过外展和旋转肩胛骨，帮助保持斜方肌中下束的充分运动范围。运动从（A）到（E）进行。完成后，患者暂停，深呼吸以放松，并重复该序列动作

暂停并放松，同时做几次缓慢的深呼吸，重复这个循环。

　　检查胸部肌群的紧张度（和触发点）的重要性再怎么强调也不为过。斜方肌中束软弱和触发点最常见的原因是超负荷，其次才是其他原因。除非导致问题的胸前肌群紧绷能得到有效解决，否则患者将继续深受疼痛困扰。胸肌纤维可以通过进行"门道伸展运动"（doorway stretch exercise）来进行锻炼（参见图49-10）。这项运动的核心是拉伸胸大肌的胸骨头，最直接地与斜方

肌中束相对抗。"门道伸展运动"的另一种方法是仰卧躺在泡沫滚筒上，手臂抬高到不同的位置（参见图42-11）。治疗胸大肌触发点可采用触发点自我按压松弛工具。每一个按压松弛过程完成之后，应立即对被处理区域进行充分活动和湿热处理。

无论是他人帮助触发点按压松弛，还是患者自己利用冷网球或其他工具自我触发点按压松弛，斜角肌中束的治疗效果都很好（图6-11）。每一个按压放松过程完成之后，治疗区域应立即进行充分活动和湿热处理。

斜方肌下束

正确的工作姿势可以减少斜方肌下束触发点引起的症状。每位患者应布置好合适的座位工作区，桌子下方为膝盖提供足够的空间。应将椅子拉到离工作区足够近的地方，以便患者能够紧靠椅子背；双肘应放在工作台面上，或放在与桌面

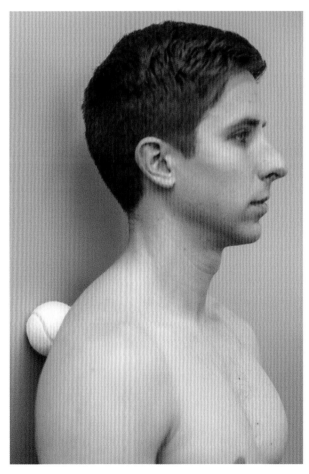

图6-11　使用冷网球进行斜方肌中束自我压力释放

高度相同的短扶手上。斜方肌中束锻炼（图6-10）也有助于在家中保持斜方肌下束的完整运动范围。

斜方肌下束通常是成功治疗斜方肌上束、肩胛提肌和一些颈部伸肌的关键；这些肌束均位于斜方肌下束的牵涉痛区域内，可能会发生触发点，作为斜方肌下束关键触发点的卫星触发点。斜方肌下束本身可能由于对抗性胸大肌（参见第四十二章）和胸小肌（参见第四十三章）中的触发点张力而产生疼痛和触发点。当胸部肌群受累时，必须恢复其正常的完全静息长度，以减轻斜方肌下束的负荷。胸部肌纤维可以通过"门道伸展运动"（参见图42-10）或仰卧在泡沫滚筒上（参见图42-11）来进行伸展。治疗胸部肌群触发点也可采用触发点自我按压放松工具。每次放松过程结束后，应立即对治疗区域进行充分的活动。

由于斜方肌下束通常是软弱的，所以主要目的不是拉伸，而是松弛紧张带的张力。为了达到这个目的，患者可以把网球放于触发点位置，通过躺在网球上来进行自我触发点按压松弛。也可运用其他类型的触发点自我按压松弛工具（图6-12）。每一个按压放松过程结束之后，应对治疗区域立即进行充分活动和湿热处理。

进行肩胛骨后倾运动（图6-13）同时进行辅助性胸小肌轻微拉伸，也被证明能有效改善斜方肌下束功能[57]。

当使用湿热垫或加热包来缓解斜方肌下束触发点来的牵涉痛时，患者应将热量施加于触发点

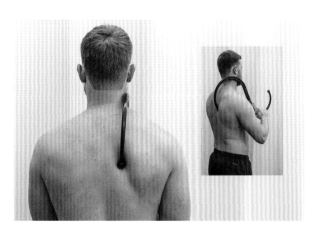

图6-12　使用触发点按压松弛工具进行斜方肌下束自我按压松弛

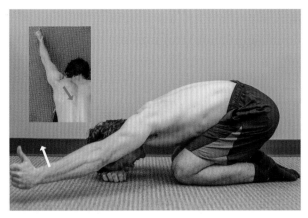

图6-13 肩胛骨后倾。患者以四足动物的姿势开始，然后慢慢地向后摆动，坐在脚跟上。手臂抬高到约145°，肘部伸展，拇指侧手腕朝上，主动抬高手臂，直到平耳朵水平。该位置保持5 s，然后将手臂降回至起始位置

所在的背部中部，而不是仅施加于感觉疼痛的肩胛上区和颈部。患者不应该躺在那个垫子上；相反，患者应把垫子放在背上，同时采取半卧位姿势。

女性应考虑佩戴交叉或平行肩带的文胸，因为这已被证明可以改善斜方肌下束的活动及降低斜方肌上束的活动[88]。

王科、浦少锋　译　熊源长　审

参考文献

[1] Cooper G, Bailey B, Bogduk N. Cervical zygapophysial joint pain maps. *Pain Med.* 2007; 8(4): 344−353.

[2] Johnson G, Bogduk N, Nowitzke A, House D. Anatomy and actions of the trapezius muscle. *Clin Biomech.* 1994; 9: 44−50.

[3] de Freitas V, Vitti M. Electromyographic study of the trapezius (middle portion) and rhomboideus major muscles in free circumduction and pendular movements of the arm. *Anat Anz.* 1981; 149(3): 265−269.

[4] Bovim G, Bonamico L, Fredriksen TA, Lindboe CF, Stolt-Nielsen A, Sjaastad O. Topographic variations in the peripheral course of the greater occipital nerve. Autopsy study with clinical correlations. *Spine.* 1991; 16(4): 475−478.

[5] De Mey K, Cagnie B, Danneels LA, Cools AM, Van de Velde A. Trapezius muscle timing during selected shoulder rehabilitation exercises. *J Orthop Sports Phys Ther.* 2009; 39(10): 743−752.

[6] Simons DG, Travell J, Simons L. *Travell & Simon's Myofascial Pain and Dysfunction: The Trigger Point Manual.* Vol 1. 2nd ed. Baltimore, MD: Williams & Wilkins; 1999.

[7] Doraisamy MA, Anshul. Effect of latent myofascial trigger points on strengthmeasurements of the upper trapezius: a case-controlled trial. *Physiother Can.* 2011; 63(4): 405−409.

[8] Caliot P, Bousquet V, Midy D, Cabanie P. A contribution to the study of the accessory nerve: surgical implications. *Surg Radiol Anat.* 1989; 11(1): 11−15.

[9] Dwyer A, Aprill C, Bogduk N. Cervical zygapophyseal joint pain patterns. I: A study in normal volunteers. *Spine.* 1990; 15(6): 453−457.

[10] Ebaugh DD, McClure PW, Karduna AR. Three-dimensional scapulothoracic motion during active and passive arm elevation. *Clin Biomech.* 2005; 20(7): 700−709.

[11] Feng B, Liang Q, Wang Y, Andersen LL, Szeto G. Prevalence of work-relatedmusculoskeletal symptoms of the neck and upper extremity among dentists in China. *BMJ Open.* 2014; 4(12): e006451.

[12] Fernandez-Lao C, Cantarero-Villanueva I, Fernández de las Peñas C, Del-Moral-Avila R, Arendt-Nielsen L, Arroyo-Morales M. Myofascial trigger points in neck and shoulder muscles and widespread pressure pain hypersensitivtiy in patients with postmastectomy pain: evidence of peripheral and central sensitization. *Clin J Pain.* 2010; 26(9): 798−806.

[13] Fernandez-Perez AM, Villaverde-Gutierrez C, Mora-Sanchez A, Alonso-Blanco C, Sterling M, Fernández de las Peñas C. Muscle trigger points, pressure pain threshold, and cervical range of motion in patients with high level of disability related to acute whiplash injury. *J Orthop Sports Phys Ther.* 2012; 42(7): 634−641.

[14] Ge HY, Monterde S, Graven-Nielsen T, Arendt-Nielsen L. Latent myofascial trigger points are associated with an increased intramuscular electromyographic activity during synergistic muscle activation. *J Pain.* 2014; 15(2): 181−187.

[15] Gerber LH, Shah J, Rosenberger W, et al. Dry needling alters trigger points in the upper trapezius muscle and reduces pain in subjects with chronic myofascial pain. *PM & R.* 2015; 7(7): 711−718.

[16] Glenn JA, Yen TW, Fareau GG, Carr AA, Evans DB, Wang TS. Institutional experience with lateral neck dissections for thyroid cancer. *Surgery.* 2015; 158(4):

972-978; discussion 978-980.

[17] Brennan PA, St J Blythe J, Alam P, Green B, Parry D. Division of the spinal accessory nerve in the anterior triangle: a prospective clinical study. *Br J Oral Maxillofac Surg.* 2015; 53(7): 633-636.

[18] Pu YM, Tang EY, Yang XD. Trapezius muscle innervation from the spinal accessory nerve and branches of the cervical plexus. *Int J Oral Maxillofac Surg.* 2008; 37(6): 567-572.

[19] Kim JH, Choi KY, Lee KH, Lee DJ, Park BJ, Rho YS. Motor innervation of the trapezius muscle: Intraoperative motor conduction study during neck dissection. *ORL J Otorhinolaryngol Relat Spec.* 2014; 76(1): 8-12.

[20] Orhan KS, Demirel T, Baslo B, et al. Spinal accessory nerve function after neck dissections. *J Laryngol Otol.* 2007; 121(1): 44-48.

[21] Gun K, Uludag M, Delil S, et al. Spinal accessory nerve injury: eight cases and review of the literature. *Clin Ter.* 2014; 165(4): 211-216.

[22] Cesmebasi A, Spinner RJ. An anatomic-based approach to the iatrogenic spinal accessory nerve injury in the posterior cervical triangle: how to avoid and treat it. *Clin Anat.* 2015; 28(6): 761-766.

[23] Park SH, Esquenazi Y, Kline DG, Kim DH. Surgical outcomes of 156 spinal accessory nerve injuries caused by lymph node biopsy procedures. *J Neurosurg Spine.* 2015; 23(4): 518-525.

[24] Standring S. *Gray's Anatomy: The Anatomical Basis of Clinical Practice.* 41st ed. London, UK: Elsevier; 2015.

[25] Guazzelli Filho J, Furlani J, De Freitas V. Electromyographic study of the trapezius muscle in free movements of the arm. *Electromyogr Clin Neurophysiol.* 1991; 31(2): 93-98.

[26] Ito N. Electromyographic study of shoulder joint. *Nihon Seikeigeka Gakkai Zasshi.* 1980; 54(11): 1529-1540.

[27] Hagberg M. Electromyographic signs of shoulder muscular fatigue in two elevated arm positions. *Am J Phys Med.* 1981; 60(3): 111-121.

[28] Arlotta M, Lovasco G, McLean L. Selective recruitment of the lower fbers of the trapezius muscle. *J Electromyogr Kinesiol.* 2011; 21(3): 403-410.

[29] Moore KL, Agur AMR, Dalley AF. *Clinically Oriented Anatomy.* Baltimore, MD: Lippincott Williams & Wilkins; 2014.

[30] Kendall FP, McCreary EK. *Muscles: Testing and Function, with Posture and Pain.* Baltimore, MD: Lippincott Williams & Wilkins; 2005.

[31] Pizzari T, Wickham J, Balster S, Ganderton C, Watson L. Modifying a shrug exercise can facilitate the upward rotator muscles of the scapula. *Clin Biomech.* 2014; 29(2): 201-205.

[32] Mottram SL. Dynamic stability of the scapula. *Man Ther.* 1997; 2(3): 123-131.

[33] Wadsworth DJ, Bullock-Saxton JE. Recruitment patterns of the scapular rotator muscles in freestyle swimmers with subacromial impingement. *Int J Sports Med.* 1997; 18(8): 618-624.

[34] Kibler WB. The role of the scapula in athletic shoulder function. *Am J Sports Med.* 1998; 26(2): 325-337.

[35] Cools AM, Witvrouw EE, Declercq GA, Danneels LA, Cambier DC. Scapular muscle recruitment patterns: trapezius muscle latency with and without impingement symptoms. *Am J Sports Med.* 2003; 31(4): 542-549.

[36] Travell J. Mechanical headache. *Headache.* 1967; 7(1): 23-29.

[37] Carlson CR, Okeson JP, Falace DA, Nitz AJ, Lindroth JE. Reduction of pain and EMG activity in the masseter region by trapezius trigger point injection. *Pain.* 1993; 55(3): 397-400.

[38] Fernández de las Peñas C, Ge HY, Arendt-Nielsen L, Cuadrado ML, Pareja JA. Referred pain from trapezius muscle trigger points shares similar characteristics with chronic tension type headache. *Eur J Pain.* 2007; 11(4): 475-482.

[39] Fernández de las Peñas C, Alonso-Blanco C, Miangolarra JC. Myofascial trigger points in subjects presenting with mechanical neck pain: a blinded, controlled study. *Man Ther.* 2007; 12(1): 29-33.

[40] Fukui S, Ohseto K, Shiotani M, et al. Referred pain distribution of the cervical zygapophyseal joints and cervical dorsal rami. *Pain.* 1996; 68(1): 79-83.

[41] Travell J. Symposium on mechanism and management of pain syndromes. *Proc Rudolf Virchow Med Soc.* 1957; 16: 126-136.

[42] Pecos-Martin D, Montanez-Aguilera FJ, Gallego-Izquierdo T, et al. Effectiveness of dry needling on the lower trapezius in patients with mechanical neck pain: a randomized controlled trial. *Arch Phys Med Rehabil.* 2015; 96(5): 775-781.

[43] Wyant GM. Chronic pain syndromes and their treatment. II. Trigger points. *Can Anaesth Soc J.* 1979; 26(3): 216-219.

[44] Fernández de las Peñas C, Cuadrado ML, Pareja JA. Myofascial trigger points, neck mobility and forward head posture in unilateral migraine. *Cephalalgia.* 2006;

26(9): 1061-1070.

[45] Travell J. Rapid relief of acute stiff neck by ethyl chloride spray. *J Am Med Womens Assoc.* 1949; 4(3): 89-95.

[46] Engle WK. Ponderous-purse disease. *N Engl J Med.* 1978; 299: 557.

[47] Ludewig PM, Reynolds JF. The association of scapular kinematics and glenohumeral joint pathologies. *J Orthop Sports Phys Ther.* 2009; 39(2): 90-104.

[48] Page P, Frank C, Lardner R. *Assessment and Treatment of Muscle Imbalance: The Janda Approach.* Champaign, IL: Human Kinetics; 2009.

[49] Oliveira-Campelo NM, de Melo CA, Alburquerque-Sendin F, Machado JP. Short- and medium-term effects of manual therapy on cervical active range of motion and pressure pain sensitivity in latent myofascial pain of the upper trapezius muscle: a randomized controlled trial. *J Manipulative Physiol Ther.* 2013; 36(5): 300-309.

[50] Mejuto-Vazquez MJ, Salom-Moreno J, Ortega-Santiago R, Truyols-Dominguez S, Fernández de las Peñas C. Short-term changes in neck pain, widespread pressure pain sensitivity, and cervical range of motion after the application of trigger point dry needling in patients with acute mechanical neck pain: a randomized clinical trial. *J Orthop Sports Phys Ther.* 2014; 44(4): 252-260.

[51] Cagnie B, Castelein B, Pollie F, Steelant L, Verhoeyen H, Cools A. Evidence for the use of ischemic compression and dry needling in the management of trigger points of the upper trapezius in patients with neck pain: a systematic review. *Am J Phys Med Rehabil.* 2015; 94(7): 573-583.

[52] Ziaeifar M, Arab AM, Karimi N, Nourbakhsh MR. The effect of dry needling on pain, pressure pain threshold and disability in patients with a myofascial trigger point in the upper trapezius muscle. *J Bodyw Mov Ther.* 2014; 18(2): 298-305.

[53] Lucas KR, Rich PA, Polus BI. Muscle activation patterns in the scapular positioning muscles during loaded scapular plane elevation: the effects of Latent Myofascial Trigger Points. *Clin Biomech.* 2010; 25(8): 765-770.

[54] Ibarra JM, Ge HY, Wang C, Martinez Vizcaino V, Graven-Nielsen T, Arendt-Nielsen L. Latent myofascial trigger points are associated with an increased antagonistic muscle activity during agonist muscle contraction. *J Pain.* 2011; 12(12): 1282-1288.

[55] Lee KJ, Han HY, Cheon SH, Park SH, Yong MS. The effect of forward head posture on muscle activity during neck protraction and retraction. *J Phys Ther Sci.* 2015; 27(3): 977-979.

[56] Borstad JD, Ludewig PM. The effect of long versus short pectoralis minor resting length on scapular kinematics in healthy individuals. *J Orthop Sports Phys Ther.* 2005; 35(4): 227-238.

[57] Lee JH, Cynn HS, Yoon TL, et al. Comparison of scapular posterior tilting exercise alone and scapular posterior tilting exercise after pectoralis minor stretching on scapular alignment and scapular upward rotators activity in subjects with short pectoralis minor. *Phys Ther Sport.* 2015; 16(3): 255-261.

[58] Petersen SM, Wyatt SN. Lower trapezius muscle strength in individuals with unilateral neck pain. *J Orthop Sports Phys Ther.* 2011; 41(4): 260-265.

[59] Gerwin RD, Shannon S, Hong C-Z, Hubbard DR, Gevirtz R. Interrater reliability in myofascial trigger point examination. *Pain.* 1997; 69: 65-73.

[60] Barbero M, Bertoli P, Cescon C, Macmillan F, Coutts F, Gatti R. Intra-rater reliability of an experienced physiotherapist in locating myofascial trigger points in upper trapezius muscle. *J Man Manip Ther.* 2012; 20(4): 171-177.

[61] Akamatsu FE, Ayres BR, Saleh SO, et al. Trigger points: an anatomical substratum. *Biomed Res Int.* 2015; 2015: 623287.

[62] Maher RM, Hayes DM, Shinohara M. Quantification of dry needling and posture effects on myofascial trigger points using ultrasound shear-wave elastography. *Arch Phys Med Rehabil.* 2013; 94(11): 2146-2150.

[63] Gerwin RD, Dommerholt J, Shah JP. An expansion of Simons' integrated hypothesis of trigger point formation. *Curr Pain Headache Rep.* 2004; 8(6): 468-475.

[64] Castaldo M, Ge HY, Chiarotto A, Villafane JH, Arendt-Nielsen L. Myofascial trigger points in patients with whiplash-associated disorders and mechanical neck pain. *Pain Med.* 2014; 15(5): 842-849.

[65] Veiersted KB, Westgaard RH, Andersen P. Electromyographic evaluation of muscular work pattern as a predictor of trapezius myalgia. *Scand J Work Environ Health.* 1993; 19(4): 284-290.

[66] Veiersted KB, Westgaard RH. Development of trapezius myalgia among female workers performing light manual work. *Scand J Work Environ Health.* 1993; 19(4): 277-283.

[67] Memarpour M, Badakhsh S, Khosroshahi SS, Vossoughi M. Work-related musculoskeletal disorders

among Iranian dentists. *Work.* 2013; 45(4): 465–474.

［68］Hoyle JA, Marras WS, Sheedy JE, Hart DE. Effects of postural and visual stressors on myofascial trigger point development and motor unit rotation during computer work. *J Electromyogr Kinesiol.* 2011; 21(1): 41–48.

［69］Sari H, Akarirmak U, Uludag M. Active myofascial trigger points might be more frequent in patients with cervical radiculopathy. *Eur J Phys Rehabil Med.* 2012; 48(2): 237–244.

［70］McAllister MJ, Schilling BK, Hammond KG, Weiss LW, Farney TM. Effect of grip width on electromyographic activity during the upright row. *J Strength Cond Res.* 2013; 27(1): 181–187.

［71］Hsieh YL, Kao MJ, Kuan TS, Chen SM, Chen JT, Hong CZ. Dry needling to a key myofascial trigger point may reduce the irritability of satellite MTrPs. *Am J Phys Med Rehabil.* 2007; 86(5): 397–403.

［72］Hong CZ. Considerations and recommendations regarding myofascial trigger point injection. *J Musculoskelet Pain.* 1994; 2(1): 29–59.

［73］Alonso-Blanco C, Fernández de las Peñas C, Morales-Cabezas M, Zarco-Moreno P, Ge HY, Florez-Garcia M. Multiple active myofascial trigger points reproduce the overall spontaneous pain pattern in women with fibromyalgia and are related to widespread mechanical hypersensitivity. *Clin J Pain.* 2011; 27(5): 405–413.

［74］Bron C, Dommerholt J, Stegenga B, Wensing M, Oostendorp RA. High prevalence of shoulder girdle muscles with myofascial trigger points in patients with shoulder pain. *BMC Musculoskelet Diso.* 2011; 12(1): 139–151.

［75］Tubbs RS, Watanabe K, Loukas M, Cohen-Gadol AA. The intramuscular course of the greater occipital nerve: novel findings with potential implications for operative interventions and occipital neuralgia. *Surg Neurol Int.* 2014; 5: 155.

［76］Fernández de las Peñas C, Fernandez-Carnero J, Miangolarra-Page J. Musculoskeletal disorders in mechanical neck pain: myofascial trigger points versus cervical joint dysfunction: a clinical study. *J Musculoskelet Pain.* 2005; 13(1): 27–35.

［77］Waldman SD. *Atlas of Uncommon Pain Syndromes.* 3rd ed. Philadelphia, PA: Elsevier Saunders; 2014.

［78］Mills RR, Pagan FL. Patient considerations in the treatment of cervical dystonia: focus on botulinum toxin type A. *Patient Prefer Adherence.* 2015; 9: 725–731.

［79］Albanese A, Bhatia K, Bressman SB, et al. Phenomenology and classification of dystonia: a consensus update. *Mov Disord.* 2013; 28(7): 863–873.

［80］Jankovic J, Leder S, Warner D, Schwartz K. Cervical dystonia: clinical findings and associated movement disorders. *Neurology.* 1991; 41(7): 1088–1091.

［81］Lewit K. *Manipulative Therapy in Rehabilitation of the Locomotor System.* 2nd ed. Oxford, England: Butterworth Heinemann; 1991.

［82］Sultan HE, Younis El-Tantawi GA. Role of dorsal scapular nerve entrapment in unilateral interscapular pain. *Arch Phys Med Rehabil.* 2013; 94(6): 1118–1125.

［83］Mizutamari M, Sei A, Tokiyoshi A, et al. Corresponding scapular pain with the nerve root involved in cervical radiculopathy. *J Orthop Surg (Hong Kong).* 2010; 18(3): 356–360.

［84］Madeleine P. On functional motor adaptations: from the quantification of motor strategies to the prevention of musculoskeletal disorders in the neck-shoulder region. *Acta Physiol.* 2010; 199 suppl 679: 1–46.

［85］Travell J. Chairs are a personal thing. *House Beautiful.* 1955; 97: 190–193.

［86］Cook C, Burgess-Limerick R, Papalia S. The effect of upper extremity support on upper extremity posture and muscle activity during keyboard use. *Appl Ergon.* 2004; 35(3): 285–292.

［87］Takasaki H, Delbridge BM, Johnston V. Taping across the upper trapezius muscle reduces activity during a standardized typing task: an assessor-blindedrandomized cross-over study. *J Electromyogr Kinesiol.* 2015; 25(1): 115–120.

［88］Kang MH, Choi JY, Oh JS. Effects of crossed brassiere straps on pain, range of motion, and electromyographic activity of scapular upward rotators in women with scapular downward rotation syndrome. *PM & R.* 2015; 7(12): 1261–1268.

第 七 章

胸锁乳突肌

米歇尔·芬尼根、苏珊·H.瑞特诺尔

1 介绍

胸锁乳突肌是保持颈部姿势、控制头部运动的重要肌肉，在临床实践中常常发现存在有触发点。胸锁乳突肌起源于乳突，由胸骨头和锁骨头两部分组成。胸骨头起于胸骨柄，而锁骨头起于锁骨内1/3。该肌肉由副神经支配，肌肉上部接受枕动脉和耳后动脉分支的血供，中部由甲状腺上动脉供血，下部由肩胛上动脉供血。两侧肌肉同时收缩使头部抵抗重力向后仰。它也有助于在头部固定时用力吸气。单侧肌肉收缩使头向同侧倾斜，脸转向对侧。该肌肉胸骨部分引起的牵涉痛分布在胸骨上部、整个面部、咽部和咽喉后部、颏区、枕部和头顶。锁骨部分可以牵涉到头部两侧额骨区，单侧耳道深部和耳后区。该肌肉中的触发点与许多不同的疾病有关，包括挥鞭样损伤相关的颞下颌关节功能障碍、机械性颈痛、阵发性偏头痛、颈源性头痛和紧张性头痛。对这块肌肉的矫正措施包括避免头部保持长时间转向一侧的姿势、枕合适的枕头睡觉、通过下颌回缩将头部转向受限制侧来拉伸肌肉，或仰卧在枕头上被动拉伸肌肉。

2 相关解剖

如前所述，胸锁乳突肌有两个不同的尾侧附着区。它们在附着处附近被一个三角形间隔隔开，这个间隔称为锁骨上小窝。这块肌肉把颈部分成前、后三角。其肌肉中心区域结构狭窄致密，而两端越来越宽、越来越薄。它对下方的重要结构，包括颈总动脉、副神经、臂丛神经根、颈丛神经和颈淋巴结起到保护屏障的作用。胸骨头和锁骨头两个部分汇合在一起后止于乳突（图7-1）。这两个部分的相对大小和它们在锁骨处的间距是可变的。由于肌肉的每个头部都有不同的拉力方向，所以可以将其功能归类为"十字交叉"和轻微的"螺旋"[1]。有文献报道了胸锁乳突肌的解剖变异，包括位于胸骨和锁骨之间有第三副头、胸锁乳突肌缺如、胸锁乳突肌与颈阔肌的混合[2-5]。

胸骨头

在胸锁乳突肌的两个组成部分中，胸骨头的肌纤维更靠内侧、斜向和浅表的纤维，附着在胸骨柄的前表面。它们从后外侧向上走行，并以一根强壮的肌腱附着在乳突外侧表面，通过一个薄的腱膜附着在枕骨上项线的外侧部分（图7-1）。胸骨肌可以向下延伸到胸前，看起来像是胸锁乳突肌胸骨头的延续（见第四十三章）。

锁骨头

锁骨头的肌纤维在胸锁乳突肌的两个部分中更靠外侧和深部。这部分肌肉的宽度是可变的，它沿着锁骨内侧1/3附着在锁骨前表面上缘的下方。它几乎垂直向上走行，和胸骨头附着在相同的骨结构上（图7-1）。

锁骨头肌纤维主要朝向乳突，而胸骨头肌纤维更斜更浅地延伸至枕骨。当锁骨头在胸骨头后面螺旋时，两个头部的混合形成了肌肉的厚而圆的腹部。

（1）神经支配和血供

胸锁乳突肌和部分斜方肌的纤维与脑干有着

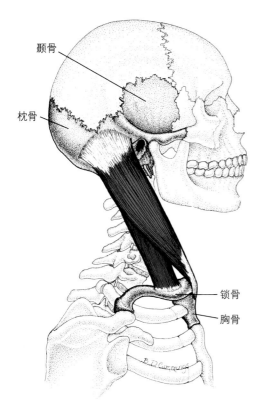

图7-1　胸锁乳突肌两个分支的附着物（暗红色）。胸骨部分比锁骨部分更靠前，更倾斜，更浅表。肌肉附着的骨头上有较深的斑点

异常密切的联系，这解释了两者间显著的功能联系。胸锁乳突肌由副神经（第Ⅺ对脑神经）的脊髓部分（颅外）支配。该神经起源于上五或上六颈椎节段脊髓的脊核，颈段的神经纤维合并成一个干[6-8]。脊髓根通过枕骨大孔进入颅后窝，脊髓根快速和脑根（颅内）合并，形成一个单独的神经干，即副神经。副神经穿颈静脉孔出颅后，朝向茎突后间隙走行[7]。在此处副神经分为脑根和脊髓根。副神经脊髓根通常经颈内静脉外侧下行[9-11]。尽管概率低，该神经也可以通过颈内静脉的内侧、穿行或分散绕过颈内静脉，但发生率较低[11,12]。然后，神经以倾斜的方式下行，到达在茎突、茎突舌骨肌和二腹肌的内侧。在此处，副神经通常发出分支会穿过胸锁乳突肌的两个头，但也可以在肌肉的两个头部之间行走。在这个区域，副神经与来自C2～C4颈脊神经纤维合并[7,14-16]。然后，神经通过颈后三角斜向颈深筋膜和斜角肌，到达斜方肌和肩胛提肌之间的脂肪层中。

第二、第三颈脊神经前支、有时第四颈脊神经前支也参与支配胸锁乳突肌[1]。有人认为C2～C4连接的功能是传导感觉信息（主要是本体感觉）[1]。与此观点相反，肌电图和组织化学数据显示这些神经兼具有感觉和运动功能[15,17]。

有一些学者也证实了胸锁乳突肌神经支配的变异，包括舌下神经、颈襻、面神经、颈横神经的变异支[18-22]。

虽然脊髓副神经损伤很少见，但医源性损伤是脊髓副神经损伤的主要原因。损伤常发生在颈部淋巴结根治清扫术、改良颈部淋巴结根治清扫术或功能性颈部淋巴结清扫等用以切除头颈部癌症导致的颈部淋巴结转移的手术中[23-27]。

供应胸锁乳突肌上部的血液来自枕动脉和耳后动脉的分支。甲状腺上动脉供应该肌肉中部，肩胛上动脉供应该肌肉下部[1]。

（2）功能

两侧肌肉收缩

胸锁乳突肌两侧同时收缩有几个重要的功能。当处于直立姿势时，肌肉从下方活动，它们将头部向前，协助颈长肌伸展颈椎。当对抗重力时，如仰卧位，两侧肌肉收缩以抬起头部。当头部固定时，肌肉参与用力吸气帮助胸部抬高。

仰视时，两侧的肌肉起着控制颈部过度伸展的作用。它们还可以抵抗头部的强力向后移动，比如当乘客坐车从后部被撞击时可能会发生这种情况[28]。

两侧胸锁乳突肌会与下颌运动如咀嚼和吞咽共同激活[29-34]。这种共同激活也有助于空间定向、重力感知和运动协调[28]。

单侧肌肉收缩

单侧胸锁乳突肌收缩可以使头部向同侧倾斜、脸转向对侧。当这些动作组合在一起时，可以向上斜视[1]。

（3）功能单位

肌肉所属的功能单位包括加强和对抗其动作的肌肉以及肌肉所跨过的关节。这些结构功能的相互依赖性反映在感觉运动皮质的组织和神经连接上。强调功能单位是因为在单位中的一个肌肉中存在触发点增加了单位中的其他肌肉也产生触发点的可能性。当灭活肌肉中的触发点时，人们应该关注在功能上相互依赖的肌肉中也可能存在的触发点。表7-1大体上罗列了胸锁乳突肌的功能单位[28]。

这两侧胸锁乳突肌协同控制头颈部的过度伸展，并具有"缰绳样"的功能。同样，在剧烈的胸式呼吸（吸气）时，它们与两侧的斜角肌也有协同作用。

胸锁乳突肌与同侧斜角肌和斜方肌一起作用，有助于代偿由肩胛带轴倾斜引起的头部倾斜，而这往往是由功能性脊柱侧凸引起的与长度不一致（LLD）、半骨盆偏小和/或腰方肌触发点有关（参见第五十章）。

双侧胸锁乳突肌对咀嚼肌（咬肌、颞肌、翼内肌和翼外肌）和舌骨上肌、舌骨下肌也有协同作用，因为它们分别在咀嚼和吞咽时被激活。

3　临床表现

（1）牵涉痛的类型

胸锁乳突肌的胸骨头和锁骨头有各自特征性疼痛模式[35-38]。来自该肌肉触发点牵涉的面部疼痛通常是"不典型面神经痛"诊断的基础[37]。该

肌肉中的触发点也可能是耳、鼻和喉部疼痛及相关的症状的来源[39]。

胸骨头

胸锁乳突肌的胸骨头可以在肌肉的任何部位表现出触发点。在胸骨头下部发现的触发点通常牵涉到胸骨上部的疼痛（图7-2A）。这个表现是胸锁乳突肌唯一向下牵涉的疼痛[35-37]。而这个位置较低的触发点也被认为是导致阵发性干咳的原因。

在胸锁乳突肌胸骨头的中段，触发点会牵涉同侧深部的疼痛穿过脸颊（通常在手指状突起）上颌骨、到眶上嵴和眼眶内深处（图7- 2A）[40]。触发点有时会在吞咽时将疼痛牵涉到咽部和舌背部（可被描述为"喉咙痛"），以及颏尖的一部分区域[37,41]。Marbach也发现了一个类似的模式，包括脸颊、颞下颌关节和乳突区域[42]。据报道，这一区域的触发点也会表现为在患者的耳朵中出现噼啪声[28]。

在胸骨头的近端，触发点通常将疼痛牵涉耳后远侧的枕骨嵴，并且在疼痛牵涉区中按压头皮时会牵涉到头顶。

胸骨头触发点引起的自主神经症状与同侧眼和鼻有关[35,37]。眼部症状包括过度流泪、结膜发红、明显"上睑下垂"（眼睑裂变窄）但瞳孔大小

表 7-1　胸锁乳突肌功能单位		
动　作	协　同　肌	拮　抗　肌
头和颈椎转向对侧	同侧上斜方肌 对侧头夹肌 对侧头后大直肌 对侧头后直肌 对侧头下斜肌	对侧上斜方肌 同侧头夹肌 同侧头后大直肌 同侧头后直肌 同侧头下斜肌
头和颈椎弯向同侧	同侧上斜方肌 同侧斜角肌 同侧头后大直肌 同侧头后直肌 同侧头上斜肌	对侧上斜方肌 对侧斜角肌 对侧头后大直肌/头后直肌 对侧头上斜肌
颈椎外凸	颈长肌 头长肌 斜角肌	头夹肌 颈夹肌 头半棘肌 颈半棘肌

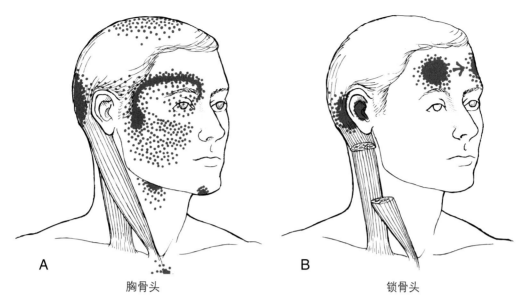

A 胸骨头　　　　　　　　B 锁骨头

图7-2　右侧胸锁乳突肌的疼痛模式（红色显示基本区域，点彩显示溢出区域）。**A** 胸骨头（更前面和更浅表）。**B** 锁骨头（更靠后和深部）

和对光反应正常、视力障碍等。这种"上睑下垂"不是由于上睑提肌无力引起的，而是由眼轮匝肌痉挛引起的，这通常是由于上睑提肌运动单元兴奋性增加所致。由于上眼睑抬不起来，患者可能不得不向后斜着头仰望。视力障碍不仅包括视觉模糊，还包括可感知的光强度变暗[35,43]。患侧鼻窦炎和上颌窦阻塞有时也会发生。

胸锁乳突肌的触发点也与一些患者单侧耳聋发生有关，而这些患者可能并不存在耳鸣[28]。Wyant将一名患者的耳鸣归因于上斜方肌或颈椎旁肌的触发点[40]。最近，Teachey报道了胸锁乳突肌中的触发点引起的类似症状，包括视觉模糊、光敏感、结膜发红、眼睛流泪和"鼻窦炎"症状[39]。

锁骨头

胸锁乳突肌的锁骨头可以在肌肉的任何部位存在触发点。通常情况下，锁骨头中段的触发点会将疼痛牵涉到头部额区，严重时，疼痛会从一侧额头延伸到另一侧，这对触发点来说是非常罕见的[35,44]。锁骨头上部的触发点可能将疼痛牵涉到同侧耳的深部和耳后区（图7-2B）。最近，Min等人的报道也有类似的发现，一名患者胸锁乳突肌的锁骨头牵涉到耳郭后区[45]。Travell甚至报道了这部分肌肉能引起同侧的脸颊和臼齿局部疼痛[37]。

锁骨头的触发点也会导致空间定向障碍[43,46]。所报道的头晕症状更多的是大脑内部的感觉，而不是真正的眩晕。Weeks and Travell[16]发现，在严重发作期间，头部突然向后转导致的晕厥可能是由于锁骨区触发点的拉伸刺激所致。持续数秒到数小时的头晕发作是由胸锁乳突肌收缩或突然伸展引起肌肉的位置改变所致。平衡障碍可单独发生，也可和体位性眩晕同时存在，并可能导致弯曲或弯腰时突然跌倒，或共济失调（睁开眼睛行走时非故意地偏向一侧）[38]。Good将头晕的症状归因于胸锁乳突肌或上斜方肌中的触发点[47]。然而，Simons等人只观察到胸锁乳突肌引起这种症状，尽管这两块肌肉都会引起头晕[28]。最近，Teachey还报道了胸锁乳突肌锁骨头的触发点可引起眩晕、听力丧失、听觉过敏、听觉减退，以及耳塞感等症状[39]。

锁骨头区的触发点也可以引起头部额骨区域（疼痛常牵涉到此处）自主神经症状如局部出汗和血管收缩（皮肤苍白和热成像图冷区）。

（2）症状

与预期相反，颈痛和僵硬通常不是胸锁乳突肌中触发点引起的最常见的症状，尽管该肌肉可能是引起"僵硬颈"综合征的一个额外的组成成分，这种综合征主要是由于肩胛提肌、颈椎后肌和斜方肌的触发点激活[48]。胸锁乳突肌的触发点还可能导致头部向同侧倾斜，因为保持头部直立时会引起疼痛[49]。

患者可能会主诉在揉搓这些肌肉时有颈部"酸痛"，但这种症状往往被误认为是淋巴结病变。令人惊讶的是，如果调整枕头来支撑头部，患者更喜欢躺在存在胸锁乳突肌触发点的疼痛一侧肌肉，这样面部的牵涉痛区域就不会承受重量。

胸骨头

胸骨头触发点引起的疼痛可能与锁骨头的相互之间并无关联[37]。胸骨头有触发点的患者可能主诉脸颊、颞区和眼眶疼痛。眼后有压迫感也是很常见的主诉。面颊疼痛的患者可能会因疑似鼻窦感染而就医。然而经过评估，没有发现其他症状或体征支持"鼻窦感染"的诊断。

患者可描述同侧额头出汗、结膜发红、眼流泪、鼻炎和明显的"上睑下垂"（睑裂变窄）。有时会出现视物模糊或复视，但瞳孔对光反应正常。当患者看到对比强烈的平行线（如百叶窗）时，更可能描述这种症状。就视觉模糊和光敏感的主诉，患者可能会被误诊为偏头痛，但症状可能仅仅是源于胸锁乳突肌中的触发点。双侧存在触发点的患者可能主诉为持续性干咳、痒咳。

锁骨头

在胸锁乳突肌锁骨头有触发点的患者可能主诉头部额骨区域的一侧或两侧有深部压迫感和疼痛、局部出汗和/或寒冷感。

患者可能会在颈部过度伸展和肌肉过度拉伸的情况下出现头晕，例如躺在硬质检查床上没有垫枕头的情况下，或夜间在床上翻身时。在白天，头部和颈部快速剧烈旋转很可能导致短暂的失平衡。在这种体位性眩晕的急性发作期间，患者会突然出现难以执行手头工作的严重情况。而一些患者的姿势反应也被夸大了；当抬头看时，他们感觉自己好像会"向后倾"；当向下看时，他们感觉自己好像会向前倒。有些患者甚至可能描述难以在房间内直线行走。

恶心是常见的症状，但呕吐是罕见的。茶苯海明（晕海宁）可以缓解恶心，但不能缓解头晕。患者甚至可能会抱怨"胃部不适"，有恶心甚至引起厌食，这可能导致营养不良。晕船或晕车的描述也可能与肌肉中的触发点有关。

失去平衡还可能随着头部向一侧的持续倾斜而发生，如将手机放在耳朵上或用双筒望远镜观鸟。引起体位性眩晕的受干扰的本体感觉可能比肌肉引起的头部疼痛更具致残性。这些症状可能以任何组合出现，也可能同时出现。

有少数患者主诉单侧听力受损。耳鸣较少由胸锁乳突肌中的触发点引起，而更可能起源于咬肌深部的触发点。

（3）患者体格检查

在一次彻底的问诊之后，临床医生应该对患者所描述的疼痛模式有详细的了解。这种描述将有助于计划体格检查，并可在症状改善或改变时监测患者的进展情况。为了正确评估和检查胸锁乳突肌，临床医生应评估头和颈部姿势、运动范围、枕至C1及C1～C2节段的关节运动。C1～C2节段的检查应通过侧弯锁定中下颈椎，然后侧弯旋转头部进行评估。许多时候，这一节的"限制"在治疗胸锁乳突肌后恢复正常。观察姿势发现典型姿势是头向前倾、上颈椎伸展、下颈椎弯曲。头部的侧向倾斜也可以观察到。主要由胸锁乳突肌中触发点引起头痛的患者其头部和颈部轻微的活动范围受限。颈部主动屈曲可能会由于下颌和胸骨之间距离小于一指而受到轻微的限制。

当站立位检查胸锁乳突肌触发点患者时，可以观察到腿长差异。如果差异小于6 mm（0.25 in），与短腿相对的肩膀通常会下垂，而在腿长差异1.2 cm（0.5 in）或以上的患者，肩膀更有可能与短腿同一侧下垂[28,50]。

由锁骨头触发点引起头晕和平衡失调的患者，其典型体征为Romberg征阴性和眼球震颤。由于肌筋膜不平衡，当患者注视着房间的某一点，他/她不能沿着一条直线走向那里。患者的路径会转向一侧，通常是偏向锁骨头激活的触发点一侧。

如果出现任何与头晕或失衡有关的症状，应对前庭系统进行彻底检查，以排除其他潜在的疾病。参考其他来源的疾病全面检查前庭系统。

当同等重量的物体放在单侧锁骨头有触发点的患者手中时，异常重量测试可能为阳性。当被要求确定双手的两个物体哪个更重时，患者常常低估与受影响的胸锁乳突肌同侧的手中所握物体的重量从而表现出失认症。如果触发点存在于双侧，则很难观察到失认症。

（4）触发点检查

目前，还没有可靠的研究提出诊断胸锁乳突肌触发点的特异性检查；然而，在其他肌肉检查中，Gerwin等人发现，诊断触发点最可靠的检查标准包括触诊发现紧张带、存在压痛点、存在牵涉痛，以及患者症状性疼痛的复制[51]。虽然通过触诊确定局部抽搐反应是不可靠的，但当触诊存在抽搐反应时，这是一个有价值的客观确证性发现。

在检查胸锁乳突肌时，应用交叉纤维钳捏式触诊法，将该肌肉夹在拇指和手指之间，将其与颈部下方的结构分离。患者最好仰卧位（图7-3A）或坐位（图7-3B）。仰卧位时检查是最有效的，因为肌肉更放松。通过将患者头部向有症状一侧的肩部倾斜（图7-3B）和将面部稍微转离待检查的肌肉（如有必要），使被检查肌肉稍微松

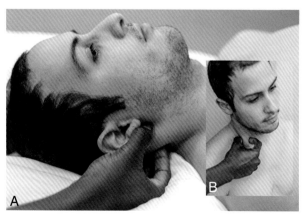

图7-3　对胸锁乳突肌的检查最有效的方法是使用钳式触诊法对两个部分进行检查，并且可以在患者仰卧或坐着的情况下进行。**A** 检查锁骨头深部，患者仰卧位，头部向同侧倾斜以松弛肌肉，允许临床医生的手指触及其与下垫结构之间。**B** 检查胸骨头下端，患者取坐位

弛。在触发点处用手指夹闭紧张带会产生明显的抽搐反应，有时会出现头部的轻微抽搐。应检查整个肌肉是否有触发点，因为触发点可能靠近肌肉上下附着处，或位于两个分区的中间部位。胸骨头和锁骨头两部分都应该彻底检查。使用交叉纤维钳捏式触诊法可以更有效地检查到靠近肌肉近端和远端止点处的触发点。

下颌骨的刺痛感是颈阔肌中触发点特有的牵涉反应，在触诊胸锁乳突肌时可能无意中被触发。这可能会使患者感到吃惊和担忧，特别是这种意外的感觉没有得到解释的时候。

4　鉴别诊断

（1）触发点的激活和持续

任何一种激活触发点的姿势或活动，如果不加以纠正，也会使触发点永久化。在胸锁乳突肌的任何部分，触发点可能由不习惯的离心运动、非耐力肌的离心运动，或最大/次最大向心运动激活[52]。当肌肉长时间处于缩短和/或延长的位置时，触发点也可能被激活或加重。例如保持颈部延长的姿势会给肌肉带来很大的压力，如在舞台很高的剧院里天花板上作画、挂窗帘、坐在高舞台剧院的前排座位。

反常呼吸、慢性咳嗽、肺气肿或哮喘（COPD）会使呼吸辅助肌肉长期超负荷。由上呼吸道感染引起的急性咳嗽会激活胸锁乳突肌的触发点，并在每次咳嗽时引起剧烈头痛。

患者可能会因骑马、控制马匹和移动重型设备或家具的拖拉动作时，胸锁乳突肌突然过度紧张。

当肌肉长时间处于缩短或延长的位置时，触发点也可能被激活或加重。在床上阅读时，头部转向一侧（图7-4A）可以激活和维持胸锁乳突肌触发点，因为一侧的肌肉处于缩短的位置，另一侧处于延长的位置。通过将头部和颈部置于中间支撑位置（图7-4B）可以纠正这种情况。类似地，当为了避免来自矫正眼镜的顶灯光线的反射，或是为了适应手持电子设备上过短的电线，或者为了改善一耳失聪的听力而翘起或倾斜头部时，

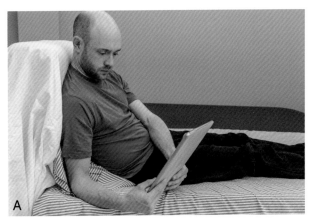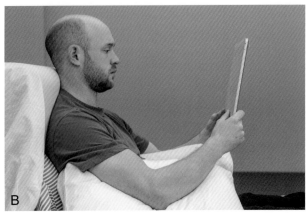

图7-4　**A** 头部和颈部位置不理想，头部转向一侧，手臂无支撑。由于持续的收缩和超负荷，这可以激活和维持触发点，特别是在胸锁乳突肌的最上部。**B** 理想的头颈部位置，在床上阅读，手臂支撑，头部向前

可能会对一些患者的胸锁乳突肌造成压力[35]。由于肌肉保持在缩短的位置而出现问题的其他姿势包括：头部过度前倾；长时间坐位且头部转向一侧，例如看电视或与他人交谈时；或睡太高的枕头以改善"鼻窦引流"。如果必须抬高头部，建议在上半身和头部下方使用楔形枕，而不是使用额外的枕头只抬高头部。

另一个问题是结构性缺陷，如腿长不一致或半骨盆偏小，两者都会导致功能性脊柱侧凸和肩带倾斜。胸锁乳突肌与斜角肌相协同，通过保持正常的头部位置来代偿肩带倾斜引起的视线不平衡，从而很容易引起肌肉过度疲劳。

胸锁乳突肌可能会受到任何严重偏离正常步态模式的影响。如负重在一侧肢体上的跛行（伴随而来的躯干调整）和在步态周期支撑相末期缺少正常的蹬离力可以激活胸锁乳突肌中的触发点（肩胛提肌和斜角肌），因为这些肌肉在试图"帮助运动"和/或保持平衡时过度收缩。

胸锁乳突肌的触发点也可以被胸大肌的锁骨小头所激活和/或维持，胸大肌的锁骨小头会在锁骨上向下和向前拉，从而使胸锁乳突肌的锁骨头产生张力。

在椎管内穿刺或脊髓造影后偶尔会出现脑脊液渗漏，可能会刺激脑干并激活胸锁乳突肌的触发点[53]。这些触发点可能会持续数周、数月或数年，并引起慢性头痛，而不论持续时间如何，可以通过灭活责任肌筋膜触发点来缓解。

最后，突如其来的创伤，如车祸中的挥鞭伤，从马上坠落，或是摔下台阶，都会导致触发点的激活[54,55]。

（2）相关联触发点

联合触发点可以在原发触发点引起的牵涉痛区域产生[56]。因此，每块肌肉的牵涉痛区域的肌肉系统也应该考虑。胸锁乳突肌的牵涉痛区域包括咬肌、颞肌、眼轮匝肌和枕额肌。这些肌肉以及疼痛的颞下颌关节可能会对治疗完全没有反应，直到胸锁乳突肌被有效放松。Hong发现了胸锁乳突肌的触发点可促进颞肌、咬肌和二腹肌相关触发点的产生，而胸锁乳突肌触发点的失活可使其相关触发点失活而无需进一步治疗[57]。

通常，当触发点出现在一侧胸锁乳突肌中时，通常也出现在对侧的肌肉中。斜角肌也可能产生触发点，特别当胸锁乳突肌长时间受到影响时。如果颈部旋转是"僵硬的"，触发点可能存在于肩胛提肌、斜方肌、颈夹肌和其他颈后部肌肉中[48]。

胸骨肌也可能因为胸锁乳突肌锁骨头下半部分触发点的存在而发展出相关的触发点。胸骨肌触发点牵涉痛常常指向胸骨下深部和胸骨上部到同侧手臂（参见第四十三章）。作为这种牵涉痛的结果，胸肌也可能会产生相关的触发点。

最后，颈阔肌，一块覆盖在胸锁乳突肌上的薄层肌，可能发生与胸锁乳突肌受累有关的触发点。

（3）相关联疾病

肌肉中的触发点与许多不同的病理情况有关，或者可以模拟许多不同的病情；因此，彻底的医学筛查和检查是必不可少的，并且可能需要转诊给其他保健医生。

偏头痛、紧张性头痛、颈源性头、颞下颌关节功能障碍、挥鞭样损伤相关疾病和机械性颈痛[66]均与胸锁乳突肌中的触发点有关[54,55,58-65]。

眩晕应与体位性头晕相区别；体位性头晕是一种非特异性的定向障碍感，一些患者称之为"头部游泳"感。患者的不平衡和空间定向障碍可能是由肌筋膜触发点引起的共济失调。

良性阵发性位置性眩晕（BPPV）和Ménière病引起的头晕应该被排除。BPPV是内耳的问题，表现为在特定的方向移动头部时出现眼振和眩晕，这取决于所涉及的小管。有助于诊断的临床试验包括屈体检查法和仰卧头旋转检查法[67]。

与Ménière病不同，由锁骨头触发点引起的症状和体征与单侧耳聋无关。前庭功能评估显示测热试验正常、Romberg征阴性、瞳孔反应正常、无眼球震颤、无神经功能障碍。而意识是受损的。这些特征将肌筋膜综合征与更严重的疾病区分开来，如三叉神经痛、Ménière病、脑桥小脑肿瘤、颅内血管病变、迷路炎症、脑桥出血和小癫痫[28]。

前庭疾病引起的头晕可通过眼球震颤和上述前庭功能的其他测试来鉴别。非前庭性眩晕的来源包括接触鼓膜的耳垢；颈内动脉狭窄可通过听颈动脉分叉处或颈部以上的杂音来发现；高血压；颅内动脉瘤或肿瘤。

由胸锁乳突肌触发点引起的疼痛在分布上和三叉神经痛相似，然而，对疼痛的描述却截然不同。首先，三叉神经痛的疼痛通常被描述为"电击样"。根据国际头痛学会的诊断标准，诊断三叉神经痛包括至少3次单侧面部疼痛发作，且符合以下标准：① 发生在三叉神经的一个或多个分支，没有超过三叉神经分布的区域。② 具有以下4个特征中至少3个特征的疼痛：（a）阵发性发作持续时间从几秒钟到2分钟的反复疼痛；（b）重度疼痛；（c）电击样痛、射击样痛、刺痛或锐痛；（d）无伤害刺激可引起患侧面部症状发作[68]。三叉神经痛的面部表情清楚地将这一神经疾病与不典型面神经痛和由胸锁乳突肌胸骨头触发点引起的疼痛区分开来[37]。

触发点累及胸锁乳突肌、头颈夹肌、肩胛提肌和上斜方肌，应与痉挛性斜颈（颈肌张力异常）区分开来，后者是一种神经系统疾病，其特征是头部不自主的肌张力异常性运动，可能是遗传的、后天的或特发性的[69-71]。这种疾病最常见累及的肌肉包括胸锁乳突肌、斜方肌、斜角肌和颈阔肌，因此，为了做出适当的治疗，必须与触发点进行鉴别诊断[72]。痉挛性斜颈可导致肌肉肥大[69]。相反，由触发点引起的肌肉明显缩短不会导致肥厚，也不会导致头部的不自主运动。虽然物理治疗可以对痉挛性斜颈有效，肉毒杆菌毒素仍是首选的治疗方法[70,73-78]。

眼性斜颈可能导致头部位置异常，以优化视觉敏锐度和维持双眼视觉。许多这样的斜颈患者表现为抬头挺胸的姿势。眼肌麻痹的患者，头部通常向麻痹侧倾斜，并向未受累一侧转向，表现为功能性斜颈[79]。

当脊髓副神经（第XI对脑神经）穿过胸锁乳突肌进入斜方肌时，胸锁乳突肌挛缩引起的肌源性斜颈可引起同侧斜方肌麻痹[80]。

任何局部区域的慢性感染，如鼻窦炎或牙脓肿，都应加以识别和解决。单纯疱疹（口腔）反复感染可能是引起颈部肌肉和咀嚼肌顽固性触发点的原因。

当胸骨头筋膜触发点引起自主神经症状时，没有瞳孔缩小和眼球内陷，以及睫脊反射的存在可排除Horner综合征[81]。眼部症状也应与眼外肌麻痹相区别。

关于肌筋膜来源的"落枕"鉴别诊断的进一步讨论参见第十八章[48]。

肌内血管瘤（IH）是一种少见的良性血管肿瘤，尤其在胸锁乳突肌中少见，但应引起重视[82]。它们典型临床表现为一个局部的可触及的肿块，边缘明显，呈橡胶状。疼痛可能存在，也可能不存在，但如果存在疼痛，则是由于神经压迫所致。通常，体格检查时没有搏动和杂音[82]。

5　纠正措施

一个有效的符合人体工程学的工作站对于任何在办公桌上使用电脑的人来说都是必不可少的。重要的是学习如何在可能的情况下保持关节在中立的位置，并尽量减少过度的扭转、旋转运动，或头部长时间转向一个位置。为了获得持久的缓解，应纠正机械永久性因素，如头部前伸和圆肩（见第七十六章）。

那些极度专注于自己所做的事情的患者很容易失去对时间的感知，并保持一种不理想的姿势。这可能发生在全神贯注于电脑，或在写作时长时间俯身在办公桌上的时候。有证据显示超过1小时的打字可能会引起触发点的产生[83]。患者可以每20或30 min缓解一次肌肉紧张，而不明显中断工作，方法是为这段时间设置一个间隔计时器，并将其放置在房间的另一边。然后，他们应该站起来伸展身体，边走边关掉蜂鸣器并重置计时器。电脑或电话计时器也可用作休息提醒的有效工具。如果肌肉有频繁的短暂休息以放松，那么它们对长时间活动的耐受性更强。几个循环的小范围活动会使休息更加有效。对于胸锁乳突肌来说，可以通过缓慢旋转或侧弯头部到右侧，然后向左旋转来实现肌肉放松。

患有胸锁乳突肌触发点的患者不应该长时间保持身体朝着一个方向坐着同时头转向另一个方向看的姿势，因为这种旋转会导致颈部肌肉问题。例如，当一个人需要将注意力引向另一个人进行长时间的谈话或对着电视机时，椅子或人的身体都应该转动，而不仅仅是头部。

晚上在床上翻身时，患者应把头放在枕头上，不要抬起头。早晨下床时，患者应侧身起身，将腿从床上摆动起来坐起来，而不是直拉躯干，因为这样做会使胸锁乳突肌产生额外的张力。

夜间睡眠对于存在胸锁乳突肌触发点的患者来说，由于增加了硬度和反冲，泡沫枕头往往比软枕头更不舒服。枕头不应放在肩膀下面，而应放在脖子后面，以便提供适当的支撑。根据患者脊柱后凸的程度和枕头的厚度，宜使用1～2个枕头。在仰卧位，适当的厚度不允许头部的任何伸展，但头部过度屈曲，导致在睡眠期间分别延长或缩短前颈部肌肉。可以在枕套内放置一个小毛巾卷，将颈部支撑在中立位置，从而使面部与床平行。患者可以把枕侧的一角塞进肩膀和下颌之间（图7-5A），但不能塞在肩膀下面。侧卧时，枕头应足够厚，使头部和颈部保持在中立位置，这样头部就不会过度向任何一侧弯曲，因为这会导致上侧肌肉过度拉长，枕侧肌肉过度缩短。患者也可以侧卧（图7-5B）将枕头的一角夹在肩膀和下颌之间，但不能夹在肩膀下面。建议避免俯卧因为会出现一侧肌肉过度短促，另一侧肌肉过度拉长。如果你真的是俯卧着睡觉，在肩膀和胸部的同一侧放一个枕头有助于减少颈部的旋转。也可以利用半俯卧姿势，通过面部翻转侧膝部和髋部的屈曲，这有助于躯干部分旋转（图7-5C）。

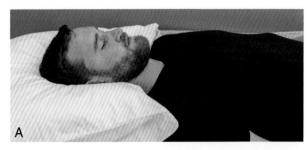
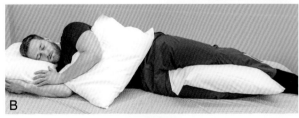
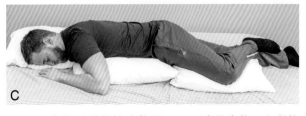

图7-5　夜间睡眠的枕头使用。**A** 正确的姿势，患者仰卧，枕头的角落夹在下颌和肩膀之间。**B** 正确的姿势，患者侧卧，枕头放在头和肩之间。**C** 伏睡者降低胸锁乳突肌应力的有效体位

如果在床上阅读，灯应该直接放在头顶上、床头板上、墙壁上，或悬挂在天花板上。不应该只照亮床的一侧，因为这个位置会让人转动头部以最大限度地照亮阅读材料，从而会对胸锁乳突肌造成过度压力。

使用电话时，不应歪着头将电话夹在头和肩之间。相反，应该使用头戴式耳机、入耳式耳机，或免提扬声器功能。

腿长差异或半骨盆偏小引起的肩带轴线倾斜，应通过适当的提升矫正。

衬衫领口的紧绷可能会导致对胸锁乳突肌的压力和触发点的激活。临床医生做检查时手指应该能很容易地放在患者领子里面，不仅是在患者直视前方的时候，在患者转头的时候也要做到这点，因为转头时会增加领子里面脖子的直径。领带不要系得太紧。

为了拉伸胸锁乳突肌，患者将头部朝患侧旋转，用另一只手的两根手指轻轻地帮助顶住头部（图7-6）。这种运动对C1～C2节段活动受限也是一种良好的自我动员技术，在胸锁乳突肌存在触发点的患者中，常发现该节段活动受到限制。

Missaghi描述了一种被动拉伸技术，可以改善与胸锁乳突肌触发点相关的症状[84]。仰卧位时，患者一边将头部向患侧弯曲，一边将头部从患侧对侧旋转，然后在颈部伸展的情况下收下颌。这个位置保持5～45 s。

Lewit用图描述了一种重力诱导的体位放松技术，该技术适用于放松胸锁乳突肌锁骨部触发点的家庭治疗[50]。仰卧位时患者将头部放在床边，将面部转向一侧，下颌由支撑面边缘支撑，起支点作用。患者只用眼睛向上看，用膈（腹）式呼吸进行缓慢的深呼吸。这个动作轻微地激活了胸锁乳突肌的最上部的肌肉。在缓慢的呼气过程中，患者向下看并放松，允许头部轻微下垂，每一次呼吸都拉伸胸锁乳突肌（图7-7）。

因为胸大肌的锁骨头会影响胸锁乳突肌，所以这部分肌肉也需要处理。请参阅第四十二章，图42-10，以了解肌肉拉伸的步骤。应该注意的是，在做这个伸展动作时，患者不应该把头向前伸或向下看，因为这样会缩短胸锁乳突肌。

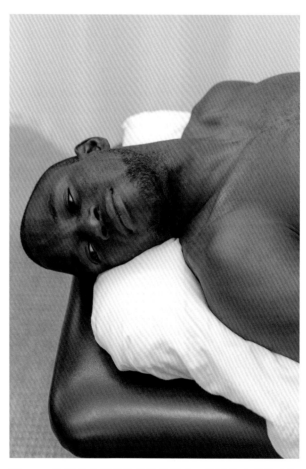

图7-7　胸锁乳突肌的体位放松技术。仰卧位患者将头部放在床边，将面部转向一侧，下颌由支撑面边缘支撑，起支点作用。患者只用眼睛向上看，用膈（腹）式呼吸进行缓慢的深呼吸。这一动作轻轻地激活了胸锁乳突肌的最上部。在缓慢的呼气过程中，患者向下看并放松，让头部稍微下降，每次呼吸时拉伸胸锁乳突肌

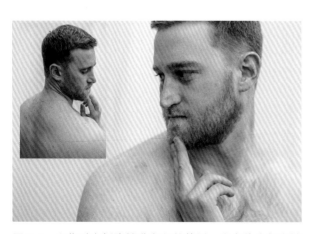

图7-6　坐位时右侧胸锁乳突肌的伸展。患者将头部向被拉伸的一侧旋转。从这个旋转的位置，另一只手（两个手指）放在下颌上，引导头部和颈部收缩，沿着胸锁乳突肌轻轻伸展

所有胸锁乳突肌触发点患者均应建立适当的膈肌呼吸，因为该肌是呼吸运动的辅助肌。如果没有建立适当的呼吸，胸锁乳突肌可能会被过度利用，从而会使触发点进一步持久化。对于那些患有哮喘、过敏或其他呼吸系统疾病的患者，这个策略更为重要。还应鼓励对与这些情况有关的呼吸症状进行适当的药物治疗。

李晨、杜冬萍　译　杜冬萍　审

参考文献

[1] Standring S. *Gray's Anatomy: The Anatomical Basis of Clinical Practice.* 41st ed. London, UK: Elsevier; 2015.

[2] Goswami P, Yadav Y, Chakradharv V. Anatomical description and clinical significance of unilateral triheaded sternocleidomastoid muscle. *Int J Res Med Sci.* 2014; 2(3): 1161–1164.

[3] Pushpa MS, Nandhini V. Unusual bilateral presence of third head of sternocleidomastoid muscle and its clinical significance—a case report. *Int J Recent Sci Res.* 2014; 5(1): 5–7.

[4] Takahashi H, Umeda M, Sakakibara A, et al. Absence of the sternocleidomastoid muscle in a patient that underwent neck dissection for squamous cell carcinoma of the tongue. *Kobe J Med Sci.* 2014; 59(5): E167–E171.

[5] Kumar MS, Sundaram SM, Fenn A, et al. Cleido-occipital platysma muscle: a rare variant of sternocliedomastoid. *Int J Anat Variations.* 2009; 2: 9–10.

[6] Lloyd S. Accessory nerve: anatomy and surgical identification. *J Laryngol Otol.* 2007; 121(12): 1118–1125.

[7] Caliot P, Bousquet V, Midy D, Cabanie P. A contribution to the study of the accessory nerve: surgical implications. *Surg Radiol Anat.* 1989; 11(1): 11–15.

[8] Tawfik EA, Walker FO, Cartwright MS. Neuromuscular ultrasound of cranial nerves. *J Clin Neurol.* 2015; 11(2): 109–121.

[9] Hinsley ML, Hartig GK. Anatomic relationship between the spinal accessory nerve and internal jugular vein in the upper neck. *Otolaryngol Head Neck Surg.* 2010; 143(2): 239–241.

[10] Saman M, Etebari P, Pakdaman MN, Urken ML. Anatomic relationship between the spinal accessory nerve and the jugular vein: a cadaveric study. *Surg Radiol Anat.* 2011; 33(2): 175–179.

[11] Taylor CB, Boone JL, Schmalbach CE, Miller FR. Intraoperative relationship of the spinal accessory nerve to the internal jugular vein: variation from cadaver studies. *Am J Otolaryngol.* 2013; 34(5): 527–529.

[12] Hashimoto Y, Otsuki N, Morimoto K, Saito M, Nibu K. Four cases of spinal accessory nerve passing through the fenestrated internal jugular vein. *Surg Radiol Anat.* 2012; 34(4): 373–375.

[13] Hong MJ, Baek JH, Kim DY, et al. Spinal accessory nerve: ultrasound findings and correlations with neck lymph node levels. *Ultraschall Med.* 2016; 37(5): 487–491.

[14] Lanisnik B, Zargi M, Rodi Z. Identification of three anatomical patterns of the spinal accessory nerve in the neck by neurophysiological mapping. *Radiol Oncol.* 2014; 48(4): 387–392.

[15] Kim JH, Choi KY, Lee KH, Lee DJ, Park BJ, Rho YS. Motor innervation of the trapezius muscle: Intraoperative motor conduction study during neck dissection. *ORL J Otorhinolaryngol Relat Spec.* 2014; 76(1): 8–12.

[16] Brennan PA, St J Blythe J, Alam P, Green B, Parry D. Division of the spinal accessory nerve in the anterior triangle: a prospective clinical study. *Br J Oral Maxillofac Surg.* 2015; 53(7): 633–636.

[17] Pu YM, Tang EY, Yang XD. Trapezius muscle innervation from the spinal accessory nerve and branches of the cervical plexus. *Int J Oral Maxillofac Surg.* 2008; 37(6): 567–572.

[18] Koizumi M, Horiguchi M, Sekiya S, Isogai S, Nakano M. A case of the human sternocleidomastoid muscle additionally innervated by the hypoglossal nerve. *Okajimas Folia Anat Jpn.* 1993; 69(6): 361–367.

[19] Hegazy AMS. Anatomical study of the human ansa cervicalis nerve and its variations. *Int J Anat Physiol.* 2013; 2(3): 14–19.

[20] Paraskevas GK, Natsis K, Nitsa Z, Mavrodi A, Kitsoulis P. Unusual morphological pattern and distribution of the ansa cervicalis: a case report. *Rom J Morphol Embryol.* 2014; 55(3): 993–996.

[21] Blythe JN, Matharu J, Reuther WJ, Brennan PA. Innervation of the lower third of the sternocleidomastoid muscle by the ansa cervicalis through the C1 descendens

hypoglossal branch: a previously unreported anatomical variant. *Br J Oral Maxillofac Surg.* 2015; 53(5): 470–471.

［22］Cvetko E. Sternocleidomastoid muscle additionally innervated by the facial nerve: case report and review of the literature. *Anat Sci Int.* 2015; 90(1): 54–56.

［23］Orhan KS, Demirel T, Baslo B, et al. Spinal accessory nerve function after neck dissections. *J Laryngol Otol.* 2007; 121(1): 44–48.

［24］Gun K, Uludag M, Delil S, et al. Spinal accessory nerve injury: eight cases and review of the literature. *Clin Ter.* 2014; 165(4): 211–216.

［25］Cesmebasi A, Spinner RJ. An anatomic-based approach to the iatrogenic spinal accessory nerve injury in the posterior cervical triangle: how to avoid and treat it. *Clin Anat.* 2015; 28(6): 761–766.

［26］Glenn JA, Yen TW, Fareau GG, Carr AA, Evans DB, Wang TS. Institutional experience with lateral neck dissections for thyroid cancer. *Surgery.* 2015; 158(4): 972–978; discussion 978–980.

［27］Park SH, Esquenazi Y, Kline DG, Kim DH. Surgical outcomes of 156 spinal accessory nerve injuries caused by lymph node biopsy procedures. *J Neurosurg Spine.* 2015; 23(4): 518–525.

［28］Simons DG, Travell J, Simons L. *Travell & Simon's Myofascial Pain and Dysfunction: The Trigger Point Manual.* Vol 1. 2nd ed. Baltimore, MD: Williams & Wilkins; 1999: 104.

［29］Haggman-Henrikson B, Nordh E, Eriksson PO. Increased sternocleidomastoid, but not trapezius, muscle activity in response to increased chewing load. *Eur J Oral Sci.* 2013; 121(5): 443–449.

［30］Ries LG, Alves MC, Berzin F. Asymmetric activation of temporalis, masseter, and sternocleidomastoid muscles in temporomandibular disorder patients. *Cranio.* 2008; 26(1): 59–64.

［31］Shimazaki K, Matsubara N, Hisano M, Soma K. Functional relationships between the masseter and sternocleidomastoid muscle activities during gum chewing. *Angle Orthod.* 2006; 76(3): 452–458.

［32］Giannakopoulos NN, Hellmann D, Schmitter M, Kruger B, Hauser T, Schindler HJ. Neuromuscular interaction of jaw and neck muscles during jaw clenching. *J Orofac Pain.* 2013; 27(1): 61–71.

［33］Bazzotti L. Mandible position and head posture: electromyography of sternocleidomastoids. *Cranio.* 1998; 16(2): 100–108.

［34］Monaco A, Cattaneo R, Spadaro A, Giannoni M. Surface electromyography pattern of human swallowing. *BMC Oral Health.* 2008; 8: 6.

［35］Travell J. Temporomandibular joint pain referred from muscles of the head and neck. *J Prosthet Dent.* 1960; 10: 745–763.

［36］Travell J. Mechanical headache. *Headache.* 1967; 7(1): 23–29.

［37］Travell J. Identification of myofascial trigger point syndromes: a case of atypical facial neuralgia. *Arch Phys Med Rehabil.* 1981; 62(3): 100–106.

［38］Travell J. Pain mechanisms in connective tissue. Paper presented at: Connective Tissues, Transactions of the Second Conference, 1951; New York.

［39］Teachey WS. Otolaryngic myofascial pain syndromes. *Curr Pain Headache Rep.* 2004; 8(6): 457–462.

［40］Wyant GM. Chronic pain syndromes and their treatment. II. Trigger points. *Can Anaesth Soc J.* 1979; 26(3): 216–219.

［41］Brody SI. Sore throat of myofascial origin. *Mil Med.* 1964; 129: 9–19.

［42］Marbach JJ. Arthritis of the temporomandibular joints. *Am Fam Physician.* 1979; 19(2): 131–139.

［43］Travell J. Referred pain from skeletal muscle; the pectoralis major syndrome of breast pain and soreness and the sternomastoid syndrome of headache and dizziness. *N Y State J Med.* 1955; 55(3): 331–340.

［44］Travell J. Symposium on mechanism and management of pain syndromes. *Proc Rudolf Virchow Med Soc.* 1957; 16: 126–136.

［45］Min SH, Chang SH, Jeon SK, Yoon SZ, Park JY, Shin HW. Posterior auricular pain caused by the trigger points in the sternocleidomastoid muscle aggravated by psychological factors -A case report. *Korean J Anesthesiol.* 2010; 59 suppl: S229–S232.

［46］Weeks VD, Travell J. Postural vertigo due to trigger areas in the sternocleidomastoid muscle. *J Pediatr.* 1955; 47(3): 315–327.

［47］Good MG. Senile vertigo caused by a curable cervical myopathy. *J Am Geriatr Soc.* 1957; 5(7): 662–667.

［48］Travell J. Rapid relief of acute stiff neck by ethyl chloride spray. *J Am Med Womens Assoc.* 1949; 4(3): 89–95.

［49］Aftimos S. Myofascial pain in children. *N Z Med J.* 1989; 102(874): 440–441.

［50］Lewit K. *Manipulative Therapy in Rehabilitation of the Locomotor System.* 3rd ed. Oxford, UK: Butterworth

Heinemann; 1999.

[51] Gerwin RD, Shannon S, Hong C-Z, Hubbard DR, Gevirtz R. Interrater reliability in myofascial trigger point examination. *Pain.* 1997; 69: 65−73.

[52] Gerwin RD, Dommerholt J, Shah JP. An expansion of Simons' integrated hypothesis of trigger point formation. *Curr Pain Headache Rep.* 2004; 8(6): 468−475.

[53] Dunteman E, Turner MS, Swarm R. Pseudo-spinal headache. *Reg Anesth.* 1996; 21(4): 358−360.

[54] Fernandez-Perez AM, Villaverde-Gutierrez C, Mora-Sanchez A, Alonso-Blanco C, Sterling M, Fernández de las Peñas C. Muscle trigger points, pressure pain threshold, and cervical range of motion in patients with high level of disability related to acute whiplash injury. *J Orthop Sports Phys Ther.* 2012; 42(7): 634−641.

[55] Castaldo M, Ge HY, Chiarotto A, Villafane JH, Arendt-Nielsen L. Myofascial trigger points in patients with whiplash-associated disorders and mechanical neck pain. *Pain Med.* 2014; 15(5): 842−849.

[56] Hsieh YL, Kao MJ, Kuan TS, Chen SM, Chen JT, Hong CZ. Dry needling to a key myofascial trigger point may reduce the irritability of satellite MTrPs. *Am J Phys Med Rehabil.* 2007; 86(5): 397−403.

[57] Hong CZ. Lidocaine injection versus dry needling to myofascial trigger point. The importance of the local twitch response. *Am J Phys Med Rehabil.* 1994; 73(4): 256−263.

[58] Tali D, Menahem I, Vered E, Kalichman L. Upper cervical mobility, posture and myofascial trigger points in subjects with episodic migraine: case-control study. *J Bodyw Mov Ther.* 2014; 18(4): 569−575.

[59] Karadas O, Gul HL, Inan LE. Lidocaine injection of pericranial myofascial trigger points in the treatment of frequent episodic tension-type headache. *J Headache Pain.* 2013; 14: 44.

[60] Alonso-Blanco C, de-la-Llave-Rincon AI, Fernández de las Peñas C. Muscle trigger point therapy in tension-type headache. *Expert Rev Neurother.* 2012; 12(3): 315−322.

[61] Alonso-Blanco C, Fernández de las Peñas C, Fernandez-Mayoralas DM, de-la-Llave-Rincon AI, Pareja JA, Svensson P. Prevalence and anatomical localization of muscle referred pain from active trigger points in head and neck musculature in adults and children with chronic tension-type headache. *Pain Med.* 2011; 12(10): 1453−1463.

[62] Bodes-Pardo G, Pecos-Martin D, Gallego-Izquierdo T, Salom-Moreno J, Fernández de Las Peñas C, Ortega-Santiago R. Manual treatment for cervicogenic headache and active trigger point in the sternocleidomastoid muscle: a pilot randomized clinical trial. *J Manipulative Physiol Ther.* 2013; 36(7): 403−411.

[63] Roth JK, Roth RS, Weintraub JR, Simons DG. Cervicogenic headache caused by myofascial trigger points in the sternocleidomastoid: a case report. *Cephalalgia.* 2007; 27(4): 375−380.

[64] Jaeger B. Are "cervicogenic" headaches due to myofascial pain and cervical spine dysfunction? *Cephalalgia.* 1989; 9(3): 157−164.

[65] Alonso-Blanco C, Fernández de las Peñas C, de-la-Llave-Rincon AI, Zarco-Moreno P, Galan-Del-Rio F, Svensson P. Characteristics of referred muscle pain to the head from active trigger points in women with myofascial temporomandibular pain and fibromyalgia syndrome. *J Headache Pain.* 2012; 13(8): 625−637.

[66] Munoz-Munoz S, Munoz-Garcia MT, Alburquerque-Sendin F, Arroyo-Morales M, Fernández de las Peñas C. Myofascial trigger points, pain, disability, and sleep quality in individuals with mechanical neck pain. *J Manipulative Physiol Ther.* 2012; 35(8): 608−613.

[67] Purnamasari PP. Diagnosis and management benign paroxysmal positional vertigo (BPPV). *E-Jurnal Medika Udayana.* 2013; 2(6): 1056−1080.

[68] Headache Classification Committee of the International Headache Society. The International Classification of Headache Disorders, 3rd edition (beta version). *Cephalalgia.* 2013; 33(9): 629−808.

[69] Waldman SD. *Atlas of Uncommon Pain Syndromes.* 3rd ed. Philadelphia, PA: Elsevier Saunders; 2014.

[70] Mills RR, Pagan FL. Patient considerations in the treatment of cervical dystonia: focus on botulinum toxin type A. *Patient Prefer Adherence.* 2015; 9: 725−731.

[71] Albanese A, Bhatia K, Bressman SB, et al. Phenomenology and classification of dystonia: a consensus update. *Mov Disord.* 2013; 28(7): 863−873.

[72] Jankovic J, Leder S, Warner D, Schwartz K. Cervical dystonia: clinical findings and associated movement disorders. *Neurology.* 1991; 41(7): 1088−1091.

[73] De Pauw J, Van der Velden K, Meirte J, et al. The effectiveness of physiotherapy for cervical dystonia: a systematic literature review. *J Neurol.* 2014; 261(10): 1857−1865.

[74] Queiroz MA, Chien HF, Sekeff-Sallem FA, Barbosa

ER. Physical therapy program for cervical dystonia: a study of 20 cases. *Funct Neurol.* 2012; 27(3): 187–192.

[75] Poungvarin N, Viriyavejakul A. Botulinum A toxin treatment in spasmodic torticollis: report of 56 patients. *J Med Assoc Thai.* 1994; 77(9): 464–470.

[76] Marin C, Marti MJ, Tolosa E, Alvarez R, Montserrat L, Santamaria J. Muscle activity changes in spasmodic torticollis after botulinum toxin treatment. *Eur J Neurol.* 1995; 1(3): 243–247.

[77] Colosimo C, Tiple D, Berardelli A. Efficacy and safety of long-term botulinum toxin treatment in craniocervical dystonia: a systematic review. *Neurotox Res.* 2012; 22(4): 265–273.

[78] Ramirez-Castaneda J, Jankovic J. Long-term efficacy and safety of botulinum toxin injections in dystonia. *Toxins (Basel).* 2013; 5(2): 249–266.

[79] Rubin SE, Wagner RS. Ocular torticollis. *Surv Ophthalmol.* 1986; 30(6): 366–376.

[80] Motta A, Trainiti G. Paralysis of the trapezius associated with myogenic torticollis. A report of 6 cases. *Ital J Orthop Traumatol.* 1977; 3(2): 207–213.

[81] Dutton M. *Dutton's Orthopaedic Examination, Evaluation and Intervention.* 3rd ed. New York, NY: McGraw Hill; 2012.

[82] Ferri E, Pavon I, Armato E. Intramuscular cavernous hemangioma of the sternocleidomastoid muscle: an unusual neck mass. *Otolaryngol Head Neck Surg.* 2007; 137(4): 682–683.

[83] Hoyle JA, Marras WS, Sheedy JE, Hart DE. Effects of postural and visual stressors on myofascial trigger point development and motor unit rotation during computer work. *J Electromyogr Kinesiol.* 2011; 21(1): 41–48.

[84] Missaghi B. Sternocleidomastoid syndrome: a case study. *J Can Chiropr Assoc.* 2004; 48(3): 201–205.

第 八 章

咬肌

赛斯·杰森·费布雷奥、米歇尔·芬尼根

1 介绍

咬肌是颞下颌关节功能不全（TMD）患者最常受累的肌肉之一，常常限制下颌的张开。肌肉由三层组成。浅层和中间层与颧弓的前2/3相邻。浅层附着在下颌升支的下后半部分远端。肌肉的中间层附着在下颌支的中央。咬肌的深层附着在颧弓的后1/3处，末梢止于下颌骨冠状突的外侧表面。咬肌由咬肌神经支配，并接受上颌动脉咬肌支、颞浅动脉横支和面动脉的血供。咬肌的主要功能是抬高下颌，在同侧下颌骨的侧移、前伸和回缩中起着很小的作用。咬肌的触发点（TrPs）通常牵涉痛到颧弓上方的中1/3处、下颌下部的外侧和前额外侧。张口、咀嚼、侧卧等动作会加重症状。触发点持续的因素包括静态活动如咬紧牙关、动态活动如夜间磨牙症、伸展活动如打哈欠。咬肌的触发点与紧张性头痛（TTH）、TMD和单侧耳鸣有关。鉴别诊断应包括排除TMD、三叉神经痛、咬肌肥大和/或肿瘤的筛查。该肌肉的纠正措施包括保持舌头的有效休息位置、纠正头部前伸位、减少/消除功能异常行为、压力管理和肌肉的自我放松（口腔内和口腔外放松）。

2 相关解剖

咬肌是一块翼状的肌肉，有厚厚的腱膜层。它由浅层、中层和深层三层组成，这有助于产生咀嚼所需的巨大力量。咬肌的浅部和中间部分被认为是肌肉的浅层，因为它们都附着在颧弓的前2/3，并且纤维方向相似。浅层是最大的。在远端，浅层附着在下颌支的下后半部分外部（图8-1）。咬肌的中层附着在下颌支的中央。咬肌深层附着于颧弓的后1/3处，并在下颌骨冠状突的外侧表面和下颌支的上半部（图8-1）上附着[1,2]。这种附着可以延伸到下颌角[1]。是否有纤维附着在颞下颌关节的关节盘上，以及是否能影响到关节盘还存在争议[1,3]。深层肌肉的纤维走向比浅层纤维更垂直，深层肌肉最后面的纤维比肌肉中的其余部分要短得多[4]。

咬肌的近端肌腱被称为"腱性指状突起"，男性比女性更长更宽，男性有3个指状突起，女性则有2个。与男性相比，较少的突起使得女性的咬合力降低。咬肌的厚度从松弛时的12.1 mm ± 1.4 mm到收缩时的14.2 mm ± 1.7 mm[6]。

在一项研究中[7]，咬肌前部的肌纤维（包括浅层和深层）为87%的Ⅰ型（慢收缩）纤维和7%的ⅡB型（快收缩）纤维。后部肌纤维主要也是Ⅰ型纤维（浅层70%、深层77%），但后部比前部有更多的ⅡB型纤维（浅层20%、深层15%）。在咀嚼过程中，当臼齿接近咬合时，大量的Ⅰ型纤维有助于精细动作的控制[7]。最近的一项研究揭示了不同类型肌肉纤维的组成。Rowlerson等人提出纤维的正态分布为：Ⅰ型纤维约50%，Ⅱ型纤维约15%（小于正常直径），Ⅰ/Ⅱ型混杂纤维约20%，新心房纤维约15%。与大多数肢体和躯干肌肉相比，慢收缩肌纤维的比例异常高，这表明肌肉主要适合于持续不变的工作负荷，几乎不需要短暂的快速调整。TMD患者往往有更多的Ⅱ型纤维[8,9]。在这块肌肉中，每个肌梭的梭内肌纤维数量异常高（高达36个）[10]。这一发现支持了这

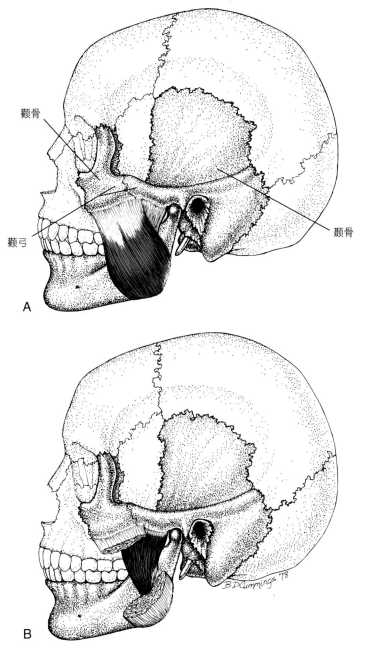

颧骨

颧弓

颞骨

A

B

图8-1　咬肌附着在颧骨上颌突和颧弓下缘的前2/3

样一种理论，即咬肌肌梭对下颌闭合的精细控制有很强的本体感受性影响。

（1）神经支配和血供

咬肌由来自三叉神经（第Ⅴ对脑神经）下颌支前支的咬肌神经支配[1]。下颌神经经卵圆孔向下进入靠近翼外肌的颞下窝。下颌神经分为后干和前干，前干包括颊神经、咬肌神经和前颞深神经。咬肌神经向外侧行走至颅底附近的翼外肌，然后穿过下颌冠状切迹支配咬肌[11]。咬肌神经和动脉一起走行，该神经有3～7个独立的神经分支支配到咬肌的上部和深部[5]。

咬肌接受上颌动脉咬肌支、颞浅动脉横支和面动脉的血供[1]。有报道咬肌前动脉的咬肌支、面横动脉的咬肌支、颈外动脉的咬肌支和颞深动脉的肌支也为咬肌供血[12]。上颌静脉出现在咬肌和下颌骨之间，使其可能被咬肌触发点卡压。翼静脉丛主要流入上颌静脉，位于颞肌和翼外侧肌之间和两个翼肌之间；该静脉丛将颞肌的血回流入颞深静脉、眶下区域的血回流入眶静脉[1]。

（2）功能

咬肌的主要作用是在咬合过程中抬起下颌骨并在正中位咬紧关闭下颌[1,13-16]。深纤维也会回缩下颌骨[1,13]。在没有咬合力的情况下，这块肌肉对侧移的贡献很小[17]。有趣的是，在左右侧移时咬合，会导致双侧咬肌和颞肌的肌电活动减少[18]。

咬肌对下面部轮廓（面部高度和下颌骨大小）的形态以及对咬食物、饮水、吞咽、说话和非功能性活动（如咬紧牙关和磨牙）的功能都起作用[19]。正常情况下，咬肌的活动不需要维持下颌休息位（正中关系）[13]。

随着嘴的张开和闭合，可以观察到头部同时发生屈曲和伸展[22]。当嘴张开时，颅骨向后旋转。在闭口（下颌上抬）时，颅骨向前旋转。这说明了三叉神经系统和颅颈神经系统之间的功能关系。任何一个系统的正常力学的破坏都可能改变另一个系统的运动模式，并增加头部、颈部和下颌肌肉骨骼疼痛发生的风险[23]。

咀嚼时咬肌先于颞肌反应[24]，通常比颞肌更活跃[25-27]。与对照组相比，颞下颌关节功能紊乱患者在标准活动期间颞肌和咬肌不对称，咀嚼硬食物的难度更大[28]。

只要保持下颌休息位，咬肌的电活动在坐姿和仰卧位时几乎没有差异[29]。Valdes等人发现，当舌头被抬高到口腔顶部或舌头被放在口腔底部时，颞肌和咬肌的肌电活动没有显著差异，但是垂直尺寸确实随着舌头被放在口腔底部而增加[30]。

（3）功能单位

肌肉所属的功能单位包括加强和对抗其动作的肌肉以及肌肉所跨过的关节。这些结构功能的相互依赖性反映在感觉运动皮层的组织和神经连接上。强调功能单位是因为在单位的一个肌肉中存在触发点增加了单位的其他肌肉也发展触发点的可能性。当灭活肌肉中的触发点时，人们应该关注在功能上相互依赖的肌肉中可能发生的触发

点。表8-1大致列举了咬肌的功能单位[31]。

表 8-1　咬肌功能单位[13,15,32-36]

动　作	协同肌	拮抗肌
下颌抬高	对侧咬肌 双侧颞肌 双侧翼内肌	翼外肌（下支） 颏舌骨肌 二腹肌 下颌舌骨肌
下颌回缩	颞肌（后纤维 多于前纤维）	翼内肌 翼外肌 颞肌

咬肌和颞肌的功能紧密相连，只有运动单位的活动存在微小的差异。颞肌更可能对下颌平衡和姿势控制做出反应，而咬肌用于产生更大的咬合力[32]。

3　临床表现

（1）牵涉痛的类型

咬肌是颞下颌关节紊乱患者最常累及的肌肉之一，被发现是引起牵涉痛的最常见肌肉[33,34]。Fernández de Las Peñas等人的研究证明，该肌肉可以复制出患者熟悉的颞下颌关节相关疼痛。此外，咬肌引起的牵涉痛通常提示患者发生颞下颌关节痛的风险较常人高出3倍[35,36]。咬肌中的触发点可能对其他疾病包括紧张性头痛和机械性颈痛起到一定作用，尤其是在疼痛是由颈部肌肉触发点所导致的情况时[37-39]。

咬肌浅层

咬肌浅层的触发点通常牵涉疼痛到下颌、臼齿、相关牙龈和上颌骨颧弓中1/3处[33,34,42,43]。除了牵涉到上颌和下颌的疼痛，咬肌浅层的触发点还可以牵涉到耳部疼痛[35]。通常，这一层前缘和上部的触发点牵涉疼痛到上颌前磨牙和臼齿、邻近的牙龈和上颌骨（图8-2A）[42,44,45]。靠近肌肉中腹下方的触发点，疼痛通常牵涉下磨牙和下颌骨（图8-2B）[33,42,46,47]。接近下颌角的触发点通常疼痛牵涉呈弓形、跨过太阳穴、延续到眉毛以及下颌（图

8-2C）[48,33,39,42,43]。Kellgren通过向咬肌纤维中注入0.1 mL的6%氯化钠溶液，在正常受试者中可以实验性诱导出咬肌疼痛[48]。这一操作可以引起上颌"牙痛"、颞下颌关节区疼痛和外耳道疼痛。

与颞肌触发点类似，咬肌触发点也可引起牙齿对以下任何一种或所有刺激的感觉过敏，包括咬合压力、叩诊、热和冷刺激[47]。

咬肌深层

下颌支上咬肌深层的触发点，很可能将疼痛弥漫地牵涉到翼外肌区域、有时在颞下颌关节区域的中颊部。通常，靠近咬肌深部靠近颧骨后方

的附着处的触发点会牵涉到耳道深处的疼痛（图8-2D）[34,42,49-52]。咬肌深层的触发点也可引起同侧耳鸣[42,53]。耳鸣可能是持续性的，也可能由压迫触发点而引起。因此，在触发点失活前，患者可能不知道耳鸣的存在，也不会发现触发点和耳鸣症状之间的联系[42,54]。Saldanha等的一项研究显示了TMD和主观性耳鸣之间的联系，并且其咬肌和颞肌前部的痛阈低于对照组[55]。

（2）症状

在咬肌浅层有触发点的患者常常将颧骨区疼

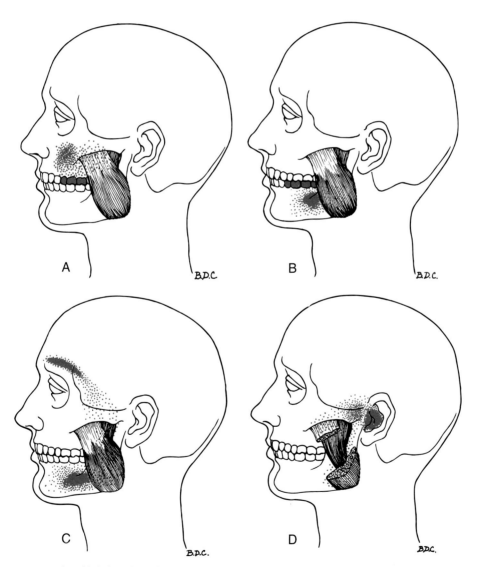

图8-2　咬肌触发点引起的牵涉痛模式。实心红色为基本的牵涉痛区域，点彩区为外溢痛觉区。**A** 来自咬肌浅层肌腱交界处附近触发点的牵涉痛模式。**B** 咬肌浅层中部肌束触发点的牵涉痛模式。**C** 咬肌浅层最低部分肌束触发点的牵涉痛模式，在其附着处附近。**D** 颞下颌关节下方咬肌深层上后部触发点的牵涉痛模式

痛主诉为"鼻窦炎"。通常，患者认为自己生病了才去看医生，但是没有其他的发现可以证实患者生病了。

与颞肌相似，咬肌浅层触发点所牵涉的牙痛很容易被误诊为牙髓源性疼痛[44]。患者常常会认为自己有龋病（蛀牙）或其他牙齿相关的问题去看牙医。遗憾的是，有时患者已经为"牙齿"疼痛进行了大的牙科治疗，却发现问题仍然存在，因为它实际上不是由牙齿引起的[47]。

如果出现耳鸣，患者可能会注意到伸展下颌长大嘴可能激活或中断耳鸣。耳鸣通常被描述为"低吼声"，并且与前庭或中枢神经损伤时常见的耳聋和眩晕无关。他们还可能主诉，对咬肌施加压力可以改变耳鸣[54]。

咬肌的任何一层或所有两层肌层都有触发点时，患者常常主诉难以完全张口[56]。临床上也发现触发点可以使下颌快速闭合，几乎就像咬合一样的运动，而不是一种受控制的运动。

此外，咬肌中的触发点可能会限制眶下皮下组织的静脉血流。眶静脉的充血会在患侧眼睛下方产生浮肿（"眼袋"），从而使眼睑缩小。眼轮匝肌相关的触发点也可能导致眼裂缩小，并且眼轮匝肌位于胸锁乳突肌胸骨部触发点的疼痛牵涉区内。

（3）患者体格检查

临床医生应该意识到，触发点不仅能引起疼痛，还会减少下颌的活动范围。同侧咬肌肌筋膜疼痛与颞下颌关节功能紊乱的存在也有关[36]。在开始体检前，临床医生应详细记录患者病史。经过彻底的问诊后，临床医生应绘制一张详细的图纸，表示患者描述的疼痛模式。

无论是由于肌肉问题或颞下颌关节的内部错位引起的单侧下颌功能障碍，都会对对侧产生影响，因为下颌骨跨越中线，附着在颅骨的两侧。因此，评估应始终包括对双侧肌肉骨骼功能障碍的视诊和触诊检查。

临床医生应特别检查头部前伸姿势（胸骨/颞位定位丢失）。虽然颞下颌关节功能紊乱和头部

姿势之间的关系有些争议也并未明确，但是目前认为头部前伸姿势会间接地引起舌骨肌紧张，接着舌骨肌又向下拉，在下颌骨上产生轻微的张力[57,58]。因此，这种姿势会导致下颌上抬肌如咬肌，需要做更多的功用来收缩以保持嘴巴闭合。

无论是单侧还是双侧存在咬肌触发点，都可能导致张口受限[56]。尽管患者可能没有意识到这种现象，但经过体检可以发现存在明显的张口受限。单侧咬肌触发点倾向于使下颌骨向受累侧偏移，当患者缓慢地张口和闭口时这种偏移很明显。这应该与单侧颞下颌关节内错位相鉴别，后者也可能导致下颌向患侧偏移。当然，如果有关节错位疼痛史（局限性颞下颌关节疼痛+关节弹响），那这两个因素都可能存在并且最终都需要治疗。

通过"双指节试验"（见图8-3A），是一种传统的根据个人身材大小评估其切牙开张程度的方法。前两个指节（第二和第三指间近端指间关节）放在一起，应该很容易地放入上下切牙之间。更关键的测试是将前三根手指的末节指骨（不是指节）一起并拢插入切牙之间（图8-3B）。这两种动作在未经筛选的有咀嚼症状和/或咀嚼肌压痛的无症状患者中很容易完成[59]。

在下颌上抬肌中有触发点的个体不太可能通过更严格的"三指节测试"，这一测试方法是Dorrance在1929年首次报道的。在2008年的一项随访研究中，这项测试被认为是一种可靠的检查方法[60,61]。患者将非优势手的前三指关节（第二、第三和第四指）放在上下切牙之间。这项测试比宽松的双指节测试要求更高，即使在没有触发点的情况下，许多人也需要施加一定程度的压力才能完成测试。这种用力对于那些可能有颞下颌关节内部错位的人来说是不明智的。如果三指节试验可以在不施加压力的情况下完成，那受试者不太可能有咬肌（或颞肌）触发点或明显的颞下颌关节功能障碍，但他们可能存在关节活动度过大的问题。

一种更标准、更客观的测量张口的方法是用垂直尺测量上下门牙之间的距离[62,63]。女性的正常张口度为41～45 mm，男性为43～45 mm[64,65]。

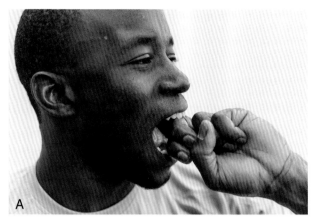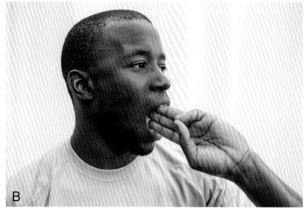

图8-3　**A** 双指节试验。**B** 三指节试验

（4）触发点检查

在咀嚼肌中，咬肌常有触发点存在。在一项56例肌筋膜疼痛功能障碍综合征患者（由拉斯金定义[66]）的研究中发现，咬肌浅层是最常见的受累肌肉，咬肌深层是第五常见的受累肌肉[67]。在颞下颌关节痛患者中，有61.6%的患者存在至少一侧咬肌疼痛[36]。在Greene等人对277名类似患者的另一项研究中，有81%的患者报道有疼痛感[68]。在这些存在疼痛的患者中，咬肌是第二常见的存在压痛的肌肉。Sharav及其同事观察到，在42例肌筋膜疼痛综合征患者中，咬肌活动性触发点的发生率为第二高（69%）[69]。Solberg等人提到，患有磨牙症的受试者，其咬肌浅层压痛的发生率是否认患有磨牙症的受试者的4倍[70]。Alonso-Blanco等人发现，在20名患有纤维肌痛症和肌筋膜性颞下颌关节紊乱症的女性患者中，有14名患者的咬肌有活动性触发点[33]。

整个咬肌都应该被触诊以评估触发点。用交叉纤维钳捏式触诊，在面颊内侧的一个手指和外侧的另一个手指之间，可以有效地检查咬肌中腹的大部分是否有触发点（图8-4A）。患者可以坐位，或者更合适地取仰卧位，以确保患者充分放松。触诊的手指和肌肉的中段之间只有一层薄薄的黏膜将两者分开。如果临床医生难以确定肌肉本身的位置，他可以要求患者轻轻地咬下去，这样他就可以确认触诊在肌肉上。然后，在肌肉放松的情况下，可以通过摩擦手指之间的肌肉纤维来识别肌紧张带。如果患者张口远远超过了大部分肌肉都松弛的程度（通常上下切牙之间保持一个压舌器的宽度就能提供这种松弛），则触发点的压痛会增加。由于腮腺位于皮肤和咬肌的很多中

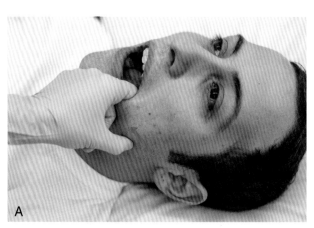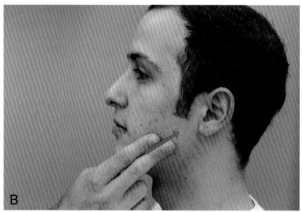

图8-4　钳捏式触诊法定位咬肌中触发点。**A** 临床医生在口腔内使用交叉纤维钳捏式触诊来检测咬肌中的触发点。**B** 口腔外交叉纤维平滑式触诊技术。这两种技术都可以在患者坐位或仰卧的情况下进行

间纤维部分之间，而许多咬肌触发点正是位于此，所以手指在口腔内触诊比在口腔外触诊能更清楚地感觉到肌肉结构。

为了评估下颌角附近的肌肉，可以在口腔外使用交叉纤维平滑式触诊（图8-4B）。临床医生可以通过让患者简单地做咬合动作，并在触诊的手指下感到肌肉收缩，以此来确认已经准确地触诊到咬肌。

4　鉴别诊断

（1）触发点的激活和持续

如果任何一种激活触发点的姿势或活动不加以纠正，便会使触发点永久化。在咬肌的任何部位，不习惯的离心运动、非耐力肌的离心运动、过度使用、最大或次最大向心运动都可能激活触发点[71]。当肌肉长时间处于缩短或延长的位置时，触发点也可能被激活或加重。

具体来说，触发点可以通过持续或重复的超功能性下颌习惯动作被激活和延续，例如咬紧牙关或磨牙、咀嚼口香糖、咬指甲、下颌长时间咬着烟嘴或烟斗、幼年吮吸拇指或后牙明显的咬合不协调、义齿磨损或牙槽骨吸收[72]。过度的超功能性习惯动作与咬合不良之间存在正相关，其中咬指甲最常见，为65.5%[73]。现已发现咬合不良可导致各种咬肌和颞肌的肌肉活动[74]。

可能激活咬肌触发点的其他情况包括牙科手术期间的长时间过度拉伸、将下颌骨固定在闭合位置（如颈部持续牵引期间的头部固定，或下颌缝合闭合）、直接损伤肌肉（尤其是面部侧面受到打击）、由机动车事故后引起舌骨上肌或舌骨下肌的屈曲—伸展损伤接着、对下颌产生张力、进而影响咬肌而引起的咬肌过度负荷[75]。急性超负荷情况也会激活咬肌中的触发点，包括咬肌的突然强力收缩（比如咬碎坚果和冰块）以及缝纫时咬断缝线。

如前所述，过度的头部前伸姿势会通过增加舌骨肌肉的应力来激活或维持咬肌中的触发点。慢性经口呼吸［通过手术面罩进行持续气道正压通气（CPAP）或鼻塞］往往会导致过度的头部前伸位和姿势改变，从而间接增加咀嚼肌的应力，并可能激活和维持这些肌肉中的触发点[76]。

最后，情绪压力对咬肌触发点的发生也起到了一定作用。Schwartz和Auerbach等学者观察了情绪应激对颞下颌关节功能紊乱患者活动性触发点的产生和疼痛的影响[77,78]。在处于极度情绪紧张、强烈决心或绝望状态的人群中咬肌是最先收缩的肌肉之一，肌肉常处于异常的长时间的保持收缩状态[46]。Bell发表的病例报道表明生活压力和磨牙症影响着触发点疼痛的发生和持续[79]。患有夜间磨牙症的人具有更高水平的唾液皮质醇并且被认为是心理应激[80]，这也支持了应激可以通过磨牙过度激活咬肌从而促进触发点的发生这一观点。

（2）相关联触发点

联合触发点可在其他触发点牵涉的疼痛区域内产生[81]。因此，每一块肌肉内的触发点所牵涉的疼痛区域中的所有肌肉都应加以考虑。由于咬肌触发点的牵涉，面部肌肉如皱眉肌、上颚肌和颊肌都可能有触发点产生。

对我们来说有很重要的一点，就是要认识到咬肌中的触发点通常与来自胸锁乳突肌或上斜方肌的触发点相关，这通常是运动单位活动增强的结果[82,83]。在这种情况下，经过对这些肌肉中的触发点进行治疗，常常可以不必直接治疗咬肌触发点。咬肌和其他咀嚼肌的触发点常在经过适当的颈部肌肉治疗后得到充分缓解，这样一来对咀嚼肌的触发点进行放松治疗就不是必需的了。

咬肌触发点也可能与其他咀嚼肌中的触发点有关。最常见的是与同侧颞肌和对侧咬肌有关。翼内肌或/和翼外肌可能同时受累，有时甚至可能双侧受累，但这些情况并不常见。

（3）相关联疾病

与咬肌触发点并发的诊断可能包括可复或不可复性颞下颌关节内紊乱（参见第十八章）。此外，诸如牙科疾病、紧张性头痛、颈源性头痛、神经源性耳鸣、破伤风、咬肌肥大、肌内血管瘤等情况，引起的症状可能与咬肌触发点产生的症状混淆，也可能同时出现。

病变的牙齿，例如，一颗无法修复的龋病（龋齿），可能会在咬肌上产生牵涉痛，而这与咬肌中的触发点引起的牵涉痛十分相似。对牙齿进行热刺激后引起的长期疼痛反应可能提示牙髓炎，而对叩诊和压力的敏感则可能是牙周韧带顶端炎症引起的[84,85]。咬肌（或颞肌）触发点引起的牵涉痛和压痛可引起牙齿对咬合压力、叩诊、热、冷刺激中任何一种或所有刺激变得超敏。牙髓炎、牙周韧带发炎、咬肌触发点的正确治疗各不相同，因此必须做出准确的诊断。

咬肌触发点常与头痛有关。在颈源性头痛患者中，咬肌中的触发点可能是一种疼痛产生机制[86]。同样，咬肌触发点与紧张性头痛的发生也有关联[37,38,41]。

神经源性耳鸣应区别于本章前面所述的肌筋膜源性耳鸣。有趣的是，如果患者体内维生素 B_{12} 含量较低，那么与听力丧失相关的耳鸣往往会对维生素 B_{12} 补充治疗产生反应[87]。同样，补充维生素 B_{12} 疗法也有助于肌肉筋膜性耳鸣。单一维生素不足引起的耳鸣可以通过补充烟酸酰胺和维生素 B_1 来缓解。恢复正常的血浆褪黑素和维生素 B_{12} 水平对耳鸣伴听力损失患者是有帮助的[87,88]。

牙关紧闭是由咀嚼肌痉挛引起的下颌紧闭。可能是由于邻近组织蜂窝织炎引起的咬肌痉挛、翼下颌间隙蜂窝织炎引起的翼内肌痉挛、颞下窝蜂窝织炎引起的颞肌痉挛、牙源性咀嚼肌间隙感染、局部麻醉注射、外科拔除牙齿（特别是第三磨牙）、颌骨或面部骨折，或面部放射治疗（放射纤维化）所引起[89-91]。

虽然破伤风在发达国家因接种疫苗而不常见，但它是一种严重的疾病，可引起牙关紧闭，应予以排除。2012年，在 Fusetti 等人的一项病例研究中，一位78岁的农民被诊断出破伤风，并伴有渐进性的下颌闭锁和肌肉僵硬[92]。此外，在另一项病例研究中，一名31岁的患者在被一枚生锈的钉子刺破手后出现了破伤风症状并且需要治疗，而该患者体内的破伤风抗体处于正常水平[93]。

在牙关紧闭的患者中尝试打开下颌常常会引起疼痛。如果痉挛的肌肉也有触发点，则疼痛加剧。触发点可以注射治疗缓解，但前提是该区域没有感染的迹象。张口运动和使用器械，以及药物，可以帮助增加运动，减少疼痛，提高生活质量[90,94,95]。

咬肌肥大常与咬肌病理学改变相互混淆，因为运动受限是两种情况共同的临床表现[96,97]。咬肌肥大是腮腺和后颊部肌肉的无痛性肿胀。触诊时咬肌坚实，皮肤黏膜正常。磁共振成像（MRI）可发现咬肌肌束增大的阳性表现[98]。患者可能出现张口受限和偶尔疼痛，但无发热或实验室检查异常[96,97]。

肌内血管瘤是一种罕见的血管瘤，当出现在头部时，最常见于咬肌[99-101]。它可以随着肌肉组织的生长或创伤而加速生长，也可以自发消退[99]。50%～60%的病例会出现疼痛[100]，大多数病例在30岁以前发病[99-101]。诊断检查，如磁共振成像、超声和彩色多普勒，通常用来帮助确定软组织病变的类型[99,101]。治疗以手术切除为主[99-101]。

如前所述，咬肌的病理通常与颞下颌关节功能紊乱相关。有关颞下颌关节功能紊乱的检查和鉴别诊断的综合信息，请参阅其他文献。

5　纠正措施

首先，由于咬肌中的触发点可能是由于其他肌肉如胸锁乳突肌和斜方肌的病理改变所致，所以应该首先处理这些肌肉（参见第六章和第七章）。

应纠正头部前伸位，以减少咬肌过度活动。这种矫正可能需要改变患者的呼吸方式，以确保患者用鼻子而不是嘴呼吸。此外，患者应提高对下颌姿势位（胸骨/颧骨位置）的认识，并减少咬紧牙齿、咬指甲、彻底咀嚼或其他超功能性口腔习惯[21,58,76]。舌头正确的摆放位置，应该是用舌头抵住上切牙后面的上颚顶（类似读出"no"这个词"n"部分时候舌头的位置），可以帮助减轻咬肌的压力，并尽量减少经口呼吸。在白天清醒时和晚上试图入睡的时候，都应该保持舌头处于正确的位置。

压力和焦虑所导致咬紧牙关和磨牙症，应通过减少情绪紧张和提高患者有效应对压力的能力来加以控制。研究表明，那些抑郁得分较高、躯体症状主诉较多、身体状况较差的人出现该症状的风险更高[102]。由于咀嚼肌中触发点的发生与多种因素相关[89]，因此将特定的疼痛和压力管理技术推荐给心理学家或其他心理健康服务提供者会非常有帮助。

咬合矫治器可能有助于减少夜间磨牙症，因此潜在地具有减少咬肌活动的作用，但这些设备的有效性并不被普遍接受[103-107]。认知行为疗法与咬合矫治器的使用相结合可以改善治疗效果，与咬合矫治器相结合的行为改变可以有效地减少咀嚼肌筋膜疼痛[108,109]。

患者还应停止咀嚼口香糖、冰块或硬肉；吃焦糖；咬钢笔、铅笔、苹果或指甲；用牙齿咬碎坚果；或进行其他可能增加咬肌张力的超功能口腔运动。

为了改善咬肌的活动性，患者可以进行口内放松（图8-5）或口外主动肌肉放松（图8-6）。

对于白天紧咬下颌的患者，重复进行抗阻力

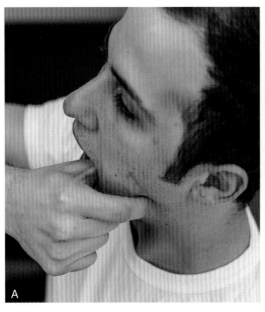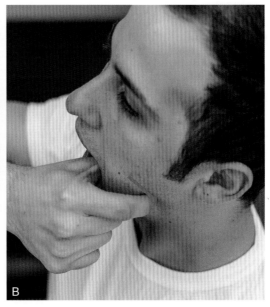

图8-5　咬肌的口腔内自我放松。患者将拇指放在面颊内侧咬肌腹下方，示指放在面颊外侧（咬肌上方）。**A** 然后手指对肌肉施加轻微的压迫。**B** 或者拇指可以进一步向外推咬肌来伸展肌肉

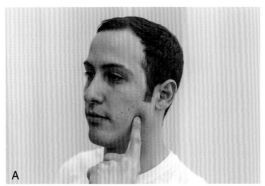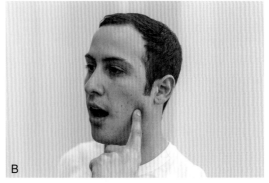

图8-6　咬肌的口腔外主动放松。**A** 患者识别咬肌中的触发点，并用手指按压耐受30 s。这项技术重复3～5次，可根据需要在全天任何时候进行。**B** 在保持对触发点的压力的同时，患者非常轻柔地关闭下颌3 s，然后完全放松，打开下颌，轻轻地伸展肌肉。这种方法可以重复3～5次，以减少疼痛和压痛

的下颌张开运动（图8-7）有助于对咬肌的相互抑制，从而减少肌肉的过度激活。

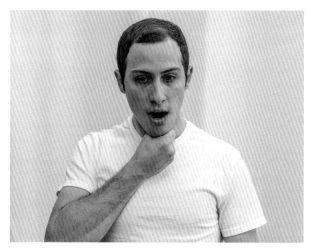

图8-7　对抗阻力张开下颌。患者将拳头置于下颌下方，在拳头的阻力下张开下颌约2.54 cm（1 in）。被卡住的开口应该保持5 s，并在一天内重复几次

李晨、杜冬萍　译　杜冬萍　审

参考文献

［1］ Standring S. *Gray's Anatomy: The Anatomical Basis of Clinical Practice.* 41st ed. London, UK: Elsevier; 2015.

［2］ Shore NA. *Temporomandibular Joint Dysfunction and Occlusal Equilibration.* Philadelphia, PA: J.B. Lippincott; 1976.

［3］ Schmolke C. The relationship between the temporomandibular joint capsule, articular disc and jaw muscles. *J Anat.* 1994; 184(pt 2): 335−345.

［4］ Hannam AG, McMillan AS. Internal organization in the human jaw muscles. *Crit Rev Oral Biol Med.* 1994; 5(1): 55−89.

［5］ Lee JY, Kim JN, Yoo JY, et al. Topographic anatomy of the masseter muscle focusing on the tendinous digitation. *Clin Anat.* 2012; 25(7): 889−892.

［6］ Strini PJ, Strini PJ, Barbosa Tde S, Gaviao MB. Assessment of thickness and function of masticatory and cervical muscles in adults with and without temporomandibular disorders. *Arch Oral Biol.* 2013; 58(9): 1100−1108.

［7］ Eriksson PO. Muscle fiber composition system. *Swed Dent J.* 1982; 12(suppl): 8−38.

［8］ Rowlerson A, Raoul G, Daniel Y, et al. Fiber-type differences in masseter muscle associated with different facial morphologies. *Am J Orthod Dentofacial Orthop.* 2005; 127(1): 37−46.

［9］ Sciote JJ, Raoul G, Ferri J, Close J, Horton MJ, Rowlerson A. Masseter function and skeletal malocclusion. *Rev Stomatol Chir Maxillofac Chir Orale.* 2013; 114(2): 79−85.

［10］ Eriksson PO, Butler-Browne GS, Thornell LE. Immunohistochemical characterization of human masseter muscle spindles. *Muscle Nerve.* 1994; 17(1): 31−41.

［11］ Johansson AS, Isberg A, Isacsson G. A radiographic and histologic study of the topographic relations in the temporomandibular joint region: implications for a nerve entrapment mechanism. *J Oral Maxillofac Surg.* 1990; 48(9): 953−961; discussion 962.

［12］ Won SY, Choi DY, Kwak HH, Kim ST, Kim HJ, Hu KS. Topography of the arteries supplying the masseter muscle: using dissection and Sihler's method. *Clin Anat.* 2012; 25(3): 308−313.

［13］ Basmajian J, Deluca C. *Muscles Alive.* 5th ed. Baltimore, MD: Williams & Wilkins; 1985.

［14］ Moyers RE. An electromyographic analysis of certain muscles involved in temporomandibular movement. *Am J Orthod.* 1950; 36(7): 481−515.

［15］ Woelfel JB, Hickey JC, Stacey RW, et al. Electromyographic analysis of jaw movements. *J Prosthet Dent.* 1960; 10: 688−697.

［16］ Yamaguchi S, Itoh S, Watanabe Y, Tsuboi A, Watanabe M. Quantitative analysis of masticatory activity during unilateral mastication using muscle fMRI. *Oral Dis.* 2011; 17(4): 407−413.

［17］ Yamaguchi S, Rikimaru H, Yamaguchi K, Itoh M, Watanabe M. Overall activity of all masticatory muscles during lateral excursion. *J Dent Res.* 2006; 85(1): 69−73.

［18］ Hugger S, Schindler HJ, Kordass B, Hugger A. Surface EMG of the masticatory muscles (Part 3): impact of changes to the dynamic occlusion. *Int J Comput Dent.* 2013; 16(2): 119−123.

［19］ Nakamura K, Hara A, Nakata S, Hyakutake H, Takahashi I. Relationship between the stability of muscle activity in the masseter muscle and craniofacial morphology. *Orthodontic Waves.* 2013; 72(2): 55−62.

［20］ Farella M, Palla S, Erni S, Michelotti A, Gallo LM. Masticatory muscle activity during deliberately performed oral tasks. *Physiol Meas.* 2008; 29(12): 1397−1410.

［21］Michelotti A, Cioffi I, Festa P, Scala G, Farella M. Oral parafunctions as risk factors for diagnostic TMD subgroups. *J Oral Rehabil.* 2010; 37(3): 157–162.

［22］Eriksson PO, Zafar H, Nordh E. Concomitant mandibular and headneck movements during jaw opening-closing in man. *J Oral Rehabil.* 1998; 25(11): 859–870.

［23］Wiesinger B, Haggman-Henrikson B, Hellstrom F, Wanman A. Experimental masseter muscle pain alters jaw-neck motor strategy. *Eur J Pain.* 2013; 17(7): 995–1004.

［24］Steiner JE, Michman J, Litman A. Time sequence of the activity of the temporal and masseter muscles in healthy young human adults during habitual chewing of different test foods. *Arch Oral Biol.* 1974; 19(1): 29–34.

［25］Mioche L, Bourdiol P, Martin JF, Noel Y. Variations in human masseter and temporalis muscle activity related to food texture during free and side-imposed mastication. *Arch Oral Biol.* 1999; 44(12): 1005–1012.

［26］Fueki K, Yoshida E, Sugiura T, Igarashi Y. Comparison of electromyographic activity of jaw-closing muscles between mixing ability test and masticatory performance test. *J Prosthodont Restor.* 2009; 53(2): 72–77.

［27］Miyawaki S, Ohkochi N, Kawakami T, Sugimura M. Changes in masticatory muscle activity according to food size in experimental human mastication. *J Oral Rehabil.* 2001; 28(8): 778–784.

［28］De Felicio CM, Ferreira CL, Medeiros AP, Rodrigues Da Silva MA, Tartaglia GM, Sforza C. Electromyographic indices, orofacial myofunctional status and temporomandibular disorders severity: a correlation study. *J Electromyogr Kinesiol.* 2012; 22(2): 266–272.

［29］Moller E, Sheik-Ol-Eslam A, Lous I. Deliberate relaxation of the temporal and masseter muscles in subjects with functional disorders of the chewing apparatus. *Scand J Dent Res.* 1971; 79(7): 478–482.

［30］Valdes C, Gutierrez M, Falace D, Astaburuaga F, Manns A. The effect of tongue position and resulting vertical dimension on masticatory muscle activity. A cross-sectional study. *J Oral Rehabil.* 2013; 40(9): 650–656.

［31］Simons DG, Travell J, Simons L. *Travell & Simon's Myofascial Pain and Dysfunction: The Trigger Point Manual.* Vol 1. 2nd ed. Baltimore, MD: Williams & Wilkins; 1999: 104.

［32］Staling LM, Fetchero P, Vorro J. Premature occlusal contact influence on mandibular kinesiology. In: Komi PV, ed. *Biomechanics.* Vol 1A. Baltimore, MD: University Park Press; 1976: 280–288.

［33］Alonso-Blanco C, Fernández de las Peñas C, de-la-Llave-Rincon AI, Zarco-Moreno P, Galan-Del-Rio F, Svensson P. Characteristics of referred muscle pain to the head from active trigger points in women with myofascial temporomandibular pain and fibromyalgia syndrome. *J Headache Pain.* 2012; 13(8): 625–637.

［34］Sanches ML, Juliano Y, Novo NF, et al. Frequency and location of referred pain in patients with temporomandibular disorder. *Int J Odontostomat.* 2014; 8(2): 309–315.

［35］Fernández de Las Peñas C, Galan-Del-Rio F, Alonso-Blanco C, Jimenez-Garcia R, Arendt-Nielsen L, Svensson P. Referred pain from muscle trigger points in the masticatory and neck-shoulder musculature in women with temporomandibular disorders. *J Pain.* 2010; 11(12): 1295–1304.

［36］da Silva Parente Macedo LC, de Goffredo Filho GS, de Souza Tesch R, de Queiroz Farias Goes CP. Frequency of temporomandibular arthralgia among myofascial pain patients with pain on palpation of ipsilateral masseter. *Cranio.* 2015; 33(3): 206–210.

［37］Karadaş Ö, Gul HL, Inan LE. Lidocaine injection of pericranial myofascial trigger points in the treatment of frequent episodic tension-type headache. *J Headache Pain.* 2013; 14: 44.

［38］Fernández de las Peñas C, Fernandez-Mayoralas DM, Ortega-Santiago R, Ambite-Quesada S, Palacios-Cena D, Pareja JA. Referred pain from myofascial trigger points in head and neck-shoulder muscles reproduces head pain features in children with chronic tension type headache. *J Headache Pain.* 2011; 12(1): 35–43.

［39］De-la-Llave-Rincon AI, Alonso-Blanco C, Gil-Crujera A, Ambite-Quesada S, Svensson P, Fernández de las Peñas C. Myofascial trigger points in the masticatory muscles in patients with and without chronic mechanical neck pain. *J Manipulative Physiol Ther.* 2012; 35(9): 678–684.

［40］Jaeger B, Reeves JL, Graff-Radford SB. A psychophysiological investigation of myofascial trigger point sensitivity vs. EMG activity and tension headache. *Cephalalgia.* 1985; 5(suppl 3): 68–69.

［41］Fernández de las Peñas C, Ge HY, Alonso-Blanco C, Gonzalez-Iglesias J, Arendt-Nielsen L. Referred pain areas of active myofascial trigger points in head, neck, and shoulder muscles, in chronic tension type headache. *J Bodyw Mov Ther.* 2010; 14(4): 391−396.

[42] Travell J. Temporomandibular joint pain referred from muscles of the head and neck. *J Prosthet Dent.* 1960; 10: 745−763.

[43] Travell J, Rinzler SH. The myofascial genesis of pain. *Postgrad Med.* 1952; 11(5): 425−434.

[44] Kleier DJ. Referred pain from a myofascial trigger point mimicking pain of endodontic origin. *J Endod.* 1985; 11(9): 408−411.

[45] Marbach JJ. Arthritis of the temporomandibular joints. *Am Fam Physician.* 1979; 19(2): 131−139.

[46] Wolff HG. *Wolff's Headache and Other Head Pain.* 3rd ed. New York, NY: Oxford University Press; 1972.

[47] Handa T, Fukuda K, Ichinohe T. Effect of combination of trigger point injection and stellate ganglion block on non-odontogenic mandibular molar pain referred from masseter muscle: a case report. *Bull Tokyo Dent Coll.* 2013; 54(3): 171−175.

[48] Kellgren JH. Observations on referred pain arising from muscle. *Clin Sci.* 1938; 3: 175−190, 180.

[49] Bell WE. *Orofacial Pains: Differential Diagnosis.* Dallas, TX: Denedco of Dallas; 1973.

[50] Reynolds MD. Myofascial trigger point syndromes in the practice of rheumatology. *Arch Phys Med Rehabil.* 1981; 62(3): 111−114.

[51] Schwartz LL. Ethyl chloride treatment of limited, painful mandibular movement. *J Am Dent Assoc.* 1954; 48(5): 497−507.

[52] Travell J. Mechanical headache. *Headache.* 1967; 7(1): 23−29.

[53] Wyant GM. Chronic pain syndromes and their treatment. II. Trigger points. *Can Anaesth Soc J.* 1979; 26(3): 216−219.

[54] Bezerra Rocha CA, Sanchez TG, Tesseroli de Siqueira JT. Myofascial trigger point: a possible way of modulating tinnitus. *Audiol Neurootol.* 2008; 13(3): 153−160.

[55] Saldanha AD, Hilgenberg PB, Pinto LM, Conti PC. Are temporomandibular disorders and tinnitus associated? *Cranio.* 2012; 30(3): 166−171.

[56] Fernandez-Carnero J, La Touche R, Ortega-Santiago R, et al. Short-term effects of dry needling of active myofascial trigger points in the masseter muscle in patients with temporomandibular disorders. *J Orofac Pain.* 2010; 24(1): 106−112.

[57] Rocha CP, Croci CS, Caria PH. Is there relationship between temporomandibular disorders and head and cervical posture? A systematic review. *J Oral Rehabil.* 2013; 40(11): 875−881.

[58] Gonzalez HE, Manns A. Forward head posture: its structural and functional influence on the stomatognathic system, a conceptual study. *Cranio.* 1996; 14(1): 71−80.

[59] Agerberg G, Osterberg T. Maximal mandibular movements and symptoms of mandibular dysfunction in 70−year old men and women. *Sven Tandlak Tidskr.* 1974; 67(3): 147−163.

[60] Dorrance GM. New and useful surgical procedures: the mechanical treatment of trismus. *Pa Med J.* 1929; 32: 545−546.

[61] Abou-Atme YS, Chedid N, Melis M, Zawawi KH. Clinical measurement of normal maximum mouth opening in children. *Cranio.* 2008; 26(3): 191−196.

[62] Walker N, Bohannon RW, Cameron D. Discriminant validity of temporomandibular joint range of motion measurements obtained with a ruler. *J Orthop Sports Phys Ther.* 2000; 30(8): 484−492.

[63] List T, John MT, Dworkin SF, Svensson P. Recalibration improves inter-examiner reliability of TMD examination. *Acta Odontol Scand.* 2006; 64(3): 146−152.

[64] Gallagher C, Gallagher V, Whelton H, Cronin M. The normal range of mouth opening in an Irish population. *J Oral Rehabil.* 2004; 31(2): 110−116.

[65] Muller L, van Waes H, Langerweger C, Molinari L, Saurenmann RK. Maximal mouth opening capacity: percentiles for healthy children 4−17 years of age. *Pediatr Rheumatol Online J.* 2013; 11: 17.

[66] Laskin DM. Etiology of the pain-dysfunction syndrome. *J Am Dent Assoc.* 1969; 79(1): 147−153.

[67] Butler JH, Folke LE, Bandt CL. A descriptive survey of signs and symptoms associated with the myofascial pain-dysfunction syndrome. *J Am Dent Assoc.* 1975; 90(3): 635−639.

[68] Greene CS, Lerman MD, Sutcher HD, Laskin DM. The TMJ pain-dysfunction syndrome: heterogeneity of the patient population. *J Am Dent Assoc.* 1969; 79(5): 1168−1172.

[69] Sharav Y, Tzukert A, Refaeli B. Muscle pain index in relation to pain, dysfunction, and dizziness associated with the myofascial pain-dysfunction syndrome. *Oral Surg Oral Med Oral Pathol.* 1978; 46(6): 742−747.

[70] Solberg WK, Clark GT, Rugh JD. Nocturnal

electromyographic evaluation of bruxism patients undergoing short term splint therapy. *J Oral Rehabil.* 1975; 2(3): 215–223.

[71] Gerwin RD, Dommerholt J, Shah JP. An expansion of Simons' integrated hypothesis of trigger point formation. *Curr Pain Headache Rep.* 2004; 8(6): 468–475.

[72] McInnes B. Jaw pain from cigarette holder. *N Engl J Med.* 1978; 298(22): 1263.

[73] Giugliano D, Apuzzo F, Jamilian A, Perillo L. Relationship between malocclusion and oral habits. *Curr Res Dent.* 2014; 5(2): 17–21.

[74] Wozniak K, Szyszka-Sommerfeld L, Lichota D. The electrical activity of the temporal and masseter muscles in patients with TMD and unilateral posterior crossbite. *Biomed Res Int.* 2015; 2015: 1–7.

[75] Fernandez-Perez AM, Villaverde-Gutierrez C, Mora-Sanchez A, Alonso-Blanco C, Sterling M, Fernández de las Peñas C. Muscle trigger points, pressure pain threshold, and cervical range of motion in patients with high level of disability related to acute whiplash injury. *J Orthop Sports Phys Ther.* 2012; 42(7): 634–641.

[76] La Touche R, Paris-Alemany A, von Piekartz H, Mannheimer JS, Fernandez-Carnero J, Rocabado M. The influence of cranio-cervical posture on maximal mouth opening and pressure pain threshold in patients with myofascial temporomandibular pain disorders. *Clin J Pain.* 2011; 27(1): 48–55.

[77] Schwartz RA, Greene CS, Laskin DM. Personality characteristics of patients with myofascial pain-dysfunction (MPD) syndrome unresponsive to conventional therapy. *J Dent Res.* 1979; 58(5): 1435–1439.

[78] Auerbach SM, Laskin DM, Frantsve LM, Orr T. Depression, pain, exposure to stressful life events, and long-term outcomes in temporomandibular disorder patients. *J Oral Maxillofac Surg.* 2001; 59(6): 628–633; discussion 634.

[79] Bell WH. Nonsurgical management of the pain-dysfunction syndrome. *J Am Dent Assoc.* 1969; 79(1): 161–170.

[80] Karakoulaki S, Tortopidis D, Andreadis D, Koidis P. Relationship between sleep bruxism and stress determined by saliva biomarkers. *Int J Prosthodont.* 2015; 28(5): 467–474.

[81] Hsieh YL, Kao MJ, Kuan TS, Chen SM, Chen JT, Hong CZ. Dry needling to a key myofascial trigger point may reduce the irritability of satellite MTrPs. *Am J Phys*

Med Rehabil. 2007; 86(5): 397–403.

[82] Hong C-Z. Considerations and recommendations regarding myofascial trigger point injection. *J Musculoskelet Pain.* 1994; 2(1): 29–59.

[83] Carlson CR, Okeson JP, Falace DA, Nitz AJ, Lindroth JE. Reduction of pain and EMG activity in the masseter region by trapezius trigger point injection. *Pain.* 1993; 55(3): 397–400.

[84] Bellizzi R, Hartwell GR, Ingle JI, et al. Diagnostic procedures, Chapter 9. In: Ingle JI, Bakland LK, eds. *Endodontics.* 4th ed. Baltimore, MD: Williams & Wilkins; 1994: 465–523.

[85] Seltzer S. Dental conditions that cause head and neck pain, Chapter 7. *Pain Control in Dentistry: Diagnosis and Management.* Philadelphia, PA: J.B. Lippincott; 1978: 105–136.

[86] Jaeger B. Are "cervicogenic" headaches due to myofascial pain and cervical spine dysfunction? *Cephalalgia.* 1989; 9(3): 157–164.

[87] Shemesh Z, Attias J, Ornan M, Shapira N, Shahar A. Vitamin B_{12} deficiency in patients with chronic-tinnitus and noise-induced hearing loss. *Am J Otolaryngol.* 1993; 14(2): 94–99.

[88] Lasisi AO, Fehintola FA, Lasisi TJ. The role of plasma melatonin and vitamins C and B_{12} in the development of idiopathic tinnitus in the elderly. *Ghana Med J.* 2012; 46(3): 152–157.

[89] Bell WE. *Orofacial Pains—Classification, Diagnosis, Management.* Chicago, IL: Year Book Medical Publishers, Inc; 1985.

[90] Vaishali MR, Roopasri G, David MP, Indira AP. Trismus. *Indian J Dent Adv.* 2010; 2(3): 303–309.

[91] Dhanrajani PJ, Jonaidel O. Trismus: aetiology, differential diagnosis and treatment. *Dent Update.* 2002; 29(2): 88–92, 94.

[92] Fusetti S, Ghirotto C, Ferronato G. A case of cephalic tetanus in a developed country. *Int J Immunopathol Pharmacol.* 2013; 26(1): 273–277.

[93] Vollman KE, Acquisto NM, Bodkin RP. A case of tetanus infection in an adult with a protective tetanus antibody level. *Am J Emerg Med.* 2014; 32(4): 392 e393–392 e394.

[94] Lee LY, Chen SC, Chen WC, Huang BS, Lin CY. Postradiation trismus and its impact on quality of life in patients with head and neck cancer. *Oral Surg Oral Med Oral Pathol Oral Radiol.* 2015; 119(2): 187–195.

[95] Dijkstra PU, Kalk WW, Roodenburg JL. Trismus in

head and neck oncology: a systematic review. *Oral Oncol.* 2004; 40(9): 879–889.

[96] Tabrizi R, Ozkan BT, Zare S. Correction of lower facial wideness due to masseter hypertrophy. *J Craniofac Surg.* 2010; 21(4): 1096–1097.

[97] Ozkan BT, Tabrizi R, Cigerim L. Management of bilateral masseter muscle hypertrophy. *J Craniofac Surg.* 2012; 23(1): e14–e16.

[98] Andreadis D, Stylianou F, Link-Tsatsouli I, Markopoulos A. Bilateral masseter and internal pterygoid muscle hypertrophy: a diagnostic challenge. *Med Princ Pract.* 2014; 23(3): 286–288.

[99] Lakshmi KC, Sankarapandiyan S, Mohanarangam VSP. Intramuscular hemangioma with diagnostic challenge: a cause for strange pain in the masseter muscle. *Case Rep Dent.* 2014: 1–4.

[100] Narayanan CD, Prakash P, Dhanasekaran CK. Intramuscular hemangioma of the masseter muscle: a case report. *Cases J.* 2009; 2: 7459.

[101] Jolly SS, Rattan V, Rai S, Kaur K, Gupta A. Intramuscular cavernous haemangioma of masseter muscle—a case report of surgical excision. *J Clin Diagn Res.* 2015; 9(4): ZD01–ZD02.

[102] Dougall AL, Jimenez CA, Haggard RA, Stowell AW, Riggs RR, Gatchel RJ. Biopsychosocial factors associated with the subcategories of acute temporomandibular joint disorders. *J Orofac Pain.* 2012; 26(1): 7–16.

[103] Matsumoto H, Tsukiyama Y, Kuwatsuru R, Koyano K. The effect of intermittent use of occlusal splint devices on sleep bruxism: a 4-week observation with a portable electromyographic recording device. *J Oral Rehabil.* 2015; 42(4): 251–258.

[104] Landry ML, Rompre PH, Manzini C, Guitard F, de Grandmont P, Lavigne GJ. Reduction of sleep bruxism using a mandibular advancement device: an experimental controlled study. *Int J Prosthodont.* 2006; 19(6): 549–556.

[105] Takahashi H, Masaki C, Makino M, et al. Management of sleep-time masticatory muscle activity using stabilisation splints affects psychological stress. *J Oral Rehabil.* 2013; 40(12): 892–899.

[106] Suvinen TI, Kemppainen P. Review of clinical EMG studies related to muscle and occlusal factors in healthy and TMD subjects. *J Oral Rehabil.* 2007; 34(9): 631–644.

[107] Sjoholm T, Kauko T, Kemppainen P, Rauhala E. Long-term use of occlusal appliance has impact on sleep structure. *J Oral Rehabil.* 2014; 41(11): 795–800.

[108] Trindade M, Orestes-Cardoso S, de Siqueira TC. Interdisciplinary treatment of bruxism with an occlusal splint and cognitive behavioral therapy. *Gen Dent.* 2015; 63(5): e1–e4.

[109] Conti PC, de Alencar EN, da Mota Correa AS, Lauris JR, Porporatti AL, Costa YM. Behavioural changes and occlusal splints are effective in the management of masticatory myofascial pain: a short-term evaluation. *J Oral Rehabil.* 2012; 39(10): 754–760.

第 九 章

颞肌

塞萨尔·费尔南德斯·德拉斯佩尼亚、里卡多·奥尔特加·圣地亚哥

1 介绍

颞肌是咀嚼系统的主要肌肉之一，由前、中、后三部分组成，起源于整个颞窝直至颞下线，不包括颧骨和颞筋膜深面形成的部分，止于下颌骨冠状突的内表面、顶端和前后缘。它由颞深前神经和颞深后神经支配，颞深神经由三叉神经（第Ⅴ对脑神经）下颌支前部分支而来。颞肌的血供由上颌动脉第二部分的颞深支提供。颞肌可以控制闭口时的颞下颌关节运动，是维持颞下颌关节动力稳定性的主要因素之一。颞肌的主要功能是闭口，其后部纤维可以帮助向同侧的外侧方运动，而前部纤维可以帮助下颌前伸。颞肌引起的牵涉痛会产生牙痛或深部头痛，这取决于患者的临床表现。这种肌肉通常与颅颈系统中不同的疼痛综合征有关，特别是头痛、颞下颌关节疼痛障碍、口面部疼痛和机械性颈痛。在过去的10年里，越来越多的证据表明颞肌中的活动触发点（TrPs）在紧张性头痛（TTH）和颞下颌关节功能紊乱（TMDs）相关的症状中起到一定作用。症状可以自发地产生，并且经常会由于一些不正常的习惯而延长，如磨牙症、嚼口香糖、咬指甲和咀嚼冰块。研究表明，在头痛患者中，颞肌常有压力—疼痛超敏反应，表现为压力—疼痛阈值较低。矫正措施包括保持良好的姿势、舌头在口中处于适当的休息位和停止超功能性的习惯动作，以及被动地拉伸肌肉。

2 相关解剖

颞肌起源于整个颞窝直至颞下线，不包括颧骨和颞筋膜深面形成的部分，止于下颌骨冠状突的内表面、顶端和前后缘（图9-1）[1]。颞肌由较厚的筋膜覆盖，该筋膜在颧弓上方约2 cm处分为浅筋膜和深筋膜。在浅筋膜和深筋膜之间有颞浅脂肪垫。

根据纤维的走行方向，颞肌可分为三部分：几乎是垂直的前部纤维、倾斜的中间纤维、几乎是水平的后部纤维。在不同的纤维走行方向上，组成肌肉纤维的成分也有所不同，这是由于当肌肉进行咀嚼时，肌肉中的特定部分比其他部分更活跃。现已知肌肉由Ⅰ型（慢抽搐）和Ⅱ型（快抽搐）纤维组成[2,3]；然而研究表明，Ⅰ型纤维在肌肉不同部位所占的百分比存在差异[2,4]。

（1）神经支配和血供

颞肌由颞深前神经和颞深后神经支配，而颞深神经由三叉神经（第Ⅴ对脑神经）下颌支的前支发出。颞肌的血供由上颌动脉第二部分的颞深支所提供。此外，颞动脉系统为颞肌皮瓣提供了可靠的血管解剖。

（2）功能

颞肌的所有纤维都参与了它的主要功能——提升下颌骨（闭口）。这种运动既需要前纤维的向上拉力，也需要后纤维的向后拉力[1]。当下颌骨闭合、下颌紧紧地正中位咬合时，颞肌先于咬肌被激活，并且颞肌的所有部分都参与运动[6,7]。有趣的是，颞肌在咬肌挛缩的患者张口时会表现出对抗性收缩[8,9]。

颞肌也参与下颌骨的侧向运动。下颌骨向一

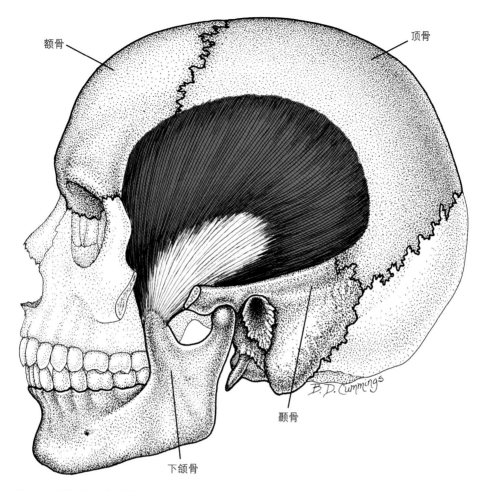

额骨

顶骨

颞骨

下颌骨

B.D.Cummings

图9-1　颞肌在下方附着于下颌骨的冠状突，上方附着于颞窝。这种扇形肌肉的前纤维几乎是垂直的，后纤维几乎是水平走行的，但收缩后功能主要是向上拉。颧弓已经被部分移除，除了张口时它覆盖了大部分附着冠状突上颞肌的腱性附着

侧的横向运动会持续激活同侧颞肌，并且后纤维的激活程度要大于前纤维[10,11]。Cecílio等人报道了类似的发现；但他们的研究中没有具体说明颞肌的哪一部分被激活[7]。

最后，这块肌肉也参与了下颌的回缩和前伸运动。回缩时，颞肌纤维全部活动；然而，与前纤维相比，后纤维具有更高的肌电图峰值[11]。这支持了早期有类似发现的研究[12-14]。近来没有这方面的研究。在前伸运动时肌肉纤维仍然是活跃的，但不像后缩时那么强烈，并且人们认为前纤维在前伸运动中更活跃[10]。

在下颌休息位，颞肌前纤维是活跃的[15]。然而，其他的研究有相互矛盾的观点——一项研究报道，后纤维比前纤维更活跃，而另一项研究发现，坐着的受试者在头和躯干直立的情况下，有三个受试者的颞肌经过反复的测量记录并未发现有活动[16,17]。这些不同的结论可能是由于休息位置的不同、焦虑引起肌肉紧张程度的不同、电极检测技术和头部位置的变化，以及咀嚼肌组织中存在静息型触发点所引起。

（3）功能单位

肌肉的功能单位包括协同和拮抗其动作的肌肉以及肌肉所穿过的关节。这些结构在功能上的相互依赖反映在感觉运动皮质的组织和神经连接上。功能单位之所以被强调，是因为在该单位的一块肌肉中存在触发点，增加了该单位的其他肌肉也出现触发点的可能性。当灭活肌肉中的触发点时，我们应注意相互依赖的肌肉中也可能产生的触发点。表9-1大致描述了颞肌的功能单位[18]。

颞肌除了具有下颌上抬的主要功能外，还可协助同侧下颌的抬高。翼外肌的上头在下颌上抬（闭口）时起到的作用仍有争论，尽管它的作用被认为是在闭口过程中离心收缩以稳定颞下颌关节的关节盘[19]。

表9-1　颞肌的功能单位		
动　作	协同肌	拮抗肌
下颌抬高	咬肌 翼内肌	翼外肌 二腹肌 肩胛舌骨肌 下颌舌骨肌

3　临床表现

（1）牵涉痛的类型

颞肌是紧张性头痛（TTH）或颞下颌关节功能紊乱（TMD）患者的常见累及部位[20-23]。有趣的是，颞肌在TTH儿童中也很重要[24]。颞肌触发点引起的牵涉痛被描述为广泛存在于颞区、眉毛、眶后、上牙任何一处或所有上牙的疼痛。颞肌触发点也可能引起对叩诊和中等温度变化的痛觉过敏，这些变化可以出现在同侧上牙的任何一处或所有上牙，这取决于触发点的位置。触发点可以位于颞肌的任何部位。经临床观察，颞肌前部的触发点可将疼痛向前沿眶上嵴、向下至上切牙牵涉（图9-2A）。在肌肉中间部分的触发点的疼痛可以向上以指状突起向颞中区牵涉，向下牵涉到在同侧上颌牙列的中间部位（图9-2B和图9-2C）。最后，位于肌肉后部的触发点的牵涉痛可以向后、向上牵涉到头部，与头痛有类似特征（图9-2D）[25]。其他研究也检查了注射高渗盐水后颞肌的牵涉痛模式。Jensen和Norup发现，这块肌肉会引起下颌牵涉痛[26]。Schmidt-Hansen等人报道了牵涉三叉神经支配区域的疼痛，尤其是在眼区和下颌区[27]。报道的疼痛模式的差异强调了临床医生应该考虑到颞肌的任何部分都可以将疼痛牵涉到头或牙齿的任何一个部分。

最近的研究尝试着描述了颞下颌关节紊乱和紧张性头痛患者中颞肌触发点所引起的疼痛的解剖位置。Alonso Blanco等人观察到女性TMD患者的颞肌和咬肌中的触发点比纤维肌痛综合征患者更活跃[28]。此外，TMD女性患者的牵涉痛位于更靠后的部位。在另一项研究中，同一作者发现儿童TTH患者其颞肌的牵涉痛面积比成人大，但是成人TTH患者颞肌的牵涉痛的位置比TTH儿童患者的更低[29]。最后，在TTH患者颞肌触发点的位置分布的临床研究中，观察到两个重要的临床特征：① 同一患者颞肌中常有多个活动的触发点；② 触发点主要位于肌腹的前部和中部[30]。

（2）症状

如前所述，颞肌触发点患者可能会主诉头痛，这种疼痛可能是紧张性头痛或偏头痛，也可能是牙痛或牙区疼痛，但他们很少有下颌张开有限制，通常张口度仅减少5～10 mm。咬肌更常引起下颌张开受限（参见第八章）。因此，正常的下颌运动通常不会引起颞肌的触发点疼痛。在头痛患者的颞肌中，一种常见的痛觉过敏反应表现为压痛阈值降低[31]。有趣的是，在临床实践中，颞肌触发点引起的牵涉痛与患者表现的症状相符合，也就是说，在颞下颌关节紊乱患者，颞肌疼痛牵涉牙齿或口腔而不是头部；而在紧张性头痛患者中，疼痛牵涉到头的深部而不是牙齿。颞下颌关节功能紊乱患者可能会说，"我的牙齿不太对劲"，而患有紧张性头痛或偏头痛的患者可能会说，"我感觉我的疼痛在头的深部或进入眼睛，就像一个眼罩"。由于在牵涉痛部位的牙齿可能伴随有痛觉过敏，不知情的牙科医生可能会没必要地去除牙髓或拔除完全健康的牙齿[25]。

（3）患者体格检查

经过彻底的问诊后，临床医生应绘制一张详细的图纸，表示患者描述的疼痛模式。这一描述将有助于规划体检，并可在症状改善或改变时监测患者症状的进展。临床医生应对颞下颌关节进行筛查，并评估患者的姿势，特别注意头部和颈

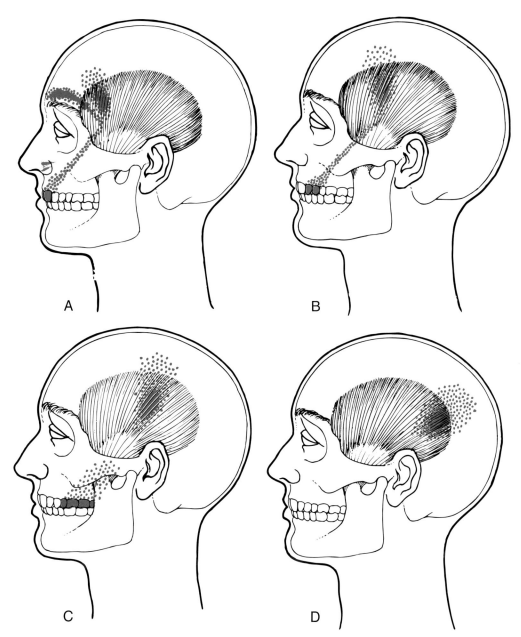

图9-2　左颞肌触发点（TrPs）的疼痛和压痛模式（基本区呈实心红色，溢出区呈点状）。**A** 颞肌前部触发点引起的牵涉痛；**B**、**C** 表示颞肌中部触发点引起的牵涉痛；**D** 表示颞肌后部触发点引起的牵涉痛

部的位置。虽然颞下颌关节紊乱与头颈部姿势的关系仍存在争议且无定论，但应注意头前倾位和舌骨上肌、舌骨下肌过度紧张[32]。

　　患者应进行主动张口和闭口运动。判断张口度是否正常或能否满足日常功能，可以通过尝试将非优势手的前两指的近侧指间关节置于上切牙和下切牙之间来确定（双指节测试）。通常，如果累及颞肌而不是咬肌，张口度可以达到大约2.5指

关节。当颞肌后纤维有触发点时，在张口和闭口时下颌骨可能呈现C型曲线运动。

（4）触发点检查

　　对颞肌的触诊即使很平稳，也常常能发现引起剧烈疼痛的触发点。触发点可以在肌腹的任何部位找到，但最常见的位置是在颞肌前部[30]。肌肉三部分都应该仔细检查。了解肌纤维走行方向

是至关重要的，因为交叉纤维平滑式触诊应该垂直于肌纤维来定位紧张带，然后在紧张带内识别触发点。局部抽搐反应通过叩诊诱发有点难。

可以在患者坐着最好仰卧时检查颞肌。下颌应该部分张开，以使肌纤维处于最佳的伸展程度，方便颞肌触发点触诊。当下颌闭合，肌肉完全缩短时，其可触及的紧张带可能更难摸到；它们不那么疼痛，而且可能对交叉纤维触诊无法表现出局部抽搐反应。当患者让下颌放松地下垂，同时保持嘴唇轻轻闭上或刚稍微分开时，它会拉紧松弛的下颌以检查这块肌肉（图9-3）。颞肌交叉纤维平滑式触诊常暴露出多条紧张带。因为这块肌肉通常表现出多个触发点，一个触发点的存在往往会激活其他触发点，对其中任何一个触发点施加压力，常常会产生相似的牵涉痛模式。

在一些颞下颌关节功能紊乱的疼痛患者中，触发点可以位于靠近下颌骨冠突部位的肌肉里。对颞肌的检查时患者为张口位在冠突的内表面触诊触发点，压力方向指向冠突外侧。颞肌不会引起神经卡压。

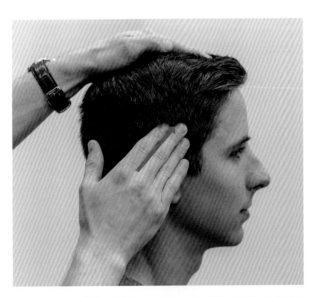

图9-3　颞肌前部触发点的检查。对于所有部位的检查，患者应将下颌下降到放松的张口位（嘴唇保持轻轻闭合），以收紧肌肉。这一位置可以突出肌肉纤维的紧张带，有助于触诊发现压痛点和触发点所引起牵涉痛，并增加了触发点对快速触诊的敏感度，快速触诊是用以测试拉紧条带纤维是否会引起局部抽搐

4　鉴别诊断

（1）触发点的激活和持续

任何一种激活触发点的姿势或活动，如果不加以纠正，也能使它永久化。在颞肌的任何部位，触发点可由不习惯的离心运动、非耐力肌的离心运动、最大或次最大的向心运动激活。当肌肉长时间处于缩短或延长的位置时，触发点也可能被激活或加重。例如，过度咀嚼口香糖或诸如磨牙症或咬紧牙关等超功能性习惯不仅会引发颞肌的触发点，而且还会使其持续存在。此外，在没有牙板的情况下使用门式颈椎牵引装置治疗颈部疼痛会导致下颌长时间固定于完全闭合的位置，导致颞肌和其他下颌上抬肌处于最大限度的缩短。应该使用仰卧位的牵引装置来尽量减少对下颌的过度压力。对于看牙医的患者，如果长时间保持口腔张开的状态，颞肌的触发点就会出现。这种情况可以认为是颞肌触发点的医源性激活。医源性颞肌触发点可能加到面痛、牙痛的症状中去，并可能是改变咬合的初期的主诉。

突然的外伤，如车祸中的挥鞭伤，或直接的肌肉损伤，如头部坠地、面部打击、高尔夫球或棒球的撞击，或在机动车事故中头部撞到汽车侧面也会导致触发点的形成[34,35]。

颞下颌关节的关节盘前移可能使患者产生压力感。为了减轻压力感，患者可能会主动咬合，但这并不能纠正关节盘的前移问题，只会使颞肌（和咬肌）的触发点永久存在。

慢性感染或炎症引起的反射性肌肉收缩常被忽视或遗忘。如果治疗延误，则被认为有助于触发点的形成。因此，真正引起疼痛的牙髓病变或颞下颌关节炎症，如果拖延治疗，可能会导致颞肌（或其他咀嚼肌）触发点的形成。这些触发点会自我维持，甚至在牙髓病变或关节炎症消失后，仍可能继续引起间歇性或持续性疼痛，通常牵涉回疼痛的原发部位。不幸的是，不知情的临床医生继续治疗牙齿或关节而不是触发点，那么治疗可能是没有效果的。

头部位置前伸引起的下颌骨位置改变可增加颞肌的活动，并可激活和/或延长触发点。舌骨上和舌骨下肌肉的过度紧张会产生轻微的张力，这种张力会向下拉下颌骨，继而使颞肌和咬肌收缩以抵消拉力并保持口腔闭合，从而激活或维持这些肌肉中的触发点[36]。

当一阵冷风吹过颞肌就可能激活颞肌中的触发点（如空调发出的冷风或通过打开的车窗吹风），特别是当患者处于疲劳状态时[25]。血清甲状腺激素水平偏低或正常（放射免疫法测定的T3和T4水平）的人群，以及甲状腺功能减退的人群，尤其容易受到这种肌肉着凉的影响。

当颞肌触发点位于上斜方肌和胸锁乳突肌触发点的牵涉痛区域时，可能被相关的触发点激活。在腿部肌肉的触发点也被观察到间接地引起切牙间最大张口度减小，因此可能影响咀嚼肌功能[37,38]。这种现象是由动态和静态姿势不对称造成的功能障碍的一个例子，在这个例子中，它起源于负重的肢体。

（2）相关联触发点

联合触发点可以在颞肌触发点引起的牵涉痛区域产生（Hsie等人，2007）。因此，也应考虑颞肌牵涉痛部位的肌肉组织。颞肌牵涉痛区域的肌肉包括皱眉肌和咬肌。颞肌触发点也可能与其他咀嚼肌的触发点有关。最常见的是同侧咬肌和对侧颞肌。较为少见的是，翼内肌或/和翼外肌都可能受累，有时是双侧受累。

颞肌的常见联合触发点通常来自涉及的上斜方肌和胸锁乳突肌的触发点[39]。事实上，咀嚼肌中的触发点在机械性颈痛患者中也非常普遍[40]。

（3）相关联疾病

某些疾病引起的症状可能与颞肌触发点产生的症状非常相似，也可能同时发生。并发的诊断可能包括颞下颌关节内错位。其他疾病包括牙科疾病、紧张性头痛、颈源性头痛、偏头痛、风湿性多肌痛、颞动脉炎和颞肌腱炎。颞肌触发点治疗前应排除的主要医学诊断之一是颞动脉炎。

牙科疾病，例如无法修复的龋病（龋齿），会在颞肌上产生牵涉痛，这种牵涉痛与该部分肌肉的触发点产生的牵涉痛非常相似。

风湿性多肌痛引起的头痛与颞肌触发点引起的头痛在几个方面有区别。首先，双侧多肌痛症的疼痛分布更广泛，通常包括肩、颈、背、上臂和大腿。其次，红细胞沉降率增加。第三，晨僵一般持续45 min以上。最后，患者年龄通常在50岁以上[41,42]。

颞肌腱炎的诊断可以基于颞肌触发点引起的肌腱附着端病变。临床医生在进行镇痛治疗或类固醇注射前，更糟的或是在进行更激进的治疗——外科手术如切除髁突附着的肌肉之前，应该检查这种病变的可能性[43]。如果颞肌触发点是造成这些症状的原因，那么灭活这些症状就简单得多，创伤性更小，痛苦也小得多，费用也更低。

另一个需要鉴别诊断的重要疾病是巨细胞动脉炎或颞动脉炎，这是一种病因不明的全身性炎症性血管炎，好发于老年人，并可导致多种并发症。颞动脉炎的常见症状和体征包括视觉障碍、头痛、下颌活动障碍、颈部疼痛和头皮压痛。因此，这些症状中的有一些可能与起源于颞肌的触发点引起的症状重叠。认识到这两种疾病的症状有重叠是非常重要的，因为最近的一项研究发现，约20%的颞动脉炎患者的颞肌也受到影响[44]。

5 纠正措施

医生应指导患者保持良好的头颈部姿势和有效的静息下颌及舌位置，纠正头部前伸及舌位异常的问题。身体力学和人体工程学的指导也很重要。此外，大多数患者需要学习常用的颈部伸展运动，以帮助抑制可能使颞肌触发点永久存在的颈部肌肉中的任何触发点。事实上，在一些患者中，颞肌触发点在只纠正这两种强大的永久性因素就能自行解决。

身体不对称和由此导致的功能性脊柱侧凸应该通过适当的提升运动来纠正，因为这种姿势压力可能会激活颈部肌肉中的触发点，从而导致咀嚼肌中的联合触发点的形成。如果经口呼吸的习惯导致了头部前伸，应通过消除鼻塞等因素来纠正经口呼吸。

当颞肌因咬合异常而缩短时，应先将其伸展至正常的静息长度，然后再安装牙科矫治器，以便调整至正常工作状态。在调整牙科矫治器时，头部处于正确的中立位置是至关重要的。当患者躺在牙科椅上头部处于伸展位，其咬合动作是不同于患者坐位或站立位、头部和颈部对齐时的咬合运动。Goldstein等人发现，头部前伸姿势可以以最大的齿尖间静息位置增加咀嚼肌的活动来改变下颌闭合力的路径[45]。

在漫长的牙科手术过程激活的触发点，可以通过让患者间断休息，进行几个周期的小范围活动来预防。

长时间睡眠期间肌肉过度收缩可以用"咬合板"或一个平面咬合夹板来预防，它使上、下牙保持几毫米的距离，可以缓解磨牙症[46-48]。这在情绪压力大的时候特别有用[49]。为了获得更显著的效果，认知行为疗法可以在使用咬合夹板的同时进行，因为这已经被证明比单独使用夹板更有效[50]。

医生应劝说患者停止嚼口香糖、冰块或硬肉；吃焦糖；咬钢笔、铅笔、苹果或指甲；用牙齿咬碎坚果；或进行牙齿或口腔的其他异常功能行为。患者应戴上睡帽、防护帽或围巾，避免凉风直接吹到太阳穴。

患者应通过每天做颞肌自我拉伸练习，学习如何在坐位时被动拉伸颞肌（图9-4）。注意不要过度拉伸这块肌肉，因为这会给关节施加不正常的力。在练习结束之前，患者可以在颞肌区域进行湿热敷，在晚上睡觉前覆于一侧的头部和面部10～15 min。

当患者对上述被动运动感到舒适时，下一步则是开始进行主动的阻抗性张口运动，这有助于通过相互抑制克服运动受限。患者可以通过轻轻地抵抗阻力张开嘴（两个手指放在下巴下）几秒钟来放松肌肉，然后主动张开嘴来收紧肌肉。这种（抗阻力张口运动的）张口度可以通过纠正舌

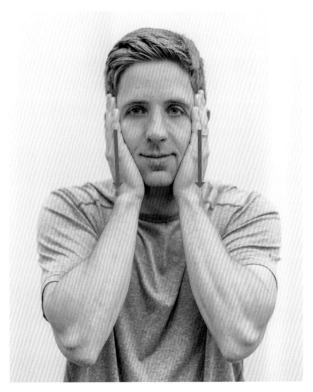

图9-4　颞肌的自我伸展。下颌提升肌是通过在头部和面部两侧用手的广泛压力用力向下拉以伸展颞肌，同时进行长时间的充分呼吸来增强肌肉放松

头顶在上切牙后的硬腭的位置来控制。对于颞下颌关节炎或疼痛性颞下颌关节错位（即关节盘移位伴萎缩）的患者，建议采用这种保护性手法，以便他们能够在无疼痛限制范围内伸展或避免疼痛性弹响。

如果累及颞肌后纤维，导致下颌骨在打开时发生偏移时，患者需要改进上述运动：患者张开下颌伸展时，首先将一只手放在对侧的上颌骨（受累颞肌的对侧），另一只手放在同侧的下颌骨。张口时下颌被推离它偏离的一侧，同时患者下颌肌肉积极地协助运动，以达到最有效的拉伸。在压力完全释放之前，轻轻将下颌骨恢复到起始位置。在这个练习中，把舌头放在它的休息位置也能促进嘴的对称张开。当症状完全缓解后，运动可减少到每周2～3次以作为一种健康维护措施，并纳入日常运动后的肌肉伸展常规。

如果没有关节功能障碍，则鼓励患者定期进行大幅度的打呵欠运动。增加这种反射抑制有助于获得充分的正常伸展长度的颞肌（和其他下颌

上抬肌）。

最后，如第四章所述，应检查患者是否有甲状腺功能减退、其他代谢紊乱和营养缺乏的迹象，其中任何一种疾病都可能增加神经肌肉的兴奋性。

李晨、杜冬萍　译　杜冬萍　审

参考文献

［1］ Standring S. *Gray's Anatomy: The Anatomical Basis of Clinical Practice.* 41st ed. London, UK: Elsevier; 2015.

［2］ Korfage JA, Van Eijden TM. Regional differences in fibre type composition in the human temporalis muscle. *J Anat.* 1999; 194(pt 3): 355–362.

［3］ Korfage JA, Koolstra JH, Langenbach GE, van Eijden TM. Fiber-type composition of the human jaw muscles—(part 2) role of hybrid fibers and factors responsible for inter-individual variation. *J Dent Res.* 2005; 84(9): 784–793.

［4］ Eriksson PO. Muscle fiber composition system. *Swed Dent J.* 1982; 12(suppl): 8–38.

［5］ Lam D, Carlson ER. The temporalis muscle flap and temporoparietal fascial flap. *Oral Maxillofac Surg Clin North Am.* 2014; 26(3): 359–369.

［6］ Kimoto K, Fushima K, Tamaki K, Toyoda M, Sato S, Uchimura N. Asymmetry of masticatory muscle activity during the closing phase of mastication. *Cranio.* 2000; 18(4): 257–263.

［7］ Cecilio FA, Regalo SC, Palinkas M, et al. Ageing and surface EMG activity patterns of masticatory muscles. *J Oral Rehabil.* 2010; 37(4): 248–255.

［8］ Yamaguchi T, Satoh K, Komatsu K, Inoue N, Minowa K, Totsuka Y. Electromyographic activity of the jaw-closing muscles during jaw opening in patients with masseter muscle contracture. *Cranio.* 2002; 20(1): 48–54.

［9］ Yamaguchi T, Satoh K, Komatsu K, et al. Electromyographic activity of the jaw-closing muscles during jaw opening—comparison of cases of masseter muscle contracture and TMJ closed lock. *J Oral Rehabil.* 2002; 29(11): 1063–1068.

［10］ Woelfel JB, Hickey JC, Stacey RW, et al. Electromyographic analysis of jaw movements. *J Prosthet Dent.* 1960; 10: 688–697.

［11］ Blanksma NG, van Eijden TM, van Ruijven LJ, Weijs WA. Electromyographic heterogeneity in the human temporalis and masseter muscles during dynamic tasks guided by visual feedback. *J Dent Res.* 1997; 76(1): 542–551.

［12］ McDougall JDB, Andrew BL. An electromyographic study of the temporalis and masseter muscles. *J Anat.* 1953; 87: 37–45.

［13］ Greenfield BE, Wyke BD. Electromyographic studies of some of the muscles of mastication. *Br Dent J.* 1956; 100: 129–143.

［14］ Vitti M, Basmajian JV. Integrated actions of masticatory muscles: simultaneous EMG from eight intramuscular electrodes. *Anat Rec.* 1977; 187(2): 173–189.

［15］ Yilmaz G, Ugincius P, Sebik O, Turker KS. Tonic activity of the human temporalis muscle at mandibular rest position. *Arch Oral Biol.* 2015; 60(11): 1645–1649.

［16］ Vitti M, Basmajian JV. Muscles of mastication in small children: an electromyographic analysis. *Am J Orthod.* 1975; 68(4): 412–419.

［17］ Yemm R. The question of "resting" tonic activity of motor units in the masseter and temporal muscles in man. *Arch Oral Biol.* 1977; 22(5): 349–351.

［18］ Simons DG, Travell J, Simons L. *Travell & Simon's Myofascial Pain and Dysfunction: The Trigger Point Manual.* Vol 1. 2nd ed. Baltimore, MD: Williams & Wilkins; 1999: 104.

［19］ Park JT, Lee JG, Won SY, Lee SH, Cha JY, Kim HJ. Realization of masticatory movement by 3–dimensional simulation of the temporomandibular joint and the masticatory muscles. *J Craniofac Surg.* 2013; 24(4): e347–e351.

［20］ Fernández de las Peñas C, Ge HY, Arendt-Nielsen L, Cuadrado ML, Pareja JA. The local and referred pain from myofascial trigger points in the temporalis muscle contributes to pain profile in chronic tension-type headache. *Clin J Pain.* 2007; 23(9): 786–792.

［21］ Alonso-Blanco C, de-la-Llave-Rincon AI, Fernández de las Peñas C. Muscle trigger point therapy in tension-type headache. *Expert Rev Neurother.* 2012; 12(3): 315–322.

［22］ Karadas O, Gul HL, Inan LE. Lidocaine injection of pericranial myofascial trigger points in the treatment of frequent episodic tension-type headache. *J Headache Pain.* 2013; 14: 44.

［23］ Fernández de las Peñas C, Galan-Del-Rio F, Alonso-Blanco C, Jimenez-Garcia R, Arendt-Nielsen L, Svensson P. Referred pain from muscle trigger points in the masticatory and neck-shoulder musculature in women with temporomandibular disoders. *J Pain.* 2010; 11(12): 1295−1304.

[24] Fernández de las Peñas C, Fernandez-Mayoralas DM, Ortega-Santiago R, Ambite-Quesada S, Palacios-Cena D, Pareja JA. Referred pain from myofascial trigger points in head and neck-shoulder muscles reproduces head pain features in children with chronic tension type headache. *J Headache Pain.* 2011; 12(1): 35−43.

[25] Travell J. Temporomandibular joint pain referred from muscles of the head and neck. *J Prosthet Dent.* 1960; 10: 745−763.

[26] Jensen K, Norup M. Experimental pain in human temporal muscle induced by hypertonic saline, potassium and acidity. *Cephalalgia.* 1992; 12(2): 101−106.

[27] Schmidt-Hansen PT, Svensson P, Jensen TS, Graven-Nielsen T, Bach FW. Patterns of experimentally induced pain in pericranial muscles. *Cephalalgia.* 2006; 26(5): 568−577.

[28] Alonso-Blanco C, Fernández de las Peñas C, de-la-Llave-Rincon AI, Zarco-Moreno P, Galan-Del-Rio F, Svensson P. Characteristics of referred muscle pain to the head from active trigger points in women with myofascial temporomandibular pain and fibromyalgia syndrome. *J Headache Pain.* 2012; 13(8): 625−637.

[29] Alonso-Blanco C, Fernández de las Peñas C, Fernandez-Mayoralas DM, de-la-Llave-Rincon AI, Pareja JA, Svensson P. Prevalence and anatomical localization of muscle referred pain from active trigger points in head and neck musculature in adults and children with chronic tension-type headache. *Pain Med.* 2011; 12(10): 1453−1463.

[30] Fernández de las Peñas C, Caminero AB, Madeleine P, et al. Multiple active myofascial trigger points and pressure pain sensitivity maps in the temporalis muscle are related in women with chronic tension type headache. *Clin J Pain.* 2009; 25(6): 506−512.

[31] Andersen S, Petersen MW, Svendsen AS, Gazerani P. Pressure pain thresholds assessed over temporalis, masseter, and frontalis muscles in healthy individuals, patients with tension-type headache, and those with migraine—a systematic review. *Pain.* 2015; 156(8): 1409−1423.

[32] Rocha CP, Croci CS, Caria PH. Is there relationship between temporomandibular disorders and head and cervical posture? A systematic review. *J Oral Rehabil.* 2013; 40(11): 875−881.

[33] Gerwin RD, Dommerholt J, Shah JP. An expansion of Simons' integrated hypothesis of trigger point formation. *Curr Pain Headache Rep.* 2004; 8(6): 468−475.

[34] Fernandez-Perez AM, Villaverde-Gutierrez C, Mora-Sanchez A, Alonso-Blanco C, Sterling M, Fernández de las Peñas C. Muscle trigger points, pressure pain threshold, and cervical range of motion in patients with high level of disability related to acute whiplash injury. *J Orthop Sports Phys Ther.* 2012; 42(7): 634−641.

[35] Castaldo M, Ge HY, Chiarotto A, Villafane JH, Arendt-Nielsen L. Myofascial trigger points in patients with whiplash-associated disorders and mechanical neck pain. *Pain Med.* 2014; 15(5): 842−849.

[36] Darling DW, Kraus S, Glasheen-Wray MB. Relationship of head posture and the rest position of the mandible. *J Prosthet Dent.* 1984; 52(1): 111−115.

[37] Fernández de las Peñas C, Carratalá-Tejada M, Luna-Oliva L, Miangolarra-Page JC. The immediate effects of hamstring muscle stretching in subjects' trigger points in the masseter muscle. *J Musculoske Pain.* 2006; 14(1): 27−35.

[38] Bretischwerdt C, Rivas-Cano L, Palomeque-del-Cerro L, Fernández de las Peñas C, Alburquerque-Sendin F. Immediate effects of hamstring muscle stretching on pressure pain sensitivity and active mouth opening in healthy subjects. *J Manipulative Physiol Ther.* 2010; 33(1): 42−47.

[39] Hong C-Z. Considerations and recommendations regarding myofascial trigger point injection. *J Musculoskelet Pain.* 1994; 2(1): 29−59.

[40] De-la-Llave-Rincon AI, Alonso-Blanco C, Gil-Crujera A, Ambite-Quesada S, Svensson P, Fernández de las Peñas C. Myofascial trigger points in the masticatory muscles in patients with and without chronic mechanical neck pain. *J Manipulative Physiol Ther.* 2012; 35(9): 678−684.

[41] De Bandt M. Current diagnosis and treatment of polymyalgia rheumatica. *Joint Bone Spine.* 2014; 81(3): 203−208.

[42] Nesher G. Polymyalgia rheumatica—diagnosis and classification. *J Autoimmun.* 2014; 48−49: 76−78.

[43] Ernest EA III, Martinez ME, Rydzewski DB, Salter EG. Photomicrographic evidence of insertion tendonosis: the etiologic factor in pain for temporal tendonitis. *J Prosthet Dent.* 1991; 65(1): 127−131.

[44] Veldhoen S, Klink T, Geiger J, et al. MRI displays

involvement of the temporalis muscle and the deep temporal artery in patients with giant cell arteritis. *Eur Radiol.* 2014; 24(11): 2971−2979.

［45］Goldstein DF, Kraus SL, Williams WB, Glasheen-Wray M. Influence of cervical posture on mandibular movement. *J Prosthet Dent.* 1984; 52(3): 421−426.

［46］Matsumoto H, Tsukiyama Y, Kuwatsuru R, Koyano K. The effect of intermittent use of occlusal splint devices on sleep bruxism: a 4−week observation with a portable electromyographic recording device. *J Oral Rehabil.* 2015; 42(4): 251−258.

［47］Hugger S, Schindler HJ, Kordass B, Hugger A. Surface EMG of the masticatory muscles (Part 4): effects of occlusal splints and other treatment modalities. *Int J Comput Dent.* 2013; 16(3): 225−239.

［48］Zhang FY, Wang XG, Dong J, Zhang JF, Lu YL. Effect of occlusal splints for the management of patients with myofascial pain: a randomized, controlled, double-blind study. *Chin Med J (Engl).* 2013; 126(12): 2270−2275.

［49］Rugh JD, Solberg WK. Electromyographic studies of bruxist behavior before and during treatment. *J Calif Dent Assoc.* 1975; 3(9): 56−59.

［50］Trindade M, Orestes-Cardoso S, de Siqueira TC. Interdisciplinary treatment of bruxism with an occlusal splint and cognitive behavioral therapy. *Gen Dent.* 2015; 63(5): e1−e4.

第十章

翼内肌

米歇尔·芬尼根、约瑟夫·M.唐纳利

1 介绍

翼内肌是一块位于下颌骨深面的重要的咀嚼肌。它由浅头和深头两个头组成，它们紧密配合，与咬肌和翼外肌一起支撑下颌。深头起源于蝶骨外侧翼板内表面，就在翼外肌的深面。浅头附着在第三磨牙上方的上颌结节，然后到达腭骨锥突。两个头都止于下颌支与下颌角下界的内侧面上。这块肌肉由三叉神经分支下颌神经的翼内肌支支配。它的血供来自上颌动脉翼肌支。这个肌肉的功能是双侧同时做功时闭合下颌骨，而单侧则使下颌骨偏向对侧。这块肌肉的触发点可牵涉到颞下颌关节（TMJ）、耳和部分口部。它们也可以导致许多不同的耳鼻咽喉科症状和牙痛，因此鉴别诊断对于正确的治疗非常重要。翼内肌触发点可由于肌肉的机能异常或强迫收缩而持续存在，如用力咬食物、张口呼吸和（肌肉）紧张。虽然没有像其他肌肉对颞下颌关节的影响作广泛研究，但这块肌肉很可能与颞下颌关节功能障碍（TMD）有关。与此肌肉相关的病理学包括舌神经卡压、肌肉肥大引起的面部不对称、牙关紧闭、骨化性肌炎和口腔下颌肌张力障碍。矫正措施包括讲话姿势和舌头的位置、消除功能失调的习惯、消除颈部肌肉中可以引起翼内肌牵涉痛的触发点、压力管理，以及阻止下颌张开运动。

2 相关解剖

翼内肌是一块有两个头（浅头和深头）组成的粗大的四边形肌肉（图10-1A和图10-1B）。翼内肌较大的深头通常起自蝶骨外侧翼板内表面上方，就在翼外肌下头深面[1,2]；然而附着在翼腭窝的变异已有报道[3]。

翼内肌较小的浅头附着于第三磨牙上方的上颌结节处，以强有力的圆锥状肌腱附着在腭骨锥突上，跨过翼突外侧板外表面，覆盖在翼外肌下头的下端[3,4]。Sakamoto and Akita报道这部分肌肉只附着在腭骨锥突的外侧表面[1,2]。

翼内肌的两个头几乎与咬肌平行地向后外侧下行，通过一个短腱膜附着于下颌支和下颌角下缘（图10-1B）[1,3]。附着点会有变异，可以向后方远至下颌窝，向前远至下颌骨的下颌舌骨沟[1]。这些变异很可能是由于腱交叉和肌肉纤维在形成附着点时于下颌支和下颌角处部分覆盖了自己。据报道，这种肌肉有七层，都有细小不同的附着点[3]。

翼内肌可能存在副腱，正好附着在下颌舌骨线的上方。它也可被认为是下颌舌骨肌后侧区的一部分[2]。

与翼内侧肌一起，下颌骨内侧翼外肌的下头（图10-1A，浅红色）和外侧的咬肌像吊索一样悬吊下颌角。翼内肌的前部和外侧部分有大比例的Ⅰ型（慢肌）纤维（有报道称高达79%），而后部和内侧部像大多数骨骼肌一样，有大约一半的Ⅰ型纤维（52%）[5,6]。同样翼内肌有很高比例的混杂纤维，与之相对应的张口只有很小比例的ⅡA型和ⅡX型纤维[2,6-8]。纤维类型研究存在的差异可能是由于纤维类型的评估方式所致。

（1）神经支配与血供

一般来说，翼内肌由来自三叉神经（第Ⅴ脑

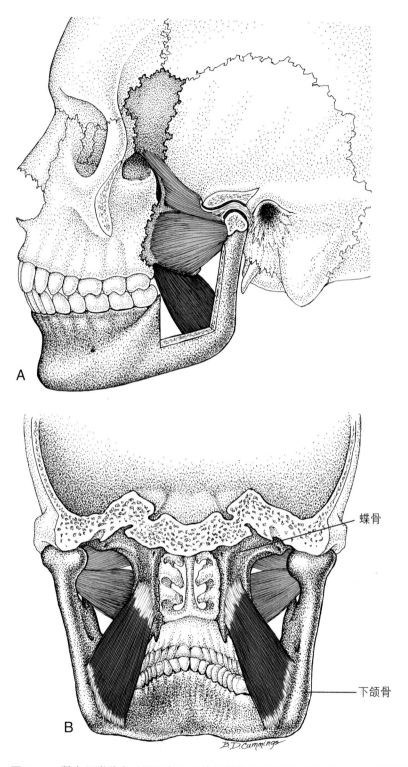

图 10-1　翼内肌附着点（深红色）及其与翼外肌的关系（浅红色）。**A** 侧视图显示下颌骨内侧的翼内肌。部分下颌骨和颧弓已被切除。**B** 紧靠颞下颌关节后面的颅骨冠状面，从口腔内向前看。翼内肌附着在蝶骨翼突外侧板的内侧（内）表面上，下方附着在下颌近下颌角的内侧表面上

神经）的下颌神经的翼内肌支支配，然而舌神经的一个小分支支配该肌肉的后外侧部分[1,2]。如果

副肌束存在时，将由舌神经的小分支支配[2]。

翼内肌的血供来自上颌动脉的翼肌支[1,9]。

（2）功能

单侧运动时，翼内肌使下颌骨偏向对侧运动[1,9,10]。这种侧向运动在咀嚼的碾磨运动中尤为重要，需要精细控制。

双侧运动时，翼内肌与咬肌和颞肌协助提升下颌骨（闭口）[1,9]。当下颌骨前伸并抬高时，翼内肌的活动就会增加[9]。总之，这些肌肉在下颌骨前伸动作上有着轻微的促进作用[9-11]。

咀嚼时，双侧翼内肌同时运动，然而咀嚼侧的活动性更高[12-14]。与翼外肌相似，这块肌肉也表现出不均匀激活，在不同的咬紧牙关的动作中是肌肉的前部和后部起作用的[15]。在前侧和前外侧咬紧时后部肌肉显示出更大的活动性。而前内侧、内侧和后外侧咬紧时前部肌肉表现更活跃。

（3）功能单位

肌肉所属的功能单位包括加强和对抗其动作的肌肉以及肌肉所穿过的关节。这些结构在功能上的相互依赖性反映在感觉运动皮层的组织和神经联系上。功能单位被强调是因为在该单元的一个肌肉中存在触发点增加了单元内的其他肌肉也出现触发点的可能性。当肌肉中的触发点失活时，值得注意的是，可能在肌肉内发生的触发点功能上是相互依赖的。表10-1大致代表翼内肌的功能单位[16]。

表 10-1 翼内肌的功能单元

活 动	协 同 肌	拮 抗 肌
对侧下颌骨偏移	同侧翼外肌 对侧咬肌 对侧颞肌	对侧翼外肌 对侧翼内肌
下颌骨上抬	咬肌 颞肌	翼外肌 二腹肌
下颌骨前伸	翼外肌	颞肌 咬肌

3 临床表现

（1）牵涉痛的类型

翼内肌触发点牵涉痛大致存在于与嘴相关区域（舌、咽和硬腭），位于颞下颌关节下方和后方、耳深处（图10-2）[17-19]。有人发现疼痛可牵涉至下颌后区和耳下区，包括翼外肌区、鼻底和咽喉[19,20]。虽然Simons等人报道称翼内肌不牵涉到牙齿，Svensson等人报道称肌肉内注射高渗盐水可以牵涉到上颌和下颌磨牙及牙龈、下颌前磨牙、上颌和下颌前磨牙牙龈和上颌前牙牙龈[16,21,22]。他们还报道了牵涉痛沿着同侧整个下颌骨，更广泛地可以贯穿整个耳朵以及进入前颈部、就在下颌骨下方。

耳闷也可能是翼内肌触发点的症状。因为腭帆张肌扩张咽鼓管，会将邻近的翼内肌和中间的筋膜推到旁边。在静息状态下，翼内肌的存在有助于保持咽鼓管的闭合。翼内肌中触发点的紧张带可能阻断腭帆张肌对咽鼓管的张开作用，导致压力性耳聋（耳闷）[16]。

（2）症状

翼内肌中存在触发点的患者描述其试图张大嘴巴、咀嚼食物或紧咬牙齿时疼痛加剧。张嘴也经常受限。

患者描述翼内肌的疼痛比来自翼外肌触发点的疼痛更弥漫。Svensson等人报道称与相关肌肉有关的最常见的症状包括乏力、击打感、灼热和疼痛。那些不常用的是紧绷、扩散、拉紧、尖锐、锋利、压迫[22]。

Teachey报道了与翼内肌触发点有关的来自鼻、鼻窦、耳、咽喉/颈部、嘴、牙齿/牙龈的几种不同症状[23]。鼻部特有的症状包括鼻痛、充血、"阻塞"或压力感。患者可能会被诊断为空鼻症。虽然翼外肌更常与鼻窦疼痛和"鼻窦炎"有关，但翼内肌也被证明与这些症状有关。耳部的特有症状包括耳痛、堵塞、异物感、耳闷感、听觉过敏、听觉减退、听力丧失、耳鸣、眩晕。当耳鼻咽喉科的检查包括听力评估都正常时，触发

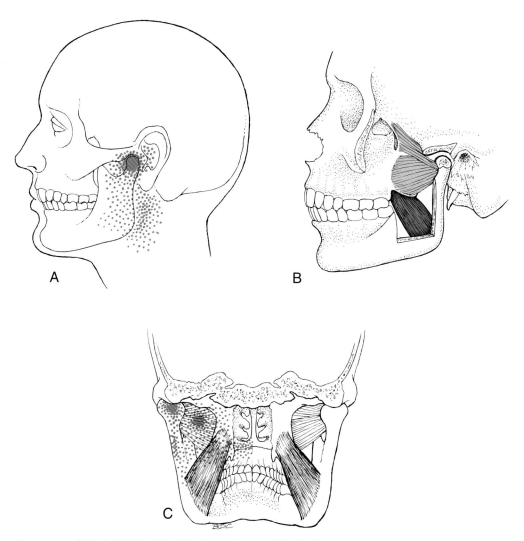

图10-2　左侧翼内侧肌的牵涉痛模式（红色）。**A** 颞下颌关节（红色）和侧颈（点状）的牵涉痛模式。**B** 解剖切除以显示下颌骨内侧触发点区域在肌肉中的位置位。**C** 通过的颞下颌关节头部冠状面的从后向前视图。疼痛的内部区域也呈点状红色

点应被考虑为是造成这些症状的原因。与咽喉/颈部相关的症状可能包括慢性/反复的不适、咽喉疼痛或扁桃体炎、吞咽困难、吞咽痛、烧灼感、咽喉"阻塞"、咽喉"反流"和声音异常。翼内肌触发点还可能造成口腔疼痛或者烧灼感以及牙齿/牙龈疼痛。

　　最后，这种肌肉中的触发点可能是患者诉说耳朵闷的原因，特别是在体格检查无异常的情况下。

（3）患者体格检查

　　经过彻底的问诊，临床医生应该画一张详细的图纸来表示患者描述的疼痛方式。这一描绘将有助于制定体检计划，并可监测患者的症状改善或改变。临床医生应对颞下颌关节进行筛查并评估患者的体位，特别注意头部和颈部的姿势。虽然颞下颌关节紊乱与头部姿势之间的关系有些争议和不确定，但有人认为头部前倾位间接地引起舌骨上和舌骨下肌群紧张，进而向下牵拉对下颌骨产生轻微的拉力[24,25]。结果，这种张力导致下颌抬举肌如翼内肌（和咬肌）收缩，保持口腔闭合。

　　翼内肌有触发点的患者往往张口受限。一项快速的张口功能筛查的评估方法是使用双指关节测试（参阅第八章）。当翼内肌存在触发点时，患者通常不能通过这个测试。如果愿意，客

观测量张口度的标准方法是用一次性垂直尺测量上下门牙之间的距离[26,27]。女性的正常张开度为41～45 mm而男性一般为43～45 mm[28,29]。

（4）触发点检查

对于翼内肌的检查，患者取张口、仰卧位，尽可能保证舒适、放松肌肉。对于中肌区的触发点，张开嘴用戴手套的手指在口内进行交叉纤维平滑式触诊法（图10-3A）。触诊用的示指指腹朝外，滑过磨牙直至碰及位于最后一颗磨牙后方和外侧面的下颌支前缘。翼内肌的肌腹就位于这个骨性边缘的上方（后方）。当操作者触诊组织张力的变化时，可以通过让患者交替地咬紧和放松放在牙齿之间的木块或软木塞来识别肌肉。因为只有一层薄薄的黏膜将触诊的手指和肌肉分开，所以很容易触诊到肌肉的方向和结构。触诊可诱发患者翼内肌中触发点的压痛。

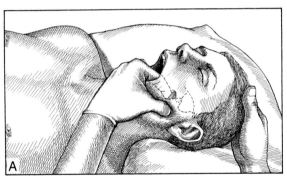

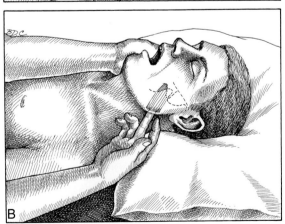

图10-3　翼内肌触发点的检查。**A** 在最后磨牙后方的口内触诊（戴手套）触发点。肌肉和下颌支在两个触诊手指之间。口张开得足够大以使手指可以放在磨牙之间。临床医生可能希望用支具撑开嘴以保护手指并帮助患者放松。**B** 口外触诊在肌肉附着于下颌骨的下颌角内表面区域进行

如果担心检查手指在口腔中的安全性，在整个触发点的检查过程中可以在患者牙齿之间保留木块或木塞。

通过口咽黏膜触诊这块肌肉可能会使患者发生恶心，因此触诊时应缓慢谨慎。减少呕吐反射的一种方法是在检查期间轻拍同侧颞肌，使检查时感觉上分散。另一种方法是让患者将舌尖尽量卷曲到另一侧磨牙后面的咽喉部。患者越是尽力将舌头向后下朝向咽喉部，反射就越不敏感。

在口外触诊触发点时，头部稍微向触诊的一侧倾斜，组织松弛更容易接近肌肉。一根手指通过向上按压下颌角来检查下颌骨的里（内侧）面（图10-3B）。大约在下颌角上方1 cm（3/8英寸）处有坚硬的块状物正好可以被手指触到，这是肌肉下颌骨下部的附着点。向肌肉内施加压力以评估触发点。由于只能接触到肌肉的附着点，因此无法从这个方向进行特定的交叉纤维触诊来评估肌肉。为了确定肌肉的位置，患者可以主动咬紧牙关。临床医生可感觉到触诊指尖下的收缩。触诊的轻压痛表明肌肉中触发点的活动。

4　鉴别诊断

（1）触发点的激活与延续

如果激活触发点的姿势或者活动未被纠正，便可使触发点持续存在。在翼内肌的任何部分，触发点可由不习惯的离心运动、非耐力肌的离心运动、最大或次最大的向心运动激活[30]。当肌肉长时间处于缩短和/或延长的位置时，触发点也可能被激活或加重[30]。特别是过度齿龈咀嚼或功能失调的习惯，如夜间磨牙、下颚紧咬、咬指甲、孩子持续的吸吮拇指不仅可以引发还可以延续翼内肌中的触发点。过度咀嚼使同侧的翼内肌超负荷[12]。

急性超负荷情况也可以激活翼内肌的触发点，包括肌肉的突然用力收缩（如咬开坚果、咀嚼冰块或用牙齿撕开线时）。

如前所述，过度的头部前伸姿势可通过增加舌骨肌群的应力，对翼内肌（连同咬肌和颞肌）施加轻微但持续的应力，从而激活翼内肌的触发点。

长期用口呼吸［如通过持续气道正压通气（CPAP）机，或由于鼻塞］也会导致过度的头部前倾，姿势的改变间接增加咀嚼肌的压力，从而可能激活并延续这些肌肉中的触发点[31]。

一侧翼内肌的触发点可能因为对侧肌肉内触发点活性的增强和肌肉功能的扭曲而出现或持续存在。翼内肌触发点的激活和持续也可能继发于翼外肌触发点引起的肌肉功能障碍。

在过去，咬合不平衡被认为是导致翼内肌触发点激活的原因。如今认为包括翼内肌在内的咀嚼肌中的触发点引起的肌张力异常可导致咬合异常。在任何修复治疗前应使咀嚼肌肌筋膜的触发点失活。

其他影响翼内肌触发点发展的因素包括焦虑和精神压力。

（2）相关联的触发点

相关肌肉的触发点可以出现在其他激发的牵涉痛区域内[32]。因此牵涉痛区域的每块肌肉的肌肉组织都应该被考虑。诸如胸锁乳突肌和咬肌等肌肉与翼内肌触发点的出现有关。翼内肌的触发点也可以与其他相关联的肌肉包括咬肌、翼外肌和二腹肌后腹的触发点的有关。

翼内肌通常会使功能相关联的肌肉，包括翼外侧肌、咬肌和颞肌发生触发点。

如果患者在翼内肌触发点消除后仍有吞咽困难，则应检查胸锁乳突肌（见第七章）、二腹肌，可能还有头长肌和颈长肌（见第十二章）。

（3）相关联的疾病

一些疾病引起的症状可能与翼内肌触发点相似而混淆，或者两者同时存在。并存的诊断可能包括颞下颌关节功能紊乱综合征（TMD）（参见第十八章）。其他疾病包括牙科疾病、神经卡压、骨化性肌炎、牙关紧闭症、耳鼻咽喉科症状和口腔下颌肌张力障碍。

因为这块肌肉与颞下颌关节（TMJ）有关，关节受累很容易被误诊为是与翼内肌触发点相关的疼痛；因此，彻底检查与TMJ相关的所有结构是必要的。发现颞下颌关节强直患者中，翼内肌（连同咬肌）明显大于对照组，这意味着这些肌肉的过度活动可能是该疾病患者的一个病因[33]。有趣的是，在类风湿关节炎患者中翼内肌（或咬肌和颞肌）厚度无变化[34]。其他关于这种肌肉如何与TMD相关的文献是有限的。

如果没有进行彻底的检查包括肌肉评估，牙齿或牙龈的疼痛很容易被误认为是真的牙科问题。如前所述，翼内肌可牵涉到牙齿和牙龈，在鉴别诊断时应考虑，特别是在牙科检查未显示龋齿或炎症的情况下[22,23]。

翼内肌可以是造成舌神经卡压的一个部位，它穿过翼内肌并被夹在翼内肌和骨化的翼状韧带之间[2,35,36,37]。如果受压，可能会出现口腔底部、黏膜、舌侧牙龈和舌前三分之二黏膜的感觉改变的症状[38]。

牙关紧闭是由于咀嚼痉挛而导致的下颌紧闭，比如破伤风的特征。对牙关紧闭进行鉴别诊断是必要的。肌强直也可能是由牙齿脓毒血症、外伤、手术、针头脓肿和恶性肿瘤引起的Morgagni综合征引起的。在最近的2012年Fusetti等人的病例研究中，一位78岁的农民被诊断出患有破伤风，并伴有进行性的牙关紧闭和肌肉僵硬。此外，在另一个病例研究中，一名31岁患者在被生锈的钉子刺破他的手后接受了合适水平的破伤风抗体治疗[40]。牙关紧闭也可能是由于翼下颌间隙蜂窝织炎引起的翼内肌痉挛、邻近组织蜂窝织炎引起的咬肌痉挛或颞下窝蜂窝织炎引起的颞肌痉挛等[41]。翼内肌引起的牙关紧闭也可出现在下牙槽神经阻滞后[42]。由于痉挛，张口是疼痛和受限的。只有在治疗区域没有感染迹象的情况下，才能进行触发点注射治疗。对于不建议注射的患者，张口运动、热疗、肌肉松弛剂和物理治疗是有益的[42]。

翼内肌肥厚是一种非常罕见的疾病，通常无

症状。咬肌比翼内肌更常受累。这种最常见的报道是面部不对称。最近的一个病例报道强调了一例罕见的翼内肌和咬肌同时肥大。这名患者左下后牙区肿胀达4年之久导致面部不对称[43]。

骨化性肌炎是一种罕见的疾病，通常是继发于一些类型的创伤或损伤后在肌肉或软组织中形成异型骨。从2001年到2014年，报道只有11例（咀嚼系统20例中）发生在翼内肌[44]。虽然很少见，但如果在面部创伤或有创医疗或牙科手术操作后出现下颌活动范围受损，则应考虑这种诊断的可能性[45,46]。此外，这种情况可能是特发性的，所以即使没有外伤，这种情况应该考虑在鉴别诊断中。

如前所述，翼内肌中的触发点可以出现类似的耳鼻喉科症状，包括鼻窦炎、听力改变、耳痛和耳闷塞感、咽喉疼痛和充血以及扁桃体炎[23]。当诊断性的检查没有显著发现时，应考虑翼内肌触发点所致[23]。

口腔下颌肌张力障碍是一种局灶的神经系统功能紊乱，可影响面部和下颌。典型的情况，会出现不自主的做鬼脸和下颌或舌头运动。与张口肌张力障碍患者相比，闭口性肌张力障碍患者更常出现口舌颊运动[47]。肌张力障碍的病因更多是特发性的，但也可能继发于神经系统疾病、感染或抗精神病药物[48,49]。咬肌和颞肌是最常见涉及闭口性肌张力障碍/肌痉挛累的肌肉[48]；然而，翼内肌也可能涉及其中[51-53]。了解这种情况是必要的，因为它很容易被误诊为TMD或夜间磨牙症[48]。

5   纠正措施

首先，因为翼内肌触发点的发生是其他肌肉如胸锁乳突肌和咬肌功能障碍功能异常的结果，应首先解决这些问题（参见第七章和第八章）。

头部前倾位应纠正，以减少翼内肌和其他抬举下颌的肌肉活动。与鼻膈呼吸比较，用口呼吸对姿势有负面影响，因此需要纠正[54-59]。与鼻膈呼吸联合进行强化和柔韧练习有助于改善体态[57]。

有效的放松下颌姿势（舌头于上牙后方放在硬腭上，嘴唇闭合，牙齿稍微分开）有助于减轻

肌肉的应力，减少在醒着的时候的张嘴呼吸并试图入睡。

为了减少翼内肌的张力，应立即明确并停止会导致功能失调的习惯，如咬紧牙关、咬指甲和过度咀嚼。

如果患者侧卧，适当的枕头位置可以防止夜间下颌骨下垂到一侧导致肌肉活动增加。枕头的一角应该夹在脸的侧面和肩膀之间，这样枕头就可以支撑下颌处于中立位。

除了消除咀嚼肌的触发点外，夜间磨牙症应被发现并治疗。可能需要使用口腔内矫形器。为了获取更显著的效果，可以建议同时配合使用咬合夹板的认知行为治疗[60]。Conti等人声称行为改变联合咬合装置治疗咀嚼肌筋膜痛是有效的[61]。

如果可能，增加焦虑和情绪压力的因素应该被识别并缓解。研究表明，那些抑郁症患者、身体不适和身体健康状况下降的人更容易出现症状[62]。向心理医生或其他精神卫生专家转诊以获取特殊的疼痛治疗和压力管理技术可能非常有帮助，因为同时处理多重因素是非常重要的[41]。

一旦由触发点引起的吞咽困难得到解决，吞下药片或胶囊的方法是将药物放在舌尖下面、下门牙后面，当头部直立时，药物可以跟随液体的流动咽下[63]。按惯例，当药片放在舌尖上时，舌头会将药片压在口腔顶部而在吞咽时粘住。

对抗阻力的张口动作是一种基于交互抑制的增强拉伸技术（图10-4）。患者按指示慢慢张口，

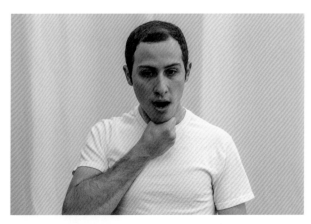

图10-4   当患者处于坐姿或站立姿势时，下颌压入下方的拳头中，以激活打开下颌的肌肉。这反过来抑制了翼内肌（和其他下颌闭合肌群）

以抵抗拳头的轻微阻力。降下颌肌群（二腹肌、舌骨上肌和舌骨下肌）的激活抑制了翼内肌（和所有其他升下颌肌）的提升功能，这为同时放松所有升下颌肌提供了一种有用的技术。

在长时间的牙科手术操作中，可以通过休息来预防触发点的激活，并让患者在活动范围内进行几个循环的活动。

吕莹莹、杜冬萍　译　杜冬萍　审

参考文献

[1] Standring S. *Gray's Anatomy: The Anatomical Basis of Clinical Practice.* 41st ed. London, UK: Elsevier; 2015.

[2] Sakamoto Y, Akita K. Spatial relationships between masticatory muscles and their innervating nerves in man with special reference to the medial pterygoid muscle and its accessory muscle bundle. *Surg Radiol Anat.* 2004; 26(2): 122–127.

[3] El Haddioui A, Bravetti P, Gaudy JF. Anatomical study of the arrangement and attachments of the human medial pterygoid muscle. *Surg Radiol Anat.* 2007; 29(2): 115–124.

[4] Drake RL, Wayne V, Mitchell AWM. *Gray's Anatomy for Students.* St. Louis, MO: Churchill Livingstone; 2005.

[5] Eriksson PO. Muscle fiber composition system. *Swed Dent J.* 1982; 12(suppl): 8–38.

[6] Korfage JA, Van Eijden TM. Myosin isoform composition of the human medial and lateral pterygoid muscles. *J Dent Res.* 2000; 79(8): 1618–1625.

[7] Korfage JA, Koolstra JH, Langenbach GE, van Eijden TM. Fiber-type composition of the human jaw muscles—(part 1) origin and functional significance of fiber-type diversity. *J Dent Res.* 2005; 84(9): 774–783.

[8] Korfage JA, Koolstra JH, Langenbach GE, van Eijden TM. Fiber-type composition of the human jaw muscles—(part 2) role of hybrid fibers and factors responsible for inter-individual variation. *J Dent Res.* 2005; 84(9): 784–793.

[9] Moyers RE. An electromyographic analysis of certain muscles involved in temporomandibular movement. *Am J Orthod.* 1950; 36(7): 481–515.

[10] Friedman MH. Pterygoid muscle function in excursive jaw movements: a clinical report. *J Prosthet Dent.* 1995; 73(4): 329–332.

[11] Neumann DA. *Kinesiology of the Musculoskeletal System: Foundations for Rehabilitaion.* 2nd ed. St. Louis, MO: Mosby; 2010.

[12] Yamaguchi S, Itoh S, Watanabe Y, Tsuboi A, Watanabe M. Quantitative analysis of masticatory activity during unilateral mastication using muscle fMRI. *Oral Dis.* 2011; 17(4): 407–413.

[13] Wood WW. Medial pterygoid muscle activity during chewing and clenching. *J Prosthet Dent.* 1986; 55(5): 615–621.

[14] Schindler HJ, Rues S, Turp JC, Schweizerhof K, Lenz J. Activity patterns of the masticatory muscles during feedback-controlled simulated clenching activities. *Eur J Oral Sci.* 2005; 113(6): 469–478.

[15] Schindler HJ, Rues S, Turp JC, Lenz J. Heterogeneous activation of the medial pterygoid muscle during simulated clenching. *Arch Oral Biol.* 2006; 51(6): 498–504.

[16] Simons DG, Travell J, Simons L. *Travell & Simon's Myofascial Pain and Dysfunction: The Trigger Point Manual.* Vol 1. 2nd ed. Baltimore, MD: Williams & Wilkins; 1999: 104.

[17] Travell J. Temporomandibular joint pain referred from muscles of the head and neck. *J Prosthet Dent.* 1960; 10: 745–763.

[18] Travell J. Mechanical headache. *Headache.* 1967; 7(1): 23–29.

[19] Bell WH. Nonsurgical management of the pain-dysfunction syndrome. *J Am Dent Assoc.* 1969; 79(1): 161–170.

[20] Bell WE. Clinical diagnosis of the pain-dysfunction syndrome. *J Am Dent Assoc.* 1969; 79(1): 154–160.

[21] Shaber EP. Consideration in the treatment of muscle spasm. In: Morgan DH, Hall WP, Vamvas SJ, eds. *Diseases of the Temporomandibular Apparatus.* St. Louis, MO: C.V. Mosby; 1977.

[22] Svensson P, Bak J, Troest T. Spread and referral of experimental pain in different jaw muscles. *J Orofac Pain.* 2003; 17(3): 214–223.

[23] Teachy WS. Otolaryngic myofascial pain syndromes. *Curr Pain Headache Rep.* 2004; 8(6): 457–462.

[24] Rocha CP, Croci CS, Caria PH. Is there relationship between temporomandibular disorders and head and cervical posture? A systematic review. *J Oral Rehabil.* 2013; 40(11): 875–881.

[25] Gonzalez HE, Manns A. Forward head posture:

its structural and functional influence on the stomatognathic system, a conceptual study. *Cranio.* 1996; 14(1): 71–80.

[26] Walker N, Bohannon RW, Cameron D. Discriminant validity of temporomandibular joint range of motion measurements obtained with a ruler. *J Orthop Sports Phys Ther.* 2000; 30(8): 484–492.

[27] List T, John MT, Dworkin SF, Svensson P. Recalibration improves inter-examiner reliability of TMD examination. *Acta Odontol Scand.* 2006; 64(3): 146–152.

[28] Gallagher C, Gallagher V, Whelton H, Cronin M. The normal range of mouth opening in an Irish population. *J Oral Rehabil.* 2004; 31(2): 110–116.

[29] Muller L, van Waes H, Langerweger C, Molinari L, Saurenmann RK. Maximal mouth opening capacity: percentiles for healthy children 4–17 years of age. *Pediatr Rheumatol Online J.* 2013; 11: 17.

[30] Gerwin RD, Dommerholt J, Shah JP. An expansion of Simons' integrated hypothesis of trigger point formation. *Curr Pain Headache Rep.* 2004; 8(6): 468–475.

[31] La Touche R, Paris-Alemany A, von Piekartz H, Mannheimer JS, Fernandez-Carnero J, Rocabado M. The influence of cranio-cervical posture on maximal mouth opening and pressure pain threshold in patients with myofascial temporomandibular pain disorders. *Clin J Pain.* 2011; 27(1): 48–55.

[32] Hsieh YL, Kao MJ, Kuan TS, Chen SM, Chen JT, Hong CZ. Dry needling to a key myofascial trigger point may reduce the irritability of satellite MTrPs. *Am J Phys Med Rehabil.* 2007; 86(5): 397–403.

[33] Kumar VV, Malik NA, Visscher CM, Ebenezer S, Sagheb K, Lobbezoo F. Comparative evaluation of thickness of jaw-closing muscles in patients with long-standing bilateral temporomandibular joint ankylosis: a retrospective case-controlled study. *Clin Oral Investig.* 2015; 19(2): 421–427.

[34] Yilmaz HH, Yildirim D, Ugan Y, et al. Clinical and magnetic resonance imaging findings of the temporomandibular joint and masticatory muscles in patients with rheumatoid arthritis. *Rheumatol Int.* 2012; 32(5): 1171–1178.

[35] Shimokawa T, Akita K, Sato T, Ru F, Yi SQ, Tanaka S. Penetration of muscles by branches of the mandibular nerve: a possible cause of neuropathy. *Clin Anat.* 2004; 17(1): 2–5.

[36] Nayak SR, Rai R, Krishnamurthy A, et al. An unusual course and entrapment of the lingual nerve in the infratemporal fossa. *Bratisl Lek Listy.* 2008; 109(11): 525–527.

[37] Peuker ET, Fischer G, Filler TJ. Entrapment of the lingual nerve due to an ossified pterygospinous ligament. *Clin Anat.* 2001; 14(4): 282–284.

[38] Rusu MC, Nimigean V, Podoleanu L, Ivascu RV, Niculescu MC. Details of the intralingual topography and morphology of the lingual nerve. *Int J Oral Maxillofac Surg.* 2008; 37(9): 835–839.

[39] Fusetti S, Ghirotto C, Ferronato G. A case of cephalic tetanus in a developed country. *Int J Immunopathol Pharmacol.* 2013; 26(1): 273–277.

[40] Vollman KE, Acquisto NM, Bodkin RP. A case of tetanus infection in an adult with a protective tetanus antibody level. *Am J Emerg Med.* 2014; 32(4): 392, e393–e394.

[41] Bell WE. *Orofacial Pains—Classification, Diagnosis, Management.* Chicago, IL: Year Book Medical Publishers, Inc; 1985.

[42] Wright EF. Medial pterygoid trismus (myospasm) following inferior alveolar nerve block: case report and literature review. *Gen Dent.* 2011; 59(1): 64–67.

[43] Guruprasad R, Rishi S, Nair PP, Thomas S. Masseter and medial pterygoid muscle hypertrophy. *BMJ Case Rep.* 2011: pii: bcr0720114557.

[44] Jiang Q, Chen MJ, Yang C, et al. Post-infectious myositis ossificans in medial, lateral pterygoid muscles: a case report and review of the literature. *Oncol Lett.* 2015; 9(2): 920–926.

[45] Reddy SP, Prakash AP, Keerthi M, Rao BJ. Myositis ossificans traumatica of temporalis and medial pterygoid muscle. *J Oral Maxillofac Pathol.* 2014; 18(2): 271–275.

[46] Torres AM, Nardis AC, da Silva RA, Savioli C. Myositis ossificans traumatica of the medial pterygoid muscle following a third molar extraction. *Int J Oral Maxillofac Surg.* 2015; 44(4): 488–490.

[47] Singer C, Papapetropoulos S. A comparison of jaw-closing and jaw-opening idiopathic oromandibular dystonia. *Parkinsonism Relat Disord.* 2006; 12(2): 115–118.

[48] Cao Y, Zhang W, Yap AU, Xie QF, Fu KY. Clinical characteristics of lateral pterygoid myospasm: a retrospective study of 18 patients. *Oral Surg Oral Med Oral Pathol Oral Radiol.* 2012; 113(6): 762–765.

[49] Bakke M, Larsen BM, Dalager T, Moller E. Oromandibular dystonia—functional and clinical

characteristics: a report on 21 cases. *Oral Surg Oral Med Oral Pathol Oral Radiol.* 2013; 115(1): e21-e26.

[50] Burke RE, Fahn S, Jankovic J, et al. Tardive dystonia: late-onset and persistent dystonia caused by antipsychotic drugs. *Neurology.* 1982; 32(12): 1335-1346.

[51] Sinclair CF, Gurey LE, Blitzer A. Oromandibular dystonia: long-term management with botulinum toxin. *Laryngoscope.* 2013; 123(12): 3078-3083.

[52] Dressler D. Botulinum toxin for treatment of dystonia. *Eur J Neurol.* 2010; 17 suppl 1: 88-96.

[53] Tintner R, Jankovic J. Botulinum toxin type A in the management of oromandibular dystonia and bruxism. In: Brin MF, Hallett M, Jankovic J, eds. *Scientific and Therapeutic: Aspects of Botulinum Toxin.* Philadelphia, PA: Lippincott Williams & Wilkins; 2002: 343-350.

[54] Milanesi JM, Borin G, Correa EC, da Silva AM, Bortoluzzi DC, Souza JA. Impact of the mouth breathing occurred during childhood in the adult age: biophotogrammetric postural analysis. *Int J Pediatr Otorhinolaryngol.* 2011; 75(8): 999-1004.

[55] Cuccia AM, Lotti M, Caradonna D. Oral breathing and head posture. *Angle Orthod.* 2008; 78(1): 77-82.

[56] Sforza C, Colombo A, Turci M, Grassi G, Ferrario VF. Induced oral breathing and craniocervical postural relations: an experimental study in healthy young adults. *Cranio.* 2004; 22(1): 21-26.

[57] Correa EC, Berzin F. Efficacy of physical therapy on cervical muscle activity and on body posture in school-age mouth breathing children. *Int J Pediatr Otorhinolaryngol.* 2007; 71(10): 1527-1535.

[58] Neiva PD, Kirkwood RN, Godinho R. Orientation and position of head posture, scapula and thoracic spine in mouth-breathing children. *Int J Pediatr Otorhinolaryngol.* 2009; 73(2): 227-236.

[59] Vig PS, Showfety KJ, Phillips C. Experimental manipulation of head posture. *Am J Orthod.* 1980; 77(3): 258-268.

[60] Trindade M, Orestes-Cardoso S, de Siqueira TC. Interdisciplinary treatment of bruxism with an occlusal splint and cognitive behavioral therapy. *Gen Dent.* 2015; 63(5): e1-e4.

[61] Conti PC, de Alencar EN, da Mota Correa AS, Lauris JR, Porporatti AL, Costa YM. Behavioural changes and occlusal splints are effective in the management of masticatory myofascial pain: a short-term evaluation. *J Oral Rehabil.* 2012; 39(10): 754-760.

[62] Dougall AL, Jimenez CA, Haggard RA, Stowell AW, Riggs RR, Gatchel RJ. Biopsychosocial factors associated with the subcategories of acute temporomandibular joint disorders. *J Orofac Pain.* 2012; 26(1): 7-16.

[63] Travell J. Nonstick trick for pill swallowing. *Patient Care.* 1975; 9: 17.

第十一章

翼外肌

米歇尔·芬尼根、阿曼达·布莱克蒙、约瑟夫·M.唐纳利

1 介绍

翼外肌是下颌运动和控制的重要肌肉，由上下两头组成。翼外肌的上头起源于蝶骨大翼的颞下嵴和颞下表面，下头起自于翼突外侧板的外侧表面。这两部分会聚止于下颌颈前部的翼肌凹。颊神经的一个分支支配翼外肌的上头和下头的外侧部分。翼外肌下头内侧由下颌神经前干的分支直接支配。它的血供来自上颌动脉翼肌支。该肌双侧同时做功时张开并前突下颌骨，单侧做功时则使下颌骨偏向对侧。它也协助邻近的颞下颌关节进行闭口运动。翼外肌的触发点可引起上颌窦内和其周围以及颞下颌关节周围的牵涉痛。它们还可引起上颌窦的分泌增加、耳鸣以及颞下颌关节的活动限制。这块肌肉中触发点的持续存在是由于过度咀嚼口香糖、非功能性的习惯、演奏乐器时对下颌骨的张力以及颈部肌肉的触发点牵涉到翼外侧区域而造成。因为这块肌肉能引起各种各样的症状，因此鉴别诊断是极为重要的。这块肌肉与颞下颌关节功能紊乱（TMD）、偏头痛、感染、神经卡压、骨化性肌炎、耳鼻喉科症状和口腔下颌肌张力障碍有关。对翼外肌的矫正行为包括矫正姿势、正确的舌与下颌的位置、消除非功能性不良习惯、用鼻呼吸和消除颈部肌肉可以牵涉到翼外肌的触发点。

2 相关解剖

翼外肌是一块短而厚的肌肉，位于颧弓和下颌骨冠突的深面，大部分位于其后面。翼外肌

的上头起于蝶骨大翼的颞下嵴和颞下表面，并沿下、外、后的方向朝其止点走行。翼外肌下头起自于翼突外侧板的外侧表面并向上、外侧和后向穿行（图11-1和图11-2A）[1,2]。两个头的纤维会聚止于下颌颈前部的翼肌凹上（图11-1以及图11-2A）。然而，上头的止点是有争议的。上头仅附着于髁突、仅附着于关节盘—囊复合体以及关节盘—囊复合体和髁突都附着[2-5]。其中，关节盘—囊复合体和髁突全部附着的最常见，仅附着于关节盘—囊复合体的最少见。Usui等人报道了解剖学变异，翼外肌纤维起自翼突外侧板的后半部分止于下颌骨冠突的内表面上[6]。他们还发现，在所有标本中只有肌肉水平部分的浅层纤维起源于蝶骨大翼的下部并附着在关节盘的下表面。

除肌肉附着点的变异外，Sugisaki等人报道了肌肉头数的变异，包括一个头；三个头；内侧和外侧头；上下头；上、下和内侧头[7]。最近，也有报道称翼外肌有三个头[3,8]。

有趣的是，还有报道称一种位于颞肌和翼外肌之间的异常肌肉叫做翼状固有肌。Akita等人描述了该肌起于颞肌前内侧肌束的内表面，并且沿下内侧方向走行，其中一个标本显示该肌起于蝶骨大翼的颞下嵴[9]。在一个标本中，从该点出发，这块肌肉附着在翼外肌下头下的外侧表面，在另2个标本中，该肌的止点延伸到达蝶骨翼突外侧板的下缘。

翼外肌纤维成分随年龄变化。老年人有很大比例的ⅡA型纤维，与之相比年轻人很少，如果真有，翼外肌内这种纤维成分也很少[10,11]。有趣的是，只有翼外肌下头会随着年龄的增长而出现

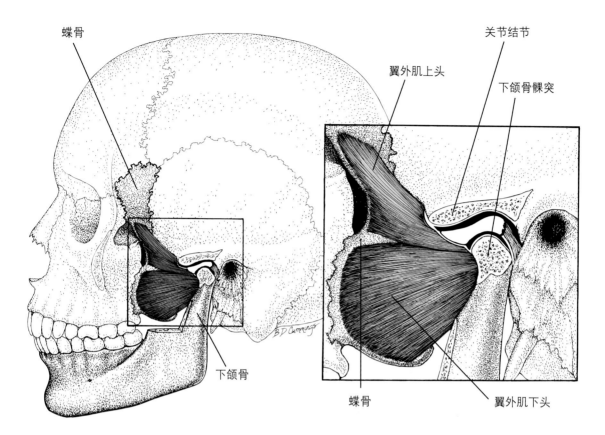

图 11-1 翼外肌的解剖和肌肉附着点。颧弓和颞下颌关节浅部被切除。肌肉的两个头都与下颌骨髁突颈部相连。髁突通常在这个位置与颞骨关节结节的后表面形成关节直到嘴巴张大如打哈欠

萎缩。

（1）神经支配与血供

颊神经的一个分支支配翼外肌上头和下头的外侧部分。翼外肌下头的内侧部分由下颌神经前干的分支直接支配[1]。Kim 等人报道称颊神经穿过翼外肌下头者占 12.5%[12]。这块肌肉，特别是下头有几个被报道过的不同的神经支配变异包括来自翼状襞、前颞深神经和下颌神经干[12,13]。上述所列神经的各种组合可支配该肌肉。翼外肌上头接受来自下颌神经干（中颞深神经）、前颞深神经和下颌神经干的神经支配[12,13]。下牙槽神经的一个返支和耳颞神经的一个分支也被报道支配翼外肌，尽管它并不对应肌肉的特定部分[14-16]。

翼外肌的血供来源于上颌动脉的翼肌支。这些分支是在动脉穿过肌肉时，从面动脉的腭升支发出的[1]。该动脉常走行于翼外肌下头的表面，很少穿行至深面[17,18]。

（2）功能

翼外肌的功能在文献中仍存在争议。一些研究者确信翼外肌是两块具有非常独特动作的截然不同的肌肉，而另一些研究者则认为翼外肌是由两个头组成的，这两个头在张嘴、闭嘴和咀嚼的不同动作期间具有交替的功能[19-21]。大多数作者认为翼外肌的主要功能是下颌骨下沉（张口）和对侧偏移（侧偏），尤其是在咀嚼时[1,22,23]。

一般而言，翼外肌下头（IHLP）的功能包括两侧肌肉共同作用时使下颌骨下降（张口）和下颌骨前突，单侧一块肌肉作用时使下颌骨向对侧侧向运动（对侧偏）[1,20]。翼外肌上头（SHLP）在下颌骨上抬（闭口）、后缩和同侧移位时是活动的。SHLP 肌肉的其他功能是通过在闭嘴时的偏心收缩来减少关节盘的压力，通过对下颌骨的关节盘和颈部产生向前的张力，使关节盘保持在髁突下方[20]。

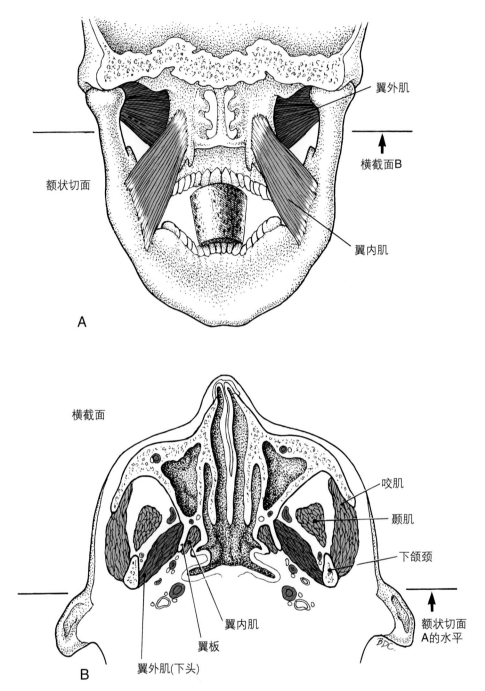

图11-2 **A** 头部额状切面（横截面水平如B所示）。此图为张口位向前看。下颌骨髁突颈部遮住了针的一部分，该针穿过肌肉下头。翼内肌（浅红色）在前景位置，附着于翼板内表面。**B** 显示咬肌的横截面。然后颞肌（浅红色）此时该肌通过下颌切迹上方的下颌骨髁突颈前方（切面水平如A所示）。针到达翼外肌下头的前部和后部（暗红色）

利用计算机断层扫描和功能磁共振成像（MRI）进行的肌电图（EMG）研究为SHLP和IHLP肌的功能异质性提供了证据[20]。功能异质性是指一块肌肉内不同区域在同一任务中表现出不同动作的能力[21]。在翼外肌上头和翼外肌下头

的多个位点记录单个运动单位的肌电活动，然后用计算机断层扫描证实。来自SHLP肌肉的肌电图数据显示，它在使下颌骨下降（张口）、对侧偏移和下颌骨前突方面有重要作用[21,24]。IHLP肌肉的肌电图数据与其在下颌骨下降（张口）、对侧偏

移和下颌骨前突中的功能典型描述一致[23-26]。

同侧的翼内肌和翼外肌的两个头与对侧的咬肌和颞肌共同参与食物于磨牙间碾磨时下颌的侧向和闭合运动[27]。

翼外肌有助于下颌前突和对侧偏移力的产生及精细运动控制[28]。探索翼外肌功能的肌电图研究表明，在咀嚼过程中，翼外肌上头和翼外肌下头的各层肌肉激活模式是一个复杂的生理过程[23-26]。这可能是由于中央模式发生器突出了网状结构在口腔功能中的作用而对单个运动单位进行了选择性排序[22]。

（3）功能单位

肌肉所属的功能单位包括加强和对抗动作的肌肉以及肌肉跨过的关节。这些结构的相互依赖性在功能上反映在感觉运动皮层的组织和神经连接上。强调功能单元是因为在单元内的一个肌肉中存在触发点增加了该单元中其他肌肉也出现TrP的可能性。当灭活一块肌肉中的触发点时，人们应该关注在功能上相互依赖的肌肉中可能出现的触发点。表11-1详细表明了翼外肌的功能单位[29]。

表 11-1　翼外肌的功能单元

活　动	协　同　肌	拮　抗　肌
下颌骨下降	二腹肌 舌骨上肌群 对侧翼外肌	咬肌（双侧） 颞肌（双侧） 翼内肌（双侧）
下颌骨前突	对侧翼外肌 翼内肌（双侧）	颞肌 咬肌深头
下颌骨侧移	对侧翼外肌 对侧翼内肌 同侧颞肌 同侧咬肌	同侧翼外肌 同侧翼内肌 对侧颞肌

尽管文献中关于翼外肌各部分具体功能的研究有所不同，但总的来说翼外肌在张口、下颌骨前突和侧移中起作用。颞肌在前突时是活跃的，尽管它不像后缩时那样强烈[30]。单侧咀嚼食物

时，同侧咬肌、同侧翼内肌和对侧翼外肌协同运动[27]。

3　临床表现

（1）牵涉痛的类型

到目前为止，记录的翼外肌两个头的疼痛模式没有区别。翼外肌的牵涉痛可以深达TMJ和上颌窦区（图11-3）。向翼外肌注射高渗盐水牵涉痛可到达整个下颌骨外侧、脸颊、耳朵和颞前区，并且疼痛被描述为射击、钻孔、尖锐、压迫、灼热、隐痛、紧绷、剧烈、散开和紧绷[34]。有趣的是，Svensson等还报道了翼外肌引起的牙齿和牙龈的牵涉痛，然而Simons等没有观察到[29]。Teachey报道了翼外肌对于牙齿和牙龈牵涉痛的类似发现。Teachey还描述了与翼外肌触发点相关的多个耳鼻喉科症状，如下所述[35]。

Simons等认为该肌肉中的触发点是TMJ区感觉到疼痛的主要肌筋膜源性原因。肌筋膜疼痛综合征很容易被误认为是颞下颌关节炎的疼痛。

（2）症状

翼外肌有触发点的患者常将上颌区疼痛描述为"窦性疼痛"。他们描述了频繁或反复的、疼痛对药物没有反应的"鼻窦炎"。慢性或反复的咽喉和/或颈部症状，包括不适/分泌物感/充血、咽喉痛和"扁桃体炎"，也可描述为鼻塞、鼻充血、鼻压、耳痛和阻塞[35]。结果，患者没病的时候认为有病，可能接受不必要的药物治疗。

经过常规耳鼻喉科检查的患者，包括听力评估在内，如果听力发生变化，包括对声音的敏感度增加（听觉过敏）或对声音的敏感度轻微降低（听力减退），甚至听力丧失，则可能在翼外（或翼内）肌有触发点[35]。

在翼外肌有触发点的患者也可能喉咙或口腔有烧灼感[35]。

因为翼外肌可以牵涉颞下颌关节，所以经常有患者宣称他们"下巴疼痛"。颞下颌关节区的剧痛通常不仅是翼外肌触发点牵涉而致，还包括翼

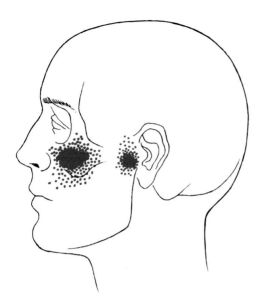 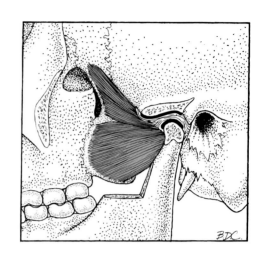

图11-3　左侧翼外肌（粉红色）触发点的牵涉痛模式（暗红色）

内肌或咬肌深层的触发点。

下颌无法活动或者活动困难是常见的，也有"僵硬"的报道，这可能由于患者需要张大嘴吃东西时有困难[37,38]。除进食时张口困难之外，患者也诉说吞咽困难或者吞咽疼痛[35]。

尽管通常都对牙齿或颞下颌关节做了大量的工作和/或使用了医疗器具，患者仍可能会表示他们的牙齿接触一点不再匀称，或他们的咬合"感觉不同"[36]。

尽管不常见，但在一些患者中，耳鸣同样可能由翼外肌的触发点引起[35,39]。

（3）患者体格检查

经过彻底的问诊，临床医生应该画一张详细的图纸来表示患者描述的疼痛模式。这一描绘将有助于制定体检计划，并可监测患者的症状改善或改变。临床医生应对颞下颌关节进行简单的检查并评估患者的姿势，特别注意头部和颈部的位置。应该注意头部前倾位和舌骨上、舌骨下肌群过度紧张，虽然TMD与头颈部姿势的关系仍不清楚且有争议[40]。

正常或功能性张口可以通过尝试在上切牙和下切牙之间叠置非优势手的前两个手指近端指间关节来确定（图8-3，双关节测试）。通常，大约2个半指关节的开口度是功能正常的。当翼外肌

下头受到影响时，下颌张开度可能会减小，从而阻止门牙之间的两个指关节进入。由于肌张力增加，下颌骨向同一侧的位移减小。当患者缓慢地打开和闭合下颌时，下颌骨的正中切路径呈S形曲线。在运动过程中最明显的偏离中线通常是离开受影响较大侧的翼外肌，但这不是一个可靠的体征，因为其他咀嚼肌特别是翼内肌的触发点参与，可以产生或改变这一结果。

一种更标准、更客观的测量张口度的方法是用直尺测量上下门牙之间的距离[41,42]。女性的正常开口度为41～45 mm，男性为43～45 mm[43,44]。

（4）触发点检查

在所有的咀嚼肌中，翼外肌似乎是最有可能有触发点的。因此，触诊翼外肌至关重要，但触诊翼外肌的特异性和可靠性存在争议。有几位作者报道说不能靠触诊是由于可信度和有效性太差；其他最近的报道认为通过磁共振可以准确地确诊[45-51]。造成这种极端不同意见的原因有报道称是手指需要接触翼外肌部分的空间比手指平均大小要小，而且即使手指可以进入这个区域，但实际上触诊的往往是翼内肌浅头的一部分，而不是翼外肌[45-47]。即使没有翼内肌浅头，翼外肌也只有50%的次数可以触及到[46]。另一个不能准确触诊这块肌肉的原因是在患者中有非常高的比

例在这个区域有剧烈触痛[49]。最近，Conti等人报道了相似的发现，66.7%的对照组和79.5%的肌筋膜疼痛患者感到这块肌肉有触痛；在其他肌肉触诊检查时，对照组在许多区域没有感觉到触痛[48]。由于这一区域在对照组中大部分是疼痛的，患者可能会被误诊为肌筋膜疼痛或翼外肌受累。

尽管在触诊这块肌肉方面存在争议，但还是要描述一种常用于进到翼外肌区域的技术。出于上述原因，临床医生应谨慎分析触诊得到的信息。为了经口内检查翼外肌下头附着区的触发点压痛，张口约2 cm使示指或小指尽可能朝后压向颊囊垂直部的顶部。手指稍微超过上颌结节后应该挤在上颌骨和冠突之间。这个区域可能很小而手指很难通过；可以使下颌向同侧偏移以稍微增加该空间[29,51]。有趣的是那些准确描述肌肉触诊的人没有表示使用侧偏来增加该肌肉的被触及可能性[48,50]。一旦到达上颌结节后面较软的区域，触诊的方向在该肌肉可以触诊到的报道中有所不同。所述方向包括手指朝内向翼突外侧板方向按压；朝后、上、内方向；手指钩向内侧；或者向颅内侧方向（图11-4B）[29,48,50]。Stelzenmueller等人也报道在张口和闭口时触诊确定肌肉的位置[51]。

牙科镜的手柄末端或其他钝器有被报道称如果空间太小可以用来代替手指，但这可能会产生更聚集的压力刺激，并且对精确鉴别所查结构可能无效[45]。

如果某个区域一触即痛，可以估计为触发点。然而，如前所述，对于颅面区域没有疼痛的患者，这个区域也可能触痛明显[48,49]。由于假阳性率高，应该注意使用触痛来诊断触发点。

附着在冠突内侧颞肌纤维的触痛，在触诊手指（或探针）外侧；而翼外肌纤维的触痛在触诊手指的内侧，可通过患者对不同方向按压的反应进行鉴别诊断[45]。

翼外肌两个头的后附着区可在颞下颌关节下方的下颌髁突颈部进行外部触诊。在适当的注意下，可以通过咬肌进行外部检查两个肌腹是否有压痛和牵涉痛。

目前文献中还没有文献报道由外部触诊翼外

肌的可靠或有效的方法。Simons等人报道该肌肉可以被触诊，但不是在下颌闭合的时候，因为上头位于颧弓深处，下头位于下颌支深处[29]。当下颌分开约3 cm时，下头和上头的后部可以在张开时从外侧在下颌切迹和颧弓之间穿过咬肌被触及（图11-4A）。

因为翼外肌只能穿过咬肌触诊，所以首先要识别并避免激活被检查区域咬肌纤维中的触发点。如果咬肌中有触发点触痛，它的紧张带很容易被触诊到，但翼外肌的触发点束带太深，以至于除了局部的触痛和压力引起的牵涉疼痛反应之外，无法进行鉴别。颞肌或咬肌的触发点足以在翼外肌肌腹触发点检查时阻止张口活动。除非颞肌和

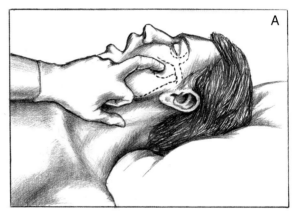

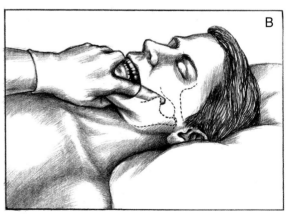

图11-4　A和B，左侧翼外肌的口内和口外检查。**A** 通过咬肌对翼外肌两个头后部肌腹的口外触诊。嘴自动保持张开来放松咬肌，使触诊可通过下颌切迹和颧突之间的缝隙（虚线）。口外检查可间接触诊两个头肌肉的后部的触痛，因为它们接近颞下颌关节下方髁突颈部。**B** 口内触诊可以更直接地检查下头的前附着区。戴着手套操作者将一根手指朝着下颌骨的头部伸入颊囊的最上后角，然后向着翼板朝内按压。下颌应张开5～8 mm，以便指尖有空间挤入冠突的深处。关于检查的其他表述见正文

咬肌触发点成功失活，否则对于所有涉及的部位，只有后附着区域可以被检查到。

4　鉴别诊断

（1）触发点的激活与持续

如果激活触发点的姿势或者活动不被纠正，便可使触发点持续存在。在翼外肌的任何部分，触发点可由不习惯的离心运动、非耐力肌的离心运动、最大或次最大的向心运动激活[52]。当肌肉长时间处于缩短和/或延长的位置时，触发点也可能被激活或加重。具体而言，过度咀嚼口香糖或非功能性习惯如磨牙症、牙关紧闭、咬指甲或儿童持续吮吸拇指，不仅可引发还以延续翼外肌中的触发点。一侧咀嚼过多会导致对侧翼外肌负荷过重[27]。

此外，演奏管乐器时下颌骨固定在前伸位置，或者通过维持下颌骨的侧压力来固定小提琴于演奏位置时，都可能使这块肌肉出现触发点。

翼外肌触发点的发生可能是对颈部肌肉，特别是胸锁乳突肌触发点活性的反应，这可能是紧接着由腿部长度差异、一半骨盆偏小或其他下半身姿势异常引起的机械应力所激活。因此，在胸锁乳突肌或其他结构损伤得到解决之前，翼外肌中的触发点不可能被完全解决。

（2）相关联的触发点

相关的触发点可以出现在触发点引起的牵涉痛区域内[53]。因此牵涉痛区域的每块肌肉都应该考虑。翼外肌中的触发点与胸锁乳突肌中的触发点可能有关。此外，翼外肌中的触发点可导致其他肌肉中相关联的触发点包括咬肌、翼内肌、眼轮匝肌和颧大、小肌。

当翼外肌下头有触发点时，其拮抗肌很可能产生相关联的触发点包括对侧翼内肌和翼外肌，同侧咬肌深层和颞肌的后纤维。

（3）相关的疾病

一些疾病引起的症状可能与翼内肌触发点相似而混淆，或者两者同时存在。翼外肌受累可能

与颞下颌关节内错乱有关（详见第十八章）。有报道称，由于翼外肌完全或部分附着于关节盘，它可能会对关节盘功能紊乱产生影响；其他报道说这不太可能[2-5,54-57]。许多研究发现TMD患者有翼外肌受累[37,38,58,59]。TMD和偏头痛患者也可能伴有翼外肌受累[60]。翼外肌的触发点产生的牵涉痛可能会被认为来自TMJ。请参阅第十八章有关TMJ临床注意事项的说明。触发点所引起的压痛既没有敏锐的定位，也不像典型关节炎症时的剧痛。

翼外肌也可能是神经卡压的潜在原因，已经有报道指出周围神经的几种不同解剖变异。耳颞神经[16,61]、下颌神经[62]、下齿槽神经返支[14]、下齿槽神经[61]、颊神经[12]、舌神经[61,63-65]、下颌舌骨神经[61]均可穿过翼外肌下头而使神经有受压的风险。只有颞深前神经被证明穿过翼外肌上头[13,61]。颊神经在翼外肌的两个头之间，如果翼外肌肥大和/或痉挛，这会有问题[62]。

翼外肌触发点引起的面部疼痛不应被误诊为是呈阵发性放电样类型的三叉神经痛，因为其症状有很大的不同。Ceneviz等人报道了一个病例，其中翼外肌触发点与三叉神经痛的疼痛特征非常相似，并且初步符合国际疼痛研究协会建立的三叉神经痛诊断标准[66]。

化脓性肌炎是一种罕见的横纹肌感染，最常见于下肢。这是一种威胁生命的疾病，如果误诊可能会导致死亡。翼外肌受累有报道最初会表现为诸如三叉神经痛的症状[67]。知道这种疾病对确保适当的治疗和护理至关重要。

骨化性肌炎是一种罕见的疾病，通常在一些类型的创伤或损伤后肌肉或者软组织中形成异位骨化。它不常见于咀嚼系统的肌肉，特别是翼外肌。从2001年到2014年只有6例（咀嚼系统的20例中）发生在翼外肌[68]。虽然很少见，但如果在外伤或面部注射后下颌活动范围丧失，则应考虑此诊断。另外，这种疾病也可以是特发性的，而并无外伤史。

如前所述，翼外肌中的触发点可以模拟耳鼻咽喉科症状，包括鼻窦炎、听力改变、咽喉疼痛和充血以及扁桃体炎[35,69]。当诊断性的检查没有

发现明显病因时，应考虑翼外肌触发点所致[35]。

　　口下颌肌张力障碍是一种可以影响面部和下颌的神经系统疾病。典型的症状包括不自主的鬼脸、下颌或口舌运动。肌张力障碍的原因更常见的是特发性的，但也可继发于神经系统疾病、感染或抗精神病药物[70-73]。咬肌和颞肌是最常见的受累部位，但翼外肌也可以受累[70-72]。由于翼外肌明显深于咬肌和颞肌，所以翼外肌受累的诊断难度更大。这种疾病有3种特殊的症状和体征包括张大嘴后的下颌闭合困难、下颌功能障碍和不自主的下颌运动[70]。了解这种疾病是必要的，因为它很容易被误诊为颞下颌关节紊乱或磨牙症[70,72]。

5　纠正措施

　　头部过分前伸需要被纠正，并且要教导患者正确的下颌休息位置（舌头于上牙后方放在硬腭上，嘴唇闭合，牙齿稍微分开）。患者还应接受良好的身体力学指导，并应学习如何保持头部和颈部的正常姿势。应该认识并停止咬紧牙关、嚼口香糖、咬指甲和其他非功能的下颌习惯。

　　与鼻膈呼吸相比，张口呼吸也被证明对姿势有负面影响，因此应予以纠正[74-79]。在练习球上进行强化训练和伸展运动，再加上鼻膈呼吸训练也被证明可以改善姿势[78]。

　　患者需要学习常规的颈部伸展运动以帮助灭活颈部肌肉中的触发点，例如可能使翼外肌触发点持续存在的胸锁乳突肌。实际上在一些患者中，仅仅纠正了这两个强大的持续性因素后就解决了。

　　身体不对称和由此引起的功能性脊柱侧弯应通过适当的提拉上举动作进行纠正，因为这个姿势的应力可能激活颈部肌肉中的触发点，从而导致咀嚼肌中相关联的触发点。如果张口呼吸的习惯导致头部前倾姿势，应通过消除诸如鼻塞等促成因素来纠正张口呼吸。

　　在长时间的牙科治疗中，可以通过几个循环的主动活动让患者休息，来阻止触发点的激活。

　　　　吕莹莹、杜冬萍　译　杜冬萍　审

参考文献

[1] Standring S. *Gray's Anatomy: The Anatomical Basis of Clinical Practice.* 41st ed. London, UK: Elsevier; 2015.

[2] Antonopoulou M, Iatrou I, Paraschos A, Anagnostopoulou S. Variations of the attachment of the superior head of human lateral pterygoid muscle. *J Craniomaxillofac Surg.* 2013; 41(6): e91-e97.

[3] Dergin G, Kilic C, Gozneli R, Yildirim D, Garip H, Moroglu S. Evaluating the correlation between the lateral pterygoid muscle attachment type and internal derangement of the temporomandibular joint with an emphasis on MR imaging findings. *J Craniomaxillofac Surg.* 2012; 40(5): 459-463.

[4] Imanimoghaddam M, Madani AS, Hashemi EM. The evaluation of lateral pterygoid muscle pathologic changes and insertion patterns in temporomandibular joints with or without disc displacement using magnetic resonance imaging. *Int J Oral Maxillofac Surg.* 2013; 42(9): 1116-1120.

[5] Omami G, Lurie A. Magnetic resonance imaging evaluation of discal attachment of superior head of lateral pterygoid muscle in individuals with symptomatic temporomandibular joint. *Oral Surg Oral Med Oral Pathol Oral Radiol.* 2012; 114(5): 650-657.

[6] Usui A, Akita K, Yamaguchi K. An anatomic study of the divisions of the lateral pterygoid muscle based on the findings of the origins and insertions. *Surg Radiol Anat.* 2008; 30(4): 327-333.

[7] Sugisaki M, Komori E, Nakazawa M, Tanabe H. Anatomical studies of the lateral pterygoid muscle by the superior approach and a review of the literature. *Jpn J Oral Maxillofacial Surg.* 1986; 32: 718-730.

[8] Fujita S, Iizuka T, Dauber W. Variation of heads of lateral pterygoid muscle and morphology of articular disc of human temporomandibular joint—anatomical and histological analysis. *J Oral Rehabil.* 2001; 28(6): 560-571.

[9] Akita K, Shimokawa T, Sato T. Aberrant muscle between the temporalis and the lateral pterygoid muscles: M. pterygoideus proprius (Henle). *Clin Anat.* 2001; 14(4): 288-291.

[10] Monemi M, Thornell L, Eriksson P. Diverse changes in fibre type composition of the human lateral pterygoid and digastric muscles during aging. *J Neurol Sci.* 1999; 171(1): 38-48.

[11] Eriksson PO, Eriksson A, Ringqvist M, Thornell LE.

Special histochemical muscle-fibre characteristics of the human lateral pterygoid muscle. *Arch Oral Biol.* 1981; 26(6): 495−507.

[12] Kim HJ, Kwak HH, Hu KS, et al. Topographic anatomy of the mandibular nerve branches distributed on the two heads of the lateral pterygoid. *Int J Oral Maxillofac Surg.* 2003; 32(4): 408−413.

[13] Kwak HH, Ko SJ, Jung HS, Park HD, Chung IH, Kim HJ. Topographic anatomy of the deep temporal nerves, with references to the superior head of lateral pterygoid. *Surg Radiol Anat.* 2003; 25(5−6): 393−399.

[14] Buch HA, Agnihotri RG. A recurrent variant branch of the inferior alveolar nerve: is it unique? *Clin Anat.* 2012; 25(4): 437−443.

[15] Muraleedharan A, Veeramani R, Chand P. Variations in the branching pattern of posterior division of mandibular nerve: a case report. *Surg Radiol Anat.* 2014; 36(9): 947−950.

[16] Shimokawa T, Akita K, Sato T, Ru F, Yi SQ, Tanaka S. Penetration of muscles by branches of the mandibular nerve: a possible cause of neuropathy. *Clin Anat.* 2004; 17(1): 2−5.

[17] Gulses A, Oren C, Altug HA, Ilica T, Sencimen M. Radiologic assessment of the relationship between the maxillary artery and the lateral pterygoid muscle. *J Craniofac Surg.* 2012; 23(5): 1465−1467.

[18] Hussain A, Binahmed A, Karim A, Sandor GK. Relationship of the maxillary artery and lateral pterygoid muscle in a caucasian sample. *Oral Surg Oral Med Oral Pathol Oral Radiol Endod.* 2008; 105(1): 32−36.

[19] Okeson JP. *Management of Temporomandibular Disorders and Occlusion.* 6th ed. St Louis, MO: C.V. Mosby; 2005.

[20] Murray GM. The lateral pterygoid: function and dysfunction. *Semin Orthod.* 2012; 18(1): 44−50.

[21] Bhutada MK, Phanachet I, Whittle T, Peck CC, Murray GM. Regional properties of the superior head of human lateral pterygoid muscle. *Eur J Oral Sci.* 2008; 116(6): 518−524.

[22] Desmons S, Graux F, Atassi M, Libersa P, Dupas PH. The lateral pterygoid muscle, a heterogeneous unit implicated in temporomandibular disorder: a literature review. *Cranio.* 2007; 25(4): 283−291.

[23] Phanachet I, Whittle T, Wanigaratne K, Murray GM. Functional properties of single motor units in inferior head of human lateral pterygoid muscle: task relations and thresholds. *J Neurophysiol.* 2001; 86(5): 2204−

2218.

[24] Phanachet I, Whittle T, Wanigaratne K, Klineberg IJ, Sessle BJ, Murray GM. Functional heterogeneity in the superior head of the human lateral pterygoid. *J Dent Res.* 2003; 82(2): 106−111.

[25] Bhutada MK, Phanachet I, Whittle T, Wanigaratne K, Peck CC, Murray GM. Threshold properties of single motor units in superior head of human lateral pterygoid muscle. *Arch Oral Biol.* 2007; 52(6): 552−561.

[26] Bhutada MK, Phanachet I, Whittle T, Peck CC, Murray GM. Activity of superior head of human lateral pterygoid increases with increases in contralateral and protrusive jaw displacement. *Eur J Oral Sci.* 2007; 115(4): 257−264.

[27] Yamaguchi S, Itoh S, Watanabe Y, Tsuboi A, Watanabe M. Quantitative analysis of masticatory activity during unilateral mastication using muscle fMRI. *Oral Dis.* 2011; 17(4): 407−413.

[28] Uchida S, Whittle T, Wanigaratne K, Murray GM. Activity in the inferior head of the human lateral pterygoid muscle with different directions of isometric force. *Arch Oral Biol.* 2002; 47(11): 771−778.

[29] Simons DG, Travell J, Simons L. *Travell & Simon's Myofascial Pain and Dysfunction: The Trigger Point Manual.* Vol 1. 2nd ed. Baltimore, MD: Williams & Wilkins; 1999: 104.

[30] Cecilio FA, Regalo SC, Palinkas M, et al. Ageing and surface EMG activity patterns of masticatory muscles. *J Oral Rehabil.* 2010; 37(4): 248−255.

[31] Brechner VL. Myofascial pain syndrome of the lateral pterygoid muscle. *J Craniomandibular Pract.* 1982; 1(1): 42−45.

[32] Travell J. Temporomandibular joint pain referred from muscles of the head and neck. *J Prosthet Dent.* 1960; 10: 745−763.

[33] Travell J. Mechanical headache. *Headache.* 1967; 7(1): 23−29.

[34] Svensson P, Bak J, Troest T. Spread and referral of experimental pain in different jaw muscles. *J Orofac Pain.* 2003; 17(3): 214−223.

[35] Teachey WS. Otolaryngic myofascial pain syndromes. *Curr Pain Headache Rep.* 2004; 8(6): 457−462.

[36] Reynolds MD. Myofascial trigger point syndromes in the practice of rheumatology. *Arch Phys Med Rehabil.* 1981; 62(3): 111−114.

[37] Gonzalez-Perez LM, Infante-Cossio P, Granados-Nunez M, Urresti-Lopez FJ. Treatment of temporomandibular myofascial pain with deep dry needling. *Med Oral*

Patol Oral Cir Bucal. 2012; 17(5): e781–e785.

[38] Gonzalez-Perez LM, Infante-Cossio P, Granados-Nunez M, Urresti-Lopez FJ, Lopez-Martos R, Ruiz-Canela-Mendez P. Deep dry needling of trigger points located in the lateral pterygoid muscle: efficacy and safety of treatment for management of myofascial pain and temporomandibular dysfunction. *Med Oral Patol Oral Cir Bucal.* 2015; 20(3): e326–e333.

[39] Bjorne A. Tinnitus aereum as an effect of increased tension in the lateral pterygoid muscle. *Otolaryngol Head Neck Surg.* 1993; 109(5): 969.

[40] Rocha CP, Croci CS, Caria PH. Is there relationship between temporomandibular disorders and head and cervical posture? A systematic review. *J Oral Rehabil.* 2013; 40(11): 875–881.

[41] Walker N, Bohannon RW, Cameron D. Discriminant validity of temporomandibular joint range of motion measurements obtained with a ruler. *J Orthop Sports Phys Ther.* 2000; 30(8): 484–492.

[42] List T, John MT, Dworkin SF, Svensson P. Recalibration improves inter-examiner reliability of TMD examination. *Acta Odontol Scand.* 2006; 64(3): 146–152.

[43] Gallagher C, Gallagher V, Whelton H, Cronin M. The normal range of mouth opening in an Irish population. *J Oral Rehabil.* 2004; 31(2): 110–116.

[44] Muller L, van Waes H, Langerweger C, Molinari L, Saurenmann RK. Maximal mouth opening capacity: percentiles for healthy children 4–17 years of age. *Pediatr Rheumatol Online J.* 2013; 11: 17.

[45] Johnstone DR, Templeton M. The feasibility of palpating the lateral pterygoid muscle. *J Prosthet Dent.* 1980; 44(3): 318–323.

[46] Stratmann U, Mokrys K, Meyer U, et al. Clinical anatomy and palpability of the inferior lateral pterygoid muscle. *J Prosthet Dent.* 2000; 83(5): 548–554.

[47] Turp JC, Minagi S. Palpation of the lateral pterygoid region in TMD—where is the evidence? *J Dent.* 2001; 29(7): 475–483.

[48] Conti PC, Dos Santos Silva R, Rossetti LM, De Oliveira Ferreira Da Silva R, Do Valle AL, Gelmini M. Palpation of the lateral pterygoid area in the myofascial pain diagnosis. *Oral Surg Oral Med Oral Pathol Oral Radiol Endod.* 2008; 105(3): e61–e66.

[49] Thomas CA, Okeson JP. Evaluation of lateral pterygoid muscle symptoms using a common palpation technique and a method of functional manipulation. *Cranio.* 1987; 5(2): 125–129.

[50] Barriere P, Lutz JC, Zamanian A, et al. MRI evidence of lateral pterygoid muscle palpation. *Int J Oral Maxillofac Surg.* 2009; 38(10): 1094–1095.

[51] Stelzenmueller W, Umstadt H, Weber D, Goenner-Oezkan V, Kopp S, Lisson J. Evidence—the intraoral palpability of the lateral pterygoid muscle—a prospective study. *Ann Anat.* 2016; 206: 89–95.

[52] Gerwin RD, Dommerholt J, Shah JP. An expansion of Simons' integrated hypothesis of trigger point formation. *Curr Pain Headache Rep.* 2004; 8(6): 468–475.

[53] Hsieh YL, Kao MJ, Kuan TS, Chen SM, Chen JT, Hong CZ. Dry needling to a key myofascial trigger point may reduce the irritability of satellite MTrPs. *Am J Phys Med Rehabil.* 2007; 86(5): 397–403.

[54] Taskaya-Yilmaz N, Ceylan G, Incesu L, Muglali M. A possible etiology of the internal derangement of the temporomandibular joint based on the MRI observations of the lateral pterygoid muscle. *Surg Radiol Anat.* 2005; 27(1): 19–24.

[55] Tanaka E, Hirose M, Inubushi T, et al. Effect of hyperactivity of the lateral pterygoid muscle on the temporomandibular joint disk. *J Biomech Eng.* 2007; 129(6): 890–897.

[56] Mazza D, Marini M, Impara L, et al. Anatomic examination of the upper head of the lateral pterygoid muscle using magnetic resonance imaging and clinical data. *J Craniofac Surg.* 2009; 20(5): 1508–1511.

[57] Liu ZJ, Yamagata K, Kuroe K, Suenaga S, Noikura T, Ito G. Morphological and positional assessments of TMJ components and lateral pterygoid muscle in relation to symptoms and occlusion of patients with temporomandibular disorders. *J Oral Rehabil.* 2000; 27(10): 860–874.

[58] Iwasaki LR, Liu H, Gonzalez YM, Marx DB, Nickel JC. Modeling of muscle forces in humans with and without temporomandibular joint disorders. *Orthod Craniofac Res.* 2015; 18(suppl 1): 170–179.

[59] D'Ippolito SM, Borri Wolosker AM, D'Ippolito G, Herbert de Souza B, Fenyo-Pereira M. Evaluation of the lateral pterygoid muscle using magnetic resonance imaging. *Dentomaxillofac Radiol.* 2010; 39(8): 494–500.

[60] Lopes SL, Costa AL, Gamba Tde O, Flores IL, Cruz AD, Min LL. Lateral pterygoid muscle volume and migraine in patients with temporomandibular disorders. *Imaging Sci Dent.* 2015; 45(1): 1–5.

[61] Loughner BA, Larkin LH, Mahan PE. Nerve

entrapment in the lateral pterygoid muscle. *Oral Surg Oral Med Oral Pathol.* 1990; 69(3): 299−306.

[62] Piagkou M, Demesticha T, Skandalakis P, Johnson EO. Functional anatomy of the mandibular nerve: consequences of nerve injury and entrapment. *Clin Anat.* 2011; 24(2): 143−150.

[63] Skrzat J, Walocha J, Srodek R. An anatomical study of the pterygoalar bar and the pterygoalar foramen. *Folia Morphol (Warsz).* 2005; 64(2): 92−96.

[64] von Ludinghausen M, Kageyama I, Miura M, Alkhatib M. Morphological peculiarities of the deep infratemporal fossa in advanced age. *Surg Radiol Anat.* 2006; 28(3): 284−292.

[65] Isberg AM, Isacsson G, Williams WN, Loughner BA. Lingual numbness and speech articulation deviation associated with temporomandibular joint disk displacement. *Oral Surg Oral Med Oral Pathol.* 1987; 64(1): 9−14.

[66] Ceneviz C, Maloney G, Mehta N. Myofascial pain may mimic trigeminal neuralgia. *Cephalalgia.* 2006; 26(7): 899−901.

[67] Kim KS. Facial pain induced by isolated lateral pterygoid pyomyositis misdiagnosed as trigeminal neuralgia. *Muscle Nerve.* 2013; 47(4): 611−612.

[68] Jiang Q, Chen MJ, Yang C, et al. Post-infectious myositis ossificans in medial, lateral pterygoid muscles: a case report and review of the literature. *Oncol Lett.* 2015; 9(2): 920−926.

[69] Alvarez-Arenal A, Gonzalez-Gonzalez I, Moradas Estrada M, deLlanos-Lanchares H, Costilla-Garcia S. Temporomandibular disorder or not? A case report. *Cranio.* 2015: 1−6.

[70] Cao Y, Zhang W, Yap AU, Xie QF, Fu KY. Clinical characteristics of lateral pterygoid myospasm: a retrospective study of 18 patients. *Oral Surg Oral Med*

Oral Pathol Oral Radiol. 2012; 113(6): 762−765.

[71] Bakke M, Larsen BM, Dalager T, Moller E. Oromandibular dystonia—functional and clinical characteristics: a report on 21 cases. *Oral Surg Oral Med Oral Pathol Oral Radiol.* 2013; 115(1): e21−e26.

[72] Moller E, Bakke M, Dalager T, Werdelin LM. Oromandibular dystonia involving the lateral pterygoid muscles: four cases with different complexity. *Mov Disord.* 2007; 22(6): 785−790.

[73] Burke RE, Fahn S, Jankovic J, et al. Tardive dystonia: late-onset and persistent dystonia caused by antipsychotic drugs. *Neurology.* 1982; 32(12): 1335−1346.

[74] Milanesi JM, Borin G, Correa EC, da Silva AM, Bortoluzzi DC, Souza JA. Impact of the mouth breathing occurred during childhood in the adult age: biophotogrammetric postural analysis. *Int J Pediatr Otorhinolaryngol.* 2011; 75(8): 999−1004.

[75] Cuccia AM, Lotti M, Caradonna D. Oral breathing and head posture. *Angle Orthod.* 2008; 78(1): 77−82.

[76] Sforza C, Colombo A, Turci M, Grassi G, Ferrario VF. Induced oral breathing and craniocervical postural relations: an experimental study in healthy young adults. *Cranio.* 2004; 22(1): 21−26.

[77] Vig PS, Showfety KJ, Phillips C. Experimental manipulation of head posture. *Am J Orthod.* 1980; 77(3): 258−268.

[78] Correa EC, Berzin F. Efficacy of physical therapy on cervical muscle activity and on body posture in school-age mouth breathing children. *Int J Pediatr Otorhinolaryngol.* 2007; 71(10): 1527−1535.

[79] Neiva PD, Kirkwood RN, Godinho R. Orientation and position of head posture, scapula and thoracic spine in mouth-breathing children. *Int J Pediatr Otorhinolaryngol.* 2009; 73(2): 227−236.

第 十二 章

二腹肌与颈前肌群

赛斯·杰森·费布雷奥、詹妮弗·玛丽·纳尔逊、西蒙·沃夫森、
阿米尔·米内比、米歇尔·芬尼根

1 介绍

颈前肌肉组织是一组动态维持颈部稳定、参与头颈部屈曲、辅助吞咽与咀嚼并参与发音与用力通气的肌肉总称。这组肌肉包括二腹肌、舌骨上肌群、舌骨下肌群和椎前肌肉群。舌骨上肌群由颅神经组支配，除了颏舌骨肌由C1的舌下神经所支配。舌下神经同时也支配甲状舌骨肌。颈襻支配胸骨舌骨肌、胸骨甲状肌、肩胛舌骨肌。从C1至C6的颈神经支配椎前肌肉群的不同部分。这些肌肉有着不同的功能，包括下颌骨下降、上下移动舌骨以及稳定颈椎。虽然这个区域通常不被认作为颅颈部疼痛的来源并治疗，但不应该被忽视。这些肌肉中的触发点（触发点s）引起很多部位的疼痛，包括颈前区、喉、舌和下方面部，疼痛有时甚至牵涉至同侧眼部和耳部。在创伤后发生疼痛时，颈长肌表现为减少运动激活模式。舌骨上肌群、舌骨下肌群、颈长肌和头长肌中的触发点可以被创伤激活并持续存在，如遭遇车祸，或者如窒息或钝器伤这样的机械性创伤，又或者如习惯性的不良姿势。对于这个区域的鉴别诊断必须排除诸如颈部的感染或者恶性疾病、肌张力失常、Eagle 综合征、咽后隙钙化性肌腱炎、肌内血管瘤、骨化性肌炎、血管压迫、肩胛舌骨肌综合征和胸骨舌骨肌综合征。纠正措施包括头部前伸姿势的矫正及舌的放松位置的指导。良好的身体力学与人体工程学方面的指导是必需的，同时也需要触发点的自我解压和自我伸展练习。

2 相关解剖

二腹肌

二腹肌属于舌骨上肌群，由两个肌腹组成。二腹肌后腹长于前腹，起自颞骨乳突的乳突切迹（图12-1），往深面附着于头最长肌、头夹肌与胸锁乳突肌。二腹肌前腹起自下颌骨基底部的二腹肌窝，靠近其联合部，并且向着舌骨呈后下走行；后腹向前下方、通过一个共同肌腱的端—端连接处走行，共同肌腱通常通过一个纤维环或悬带（称为舌骨上腱膜）间接地附着在舌骨（舌骨大角）上[1-3]。在某些情况下，这个肌腱可由腱鞘呈线形排列，或者没有中间腱。这个共同肌腱可以滑过纤维环[1,4]。在二腹肌后腹约前1/2处，二腹肌两个肌腹共同腱穿行过茎突舌骨肌[2,5]。

文献报道的二腹肌前腹的解剖变异包括非典型纤维、肌肉的双侧浅头和深头与副头以交织形式排列，副头在中线处以非交织形式而融合[5-7]。

舌骨上肌群

另一些舌骨上肌群（图12-2）包括茎突舌骨肌、下颌舌骨肌、颏舌骨肌、舌骨舌肌，它们都向下直接附着于舌骨。茎突舌骨肌远端附着于舌骨大角、近端附着于颞骨茎突[1]。下颌舌骨肌远端附着于舌骨前下缘和正中缝、近端附着于下颌舌骨的整个下颌舌骨线[3]。颏舌骨肌远端附着于舌骨体的前表面、近端附着于下颌舌骨肌深面、下颌联合背面的颏下棘[1,2]。舌骨舌肌远端沿着整个舌骨上缘附着一直到达舌骨大角，然后几乎垂直向上至舌体侧部。

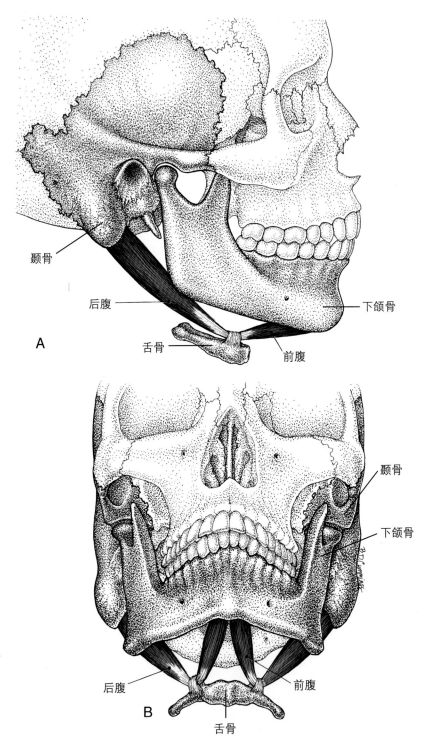

图12-1 二腹肌附着点。**A** 侧面观；**B** 前面观。后腹向上附着在乳突切迹上，向下在肌肉的共同肌腱处，靠筋膜扩张间接附着到舌骨。前腹向上附着在下颌骨的下颏上，向下在肌肉的共同肌腱处，靠筋膜扩张间接附着到舌骨

舌骨下肌群

舌骨下肌群（图12-2）包括胸骨舌骨肌、甲状舌骨肌、胸骨甲状肌、肩胛舌骨肌，除了胸骨甲状肌外，其他的近端附着点都在舌骨。胸骨舌骨肌附着在锁骨内端的后表面、胸锁韧带后方、胸骨柄远端后上部分，近端附着于舌骨下缘的后

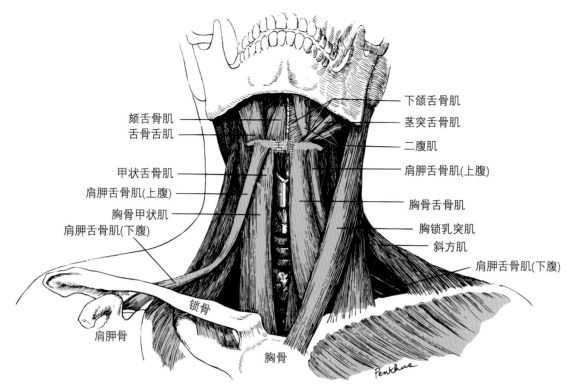

图12-2　颈前相对表浅的肌肉包括舌骨上和舌骨下肌群。在身体的右侧，一些最浅的肌肉（胸锁乳突肌、胸骨舌骨肌和斜方肌）已经被切除。经Clemente CD. Gray's Anatomy. 30th ed. Philadelphia, PA: Lea & Febiger; 1985.许可转载

表面[1,2,8]。

甲状舌骨肌远端附着在甲状软骨板的斜线，然后向上沿着舌骨大角下缘2/3附着[1,2,8]。这块肌肉被认为是胸骨甲状肌的延续。

胸骨甲状肌近端附着于甲状软骨斜线上。向下附着于胸骨柄后表面和第一肋软骨后缘[1,3]。它与甲状舌骨肌连续并且位于胸骨舌骨肌的内侧深面[1,8]。

最后，肩胛舌骨肌有两个肌腹，即上、下腹。上腹附着于C6横突，在中斜角肌前方[1,9]。肩胛舌骨肌下腹经由中间腱从上腹分出（由颈深筋膜固定；图12-2），近端贴附在体与大角交界处的舌骨边缘；远端附着在肩胛切迹附近的肩胛骨上缘[1-3,8]。当下腹向前行走并向上到达其中间腱的附着部位时，通过一束纤维延伸附着锁骨，下腹肌肉在胸锁乳突肌的深部、呈对角线穿越中斜角肌和前斜角肌。中间腱被颈深筋膜的纤维延伸所固定，并向尾端延续至锁骨和第一肋。从此附着点起，上腹成角度向上附着至舌骨（图12-2和图

20-7）[1,2]。根据与胸骨舌骨肌的关系，肩胛舌骨肌有三种附着类型。类型1：肌束靠近胸骨舌骨肌；类型2：汇入胸骨舌骨肌；类型3：肩胛舌骨肌覆盖于胸骨舌骨肌之上[2]。有报道称肩胛舌骨肌存在解剖变异，包括其下腹直接起源于锁骨、上腹与茎突舌骨肌融合，以及存在双肩胛舌骨肌[9]。

椎前肌群

深层的椎前肌群包括颈长肌、头长肌、头前直肌和头外直肌。它们位于脊柱的前表面（图12-3）、直接位于咽后壁的深处。颈长肌分为3个部分，分别是上斜部、下斜部和垂直部。下斜部T1至T3，于侧面斜向上走行附着于C5和C6椎体横突的前结节上。上斜部C3、C4或C5横突前方，向内侧斜向上走行并附着于寰椎前弓的前外侧面[1]。中间垂直部起自上三胸椎和下三颈椎的椎体并且附着于C2、C3和C4椎体上[1,8]。颈长肌的平均横截面积为0.56 cm²（±0.12 cm）[10]。

头长肌比颈长肌的更外侧，从C3至C6横突

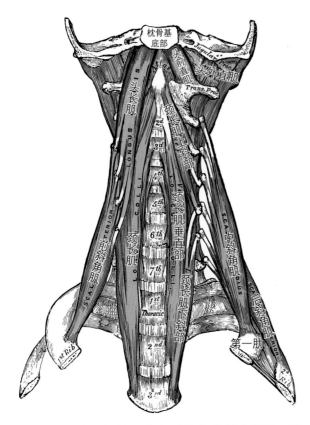

图 12-3　颈前最深的肌肉包括椎体前肌和侧肌。经 Clemente CD. Gray's Anatomy. 30th ed. Philadelphia, PA: Lea & Febiger; 1985.许可转载

前结节向上延伸至枕骨基底部[1,8]。

　　头前直肌位于头长肌上部深面,从寰椎侧块向上和向稍内侧穿至枕骨大孔前的枕骨基底部[1,8]。头外直肌起自寰椎横突上表面、向外成角并向上至枕骨颈静脉突外侧部(图12-3)[1,8]。

(1)神经支配与血供

　　颏舌骨肌由C1通过舌下神经支配[3]。其余的舌骨上肌群均由脑神经支配。下颌舌骨肌和二腹肌前腹由下颌舌骨肌神经支配,该神经源于三叉神经的下牙槽神经的分支(第Ⅴ对脑神经)[3,11]。茎突舌骨肌和二腹肌后腹由面神经(第Ⅶ对脑神经)支配,它由茎乳孔出颅并靠近这些肌肉在颅骨的附着处[1]。舌骨舌肌由舌下神经支配[1]。

　　由C1至C3颈神经祥支配舌骨下肌群中的三块肌肉:胸骨舌骨肌、胸骨甲状肌、肩胛舌骨肌的两个腹[3,12]。甲状舌骨肌由C1舌下神经的纤维支配[12]。

头前直肌和头外直肌由C1和C2颈神经之间形成的交通环所支配[1,13]。有报道称头前直肌和头外直肌由舌下神经参与次级支配[14]。头长肌由C1至C3颈神经前支支配[1,13]。颈长肌由C2至C6颈神经前支支配[1,13]。

　　二腹肌前腹的血供来源于面动脉的分支颏下动脉;后腹的血供来自耳后动脉和枕动脉[1,3]。颏舌骨肌的血供来自舌动脉[1,15]。茎突舌骨肌的血供来自枕动脉、耳后动脉和面动脉的分支[1]。舌动脉的舌下分支、上颌动脉经由下牙槽动脉的下颌舌骨支以及面动脉的颏下支提供了下颌舌骨肌的血供[1]。舌动脉舌下支和面动脉颏下支提供舌骨舌肌的血供[1]。

　　对于舌骨下肌群而言,甲状舌骨肌的血供来自甲状腺上动脉,而胸骨甲状肌、肩胛舌骨肌和甲状舌骨肌的血供来自甲状腺上动脉和舌动脉[1,3]。

　　颈长肌的血供来自甲状腺下动脉、咽升动脉和椎动脉[1]。头长肌由咽升动脉、甲状腺下动脉颈升支、椎动脉提供血供[1]。头外直肌的血供来源于枕动脉、椎动脉和咽升动脉,而头前直肌接受椎动脉和咽升动脉的血供[1]。

(2)功能

舌骨上肌群

　　舌骨上肌群参与下颌张开的运动,主要与快速与位移有关[16]。所有四组舌骨上肌群(图12-2)以成对作用为特点,作为一整组进行张口[17]。它们还一起固定或上抬舌、舌骨、甲状软骨,对于吞咽动作也是必不可少的[18,19]。

　　二腹肌的功能与下颌运动和吞咽有关。左右两侧的二腹肌几乎总是一起收缩,而非独自地[20]。双侧二腹肌的共同作用使下颌骨下降[1,4]。根据Basmajian和Deluca提到的,二腹肌前腹跟随着翼外肌下头(腹)活动[20]。虽然二腹肌在张口动作的初始时显得不如翼外肌重要,但在最大限度张口方面是必需的[20]。在张口活动时,主要是二腹肌后腹活动[21]。它与茎突舌骨肌密切地一起运动而使嘴张开,但只有在舌骨下肌群收缩并稳定舌骨的位置时才会有效。在下颌骨下降同时前突时，二腹肌的活动是受抑制的，这也是被希望的肌肉的回缩功能。

双侧二腹肌同时收缩时缩回下颌骨并且上抬舌骨[1,4,22]。在吞咽过程中，二腹肌前后腹同时收缩可以将力转移到舌骨使其上抬[23]。有研究表明，咳嗽、吞咽、下颌骨后缩都强烈受力于二腹肌，但这可能是二腹肌后腹帮助口咽部吞咽[20,21,24]。

与下颌部的其他肌肉相比，二腹肌是不同寻常的。二腹肌的前后腹几乎没有肌梭[25,26]。开口肌群缺乏肌梭以及缺乏证据表明二腹肌是受闭口本体感受器控制的，这表明从功能上而言张口肌并不需要精细的位置控制。与其他肌肉相比，二腹肌两个肌腹的 I 型纤维含量较少[28]。二腹肌前腹含有大量的 II X 型纤维，然而后腹含有大量的 II A 型纤维[29]。

茎突舌骨肌的作用是上抬并后缩舌骨，从而拉长口底部。

在吞咽时，下颌舌骨肌抬高口底部，并且在咀嚼、吸吮和吹气时是运动的。它使舌骨向前向上，并使下颌骨下降[1,23,30]。

颏舌骨肌抬高舌骨，并与二腹肌一起将其向前牵引[1,20,23]。它还辅助下颌骨收缩与下沉和伸舌动作[1,31]。

作为一个整体，舌骨上肌中 II A 和 II X 型纤维的比例（约57%）高于 I 型纤维（34.7%）。这种纤维的差异很好地适应了这组肌肉所需的激活阶段[32]。

舌骨下肌群

作为一个整体，这些肌肉以成对的方式工作来对舌骨施加必要的抑制力为特点，这需要舌骨上肌群正常工作。肩胛舌骨肌、胸骨甲状肌、胸骨舌骨肌在吞咽或发声运动中下压被抬高的喉部，如果舌骨被固定，则甲状舌骨肌抬高喉部[1]。胸骨舌骨肌和甲状舌骨肌形成一个连续的组合（图12-2）来下压舌骨。环甲肌收缩的最大强度发生在吞咽时[1]。双侧肩胛舌骨肌同时作用时参与长时间的吸气，因为它们使颈部筋膜的下部绷紧并

减少软组织的内陷[1]。肩胛舌骨肌的上部肌腹也参与舌的运动，包括舌尖在软腭和硬腭的放置、舌头在口底的放置、伸舌和左右侧活动[33]。

当吞咽液体时，二腹肌前腹、咬肌和颏舌骨肌一起收缩，而当吞咽固体时，咬肌率先收缩，二腹肌前腹和颏舌骨肌紧随其后。当同时吞咽固体和液体时，胸骨舌骨肌最后收缩[34]。颏舌骨肌主要负责舌骨的前移运动[19]。

舌骨下肌群的肌纤维与舌骨上肌群的相似，因为这种构建更适合于阶段性运动，但是纤维类型的构成略有不同，大约47%的 II 型纤维（A 和 X 纤维）与40.8%的 I 型纤维[32]。

椎前肌群

颈前肌通常成对工作来全部或部分屈曲颈部。颈长肌的全部都作用于颈部的屈曲。斜部有助于同侧屈曲，而下斜部可将颈部旋转至对侧[1]。头长肌使头部屈曲，而头外直肌主要将头部向同侧倾斜。头前直肌使头部屈曲，但不使头部向同侧倾斜。头外直肌和头前直肌都有助于稳定寰枕关节，因为它们的纤维反向成角[1]。

椎前肌群被认为性质上是保持姿势的；然而最近的证据显示头长肌和颈长肌兼有维持姿势和运动的作用。在老年女性中，头长肌中 I 型纤维平均占64.3%，颈长肌中 I 型纤维平均占55.7%[35]。在老年男性中，头长肌平均有48.5%的 I 型纤维，颈长肌平均有50%[36]。这些百分比很大程度低于其他已知的以紧张为特点的肌肉，这表明它们既有颈部姿势稳定器的紧张作用，也有保持颈部与头部屈曲的位相性作用[37,38]。这些主要是位相性肌肉还是紧张性肌肉的问题仍然存在争议[39]。

（3）功能单位

肌肉所属的功能单位包括加强和对抗其动作的肌肉以及与肌肉跨过的关节。它们之间结构上的相互依赖在功能上反映在感觉运动皮层的组织和神经连接上。强调功能单元是因为在单元里一块肌肉里出现的触发点可能会导致单元里的其他肌肉产生触发点。当消除肌肉中的触发点时，必

须关注可能在功能上相互依赖的肌肉中产生的触发点。表12-1大致上阐明了二腹肌和其他颈前肌的功能单位[40]。

活 动	协 同 肌	拮 抗 肌
下颌骨下降	翼外肌 茎突舌骨肌 下颌舌骨肌 颏舌骨肌	咬肌 颞肌 翼内肌
下颌骨后移	咬肌（深头） 颞肌	翼内肌 翼外肌
舌骨上抬	颏舌骨肌 下颌舌骨肌 二腹肌（前腹）	胸骨舌骨肌 胸骨甲状肌 甲状舌骨肌 肩胛舌骨肌
头和颈部屈曲	颈长肌 头长肌 头前直肌 胸锁乳突肌 舌骨肌群	头半棘肌 颈半棘肌 头最长肌 颈最长肌 颈多裂肌 头后大直肌 头后小直肌

表 12-1　二腹肌和其他颈前肌群的功能单位

在下颌骨下降时，舌骨下肌群起着稳定舌骨的作用[41]。颞肌虽然是一种前突的协同肌，但在后缩时作用更强[42]。

3　临床表现

（1）牵涉痛的类型

二腹肌

二腹肌两个腹有明显不同的牵涉痛模式。二腹肌后腹触发点经常会引起胸锁乳突肌上部牵涉痛的同时，喉部、下颌和枕部也会有轻度的牵涉痛（图12-4A、图12-4B）[43,44,45]。牵涉至胸锁乳突肌的疼痛有时会被误认为是该肌肉来源的，但是有时清除了胸锁乳突肌的触发点，疼痛仍然持续存在。枕部疼痛可能与涉及的"酸痛"和压痛有关。二腹肌后腹的触发点被证明可引起前额、眶周区、太阳穴、耳后区、耳、颞下颌关节、脸颊、下颌牙齿和咽喉部的牵涉痛[46-49]。

二腹肌前腹触发点 s 引起的疼痛可以牵涉至四颗下门牙（沿着下颌骨），并且到达它们下方的牙槽嵴（图12-4C），同时也可以到达舌[45,47,50]。来源于这个肌腹的疼痛也可能是牵涉至眶周区、颞下颌关节和脸颊区[47-49]。

临床上这块肌肉也被视为可引起沿着下颌骨向上至颞下颌关节的牵涉痛。通常触发点位于下巴尖的肌肉内，也可以在左侧或者右侧（图12-4C）。

颈长肌

在健康人群中已经做过了颈长肌牵涉痛模式的探索[51]。通过干针或手工刺激颈长肌引出的局部疼痛主要发生在颈前区（图12-4D）。一些患者指出疼痛牵涉至同侧后颈及同侧耳和眼周围（图12-4E）。有趣的是，在一些患者中，起源于颈长肌的疼痛会牵涉至对侧颈前部。虽然很少见，但是这种对侧牵涉也在邻近的胸锁乳突肌中被描述（图12-4D）。

其他的颈前区肌肉

下颌舌骨肌可以引起舌的牵涉痛[50]。在临床实践中，这块肌肉也被发现牵涉至同侧枕部区域。茎突舌骨肌引起的头部与颈部疼痛与二腹肌后腹引起的头颈部疼痛密切相关[52]。这两块肌肉靠得很近，具有相似的功能，触诊很难辨别，估计有相似的疼痛模式。

其余颈前区深部肌肉的一些特定的疼痛类型在文献中未被报道[51]。然而，有研究表明当存在主动伤害感受时，头长肌和颈长肌的活动减弱[53]。这些肌肉可以将疼痛牵涉到喉部、颈前部，有时还可以牵涉到口腔部。

（2）症状

据推测未解决的颈后部疼痛可能来自颈前区肌肉的持续触发点并且紧张的筋膜。如果一个患者二腹肌后腹有触发点，那么主要的主诉可能不是疼痛而是吞咽困难、咽后部有肿块感和/或喉咙里有梗阻感而且咽不下去。

患者可能触诊或指向受累侧的胸锁乳突肌。

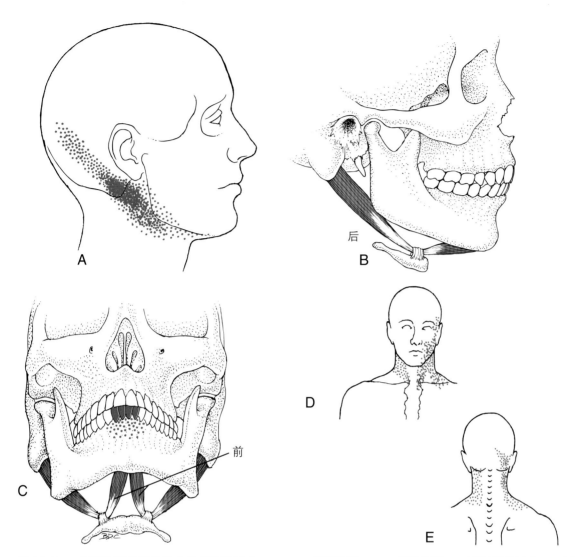

图12-4　二腹肌和颈长肌触发点的牵涉痛模式。**A**、**B** 二腹肌后腹。**C** 二腹肌前腹。**D** 颈长肌前面观。**E** 颈长肌后面观

虽然头部旋转范围可能不会减少，但患者可能避免将头部转向受累侧，因为移动会引出牵涉痛或加重吞咽。二腹肌后腹的牵涉痛模式如图12-4A所示，集中在胸锁乳突肌的上部以及脸颊（接近下颌角）和耳部[45]。由于二腹肌引起的牵涉痛与其他部位重叠，直到同侧胸锁乳突肌内同时发生的触发点消除后该区域的疼痛仍持续存在，患者可能才会意识到二腹肌的牵涉痛。对于医生而言，若不是对于二腹肌后腹的触发点进行研究，这种情况可能非常令人不解。

　　二腹肌前腹触发点所致的最主要的症状是下门牙区域的疼痛。如果临床医生只把牙齿作为疼痛的来源，而不考虑二腹肌前腹，那么这种牙痛的根源也可能混淆。有二腹肌前腹触发点的患者也可能主诉存在脸颊和颞下颌关节疼痛[45]。

　　肩胛舌骨肌特有的牵涉痛模式还没有文献报道；然而，肩胛舌骨肌中间腱松弛可能导致假性吞咽困难[54]。当肩胛舌骨肌形成触发点时，可以成为横跨臂丛的收缩带[55]。Adson通过手术切断肩胛舌骨肌来缓解因其张力异常使臂丛神经压力增加而导致的疼痛和感觉障碍[56]。Rask报道了4例以这块肌肉的肌筋膜触发点为主要疼痛原因的患者的诊断和治疗[57]。

　　头长肌和/或颈长肌有触发点的患者可能主诉吞咽困难和/或喉咙有肿块感。颈后部中间疼痛的患者还应评估颈长肌的触发点。当这些症状发生

在一个人遭受持续的颈椎屈伸损伤（"挥鞭样"），可能是来自机动车追尾或其他头/颈部的创伤，颈长肌的触发点或许是个促成因素。Rocabado和Iglarsh报道称颈长肌痉挛的患者可能的症状是口干、没有感染的咽喉痛、持续的咽喉痒或吞咽时咽喉部有肿块感[58]。最近的进一步研究表明颈长肌和头长肌在挥鞭样损伤后脂肪浸润的增加可能是颈部疼痛的一个原因[59]。在颞下颌关节功能紊乱的患者中，颈深屈肌强度降低可以减小下颌垂直开口度[60]。

（3）患者体格检查

经过彻底的问诊，临床医生应该画一张详细的图纸来表示患者描述的疼痛模式。这一描绘将有助于制定体检计划，并可监测患者的症状改善或改变。颈部运动范围评估应包括每个方向的测量并且观察运动质量的，这有助于确定寰枕和寰枢区域、中和下颈椎的运动受限制范围。颈椎屈曲或伸展的任何偏离，以及任何C型弯曲改变为侧屈，都需要进一步的评估周围软组织和关节及附件的活动性。颈长肌缩短可能表现为颈椎生理前凸的变直。胸椎关节活动度和活动范围也要检查。

舌骨是一个非常重要的用来评估的结构，因为它可能影响颈椎的曲度、下颌骨的运动、吞咽和演讲时的声音构成[58,61]。舌骨上和/或舌骨下肌群的触发点会影响舌骨的位置，造成颈前肌的功能障碍。评估舌骨最简单和最具临床应用价值的方法是由临床医生手工评估舌骨在两个方向上的侧向自由运动。舌骨也可以通过舌骨三角进行头颅测量技术来评估[62]。通过这个测量可绘制3条线：一条从C3到颏联合最下/最后的部分（颏后点，RGN），一条从C3到舌骨，一条从舌骨到颏后点。正常的舌骨垂直位置低于C3和颏后点连线。

认识到肌肉平衡总是很重要的，尤其是舌骨上和舌骨下肌群之间，因为舌骨就"浮"在它们之间。抑制和促进肌肉导致失衡的概念被广泛接受[63]。二腹肌被认为容易疲软和抑制；因此，这会对拮抗肌、其他舌骨上肌群和舌骨下肌群产生影响[64]。

头长肌和颈长肌强度检查对于对所有颈椎和/或颞下颌关节紊乱极为重要。研究表明，这些肌肉的活力受损与颈部疼痛以及受损的姿势耐受力之间存在高度相关性[65-67]。颅颈屈曲试验评估颈长肌、头长肌、头侧直肌、头前直肌的强度。这项测试已被证明具有中等至良好和良好至优秀的测量者间信度[68,69]。这项测试让患者下巴收拢并且将头抬离底部2.5 cm。计时患者保持下巴收拢姿势的持续时间[68]。女性的平均保持时间为38.43 s；男性平均保持时间为63.73 s[68]。这个测试还可使用压力感受器（血压袖带/Chattanooga稳压器）。开始于20 mmHg，患者保持点头5～10 s。压力增加单位为2 mmHg（直到30 mmHg），患者重复点头动作直到由于失代偿无法进行这项测试，表现为无法保持中立位或者斜角肌和/或胸锁乳突肌活动增加[70-72]。

（4）触发点检查

颈椎前的肌肉特别小，触诊触发点很困难。对于这个区域解剖结构的彻底了解可确保临床医生准确地触诊相关组织。

二腹肌的前腹和后腹可以由感受舌骨从一边至另一边的不正常移动来间接评估。通常情况下，舌骨向一侧移动的减少表明需要对侧的二腹肌参与。

二腹肌后腹有特别的检查方法，患者仰卧，头和下巴尖向上，以便扩大颈部和下颌角之间的触诊区域（图12-5A）。这块肌肉位于下颌角后方，可以由手指沿着胸锁乳突肌的前缘向上朝耳垂滑动、用手指向内按压下面颈部的肌肉而找到[45,73]。为了确认识别的肌肉，医生用非触诊的手置于下巴下方轻轻抵抗下颌张开。可以感受到一条细软的、绳索样收缩的肌肉。然后采用指尖进行的交叉纤维平滑触诊技术来确认触发点。对二腹肌后腹的触发点施加压力最初会引起局部疼痛，持续的压力可能会复制患者牵涉到颈部和头部的疼痛。检查二腹肌前腹时，患者仰卧，头向后倾斜，颈部伸展（图12-5B）。为了识别肌肉，临床医生的手指放在下颌骨下缘内侧的下巴任一侧的正下方[45]。医生再一次用非触诊的手置于下巴下方轻轻抵抗下颌张开。在触诊的手指下方可以感受到一条细软的绳索样收缩的肌肉。然后用交叉纤维平滑触诊法从下颌骨到舌骨触诊肌肉，以识别任何触发点。

一项针对二腹肌前腹触发点是否为下门牙痛来源的测试就是要求患者用力地将嘴角向下拉，使颈前肌绷紧。这种"二腹肌前腹试验"阳性时诱发牙痛，表明至少一个二腹肌的前腹部可能有触发点。

因为当头斜向对侧时紧张的肌肉突起，肩胛舌骨肌很容易被误认为上斜方肌或者斜角肌。由于与其他舌骨下肌融合，这块肌肉很难触诊和辨别。广泛的舌骨下靠近大角、沿着前/内侧斜角肌的压痛可能是由肩胛舌骨肌的触发点引起的。如果肩胛舌骨肌的下腹有触发点，可能被误认为前斜角肌，尽管这两块肌肉的纤维方向不同。肩胛

舌骨肌比斜角肌更浅，因为它从胸锁乳突肌下面出来，斜穿越前斜角肌（图20-7）。它可以在斜角肌触发点同样的地方水平穿过，这取决于涉及哪个斜角肌的分支和头部的位置。

头长肌的触发点可以在张嘴时于咽后壁的后方触及。颈长肌触发点可以将检查手指放置在胸锁乳突肌和甲状软骨之间的气管外侧缘进行触诊，然同时通过手指的轻轻摇动和摆动将肌肉组织与相邻气管分离，从而缓慢推进[58]。当手指触碰到脊柱时，在该区域用交叉纤维平滑触诊法探查触发点。另一种触诊颈长肌的可能方法是患者仰卧位，医生的第2和第3手指滑动到胸锁乳突肌后方以方便触诊颈椎横突的前方（图12-5C）。然后沿头—尾方向触诊到该肌。

4　鉴别诊断

（1）触发点的激活与延续

如果激活触发点的姿势或者活动未被纠正便

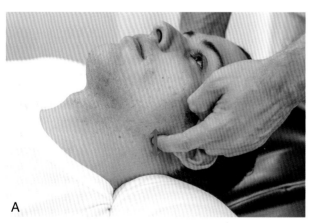
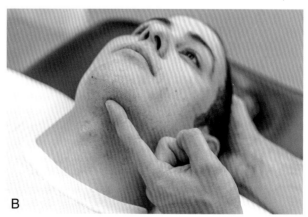
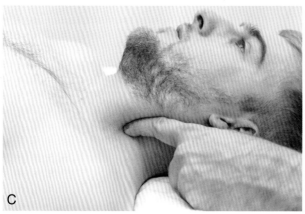

图12-5　二腹肌检查。**A** 后腹：在下颌角和乳突之间触诊，紧靠下方的颈部结构。**B** 前腹：头部向后倾斜、颈部伸展、下颌闭合，当拉伸二腹肌、紧靠下方的软组织时可以触诊到，如文中所述。**C** 用交叉纤维平滑触诊法触诊颈长肌

可使触发点永久存在。在颈前肌肉群内的任何部分，触发点可由不习惯的离心运动、非耐力肌的离心运动、最大或次最大的向心运动激活[74]。当肌肉长时间处于缩短和/或延长的位置时，触发点也可能被激活或加重。特别是磨牙，咀嚼口香糖和下颌骨后缩可使二腹肌受到影响而激活触发点。在进行腹部锻炼时，头部和颈部的稳定性和控制力差也会使颈前肌肉群承受过大的负荷。

伸展屈曲损伤如遭受车祸或者机械创伤，如窒息或者钝器伤都可能激活舌骨上肌群、舌骨下肌群、颈长肌和头长肌的触发点。这种典型的损伤出现在向后倒的患者中[51]。此外，向前头部姿势可以使这些触发点永久存在[70]。已经有研究证明头长肌和颈长肌在挥鞭样相关疾病患者中显示出大量脂肪浸润，同时颈深屈肌的肌肉活动减少，颈浅屈肌的活动增加，头长肌和颈长肌在挥鞭样功能紊乱患者中显示出大量脂肪浸润，同时颈深屈肌的肌肉活动减少，颈浅屈肌的活动增加，比如胸锁乳突肌[59]。Javanshir等发现与健康对照组相比，双侧慢性颈痛患者显示双侧颈长肌的横截面积较小[75]。目前尚不清楚这些变化是原发性的还是继发性的。然而，脂肪浸润可能与肌肉行为损害有关，而横截面积的减少可以减少颈部屈肌的本体感觉输出并使触发点持续[76-78]。

当肌肉处于被缩短或拉长并持续一段时间时，触发点也可能被激活（例如，过度收下巴或头部前伸姿势）。尽管有人认为头部前伸姿势间接地引起舌骨上下肌群的紧张，从而在下颌骨上产生轻微的张力，然而最近研究报道了关于舌骨上肌群在此位置活动的相互矛盾的证据[79]。Song等人报道称与头部姿势正常者相比，头部前伸姿势时的舌骨上和舌骨下肌群的肌电活动减弱，然而Ohmure等人声称头部前伸时二腹肌的肌电活动轻度增加[80,81]。

与用鼻呼吸相对比，张口呼吸对于体态有消极影响，这可能导致舌骨上和舌骨下肌群的伸展无力[82-87]。张口呼吸可能由机械性阻塞（如鼻息肉）、鼻道结构扭曲（鼻中隔偏曲）、鼻窦炎或复发性过敏性鼻炎引起。

持续激活二腹肌后腹和茎突舌骨肌可使其负荷过重，因此会激活对侧颞肌后部对侧咬肌深部拮抗肌内的触发点。这些紧绷的拮抗肌可能具有平衡二腹肌引起的下颌骨偏斜。如果对侧肌肉中的触发点被清除，下颌骨便可以自由偏向患侧的二腹肌后腹。如果偏移仅仅由于二腹肌后腹触发点，那么下颌骨在下颌开始张开时被过度牵拉，但是随着嘴进一步张开，它回到中线。

（2）相关联的触发点

触发点很少单独出现在颈前肌群。患者通常也会有触发点在上斜方肌、颞肌和头半棘肌。那些下颌痛的患者也会在咀嚼肌和胸锁乳突肌有触发点。在Eagle综合征中，由于二腹肌后腹和茎突舌骨肌可能有触发点，因此颈长肌可能受累及。颈部疼痛患者通常在头夹肌、颈夹肌、枕下肌、肩胛提肌、胸锁乳突肌、上斜方肌、颞肌和咬肌深层有触发点。

原发性触发点所引起的牵涉痛区可以发生触发点；因此，二腹肌中的触发点可能是由于其他肌肉中原发性触发点所致，包括颈阔肌、翼内肌、斜方肌和胸锁乳突肌。Hong发现胸锁乳突肌的原发性触发点可以诱发出二腹肌中相关联触发点[89]。二腹肌后腹的原发性触发点也可能参与枕额肌枕部和/或胸锁乳突肌相关联触发点的形成。

（3）相关的疾病

一些疾病引起的症状可能与颈前肌群触发点的症状相似而混淆，或者两者同时存在。此外，前颈部的一些肌肉对一些罕见疾病很易感，检查临床医生必须意识到这一点。必须记住，虽然肌筋膜综合征是颈部疼痛很常见的原因，但是少数病例可能继发于其他病理过程，如恶性肿瘤或感染。继发性肌筋膜综合征常见于头部和颈部肿瘤或感染性疾病影响到颈部淋巴结的患者。在癌症患者中，继发性肌筋膜疼痛可能是由于肿瘤对肌肉的刺激或直接侵犯的结果，或是由于放疗、化疗或手术的医源性不良反应[90,91]。

牙病、耳痛和舌痛可能是或似乎是一种原

发性疾病。然而，如果检查或诊断性试验不能提供结论性结果，应该考虑二腹肌中的触发点是症状的来源，因为它们可以牵涉至牙齿、耳朵和喉咙[48,49]。

目前，神经卡压没有被认为是颈前肌的触发点活动的原因；然而，Paraskevas等人发现一例颈袢的分支穿透肩胛舌骨肌下腹[92]。如果肩胛舌骨肌被束缚，这可能出现压迫造成的相关症状。血管压迫的实例证据确实存在。Loch等人报道称，在85例解剖标本中发现7例颈外动脉（在一些标本中包括耳后动脉）仅有茎突舌骨肌的压迫，而没有茎突附着韧带的骨化[93]。在两个报道的病例中，肩胛舌骨肌也被认为是压迫颈内静脉的可能原因[94,95]。

颈前肌群中发现有两种良性肿瘤，肌内血管瘤和脂肪瘤。肌内血管瘤是发生在骨骼肌的良性血管瘤。与皮肤血管瘤相比，这是非常罕见的。然而，在这些疾病中，13%～15%发生在头部和颈部[96,97]。它们的疼痛程度不同，是不可移动的、非波动性的肿块，很难诊断，最好通过磁共振成像来确认。虽然它们最常见于咬肌和上斜方肌，但也有少数病例报道在颈前肌群。至少有6例报道称肌内血管瘤在二腹肌中[96,99-103]：两例在下颌舌骨肌[97,104]，另有一例报道各自出现在颏舌骨肌、胸骨舌骨肌和甲状舌骨肌中[96,97,99-107]。脂肪瘤是一种良性软组织肿瘤，至少在颈长肌中发现过2次[108]。如果需要，这种肿瘤很容易被外科手术切除。

头部或颈部癌症的治疗，如口腔底癌，会损害或改变颈前部肌肉的组织质量。放射治疗后可发生肩胛舌骨肌、二腹肌、胸骨舌骨肌和胸骨甲状肌肌肉萎缩和软组织纤维化[109]。骨化性肌炎是一种罕见的疾病，组织创伤或炎症后肌肉组织内形成异位骨或软骨[110,111]。这种情况很少发生在头部和颈部，自1924年以来只有52例报道[111]。在头部和颈部区域，咬肌是最常受影响的。然而，有报道1例外伤后累及肩胛舌骨肌和1例根治性颈淋巴清扫术后累及颈阔肌[110]。

肌炎是骨骼肌良性炎性假瘤，有疼痛感，并

可导致活动受限[112]。上颈部发现的也可称为咽后隙钙化性肌腱炎[113]。在颈前肌群，它可以引起头痛、颈部僵硬很容易表现为触发点的颈部疼痛。这在四肢更常见，但是Horowitz等人发现颈长肌的咽后隙钙化性肌腱炎的发病率，为每年0.50例/10万人[114]。下颌舌骨肌和茎突舌骨肌也有一例报道[112,115]。

肌张力障碍是一种运动障碍，其特征是间歇性或持续的肌肉收缩，通常导致重复的、异常的运动和/或姿势[116]。口下颌肌张力障碍涉及咀嚼肌、咽肌和舌肌。与这种疾病相关的异常运动包括下颌闭合、打开、侧偏，或异常运动的组合。二腹肌前腹通常涉及口下颌肌张力障碍时的下颌张开[117]。有3例报道此类肌张力障碍被误诊为颞下颌关节功能障碍[118,119]。舌骨肌张力障碍是一种亚表型的颅颈肌张力障碍。这种疾病患者在讲话或休息时可以看见舌骨肌的收缩和喉部异常的降低或抬高。通常它会引起说话方式改变、吞咽困难和颈前部紧绷，而不是典型的异常动作和姿势[120]。颈部肌张力障碍是原发性局灶性肌张力障碍的最常见形式[121]。颈肌肌张力障碍有几种不同的形式，其中一些可累及颈椎前肌群。垂颈症可以导致颈椎的屈曲[122]。尽管胸锁乳突肌是最常见的受累部位，但最近也发现颈长肌会受累[121-124]。前旋导致的头部屈曲，使头长肌和颈长肌全部受累[122]。后矢状移位——头部在矢状面后移位，可导致下巴收缩，并可累及颈长肌和舌骨上肌群[125]。

肩胛舌骨肌综合征是一种罕见的疾病，吞咽时会出现突出的颈部侧面肿块。常见的报道包括假性吞咽困难、颈部不适、美容问题和对恶性肿瘤的担忧。这种综合征的可能原因包括由于肌肉纤维退行性变导致肩胛舌骨肌无法伸长以及该面部肌肉固定机制的失效[54]。

胸骨舌骨肌综合征很容易与肩胛舌骨肌综合征相混淆，因为症状很相似。文献中仅2例报道，其症状包括吞咽时颈部侧方肿块、吞咽困难伴疼痛、不伴有吸气困难或者窒息感的喉咙有异物感。颈部电脑断层检查证实胸骨舌骨肌异常[126]。

Eagle综合征是一种的茎突往往细长或可有茎突舌骨韧带钙化的疾病。症状和体征有很大区别，但可能包括下颌角疼痛、舌头痛、舌痛症、吞咽困难、吞咽疼痛、发音困难、唾液增多、咽喉部异物感、声音变化、放射到颈动脉的持续性疼痛、头痛、颈痛、头部转动疼痛、放射到眼睛的疼痛、视力模糊或下降，耳痛或眩晕[127-130]。这些症状与颅神经Ⅴ、Ⅶ、Ⅸ、Ⅹ、Ⅺ、Ⅻ刺激有关，因为它们接近茎突或茎突舌骨韧带[127-130]。这种疾病的诊断可以通过在扁桃体窝处进行茎突的口内触诊来完成，也可以依靠三维CT或者全景摄片[128-131]。针对这种疾病，还应对相关的二腹肌后腹、茎突舌骨肌、下颌舌骨肌、胸锁乳突肌和颈长肌进行检查，因为它们通常与这种疾病有关，也可能导致一些相关症状。

其他诊断可能与二腹肌或颈前部触发点同时出现。对于二腹肌，可能包括头痛或颞下颌关节内错位伴或不伴萎缩。对于颈前肌群，并存的诊断包括慢性或机械性颈痛、紧张型头痛、挥鞭样相关的功能紊乱、和一侧上半身疼痛。夹肌的触发点也与这些疾病有关，因为颈前肌群与夹肌是对抗的，这些疾病也应该考虑颈前肌[132-137]。

由于关节和肌肉病变的症状相似，使得理解颈部疼痛的临床表现变得复杂了。颈长肌、头长肌、头前直肌和头外侧直肌的触发点可以模拟出上颈椎的关节受限。关节活动度和肌肉的相互依赖性使得很难确定它是原发性关节囊问题还是肌肉问题，但当上颈椎活动范围受限和/或疼痛时，应考虑上部颈屈肌参与其中。

5 纠正措施

与其他颈部肌肉相似，当存在前颈部触发点时解决姿势问题是必需的。当发现问题时，应始终纠正头部前伸姿势和舌头位置。良好的人体力学和人体工程学的指导也是必不可少的（参见第七十六章）。

应注意寻找合适的矫正镜片，以确保患者在观看数字屏幕时保持头部中立位姿势。不鼓励使用双焦或渐进式镜片，以减少为了聚焦屏幕上信息的重复运动。如果同时使用两个或以上计算机显示器，它们应该以用户为中心围绕用户，以便整个观察区域的中心直接位于用户的前面，而不是一个监视器直接位于正前方，另一个则位于侧面。屏幕以Ⅴ形或U形成角摆放，有助于减少观看所有屏幕所需的颈部旋转和眼球运动。椅子的尺寸也应该进行评估，因为大多数椅子都是按照一个平均身材大小的人设计的，因此非此尺寸的人会用姿势进行代偿。

打字一小时就可以出现触发点，所以每隔20～30 min的短暂休息有助于减少在计算机工作期间触发点的激活[138]。设置一个定时器，或者在进行特定的常规工作如接电话时加入短暂的快速的站立休息，这可以帮助增加活动而不会打断思维。使用搁脚板或站立式办公桌也可以鼓励更多的活动。

适当的呼吸对协助体态训练、减少磨牙症也是很重要的，并且帮助睡眠呼吸暂停和吞咽困难的患者减少肌肉的不平衡。患者应接受鼻膈呼吸训练来代替用口呼吸，因为用口呼吸对体态有负面影响[82-87]。用口呼吸需要下颌骨的下沉和后缩，引起二腹肌的激活和缩短。这可能导致错位咬合和舌骨位置抬高改变了舌骨肌肉系统的肌电特性。在练习球上进行强化练习，并结合鼻膈呼吸进行伸展运动已经被证明可以改善体态[86]。

由于肌电图活动减少和颈前肌群萎缩在许多情况下出现，包括颈部挥鞭样病变和慢性颈部疼痛，所以加强训练是恰当的。进行向前点头时患者应该仰卧位，不要过度使用胸锁乳突肌（图12-6）。这个练习可以进一步进行提头，同时维持点头并尝试保持这个姿势5～10 s（图12-6D）。在进行功能性活动期间，这个练习也可以在坐位（图12-7）进行。在这些练习过程中应该避免疼痛[139-142]。

为了改善舌骨上肌群的张力，可以将舌尖压到硬腭中央并保持2 s。这个练习可以重复3组，每组10次[143]。

颈部皮肤受凉特别在肌肉疲劳时，通常会激

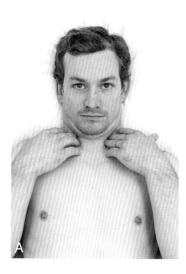
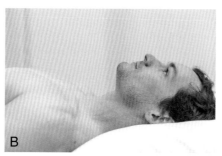
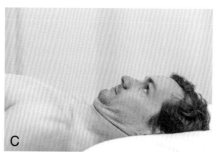
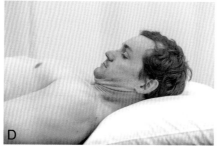

图 12-6　颈深肌屈群的激活。**A** 为了监测胸锁乳突肌的活动，患者可以将手指放在肌肉上监测活动。**B**、**C** 在仰卧位，患者做一个轻微的向前点头动作而没有胸锁乳突肌的初始或过度活动。**D** 在保持点头的同时可进行向上提的操练

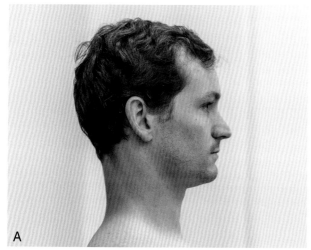
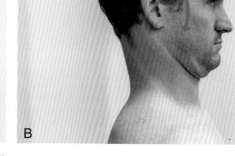

图 12-7　坐位时激活颈深屈肌。**A** 起始位置。**B** 结束位置

活颈前肌群的触发点。患者需要颈部保暖，如果可能应该穿高领睡衣睡觉，白天穿高领毛衣或戴围巾，避免冷风。

吕莹莹、杜冬萍　译　杜冬萍　审

参考文献

［1］ Standring S. *Gray's Anatomy: The Anatomical Basis of Clinical Practice.* 41st ed: London, UK: Elsevier; 2015.

［2］ Sonoda N, Tamatsu Y. Observation on the attachment of muscles onto the hyoid bone in human adults. *Okajimas Folia Anat Jpn.* 2008; 85(3): 79-90.

［3］ Kohan EJ, Wirth GA. Anatomy of the neck. *Clin Plast Surg.* 2014; 41(1): 1-6.

［4］ Prendergast PM. *Facial Anatomy. Advanced Surgical Facial Rejuvenation.* Berlin, Heidelberg: Springer; 2012.

［5］ Ozgur Z, Govsa F, Celik S, Ozgur T. An unreported anatomical finding: unusual insertions of the stylohyoid and digastric muscles. *Surg Radiol Anat.* 2010; 32(5): 513-517.

［6］ Harvey JA, Call Z, Peterson K, Wisco JJ. Weave pattern of accessory heads to the anterior digastric muscle. *Surg Radiol Anat.* 2015; 37(8): 1001-1004.

［7］ Yamazaki Y, Shibata M, Ushiki T, Isokawa K, Sato N. Bilateral, asymmetric anomalies of the anterior bellies of digastric muscles. *J Oral Sci.* 2011; 53(4): 523-527.

［8］ Borst J, Forbes PA, Happee R, Veeger DH. Muscle parameters for musculoskeletal modelling of the human neck. *Clin Biomech (Bristol, Avon).* 2011; 26(4): 343-351.

［9］ Rai R, Ranade A, Nayak S, Vadgaonkar R, Mangala P, Krishnamurthy A. A study of anatomical variability of the omohyoid muscle and its clinical relevance. *Clinics (Sao Paulo).* 2008; 63(4): 521-524.

［10］ Mayoux-Benhamou MA, Revel M, Vallee C, Roudier R, Barbet JP, Bargy F. Longus colli has a postural function on cervical curvature. *Surg Radiol Anat.* 1994; 16(4): 367-371.

［11］ Thotakura B, Rajendran SS, Gnanasundaram V, Subramaniam A. Variations in the posterior division branches of the mandibular nerve in human cadavers. *Singapore Med J.* 2013; 54(3): 149-151.

［12］ Quadros LS, Bhat N, Babu A, D'souza AS. Anatomical variations in the ansa cervicalis and innervation of infrahyoid muscles. *Int J Anat Res.* 2013; 1(2): 69-74.

［13］ Sakamoto Y. Spatial relationships between the morphologies and innervations of the scalene and anterior vertebral muscles. *Ann Anat.* 2012; 194(4): 381-388.

［14］ Shimokawa T, Yi SQ, Tanaka A, et al. Contributions of the hypoglossal nerve to the innervations of the recti capiti lateralis and anterior. *Clin Anat.* 2004; 17(8): 613-617.

［15］ Meguid EA, Agawany AE. An anatomical study of the arterial and nerve supply of the infrahyoid muscles. *Folia Morphol (Warsz).* 2009; 68(4): 233-243.

［16］ Van Eijden TM, Korfage JA, Brugman P. Architecture of the human jaw-closing and jaw-opening muscles. *Anat Rec.* 1997; 248(3): 464-474.

［17］ Carlsoo S. An electromyographic study of the activity of certain suprahyoid muscles (mainly the anterior belly of digastric muscle) and of the reciprocal innervation of the elevator and depressor musculature of the mandible. *Acta Anat (Basel).* 1956; 26(2): 81-93.

［18］ Tsukada T, Taniguchi H, Ootaki S, Yamada Y, Inoue M. Effects of food texture and head posture on oropharyngeal swallowing. *J Appl Physiol (1985).* 2009; 106(6): 1848-1857.

［19］ Pearson WG Jr, Hindson DF, Langmore SE, Zumwalt AC. Evaluating swallowing muscles essential for hyolaryngeal elevation by using muscle functional magnetic resonance imaging. *Int J Radiat Oncol Biol Phys.* 2013; 85(3): 735-740.

［20］ Basmajian J, Deluca C. *Muscles Alive.* 5th ed. Baltimore, MD: Williams & Wilkins; 1985.

［21］ Kurt T, Gurgor N, Secil Y, Yildiz N, Ertekin C. Electrophysiologic identification and evaluation of stylohyoid and posterior digastricus muscle complex. *J Electromyogr Kinesiol.* 2006; 16(1): 58-65.

［22］ Moyers RE. An electromyographic analysis of certain muscles involved in temporomandibular movement. *Am J Orthod.* 1950; 36(7): 481-515.

［23］ Pearson WG Jr, Langmore SE, Zumwalt AC. Evaluating the structural properties of suprahyoid muscles and their potential for moving the hyoid. *Dysphagia.* 2011; 26(4): 345-351.

［24］ Woelfel JB, Hickey JC, Stacey RW, Rinear L. Electromyographic analysis of jaw movements. *J Prosthet Dent.* 1960; 10: 688-697.

［25］ Eriksson PO. Muscle fiber composition system. *Swed Dent J.* 1982; 12(suppl): 8-38.

［26］ Saverino D, De Santanna A, Simone R, Cervioni S, Cattrysse E, Testa M. Observational study on the occurrence of muscle spindles in human digastric and mylohyoideus muscles. *Biomed Res Int.* 2014; 2014: 294263.

［27］ Van Willigen JD, Morimoto T, Broekhuijsen ML, Bijl GK, Inoue T. An electromyographic study of whether the digastric muscles are controlled by jaw-closing proprioceptors in man. *Arch Oral Biol.* 1993; 38(6): 497-505.

［28］ Korfage JA, Koolstra JH, Langenbach GE, van Eijden TM. Fiber-type composition of the human jaw muscles—(part 2) role of hybrid fibers and factors responsible for inter-individual variation. *J Dent Res.* 2005; 84(9): 784-793.

［29］ Korfage JA, Koolstra JH, Langenbach GE, van Eijden TM. Fiber-type composition of the human jaw muscles—(part 1) origin and functional significance of fiber-type diversity. *J Dent Res.* 2005; 84(9): 774-783.

［30］ Perlman AL, Palmer PM, McCulloch TM, Vandaele DJ. Electromyographic activity from human laryngeal, pharyngeal, and submental muscles during swallowing. *J Appl Physiol (1985).* 1999; 86(5): 1663-1669.

［31］ Takahashi S, Ono T, Ishiwata Y, Kuroda T. Breathing modes, body positions, and suprahyoid muscle activity.

J Orthod. 2002; 29(4): 307−313; discussion 279.

[32] Korfage JA, Schueler YT, Brugman P, Van Eijden TM. Differences in myosin heavy-chain composition between human jaw-closing muscles and supra- and infrahyoid muscles. *Arch Oral Biol.* 2001; 46(9): 821−827.

[33] Castro HA, Resende LA, Berzin F, Konig B. Electromyographic analysis of the superior belly of the omohyoid muscle and anterior belly of the digastric muscle in tongue and head movements. *J Electromyogr Kinesiol.* 1999; 9(3): 229−232.

[34] Inokuchi H, Gonzalez-Fernandez M, Matsuo K, et al. Electromyography of swallowing with fine wire intramuscular electrodes in healthy human: activation sequence of selected hyoid muscles. *Dysphagia.* 2014; 29(6): 713−721.

[35] Miller A, Woodley SJ, Cornwall J. Fibre type composition of female longus capitis and longus colli muscles. *Anat Sci Int.* 2016; 91(2): 163−168.

[36] Cornwall J, Kennedy E. Fiber types of the anterior and lateral cervical muscles in elderly males. *Eur Spine J.* 2015; 24(9): 1986−1991.

[37] Johnson MA, Polgar J, Weightman D, Appleton D. Data on the distribution of fibre types in thirty-six human muscles. An autopsy study. *J Neurol Sci.* 1973; 18(1): 111−129.

[38] Cornwall J, Stringer MD, Duxson M. Functional morphology of the thoracolumbar transversospinal muscles. *Spine (Phila Pa 1976).* 2011; 36(16): E1053−E1061.

[39] Kennedy E, Albert M, Nicholson H. Do longus capitis and colli really stabilise the cervical spine? A study of their fascicular anatomy and peak force capabilities. *Musculoskelet Sci Pract.* 2017; 32: 104−113.

[40] Simons DG, Travell J, Simons L. *Travell & Simon's Myofascial Pain and Dysfunction: The Trigger Point Manual.* Vol 1. 2nd ed. Baltimore, MD: Williams & Wilkins; 1999: 104.

[41] Giannasi LC, Matsui MY, Freitas SR, et al. Effects of neuromuscular electrical stimulation on the masticatory muscles and physiologic sleep variables in adults with cerebral palsy: a novel therapeutic approach. *PLoS One.* 2015; 10(8): e0128959.

[42] Cecilio FA, Regalo SC, Palinkas M, et al. Ageing and surface EMG activity patterns of masticatory muscles. *J Oral Rehabil.* 2010; 37(4): 248−255.

[43] Bell WH. Nonsurgical management of the pain-dysfunction syndrome. *J Am Dent Assoc.* 1969; 79(1): 161−170.

[44] Bonica J. Chapter 47, Neck pain. In: Bonica JJ, Loeser JD, Chapman C, Fordyce WE, eds. *The Management of Pain.* Philadelphia, PA: Lea & Febiger; 1990: 848−867.

[45] Wright EF. Referred craniofacial pain patterns in patients with temporomandibular disorder. *J Am Dent Assoc.* 2000; 131(9): 1307−1315.

[46] Hong CZ. Eagle syndrome manifested with chronic myofascial trigger points in digastric muscle. *Arch Phys Med Rehabil.* 1989; 70: A-19.

[47] Svensson P, Bak J, Troest T. Spread and referral of experimental pain in different jaw muscles. *J Orofac Pain.* 2003; 17(3): 214−223.

[48] Fricton JR, Kroening R, Haley D, Siegert R. Myofascial pain syndrome of the head and neck: a review of clinical characteristics of 164 patients. *Oral Surg Oral Med Oral Pathol.* 1985; 60(6): 615−623.

[49] Goldstein LB, Last FC, Salerno VM. Prevalence of hyperactive digastric muscles during swallowing as measured by electromyography in patients with myofascial pain dysfunction syndrome. *Funct Orthod.* 1997; 14(3): 18−22, 24.

[50] Konzelman JL Jr. Glossodynia: a case report. *Cranio.* 1984; 3(1): 82−83.

[51] Minerbi A, Ratmansky M, Finestone A, Gerwin R, Vulfsons S. The local and referred pain patterns of the longus colli muscle. *J Bodyw Mov Ther.* 2017; 21(2): 267−273.

[52] Williams HL. The syndrome of physical or intrinsic allergy of the head: myalgia of the head (sinus headache). *Proc Staff Meet Mayo Clin.* 1945; 20(12): 177−183.

[53] Cagnie B, Dirks R, Schouten M, Parlevliet T, Cambier D, Danneels L. Functional reorganization of cervical flexor activity because of induced muscle pain evaluated by muscle functional magnetic resonance imaging. *Man Ther.* 2011; 16(5): 470−475.

[54] Kim L, Kwon H, Pyun SB. Pseudodysphagia due to omohyoid muscle syndrome. *Dysphagia.* 2009; 24(3): 357−361.

[55] Sola AE, Rodenberger ML, Gettys BB. Incidence of hypersensitive areas in posterior shoulder muscles; a survey of two hundred young adults. *Am J Phys Med.* 1955; 34(6): 585−590.

[56] Adson AW. Cervical ribs: symptoms, differential diagnosis and indications for section of the insertion of the scalenus anticus muscle. *J Int Coll Surg.* 1951; 16(5): 546−559.

[57] Rask MR. The omohyoideus myofascial pain syndrome: report of four patients. *J Craniomandibular Pract.* 1984; 2(3): 256−262.

[58] Rocabado M, Iglarsh ZA. *Musculoskeletal Approach to Maxillofacial Pain.* Philadelphia, PA: J.B. Lippincott Company; 1991.

[59] Elliott JM, O'Leary S, Sterling M, Hendrikz J, Pedler A, Jull G. Magnetic resonance imaging findings of fatty infiltrate in the cervical flexors in chronic whiplash. *Spine (Phila Pa 1976).* 2010; 35(9): 948−954.

[60] Lamba D, Pant S, Chandra G, Joshi A, Dalakoti D. Effect of deep cervical flexor strengthening on vertical mandibular opening on subjects with forward head posture. *Indian J Physiother Occup Ther.* 2012; 6(1): 22−25.

[61] Rocabado M. Biomechanical relationship of the cranial, cervical, and hyoid regions. *J Craniomandibular Pract.* 1983; 1(3): 61−66.

[62] Bibby RE, Preston CB. The hyoid triangle. *Am J Orthod.* 1981; 80(1): 92−97.

[63] Janda V. Chapter 6, Evaluation of muscular imbalance. In: Liebenson C, ed. *Rehabilitation of the Spine: A Practitioner's Guide.* Baltimore, MD: Williams & Wilkins; 1996: 97−112.

[64] Lewit K. *Manipulative Therapy in Rehabilitation of the Locomotor System.* 2nd ed. Oxford, England: Butterworth Heinemann; 1991.

[65] Falla DL, Jull GA, Hodges PW. Patients with neck pain demonstrate reduced electromyographic activity of the deep cervical flexor muscles during performance of the craniocervical flexion test. *Spine (Phila Pa 1976).* 2004; 29(19): 2108−2114.

[66] Falla D, Jull G, Hodges PW. Feedforward activity of the cervical flexor muscles during voluntary arm movements is delayed in chronic neck pain. *Exp Brain Res.* 2004; 157(1): 43−48.

[67] Falla D, Jull G, Russell T, Vicenzino B, Hodges P. Effect of neck exercise on sitting posture in patients with chronic neck pain. *Phys Ther.* 2007; 87(4): 408−417.

[68] Painkra JP, Kumar S, Anwer S, Kumar R, Nezamuddin M, Equebal A. Reliability of an assessment of deep neck flexor muscle endurance test: a cross-sectional study. *Int J Ther Rehabil.* 2014; 21(5): 227−231.

[69] James G, Doe T. The craniocervical flexion test: intra-tester reliability in asymptomatic subjects. *Physiother Res Int.* 2010; 15(3): 144−149.

[70] Jull GA, O'Leary SP, Falla DL. Clinical assessment of the deep cervical flexor muscles: the craniocervical flexion test. *J Manipulative Physiol Ther.* 2008; 31(7): 525−533.

[71] Sterling M, Jull G, Vicenzino B, Kenardy J, Darnell R. Development of motor system dysfunction following whiplash injury. *Pain.* 2003; 103(1−2): 65−73.

[72] Fernández de las Peñas C, Perez-de-Heredia M, Molero-Sanchez A, Miangolarra-Page JC. Performance of the craniocervical flexion test, forward head posture, and headache clinical parameters in patients with chronic tension-type headache: a pilot study. *J Orthop Sports Phys Ther.* 2007; 37(2): 33−39.

[73] Burch JG. Chapter 11, Occlusion related to craniofacial pain. In: Alling CC III, Mahan PE, eds. *Facial Pain.* 2nd ed. Philadelphia, PA: Lea & Febiger; 1977.

[74] Gerwin RD, Dommerholt J, Shah JP. An expansion of Simons' integrated hypothesis of trigger point formation. *Curr Pain Headache Rep.* 2004; 8(6): 468−475.

[75] Javanshir K, Rezasoltani A, Mohseni-Bandpei MA, Amiri M, Ortega-Santiago R, Fernández de las Peñas C. Ultrasound assessment of bilateral longus colli muscles in subjects with chronic bilateral neck pain. *Am J Phys Med Rehabil.* 2011; 90(4): 293−301.

[76] Elliott J, Jull G, Noteboom JT, Darnell R, Galloway G, Gibbon WW. Fatty infiltration in the cervical extensor muscles in persistent whiplash-associated disorders: a magnetic resonance imaging analysis. *Spine (Phila Pa 1976).* 2006; 31(22): E847−E855.

[77] McPartland JM, Brodeur RR, Hallgren RC. Chronic neck pain, standing balance, and suboccipital muscle atrophy—a pilot study. *J Manipulative Physiol Ther.* 1997; 20(1): 24−29.

[78] Fernández de las Peñas C, Bueno A, Ferrando J, Elliott JM, Cuadrado ML, Pareja JA. Magnetic resonance imaging study of the morphometry of cervical extensor muscles in chronic tension-type headache. *Cephalalgia.* 2007; 27(4): 355−362.

[79] Gonzalez HE, Manns A. Forward head posture: its structural and functional influence on the stomatognathic system, a conceptual study. *Cranio.* 1996; 14(1): 71−80.

[80] Song JI, Park JH, Jeon HS. Influence of forward head posture on electromyography activity of hyoid muscles during mouth opening. *Phys Ther Korea.* 2015; 22(1): 103−109.

[81] Ohmure H, Miyawaki S, Nagata J, Ikeda K, Yamasaki K, Al-Kalaly A. Influence of forward head posture on condylar position. *J Oral Rehabil.* 2008; 35(11): 795−800.

［82］Milanesi JM, Borin G, Correa EC, da Silva AM, Bortoluzzi DC, Souza JA. Impact of the mouth breathing occurred during childhood in the adult age: biophotogrammetric postural analysis. *Int J Pediatr Otorhinolaryngol.* 2011; 75(8): 999−1004.

［83］Cuccia AM, Lotti M, Caradonna D. Oral breathing and head posture. *Angle Orthod.* 2008; 78(1): 77−82.

［84］Sforza C, Colombo A, Turci M, Grassi G, Ferrario VF. Induced oral breathing and craniocervical postural relations: an experimental study in healthy young adults. *Cranio.* 2004; 22(1): 21−26.

［85］Vig PS, Showfety KJ, Phillips C. Experimental manipulation of head posture. *Am J Orthod.* 1980; 77(3): 258−268.

［86］Correa EC, Berzin F. Efficacy of physical therapy on cervical muscle activity and on body posture in school-age mouth breathing children. *Int J Pediatr Otorhinolaryngol.* 2007; 71(10): 1527−1535.

［87］Neiva PD, Kirkwood RN, Godinho R. Orientation and position of head posture, scapula and thoracic spine in mouth-breathing children. *Int J Pediatr Otorhinolaryngol.* 2009; 73(2): 227−236.

［88］Hsieh YL, Kao MJ, Kuan TS, Chen SM, Chen JT, Hong CZ. Dry needling to a key myofascial trigger point may reduce the irritability of satellite MTrPs. *Am J Phys Med Rehabil.* 2007; 86(5): 397−403.

［89］Hong C-Z. Considerations and recommendations regarding myofascial trigger point injection. *J Musculoske Pain.* 1994; 2(1): 29−59.

［90］Epstein JB, Elad S, Eliav E, Jurevic R, Benoliel R. Orofacial pain in cancer: part II—clinical perspectives and management. *J Dent Res.* 2007; 86(6): 506−518.

［91］Butler JH. Myofascial pain dysfunction syndrome involving tumor metastasis. Case report. *J Periodontol.* 1975; 46(5): 309−311.

［92］Paraskevas GK, Natsis K, Nitsa Z, Mavrodi A, Kitsoulis P. Unusual morphological pattern and distribution of the ansa cervicalis: a case report. *Rom J Morphol Embryol.* 2014; 55(3): 993−996.

［93］Loch C, Fehrmann P, Dockhorn HU. Studies on the compression of the external carotid artery in the region of the styloid process of the temporal bone［in German］. *Laryngorhinootologie.* 1990; 69(5): 260−266.

［94］Simka M, Majewski E, Fortuna M, Zaniewski M. Internal jugular vein entrapment in a multiple sclerosis patient. *Case Rep Surg.* 2012; 2012: 293568.

［95］Gianesini S, Menegatti E, Mascoli F, Salvi F, Bastianello S, Zamboni P. The omohyoid muscle entrapment of the internal jugular vein. A still unclear pathogenetic mechanism. *Phlebology.* 2014; 29(9): 632−635.

［96］Clemis JD, Briggs DR, Changus GW. Intramuscular hemangioma in the head and neck. *Can J Otolaryngol.* 1975; 4(2): 339−346.

［97］Nair AB, Manjula BV, Balasubramanyam AM. Intramuscular haemangioma of mylohyoid muscle: a case report. *Indian J Surg.* 2010; 72(suppl 1): 344−346.

［98］Boricic I, Stojsic Z, Mikic A, Brasanac D, Tomanovic N, Bacetic D. Intramuscular hemangioma of the retropharyngeal space. *Vojnosanit Pregl.* 2007; 64(7): 485−488.

［99］Clement WA, Graham I, Ablett M, Rawlings D, Dempster JH. Intramuscular hemangioma of the posterior belly of the digastric muscle failing to highlight on magnetic resonance imaging. *Ann Otol Rhinol Laryngol.* 2002; 111(11): 1050−1053.

［100］Salzman R, Buchanan MA, Berman L, Jani P. Ultrasound-guided core-needle biopsy and magnetic resonance imaging in the accurate diagnosis of intramuscular haemangiomas of the head and neck. *J Laryngol Otol.* 2012; 126(4): 391−394.

［101］Sayan NB, Kogo M, Koizumi H, et al. Intramuscular hemangioma in the digastric muscle. *J Osaka Univ Dent Sch.* 1992; 32: 14−20.

［102］Slack RW, Milroy C, Parker A. Rare submandibular swelling (capillary haemangioma). *J Laryngol Otol.* 1989; 103(6): 632−633.

［103］Nurlizams I, Kenalims MS, Sani A. Intramuscular haemangioma in the head and neck. *Med J Malaysia.* 2007; 62(5): 409−410.

［104］Lee JK, Lim SC. Intramuscular hemangiomas of the mylohyoid and sternocleidomastoid muscle. *Auris Nasus Larynx.* 2005; 32(3): 323−327.

［105］Harar RP, Kalan A, Brown CL, Kenyon GS. An unique tumour of the geniohyoid muscle: an intramuscular haemangioma. *J Laryngol Otol.* 1997; 111(8): 769−771.

［106］M I, Soleh MN, Abdul Rahman KS, T S SE. Intramuscular sternohyoid hemangioma: an unusual neck mass. *Med J Malaysia.* 2013; 68(2): 166−167.

［107］Giudice M, Piazza C, Bolzoni A, Peretti G. Head and neck intramuscular haemangioma: report of two cases with unusual localization. *Eur Arch Otorhinolaryngol.* 2003; 260(9): 498−501.

［108］Pichierri A, Marotta N, Raco A, Delfini R. Intramuscular infiltrating lipoma of the longus colli muscle. A very rare cause of neck structures compression. *Cent Eur Neurosurg.* 2010; 71(3): 157-159.

［109］Kim J, Shin ES, Kim JE, Yoon SP, Kim YS. Neck muscle atrophy and soft-tissue fibrosis after neck dissection and postoperative radiotherapy for oral cancer. *Radiat Oncol J.* 2015; 33(4): 344-349.

［110］Aoki T, Naito H, Ota Y, Shiiki K. Myositis ossificans traumatica of the masticatory muscles: review of the literature and report of a case. *J Oral Maxillofac Surg.* 2002; 60(9): 1083-1088.

［111］Conner GA, Duffy M. Myositis ossificans: a case report of multiple recurrences following third molar extractions and review of the literature. *J Oral Maxillofac Surg.* 2009; 67(4): 920-926.

［112］Brown TF, Carr MM, Covert AA, Nasser JG. Focal myositis in the mylohyoid muscle of an adult. *J Otolaryngol.* 2000; 29(1): 47-50.

［113］Pearce JM. Longus cervicis colli "myositis" (syn: retropharyngeal tendinitis). *J Neurol Neurosurg Psychiatry.* 1996; 61(3): 324.

［114］Horowitz G, Ben-Ari O, Brenner A, Fliss DM, Wasserzug O. Incidence of retropharyngeal calcific tendinitis (longus colli tendinitis) in the general population. *Otolaryngol Head Neck Surg.* 2013; 148(6): 955-958.

［115］Colombo JR, Dagher W, Wein RO. Benign proliferative myositis of the sternohyoid muscle: review and case report. *Am J Otolaryngol.* 2015; 36(1): 87-89.

［116］Albanese A, Bhatia K, Bressman SB, et al. Phenomenology and classification of dystonia: a consensus update. *Mov Disord.* 2013; 28(7): 863-873.

［117］Sinclair CF, Gurey LE, Blitzer A. Oromandibular dystonia: long-term management with botulinum toxin. *Laryngoscope.* 2013; 123(12): 3078-3083.

［118］Khan J, Anwer HM, Eliav E, Heir G. Oromandibular dystonia: differential diagnosis and management. *J Am Dent Assoc.* 2015; 146(9): 690-693.

［119］Viswanath A, Gordon SM. Two cases of oromandibular dystonia referred as temporomandibular joint disorder. *Grand Rounds.* 2012; 12: 1-5.

［120］Norby E, Orbelo D, Strand E, et al. Hyoid muscle dystonia: a distinct focal dystonia syndrome. *Parkinsonism Relat Disord.* 2015; 21(10): 1210-1213.

［121］Bhidayasiri R. Treatment of complex cervical dystonia with botulinum toxin: involvement of deep-cervical muscles may contribute to suboptimal responses. *Parkinsonism Relat Disord.* 2011; 17 suppl 1: S20-S24.

［122］Finsterer J, Revuelta GJ. Anterocollis and anterocaput. *Clin Neurol Neurosurg.* 2014; 127: 44-53.

［123］Peng-Chen Z, Thompson A, Rodriguez RL. Bilateral lower sternocleidomastoid botulinum toxin injections to address refractory anterocollis. *Neurologist.* 2016; 21(2): 30-31.

［124］Glass GA, Ku S, Ostrem JL, Heath S, Larson PS. Fluoroscopic, EMG-guided injection of botulinum toxin into the longus colli for the treatment of anterocollis. *Parkinsonism Relat Disord.* 2009; 15(8): 610-613.

［125］Flowers JM, Hicklin LA, Marion MH. Anterior and posterior sagittal shift in cervical dystonia: a clinical and electromyographic study, including a new EMG approach of the longus colli muscle. *Mov Disord.* 2011; 26(13): 2409-2414.

［126］Kim JS, Hong KH, Hong YT, Han BH. Sternohyoid muscle syndrome. *Am J Otolaryngol.* 2015; 36(2): 190-194.

［127］Piagkou M, Anagnostopoulou S, Kouladouros K, Piagkos G. Eagle's syndrome: a review of the literature. *Clin Anat.* 2009; 22(5): 545-558.

［128］Kiralj A, Illic M, Pejakovic B, Markov B, Mijatov S, Mijatov I. Eagle's syndrome—a report of two cases. *Vojnosanit Pregl.* 2015; 72(5): 458-462.

［129］Ferreira PC, Mendanha M, Frada T, Carvalho J, Silva A, Amarante J. Eagle syndrome. *J Craniofac Surg.* 2014; 25(1): e84-e86.

［130］Dunn-Ryznyk LR, Kelly CW. Eagle syndrome: a rare cause of dysphagia and head and neck pain. *JAAPA.* 2010; 23(12): 28, 31-22, 48.

［131］Mayrink G, Figueiredo EP, Sato FR, Moreira RW. Cervicofacial pain associated with Eagle's syndrome misdiagnosed as trigeminal neuralgia. *Oral Maxillofac Surg.* 2012; 16(2): 207-210.

［132］Lluch E, Arguisuelas MD, Coloma PS, Palma F, Rey A, Falla D. Effects of deep cervical flexor training on pressure pain thresholds over myofascial trigger points in patients with chronic neck pain. *J Manipulative Physiol Ther.* 2013; 36(9): 604-611.

［133］Munoz-Munoz S, Munoz-Garcia MT, Alburquerque-Sendin F, Arroyo-Morales M, Fernández de las Peñas C. Myofascial trigger points, pain, disability, and sleep quality in individuals with mechanical neck pain. *J*

Manipulative Physiol Ther. 2012; 35(8): 608−613.

［134］Fernández de las Peñas C, Ge HY, Alonso-Blanco C, Gonzalez-Iglesias J, Arendt-Nielsen L. Referred pain areas of active myofascial trigger points in head, neck, and shoulder muscles, in chronic tension type headache. *J Bodyw Mov Ther.* 2010; 14(4): 391−396.

［135］Martin-Herrero C, Rodrigues de Souza DP, Alburquerque-Sendin F, Ortega-Santiago R, Fernández de las Peñas C. Myofascial trigger points, pain, disability and quality of sleep in patients with chronic tension-type headache: a pilot study［in Spanish］. *Rev Neurol.* 2012; 55(4): 193−199.

［136］Karadas O, Gul HL, Inan LE. Lidocaine injection of pericranial myofascial trigger points in the treatment of frequent episodic tension-type headache. *J Headache Pain.* 2013; 14: 44.

［137］Fernández de las Peñas C, Grobli C, Ortega-Santiago R, et al. Referred pain from myofascial trigger points in head, neck, shoulder, and arm muscles reproduces pain symptoms in blue-collar (manual) and white-collar (office) workers. *Clin J Pain.* 2012; 28(6): 511−518.

［138］Hoyle JA, Marras WS, Sheedy JE, Hart DE. Effects of postural and visual stressors on myofascial trigger point development and motor unit rotation during computer work. *J Electromyogr Kinesiol.* 2011; 21(1): 41−48.

［139］Chung SH, Her JG, Ko T, You YY, Lee JS. Effects of exercise on deep cervical flexors in patients with chronic neck pain. *J Phys Ther Sci.* 2012; 24(7): 629−632.

［140］Falla D, Lindstrom R, Rechter L, Boudreau S, Petzke F. Effectiveness of an 8−week exercise programme on pain and specificity of neck muscle activity in patients with chronic neck pain: a randomized controlled study. *Eur J Pain.* 2013; 17(10): 1517−1528.

［141］Jull GA, Falla D, Vicenzino B, Hodges PW. The effect of therapeutic exercise on activation of the deep cervical flexor muscles in people with chronic neck pain. *Man Ther.* 2009; 14(6): 696−701.

［142］Ludvigsson ML, Peterson G, O'Leary S, Dedering A, Peolsson A. The effect of neck-specific exercise with, or without a behavioral approach, on pain, disability, and self-efficacy in chronic whiplash-associated disorders: a randomized clinical trial. *Clin J Pain.* 2015; 31(4): 294−303.

［143］Correa Cde C, Berretin-Felix G. Myofunctional therapy applied to upper airway resistance syndrome: a case report. *Codas.* 2015; 27(6): 604−609.

第十三章

皮肤：面肌

萨瓦斯·库特桑托尼斯

1 介绍

面部肌肉位于面部皮下组织下面。大多数面部肌肉起于颅骨，止于皮肤。它们在形态外表上是扁平而单薄，与骨骼肌有鲜明的区别。面肌分布于面部裂孔周围（眼裂和口裂），具有括约肌和舒张功能，这些肌肉收缩时，引起面部皮肤活动而皱起，形成各种不同的表情。这些活动是灵敏的，并不需要使用大的力量。面肌没有明确的筋膜包裹，没有看到典型的肌腹。因个体而不同，肌肉可以和附近的肌纤维形成交错。它们神经可以由面神经的不同分支支配。面肌触发点引起的疼痛方式还是局部的。这些肌肉触发点的激活或延续常常由于日常的面部表情、牙科器具或吹奏管乐器所导致。这组肌肉易于在其他颈部和肩部大型肌肉出现活动型触发点时，发生相关联的触发点。这些肌肉触发点的鉴别诊断包括眼睑痉挛。纠正措施包括自我伸展、引起面部症状的颈部肌肉触发点的治疗、呼吸和放松练习来降低面部紧张的方式。

2 相关解剖

同四肢肌肉肌纤维的分布和肌纤维大小相比，面肌具有其独特性。面肌纤维平均直径（颈阔肌，上唇提肌，颧骨大肌和口轮匝肌）几乎是正常肢体肌纤维的一半[1]。

口面部肌纤维的组成类型同肢体的肌纤维相比在量和质上都彼此不同。一般来说，口面部肌肉占主导地位的是高氧化的Ⅱ型纤维。这种组成成分在颧骨小肌、口轮匝肌、眼轮匝肌中尤其明显[2,3]。但不包括颊肌和枕额肌，它们主要由Ⅰ型肌纤维组成，维持面部的张力[4]。

眼轮匝肌

眼轮匝肌呈宽而扁平的、椭圆形，围绕着眼眶的周围，发散到眼睑附近区域、前颞区域、眶下颊部和眉毛区域（图13-1）[5]。它由3个部分（眼眶、眼睑、泪腺囊）和一小束睫毛束组成[5]。

眶部眼轮匝肌起自眼睑内侧韧带、上颌骨前突和额骨的鼻部。纤维形成完全的椭圆形，外层没有中断，不附着于骨面。眶部肌纤维上部和枕额肌、皱眉肌纤维混合在一起。

眼睑部眼轮匝肌起自眼睑内侧韧带，横过眼睑，连到眼眶隔前面。泪囊部起自泪腺的上部和泪骨的外侧面附近。它在鼻泪囊的后侧面穿过，分成上下两条。一些纤维止于泪小管旁的睑板，但大多数在睑板前继续穿过，在外侧眼睑裂板插入[5]。最后，睫状束由睫毛后面的一小群细纤维组成[5]。

颊肌

颊肌（图13-2B）在拉丁语中是喇叭手的意思，它是脸颊的主要肌肉，占据着上颌骨和下颌骨之间的空间。颊肌的后部分较深的，在下颌支的内侧，在翼突内侧板的平面上，与翼突下颌中缝的前缘相连。颊肌的前部分向口角聚集，肌纤维在那儿附着口轮匝肌。最高和最低的纤维继续向前到达嘴唇的相应侧面。当颊肌在穿过两侧面颊时，大量的纤维向内侧被附着到黏膜下层。腮腺导管穿过第三磨牙对面的颊肌，它位于肌肉的深面，然后开口进入口腔[5]。

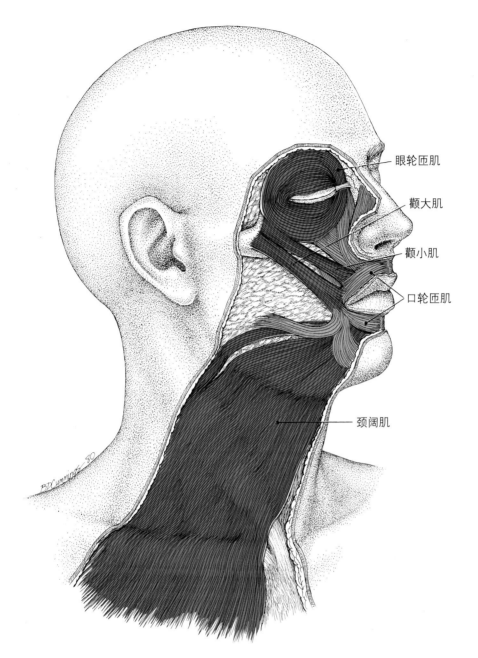

眼轮匝肌

颧大肌

颧小肌

口轮匝肌

颈阔肌

图13-1　选定的面部肌肉和面部相关皮肤肌肉的附着。眼轮匝肌、颧大肌和颈阔肌呈暗红色。眼轮匝肌的眼睑部分只覆盖眼睑；剩下的纤维是眼眶部分。颧大肌从颧骨延伸到嘴角。颈阔肌连接嘴附近的皮肤肌肉和上胸部的皮下筋膜。口轮匝肌为浅红色

颧大肌

颧大肌起源于颧骨，位于颧颞缝前面，并延伸至嘴角，与上睑提肌和口轮匝肌的纤维相混合（图13-1）[5,6]。

颈阔肌

颈阔肌是由胸浅肌和三角肌筋膜形成的一大片肌肉；穿过锁骨，止于下颌骨的下缘下唇侧面的皮肤及组织（图13-1）[5,6]。尽管颈阔肌被描述为颈部肌肉，但是它也被认为是参与了口轮匝肌复合体，因为它有下颌、唇和耳蜗状部分，被称为下颌部、唇部和耳蜗部。下颌部附着到下颌骨下部边缘；唇部附着到下唇的外侧半组织，作为一个直接唇牵缩肌；而耳蜗部则包括所有剩余的在唇部后方的肌束，附着在耳蜗作为耳蜗肌之一[5,7]。在一项研究中，40.5%的尸体标本显示颈阔肌的外深游离部分混入了颊肌下的下部分[5,7]。

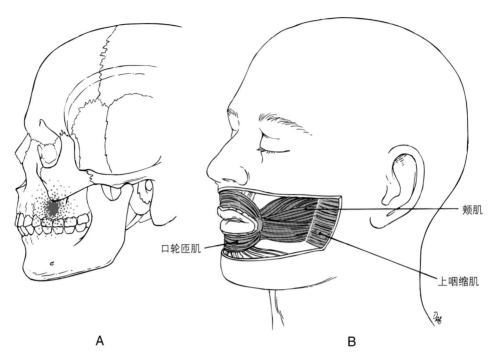

图13-2　疼痛模式和颊肌的附着。**A** 疼痛模式（暗红色），显示脸颊疼痛的位置和口的颧骨下部分的疼痛。**B** 颊肌（中红色）的前内侧与口轮匝肌纤维（淡红色）相混合。在后外侧，它主要附着于并固定上咽窄肌的腱鞘剥离面（淡红色）

由于颈阔肌的广泛附着于下面部，它与周围结构的连接是对于面部表情的形成很重要[5,7]。

皱眉肌

皱眉肌是一个小的锥体肌，位于两眉的内侧端，位于枕额肌和眼轮匝肌的深处，并且互相交错。它起自眉弓内侧端的骨面，纤维向外侧朝上伸展，连接到眶上缘的中部的皮肤[5]。

降眉间肌

降眉间肌起源于连接覆盖在鼻骨下部和鼻侧软骨上部骨膜上的筋膜，止于前额眉心之间的皮肤，与两侧的额肌相交错[5]。

（1）神经支配和血供

眼轮匝肌

神经支配由面神经的颞支和颧支支配。血供来自面动脉、颞浅动脉、上颌动脉和眼动脉的分支[5]。

颧大肌

神经支配由面神经的颧支和颊支提供。血供来自面动脉分支上唇支[5]。

颈阔肌

神经支配由面神经的颈支支配。血供来自面动脉的颏下支和肩胛上动脉（来自锁骨下动脉的甲状腺颈动脉干）[5]。

颊肌

神经支配由面神经颊支提供。血供来自面动脉的分支和上颌动脉的颊支[5]。

皱眉肌

神经支配由面神经的颞支支配。血供来自附近的动脉分支，主要是颞浅动脉和眼动脉[5]。

降眉间肌

神经支配由面神经的颞支和颧下支支配，也有描述是颊支支配。血供来自面动脉的分支[5]。

（2）功能

面部肌肉的独特之处在于它们不越过关节，它们的作用是打开和关闭面部的小孔，或者牵拉皮肤进行复杂的动作产生面部表情[8]。

眼轮匝肌

眼轮匝肌是眼睑的括约肌，在面部表情和保

护性瞬目反射中起着重要的作用[5]。

眼眶部的肌肉产生垂直沟，睑裂变窄，眉毛的聚束或突起[5]。这种眼眶部分眼皮较用力的闭合可压迫泪囊使得眼泪流入鼻泪管[6]。眼睑使得眼皮遇光轻轻闭合，通常与睡眠有关，或者在眨眼时的一种反射性地保护方式。当整个眼轮匝肌收缩时，它会从眼的侧面引发的褶皱。由于过度活跃，这块肌肉会产生称为"鱼尾纹"的皱纹[5]。眼轮匝肌功能减退或缺失（麻痹、外伤或手术）导致不能完全闭上眼睑或眨眼、角膜暴露而损伤、结疤、干眼症，最后可能的视力下降[9]。

颊肌

食物在口腔中的移动依靠舌头和颊肌之间相互作用。颊肌收缩造成脸颊对牙齿和牙龈压迫，减小了口腔的容积[5]。当脸颊因空气而扩张时，颊肌通过嘴唇间排出空气，如吹哨或吹奏管乐器。尸体研究已经证明了颊肌独特的纤维，延伸并止于颈动脉导管的末端，使它在唾液分泌中发挥生理作用[10]。

颧大肌

这块肌肉将嘴角向上向外牵拉，例如在微笑和大笑时[5]。

颈阔肌

颈阔肌的收缩减少了下巴和颈部侧面之间的凹陷，颈部皮肤产生紧张斜向隆起。它还可以通过向下拉下唇和口角，帮助下压下颌骨，如带着恐惧或惊讶的表情[5]。正如肌电图确认的，在下颌垂直张开时，肌肉很活跃，但在吞咽或颈部活动时没有[11]。颈阔肌外侧深部游离部分收缩给颊肌下半部提供张力，将它牵拉向下外方。另外，和颊肌下端纤维一起纵向滑行的纤维可能和颊肌一起参与下唇的收缩[7]。

皱眉肌

这块肌肉与眼轮匝肌合作，向内下方牵拉眉毛，在明亮的光线中，遮住眼睛。它还与皱眉或深度专注有关。肌肉的联合动作主要产生前额的鼻上带的垂直皱纹[5]。

降眉间肌

降眉间肌将眉毛的内侧角向下拉，在鼻梁上产生横向皱纹。和皱眉肌一样，在皱眉和集中注意力的时候它是活跃的，在强烈的阳光下可以保护眼睛[5]。

（3）功能单位

眼轮匝肌引起的上眼睑的闭合被上睑提肌所拮抗的。眼轮匝肌的眼眶部分与皱眉肌和降眉间肌协同运动产生眉头紧锁。

舌头和颊肌一起运动来控制咀嚼食物。当人吹管乐器时呼气时肌肉收缩与颊肌配合。在动嘴唇时经常是口轮匝肌与颊肌配合运动。颧大肌受颧小肌平行纤维的协助，辅助活动也被称为上唇方肌的颧骨头[12]。

3 临床表现

（1）牵涉痛模式

眼轮匝肌

这是为数不多的几块肌肉之一，它触发点的疼痛牵涉到鼻子（图13-3A）。目前，还没有发现其他肌肉的疼痛牵涉至鼻尖。在脸颊，靠近鼻子，同侧上唇的疼痛可能不太剧烈[13]。

颧大肌

颧大肌触发点的疼痛以延伸的弧线沿着鼻梁的侧面然后向上越过鼻梁（图13-3B）[13]。

颈阔肌

颈阔肌的触发点通常覆盖在胸锁乳突肌上，刺痛向着同侧下颌骨下方的外侧表面皮肤（图13-3C）。锁骨上方颈阔肌区的触发点可以朝向前胸部的热刺痛感。

颊肌

颊肌有触发点时，患者会感到脸颊和脸颊深部有疼痛（图13-2A），疼痛位于下巴颧骨下方[14]。

皱眉肌

这个肌肉的触发点将疼痛投射到前和头的深部，导致前额头痛。

降眉间肌

同皱眉肌一样，牵涉痛投射到前额，并到达头部深处。

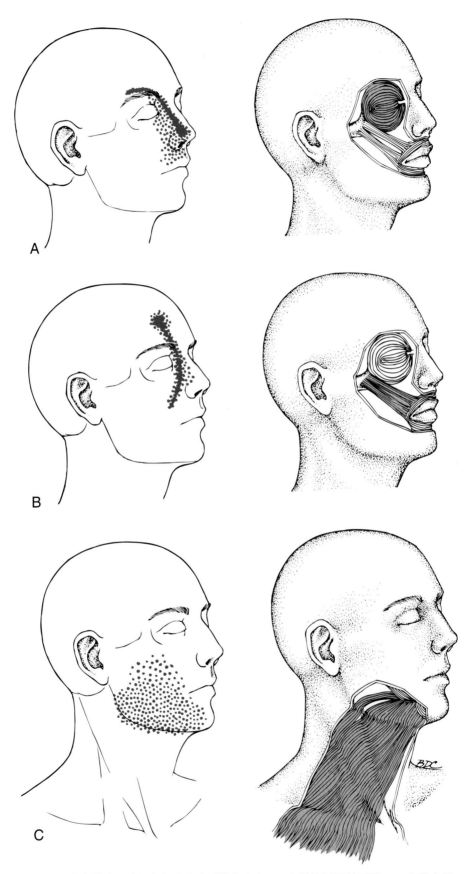

图 13-3 疼痛模式（暗红色）和肌肉（浅红色）。**A** 右眼轮匝肌的眶部。**B** 右颧大肌。
C 右颈阔肌

（2）症状

有眼轮匝肌肌功能障碍的患者可能会主诉在阅读时的"字在跳"。在从事电脑工作需用眼时可能有眼睛疲劳和疼痛[15]。

颈阔肌触发点的患者会诉有刺痛，感觉在相关区域的多点刺痛。这种感觉不像电流引起的刺痛感，其特征性通常提示来源于神经。

额部头痛可由皱眉肌和降眉间肌触发点引起，可以和胸锁乳突肌触发点的牵涉模式相仿或结合。当颊肌受累时，咀嚼可能加剧颏下巴疼痛。患者虽然吞咽动作正常，但可能感觉吞咽困难[14]。

（3）患者检查

经过彻底的、主观的检查，临床医生应绘制一张详细的图纸，表示患者描述的疼痛模式。这种描述将有助于制定体格检查方案，可以在症状改善或改变中监测病情的进展中起作用。一个详细的病史和脑神经的筛选，建立正确的诊断和护理计划也很重要。激活眼轮匝肌的触发点能产生单侧的睑裂狭窄，类似于上睑下垂的霍纳综合征，但没有瞳孔大小的变化。当测试仰视时，这些患者会向后倾斜头，因为他们不足以抬起上眼睑向上看。

颧大肌受累可以使得正常下巴少张开10～20 mm；因此这个肌肉应该与咬肌、颞肌和颞下颌关节（TMJ）限制下颌开放一起评估。出现额部头痛的患者经常在颞部、枕下和肩部肌肉组织发现触发点，因此，应该彻底检查这些区域包括局部面部肌肉[16,17]。

（4）触发点检查

目前还没有关于识别面部皮肤肌肉中触发点的可靠性研究。

眼轮匝肌

眼轮匝肌眼眶上部分的触发点可通过交叉纤维平滑式触诊法，检查上眼皮的肌肉纤维，就位于眉毛下面，贴着眼眶骨头上。下部分可通过滚动触摸手指间的肌肉纤维和皮肤来确定触发点。

颊肌

颊肌的触发点通常位于脸颊中部，在口角和下颌支的当中。临床医生使用交叉纤维钳捏式触诊法，一根手指放在脸颊内侧，另一根手指放在外侧。手指内侧上下滑动，与外部手指的反压力相抗衡，轻轻捏压就可以识别出束带。把脸颊牵拉向外可加重触发点的压痛，因为这一部位的颊肌增加了张力。牵拉和捏压肌紧张带中的触发点会在肌肉表面产生一种疼痛的、触摸得到的而且通常可见的局部抽搐反应。类似的技术参见图13-4。

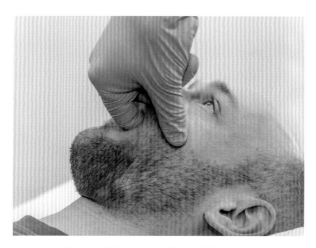

图13-4　触诊左侧颧大肌，用钳握以定位两指间的触发点

颧大肌

为了检查颧大肌，让患者放松，最好是坐着或仰卧，嘴巴张开。可触及该肌肉的大部分长度，通过使用交叉纤维钳压式触诊法以判断压痛点，用一个手指在内，另一个手指在脸颊的外侧，侧向牵拉肌肉使组织松弛（图13-4）。可触及的束紧带主要由外侧手指感觉得到。外部交叉纤维平滑式触诊也可用于检查。这块肌肉中触发点通常在接近它附着在口轮匝肌上的部位。

颈阔肌

颈阔肌触发点的检查时，让患者坐着或仰卧，头部向后足够倾斜到肌肉松弛。临床医生使用钳捏式触诊，在锁骨上方约2 cm（1 in）以定位肌肉各处的触发点（图13-5）。用钳捏式触诊颈阔肌时患者会常主诉脸部有刺痛感（图13-3）。

皱眉肌

对皱眉肌的触发点进行评估时，患者采用坐位或卧位，用交叉纤维平滑式（图13-6A）或钳捏式触诊法（图13-6B）。

降眉间肌

和皱眉肌一样，患者采用坐位或卧位，通过使用交叉纤维平滑式（图13-7A）或钳捏式触诊法（图13-7B）鉴别肌紧张带和触发点。

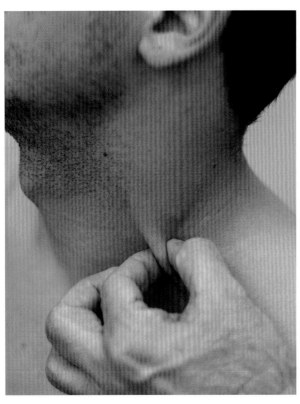

图13-5　用钳捏式触诊检查颈阔肌

4 鉴别诊断

（1）触发点的激活和持续

一个可以激活触发点姿势或活动触发点如果不纠正，也可使得触发点持续存在。在面部肌肉的任何部位，触发点可能由于习惯性面部表情和最大或次最大的向心性负荷所激活。触发点也可能因为肌肉超过一段时间缩短或伸长而被激活或加剧。习惯性皱眉、眯眼（由于畏光或散光）、因电脑工作或色觉障碍而视觉紧张或者胸锁乳突肌的胸骨部分的触发点（其牵涉到眼眶）可能激活眼轮匝肌、皱眉肌、降眉间肌的触发点。在有头痛症状的患者中，鉴别头、颈、肩牵涉痛的类型很重要。咀嚼肌筋膜功能严重障碍到足以引起牙关紧闭时可能会激活颧大肌的触发点。紧张的咬紧牙关，甚至长时间面肌的静态绷紧可导致面部肌肉发生触发点。

颈阔肌触发点通常与胸锁乳突肌和斜角肌触发点相关。

颊肌触发点可能由于不合适的牙具或演奏管乐器时反复激活肌肉所激活。

（2）相关联的触发点

已有研究表明，原发性激活的触发点发生牵涉区域疼痛可发展为相关联的触发点，因此应该考虑全部可以引发面部区域疼痛的肌肉[19]。这些肌肉如胸锁乳突肌、上斜方肌、咬肌、颞肌、翼

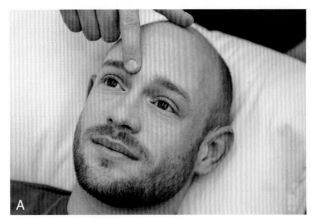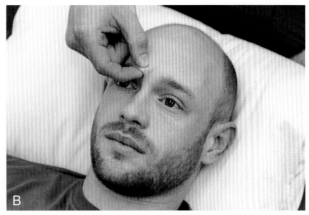

图13-6　检查皱眉肌。**A** 交叉纤维平滑式触诊。**B** 钳捏式触诊

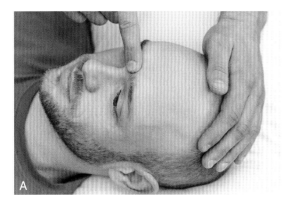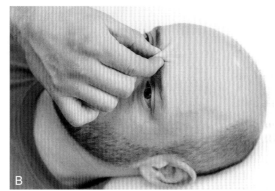

图13-7 检查降眉间肌。**A** 交叉纤维平滑式触诊。**B** 钳捏式触诊

外肌可以朝面部不同的区域，促成面部肌肉相关的触发点。这些相关的触发点在主要肌肉触发点得到有效治疗前不会改善。

眼轮匝肌、颊肌和/或颧肌的触发点引起的疼痛很容易被误认为是一种紧张性头痛。颊肌触发点疼痛患者很可能被误诊为颞下颌关节功能障碍，特别是因为他们咀嚼和吞咽有困难，因此应该排除颞下颌关节功能障碍。

胸锁乳突肌、斜角肌和咀嚼肌同侧常含有激活的触发点，并在覆盖这个区域的颈阔肌中产生相关联的触发点。

（3）相关的疾病

眼睑痉挛是一种局灶性（通常为双侧）眼轮匝肌肌张力障碍，引起异常的眼帘闭合，眨眼或抽搐可以产生明显的刺激。这种情况是神经源性的，因此不应该把它和触发点相混淆。肉毒素注射能有效地控制这些症状[20]。

紧绷皱眉肌和该肌上的触发点可以导致滑车上神经卡压或压迫，引起额部头痛症状[21]。压迫或挤压三叉神经的任何一个分支（V1——视神经，V2——上颌神经，V3——下颌神经）都可以模拟出额部头痛或眼眶和面部疼痛的模式，这些应予以考虑[22]。

5 纠正措施

应该教患者触诊这些面部肌肉、定位局部肌肉紧绷带和压痛点，并使用合适的持续指压使经辨认出的触发点失活。

颧大肌自我拉伸（图13-8A）和颊肌的自我拉伸（图13-8B），可以用一个手指放在口内，另

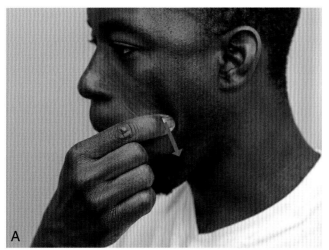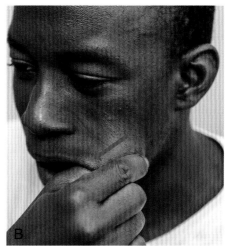

图13-8 **A** 颧大肌的自我拉伸。**B** 颊肌的自我拉伸

一个手指放在口外，把绷紧的组织向外拉。

其他肌肉中的任何触发点都可能导致疼痛牵涉到同侧脸部，比如上斜方肌、胸锁乳突肌和咀嚼肌，应予以治疗。请参考第六～第九章，以及第十一章各个肌肉的特殊纠正动作。

患者应该避免过度的面部紧张，对那些在办公桌前大量工作使用电脑的人来说尤其重要。正确的人体工程学和姿势，必要时佩戴合适的矫正镜片、减少视觉疲劳、斜视和面部压力，都可以帮助减少这种紧张。

面部表情过度活跃、与焦虑、紧张和视觉压力（和使用电脑一样）相关的持续表情可能导致面部触发点。一个呼吸、放松练习和对习惯表情的自我认知有助于将这些过度使用的肌肉的影响最小化。

周瑾、杜冬萍　译　杜冬萍　审

参考文献

［1］　Schwarting S, Schroder M, Stennert E, Goebel HH. Enzyme histochemical and histographic data on normal human facial muscles. *ORL J Otorhinolaryngol Relat Spec.* 1982; 44(1): 51−59.

［2］　Stal P. Characterization of human oro-facial and masticatory muscles with respect to fibre types, myosins and capillaries. Morphological, enzyme-histochemical, immuno-histochemical and biochemical investigations. *Swed Dent J Suppl.* 1994; 98: 1−55.

［3］　Stal P, Eriksson PO, Eriksson A, Thornell LE. Enzyme-histochemical and morphological characteristics of muscle fibre types in the human buccinator and orbicularis oris. *Arch Oral Biol.* 1990; 35(6): 449−458.

［4］　Happak W, Burggasser G, Gruber H. Histochemical characteristics of human mimic muscles. *J Neurol Sci.* 1988; 83(1): 25−35.

［5］　Standring S. *Gray's Anatomy: The Anatomical Basis of Clinical Practice* (Procerus). 41st ed. London, UK: Elsevier; 2015.

［6］　Son E, Watts T, Quinn FJ, Quinn M. Superficial facial musculature. Grand Rounds Presentation: The University of Texas Medical Branch; March, 2012.

［7］　Hur MS, Bae JH, Kim HJ, Lee HB, Lee KS. Blending of the lateral deep slip of the platysma muscle into the buccinator muscle. *Surg Radiol Anat.* 2015; 37(8): 931−934.

［8］　Goodmurphy CW, Ovalle WK. Morphological study of two human facial muscles: orbicularis oculi and corrugator supercilii. *Clin Anat.* 1999; 12(1): 1−11.

［9］　Sohrab M, Abugo U, Grant M, Merbs S. Management of the eye in facial paralysis. *Facial Plast Surg.* 2015; 31(2): 140−144.

［10］　Kang HC, Kwak HH, Hu KS, et al. An anatomical study of the buccinator muscle fibres that extend to the terminal portion of the parotid duct, and their functional roles in salivary secretion. *J Anat.* 2006; 208(5): 601−607.

［11］　Widmalm SE, Nemeth PA, Ash MM Jr, Lillie JH. The anatomy and electrical activity of the platysma muscle. *J Oral Rehabil.* 1985; 12(1): 17−22.

［12］　Ito J, Moriyama H, Shimada K. Morphological evaluation of the human facial muscles. *Okajimas Folia Anat Jpn.* 2006; 83(1): 7−14.

［13］　Travell J. Identification of myofascial trigger point syndromes: a case of atypical facial neuralgia. *Arch Phys Med Rehabil.* 1981; 62(3): 100−106.

［14］　Curl DD. Discovery of a myofascial trigger point in the buccinator muscle: a case report. *Cranio.* 1989; 7(4): 339−345.

［15］　Thorud HM, Helland M, Aaras A, Kvikstad TM, Lindberg LG, Horgen G. Eye-related pain induced by visually demanding computer work. *Optom Vis Sci.* 2012; 89(4): E452−E464.

［16］　Calandre EP, Hidalgo J, Garcia-Leiva JM, Rico-Villademoros F. Trigger point evaluation in migraine patients: an indication of peripheral sensitization linked to migraine predisposition? *Eur J Neurol.* 2006; 13(3): 244−249.

［17］　Fernández de las Peñas C, Ge HY, Alonso-Blanco C, Gonzalez-Iglesias J, Arendt-Nielsen L. Referred pain areas of active myofascial trigger points in head, neck, and shoulder muscles, in chronic tension type headache. *J Bodyw Mov Ther.* 2010; 14(4): 391−396.

［18］　Gerwin RD, Dommerholt J, Shah JP. An expansion of Simons' integrated hypothesis of trigger point formation. *Curr Pain Headache Rep.* 2004; 8(6): 468−475.

［19］　Hsieh YL, Kao MJ, Kuan TS, Chen SM, Chen JT, Hong CZ. Dry needling to a key myofascial trigger point may reduce the irritability of satellite MTrPs. *Am J Phys Med Rehabil.* 2007; 86(5): 397−403.

［20］　Hellman A, Torres-Russotto D. Botulinum toxin in the management of blepharospasm: current evidence and recent developments. *Ther Adv Neurol Disord.* 2015; 8(2): 82−91.

［21］ de Ru JA, Buwalda J. Botulinum toxin A injection into corrugator muscle for frontally localised chronic daily headache or chronic tension-type headache. *J Laryngol Otol.* 2009; 123(4): 412−417.

［22］ Magee DJ. *Orthopedic Physical Assessment.* 6th ed. St Louis, MO: Saunders Elsevier; 2014.

第十四章

皮肤Ⅱ：枕额肌

萨瓦斯·库特桑托尼斯、詹妮弗·L.弗里曼

1 介绍

通常认为颅骨肌或枕额肌是由两个不同的肌腹组成的一块肌肉。它是一个覆盖在头骨顶部的宽阔的肌肉纤维层。额肌附着在眉部的浅筋膜上，没有骨骼附着。枕肌起源于颞骨的乳突和枕骨上项线的外侧2/3。额肌和枕肌的肌腹通过帽状腱膜（颅顶腱膜）相连，它覆盖了颅骨的顶部。面神经的颞支支配额肌，而面神经的耳后支支配枕肌。两个肌腹共同参与面部表情动作。额肌的触发点牵涉到同侧前额，而枕肌触发点的牵涉痛弥散分布于头颅后部，通过颅顶引起眼眶深处剧烈的疼痛。任何两条肌腹内的触发点可以由于长时间的面部表情或牵涉到头部的颈部肌肉内的触发点而持续存在。相关的病理可能包括神经卡压，紧张型头痛（TTH）和偏头痛。纠正动作包括消除颈部肌肉的触发点，处理可能导致过度或延长的面部表情的因素。

2 相关解剖

枕额肌覆盖着颅骨的顶部，从前面的眉毛到后面上项线。前额肌腹与皱眉肌、降眉肌和眼轮匝肌相互缠绕，它们共同作用提供各种面部表情的变化。枕肌肌腹两侧是不对称的。这肌肉的形状变化很大；根据尸体研究表明，不规则形状是最常见的，其次是四边形，然后是椭圆形。枕肌肌腹常表现为肌肉纤维与额肌肌腹成直角，两侧相互靠近。最近的研究表明，不仅在形状上有变化，而且纤维的方向也从离水平面55°～65°，而且肌腹之间的距离也有变化[1-3]。

额肌和枕肌通过覆盖颅骨顶部的帽状腱膜（颅顶腱膜）连接（图14-1）。虽然帽状腱膜与皮肤紧密相连，但它确实会在骨膜上滑动，使肌肉的两个部分相互作用[2,4]。额肌附着在眉部的浅筋膜上，与颅骨没有附着[4]。它的纤维与邻近肌肉的纤维混合；包括降眉肌、皱眉肌、眼轮匝肌；并上行加入颅顶腱膜[4,5]。枕肌起源于颞骨乳突和枕骨上项线外侧2/3。覆盖枕肌肌腹的浅筋膜变成了颞顶筋膜，终止于额肌肌腹的上端，形成了一个浅层的肌腱膜系统。在这个浅表系统的下面，枕肌肌腹变成了帽状腱膜，并进入了额肌肌腹的下方，产生了一个深肌腱膜系统，它通过活动来拉动浅表系统[1,2,4,5]。

（1）神经支配和血供

枕额肌由面神经（脑神经Ⅶ）支配，颞支支配额肌，耳后支支配枕肌[5]。耳后神经是面神经的第一个颅外支，虽然细小，但具有临床意义。这个分支是识别面神经主干的标志。对于外科医生来说，在腮腺切除术和乳突切除术等手术中，将面神经损伤最小化是非常有用的。这神经也支配乳突和耳郭部分皮肤的感觉。它最典型的是一个神经分支从面神经的主干发出，但也可以分为2个或3个分支。这些额外的分支深入腮腺[1,6]。

额肌的血供通过颞浅动脉的额支和眼动脉。枕肌由耳后动脉和枕动脉供应[4]。

（2）功能

额肌在做面部表情时是主动收缩。当从上起

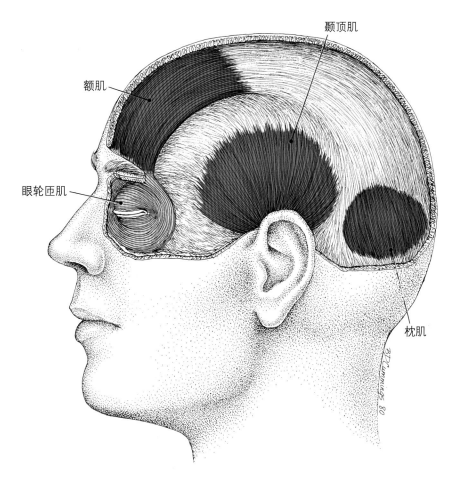

颞顶肌

额肌

眼轮匝肌

枕肌

图14-1 左侧颅顶肌附着点（暗红色）；枕额肌和颞顶肌的额肌、枕肌肌腹。每个肌肉连接到帽状腱膜的腱膜上面。在下面和前面，额肌附着在眉部附近的皮肤上；枕肌沿颈上项线与骨相连，颞顶肌与耳上皮肤相连。浅红色示眼轮匝肌

动时，它会挑起眉毛和鼻子根部上的皮肤以表现惊讶或恐惧[7]。当从下起动时，它把头皮向前拉，产生前额的横向皱纹[4,5]。在睁眼或闭眼过程中（顺利地或最大限度地完成），并伴直视和皱眉过程中，它与皱眉肌和眼轮匝肌共同运动[8]。一些研究显示，在紧张或焦虑时额肌也伴随肌肉张力的增加，就像紧张性头痛的个体中，因为肌电图（EMG）活性较高，与对照组相比其压力疼痛阈值（PPT）较低[9-11]。

枕肌变成为帽状腱膜并进入额肌的深面成为深肌腱膜系统固定于枕骨。当被激活时，它牵拉浅肌腱膜系统和头皮向后。当只有额肌收缩抬起眉毛和上眼皮时，它牵拉头皮向前，导致皱纹和前额变窄。当额肌和枕肌全部收缩最大限度时提升眉毛和上眼皮时，帽状腱膜和额肌牵拉浅表肌肉腱膜系统向后，尽管额肌收缩，也导致前额皱纹减少。额肌和枕肌交替活动可以使整个头皮朝前或朝后移动[2,4]。

额肌和枕肌肌腹也可以一起作用抬起眉毛，保持视野清晰。向上凝视30°只有增加额肌活动，而大于40°时额肌和枕肌都收缩活动。当凝视角度增大时枕肌肌电图值明显增加[2]。

（3）功能单位

额肌和枕肌以串联协同形式起作用。额肌可以和垂直的皱眉肌协同收缩，也可以单独收缩，使眉头紧皱。

在睁开眼睛、闭上眼睛并且直视和皱眉时，额肌同皱眉肌和眼轮匝肌协同工作动态平衡[8]。额肌对降眉肌起拮抗作用，其作用是将眉毛内侧

端向下拉[12]。

3　临床表现

（1）牵涉痛模式

额肌

额肌触发点引发疼痛，疼痛向上蔓延越过同

一侧的前额（图14-2A）。牵涉痛通常停留在局部肌肉区域[13]。

枕肌

枕肌触发点是认为是头痛的来源[14]。这些触发点常常是继发于枕下肌群中的触发点，这些触发点可以牵涉疼痛到达枕骨和颞骨[15]。通常，枕肌触发点的疼痛向外侧和前方牵涉，弥散于脑后

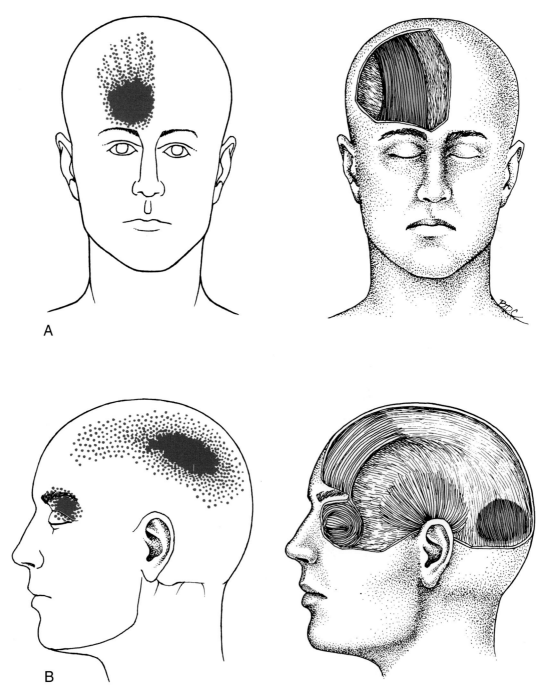

图14-2　疼痛模式（暗红色）枕额肌触发点的牵涉痛（中红色）。**A** 右侧额肌肌腹。**B** 左侧枕肌肌腹

和穿过头颅，引起眼眶深部的剧烈疼痛（图14-2B）。当注射高渗盐水时，这块肌肉也会产生耳痛的感觉[16]。Cyriax发现，帽状肌腱膜注射的疼痛牵涉到同侧眼睛后面、眼球和眼睑内[7]。这些涉涉痛模式后来被Williams临床证实[17]。

（2）症状

典型枕肌触发点的患者通常主诉由于头部的压力压迫触发点，而无法忍受头的后部靠在枕头上，所以晚上不得不侧睡。

枕肌触发点引起的枕部深部疼痛应与由枕大神经被颈后肌群卡压所引起的枕大神经深部疼痛相鉴别：包括上斜肌、头下斜肌、半棘肌；及由头、颈、肩等肌肉组织来的牵涉痛，如上斜方肌、胸锁乳突肌、头夹肌、颞肌、咬肌、肩胛提肌、上斜肌、枕下肌群[9,18-21]。

（3）患者体检

在经过彻底的问诊后，临床医生应该画一张详细的图来代表患者所描述的疼痛模式。这种描述将有助于计划体格检查，并可在症状改善或改变时监测患者的进展情况。此外，出现额部或枕部疼痛的患者需要的不仅仅是局部检查。几项研究表明，颈、肩和头部肌肉的触发点的牵涉痛复制出紧张性头痛、偏头痛和颈源性头痛患者中的头痛模式[9,17,21,22]。因此，需要对枕下、颈部和肩部肌肉进行一次彻底的检查，以确定哪些触发点会引起类似的疼痛模式。

颈椎间小关节也需要考虑作为一个引起枕区疼痛的来源。接受颈椎关节注射和在C0～C1至C3～C4小关节突射频去神经治疗的受试者报道了枕部症状，其中C2～C3时的枕部症状所占百分百比最高。因此，颈椎间小关节紊乱和附件运动受限可能是枕部头痛的一个原因[23]。也应考虑可能压迫或卡压三叉神经的分支眼支（V1）而导致的敏化。该神经的感觉分布类似于额部头痛（HA）症状[24]。

（4）触发点检查

额肌触发点在眉毛上方、肌纤维内（图14-2A）用交叉纤维平滑触诊确定。需要用一个非常温和的压力，以确保临床医生没有压过和错过触发点。这个肌肉中的触发点感觉起来就像一粒小米粒。

枕肌的触发点常就出现在上颈线上方的小凹处。使用交叉纤维平面触诊来识别触发点。正确定位这块肌肉的困难在于它在形状、大小和位置上的巨大变异性；因此，可能需要反复往上凝视抬眉收缩，以分离这个肌肉的适当位置[1]。

4 鉴别诊断

（1）触发点的激活和延续

激活一个触发点的姿势或活动如果不加以纠正，可以使触发点持续存在。在枕额肌的任何部位，触发点可被最大或次最大的向心运动所激活，对于这块肌肉，通常是由于习惯性的面部表情[21,25]。

额肌可被超负荷的工作激活，尤其是在面部表情活动性强的焦虑或紧张人群中，以及在一种眉毛扬起、前额起皱的持续使用额肌的关注表情的人群中。过度或长时间的凝视加上持续的愁眉或皱眉，也会过度活跃额肌[8]。

由于前额和头皮肌肉的持续、强烈收缩而导致视力下降的患者可能会产生枕肌的触发点。持续抬眉毛、努力保持向上凝视，会显著增加这块肌肉的活性[2]。

（2）相关联的触发点

触发点引起的牵涉痛区域也可产生相关联的触发点[25]。因此，牵涉痛区域的每块肌肉组织也应该考虑[26]。因为额肌活性触发点常与长期存在的同侧胸锁乳突肌锁骨头的触发点相伴随，应该检查这块肌肉。要获得持久的缓解也要依赖于枕下、上斜方肌胸锁乳突肌和颞肌相关触发点的失活，这些肌肉的牵涉痛可以到达头部的前额区域。枕肌的触发点可以由上斜方肌胸锁乳突肌的胸骨头、颈后肌群的触发点所导致，这些肌肉将疼痛和压痛牵涉到枕骨区域[21]。另外，二腹肌后肌和肩胛提肌疼痛可以牵涉到这个区域并产生枕肌的相关联触发点。

（3）相关的疾病

这些肌肉中触发点引起的疼痛很可能被诊断为紧张性头痛，而不能识别任何可治疗的病源。神经血管、神经病理性、肌筋膜和颈源性等混合机制都可能起作用，因此应作为可能的作用因素加以检查[27]。当评估枕神经痛或眶上神经痛时，应考虑外周神经压迫或卡压。枕大神经在穿过头下斜肌、半棘肌和上斜方肌的颅部止点时可能被压迫[19,20]。眶上神经可被包括额肌在内的面部肌肉卡压[28]。外周神经的这种机械压力可以通过使触发点失活而得到缓解。如果患者有非典型的疼痛史，除了枕部头痛没有其他的体征和症状，可能需要进一步的跨学科转诊和影像学检查来排除神经血管病变。有一例这类病例报道颈内动脉瘤表现为口面痛和枕部头痛[29]。

5　纠正措施

当在枕额肌中发现触发点，患者应该避免持续的皱眉和前额用力的皱纹，因为这样会继续加重触发点和/或使触发点的延续发展。

任何与胸锁乳突肌锁骨头和颈后肌群相关的触发点应该被灭活。也应该找寻影响胸锁乳突肌和后颈部肌肉的触发点的因素（见第七、第十五和第十六章）。纠正头部前伸姿态对于减轻可能有触发点的胸锁乳突肌，头夹肌以及颈后肌群的张力也是必要的。

额肌对触发点自我压力放松反应良好（图14-3）。同样的方法也适用于枕肌的触发点，让患者用指压来放松触发点（图14-4）。

对额肌有触发点的患者进行自我意识、呼吸和放松练习项目可能有帮助，因为降低的认知压力已被证明会增加这些肌肉的静息活动[11]。

周瑾、杜冬萍　译　杜冬萍　审

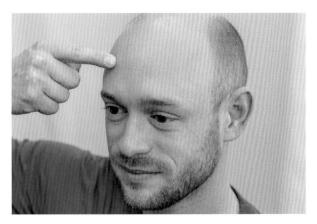

图14-3　自我按压放松额肌触发点。在坐位或站位时，患者缓慢按压他或他疼痛肌肉的触发点

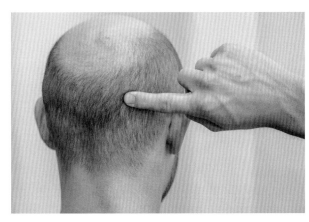

图14-4　自我按压放松枕肌触发点。在坐位或站位时，患者缓慢按压他或他疼痛肌肉的触发点

参考文献

［1］Jeon A, Kim SD, Han SH. Morphological study of the occipital belly of the occipitofrontalis muscle and its innervation. *Surg Radiol Anat.* 2015; 37(9): 1087–1092.

［2］Kushima H, Matsuo K, Yuzuriha S, Kitazawa T, Moriizumi T. The occipitofrontalis muscle is composed of two physiologically and anatomically different muscles separately affecting the positions of the eyebrow and hairline. *Br J Plast Surg.* 2005; 58(5): 681–687.

［3］Spalteholz W. *Handatlas der Anatomie des Menschen.* Vol 2. 11th ed. Leipzig, Saxony: S. Hirzel; 1922.

［4］Standring S. *Gray's Anatomy: The Anatomical Basis of Clinical Practice.* 41st ed. London, UK: Elsevier; 2015.

［5］Son E, Watts T, Quinn FJ, Quinn M. Superficial

facial musculature. Grand Rounds Presentation: The University of Texas Medical Branch; March, 2012.

［6］Smith OJ, Ross GL. Variations in the anatomy of the posterior auricular nerve and its potential as a landmark for identification of the facial nerve trunk: a cadaveric study. *Anat Sci Int.* 2012; 87(2): 101‒105.

［7］Cyriax J. Rheumatic headache. *Br Med J (Clin Res Ed).* 1938; 2(4069): 1367‒1368.

［8］Yun S, Son D, Yeo H, et al. Changes of eyebrow muscle activity with aging: functional analysis revealed by electromyography. *Plast Reconstr Surg.* 2014; 133(4): 455e‒463e.

［9］Alonso-Blanco C, de-la-Llave-Rincon AI, Fernández de las Peñas C. Muscle trigger point therapy in tension-type headache. *Expert Rev Neurother.* 2012; 12(3): 315‒322.

［10］Grossi DB, Chaves TC, Goncalves MC, et al. Pressure pain threshold in the craniocervical muscles of women with episodic and chronic migraine: a controlled study. *Arq Neuropsiquiatr.* 2011; 69(4): 607‒612.

［11］Leistad RB, Sand T, Westgaard RH, Nilsen KB, Stovner LJ. Stress-induced pain and muscle activity in patients with migraine and tension-type headache. *Cephalalgia.* 2006; 26(1): 64‒73.

［12］Basmajian J, Deluca C. *Muscles Alive.* 5th ed. Baltimore, MD: Williams & Wilkins; 1985.

［13］Andersen S, Petersen MW, Svendsen AS, Gazerani P. Pressure pain thresholds assessed over temporalis, masseter, and frontalis muscles in healthy individuals, patients with tension-type headache, and those with migraine—a systematic review. *Pain.* 2015; 156(8): 1409‒1423.

［14］Pritchard DW, Wood MM. EMG levels in the occipitofrontalis muscles under an experimental stress condition. *Biofeedback Self Regul.* 1983; 8(1): 165‒175.

［15］Fernández de las Peñas C, Alonso-Blanco C, Cuadrado ML, Pareja JA. Myofascial trigger points in the suboccipital muscles in episodic tension-type headache. *Man Ther.* 2006; 11(3): 225‒230.

［16］Kellgren JH. Observations on referred pain arising from muscle. *Clin Sci.* 1938; 3: 175‒190.

［17］Williams HL. The syndrome of physical or intrinsic allergy of the head: myalgia of the head (sinus headache). *Proc Staff Meet Mayo Clin.* 1945; 20(12): 177‒183.

［18］Caviggioli F, Giannasi S, Vinci V, et al. Neurovascular compression of the greater occipital nerve: implications for migraine headaches. *Plast Reconstr Surg.* 2012; 129(2): 353e‒354e.

［19］Son BC, Kim DR, Lee SW. Intractable occipital neuralgia caused by an entrapment in the semispinalis capitis. *J Korean Neurosurg Soc.* 2013; 54(3): 268‒271.

［20］Tubbs RS, Watanabe K, Loukas M, Cohen-Gadol AA. The intramuscular course of the greater occipital nerve: novel findings with potential implications for operative interventions and occipital neuralgia. *Surg Neurol Int.* 2014; 5: 155.

［21］Fernández de las Peñas C, Ge HY, Alonso-Blanco C, Gonzalez-Iglesias J, Arendt-Nielsen L. Referred pain areas of active myofascial trigger points in head, neck, and shoulder muscles, in chronic tension type headache. *J Bodyw Mov Ther.* 2010; 14(4): 391‒396.

［22］Fernández de las Peñas C. Myofascial head pain. *Curr Pain Headache Rep.* 2015; 19(7): 28.

［23］Fukui S, Ohseto K, Shiotani M, et al. Referred pain distribution of the cervical zygapophyseal joints and cervical dorsal rami. *Pain.* 1996; 68(1): 79‒83.

［24］Magee DJ. *Orthopedic Physical Assessment.* 6th ed. St Louis, MO: Saunders Elsevier; 2014.

［25］Gerwin RD, Dommerholt J, Shah JP. An expansion of Simons' integrated hypothesis of trigger point formation. *Curr Pain Headache Rep.* 2004; 8(6): 468‒475.

［26］Hsieh YL, Kao MJ, Kuan TS, Chen SM, Chen JT, Hong CZ. Dry needling to a key myofascial trigger point may reduce the irritability of satellite MTrPs. *Am J Phys Med Rehabil.* 2007; 86(5): 397‒403.

［27］Yi X, Cook AJ, Hamill-Ruth RJ, Rowlingson JC. Cervicogenic headache in patients with presumed migraine: missed diagnosis or misdiagnosis? *J Pain.* 2005; 6(10): 700‒703.

［28］Simons DG, Travell J, Simons L. *Travell & Simon's Myofascial Pain and Dysfunction: The Trigger Point Manual.* Vol 1. 2nd ed. Baltimore, MD: Williams & Wilkins; 1999.

［29］Stone SJ, Paleri V, Staines KS. Internal carotid artery aneurysm presenting as orofacial pain. *J Laryngol Otol.* 2012; 126(8): 851‒853.

第 十 五 章

头夹肌和颈夹肌

塞萨尔·费尔南德斯·德拉斯佩尼亚、杰米·萨洛姆·莫雷诺、米歇尔·芬尼根

1 介绍

头夹肌和颈夹肌是颈椎主要的后部稳定器。头夹肌就在颈上项线之下起源于乳突和枕骨，止于到第七颈椎和上三到上四胸椎的棘突和棘上韧带。颈夹肌起源于寰椎（C1）和枢椎（C2）的横突，以及第3颈椎（C3）的后结节，止于第三至第六胸椎的棘突（T3～T6）。头夹肌是由第二和第三颈神经背支的外侧支支配（C2～C3），颈夹肌由下段颈神经背支外侧支支配（C4～C6）。两块肌肉都通过控制颈部伸展时的运动来保证颈部的动态稳定。此外，这些肌肉在颈椎屈曲运动如挥鞭伤中保护颈部。当双边运动时，它们的主要功能是颈椎伸展，而单侧运动时，则旋转颈椎。头夹肌的触发点引起的牵涉性疼痛可以扩散到头的顶部；颈夹肌触发点牵涉痛在眼的后方、有时到枕部。引起这些肌肉中触发点激活和延续的因素包括挥鞭伤、坐在办公桌前的不良姿势、使用手持电子设备或演奏乐器。环境或活动带来的压力也会起到一定作用。这些肌肉可能与不同的颈椎疼痛综合征有关，特别在机械性颈痛和颈椎挥鞭伤。此外，这些肌肉中的触发点与颈椎根性痛或纤维肌痛综合征相关。主要纠正措施包括体位矫正和在工作和家庭中进行人体工程学方面的教育。

2 相关解剖

头夹肌

头夹肌在胸锁乳突肌附着点下面起源于乳突和紧靠上项线外侧1/3下方的枕骨粗糙表面，止于第七颈椎、上三或上四节胸椎棘突的尖端和的棘上韧带（图15-1）[1]。头夹肌上纤维肌腱与对侧头夹肌肌腱、上斜方肌肌腱、小菱形肌肌腱在中线处交织。这个会聚点形成了颈区下半部分的脊柱韧带的背中缝[2]。

颈夹肌

颈夹肌位于头夹肌的外侧和尾侧。这块肌肉起源于寰椎（C1）的横突、枢椎（C2）的横突尖端和第三颈椎（C3）横突的后结节，止于第三至第六胸椎的棘突（T3～T6）（图15-1）[1]。在肌肉的头端颅附着处，颈夹肌形成了三重附着的最后、肩胛提肌为中间、中斜角肌是前面。双侧成对的颈夹肌和头夹肌呈V形。

（1）神经支配和血供

头夹肌由第二和第三颈神经背支外侧支支配（C2～C3），颈夹肌由下段颈神经背支外侧支支配（C4～C6）[1]。颈椎背侧肌肉的供血来源有椎动脉、颈深动脉、枕动脉的深支和浅降支、颈横动脉深支[1]。

（2）功能

头夹肌

头夹肌在头部和颈部伸展时是双侧活动的，在面部向同一侧旋转时是单侧活动的[3-5]。Takebe等人的研究表明，在直立平衡休息状态下，头夹肌是没有活动的，在头和颈部的侧屈时也没有活动[6]。其他作者显示，肌肉在侧屈时是活跃的，至少在一定程度上是活跃的[4,7,8]。当面部旋转到一侧同时下巴向上翘起时，两侧的头夹肌都会有

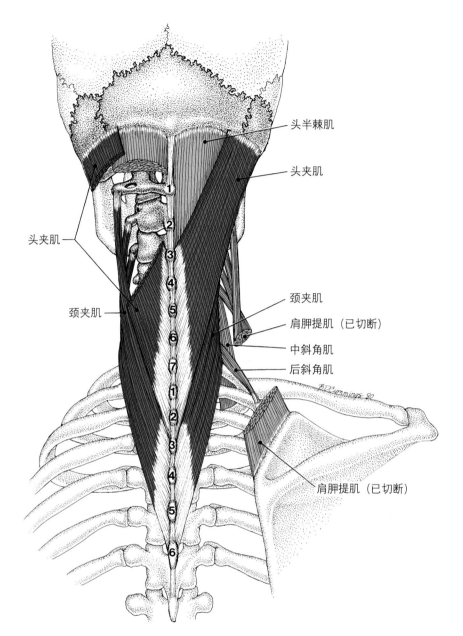

头半棘肌

头夹肌

头夹肌

颈夹肌

颈夹肌

肩胛提肌（已切断）

中斜角肌

后斜角肌

肩胛提肌（已切断）

图15-1　右侧头夹肌附着部分（上暗红色），右侧颈夹肌附着部分（下暗红色）。邻近的肌肉显示为淡红色。肩胛提肌（右侧，已切断）穿过颈夹肌的上部，与之共同附着于上颈椎的横突。斜方肌（未显示）覆盖了大部分的夹肌

力地工作。在这个旋转和伸展的位置，同侧的肌肉旋转头部和颈部；对侧的肌肉帮助伸展头部和颈部[6]。头夹肌在同侧头部倾斜中也起次要的作用[9]。最近的研究已经观察到，随意颈部运动中，头夹肌的活动并不是一致的，其取决于头的初始位置[10]。这种肌肉在颈部屈曲时也很活跃，最有可能帮助控制头部的向前运动[11]。

颈夹肌

尽管缺乏支持的肌电图证据，还是假设颈夹肌单侧活动时旋转上段颈椎，双侧活动时伸展颈椎。它在颈椎侧屈时起的作用值得探讨。然而，已经被证明这个肌肉在颈椎屈曲时是活跃的，最可能是协助控制头部和颈部的向前运动[11]。

（3）功能单位

所属的功能单位的肌肉包括用力和对抗的肌肉，肌肉跨过的关节。这些结构之间的相互依赖性在功能上反映在感觉运动皮层组织和神经的连

接。强调功能单元是因为肌肉单位一块肌肉存在触发点可能增加单位内其他肌肉发生触发点的可能性。当肌肉中的触发点灭活时，还应该关注功能上相互依赖的肌肉中发生的触发点。表15-1大致表示夹肌功能单元[12]。

表 15-1　头夹肌和颈夹肌的功能单位		
动作	协同肌	拮抗肌
头颈部伸展	颈后部肌群 头半棘肌（双侧） 颈半棘肌（双侧）	颈前肌群 舌骨上肌群 舌骨下肌群 胸锁乳突肌（双侧）
头部旋转	同侧肩胛提肌 对侧上斜方肌 对侧颈半棘肌 对侧脊深回旋肌 对侧胸锁乳突肌	对侧肩胛提肌 同侧上斜方肌 同侧颈半棘肌 同侧脊深回旋肌 同侧胸锁乳突肌

3　临床表现

（1）牵涉痛模式

头夹肌触发点通常将疼痛牵涉到同侧头顶（图15-2A）[13]。Schmidt-Hansen等[14]观察到头夹肌内注射高渗盐水诱发出三叉神经支配区皮肤的牵涉痛，尤其在头部（颅盖）眼区。

颈夹肌上部的触发点的牵涉痛（图15-2B，图中最左边的图案）常常弥漫地穿过头的内部聚集在同侧眼的后方，有时在同侧的枕部。颈夹肌下部与颈部成角度（图15-2B，中间图片），其触发点的牵涉痛朝上到达颈的底部（图15-2B，模式在图的最右边）。这种模式通常是肩胛提肌上部的疼痛，但它可以包括更向中间扩散的疼痛。

除了疼痛之外，头夹肌上部的触发点还可能引起同侧视力模糊，不伴头晕或结膜炎。

Graff-Radford等人报道这些肌肉中触发点的牵涉痛模式有3例被误诊为枕部神经痛[15]。在诊断肌筋膜疼痛之前，其他治疗没有成功缓解症状。一旦做出正确的诊断，3例患者就有2个获得成功治疗。第三个患者没有成功的治疗，因为失访。然而，最初的头夹肌和颈夹肌触发点的松解使疼痛完全消失2天。

（2）症状

患者有活动型性头夹肌触发点常表现初期主诉抱怨是疼痛靠近头的顶部，正如本章前面所诉。

有颈夹肌触发点的患者首先主诉颈部、头颅和眼睛的疼痛；也可能诉说"颈部僵硬"，由于因为头部和颈部的主动转动因为疼痛而受到限制[16]。

眼眶疼痛和视力模糊是令人不安的症状，偶尔是由于颈夹肌上部的触发点牵涉到同侧的眼睛。

有头夹肌和颈夹肌触发点的患者也可能诉说枕部有压力样疼痛，压力样的疼痛可放射到前额和/或枕部区域的麻木[15]。

（3）患者体检

典型的姿势的观察可以通常揭示头部向前倾姿势动作，是通过表现为上颈椎的伸展和下颈椎的屈曲。头部的侧向倾斜也可以观察到。患者常常表现出疼痛和受限的颈椎主动向同侧旋转活动受限和被动向对侧的被动旋转受限。颈椎主动的屈曲活动受限，范围在1～2指宽。

如果怀疑有头夹肌和颈夹肌的触发点，上颈椎间关节附件运动测试（C0～C1；C1～C2）是必要的[12]。最常见的关节功能障碍似乎是C1～C2，尤其是头夹肌受累时。另一种常见的附件运动功能障碍与头夹肌相关的是寰枕关节功能障碍（C0～C1）。C4和C5的关节附件运动功能障碍可能出现于颈夹肌的触发点。

（4）触发点检查

头夹肌

通过交叉纤维平滑触诊可以确定头夹肌的触发点，通常发现是在上斜方肌上缘与头夹肌交叉区域的附近。临床医生应该知道肌纤维的方向（图15-2A），垂直于纤维触诊，寻找位于肌肉组织的条索带内的触发点。这块肌肉可以在一个小肌肉三角形内触及，前界为胸锁乳突肌，后界为上斜方肌，下界是肩胛提肌。要定位头夹肌，触摸乳突和突出的胸锁乳突肌。把一个手指放在枕部下方、胸锁乳突肌的后面和内侧。要求嘱患者

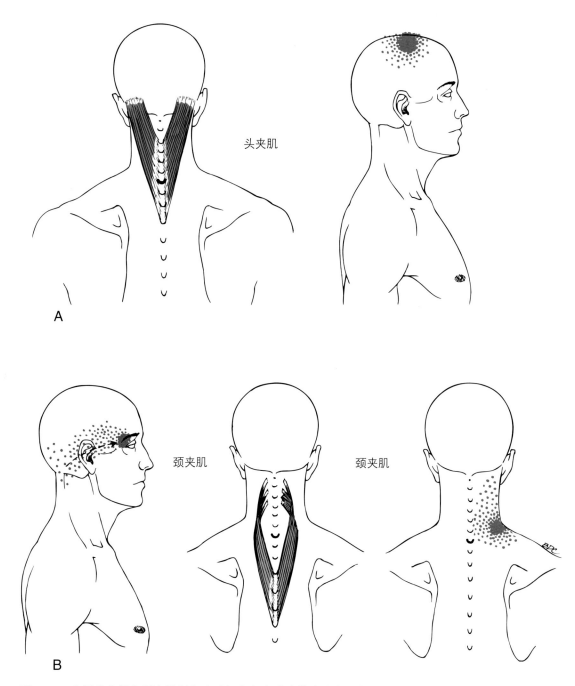

图15-2 右侧头夹肌和颈夹肌触发点（红色）牵涉痛模式（暗红色）。**A** 头夹肌的上部触发点的牵涉痛，是唯一直接可以被触摸到的肌肉部分。**B** 颈夹肌触发点的疼痛牵涉到眼眶部（左侧疼痛图形）。黑色虚线和箭头表示疼痛似乎穿入头的内部到达眼睛后方。颈夹肌触发点牵涉痛也可指向颈部成角处（右侧图）

将脸转向被检查的一侧同时头部后伸并抵抗医生给予的轻度阻力，触诊可以感知头夹肌纤维斜向的收缩。一旦确定肌三角内的头夹肌，就可以触诊到条索带和触发点。在一些患者中，头夹肌可能足够紧绷，即使患者没有主动活动也可以清晰地摸到（图15-3）。

另一种探测肌肉的方法是在患者肌肉放松做斜倚支撑的姿势，先识别斜方肌的上边缘（图6-1）。让患者对抗轻微阻力进行突然短暂的手臂外展运动，医生可触及头夹肌的肌肉收缩。沿着和/或在上斜方肌的深部边缘大约在C2棘突的水平，触诊头夹肌可以检查是否有条索带和触发点。

Williams描述了肌肉乳突止点和靠近该附着部位远端肌肉内的头夹肌触发点[17]。根据Simons

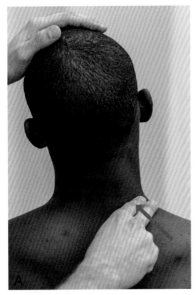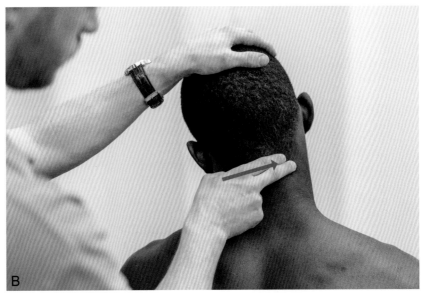

图 15-3　手指按压触发点。**A** 右侧颈夹肌触发点检查。**B** 右侧头夹肌触发点检查

等人的观点，这个部位的压痛更可能是由头夹肌的肌腱病变引起的[12]。

颈夹肌

颈夹肌不易触及，因为上、中斜方肌在后面覆盖了该肌肉的大部分。只有一小片颈夹肌没有被头夹肌或小菱形肌在后面所覆盖或肩胛提肌在外侧面所覆盖。

颈夹肌触发点诱发出压痛的最佳方法是从颈部外侧通过或在肩胛提肌周围。如果皮肤和皮下组织是很容易移动的，医生触诊的手指在上斜方肌游离边界前、大约是 C7 棘突水平滑动，朝向肩胛提肌并在其上方。如果肩胛提肌没有轻压痛，但是直接向内、朝向脊柱的额外压力引起疼痛，可能是颈夹肌的触发点。在有可移动结缔组织的患者中，可以摸到从外侧到内侧呈斜线型向尾侧延伸的条索带。肩胛提肌的触诊与颈夹肌的触诊有区别，肩胛提肌可以在提肩时触及收缩，相反，颈夹肌在颈部伸展时可触及收缩。

在后侧，手指按压颈夹肌触发点的位置于脊柱外侧约 2 cm、C7 棘突水平（图 15-3），就在颈部成角的上方的肌肉，靠近颈部成角以上中部肌肉内的压痛也可能来自斜方肌触发点，然而，斜方肌条索带是向外侧成角朝向尾侧，而不是向内。如果压痛是深达斜方肌，便可能是来自颈夹肌或

者肩胛提肌的触发点。若颈椎屈曲增加压痛的敏感性，更可能是颈夹肌的触发点，因为颈椎屈曲增加了这些屈曲肌纤维的张力。头夹肌和颈夹肌在颈部屈曲时两者都被拉长，但只有头夹肌在头部在颈椎上屈曲时被进一步延长。

在一些患者中，从颈椎侧面施加压力，直接朝向脊椎头侧到 C7 水平，可以引起颈夹肌头侧附着点区域的压痛。根据 Simons 等人的说法，这些压痛被认为由于肌腱病[12]。

4　鉴别诊断

（1）触发点的激活和延续

激活触发点的姿势或活动如果不纠正，也会延续它。触发点可能被颈夹肌反常的活动，和/或最大或次最大的向心运动所激活[18]。触发点也可能由于肌肉长时间的处于缩短或延长的状态而被激活或加重。

引起头夹肌触发点的一个常见原因是鞭击伤[19,20]。这些肌肉在汽车急停追尾事故中容易受到伤害[21]，特别是头部和颈部在撞击时稍微有点旋转。鞭击伤的患者会出现难治性头部和颈部痛症状，可能由于关节损伤和触发点[22]。这些患者这部分起源于肌肉方面的疼痛很少得到一个合适的检查和

治疗。Baker[23]为触发点研究了每100名遭受了汽车撞击乘客（司机或乘客）的34块肌肉，并确定了汽车撞击的方向。头夹肌是受影响频率第二的肌肉：被观察者中94%从前面受到撞击，77%从后面受到撞击，75%从乘客一侧受到撞击，69%从驾驶者一侧受到撞击。在文献综述中，Fernndez de las Peñas等人发现[24]，斜角肌、头夹肌、胸锁乳突肌[23]、上斜方肌和胸小肌在挥鞭伤后受到的影响最大[25]。

姿势、基础活动和环境压力也可以激活头夹肌和颈部肌肉触发点或使之持久化。

姿势压力包括那些过度伸展或长时间旋转头部和颈部。临床的例子包括伏案工作时头转向一边看文件或电脑显示器而身体朝前；航展看飞机时座位差、伸展颈部不良姿势坐着，在中看飞机；俯卧用肘支撑时使用手持电子设备（图15-4）；头和颈部不良姿势下弹奏乐器，如长笛或小提琴。此外，在沙发入睡时头颈部侧向屈曲并且没有合适的枕头支撑头枕靠在手上头夹肌和颈夹肌的触发点也可以单侧或则双侧全部被激活。空调出来的冷空气或凉风吹在裸露的脖子上，再加上肌肉疲劳，大大增加了激活这些肌肉中触发点的可能性[12]。

基础活动的压力可以引发或维持这些肌肉中触发点，包括在旋转头部时，拉绳子或重物时。拉动过重的运动滑轮或抬起过重的重量时这些肌肉以及肩胛提肌很容易受伤，人们旋转头部和颈

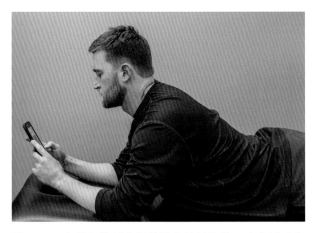

图15-4　应避免使颈夹肌持续收缩的姿势。这些活动包括抬头看航空展，观鸟，俯卧在地板上看电视，或者俯卧时使用手持电子设备（如图）

部，或将头部向前倾时，压力会加重。长时间低头发短信、玩手机游戏和无支撑的姿势阅读也会导致肌触发点的形成。研究表明，长时间的颈椎屈曲会激活这些肌肉[11]。

环境压力伴有皮肤明显发凉，尤其是肌肉疲劳时，可同时激活颈夹肌和肩胛提的肌触发点。一个例子是，当一个人在游泳疲劳后，穿着湿泳衣在树荫下放松（即使在温暖的日子）[12]。在其他肌肉中[26]，视觉压力已被证明也会导致这些肌肉触发点的形成。

（2）相关联的触发点

相关联触发点可发生在触发点的牵涉痛区域[27]。因此，也应考虑每一块肌肉牵涉痛区域的肌肉组织。夹肌相关联的触发点可发生于枕肌、颞肌、上斜方肌、肩胛提肌、头和颈半棘肌以及枕下肌。

其他几块肌肉与头夹肌和颈夹肌有相似或重叠的疼痛模式，因此应检查和鉴别诊断。应该对颈半棘肌、枕下肌、肩胛提肌、胸锁乳突肌、上斜方肌、颞肌和咬肌深层进行彻底的触发点检查。

触发点很少单独出现在夹肌中；通常肩胛提肌和其他颈后肌群也单独或一起参与其中。如果只累及颈夹肌而不累及肩胛提肌，则颈部旋转的限制比只累及肩胛提肌时要小。肩胛提肌和夹肌触发点同时激活时几乎完全阻碍了头部向该侧的活动。在肩胛提肌触发点活性消失后，由于残留的疼痛和僵硬，颈夹肌的受累可能变得明显。

（3）相关的疾病

头夹肌的触发点表现在许多头部和颈部疾病中，包括慢性颈痛、机械性颈痛、慢性紧张型头痛、发作性紧张型头痛、一侧上半身疼痛、颈神经根病[28-34]。此外，在纤维肌痛综合征的女性中，头夹肌中也经常出现活跃的触发点[35]。

目前，还没有研究支持颈夹肌的触发点参与其他疾病。这种证据不足可能是由于本章前面所述的难以隔离和准确地触诊这块肌肉。

研究表明，颈肌中的触发点与颈椎关节活动度过小之间存在关联；特别是仍需进一步论述头

夹肌或颈夹肌的受累[36-38]。不过Hsueh等人发现，C4～C5、C5～C6椎间盘损伤与头夹肌触发点相关[39]。

由于关节和肌肉病变所引起的症状相似，认清颈部疼痛的临床表现就很复杂。一项精心对照的早期研究表明，在50例挥鞭伤事故后持续慢性颈痛患者中，有54%的患者存在关节突关节疼痛[40]。近期出现更多的证据支持关节突关节痛存在于挥鞭伤[41]。这些患者检查没有特殊的触发点，但是触发点经常与痛性关节功能障碍并存。颈部肌肉的触发点和相应水平的颈椎关节突关节，可以有非常相似的疼痛模式[42]。仍然需要继续研究以帮助医生区分颈痛症状的原因。临床上，不用颈部固定和操作技术而用干针治疗这些肌肉（结合其他颈后肌群）可以改善颈部的灵活性。

触发点累及头夹肌和颈夹肌，肩胛提肌，上斜方肌和胸锁乳突肌应与痉挛性斜颈（颈肌张力障碍）区分开，这是一种神经系统疾病，表现为无意识的头部不自主的运动[43,44]，可以遗传的、后天的或特发性的[45]。这种疾病最常累及的肌肉包括胸锁乳突肌、斜方肌、斜角肌和颈阔肌[46]，因此鉴别诊断这种情况（与触发点相比）对于正确的治疗是至关重要的。痉挛性斜颈可能会发生肌肉肥厚[43]。相反，触发点肌肉不会引起肥厚而会有明显的缩短；它也不会导致头部不自主的运动。虽然物理治疗对痉挛性斜颈有效[47,48]，研究表明，肉毒杆菌治疗的有效性[44]，所以是更好的治疗方法[44,47-52]。

5 纠正措施

有头夹肌触发点的患者应通过改善姿势避免姿势性张力。在任何治疗方法中，纠正圆肩姿势和头部前伸位置以及保持有效的姿势都是最初缓解疼痛和持久缓解疼痛的主要方法（图6-9）。有关姿势和身体力学的讨论，请参阅第七十六章。

由于腿的长度不一致或小半骨盆导致的身体不对称应该被纠正。应避免使用过长的手杖。睡觉时使用合适的枕头、保持头部和颈部在中立位，从而避免颈部紧张。

在工作中，良好的人体工程学对于一直坐在电脑前的人来说是必不可少的。学会如何尽可能保持关节在一个中立的姿势很重要，尽量减少过度的扭曲和旋转动作，以及转头动作维持时间太长。电脑屏幕应放在身体的正前面，角度也以鼓励直立姿势，同时尽量减小屏幕的亮度。文件应放在与显示器同高的架子上（而不是平放在桌子的一边），以便最佳的观看，避免过度的肌肉紧张。通过改变光源的相对位置或使用防眩光镜片，可以控制眼镜和隐形眼镜上的反光。接受新型渐进型隐形眼镜的患者也应进行评估，以确定更好地适合工作站。

在使用健身器材举重时也要注意。应避免过度的重量，患者应学会在不旋转头部和颈部或将头部向前突出的情况下拉动重量。

颈部皮肤受冻特别是当肌肉疲劳时，往往会激活颈后肌群的触发点。患者应颈部保暖，如果可能的话，患者应该穿高领的睡衣，白天穿高领毛衣或围巾，避免冷风。

周瑾、杜冬萍　译　杜冬萍　审

参考文献

[1] Standring S. *Gray's Anatomy: The Anatomical Basis of Clinical Practice.* 41st ed. London, UK: Elsevier; 2015.

[2] Mercer SR, Bogduk N. Clinical anatomy of ligamentum nuchae. *Clin Anat.* 2003; 16(6): 484–493.

[3] Mayoux-Benhamou MA, Revel M, Vallee C. Selective electromyography of dorsal neck muscles in humans. *Exp Brain Res.* 1997; 113(2): 353–360.

[4] Gabriel DA, Matsumoto JY, Davis DH, Currier BL, An KN. Multidirectional neck strength and electromyographic activity for normal controls. *Clin Biomech (Bristol, Avon).* 2004; 19(7): 653–658.

[5] Schomacher J, Erlenwein J, Dieterich A, Petzke F, Falla D. Can neck exercises enhance the activation of the semispinalis cervicis relative to the splenius capitis at specific spinal levels? *Man Ther.* 2015; 20(5): 694–702.

[6] Takebe K, Vitti M, Basmajian JV. The functions of semispinalis capitis and splenius capitis muscles: an electromyographic study. *Anat Rec.* 1974; 179(4): 477–

480.

[7] Kumar S, Narayan Y, Amell T. EMG power spectra of cervical muscles in lateral flexion and comparison with sagittal and oblique plane activities. *Eur J Appl Physiol.* 2003; 89(3–4): 367–376.

[8] Harrison MF, Neary JP, Albert WJ, et al. Measuring neuromuscular fatigue in cervical spinal musculature of military helicopter aircrew. *Mil Med.* 2009; 174(11): 1183–1189.

[9] Benhamou MA, Revel M, Vallee C. Surface electrodes are not appropriate to record selective myoelectric activity of splenius capitis muscle in humans. *Exp Brain Res.* 1995; 105(3): 432–438.

[10] Siegmund GP, Blouin JS, Brault JR, Hedenstierna S, Inglis JT. Electromyography of superficial and deep neck muscles during isometric, voluntary, and reflex contractions. *J Biomech Eng.* 2007; 129(1): 66–77.

[11] Lee TH, Lee JH, Lee YS, Kim MK, Kim SG. Changes in the activity of the muscles surrounding the neck according to the angles of movement of the neck in adults in their 20s. *J Phys Ther Sci.* 2015; 27(3): 973–975.

[12] Simons DG, Travell J, Simons L. *Travell & Simon's Myofascial Pain and Dysfunction: The Trigger Point Manual.* Vol 1. 2nd ed. Baltimore, MD: Williams & Wilkins; 1999: 104.

[13] Travell J, Rinzler SH. The myofascial genesis of pain. *Postgrad Med.* 1952; 11(5): 425–434.

[14] Schmidt-Hansen PT, Svensson P, Jensen TS, Graven-Nielsen T, Bach FW. Patterns of experimentally induced pain in pericranial muscles. *Cephalalgia.* 2006; 26(5): 568–577.

[15] Graff-Radford SB, Jaeger B, Reeves JL. Myofascial pain may present clinically as occipital neuralgia. *Neurosurgery.* 1986; 19(4): 610–613.

[16] Travell J. Rapid relief of acute stiff neck by ethyl chloride spray. *J Am Med Womens Assoc.* 1949; 4(3): 89–95.

[17] Williams HL. The syndrome of physical or intrinsic allergy of the head: myalgia of the head (sinus headache). *Proc Staff Meet Mayo Clin.* 1945; 20(12): 177–183.

[18] Gerwin RD, Dommerholt J, Shah JP. An expansion of Simons' integrated hypothesis of trigger point formation. *Curr Pain Headache Rep.* 2004; 8(6): 468–475.

[19] Kumar S, Ferrari R, Narayan Y. Cervical muscle response to whiplash-type right anterolateral impacts. *Eur Spine J.* 2004; 13(5): 398–407.

[20] Castaldo M, Ge HY, Chiarotto A, Villafane JH, Arendt-Nielsen L. Myofascial trigger points in patients with whiplash-associated disorders and mechanical neck pain. *Pain Med.* 2014; 15(5): 842–849.

[21] Rubin D. An approach to the management of myofascial trigger point syndromes. *Arch Phys Med Rehabil.* 1981; 62: 107–110.

[22] Dommerholt J. Persistent myalgia following whiplash. *Curr Pain Headache Rep.* 2005; 9(5): 326–330.

[23] Baker B. The muscle trigger: evidence of overload injury. *J Neurol Orthop Med Surg.* 1986; 7(1): 35–44.

[24] Fernández de las Peñas C, Fernandez-Carnero J, Alonso-Blanco C, Miangolarra-Page JC. Myofascial pain syndrome in whiplash injury. A critical review of the literature. International Whiplash Trauma Congress; October 9–10, 2003; Denver, USA.

[25] Hong C-Z, Simons DG. Response to treatment for pectoralis minor myofascial pain syndrome after whiplash. *J Musculoskelet Pain.* 1993; 1(1): 89–131.

[26] Hoyle JA, Marras WS, Sheedy JE, Hart DE. Effects of postural and visual stressors on myofascial trigger point development and motor unit rotation during computer work. *J Electromyogr Kinesiol.* 2011; 21(1): 41–48.

[27] Hsieh YL, Kao MJ, Kuan TS, Chen SM, Chen JT, Hong CZ. Dry needling to a key myofascial trigger point may reduce the irritability of satellite MTrPs. *Am J Phys Med Rehabil.* 2007; 86(5): 397–403.

[28] Lluch E, Arguisuelas MD, Coloma PS, Palma F, Rey A, Falla D. Effects of deep cervical flexor training on pressure pain thresholds over myofascial trigger points in patients with chronic neck pain. *J Manipulative Physiol Ther.* 2013; 36(9): 604–611.

[29] Munoz-Munoz S, Munoz-Garcia MT, Alburquerque-Sendin F, Arroyo-Morales M, Fernández de las Peñas C. Myofascial trigger points, pain, disability, and sleep quality in individuals with mechanical neck pain. *J Manipulative Physiol Ther.* 2012; 35(8): 608–613.

[30] Fernández de las Peñas C, Ge HY, Alonso-Blanco C, Gonzalez-Iglesias J, Arendt-Nielsen L. Referred pain areas of active myofascial trigger points in head, neck, and shoulder muscles, in chronic tension type headache. *J Bodyw Mov Ther.* 2010; 14(4): 391–396.

[31] Martin-Herrero C, Rodrigues de Souza DP, Alburquerque-Sendin F, Ortega-Santiago R, Fernández de las Peñas C. Myofascial trigger points, pain, disability and quality of sleep in patients with chronic tension-type headache: a pilot study [in Spanish] . *Rev*

Neurol. 2012; 55(4): 193−199.

[32] Karadas O, Gul HL, Inan LE. Lidocaine injection of pericranial myofascial trigger points in the treatment of frequent episodic tension-type headache. *J Headache Pain.* 2013; 14: 44.

[33] Fernández de las Peñas C, Grobli C, Ortega-Santiago R, et al. Referred pain from myofascial trigger points in head, neck, shoulder, and arm muscles reproduces pain symptoms in blue-collar (manual) and white-collar (office) workers. *Clin J Pain.* 2012; 28(6): 511−518.

[34] Sari H, Akarirmak U, Uludag M. Active myofascial trigger points might be more frequent in patients with cervical radiculopathy. *Eur J Phys Rehabil Med.* 2012; 48(2): 237−244.

[35] Alonso-Blanco C, Fernández de las Peñas C, Morales-Cabezas M, Zarco-Moreno P, Ge HY, Florez-Garcia M. Multiple active myofascial trigger points reproduce the overall spontaneous pain pattern in women with fibromyalgia and are related to widespread mechanical hypersensitivity. *Clin J Pain.* 2011; 27(5): 405−413.

[36] Fernández de las Peñas C, Downey C, Miangolarra-Page JC. Validity of the lateral gliding test as a tool for the diagnosis of intervertebral joint dysfunction in the lower cervical spine. *J Manipulative Physiol Ther.* 2005; 28(8): 610−616.

[37] Fernández de las Peñas C. Myofascial trigger points and postero-anterior joint hypomobility in the mid-cervical spine in subjects presenting with mechanical neck pain; a pilot study. *J Manual Manipulative Ther.* 2006; 14(2): 88−94.

[38] Tali D, Menahem I, Vered E, Kalichman L. Upper cervical mobility, posture and myofascial trigger points in subjects with episodic migraine: case-control study. *J Bodyw Mov Ther.* 2014; 18(4): 569−575.

[39] Hsueh TC, Yu S, Kuan TS, Hong CZ. Association of active myofascial trigger points and cervical disc lesions. *J Formos Med Assoc.* 1998; 97(3): 174−180.

[40] Barnsley L, Lord SM, Wallis BJ, Bogduk N. The prevalence of chronic cervical zygapophysial joint pain after whiplash. *Spine.* 1995; 20(1): 20−25; discussion 26.

[41] Bogduk N. On cervical zygapophysial joint pain after whiplash. *Spine (Phila Pa 1976).* 2011; 36(25 suppl): S194−S199.

[42] Bogduk N, Simons D. Neck pain: joint pain or trigger points? Chapter 20. In: Vaeroy H, Merskey H, eds. *Progress in Fibromyalgia and Myofascial Pain.* Vol 6 of Pain Research and Clinical Management. Amsterdam, Netherlands: Elsevier; 1993: 267−273.

[43] Waldman SD. *Atlas of Uncommon Pain Syndromes.* 3rd ed. Philadelphia, PA: Elsevier Saunders; 2014.

[44] Mills RR, Pagan FL. Patient considerations in the treatment of cervical dystonia: focus on botulinum toxin type A. *Patient Prefer Adherence.* 2015; 9: 725−731.

[45] Albanese A, Bhatia K, Bressman SB, et al. Phenomenology and classification of dystonia: a consensus update. *Mov Disord.* 2013; 28(7): 863−873.

[46] Jankovic J, Leder S, Warner D, Schwartz K. Cervical dystonia: clinical findings and associated movement disorders. *Neurology.* 1991; 41(7): 1088−1091.

[47] De Pauw J, Van der Velden K, Meirte J, et al. The effectiveness of physiotherapy for cervical dystonia: a systematic literature review. *J Neurol.* 2014; 261(10): 1857−1865.

[48] Queiroz MA, Chien HF, Sekeff-Sallem FA, Barbosa ER. Physical therapy program for cervical dystonia: a study of 20 cases. *Funct Neurol.* 2012; 27(3): 187−192.

[49] Poungvarin N, Viriyavejakul A. Botulinum A toxin treatment in spasmodic torticollis: report of 56 patients. *J Med Assoc Thai.* 1994; 77(9): 464−470.

[50] Marin C, Marti MJ, Tolosa E, Alvarez R, Montserrat L, Santamaria J. Muscle activity changes in spasmodic torticollis after botulinum toxin treatment. *Eur J Neurol.* 1995; 1(3): 243−247.

[51] Colosimo C, Tiple D, Berardelli A. Efficacy and safety of long-term botulinum toxin treatment in craniocervical dystonia: a systematic review. *Neurotox Res.* 2012; 22(4): 265−273.

[52] Ramirez-Castaneda J, Jankovic J. Long-term efficacy and safety of botulinum toxin injections in dystonia. *Toxins (Basel).* 2013; 5(2): 249−266.

第十六章

颈后肌群：头半棘肌，头最长肌，颈半棘肌，多裂肌和回旋肌

塞萨尔·费尔南德斯·德拉斯佩尼亚、安娜·I.德·拉芙·林肯森

1 介绍

颈后肌群包括颈椎肌肉组织的中间层和颈深伸肌，这些肌肉的附着点从枕骨部一直延伸到T6水平。头半棘肌接受C1～C4的神经支配、颈半棘肌接受C3～C6的神经支配、深部的颈后肌群受邻近颈神经后内侧支支配，这些肌肉有助于对颈椎关节突关节的节段控制。浅层的肌肉（头半棘肌、头最长肌和颈半棘肌）的主要功能是伸展颈椎，而深层的肌肉（多裂肌和回旋肌）的主要功能是对颈椎的节段伸展和控制。头半棘肌和头最长肌触发点（TrPs）的牵涉痛在头部，而多裂肌的牵涉痛在颈椎深部、有时也会在头部的枕下区。急性创伤（尤其是挥鞭样损伤）、持续的颈部屈曲的活动、不良姿势或颈椎过度伸展都会导致这些肌肉中的TrPs的激活和持续。这些肌肉可能与颈椎的疼痛综合征有关，特别是机械性颈痛或伴有颈神经根性痛或神经根病变。与纤维肌痛综合征患者相比，颈部挥鞭样损伤后的头半棘肌更容易受到TrPs的影响，在颈椎病患者中可观察到这些肌肉的形态学变化，尤其是在颈部挥鞭样疼痛患者中发现多裂肌的脂肪组织浸润。此外，机械性颈部疼痛的患者表现出多裂肌和颈半棘肌肌肉活性下降，以及颈部多裂肌横截面面积减少。该肌肉群的纠正措施包括优化姿势以减少重力应力和临时使用软领来支撑。

2 相关解剖

颈后肌在解剖学上被分为4层，每层的肌纤维按不同方向走形[1]，类似轮胎的帘布层（图16-1）。最表层的双侧上斜方肌纤维向上方收敛，形成"^"或屋顶形状。下一层的双侧夹肌纤维在下方会聚以形成"V"形。第三层的半棘肌肌纤维几乎垂直，与脊柱平行。所有剩余的最里层肌纤维又呈现"^"形走向。这些包括第三层中更深层的颈半棘肌，以及构成第四层的多裂肌和回旋肌。了解这种肌纤维排列方式有

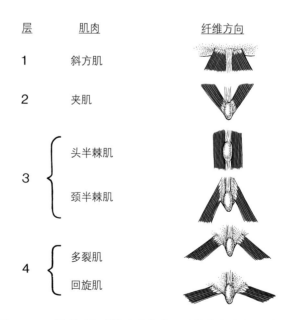

层	肌肉	纤维方向
1	斜方肌	
2	夹肌	
3	头半棘肌 颈半棘肌	
4	多裂肌 回旋肌	

图16-1 4层颈后肌群依次变深的肌纤维方向变化，其中第1层代表最浅层的肌纤维，第4层代表最深的肌纤维

助于更有效地治疗这些肌肉。颈椎的竖脊肌包括头最长肌和颈最长肌，颈髂肋肌，以及头棘肌和颈棘肌[2]。

从功能上讲，这些肌肉可分为2组：4块附着并控制头部运动的肌肉（上斜方肌、头夹肌、头半棘肌、头最长肌）和3块仅附着在脊椎而不作用于头部的肌肉（颈半棘肌、多裂肌和回旋肌）。第二组肌肉附着在每个椎体节段水平的各个棘突上，类似的指状突以基本相同的排列延伸到整个胸椎区到腰椎区域。随着深度的增加，该组肌肉变得越来越短，角度也越来越大。

按解剖学归为第二功能群的3个肌肉即半棘肌，多裂肌和回旋肌的划分是比较随意的。实际上，它们在每一个脊柱水平上都有一个完整和连续的长度转换。每节椎体有0～5个椎体节段附着[2]。

头半棘肌

头半棘肌位于颈半棘肌表面。该肌肉起源于枕骨的上下项线之间的区域，在枕骨下区形成厚肌束，并嵌入至C4～C7上关节突和T1～T6的横突尖端，有时可达T7（图16-2）[2]。头半棘肌通常在C6椎体处被腱分隔。这些腱将头半棘肌分成3部分，每部分都有一个终端。头半棘肌的上1/3终端几乎垂直分布于枕骨下水平。中1/3的终端区大约在C3～C4的水平。由于最下面1/3的终端区的肌纤维长度不同，该区域更易变。

当枕大神经穿过头半棘肌的最中间纤维和项韧带时，可被头半棘肌的腱束所包裹（图16-3）[3]。枕大神经起源于第二颈神经的后支，并向最顶部头皮提供感觉分支以及向头半棘肌提供运动分支。该颈神经出现在图谱所示的寰椎后弓后方，位于枢椎椎板之上（图16-3）。然后，在穿过头半棘肌和附着在枕骨的斜方肌之前，绕过头下斜肌的下端。

在对20例（40条神经）无头痛患者的尸检中发现（根据医院档案）：45%的患者枕大神经穿过斜方肌，有90%的病例穿过半棘肌，7.5%的病例穿过下斜肌[4]。在穿过斜方肌的18条神经中有11条神经显示有受压的迹象。这一发现出人意料，

因为这些病例是根据没有明确的头痛患者来选择的（根据医院图表）。显然，神经在穿过斜方肌处受到一定程度的压迫是很常见的[4]。

头最长肌

头最长肌（图16-2）起源于乳突后缘，到达头夹肌和胸锁乳突肌的深面，嵌入到C5～C7和T1～T4椎体的横突[2]。头最长肌沿头半棘肌外侧面下行。头最长肌的肌腹通常被腱部分或完全分为两部分。

颈半棘肌

颈半棘肌（此处未显示）位于头半棘肌的深面，起源于C2～C5椎体的棘突，并嵌入到T1～T5的横突[2]。颈半棘肌的肌束覆盖着颈和胸的多裂肌上并大约横跨6个脊椎节段。颈半棘肌的对角线方向如图16-1所示。

多裂肌和回旋肌

颈多裂肌是由起源于C2～C5椎体棘突侧面表面的尾缘的若干肌束形成的，并嵌入到C2、C3、C4、C5水平椎体横突（图16-2）。背外侧由连续较高的节段的肌束包围和重叠，从而使整块肌肉的排列具有层状结构。颈多裂肌是跨越椎板最深的肌肉，它直接附着在颈椎关节突关节的关节囊上[5]。因此，这些肌肉有助于节段控制颈椎关节突关节[6]。

颈肌（如果存在）也起源于C2，呈节段性向下延伸。在每个节段中，都有一个短的回旋肌起源于上位椎板侧面下缘，并嵌入到最近的下位椎体横突处上后方。此外，长回旋肌连接着棘突基底部和两阶段以下的锥体横突[2]。它们是最短最深的椎旁肌，连接相邻或交替的椎体，因此，角度最大（图16-1和图16-2）。这些肌肉的角度具有重要的功能上的意义。

（1）神经支配和血供

头半棘肌是由前4或5个颈神经（C1～C4）的后支分支所支配，而颈半棘肌则由第三至第六颈神经（C3～C6）支配。头最长肌和颈后深肌群是由邻近的颈神经后内侧支支配。颈背肌的血供由椎动脉、颈深动脉、枕动脉浅深降支以及颈

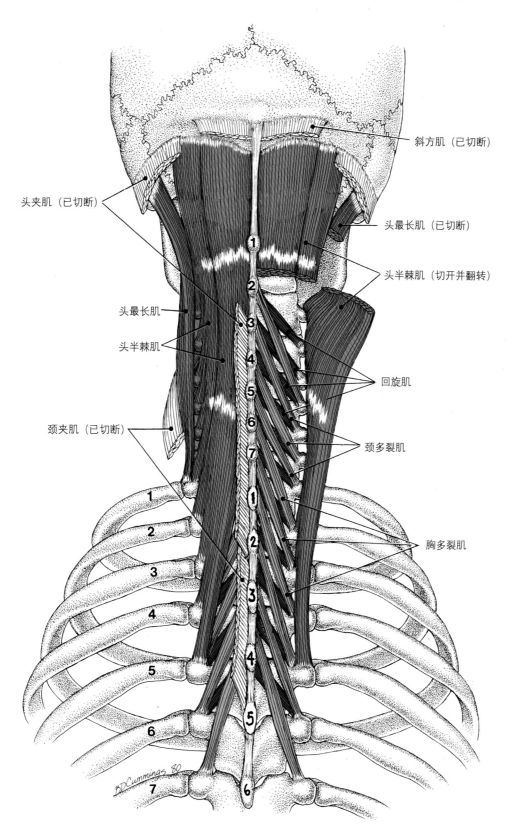

斜方肌（已切断）

头夹肌（已切断）

头最长肌（已切断）

头半棘肌（切开并翻转）

头最长肌

头半棘肌

回旋肌

颈夹肌（已切断）

颈多裂肌

胸多裂肌

图16-2　颈后肌群的附着点。左侧，头最长肌和头半棘肌的纤维（中红色）几乎垂直，位于颅骨和胸椎之间。颈半棘肌此处未显示，它位于头半棘肌和多裂肌之间的深度、纤维长度和纤维成角之间。右侧，最深的一层，由多裂肌（浅红色）和回旋肌（深红色）组成。它们沿对角线形成双边形状，即屋顶"^"形状

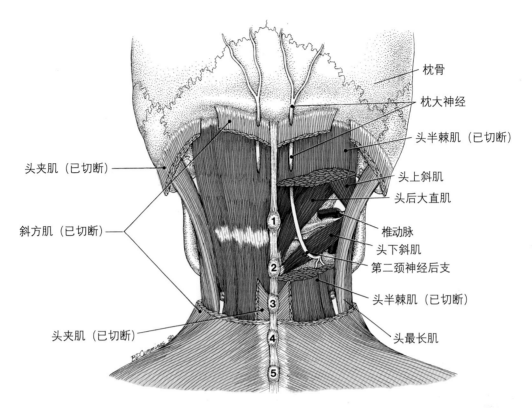

图16-3　第二颈神经在成为枕大神经的过程中，会穿过头半棘肌（中红色）和斜方肌（浅红色）继续深入到头皮下面。当神经穿过半棘肌时可发生卡压。请注意枕下三角中的椎动脉（深红色）由头后大直肌、头上斜肌和头下斜肌包围（暗红色）

横动脉深支所提供[2]。

（2）功能

头半棘肌功能主要与头部运动有关；而较深的椎间肌主要与颈椎的稳定和节段性运动有关[7]。

头半棘肌

头半棘肌的一个主要作用是头部的伸展，并在人体前倾时控制头部抵抗重力。电刺激头半棘肌会导致产生头部伸展和轻微的向同侧倾斜，但并不延伸至颈部[8]。然而，由于所有后部肌肉协同伸展作用的推断尚不明确，所以头半棘肌的旋转功能是存在争议的[8]。

过去对15名受试者进行细电极的肌电图（EMG）研究中，发现头半棘肌在头和颈部的伸展过程中都有强烈反应，但是通过训练，当头部和颈部保持直立平衡的姿势时可以实现电静音。这些支持头部肌肉的电信号只有在身体活动干扰到头部平衡时才会出现[9]。同时，在头侧屈曲和旋转的过程中没有观察到肌电信号。

目前尚未发现专门针对阅读时经常采用的轻微前屈式头部姿势的研究。运动数据强烈表明，即使是轻微的颈部屈曲，头半棘肌仍然提供持续的控制功能，类似功能在腰椎水平的竖脊肌中亦被很好地展示过[9]。过度使用这种控制功能是常见的颈后肌慢性劳损的主要原因。

头最长肌

头最长肌是颈部伸展的主导者，也是头部侧向弯曲和同侧旋转的主导者。

颈半棘肌

据报道，颈半棘颈肌的主要作用是伸展颈椎并使其向对侧旋转[8]。其尾侧嵌入相对固定的胸椎中，主要用以稳定颈椎的运动。Pauly的研究表明，颈半棘肌同时在颈部轻微屈曲时提供控制功能[9]。

多裂肌和回旋肌

详细描述这组肌群在颈部区域功能的证据并不

完善，但通常在双侧动作时，这些深肌群会伸展脊柱，单侧运动时，它们将脊柱向对侧旋转。多裂肌被认为有助于脊柱的侧向屈曲。Adenson等人研究发现，颈多裂肌在自然姿势时总力矩产生能力，在伸展和侧向弯曲时大约为0.7 Nm，而在轴向旋转时为0.3 Nm[5]。但是，这些深肌群的作用似乎是为了控制脊柱的位置调整，而不是整个脊柱的运动。

（3）功能单位

肌肉所属的功能单元包括增强和抵抗动作的肌肉以及肌肉包绕的关节。这些结构的相互依存功能体现在组织和感觉运动皮层的神经连接中。功能单元被强调的原因是单元内一块肌肉产生TrP会增加单元内其他肌肉产生TrPs的可能性。当抑制一块肌肉的TrPs时，应该考虑到功能上相互依存的其他肌肉上可能形成TrPs。表16-1简要描述了颈后肌群的功能单元[10]。

当颈部旋转时，颈半棘肌与对侧颈夹肌、肩胛提肌及同侧多裂肌和回旋肌协同工作。

在颈部的联合伸展和旋转过程中，多裂肌和回旋肌与颈半棘肌协同工作。对于每个单独的动作，类似前述的颈半棘肌协同和拮抗工作也会发生。

3　临床表现

（1）牵涉痛类型

头半棘肌

由头半棘肌触发点诱发出的相关头痛（图16-4）。在临床上，已经观察到头半棘肌的上部分肌肉产生的疼痛像绷带一样越过颅骨向前行进，环绕一半头部，在颞区疼痛强度达到最大，并继续向前覆盖眼部（图16-4B）。由头半棘肌中间部分肌肉所导致的疼痛可传送到颅骨后部深处（图16-4C）。事实上。由中、下部头半棘肌及颈半棘肌引起的牵涉痛和C2～C3关节突关节所诱发的疼痛具有部分重叠[11]。

头最长肌

由头最长肌引起（未显示）的疼痛集中在同侧耳部或耳后下方。疼痛可能会短距离延伸至颈部，并且还可能包括眼眶周围区域的疼痛。

颈半棘肌

来自颈半棘肌TrPs诱发的牵涉痛类似于图16-4的中部头半棘突在枕部的牵涉痛，因此不再单独说明。

颈多裂肌

来自颈多裂肌牵涉痛的激痛点和头部枕下区的压痛点，有时沿颈向下至肩胛骨上缘（图16-4D）[12]。向颈后肌注射高渗盐水也会产生类似的疼痛模式[13]。有时由颈多裂肌引起的疼痛是与同一节段的颈关节突关节有关，并可以模仿棘突周围的深部局部疼痛。

回旋肌

当存在有颈回旋肌的TrPs产生中度疼痛和节段性的TrP压痛时，可以通过对肌肉附着处脊椎的棘突施加压力或叩击而缓解疼痛。这种压力试验也用于鉴别关节功能不良，因此很难区分。

表 16-1　颈后肌群的功能单元

动　作	协　同　肌	拮　抗　肌
头部伸展（头半棘肌和头最长肌）	枕下肌群（双侧） 上斜方肌 头夹肌	颈头曲肌 头前直肌 胸锁乳头肌（双侧）
颈部伸展（颈半棘肌）	颈夹肌（双侧） 颈最长肌 头半棘肌 肩胛提肌（双侧） 多裂肌（双侧）	颈前肌群 颈长肌

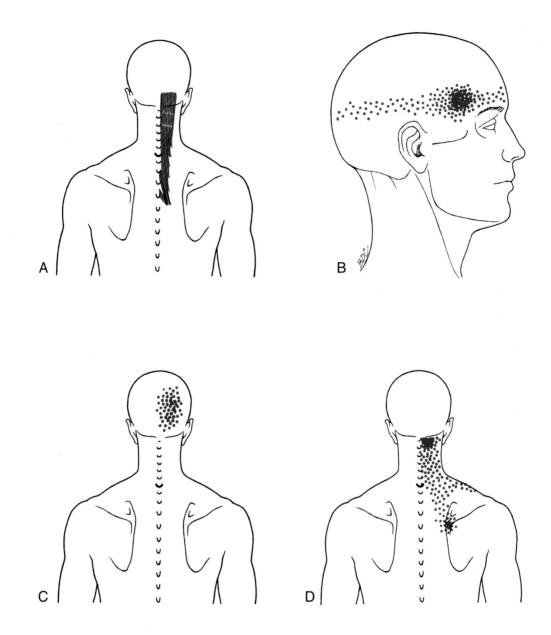

图16-4   由颈后肌群引起牵涉痛的模式（红色）。**A** 头半棘肌。**B** 来自头半棘肌上部的触发点诱发的牵涉痛模式，上1/3头半棘肌的触发点有助于枕大神经的卡压的诊断。**C** 头半棘突中部的触发点牵涉痛模式。颈半棘肌也可以引起类似的触发点。**D** 位于颈深部多裂肌触发点的牵涉痛模式

（2）症状

据报道，颈部肌肉诱发头痛的患者，很可能与紧张型头痛[14]或颈源性头痛[15]有关。这些肌肉也可能与挥鞭伤相关的疾病或机械性颈痛有关[16,17]。慢性头痛患者的疼痛很可能是由颈部和咀嚼部的多块肌肉牵涉痛的组合而形成

（图17-1）。

患者可能会被头和颈后部的压痛困扰太大，以至于到了晚上头后部在枕头上的重量可能变得无法忍受。达到一定程度的疼痛限制了颈部在一个或多个方向运动，尤其典型的是在头和颈部屈曲时。

枕大神经卡压是头半棘肌或上斜方肌长期

刺激的结果，患者除了头痛外，还可能会感到同侧枕骨区域的头皮麻木，刺痛和灼痛（"枕神经痛"），行枕大神经阻滞后仅在麻醉作用期间疼痛缓解。枕大神经卡压患者通常宁愿冷而不是热，来缓解灼性神经病理性疼痛；这种缓解也可以掩盖TrP。当枕大神经的在穿过其中一块肌肉（头半棘或上斜方肌）中的由TrP活性产生紧绷的肌肉纤维带压迫神经时，就可能产生枕大神经卡压综合征。

枕大神经卡压的症状常因头半棘肌和/或上斜方肌的TrPs失活而得到缓解。

（3）患者体格检查

经过彻底的主观检查后，临床医生应把患者已描述的疼痛模式制作成一张详细的图来表示。这种描述将有助于体格检查，可用于监测患者病情症状改善或变化的过程。

颈椎后部有TrPs的患者通常会保持头和颈部直立，肩膀高耸；他们可能会使头面部略微向上倾斜，并倾向于在说话时抑制头部的摆动和点头运动。

患者通常表现出明显的头颈部屈曲受限，受限范围会达到下巴距离胸骨5 cm处。由触诊确认的颈椎节段性异动通常与肌肉功能障碍有关。头部和颈部旋转及颈部侧弯明显受限，通常是由于相关的颈部肌肉参与导致的。但是，在任何一个节段中，如果所有方向都受限则暗示关节囊（或关节炎）的症状。

如果主要是单侧颈后肌肉受累和头、颈部屈位，疼痛侧的肌肉则会非常明显，就像一根绳子从颅骨延伸至肩胛处。

（4）触发点检查

头半棘肌

颈后肌群激痛点的触诊是建立在正确的解剖学知识和良好的肌肉位置预判上，因为这些肌肉无法直接触诊。轻微的头和颈部屈曲会增加颈后肌肉的紧绷带和TrPs压痛。坐位或侧卧位能给患者提供足够的头部和身体支撑以放松颈后肌肉，

则更容易通过触诊来识别激痛点。颈后肌最好应用平面横向肌纤维触诊。通过手动触诊往往很难诱发能被检测到的局部肌肉抽搐反应。但是，如果上斜方肌放松时，通过分辨肌纤维的垂直方向则有可能触诊到半棘肌的紧绷带。

半棘肌上部的激痛点（图16-4）可能会感觉到硬节，通常需要强力按压以诱发牵涉痛。因此，检查时的深压痛远不如患者疼痛抱怨那么强烈。压痛点通常位于颅底中线1～2 cm外，这个区域也是颇具争议的诊断纤维肌痛的压痛点之一。我们将在下面讨论纤维肌痛[18]。

头最长肌

头最长肌位于头夹肌的外侧，靠近C3椎体的位置。在C2棘突到C3～C4交界处，临床医生可以通过定位头夹肌（斜方肌外侧，胸锁乳突肌后方）及向前内侧按压头夹肌侧边来尝试触诊患者头最长肌的TrPs和紧绷带。头夹肌的TrPs和紧绷带需要先被释放，否则无法辨别头最长肌TrPs的深层压痛。头最长肌的TrPs表现得较为明显和直接，其接近垂直的肌纤维有别于头夹肌较倾斜的肌纤维。头最长肌从C2上部延伸至C4底部，被深埋于其他肌肉之下，无法被可靠地识别，甚至无法被间接识别。

颈半棘肌

位于颈后肌群中间至深部的颈半棘肌的TrPs触诊部位可能位于棘突外侧1～2 cm。触发通常在大约C4～C5的水平上，深压TrP可能会诱发枕骨区域牵涉痛，类似于图16-4中所示。几乎没有人能在这种相对较深的肌肉中分辨出紧绷带。

颈多裂肌和回旋肌

颈多裂肌的触发点大约位于棘突和下横突之间，通常在棘突外侧1 cm处。因为颈多裂肌从C2下的每一节段水平上都有突起，而且有些突起会跨越多个椎骨，因此颈多裂肌的TrPs可能在这些从C3、C4交界处的棘突开始直至下面的胸多裂肌界面的棘突之间任一平面发现。根据解剖标志对这些肌肉进行手动触诊可能会受到限制，因为它们来自颈椎后部肌肉组织的最深层。

回旋肌，作为最深的肌群，在颈部区域往

往不如在胸部区域发育得那样充分。相对于紧张带的肌肉纤维方向而言，这些肌肉位置太深难以通过触诊识别。它们应该通过对施加于棘突外侧凹槽深处的特征性深压痛及对在棘突处的压痛或叩击痛反应来识别。回旋肌的疼痛分布基本上是阶段及更深层面的中等疼痛，表现为棘突痛（骨痛）。

　　图16-5总结了颈后肌群的TrPs位置。由于TrPs可能在每块肌肉的任何位置产生，因此为了正确识别TrPs需要彻底进行全面检查。

4　鉴别诊断

（1）触发点的激活和持续

　　如果不加以纠正，一个姿势或活动会激活一个TrP，也会使其持续。在颈椎后肌的任何部位，不常用的异常负载、肌肉的非常规锻炼、过大或较大的同心负载都可能激活TrPs[19]。当肌肉在相当长的一段时间内处于缩短和/或延长的位置时，也可能激活或加重激痛点。

　　颈后肌的TrPs可能会被多种事件激活，但也需要其他因素使其持续。例如，急性创伤可以激活这些肌肉中的TrPs。头部的跌落伤、车祸中经历剧烈的头部运动，或头部首先入水的跳水都会产生强烈的外力下颈部屈曲和肌肉拉伤，即使没有骨折，也能激活头颈部肌肉中的TrPs。Baker[20]检查了100名乘员的双侧34块肌肉（驾驶员或乘客），这些人都遭受了一次机动车事故。所有这些患者都抱怨具有挥鞭伤相关的症状，并且都具有活跃的TrPs。头半棘肌在机动车事故中出现功能性障碍的概率排在第三位，73%的受测者受到过正面碰撞，69%的受测者受到过副驾驶侧碰撞，63%的受测者受到驾驶员侧碰撞，62%的受测者受到过后侧碰撞。因此，来自任何方向的汽车撞击都可能激活头半棘肌的TrPs。

　　其他因素可能会使颈后肌群的TrPs持续。长期保持的应激反应最终会激活TrPs，如果持续、也会使其永久化。因不合理姿势而导致的紧张，例如阅读或工作时坐在办公桌前头前倾或颈部持续屈曲，通常导致颈后的激痛点被激活并永久化。请参考第七十六章以获得正确的姿势和符合人体工程学的设置以避免颈后TrPs的激活和永久化。

　　夜间过度的颈部伸展会使颈后肌群长时间处于缩短状态，也会导致其TrPs的激活和永久化。

	上部、中部头半棘肌	下部头半棘肌	最长肌	多裂肌和回旋肌	颈半棘肌
枕骨	■				
C1					
C2			■		
C3	■		■	■	
C4	■		■	■	■
C5				■	■
C6				■	■
C7		■ ↓		■ ↓	■ ↓

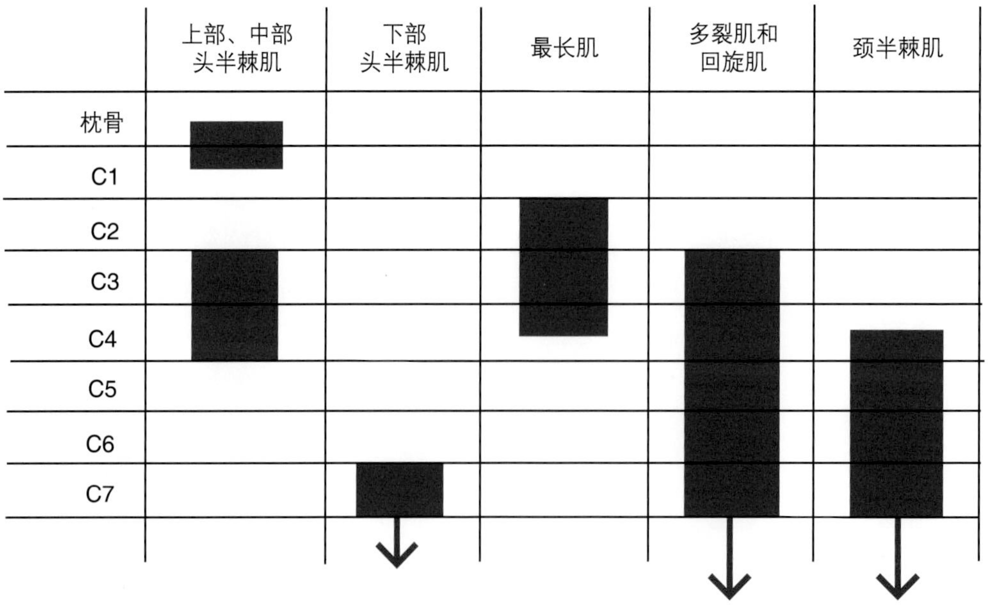

图16-5　基于临床经验和对颈后肌群端板区的预判而确定的颈后肌中可能存在的触发点位置（很多可能不明显）。节段与棘突（或C1的后结节）相对应。所有这些位置仅供参考，因为需要在整个肌束中搜索激痛点的存在

当一个人没有枕头仰卧在过硬的床垫上，或是肩膀和颈下放置了过硬、不合适的枕头时，就会出现这种姿势。尤其是年轻人时常俯卧在地板上，用肘部撑着头看电视，这个姿势可长时间使颈后肌群处于缩短位置，也可能激活或永久化颈后肌群的TrPs。

由于较纵向的颈后肌群通常对两侧都起作用，一侧的TrP受累会很快导致对侧肌至少某些功能紊乱，这也会激活两侧肌群中任何一侧肌的TrPs。

（2）相关的触发点

除了双侧颈后肌群外，上胸部的半棘肌和延伸到胸部的竖脊肌可能显示与颈后肌群相关的TrPs。相关TrP的节段水平可以通过胸廓区域正常弯曲的平坦点来鉴别；当通过主动前屈时，至少一个棘突不能如预期般突出那样显示出来。多个双侧深部的短回旋肌看起来比在这区域多裂肌更长但角度更小；但是，受累的多裂肌不会像短回旋肌那样引起更多的旋转限制，而且多裂肌很少引起一系列连续的压力敏感椎体限制关节活动。旨在改进关节和肌肉功能的人工技术可能是有效的。

当颈后肌群被治疗后，患者继续主述枕下疼痛和酸痛，特别是在乳突区域，临床医生应检查患者疼痛侧斜方肌、二腹肌后腹部和冈下肌上内侧部的活跃TrPs，因后两条肌肉的激痛点对头部运动限制小，很容易被忽视。

Hong指出，在上斜方肌或头夹肌TrPs的作用下，头半棘肌可能会产生相关的TrPs[21]。在头半棘肌本身没有任何特殊治疗的情况下，上斜方肌和头夹肌这俩肌肉中任何一方肌的TrPs的灭活通常会使头半棘肌的TrPs失去活性。相反地，仅失活相关的TrP，会导致其主要受累肌肉中的TrP可能被再激活和永久化。

（3）相关的病理

颈后肌群与用于诊断纤维肌痛的"压痛点"相重叠[18]。对纤维肌痛压痛点及相关联的广泛疲劳症状的简要检查可以帮助排除或建立正确的诊断。纤维肌痛患者通常会有导致疼痛的肌筋膜TrPs[22]，找到枕后压痛点会提醒临床医生可能存在继发于头半棘肌TrPs的病变。

临床上，颈神经根性疼痛或神经根病可以激活颈后肌中的TrPs，在手术后受其他因素影响会持续存在，这是颈椎椎板切除术后疼痛综合征的常见病因[23]。由于神经根痛和激痛点可能单独或同时发生，故每种情况应根据其自身标准进行诊断[24]。颈神经根性疼痛或C4～C8的神经根病很少不会引起上肢征状或症状，而单纯颈后TrPs本身不会产生上肢症状。颈神经根性疼痛或神经根病更可能表现出椎间孔挤压试验阳性，脊柱的压缩向头部施加向下的压力导致直立的颈椎略微伸展，从而诱发疼痛。电诊法阳性有助于识别颈神经根病。

我们应该注意区分Tinel征的局部神经性疼痛（通过叩击压迫点产生）和TrPs引发的牵涉痛。Tinel征的类似针刺样疼痛或"针刺痛"是由收缩点上的压力产生的，例如，枕大神经穿过头半棘肌或上斜方肌时（图16-3）。神经痛通常沿神经分布投射。相比之下，激痛点诱发痛通常被描述为深部疼痛，其局部性较差，且具有非神经分布。激痛点对触诊会产生紧绷带的局部抽搐反应，应避免在神经卡压点进行注射，但对形成压迫的肌肉的TrP注射则是合适的治疗方法。

颈部炎症性疾病有可能引起寰枢关节（AA）侵蚀，并可发展为横突间韧带裂解和C2齿状突的半脱位。除了详细病史和系统性疾病的临床检查外，怀疑颈部有症状性关节炎的患者还应进行影像学检查。一对在主动屈伸状态下的颈椎侧位X线片可以帮助识别齿状突远离C1环的内缘的不适当运动（＞4 mm）。枢椎下的疾病需要进行计算机断层扫描检查、磁共振成像甚至是脊髓造影。Halla和Hardin Jr在27例C1～C2小关节平面骨关节炎患者中发现了一种独特的临床综合征，枕部TrPs是该综合征的主要特征之一[25]。这种综合征主要见于老年妇女，她们在其他部位也患有骨关节炎以及枕区和耳后疼痛。体征包括头部旋转受限，枕区有压痛点或TrPs，可及颈捻发感，及一侧有异常的头部异位[25]。C1～C2关节炎的捻发感和紧绷带TrPs的触痛是被确认为两个最明显的识别特征。颈性骨关节炎和肌筋膜TrPs之间的这种紧密关联与Jaeger的观察结果相一致，Jaeger发现头半棘肌是最常见的受累肌之一[15]。因此，颈性骨关节炎可能会激活和/或维持颈肌筋膜TrPs。实际上，Bogduk和Simons曾报道过颈椎关节突关节和颈后肌群的疼痛重叠模式[11]。在处理头半棘肌和颈半棘肌TrPs时，需要特别考虑C2～C3关节突关节。C3～C4和C4～C5关节突关节的牵涉痛模式部分重叠于颈多裂肌TrPs分布的疼痛模式。其他关节炎疾病，例如类风湿病关节炎和血清阴性的脊椎关节病也可能对颈部TrPs有类似影响。

血清阴性（指血液类风湿因子测试阴性）脊椎关节病可包括强直性脊椎炎，雷特综合征、炎症性肠病引起的反应性关节炎，或与银屑病相关的反应性关节炎[26]。这些患者的典型病理过程是疼痛性末端病（韧带或肌腱与骨的附着处的炎症）。在强直性脊椎炎中，脊柱韧带从骶髂关节开始呈现对称性钙化，直到整个脊柱融合成在X线下表现为像一根垂直的竹竿（所谓的竹节样改变）。在其他的疾病如雷特综合征中，轴向骨骼的炎症累及趋向于不对称（跳过脊椎水平且仅涉及一侧脊椎）。在任何一种情况下，颈部疼痛可能是一个突出症状，并且AA关节受累会使脊髓有受到严重损伤的危害。全身症状的存在，例如雷特综合征的结膜炎和尿道炎，可能会有助于建立正确的诊断。

两项较早的研究报道了触诊性痉挛（或激痛点挛缩）、组织结构改变、C1～C3颈部活动受限被认定是继发于心脏，上消化道和肺部疾病的内脏反射所致[27,28]。

（4）相关的颈椎关节功能障碍

当在研究颈部疼痛的鉴别诊断时，应该考虑到多种颈部关节紊乱疾病都会引起颈部症状，但通常是根据人体在其他部位受累及的基础上来诊断。Fernández de las Peñas等人[29]观察到颈部肌肉中TrPs的存在与神经支配相关节段中的颈椎关节功能障碍之间存在临床联系。对头颈部骨骼肌肉疼痛满意的治疗往往需要仔细评估颈后群肌肉的TrPs和受限的颈椎关节活动。这两种发现通常都存在，并且经常都应该处理。

Jaeger对11例颈源性头痛的患者分别进行了TrPs激痛点的检查，其中七例头颈部肌肉及颈椎功能障碍患者存在有TrPs，所有患者至少有3个激活的肌筋膜TrPs[15]。在8例患者中，TrP的触诊明显复制出了头痛。11名患者中有10名（91%）患有寰枕关节或AA关节的特定节段性的功能障碍。颞肌是最有可能发生TrPs之一（n＝7），其次是头半棘突肌（n＝6）。触发点主要出现在最有症状的一侧。在颈后肌群中，枕下关节功能障碍最可能与头半棘肌中的TrPs有关。

头半棘肌的TrPs通常与OA关节、C1和C2功能障碍有关。头最长肌的TrPs可能与T1关节功能障碍后第一肋骨明显抬高有关。头最长肌的一部分跨越了从乳突到T1横突的区域，这使得它可以通过牵拉肋椎横突关节间接影响第一肋。结果椎体旋转产生明显的肋骨抬高。头半棘肌，多裂肌和回旋肌可以根据特定地附着在颈椎和上胸椎不同节段形成关节功能障碍。

T1，T2，T3和T4节段的单纯扩展障碍是另一个重要的关节功能障碍，这一功能障碍是与连接到或跨越上胸椎的双侧颈后肌的TrP有关，尤其是颈半棘肌，多裂肌和附着在上胸部区域的回旋肌以及延伸到上胸椎节段的胸半棘肌，上胸节段尤其难以分离。然而，通过徒手牵拉治疗技术治疗从T1到T4扩展功能障碍的一种方法就是使相应收缩的肌肉松弛，并沿着脊柱逐步向前弯曲。

5   纠正措施

慢性劳损会激活颈后部的TrPs，因为这些肌肉在长时间弯曲时会使头部的重量聚集在一起。优化姿势以减少重力应力或改善生物力学/人体工程学的性能来降低这种压力[30]。请参阅第七十六章以获取全面讨论姿势的注意事项。更正如下：

1. 使用阅读架或可调节的音乐架来改变进行阅读和工作时的角度或高度，以接近眼睛的水平来接触，避免持续屈曲头和脖子。

2. 当需要长时间高度凝视向下的工作时必须升高电脑的显示器。

3. 购买具有足够焦距的眼镜，以便头部保持在平衡直立位置时能看得清楚，否则，要购买新的更长焦距的镜头（"打牌或电脑眼镜"）。

4. 选择足够大的双焦点或可变镜片允许有效的头部姿势用于近距离工作，例如阅读或缝纫。

5. 调整眼镜架，使下部轮缘不会挡住俯视时的视线。

6. 通过以下方式改变固定自行车的运动姿势：直立坐着，双臂自由摆动或放在臀部，不要弯腰握住无操纵性的低位把手。

7. 在胸腰椎后面垫一个布卷或枕头以便在坐着时保持腰部正常前弯，并抬起胸骨，改善头颈部姿势。

8. 通过对胸大肌或胸小肌的TrPs的失活（请参阅第四十二章和第四十四章）减少肩部弯曲和功能性胸椎后凸。

9. 需要改变使用笔记本电脑的方式。在旅途中使用笔记本电脑工作可能会给保持头部平衡带来麻烦，如果笔记本电脑与眼睛齐平，则肩膀可能会升高才能操作。如果笔记本电脑是放置在较低的位置，手臂会与扶手接触或者书桌在肘弯的高度，以至于要弯曲头部和颈部到同高度处的桌子才能看到屏幕。使用便携式键盘来分离手和眼睛的功能，可以改善躯干上部和头颈部的姿势。

最后的那两项姿势调整是使头部和颈部直立以确保在胸椎上保持平衡放松的姿势。总之，患者应舒适地保持头部平衡姿势。

另一个简单的促进直立平衡的坐姿是在坐骨结节下放置一个小垫子。垫子不要延伸到大腿根部。

为了确保正常的颈曲，通过颈下放置一个稍微柔软（不下垂）的物体或柔软的小颈枕来纠正夜间过度伸展的颈部。Chattopadhyay描述了一个合适的颈椎枕头基本原理和重要性[31]。一个多用途和可调整的枕头，可将头部和颈部保持在如图所示的中立位置。

在颈后部具有TrPs的患者，其颈部肌肉特别容易受凉，如果是这样，在晚上睡觉时穿上高领毛衣或在脖子上围上围巾。同样，在白天脖子也要防止受凉。长发提供了天然的保护来抵御寒冷。为了暂时缓解急性颈部损伤后的症状加重，可以在开车或办公时在脖子上松松的佩戴柔软的颈托，使下巴放松休息（图16-6）。颈托应该松松地放置，而不应该是为了固定脖子而佩戴得太紧。例如，Thomas塑料颈托在佩戴时可以上下颠倒且松松的放置，这样可以可能留出足够的空间来旋转头部，也可以俯视两侧，但同时也要有足够紧来支撑下巴，使头部处于中间位置。

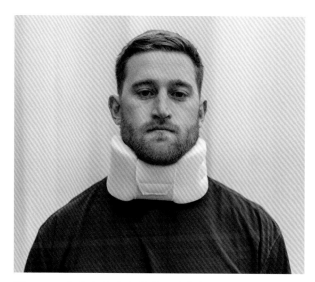

图16-6　坐在车里或办公凳上柔软的颈圈可以帮助缓解后颈的压力。应该松松地放置，目的是下巴得到休息，而不是用于固定脖子

徐永明、杜冬萍　译　杜冬萍　审

参考文献

[1] Wegley RS, Rumore AJ. Posterior cervical paraspinal musculature morphology: a cadaveric and CT scan study. *J Orthop Sports Phys Ther.* 1986; 8(1): 15-26.

[2] Standring S. *Gray's Anatomy: The Anatomical Basis of Clinical Practice.* 41st ed. London, UK: Elsevier; 2015.

[3] Tubbs RS, Watanabe K, Loukas M, Cohen-Gadol AA. The intramuscular course of the greater occipital nerve: novel findings with potential implications for operative

interventions and occipital neuralgia. *Surg Neurol Int.* 2014; 5: 155.

[4] Bovim G, Bonamico L, Fredriksen TA, Lindboe CF, Stolt-Nielsen A, Sjaastad O. Topographic variations in the peripheral course of the greater occipital nerve. Autopsy study with clinical correlations. *Spine.* 1991; 16(4): 475-478.

[5] Anderson JS, Hsu AW, Vasavada AN. Morphology, architecture, and biomechanics of human cervical multifidus. *Spine.* 2005; 30(4): E86-E91.

[6] Schomacher J, Falla D. Function and structure of the deep cervical extensor muscles in patients with neck pain. *Man Ther.* 2013; 18(5): 360-366.

[7] Blouin JS, Siegmund GP, Carpenter MG, Inglis JT. Neural control of superficial and deep neck muscles in humans. *J Neurophysiol.* 2007; 98(2): 920-928.

[8] Siegmund GP, Blouin JS, Brault JR, Hedenstierna S, Inglis JT. Electromyography of superficial and deep neck muscles during isometric, voluntary, and reflex contractions. *J Biomech Eng.* 2007; 129(1): 66-77.

[9] Pauly JE. An electromyographic analysis of certain movements and exercises. I. Some deep muscles of the back. *Anat Rec.* 1966; 155(2): 223-234.

[10] Simons DG, Travell J, Simons L. *Travell & Simon's Myofascial Pain and Dysfunction: The Trigger Point Manual.* Vol 1. 2nd ed. Baltimore, MD: Williams & Wilkins; 1999: 104.

[11] Bogduk N, Simons D. Neck pain: joint pain or trigger points? Chapter20. In: Vaeroy H, Merskey H, eds. *Progress in Fibromyalgia and Myofascial Pain.* Vol 6 of Pain research and Clinical Management. Amsterdam, Netherlands: Elsevier; 1993: 267-273.

[12] Travell J, Rinzler SH. The myofascial genesis of pain. *Postgrad Med.* 1952; 11(5): 425-434.

[13] Cyriax J. Rheumatic headache. *Br Med J (Clin Res Ed).* 1938; 2(4069): 1367-1368.

[14] Fernández de las Peñas C, Cuadrado ML, Arendt-Nielsen L, Simons DG, Pareja JA. Myofascial trigger points and sensitization: an updated pain model for tension-type headache. *Cephalalgia.* 2007; 27(5): 383-393.

[15] Jaeger B. Are "cervicogenic" headaches due to myofascial pain and cervical spine dysfunction? *Cephalalgia.* 1989; 9(3): 157-164.

[16] Ettlin T, Schuster C, Stoffel R, Bruderlin A, Kischka U. A distinct pattern of myofascial findings in patients after whiplash injury. *Arch Phys Med Rehabil.* 2008;

89(7): 1290-1293.

[17] Munoz-Munoz S, Munoz-Garcia MT, Alburquerque-Sendin F, Arroyo-Morales M, Fernández de las Peñas C. Myofascial trigger points, pain, disability, and sleep quality in individuals with mechanical neck pain. *J Manipulative Physiol Ther.* 2012; 35(8): 608-613.

[18] Wolfe F, Clauw DJ, Fitzcharles MA, et al. The American College of Rheumatology preliminary diagnostic criteria for fibromyalgia and measurement of symptom severity. *Arthritis Care Res (Hoboken).* 2010; 62(5): 600-610.

[19] Gerwin R, Dommerholt J. Expansion of Simons' integrated trigger point hypothesis [Abstract]. Paper presented at: Myopain, Munich, Germany; 2004.

[20] Baker B. The muscle trigger: evidence of overload injury. *J Neurol Orthop med Surg.* 1986; 7(1): 35-44.

[21] Hong C-Z. Considerations and recommendations regarding myofascial trigger point injection. *J Musculoske Pain.* 1994; 2(1): 29-59.

[22] Alonso-Blanco C, Fernández de las Peñas C, Morales-Cabezas M, Zarco-Moreno P, Ge HY, Florez-Garcia M. Multiple active myofascial trigger points reproduce the overall spontaneous pain pattern in women with fibromyalgia and are related to widespread mechanical hypersensitivity. *Clin J Pain.* 2011; 27(5): 405-413.

[23] Reynolds MD. Myofascial trigger point syndromes in the practice of rheumatology. *Arch Phys Med Rehabil.* 1981; 62(3): 111-114.

[24] Sari H, Akarirmak U, Uludag M. Active myofascial trigger points might be more frequent in patients with cervical radiculopathy. *Eur J Phys Rehabil Med.* 2012; 48(2): 237-244.

[25] Halla JT, Hardin JG Jr. Atlantoaxial (C1-C2) facet joint osteoarthritis: a distinctive clinical syndrome. *Arthritis Rheum.* 1987; 30(5): 577-582.

[26] Stucki G, Stoll T, Bruhlmann P, Michel BA. Construct validation of the ACR 1991 revised criteria for global functional status in rheumatoid arthritis. *Clin Exp Rheumatol.* 1995; 13(3): 349-352.

[27] Beal MC, Morlock JW. Somatic dysfunction associated with pulmonary disease. *J Am Osteop Assoc.* 1984; 84(2): 179-183.

[28] Beal MC. Viscerosomatic reflexes: a review. *J Am Osteop Assoc.* 1985; 85(12): 786-801.

[29] Fernández de las Peñas C, Fernandez-Carnero J, Miangolarra-Page J. Musculoskeletal disorders in

mechanical neck pain: myofascial trigger points versus cervical joint dysfunction: a clinical study. *J Musculoske Pain.* 2005; 13(1): 27-35.

[30] Kuchera M. Gravitational stress, musculoligamentous strain and postural realignment. *Spine.* 1995; 9(2): 463-490.

[31] Chattopadhyay A. The cervical pillow. *J Indian Med Assoc.* 1980; 75(1): 6-9.

第 十七 章

枕下肌群

迈克尔·卡雷根斯、塞萨尔·费尔南德斯·德拉斯佩尼亚、米歇尔·芬尼根

1 介绍

枕下肌群包括头后大直肌、头后小直肌、头上斜肌和头下斜肌，它们从后方连接枕骨、寰椎和枢椎，且由枕下神经（C1）后侧分支支配。通过提高头部本体感觉的肌梭数量，这些肌肉有助于动态稳定上颈椎，同时也有助于头部小范围的移动。枕下触发点（TrPs）所引起的牵涉痛在头部深处被感觉到，可发散到枕部、颞部、眼睛和前额等部位。这组肌肉中TrPs的激活和持续存在可能是由于姿势不当、眼镜佩戴不当、头部旋转到一侧的时间过长和外伤所致。这些肌肉中的触发点通常与紧张性头痛、颈源性头痛、枕神经痛或慢性难治性良性疾病有关。改良措施包括姿势矫正、人体工程学评估、力量强化和自我拉伸。

2 相关解剖

头后小直肌

头后小直肌起源于寰椎后弓结节，止于颈部下项线的内侧和下项线与大孔之间的枕骨（图17-1）[1]。最近研究发现，这块肌肉在双侧都是缺失的。HACK等人首次报道在C0～C1水平的头后小直肌和颈部硬脑膜之间存在结缔组织桥，此外解剖学研究证实了C0～C1椎体水平上的这种肌肉与颈部硬脑膜之间的解剖联系[2-6]。组织学分析显示，这种解剖连接与寰枕后膜融合，最终与颈段硬脊膜结合，事实上，头后小直肌几乎是拥有最多肌梭的肌肉之一[5,7]。

头后大直肌

头后大直肌主要起源于枢椎棘突，止于下项线的外侧部分和紧邻其下方的枕骨（图17-1）[1]。有趣的是，在上述相同的研究中，Nayak等人发现当头后小直肌缺失时，两侧各有两块肌肉[2]。Scali等人在一项解剖学研究中发现，头后大直肌与颈部硬脑膜之间存在结缔组织桥，同时他对头后大直肌和颈部硬脑膜之间的结缔组织桥进行了组织学分析，观察了该组织的本体感觉和神经传入[8,9]。

头上斜肌

头上斜肌起源于寰椎横突上表面的腱纤维，止于上、下项线之间的枕骨，位于头半棘肌外侧，与头后大直肌的止点重叠（图17-1）[1]。Pontell等人的一项研究最近报道，头上斜肌也如头后大直肌和头后小直肌一样通过结缔组织桥附着在颈部硬脑膜上[10]。事实上，虽然这种肌肉和每块头后大直肌各独立地与硬脑膜相连，但是由于它们肌间连接的接近度导致形成了单一的寰枢椎肌桥，它将枕下肌连接到硬脑膜上[10]。同样，在组织学研究中，同一作者观察到，头上斜肌的结缔组织桥类似于头后大直肌，也表现出神经元和本体感受性的传入，磁共振成像也观察到所有这些肌硬膜连接[12]。

头下斜肌

头下斜肌是两块斜肌中较大的一块，起源于枢椎椎板的上部，止于寰椎横突的下后方（图17-1）[1]。由于枕大神经距离头下斜肌比较近，因此在靠近枢椎棘突旁常常被头下斜肌压迫，在一小部分人群中，枕大神经会穿过头下斜肌[13-16]。

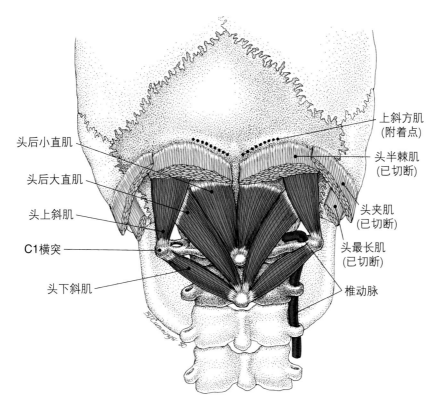

头后小直肌

头后大直肌

头上斜肌

C1横突

头下斜肌

上斜方肌
（附着点）

头半棘肌
（已切断）

头夹肌
（已切断）

头最长肌
（已切断）

椎动脉

图17-1　枕下肌附着（中红色）。这四块肌肉中最外侧的三块构成了枕下三角。这个三角形环绕着椎动脉的横段（深红色），在针刺颈后肌时应避免。浅表覆盖的肌肉是浅红色的。黑色虚线表示上斜方肌附着的位置，上斜方肌是最浅的颈后肌

枕下三角

枕下三角由头后大直肌、头上斜肌和头下斜肌组成，三角形的表层被头半棘肌所覆盖，内有结缔组织填充，寰枕后膜和寰椎后弓则构成三角形的底。椎动脉在寰椎后弓表面的凹槽中穿过这个空间的底部。枕大神经在枕下三角的顶穿过。

（1）神经支配和血供

枕下肌群由枕下神经（C1）背侧主支的分支支配[1]。C1背支从背外侧经枕下静脉丛进入枕下三角区，形成头后小直肌肌支[17]。一项研究表明有50%的可能C1的背根与副神经连接[18]。枕下肌群的血供来自椎动脉和枕动脉深降支[1]。

（2）功能

寰枕关节（C0～C1）和寰枢关节（C1～C2）组成上颈椎区，是整个脊柱内最具活动性的区域。由于枕下肌肉的功能，这些非常特殊的关节有助于确定头部的位置，并参与视觉、听觉、嗅觉和平衡。虽然这些肌肉确实有助于通过颈部来协调头部的移动，但所有枕下肌肉的主要功能还是上颈椎的动态稳定性和到中枢神经系统的本体感觉的反馈[19]。事实上，枕下肌肉具有较高的肌梭密度，这也证实了它们在本体感觉中的作用[20]。

据报道，头后小直肌和头后大直肌的双侧收缩有助于上颈椎的伸展，而这两块肌肉的单侧收缩有助于头部的同侧旋转，虽然两块头后直肌在功能上都可以归类为伸肌，但由于它们的体积较小，这些肌肉更适合依托颈部的头部小范围动作和控制颈部前凸，它们较大的对应肌肉更适合头部和颈部的主要伸展运动[1,2,21,22]。头上斜肌似乎有助于侧弯的最佳杠杆作用（图17-2）；这种肌肉对于体位姿势的摆放可能更为重要[1]。头下斜肌是唯一一块使上颈部旋转的寰枢关节轴上的肌肉，有助于将面部旋转到同侧[1]。图17-2描绘了

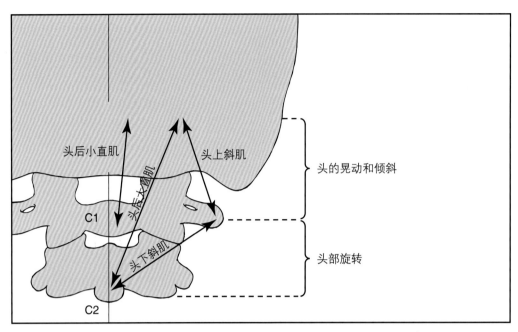

图 17-2　右枕下肌动作的图解总结

枕下肌肉的方向，总结了每一块肌肉的动作。与理论上的功能无关，枕下肌肉组织的主要功能是在日常活动中维持正常、正中位的头部姿势和头部的动态稳定性，这些活动要求头部可在颈部上方伸展、旋转和侧弯。

除了上颈椎的这些运动，头部还可以在矢状面向前（前伸）和向后（回缩）平移。通常，头部的前伸会使中下颈椎（C3～C7）弯曲，同时伸展上颈椎（C0～C2）。相反，头的回缩使中下颈椎伸展或伸直，同时使上颈椎区域弯曲。最近的一些研究表明，头部主动收缩导致头后小直肌和头后大直肌的肌电活动增强，这些研究表明头部主动回缩导致头后直肌离心收缩[23,24]。

（3）功能单位

肌肉所属的功能单元包括协同和对抗其动作的肌肉以及这些肌肉所越过的关节，这些结构在功能上的相互依赖体现在感觉运动皮层的组织和神经联系上。功能单元被重视是因为在单元的一个肌肉中存在 TrP 就会增加单元的其他肌肉也发生 TrPs 的可能性。当阻止肌肉中的 TrPs 时，人们应该关注在功能上相互依赖的肌肉中可能发生的 TrPs。表 17-1 大体上代表了枕下肌群的功能单元[25]。

表 17-1　枕下肌功能单位

动作	协同肌	对抗肌
颈部向上、脊柱后伸	头夹肌（双侧） 头半棘肌（双侧） 上斜方肌（双侧）	头长肌 头直肌 向前
头部旋转	同侧头夹肌 对侧胸锁乳突肌	对侧枕下肌 对侧头夹肌 同侧胸锁乳突肌

3　临床表现

（1）牵涉痛的类型

这些肌肉中触发点的牵涉痛通常表现为从枕骨到颞区、眼睛和前额的单侧疼痛（图 17-3），疼痛似乎穿透到颅骨内部，很难定位；但是，它并不像颈夹肌牵涉痛那样、疼痛直穿头部的感觉。枕下肌群的触发点明显与紧张型头痛有关，但也见于挥鞭样相关疾病、纤维肌痛综合征和偏头痛患者[26-29]。

（2）症状

枕下肌群的 TrPs 患者表现为头痛（张力型头

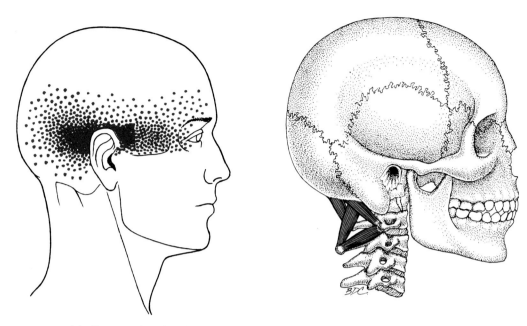

图17-3　右侧枕下肌（中红色）触发点（TrPs）的牵涉痛（深红色）

痛［TTH］或偏头痛）或颈痛，此外，颈源性头痛患者在这些肌肉中也有TrPs，他们可能会把头痛描述为压迫性、全身性疼痛，或者更像眼罩一样的疼痛。

当患者将头仰卧在枕头上时，常常会表现出一种立即发作的令人痛苦的头痛，这种疼痛是由于枕部压在枕头上的重量造成的。来自枕下肌群的疼痛往往比来自颈后肌的疼痛更深位于上颈部区域以及更侧面，患者经常用手指按压颅底，定位到"痛处就在这里。"

由于枕大神经靠近头下斜肌，枕神经痛患者也有可能在枕下肌群内出现TrPs，应仔细检查枕大神经是否有压痛。

（3）患者体格检查

经过彻底的主观检查后，临床医生会绘制一张详细的图纸，代表患者所描述的疼痛模式，这一描述将有助于设计体格检查，并可在症状改善和/或改变时有助于监测患者的进展。为了对枕下肌群进行正确的评估和检查，临床医生应评估体位、C0～C1和C1～C2椎体节段的辅助运动和呼吸模式。

头痛和枕下肌TrPs的患者通常表现为头前位和活动范围受限，事实上，头前位是临床上观察到的最常见的颈椎姿势异常之一，因为头部向前的姿势包括上颈椎节段的伸展，这个姿势会导致颅颈结构的压缩，尤其是枕下和颈后肌群[30]。视觉评估是评估个体体位的最常用方法，Griegel-Morris等人发现，体位视觉评估的内部检查者（k=0.825）和内部检查者（k=0.611）具有良好的可靠性[31]。其他人已经证明，只要不存在细微的差异，就可以很好地检测到头部的前向姿势[32,33]。其他评估如照片，可以在临床实践中用于评估头部的前向姿势，并且已经证明是可靠的[30,34,35]。

除了头部姿势外，枕下肌群TrPs还可能与上颈椎关节功能障碍有关，特别是OA或AA关节。如果这些区域被认为是疼痛发源地或患者症状的促成因素，则需要进行临床检查和治疗。事实上，由于TrPs所造成枕下肌肉紧张可以限制上颈椎屈曲，应仔细评估（图17-4A），上颈椎屈曲联合侧弯可帮助诊断单侧功能障碍（图17-4B）。

多项研究表明，人工评估上颈椎功能异常将有助于正确诊断颈源性头痛患者，正确的人工评估有助于鉴别诊断枕下肌群TrPs与上颈椎关节功能异常[36,37]。事实上，这两种损伤都可能导致上颈椎关节受限。例如，颈椎屈曲旋转试验已

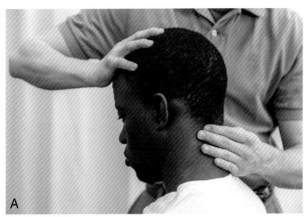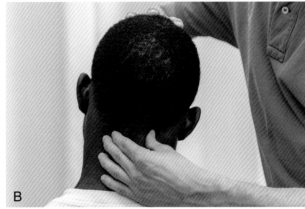

图17-4　由于枕下肌肉紧张而限制运动的检查。**A** 通过屈曲枕—寰关节（O～C1）并注意到C2和C3之间的早期运动，可以发现颈部头部活动受限。**B** 测试枕—寰关节（O～C1）屈曲与头颈侧弯的结合

被认为是诊断上颈椎关节受限的协定方法，它是通过将患者的颈部完全屈曲并把头被动旋转至一侧（图17-5A和图17-5B）。这项测试的基础是当颈椎完全屈曲时，颈椎运动更局限在C1～C2（AA）水平，结果发现，颈源性头痛患者与正常

人相比，头痛侧AA关节旋转平均为25°～28°（差异：10°～15°），而无症状侧AA关节旋转平均为44°，颈椎屈曲—旋转试验的诊断准确率为85%～91%[38]。通常，一侧旋转受限是由于枕下肌群，特别是对侧头下斜肌缩短所致。AA关节

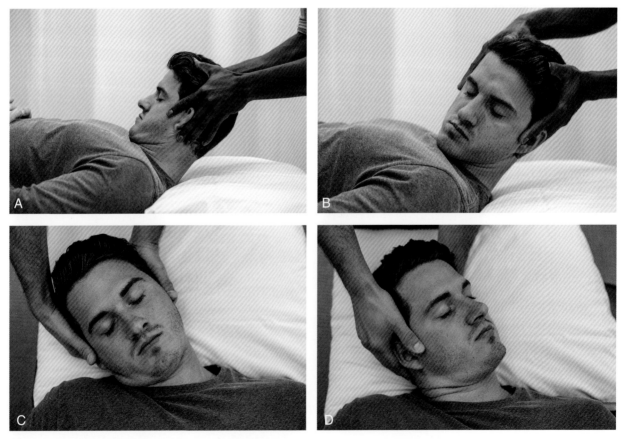

图17-5　**A**和**B** 颈椎屈曲旋转试验，分离测试的C1～C2（AA）关节（左旋转）和右枕下肌长度**C**和**D**，颈椎侧屈与对侧旋转单独测试C1～C2（AA）关节和右枕下肌长度。同样的体位也可用于体位后放松技术的治疗

的另一种测试是通过将患者的颈部置于完全侧屈的同时被动地将头部旋转到对侧（图17-5C和图17-5D）。在这种关节的骨关节炎患者中，捻发音是非常常见的现象，在这些患者中，疼痛通常是由于枕下肌群TrPs引起的[39]。

（4）触发点检查

枕下肌群是位于颅底下方最深的肌肉，这个区域也是身体最敏感和最易诱发疼痛的触诊区域之一，因此，临床医生应该认识到触诊的力度大小。由于上斜方肌和其他后颈部肌肉较浅，所以无法直接触及枕下肌群，然而，对每块肌肉的解剖投影施压能够引起这些肌肉的疼痛，这与头夹肌或上斜方肌的疼痛明显不同。在临床实践中可以看到，在一些患者中，触诊每一块枕下肌可以引起与Simons等人所报道的不同的牵涉痛类型。尽管还没有被证实，Fernándea de las Peñas等人制定了诊断枕下肌TrPs的方案[25,26]。它包括枕下区的压痛，持续性压力引起的牵涉痛，以及肌肉收缩所导致的牵涉痛加重，尤其是上颈椎的伸展。

头后小直肌

头后小直肌位于寰椎后结节（C1）与枕骨之间，中线外侧1 cm，为了确定其解剖投影，临床医生会触诊C1后结节的上外侧[40]。另一个解剖学参考是项韧带，临床医生应先通过较浅的颈浅肌去定位头后小直肌，然后向枕侧附着点移动。

头后大直肌

头后大直肌主要位于枢椎（C2）棘突和枕骨之间，仅位于头后小直肌的外侧[40]。为了识别解剖投影，临床医生会触及枢椎棘突。交叉纤维平直触诊通过较浅的肌肉定位头后大直肌，随后顺着肌肉方向继续评估枕部附着点。

头上斜肌

头上斜肌位于寰椎横突（C1）和枕骨之间，正好位于头后大直肌上附着点的外侧[40]，这块肌肉很难触诊，也很难从颈后浅部肌肉组织中辨别出来。临床医生应该从枕骨附着点开始触诊，就在头后大直肌外侧及乳突内侧。交叉纤维平直触诊是通过更浅的颈部肌肉定位头上斜肌，并继续寻找且评估其下附着点。

头下斜肌

头下斜肌位于C2棘突和C1横突之间，在头半棘肌的深部[40]。通过这些标志，临床医生用交叉纤维平直触诊技术来触诊较浅的颈部肌肉，以确定头斜下肌，此肌肉的纤维方向通常比解剖学图片所描绘的更为水平。

4　鉴别诊断

（1）触发点的激活和持续

如果一种激活TrP的姿势或活动不加以纠正，会使其持续存在。在枕下肌的任何部分，TRP可被不寻常的离心负荷、在无准备的肌肉中的离心运动、最大或次最大向心负荷激活[41]。当肌肉长时间处于缩短或延长的位置时，触发点也可能被激活或加重。因为枕下肌主要负责在颈部上方活动头部，所以在任何一个极限的运动范围内工作时，它们就可能产生TrPs。枕下伸肌通过头部和颈部的持续向前屈曲而超负荷，这在使用手持电子设备时经常发生。如果一个人向上仰着头，枕下肌肉组织会因长时间的收缩而绷紧（例如当一个人俯卧在地板上看电视时用胳膊肘支撑头部）。

当患者过度使用电脑时，过度的头部前倾姿势通常伴随着上颈椎的伸展以适应视线的变化，这个姿势会激活并维持枕下肌和其他颈后肌的TrPs。与经鼻呼吸相比，经口呼吸对姿势也有负面影响[42-47]。

对于从事案头工作或电脑工作的患者很容易忘却时间处在一种不良的姿势。在其他肌肉中，打字1小时并伴有视觉和姿势压力刺激后，TrPs便会发生，这些肌肉也会发生[48]。

眼镜框调整不当、未矫正的近视、焦距过短的镜片以及使用需要频繁或固定微调头部位置的渐进式镜片，也可以激活和维持这些肌肉中的TrPs。

旋转和头部倾斜功能可能在持续的偏离中心的头部位置时被过度使用，例如当受试者与一个不在一边的人交谈时、在车上只能看到一侧风景、避免来自从眼镜镜片内部反射的强光源的眩光，或长时间注意力放在平放在桌子上的键盘的一侧。当疲劳的颈部肌肉处于一个固定的位置时，颈后部受冷可激活这些肌肉中的TrPs。

最后，任何对颈椎或头部有影响的创伤，例如挥鞭样损伤，都可以激活这些肌肉中的TrPs。研究支持其他肌肉中的TrPs与颈部扭伤的联系，因此TrPs在枕下肌群也可能发生[49,50]。已知道挥鞭样损伤的患者会出现难治性头颈部疼痛症状，可能是由于关节损伤和TrPs引起的[51]。不幸的是，这些患者很少接受适当的检查，也很少接受肌肉源性疼痛的治疗。

（2）关联触发点

触发点很少单独出现在枕下肌群；通常头痛的患者会在上斜方肌、颞肌和头半棘肌出现TrPs，它们也可能与其他咀嚼肌中的TrPs相关。

枕下肌群TrPs引起的疼痛可能与颞肌、上斜方肌、胸锁乳突肌、颈夹肌和头半棘肌的形式相似或重叠；因此，必须对每一块肌肉进行彻底检查。

触发点也可以形成牵涉痛的区域TrPs，因此，在枕下肌群TrPs的形成可能最初由于其他肌肉的TrPs，包括上斜方肌，下斜方肌，颈夹肌和颈多裂肌[52]。原发的TrPs也可以促其他肌肉的相关联TrPs，包括枕额肌、颞肌、眼轮匝肌和皱眉肌。

（3）相关病理学

枕下TrPs患者通常被诊断为紧张型头痛、颈源性头痛、枕神经痛或慢性难治性良性疼痛。慢性难治性良性疼痛被定义为"持续时间超过6个月的非肿瘤性疼痛，无客观的体征和已知的伤害性外周传入"[53-56]。一项关于颈部慢性难治性良性疼痛的"诊断"患者的研究报道发现，34例患者中有67.6%的人出现TrPs或枕下肌压痛[56]。这种诊断的患者今天可能被认为是中枢敏感性综合征[57]。

在鉴别诊断患者时，应考虑到硬脑膜头痛，因为枕后肌群具有独特的解剖学因素[58]。正如

Hack和Hallgren所说，"连接枕下肌群和硬脑膜的结缔组织桥的存在，现在被认为是正常人体解剖学的特征。这种硬脊膜肌桥在头痛产生中的作用尚不确定；然而，一种新的概念模型正在出现。听神经瘤切除术后会有肌硬膜粘连的并发症，目前广泛的研究提示，这些肌硬膜粘连可能是术后头痛的来源。"[59]作者报道了一例患者的病例研究，该患者在手术分离了枕下肌硬膜桥后缓解了慢性头痛。鉴于对枕下肌群与硬脑膜之间联系的理解，在开始枕下TrP治疗之前，应对头痛症状的患者进行正确的诊断。例如，当患者表现为头部疼痛、以前未经医生检查来就诊时，应进行彻底检查和医学筛查，以排除其他潜在的医学情况。如果有必要，应转给合适的医生进行进一步的诊断检查。

一些研究表明，枕下肌中尤其是头后大、小直肌，在挥鞭样疾病的患者中显示出更大程度的脂肪浸润[60]，在女性慢性紧张型头痛患者中表现出横截面积减少[61]。这些肌肉变化是原发性还是继发性尚不清楚。在任何情况下，脂肪在这些肌肉中的浸润都可能与多种机制有关，包括广泛失用性变化、慢性去神经变化、运动神经元损伤、代谢紊乱或其他肌肉损伤[60]。肌肉萎缩可能是导致枕下肌本体感觉输出减少的原因，从而导致TrPs的持续存在[61,62]。

由于枕下肌群中由TrPs引起的神经卡压尚未在临床上观察到；然而，在某些情况下，枕大神经被证明可以穿过头下斜肌，所以该肌肉的TrPs可能是枕大神经卡压的潜在来源。

5 纠正措施

对于枕下肌群有TrPs的患者，重要的是要穿高领毛衣或在户外遮盖头部和颈部的风帽来保暖颈部这一区域。睡衣很少有提供足够高的衣领来充分覆盖枕下区；因此，患者应穿上软质连帽夹克或披上围巾或盖好被子，以使枕下区域保暖。

应避免持续的抬头凝视，在任何活动中要尽量改正或消除这种情况。在Travell博士所看到的

一个案例中，一位导演改变了他原先所处的低于舞台上演员水平的前排指挥的方式，而变成从更远的剧院后面指挥演出，这一变化使他再不用长时间抬头就可以面对演员[25]。

当意识到这是个问题时，应经常纠正头部前倾姿势和舌头位置。良好的人体力学指导也很重要（参见第七十六章）。

为了最大限度地提高姿势训练的益处，患者应接受鼻腔膈式呼吸训练代替口式呼吸训练。因为经口呼吸对姿势有负面影响[42-47]。在瑞士球上进行强化训练和与鼻—膈呼吸相结合的伸展运动已被证明能改善姿势并降低枕下肌肉的活动[46,63]。

减少头部的固定和紧张姿势可通过① 避免使用三焦距透镜；② 使用具有足够焦距的镜头来完成手头的工作，使头部在颈椎顶部保持平衡的直立位置；③ 重新安排患者或房间照明的位置，以消除从镜片内部反射的眩光（或使用防眩光镜片）；④ 将文件放置在垂直支架上；⑤ 长时间工作避免长时间使用手持电子设备。其他姿势的注意事项见第七十六章。

在案头工作中的强烈专注会导致患者长时间保持不理想的姿势。由于打字后1 h内就会形成TrPs，办公人员应该每隔20 ～ 30 min设置一个间歇计时器来提醒他们休息一下，以缓解肌肉紧张[48]。

头后大、小直肌和颈后肌肉挥鞭样损伤后相似[66,67]，可出现萎缩和脂肪浸润[60,62,64,65]，应予以适当的强化[60,62,64-67]。最近的一些研究表明，头部有意地回缩导致头后小直肌和大直肌的活动增加，这是由于两块肌肉的离心收缩引起的（图17-6）[23,24]。有关更多信息，请参阅有关运动处方的补充文本[68]。

最后，患者应该学会如何放松颈部肌肉，以及如何坐在凳子或椅子上、如果可能的话热水澡下进行被动的自我伸展。患者通过手动辅助点头运动（头部在颈部的屈曲），同时患者的手指在枕骨下进行拉伸（图17-7）。患者用自己的手指在枕骨下施加向上的牵引力，然后引导头部的运动。Lewit阐述了枕下肌群的自我拉伸[69]。一系列被动拉伸应分别应用于头部渐进的单向旋转运动（无头部滚动），以充分拉伸所有枕下肌。被动拉伸之后应该是激动肌和对抗肌主动充分范围的运动、收缩和拉伸。这个动作循环每隔几小时重复3 ～ 5次，缓慢而不过猛。

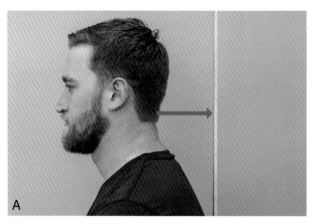 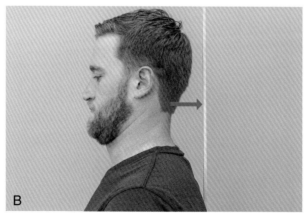

图17-6　从头部中立位置主动收回颈部。A 和 B，在坐或站的位置，患者主动缩回头部，使下巴在一条线上，而眼睛与地平线保持水平。头部不能向前或向后倾斜

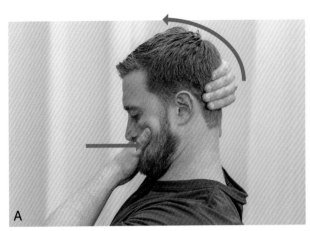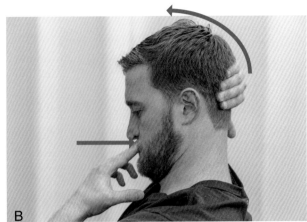

图17-7　枕下肌肉组织的自我伸展运动。头后大、小直肌和头上斜肌的伸展。**A**和**B**，患者弯曲头部（通过将下巴向胸部收拢）并向前点头

徐永明、杜冬萍　译　杜冬萍　审

参考文献

［1］ Standring S. *Gray's Anatomy: The Anatomical Basis of Clinical Practice*. 41st ed. London, UK: Elsevier; 2015.

［2］ Nayak SR, Swamy R, Krishnamurthy A, Dasgupta H. Bilateral anomaly of rectus capitis posterior muscles in the suboccipital triangle and its clinical implication. *Clin Ter*. 2011; 162(4): 355−356.

［3］ Hack GD, Koritzer RT, Robinson WL, Hallgren RC, Greenman PE. Anatomic relation between the rectus capitis posterior minor muscle and the dura mater. *Spine*. 1995; 20(23): 2484−2486.

［4］ Humphreys BK, Kenin S, Hubbard BB, Cramer GD. Investigation of connective tissue attachments to the cervical spinal dura mater. *Clin Anat*. 2003; 16(2): 152−159.

［5］ Zumpano MP, Hartwell S, Jagos CS. Soft tissue connection between rectus capitus posterior minor and the posterior atlanto-occipital membrane: a cadaveric study. *Clin Anat*. 2006; 19(6): 522−527.

［6］ Kahkeshani K, Ward PJ. Connection between the spinal dura mater and suboccipital musculature: evidence for the myodural bridge and a route for its dissection: a review. *Clin Anat*. 2012; 25(4): 415−422.

［7］ McPartland JM, Brodeur RR. Rectus capitis posterior minor: a small but important suboccipital muscle. *J Bodyw Mov Ther*. 1999; 3: 30−35.

［8］ Scali F, Marsili ES, Pontell ME. Anatomical connection between the rectus capitis posterior major and the dura mater. *Spine*. 2011; 36(25): E1612−E1614.

［9］ Scali F, Pontell ME, Enix DE, Marshall E. Histological analysis of the rectus capitis posterior major's myodural bridge. *Spine J*. 2013; 13(5): 558−563.

［10］ Pontell ME, Scali F, Marshall E, Enix D. The obliquus capitis inferior myodural bridge. *Clin Anat*. 2013; 26(4): 450−454.

［11］ Pontell ME, Scali F, Enix DE, Battaglia PJ, Marshall E. Histological examination of the human obliquus capitis inferior myodural bridge. *Ann Anat*. 2013; 195(6): 522−526.

［12］ Scali F, Pontell ME, Welk AB, Malmstrom TK, Marshall E, Kettner NW. Magnetic resonance imaging investigation of the atlanto-axial interspace. *Clin Anat*. 2013; 26(4): 444−449.

［13］ Janis JE, Hatef DA, Ducic I, et al. The anatomy of the greater occipital nerve: part II. Compression point topography. *Plast Reconstr Surg*. 2010; 126(5): 1563−1572.

［14］ Tubbs RS, Watanabe K, Loukas M, Cohen-Gadol AA. The intramuscular course of the greater occipital nerve: novel findings with potential implications for operative interventions and occipital neuralgia. *Surg Neurol Int*. 2014; 5: 155.

［15］ Natsis K, Baraliakos X, Appell HJ, Tsikaras P, Gigis I, Koebke J. The course of the greater occipital nerve in the suboccipital region: a proposal for setting landmarks for local anesthesia in patients with occipital neuralgia. *Clin Anat*. 2006; 19(4): 332−336.

［16］ Bovim G, Bonamico L, Fredriksen TA, Lindboe CF, Stolt-Nielsen A, Sjaastad O. Topographic variations in the peripheral course of the greater occipital nerve. Autopsy study with clinical correlations. *Spine.* 1991; 16(4): 475−478.

[17] Bogduk N. The clinical anatomy of the cervical dorsal rami. *Spine.* 1982; 7(4): 319−330.

[18] Tubbs RS, Loukas M, Slappey JB, Shoja MM, Oakes WJ, Salter EG. Clinical anatomy of the C1 dorsal root, ganglion, and ramus: a review and anatomical study. *Clin Anat.* 2007; 20(6): 624−627.

[19] Liu JX, Thornell LE, Pedrosa-Domellof F. Muscle spindles in the deep muscles of the human neck: a morphological and immunocytochemical study. *J Histochem Cytochem.* 2003; 51(2): 175−186.

[20] Peck D, Buxton DF, Nitz A. A comparison of spindle concentrations in large and small muscles acting in parallel combinations. *J Morphol.* 1984; 180(3): 243−252.

[21] Jull G, Sterling M, Falia D, Treleaven J, O'Leary S. *Whiplash, Headache, and Neck Pain Research-Based Direction for Physical Therapies.* Philadelphia, PA: Churchhill Livingstone Elsevier; 2008.

[22] Nolan JP Jr, Sherk HH. Biomechanical evaluation of the extensor musculature of the cervical spine. *Spine.* 1988; 13(1): 9−11.

[23] Hallgren RC, Pierce SJ, Prokop LL, Rowan JJ, Lee AS. Electromyographic activity of rectus capitis posterior minor muscles associated with voluntary retraction of the head. *Spine J.* 2014; 14(1): 104−112.

[24] Hallgren RC, Rowan JJ, Bai P, Pierce SJ, Shafer-Crane GA, Prokop LL. Activation of rectus capitis posterior major muscles during voluntary retraction of the head in asymptomatic subjects. *J Manipulative Physiol Ther.* 2014; 37(6): 433−440.

[25] Simons DG, Travell J, Simons L. *Travell & Simon's Myofascial Pain and Dysfunction: The Trigger Point Manual.* Vol 1. 2nd ed. Baltimore, MD: Williams & Wilkins; 1999: 104.

[26] Fernández de las Peñas C, Alonso-Blanco C, Cuadrado ML, Gerwin R, Pareja J. Myofascial trigger points in the suboccipital muscles and forward head posture in chronic tension type headache. *Headache.* 2006; 46: 454−460.

[27] Fernandez-Perez AM, Villaverde-Gutierrez C, Mora-Sanchez A, Alonso-Blanco C, Sterling M, Fernández de las Peñas C. Muscle trigger points, pressure pain threshold, and cervical range of motion in patients with high level of disability related to acute whiplash injury. *J Orthop Sports Phys Ther.* 2012; 42(7): 634−641.

[28] Alonso-Blanco C, Fernández de las Peñas C, Morales-Cabezas M, Zarco-Moreno P, Ge HY, Florez-Garcia M. Multiple active myofascial trigger points reproduce the overall spontaneous pain pattern in women with fibromyalgia and are related to widespread mechanical hypersensitivity. *Clin J Pain.* 2011; 27(5): 405−413.

[29] Fernández de las Peñas C, Cuadrado ML, Pareja JA. Myofascial trigger points, neck mobility and forward head posture in unilateral migraine. *Cephalalgia.* 2006; 26(9): 1061−1070.

[30] Fernández de las Penas C, Blanco CR, Cuadrado ML, Pareja J. Forward head posture and neck mobility in chronic tension-type headache: a blinded, controlled study. *Cephalalgia.* 2006; 26: 314−319.

[31] Griegel-Morris P, Larson K, Mueller-Klaus K, Oatis CA. Incidence of common postural abnormalities in the cervical, shoulder, and thoracic regions and their association with pain in two age groups of healthy subjects. *Phys Ther.* 1992; 72(6): 425−431.

[32] Passier LN, Nasciemento MP, Gesch JM, Haines TP. Physiotherapist observation of head and neck alignment. *Physiother Theory Pract.* 2010; 26(6): 416−423.

[33] Gadotti IC, Biasotto-Gonzalez DA. Sensitivity of clinical assessments of sagittal head posture. *J Eval Clin Pract.* 2010; 16(1): 141−144.

[34] Ruivo RM, Pezarat-Correia P, Carita AI. Intrarater and interrater reliability of photographic measurement of upper-body standing posture of adolescents. *J Manipulative Physiol Ther.* 2015; 38(1): 74−80.

[35] Dimitriadis Z, Podogyros G, Polyviou D, Tasopoulos I, Passa K. The reliability of lateral photography for the assessment of the forward head posture through four different angle-based analysis methods in healthy individuals. *Musculoskeletal Care.* 2015.

[36] Jull G, Amiri M, Bullock-Saxton J, Darnell R, Lander C. Cervical musculoskeletal impairment in frequent intermittent headache. Part 1: subjects with single headaches. *Cephalalgia.* 2007; 27(7): 793−802.

[37] Fernández de las Peñas C, Cuadrado ML. Therapeutic options for cervicogenic headache. *Expert Rev Neurother.* 2014; 14(1): 39−49.

[38] Hall T, Briffa K, Hopper D, Robinson K. Reliability of manual examination and frequency of symptomatic cervical motion segment dysfunction in cervicogenic headache. *Man Ther.* 2010; 15(6): 542−546.

[39] Halla JT, Hardin JG Jr. Atlantoaxial (C1−C2) facet joint osteoarthritis: a distinctive clinical syndrome. *Arthritis*

Rheum. 1987; 30(5): 577–582.

[40] Muscolino JE. *The Muscle and Bone Palpation Manual: With Trigger Points, Referral Patterns, and Stretching.* St. Louis, MO: Mosby; 2009.

[41] Gerwin RD, Dommerholt J, Shah JP. An expansion of Simons' integrated hypothesis of trigger point formation. *Curr Pain Headache Rep.* 2004; 8(6): 468–475.

[42] Milanesi JM, Borin G, Correa EC, da Silva AM, Bortoluzzi DC, Souza JA. Impact of the mouth breathing occurred during childhood in the adult age: biophotogrammetric postural analysis. *Int J Pediatr Otorhinolaryngol.* 2011; 75(8): 999–1004.

[43] Cuccia AM, Lotti M, Caradonna D. Oral breathing and head posture. *Angle Orthod.* 2008; 78(1): 77–82.

[44] Sforza C, Colombo A, Turci M, Grassi G, Ferrario VF. Induced oral breathing and craniocervical postural relations: an experimental study in healthy young adults. *Cranio.* 2004; 22(1): 21–26.

[45] Vig PS, Showfety KJ, Phillips C. Experimental manipulation of head posture. *Am J Orthod.* 1980; 77(3): 258–268.

[46] Correa EC, Berzin F. Efficacy of physical therapy on cervical muscle activity and on body posture in school-age mouth breathing children. *Int J Pediatr Otorhinolaryngol.* 2007; 71(10): 1527–1535.

[47] Neiva PD, Kirkwood RN, Godinho R. Orientation and position of head posture, scapula and thoracic spine in mouth-breathing children. *Int J Pediatr Otorhinolaryngol.* 2009; 73(2): 227–236.

[48] Hoyle JA, Marras WS, Sheedy JE, Hart DE. Effects of postural and visual stressors on myofascial trigger point development and motor unit rotation during computer work. *J Electromyography Kinesiology.* 2011; 21(1): 41–48.

[49] Castaldo M, Ge HY, Chiarotto A, Villafane JH, Arendt-Nielsen L. Myofascial trigger points in patients with whiplash-associated disorders and mechanical neck pain. *Pain Med.* 2014; 15(5): 842–849.

[50] Bismil Q, Bismil M. Myofascial-entheseal dysfunction in chronic whiplash injury: an observational study. *JRSM Short Rep.* 2012; 3(8): 57.

[51] Dommerholt J. Persistent myalgia following whiplash. *Curr Pain Headache Rep.* 2005; 9(5): 326–330.

[52] Hsieh YL, Kao MJ, Kuan TS, Chen SM, Chen JT, Hong CZ. Dry needling to a key myofascial trigger point may reduce the irritability of satellite MTrPs. *Am J Phys Med Rehabil.* 2007; 86(5): 397–403.

[53] Fernández de las Peñas C, Cuadrado ML, Arendt-Nielsen L, Simons DG, Pareja JA. Myofascial trigger points and sensitization: an updated pain model for tension-type headache. *Cephalalgia.* 2007; 27(5): 383–393.

[54] Jaeger B. Are "cervicogenic" headaches due to myofascial pain and cervical spine dysfunction? *Cephalalgia.* 1989; 9(3): 157–164.

[55] Graff-Radford SB, Jaeger B, Reeves JL. Myofascial pain may present clinically as occipital neuralgia. *Neurosurgery.* 1986; 19(4): 610–613.

[56] Rosomoff HL, Fishbain DA, Goldberg M, Santana R, Rosomoff RS. Physical findings in patients with chronic intractable benign pain of the neck and/or back. *Pain.* 1989; 37(3): 279–287.

[57] Yunus MB. Central sensitivity syndromes: a new paradigm and group nosology for fibromyalgia and overlapping conditions, and the related issue of disease versus illness. *Semin Arthritis Rheum.* 2008; 37(6): 339–352.

[58] Alix ME, Bates DK. A proposed etiology of cervicogenic headache: the neurophysiologic basis and anatomic relationship between the dura mater and the rectus posterior capitis minor muscle. *J Manipulative Physiol Ther.* 1999; 22(8): 534–539.

[59] Hack GD, Hallgren RC. Chronic headache relief after section of suboccipital muscle dural connections: a case report. *Headache.* 2004; 44(1): 84–89.

[60] Elliott J, Jull G, Noteboom JT, Darnell R, Galloway G, Gibbon WW. Fatty infiltration in the cervical extensor muscles in persistent whiplash-associated disorders: a magnetic resonance imaging analysis. *Spine.* 2006; 31(22): E847–E855.

[61] Fernández de las Peñas C, Bueno A, Ferrando J, Elliott JM, Cuadrado ML, Pareja JA. Magnetic resonance imaging study of the morphometry of cervical extensor muscles in chronic tension-type headache. *Cephalalgia.* 2007; 27(4): 355–362.

[62] McPartland JM, Brodeur RR, Hallgren RC. Chronic neck pain, standing balance, and suboccipital muscle atrophy: a pilot study. *J Manipulative Physiol Ther.* 1997; 20(1): 24–29.

[63] Correa EC, Berzin F. Mouth breathing syndrome: cervical muscles recruitment during nasal inspiration before and after respiratory and postural exercises on Swiss Ball. *Int J Pediatr Otorhinolaryngol.* 2008; 72(9): 1335–1343.

[64] Andary MT, Hallgren RC, Greenman PE, Rechtien

JJ. Neurogenic atrophy of suboccipital muscles after a cervical injury: a case study. *Am J Phys Med Rehabil.* 1998; 77(6): 545–549.

[65] Hallgren RC, Greenman PE, Rechtien JJ. Atrophy of suboccipital muscles in patients with chronic pain: a pilot study. *J Am Osteopath Assoc.* 1994; 94(12): 1032–1038.

[66] Elliott J, Sterling M, Noteboom JT, Treleaven J, Galloway G, Jull G. The clinical presentation of chronic whiplash and the relationship to findings of MRI fatty infiltrates in the cervical extensor musculature: a preliminary investigation. *Eur Spine J.* 2009; 18(9): 1371–1378.

[67] Abbott R, Pedler A, Sterling M, et al. The geography of fatty infiltrates within the cervical multifidus and semispinalis cervicis in individuals with chronic whiplash-associated disorders. *J Orthop Sports Phys Ther.* 2015; 45(4): 281–288.

[68] Fernández de las Peñas C, Huijbregts PA. Therapeutic exercise of the cervical spine for patients with headache. In: Fernández de las Peñas C, Arendt-Nielsen L, Gerwin R, eds. *Tension Type and Cervicogenic Headache: Patho-Physiology, Diagnosis and Treatment.* Boston, MA: Jones & Bartlett Publishers; 2009: 379–391.

[69] Lewit K. *Manipulative Therapy in Rehabilitation of the Locomotor System.* 2nd ed. Oxford, England: Butterworth Heinemann; 1991.

第 十八 章

头颈部疼痛的临床思考

塞萨尔·费尔南德斯·德拉斯佩尼亚、玛丽亚·帕拉西奥斯-塞尼亚

触发点引起的肌筋膜疼痛通常指肌肉和非肌肉结构的症状。在头颈部，患者可能会有面部疼痛、头痛、牙痛、鼻窦疼痛或颞下颌关节（TMJ）疼痛，这些区域的临床评估可能不会产生任何局部病理变化的证据。事实上，任何未确诊的疼痛，尤其那些不仅仅是深度的、钝性的疼痛，都可能是肌筋膜源性的。如果患者描述的疼痛由两个组成部分，或者除了主要疼痛的表述外，还有其他的钝痛的性质，那么，应该怀疑TrPs是疼痛的促发因素。由TrPs引起的肌筋膜疼痛的强度不应被低估，因为患者认为它等同于或大于其他原因引起的疼痛[1]。如何区分TrPs源性疼痛和头颈部其他的疼痛综合征是至关重要的。

1 颞下颌关节紊乱病

（1）概述

颞下颌关节紊乱病（TMD）是一个术语，包括颞下颌关节、咀嚼肌及其相关组织（如韧带、椎间盘和结缔组织）的不同情况，它们代表一个临床综合问题，如疼痛、下颌运动受限和颞下颌关节噪声。有几种不同的TMD；肌筋膜TMD和内部TMJ紊乱是最常见的亚型。TMD疼痛有典型的三种临床特征：肌肉和/或关节疼痛；TMJ的吱吱声、咔嚓声或爆裂声（在椎间盘移位或退行性关节紊乱的情况下）；以及在张口和闭口运动中，下颌骨被限制、控制或偏斜[2,3]。

现在尚不清楚TMD的终生患病率，但一些研究表明，在西方人群中，TMD的患病率在3%～15%之间，发病率在2%～4%之间，女性发病率高于男性（比例为2∶1）[4,5]。肌筋膜型TMD是最常见的诊断（42%），其次是椎间盘移位后复位（32.1%）和关节痛（30%）[6]。

这种情况，尤其是肌筋膜TMD，通常与其他疾病（如头痛）共病。Gonçalves等人发现，肌筋膜型TMD患者比无TMD患者更容易患慢性每日头痛、偏头痛和紧张型头痛（TTH）[7]。

颞下颌关节紊乱病的常见临床特征包括自发性面痛或下颌运动性疼痛，以患者为基础的疼痛症状图显示咬肌周围有浓聚，并扩散到颞肌。患者常用"扩散性疼痛"这样一个表述，疼痛比较深在，这些词描述了肌筋膜TMD的患者的疼痛，大体上类似于TrPs的疼痛特征。

肌筋膜TMD的另一典型临床症状是肌肉的触痛或压痛，尤其是咀嚼肌。咀嚼肌很容易触诊到，研究人员已经将探索的区域、压力和时间进行了标准化。但是，在这个问题上还没有达成共识。TMD诊断标准的建议是：1 kg，持续2 s，用于咬肌和颞肌，0.5 kg用于TMJ[8]。

（2）颞下颌关节紊乱病疼痛患者的初步评价

当TMD疼痛患者寻求治疗时，需要先进行全面的评估，以确定患者是否需要进行TrP管理、转诊给其他专业人员（如牙医）或者是治疗结合转诊的组合。临床医生应记录疼痛史，包括疼痛部位和行为举止，疼痛加重和减轻的情况以及有什么动作或姿势会增加或减少其症状。临床医生记录并倾听患者对其症状的描述是很重要的，这些描述如深部、广泛、弥漫、压迫或紧绷感，可以表明TrPs引起的疼痛的存在和重要性。表18-1

总结了一些疼痛特征，可能有助于临床医生确定要寻找哪些 TrPs。

表 18-1　协助临床医生检查相关 TrPs 的疼痛特征
麦吉尔疼痛问卷可能有助于评估疼痛症状的质量，在主观检查或与患者面谈期间，临床医生应注意以下疼痛描述，这些描述可能暗示 TrPs 的存在 　　"感觉我的头或脖子有烧灼感。" 　　"我的脖子很紧，我的行动感觉受到限制。" 　　"感觉头上有很大的压力，好像被压缩了一样。" 　　"我的头真的很重，我觉得支撑不住了。"

不管症状的来源如何，都应该对颞下颌关节和颈椎进行彻底的检查和评估。检查应包括可能是患者表现来源或促成因素的 TrPs 检查。以下各节总结了颞下颌关节检查的一些常见临床方面。

关节囊压痛

颞下颌关节本身的疼痛几乎总是与关节囊或椎间盘后组织的炎症有关，从而导致这些结构的敏化。如果出现急性炎症过程，颞下颌关节的触诊通常会显示出压痛，触诊位于耳屏症状正前方的侧位处，可能会有压痛或再现患者的症状，表明关节囊受累，健康人可能不舒服，但只有关节囊发炎时才会疼痛[9]。同时触诊则使得患者可以比较一侧和另一侧的感觉，颞下颌关节外侧极的触诊显示出内部评分的一致性[10,11]。关节后上半部分的触诊可以通过在每个外耳道放置一个手指来完成；在这里，潜在发炎的椎间盘后组织可以被确定为患者症状的来源。

有一个有趣的观察报道，在没有关节炎症的情况下出现持续的关节周围 TMJ 疼痛。在这种情况下，与典型的急性炎症症状相比，关节触痛相对较轻。这种持续性关节周围压痛可能由咬肌、翼状肌和/或胸锁乳突肌 TrPs 引起，导致关节的牵涉性疼痛以及相关的继发性皮肤和深层组织高敏反应[12]。

急性炎性颞下颌关节疼痛的存在是一个显而易见的理由，可以把患者转送到在口面部疼痛和TMD 培训过的牙医。关节炎症的解除对解除任何并发的咀嚼肌 TrPs 是非常必要的，关节剧烈发炎引起的疼痛限制了咀嚼肌的伸展，而 TrPs 则由于伤害性来源的中枢兴奋作用而复发。姑息治疗是解除炎症过程所必不可少的，在实施姑息性关节护理的同时，可以开始管理任何 TrPs，方法是同时让患者保持下颌的静止姿势、良好的身体力学和姿势、减少或消除咀嚼口香糖、咬指甲和嚼笔等功能失调的口腔习惯。一旦关节炎症得到控制，如果需要，咀嚼肌 TrPs 则可以彻底解决。一旦急性炎症条件被排除，其他的测试有助于确定颞下颌关节紊乱的程度。

关节咔嗒声

尽管许多颞下颌关节紊乱伴有关节声音的某些变化，但没有重复可靠的临床试验来检查这些变化[11,13]。然而，一项研究发现，颞下颌关节相关疼痛与颞下颌关节相关的磁共振成像诊断内紊乱和骨关节病有关[14]。

触诊包括将食指垫放在每个颞下颌关节上（刚好在耳屏的前面），患者同时张开和闭合嘴巴。一个正常的关节基本上是无声的，并且运动平稳。捻发音（粗糙、沙质或弥漫性噪声或振动）通常是关节退行性改变（如骨关节病）的征象。不连续的咔嚓声和砰砰声可能代表椎间盘的机械问题，或者是局部的椎间盘和关节面异常，关节噪声的时间、质量和强度有助于确定关节受累的类型和严重程度[15]。在张口时发出巨大的离散性咔嗒声，然后在闭口时发出较低、较安静的咔嗒声（称为反向咔嗒声）是前移椎间盘复位的典型表现。开口咔嗒声的位置通常比闭合咔嗒声的位置更宽，闭合咔嗒声通常发生在牙齿闭合之前，若打开和关闭在同一点出现的离散性咔嗒声可能代表离散性椎间盘和关节面异常。并非所有关节内干扰关节的运动都会导致噪声，偶尔可以检查到下颌骨或髁突的短暂侧移是较明显的。然而，单独出现关节音并不意味着患者患有 TMD，许多人有关节音却没有任何真正关节疾病的迹象[15,16]。读者参考其他文本，了解更多关于 TMJ 检查的信息[3,17]。

内部紊乱的存在不是治疗 TrPs 的禁忌证，事实上，临床普遍认为 TMD 患者的翼外肌可能存在功能障碍，颞下颌关节内紊乱理论涉及由于翼外肌过度活动导致的椎间盘前移位。这一假设是基于翼外肌上头的附着点，翼外肌可以向前和上内侧拉动椎间盘[20]。

下颌运动范围

通常在临床实践中评估的下颌骨运动包括最大开口（被动/主动）、最大双侧偏移和最大突起。然而，受限的下颌骨运动不能为任何特定的诊断提供相关信息，因为多种因素可能与这种损伤有关。

正常情况下，下颌张开的最小齿间距离通常为 36 ～ 44 mm，最大正常活动距离（ROM）可达 60 mm，一个快速的检查正常下巴张开度的方法是询问患者他或她是否能把非支配手的前两个指关节放在门牙之间。在没有内部紊乱和 TrPs 的情况下，所有健康的人都可以做到这一点，有些人可以适应三指关节。为了获得可重复的数值，应使用灭菌或线性一次性毫米尺测量牙周间隙。使用一个标尺是很有用的，其中零直接在标尺的一端，没有任何缩进空间。将"0"端放在其中一个下中切牙的顶部，并测量到相应的上中切牙的切牙边缘。评估应始终在同一个中切牙之间进行，以便能够将测量值从一个时间比较到下一个时间。这是一个非常可靠和可重复的临床测量方法，"代表了评估下颌骨运动的金标准"[10,21,22]。读者可参考其他文本，以获得有关颞下颌关节检查和评估的更多信息[3,17]。

在临床上，三个垂直的下颌骨测量是有用的：最大舒适的开放，完全独立开放（主动ROM），以及辅助开放（主动辅助ROM）。无痛苦的ROM应该至少是 36 ～ 44 mm，在医师的手动辅助下，一个正常的关节在活动范围末端仍有 1 ～ 2 mm 的"活动度"。虽然患者可能会抱怨疼痛，但由于肌肉夹板的限制，在辅助范围测试操作下，下颌开口可能会相对显著增加。肌肉的限制也可能引起震颤和反射性肌肉保护对抗张口的压力。由于机械性阻塞或颞下颌关节僵硬而限制张口，通常会导致末端感觉坚硬，范围没有扩大。

颞下颌关节过度活动（下颌张开 > 60 mm）和开放脱位史的患者要谨慎做咀嚼肌辅助伸展。与此形成鲜明对比的是，其中一种表现为开口受限，提示颞下颌关节内紊乱或强直、关节囊紧绷、因肌肉夹板压迫而受限、TrPs 或这些因素的组合。下颌中线倾向于向受最明显的关节和/或肌肉限制影响的一侧偏移。

一般来说，受限的下颌骨 ROM 是进行下颌运动和肌肉治疗的一个适应证。张口练习的禁忌证包括：

1. 真正的急性关节痛，通常是由于某些炎症过程，由于疼痛或反射性肌肉痉挛是肌肉拉伸的禁忌证。一旦这个问题解决了，肌肉拉伸是可行的。

2. 痛性内部紊乱。

3. 有显著的闭口史（在没有任何操作的情况下，经常无法开口）。

如果患者的下颌骨运动范围有限，而肌肉治疗获得的效果甚微，则颞下颌关节囊可能很紧。熟练的关节活动是改善张口的首选治疗方法[23]。临床医生有足够的资源来学习这些技术[24]。

下颌骨张开和闭合路径

临床医生应观察口的张开和闭合路径，寻找与直线路径的 S 或 C 偏差；这些可能表明关节内或肌肉失衡的机械问题。

下颌骨倾向于向受内部关节紊乱或限制单个关节活动的一侧偏转，或向咀嚼肌缩短或 TrPs 一侧偏转。咬肌或颞肌中的触发点可使下颌骨偏向同侧，而翼内侧肌或翼外侧肌的 TrPs 则使下颌骨向对侧偏移。在没有炎症或疼痛的内部紊乱的情况下，单独出现下颌骨异常运动不是治疗 TrPs 的禁忌证，然而，下颌骨 ROM（ < 36 mm）明显受限，并向一侧偏移，末端感觉坚硬，可能提示单侧强直或前方移位的椎间盘未复位。这种关节状况值得 TMD 专家进行评估，尽管可以立即制定基本的 TrP 疼痛管理策略，如特定的 TrP 治疗、下颌的休息位置、良好的姿势和良好的身体力学。

（3）触发点与颞下颌关节紊乱病

TMD 的诊断主要基于明确的体征和症状，

1992提出的全球公认的诊断标准是TMD的研究诊断标准，目前被TMD的有效诊断标准（DC TMD）所取代，这种标准主要包括轴Ⅰ和轴Ⅱ[8,25]。在轴Ⅰ中考虑的三个主要诊断类别是肌筋膜疼痛、椎间盘改变和关节痛—关节炎—关节病[25]。轴Ⅱ考虑TMD疼痛的心理方面，包括评估抑郁和焦虑的具体问卷以及其他特征。DC/TMD使用与轴Ⅰ相关的三个主要组的双轴方法：肌肉疼痛、颞下颌关节紊乱病和由TMD引起的头痛[8]。

肌筋膜TMD一词清楚地表明TrPs与疼痛的发生相关联。当然，任何诊断工作中最重要的部分是获得良好的病史；这通常足以相当准确地初步确定可能的原因。一旦明确患者可能患有关节紊乱、TrPs或两者兼而有之，以下检查技术有助于确定TMJ的受累程度。在临床实践中，除了主要的诊断外，肌肉和关节的不平衡是很常见的。

不伴有疼痛的关节疾病通常与TrPs的发生无关，TrPs的发病往往是急性、痛苦的炎症过程，间歇或持续伴随着慢性关节疾病。关节内的急性炎症或关节炎的急性期是关节本身疼痛的常见原因。在明尼苏达大学颞下颌关节和面部疼痛诊所进行的一项较早的研究中，医生评估了296名连续的慢性头颈部疼痛的患者[26]。这些患者中只有21%的TMD是疼痛的主要原因，在这21%的患者中，关节紊乱包括颞下颌关节囊或椎间盘后组织的炎症。这种疼痛的特点是围绕关节的、且对急性疼痛管理疗法有反应；然而，由于这些疾病几乎总是伴随着反射性肌肉僵硬、痉挛，或疼痛，所以通常可以看到TrPs的发展，尤其是当炎症持续或复发时。在明尼苏达州的研究中，55.4%的患者以TrPs引起的疼痛为主要诊断，几乎是原发性关节疼痛发生率的3倍。在30.4%的患者中，无痛性的颞下颌关节内紊乱被认为是TrPs的一个持久性因素[26]。因此，区分真正的颞下颌关节疼痛、仅TrPs引起的疼痛和非炎症性或间歇性关节炎促成的TrPs而引起的疼痛是很重要的，治疗的优先顺序也相应地受到影响。

人类疼痛模型的科学数据清楚地支持咀嚼肌的牵涉痛可能与肌筋膜TMD疼痛相关[27]。然而，临床证据很少。一项非盲性研究显示，咀嚼肌中TrPs手动刺激后的牵涉痛模式与TMD患者的疼痛模式相似[28]。一项盲法对照研究表明，在患有肌筋膜性颞下颌关节紊乱病的女性中，咀嚼肌和颈—肩肌组织中存在多个活性的TrPs，在这项研究中，所有TMD患者的疼痛症状模式都是由手动触诊活性TrPs而引起的局部和牵涉性的疼痛[29]。提示可能有不同肌肉介入到TMD和TTH中去。TMD疼痛在临床上更类似于刺激咬肌产生的疼痛模式；相反，TTH更类似于刺激颈部肌肉（例如上斜方肌）引起的疼痛模式[30]。

2　颈部疼痛综合征和头痛

（1）概述

由于头痛是一个严重影响健康的问题，人们对这些疼痛疾病的发病机制越来越感兴趣[31]。在所有头痛中，临床医生最普遍重视的是这3种头痛：TTH、颈源性头痛和偏头痛。以人群为基础的研究表明，TTH发作型和慢性型的1年患病率分别为38.3%和2.2%，是最常见的头痛类型[32]。最近的一项研究报道，在21世纪42%的患者有TTH[33]。虽然TTH是最常见的头痛之一，但也是最容易忽视的[34]。Nillson报道了斯堪的纳维亚人群中约16%的颈源性头痛的患病率，根据临床诊断标准，颈源性头痛的患病率占一般人群的1%～4.1%[35,36]。最后，一项以老年人为基础的研究估计10%～12%的成年人在前一年经历过偏头痛，使之成为第三常见的偏头痛[37]。最近的研究报道，偏头痛的平均终生患病率为18%，而估计的平均1年患病率约为13%，最近的一项研究发现，在21世纪的头10年里，西班牙偏头痛的发病率有所上升[38-40]。

60%的头痛患者描述了功能和工作障碍，占因头痛导致工作能力下降的64%，更重要的是头痛降低了生活质量[41-43]。最近，全球疾病负担将偏头痛列为第八大负担疾病，在神经系统疾病中居首位[44]。

紧张型头痛

紧张型头痛的特征是发作持续 30 min 至 7 d，至少有以下特征中的两个：① 双侧疼痛；② 压迫性和收紧性疼痛；③ 轻度或中度疼痛强度；④ 在常规体力活动中没有加重。此外，患者在头痛期间不应有畏光、声音恐惧、呕吐或明显的恶心，虽然其中某个特点有时是允许出现的。过去几十年中，国际头痛协会（International Headlight Society）出版了不同版本的头痛诊断标准，最近的版本于 2013 年出版[45-47]。没有出现 TTH 诊断标准的重大变化。

颈源性头痛

颈源性头痛的主要特征是：① 全身性单侧疼痛；② 中度至重度疼痛；③ 非阻塞性或非刺痛性疼痛；④ 颈部活动范围受限。诊断这种情况的必要标准包括保持颈部姿势的头部运动或针对上颈椎进行外压会增加头痛[48]。在第 3 版的《国际头痛疾病分类》（ICHD）对这类头痛的诊断标准进行了修订（11.2 中的颈部疾病引起的头痛可归结为 11.2.1 颈源性头痛）[47]。对于颈部受累的症状和体征是否代表了头部疼痛的真正颈部来源，存在着重大争议。

无先兆偏头痛

无先兆偏头痛发作持续 4 ～ 72 h，至少有以下特征中的两种：① 单侧位置；② 搏动性疼痛；③ 中度或重度疼痛；④ 常规活动加重。此外，偏头痛发作应与声音恐惧症或畏光症有关[47]。

虽然有些患者可能同时出现两种类型的头痛（伴有偏头痛特征的 TTH、伴有 TTH 特征的颈源性头痛等），但这些头痛的疼痛性质和特征似乎不同。疼痛特征的差异可能暗示了引起三叉神经尾状核伤害性刺激的不同结构[49]。例如，颈源性头痛的疼痛特征提示了一种外周性痛觉机制，如肌肉或关节的疼痛病因作用；相反，偏头痛的疼痛特征提示三叉神经血管系统的激活[50,51]。然而，从理论和临床的角度来看，TrPs 诱发的肌肉牵涉痛可能有助于这些头痛的疼痛感知。涉及 TrPs 疼痛的一个重要组成部分的头痛被称为肌源性头痛，以表明肌肉在头痛发生中的作用[52,53]。由于来自上颈椎（特别是 C1 ～ C3）和三叉神经（特别是 V_1 或眼、V_3 或下颌神经）支配的肌肉的伤害性躯体传入汇聚在同一中继二级神经元（三叉颈尾核）上，因此可以理解 TrPs 位于任何头部、颈部或者肩部肌肉可以将疼痛牵涉到头部，并有助于这些头痛疾病的疼痛感知。

TTH、颈源性头痛和无先兆偏头痛的疼痛特征类似于起源于 TrPs 的牵涉痛（稳定、深部、酸痛）的描述。由于 TrPs 和其他结构，如上颈关节或神经组织，可以在同一时间有助于头部疼痛的感觉，临床医生应该把鉴别诊断过程的重点放在疼痛史、疼痛特征以及刺激或缓解疼痛的动作，以确定哪些 TrPs 导致患者头痛或颈部疼痛。

有几项研究报道 TTH 或颈源性头痛患者的肌肉触诊压痛增加，但未发现 TrPs 的存在[54-56]。此外，与健康人相比在头侧（如颞肌区）和头外（如上斜方肌区）均观察到较低的压力痛阈（PPT），然而，潜伏性 TrPs 与活动性 TrPs 构成不同的临床实体。直到最近十年，才有多个研究对 TrPs 在头痛综合征中的作用进行了研究。最近 TrP 研究区分了活跃 TrPs 和潜在 TrPs。一个例外是 30 多年前发表的一项研究，该研究证明了从颈部和肩部肌肉的 TrPs 牵涉到头部的疼痛，并与头痛的相关，且证明通过注射 TrPs 的治疗可以缓解头痛[52]。

头痛的患者也常有颈椎病的症状。最近的一项研究发现，偏头痛合并 TTH 患者的颈痛患病率为 89.3%，TTH 患者的颈痛患病率为 88.4%，偏头痛患者的颈痛患病率为 76.2%[60]。

颈痛

一般人群中有 45% ～ 54% 的人在一生中的某个时期会受到颈部疼痛的影响[61]。颈部疼痛的一生患病率估计在 67% ～ 71% 之间，表明大约 2/3 的总人口在他们生命中的某个时期经历颈痛发作。颈痛可分为特发性颈痛、机械性颈痛或与机动车追尾事故（挥鞭样相关疾病，WAD）相关的颈痛。机械性或特发性颈痛可定义为具有机械特征的全身性颈和/或肩痛，包括由不正确的颈部姿势或运动或颈部肌肉触诊引起的症状。疼痛通常是逐渐开始的，没有明确的病因。颈痛综合征的疼痛特征可能与不同的解剖结构有关：关节突关节、神经组织、椎间盘、肌肉或韧带[63]。然而，在临床实践中，TrPs似乎是颈痛症状的主要原因之一。

颈部和头部疼痛是挥鞭样损伤的常见临床表现[64]。根据魁北克特别工作组的说法，"挥鞭样损伤是一种能量转移到颈部的加速减速机制。它可能是由于汽车追尾或侧面碰撞，但也可能发生在潜水或其他事故。撞击可能导致骨骼、软组织和神经损伤，这反过来可能导致各种临床表现（挥鞭样相关疾病）"[65]。有一个通常被忽略的因素，触发点可促成车辆撞击后的急性和/或慢性疼痛综合征[66]。有些作者认为，颈椎关节功能障碍和TrPs是挥鞭样相关疼痛中最相关的伤害源[67]。

（2）头痛和/或颈痛患者的初步评估

当头颈痛患者寻求治疗时，需要进行彻底的初步评估，以确定该患者是否适合TrP治疗。首先，临床医生应记录疼痛史、疼痛特征，以及增加或减少头部和/或颈部症状的疼痛刺激或缓解手法。非常重要的是，临床医师应密切注意报道的症状描述，如压迫或收紧的性质，这将表明TrPs存在和牵涉痛的重要性。

姿势评估应包括头部相对颈部的位置以及任何其他相关的姿势偏差，这种视觉探索的重点是能够促进或维持该肌肉组织TrP活性的体位异常。头前位和前圆肩是两种体位障碍，最常见于颈部和/或头部疼痛综合征患者[68]。这两种姿势的异常可能会对颈椎肌肉造成生物力学上的不利影响，从而导致TrP的激活。

临床上，TrPs和颈关节低活动度都可能导致头颈部疼痛综合征。临床医生在初步评估时应同时观察迟缓性结构和收缩性结构，在C1～C3或三叉神经支配的肌肉中应观察TrPs的存在。具体而言，应检查上斜方肌、胸锁乳突肌、咬肌、头夹肌和颈夹肌、头半棘肌、颞肌、肩胛提肌、枕下肌和上斜肌的TrPs。这些肌肉的触诊可以通过交叉纤维平滑式触诊或交叉纤维钳触诊（这些肌肉检查的描述见具体的肌肉章节）来找到TrPs，临床医生应将检查重点放在触诊TrPs时颈部或头

部症状的再现上。在一些患者中，TrPs也会影响颈椎ROM，但这种损害并不总是存在的。图18-1显示咀嚼肌和颈部肌肉中TrPs的重叠和复合疼痛模式。

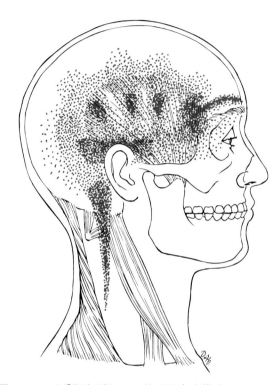

图18-1　咀嚼肌和颈肌TrPs的重叠牵涉模式（红色），产生典型的单侧或双侧偏头痛或紧张型头痛症状

针对上颈椎关节的ROM损伤和副关节运动的检查对于确定患者头部或颈部疼痛的可能症状来源或促进因素是非常重要的。许多人工检查技术被用来评估颈椎关节突关节的被动副关节运动，Maitland描述了最广泛使用的方法之一[69]。Jull等人报道[70]，使用Maitland描述的节段间试验进行评估，可以识别疼痛的关节突关节的存在和位置，与诊断性关节阻滞的金标准相比，具有100%的敏感性和特异性。这些作者概括了有症状的颈椎关节突关节的以下症状：异常的末端感觉，异常的抵抗性质，以及患者症状的再现。由于患者主诉的再现被认为是症状性关节活动度低下最可靠的征象之一[71]，临床医生应将上颈椎关节检查的重点放在患者症状的再现上。这是用于临床区分活跃和潜伏TrPs的同一类型标准。

根据检查中发现的临床症状，处理头颈部疼

痛综合征的患者的治疗应着重于TrP治疗、颈关节损伤治疗或两者兼而有之。

（3）头部和颈部的触发点

触发点怎么会导致头痛？

有人提出了几种解释头痛症状的疼痛模型。Olesen[72]提出头痛可能是由于来自周围结构（如肌肉、关节或动脉）的伤害性输入过多所致。三叉神经颈尾核在该模型中起着中心作用，因为感觉到的头痛强度是来自颅外组织的伤害性输入的总和，汇聚在尾核的神经元上。图18-2描述了Olesen[72]提出的头痛模型，其中肌筋膜、脊髓上和血管输入的作用随头痛而变化。

在一个后痛模型中，Bendtsen认为TTH的主要问题是中枢性疼痛通路的敏感化，这是由于长时间的伤害性输入引起的，这种伤害性输入是由颅内压痛组织释放出的高碱性物质和周围的化学介质引起的[73]。长期外周输入的存在对发作性TTH向慢性TTH的转化具有重要意义。这个模型解释了慢性TTH患者中枢神经通路的敏感化、脊髓上的敏感性增加、肌肉活动和硬度增加、慢性疼痛以及慢性TTH患者缺乏客观的周围病理信号。然而，这些模型并不能解释是什么引发了中枢敏化，而中枢性敏化正是周围疼痛的根源[74]。

基于这些疼痛模型，致痛介质在周围组织的释放对致敏机制起决定性作用。最近的一项研究发现，慢性TTH患者的非特异性痛点与健康患者之间，5′三磷腺苷（ATP）、谷氨酸、缓激肽、前列腺素E_2、葡萄糖、丙酮酸和尿素的间质浓度从基线到运动和运动后的变化没有显著差异。该研究得出结论，痛点并不是导致高钙物质释放的外围结构[75]。然而，最近在活性TrPs中发现了高

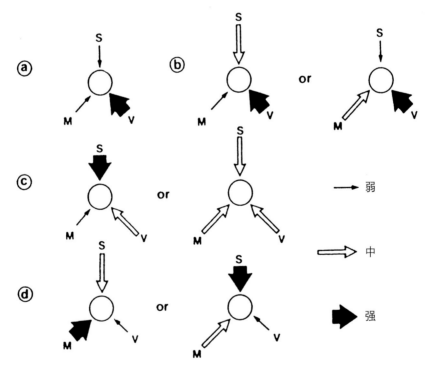

图18-2　预测脊髓上、血管和肌筋膜输入对偏头痛和TTH患者脑干神经元的重要性。偏头痛和其他头痛的血管/脊髓上/肌源性模型的大量调节的一些例子。S，脊髓上网络效应（通常在头痛时易化）；M，肌筋膜伤害性输入；V，血管伤害性输入。箭头的粗细表示输入的相对强度。ⓐ无头痛的偏头痛先兆：尽管有很强的血管输入，但由于S和M较小，没有疼痛；ⓑ有先兆的偏头痛：由于脊髓上或肌筋膜上的输入更强，受试者可患有头痛；ⓒ无先兆的偏头痛：血管输入不如有先兆的偏头痛强，但头痛的剧烈程度并不低，因为脊髓上的易化性更强，或者V和M的联合作用。后一种情况可能会出现偏头痛或TTH交替，这取决于M和V的相对大小的小变化；ⓓTTH：M大于V，S为中或大

水平的高钙物质和较低的pH。在潜伏期的TrPs或对照点（无TrP肌肉）中发现了较不显著的水平，这说明了活动性的TrPs表现为外周敏化焦点的多种原因[76]。

Fernández de las Peñas等人在最新的疼痛模型中提出，TTH至少可以部分解释为通过脊髓和脑干三叉神经尾侧核介导的活动性TrPs所引起的牵涉性疼痛[77]。因此，位于受C1～C3或三叉神经支配的肌肉中的活动的TrPs可以负责外周的伤害性输入，并可向三叉神经尾侧核产生连续的传入阻滞。事实上，由于长时间的痛觉刺激引起的中枢神经系统痛觉通路的敏化，似乎是导致由发作性痛觉转变为慢性痛觉的原因[78]。

触发点和偏头痛

许多患者完全是TrPs的问题，却被错误地诊断为偏头痛。在另一些研究中，TrPs是引发头痛的诱因，人们则认为这本质上是偏头痛。目前的理论，对于真正的偏头痛，假设偏头痛发作的感觉疼痛特征可能归因于三叉神经血管系统的激活[50,51]，可能是由外周的致痛物质的释放引起的[50,51,79]。TrPs与偏头痛发作之间的联系可能是由TrPs引起的三叉神经颈尾核或三叉神经血管系统的激活，该激活是由周围的致痛法物质（即缓激肽、P物质、降钙素基因相关肽、肿瘤坏死因子α、5-羟色胺等）的释放引起的[76]。因此，位于三叉神经（眼外肌或咀嚼肌）或上颈部神经（上斜方肌、枕下肌、头夹肌、胸锁乳突肌等）支配的任何肌肉中的TrPs可被视为"隐藏的刺激性的刺"，可使偏头痛发生、持续或加重。偏头痛的其他诱因也可能存在，尚未确定。

在单侧和双侧型偏头痛患者的颈部、肩部和头部肌肉中都发现了触发点[80,81]。在单侧偏头痛中，与无症状侧相比，活动性TrPs位于偏头痛发作的同侧；而在无先兆的双侧偏头痛中，活动性TrPs位于双侧[80,81]。此外，在单侧偏头痛患者的症状侧也发现了由手触诊上斜肌（一种眼外肌）引起的牵涉性疼痛[82]。这些结果已在最近的研究中得到证实，其中颈部肌肉的TrPs和上颈椎小关节的低活动性与偏头痛有关[83]。当患者在无头痛状态下接受检查时，由活性TrPs引起的牵涉痛再现了偏头痛的疼痛特征。表18-2详细说明了偏头痛患者中具有活跃TrPs的肌肉。

表 18-2　偏头痛患者中活性 TrPs 的百分比

单侧偏头痛（摘自Fernández de las Peñas et al[80,82]）	
枕下肌群	25%激活触发点（TrPs）
上斜方肌	患侧30%的活性TrPs，健侧5%活性TrPs
胸锁乳突肌	患侧45%的活性TrPs，健侧5%活性TrPs
颞肌	患侧40%的活性TrPs，健侧0%活性TrPs
上斜肌	患侧50%的活性TrPs，健侧0%活性TrPs
双侧偏头痛（数据摘自Calandre等人[81]）	
颞区	42.6%活性TrPs
枕下肌群	33.4%活性TrPs
其他（斜方肌、咀嚼肌等）	24%活性TrPs

单侧偏头痛患者的数据基于样本量20，双侧偏头痛患者的数据基于样本量98。

另一项研究表明偏头痛患者被描述为"内爆型"（从内到外的疼痛，压迫或收紧样的疼痛）或"眼型"（眼部疼痛特征）头痛的反应是将肉毒毒素A注射到几个颈部和头部肌肉（额肌、上斜方肌、颞肌、半棘肌和头夹肌）[84]。作者认为颅外组织可能参与"内爆型"或"眼型"偏头痛的发病机制。由于偏头痛患者的疼痛特征与TrPs引起的牵涉痛特征非常相似，有人认为TrPs是"内爆型"或"眼型"偏头痛的病因[85]。

基于上述研究，偏头痛患者中TrPs的失活可以提供额外的疼痛缓解，而且，已经证明TrPs的失活可以缓解偏头痛患者的头痛症状[86,87]，这些作者发现TrP失活是预防治疗严重难治性偏头痛的有效姑息措施，并提示TrPs可能是与偏头痛易感性相关的过度活动性外周疼痛机制之一。因此，TrP失活可降低外周伤害感受器的兴奋性，并有助于改善偏头痛发作[87]。

触发点与颈源性头痛

起源于颈椎的头痛（颈源性头痛）是一种常见的临床症状，值得注意的是，在临床研究和临床社区中，对于这种疾病的正确分类存在争议。已经证实，任何由三叉神经尾状核支配的结构（如肌肉、关节、韧带或肌腱）都能引起头部的牵涉性疼痛[88]。一些学者认为颈源性头痛主要是由上颈椎关节的牵涉性疼痛引起的[89,90]，而不是由肌肉组织的牵涉痛引发的[91]，有几项研究发现颈源性头痛是由上颈椎功能障碍引起的[89-93]。在这些研究中，通过人工评估上颈椎关节来重现头痛症状（临床评估颈椎关节功能障碍见，Maitland[69]）。此外，旨在纠正上颈椎关节功能障碍的脊柱操作或运动程序的有效性支持了这样一个概念，即上颈椎关节功能障碍在颈源性头痛的发病机制中可能比其他头痛更相关[67,94,95]。

这种头痛综合征的特征表明，TrPs引起的牵涉痛也可能有助于改善疼痛状况。Jaeger在11名颈源性头痛患者的队列研究中发现，所有患者的患侧至少有3个TrPs[96]，同侧胸锁乳突肌和颞肌是受TrPs影响最大的肌肉。Jaeger还发现，那些TrPs失活的患者头痛频率和强度显著降低，进一步支持了TrPs在颈源性头痛的疼痛感知中的作用，一个病例报道发现，胸锁乳突肌TrPs引起的疼痛与颈源性头痛的疼痛模式相似[97]。这些作者证明了胸骨锁乳突肌TrPs的失活对于缓解来自其他结构（如上颈椎关节）的疼痛的患者的头部症状是决定性的。一项初步的随机对照研究发现，以胸锁乳突肌TrPs为靶点的人工治疗对改善颈源性头痛患者的头痛强度、压力敏感性、颈椎活动度和颈椎深屈肌的运动能力是有效的[98]。

关于肌肉与关节的相互作用已经提出了几种理论，紧带张力的增加和运动活动的促进，可能通过TrPs对关节产生持续的、增加的和位移的应力，从而引起和维持关节功能障碍[99]。关节功能障碍引起的感觉输入异常可反射性激活TrP。表18-3详细说明了一些问题，这些问题可能有助于临床医生确定头痛症状是否与上颈椎关节功能障碍或TrPs有关。然而，在一些患者中，关节功能

表 18-3　　区分上颈椎关节功能障碍或触发点（TrPs）引起的颈部疼痛的主观问题
你的疼痛会随着颈部的活动而改变吗？ 你的疼痛随着颈部的长期姿势而改变吗？ 你的疼痛会随着颈部的被动运动而改变吗？ 使用电脑或电视会改变眼后的疼痛吗？ 疼痛是在运动后还是在运动中发生变化？ 肌肉拉伸会引起疼痛吗？ 疼痛是渐进性的还是急性的？ 你的疼痛是表面的还是深层的？

障碍和TrPs引起的疼痛可以同时发生。

颈源性头痛患者的颈深屈肌运动控制功能受损，颈深屈肌损伤通常与颈浅屈肌（如前斜角肌或胸锁乳突肌）较高的肌电图振幅有关[100,101]。肌电图振幅的增加表示在颈椎的功能任务中有更高的肌肉活动，这会导致这些肌肉超负荷。因此，颈深屈肌的运动控制障碍可能导致了浅层肌肉TrPs的发展，其中涉及的疼痛可导致颈源性头痛综合征。

触发点与紧张型头痛

紧张型头痛是典型的头痛，颈部和/或肩部肌肉在疼痛的形成中起重要作用[102-104]。TTH患者将头痛描述为压迫、紧绷、钝痛或一种全身性疼痛，与TrPs引起的肌肉牵涉痛的疼痛特征非常相似[105-107]。

Mercer等人在一项非对照和非盲研究中发现，TTH患者颈部和肩部肌肉中的活跃和潜在TrPs，尤其是头夹肌或颈夹肌、头半棘肌或颈半棘肌、肩胛提肌、上斜方肌和枕下肌[108]。Marcus等人报道，TTH患者表现出比健康对照组更多的活跃或潜在TrPs；这些作者没有详细说明哪些肌肉TrPs更常见[109]。Fernández de las Peñas等人发现，发作性或慢性TTH与枕下肌[110,111]、上斜方肌[112]、上斜肌[113]、颞肌和胸锁乳突肌[114,115]中的活跃TrPs相关，表18-4总结了TTH患者中哪些肌肉最易受TrPs影响。

研究还发现，慢性TTH患者的TrP活性与头痛感知有关，而与发作性TTH无关，慢性TTH和活动性TrPs患者比潜伏性TrPs患者表现出更大的头痛强度和频率。然而，无论是活动性还是潜伏

表18-4　慢性和频繁发作性紧张型头痛（TTH）患者中发现的活性TrPs

慢性TTH（从Fernández de las Peñas et al[110,114,129]中提取的数据）	
枕下肌群	65%活性TrPs
上斜方肌	左侧24%活性TrPs，右侧36%活性TrPs
胸锁乳突肌	左侧20%活性TrPs，右侧24%活性TrPs
颞肌	左侧32%活性TrPs，右侧36%活性TrPs
上斜肌	双侧86%活性TrPs
频繁发作性TTH（从Fernández de las Peñas et al[111,115]中提取的数据）	
枕下肌群	60%活性TrPs
上斜方肌	左侧33%活性TrPs，右侧14%活性TrPs
胸锁乳突肌	左侧20%活性TrPs，右侧14%活性TrPs
颞肌	左侧40%活性TrPs，右侧46%活性TrPs
上斜肌	双侧15%活性TrPs

期，头痛疼痛参数在发作性TTH之间并无差异。慢性而非发作性TTH患者伴有产生疼痛的活动性TrPs，其头痛症状较潜伏期TrPs患者更为严重，这可能被认为是TrPs信号时间整合的结果[116]。考虑到痛觉的时间总和是由中枢介导的[117]，这可能意味着中枢痛觉神经元对来自TrPs的痛觉信号的时间整合导致了慢性TTH中枢通路的敏化[73,74]。最后，发作性TTH[111,115]与慢性TTH[110,112,114]在一定程度上存在活动的TrPs，这一事实并不支持活动性TrPs是中枢敏化的结果这一假说[118]。因此，除了引起众所周知的伤害性知觉的外周敏化外，TrPs还可引起中枢敏化，但中枢敏化似乎不会引起TrPs。这是一个重要的观点，因为这两个概念是截然相反的，是两种相互排斥的方式看待TrPs在TTH中的作用的中心[119]。

采用肌源性头痛一词来表示在病因学上有重要意义的TrPs头痛，将强调活动性TrPs的牵涉性疼痛这一概念在头痛发展中的重要性，并强调在头痛管理中治疗这些TrPs的重要性。

机械性颈痛

机械性颈痛患者中TrPs的存在在临床实践中较为常见。不同的研究发现，机械性颈痛患者的颈—肩肌肉组织存在活动性的TrPs，尤其是上斜方肌和肩胛提肌[120,121]，上斜方肌TrPs的存在与C3和C4水平的颈椎关节功能障碍有关[99]。关于肌肉与关节的相互关系提出了几种理论，也许，紧带的张力增加和运动活动的促进可以维持关节的位移应力，从而使TrP引起和维持关节功能障碍。然而，来自关节功能障碍的异常感觉输入可能会反射性地激活TrP。在评估机械性或特发性颈痛患者时，颈部肌肉组织中TrPs的存在与颈椎关节功能低下之间的相互正反馈支持了对肌肉和关节进行全面检查的重要性。有必要对治疗TrP和关节紊乱的疗效进行设计良好的研究，无论是序贯治疗还是联合治疗。

挥鞭样损伤

在回顾挥鞭样损伤的文献中，Fernández de las Peñas等人发现，受TrPs影响最常见的肌肉是斜角肌、头夹肌、胸锁乳突肌、上斜方肌、颈后肌和胸小肌，包括TrPs和脊柱关节干预在内的治疗策略一直被提倡用于治疗创伤后头部、颈部疼痛[122-129]。McMakin等人的研究表明，频率特异性微电流治疗对减轻症状也很有帮助[130]。研究人员首先治疗了脑干和脊髓损伤引起的神经功能障碍，然后治疗了引起部分疼痛的其余活动的TrPs。

后端碰撞的生物力学分析显示了激活TrPs的机制。在追尾碰撞中出现的s形颈椎弯曲可能导致胸锁乳突肌的延长，从而产生延长性收缩，使该肌肉负荷过重[131]。在追尾撞击后，胸锁乳突肌的最大自主收缩产生了6%或179%的延长率，这一因素很容易解释该肌肉的TrPs[124,132]。此外，在WAD患者中也发现了深颈屈肌损伤，这种运动控制障碍通常与胸锁乳突肌和前斜角肌的EMG振幅较高有关，这也可能导致颈椎肌肉超载[133-135]。最近的一项研究发现，与机械性颈痛患者相比，挥鞭样损伤患者表现出更多的活动性TrPs，活动性TrPs的数量与WAD患者疼痛症状的面积和强度显著相关[136]。Fernández Pérez et al证明，在急性挥鞭样损伤患者中，活动的TrPs数量与较高的疼痛强度和事故后天数相关。这项研究还发现，在这组患者中，活动性TrPs的数量与颈椎局部较高的压力—疼痛敏感性有关[137]。

一些研究表明，与慢性特发性颈痛患者或健康人相比，慢性挥鞭样痛患者对机械压力和热刺激产生更广泛的超敏反应[138,139]。这些发现支持了WAD患者存在广泛的中枢神经系统兴奋性的假设[140]。Herren-Gerber等人发现，中枢超敏反应最可能依赖于局部的外周伤害性感受输入，因此，由活动的TrPs引起的伤害性敏化可以使慢性挥鞭样损伤患者中枢通路的敏化持续，来自其他结构的伤害性输入（例如，关节突关节）也可能有助于这种中枢敏化过程[141-143]。McMakin等人的研究结果表明，广泛的疼痛超敏反应导致了由创伤引发的中枢神经系统功能障碍，当这些研究人员将中枢神经系统功能障碍的治疗标准化时，超敏反应消失。他们还注意到活性TrPs的失活对降低中枢超敏反应至关重要[130]。

根据现有的数据，我们推测，来源于活动性TrPs的持续伤害性输入使头部和颈部综合征的中枢通路保持或促进敏化。当这种外周伤害性输入被识别和消除时，中枢敏感性应该降低，因为TrPs会引入持续的外周伤害性输入，所以活性TrPs的失活会导致慢性TrPs患者和急性难治性TTH患者的临床改善[76,128]。

3 神经病理性疼痛综合征

从临床上看，区分TrPs引起的疼痛和脑神经痛、枕神经痛等神经病理性疼痛是非常重要的。神经病理性疼痛被认为是伴随着神经解剖分布的阵发性刺痛或射击感，在头部，最常见的神经痛是枕神经痛和三叉神经痛。表18-5总结了一些常

表18-5 触发点可导致以下神经性疼痛综合征
三叉神经痛是一种单侧性疾病，以短暂的电击样疼痛为特征，发作和终止突然，局限于三叉神经的一个或多个分支的分布。 眶上神经痛是一种以眶上切迹区和前额内侧眶上神经支配区阵发性或持续性疼痛为特征的疾病。 枕神经痛是枕大神经或枕小神经或枕第三神经分布的一种阵发性刺痛，有时伴有感觉减退或感觉障碍。 带状疱疹是一种病毒感染，可以影响三叉神经，表现为头部或面部疼痛。

见的头部疼痛来源，也是TrPs常见的疼痛主述。

一些以枕神经痛为表现的患者将其疼痛模式描述为烧灼或疼痛感，这表明来自TrPs的牵涉痛可以模拟枕神经痛[144]。在一些患者中，枕部疼痛可能有一个独特的TrP起源，枕神经可以穿过头半棘肌或上斜方肌，这些肌肉中与TrPs相关的紧带可能夹住枕大神经，这可能是导致一些疼痛和前额痛的原因[145,146]。因此，临床医生区分由枕神经痛引起的症状、由TrPs引起的疼痛和上颈椎关节突关节是很重要的。

一些作者记录了TrPs在几种神经痛中的相关性。Chen等人发现，在肋间神经带状疱疹急性发作后，肋间肌肉中存在TrP，注射TrP后反应良好[147]。Ceneviz等人在一个病例报道中发现，翼外肌中的TrPs可以模拟三叉神经痛的疼痛特征[148]。需要未来的研究来确定TrPs在这些情况下的相关性，以及它们的治疗是否有必要或有助于缓解脑神经痛。

最后，慢性药物滥用引起的头痛可能是由于过量使用止痛药，如阿司匹林、对乙酰氨基酚、非甾体抗炎药或麦角。临床经验表明，多数药物过量头痛患者存在活跃的TrPs，导致头痛。目前缺乏对该人群TrP患病率的调查研究，迫切需要开展这方面的研究。

徐永明、杜冬萍 译 杜冬萍 审

参考文献

[1] Skootsky SA, Jaeger B, Oye RK. Prevalence of myofascial pain in general internal medicine practice.

West J Med. 1989; 151(2): 157–160.

［2］ Poveda Roda R, Diaz Fernandez JM, Hernandez Bazan S, Jimenez Soriano Y, Margaix M, Sarrion G. A review of temporomandibular joint disease (TMJD). Part II: clinical and radiological semiology. Morbidity processes. *Med Oral Patol Oral Cir Bucal.* 2008; 13(2): E102–E109.

［3］ Okeson JP. *Management of Temporomandibular Disorders and Occlusion.* 7th ed. London, England: Elsevier Mosby; 2013.

［4］ LeResche L. Epidemiology of temporomandibular disorders: implications for the investigation of etiologic factors. *Crit Rev Oral Biol Med.* 1997; 8(3): 291–305.

［5］ Isong U, Gansky SA, Plesh O. Temporomandibular joint and muscle disorder-type pain in U.S. adults: the National Health Interview Survey. *J Orofac Pain.* 2008; 22(4): 317–322.

［6］ Poveda-Roda R, Bagan JV, Sanchis JM, Carbonell E. Temporomandibular disorders. A case-control study. *Med Oral Patol Oral Cir Bucal.* 2012; 17(5): e794–e800.

［7］ Goncalves DA, Camparis CM, Speciali JG, Franco AL, Castanharo SM, Bigal ME. Temporomandibular disorders are differentially associated with headache diagnoses: a controlled study. *Clin J Pain.* 2011; 27(7): 611–615.

［8］ Schiffman E, Ohrbach R, Truelove E, et al. Diagnostic Criteria for Temporomandibular Disorders (DC/TMD) for Clinical and Research Applications: recommendations of the International RDC/TMD Consortium Network* and Orofacial Pain Special Interest Group†. *J Oral Facial Pain Headache.* 2014; 28(1): 6–27.

［9］ Gray RJ, Davies SJ, Quayle AA. A clinical approach to temporomandibular disorders. 2. Examination of the articulatory system: the temporomandibular joints. *Br Dent J.* 1994; 176(12): 473–477.

［10］ Goulet JP, Clark GT, Flack VF, Liu C. The reproducibility of muscle and joint tenderness detection methods and maximum mandibular movement measurement for the temporomandibular system. *J Orofac Pain.* 1998; 12(1): 17–26.

［11］ Cleland JA, Koppenhaver S. *Netter's Orthopaedic Clinical Examination: An Evidence-Based Approach.* 2nd ed. Philadelphia, PA: Saunders Elsevier; 2011.

［12］ Mense S. Referral of muscle pain: new aspects. *Am Pain Soc J.* 1994; 3(1): 1–9.

［13］ Clark GT, Delcanho RE, Goulet JP. The utility and validity of current diagnostic procedures for defining temporomandibular disorder patients. *Adv Dent Res.* 1993; 7(2): 97–112.

［14］ Emshoff R, Innerhofer K, Rudisch A, Bertram S. The biological concept of "internal derangement and osteoarthrosis": a diagnostic approach in patients with temporomandibular joint pain? *Oral Surg Oral Med Oral Pathol Oral Radiol Endod.* 2002; 93(1): 39–44.

［15］ Dworkin SF, LeResche L, DeRouen T, Von Korff M. Assessing clinical signs of temporomandibular disorders: reliability of clinical examiners. *J Prosthet Dent.* 1991; 63: 574–579.

［16］ Lauriti L, Motta LJ, Silva PF, et al. Are occlusal characteristics, headache, parafunctional habits and clicking sounds associated with the signs and symptoms of temporomandibular disorder in adolescents? *J Phys Ther Sci.* 2013; 25(10): 1331–1334.

［17］ Leeuw R, Klasser GD. *Orofacial pain: Guidelines for Assessment, diagnosis and management.* 5th ed. Chicago, IL: Quintessence Publishing Co; 2013.

［18］ Dworkin SF, LeResche L, DeRouen T. Reliability of clinical measurement in temporomandibular disorders. *Clin J Pain.* 1988; 4: 89–99.

［19］ de Wijer A, Lobbezoo-Scholte AM, Steenks MH, Bosman F. Reliability of clinical findings in temporomandibular disorders. *J Orofac Pain.* 1995; 9(2): 181–191.

［20］ Fujita S, Iizuka T, Dauber W. Variation of heads of lateral pterygoid muscle and morphology of articular disc of human temporomandibular joint: anatomical and histological analysis. *J Oral Rehabil.* 2001; 28(6): 560–571.

［21］ Walker N, Bohannon RW, Cameron D. Discriminant validity of temporomandibular joint range of motion measurements obtained with a ruler. *J Orthop Sports Phys Ther.* 2000; 30(8): 484–492.

［22］ List T, John MT, Dworkin SF, Svensson P. Recalibration improves inter-examiner reliability of TMD examination. *Acta Odontol Scand.* 2006; 64(3): 146–152.

［23］ Cuccia AM, Caradonna C, Caradonna D. Manual therapy of the mandibular accessory ligaments for the management of temporomandibular joint disorders. *J Am Osteopath Assoc.* 2011; 111(2): 102–112.

［24］ Von Piekartz HJM. *Craniofacial Pain: Neuromuscular Assessment, Treatment and Management.* London, England: Butterworth Heinemann-Elsevier; 2007.

［25］ Dworkin SF, LeResche L. Research diagnostic

criteria for temporomandibular disorders: review, criteria, examinations and specifications, critique. *J Craniomandib Disord.* 1992; 6(4): 301−355.

[26] Fricton JR, Kroening R, Haley D, Siegert R. Myofascial pain syndrome of the head and neck: a review of clinical characteristics of 164 patients. *Oral Surg Oral Med Oral Pathol.* 1985; 60(6): 615−623.

[27] Svensson P, Graven-Nielsen T. Craniofacial muscle pain: review of mechanisms and clinical manifestations. *J Orofac Pain.* 2001; 15(2): 117−145.

[28] Wright EF. Referred craniofacial pain patterns in patients with temporomandibular disorder. *J Am Dent Assoc.* 2000; 131(9): 1307−1315.

[29] Fernández de las Peñas C, Galan-Del-Rio F, Alonso-Blanco C, Jimenez-Garcia R, Arendt-Nielsen L, Svensson P. Referred pain from muscle trigger points in the masticatory and neck-shoulder musculature in women with temporomandibular disorders. *J Pain.* 2010; 11(12): 1295−1304.

[30] Svensson P. Muscle pain in the head: overlap between temporomandibular disorders and tension-type headaches. *Curr Opin Neurol.* 2007; 20(3): 320−325.

[31] Jensen R, Bendtsen L. Tension-type headache: why does this condition have to fight for its recognition? *Curr Pain Headache Rep.* 2006; 10(6): 454−458.

[32] Schwartz BS, Stewart WF, Simon D, Lipton RB. Epidemiology of tension-type headache. *JAMA.* 1998; 279(5): 381−383.

[33] Stovner L, Hagen K, Jensen R, et al. The global burden of headache: a documentation of headache prevalence and disability worldwide. *Cephalalgia.* 2007; 27(3): 193−210.

[34] Bendtsen L, Jensen R. Tension-type headache: the most common, but also the most neglected, headache disorder. *Curr Opin Neurol.* 2006; 19(3): 305−309.

[35] Nilsson N. The prevalence of cervicogenic headache in a random population sample of 20−59 year olds. *Spine.* 1995; 20(17): 1884−1888.

[36] Sjaastad O, Bakketeig LS. Prevalence of cervicogenic headache: Vågå study of headache epidemiology. *Acta Neurol Scand.* 2008; 117(3): 173−180.

[37] Stewart WF, Lipton RB, Celentano DD, Reed ML. Prevalence of migraine headache in the United States. Relation to age, income, race, and other sociodemographic factors. *JAMA.* 1992; 267(1): 64−69.

[38] Jensen R, Stovner LJ. Epidemiology and comorbidity of headache. *Lancet Neurol.* 2008; 7(4): 354−361.

[39] Stovner LJ, Andree C. Prevalence of headache in Europe: a review for the Eurolight project. *J Headache Pain.* 2010; 11(4): 289−299.

[40] Fernández de las Peñas C, Palacios-Cena D, Salom-Moreno J, et al. Has the prevalence of migraine changed over the last decade (2003−2012)? A Spanish population-based survey. *PLoS One.* 2014; 9(10): e110530.

[41] Rasmussen BK. Epidemiology and socio-economic impact of headache. *Cephalalgia.* 1999; 19 suppl 25: 20−23.

[42] van Suijlekom HA, Lame I, Stomp-van den Berg SG, Kessels AG, Weber WE. Quality of life of patients with cervicogenic headache: a comparison with control subjects and patients with migraine or tension-type headache. *Headache.* 2003; 43(10): 1034−1041.

[43] Meletiche DM, Lofland JH, Young WB. Quality-of-life differences between patients with episodic and transformed migraine. *Headache.* 2001; 41(6): 573−578.

[44] Leonardi M, Raggi A. Burden of migraine: international perspectives. *Neurol Sci.* 2013; 34 suppl 1: S117−S118.

[45] Headache Classification Committee of the International Headache Society. Classification and diagnostic criteria for headache disorders, cranial neuralgias and facial pain. Headache Classification Committee of the International Headache Society. *Cephalalgia.* 1988; 8 suppl 7: 1−96.

[46] Headache Classification Subcommittee of the International Headache Society. The International Classification of Headache Disorders, 2nd edition. *Cephalalgia.* 2004; 24: S9−S160.

[47] Headache Classification Committee of the International Headache Society. The International Classification of Headache Disorders, 3rd edition (beta version). *Cephalalgia.* 2013; 33(9): 629−808.

[48] Sjaastad O, Fredriksen TA, Pfaffenrath V. Cervicogenic headache: diagnostic criteria. The Cervicogenic Headache International Study Group. *Headache.* 1998; 38(6): 442−445.

[49] Nilsson N, Bove G. Evidence that tension-type headache and cervicogenic headache are distinct disorders. *J Manipulative Physiol Ther.* 2000; 23(4): 288−289.

[50] Edvinsson L. Aspects on the pathophysiology of migraine and cluster headache. *Pharmacol Toxicol.* 2001; 89(2): 65−73.

［51］ Goadsby PJ, Lipton RB, Ferrari MD. Migraine: current understanding and treatment. *N Engl J Med.* 2002; 346(4): 257−270.

［52］ Tfelt-Hansen P, Lous I, Olesen J. Prevalence and significance of muscle tenderness during common migraine attacks. *Headache.* 1981; 21(2): 49−54.

［53］ Gerwin R. Headache. In: Ferguson L, Gerwin R, eds. *Clinical Mastery in the Treatment of Myofascial Pain.* Philadelphia, PA: Lippincott Williams & Wilkins; 2005: 1−29.

［54］ Jensen R, Rasmussen BK, Pedersen B, Olesen J. Muscle tenderness and pressure pain thresholds in headache. A population study. *Pain.* 1993; 52(2): 193−199.

［55］ Lipchik GL, Holroyd KA, Talbot F, Greer M. Pericranial muscle tenderness and exteroceptive suppression of temporalis muscle activity: a blind study of chronic tension-type headache. *Headache.* 1997; 37(6): 368−376.

［56］ Metsahonkala L, Anttila P, Laimi K, et al. Extracephalic tenderness and pressure pain threshold in children with headache. *Eur J Pain.* 2006; 10(7): 581−585.

［57］ Schoenen J, Bottin D, Hardy F, Gerard P. Cephalic and extracephalic pressure pain thresholds in chronic tension-type headache. *Pain.* 1991; 47(2): 145−149.

［58］ Bendtsen L, Jensen R, Olesen J. Decreased pain detection and tolerance thresholds in chronic tension-type headache. *Arch Neurol.* 1996; 53(4): 373−376.

［59］ Ashina S, Babenko L, Jensen R, Ashina M, Magerl W, Bendtsen L. Increased muscular and cutaneous pain sensitivity in cephalic region in patients with chronic tension-type headache. *Eur J Neurol.* 2005; 12(7): 543−549.

［60］ Ashina S, Bendtsen L, Lyngberg AC, Lipton RB, Hajiyeva N, Jensen R. Prevalence of neck pain in migraine and tension-type headache: a population study. *Cephalalgia.* 2015; 35(3): 211−219.

［61］ Cote P, Cassidy JD, Carroll L. The Saskatchewan Health and Back Pain Survey. The prevalence of neck pain and related disability in Saskatchewan adults. *Spine.* 1998; 23(15): 1689−1698.

［62］ Picavet HSJ, Van Gils HWV, Schouten JSAG. *Musculoskeletal Complaints in the Dutch Population [In Dutch: Klachten aan het bewegingsapparaat in de Nederlandse bevolking prevalenties, consequenties en risicogroepen].* The Netherlands: RIVM National Institute of Public Health and the Environment; 2000.

［63］ Greenman PE. *Principles of Manual Medicine.* Baltimore, MD: Williams & Wilkins; 1989.

［64］ Drottning M, Staff PH, Sjaastad O. Cervicogenic headache (CEH) after whiplash injury. *Cephalalgia.* 2002; 22(3): 165−171.

［65］ Spitzer WO, Skovron ML, Salmi LR, et al. Scientific monograph of the Quebec Task Force on Whiplash-Associated Disorders: redefining "whiplash" and its management. *Spine.* 1995; 20(8 suppl): 1S−73S.

［66］ Dommerholt J, Royson MW, Whyte-Ferguson L. Neck pain and dysfunction following whiplash. In: Ferguson L, Gerwin R, eds. *Clinical Mastery in the Treatment of Myofascial Pain.* Philadelphia, PA: Lippincott Williams & Wilkins; 2005: 57−89.

［67］ Fernández de las Peñas C, Alonso-Blanco C, Cuadrado ML, Pareja JA. Spinal manipulative therapy in the management of cervicogenic headache. *Headache.* 2005; 45(9): 1260−1263.

［68］ Fernández de las Peñas C, Blanco CR, Cuadrado ML, Pareja J. Forward head posture and neck mobility in chronic tension-type headache: a blinded, controlled study. *Cephalalgia.* 2006; 26: 314−319.

［69］ Maitland G, Hengeveld E, Banks K, English K. *Maitland's Vertebral Manipulation.* 6th ed. London, England: Butterworth Heinemann; 2001.

［70］ Jull G, Bogduk N, Marsland A. The accuracy of manual diagnosis for cervical zygapophysial joint pain syndromes. *Med J Aust.* 1988; 148(5): 233−236.

［71］ Jull G, Treleaven J, Versace G. Manual examination: is pain provocation a major cue for spinal dysfunction? *Aust J Physiother.* 1994; 40(3): 159−165.

［72］ Olesen J. Clinical and pathophysiological observations in migraine and tension-type headache explained by integration of vascular, supraspinal and myofascial inputs. *Pain.* 1991; 46(2): 125−132.

［73］ Bendtsen L. Central sensitization in tension-type headache: possible pathophysiological mechanisms. *Cephalalgia.* 2000; 20(5): 486−508.

［74］ Bendtsen L, Schoenen J. Synthesis of tension type headache mechanisms. In: Olesen J, Goasdby P, Ramdan NM, Tfelt-Hansen P, Welch K, eds. *The Headaches.* 3rd ed. Philadelphia, PA: Lippincott Williams & Wilkins; 2006.

［75］ Ashina M, Stallknecht B, Bendtsen L, et al. Tender points are not sites of ongoing inflammation-in vivo evidence in patients with chronic tension-type headache. *Cephalalgia.* 2003; 23(2): 109−116.

［76］ Shah JP, Phillips TM, Danoff JV, Gerber LH. An in

vivo microanalytical technique for measuring the local biochemical milieu of human skeletal muscle. *J Appl Physiol.* 2005; 99(5): 1977−1984.

[77] Fernández de las Peñas C, Cuadrado ML, Arendt-Nielsen L, Simons DG, Pareja JA. Myofascial trigger points and sensitization: an updated pain model for tension-type headache. *Cephalalgia.* 2007; 27(5): 383−393.

[78] Fernández de las Peñas C. Myofascial head pain. *Curr Pain Headache Rep.* 2015; 19(7): 28.

[79] Fusco M, D'Andrea G, Micciche F, Stecca A, Bernardini D, Cananzi AL. Neurogenic inflammation in primary headaches. *Neurol Sci.* 2003; 24 suppl 2: S61−S64.

[80] Fernández de las Peñas C, Cuadrado ML, Pareja JA. Myofascial trigger points, neck mobility and forward head posture in unilateral migraine. *Cephalalgia.* 2006; 26(9): 1061−1070.

[81] Calandre EP, Hidalgo J, Garcia-Leiva JM, Rico-Villademoros F. Trigger point evaluation in migraine patients: an indication of peripheral sensitization linked to migraine predisposition? *Eur J Neurol.* 2006; 13(3): 244−249.

[82] Fernández de las Peñas C, Cuadrado ML, Gerwin RD, Pareja JA. Myofascial disorders in the trochlear region in unilateral migraine: a possible initiating or perpetuating factor. *Clin J Pain.* 2006; 22(6): 548−553.

[83] Tali D, Menahem I, Vered E, Kalichman L. Upper cervical mobility, posture and myofascial trigger points in subjects with episodic migraine: case-control study. *J Bodyw Mov Ther.* 2014; 18(4): 569−575.

[84] Jakubowski M, McAllister PJ, Bajwa ZH, Ward TN, Smith P, Burstein R. Exploding vs. imploding headache in migraine prophylaxis with Botulinum Toxin A. *Pain.* 2006; 125(3): 286−295.

[85] Fernández de las Peñas C, Arendt-Nielsen L, Simons DG. Exploding vs. imploding headache in migraine prophylaxis with Botulinum Toxin A. *Pain.* 2007; 129(3): 363−364; author reply 364−365.

[86] Calandre EP, Hidalgo J, Garcia-Leiva JM, Rico-Villademoros F. Effectiveness of prophylactic trigger point inactivation in chronic migraine and chronic daily headache with migraine features [abstract]. *Cephalalgia.* 2003; 23: 713.

[87] Garcia-Leiva JM, Hidalgo J, Rico-Villademoros F, Moreno V, Calandre EP. Effectiveness of ropivacaine trigger points inactivation in the prophylactic management of patients with severe migraine. *Pain Med.* 2007; 8(1): 65−70.

[88] Bogduk N. The anatomical basis for cervicogenic headache. *J Manipulative Physiol Ther.* 1992; 15(1): 67−70.

[89] Dreyfuss P, Michaelsen M, Fletcher D. Atlanto-occipital and lateral atlanto-axial joint pain patterns. *Spine.* 1994; 19(10): 1125−1131.

[90] Aprill C, Axinn MJ, Bogduk N. Occipital headaches stemming from the lateral atlanto-axial (C1−2) joint. *Cephalalgia.* 2002; 22(1): 15−22.

[91] Bogduk N. Cervicogenic headache: anatomic basis and pathophysiologic mechanisms. *Curr Pain Headache Rep.* 2001; 5(4): 382−386.

[92] Hall T, Robinson K. The flexion-rotation test and active cervical mobility: a comparative measurement study in cervicogenic headache. *Man Ther.* 2004; 9(4): 197−202.

[93] Zito G, Jull G, Story I. Clinical tests of musculoskeletal dysfunction in the diagnosis of cervicogenic headache. *Man Ther.* 2006; 11(2): 118−129.

[94] Fernández de las Peñas C, Courtney CA. Clinical reasoning for manual therapy management of tension type and cervicogenic headache. *J Man Manip Ther.* 2014; 22(1): 44−50.

[95] Bronfort G, Assendelft WJ, Evans R, Haas M, Bouter L. Efficacy of spinal manipulation for chronic headache: a systematic review. *J Manipulative Physiol Ther.* 2001; 24(7): 457−466.

[96] Jaeger B. Are "cervicogenic" headaches due to myofascial pain and cervical spine dysfunction? *Cephalalgia.* 1989; 9(3): 157−164.

[97] Roth JK, Roth RS, Weintraub JR, Simons DG. Cervicogenic headache caused by myofascial trigger points in the sternocleidomastoid: a case report. *Cephalalgia.* 2007; 27(4): 375−380.

[98] Bodes-Pardo G, Pecos-Martin D, Gallego-Izquierdo T, Salom-Moreno J, Fernández de las Peñas C, Ortega-Santiago R. Manual treatment for cervicogenic headache and active trigger point in the sternocleidomastoid muscle: a pilot randomized clinical trial. *J Manipulative Physiol Ther.* 2013; 36(7): 403−411.

[99] Fernández de las Peñas C, Fernandez-Carnero J, Miangolarra-Page J. Musculoskeletal disorders in mechanical neck pain: myofascial trigger points versus cervical joint dysfunction: a clinical study. *J Musculoskelet Pain.* 2005; 13(1): 27−35.

［100］ Jull G, Amiri M, Bullock-Saxton J, Darnell R, Lander C. Cervical musculoskeletal impairment in frequent intermittent headache. Part 1: subjects with single headaches. *Cephalalgia*. 2007; 27(7): 793−802.

［101］ Falla DL, Jull GA, Hodges PW. Patients with neck pain demonstrate reduced electromyographic activity of the deep cervical flexor muscles during performance of the craniocervical flexion test. *Spine*. 2004; 29(19): 2108−2114.

［102］ Jensen R, Bendtsen L, Olesen J. Muscular factors are of importance in tension-type headache. *Headache*. 1998; 38(1): 10−17.

［103］ Davidoff RA. Trigger points and myofascial pain: toward understanding how they affect headaches. *Cephalalgia*. 1998; 18(7): 436−448.

［104］ Arendt-Nielsen L, Castaldo M, Mechelli F, Fernández de las Peñas C. Muscle triggers as a possible source of pain in a sub-group of tension type headache patients? *Clin J Pain*. 2016; 32(8): 711−718.

［105］ Rasmussen BK, Jensen R, Schroll M, Olesen J. Epidemiology of headache in a general population: a prevalence study. *J Clin Epidemiol*. 1991; 44(11): 1147−1157.

［106］ Rasmussen BK, Jensen R, Schroll M, Olesen J. Interrelations between migraine and tension-type headache in the general population. *Arch Neurol*. 1992; 49(9): 914−918.

［107］ Chun WX. An approach to the nature of tension headache. *Headache*. 1985; 25(4): 188−189.

［108］ Mercer S, Marcus DA, Nash J. Cervical musculoskeletal disorders in migraine and tension type headache. Paper presented at: 68th Annual Meeting of the American Physical therapy Association; 1993; Cincinnati, Ohio.

［109］ Marcus DA, Scharff L, Mercer S, Turk DC. Musculoskeletal abnormalities in chronic headache: a controlled comparison of headache diagnostic groups. *Headache*. 1999; 39(1): 21−27.

［110］ Fernández de las Peñas C, Alonso-Blanco C, Cuadrado ML, Gerwin RD, Pareja JA. Trigger points in the suboccipital muscles and forward head posture in tension-type headache. *Headache*. 2006; 46(3): 454−460.

［111］ Fernández de las Peñas C, Alonso-Blanco C, Cuadrado ML, Pareja JA. Myofascial trigger points in the suboccipital muscles in episodic tension-type headache. *Man Ther*. 2006; 11(3): 225−230.

［112］ Fernández de las Peñas C, Ge HY, Arendt-Nielsen L, Cuadrado ML, Pareja JA. Referred pain from trapezius muscle trigger points shares similar characteristics with chronic tension type headache. *Eur J Pain*. 2007; 11(4): 475−482.

［113］ Fernández de las Peñas C, Cuadrado ML, Gerwin RD, Pareja JA. Referred pain from the trochlear region in tension-type headache: a myofascial trigger point from the superior oblique muscle. *Headache*. 2005; 45(6): 731−737.

［114］ Fernández de las Peñas C, Alonso-Blanco C, Quadrado ML, Gerwin R, Pareja JA. Myofascial trigger points and their relationship to headache clinical parameters in chronic tension-type headache. *Headache*. 2006; 46(8): 1264−1272.

［115］ Fernández de las Peñas C, Cuadrado ML, Pareja JA. Myofascial trigger points, neck mobility, and forward head posture in episodic tension-type headache. *Headache*. 2007; 47(5): 662−672.

［116］ Fernández de las Peñas C, Simons D, Cuadrado ML, Pareja J. The role of myofascial trigger points in musculoskeletal pain syndromes of the head and neck. *Curr Pain Headache Rep*. 2007; 11(5): 365−372.

［117］ Vierck CJ Jr, Cannon RL, Fry G, Maixner W, Whitsel BL. Characteristics of temporal summation of second pain sensations elicited by brief contact of glabrous skin by a preheated thermode. *J Neurophysiol*. 1997; 78(2): 992−1002.

［118］ Fernández de las Peñas C, Arendt-Nielsen L, Simons DG. Contributions of myofascial trigger points to chronic tension type headache. *J Manual Manipulative Ther*. 2006; 14(4): 222−231.

［119］ Gerwin RD. Chronic daily headache. *N Engl J Med*. 2006; 354(18): 1958; author reply 1958.

［120］ Fernández de las Peñas C, Alonso-Blanco C, Miangolarra JC. Myofascial trigger points in subjects presenting with mechanical neck pain: a blinded, controlled study. *Man Ther*. 2007; 12(1): 29−33.

［121］ Munoz-Munoz S, Munoz-Garcia MT, Alburquerque-Sendin F, Arroyo-Morales M, Fernández de las Peñas C. Myofascial trigger points, pain, disability, and sleep quality in individuals with mechanical neck pain. *J Manipulative Physiol Ther*. 2012; 35(8): 608−613.

［122］ Fernández de las Peñas C, Fernandez-Carnero J, Alonso-Blanco C, Miangolarra-Page JC. Myofascial pain syndrome in whiplash injury. A critical review of the literature. Paper presented at: International Whiplash Trauma Congress; October 9−10, 2003; Denver (USA).

［123］ Gerwin R, Dommerholt J. Myofascial trigger points in chronic cervical whiplash syndrome［Abstract］. *J Musculoskelet Pain.* 1998; 6(suppl 2): 28.

［124］ Kumar S, Narayan Y, Amell T. An electromyographic study of low-velocity rear-end impacts. *Spine.* 2002; 27(10): 1044-1055.

［125］ Baker B. The muscle trigger: evidence of overload injury. *J Neurol Orthop Med Surg.* 1986; 7(1): 35-44.

［126］ Schuller E, Eisenmenger W, Beier G. Whiplash Injury in Low Speed Car Accidents: Assessment of biomechanical cervical spine loading and injury prevention in a forensic sample. *J Musculoskelet Pain.* 2000; 8(1/2): 55-67.

［127］ Duffy MF, Stuberg W, DeJong S, Gold KV, Nystrom NA. Case report: whiplash-associated disorder from a low-velocity bumper car collision: history, evaluation, and surgery. *Spine.* 2004; 29(17): 1881-1884.

［128］ Hong C-Z, Simons DG. Response to treatment for pectoralis minor myofascial pain syndrome after whiplash. *J Musculoskelet Pain.* 1993; 1(1): 89-131.

［129］ Fernández de las Peñas C, Palomeque del Cerro L, Fernandez Carmero J. Manual Treatment of post-whiplash injury. *J Bodyw Mov Ther.* 2005; 9(2): 109-119.

［130］ McMakin C, Gregory WM, Philips TM. Cytokine changes with microcurrent treatment of fibromyalgia associated with cervical spine trauma. *J Bodyw Mov Ther.* 2005; 9(3): 169-176.

［131］ Panjabi MM, Nibu K, Cholewicki J. Whiplash injuries and the potential for mechanical instability. *Eur Spine J.* 1998; 7(6): 484-492.

［132］ Brault JR, Wheeler JB, Siegmund GP, Brault EJ. Clinical response of human subjects to rear-end automobile collisions. *Arch Phys Med Rehabil.* 1998; 79(1): 72-80.

［133］ Jull G. Deep cervical flexor muscle dysfunction in whiplash. *J Musculoskelet Pain.* 2000; 8: 143-154.

［134］ Sterling M, Jull G, Vicenzino B, Kenardy J, Darnell R. Development of motor system dysfunction following whiplash injury. *Pain.* 2003; 103(1-2): 65-73.

［135］ Jull G, Kristjansson E, Dall'Alba P. Impairment in the cervical flexors: a comparison of whiplash and insidious onset neck pain patients. *Man Ther.* 2004; 9(2): 89-94.

［136］ Castaldo M, Ge HY, Chiarotto A, Villafane JH, Arendt-Nielsen L. Myofascial trigger points in patients with whiplash-associated disorders and mechanical neck pain. *Pain Med.* 2014; 15(5): 842-849.

［137］ Fernandez-Perez AM, Villaverde-Gutierrez C, Mora-Sanchez A, Alonso-Blanco C, Sterling M, Fernández de las Peñas C. Muscle trigger points, pressure pain threshold, and cervical range of motion in patients with high level of disability related to acute whiplash injury. *J Orthop Sports Phys Ther.* 2012; 42(7): 634-641.

［138］ Scott D, Jull G, Sterling M. Widespread sensory hypersensitivity is a feature of chronic whiplash-associated disorder but not chronic idiopathic neck pain. *Clin J Pain.* 2005; 21(2): 175-181.

［139］ Sterling M, Jull G, Vicenzino B, Kenardy J. Sensory hypersensitivity occurs soon after whiplash injury and is associated with poor recovery. *Pain.* 2003; 104(3): 509-517.

［140］ Johansen MK, Graven-Nielsen T, Olesen AS, Arendt-Nielsen L. Generalized muscular hyperalgesia in chronic whiplash syndrome. *Pain.* 1999; 83: 229-234.

［141］ Herren-Gerber R, Weiss S, Arendt-Nielsen L, et al. Modulation of central hypersensitivity by nociceptive input in chronic pain after whiplash injury. *Pain Med.* 2004; 5(4): 366-376.

［142］ Dommerholt J. Persistent myalgia following whiplash. *Curr Pain Headache Rep.* 2005; 9(5): 326-330.

［143］ Lord S, Barnsley L, Wallis B, Bogduk N. Chronic cervical zygapophysial joint pain after whiplash: a placebo-controlled prevalence study. *Spine.* 1996; 21(15): 1737-1744.

［144］ Graff-Radford SB, Jaeger B, Reeves JL. Myofascial pain may present clinically as occipital neuralgia. *Neurosurgery.* 1986; 19(4): 610-613.

［145］ Natsis K, Baraliakos X, Appell HJ, Tsikaras P, Gigis I, Koebke J. The course of the greater occipital nerve in the suboccipital region: a proposal for setting landmarks for local anesthesia in patients with occipital neuralgia. *Clin Anat.* 2006; 19(4): 332-336.

［146］ Paluzzi A, Belli A, Lafuente J, Wasserberg J. Role of the C2 articular branches in occipital headache: an anatomical study. *Clin Anat.* 2006; 19(6): 497-502.

［147］ Chen S-M, Chen JT, Wu V-C, Kuan T-S, Hong C-Z. Myofascial Trigger points in intercostal muscles secondary to herpes zoster infection to the intercostal nerve［abstract］. *Arch Phys Med Rehabil.* 1996; 77: 961.

［148］ Ceneviz C, Maloney G, Mehta N. Myofascial pain may mimic trigeminal neuralgia. *Cephalalgia.* 2006; 26(7): 899-901.

第三部分 上背、肩膀和手臂疼痛

第 十九 章

肩胛提肌

德里克·L.维拉、米歇尔·芬尼根、约瑟夫·M.唐纳利

1 介绍

肩胛提肌在解剖学结构上是独特的，它与颈椎和肩胛骨相连。肌肉起自C1～C4的后结节，肌纤维向后外侧下行；然后从肩胛骨上角，沿肩胛骨脊柱缘止于肩胛骨内侧。肩胛提肌从起点走行至止点具有特有的后扭转结构，使得起点前向走行的肌纤维到止点时移行为后向走行的肌纤维。肌肉受C3和C4脊神经根以及来自C5的肩胛背神经支配，主要功能是上提肩胛骨并使肩胛骨下回旋以及使同侧颈椎侧屈。在颈部屈曲过程中，双侧肩胛提肌在稳定颈椎稳定性也起着重要作用。肩胛提肌引起的牵涉痛区域为颈角、肩胛间区和肩后区。患者由于长期将肩部保持在抬高和缩短的位置，特别是疲劳或长期受凉，将导致肩胛提肌触发点（TrPs）的活化和持续激活。因为TrPs可以出现在肌肉的任意区域，所以仔细检查整个肌肉是否存在TrPs是非常重要的。肩胛提肌功能障碍常导致头痛、机械性颈痛、挥鞭样相关疾病、肩胛功能障碍、纤维肌痛症、肩痛和肩关节撞击综合征。此外，由于肩胛提肌与姿势综合征（postural syndromes）有关，因此在治疗姿势综合征导致的下颌疼痛、颈神经根症状和上肢功能障碍的患者时，应注意检查肩胛提肌。纠正措施包括在工作和生活中进行姿势调整（包括睡姿），这对于灭活肩胛提肌TrPs至关重要。触发点自我压力释放和舒缓的自我拉伸练习是综合治疗计划中的一部分。

2 相关解剖

肩胛提肌位于颈后三角底部。起始位于

C1～C4后结节，随后向下和向后外侧走行，止于肩胛骨内上角和肩胛骨的内侧边缘（图19-1）[1]。10具人体标本的尸体研究中，肩胛提肌的平均长度为15.1 cm，平均横截面积为2.18 cm²[2]。从起点到止点的连线与冠状面形成的夹角在30°～45°之间变化。目前尚未研究过肩胛提肌的肌纤维组成。

当肩胛提肌从起点走行到止点时，肌纤维会发生向后的微小扭转（图19-1），这是肩胛提肌中存在的一个很少被关注的细微解剖现象。Macbeth和Martin观察到附着在C1上的肩胛提肌自起点发出后向侧方和后方旋转，到达止点过程中前向纤维逐渐移行为后向纤维[3]。起自C2～C4的肩胛提肌纤维初始位于C1纤维的后方；到达止点时逐渐移行于C1肌束的深面。这种扭转的生物力学意义尚未得到充分研究。肩胛提肌的解剖变异尽管存在，但相对少见。在Menachem等进行的尸体研究中，63%（19/30）受检者的肩胛提肌分成两层，止于肩胛骨内侧边缘[4]。其中，14例在两层之间的结缔组织中出现滑囊。此外，本书作者发现43%（13/30）的受检者肩胛骨内上角靠近肩胛提肌止点处存在一条狭长的前锯肌带。此外，38%（5/13）的受检者，其前锯肌、肩胛内上角和肩胛提肌之间存在另一个滑囊。必须重视的是，这些滑囊是该区域疼痛和压痛的潜在来源。最近的尸检研究发现肩胛提肌存在副头。肩胛提肌通过一条扁平的腱膜带连接到项韧带、大菱形肌肌腱和后上锯肌的上侧面[5]。

其他的解剖变异还包括肩胛提肌在颈椎上的变异附着点。Chotai等报道了肩胛提肌在乳突上

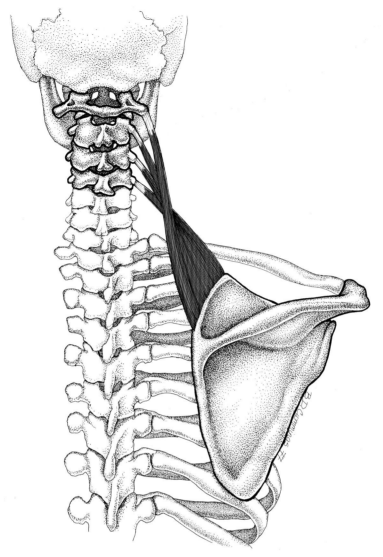

图19-1　肩胛提肌附着点。注意肌肉在从起点到止点的过程中是如何扭曲变化

存在附着点[6]。Bergman等人报道了肩胛提肌筋膜可延伸至颞骨乳突、枕骨、颈背韧带、锁骨、第一和第二肋骨以及胸椎棘突。此外，肩胛提肌筋膜还可延伸到菱形肌、前锯肌、后上锯肌以及斜方肌。MacBeth和 Martin观察到63%（54/80）患者的肩胛提肌下半部分与上半部分在肩胛骨靠近椎体的内侧缘存在融合现象，其余的尸体标本上这种融合会更多或者更少[7]。

　　肩胛提肌通过两条神经支配。一是来自C3和C4脊神经的分支，二是来自臂丛神经（主要是C5）发出的肩胛背神经[1]。肩胛提肌的神经支配具有共同的神经通路[8]。来自C3和C4的颈丛神经，平均有1.92个分支分布于椎前筋膜。这些分支从胸锁乳突肌后缘下方穿出，沿头尾方向移行进入颈后三角，支配肩胛提肌。在同一尸体研究中，Frank等人也记录了肩胛背神经对肩胛提肌的支配作用[8]。肩胛背神经起源于C5神经根的腹侧支，穿过中斜角肌进入颈后三角区下段。神经向后下方穿入颈后三角的距离不一。有趣的是，受检的35个颈椎中有24个标本的肩胛背神经直接穿行于肩胛提肌前缘深面，沿途未发出任何神经分支，最终支配菱形肌。九具尸体中，肩胛背神经直接进入肩胛提肌，其中两个标本伴有小分支。在另一项研究中，20例肩骨背神经均直接支配肩胛提肌。Nguyen等人的尸体研究证实肩胛背神经起源以及支配的肌肉均存在差异，70%的肩胛背神经起自C5的脊神经根，22%起自C4，8%起自C6[10]。52%标本中肩背神经支配肩胛提肌、大小菱形肌，剩余48%标本肩胛背神经仅支配肩胛提肌。

肩胛提肌的血液供应主要来自肩胛背动脉。70%的肩胛背动脉是锁骨下动脉的第二或第三分支，30%来自颈横动脉或颈升动脉的分支[11]。肩胛提肌的上部由椎动脉分支供血[12]。肩胛背神经与肩胛背动脉紧密伴行[9]。

（1）功能

肩胛提肌可上抬并协助肩胛骨下回旋。并使肩胛骨内收、同侧旋转和颈椎侧屈以及维持头部的稳定性中起作用。它几乎总是协同其他肌肉影响肩胛骨的活动性。下面将讨论这些协同关系。

肌电图（EMG）对肩胛提肌的研究表明，肩胛提肌在上抬时肌电活动明显增加，在肩胛提肌收缩时肌电活动中度增加[13]。当手臂移动（外展，屈曲）过程中肩胛提肌协助肩胛骨的运动[14]。

Behrsin和Maguire的EMG研究中，肩胛提肌在肩部外展的第一个90°时发生向心收缩，在第二个90°时发生离心收缩[15]。此外，肩胛提肌在肩关节屈曲和外展到达最大程度时，可发挥更大的作用。这一发现与Ludewig等的结论一致，随着肩胛骨向外旋转和后倾使盂肱关节的抬高角度逐渐增加，肩胛提肌的肌电活动也随之增加[16]。在诸如举重或打高尔夫球的运动中，肩胛提肌达到最大自主等长收缩（MVIC）的峰值为33%～72%[17]。

ManguSun证明，在低速追尾碰撞中肩胛提肌起到稳定头颈部姿势的作用。当撞击来自矢状面时，它是最早反应的肌肉之一[18]。最近一项研究发现，肩胛提肌在头颈部的多向活动中起到的作用有限[19]。

如肩胛骨固定，肩胛提肌对同侧弯曲和颈椎旋转的作用较小，而在维持头部位置方面的作用较大，这是由于它在抵抗侧弯的过程中肌肉变得活跃[20]。纠正一些例如头部前倾和坐姿懒散等习惯性的错误姿势时，肩胛提肌的肌电活动减少[21]。

弗拉基米尔·詹达（Vladimir Janda）博士描述了上交叉综合征（UCS），其典型姿势为头部前倾和圆肩[22]。上交叉综合征会导致肩胛提肌变得紧张和僵硬，因为肩胛提肌是一种维持姿势的"体位肌肉"。上交叉综合征的持续存在，可能会增加TrPs发生的概率，并可导致头颈部的众多功能障碍。

（2）功能单元

功能单元包含主动肌、拮抗肌及其所属的关节。运动单元功能上的相互依存，充分反映出大脑感觉运动皮层的神经连接和功能的协调性。强调功能单元重要性是因为在该单元的任意一块肌肉中存在TrPs会增加该单元的其他肌肉形成TrPs的可能性。当失活某一肌肉的TrPs时，应关注在功能上相互依赖的其他肌肉也可能存在TrPs。表19-1大致列出了肩胛提肌的功能单元[23]。

表 19-1　肩胛提肌的功能单元

功　能	协同作用	拮抗作用
抬高肩胛骨	上斜方肌 小菱形肌 大菱形肌	背阔肌 下斜方肌 前锯（下纤维） 胸小肌
肩胛骨向下旋转	背阔肌 小菱形肌 大菱形肌	上斜方肌 下斜方肌 前锯肌

颈部向对侧做抗阻运动时，同侧肩胛提肌、上斜方肌和颈伸肌均被激活。头部做前屈和后伸运动时，上述肌肉双侧均被激活，肩胛骨固定时，肩胛提肌可协助胸锁乳突肌、头枕肌、肩胛上肌、上斜方肌及竖脊肌共同完成同侧颈部屈曲动作[24]。

3　临床表现

（1）牵涉性痛模式

触发点可在肌肉的任何部位找到，通常出

现在肌肉的中间部位或靠近肩胛骨的肌肉附着点附近。这两个区域的触发带都引起颈部疼痛，并向肩胛骨脊柱缘和肩部后方产生牵涉痛（图19-2）[25-27]。如果TrPs处于活化状态，即使在休息时也可能导致剧烈疼痛。

在临床实践中，肩胛提肌近端的TrPs通常与头颈部疼痛相关。肩胛提肌远端TrPs常常导致肩胛后区域疼痛，通常位于肩胛骨内侧，但不超过中线。22例女性患者肩胛骨内上角区域肩痛报道的研究中，95%的患者在肩胛骨上角2 cm内有最明显的压痛点。按压触发点时会复制或增加原有的典型疼痛[4]。73%的患者压痛区域可触及被作者称为TrPs的小结节。在同一项研究中，73%的患者按压触发点会诱导颈部疼痛。50%患者触诊TrPs可引起肩痛，23%引起上肢痛。肩胛提肌TrPs的激活除引起疼痛外，还会出现由于活动痛导致的颈部持续旋转受限。

肩胛提肌触发点可能导致颈痛或肩痛，是最常见的肩带受累肌肉之一。在一项对200名年轻人肩带肌肉的研究中，Sola发现肩胛提肌TrPs的频率仅次于上斜方肌。在一项单独的临床研究中，肩胛提肌是最常累及肩胛带的肌肉。最近，费尔南德斯、佩纳斯等人认为，肩胛提肌中的TrPs是白领和蓝领中第三常见的。Cerezo-Tellez等人报道，肩胛提肌中的TrPs在非特异性颈痛患者中是第二常见的。

（2）症状

肩胛提肌存在TrPs的患者，可能会根据TrPs的位置和严重程度在头、颈和/或肩胛骨区域引起症状。肩胛提肌受累严重时，患者描述颈角疼痛或颈部僵硬。肩胛提肌张力增加导致颈部活动受限是引起颈部僵硬的常见原因之一，一般称为僵颈综合征或斜颈[26,29]。肩胛提肌存在触发点时，患者由于收缩肌肉时产生疼痛限制其将头完全转向同侧，而由于肌肉被拉伸时疼痛的增加，患者不能将头部完全转向对侧。患者向后看时可能会转动整个身体（更多关于颈部僵硬的介绍，请参阅第三十三章的临床表现）。

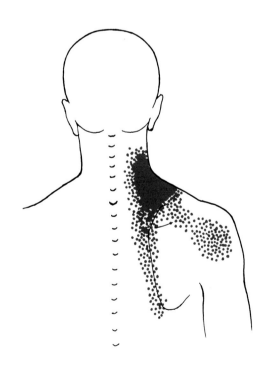
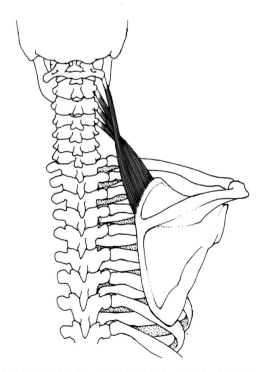

图19-2　右侧肩胛提肌的TrPs。原发痛（essential pain）为纯红色区域，牵涉痛为点状红色区域。触诊整个肌肉明确是否存在TrPs。触发点的位置可能非常接近肩胛上角的肌肉附着点

（3）触发点检查

在彻底的问诊检查之后，临床医生应该做一个详细的图示来描述患者的疼痛模式。这一描述将有助于设计身体检查，并可在症状改善或改变时监测患者的进展。此外，还应进行全面的医学筛查，以排除可引起肩胛提肌区域疼痛的其他疾病[40]。

前部、后部和侧方的体位检查可提示肩胛提肌的问题。特别是临床医生应该评估头部、颈部和肩胛骨位置的不对称性。头颈部过伸或一侧屈曲可显示双侧或单侧肌肉功能障碍。在头部向前或颈部弯曲的位置，肩胛提肌的紧绷或TrPs有可能干扰肩胛骨的向上旋转和后倾，这是肩抬高时肩胛骨正常运动的要求[41]。

此外还建议评估所有平面中颈椎和肩部的运动范围。当脸部转向疼痛一侧时，主动颈部旋转受到最大限制。限制的程度取决于肩胛提肌参与的程度。当涉及两侧的肩胛提肌时（通常会发生这种情况），可以出现双向旋转明显受限。颈部屈曲仅在运动的终点（最大范围）受限，颈部伸展相对不受影响。如果颈部旋转不受限制，则肩胛提肌中出现TrPs可能性很小。

肩部运动通常只有极小的限制。肩胛骨完全向上旋转可能会受到肩胛提肌中TrPs的限制。Apley划痕测试（屈曲，侧向旋转和外展）阴性（图19-3）。

评估颈椎附属关节是否存在活动受限是至关重要的，因为肩胛提肌内的TrPs或肌肉缩短均会限制颈椎的运动。Cook描述的使用方法已被证明是有效可靠的[42]。

评估肩部复合体的所有关节也很重要。因为肩胛提肌止于肩胛骨上内侧，所以它可以直接影响肩胛骨活动性，从而影响盂肱关节，肩锁关节和胸锁关节。为了适应正常肩关节抬高和肩胛骨运动，应进行适当的胸锁关节和肩锁关节活动，肩痛患者表现出较少的胸锁关节活动性。对肩锁关节和肩锁关节的关节活动度的评估应纳入检查

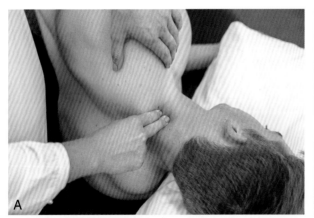
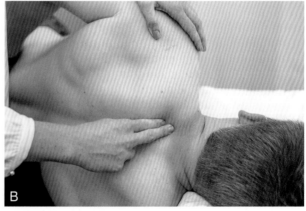
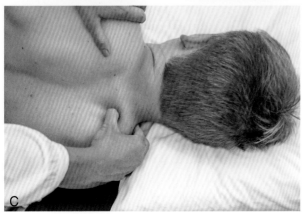

图19-3　**A** 肩胛提肌中腹部垂直于肌肉交叉纤维平滑式触诊。**B** 肩胛骨上角，对肩胛骨进行交叉纤维平滑式触诊。**C** 患侧朝下，采用交叉纤维钳捏式触诊的替代触诊技术

过程[43]。

肩胛骨向上旋转和向前旋转的丧失被认为是肩部撞击的潜在因素[16,41,44]。正常的肩部抬高需要向上旋转和向后倾斜，以防止肩袖撞击到肩峰侧面[45]。由于肩胛提肌的作用力线，任何TrPs甚至肌肉拉紧或缩短都会对肩胛骨的活动性产生潜在影响。增加的肌张力将肩胛骨拉至下旋及前倾的位置。因此，肩痛可能是肩胛提肌功能障碍所致。肩峰撞击综合征患者的肩胛提肌存在触发点和疼痛压力阈值下降[46]。

考虑到肩胛骨运动所涉及肌肉的协调激活，应检查拮抗肌和协同肌。触发点通常常与交互抑制的效率降低有关，导致肌肉激活延迟和弱化，从而导致肩胛骨活动不良和产生潜在的肩胛提肌TrPs[47]。消除相关的TrPs可能会改善肩胛提肌及其相关区域的肩胛骨活动受限和减轻疼痛。

4 鉴别诊断

（1）触发点的激活和延续

一个会导致TrPs激活的姿势或活动，如果没有及时得到纠正，会导致TrPs持续激活。在肩胛提肌的任何部位，TrPs可通过不常见的偏心负荷、非条件肌肉的偏心运动或最大或次最大的同心负荷被激活[51]。当肌肉长时间处于缩短或过伸体位下，如长时间处于错误姿势或UCS（请参见第七十六章），TrPs也可能被激活或加重。挥鞭样损伤患者在肩胛提肌和其他颈肌中可能产生TrPs。

Ettlin、Castaldo和Ferna'ndez-Perez等人的研究证实挥鞭样损伤患者肩胛提肌中TrPs的发生率很高[52-54]。某些错误的人体工程力学姿势也会导致TrPs的发展，如长期伏案工作并将头转向一侧使用键盘，接电话时夹在耳朵和肩膀之间和/或在将头转向一侧进行交谈，以上均可能会对肩胛提肌造成压力。投掷者、游泳运动员或排球运动员可能会在肩胛提肌中产生更多的TrPs，需要具体的研究来确定患病率[51]。

另一种激活TrPs姿势是颈部处于倾斜位置的状态下睡觉会导致肩胛提肌缩短，特别是在不舒服的座椅中，尤其是当肌肉疲劳并暴露于寒冷环境时。在盯着舞台、电影屏幕或电视的时候倾斜头部，心理压力过大时处于不良姿势也是诱发因素之一[55]。长时间坐在椅子上，扶手太高，抬高肩胛骨并缩短双侧肩胛提肌会导致TrPs活化。拐杖辅具过长，迫使一侧肩部的非自然抬高，往往导致同侧肩胛提肌TrPs活化。

当前锯肌功能受损时，肩胛提肌超负荷，容易形成TrPs。机动车事故和跌倒通常会由于急性超负荷应力而导致肩胛提肌TrPs活化[56]。有时肩胛提肌TrPs可继发于功能相关的上斜方肌中原发的TrPs的激活[57]。

（2）相关触发点

Hsieh教授等的研究中，相关的TrP可能发生在其他TrP的疼痛区域[58]。当肩胛提肌中有TrPs时，上斜方肌、中斜方肌、菱形、后锯肌、上斜肌、冈下肌、冈上肌、后三角肌、后颈肌，半棘肌和胸小肌可形成相关的TrPs。

相关的TrPs可由颈总肌、颈多肌、斜角肌、中斜方肌和三头肌长头引起。必须确定哪个肌肉是症状的根源，因为灭活原始TrPs也会使相关的TrPs失活[57]。肩胛提肌中段TrPs通常与斜方肌上部肌纤维内的TrPs一起出现。

（3）相关病理学

肌肉中的触发点与许多不同的情况有关，或者可以模拟许多不同的情况。因此，彻底的医学检查是至关重要。肩胛提肌，胸锁乳突肌以及斜方肌的触发点应与痉挛性斜颈（颈肌张力障碍）区分开，后者是一种以非自主性肌张力障碍为特征的神经系统状态[59,60]。痉挛性斜颈是一种遗传性、后天性或特发性疾病[61]。尽管肩胛提肌不像胸锁乳突肌、斜方肌、斜角肌和胸肌那样普遍受累，但对这种情况进行鉴别诊断（对照TrPs）对于确保适当的护理至关重要。痉挛性斜颈时，可能会引起肌肉肥大[62]。相反，由于TrPs引起肌肉明显缩短，不会引起肥大，也不会引起头部的不自主运动[59]。

肩胛提肌可能导致头痛。Fernández de las Peñas 教授等指出患有紧张型头痛的患者在肩胛提肌中检查到 TrPs 的发生率很高[63]。尽管肩胛提肌通常不会导致头面区域疼痛，但许多紧张型头痛的患者会出现颈部疼痛和 TrPs。如在 UCS 中，肩胛提肌的活动也可能会导致肌肉缩短，这改变了颅椎骨的角度，并使患者头部处于前倾的姿势，可能会导致偏头痛[64]。有关更多详细信息，请参见第三十三章中的临床注意事项。

肩胛提肌也参与了颈源性头痛。BigDuk 教授等人证实颈髓和三叉神经核受累是颈源性头痛的部分原因[65]。由于肩胛提肌的起点附着处，肌筋膜受累可以限制上颈椎的活动性，从而可导致头痛。Moore 教授的病例报道中发现 UCS 患者与颈源性头痛相关联[66]。肩胛提肌中记录到 TrPs 被视为阳性结果的一部分。此外值得重视的是肩胛提肌中的 TrPs 可能引起伤害性传入信号到神经系统的时间和空间的聚集，导致痛阈降低并增加颈源性头痛的可能性（参见第三十三章的临床注意事项）。

颈椎的关节突关节功能障碍也可引起与肩胛提肌，特别是从 C4 ～ C7 区域的疼痛[67]。在临床上，已经观察到在 C2 ～ C3 处的活动不足会导致肩胛提肌产生 TrPs。评估关节疼痛的原因，应该进行被动侧弯和旋转肩胛骨升高，这使肌肉松弛。在运动评估期间，当肌肉处于抗张力位置时引起的疼痛更有可能是关节引起的。辅助关节运动检查也可应用于评估特定的关节活动度丧失和患者症状的相关性。

如 Burkhart 及其同事所述，肩胛提肌常与"病态肩胛骨"或肩胛骨错位、内侧下缘突出、喙突疼痛和错位以及肩胛运动障碍有关。这种情况在高空投掷运动员中最为普遍。病态肩胛骨的一个关键特征是肩胛骨的不对称位置和运动障碍，这反过来会改变肩胛骨和肩锁关节的运动学，影响插入肩胛骨的肌肉。因此，病肩胛骨可能在许多其他的盂肱关节和肩锁关节点的诊断中发挥作用，包括但不限于肩峰撞击综合征（SIS）、上唇前部到后部的病变和不稳定性。肩胛提肌在其止点处附近触诊时常常是柔软的。因此，建议按照

Burkart 和同事的描述，评估肩胛骨和肩胛提肌是否累及病肩胛骨 TrP。此外，建议对肩胛骨上的所有肌肉进行 TrPs 检查，因为它们可能会影响肩胛骨运动障碍[47]。

研究表明，SIS 患者的肩胛骨力学受损，具体表现为无法上旋[69]。肩胛提肌使肩胛骨下旋。因此，肩胛提肌缩短或 TrPs 的存在可能会导致 SIS 患者肩胛骨活动性的丧失。目前尚不知道 SIS 是否会导致肩胛骨活动性长期丧失或肩胛骨活动性丧失导致 SIS。

肩胛提肌由 C3 ～ C4 脊神经和肩胛背神经（C5）支配，因此，对上四分之一疼痛和损伤进行鉴别诊断，识别这些差异非常重要。目前，尚无因肩胛提肌 TrPs 引起的原发性神经或血管压迫的报道。

5　纠正措施

在床上或椅子上长期使用计算机或平板电脑可能会导致头部和颈部姿势不当。纠正错误的姿势可以减少出现肩胛提肌疼痛。如正确放置键盘已被证明可减少上斜方肌的过度活动[70]。建议对伏案工作者进行人体工程学评估和纠正，并使用适当的座椅，使用辅具如枕头或腰枕，以减少头部前倾姿势。

长时间固定姿势会导致 TrPs 的产生，只需 1 小时的打字就会产生 TrPs[71]。建议长期伏案和打字工作者，通过站立和近距离步行来缓解肌肉紧张，每小时 1 ～ 2 次。伸展胸大肌和胸小肌（参见第四十二章和第四十三章）也可以帮助矫正姿势，并可以改善肩胛骨的活动性。

白天经常打电话的人应该避免用手或肩膀夹住电话接听。最有效的解决方案是使用耳机或其他免提技术，避免长时间肩胛骨上抬使得肩胛提肌处于功能位。

在床上翻身时，患者应把头放在枕头上，而不是抬起头。当下床时，患者应该侧身侧滚，将腿从床上放下后再坐起来，而不是把躯干直接直立，避免对肩胛提肌产生额外的压力。当夜间使

用枕头睡觉时，泡沫枕头往往比软枕头更容易使肩胛提肌疼痛患者感到不舒服，因为为患者肩胛提肌增加了硬度和反冲力。枕头不应放在肩膀下面，而应放在颈部后方以便提供适当的支撑。根据患者脊柱后凸畸形的情况选择枕头的高度，宜使用1～2个枕头。适当的枕头厚度不会使头部过度伸展，同时也不会使头部过度弯曲，因为这会导致颈部肌肉在睡眠期间延长或缩短。可以在枕套内放一个小毛巾支持颈部处于正中位置，使得脸部平行于天花板。患者可以把枕头的一角塞进肩膀和下巴之间（图7-5A），但不能塞进肩膀下面。患者也可侧卧（图7-5B），枕头应足够厚，以保持头部和颈部处于水平位置，这样头部就不会过度向两边弯曲，否则会导致上侧肌肉过度拉

长和下侧肌肉过度缩短。应避免俯卧，若患者俯卧容易入睡，应将枕头放置在同侧的肩膀和胸部下面，有助于减少颈部的旋转。一种半俯卧姿势，通过弯曲膝盖和臀部来达到面部的旋转，也有助于部分旋转躯干（图7-5C）。

为了使肩胛提肌的TrPs失活，患者可以使用TrPs自释放工具行TrPs的自压灭活（图19-4A、图19-4B）。

可以在患者处于坐姿或站立位置的情况下进行肩胛提肌的牵伸。手臂放在背后，然后旋转头部，并弯向对侧肩部，同时对侧手支撑头部的重量，控制头部向前运动（图19-5A）。要获得更大的伸展度，可以放下支撑头部重量的手并将其轻轻放在头顶部以增加伸牵伸度（图19-5B）。

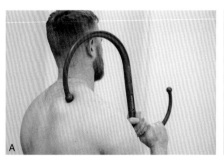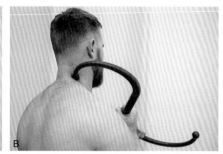

图19-4　触发点自压灭活。**A** 肩胛骨附着点。**B** 肩胛提肌中腹部

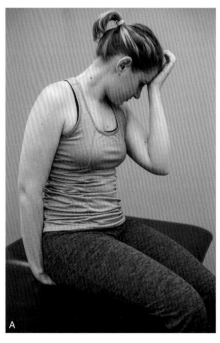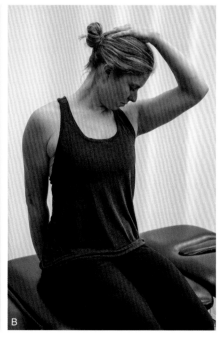

图19-5　自我拉伸。**A** 支撑头部的重量。**B** 以轻微的压力增加拉伸力量

参照上图姿势，患者深吸一口气，眼睛看着被拉伸的一侧，保持6 s后缓慢呼气。一旦肌肉放松，支撑手可以慢慢使头部降低，直到感觉到肌肉中的肌张力增大为止，重复3～6次。

如前所述，UCS也可导致肩胛提肌的肌张力增高。这种情况也导致下斜方肌和颈深屈肌减弱或抑制。除了肩胛提肌拉伸外，这些肌肉的强化或激活是必不可少的。

罗露、车骥、王博、郑拥军　译　郑拥军　审

参考文献

[1] Standring S. Gray's Anatomy: The Anatomical Basis of Clinical Practice. 41st ed. London, UK: Elsevier; 2015.

[2] Kamibayashi LK, Richmond FJ. Morphometry of human neck muscles. Spine. 1998; 23(12): 1314–1323.

[3] Macbeth RA, Martin CP. A note on the levator scapulae muscle in man. Anat Rec. 1953; 115(4): 691–696.

[4] Menachem A, Kaplan O, Dekel S. Levator scapulae syndrome: an anatomic-clinical study. Bull Hosp Jt Dis. 1993; 53(1): 21–24.

[5] Loukas M, Louis RG Jr, Merbs W. A case of atypical insertion of the levator scapulae. Folia Morphol (Warsz). 2006; 65(3): 232–235.

[6] Chotai PN, Loukas M, Tubbs RS. Unusual origin of the levator scapulae muscle from mastoid process.Surg Radiol Anat. 2015; 37(10): 1277–1281.

[7] Bergman RA. Anatomy atlases. An anatomy digital library. 2015. http:// www.anatomyatlases.org/.Revised January 5, 2017.

[8] Frank DK, Wenk E, Stern JC, Gottlieb RD, Moscatello AL. A cadaveric study of the motor nerves to the levator scapulae muscle. Otolaryngol Head Neck Surg. 1997; 117(6): 671–680.

[9] Tubbs RS, Tyler-Kabara EC, Aikens AC, et al. Surgical anatomy of the dorsal scapular nerve. J Neurosurg. 2005; 102(5): 910–911.

[10] Nguyen VH, Liu HH, Rosales A, Reeves R. A cadaveric investigation of the dorsal scapular nerve. Anat Res Int. 2016; 2016: 4106981.

[11] Huelke DF. A study of the transverse cervical and dorsal scapular arteries. Anat Rec. 1958; 132(3): 233–245.

[12] Smith R, Sanders WJ, Stewart KC. Blood supply to the levator scapulae muscle relative to carotid artery protection. Trans Am Acad Ophthalmol Otolaryngol. 1974; 78(3): ORL128–ORL134.

[13] De Freitas V, Vitti M, Furlani J. Electromyographic analysis of the levator scapulae and rhomboideus major muscle in movements of the shoulder. Electromyogr Clin Neurophysiol. 1979; 19(4): 335–342.

[14] De Freitas V, Vitti M, Furlani J. Electromyographic study of levator scapulae and rhomboideus major muscles in movements of the shoulder and arm. Electromyogr Clin Neurophysiol. 1980; 20(3): 205–216.

[15] Behrsin JF, Maguire K. Levator scapulae action during shoulder movement: a possible mechanism for shoulder pain of cervical origin. Aust J Physiother. 1986; 32(2): 101–106.

[16] Ludewig PM, Cook TM, Nawoczenski DA. Three-dimensional scapular orientation and muscle activity at selected positions of humeral elevation. J Orthop Sports Phys Ther. 1996; 24(2): 57–65.

[17] Escamilla RF, Andrews JR. Shoulder muscle recruitment patterns and related biomechanics during upper extremity sports. Sports Med. 2009; 39(7): 569–590.

[18] Magnusson ML, Pope MH, Hasselquist L, et al. Cervical electromyographic activity during low-speed rear impact. Eur Spine J. 1999; 8(2): 118–125.

[19] Olafsdottir JM, Brolin K, Blouin JS, Siegmund GP. Dynamic spatial tuning of cervical muscle reflexes to multidirectional seated perturbations. Spine. 2015; 40(4): E211–E219.

[20] Mayoux-Benhamou MA, Revel M, Vallee C. Selective electromyography of dorsal neck muscles in humans. Exp Brain Res. 1997; 113(2): 353–360.

[21] McLean L. The effect of postural correction on muscle activation ampli-tudes recorded from the cervicobrachial region. J Electromyogr Kinesiol. 2005; 15(6): 527–535.

[22] Janda V. Muscles and cervicogenic pain syndromes. In: Grant R, ed. Phys-iotherapy of the Cervical and Thoracic Spine. New York, NY: Churchill Livingstone; 1988.

[23] Simons DG, Travell J, Simons L. Travell & Simon's Myofascial Pain and Dysfunction: The Trigger Point Manual. Vol 1. 2nd ed. Baltimore, MD: Williams & Wilkins; 1999: 104.

[24] Schuldt K, Harms-Ringdahl K. Activity levels during

isometric test contractions of neck and shoulder muscles. Scand J Rehabil Med. 1988; 20(3): 117–127. 25. Bonica J. Neck pain, Chapter 47. In: Bonica JJ, Loeser JD, Chapman C, Fordyce WE, eds. The Management of Pain. Philadelphia, PA: Lea & Febiger; 1990: 848–867.

[26] Sola AE, Williams RL. Myofascial pain syndromes. Neurology. 1956; 6(2): 91–95 (p. 93, Fig. 1).

[27] Travell J, Rinzler SH. The myofascial genesis of pain. Postgrad Med. 1952; 11(5): 425–434.

[28] Kraus H. Clinical Treatment of Back and Neck Pain. New York, NY: McGraw-Hill; 1970: page 98.

[29] Travell J. Rapid relief of acute stiff neck by ethyl chloride spray. J Am Med Womens Assoc. 1949; 4(3): 89–95 (pp. 92–93, Fig. 3, Case 1).

[30] Zohn DA. Musculoskeletal Pain: Diagnosis and Physical Treatment. 2nd ed. Boston, MA: Little Brown; 1988 (Fig. 12–1).

[31] LewitK. Manipulative Therapy in Rehabilitation of the Locomotor System. 2nd ed. Oxford, England: Butterworth Heinemann; 1991: 195, 196.

[32] Grosshandler SL, Stratas NE, Toomey TC, Gray WF. Chronic neck and shoulder pain. Focusing on myofascial origins. Postgrad Med. 1985; 77(3): 149–151, 154–148.

[33] Sola AE, Rodenberger ML, Gettys BB. Incidence of hypersensitive areas in posterior shoulder muscles; a survey of two hundred young adults. Am J Phys Med. 1955; 34(6): 585–590.

[34] Sola AE, Kuitert JH. Myofascial trigger point pain in the neck and shoulder girdle; report of 100 cases treated by injection of normal saline. Northwest Med. 1955; 54(9): 980–984.

[35] Fernández de las Peñas C, Grobli C, Ortega-Santiago R, et al. Referred pain from myofascial trigger points in head, neck, shoulder, and arm muscles reproduces pain symptoms in blue-collar (manual) and white-collar (office) workers. Clin J Pain. 2012; 28(6): 511–518.

[36] Cerezo-Tellez E, Torres-Lacomba M, Mayoral-Del Moral O, Sanchez-Sanchez B, Dommerholt J, Gutierrez-Ortega C. Prevalence of myofascial pain syndrome in chronic non-specific neck pain: a population-based cross-sectional descriptive study. Pain Med. 2016; 17(12): 2369–2377.

[37] Fernández de las Peñas C, Alonso-Blanco C, Miangolarra JC. Myofascial trigger points in subjects presenting with mechanical neck pain: a blinded, controlled study. Man Ther. 2007; 12(1): 29–33.

[38] Campa-Moran I, Rey-Gudin E, Fernandez-Carnero J, et al. Comparison of dry needling versus orthopedic manual therapy in patients with myofascial chronic neck pain: a single-blind, randomized pilot study. Pain Res Treat. 2015; 2015: 327307.

[39] Neoh CA. Treating subjective shortness of breath by inactivating trigger points of levator scapulae muscles with acupuncture needles. J Musculoskelet Pain. 1996; 4(3): 81–85.

[40] Goodman CC, Snyder TEK. Differential Diagnosis for Physical Therapists: Screening for Referral. 5th ed. St. Louis, MO: Saunders Elsevier; 2013.

[41] Ludewig PM, Cook TM. The effect of head position on scapular orientation and muscle activity during shoulder elevation. J Occup Rehabil. 1996; 6(3): 147–158.

[42] Cook C. Orthopedic Manual Therapy: An Evidence Based Approach. 2nd ed. Upper Saddle River, NJ: Pearson Education; 2012.

[43] Lawrence RL, Braman JP, Laprade RF, Ludewig PM. Comparison of 3–dimensional shoulder complex kinematics in individuals with and without shoulder pain, part 1: sternoclavicular, acromioclavicular, and scapulotho-racic joints. J Orthop Sports Phys Ther. 2014; 44(9): 636–645, A631–A638.

[44] Ludewig PM, Cook TM. Alterations in shoulder kinematics and associated muscle activity in people with symptoms of shoulder impingement. Phys Ther. 2000; 80(3): 276–291.

[45] Inman VT, Saunders M, Abbot LC. Observations on the function of the shoulder joint. J Bone Joint Surg. 1944; 26(1): 1–30.

[46] Hidalgo-Lozano A, Fernández de las Peñas C, Alonso-Blanco C, Ge HY, Arendt-Nielsen L, Arroyo-Morales M. Muscle trigger points and pressure pain hyperalgesia in the shoulder muscles in patients with unilateral shoulder impingement: a blinded, controlled study. Exp Brain Res. 2010; 202(4): 915–925.

[47] Ibarra JM, Ge HY, Wang C, Martinez Vizcaino V, Graven-Nielsen T, Arendt-Nielsen L. Latent myofascial trigger points are associated with an increased antagonistic muscle activity during agonist muscle contraction. J Pain. 2011; 12(12): 1282–1288.

[48] Michele AA, Eisenberg J. Scapulocostal syndrome. Arch Phys Med Rehabil. 1968; 49(7): 383–387 (pp. 385, 386, Fig. 4).

[49] Michele AA, Davies JJ, Krueger FJ, Lichtor JM.

Scapulocostal syndrome (fatigue-postural paradox). N Y State J Med. 1950; 50: 1353−1356 (p. 1355, Fig. 4).

[50] Pace JB.Commonly overlooked pain syndromes responsive to simple therapy. Postgrad Med. 1975; 58(4): 107−113 (p. 110).

[51] Gerwin RD, Dommerholt J, Shah JP. An expansion of Simons' integrated hypoth-esis of trigger point formation. Curr Pain Headache Rep. 2004; 8(6): 468−475.

[52] Ettlin T, Schuster C, Stoffel R, Bruderlin A, Kischka U. A distinct pattern of myofascial findings in patients after whiplash injury. Arch Phys Med Rehabil. 2008; 89(7): 1290−1293.

[53] Castaldo M, Ge HY, Chiarotto A, Villafane JH, Arendt-Nielsen L. Myofascial trigger points in patients with whiplash-associated disorders and mechanical neck pain. Pain Med. 2014; 15(5): 842−849.

[54] Fernandez-Perez AM, Villaverde-Gutierrez C, Mora-Sanchez A, Alonso-Blanco C, Sterling M, Fernández de las Peñas C. Muscle trigger points, pressure Chapter 19: Levator Scapulae Muscle 207 pain threshold, and cervical range of motion in patients with high level of disability related to acute whiplash injury. J Orthop Sports Phys Ther. 2012; 42(7): 634−641.

[55] Cailliet R. Neck and Arm Pain. Philadelphia, PA: F.A. Davis; 1964: page 97.

[56] Baker B. The muscle trigger: evidence of overload injury. J Neurol Orthop Med Surg. 1986; 7(1): 35−44.

[57] Hong C-Z. Considerations and recommendations regarding myofascial trigger point injection. J Musculoske Pain. 1994; 2(1): 29−59.

[58] Hsieh YL, Kao MJ, Kuan TS, Chen SM, Chen JT, Hong CZ. Dry needling to a key myofascial trigger point may reduce the irritability of satellite MTrPs. Am J Phys Med Rehabil. 2007; 86(5): 397−403.

[59] Waldman SD. Atlas of Uncommon Pain Syndromes. 3rd ed. Philadelphia, PA: Elsevier Saunders; 2014.

[60] Mills RR, Pagan FL. Patient considerations in the treatment of cervical dystonia: focus on botulinum toxin type A. Patient Prefer Adherence. 2015; 9: 725−731.

[61] Albanese A, Bhatia K, Bressman SB, et al. Phenomenology and classification of dystonia: a consensus update. Mov Dis. 2013; 28(7): 863−873.

[62] Jankovic J, Leder S, Warner D, Schwartz K. Cervical dystonia: clinical findings and associated movement disorders. Neurology. 1991; 41(7): 1088−1091.

[63] Fernández de las Peñas C, Ge HY, Alonso-Blanco C, Gonzalez-Iglesias J, Arendt-Nielsen L. Referred pain areas of active myofascial trigger points in head, neck, and shoulder muscles, in chronic tension type headache. J Bodyw Mov Ther. 2010; 14(4): 391−396.

[64] Fernández de las Peñas C, Cuadrado ML, Pareja JA. Myofascial trigger points, neck mobility and forward head posture in unilateral migraine. Cephalalgia. 2006; 26(9): 1061−1070.

[65] Bogduk N. The anatomical basis for cervicogenic headache. J Manipulative Physiol Ther. 1992; 15(1): 67−70.

[66] Moore MK. Upper crossed syndrome and its relationship to cervicogenic headache. J Manipulative Physiol Ther. 2004; 27(6): 414−420.

[67] Fukui S, Ohseto K, Shiotani M, et al. Referred pain distribution of the cer-vicalzygapophyseal joints and cervical dorsal rami. Pain. 1996; 68(1): 79−83.

[68] Burkhart SS, Morgan CD, Kibler WB. The disabled throwing shoulder: spec-trum of pathology Part III: the SICK scapula, scapular dyskinesis, the kinetic chain, and rehabilitation. Arthroscopy. 2003; 19(6): 641−661.

[69] Timmons MK, Thigpen CA, Seitz AL, Karduna AR, Arnold BL, Michener LA. Scapular kinematics and subacromial-impingement syndrome: a meta-analysis. J Sport Rehabil. 2012; 21(4): 354−370.

[70] Cook C, Burgess-Limerick R, Papalia S. The effect of upper extremity support on upper extremity posture and muscle activity during keyboard use. Appl Ergon. 2004; 35(3): 285−292.

[71] Hoyle JA, Marras WS, Sheedy JE, Hart DE. Effects of postural and visual stressors on myofascial trigger point development and motor unit rotation during computer work. J Electromyogr Kinesiol. 2011; 21(1): 41−48.

第 二十 章

斜角肌

约瑟夫·M.唐纳利、英格丽德·奥尔斯特罗姆·安德森

1 介绍

斜角肌触发点和相关的胸廓出口综合征（TOS）引起的上肢疼痛、感觉异常、肌肉僵硬常被忽略。斜角肌起于颈椎横突前后结节并止于第一至第三肋骨，均由C2～C7脊神经初级分支的运动支支配。在功能上，斜角肌可以稳定颈椎，防止横向运动，并且在吸气时能够上抬和稳定第一和第二肋骨。斜角肌是能引起肩胛骨内侧缘牵涉痛的13个肌群之一。斜角肌的牵涉痛可向前方放射至胸部；向后放射到肩胛骨内侧缘；向外放射到上臂、前臂的桡侧，疼痛甚至可以放射到拇指和食指。患者可能主诉由于神经血管压迫引起的疼痛以及感觉和运动障碍。很明显，手的桡侧疼痛提示斜角肌受累，而手的尺侧疼痛伴有浮肿则表示有臂丛神经和锁骨下静脉压迫。斜角肌触发点（TrPs）的激活可能是由于过度的拉扯、运动或慢性持续性咳嗽所致。鉴别诊断包括C5～C6神经根疼痛或神经根病变、TOS、腕管综合征、颈椎功能障碍、第一和/或第二肋骨关节功能障碍。前斜角肌和中斜角肌中TrPs所致臂丛神经卡压可引起上肢和手部尺侧分布区域的牵涉痛、感觉异常和感觉障碍。患者应建立正确的腹式呼吸模式，以减少斜角肌的负荷。关于正确的坐姿、站姿和睡姿对消除姿势性肌肉紧张至关重要的。

2 相关解剖

斜角肌由3对肌肉组成，分别位于颈外侧、后内侧和胸锁乳突肌（SCM）的深面。这些肌肉的纤维走行和附着点不同，它们的长度和功能也各不相同。由于这些解剖上的差异，下面对每一块斜角肌分别加以说明。

前斜角肌

前斜角肌起源于C3～C6椎体横突上的前结节。这些纤维混合并向下延伸，附着到第一肋骨内侧缘的斜角肌结节（scalene tubercle）和锁骨下动脉沟的上表面（图20-1）[1]。前斜角肌是颈前部的一个重要标志，前斜角肌前面有膈神经经过，后面有胸膜上膜、胸膜、臂丛神经以及锁骨下动脉，这些解剖结构将前斜角肌和中斜角肌分开[1]。

中斜角肌

中斜角肌是斜角肌中最大、最长的肌肉，起源于C2（偶尔C1）～C7横突上的后结节。肌肉斜向走行止于第一肋骨的表面，向后可深至锁骨下动脉沟（图20-1），有时可延伸到第二肋。如前所述，前斜角肌和中斜角肌这两块肌肉被锁骨下动脉和颈神经根腹支分开。中斜角肌前面有锁骨和肩胛舌骨肌穿过，胸锁乳突肌位于其后外侧，肩胛提肌和后斜角肌位于其正后方。C4、C5、C6、C7的前支穿过中斜角肌，分别形成肩胛背神经和胸背神经（thoracodorsal nerve）。

后斜角肌

后斜角肌是斜角肌中最小、最深的一块。这块肌肉起源于C4、C5和C6横突上的后结节，止于第二肋骨的外表面，该止点与前锯肌附着点相邻，有时也止于第三肋骨。后斜角肌在中斜角肌后方，上斜方肌和肩胛提肌的前缘深处越过第一肋（图20-1）。

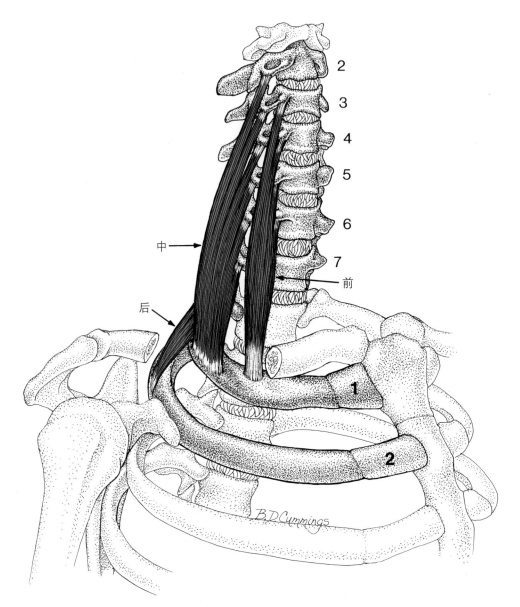

图20-1　三块斜角肌在颈椎、第一和第二肋骨的附着点。锁骨被切断，覆盖在斜角肌的部分被切除

小斜角肌

小斜角肌通常起源于C7椎体横突上的前结节（anterior tubercle），有时也起源于C6，它止于支持胸膜顶的筋膜和第一肋的内侧缘[2-4]。该肌肉位于前斜角肌深部，并附着在锁骨下动脉沟的后部（图20-2）。小斜角肌可以加强Sibson筋膜，而胸膜顶由Sibson筋膜强化，并由该膜将其固定于C7的前结节和第一肋骨的内侧缘[1,2,4]。

小斜角肌穿过锁骨下动脉的下方和后方，附着在第一肋骨上，而前斜角肌则从锁骨下动脉的上方和前方经过（图20-2）[4]。

（1）神经支配和血管支配

根据肌肉附着的颈椎节段水平，所有斜角肌均由C2～C7脊神经初级分支的运动支支配。前斜角肌是由C4～C6神经的初级支特异性支配的。C3～C8神经的初级支支配中斜角肌。C6～C8神经的初级支支配后斜角肌和小斜角肌。

所有斜角肌的血管供应来自甲状腺下动脉的升支。后斜角肌也接受来自颈上动脉的血管供应。

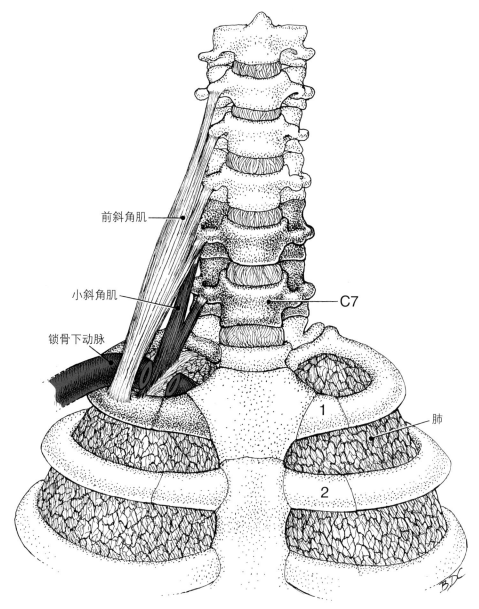

图20-2　小斜角肌附着前视图（中间红色），它位于锁骨下动脉（深红色，切开）的后面，而前斜角肌位于动脉的前面。动脉穿过这两块肌肉，从第一肋上穿过。请注意胸膜顶在这个区域位于很高的位置，这里很容易被针穿透

（2）功能

斜角肌的作用是稳定颈椎不受侧方运动的影响，在呼吸过程中起主要作用。肌肉的功能取决于它们具体的运动模式。

从下面固定

单侧作用时，斜角肌使颈椎侧屈，当受到刺激时，斜角肌将头部向前外侧屈曲，由于解剖位置的关系，4块斜角肌无法显著影响颈部旋转。

双侧作用时，前斜角肌协助颈屈曲。在一项由Olinger和Homier实施的研究中，通过机械方法来确定7个尸体标本斜角肌的功能，特别是在颈椎旋转时[7]。他们一致认为，斜角肌的主要功能是在单侧收缩时使颈椎侧屈，而在双侧作用时协助颈椎前屈。在颈椎不稳定的情况下，斜角肌使颈椎向同侧屈曲，并抬高第一和第二肋骨。后斜角肌走向相对水平，使它特别适合通过控制横向力来稳定颈椎基底部，其方式类似于腰方肌最底部

的斜向纤维稳定腰椎基底部。

从上面固定

长期以来，斜角肌被认为是重要的呼吸辅助肌肉，并且比胸锁乳突肌（SCM）更常参与呼吸运动[8,9]。肌电图和肌肉刺激证据表明，中斜角肌在吸气时辅助第一和第二肋骨抬高，这对呼吸起主要作用，而不是辅助作用[1,6,10]。正常安静吸气时，斜角肌是活跃的，胸式呼吸模式比腹式呼吸模式更活跃[11,12]。斜角肌切断后会导致肺活量立即下降，但随后会有较明显的恢复[8]。小斜角肌对于吸气也是有作用的。当人们搬运、举起或拉动重物时，斜角肌常常收缩以稳定颈椎。

（3）功能单位

肌肉的功能单位包括加强和抵抗其动作的肌肉以及肌肉所跨过的关节。这些结构在功能上的相互依赖反映在感觉运动皮层的组织和神经连接上。强调功能单位是因为在单位中的一块肌肉存在 TrPs 增加了单位中其他肌肉产生 TrPs 的可能性。当灭活肌肉中的 TrPs 时，人们应该关注可能在功能上相互依赖的肌肉中继发的 TrPs。表 20-1 大致代表斜角肌的功能单位[13]。

表 20-1　斜角肌的功能单位

活　动	协同肌	拮抗肌
颈椎侧屈	胸锁乳突肌 头最长肌 颈部多裂肌	斜角肌（对侧） 胸锁乳突肌（对侧）
吸气	膈肌 肋间外肌 胸锁乳突肌	腹直肌 腹外斜肌 腹内斜肌 肋间内肌

在用力呼吸时，上斜方肌、肩胛提肌和肩胛舌骨肌可以通过提肩，减少上肢带对胸壁的压力，从而辅助呼吸[8]。当肩胛骨稳定时，胸小肌与斜角肌具有协同作用，使肋骨抬高。

3　临床表现

（1）牵涉痛模式

前、中、后斜角肌的触发点可使疼痛向前放射至前胸部，上肢外侧，肩胛骨内侧缘以及相邻肩胛间区（图 20-3）[9,14,15]。任何一个斜角肌的 TrPs 都可以使上述区域产生疼痛。

向后，前斜角肌的 TrPs 引起的疼痛放射到背部，越过肩胛骨脊柱缘的上半部分，放射到邻近的肩胛间区[16]。当患者出现后肩痛，特别是肩胛骨内侧缘疼痛时，一定要检查斜角肌的 TrPs，因为它们是患者主诉的这种类型疼痛的最常见来源之一。

向前，持续性疼痛放射至前胸区，范围可至乳头水平。这种疼痛模式通常起源于中斜角肌下部或后斜角肌的 TrPs。与冈下肌的牵涉痛模式不同，斜角肌的牵涉痛并不会引起关节深部的疼痛，它通常被描述为一种紧绷感或牵拉感，放射到左胸的疼痛常与肌肉活动有关，这种牵涉痛可能被误认为是心绞痛。

来自斜角肌的牵涉性疼痛可能可沿上臂前后侧（在肱二头肌和肱三头肌上）传导。牵涉疼痛经常越过肘部，引起前臂、拇指和食指桡侧的疼痛。

小斜角肌的 TrPs 会引起放射到拇指上的剧烈疼痛（图 20-3B）。这种疼痛范围为三角肌止点到肘关节之间的上臂外侧区域，然后越过肘部覆盖前臂背侧、腕、手和所有五个手指，尤其是拇指疼痛显著加重。触发点还可以引起一患者描述为拇指"麻木"的感觉，有或没有明显的冷感或触觉减退。

向 7 名受试者的前斜角肌中实验性注射 0.2～0.5 mL 的 6% 氯化钠溶液，所有受试者均可诱发在肩部区域的牵涉痛，1 名受试者的前臂疼痛，2 名受试者出现向上放射到颈部的浅表感觉过敏[18]。

（2）症状

斜角肌 TrPs 应被视为患者上肢疼痛、感觉异常或感觉迟钝的来源，因为这些肌肉中的 TrPs 常

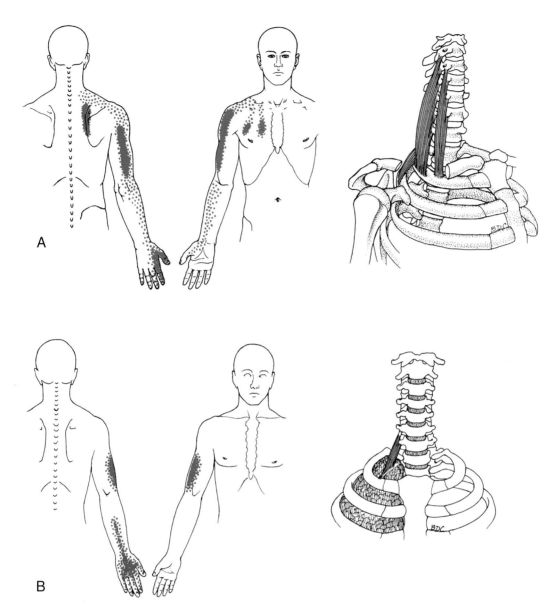

图20-3　右侧斜角肌牵涉痛模式红色实心区域为主要牵涉痛区，红点区域为溢出牵涉痛区。**A** 前、中、后斜角肌；**B** 小斜角肌

引起颈部、肩部和手臂疼痛[19,20]。斜角肌TrPs引起的疼痛常被漏诊或误诊。与斜角肌筋膜疼痛相关症状最常见的鉴别诊断是颈椎间盘病变、颈椎病和胸廓出口综合征（TOS）。与TOS相关的症状在第三十三章中详细讨论。所有这些情况都会导致颈部和上肢疼痛、感觉异常和/或感觉迟钝。虽然斜角肌TrPs只是偶尔引起头部疼痛，但它们通常与其他肌肉中的TrPs有关，因此当患者主诉颈部和头部疼痛时应考虑斜角肌TrPs。当患者主诉肩膀、肩胛骨内侧缘和上肢疼痛时，应考虑斜角

肌中是否存在TrPs。患者可能会主诉放射到手部外侧的疼痛和感觉异常。当主诉为类似C4～C7神经根症状的上肢疼痛时，应考虑对斜角肌（尤其是前斜角肌和中斜角肌）进行特异性检查[20]。

在Jaeger等人的一项研究中，11例颈源性头痛患者中有超过一半的患者的斜角肌中存在导致疼痛的活性TrPs[21]。在最近的另一项研究中，偏头痛患者斜角肌的机械敏感性有所增加[22]。72例非创伤性肩痛患者中，发现活动性和潜在性TrPs，分别为12例和17例[23]。在一例上肢截肢患者中，

这种上肢牵涉痛模式产生了严重的患肢疼痛，并通过灭活TrPs得到缓解[24,25]。Sherman将消除TrPs列为减轻幻肢痛的一种治疗方法。

当患者主诉在肩胛上角内侧的上背部疼痛时，这些症状最可能的肌筋膜来源是斜角肌TrPs。斜角肌TrPs的患者有时会指着他们的上臂上部说"肩膀"痛。睡眠往往被疼痛干扰，当夜间疼痛严重时，患者可能会坐在沙发上或靠在枕头上以缓解疼痛，这种睡姿有助于防止斜角肌的持续收缩。患者平躺时，患侧胸部和肩膀会抬高，尤其是在枕头不合适的情况下。

手部麻木、刺痛的神经学症状（主要分布于尺侧）和物体意外从手中掉落的原因可能是臂丛神经受卡压。臂丛神经于第一肋处经过到达前胸部，这表明胸小肌可能压迫神经血管束。

患者也可能主诉手部肿胀，表现为手腕远端弥漫性肿胀，特别是在二到五指的根部和手背。尤其是在早上醒来时，患者可能会经历手背肿胀，手指僵硬，感到手指上的戒指变紧。这些症状可能是由于锁骨下静脉和/或淋巴管穿过前斜角肌在第一根肋骨的附着点时受压所致。出现这些情况时，应该考虑到斜角肌TrPs，手的肿胀或浮肿可能在一天内消退。伴发的僵硬不仅仅是由于水肿引起的，也有可能是手指伸肌筋膜紧张引起，而这可能与自主神经反射有关。

（3）患者检查

在完成一次彻底的主观检查之后，临床医生应该画一张详细的图来描述患者所主诉的疼痛模式。这种措施将有助于制订具体的体格检查计划，并可在症状改善或改变时监测患者疼痛的进展情况。在有跌倒或交通事故史的患者中，应优先考虑斜角肌和胸锁乳突肌。为了正确地检查斜角肌，临床医生应该观察头和颈部的姿势，肩带的姿势，颈椎的主动和被动活动范围，以及第一和第二肋的位置和活动，在患者活动过程中检查患者的姿势是非常重要的，因为习惯性的姿势或需要将头部偏离中心的活动可能会使斜角肌超负荷。

应谨慎评估颈椎的活动范围，以避免损伤椎动脉。颈转动仅在最大活动范围处引起疼痛，在到达最大活动范围之前，患者通常无明显痛感。当受检者的颈部侧弯时，临床医生应缓慢而轻柔地将受检者的头部移动到不同的旋转角度。这种手法通常会加剧患者的疼痛或"紧绷感"。如果患者可以指出有疼痛的区域，临床医生可以以此为起点触诊TrPs。如果一侧斜角肌存在TrPs，颈部向对侧的侧弯通常会受到限制。斜角肌受累本身并不会限制肩关节的活动，肩关节运动试验也不会明显增加疼痛。然而，TrPs引起的第一肋骨活动障碍可能会导致肩部抬高受限。

斜角肌TrPs只能轻微限制颈部旋转，而肩胛提肌和颈夹肌的TrPs可以显著限制颈部旋转。斜角肌TrPs与颈椎侧弯受限和颈椎前屈、侧弯时旋转移动头部的动作密切相关。患有斜角肌筋膜疼痛综合征的患者会不停地活动手臂和颈部，试图缓解肌肉的"酸痛"感。

呼吸模式也应该进行评估，因为在吸气时，斜角肌的功能是抬起第一和第二根肋骨。低效率的呼吸（胸式呼吸）是斜角肌TrPs的一个促成因素，因为这种肌肉激活模式过度使用斜角肌。在慢性阻塞性肺疾病、支气管炎或肺炎的患者中，斜角肌TrPs非常常见，因为斜角肌在吸气过程中过度劳累。

应对颈椎、第一和第二肋骨、肩锁关节、胸锁关节和肩胛胸壁关节进行关节运动测试。研究发现，第一和第二肋骨的关节功能低下会导致肩部抬高受限，从而导致正常肌肉活动模式的改变。颈椎小关节（C2～T1）和脊柱关节的关节功能障碍也可能损害肌肉的活动模式，导致斜角肌超负荷。

Travell和Simons描述了三种他们通常用来鉴别斜角肌TrPs的测试方法。这些检查包括斜角肌痉挛测试、斜角肌缓解测试和手指屈曲试验。这些检查的临床有效性还没有被调查过；有趣的是，它们似乎可以帮助临床医生鉴别由斜角肌TrPs引起的肌筋膜疼痛。

斜角肌痉挛测试

为了进行这个测试，患者将头部完全旋转到疼痛的一侧，头颈主动屈曲将下颌靠近锁骨上方的凹陷处（图20-4），保持这个姿势达60秒。在

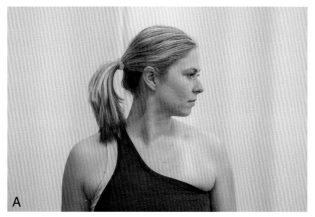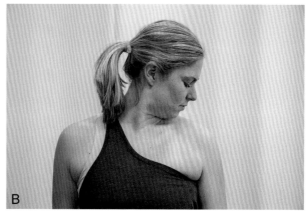

图20-4 斜角肌痉挛测试引起或增加斜角肌TrPs的疼痛。A 头部向左侧充分转动，测试左侧斜角肌。B 下巴向下靠近锁骨后面的凹处。斜角肌在缩短位置时剧烈收缩会引起TrPs的局部酸痛，以及向远处放射的疼痛，如图20-3所示

这个动作的最后一步，前斜角肌和中斜角肌在短缩位置强烈收缩，这在TrPs区域引起一种局部的痉挛样疼痛，并可能进一步激活TrPs，引起持续性中度或重度疼痛。如果患者在尝试测试动作之前已经处于严重的疼痛中，测试结果可能不会显示出明显的阳性，因为患者没有察觉到测试造成的额外疼痛。在这种存在严重疼痛的情况下，应首先尝试斜角肌松解测试（图20-5）。

斜角肌缓解测试

上臂和锁骨的抬高可以缓解斜角肌TrPs引起的牵涉性疼痛，因为这个动作可以消除附着在第一肋骨上的肌肉张力[26]。斜角肌缓解测试就是利

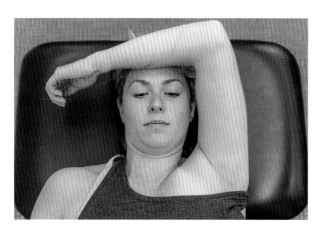

图20-5 斜角肌缓解位置有助于确定斜角肌TrPs的牵涉疼痛，如果神经在经过上提的第一肋或受累肌肉上方时收到锁骨压迫就会引起或加剧疼痛。向前摆动肩关节，使肩胛骨伸展，锁骨向前，向上转动，以充分缓解锁骨对神经血管结构的压力，使锁骨下方的间隙最大化。该试验可在几分钟内缓解疼痛

用了这一原理。患者将患侧的前臂放在前额，将肩抬高并向前拉，将锁骨从下面的斜角肌和臂丛上抬起（图20-5）。保持该姿势时，疼痛立即或在几分钟内缓解。这种姿势不应该与Wainner等人所描述的肩外展测试相混淆，Wainner等人所描述的肩外展测试是用于诊断颈椎根性症状的测试项目[27]。

手指屈曲试验

手指屈曲试验应在掌指关节（MCP）完全伸直的情况下进行，这个姿势需要手指伸肌的有力收缩（而握拳的姿势不需要）。当指尖能紧紧贴住掌指关节掌垫时，测试结果正常（图20-6A）。如果指伸肌的一个或多个肌群有TrPs，每个相应的手指就不能完全弯曲。图20-6B显示食指伸肌TrPs阳性。掌指关节的随意过度伸展会在指伸肌上施加强大负荷，增加了指伸肌TrPs的活性。指伸肌TrPs活化后抑制相应的指屈肌，反射性地限制了远端指间关节的屈曲。

当斜角肌中存TrPs时，试验结果也呈阳性。在这种情况下，所有四个指尖可能无法接触MCP掌垫（图20-6C）。然而，当MCP关节可以弯曲时，握紧拳头并不困难。显然，当MCP关节伸展时，斜角肌中的TrPs同样抑制手指屈肌。斜角肌TrPs通常是前臂指伸肌TrPs的关键。与参考感觉效应不同，TrPs传导运动效应常常是独立于传导的感觉效应，并且两者影响的位置不同。

测试结果阳性并不仅仅是由水肿引起的，因

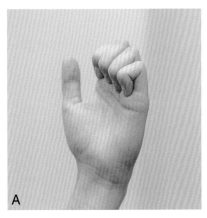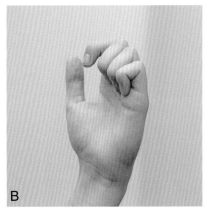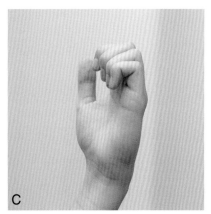

图20-6   手指屈曲试验。**A** 正常的手指闭合状态，所有的手指都紧紧地弯曲；**B** 手指伸肌功能障碍阳性；**C** 斜角肌测试阳性，所有手指不能完全屈曲

为这种远端指间关节屈曲试验通常在累受的斜角肌治疗后立即恢复正常。此外，水肿更可能只发生在前斜角肌受累时，而任何斜角肌中活跃的TrPs可能导致手指弯曲测试异常。

（4）触发点检查

在前斜角肌和中斜角肌中很难人为诱发局部的抽搐反应，在后斜角肌中则更难。根据TrPs触诊的位置以及斜角肌的解剖位置，检测绷紧带、超敏点和牵涉痛是最可靠的诊断标准。当针头遇到TrPs时，特征性地引发局部抽搐反应，可以作为一个确诊的依据。

定位前斜角肌和中斜角肌时，记住前斜角肌附着于颈椎的前结节，中斜角肌附着于颈椎后结节，臂丛位于前结节和后结节之间。臂丛在两块肌肉之间的凹槽中下行，位置逐渐变得更浅，穿过第一肋后离开颈部和胸部。触诊胸锁乳突肌（SCM）和找到锁骨下动脉是定位斜角肌最可靠的方法。

前斜角肌中的TrPs可在胸锁乳突肌锁骨头后缘触诊。用手压迫锁骨上方时，被阻断的颈外静脉与胸锁乳突肌后缘相邻（图20-8）。肩胛舌骨肌比斜角肌位置更浅，从SCM后方发出，斜穿过前斜角肌。肩胛舌骨肌可能在与斜角肌TrPs等高的位置经过斜角肌，这取决于TrPs所在斜角肌分叉位置以及头和上肢的位置。为了将斜角肌与其他结构区分开来，应该让患者通过鼻子深吸一口气。

这个动作会引起斜角肌的明显收缩。如果肩胛舌骨肌腹侧有一个紧绷的TrPs和结节，尽管这些肌肉有不同的纤维方向，也很容易被误认为是前斜角肌（图20-7）。正如前面所讨论的，这些TrPs常同时存在，在鉴别挥鞭样损伤（WAD）和胸廓出口综合征（TOS）中可能很重要。

患者仰卧位，头部向对侧方向轻微旋转（图20-8）。通过调整患者头部，使肌肉松弛，然后触诊前斜角肌的前后缘。臂丛走行在前、中斜角肌之间的沟槽，在这个沟中，锁骨下动脉从这两块肌肉之间穿过后从第一肋上方越过，在锁骨后总是可以摸到锁骨下动脉搏动（图20-9）。用一只手的手指夹住前斜角肌来确定其位置，而另一只手实施触诊来精确定位紧绷带和TrPs（图20-8）。

中斜角肌平行于上述包含臂丛的沟槽。中斜角肌比前斜角肌更宽，位于上斜方肌游离缘的前方（图20-7）。可以对脊椎横突的后结节进行触诊。由于该区域有神经血管结构，进行触诊时应非常小心。吸气试验可用于鉴别中斜角肌。

后斜角肌比中斜角肌更水平，位于中斜角肌背侧，从肩胛提肌前方穿过，在触诊时，需将肩胛提肌在上斜方肌游离缘附近处将肩胛提肌推向一侧才可以进行触诊。为了发现触发点压痛，需在中斜方肌后方触诊，并达到第一肋的深度。

由于小斜角肌在位置和大小方面的变异，使TrPs触诊比较困难。如果治疗前斜角肌TrPs后仍有残留的压痛，可以考虑小斜角肌的TrPs。

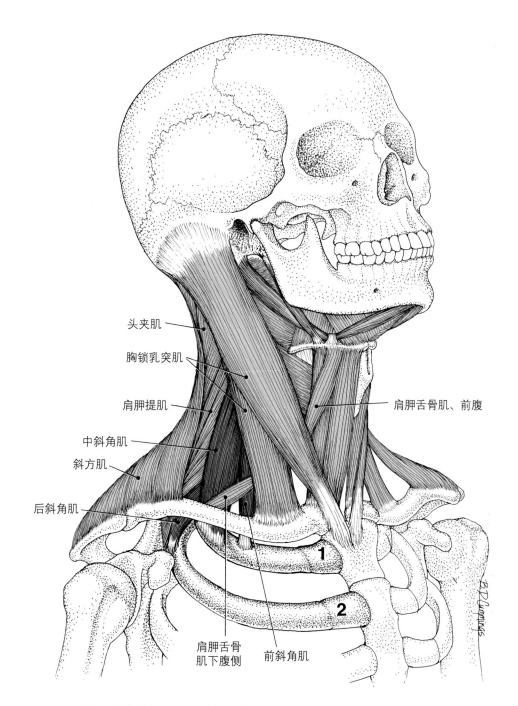

图20-7　有助于定位斜角肌（深红色）的邻近的肌肉（红色）标志。尽管肌肉纤维走行方向不同，但是肩胛舌骨肌的下腹侧很容易被误认为是前斜角肌

头夹肌

胸锁乳突肌

肩胛提肌

中斜角肌

斜方肌

后斜角肌

肩胛舌骨肌、前腹

1

2

肩胛舌骨
肌下腹侧

前斜角肌

4　鉴别诊断

（1）触发点的激活和延续

一种引起TrPs的姿势或活动，如果不加以纠正，会使TrPs永久化。在斜角肌的任何部位，异常的肌肉活动或负荷都可能激活TrPs[28]。当肌肉长时间处于缩短或拉长的位置时，触发点也可能被激活或加重。如果侧睡时没有适当的枕头支撑，或者仰卧时枕头太高会使斜角肌缩短或拉长。

斜角肌TrPs在因感冒、肺炎、支气管炎或过敏引起的咳嗽后很常见，因为所有这些情况都可

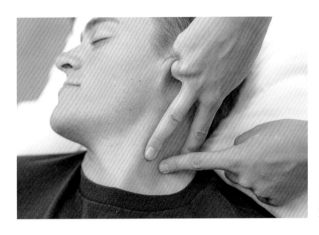

图20-8   在胸骨锁乳突肌前方与肩胛提肌和上斜方肌后侧之间触诊前、中斜角肌

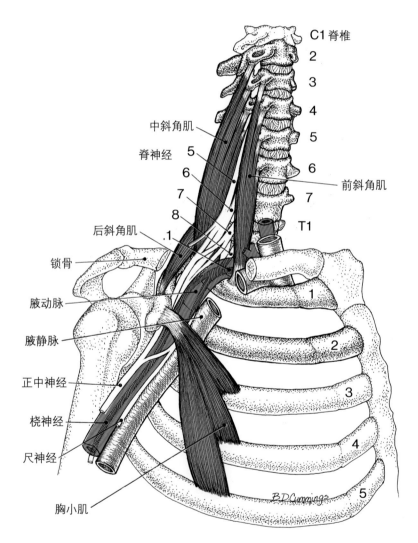

图20-9   斜角肌在胸廓出口引起的卡压（浅红色）。为了显示其各组成部分的关系，神经血管束被展开。部分锁骨已被切除。臂丛和锁骨下动脉（暗红色）在第一肋骨上方、锁骨后方和前斜角肌与中斜角肌之间穿出。左侧数字为脊神经标号，右侧数字为脊椎编号。T1神经位于锁骨下动脉的背侧和下方。当第一肋升高时，这些越过第一肋的结构受压。前斜角肌和中斜角肌的触发点与紧绷带有关，它增加肌肉张力，上抬第一肋骨，压迫神经血管结构

使斜角肌超负荷。跌倒或交通意外、长时间的推拉、用上肢举起或搬运重物，也会激活斜角肌的TrPs。长时间背着沉重的背包徒步旅行除了引起上斜方肌、胸锁乳突肌（SCM）和胸小肌超负荷外，对斜角肌的负荷也特别高。手持弦乐器（如小提琴）或管乐器（如长笛）演奏时需要头部和颈部倾斜，可能会激活斜角肌TrPs。游泳时由于呼吸肌做功增加、重复的颈椎旋转、上肢抬举，使斜角肌处于发生TrPs的危险中[29]。

生物力学上的失调，例如站立时由于腿部长度差异而导致的肩带轴线倾斜，坐姿错误，以及结构或功能上的脊柱侧凸，也可能使斜角肌处于机械上的不利位置并使其负荷过重。肋骨位置的改变通常与结构性脊柱侧凸有关，这可能增加吸气时对斜角肌的需求。习惯性的胸式呼吸和错误的腹式呼吸模式会导致斜角肌重复超负荷，导致TrPs的形成。

错误的工作姿势，例如当一个人每天几个小时以一个抬高、外旋和轻微内旋上肢的姿势使用鼠标可以激活所有斜角肌的TrPs[30]。此外，长时间的颈部前屈和侧弯，例如手机置于头部和稍微抬高的肩膀之间，也会导致斜角肌TrPs的形成。

机动车事故中的挥鞭样损伤（WAD）除了可能损伤颈椎和肩部的一些肌肉外，还可能激活斜角肌中的TrPs。在Hong等人的一项研究中，有疼痛主诉的WAD患者中有81%至少有一个活化的斜角肌TrPs[31]。在最近的一项研究中，Fernandez-Perez等人调查了WAD患者和健康对照组中TrPs的数量。在急性WAD患者中，他们发现与健康对照组相比，活动性和潜伏性TrPs的数量多。他们还发现，患有WAD和较高程度残疾的受试者具有更活跃的TrPs，从而导致广泛的应力超敏反应[32]。

任何严重偏离正常步态模式的运动都可以影响斜角肌。承重下肢跛行（以及躯干对此进行相应的调整），或在站立期结束时不能正常的蹬地，可以激活斜角肌（以及肩胛提肌和胸锁乳突肌）中的触发点，因为这些肌肉会因保持平衡或补偿运动而反射性过度收缩，使TrPs活化。

（2）继发触发点

继发TrPs可在原发TrPs引起的牵涉痛区域内发生。因此，还应考虑斜角肌牵涉痛部位的肌肉[33]。前斜角肌和中斜角肌通常会同时出现TrPs。当小斜角肌有TrPs时，所有的斜角肌都受到影响。胸锁乳突肌（SCM）与斜角肌形成一个功能单元，SCM的TrPs常常被斜角肌TrPs激活。SCM也是参与剧烈或用力呼吸功能单元的重要组成部分。因此，如果斜角肌TrPs在相当长一段时间内处于活动状态，SCM也可能受累。中斜角肌的触发点可能与上斜方肌、SCM和头夹肌中的TrPs有关。

胸大肌和胸小肌通常在斜角肌牵涉痛区域前胸处形成触发点。菱形肌、中斜方肌和冈下肌也可发现相关的触发点，这是由于斜角肌的疼痛放射到肩胛骨内侧缘所致。肱三头肌长头处继发触发点与斜角肌放射到上臂后侧的牵涉痛相对应，三角肌的继发触点与上臂前侧的牵涉痛相对应。尽管前臂背侧是斜角肌相关疼痛最少见的部位，但相关触发点倾向于在桡侧腕伸肌、指伸肌、尺侧腕伸肌和肱桡肌中产生[35]。当斜角肌诱发出肱肌外侧的触发点时，肱肌和斜角肌都会将疼痛放射至拇指，从而使整个手指都特别疼。

当肩胛舌骨肌（见第十二章）中出现触发点并变得短缩时，它可以作为横跨臂丛的收缩带[36]。当头部侧弯时，紧张的肩胛舌骨肌的肌肉会突出，它可能被误认为上斜方肌或斜角肌。当肩胛舌骨肌存在触发点时，它可以阻止斜方肌和/或斜角肌的完全伸展，因此也应该释放其触发点。在有肩痛的个体中，斜角肌触发点可能与肩袖、三角肌、肱二头肌和肱三头肌的触发点共存[37]。这些肌肉的疼痛可能与斜角肌的疼痛模式有关。

（3）相关病理学

斜角肌的触发点常与其他疾病有关，并且触发点引起的疼痛常与其他疾病相似，这些疾病包括胸廓出口综合征（TOS）、前斜角肌综合征、C5和C6神经根疼痛、腕管综合征。因此有必要进行彻底的医学筛选和检查，以确定是否有必要转诊给其他专科医生。应采取适当的医疗管理措施，以减少咳嗽和打喷嚏（如过敏性鼻炎、支气管炎、肺炎、肺气肿、哮喘和鼻窦炎患者）对呼吸辅助肌肉的过度需求。

早在1935年就发现前斜角肌综合征可引起上臂前部或后部的疼痛和肩胛骨上内侧缘疼痛，可以通过触诊时引起肌肉的压痛来确诊[38]。1942年，Travell等人报道了斜角肌TrPs引起的体征，包括静脉阻塞、血管舒缩性改变，如果症状严重，有证据表明患侧手臂的运动神经和感觉神经可受到压迫，同时伴有动脉供血不足的症状。文献明确指出，斜角肌问题是导致许多常被诊断为TOS的患者神经或血管阻塞的主要原因（更多临床考虑请参阅第三十三章）。

Adson将斜角肌注射治疗后疼痛缓解作为诊断性治疗，以区分斜角肌综合征和头臂痛的结构性病因[39]。在Adson的报道之后，对斜角肌切除术的热情减弱了，研究重点转移到腕管综合征和颈椎间盘突出压迫神经根引起的神经根病变上。然而，人们继续使用肉毒素注射和前斜角肌阻滞进行诊断性治疗，并预测斜角切除术治疗的有效性[40-43]。

Braun等人研究了前斜角肌阻滞（ASMB）对34例有上肢（UE）疼痛症状被诊断为TOS患者的活动能力和疲劳时间的影响[44]。他们研究了ASMB前后的活动能力和疲劳时间。他们使用了三种UE测试姿势：腰部水平推拉、肩部外展至90°后肘关节屈曲90°、重复握拳动作。所有患者在ASMB后活动能力和疲劳时间均有所改善。研究人员得出结论，前斜角肌可以将第一肋骨保持在抬高的位置，ASMB可以改变肋锁间隙和胸廓出口的位置。因此，如果斜角肌中存在触发点，它们可能对第一肋骨位置和肋锁间隙的大小有影响。虽然先前还没有这样的研究，但本研究表明，前斜角肌注射可以缓解前斜角肌综合征和神经源性TOS，这个理论说明前斜角肌综合征和神经源性TOS可能由斜角肌触发点引起并持续的。

许多学科认识到诊断和治疗有TOS症状患者过程中TrPs的重要性[45]。一位骨科医生报道说，在大多数TOS病例中，用肌筋膜松解和自我拉伸来治疗斜角肌或胸肌中的TrPs是有效的[46]。一位从事物理和康复治疗的医生注意到，斜角肌TrPs通常与TOS的C6神经根炎部分症状相似，而胸小肌TrPs则产生了内侧束受压的症状[47,48]。一位物理治疗师发现，斜角肌、冈上肌、冈下肌和胸肌中的TrPs引起的疼痛与TOS相似（将在第三十三章"临床考虑"中介绍）。

C5～C6神经根炎所引起的疼痛与斜角肌TrPs患者所报道的疼痛非常相似，C5或C6颈神经根炎常导致这些神经支配肌肉中TrPs的形成。经常有C5～C6神经根症状的患者主诉前肩深部痛，上臂前外侧和前臂痛，以及手部桡侧两个半手指的疼痛。Wainer等人制定了一组测试项目，以预测患者出现颈椎根性症状的可能性，这5个测试项目为：Spurling征阳性、颈椎旋转度小于60°、颈椎压迫试验阳性、轴向牵引可以缓解症状、神经动力上肢试验阳性。当上述测试有四项阳性时，其发生颈神经根病的概率为90%，3项阳性发生颈神经根病的概率为65%。

腕管综合征可与TOS同时发生，也可由斜角肌TrPs引起腕管综合征症状。腕管内结构活动受限常常导致正中神经的卡压。斜角肌TrPs引起的腕管内结构水肿可能是引起腕管综合征的一个原因。

C4、C5和C6的关节功能障碍通常与前斜角肌和中斜角肌的TrPs有关。另一种常见的斜角肌累及的关节功能障碍是第一和/或第二肋骨的抬高（图20-10）。第一肋骨的明显抬高通常伴有T1关节功能障碍。

上肢带的倾斜，有时由伴有腿长短差异和/或单侧骨盆狭小的功能性脊柱侧凸引起，为了使双眼保持水平以获得良好的视力，斜角肌产生慢性张力，使倾斜的颈部变直。尽管可通过充分治疗缓解疼痛，如果未纠正腿的长度差异或冠状面上的不对称只有1 cm或更细微的不对称，都可以使活性触发点持续存在。

5　纠正措施

患者应避免那些持续或重复使斜角肌负荷过

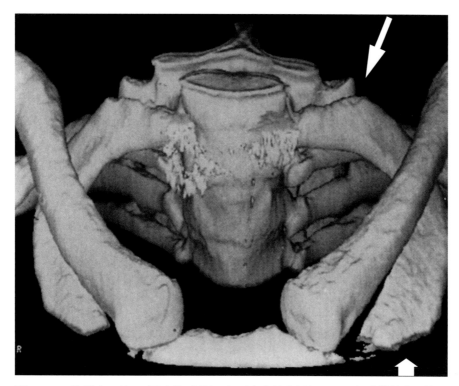

图20-10 胸部出口的CT图（前面观）。与无症状的右侧相比，左侧肋横关节的第一根肋骨（上方长箭头）向上移位。这种移位与整个第一肋骨的异常位置有关（图右下角的白色短箭头）

重的动作，如在搬运包裹时将手臂伸到身体前面抬起，并用力拖曳、拉动。应避免在举重或排便时通过Valsalva动作增加腹内压。长时间背沉重的背包，以及游泳等体育活动可能会导致斜角肌TrPs的形成，为了充分缓解症状和预防复发，避免这些动作是有必要的。

纠正不良的姿势（特别是"圆肩"姿势，头过度前倾）和保持良好的坐姿、站姿和睡眠姿势是任何治疗方法的前提，无论是为了早期缓解疼痛还是为了保持长期的缓解状态。

在需要打字、阅读和写作的工作活动中，为了有效地完成工作任务，通常将头部从一个平衡的中立位置移动到一个屈曲的位置，这可能会使斜角肌处于一个持续的收缩位。

患者在睡眠时，应使用一个柔软舒适、厚度适中的枕头，以保持正常的颈椎前凸。在仰卧位时，适当的厚度避免头部过度伸展，同时也避免头部处于过度屈曲状态，因为这些姿势会导致斜角肌和颈前肌长时间收缩。一个小的毛巾卷可以

放置在枕套内，以维持颈部在一个中立的位置，从而使脸朝向天花板。在侧卧位时，枕头应该足够厚，以保持头部和颈部处于中立位置，这样头部就不会过度地向两侧弯曲，避免枕头一侧肌肉过度缩短，对侧肌肉过度延长。通常要避免俯卧位睡姿，因为该姿势会使斜角肌过度旋转和伸展，如果一个人确实是趴着睡的，那么在肩膀和胸部的同一侧放一个枕头，这样有助于减少脖子的旋转和伸展（图7-5A～图7-5C）。

如果在床上阅读，灯光应该直接放在头顶上，床头板上，墙壁上，或悬挂在天花板上。它不应该只照亮床的一侧，因为如果为了使光线最大限度地照射到书上，头会转向一侧，这样会使斜角肌过度紧张。

使用手机时，手机不应该放在头和肩膀之间。相反，应该使用耳机或免提功能。

纠正姿势至关重要，因为安全有效的身体力学可以长期缓解肌肉疼痛。体位矫正和人体力学在第七十六章中有详细的讨论。对斜角肌TrPs患

者恢复至关重要的是每天在家被动拉伸斜角肌。斜角肌的拉伸如图20-11所示。患者仰卧，将被拉伸一侧（图中左侧）的肩膀放低，将患侧手固定在臀部下方（图20-11A）。患者应该学会将对侧的手从头部绕到患侧耳部，辅助头部和颈部向健侧倾斜，同时专注于放松颈部肌肉（图20-11B），将头部轻轻地拉向健侧肩部，头部旋转的角度决定了哪一块斜角肌得以拉伸。

为了拉伸后斜角肌（图20-11B），患者用手轻轻地将头部和颈部从患侧拉向健侧。对于中斜角肌，患者直视天花板（中立位）或稍微看向拉拽的手臂（图20-11C）。为了拉伸前斜角肌，患者将脸转向患侧（图20-11D）。患者将集中精力沿着肌肉最紧绷的方向上拉伸，每一次拉伸都慢数6～10 s，同时慢慢吸气和呼气，让拉伸的肌肉有时间放松，然后轻柔的收紧松弛的肌肉。最后头部回到中立的位置，停顿；在每次被动拉伸之间进行一次深呼吸，有助于肌肉完全放松。练习应始终从未受影响的一侧开始，随后双侧进行。如果使用温热疗法在斜角肌上加热10～15 min，效果会更好。

Lewit举例说明了重力辅助下的斜角肌拉伸，这对中、后斜角肌的拉伸尤其有效[49]。这种等长放松技术是温和的，有效的，并很容易进行，让患者仰头吸气（此位斜角肌收缩期），屏气约6 s，然后缓慢呼气，同时缓缓低头，重复3次。如果呼吸模式有问题，可以通过该方法纠正呼吸模式建立正常的腹式呼吸。

应该教那些习惯于使用胸式呼吸的人学会协调呼吸。胸式呼吸是斜角肌过度使用和超负荷的常见原因，常见于腹部手术、慢性阻塞性肺病患者和经常缩腹以改善体型的人。如果他们想要减轻斜角肌的超负荷（图20-12），胸式呼吸的患者应该学会使腹式和胸式同步呼吸。如果将患者胸部固定在塌陷的位置而不是扩张的位置，则最容易学会单靠膈肌呼吸的呼吸方式（图20-12）描绘了有效的腹式呼吸模式。腹式呼吸也可以在坐姿下进行，如图20-13所示。

触发点压力释放，辅以缓慢放松的呼吸模式是另一种灭活斜角肌上隐性触发点的技术。为了充分拉伸斜角肌，通常有必要治疗颈部的其他肌肉，这些肌肉也会紧张和限制颈部的侧弯，例如上斜方肌和SCM肌。

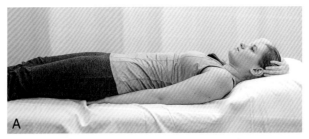

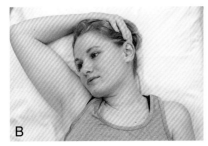 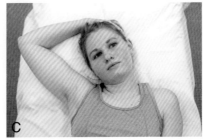 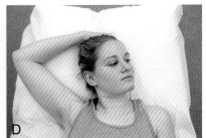

图20-11　斜角肌的自我拉伸。A 起始位置；B 拉伸后斜角肌；C 拉伸中斜角肌；D 拉伸前斜角肌

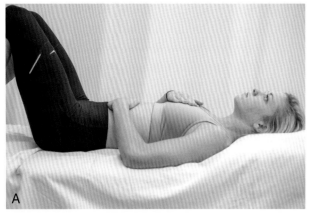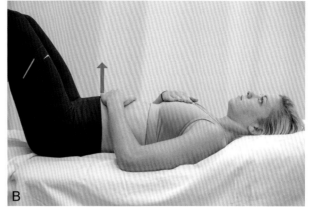
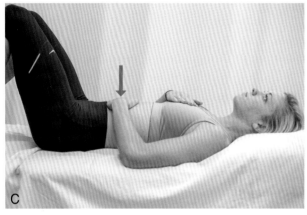

图20-12　腹式呼吸（仰卧位）。**A** 起始位置；**B** 手放在胸前监测，吸气时，腹部突出，胸部不动；**C** 紧闭嘴唇呼气时，腹部变平，而胸部保持不变

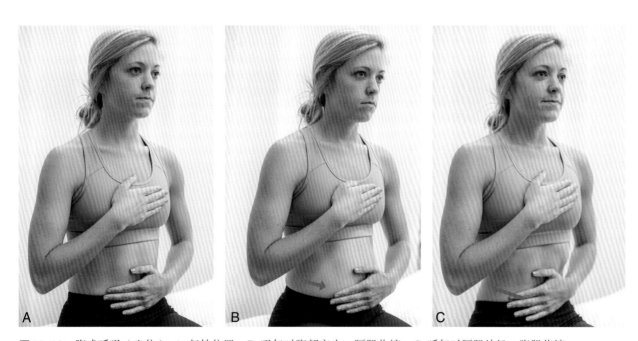

图20-13　腹式呼吸（坐位）。**A** 起始位置；**B** 吸气时腹部突出，膈肌收缩；**C** 呼气时膈肌放松，腹肌收缩

车骥、郑拥军　译　郑拥军　审

参考文献

[1] Standring S. Cray's Anatomy: The Anatomical Basis of Clinical Practice. 41st ed. London, UK: Elsevier; 2015.

[2] Rusnak-Smith S, Moffat M, Rosen E. Anatomical variations of the scalene triangle: dissection of 10 cadavers. Orthop Sports Phys Ther. 2001; 31(2): 70-80.

[3] Bardeen C. The musculature, Sect. 5. In: Jackson CM, ed. Morris's Human Anatomy. 6th ed. Philadelphia, PA: Blakiston's Son & Co; 1921: 388, 389.

[4] Eisler P. Die Muskeln des Stammes. Jena, Germany: Gustav Fischer; 1912: 308-310.

[5] Rasch PJ, Burke RK. Kinesiology and Applied Anatomy: The Science of Human Movement. 6th ed. Philadelphia, PA: Lea & Febiger; 1978: 233, 258.

[6] D uchenne G. Physiology of Motion. Philadelphia, PA: Lippincott; 1949: 4 79-480, 511.

[7] Olinger AB, Homier P. Functional anatomy of human scalene musculature: rotation of the cervical spine. Manipulative Physiol Ther. 2010; 33(8): 594-602.

[8] Campbell EJ. Accessory muscles, Chapter 9. In: Campbell EJ, Agostoni E, Davis JN, eds. The Respiratory Muscles. 2nd ed. Philadelphia, PA: W.B. Saunders; 1970: 181-195, 181-183, 186.

[9] Long C 11. Myofascial pain syndromes. II. Syndromes of the head, neck and shoulder girdle. Henry Ford Hosp Med Bull. 1956; 4(1): 22-28.

[10] Basmajian J, Deluca C. Muscles Alive. 5th ed. Baltimore, MD: Williams & Wilkins; 1985: 409, 412, 426.

[11] Koh EK, Jung DY. Effect of head posture and breathing pattern on muscle activities of sternocleidomastoid and scalene during inspiratioy respiration. Korean Soc Sport Biomechanics. 2013; 23: 279-284.

[12] De Troyer A. Actions of the respiratory muscles or how the chest wall moves in upright man. Bull Eur Physiopathol Respir. 1984; 20(5): 409-413.

[13] Simons DC, Travell J, Simons L. Travel/ & Simon's Myofascial Pain and Dysfunction: The Trigger Point Manual. Vol 1. 2nd ed. Baltimore, MD: Williams & Wilkins; 1999: 104.

[14] Travell J, Rinzler SH. The myofascial genesis of pain. Postgrad Med. 1952; 11(5): 425-434, 428.

[15] Zohn DA. Musculoskeletal Pain: Diagnosis and Physical Treatment. 2nd ed. Boston, MA: Little Brown; 1988: 211.

[16] Bonica J, Sola A. Other painful disorders of the upper limb, Chapter 52. In: Bonica. JJ, Loeser JO, Chapman C, Fordyce WE, eds. The Management of Pain. 2nd ed. Philadelphia, PA: Lea & Febiger; 1990: 947-958.

[17] Webber TD. Diagnosis and modification of headache and shoulder-arm-hand syndrome. Am Osteopath Assoc. 1973; 72(7): 697-710, 706.

[18] Steinbrocker O, Isenberg SA, Silver M, Neustadt D, Kuhn P, Schittone M. Observations on pain produced by injection of hypertonic saline into muscles and other supportive tissues. Clin Invest. 1953; 32(10): 1045-1051.

[19] Jalil NA, Awang MS, Mahamarowi O. Scalene mofascial pain syndrome mimicking cervical disc prolapse: a report of two cases. Malaysain J Med Sci. 2010; 17(1): 60-66.

[20] Shah KC, Rajshekhar V. Reliability of diagnosis of soft cervical disc prolapse using Spurling's test. Br j Neurosurg. 2004; 18(5): 480-483.

[21] Jaeger B. Are "cervicogenic" headaches due to myofascial pain and cervical spine dysfunction? Cephalalgia. 1989; 9(3): 157-164.

[22] Florencio LL, Giantomassi MC, Carvalho CF, et al. Generalized pressure pain hypersensitivity in the cervical muscles in women with migraine. Pain Med. 2015; 16(8): 1629-1634.

[23] Bron C, de Gast A, Dommerholt J, Stegenga B, Wensing M, Oostendorp RA. Treatment of myofascial trigger points in patients with chronic shoulder pain: a randomized, controlled trial. BMC Med. 2011; 9: 8.

[24] Travell J, Rinzler SH, Herman M. Pain and disability of the shoulder and arm: treatment by intramuscular infiltration with procaine hydrochloride. JAMA. 1942; 120: 417-422.

[25] Sherman RA. Published treatments of phantom limb pain. Am J Phys Med. 1980; 59(5): 232-244.

[26] Ochsner A, Gage M, DeBakey M. Scalenusanticus (Naffziger) syndrome. Am J Surg. 1935; 28: 669-695.

[27] Wainner RS, Fritz JM, IrrgangJJ, Boninger ML, Delitto A, Allison S. Reliability and diagnostic accuracy of the clinical examination and patient self-report measures for cervical radiculopathy. Spine. 2003; 28(1): 52-62.

[28] Gerwin RD, Dommerholt J, Shah JP. An expansion of Simons' integrated hypothesis of trigger point formation. Curr Pain Headache Rep. 2004; 8(6): 468-475.

[29] Frankel SA, Hirata I Jr. The scalenusanticus syndrome and competitive swimming. Report of two cases. JAMA. 1971; 215(11): 1796-1798.

[30] Treaster D, Marras WS, Burr D, Sheedy JE, Hart D.

Myofascial trigger point development from visual and postural stressors during computer work. J Electromyogr Kinesiol. 2006; 16(2): 115−124.

[31] Hong C-Z, Simons DG. Response to treatment for pectoralis minor my-ofascial pain syndrome after whiplash. J Musculoskelet Pain. 1993; 1(1): 89−131.

[32] Fernandez-Perez AM, Villaverde-Gutierrez C, Mora-Sanchez A, Alonso-Blanco C, Sterling M, Fernández de las Peñas C. Muscle trigger points, pressure pain threshold, and cervical range of motion in patients with high level of disability related to acute whiplash injury. J Orthop Sports Phys Ther. 2012; 42(7): 634−641.

[33] Hsieh YL, Kao MJ, Kuan TS, Chen SM, Chen JT, Hong CZ. Dry needling to a key myofascial trigger point may reduce the irritability of satellite MTrPs. Am J Phys Med Rehabil. 2007; 86(5): 397−403.

[34] Wyant GM. Chronic pain syndromes and their treatment. II. Trigger points. Can AnaesthSoc. 1979; 26(3): 216−219.

[35] Hong C-Z. Considerations and recommendations regarding myofascial trigger point injection. Musculoske Pain. 1994; 2(1): 29−59.

[36] Sola AE, Rodenberger ML, Gettys BB. Incidence of hypersensitive areas in posterior shoulder muscles; a survey of two hundred young adults. Am J Phys Med. 1955; 34(6): 585−590.

[37] Bron C, Dommerholt, Stegenga B, Wensing M, Oostendorp RA. High prevalence of shoulder girdle muscles with myofascial trigger points in patients with shoulder pain. BMC Musculoskelet Disord. 2011; 12(1): 139−151.

[38] Naffziger HC, Grant WT. Neuritis of the brachia! plexus mechanical in origin. The scalenus syndrome. Surg Gynecol Obstet. 1938; 67: 722−730.

[39] Adson AW. Cervical ribs: symptoms, differential diagnosis and indications for section of the insertion of the scalenusanticus muscle. IntColl Surg. 1951; 16(5): 546−559, 548.

[40] Sadeghi-Azandaryani M, Burklein D, Ozimek A, et al. Thoracic outlet syn-drome: do we have clinical tests as predictors for the outcome after surgery? EurMed Res. 2009; 14(10): 443−446.

[41] Torriani M, Gupta R, Donahue OM. Sonographically guided anesthetic injection of anterior scalene muscle for investigation of neurogenic thoracic outlet syndrome. Skeletal Radio/. 2009; 38(11): 1083−1087.

[42] Jordan SE, Ahn SS, Freischlag JA, Gelabert HA, Machleder HI. Selective bot-ulin um chemodenervation of the scalene muscles for treatment of neurogenic thoracic outlet syndrome. Ann Vase Surg. 2000; 14(4): 365−369.

[43] Jordan SE, Machleder HI. Diagnosis of thoracic outlet syndrome using electrophysiologically guided anterior scalene blocks. Ann Vase Surg. 1998; 12(3): 260−264.

[44] Braun RM, Shah KN, Rechnic M, Doehr S, Woods N. Quantitative assess-ment of scalene muscle block for the diagnosis of suspected thoracic outlet syndrome. J Hand Surg Am. 2015; 40(11): 2255−2261.

[45] Sucher BM. Thoracic outlet syndrome-a myofascial variant: Part 1. Pathol-ogy and diagnosis. Am Osteopath Assoc. 1990; 90(8): 686−696, 703−684.

[46] Sucher BM. Thoracic outlet syndrome-a myofascial variant: Part 2. Treat-ment. J Am Osteopath Assoc. 1990; 90(9): 810−812, 817−823.

[47] Tardif GS. Myofascial pain syndromes in the diagnosis of thoracic outlet syndromes. Muscle Nerve. 1990; 13(4): 362−363.

[48] Walsh MT. Therapist management of thoracic outlet syndrome. J Hand Ther. 1994; 7(2): 131−144.

[49] Lewit K. Manipulative Therapy in Rehabilitation of the Locomotor System. 3rd ed. Oxford: Butterworth Heinemann; 1999: 214.

第 二十一 章

冈上肌

约瑟夫·M.唐纳利

1 介绍

冈上肌在肩袖肌群中起重要作用，它由三个肌束组成，起于肩胛骨冈上窝的内侧2/3和棘上筋膜，它在起点处较薄，穿过肩峰止于肱骨大结节关节面时变得较厚。三个交织在一起的肌头增强了肌肉对抗拉伸负荷的能力。冈上肌与其他肩袖肌肉将肱骨头固定在肩胛盂中，实现肩关节的外展，保持肩关节动态稳定性，被认为是最活跃的肩袖肌，参与任何需要抬高上肢的功能活动。冈上肌的触发点（TrPs）在肩关节三角肌中部区域产生一种深部疼痛，并放射到手臂远端，主要引起肱骨外上髁疼痛，但很少放射至腕部。患侧卧睡、侧抱重物可能会加重症状。冈上肌内TrPs的激活和持续通常发生在将物体抬起到肩部或肩上，执行需要重复和/或适当抬高手臂的动作时发生。鉴别诊断应包括评估其他肩袖和肩部肌肉功能障碍、肩关节活动障碍、C5～C6神经根病变、肩胛下或肩峰下滑囊炎和肩胛骨运动障碍。纠正措施包括体位纠正、正确的睡眠姿势、避免肌肉负荷过重的活动、TrPs的自我压力释放和自我伸展运动。

2 相关解剖

冈上肌起于肩胛骨冈上窝内侧2/3和棘上筋膜。冈上肌在起点处的肌肉较薄，向外延伸逐渐变厚并止于肱骨。在冈上肌横向走行附着于肱骨过程中，斜向走行的前纤维与水平走向的后纤维汇合，在肩峰下形成一条粗肌腱穿过肱骨头，止于肱骨大结节上的上关节面（图21-1）。肌腱在其肱骨附着处较厚，并与肱骨横韧带和喙肱韧带相连。肌腱在肱骨上关节面附着处较扁平，较深的部分与肩胛盂肱关节囊相融合[1]。冈上肌腱位于喙肩韧带和冈下肌后侧。

冈上肌有三个头，这三个头在止点处交织为绳索状的肌腱[2]。它起自肩胛骨的脊柱侧，后侧头向前走行，中间头横向走行，前侧头向后走行，较薄的后侧头与前侧头和中间头交叠，使三个头相互交织缠绕，从而增强了冈上肌抗拉伸的能力。对150个肩关节进行磁共振成像（MRI）检查，发现约50%的肩部出现腱膜扩张。腱膜的扩张从冈上肌肌腱下方起始，走行于肱二头肌间沟内，与肱二头肌长头腱伴行，向外穿出滑膜鞘，并在胸大肌的上方止于肱骨[3]。

冈下肌的深部垂直肌纤维与冈上肌腱融合并穿过肩袖间隙，向前延伸至肱二头肌，形成厚的纤维肌腱，被称为肩袖缆[4]。它连接肩袖后部肌肉与前部肌肉，并在肩关节MRI中常见[5]。冈上肌和冈下肌的肌腱横向止于肱骨，肩袖缆可将肩袖后上方的力传导至肩袖前部以此保护关节盂这种复杂的连接方式被认为是为了使肩袖在所有肩部运动中以一种协调的方式工作。图21-1A所示为组成肩袖的其他三块肌肉的附件。

（1）神经支配和血管供应

冈上肌由发自臂丛上干的肩胛上神经支配，主要由C5和C6脊神经支配，部分个体也由C4神经支配。肩胛上神经与锁骨平行，向后经肩胛

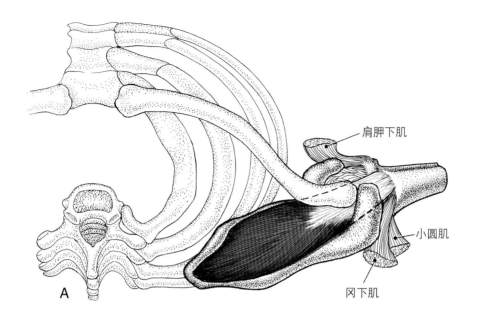

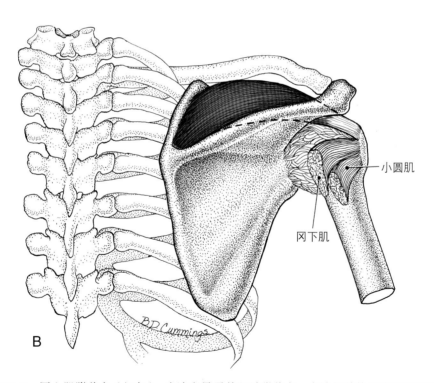

图21-1　冈上肌附着点（红色），为清晰暴露其肌腱附着点，肩袖的其他组成肌群被切除以便观察。**A** 上面观，冈上肌的肱骨附着点与肩袖其他三块肌肉附着点之间的关系。**B** 后面观。想象斜方肌附着在锁骨，肩峰和肩胛骨的脊椎上，可明显体会上斜方肌覆盖下的冈上肌位置有多深

上切迹进入冈上窝，支配冈上肌[6]。肩胛上神经在肩胛上切迹附近发出支配冈下肌的运动支。冈上肌的血供主要来自肩胛上动脉和肩胛背动脉。对大多数人而言，肩胛上动脉走行于肩胛横韧带的上方，而肩胛上神经则走行于肩胛横韧带下方[7]。

（2）功能

冈上肌、冈下肌、小圆肌和肩胛下肌是肩胛盂肱关节的重要动态稳定结构。冈上肌在肩关节外展动作中起着关键作用。在冠状面上外展时，冈上肌、中三角肌和中斜方肌在手臂运动之前被激活，冈上肌在外展88°时达到最大自主收缩（MVC）的峰值。冈下肌在165°达到MVC峰值，肩胛下肌在外展108°时达到MVC的峰值。冈上肌在肩关节外展早期具有较大作用。肩袖肌群在肩关节运动早期即被激活，并随着关节活动幅度增加其激活程度也进一步增强，这样有助于肱骨头在关节盂的稳定。Kwon教授等研究了关节外展不同角度时冈上肌的横截面积，研究发现，冈上肌在肩外展60°～90°之间时横截面积最大，表明其在该范围内时冈上肌可被最大激活[9-12]。这一发现与其他研究人员结果一致。其他学者发现，各种负荷模式下的冈上肌，冈下肌和肩胛下肌，在冠状平面和肩胛骨平面内抬高的激活模式相似。冈上肌的激活与三角肌的激活有很强的相关性，而冈下肌和肩胛下肌的激活模式与轴状肌的（axioscapular musculature）激活模式密切相关。Witte等人也报道了类似的发现；然而，他们认为，冈上肌和三角肌可能以一种互补的方式抬高盂肱关节[13]。他们还发现，与三角肌相比，冈上肌在肩部抬高的多个方向上对负荷增加的反应变化很大，三角肌随着负荷的增加而持续被激活。最近的研究结果不支持以前的观点：当手臂从身体一侧外展时，冈上肌的作用比三角肌更重要。

Basmajian和Deluca的肌电图（EMG）研究证实，当肩部没有其他肌肉活动，仅有冈上肌活动时，如果一侧上肢承重7千克或突然向下猛拉，冈上肌可以防止肱骨头向下移位，由于关节盂窝和软骨唇的成角度的楔形作用，这种机制是有效的[14]。

上臂从静止到外展150°的过程中，冈上肌肌电图活动几乎呈线性增加[15]。上臂屈曲时，肌电图活动在开始阶段迅速增加，随后达到一个平台期，当屈曲接近150°时，肌电图活动再次增加。

在持续弯曲或外展至90°时，与其他肩部肌肉相比，冈上肌最先显示出疲劳迹象。5分钟后，振幅和频率的变化均提示冈上肌的疲劳加剧[16]。在工作时需要将手臂抬高的人群中，冈上肌肌腱病很常见，这突出说明了在这个姿势过度使用会引起肌肉受损[17]。

在走路时，冈上肌在手臂向前和向后摆动时都处于激活状态（摆动末端非激活状态），以防止肱骨头向下移位。在惯用右手的高尔夫球手进行高尔夫挥杆的过程中，右侧冈上肌开始时EMG活动中度活跃（大约为手动肌力测试的25%），随后逐渐降低，活动末期降为手动肌力测试的10%。在整个挥杆过程中，左侧冈上肌在整个挥杆过程中保持了相对中度的EMG活动，且在挥杆早期和晚期肌肉活动较强。Jobe和Gowan教授等研究了投掷动作过程中的肌肉活动模式，发现在投掷的早期和晚期，冈上肌，冈下肌和三角肌有最大活化程度[18-20]。此外还发现业余运动员倾向于在加速阶段使用更多的肩袖肌群。研究人员研究了在进行推、拉、举和投掷运动时肩部肌肉的活化程度，并比较了业余运动员与专业运动员的肌肉活化程度。冈上肌在牵拉、仰卧起坐和快速投掷期间具有最大的活化程度。与专业投掷者相比，业余运动员达到峰值时间更长，持续时间更久。他们的研究结果与Gowan等人的研究结果一致，学者们均将三角肌、冈上肌和冈下肌作为稳定肌肉，肩胛下肌、胸大肌、背阔肌和肱三头肌作为投掷活动中盂肱关节的加速器[21]。

还研究了在不同驾驶条件下肩部肌肉组织的激活情况。在驾驶过程中，冈上肌和三角肌都有中高水平的肌肉活化程度（30%～50% MVC）[22]。如果其中一块肌肉有损伤或存在TrPs，另一块肌肉可能无法代偿增加的负荷，因为两块肌肉在正常驾驶条件下都表现出高度活化状态。调整驾驶员的座位更靠近方向盘，使肩膀可以处于休息姿势，这样冈上肌的活化程度可平均减少45%。

Reinold等人研究了常见的肩带康复训练中肌肉的激活情况。他们发现，在所有测试的运动中，冈上肌的激活都没有统计学差异[23,24]。"满罐"

运动明显减少了三角肌的活动。因此，他们得出结论，这可能是针对冈上肌进行力量测试和锻炼的最佳位置。站立位冈上肌激活也表现为站立外旋，手臂外旋90°；俯卧位外旋，手臂外旋90°；俯卧水平外旋，手臂外展100°时完全外旋。他们还建议使用"空罐"测试来评估肩袖在预防高度三角肌激活后肱骨头过度移位的有效性。

（3）功能单元

肌肉的功能单位包括强化和抵抗其动作的肌肉以及肌肉所穿过的关节。这些结构在功能上的相互依赖反映在感觉运动皮质的组织和神经连接上。功能单位之所以被强调，是因为在该单元的任意一块肌肉中存在触发点，会增加该单元的其他肌肉也产生触发点的可能性。当肌肉中的TrPs失去活性时，我们应该关注的是在相互依赖的肌肉中可能产生的TrPs。表21-1大致说明冈上肌的功能单位[25]。

表21-1　冈上肌的功能单元

动　作	协　同　肌	拮　抗　肌
肩膀抬高（外展）	三角肌	大圆肌 胸大肌 背阔肌 喙肱肌 肱三头肌长头

3　临床表现

（1）牵涉痛模式

来自冈上肌的TrPs在肩膀引起的深部疼痛，集中在中三角肌区域。冈上肌的压痛和它放射到中三角肌区域的继发性疼痛很容易被误认为是三角肌下滑囊炎。疼痛通常发生在上臂和前臂，有时疼痛聚集在肘关节外上髁（图21-2）。这种肘关节外上髁的疼痛有助于区分冈上肌触发点痛和冈下肌触发点痛，因为冈下肌的牵涉痛通常不累及肘部[26-27]。有时，冈上肌痛也放射到腕部。

其他作者描述了从冈上肌到肩部、到上臂外侧以及从肩胛骨延伸到肱骨中部的疼痛[28-31]。

向正常受试者冈上肌注射6%高渗盐水引起肩（3名受试者）、上背部（2名受试者）和肘部（1名受试者）的牵涉性疼痛[32]。

（2）症状

肩袖肌通常与肩痛患者有关，冈上肌是最常见的受累肌肉之一[33]。在38%的非特异性肩痛患者和65%经医学诊断为肩峰撞击征的患者中，发现冈上肌中存在活化的TrPs[34,35]。冈上肌TrPs患者常表现为肩外侧三角肌区域的剧烈疼痛，疼痛可放射至外上髁和前臂（图21-2）[36]。这种疼痛通常在肩关节抬高时感觉强烈，尤其是在运动开始时。患者在休息时可能会感到肩部侧面的深度疼痛，这可能与滑囊炎的疼痛相似。疼痛导致患者手臂上举至头顶上方困难进而出现活动受限。当优势侧冈上肌受到影响时，患者通常主诉难以梳头、刷牙或刮胡须。患者还会说，在需要抬高手臂的体育活动中出现活动受限，比如打网球。如果经常使用优势侧的手臂执行这些活动，非优势侧的冈上肌存在TrPs的患者可能意识不到这些运动受限。在接受保留肌肉的开胸手术患者的同侧上肢抬高过程中，冈上肌和冈下肌中活跃的TrPs与肩部疼痛有关。因此，可能需要长时间或特殊的手臂定位的手术程序后评估肩部肌肉，以获得最佳的术后恢复[37]。

单纯的冈上肌TrPs很少引起严重的、干扰睡眠的夜间疼痛。其他作者观察到，冈上肌受累可引起肩关节僵硬和夜间疼痛。对于65岁以上的患者，如果主诉夜间疼痛影响睡眠，应检查肩袖有无撕裂。在某些情况下，患者可能会主诉由于手臂摆动时冈上肌TrPs激活而导致行走时肩部疼痛加重。对于反复肘外侧痛或上髁痛的患者应检查冈上肌。一些患者可能主诉肩关节周围有咔嗒声，当冈上肌TrPs失活时，肩关节周围的咔嗒声就消失了。

（3）体格检查

在一次彻底的主观检查之后，临床医生应

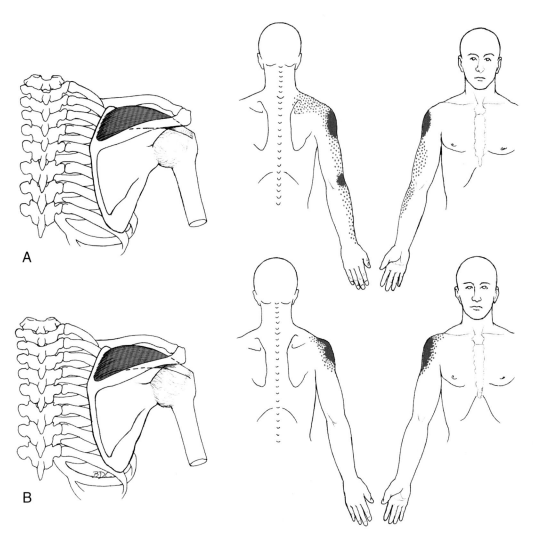

图21-2　**A**、**B** 为冈上肌TrPs的牵涉痛模式（主要牵涉区为深红色，外溢区为红点区域）。触发点可以位于肌肉的任何区域。**B** 冈上肌腱与肩关节关节囊连接区域的压痛区可能提示内囊病变

该做一个详细的图示来描述患者所描述的疼痛模式。这种描述将有助于计划体格检查，并可在症状改善或改变时监测患者的进展情况。为了正确检查冈上肌，临床医师应观察肩带的姿势，肩胛骨的位置，检查肩带的主动和被动活动范围，特别注意肌肉活动模式和盂肱节律（scapulohumeral rhythm）。临床医生应该观察疼痛发生的时间和地点。冈上肌TrPs可以在休息或运动时产生疼痛，尤其是在任何平面的手臂抬高时。疼痛通常发生在整个外展范围的运动。如果疼痛只发生在一个小弧度运动中，应该评估是否存在肩袖损伤。临床上，冈上肌很少单独参与活动。通常与冈下肌、三角肌或上斜方肌共同作用，这些肌肉也可能有

TrPs。

　　为了确定冈上肌中TrPs可能引起的运动障碍的范围，从而导致生物力学功能障碍，临床医生应通过对冈上肌进行特定范围的运动测试来确定运动的有限范围。应进行肌肉特异性抵抗试验，以确定肌肉功能障碍和疼痛症状的再现。如果在冈上肌中存在活性TrPs，则肩胛骨平面的阻力性上抬会因疼痛而受抑制。Apley划痕试验（肩部伸展、内侧旋转和内收）可用于识别冈上肌TrPs引起的限制。这个版本的Apley划痕测试要求肩关节处于完全内收并使手臂内旋，这是通过将患侧的手放在背后，并尽可能地向上伸展到对侧的肩胛骨来完成的。指尖应达到肩胛骨的下角（图

21-3A）。该测试也拉伸肩外展肌和冈下肌。当这些肌肉的活动范围受到TrPs的限制时，手指可能很难触及臀部口袋或胸腰椎区域。冈上肌TrPs的限制与主动或被动运动时相似。相反，在拮抗性肩胛下肌中的TrPs可以使手指到达脊柱或更远，如果被动运动时，肩胛下肌反而处于收缩位。

另一种版本的Apley划痕试验（肩部屈曲、侧方旋转和外展）通常受到冈上肌TrPs的限制（图21-3B）。在直立的姿势下，由于疼痛，患者无法完全外展手臂，因为此动作会在缩短位置收缩冈上肌，并在其肱骨附着处压迫出现神经病变。当患者处于仰卧位时，冈上肌筋膜激痛点患者进行头顶Apley划痕试验的难度较小，因为肌肉无法承担举起手臂的重量。

附属关节运动应在盂肱关节、肩锁关节、胸锁关节和肩胛胸关节进行。通常，胸锁关节的关节活动度下降会导致肩关节抬高受限，从而导致正常肌肉活动模式的改变。肩关节的关节功能障碍也可能损害肌肉的激活模式，导致冈上肌和其他肩袖肌群的超负荷。

肩胛骨和肱骨头的位置应在休息时和上肢抬高时进行评估，因为在上肢的所有功能活动中，对线不良可能是导致冈上肌超负荷的一个重要因素。肘关节复合体应纳入检查，因为冈上肌常引起该区域疼痛。

冈上肌TrPs患者在运动过程中可能意识到并担心肩部的咔嗒声。当患者在盂肱关节处移动手臂时，可以听到咔嗒声并触摸到咔嚓感，这与冈上肌纤维受累有关。灭活冈上肌TrPs可以消除症状。这种滴答声的机制尚不清楚，但可能与肌腱病变有关，因为可触及的来源也是软组织，或者可能与冈上肌的抑制有关。

如果被检查的上肢的手置于腰部水平的后方，手臂内旋，则最容易触及冈上肌腱的肱骨附着点。

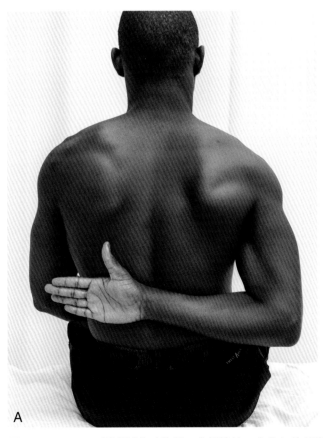 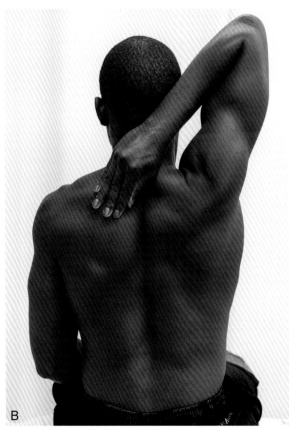

图21-3 **A** Apley划痕试验（伸展、内侧旋转、内收）伸展肩外展肌和外旋转肌，缩短肩内收肌和内旋肌。**B** Apley划痕试验（屈曲、外侧旋转和外展）：使肩内收肌和内旋肌伸展，缩短肩外展肌和外旋肌

这个位置使肌腱从肩峰下方伸手可触及。触诊常显示在冈上肌腱附着处的三角肌下有明显的压痛。

（4）触发点检查

患者舒适地坐着，或患侧向上卧位，患侧手臂放松，贴近身体。对于不太活跃的TrPs，可将上臂放在背后，使冈上肌处于伸展状态。冈上肌必须透过斜方肌触诊，触诊肌肉时，应沿其整个长度在冈上窝内触诊，以识别TrPs（图21-4）。触发点通常位于肩胛骨冈上窝，斜方肌较厚部分的下面。因此，由触诊引起的冈上肌局部抽搐反应很难识别，针刺引起的抽搐反应也不多见。触诊引起的压痛通常出现在冈上窝的中间区域，也可在冈上窝的任何地方，因为冈上肌纤维附着在冈上窝中间2/3处。在肩胛骨脊柱缘和锁骨之间、肩峰内侧区域存在点状压痛，这很可能是由于过度使用冈上肌而引起的肌肉紧张，从而引起肌腱末端起止点病变。

针刺TrPs引起疼痛的严重程度通常比患者

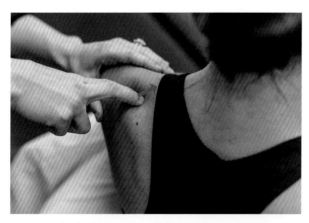

图21-4   触诊冈上肌TrPs，箭头表示触诊方向

所报道的深触诊引起的压痛严重，针刺触发点引起的疼痛比手法触诊刺激引起疼痛的范围更深更广。

在肌腱的肱骨头附着处，肌腱与关节囊融合，形成肩峰下的部分肩袖（图21-2B），该处与hagberg所描述的血管供应差的区域相对应，特别容易遭受持续或重复性超负荷。

4   鉴别诊断

（1）触发点的激活和延续

一种激活TrPs姿势或活动，如果不加以纠正，也能使它永久化。在冈上肌的任何部位，TrPs可由不习惯的偏心负荷、非条件肌肉的偏心运动或最大或次最大的同心负荷激活[38]。当肌肉长时间处于缩短或延长的位置时，触发点也可能被激活或加重。

携带沉重的物品，如手提箱、公文包或包裹，并将手臂垂在身体一侧，或者定期遛一条牵着皮带的大狗，可以激活冈上肌的触发点。这种肌肉的触发点也可以通过举起一个物体到肩高或高于肩，手臂伸展，或执行需要重复和/或适当延长手臂高度的任务时被激活。

（2）继发触发点

继发TrPs可在原发TrPs引起的牵涉痛区域内发生，因此，也应考虑每一块肌肉的牵涉痛区域的肌肉组织。肌肉中TrP的释放通常会使相关TrPs的压力痛阈值立即降低[39]。这种关系最常见于冈上肌的TrPs引起三角肌、肱三头肌外侧头的TrPs。

冈上肌激痛点引起的肩痛与冈下肌触发点引起的肩部深部疼痛不同，冈下肌引起的疼痛深入肩关节，很容易被误认为是盂肱关节炎[40]。

临床经验表明，冈上肌、冈下肌、三角肌和肱二头肌经常同时发生TrPs，而斜方肌可能成为功能单元的一部分。这一观点得到了最近研究的证实，这些研究调查了在出现肩痛的患者中TrPs的患病率和治疗方法[41-43]。

（3）相关的病理

C5或C6颈神经根炎常导致这些神经支配肌肉中TrPs的形成。经常有C5～C6神经根症状的患者主诉前肩深部痛，上臂前外侧和前臂痛，以及手部桡侧两个半手指的疼痛。Wainer等人制定了一组测试项目，以预测患者出现颈椎根性症状的可能性，这5个测试项目为：Spurling征阳性、颈椎旋转度小于60°、颈椎压迫试验阳性、轴向牵引可以缓解症状、神经动力上肢试验阳性。当上述测试有四项阳性时，其发生颈神经根病的概率为90%，3项阳性发生颈神经根病的概率为65%[44]。

其他需要考虑的诊断包括有神经根刺激的颈椎关节炎或伴有神经根激痛以及臂丛损伤。这些神经源性疼痛很可能在受损神经支配的肌肉中表现为去神经支配的肌电图证据。因为肌电图证据显示神经肌肉压迫存在于引起肌肉压迫的远端肌肉中。

肩痛约占肌肉骨骼疾病的12%，肩峰下撞击综合征（SIS）是最常见的诊断[45]。45 在2000年，美国治疗肩痛的直接费用估计为70亿美元[46]。Papadonikolakis等在系统回顾肩峰下撞击综合征的诊断的相关证据，得出的结论是，最初的撞击综合征的诊断也涵盖了肩袖疾病的范围，包括肌腱病和难以区分的完整的和不完整的撕裂[47]。这些作者建议，因为最近诊断技术的进步，我们应放弃撞击综合征的诊断。Diercks等提出了包括TrPs检查和治疗在内的肩峰下疼痛综合征的诊断和治疗指南。该综合征将在第三十三章的临床考虑中进一步讨论[48]。

研究人员调查了非特异性肩痛或撞击综合征患者的TrPs患病率、压力痛阈（PPT）和肩痛的再现情况[49]。Hidalgo-Lozano等人评估了12名患者和10名对照组患者的TrPs患病率和PPT。纳入标准为：疼痛持续时间大于3个月，抬高肩部时疼痛程度大于4分/10分，以及Neer和Hawkin撞击试验阳性。SIS患者存在较多的活动性和潜在性TrPs[50]。活跃的TrPs在冈上肌（62%）、冈下肌（42%）和肩胛下肌（42%）中患病率最高。SIS患者PPT下降与TrPs的数量直接相关。每个SIS患者最多有三个活化的TrPs。存在的TrPs数量越多，PPT越低。他们的研究结果证实了周围和中心疼痛机制在SIS患者中都存在。手法治疗这些TrPs可减少SIS患者的肩痛和压力敏感性。同样，在27例诊断为SIS的患者和20例健康对照组中，研究了10块肌肉中TrPs的存在数量[51]。SIS

组肌肉中TrPs的数量明显多于对照组，其中冈下肌、肩胛下肌和斜方肌具有大量的活性和潜伏性TrPs。SIS组中，冈下肌活性TrPs数量最多。SIS组中TrPs的高发生率提示肌筋膜疼痛在SIS中的重要性。有趣的是，SIS患者在双侧冈上肌中发现了TrPs[52]。因此，双侧检查对于诊断SIS是非常重要的。

对于单侧肩痛和诊断为SIS并伴有相关的撞击试验阳性的患者，有必要检查颈部和肩部双侧肌肉是否同时存在活动性和潜在性TrPs。除了冈上肌TrPs外，三角肌下滑囊炎、肩峰下滑囊炎和肩袖病变均可引起肩峰下方肩袖（囊）腱性附着的压痛。然而，只有TrPs会引起冈上肌肌腹的点状压痛。滑囊炎、粘连性滑囊炎和肩袖病理学将在第三十三章中详细讨论。

肩胛上神经卡压是一种比较少见的卡压，常见于做重复性仰卧运动的运动员中。仰卧姿势需要肩部外展、伸展和外旋，然后快速屈曲和内旋。肩胛上神经损伤在老年人中也有发生，包括肩关节退行性改变和关节囊松弛。这种神经卡压通常是由重复的上举运动、神经节囊肿或肩胛骨折而造成的。压迫的区域包括肩胛上横韧带下切迹和存在占位性病变的肩胛盂切迹。需要冈下肌和冈上肌的神经传导和肌电图来诊断。如果患者对休息和其他保守措施无效，就需要手术治疗。肩胛上神经卡压的患者报道肩带隐痛，并显示冈上肌和冈下肌萎缩，肩部活动范围受限，肩带疲劳。患者主诉的疼痛可能与肩带肌肉组织，特别是冈上肌和冈下肌的TrPs引起的疼痛相似。

肩胛肱部肌肉失衡，通常被称为肩胛运动障碍，其定义为上肢运动时肩带肌肉收缩的正常运动募集模式的改变。这种正常肌肉募集模式的改变会导致协调性差、肌肉易疲劳和肩袖肌肉过载。肩胛运动障碍在肌筋膜疼痛和功能障碍中的作用在第三十三章的临床考虑中有描述。

对于症状与诊断不符或其他保守治疗无效的肩痛患者，冈上肌TrPs的诊断和治疗是非常重要的。

5 纠正措施

冈上肌TrPs的患者应避免习惯性、持续性或重复性的运动，以免使冈上肌负荷过重。包括避免在手臂下垂的情况下在患侧肩膀上携带重物，向后或向外伸出以取回物体以及抬高重物。患者还应避免肌肉持续收缩，避免手臂长时间上举（例如，连续抬起手臂几分钟，以修饰头发或在头顶上工作），需放下手臂以放松肌肉补充其血液供应，并防止TrPs的形成。

如图22-4所示，当患者健侧卧位时，用枕头支撑患侧的肘部和前臂，以避免"分水岭式体位"（图22-4），这种体位会对冈上肌造成不适当的张力。另一种选择是将枕头放在手臂下，与身体垂直，这样手臂就不会处于内收的位置，从而消除了冈上肌处于紧张状态。患者应注意的是，躺在床上时，不要将手臂举过头顶，保持外旋的姿势，因为这种姿势会使冈上肌和冈下肌长期缩短，导致张力增加。

患者可以使用TrP压力释放工具使冈上肌TrPs失活（图21-5）。当患侧手臂放松，保持在一个舒适的内收位置时，这种治疗是最舒适的。另一种更积极的释放方法是通过将手移到背后，激活冈上肌的拮抗肌，从而通过相互抑制使肌肉放松（同时TrPs压力释放继续进行）。一个冷敷包可能对压力释放后的治疗有好处，特别是在急性肩痛的情况下。

患者可以用另一只手缓慢而坚定地向上牵拉

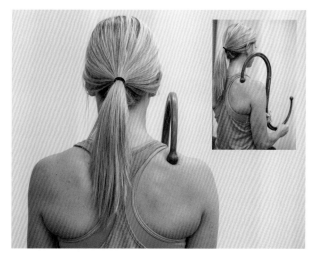

图21-5　冈上肌触发点的自我压力释放

背后的前臂，使冈上肌向上伸展，如图21-6A所示。这种被动拉伸可以在温水淋浴时最有效地进行，因为水会打在肌肉上。

如果冈上肌和冈下肌的TrPs都非常敏感，患者很难将手放在背后，则可以将手臂移至胸前（图21-6B）。另一种有效的自我拉伸技术是应用等长收缩后放松（渐进式收缩—放松）与呼吸增强。Lewit描述了这种姿势，并描述患者应用等长收缩后放松有效性[53]。患者用另一只手将受累一侧的肘部从胸前拉倒对侧，收紧松弛的肌肉，让患者缓慢地做深呼吸，呼气时放松肌肉，患侧肘部进一步从胸前向对侧拉伸。

当对冈上肌进行神经肌肉训练或治疗性锻炼时，拇指向上（满罐）、拇指向下（空罐）、俯卧外展100°（满罐）肩胛骨平面仰卧时激活更大。

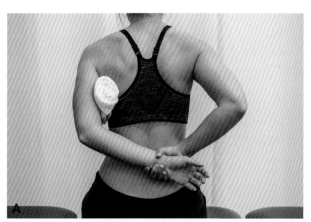

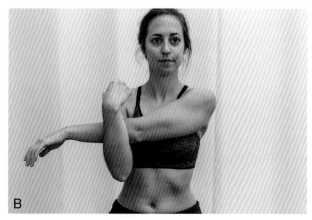

图21-6　A 冈上肌的自我拉伸。B 因疼痛无法进行A图所示的拉伸动作时，冈上肌和冈下肌的自我拉伸

Decker等人发现，在俯卧撑加活动期间，冈下肌（115% MVC）和冈上肌（125% MVC）的活动最强[54]。为了尽量减少冈上肌和冈下肌的肌肉活动，其他作者建议使用可支撑式垂直和斜壁滑梯[55-56]。

当存在后盂肱关节紧张性时，必须进行治疗以恢复有效的肩带力学性能，同时治疗冈上肌的TrPs。治疗仅集中于冈上肌的TrPs，不能解决肩关节的问题，只能暂时缓解冈上肌TrPs引起的疼痛，从而导致治疗失败。

罗露、车骥、王博、郑拥军　译　郑拥军　审

参考文献

[1] Standring S. Gray's Anatomy: The Anatomical Basis of Clinical Practice. 41st ed. London, UK: Elsevier; 2015.

[2] Porterfield JA, DeRosa C. Mechanical Shoulder Disorders: Perspectives in Functional Anatomy. St. Louis, MO: Saunders; 2004: 68–69.

[3] Moser TP, Cardinal É, Bureau NJ, Guillin R, Lanneville P, Grabs D. The aponeurotic expansion of the supraspinatus tendon: anatomy and prevalence in a series of 150 shoulder MRIs. Skeletal Radiol. 2015; 44(2): 223–231.

[4] Burkhart SS, Esch JC, Jolson RS. The rotator crescent and rotator cable: an anatomic description of the shoulder's "suspension bridge." Arthroscopy. 1993; 9(6): 611–616.

[5] Sheah K, Bredella MA, Warner JJ, Halpern EF, Palmer WE. Transverse thickening along the articular surface of the rotator cuff consistent with the rotator cable: identification with MR arthrography and relevance in rotator cuff evaluation. AJR Am J Roentgenol. 2009; 193(3): 679–686.

[6] Greiner A, Golser K, Wambacher M, Kralinger F, Sperner G. The course of the suprascapular nerve in the supraspinatus fossa and its vulnerability in muscle advancement. J Shoulder Elbow Surg. 2003; 12(3): 256–259.

[7] Massimini DF, Singh A, Wells JH, Li G, Warner JJ. Suprascapular nerve anatomy during shoulder motion: a cadaveric proof of concept study with implications for neurogenic shoulder pain. J Shoulder Elbow Surg.

2013; 22(4): 463–470.

[8] Wickham J, Pizzari T, Stansfeld K, Burnside A, Watson L. Quantifying "normal" shoulder muscle activity during abduction. J Electromyogr Kinesiol. 2010; 20(2): 212–222.

[9] Kwon W, Jang H, Jun I. Comparison of supraspinatus cross-sectional areas according to shoulder abduction angles. J Phys Ther Sci. 2015; 27(2): 539–541. 10. Reed D, Cathers I, Halaki M, Ginn K. Does supraspinatus initiate shoulder Abduction. J Electromyogr Kinesiol. 2013; 23(2): 425–429.

[10] Reed D, Cathers I, Halaki M, Ginn KA. Does load influence shoulder muscle recruitment patterns during scapular plane abduction? J Sci Med Sport. 2015; 15: 207–208.

[11] Wattanaprakornkul D, Halaki M, Boettcher C, Cathers I, Ginn KA. A comprehensive analysis of muscle recruitment patterns during shoulder flexion: an electromyographic study. Clin Anat. 2011; 24(5): 619–626.

[12] de Witte PB, Werner S, terBraak LM, Veeger HE, Nelissen RG, de Groot JH. The Supraspinatus and the Deltoid—not just two arm elevators. Hum Mov Sci. 2014; 33: 273–283.

[13] Basmajian J, Deluca C. Muscles Alive. 5th ed. Baltimore, MD: Williams & Wilkins; 1985: 185, 240–242, 263, 268, 274, 275, 385.

[14] Ito N. Electromyographic study of shoulder joint. Nihon Seikeigeka Gakkai Zasshi. 1980; 54(11): 1529–1540.

[15] Herberts P, Kadefors R. A study of painful shoulder in welders. Acta Orthop Scand. 1976; 47(4): 381–387.

[16] Hagberg M. Local shoulder muscular strain—symptoms and disorders. J Hum Ergol (Tokyo). 1982; 11(1): 99–108.

[17] Pink M, Jobe FW, Perry J. Electromyographic analysis of the shoulder during the golf swing. Am J Sports Med. 1990; 18(2): 137–140.

[18] Jobe FW, Moynes DR, Tibone JE, Perry J. An EMG analysis of the shoulder in pitching. A second report. Am J Sports Med. 1984; 12(3): 218–220.

[19] Gowan ID, Jobe FW, Tibone JE, Perry J, Moynes DR. A comparative electromyographic analysis of the shoulder during pitching. Professional versus amateur pitchers. Am J Sports Med. 1987; 15(6): 586–590.

[20] Illyes A, Kiss RM. Shoulder muscle activity during pushing, pulling, elevation and overhead throw. J

Electromyogr Kinesiol. 2005; 15(3): 282-289.

[21] Pandis P, Prinold JA, Bull AM. Shoulder muscle forces during driving: Sudden steering can load the rotator cuff beyond its repair limit. ClinBiomech (Bristol, Avon). 2015; 30(8): 839-846.

[22] Reinold MM, Wilk KE, Fleisig GS, et al. Electromyographic analysis of the rotator cuff and deltoid musculature during common shoulder external rotation exercises. J Orthop Sports Phys Ther. 2004; 34(7): 385-394.

[23] Reinold MM, Macrina LC, Wilk KE, et al. Electromyographic analysis of the supraspinatus and deltoid muscles during 3 common rehabilitation exercises. J Athl Train. 2007; 42(4): 464-469.

[24] Simons DG, Travell J, Simons L. Travell & Simon's Myofascial Pain and Dysfunction: The Trigger Point Manual. Vol 1. 2nd ed. Baltimore, MD: Williams & Wilkins; 1999: 104.

[25] Travell J, Rinzler SH. The myofascial genesis of pain. Postgrad Med. 1952; 11(5): 425-434.

[26] Zohn DA. Musculoskeletal Pain: Diagnosis and Physical Treatment. 2nd ed. Boston, MA: Little Brown; 1988: 211.

[27] Kelly M. The nature of fibrositis: III. Multiple lesions and the neural hypothesis. Ann Rheum Dis. 1946; 5(5): 161-167.

[28] Kelly M. Some rules for the employment of local analgesic in the treatment of somatic pain. Med J Aust. 1947; 1: 235-239.

[29] Kraus H. Clinical Treatment of Back and Neck Pain. New York, NY: McGraw-Hill; 1970: 98.

[30] Kellgren JH. A preliminary account of referred pains arising from muscle. Br Med J. 1938; 1: 325-327.

[31] Steinbrocker O, Isenberg SA, Silver M, Neustadt D, Kuhn P, Schittone M. Observations on pain produced by injection of hypertonic saline into muscles and other supportive tissues. J Clin Invest. 1953; 32(10): 1045-1051.

[32] Holtby R, Razmjou H. Validity of the supraspinatus test as a single clinical test in diagnosing patients with rotator cuff pathology. J Orthop Sports Phys Ther. 2004; 34(4): 194-200.

[33] Bron C, Dommerholt J, Stegenga B, Wensing M, Oostendorp RA. High prevalence of shoulder girdle muscles with myofascialtrigger points in patients with shoulder pain. BMC Musculoskelet Disord. 2011; 12(1): 139-151.

[34] Hidalgo-Lozano A, Fernández de las Peñas C, Alonso-Blanco C, Ge HY, Arendt-Nielsen L, Arroyo-Morales M. Muscle trigger points and pressure pain hyperalgesia in the shoulder muscles in patients with unilateral shoulder impingement: a blinded, controlled study. Exp Brain Res. 2010; 202(4): 915-925.

[35] Weed ND. When shoulder pain isn't bursitis. The myofascial pain syndrome. Postgrad Med. 1983; 74(3): 97-98, 101-102, 104.

[36] Ohmori A, Iranami H, Fujii K, Yamazaki A, Doko Y. Myofascial involvement of supra- and infraspinatus muscles contributes to ipsilateral shoulder pain after muscle-sparing thoracotomy and video-assisted thoracic surgery. J Cardiothorac Vasc Anesth. 2013; 27(6): 1310-1314.

[37] Gerwin RD, Dommerholt J, Shah JP. An expansion of Simons' integrated hypothesis of trigger point formation. Curr Pain Headache Rep. 2004; 8(6): 468-475.

[38] Hsieh YL, Kao MJ, Kuan TS, Chen SM, Chen JT, Hong CZ. Dry needling to a key myofascial trigger point may reduce the irritability of satellite Mtrps. Am J Phys Med Rehabil. 2007; 86(5): 397-403.

[39] Reynolds MD. Myofascial trigger point syndromes in the practice of rheumatology. Arch Phys Med Rehabil. 1981; 62(3): 111-114.

[40] Hains G, Descarreaux M, Hains F. Chronic shoulder pain of myofascial origin: a randomized clinical trial using ischemic compression therapy. J Manipulative Physiol Ther. 2010; 33(5): 362-369.

[41] Bron C, de Gast A, Dommerholt J, Stegenga B, Wensing M, Oostendorp RA. Treatment of myofascial trigger points in patients with chronic shoulder pain: a randomized, controlled trial. BMC Med. 2011; 9: 8.

[42] Alburquerque-Sendin F, Camargo P, Viera A, Salvini TF. Bilateral myofascial trigger points and pressure pain thresholds in the shoulder muscles in patients with unilateral shoulder impingement syndrome. A blinded controlled study. Clin J Pain. 2013; 29: 478-486.

[43] Wainner RS, Fritz JM, Irrgang JJ, Boninger ML, Delitto A, Allison S. Reliability and diagnostic accuracy of the clinical examination and patient self-report measures for cervical radiculopathy. Spine. 2003; 28(1): 52-62.

[44] Pribicevic M, Pollard H, Bonello R. An epidemiologic survey of shoulder pain in chiropractic practice in australia. J Manipulative Physiol Ther. 2009; 32(2): 107-117.

[45] Meislin RJ, Sperling JW, Stitik TP. Persistent shoulder

pain: epidemiology, pathophysiology, and diagnosis. Am J Orthop. 2005; 34(12 suppl): 5−9.

[46] Papadonikolakis A, McKenna M, Warme W, Martin BI, Matsen FA III. Published evidence relevant to the diagnosis of impingement syndrome of the shoulder. J Bone Joint Surg Am. 2011; 93(19): 1827−1832.

[47] Diercks R, Bron C, Dorrestijn O, et al. Guideline for diagnosis and treatment of subacromial pain syndrome: a multidisciplinary review by the Dutch Orthopaedic Association. Acta Orthop. 2014; 85(3): 314−322.

[48] Ge HY, Fernández de las Peñas C, Madeleine P, Arendt-Nielsen L. Topographical mapping and mechanical pain sensitivity of myofascial trigger points in the infraspinatus muscle. Eur J Pain. 2008; 12(7): 859−865.

[49] Hidalgo-Lozano A, Fernández de las Peñas C, Diaz-Rodriguez L, Gonzalez-Iglesias J, Palacios-Cena D, Arroyo-Morales M. Changes in pain and pressure pain sensitivity after manual treatment of active trigger points in patients with unilateral shoulder impingement: a case series. J Bodyw Mov Ther. 2011; 15(4): 399−404.

[50] Fritz RC, Helms CA, Steinbach LS, Genant HK. Suprascapular nerve entrapment: evaluation with MR imaging. Radiology. 1992; 182(2): 437−444.

[51] Jacob PJ, Arun K, Binoj R. Suprascapular nerve entrapment syndrome. Kerala J Orthop. 2011; 25: 21−24.

[52] Lewit K. Manipulative Therapy in Rehabilitation of the Locomotor System. 3rd ed. Oxford, England: Butterworth Heinemann; 1999: 204−205.

[53] Decker MJ, Tokish JM, Ellis HB, Torry MR, Hawkins RJ. Subscapularis muscle activity during selected rehabilitation exercises. Am J Sports Med. 2003; 31(1): 126−134.

[54] Gaunt BW, McCluskey GM, Uhl TL. An electromyographic evaluation of subdividing active-assistive shoulder elevation exercises. Sports Health. 2010; 2(5): 424−432.

[55] Wise MB, Uhl TL, Mattacola CG, Nitz AJ, Kibler WB. The effect of limb support on muscle activation during shoulder exercises. J Shoulder Elbow Surg. 2004; 13(6): 614−620.

第 二十二 章

冈下肌

约瑟夫·M.唐纳利

1 介绍

冈下肌是一块厚而形状不规则的肌肉，由上、中、下三层肌肉组成。冈下肌起源于肩胛骨冈下窝内侧2/3，邻近筋膜来源于斜方肌、菱形肌和前锯肌的下部纤维，止于肱骨大结节中部。冈下肌由肩胛上神经支配。冈下肌是维持盂肱关节稳定性的主要肌肉之一，在上肢运动时提供力量使肱骨头位于肩胛盂，它的主要功能是和小圆肌共同辅助肩关节的外旋。冈下肌的触发点（TrPs）引起的牵涉痛向前在三角肌区域深部产生肩关节痛，远端涉及前臂外侧和手的桡侧。疼痛可能涉及肩胛内侧缘、枕下区域，偶尔也涉及颈后区域。如果侧卧、背伸、日常生活需要肩部抬高和外旋相结合，症状可能会加重。冈下肌中TrPs的激活，通常是由于在向后和向上伸展时的急性超负荷，或在外旋时用上肢举过头顶造成的。鉴别诊断应包括评估肩关节后囊的紧密性、排除神经病理机制的神经动力学测试、C5～C6神经根炎、肱二头肌肌炎和肩胛上神经卡压。纠正措施应包括姿势改正（包括适当的睡眠姿势）、消除导致肌肉反复超负荷的姿势、TrPs的自我压力释放以及自我伸展运动。

2 相关解剖

冈下肌包含在冈下筋膜内，为一层坚硬的结缔组织，覆盖在冈下窝和冈下肌的外层。冈下肌起源于肩胛骨冈下窝的内侧2/3，邻近筋膜来源于斜方肌、菱形肌和前锯肌的下部纤维。冈下肌止

于肱骨大结节后中部（图22-1）。肌腱可与肩关节囊在上后方融合，冈下肌腱与冈上肌腱融合。

研究者利用尸体标本证明了冈下肌的大体解剖结构如下由三个不同的肌肉分区组成。为上分区、中分区和下分区。上分区的纤维水平排列，中、下分区的纤维向上外侧走向，止于肱骨大结节中部。肌肉的中间部分有一条明显的纤维带，与冈上肌附着在中上关节突上。深部纤维呈锐角通过，与冈上肌上下结合，穿过肩袖间隙，附着到肩胛下肌腱。这种粗纤维肌腱称为连接后肩袖肌肉和前肩袖肌肉的旋转索。在旋转索的外侧，附着肱骨的肌腱的远端排列称为旋转新月形。它包括冈下肌腱和冈上肌腱的远端附着。肩索是通过从后上肩袖向前肩袖传递内在的力来保护肩关节。这种复杂的结构使肩袖在所有肩部运动中以协调的方式工作。

（1）神经和血管支配

冈下肌由肩胛上神经支配，肩胛上神经来自臂神经丛的上干，以及C5和C6的初级腹侧支，C5支配大部分肌纤维。肩胛上神经经颈后三角、肩胛上横韧带下方经背外侧进入冈上窝。在冈上窝，神经为冈上肌提供神经支配，然后向外侧通过棘盂切迹进入冈下窝。在冈下窝，初级、次级和三级神经分支为冈下肌提供神经支配。在超过60%的标本中，冈下肌的三个分区均由肩胛上神经的一级分支支配。肩胛上神经在经过肩胛横韧带和肩胛盂切迹时易受到压迫。

冈下肌的血管供应由肩胛上动脉和旋肩胛动脉提供。

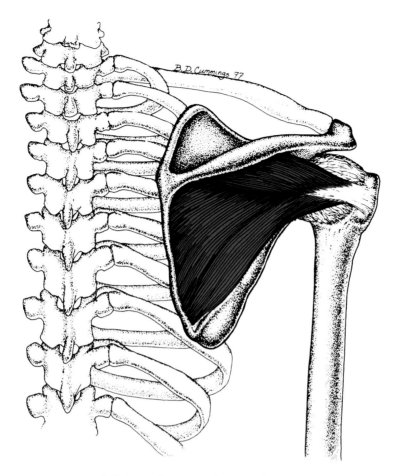

图22-1　冈下肌附着从冈下窝的2/3到肱骨大粗隆后方的小平面。与冈上肌纤维连接，形成旋转肌索

（2）功能

冈下肌、小圆肌、冈上肌和肩胛下肌止于大结节和小结节，形成肩袖。这些肩袖肌肉为肩关节提供稳定性。

肩关节的运动是一项复杂的协调活动，肩袖肌的力臂在肩关节抬高时，向内侧和下方施加力，以抵抗三角肌向上的剪切力，同时使肱骨头与肩胛窝保持紧密接触。冈下肌和其他3块肩袖肌肉的主要功能是保持上肢运动时将肱骨头稳定在肩胛盂，它还可以防止肱骨后半脱位的被动抑制和防止肱骨头前半脱位的主动抑制。

一些作者报道，冈下肌在站立和侧卧外旋运动中有中度的最大自主收缩（％MVC）。然而，在俯卧水平外展90°～100°之间，充分外旋时，活动达到峰值。最近的研究表明，冈下肌在肩关

节屈曲运动之前是活跃的，在肩胛平面上是上升的，在冠状平面上是外展的，在外展165°时达到峰值。研究者推论，在肩部提升时，冈下肌除了向外旋转肱部以达到完全的提升外，还能平衡三角肌和胸大肌。外展时，多块肌肉既有助于外展力，又有助于肩胛盂肱头的稳定。

肌电图表明，冈下肌的活动最外展动作的增加而呈线性增加，在屈曲时有额外的高峰值[17,18]。0°外展时的最大等距旋转力矩值大于外展90°时[14]。由于上腹部的水平排列，它可能主要负责从中立位到10°外旋的动作[19]。

冈下肌主要辅助手臂做投掷动作[20-22]，也可以辅助高尔夫球运动中的手臂挥杆动作[23]。在偏心运动过程中，由于触发点的存在，可能会造成肌肉功能的下降并引起冈下肌肌腱的损伤[20,24,25]。在投掷运动中将球释放后的减速阶段，关节盂和

肱骨头之间会产生一个强大的牵张力，此时冈下肌的偏心收缩可以抵抗这个强大的牵张力，从而降低了过度牵拉的风险[26]。其他研究人员发现，冈下肌在快速头顶投掷的活动中最活跃，在上肢推拉动作中处于中等活动程度。

Basmajian和Deluca描述了上肢运动时关节盂的角度，与其他几个肌肉纤维水平的共同运动中，可以产生一种协同作用，以防止肱骨头向下位移。结果表明，冈上肌和三角肌后束肌纤维阻止了肱骨头的向下位移，即使在手臂极度内收时。然后在其他位置，肩袖肌群的活动会对肩关节产生额外的保护，冈下肌的收缩变得尤为重要[28]。

在功能上，随着手臂位置的变化，肩袖肌肉的功能也会发生变化。冈下肌在肩胛骨100°时最好发挥作用以使肱骨头和关节盂之间施加主动的压缩力，也会辅助手臂外旋和水平外展的联合动作。这一位置，可能是进行冈下肌抗阻练习的最佳位置。

Reed等人发现，随着肩胛骨水平外展过程中外部负荷的增加，冈下肌的活动水平也逐渐增加[16]。在低负荷下建立的肌肉激活模式随着负荷的增加会继续保持。他们得出结论，这种激活模式验证了比例激活定律和最小激活定律，同时也验证了激活肌肉的最小协同活性。Lucas等人报道了类似的发现；然而，他们发现冈下肌的活动水平增加且在早期的激活与外部负荷相关，并且在肩胛骨上回旋时会产生触发点[29]。

冈下肌的活动水平在转动汽车方向盘时会明显增加，但当方向盘处于中间位置时，激活程度要小得多[30]。冈下肌的最高活动水平随转动方向盘的动作变化，即当当方向盘被转回中间位置的过程中会产生冈下肌最高活动水平[2]。当方向盘处于中心位置时，需要肩部肌肉的收缩以稳定方向盘[30]。

（3）功能单位

肌肉的功能单位包括协同和拮抗其动作的肌肉以及肌肉所稳定的关节。强调功能单元是因为在单元的一个肌肉中存在TrPs增加了单元的其他肌肉也发展TrPs的可能性。当灭活肌肉中的TrPs时，人们应该关注在功能上相互依赖的肌肉中可能存在的TrPs。表22-1大体上说明了冈下肌的功能单位。此外，冈下肌与小圆肌、冈上肌和肩胛下肌协同工作，在手臂运动时稳定肩胛窝肱骨头。

表22-1 冈下肌的功能单位		
动　作	协同肌	拮抗肌
肩关节外旋	三角肌后束、小圆肌	肩胛下肌、胸大肌、背阔肌、三角肌前束

3　临床表现

（1）牵涉痛模式

冈下肌的触发点会引起肩膀前部的深部疼痛。大多数关于冈下肌牵涉痛的报道都将肩膀的前部作为主要的靶区（图22-2）。193例冈下肌牵涉性疼痛病例中，所有患者均认为肩部前方疼痛，这种疼痛也沿着手臂的前外侧到前臂的外侧到手的桡侧，偶尔到手指或上颈椎后区和肩胛骨的内侧缘（图22-2）。患者通常通过用手覆盖肩膀前部来确定最疼痛的部位。

冈下肌的触发点也可引起肩膀后部的疼痛；然而，这种疼痛可能是由于TrPs同时存在于邻近的小圆肌中。Bonica和Sola描述了主要指三角肌区域的疼痛。Rachlin强调了肩膀后部的疼痛，也包括了肩胛骨内侧缘的疼痛以及颈底部肩胛提肌区域的疼痛。

这些报道之间的差异很大程度上可能是由于在变量区出现了牵涉性疼痛。193例冈下肌TrPs患者中，6%在三角肌和肱二头肌区域疼痛，无肘部疼痛报道，21%报道前臂桡侧疼痛，13%报道手桡侧疼痛，14%报道枕下后颈区疼痛。这些TrPs引起的疼痛类型没有区别。

一个异常疼痛模式的冈下肌TrPs患者描述在这种情况下，疼痛转移到胸前部。在第一次注射治疗后，患者出现预期的冈下肌痛模式，并通过注射灭活冈下肌TrPs解决。

在实验中，压力刺激激活的冈下肌TrPs增加了前三角肌肌纤维的α运动神经元的兴奋性，从而导致了肩膀前部的牵涉痛模式。在指压诱发的牵涉性疼痛中，三角肌的运动单位活动处于静止状态。患者不能通过放松来消除运动单位的活动，尽管周围没有疼痛参照区的肌肉处于电静默状态。这一发现支持了最近的证据，即TrPs可以增加运动神经元的兴奋性和疼痛。Fernandez-Carnero等人的研究表明，冈下肌潜伏期TrPs中增加的伤害性活动可能会增加远端肌肉（如短臂伸肌）的运动活动和TrPs的敏感性。

在正常肌内注射6%高渗盐水，实验诱导冈下肌牵涉性疼痛，肩膀的顶部，肩膀的后部和侧面，以及手臂的前外侧都能感觉到深部的疼痛。

（2）症状

冈下肌的触发点通常会在休息时引起肩痛，干扰功能活动和睡眠。患者可能会报道肩膀前部的深度疼痛，通常描述为"关节深度疼痛"。这种疼痛可以放射到手臂的前外侧、前臂外侧、手部的桡侧，有时也会放射到手指。患者的症状可能与C5～C6神经根痛或腕管综合征相似。一项研究

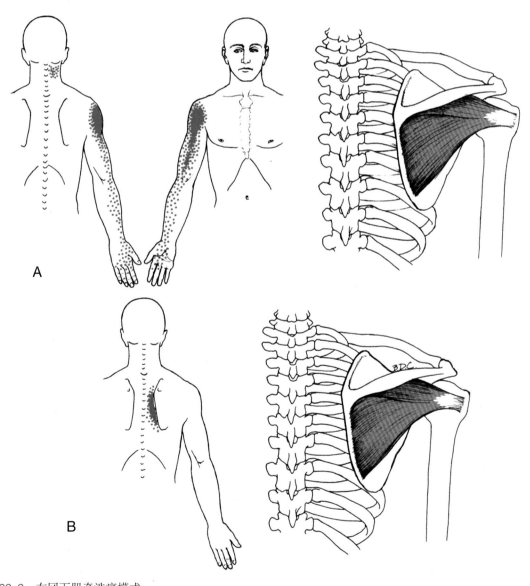

图22-2　右冈下肌牵涉痛模式

发现，约有1/3的患者在临床上怀疑有腕管综合征，但肌电图显示阴性，在冈下肌有TrPs。事实上，Hains等人观察到采用缺血压迫的TrP治疗是一种有效的方法来减轻与腕管综合征相关的症状。患者也可能报道在肩胛骨内侧缘菱形肌插入处疼痛，显著的活动受限，以及冈下肌TrPs导致的活动受限。

当患者的主要报道为肩前疼痛时，冈下肌、冈上肌、三角肌（前、中）、肱二头肌、喙肱肌、斜角肌、胸大肌和胸小肌以及锁骨下肌是最可能的症状来源。

事实上，冈下肌中的活性TrPs可能导致机械性颈痛、女性乳房切除后疼痛、白领或工人的疼痛症状；经医学诊断为肩峰下撞击综合征的患者冈下肌中也发现了活性TrPs。彻底检查肩带肌肉中是否存在TrPs对改善患者肩痛的功能预后至关重要。

冈下肌TrPs患者疼痛的常见报道见表22-2。sola和williams52验证了肩带疲劳、握力不足、肩关节活动能力丧失和牵涉痛区域多汗症的症状，这是由于冈下肌TrPs活性所致[52]。

表22-2　来自冈下肌活跃TrPs患者的常见报道
我不能把手伸进裤子后面的口袋； 我不能把胸罩系在背后； 我得先把这只胳膊放进外套的袖子里； 我够不到车后座； 我梳头发有困难； 刷牙是痛苦的； 我不能做上抬胳膊的动作。

在冈下肌有TrPs的患者也可能报道由于睡眠姿势和活动时的TrPs的自发激活，夜间局部疼痛增加（图22-2）。当患者躺在疼痛的一侧（有时也躺在背部）时，胸腔的重量会压迫和刺激冈下肌内的TrPs。这一假设得到Ohmori等人的支持，他们报道称，在保留肌肉的开胸手术中，冈上肌和冈下肌中活跃的TrPs与肩痛相关。

他们认为肩靠桌子的位置是激活冈下肌TrPs的主要因素之一。当患者躺在无痛侧放松时，上臂很可能向前倾，造成受影响的冈下肌疼痛性伸

展，再次扰乱睡眠。因此，冈下肌活动性TrPs的患者可能会发现，他们只能坐在一个倾斜的位置上靠胳膊支撑自己睡觉。

偏瘫相关的肩带疼痛的主要部分通常是由斜方肌、肩胛提肌、冈上肌、冈下肌、肩胛下肌、三角肌和菱形肌中的TrPs引起的。在没有休息时痉挛的情况下，这些肌肉中的TrPs通常对局部治疗反应良好。这些作者发现，所有中风后的患者被随机分配到干针组（n=54）和标准康复组，除了在其他肩袖肌肉中存在TrPs外，还存在冈下肌TrPs。经过干法针刺的干预，患者报道说，与仅接受标准康复治疗的对照组相比，他们的睡眠恢复了，白天疼痛的频率和强度显著降低，康复期间的疼痛和不适也减少了。

（3）患者检查

在一次彻底的主观检查之后，临床医生应该画一张详细的图来描述患者的疼痛模式。这种描述将有助于体格检查，并可在症状改善或改变时监测患者的进展情况。为正确检查冈下肌，应观察肩部姿势、肩部主动和被动活动范围、肌肉活动模式和肩胛骨活动节律。研究人员发现，在肩关节抬高时，冈下肌中TrPs的存在会导致肌肉激活模式不一致，而在肩胛上升旋转肌中潜在TrPs的存在时，冈下肌首先激活。为了识别冈下肌中可能限制运动范围从而影响功能障碍的TrPs，临床医生应通过对冈下肌各部分进行特定范围的运动测试。除了检查中立位被动内侧旋转外，检查人员还应包括水平内收，因为冈下肌上腹部随着这一运动而变长，从而引起　患者的疼痛。应进行肌肉特异性抵抗试验，以确定肌肉功能障碍和疼痛症状的再现。如果在冈下肌中存在活动的TrPs，则在中立位置的抗侧旋运动会产生疼痛。

Apley划痕试验（伸展、内收和内侧旋转）可用于鉴别由TrPs引起的冈下肌功能限制。手-肩胛骨试验要求肩关节完全内收和内旋。这项测试是通过将患侧的手放在背后，并尽可能地向上伸展至对侧肩胛骨来完成的。指尖应达到肩胛下角。这个测试拉伸肩膀外展肌和冈下肌。当这些肌肉

的活动范围受到 TrPs 的限制时，手指几乎不能触及胸腰椎区域（图21-3 见第二十一章）。这个测试拉伸肩关节外展肌和冈下肌。当这些肌肉的活动范围受到触发点的限制时，手指几乎不能触及髋部口袋或胸腰椎区域。当进行主动或被动运动时，限制运动的范围是相反的。如果被动牵伸而不是缩短收缩肩胛下肌，那么肩胛下肌中的触发点可以使手指达到脊柱甚至更远的地方，而对这种运动的限制是非常明显的。

附属关节的运动应在肩关节、肩锁关节、胸锁关节和肩胛胸壁关节进行。大多数情况下，胸锁关节的关节无力会导致肩关节抬高的损伤，会导致正常肌肉活动模式的改变。盂肱关节的功能障碍也能造成肌肉激活模式的改变，导致冈下肌和其他旋转肌的超负荷。

应仔细评估盂肱关节是否存在肩内旋障碍，这可能是后囊紧密性的表现。肩胛骨位置和肱骨头位置也应在休息时和上肢抬高时进行评估，因为在上肢所有功能活动中，对中不良可能是导致

冈下肌负荷过重的重要因素。

（4）触发点检查

冈下肌的触发点在报道肩痛的患者中很常见。在非创伤性慢性肩痛患者中，冈下肌活动性 TrPs 的患病率是显著的。在一项对72名慢性肩痛患者的研究中，受影响最大的肌肉是冈下肌，77%的患者表现出活动的 TrPs。这项研究加强了 Ge 等人的发现，他们通常报道活动性 TrPs 患者伴有单侧肩痛。冈下肌 TrPs 还与挥鞭样损伤、工作相关的慢性肩颈疾病、女性乳房切除术后疼痛和肩撞击综合征有关。

在一项对126名患者的研究中，研究人员发现，在31%的病例中，肩胛下肌引起肩关节区域的疼痛，频率仅次于肩胛提肌（55%）。在一篇未发表的研究项目中，Donnelly 发现92名健康无痛成年人的隐性 TrPs 在冈下肌的患病率为70%，而肱二头肌和肱三头肌的患病率分别为13%和27%。

检查冈下肌是否有 TrPs，患者可取坐位，侧躺在无痛的一侧或俯卧位。患者坐下后，手臂可

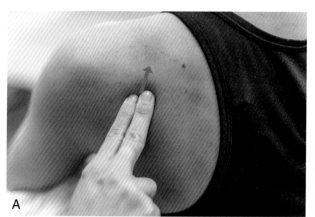
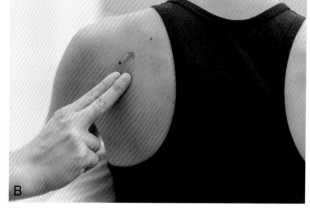
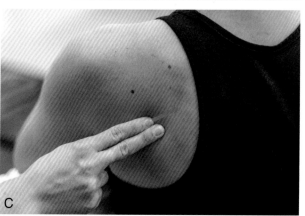

图22-3 交叉纤维平滑触诊诊检查冈下肌 TrPs。上层肌纤维纤维（A）；中间纤维（B）；下层肌纤维（C）

由身体一侧支撑（图22-3）。交叉纤维平滑触诊经常发现该肌肉中含有多个紧绷的TrPs。触发点通常位于冈下肌的中段（终板区），但需要触诊整个肌肉才能作出准确诊断。GE等人研究了21例女性单侧肩痛患者冈下肌中TrPs疼痛压力阈值（PPT）。他们在疼痛的一侧发现了多个活跃的TrPs，但无痛的一侧没有发现。他们还在疼痛侧和非疼痛侧发现了多个潜伏的TrPs。大部分活动和潜伏期的TrPs位于冈下肌纤维中段。冈下肌TrPs偶尔可引起放射至肩胛骨内侧缘和相邻的菱形肌的牵涉痛（图22-2）。

应该仔细检查三个不同的肌肉分区（上、中、下）。纤维方向的知识是至关重要的，因为交叉纤维平滑触诊应该沿着整个冈下肌的长度来定位绷紧带，并在绷紧带内识别点压痛。

在这个浅表的肌肉中，硬性结节可能比人们想象的更难识别。由于上覆的皮肤通常很厚，局部抽搐反应（LTRs）通过交叉纤维平滑触诊是比较困难的。在冈下肌TrPs上持续的压力通常可以引起或加重牵涉性疼痛。冈下肌的触发点在压迫TrP时通常有疼痛潜伏期，可能需要30秒。

在Bron等人的一项研究中[57]，我们调查了3组肩袖肌（冈下肌、肱二头肌和三角肌）中TrPs测定的可信度。他们发现有经验的临床医生对冈下肌TrPs的识别一致性超过70%的。他们还发现，在所有肌肉中，牵涉痛是最可靠的特征，而识别绷紧带、LTR和跳跃征是识别冈下肌TrPs最可靠的标准。他们的发现也与Ge等人的发现相一致，他们发现单侧肩痛患者存在双侧潜在TrPs，并且TrPs在肌肉中纤维区的位置更复杂。

4　鉴别诊断

（1）触发点的激活与延续

一种激活TrPs的姿势或活动，如果不加以纠正，能使TrPs永久化。当肌肉长时间处于缩短或延长的位置时，触发点也可能被激活或加重。冈下肌TrPs通常由急性过载或反复过载引起，频繁地伸手到汽车后座、从办公椅上向后伸手、抓住

后面的支撑物以恢复平衡（例如，在楼梯上滑倒时抓住栏杆）、在摔倒时扭动支撑滑雪杆的手臂，在失去平衡的情况下，或者用手拖住一个滑冰新手、长时间网球发球、高负荷或偏心负荷的高强度负重训练也能促进冈下肌TrPs的形成。肩痛的发作通常在外伤开始后的几个小时内。患者通常能辨别肌肉何时超负荷。

Baker发现，无论撞击的方向如何，第一次发生机动车事故的患者中，20%～30%的冈下肌在事故发生后都有活动的TrPs[58]。这比这些患者冈上肌中TrPs的数量略少。

Bron等人研究了TrPs在慢性肩痛和功能障碍中的作用[51]。将患者随机分为治疗组和对照组。与对照组相比，干预组在12周时出现的活跃TrPs数量较少，但潜伏期TrPs的数量没有差异。冈下肌和其他肩袖肌肉组织中的活性TrPs可复制患者的疼痛。活动性TrPs的数量与臂、肩、手残疾评分呈正相关，随着活动性TrPs的失活，其变化为24%。他们报道说，干预组的疼痛和功能改善了55%，12周时活动性TrPs的数量显著减少。干预组在12周时活动性TrPs的数目较对照组少；然而，潜伏期TrPs的数量没有差异。冈下肌和其他肩袖肌肉组织中活跃的TrPs使患者疼痛再现。活动TrPs的数量与臂、肩、手功能障碍（DASH）的评分呈正相关，随着活动TrPs失活，DASH评分变化24%。他们报道说，干预组疼痛和功能改善了55%，12周时活动的TrPs明显减少

Hidalgo-Lozano等人对优秀游泳运动员肩、颈肌肉的患病率和敏感性进行了调查[59]。他们证明，与对照组相比，患有肩痛的优秀游泳运动员的PPT显著下降。但是，没有肩痛的游泳运动员与肩痛的游泳运动员在PPT上没有显著差异。有肩痛的游泳者在触诊时，在冈下肌和肩胛下肌有大量活动的TrPs，触诊时这些TrPs再现了游泳者的疼痛。令人惊讶的是，他们在没有肩痛的游泳者中也发现了活跃的TrPs。当游泳者被问及这一发现时，他们报道说，这是一种常见的疼痛。有和没有肩痛的优秀游泳运动员都有显著数量的潜伏期TrPs。然而，但后者的患病率较高。

重复过度使用也见于竞技头顶运动员。头顶排球或网球发球会引起肩袖肌肉特别是冈下肌的重复性劳损和TrPs的形成。Osborne等人发现，排球运动员在经过几天的训练和比赛后，出现了TrPs[60]。TrPs的释放恢复了运动范围的活跃性，使运动员能够迅速恢复竞技状态。

（2）相关的触发点

相关的TrPs可在由TrPs引起的相关疼痛区域发展。因此，还应该考虑每一块肌肉的相关疼痛区域的肌肉组织[61]。三组肌肉与冈下肌发生TrPs。任何一个特定的患者通常表现为三组中的一组。第一组包括前三角肌（位于冈下肌的基本疼痛参考区）和肱二头肌（也可能与冈下肌的长时间激活有关）。第二组包括大圆肌和背阔肌。第三组包括肩胛下肌和胸大肌，它们在肱骨外旋时与冈下肌对抗。

与冈下肌牵涉痛相关的其他肌肉包括上斜方肌、中斜方肌和下斜方肌、冈上肌、斜角肌、小圆肌、中三角肌、肱三头肌和胸肌。所有这些肌肉都应检查是否存在TrPs，特别是当患者的肩痛不能通过治疗冈下肌TrPs而得到缓解时。

（3）相关病理学

在C5或C6神经根处的颈神经根炎常导致由同一神经根支配的肌肉中形成TrPs。通常C5或C6神经根病变的患者有前肩痛，前外侧手臂和前臂痛，以及手的桡侧两个半手指疼痛。Wainner等人确定了一个测试项目群集，以确定患者出现颈椎神经根病的可能性[62]。我们确定了以下预测变量：刺痛征阳性、同侧颈椎旋转小于60°、颈椎压缩试验阳性、轴向牵张症状缓解和上肢神经动力学试验阳性。出现上述四个阳性变量的患者，其颈神经根病的后测概率为90%。有三个阳性变量的患者发生颈神经根病的后测概率为65%[65]。

临床常见的情况是，对于有颈椎根性症状的患者，在服用了类固醇或硬脊膜外注射后，上肢会有残留的疼痛，而这些疼痛往往与冈下肌的TrP活动有关。对冈下肌TrPs的治疗可以缓解该类型

患者剩余的上肢疼痛。

肩痛约占肌肉骨骼疾病的12%，肩峰下撞击综合征是最常见的诊断[63]。美国在2000年用于治疗肩痛的直接成本大约在70亿美元。在对与肩撞击综合征诊断相关的证据进行系统回顾时，Papadonikolakis等人得出结论，肩峰下撞击综合征的最初诊断是为了涵盖肩袖疾病的范围，包括肌腱炎和不同程度的肌腱撕裂[65]。

他们认为，肩峰下撞击综合征诊断不再被利用，因为最近的诊断技术的进步，使这些诊断可以被区分。Diercks等人提出了肩峰下撞击综合征的诊断和治疗指南，包括TrPs的临床检查和治疗[66]。

如第二十一章所述，作者调查了诊断为肩峰下撞击综合征的患者中TrPs、PPT和肩痛复现的患病率[49,67]。活性TrPs的最常见部位为冈上肌（62%）、冈下肌（42%）和肩胛下肌（42%）。这项研究支持在肩膀肌肉组织中活跃的TrPs的数量与"肩峰撞击综合征"患者压力性疼痛敏感性增加有关。这种联系表明，冈下肌中活跃的TrPs可能与肩痛患者的致敏机制有关[49]。这一假设也得到了冈下肌活跃和潜在TrPs与PPT的降低以及单侧肩关节症状患者的冈下肌的双侧TrPs的存在所证实[67]。

由于冈下肌是肩袖肌之一，故鉴别诊断应排除肩袖功能障碍。随着肩袖功能障碍，疼痛很严重，通常表现为运动幅度受限。它已被确定为一个测试项目集群的迹象和症状表明肩袖病理。确定的变量为年龄、冈上肌无力、外旋无力和撞击。任何两个正变量与年龄超过60岁的人相结合的后验概率为98%，而在任何年龄有三个正变量的人相结合的后验概率为98%。年龄小于60岁的任何两个阳性变量与64%的肩袖病理检查后验概率相关[68]。

肩胛上神经卡压是一种比较少见的卡压，常见于做重复性仰卧运动的运动员。旋塞姿势需要外展、伸展和外旋，然后快速弯曲和内旋[61]。肩胛上神经损伤在老年人群中也有发生，包括肩关节脱位和关节囊松弛。卡压通常由运动员重复的

头顶活动、神经节囊肿或肩胛骨折引起。压迫区域包括肩胛上韧带下或继发于占位性病变的棘突切迹[69]。通过神经传导和肌电图对冈下肌和冈上肌进行诊断，才能做出此诊断。如果患者对休息和其他保守措施没有反应，就需要手术。典型的体征和症状包括肩袖隐隐作痛，冈上肌和冈下肌萎缩，肩胛活动范围受限，以及肩袖无力[69]。患者的疼痛可能与肩袖肌肉组织TrPs引起的疼痛相似，尤其是冈上肌和冈下肌。

5　纠正措施

　　冈下肌存在TrPs的患者应避免习惯性的持续性或重复性的运动，例如上肢在俯仰和外旋的情况下进行重复的过头上举，或向后伸向汽车后座，使肌肉负荷过重。

　　当患者侧卧于未受累的一侧时，用枕头（图22-4A）支撑上面的肘部和前臂（疼痛的肢体）以避免因过度拉伸而受影响的冈下肌，进而疼痛，改善睡眠。对于仰卧位睡姿的患者，可以在手臂和躯干之间放置一个枕头，这样枕头就放在手臂下面，以保持肩部处于放松的位置（图22-4B）。

　　中立的睡姿是最好的。患者应注意避免在床上以外旋的姿势将手臂举过头顶，因为这将使冈下肌长期处于缩短的位置，从而增加TrP区域的张力。坐位时，可以利用枕头用同样的方式把肩膀放在休息的位置（图22-4C）。

　　当对冈下肌进行神经肌肉治疗性锻炼时，肌肉在外侧站立外旋（44% MVC）和侧卧位（42% MVC）的激活更大。外旋时，腋窝的毛巾卷可激活后三角肌，并协助冈下肌进行外旋。Decker等人发现，在俯卧撑活动期间，冈下肌（115%

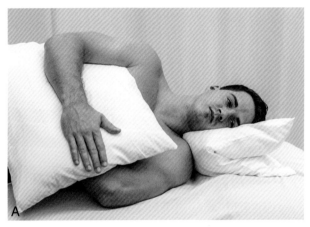
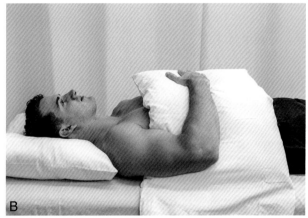
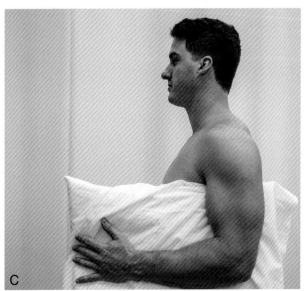

图22-4　活动的右冈下肌TrPs的镇痛姿势。**A** 侧卧位，患侧向上，手臂轻微外展，被动地将冈下肌置于休息位。**B** 仰卧位，放松，手臂稍外展支撑。注意：由于枕头的支撑，右臂不能落在身体后面。**C** 坐位放松是受影响的手臂以轻微的外展支撑，由枕头中立旋转

MVC）和冈上肌（125% MVC）的活动最强。

患者可以躺在一个网球上，直接放在肌肉的一个痛点下，或背靠墙站着，利用上述技术，维持1 ～ 2 min的压力增加。通过TrPs的自压释放，使冈下肌TrP失活。TrPs的自压力释放可以每天重复几次，直到TrP失活。冷敷包可能对压力释放后的治疗有好处，特别是在急性肩痛的情况下。

有很多其他的商业化产品可以用于压力释放技术。

患者可以在坐着或洗热水澡时伸展肌肉。为了伸展肌肉，首先将手臂向前伸展穿过胸部，然后从后面向上伸展（图22-5）。

另一种有效的自我伸展技术是应用等长收缩后放松（渐进性收缩放松）和呼吸增强训练。患者仰卧，将肘部伸展至床或沙发边缘，肘部弯曲90°时，上肢受影响（图22-6A）[71-73]。患者缓慢而深吸气，呼气时放松，重力帮助手臂缓慢下降伸展冈下肌（图22-6B）。紧绷的冈下肌可以通

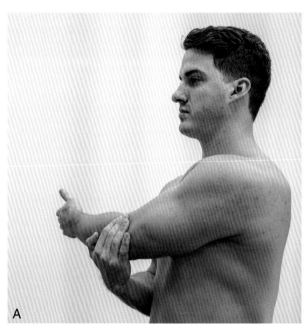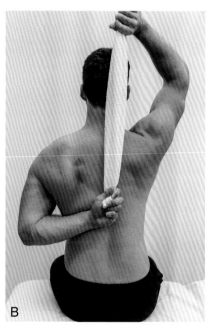

图22-5   伸展冈下肌。**A** 为了伸展上腹部，受影响的肩部在肩部仰角90°处最大水平内收，不受影响的肢体提供超压。**B** 为了伸展中、下腹部，受累手臂置于患者背部后方，伸展、内侧旋转、内收。用毛巾使未受影响的手臂被动地将受影响的手臂拉向更内侧的旋转，拉伸冈下肌。拉伸可以通过收缩—放松或后张力松弛技术来增强

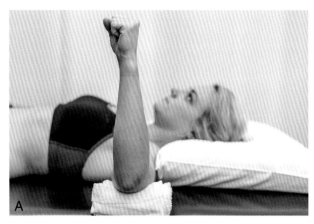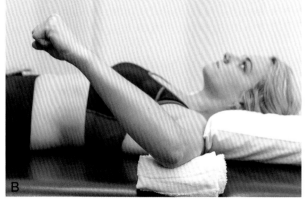

图22-6   冈下肌的后张力松弛。**A** 起始位置；**B** 伸展位置

过随意减小手的力量来实现进一步放松（手臂的内侧旋转），并在一个舒适的范围内提供额外的伸展。

在肩胛肱关节后囊粘连的病例中，除了恢复肩胛肱骨力学功能，治疗冈下肌的TrPs外，结缔组织功能障碍也是必须解决的问题。冈下肌中与TrPs分离的治疗不能解决肩肱关节的关节炎，只能暂时缓解疼痛。

韩奇、吴园园、郑拥军　译　郑拥军　审

参考文献

［1］ Moccia D, Nackashi AA, Schilling R, Ward PJ. Fascial bundles of the infraspinatus fascia: anatomy, function, and clinical considerations. J Anat. 2016; 228 (1): 176–183.

［2］ Standring S. Cray's Anatomy: The Anatomical Basis of Clinical Practice. 41st ed. London, UK: Elsevier; 2015.

［3］ Moore KL, Agur AMR, Dalley AF. Clinically Oriented Anatomy. Baltimore, MD: Lippincott Williams & Wilkins; 2014: 700–707.

［4］ Fabrizio PA, Clemente FR. Anatomical structure and nerve branching pattern of the human infraspinatus muscle. J Bodyw Mou Ther. 2014; 18(2): 228–232.

［5］ Burkhart SS, Esch JC, Jolson RS. The rotator crescent and rotator cable: an anatomic description of the shoulder's "suspension bridge". Arthroscopy. 1993; 9(6): 611–616.

［6］ Shin C, Lee SE, Yu KH, Chae HK, Lee KS. Spinal root origins and innervations of the suprascapular nerve. Surg Radio/Anat. 2010; 32(3): 235–238.

［7］ Ozer Y, Grossman JA, Gilbert A. Anatomic observations on the suprascapular nerve. Hand Clin. 1995; 11(4): 539–544.

［8］ Clemente C. Cray's Anatomy of the Human Body. 30th ed. Philadelphia, PA: Lea & Febiger; 1985: 523–524.

［9］ Aktekin M, Demiryurek D, Bayramoglu A, Tuccar E. The significance of the neurovascular structures passing through the spinoglenoid notch. Saudi Med. 2003; 24(9): 933–935.

［10］ Reed D, Cathers I, Halaki M, Ginn K. Does supraspinatus initiate shoulder abduction? J Electromyogr Kinesiol. 2013; 23(2): 425–429.

［11］ Porterfield JA, DeRosa C. Mechanical Shoulder Disorders: Perspectives in Functional Anatomy. St. Louis, MO: Saunders; 2004: 65–66.

［12］ Sakita K, Seeley MK, Myrer JW, Hopkins JT. Shoulder-muscle electromyography during shoulder external-rotation exercises with and without slight abduction. Sport Rehabil. 2015; 24(2): 109–115.

［13］ Marta S, Pezarat-Correla P, Fernandes O, et al. Electromyographic analysis of posterior deltoid, posterior rotator cuff and trapezius musculature in different shoulder exercises. In J Sports Med. 2013; 14: 1–15.

［14］ Reinold MM, Wilk KE, Fleisig GS, et al. Electromyographic analysis of the rotaror cuff and deltoid musculature during common shoulder external rotation exercises. J Orthop Sports Phys Ther. 2004; 34(7): 385–394.

［15］ Wattanaprakornkul D, Halaki M, Boettcher C, Cathers I, Ginn KA. A comprehensive analysis of muscle recruitment patterns during shoulder flexion: an electromyographic study. Clin Anat. 2011; 24(5): 619–626.

［16］ Reed D, Cathers I, Halaki M, Ginn KA. Does load influence shoulder muscle recruitment patterns during scapular plane abduction? J Sci Med Sport. 2015; 15: 207–208.

［17］ Wickham J, Pizzari T, Stansfeld K, Burnside A, Watson L. Quantifying 'normal' shoulder muscle activity during abduction. J Electromyogr Kinesiol. 2010; 20(2): 212–222.

［18］ Inman VT, Saunders M, Abbot LC. Observations on the function of the shoulder joint. J Bone Joint Surg. 1944; 26(1): 1–30.

［19］ Langenderfer JE, Patthanacharoenphon C, Carpenter JE, Hughes RE. Variability in isometric force and moment generating capacity of glenohumeral external rotator muscles. Clin Biomech. 2006; 21(7): 701–709.

［20］ Jobe FW, Moynes DR, Tibone JE, Perry J. An EMG analysis of the shoulder in pitching. A second report. Am J Sports Med. 1984; 12(3): 218–220.

［21］ Jobe FW, Tibone JE, Perry J, Moynes D. An EMG analysis of the shoulder in throwing and pitching. A preliminary report. Am J Sports Med. 1983; 11(1): 3–5.

［22］ Digiovine NM, Jobe FW, Pink M, Perry J. An electromyographic analysis of the upper extremity in pitching. J Shoulder Elbow Surg. 1992; 1(1): 15–25.

［23］ Jobe FW, Moynes DR, Antonelli DJ. Rotator cuff function during a golf swing. Am J Sports Med. 1986;

14(5): 388-392.

[24] Simons DG, Travell J, Simons L. *Travell & Simon's Myofascial Pain and Dysfunction: The Trigger Point Manual.* Vol 1. 2nd ed. Baltimore, MD: Williams & Wilkins; 1999.

[25] Gerwin RD, Dommerholt J, Shah JP. An expansion of Simons' integrated hypothesis of trigger point formation. *Curr Pain Headache Rep.* 2004; 8(6): 468-475.

[26] Werner SL, Gill TJ, Murray TA, Cook TD, Hawkins RJ. Relationships between throwing mechanics and shoulder distraction in professional baseball pitchers. *Am J Sports Med.* 2001; 29(3): 354-358.

[27] Illyes A, Kiss RM. Shoulder muscle activity during pushing, pulling, elevation and overhead throw. J *Electromyogr Kinesiol.* 2005; 15(3): 282-289.

[28] Basmajian J, Deluca C. *Muscles Alive.* 5th ed. Baltimore, MD: Williams & Wilkins; 1985: 270, 273-276.

[29] Lucas KR, Rich PA, Polus BI. Muscle activation patterns in the scapular positioning muscles during loaded scapular plane elevation: the effects of Latent Myofascial Trigger Points. *Clin Biomech.* 2010; 25(8): 765-770.

[30] Gao ZH, Fan D, Wang D, Zhao H, Zhao K, Chen C. Muscle activity and co-contraction of musculoskeletal model during steering maneuver. *Biomed Mater Eng.* 2014; 24(6): 2697-2706.

[31] Travell J, Rinzler SH. The myofascial genesis of pain. *Postgrad Med.* 1952; 11(5): 425-434.

[32] Travell J, Rinzler SH. Pain syndromes of the chest muscles; resemblance to effort angina and myocardial infarction, and relief by local block. *Can Med Assoc J.* 1948; 59(4): 333-338.

[33] Travell J. Basis for the multiple uses of local block of somatic trigger areas; procaine infiltration and ethyl chloride spray. *Miss Valley Med J.* 1949; 71(1): 13-21.

[34] Pace JB. Commonly overlooked pain syndromes responsive to simple therapy. *Postgrad Med.* 1975; 58(4): 107-113.

[35] Rubin D. An approach to the management of myofascial trigger point syndromes. *Arch Phys Med Rehabil.* 1981; 62: 107-110.

[36] Zohn DA. *Musculoskeletal Pain: Diagnosis and Physical Treatment.* 2nd ed. Boston, MA: Little Brown; 1988: 211.

[37] Long C II. Myofascial pain syndromes. II. Syndromes of the head, neck and shoulder girdle. *Henry Ford Hosp Med Bull.* 1956; 4(1): 22-28.

[38] Bonica J, Sola A. Other painful disorders of the upper limb, Chapter 52. In: Bonica JJ, Loeser JD, Chapman C, Fordyce WE, eds. *The Management of Pain.* 2nd ed. Philadelphia, PA: Lea & Febiger; 1990: 947-958 (page 949).

[39] Rachlin ES. Injection of specific trigger points, Chapter 10. In: Rachlin ES, ed. *Myofascial Pain and Fibromyalgia.* St. Louis, MO: Mosby; 1994: 197-360 (pages 322-325).

[40] Travell J. Ethyl chloride spray for painful muscle spasm. *Arch Phys Med Rehabil.* 1952; 33(5): 291-298.

[41] Fernández-Carnero J, Ge HY, Kimura Y, Fernández de las Peñas C, Arendt-Nielsen L. Increased spontaneous electrical activity at a latent myofascial trigger point after nociceptive stimulation of another latent trigger point. *Clin J Pain.* 2010; 26(2): 138-143.

[42] Kellgren JH. Observations on referred pain arising from muscle. *Clin Sci.* 1938; 3: 175-190.

[43] Qerama E, Kasch H, Fuglsang-Frederiksen A. Occurrence of myofascial pain in patients with possible carpal tunnel syndrome—a single-blinded study. *Eur J Pain.* 2009; 13(6): 588-591.

[44] Hains G, Descarreaux M, Lamy AM, Hains F. A randomized controlled (intervention) trial of ischemic compression therapy for chronic carpal tunnel syndrome. *J Can Chiropr Assoc.* 2010; 54(3): 155-163.

[45] Bron C, Dommerholt J, Stegenga B, Wensing M, Oostendorp RA. High prevalence of shoulder girdle muscles with myofascial trigger points in patients with shoulder pain. *BMC Musculoskelet Disord.* 2011; 12(1): 139-151.

[46] Castaldo M, Ge HY, Chiarotto A, Villafane JH, Arendt-Nielsen L. Myofascial trigger points in patients with whiplash-associated disorders and mechanical neck pain. *Pain Med.* 2014; 15(5): 842-849.

[47] Fernández-Lao C, Cantarero-Villanueva I, Fernández de las Peñas C, Del-Moral-Avila R, Arendt-Nielsen L, Arroyo-Morales M. Myofascial trigger points in neck and shoulder muscles and widespread pressure pain hypersensitivtiy in patients with postmastectomy pain: evidence of peripheral and central sensitization. *Clin J Pain.* 2010; 26(9): 798-806.

[48] Fernández de las Peñas C, Grobli C, Ortega-Santiago R, et al. Referred pain from myofascial trigger points in head, neck, shoulder, and arm muscles reproduces pain symptoms in blue-collar (manual) and white-collar (office) workers. *Clin J Pain.* 2012; 28(6): 511-518.

[49] Hidalgo-Lozano A, Fernández de las Peñas C, Alonso-Blanco C, Ge HY, Arendt-Nielsen L, Arroyo-Morales

M. Muscle trigger points and pressure pain hyperalgesia in the shoulder muscles in patients with unilateral shoulder impingement: a blinded, controlled study. *Exp Brain Res*. 2010; 202(4): 915–925.

[50] Calvo-Lobo C, Pacheco-da-Costa S, Martinez-Martinez J, Rodriguez-Sanz D, Cuesta-Alvaro P, Lopez-Lopez D. Dry needling on the infraspinatus latent and active myofascial trigger points in older adults with nonspecific shoulder pain: A Randomized Clinical Trial. *J Geriatr Phys Ther*. 2016. doi: 10.1519/JPT.0000000000000079.

[51] Bron C, de Gast A, Dommerholt J, Stegenga B, Wensing M, Oostendorp RA. Treatment of myofascial trigger points in patients with chronic shoulder pain: a randomized, controlled trial. *BMC Med*. 2011; 9: 8.

[52] Sola AE, Williams RL. Myofascial pain syndromes. *Neurology*. 1956; 6(2): 91–95.

[53] Ohmori A, Iranami H, Fujii K, Yamazaki A, Doko Y. Myofascial involvement of supra- and infraspinatus muscles contributes to ipsilateral shoulder pain after muscle-sparing thoracotomy and video-assisted thoracic surgery. *J Cardiothorac Vasc Anesth*. 2013; 27(6): 1310–1314.

[54] DiLorenzo L, Traballesi M, Morelli D, et al. Hemiparetic shoulder pain syndrome treated with deep dry needling during early rehabilitation: a prospective, open-lavel, randomized investigation. *J Musculoskelet Pain*. 2004; 12(2): 25–34.

[55] Lucas KR, Polus PA, Rich J. Latent myofascial trigger points: their effect on muscle activation and movement efficiency. *J Bodyw Mov Ther*. 2004; 8: 160–166.

[56] Ge HY, Fernández de las Peñas C, Madeleine P, Arendt-Nielsen L. Topographical mapping and mechanical pain sensitivity of myofascial trigger points in the infraspinatus muscle. *Eur J Pain*. 2008; 12(7): 859–865.

[57] Bron C, Franssen J, Wensing M, Oostendorp RA. Interrater reliability of palpation of myofascial trigger points in three shoulder muscles. *J Man Manip Ther*. 2007; 15(4): 203–215.

[58] Baker B. The muscle trigger: evidence of overload injury. *J Neurol Orthop Med Surg*. 1986; 7(1): 35–44.

[59] Hidalgo-Lozano A, Fernández de las Peñas C, Calderon-Soto C, Domingo-Camara A, Madeleine P, Arroyo-Morales M. Elite swimmers with and without unilateral shoulder pain: mechanical hyperalgesia and active/latent muscle trigger points in neck-shoulder muscles. *Scand J Med Sci Sports*. 2013; 23(1): 66–73.

[60] Osborne NJ, Gatt IT. Management of shoulder injuries using dry needling in elite volleyball players. *Acupunct Med*. 2010; 28(1): 42–45.

[61] Hsieh YL, Kao MJ, Kuan TS, Chen SM, Chen JT, Hong CZ. Dry needling to a key myofascial trigger point may reduce the irritability of satellite MTrPs. *Am J Phys Med Rehabil*. 2007; 86(5): 397–403.

[62] Wainner RS, Fritz JM, Irrgang JJ, Boninger ML, Delitto A, Allison S. Reliability and diagnostic accuracy of the clinical examination and patient self-report measures for cervical radiculopathy. *Spine*. 2003; 28(1): 52–62.

[63] Pribicevic M, Pollard H, Bonello R. An epidemiologic survey of shoulder pain in chiropractic practice in australia. *J Manipulative Physiol Ther*. 2009; 32(2): 107–117.

[64] Meislin RJ, Sperling JW, Stitik TP. Persistent shoulder pain: epidemiology, pathophysiology, and diagnosis. *Am J Orthop (Belle Mead NJ)*. 2005; 34(12 suppl): 5–9.

[65] Papadonikolakis A, McKenna M, Warme W, Martin BI, Matsen FA III. Published evidence relevant to the diagnosis of impingement syndrome of the shoulder. *J Bone Joint Surg Am*. 2011; 93(19): 1827–1832.

[66] Diercks R, Bron C, Dorrestijn O, et al. Guideline for diagnosis and treatment of subacromial pain syndrome: a multidisciplinary review by the Dutch Orthopaedic Association. *Acta Orthop*. 2014; 85(3): 314–322.

[67] Alburquerque-Sendin F, Camargo P, Viera A, Salvini TF. Bilateral myofascial trigger points and pressure pain thresholds in the shoulder muscles in patients with unilateral shoulder impingement syndrome. A blinded controlled study. *Clin J Pain*. 2013; 29: 478–486.

[68] Murrell GA, Walton JR. Diagnosis of rotator cuff tears. *Lancet*. 2001; 357(9258): 769–770.

[69] Jacob PJ, Arun K, Binoj R. Suprascapular nerve entrapment syndrome. *Kerala J Orthop*. 2011; 25: 21–24.

[70] Decker MJ, Tokish JM, Ellis HB, Torry MR, Hawkins RJ. Subscapularis muscle activity during selected rehabilitation exercises. *Am J Sports Med*. 2003; 31(1): 126–134.

[71] Lewit K. Role of manipulation in spinal rehabilitation, Chapter 11. In: Liebenson C, ed. *Rehabilitation of the Spine: A Practitioner's Guide*. Baltimore, MD: Williams & Wilkins; 1996: 195–224 (page 208).

[72] Liebenson C. Manual resistance techniques and self-stretches for improving flexibility/mobility, Chapter 13. In: Liebenson C, ed. *Rehabilitation of the Spine: A Practitioner's Guide*. Baltimore, MD: Williams & Wilkins; 1996: 253–292 (pages 282–283).

[73] Lewit K. *Manipulative Therapy in Rehabilitation of the Locomotor System*. 3rd ed. Oxford, England: Butterworth Heinemann; 1999: 204–205.

第 二十三 章

小圆肌

约瑟夫·M.唐纳利

1 介绍

小而稍呈梭形的小圆肌是肩部4个肩袖肌之一。它从肩胛骨的后部附着到肱骨大结节的下小关节面，它在肩胛盂的肩胛窝动态稳定肱头并在肩胛盂关节处横向旋转手臂。小圆肌的触发点（TrPs）在肩部后三角肌区域深处产生疼痛，靠近其在肱部的附着部。症状可能会因侧卧、后伸、日常生活活动而加重，这些活动需要肩部抬高和外旋（ER）的联合运动。小圆肌TrPs的激活和持续，通常是由于向后和向上伸展时的急性超负荷或重复的头顶活动。鉴别诊断应包括肩关节后囊密封性、肩袖撕裂、四边孔综合征和C8-T1神经根症状。纠正措施包括姿势训练（包括有效的睡眠姿势）、改变行为以消除导致肌肉反复超负荷的姿势、自我压力释放和自我伸展运动。

2 相关解剖

小圆肌起源于肩胛背表面扁平区的上2/3，大致从肩胛骨内侧延伸至肩胛盂窝的后部和下部。它附着肱骨大结节下小关节外侧和肱骨，肱三头肌外侧头起点的近端（图23-1）。跟腱与肩胛盂关节囊的下后方相融合。在某些情况下，小圆肌可能与冈下肌融合。有报道称，小圆肌可能包含在其肌筋膜内，也可能与冈下肌共同包含在肌筋膜内。

（1）神经和血管支配

小圆肌由腋窝神经支配通过后脊髓来自C5和C6脊柱节段。这种神经支配不同于上面由肩胛上神经支配的冈下肌，也不同于下面由肩胛下神经支配的大圆肌。所有这三块肌肉至少部分来自颈脊髓节段C5和C6。

Loukas等人研究了100个神经标本的腋神经走行[3]。在65%的病例中，腋神经在四边孔内分为前支和后支。其余3%在三角肌内发出分支。无论起源如何，后三角肌分支在100%的病例中都会向小圆肌发出分支。

小圆肌通过旋肱后动脉和旋肱肩胛动脉接受血管供应[1]。

（2）功能

小圆肌、冈下肌、冈上肌和肩胛下肌止于肱骨大结节和小结节，形成肩袖。这些肩袖肌肉为肩关节提供了动态稳定性。肩关节的运动是一项复杂的、协调的活动，在肩关节抬高时，肩袖肌肉施加下向和中向的力量，抵抗三角肌向上的剪切力，同时保持肱骨头部与肩胛窝紧密接触。小圆肌与其他肩袖肌共同作用，使肱骨头在上肢运动时稳定并居中于关节盂内。

除了它的稳定作用外，使手臂处于任何位置，小圆肌（以及冈下肌）是肩胛盂肱关节的原动力。在站立和侧卧外旋运动中，小圆肌有中度的最大等长收缩（MVC）。小圆肌的峰值活动是在外翻90°时俯卧水平外展，肘部伸展时完全内翻。小圆肌在肩胛骨外旋和腋窝夹毛巾卷时肌活动最少。小圆肌的激活模式反映了冈下肌的活动模式，在研究的7个动作中，有6个动作两块肌肉的MVC均大于40%。

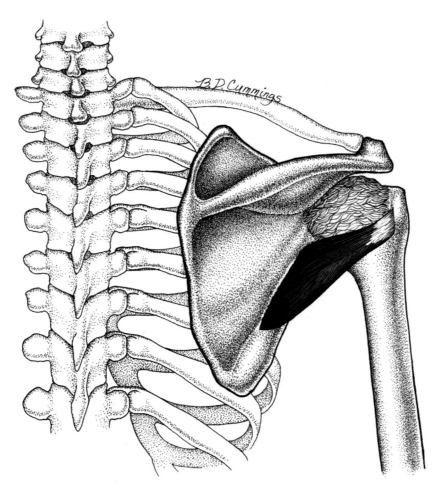

图 23-1　小圆肌附着点，肌纤维的位置和走行

研究人员利用正电子发射断层扫描来观察健康志愿者肩部内收（0°）和外展（90°）小圆肌的功能。他们的结果表明，在外展外旋时，小圆肌起着更决定性的作用[8]。

尽管根据解剖定位，内收被认为是小圆肌的作用，至今没有肌电图证据支持内收作为该肌肉的功能[1]。然而，内收功能可以从圆肌小肌在肩关节动态稳定中的作用推断出来，它在肩部提升时提供了一个内、下方向的力量。

（3）功能单位

肌肉的功能单位包括协同和拮抗其动作的肌肉，以及肌肉跨越的关节。这些结构的相互依赖性在功能上反映在感觉运动皮层的组织和神经连接上。强调功能单位是因为在功能单位中的一个肌肉存在 TrPs 增加了功能单位中其他肌肉也发展

TrPs 的可能性。当肌肉中的 TrPs 失去活性时，我们应该关注的是在功能上相互依赖的肌肉中可能发生的 TrPs。小圆肌的功能与冈下肌协同，它是冈下肌的"弟弟"，有类似的附着点，但神经支配不同。表 23-1 大致表示小圆肌的功能单位。小圆肌也与冈下肌、冈上肌和肩胛下肌协同作用，在手臂运动时稳定肩胛盂的肱骨头[5,9]。

3　临床表现

（1）牵涉性痛模式

小圆肌的触发点主要是指小圆肌穿行后三角肌区域的深部疼痛（图 23-2）。这个疼痛区域位于肱骨结节的三角肌附着的近端。它可以集中在肩峰下滑囊下方的一小块区域（大约是一个李子的大小），但由于其位置较深，可能感觉像"滑囊

表 23-1	小圆肌功能单位	
活　动	协同肌	拮抗肌
肩关节外旋	冈下肌、后三角肌	肩胛下肌、胸大肌、背阔肌、前三角肌

炎"。广泛分布于手臂和肩膀后方的疼痛很少仅由小圆肌的TrPs引起。Bonica和sola研究显示，疼痛在后三角肌区域更广泛的分布。

一份研究4名患者的报道指出[13]，第四和第五指的麻刺感和麻木感可能与活跃的小圆肌TrPs所致的肩部疼痛一样常见。

（2）症状

与其他肩袖肌肉相比，尽管45%的非特异性肩痛患者存在活动性TrPs，但小圆肌较少参与原发性肩痛[14]。小圆肌活跃性TrPs患者可能会因为在靠近小圆肌附着处的后三角肌深处出现疼痛

而被诊断为"滑囊痛"。患者最主要的问题是典型的后肩部疼痛（图23-2），而不是肩部活动范围（ROM）受限。在临床上，小圆肌TrPs常与冈下肌TrPs同时发生。当患者出现肩部前侧深部疼痛时，其症状可能是由于冈下肌活动的TrPs，而非小圆肌活动性TrPs引起的。当冈下肌TrPs引起的疼痛减轻，正常冈下肌长度恢复时，患者可能会意识到由小圆肌引起的肩背疼痛。

Escobar和Ballesteros报道了4例分离的活动性小圆肌TrPs患者。这四个人都描述了第四和第五指麻木刺痛的症状，这些症状会因为肩膀的活动而加重。在最近的一个病例报道中，一名患者在对小圆肌和冈下肌进行干针刺后成功地治疗了肩后紧绷症。干针针刺后，肩部疼痛和活动范围受限得到改善，感觉和运动功能明显恢复[15]。

（3）患者检查

在一次彻底的主观检查之后，临床医生应该画一张详细的图来描述患者所描述的疼痛模式。

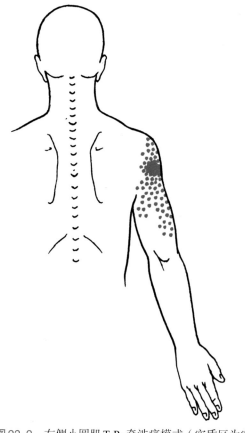
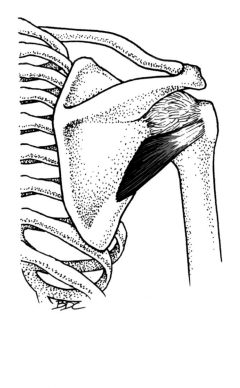

图23-2　右侧小圆肌TrPs牵涉痛模式（实质区为实红色，外溢区为点红）

这种描述将有助于体格检查，并可在症状改善时监测患者的进展情况。为了正确检查小圆肌，临床医生应观察肩部姿势，检查肩部活动的主动和被动范围，以及观察肌肉激活模式和肩胛骨活动节律。

小圆肌是较少见的肩部肌肉之一。在早期的研究中，大约7%的肩部肌筋膜疼痛患者的小圆肌中发现了TrPs。只有3%的健康年轻人在小圆肌或大圆肌有潜在的TrPs[16]。Bron等人调查了非创伤性单侧慢性肩痛患者TrPs的患病率，发现活跃的TrPs在小圆肌（45%）的患病率很高。他们还发现，在小圆肌中潜伏的TrPs患病率很高（20%）。作者建议对出现肩痛的患者进行TrPs检查[14]。

通常情况下，患者表现为冈下肌出现原发性TrPs。在Apley划痕试验中（图22-3），即使经治疗后，冈下肌的TrPs失活后，仍可能显示出ROM限制（参见图22-3）。当疼痛报道从肩部前部（冈下肌TrPs）转移到肩部后部（小圆肌TrPs的疼痛分布）时，需要对小圆肌TrPs进行评估。

关节运动应在肩胛盂、肩锁关节、胸锁关节和肩胛胸关节进行。通常，胸锁关节的关节无力会导致肩关节抬高的损伤，从而导致正常肌肉活动模式的改变。肩关节的关节功能紊乱也可能损害导致小圆肌和其他肩袖肌肉过载的肌肉激活模式。

应仔细评估盂肱关节是否存在肩内旋障碍，这可能是后囊紧密性的表现。最近的一个病例报道表明，小圆肌中的TrPs可能与后肩关节紧绷有关[15]。肩胛骨位置和肱骨头位置应在休息时和上肢抬高时进行评估，因为在上肢所有功能活动中，对中不良可能是导致小圆肌超负荷的重要因素。

（4）触发点检查

在检查患者TrPs时，可能会使用几种姿势。一种是患者采用俯卧位，手臂90°外展支撑在桌子上，肘部弯曲90°，前臂悬挂在桌子边缘（图23-3A）。这个姿势可能有助于肩关节外旋和ROM检查，以帮助区分大圆肌和小圆肌。当患者在最小阻力下交替尝试手臂内外旋转时，可以通过触摸肌肉来识别小圆肌。内转时收缩，内转时舒张。在肩胛骨外侧缘可以使用交叉纤维平滑式触诊或夹钳触诊来鉴别TrPs（图23-3B）。

在另一种检查方法中，患者侧卧不受影响，最上面的手臂放在靠胸的枕头上。临床医生面向患者，沿肩胛骨外侧缘（位于上冈下肌和下大圆肌之间）使用交叉纤维平滑式触诊，定位小圆肌中的TrPs（图23-3）。图23-4显示了这些与周围肌肉的解剖关系。肱三头肌的长头位于小圆肌和大圆肌之间，这些肌肉构成了四边孔的三面（图23-4）。

4 鉴别诊断

（1）触发点的激活与延续

一种激活TrPs的姿势或活动，如果不加以纠

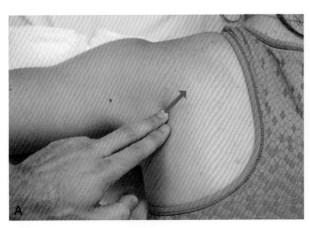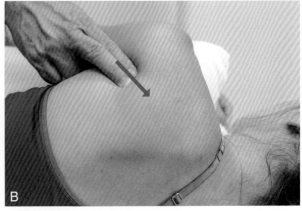

图23-3　交叉纤维平滑触诊以鉴别小圆肌的TrPs。**A** 患者俯卧位与手臂于90°外展；**B** 患者仰卧位，患侧由枕头支撑，外展约30°

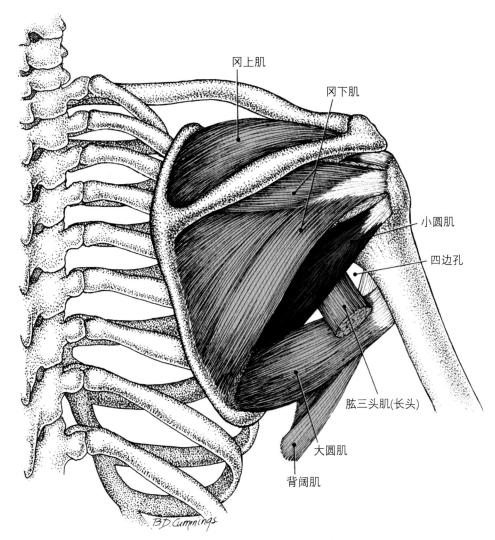

冈上肌

冈下肌

小圆肌

四边孔

肱三头肌(长头)

大圆肌

背阔肌

图23-4　小圆肌（暗红色）与其他肩袖肌（淡红色）的解剖关系。肩胛骨的外侧缘通常可以作为一个定向标志物来触诊，在用夹钳触诊时可以位于小圆肌和大圆肌之间的空间。肱三头肌的长头也穿过这个空间，与小圆肌、大圆肌和肱骨一起，定义四边形孔

正，也能使它永久化。在肩胛提肌的任何部位，TrPs可由不习惯的偏心负荷、非条件肌肉的偏心运动、或最大或次最大的同心负荷激活[51]。当肌肉长时间处于缩短和/或延长的位置时，触发点也可能被激活或加重。

　　小圆肌通常不孤立存在。它的TrPs被同样的超负荷应力激活，这些超负荷应力作用于肩上或肩后，激活了冈下肌的TrPs（见第二十二章）患者可能通过以下方式激活急性小圆肌TrPs：由于机动车事故（特别是当握住方向盘之类的东西时），在头顶举起重物时失去平衡，在狭窄的地方工作时手臂伸向头顶，在打排球或其他高空运动时[13]。

　　如第一章至第四章所述，当肩关节上下伸展时，由于肌肉持续超载，以及阻力因素，小圆肌的TrPs持续存在。

（2）相关触发点

　　相关的TrPs可在其他肌肉中由TrPs引起的牵涉痛区域发展，因此，每一块肌肉的牵涉痛区域的肌肉也应加以考虑[19]。冈下肌是小圆肌的主要协同肌，在临床上，当小圆肌有TrPs时，几乎都会涉及冈下肌。

　　其他需要考虑进行TrPs检查的肌肉包括冈上

肌、后三角肌、大圆肌、背阔肌、斜角肌和肩胛提肌。此外，肩胛下肌和胸大肌是肱骨外旋的主要拮抗肌，应作为功能单元的一部分进行检查。

（3）相关病理学

患者通常不描述小圆肌触发点产生的小范围的剧烈疼痛；更准确地说，在整个运动中只有活动范围的终末端是疼痛的。由于小圆肌是肩袖肌肉之一，所以应排除肩袖撕裂。除非冈下肌也有损伤，否则很少涉及肩袖撕裂。为了检测小圆肌的完整性，可以采用外旋试验、跌落征试验和Patte试验。外旋试验大于40°阳性已被证明在检测小圆肌撕裂有100%的敏感性。在一项对279名受试者的回顾性研究中，研究人员发现，当肩袖撕裂包括冈下肌时，小圆肌会发生肥厚性改变。小圆肌的完整性是全肩关节置换术预后积极的一个因素。

小圆肌本身似乎与腋窝神经卡压无关；然而，肩后筋膜中发现了两种解剖变异。

参与研究中一半肩膀显示出增厚的肌筋膜，作者认为条索可能是压迫腋窝神经后支和小圆肌的一个部位。进一步了解这种解剖异常可能有助于评估原发性小圆肌轻度萎缩患者和相关疼痛[2]。

四边孔综合征的特征是间歇性的和局部的肩膀疼痛，上肢感觉异常，四边孔压痛以及小圆肌和三角肌的选择性萎缩。这种综合征是由于腋神经在经过四边孔时受到纤维束的压迫而引起的。通过MRl在3例患者中证实了这一病因。最近，作者提出，四边孔综合征和小圆肌萎缩是明显的临床症状。前者通常见于年轻患者，后者见于老年人[23-26]。

由于Escobar和Ballesteros报道，由活跃的小圆肌TrPs引起的第四和第五指感觉异常很容易被误认为是尺神经病变或C8神经根病。通过适当的电诊断评估可以排除神经病变。

患者应避免习惯性的、持续性的或重复性的动作，这些动作会使小圆肌和冈下肌负荷过重，如重复地用上肢抬起外展和外旋，以及向后伸入汽车后座。

当为小圆肌进行治疗时，或者神经肌肉再教育或治疗性锻炼时，要记住，小圆肌在患者侧躺，手臂外旋，且在肩胛骨平面时会被最大限度的激活。在站立时，手臂放在一边，小圆肌表现出最小到中等的活动[6,7]。

小圆肌的矫正动作与冈下肌的矫正动作基本相同（见第二十二章第5节）。包括避免肌肉承受过多或重复的负荷，正确的手臂摆放位置以避免肌肉在睡眠中完全收缩（图22-4），在家使用热敷或冷敷，释放TrPs压力，以及自我拉伸运动。

患者可以通过压迫TrPs的方法使TrPs失活，可以躺在一个网球上，直接放在肌肉的一个痛点下，或背靠墙站着，利用前面提到的方法。在任何一种体位中，维持1～2 min的压力增加，如干预措施部分所述。这种自我释放技术可以每天重复几次，直到TrPs压痛消失。在压力释放后立即使用冷敷可能有治疗效果，特别是在急性肩痛的情况下。市场上有各种TrPs自我释放工具。

韩奇、吴园园、郑拥军　译　　郑拥军　审

参考文献

[1] Standring S. Cray's Anatomy: The Anatomical Basis of Clinical Practice. 41st ed. London, UK: Elsevier; 2015.

[2] Chafik D, Galatz LM, Keener JD, Kim HM, Yamaguchi K. Teres minor muscle and related anatomy. J Shoulder Elbow Surg. 2013; 22(1): 108–114.

[3] Loukas M, Grabska J, Tubbs RS, Apaydin N, Jordan R. Mapping the axillary nerve within the deltoid muscle. Surg Radio/ Anat. 2009; 31(1): 43–47.

[4] Zhao X, Hung LK, Zhang GM, Lao J. Applied anatomy of the axillary nerve for selective neurotization of the deltoid muscle. Clin Orthop Relat Res. 2001(390): 244–251.

[5] Reed D, Cathers I, Halaki M, Ginn K. Does supraspinatus initiate shoulder abduction? J Electromyogr Kinesiol. 2013; 23(2): 425–429.

[6] Marta S, Pezarat-Correla P, Fernandes O, Carita A, Cabri J, de Moraes A. Electromyographic analysis of posterior deltoid, posterior rotator cuff and trapezius musculature in different shoulder exercises. Int J Sports

Med. 2013; 14: 1-15.

［7］ Reinold MM, Wilk KE, Fleisig GS, et al. Electromyographic analysis of the rotator cuff and deltoid musculature during common shoulder external rotation exercises. J Orthop Sports Phys Ther. 2004; 34(7): 385-394.

［8］ Kurokawa D, Sano H, Nagamoto H, et al. Muscle activity pattern of the shoulder external rotators differs in adduction and abduction: an analysis using positron emission tomography. J Shoulder Elbow Surg. 2014; 23(5): 658-664.

［9］ Basmajian J, Deluca C. Muscles Alive. 5th ed. Baltimore: Williams & Wilkins; 1985: 270.

［10］ Duchenne G. Physiology of Motion. Philadelphia, PA: Lippincott; 1949: 64, 66.

［11］ Simons DG, Travell JG, Simons LS. Myofascial Pain and Dysfunction: The Trigger Point Manual. Volume 1: Upper Half of Body. 2nd ed. Philadelphia, PA: Lippincott Williams & Wilkins; 1999.

［12］ Bonica J, Sola A. Other painful disorders of the upper limb, Chapter 52. In: Bonica JJ, Loeser JD, Chapman C, Fordyce WE, eds. The Management of Pain. 2nd ed. Philadelphia, PA: Lea & Febiger; 1990: 947-958.

［13］ Escobar PL, Ballesteros J. Teres minor. Source of symptoms resembling ulnar neuropathy or CS radiculopathy. Am J Phys Med Rehabil. 1988; 67(3): 120-122.

［14］ Bron C, Dommerholt j, Stegenga B, Wensing M, Oostendorp RA. High prevalence of shoulder girdle muscles with myofascial trigger points in patients with shoulder pain. BMC Musculoskelet Disord. 2011; 12: 139.

［15］ Passigli S, Plebani G, Poser A. Acute effects of dry needling on posterior shoulder tightness. A case report. Int J Sports Phys Ther. 2016; 11(2): 254-263.

［16］ Sola AE, Kuitert JH. Myofascial trigger point pain in the neck and shoulder girdle; report of 100 cases treated by injection of normal saline. Northwest Med. 1955; 54(9): 980-984.

［17］ Sola AE, Rodenberger ML, Gettys BB. Incidence of hypersensitive areas in posterior shoulder muscles; a survey of two hundred young adults. Am J Phys Med. 1955; 34(6): 585-590.

［18］ Gerwin RD, Dommerholt J, Shah JP. An expansion of Simons' integrated hypothesis of trigger point formation. C1lrr Pain Headache Rep. 2004; 8(6): 468-475.

［19］ Hsieh YL, Kao MJ, Kuan TS, Chen SM, Chen JT, Hong CZ. Dry needling to a key myofascial trigger point may reduce the irritability of satellite MTrPs. Am J Phys Med Rehabil. 2007; 86(5): 397-403.

［20］ Collin P, Matsumura N, Ladermann A, Denard PJ, Walch G. Relationship between massive chronic rotator cuff rear pattern and loss of active shoulder range of motion. J Shoulder Elbow Surg. 2014; 23(8): 1195-1202.

［21］ Collin P, Treseder T, Denard PJ, Neyton L, Walch G, Ladermann A. What is the best clinical test for assessment of the teres minor in massive rotator cuff tears? Clin Orthop Re/at Res. 2015; 473(9): 2959-2966.

［22］ Kikukawa K, Ide J, Kikuchi K, Morita M, Mizuta H, Ogata H. Hypertrophic changes of the teres minor muscle in rotator cuff tears: quantitative evaluation by magnetic resonance imaging. J Shoulder Elbow Surg. 2014; 23(12): 1800-1805.

［23］ Wilson L, Sundaram M, Piraino DW, Ilaslan H, Recht MP. Isolated teres minor atrophy: manifestation of quadrilateral space syndrome or traction injury to the axillary nerve? Orthopedics. 2006; 29(5): 447-450.

［24］ Linker CS, Helms CA, Fritz RC. Quadrilateral space syndrome: findings at MR imaging. Radiology. 1993; 188(3): 675-676.

［25］ Friend J, Francis S, McCulloch J, Ecker J, Breidahl W, McMenamin P. Teres minor innervation in the context of isolated muscle atrophy. Surg Radio/ Anat. 2010; 32(3): 243-249.

［26］ Masters S, Burley S. Shoulder pain. Aust Fam Physician. 2007; 36(6): 385-480.

第 二十四 章

背阔肌

索菲娅·马蒂

1 介绍

　　背阔肌起于T6～L2的棘突，胸腰筋膜的后层，竖脊肌外侧髂嵴的后侧缘，向前附着于第十～十二肋，向上，背阔肌绕过大圆肌下缘，止于肱骨小结节嵴，它由臂丛后束发出的胸背神经支配。背阔肌与脊柱、肋骨、骨盆、肩胛骨和肱骨之间有直接的连接，因此背阔肌具有多种运动和稳定功能。背阔肌能够外展、内收和内旋肱骨，其在游泳运动时的划水动作和棒球运动时的投掷动作中发挥重要作用。背阔肌是各类手术中最常用到的肌肉皮瓣之一，如乳房再造术。背阔肌的触发点疼痛可放射至肩关节前部、肩胛下角、腋区或上臂内侧，以及第四、第五指。在身体前方需要拉紧的活动，如悬挂、攀爬、游泳或重复投掷，可能会激活或延续背阔肌中的触发点。鉴别诊断应包括颈神经根性疼痛或神经根病、肩胛上神经卡压和双头肌腱病。在仰卧位时改变睡眠姿势或侧卧位时肩内收内旋，可以防止长时间的肩伸展，以缓解患者的疼痛。自我拉伸和触发点压力释放可以非常有效地治疗背阔肌触发点引起的症状。

2 相关解剖

　　背阔肌起于T6～L2的棘突，胸腰筋膜的后层，竖脊肌外侧髂嵴的后侧缘，向前附着于第十～十二肋，向上，背阔肌绕过大圆肌下缘，止于肱骨小结节嵴（图24-1），肌纤维起于躯干呈扇形向两肩移行，上部肌纤维的走向几乎是水平向外的，中部肌纤维向外下方移行，下部肌纤维几乎垂直向下移行。上部纤维穿过肩胛下角，有时附着在肩胛下角上[1]。在对100具尸体标本的研究中，Pouliart和GagEy发现肌肉附着到肩峰的概率为43%[3]。在其他情况下，他们观察到一小束肌肉通一个滑囊与肩胛骨相连。背阔肌的下部纤维几乎垂直走行，与前下3或4根肋骨有附着[2]。在肩胛区，肌肉弯曲围绕大圆肌肉的下边界，形成后腋褶。该区域的肌纤维相互缠绕，最低的起点纤维止于肱骨的最高点，起于身体中线最高处的背阔肌纤维止于肱骨最低处，然后肌肉止于肱结节间沟底部，位于胸大肌的后部和大圆肌的前部。关节囊将背阔肌与大圆肌的肌腱在止点处分离[1]。

　　腋弓肌是一种很罕见的变异，该肌肉从背阔肌肱骨端发出，止于胸大肌肌腱的深处[4]。

（1）神经支配和血管供应

　　背阔肌由臂丛后束的胸背神经支配，胸背神经起于C6、C7和C8颈神经的前支，起于臂丛后束的胸背神经在肩胛上神经和肩胛下神经之间发出，于肩胛下动脉下沿着腋后壁走行。

　　背阔肌的血管供应主要来自胸背动脉；肩胛下动脉的终末支；第九、第十和第十一肋间后动脉的分支。而第一至第三腰动脉，供应下肌纤维和内侧肌纤维。胸背动脉在外侧缘附近进入肌肉，分叉成两支，一支平行于肌肉的上缘，另一支在45°角时向内走行。存在一个罕见的变异，胸背动脉可以分出第三支，可能供应肌肉近端或远端。

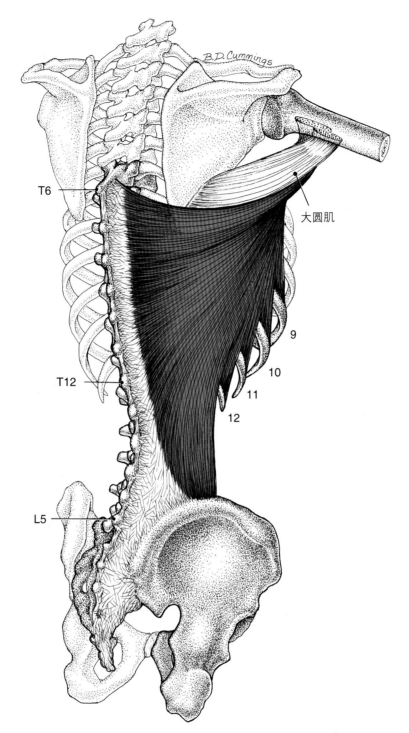

图24-1 背阔肌(红色)及与大圆肌的关系。背阔肌的上部(水平)纤维环绕在大圆肌周围,两者的肌腱相互依附(大圆肌至肱骨结节间沟内侧唇,背阔肌至肱骨小结节嵴)。肱骨屈曲或外旋时,两条肌肉都被拉长

(2)功能

背阔肌通过筋膜连接脊柱、肋骨、骨盆、肩胛骨和肱骨,对维持身体多种运动和稳定有重要

功能。它主要维持上肢和躯干的运动和稳定。它还在维持腰椎伸展、躯干和盆腔稳定性以及呼吸运动方面发挥作用。

背阔肌使肱骨伸展、内收和内旋,对肩

关节也有稳定作用。在对肌肉束的解剖研究中，Bogduk 和 Johnson 等人的研究得出，背阔肌的主要作用是使上肢运动和上提躯干[5,6]。Alizadehkhaiyat 和他的同事在使用肩部肌电图分析各种内旋转活动时，发现肩胛面背阔肌最大活动限度，是肩关节内旋肩胛平面仰角为 155° 时[7]。背阔肌能增加力量，在游泳、投掷和打高尔夫球等各种运动中的上肢的加速运动中起作用[8]。当蝶泳时，背阔肌协助推进穿过水面[9]。在高尔夫挥杆时，它在加速阶段非常活跃，即从水平位置到球被击打的过程[10,11]。背阔肌及肩胛下肌、胸大肌和前锯肌被认为是一种力量肌肉，在高尔夫下摆加速时起作用[12]。

在棒球运动中，背阔肌与肩胛下和胸大肌协同作用，肩部快速内旋。背阔肌在最大肩外旋转至球释放的加速阶段最活跃[12-15]。在对投掷状态下的肩进行肌内肌电分析的一项研究中，Jobe 等人发现，胸大肌和背阔肌的活动发生在伸展期末，并持续到加速阶段，他们指出是，这两块肌肉提供了前肩部运动的"力量和驱动"[16]。Gowan 等人比较了职业投手和业余投手的肌肉活动，发现职业投手表现出更强的背阔肌和肩胛下肌的活动能力[17]。

由于背阔肌的手术转移最常导致肩关节伸展和内收的耐力下降，在游泳或爬梯等活动可观察到较早出现疲劳[18]。在一项涉及 26 名男性和女性的研究中，Fraulin 等人发现了在背阔肌转移术后出现力量不足，肩膀内收和转移后延伸的耐力不足[19]。

功能性区分肌肉的部分研究中，涉及 17 名受试者的表面肌电分析，Park 和 Yoo 将肌肉分成内侧部分和外侧部分。他们检查了内侧的间隔，表面电极放置在肌肉腹部外侧至 T9。在脊柱与躯干外侧缘之间肩胛骨下角下方 4 cm 处，观察外侧肌肉的活动情况。他们发现，肩关节内收、伸展和内旋时中间部分肌肉活动较多，而肩部下降时外侧肌肉活动较多。Paton 和 Brown 当用表面肌电记录等距肌肉收缩时，发现背阔肌的功能分化[20]。他们得出结论，从内收的基础上的内收优先涉及肌肉的大部分尾状纤维，而解剖位置的等距内收涉及整个肌肉的肌肉活动。背阔肌在深吸气和被

动呼气如咳嗽时也起辅助作用。

背阔肌其在上肢运动中的作用是公认。研究发现背阔肌筋膜的连接对腰椎运动、躯干和骨盆稳定性有贡献。背阔肌腱膜与胸腰筋膜后层浅层连续[21]。胸腰筋膜层与斜方肌、臀大肌和外斜肌也有纤维连接。在一项涉及防腐尸体的研究中，Vleming 等人发现背阔肌的牵引力在同侧和某些区域上移位[22]。同样，一项涉及防腐尸体的研究发现，拉紧背阔肌使腰筋膜后层移位[23]。在活体研究时，研究人员观察到背阔肌产生肌筋膜力传递，很可能是通过胸腰筋膜，使对侧髋关节向外旋转[24]。Mooney 等人使用表面肌电证实了躯干旋转运动中背阔肌与对侧臀大肌之间的相互关系以及正常人的步态[25]。

在一项涉及 6 名受试者的骶髂关节力封闭的研究中发现，肌肉的激活会提高僵硬度，但是我们发现背阔肌的激活只有微弱影响，小于激活竖脊肌、股二头肌、臀大肌。一名受试者背阔肌作用与关节僵硬度变化几乎无关联。作者报道了在其他患者背阔肌的受试者中发现骶髂关节的刚度关联，但可能是由于其他肌肉的活动所致[26]。

还研究了背斜肌对腰椎伸长的影响，探索腰背筋膜背阔肌张力如何影响脊柱伸展力矩的数学模型，在动态下蹲中，发现背斜肌对伸展的贡献是微不足道的[27]。De Ridder 等人使用功能磁共振成像研究了俯卧时躯干和腿部伸展运动中肌肉的激活情况，发现背阔肌与椎管旁和多纤维肌相比是激活最少的肌肉[28]。

（3）功能单元

肌肉的功能单位包括协同和抵抗其动作的肌肉以及肌肉所穿过的关节。这些结构在功能上的相互依赖反映在感觉运动皮层的组织和神经连接上。功能单位之所以被强调，是因为在该单元的任意一块肌肉中存在触发点，会增加该单元的其他肌肉也产生触发点的可能性[29]。当肌肉中的 TrPs 失去活性时，我们应该关注的是在相互依赖的肌肉中可能产生的 TrPs。当手臂内收时，背阔肌与肱三头肌协同作用，以稳定肩关节。手臂在

身体一侧时，背阔肌和肱三头肌长头作为肩关节稳定的拮抗肌。背阔肌也与腹外斜肌协同，稳定下位肋骨（表24-1大致代表背阔肌的功能单位）。

表 24-1　背阔肌功能单元

动　作	协同肌	拮抗肌
肩内旋	肩胛下肌、胸大肌、大圆肌、前三角肌	冈下肌、小圆肌、后三角肌
肩外伸	大圆肌、肱三头肌、后三角肌	前三角肌肉、肱二头肌长头、喙肱肌
肩关节内收	胸大肌、喙肱肌、大圆肌	三角肌中束、冈上肌
肩下移	胸大肌、大圆肌、腹外斜肌	斜角肌、斜方肌上部

3　临床表现

（1）牵涉痛模式

背阔肌在治疗肌筋膜源性腰背肌疼痛时常被忽略。触发点通常位于腋后褶区（图24-2A）。疼痛可牵涉到肩胛下角和同侧后背中部区域。疼痛也可能向肩后部传导，向下延伸到上臂、前臂和手的内侧，第四和第五指也会受累（图24-2B）。

触发点也可能存在于肋骨下方区域肌肉的侧面（图24-2C、图24-2D）。这个区域的触发点通常引起肩前部和髂嵴上方的疼痛。胸腰段的TrPs引起的疼痛可能局限在腋窝皱褶的下侧[30]。

在一项研究中，使用生理盐水注射液来确定牵涉痛模式，将注射液注射到腋窝区与大圆肌相邻的垂直方向的深部肌纤维中，最常见的是引起肩胛骨部位的疼痛。而注射到较表浅的水平肌纤维时，常引起上肢疼痛[31]。

与肋骨相连的背阔肌纤维的疼痛模式尚未确定。一些下腰背痛的病例曾被认为是腰骶部背阔肌功能障碍引起的，但这种疼痛可能是由腰骶部骨骼病变引起的[32]。

（2）症状

背阔肌存在触发点的患者通常不会主诉疼痛，直到触发点激活并在休息时引起疼痛，才会来就诊。此外，患者往往无法确定是哪一特定的活动加剧他们的疼痛，他们可能会有很长的阴性诊断病史。例如，支气管镜检查或计算机断层扫描，以及治疗失败的病史，其中这些治疗往往针对的是背部的牵涉痛而不是原发部位。

背阔肌存在触发点的患者可主诉持续疼痛放射到肩胛下角和周围的胸部。当患者被要求画出疼痛点时，患者倾向于在肩胛下角上画一个圆圈。相似地，背阔肌的触发点疼痛也可以类似于颈椎神经根性疼痛，症状从手臂的后部和或内侧直至手指，患者会主诉这些部位的麻木和刺痛。

背阔肌触发点的疼痛可能是通过肩部下压运动引起的，这些运动可以在身体前面使肌肉负荷或头顶负重伸展，例如取回高架子上的物体。

（3）患者检查

经过彻底的检查后，临床医生应绘制一张详细的图纸，描述患者的疼痛模式。患者的汇报将有助于后续身体检查的计划，并可用于监测患者的症状改善或改变。正确检查背阔肌，临床医生应观察肩带、躯干的姿势和肩胛骨的位置，检查肩带的主动和被动运动范围，并注意肌肉活动模式和肩胛骨节律。

识别背阔肌中可能限制运动范围从而影响功能障碍的触发点，临床医生应该通过对背阔肌各部分进行特定范围的运动测试来确定有限的运动范围。由于背阔肌中存在触发点的患者经常会出现肩部范围的运动限制，因此，应全面检查所有导致运动范围受限的因素。

背阔肌长度的测试有几种不同的方法。在弗拉迪米尔·詹达的方法中，患者仰卧位，膝盖弯曲，脚靠在桌子上。临床医生通过肩部抬高移动患者的一只手臂。根据这一评估，要有足够的背阔肌长度，腰椎应保持平在桌子上，不伸展，同

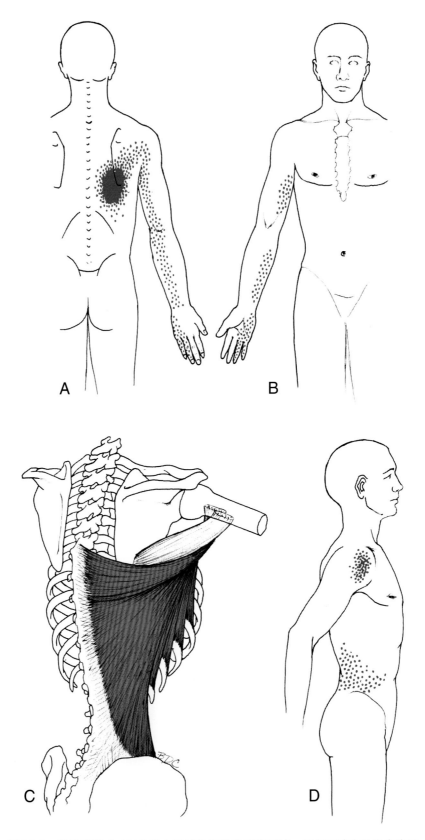

图 24-2　牵涉痛模式（红色实心区域位原发牵涉痛区域，红点区域为溢出疼痛区域）**A** 牵涉痛最常见的模式，后视图。**B** 同上，前视图。**C** 右侧背阔肌及其附着点。**D** 背阔肌下部触发点可牵涉到前部

时手臂水平且躺在桌子上。脊柱的伸展或肩部抬高运动不足可能意味着肌肉短[33]。

肩胛骨、肩锁关节、胸锁关节和肩胛胸关节的副关节运动应进行测试。胸椎、肋骨和腰椎副关节的运动也应手动评估。胸锁骨关节、胸椎和肋骨的关节可引起肩关节抬高的受限，导致正常肌肉活动模式的改变。肩关节功能障碍也可能损害肌肉的激活模式，导致背阔肌和其他肩带肌肉超载。

（4）触发点检查

临床检查可以在仰卧、俯卧或侧卧位时进行（图24-3A～图24-3C）。侧卧位是首选的，因为可以触诊整个肌肉，临床医生在检查时能够看到患者的脸。当检查左侧背阔肌时，患者应放在右侧卧位，左臂抬高，放在枕头上。临床医生可以根据需要提示患者调整躯干屈曲和伸展。在背部和尾端纤维中的触发点可以用交叉纤维扁平滑式触诊来触诊（图24-3A）。临床医生应注意肌肉纤维走行，以确保触诊的准确性。附着在髂嵴上的最外侧纤维是最垂直的，并向矢状面运动约15°。纤维的方向，总是斜的，当胸区的纤维向矢状面运动50°～60°时，其更趋于水平。交叉纤维钳捏式触诊也可用于腋下区或侧方识别触发点（图24-3B，C）。

4　鉴别诊断

（1）触发点的激活和永久化

如果不纠正，激活触发点的姿势或活动也会使触发点永久化。在背阔肌的任何部分，触发点可通过不习惯的偏心负荷、无条件肌肉的离心运动或最大或次最大同心心负荷而激活在背阔肌的任何部分，触发点可通过不习惯的偏心负荷、无条件肌肉的离心运动或最大或次最大同心心负荷而激活[34]。当肌肉处于缩短和/或加长的位置时，触发点也可能被激活或加重，例如侧卧或坐姿时，这时应伴随肩部内旋转增加。内衣或胸罩的压迫也能激活和维持触发点，如果皮肤上有明显的压痕，也可能牵涉到触发点。

要找出背阔肌触发点的来源，就需要仔细分析需要重复肩带抑制、肩伸展或内收或躯干活动。利用背阔肌并可激活触发点的活动包括用腋下拐杖行走、使用轮椅或轮椅转移、投掷、攀爬或向上悬挂。需要拉力才能到达头顶或身体前方的活动也可能激活和/或永久化背阔肌的触发点。

（2）继发触发点

继发TrPs可在原发TrPs引起的牵涉痛区域内发生，应考虑背阔肌牵涉痛区域的肌肉，包括肱二头肌、三角肌、喙肱肌、尺侧腕屈肌、肱三头

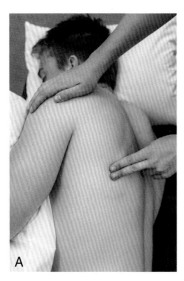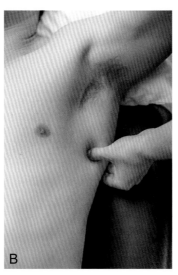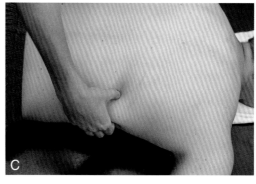

图24-3　背阔肌触诊。**A** 侧卧位时平滑式触诊。**B** 仰卧位时钳捏式触诊。**C** 俯卧位时钳捏式触诊

肌、椎管下肌、大圆肌、斜方肌、菱形肌和腹斜肌[35]。由于大圆肌与背阔肌的解剖邻近性，主要大肌圆肌可与背阔肌产生相关触发点。同样，肱三头肌的长头也容易出现相关的触发点，特别是在慢性病例中。

背阔肌是指肩胛骨内侧缘的13块肌肉之一，当主诉疼痛时也应考虑其他肌肉，包括斜角肌、肩胛提肌、大/小菱形肌、前锯肌、冈下肌和中下斜方肌。

（3）相关病理学

背阔肌（包括胸大肌、肩胛下肌）与胸廓出口综合征的肌筋膜相关症状有关。由这四块肌肉中的任何一块引起的疼痛都可以类似胸出口综合征。虽然这些肌肉不会导致胸部出口的结构受压，这些至少三个的触发点在肌肉中强烈地暗示了该综合征，并且通常误诊为这种情况。其他需要考虑的情况包括：颈神经根性疼痛或神经根病，双头肌腱病，肩胛上神经在肩胛上的压迫。

背阔肌和腰方肌触发点均与隐匿部位功能障碍有关。然而，肌肉有明显不同的疼痛牵涉模式。腰方肌触发点与骶髂功能障碍有关，而单纯的背阔肌TrPs与隐匿的局部隆起有关。因此，骶髂关节检查阳性可能涉及腰方肌受累，而非背阔肌。

5　纠正措施

背阔肌疼痛的患者应避免习惯性、持续的或重复的使背阔肌进行超负荷的运动。这些运动可能包括从架子上取出重物，这些重物需要拉紧或过度伸展背阔肌，或需要过度牵拉的活动，如体操、网球、游泳等、划船、砍柴或投掷。

如果存在长期加重疼痛的姿势时，合理的睡眠姿势很必要。背阔肌存在触发点的患者最舒适睡姿是仰卧或侧卧在无疼痛的一侧。当躺在不受影响的一侧时，可以通过依靠支撑最上端的肘部及置于枕上的肢体的前臂（图22-4A）处于中立位置，以避免背部背阔肌的长时间缩短可能导致牵涉疼痛，来改善睡眠。当平卧时，这种枕头定位技术也可以帮助保持一个中立的位置（图22-4C）。

另一种选择是将枕头置于与身体垂直的手臂下面，使手臂处于非内收和内旋的状态，并使背阔肌处于休息的长度—张力位置。应提醒患者应避免躺在床上手臂在头顶上内收和外旋位置，因为这个姿势使背阔肌的长度延长，并可能导致肌肉中的拉伸应力增加。

患者还可以使用圆形触发点自释放工具学习背阔肌触发点的自我治疗（图24-4A、图24-4B）。患者躺在患侧，肩部内收，伸展背阔肌。

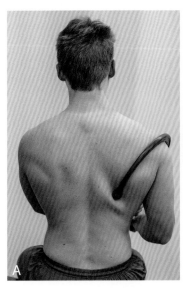
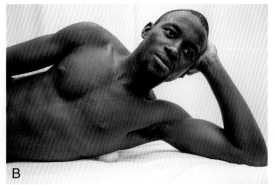
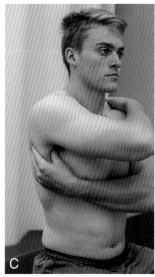

图24-4　触发点的自我释放。**A** 使用工具进行自我释放。**B** 侧躺在网球上。**C** 对触发点进行手法治疗

身体的触发点位置用网球为支点。当患者进行轻微的等长收缩时，施加温和的压力，然后使肌肉松弛。通过抓住肌肉腹部最柔软的部位来手动消除触发点（图24-4C）。让患者在放松期呼气，使肌肉放松。

医生也可以指导患者的肌肉自我伸展。患者以四足动物站立的姿势开始，通过把臀部放在脚上，胸部放在膝盖上，手臂向前放在地板。为了伸展左侧的肌肉，患者可以沿着地板向右走。患者可以通过将手掌向上翻到正在拉伸的一侧来加强拉伸（图24-5）。

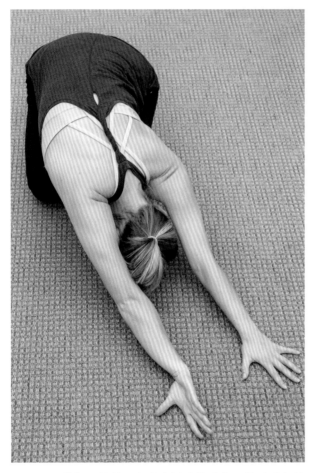

图24-5 背阔肌拉伸。患者取屈膝俯卧位，然后手向被拉伸侧反向移动

韩奇、车骥、赵璇、郑拥军 译 郑拥军 审

参考文献

[1] Porterfield JA, DeRosa C. Mechanical Shoulder Disorders: Perspectives in Functional Anatomy. St. Louis, MO: Saunders; 2004: 53-54.

[2] Standring S. Cray's Anatomy: The Anatomical Basis of Clinical Practice. 41 st ed. London, UK: Elsevier; 2015.

[3] Pearle AD, Kelly BT, Voos JE, Chehab EL, Warren RE Surgical technique and anatomic study of latissimusdorsi and teres major transfers. j Bone joint Surg Am. 2006; 88(7): 1524-1531.

[4] Daneker M, Lambert S, Brenner E. The neurovascular anatomy of the teres major muscle. Shoulder Elbow Surg. 2015; 24(3): e57-e67.

[5] Jonsson B, Olofsson BM, Steffner LC. Function of the teres major, latissimusdorsi and pectoralis major muscles. A preliminary study. Acta Morphol Neer/ Scand. 1972; 9(4): 275-280.

[6] Basmajian J, Deluca C. Muscles Alive. 5th ed. Baltimore: Williams & Wilkins; 1985: 270, 271, 385.

[7] Lundervold AJ. Electromyographic investigations of position and manner of working in typewriting.Acta Physiol Scand Suppl. 1951; 24(84): 1-171: 66-68, 80-81, 94-95, 101, 157.

[8] Jonsson S, Jonsson B. Function of the muscles of the upper limb in car driving. V: The supraspinatus, infraspinatus, teres minor and teres major muscles. Ergonomics. 1976; 19(6): 711-717.

[9] Simons DG, Travell JG, Simons LS. Myofascial Pain and Dysfunction: The Trigger Point Manual. Volume 1: Upper Half of Body. 2nd ed. Philadelphia, PA: Lippincott Williams & Wilkins; 1999.

[10] Bron C, Dommerholt J, Stegenga B, Wensing M, Oostendorp RA. High prevalence of shoulder girdle muscles with myofascial trigger points in patients with shoulder pain. BMC Musculoskelet Disord. 2011; 12: 139.

[11] Macdonald AJ. Abnormally tender muscle regions and associated painful movements. Pain. 1980; 8(2): 197-205.

[12] Gerwin RD, Shannon S, Hong C-Z, Hubbard DR, Gevirtz R. Interrater reliability in myofascial trigger point examination. Pain. 1997; 69: 65-73.

[13] Gerwin RD, Dommerholt J, Shah JP. An expansion of Simons' integrated hypothesis of trigger point formation. Curr Pain Headache Rep. 2004; 8(6): 468-475.

[14] Hsieh YL, Kao MJ, Kuan TS, Chen SM, Chen JT, Hong CZ. Dry needling to a key myofascial trigger point may reduce the irritability of satellite MTrPs. Am J Phys Med Rehabil. 2007; 86(5): 397-403.

［15］Sebastian D. Triangular interval syndrome: a differential diagnosis for upper extremity radicular pain. Physiother Theory Pract. 2010; 26(2): 113−119.

［16］Wainner RS, Fritz JM, Trrgang JJ, Boninger ML, Delitto A, Allison S. Reliability and diagnostic accuracy of the clinical examination and patient self-report measures for cervical radiculopathy. Spine (Phi/a Pa 1976). 2003; 28(1): 52−62.

［17］Mc Celland D, Paxinos A. The anatomy of the quadrilateral space with reference to quadrilateral space syndrome. J Shoulder Elbow Surg. 2008; 17(1): 162−164.

［18］Cahill BR, Palmer RE. Quadrilateral space syndrome. j Hand Surg Am. 1983; 8(1): 65−69.

［19］Fraulin FO, Louie G, Zorrilla L, Tilley W. Functional evaluation of the shoulder following latissimusdorsi muscle transfer. Ann Plast Surg. 1995; 35(4): 349−355.

［20］Paton ME, Brown JM. Functional differentiation within latissimusdorsi. Electromyogr Clin Neurophysiol. 1995; 35(5): 301−309.

［21］Vleeming A, Stoeckart R. The role of the pelvic girdle in coupling the spine and the legs: a clinical-anatomical perspective on pelvic stability. In: Vleeming A, Mooney V, Stoeckart R, eds. Movement, Stability and Lumbopelvic Pain. Edinburgh: Churchill Livingstone; 2007: 113−137.

［22］Vleeming A, Pool-Goudzwaard AL, Stoeckart R, van Wingerden JP, Snijders CJ. The posterior layer of the thoracolumbar fascia. Its function in load transfer from spine to legs. Spine (Phi/a Pa 1976). 1995; 20(7): 753−758.

［23］Barker PJ, Briggs CA, Bogeski G. Tensile transmission across the lumbar fasciae in unembalmed cadavers: effects of tension to various muscular attachments. Spine (Phi/a Pa 1976). 2004; 29(2): 129−138.

［24］Carvalhais VO, Ocarina Jde M, Araujo VL, Souza TR, Silva PL, Fonseca ST. Myofascial force transmission between the latissimusdorsi and gluteus maximus muscles: an in vivo experiment. Biomech. 2013; 46(5): 1003−1007.

［25］Mooney V, Pozos R, Vleeming A, Gulick J, Swenski D. Exercise treatment for sacroiliac pain. Orthopedics. 2001; 24(1): 29−32.

［26］van Wingerden. JP, Vleeming A, Buyruk HM, Raissadat K. Stabilization of the sacroiliac joint in vivo: verification of muscular contribution to force closure of the pelvis. EurSpine. 2004; 13(3): 199−205.

［27］McGill SM, Norman RW. Potential of lumhodorsal fascia forces ro generate back extension moments during squat lifts. Biomed Eng. 1988; 10(4): 312−318.

［28］De Ridder EM, Van Oosterwijck JO, Vleeming A, Vanderstraeten GG, Danneels LA. Muscle functional MRI analysis of trunk muscle recruitment during extension exercises in asymptomatic individuals. Scand J Med Sci Sports. 2015; 25(2): 196−204.

［29］Simons DG, Travell J, Simons L. Travel/ & Simon's Myofascial Pain and Dysfunction: The Trigger Point Manual. Vol l. 2nd ed. Baltimore: Williams & Wilkins; 1999: 104.

［30］Travel I J, Rinzler SH. Pain syndromes of the chest muscles; resemblance to effort angina and myocardial infarction, and relief by local block. Can Med Assoc J. 1948; 59(4): 333−338.

［31］Simons DG, Travell J. The latissimusdorsi syndrome: a source of mid-back pain. Arch Phys Med Rehabil. 1976; 57: 561.

［32］Winter Z. Referred pain in fibrositis. Med Ree. 1944; 157: 34−37.

［33］Page P, Frank C, Lardner R. Assessment and Treatment of Muscle Imbalance. The Janda Approach. Champaign, IL: Human Kinetics; 2010.

［34］Gerwin RD, Dommerholt J, Shah JP. An expansion of Simons' integrated hypothesis of trigger point formation. Curr Pain Headache Rep. 2004; 8(6): 468−475.

［35］Hsieh YL, Kao MJ, Kuan TS, Chen SM, Chen JT, Hong CZ. Dry needling to a key myofascial trigger point may reduce the irritability of satellite MTrPs. Am J Phys Med Rehabil. 2007; 86(5): 397−403.

第 二十五 章

大圆肌

索菲娅·马蒂

1 介绍

　　大圆肌是一种厚而圆的肌肉，明显短于其邻近的背阔肌。大圆肌起源于肩胛下角，向外侧延伸，止于肱二头肌结节间沟的内侧唇。附着在肩胛骨最下部的大圆肌，附着于肱骨上部，像与其对应的背阔肌一样，肌肉扭曲排列。这种独特的纤维定向排列，使其产生特殊的拉力。大圆肌与背阔肌大部分交织在后腋窝褶皱中。大圆肌由肩胛下神经C5、C6和C7支配，它协助背阔肌进行肩部内旋以及肩部内收和伸展。大圆肌牵涉痛区域位于三角肌后部，盂肱关节后方，肱三头肌的长头上方，偶尔进入前臂的后侧面。患者在休息时通常感到轻微的疼痛，但当他们从高处的架子上拿东西时，他们的后肩部会感到剧烈的疼痛。触发点（TrPs）很容易被大量需要拉拽的活动激活和延续，如划船、打网球或投掷。大圆肌是单侧非创伤性肩痛患者TrPs的常见部位，当患者主诉上臂疼痛、无力、压痛或感觉异常时，应检查大圆肌。改变睡姿以避免仰卧时肩部长时间伸展，或侧卧时内收并内旋，这是控制疼痛的关键。自我伸展和TrPs自我压力释放可以非常有效地控制由TrPs引起的大圆肌症状。

2 相关解剖

　　大圆肌起源于肩胛骨后外侧面的中三分之一，起源于肩胛骨的下角以及小圆肌和冈下肌之间的纤维间隔（图25-1）[1]。其纤维从肱骨侧面进入，向前穿过肱三头肌的长头，止于肱骨结节间

沟的内侧[2]。大圆肌腱止于背阔肌肌腱后方大约4厘米处[3]。在一项对尸体的研究中，Pearle等人发现了大圆肌和背阔肌肌腱在其止点附近有不同程度的融合[3]。由于它的螺旋结构，类似于背阔肌，肩胛骨上的肌肉起点的最低部分止于肱骨的最高点。因此，大圆肌的纤维在最初的起点部分面向后，在止点面向前部[1]。

　　大圆肌标志着几个临床重要区域的边界，包括上、下三角区和四边孔。上面的三角形空间，由肩胛下肌，小圆肌和肱三头肌的长头在下方与大圆肌相连，包含了弯曲的旋肩胛血管，另一个边界由肩胛下肌、三头肌长头和肱骨组成。下三角区由桡神经和肱深血管组成，边界包括肩胛下肌、三头肌长头和肱骨。大圆肌形成其后缘。

（1）神经支配和血管供应

　　大圆肌由C5、C6和C7发出的肩胛下神经支配[2]。还发现了来自胸背神经的变异神经支配[4]。大圆肌的血管供应来自胸背动脉或旋肩胛动脉，它们都是肩胛下动脉的分支[4]。

（2）功能

　　大圆肌是一种较厚的梭状肌，由于其形状和结构，能产生很大的拉力。大圆肌和背阔肌在盂肱关节的作用非常相似[1]。大圆肌协助肩部伸展、内收和内旋[2,5]。也许更有趣的是它在静态姿势和步态中手臂摆动的作用[2]。大圆肌在手臂向后摆动时处于活跃状态[6]。研究还发现，大圆肌在打字、写字和转动汽车方向盘时也是活跃的[5,7,8]。在一项小型研究中，人们发现，在肩膀下垂、身

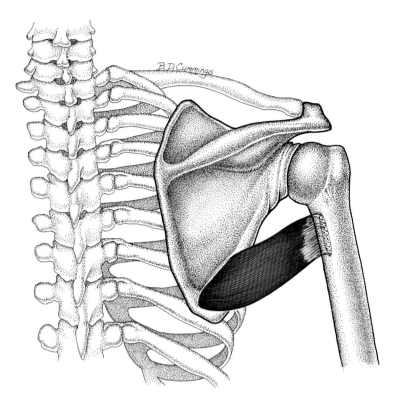

图25-1　大圆肌的附着。大圆肌与背阔肌的解剖关系见图24-2，与上肢带的关系见图26-3

体后方内收和伸展时，大圆肌是活跃的[5]。

（3）功能单元

肌肉的功能单位包括强化和对抗其动作的肌肉以及肌肉交叉连接的关节。这些结构的功能相互依赖反映在感觉运动皮质的组织和神经连接上。强调功能单元是因为单元的一个肌肉中存在TrPs，会增加该单元上其他肌肉产生TrPs的可能性。当肌肉中的TrPs失活时，我们应该关注的是在相互依赖的肌肉中可能产生的TrPs。表25-1大致代表大圆肌的功能单元[9]。

3　临床表现

（1）牵涉痛模式

在肩痛患者中，大圆肌触发点的患病率可能比之前认为的要高。在一项对72例非创伤性单侧肩痛患者的观察研究中，Bron等人在49%的患者中观察到大圆肌中潜在的TrPs，这些是最常见的潜伏性TrPs，其次在38%的患者中发现三角肌前部存在TrPs[10]。

大圆肌的触发点通常出现在三个区域。在内侧肩胛骨下角区域可以发现TrPs。它们也可能出现在后腋窝褶皱的肌肉中间，在那里，大圆肌与背阔肌重叠。最后，筋膜激痛点常位于肌腱交界处的外侧。

表 25-1　大圆肌功能单元

动作	主动肌	拮抗肌
肩内旋	胸大肌 背阔肌 肩胛下肌	冈下肌 小圆肌
肩关节伸展	背阔肌 后三角肌 肱三头肌长头	胸大肌 三角肌前束 肱二头肌长头 喙肱肌
肩内收	胸大肌 背阔肌 肩胛下肌 喙肱肌	三角肌 冈上肌

在这块肌肉的触发点一般指三角肌后区域和肱三头肌长头区的疼痛（图25-2A ～图25-2C）。触发点疼痛可以引起盂肱关节后部的疼痛，偶尔是前臂后部的疼痛。

（2）症状

大圆肌中存在TrPs的患者，可能会主诉在休息时有轻度疼痛，然而最主要的主诉通常是伴随运动时的疼痛。患者经常报道说肩膀后部的剧痛，尤其是伸手从架子或柜子里拿东西的时候。大圆肌的疼痛常由伸展运动引起，如被动的肩屈曲、外展或外旋。同样地，在肩部抗阻性伸展或肱骨内旋时也可能发生疼痛[11]。

与粘连性肩关节炎相比，大圆肌受累并不会明显限制肩部的活动，但患者可能会感到明显的疼痛，这限制了肩关节上举过头顶的整个活动范围。

（3）患者检查

经过彻底的主观检查后，临床医生应该画一幅详细的图示来描绘患者所描绘的疼痛模式。这种描述将有助于计划体格检查，并可在症状改善或改变时监测患者的疼痛进展情况。正确评估大圆肌应该包括检查肩部的活动范围和力量。大圆肌中存在TrPs的患者可能在进行抵抗性测试时表现出虚弱或疼痛。可以观察到肩胛骨向上旋转的增加的同时，继发于大圆肌的长度受限而导致的肩部屈曲。肩外展受限，受累的手臂与耳朵接触非常困难，这通常提示在大圆肌上存在TrPs。通常，肌肉受累会导致运动范围末端疼痛。肩关节活动受限3 ～ 5 cm（1 ～ 2 in）和/或疼痛与Apley划痕试验（外展，屈曲，和外部旋转）也可能提示大圆肌受累（图21-3）。

（4）触发点检查

一旦正确识别了大圆肌，识别TrPs的准确性应与背阔肌相当。在一项检查TrPs准确性的研究中，Gerwin等人检查了包括背阔肌在内的四块肌肉[12]。他们报道了在检测紧绷带，压痛，牵涉痛和再现症状性疼痛的高度一致的存在。临床检查可采用仰卧位（图25-3A）、俯卧位（图25-3B）、坐位或侧卧位。对于这些位置，可以使用交叉纤维平滑式触诊来检测紧绷带和TrPs。交叉纤维钳捏式触诊也可用于鉴别肌腹中部的TrPs。然而，临床医生应具备区分背阔肌和大圆肌的能力。

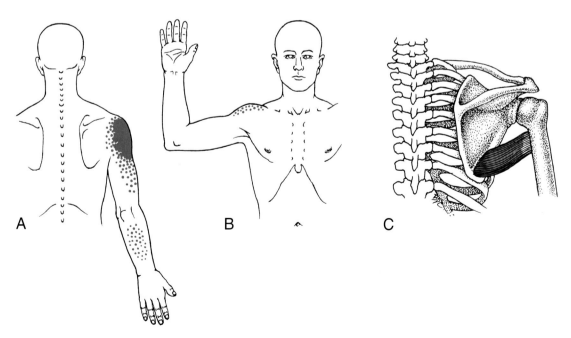

图25-2　**A** 大圆肌的牵涉痛模式，后面观。**B** 牵涉痛模式前面观（实质部分为实心红色，外溢部分为点红）**C** 右侧大圆肌

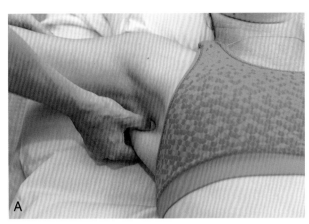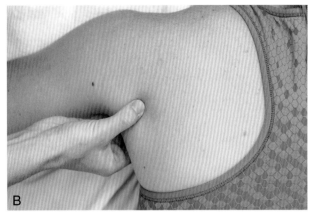

图25-3　大圆肌TrPs检查。在腋窝，检查者的手指应该完全包绕背阔肌可触及大圆肌。大圆肌和背阔肌之间的凹陷是通过检验者的指尖识别出两块肌肉之间肩胛骨的侧边来确定的。**A** 患者仰卧位；**B** 患者俯卧位

为了检查仰卧位时的肌肉，肩部应该置于肩外展和外旋的90°的姿势（图25-3B）。肩胛骨腋窝缘、背阔肌和肩胛骨的下边界是大圆肌位置的标志。为了定位肩胛骨的腋窝边界，临床医生可以在肱骨下大约3 cm（1 in）位置使用深钳夹触诊腋窝皱褶。这个位置位于肩胛骨上的大圆肌附着点的上侧。此处下部肩胛骨边缘和大圆肌之间有明显的凹陷。稍微向尾部滑动钳夹，可以触诊腋窝部分的大圆肌。在这个位置的下方，肩胛下角的水平面上是背阔肌。背阔肌在环绕大圆肌时形成后腋窝褶皱的游离边界。临床医生可以指导患者进行肩部内旋以确定肌肉的位置。在俯卧位，手臂外展70°～90°，前臂离开桌面，很容易触摸到大圆肌。肩部内旋阻力有助于区分大圆肌、小圆肌和背阔肌。

为了以侧卧的姿势触及肌肉，患者侧卧位，手臂放在枕头上。在腋窝皱襞顺着肩胛背侧的纤维可以找到大圆肌。交叉纤维平滑式触诊可用于定位位于肩胛骨下1/3外侧缘区域的TrPs。

4　鉴别诊断

（1）触发点的激活和延续

一种激活触发点的姿势或活动，如果不加以纠正，也能使触发点持续存在。在大圆肌的任何部位，TrPs可由不习惯的偏心负荷、非条件的肌肉偏心运动、或最大或次最大的同心负荷激活[13]。当肌肉长时间处于缩短或拉长的位置时，触发点也可能被激活或加重。必须了解可能加重疼痛的活动，如坐立时肩部内旋加大、长时间驾驶时用力把持方向盘、反复的肩部运动等，以改变可能导致持续疼痛的行为。需要过度拉拽的动作，如打网球或高尔夫球、划船和投球，也可能激活大圆肌的TrPs。寻找这些TrPs的发病原因需要仔细分析需要重复的肩部伸展、内旋或内收的活动。

（2）相关触发点

触发点可能出现在其他有TrPs肌肉的疼痛区域[14]。由于大圆肌TrPs引起的牵涉痛可以在其他肌肉形成TrPs，包括后三角肌、中三角肌、肱三头肌的长头和腕伸肌。由于三角肌、肩胛下肌和背阔肌等其他肌肉的TrPs，也会导致大圆肌产生的触发点。

临床上，相关的TrPs也位于背阔肌。小圆肌和肩胛下肌的受累可能会导致疼痛和明显的功能损伤，这种情况类似于"冻结肩"。

（3）相关病理学

大圆肌（连同背阔肌、胸大肌和肩胛下肌）是引起肌筋膜假性胸廓出口综合征的四大肌肉之一。这些肌肉中至少有三块有活动的TrPs，强烈提示胸廓出口综合征，并常被误诊为胸廓出口综合征。然而，这些肌肉不会造成神经血管结构的

压迫在胸廓出口。第三十三章将进一步讨论胸廓出口综合征中肌筋膜功能障碍的影响。

其他可能与TrPs相似的情况包括肩峰下或三角肌下滑囊炎、冈上肌腱病、C6～C7神经根痛和/或神经根病。相关的病变也包括三角肌间隙综合征和四边孔综合征。Sebastian描述了三角肌间隙综合征的一个案例[15]。患者表现为右肩胛疼痛并放射至桡骨后臂。患者在跆拳道课上做挥拳时，可诱发急性锐痛和射击样疼痛。

检测不符合Wainer等人建立的颈神经根病临床预测的标准规则[16]。患者表现出为Spurling试验阴性，颈部牵引后症状缓解，同侧颈部旋转大于60°。患者的上肢桡神经张力测试呈阳性。触诊时，患者上臂肱三头肌长头和外侧头及大圆肌外侧部有压痛，随着患者症状的再现，疼痛阈值降低。患者因三角肌间隙软组织功能障碍及桡神经张力异常而接受治疗后，症状缓解[15]。

四边孔综合征是一种罕见的腋神经和后旋动脉受压的情况，患者可报道肩部疼痛、压痛和由于肩外展和旋转而加重的肩痛、压痛和感觉异常[17-19]。

5 纠正措施

患有严重TrPs的患者应该改变任何反复增加肌肉张力负荷的活动，比如长时间的驾驶和高过头顶的举重。为了防止患侧睡眠时肌肉明显缩短，可以在肘部和躯干外侧之间放置一个小枕头，以保持肌肉处于中间位置（图22-4C）。在非受累侧睡觉时也可以使用枕头支撑。（图22-4A）。

患者可以使用网球或TrPs自压释放工具自行治疗肌肉，方法与背阔肌类似（图25-4）。患者侧卧，肩部弯曲以伸展肌肉。可以调整身体位置，通过下方的网球挤压找到触发点。这种治疗方法也是可行的。

这种治疗也可在坐位下用另一只手施加压力进行，有或没有网球均可进行。患者也可以通过用拇指和其他手指抓住肌腹，持续按压15～30 s，来进行压力释放。必要时重复进行（图25-

5）。该肌肉的拉伸技术与背阔肌相似（图24-5）；然而，重要的是稳定肩胛骨以获得最大的疗效。

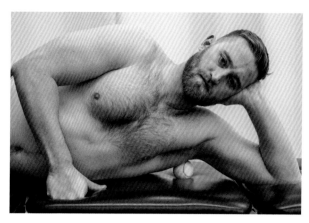

图25-4 自我治疗大圆肌。患者侧卧位，肩部屈曲，网球位于腋窝区，背阔肌稍后方。施加轻微的压力。患者可以通过将肘部轻轻推到地板上，保持6～10 s，然后放松，来完成温和的等长收缩

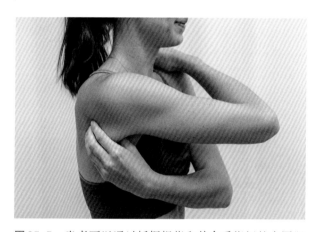

图25-5 患者可以通过抓握拇指和其余手指间的大圆肌进行手动TrPs自压释放，按压保持15～30 s，必要时重复

韩奇、马彦韬、郑拥军 译 郑拥军 审

参考文献

［1］ Porterfield JA, DeRosa C. Mechanical Shoulder Disorders: Perspectives in Functional Anatomy. St. Louis, MO: Saunders; 2004: 53-54.

［2］ Standring S. Gray's Anatomy: The Anatomical Basis of Clinical Practice. 41st ed. London, UK: Elsevier; 2015.

［3］ Pearle AD, Kelly BT, Voos JE, Chehab EL, Warren RF. Surgical technique and anatomic study of latissimusdorsi and teres major transfers. J Bone Joint Surg Am. 2006; 88(7): 1524–1531.

［4］ Dancker M, Lambert S, Brenner E. The neurovascular anatomy of the teres major muscle. J Shoulder Elbow Surg. 2015; 24(3): e57–e67.

［5］ Jonsson B, Olofsson BM, Steffner LC. Function of the teres major, latissimusdorsi and pectoralis major muscles. A preliminary study. Acta Morphol Neerl Scand. 1972; 9(4): 275–280.

［6］ Basmajian J, Deluca C. Muscles Alive. 5th ed. Baltimore: Williams & Wilkins; 1985: 270, 271, 385.

［7］ Lundervold AJ. Electromyographic investigations of position and manner of working in typewriting. Acta Physiol Scand Suppl. 1951; 24(84): 1–171: 66–68, 80–81, 94–95, 101, 157.

［8］ Jonsson S, Jonsson B. Function of the muscles of the upper limb in car driving. V: The supraspinatus, infraspinatus, teres minor and teres major muscles. Ergonomics. 1976; 19(6): 711–717.

［9］ Simons DG, Travell JG, Simons LS. Myofascial Pain and Dysfunction: The Trigger Point Manual. Volume 1: Upper Half of Body. 2nd ed. Philadelphia, PA: Lippincott Williams & Wilkins; 1999.

［10］ Bron C, Dommerholt J, Stegenga B, Wensing M, Oostendorp RA. High prevalence of shoulder girdle muscles with myofascial trigger points in patients with shoulder pain. BMC Musculoskelet Disord. 2011; 12: 139.

［11］ Macdonald AJ. Abnormally tender muscle regions and associated painful movements. Pain. 980; 8(2): 197–205.

［12］ Gerwin RD, Shannon S, Hong C-Z, Hubbard DR, Gevirtz R. Interrater reliability in myofascial trigger point examination. Pain. 1997; 69: 65–73.

［13］ Gerwin RD, Dommerholt J, Shah JP. An expansion of Simons' integrated hypothesis of trigger point formation. Curr Pain Headache Rep. 2004; 8(6): 468–475.

［14］ Hsieh YL, Kao MJ, Kuan TS, Chen SM, Chen JT, Hong CZ. Dry needling to a key myofascial trigger point may reduce the irritability of satellite MTrPs. Am J Phys Med Rehabil. 2007; 86(5): 397–403.

［15］ Sebastian D. Triangular interval syndrome: a differential diagnosis for upper extremity radicular pain. Physiother Theory Pract. 2010; 26(2): 113–119.

［16］ Wainner RS, Fritz JM, Irrgang JJ, Boninger ML, Delitto A, Allison S. Reliability and diagnostic accuracy of the clinical examination and patient self-report measures for cervical radiculopathy. Spine (Phila Pa 1976). 2003; 28(1): 52–62.

［17］ McClelland D, Paxinos A. The anatomy of the quadrilateral space with reference to quadrilateral space syndrome. J Shoulder Elbow Surg. 2008; 17(1): 162–164.

［18］ Cahill BR, Palmer RE. Quadrilateral space syndrome. J Hand Surg Am. 1983; 8(1): 65–69.

［19］ Chautems RC, Glauser T, Waeber-Fey MC, Rostan O, Barraud GE. Quadrilateral space syndrome: case report and review of the literature. Ann Vasc Surg. 2000; 14(6): 673–676.

第 二十六 章

肩胛下肌

约瑟夫·M.唐纳利、劳拉·戈尔德

1 相关解剖

肩胛下肌是肩袖肌中最大位置最靠前面的一块。肩胛下肌有两个头，三角形样附着于肩胛下窝[1]。肩胛下肌很厚，与冈下肌的结构相似，因为肌肉纤维从较宽的内侧部分向覆盖肩胛盂前的中央肌腱汇聚[2]。在内侧，肩胛下肌与前锯肌下肩胛肋面骨膜相连

（1）功能

肩胛下肌、冈下肌、小圆肌和冈上肌分别止于肱骨的小结节和大结节，形成肩袖。这些肩袖肌肉为肩关节提供了动态稳定性。肩关节的运动是一项复杂的协调活动，是肩袖的力矩

发挥下向和中向的力量，在肩部抬高时抵抗三角肌的向上剪切力，同时保持肱骨头在肩胛盂内。肩胛下肌作为强大肱骨内旋肌，同时也是盂肱关节的有力稳定器。肩胛下肌可防止肱骨头向前移位，特别是在较低的外展位[9,10]。它还与冈下肌协同作用，抑制肱头，以对抗在手臂抬高时三角肌引起的肱骨头向上位移[11,12]。Heuberer等人发表了肌电图研究数据，支持肩胛下肌在肩胛骨下屈曲和外展中起主要作用。作者推测肩胛下肌作为外展肌的可能性是由于肌腱的上部分止于肱骨小结节上（而不仅仅是在运动过程中稳定）。相反，曾有报道称肩胛下肌起肱内收肌的作用。这种双重功能是可能的，因为肌肉的上、下部分可能是有不同的作用。许多肌电图研究证实肩胛下肌由两个（上、下）功能单元组成；然而，除了注意到不同程度的外展导致上、下部分肌肉中不同程度的激活外，对于每个功能单位的具体作用还没有达成共识[5,14]。

Reed等人研究了在外展过程中负荷对肩袖肌激活模式的影响[5]。他们发现，随着负荷的增加，在低负荷下建立的激活模式会持续下去，他们得出结论，肩胛下肌和冈下肌是相互作用的。并平衡由三角肌产生的强大扭矩引起的肱骨向上迁移。肩胛下肌和冈下肌的活动模式与肩胛轴肌（axioscapular muscle）激活模式具有较强的相关性[15]。另一项观察肩胛骨平面和冠状面内的肩外展的研究中，发现所有的肩袖肌在外展运动中都在肱骨运动之前激活。肩胛下肌较其他3块肩袖肌恢复时间晚，但在肱骨运动前恢复。他们得出结论，肩关节外展在冠状面和肩胛骨平面是一个复杂的协调活动，由几块肌肉发起和控制。Wickham等人发现，肩胛下肌上部和下部的最大收缩峰值分别为18%和25%，外展在80°～120°之间[16]。

对肩袖肌进行肌电图分析，分别使肩关节在无负荷、20%和60%的受试者最大负荷下进行前屈。这些研究发现，在所有负荷水平下，冈上肌和冈下肌的激活程度均显著高于肩胛下肌。作者认为后肩袖肌在较高水平上被激活，以防止肱骨头在屈曲时的移位，类似于下肩袖肌肉在外展时的平移[7,17]。

功能性运动中，肩胛下肌活动的肌电分析已有很多文献记载，尤其是在体育运动中。Jobe等人和Gowan等人研究了投掷动作中肌肉的激活模式和活动。他们发现在投掷的早期和后期，冈上

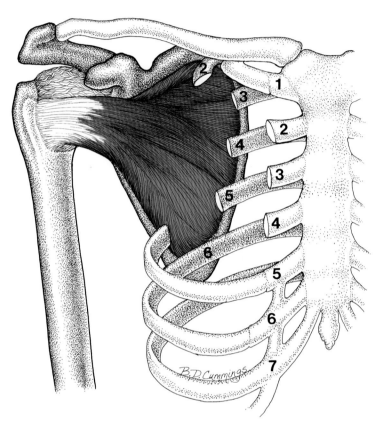

图 26-1   右肩胛下肌的附着物，从前面看，手臂向外旋转。为了清晰起见，肋骨二至五的部分已被切除

肌、冈下肌和三角肌的活动最大，而肩胛下肌和背阔肌在投掷的加速阶段更活跃。他们还发现业余选手在加速阶段往往会使用更多的肩袖肌。这一观点得到进一步的支持，一项对健康的、熟练的投掷运动员的研究表明，肩胛下肌的肌电活动在末尾时较低，而在后仰时肌电活动显著增加，在加速过程中肌电活动进一步增加，达到测试值的185%，在随后的运动中肌电活动逐渐减少到97%[20]。在同一项研究中肩部疼痛的运动员在投掷动作中仅达到正常值的1/3到1/2。

肩胛下肌功能也与其他运动一起被研究过。在网球发球过程中，肩胛下肌在后期和早期加速时被大量激活[21]。在高尔夫挥杆过程中，肩胛下肌的活动倾向于通过肩部的加速而增加，并在整个非主导的肩部的挥杆过程中保持中等水平的活动[22,23]。在对健康自由泳运动员的肌电图分析中，肩胛下肌在整个划水过程中保持一个恒定的显著激活水平[24]。然而，这种模式并不适用于肩

部疼痛的游泳者，他们在恢复阶段（自由泳的最后阶段，空中的手臂即将回到身体前面的水里）肩胛下肌活动下降50%。这种活动的下降可能是由于自由泳划水时TrPs对肌肉抑制所致，也可能代表了一种尝试，以避免在极端内部旋转和延伸过程激活触发点引起疼痛[13]。

（2）功能单元

肌肉的功能单位包括强化和对抗其作用的肌肉以及肌肉相连的关节。这些结构的相互依赖体现在感觉运动皮层的组织和神经连接中。之所以强调功能单位，是因为在该单位的一块肌肉中存在触发点，就增加了该单位的其他肌肉也出现触发点的可能性。当使肌肉中的TrP失活时，必须考虑到在相互依赖的肌肉中可能产生的TrP。表格26-1大致代表肩胛下肌的功能单位[13]。肩胛下肌还与冈下肌、小圆肌和冈上肌协同作用，在手臂运动时稳定肩胛盂的肱骨头[7,25]。

动　作	主协同肌	拮抗肌
表 26-1　肩胛下肌功能单位		
肩内旋	胸大肌 背阔肌 大圆肌	冈下肌 小圆肌
肩内收	胸大肌 背阔肌 大圆肌	三角肌 冈上肌

2　临床表现

（1）牵涉性痛模式

肩胛下肌 TrPs 导致上肢在休息和运动时的剧烈疼痛[13]。疼痛主要牵涉至肩后部（图26-2）可延伸至肩胛骨，并向下放射至手臂后部至肘部。远端参考区有时表现为腕关节周围的牵涉疼痛，腕关节背侧比掌侧更痛[26]。尽管在经典 Travell 研究中未见报道，Jalil 等人提供了一个病例研究，包括两名对肩胛下肌 TrPs 治疗（TrP 注射）有反应的非典型性胸痛患者[27]。

（2）症状

在肩膀存在疼痛症状的患者通常累及到肩袖肌。肩胛下肌是最常见的存在 TrPs 的肌群之一。

Hidalgo-Lozano 等人发现，在被诊断为肩撞击综合征的人中，有42%的人存在活性的 TrPs[28]。在肩胛下肌筋膜功能障碍的早期阶段，患者表现出外展和外旋时功能下降（就像向后扔球一样）或从前座向车后部伸手时（就像安抚坐在汽车座椅上哭泣的儿童时）[13]。随着功能障碍的进展，抬起手臂变得越来越痛苦和困难，外展限制在45°或更少。患者可能会描述休息时的疼痛，运动时的疼痛，以及无法触及另一侧腋窝的疼痛（如使用除臭剂时）。由于严重的疼痛和活动范围（ROM）的限制，患者可能被诊断为粘连性滑囊炎或"冻结肩"。如果腕关节出现了牵涉性疼痛，患者就会主诉束带状酸胀感并会把手表或手镯移到另一只手上。在轻度肩胛下肌 TrP 受累的病例中，这些作者观察到在达到最大头顶高度时手腕产生"紧绷"感。由于 TrPs 的存在，肩胛下肌缩短也可能导致肱骨头半脱位。这一概念与 Ward 等人对肩袖肌肉组织解剖结构的观察一致，他们指出这些肌肉的稳定功能对长度变化很敏感[8]。一些患者还会描述伴随手臂运动的肩关节周围的咔嗒声，这通常与肩胛下肌和/或冈上肌 TrPs 有关。

（3）患者检查

经过一个彻底的主观检查后，临床医生应该做一个详细的图，代表患者所描述的疼痛模式。

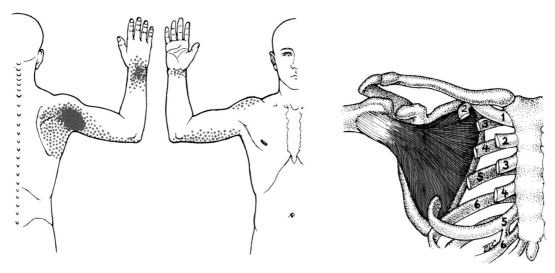

图26-2　右侧肩胛下肌 TrPs 指征疼痛模式。基本所指痛觉区为实心红色；溢出带点红。从第二根肋骨到第五根肋骨的部分已被切除，以保持清晰

这种描述有助于计划体格检查，并可在症状改善或改变时监测患者的进展情况。为了正确检查肩胛下肌，临床医师应观察肩胛姿势、肩胛位置、肩胛主动ROM和被动ROM，密切注意肌肉活动模式和肩肱节律。临床医生应注意疼痛发生的时间和部位。肩胛下肌TrPs可在休息或运动时产生疼痛，尤其是在冠状面上抬高手臂时，尤其是在像梳头这样与外旋相结合的动作。这种疼痛通常发生在整个外展范围内。在临床上，这块肌肉很少单独受累，而是与冈下肌、冈上肌或肩胛提肌共同影响，这些肌肉通常也有TrPs。

为了识别肩胛下肌中可能限制ROM并进而影响功能障碍的TrP，临床医生应该通过对所有肌肉进行特异性ROM测试来识别限制活动的原因。由于肩胛下肌中存在TrPs的患者常表现出严重的ROM局限性，应彻底检查所有导致ROM受限的因素。临床医生可以预期外旋动作可能会因为肩胛下肌TrPs而受到限制，但也必须考虑到全范围可能受到限制，因为实现全仰角所必需的先决条件是外旋（外展或屈曲）[13]。在确定肩胛下肌限制的一个有用的标志是45°外旋的受限程度大于90°外展[29]。

应进行肌肉特异性抵抗试验，以确定肌肉功能障碍和疼痛症状的再现。如果肩胛下肌中存在活跃的TrP，在45°外展时抵抗内旋可能会因痛苦而受到受限。Apley划痕试验（屈曲、外展、外旋）通常受肩胛下肌TrPs的限制。这一版本的Apley测试要求手臂在肩关节处完全屈曲、外展和外旋，通过将患侧的手放在头部上方并尽可能达到对侧肩胛骨来完成（图21-3B）。如无功能障碍，指尖应触及对侧的肩胛骨。这个测试伸展肩关节内收肌和肩胛下肌。当这些肌肉的活动范围受到TrPs的限制时，受影响一侧的手几乎不能触及头部后方。当进行主动或被动活动时，由于肩胛下肌延长受损，这种限制也类似。

应在肩关节、肩锁关节、胸锁关节、肩胛胸关节进行附属关节运动试验。许多情况下，胸锁关节的关节无力会导致肩部抬高受限，从而导致正常肌肉活动模式的改变。肩关节的关节功能障碍也可能损害肌肉的激活模式，从而导致肩胛下肌和其他肩袖肌的超负荷。

肩胛骨和肱骨头的位置应在休息时和上肢抬高时进行评估，因为在需要结合内旋和内收的上肢功能活动中，肩胛下肌超载的一个重要因素可能是功能失调。

一般的颈椎筛检、神经体征检测以及上肢神经运动功能性检测也应进行，以消除作为病因的神经根症状。如果存在腕关节疼痛，也应该对腕关节的局部组织进行临床检查。

（4）触发点检查

患者应仰卧位，手臂外展90°（如果组织张力允许），露出胸壁和腋窝。许多具有显著活性TrP的患者，如诊断为粘连性滑囊炎的患者，可能仅局限于20°～30°的外展[13,29,30]。如果没有足够的外展检查，可以使用挛缩—放松技术来获得额外的外展活动度，触诊前应考虑与其他结构的关系：肩胛下肌构成了后腋窝壁的大部分。肩胛下肌前面是前锯肌（下内侧）和喙肱肌，肱二头肌，腋窝和肩胛下血管以及臂丛（上外侧）。肩胛下肌的后面是肩胛骨和肩关节的附着部位。肩胛下肌的下方与大圆肌和背阔肌相交（图26-3）[1]。肩胛下肌可在其腹肌的任何部位出现TrP；然而，由于其解剖位置较深，较难触诊鉴别不同部分的肌纤维。最容易触及的外侧点位于沿着肩胛骨肋缘的肋面纵向肌纤维内，而第二个外侧点位于位置略高的该面横向肌纤维内（图26-2）。Harrison等人为了开发一种用于神经肌肉阻滞的肉毒杆菌毒素注射技术，发现肩胛下肌水平纤维内的共同运动点[31,20]。肩胛下肌解剖的运动点图与本书上一版中描述的常见TrP是一致的[13]。

肩胛下肌的触诊检查也需要足够的肩胛骨外展来进行，或在可能的情况下通过将非触诊手的手指沿肩胛骨的椎边固定，并将其横向牵拉以保持肱骨的牵引（26-4A中如箭头所示）。

在保持肩胛骨外展的同时，临床医师将触诊手放在胸腔上，然后缓慢地将指尖向后下沉，使肩胛下肌贴在肩胛骨的前表面上。然后，在肩胛

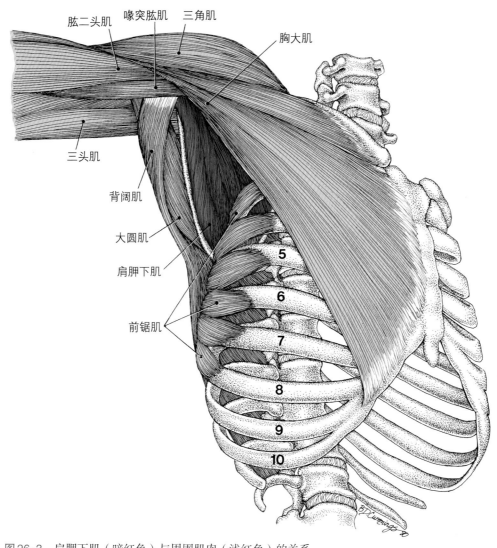

肱二头肌　喙突肱肌　三角肌

胸大肌

三头肌

背阔肌

大圆肌

肩胛下肌

前锯肌

5

6

7

8

9

10

图26-3　肩胛下肌（暗红色）与周围肌肉（浅红色）的关系

骨表面进行交叉纤维平滑式触诊来识别TrPs（图26-4B）。在较低部位存在更多的垂直纤维，这个方向的触诊应垂直于肩胛骨的纵轴，并随着肩胛骨的向上移动，逐渐过渡到下表面或周围的拨动（注意图26-1中的纤维方向）。虽然不能检查整个肩胛下肌的全部情况，但可以通过将触诊的手指滑向胸壁进入到下外侧部分，这样前锯肌和肩胛下肌纤维可在手指下感觉到（图26-4B）。然后，临床医生可以向喙突的上方向移动，以评估更多的纤维。肩胛下肌纤维可沿肩胛骨的椎缘进入，患者可俯卧或侧卧。然而，斜方肌、菱形肌和前锯肌的厚层，临床医生必须通过触诊来对肩胛下肌

进行非特异性进行评估。

在TrP存在的情况下，持续的轻至中等压力将会重现患者的后肩部和肩胛骨的疼痛，以及偶尔的手腕刺痛。

肉眼可以观察到的局部抽搐反应，抽搐肌肉的位置更有可能被感觉到[13]。虽然不是诊断的必需条件，但局部抽搐反应具有很强的验证性。腋窝和肩胛下肌是许多患者的敏感区域，在有触发点存在的情况下，即使是轻微的压痛也可能是敏感的。要注意（指甲不要长得太长），以免混淆皮肤疼痛。

Al-Shenqiti等人发现，当采用是否存在紧绷

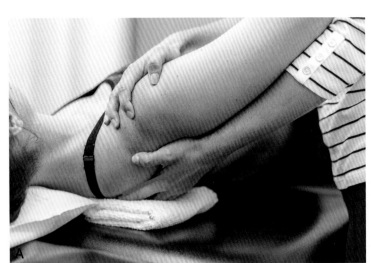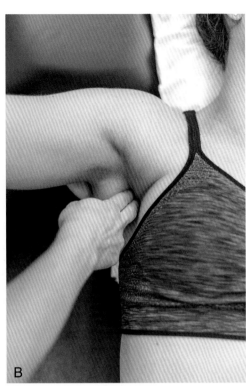

图26-4　肩胛下肌检查。**A** 临床医生抓住肩胛骨的椎体边缘，被动地尽可能向外侧牵拉，以暴露肩胛下肌。**B** 触诊肩胛下肌

带，点状压痛、跳跃征的标准来识别触发点时，对于检测肩袖肌腱炎患者是否存在 TrP 具有良好的可靠性[32]。

3　鉴别诊断

（1）触发点的激活和延续

一种激活触发点的姿势或活动，如果不加以纠正，也能使它永久化。在肩胛下肌的任何部位，TrPs 可由反常的离心负荷、非条件肌肉中的偏心运动，或最大或次最大的同心负荷激活[33]。当肌肉长时间处于缩短或延长的位置时，触发点也可能被激活或加重[13]。

肩胛下肌 TrPs 可以通过一些活动来激活，包括重复的用力和强有力的内旋动作，比如自由泳、扔棒球或打网球[24,34-37]。其他可能激活肩胛下肌 TrPs 的动作包括重复用力地举过头顶，同时进行有力的内收（如将小孩从两腿之间来回摆动到头顶，或表现不佳的壶铃摆动）；突然的压力过载，如在跌落时使用突然肩部后伸来保护自己时；局

部创伤性损伤，如肩关节脱位、肩关节囊撕裂或肱骨近端骨折；在内收、内旋下长时间固定肩关节位置不动；或经历外科手术和医疗程序，如乳房切除、乳房肿瘤切除或放射治疗[38-40]。一旦产生触发点，这些 TrP 可能会通过需要内旋的重复运动或典型的较差的"下垂"姿势而持续存在，从而导致肱骨内旋的长期定位。

（2）相关触发点

相关的 TrP 可以由活动的 TrP 引起的牵涉疼痛区域内的肌肉中产生[41]。因此，还应考虑对每一块肌肉的牵涉疼痛区域进行检查。肩胛下肌 TrPs 引起的疼痛可以激活三角肌、冈下肌、冈上肌、肱三头肌、大圆肌和小圆肌以及背阔肌的 TrPs。当肩胛下肌存在 TrP 时，其他肩带肌肉中不存在相关的 TrP 时。手臂的运动可能受到明显的限制。一旦 TrPs 变得活跃，进一步的疼痛引起的运动受限就会变得严重，从而使功能相关的肌肉产生TrPs。最终，肩部的运动可能会"冻结"并类似粘连性囊炎（有关此诊断的更多信息，请参见第

三十三章）。通常情况下，胸大肌首先出现相关的TrPs，然后是大圆肌、背阔肌和肱三头肌的长头。最后是前三角肌受累。一旦所有这些肌肉都出现了TrP，它们缩短的长度可能会严重限制肩膀的所有运动，这与医学诊断的粘连性囊炎相似[42]。

（3）相关病理学

C5或C6神经根的颈根痛或神经根病常导致受同一神经根支配的肌肉中形成TrPs。通常情况下，C5-6型神经根炎患者表现为肩部深部前痛、前外侧痛、肱部和前臂痛，以及手部桡侧和侧指的疼痛。有C7神经根症状的患者通常描述肩膀、手臂和手腕背部疼痛，这是肩胛下肌TrPs牵涉痛模式的一部分。

其他需要考虑的诊断包括有神经根刺激的颈关节炎或刺痛以及臂丛损伤。所有这些神经源性疼痛都可能在受损神经供应的肌肉中表现出肌电图证据（正的锐波和纤维性颤动电位）。

虽然有必要在所有病例中进行进一步研究以更好地了解它们之间的关系，但肩胛下肌TrP与肩峰下疼痛综合征；原发性和继发性冻结肩综合征（FSS）；C5、C6或C7根性痛/神经根病；胸廓出口综合征；还有肩峰下滑囊炎，它会引起类似的疼痛，但不是由肩胛下肌TrPs引起的[43]。肩胛下肌和其他肩袖肌TrPs可能出现于上述任何一种情况中，并有相似点，这些情况将在第三十三章进一步讨论。

美国肘部和肩部外科医生将冻结肩或粘连性肩关节炎定义为"一种病因不明的疾病，其特征是在已知的内在肩关节紊乱的情况下，其主动和被动肩部运动受到显著限制。"诊断为冻结肩或粘连性囊炎，可能是其他肩部病理或全身性疾病的结果，也可能是原发性冻结肩或粘连性囊炎的特发性表现[43]。继发性FSS通常与患者可以描述的事件相关[43]。肩胛下肌TrPs的症状与FSS相似，包括疼痛、外旋和外展受限。肩胛下肌肌筋膜触发点引起的功能障碍对于任何诊断为FSS的患者来说都是一个潜在的引起疼痛和损伤的原因。鉴于原发性FSS病因不明，临床医生可能会怀疑肩胛下肌TrP参与其发展的可能性。有趣的是，甲状腺疾病被认为是继发性FSS的系统性原因。也是触发点的系统性永久因素[13]。事实上，只有一个病例报道描述了在治疗粘连性囊炎患者中使用TrP干针的临床推理[44]。本病例报道描述了干针应用于上斜方肌、肩胛提肌、三角肌和冈下肌后，疼痛和ROM迅速改善。

研究人员观察了诊断为肩峰撞击综合征的患者的TrPs患病率、疼痛压力阈值（PPT）和肩痛的再现[28,45,46]。研究人员评估了12名患者和10名对照组患者的TrPs和患病率[28]。入选标准为疼痛持续时间大于3个月、肩关节抬高疼痛程度大于4/10，以及阳性的Neer和Hawkin撞击试验。肩峰撞击综合征患者存在较多的活性和潜在性TrPs。活动的TrPs最常见的部位是肩胛下肌（42%）、冈下肌（42%）和冈上肌（62%）。SIS患者疼痛阈值的降低与TrPs的数量直接相关。TrP触诊后疼痛再现的患者PPT明显下降。每个SIS患者最多有三个活动的TrP。出现的TrP越多，PPT越低。本研究的结果证实了周围和中枢疼痛机制对SIS患者疼痛体验的影响[28]。

研究了27例诊断为SIS的患者和20例健康对照组肌肉中TrPs的存在情况。SIS组具有TrPs的肌肉数量明显多于对照组，其中肩胛下肌、冈下肌和斜方肌具有大量的活动和潜伏的TrPs。SIS组中，冈下肌活性TrPs发生率最高。SIS组中TrPs的较高患病率突显了肌筋膜疼痛在SIS症状和体征中的作用[46]。

在单侧肩痛和诊断为SIS并伴有相关的阳性撞击试验的患者中，有必要检查颈部和肩部双侧肌肉是否同时存在活动性和潜在性TrPs。

许多研究表明肩胛下肌TrPs在与偏瘫相关的肩痛患者中存在。通常由痉挛引起的功能障碍，实际上可能是肩胛下肌TrPs的结果。Dilorenzo等人发表了一项试验的结果，在该试验中，TrP干针疗法与标准的康复治疗联合使用，以改善偏瘫肩痛综合征（与半瘫痪相关的肩痛）患者的疼痛和功能结果[47]。最近，Mendigutia-Gomez等人观察到，对包括肩胛下肌在内的肩部肌肉进行干式针刺，可以有效地减轻中风患者的压力、疼痛敏感性和痉挛状态[48]。

肩胛肌不平衡，通常被称为肩胛运动障碍，其定义为上肢运动时，肩带肌肉收缩的正常运动补充模式发生改变。这种肌肉收缩的改变可能导致肩袖肌的不协调、早期疲劳和肩袖肌肉的过度负荷，必须对肩袖肌进行评估和治疗，以有效解决肩带TrPs引起的肩痛问题。

4 纠正措施

患者应避免习惯性的、持续的或重复的使肩胛下肌超负荷的动作，如从高架子上拿重物和从地板上搬重物。当安全带和受影响的手臂在同一侧时，伸手去系安全带是非常痛苦和具有挑战性的。在急性期，应使用未受影响的手臂系紧安全带。

获得休息的睡眠可能是困难的，因为不能长时间采取舒适的睡姿。肩胛下肌TrPs患者最舒服的睡姿可能是仰卧位或无痛侧睡。当患者侧卧时，可以通过用枕头支撑上肘部和前臂（图22-4A），避免患侧肩胛下肌长时间缩短，从而改善睡眠（图22-4A）。这种技术也可以用于保持手臂在一个中立的位置时，仰卧（图22-4B）或坐位（图22-4C）。另一种选择是将枕头放在与身体垂直的手臂下，保持手臂不内收和内旋，并保持肩胛下肌的静止拉伸位置。患者应注意避免在床上以外旋的姿势将手臂举过头顶，因为这种姿势会使肩胛下肌延长。

在清醒的时候，肩胛下肌存在TrPs的患者应该小心避免在坐着办公、发短信和开车时采用的头部前倾姿势。每半小时设一次提醒，以提示频繁的站立、伸展和手臂运动，这有助于防止手臂长时间过于靠近身体一侧。在长距离驾驶时，使用扶手或在腋窝处放一个小毛巾卷，可以使手臂放松（防止完全缩短）。手臂向上伸展到头的后面，或者伸展到对面的座位或头枕的后面，都是有帮助的。

在指导康复项目的早期，进行神经肌肉再教

育或治疗性锻炼时，支撑下直靠或斜靠墙滑的训练可减少肩袖肌肉的负荷[49,50]。随着疼痛减轻和ROM增加，应增加针对肩胛下肌的运动。这些练习包括0°内旋和90°的外展，肩胛前推，模拟加速投掷的斜向运动，高位拉背（high row）、低位拉背（low row）、抗阻推胸（dynamic hug）和俯卧撑等。这些练习产生的肌肉活动范围介于20%～136%的MVC[5,36,49]。

患者可在坐下、站立和/或卧位时应用TrPs的自压释放，使肩胛下肌TrPs失活。在坐立位时，当外展运动非常痛苦且ROM有限时，需要将受影响的手臂垂下置于两腿之间（图26-5A）。肩胛下肌的大部分可以从这个位置进入。在坐位时，受影响的手臂被抬起，以便更好地接触肩胛下肌（图26-5B）。另一只手的指尖或拇指放在肩胛骨的边缘内，并下压肩胛下肌。如果可能的话，将受影响的手臂放在对侧肩膀上，将肩胛骨绕过身体的一侧，可以改善接触肩胛下肌（图26-5C）。如果坐姿太痛苦或不能忍受，也可以采用仰卧位（图26-5D）。如果肩部过于疼痛，可以将毛巾卷放在胳膊下，而不是穿过身体到达受影响的手臂（图26-5E）。应确认最柔软的部位，并按压30秒，直到疼痛消失。这项技术可以重复5次。在同一位置按摩紧绷带也可以有效地缓解症状[51]。

患者可以通过在门口中间位置缓慢而持续地拉伸肩胛下肌，并向外旋转拉伸，从而学会放松肩胛下肌的紧绷（图26-6）。一个持续、温和、无痛的拉伸可以保持30秒，重复3～5次。为了增加拉伸，可以使用PNF保持放松技术。患者轻轻推入门框（内旋），使肩胛下肌最小限度收缩5～10秒，然后放松，轻轻拉伸肌肉，使身体离开门框，进一步外旋。或者可以通过呼吸来增强伸展。

吸气时将身体轻轻推入门框，呼气时旋转身体远离门框并轻轻拉伸进一步外旋。这个动作可以重复3～5次，每天最多3～4次。在释压或拉伸后立即使用冷敷包可能有治疗效果，特别是在急性肩痛的情况下。

除了恢复有效的肩带力学外，还必须处理肩

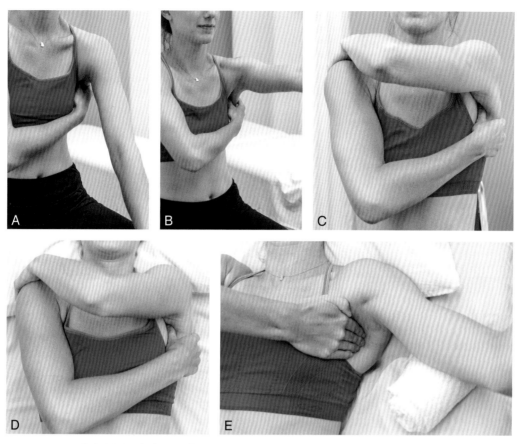

图26-5 TrPs在肩胛下肌的自压释放。肩膀剧痛时的坐姿。**B** 肩胛下肌TrPs自压释放起始位置。将手放在相反的肩膀上可以改善对肌肉的接触。**D** 仰卧位的选择。**E** 仰卧选择剧烈疼痛的肩膀

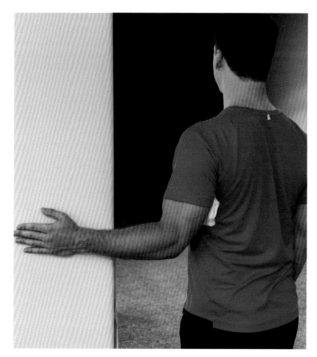

图26-6 在门口用毛巾自我拉伸肩胛下肌,将毛巾置于腋窝以达到最佳的位置

胛后关节的任何粘连性问题,同时治疗冈上肌的TrPs。仅治疗冈上肌TrPs而不处理肩关节的治疗只能暂时缓解冈上肌TrPs引起的疼痛,因此需要进一步评估。

王晓雷、赵璇、郑拥军 译 郑拥军 审

参考文献

[1] Standring S. Gray's Anatomy: The Anatomical Basis of Clinical Practice. 41st ed. London, UK: Elsevier; 2015.

[2] Porterfield JA, DeRosa C. Mechanical Shoulder Disorders: Perspectives in Functional Anatomy. St. Louis, MO: Saunders; 2004: 78–79.

[3] Cleeman E, Brunelli M, Gothelf T, Hayes P, Flatow EL. Releases of subscapularis contracture: an anatomic and clinical study. J Shoulder Elbow Surg. 2003; 12(3): 231–236.

［4］McCann PD, Cordasco FA, Ticker JB, et al. An anatomic study of the subscapular nerves: A guide for electromyographic analysis of the subscapularis muscle. J Shoulder Elbow Surg. 1994; 3(2): 94–99.

［5］Decker MJ, Tokish JM, Ellis HB, Torry MR, Hawkins RJ. Subscapularis muscle activity during selected rehabilitation exercises. Am J Sports Med. 2003; 31(1): 126–134.

［6］Serita T, Kudoh H, Sakai T. Variability of the arterial distribution to the rotator cuff muscles and its correlation with the diversity of arterial origin. Juntendo Med J. 2014; 60(2): 137–146.

［7］Reed D, Cathers I, Halaki M, Ginn K. Does supraspinatus initiate shoulder abduction? J Electromyogr Kinesiol. 2013; 23(2): 425–429.

［8］Ward SR, Hentzen ER, Smallwood LH, et al. Rotator cuff muscle architecture: implications for glenohumeral stability. Clin Orthop Relat Res. 2006; 448: 157–163.

［9］Turkel SJ, Panio MW, Marshall JL, Girgis FG. Stabilizing mechanisms preventing anterior dislocation of the glenohumeral joint. J Bone Joint Surg Am. 1981; 63(8): 1208–1217.

［10］Ovesen J, Nielsen S. Stability of the shoulder joint. Cadaver study of stabilizing structures. Acta Orthop Scand. 1985; 56(2): 149–151.

［11］Halder AM, Zhao KD, Odriscoll SW, Morrey BF, An KN. Dynamic contributions to superior shoulder stability. J Orthop Res. 2001; 19(2): 206–212.

［12］Heuberer P, Kranzl A, Laky B, Anderl W, Wurnig C. Electromyographic analysis: shoulder muscle activity revisited. Arch Orthop Trauma Surg. 2015; 135(4): 549–563.

［13］Simons DG, Travell J, Simons L. Travell & Simon's Myofascial Pain and Dysfunction: The Trigger Point Manual. Vol 1. 2nd ed. Baltimore: Williams & Wilkins; 1999: 104.

［14］Kadaba MP, Cole A, Wootten ME, et al. Intramuscular wire electromyography of the subscapularis. J Orthop Res. 1992; 10(3): 394–397.

［15］Reed D, Cathers I, Halaki M, Ginn KA. Does load influence shoulder muscle recruitment patterns during scapular plane abduction? J Sci Med Sport. 2015; 15: 207–208.

［16］Wickham J, Pizzari T, Stansfeld K, Burnside A, Watson L. Quantifying 'normal' shoulder muscle activity during abduction. J Electromyogr Kinesiol. 2010; 20(2): 212–222.

［17］Wattanaprakornkul D, Halaki M, Boettcher C, Cathers I, Ginn KA. A comprehensive analysis of muscle recruitment patterns during shoulder flexion: an electromyographic study. Clin Anat. 2011; 24(5): 619–626.

［18］Jobe FW, Moynes DR, Tibone JE, Perry J. An EMG analysis of the shoulder in pitching. A second report. Am J Sports Med. 1984; 12(3): 218–220.

［19］Gowan ID, Jobe FW, Tibone JE, Perry J, Moynes DR. A comparative electromyographic analysis of the shoulder during pitching. Professional versus amateur pitchers. Am J Sports Med. 1987; 15(6): 586–590.

［20］Glousman R, Jobe F, Tibone J, Moynes D, Antonelli D, Perry J. Dynamic electromyographic analysis of the throwing shoulder with glenohumeral instability. J Bone Joint Surg Am. 1988; 70(2): 220–226.

［21］Ryu RK, McCormick J, Jobe FW, Moynes DR, Antonelli DJ. An electromyographic analysis of shoulder function in tennis players. Am J Sports Med. 1988; 16(5): 481–485.

［22］Jobe FW, Perry J, Pink M. Electromyographic shoulder activity in men and women professional golfers. Am J Sports Med. 1989; 17(6): 782–787.

［23］Pink M, Jobe FW, Perry J. Electromyographic analysis of the shoulder during the golf swing. Am J Sports Med. 1990; 18(2): 137–140.

［24］Pink M, Perry J, Browne A, Scovazzo ML, Kerrigan J. The normal shoulder during freestyle swimming. An electromyographic and cinematographic analysis of twelve muscles. Am J Sports Med. 1991; 19(6): 569–576.

［25］Basmajian J, Deluca C. Muscles Alive. 5th ed. Baltimore: Williams & Wilkins; 1985: 385.

［26］Travell J, Rinzler SH. The myofascial genesis of pain. Postgrad Med. 1952; 11(5): 425–434.

［27］Jalil NA, Prateepavanich P, Chaudakshetrin P. Atypical chest pain from myofascial pain syndrome of subscapularis muscle. J Musculoske Pain. 2010; 18(2): 173–179.

［28］Hidalgo-Lozano A, Fernández de las Peñas C, Alonso-Blanco C, Ge HY, Arendt-Nielsen L, Arroyo-Morales M. Muscle trigger points and pressure pain hyperalgesia in the shoulder muscles in patients with unilateral shoulder impingement: a blinded, controlled study. Exp Brain Res. 2010; 202(4): 915–925.

［29］Godges JJ, Mattson-Bell M, Thorpe D, Shah D. The immediate effects of soft tissue mobilization with proprioceptive neuromuscular facilitation on glenohumeral external rotation and overhead reach. J

Orthop Sports Phys Ther. 2003; 33(12): 713−718.

[30] Al Dajah SB, Unnikrishnan R. Subscapularis trigger release and contract relax technique in patients with shoulder impingement syndrome. Eur Scientific J. 2014; 10: 408−416.

[31] Harrison TP, Sadnicka A, Eastwood DM. Motor points for the neuromuscular blockade of the subscapularis muscle. Arch Phys Med Rehabil. 2007; 88(3): 295−297.

[32] Al-Shenqiti AM, Oldham JA. Test-retest reliability of myofascial trigger point detection in patients with rotator cuff tendonitis. Clin Rehabil. 2005; 19(5): 482−487.

[33] Gerwin RD, Dommerholt J, Shah JP. An expansion of Simons' integrated hypothesis of trigger point formation. Curr Pain Headache Rep. 2004; 8(6): 468−475.

[34] Hidalgo-Lozano A, Fernández de las Peñas C, Calderon-Soto C, Domingo-Camara A, Madeleine P, Arroyo-Morales M. Elite swimmers with and without unilateral shoulder pain: mechanical hyperalgesia and active/latent muscle trigger points in neck-shoulder muscles. Scand J Med Sci Sports. 2013; 23(1): 66−73.

[35] Blanch P. Conservative management of shoulder pain in swimming. Phys Ther in Sport. 2004; 5: 109−124.

[36] Myers JB, Pasquale MR, Laudner KG, Sell TC, Bradley JP, Lephart SM. On-the-field resistance-tubing exercises for throwers: an electromyographic analysis. J Athl Train. 2005; 40(1): 15−22.

[37] Ingber RS. Shoulder impingement in tennis/racquetball players treated with subscapularis myofascial treatments. Arch Phys Med Rehabil. 2000; 81(5): 679−682.

[38] Katz J, Poleshuck EL, Andrus CH, et al. Risk factors for acute pain and its persistence following breast cancer surgery. Pain. 2005; 119(1−3): 16−25.

[39] Fernandez-Lao C, Cantarero-Villanueva I, Fernández de las Peñas C, Del-Moral-Avila R, Arendt-Nielsen L, Arroyo-Morales M. Myofascial trigger points in neck and shoulder muscles and widespread pressure pain hypersensitivtiy in patients with postmastectomy pain: evidence of peripheral and central sensitization. Clin J Pain. 2010; 26(9): 798−806.

[40] Shin HJ, Shin JC, Kim WS, Chang WH, Lee SC. Application of ultrasound-guided trigger point injection for myofascial trigger points in the subscapularis and pectoralis muscles to post-mastectomy patients: a pilot study. Yonsei Med J. 2014; 55(3): 792−799.

[41] Hsieh YL, Kao MJ, Kuan TS, Chen SM, Chen JT, Hong CZ. Dry needling to a key myofascial trigger point may reduce the irritability of satellite MTrPs. Am J Phys Med Rehabil. 2007; 86(5): 397−403.

[42] Ferguson L, Gerwin R. Shoulder Dysfunction and Frozen Shoulder. Clinical Mastery in the Treatment of Myofascial Pain. Baltimore: Lippincott Williams & Wilkins; 2005: 91−121.

[43] Zuckerman JD, Rokito A. Frozen shoulder: a consensus definition. J Shoulder Elbow Surg. 2011; 20(2): 322−325.

[44] Clewley D, Flynn TW, Koppenhaver S. Trigger point dry needling as an adjunct treatment for a patient with adhesive capsulitis of the shoulder. J Orthop Sports Phys Ther. 2014; 44(2): 92−101.

[45] Ge HY, Fernández de las Peñas C, Madeleine P, Arendt-Nielsen L. Topographical mapping and mechanical pain sensitivity of myofascial trigger points in the infraspinatus muscle. Eur J Pain. 2008; 12(7): 859−865.

[46] Alburquerque-Sendin F, Camargo P, Viera A, Salvini TF. Bilateral myofascial trigger points and pressure pain thresholds in the shoulder muscles in patients with unilateral shoulder impingement syndrome. A blinded controlled study. Clin J Pain. 2013; 29: 478−486.

[47] DiLorenzo L, Traballesi M, Morelli D, Pompa A, Brunelli S, Buzzi MG. Hemiparetic shoulder pain syndrome treated with deep dry needling during early rehabilitation: a prospective, open-lavel, randomized investigation. J Musculoske Pain. 2004; 12(2): 25−34.

[48] Mendigutia-Gomez A, Martin-Hernandez C, Salom-Moreno J, Fernández de las Peñas C. Effect of dry needling on spasticity, shoulder range of motion, and pressure pain sensitivity in patients with stroke: a crossover study. J Manipulative Physiol Ther. 2016; 39(5): 348−358.

[49] Wise MB, Uhl TL, Mattacola CG, Nitz AJ, Kibler WB. The effect of limb support on muscle activation during shoulder exercises. J Shoulder Elbow Surg. 2004; 13(6): 614−620.

[50] Gaunt BW, McCluskey GM, Uhl TL. An electromyographic evaluation of subdividing active-assistive shoulder elevation exercises. Sports Health. 2010; 2(5): 424−432.

[51] Davies C. The Trigger Point Therapy Workbook. Oakland CA: New Harbinger Publications; 2001: 90−91.

第 二十七 章

小菱形肌和大菱形肌

马修·维拉

1 介绍

大小菱形肌是肩胛骨的重要稳定器。小菱形肌起源于C7 ~ T1的棘突，向下延伸至肩胛骨内侧面。大菱形肌起源于T2 ~ T5的棘突和棘上韧带，向下延伸至肩胛骨的内侧缘。这些肌肉由肩胛背神经的一个分支所支配。在功能上，菱形肌参与肩胛的收缩、向下（内）旋转和肩胛的抬高。菱形肌在做提、推、拉的动作及日常生活活动，如整理头发、塞衬衫、戴上安全带，以及背书包时提供动态稳定。菱形肌触发点牵涉痛延至肩胛内缘，并放散至冈上肌和肩胛冈外上方。菱形肌触发点与上半身肌筋膜疼痛综合征和上肢力量降低有关。菱形肌触发点（TrPs）会因长时间的不良姿势、举臂过头过久或结构异常（如脊柱侧凸或腿长差异）等被激活或延续。菱形肌与颈椎疼痛综合征有关，尤其是颈椎根性疼痛。C4 ~ C5、C5 ~ C6或C6 ~ C7部分有椎间隙病变的患者通常在菱形肌中存在TrPs。此外，肩胛背神经卡压、胸椎小关节综合征和肋椎关节功能障碍可表现为类似于菱形肌TrPs的疼痛模式（肩胛间疼痛），必须在鉴别诊断中加以考虑。纠正措施包括TrP自我释压和纠正异常坐姿（尤其是驾驶和办公），以减少菱形肌在过伸姿势时的过度负荷。

2 相关解剖

小菱形肌

小菱形肌起源于C7 ~ T1的棘突，肌肉向下延伸到肩胛骨的三角形内侧缘。小菱形肌位于肩胛提肌附着点的正下方[1]。有时也附着在C4 ~ C6的棘上韧带[2]。

大菱形肌

大菱形肌起源于T2 ~ T5的棘突和棘上韧带[1]。向下延伸至肩胛骨的内侧边缘，一直到肩胛下角（图27-1）。以一位49岁的韩国男性为例，展示了一个梯形的菱形大肌，其左右两侧有不同的附着点[2]。肌肉附着在C6棘上韧带，向下延伸至右侧的T2棘突，左侧延伸至T4棘突[2]。

第三菱形肌

虽然大小菱形肌在解剖学上几乎没有变异，但存在有文献记载的第三菱形肌（第三肌）。在此病例中，肌肉起源于左侧的T6 ~ T8棘突，右侧为T6 ~ T7棘突，肌肉纤维几乎水平地插入肩胛骨内侧边界的最下端[3]。其最大宽度为左侧40 mm，右侧27 mm[3]。

另一例文献记载的第三菱形肌下端起源于双侧T5棘突。而上缘左侧源自T4棘突，右侧源自T2棘突[2]。其他第三菱形肌变异的止点相似，都是双侧附着于肩胛骨的内下缘[2,3]。

菱形肌交错

其他变化包括周围肌肉（主要是胸大肌、背阔肌和前锯肌）与菱形肌交错[3]。这种变化不大可能改变大小菱形肌的功能。

（1）神经支配和血供

小菱形和大菱形肌肉由肩胛背神经的一个分支支配[1]。该神经起源于C4 ~ C5神经根，经臂丛上干成为肩胛背神经神经丛[4-6]。该神经也可以起源于C6神经根，穿过后上锯肌、后斜角

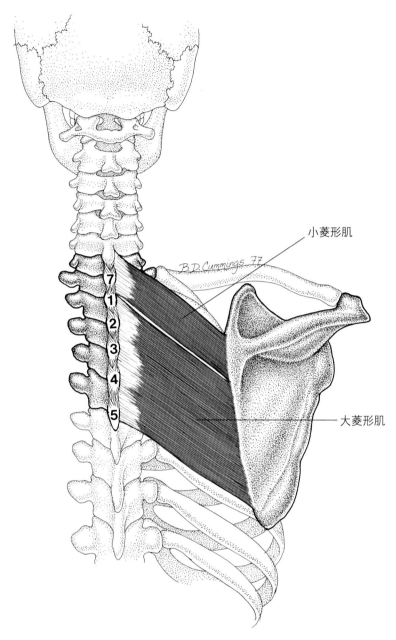

图27-1 小菱形和大菱形肌肉与脊椎突和肩胛骨内侧缘的连接，显示肌肉纤维的方向和范围

肌和肩胛提肌之间的肩胛骨椎体边缘，穿过中斜角肌支配菱形肌[7]。此外肩胛背神经也支配肩胛提肌。

小菱形和大菱形肌肉的血供是多变的。经常由肩胛背动脉或颈横动脉的深支供应[1]。

肋间后动脉的背侧支也可供应菱形肌[1]。

（2）功能

菱形肌内收并抬高肩胛骨。大菱形肌纤维附着于肩胛骨下缘，并使肩胛骨向下旋转，导致肩胛盂向下倾斜[1,4,5]。这两块菱形肌肉通过稳定肩胛骨的回缩位置来辅助肩关节的外展、内收、屈伸和肩胛运动[8-13]。

小菱形肌和大菱形肌在功能上没有区别。由于这两块肌肉的附着点不同，大菱形肌的旋转作用可能比小菱形肌的大得多。但是，因为大多数对菱形肌肉的肌电（EMG）研究只针对大菱形肌，很难对每一块肌肉的具体功能做出明确的说明。

肌电图数据显示，大菱形肌的活动程度只与上肢活动有关。

菱形肌在肩关节外展、旋转和肩胛骨抬高时比肩关节屈曲或伸展时更活跃[14,15]。菱形肌在整个外展过程中，关节活动度持续增加，在屈曲时也同样增加。但在后一种情况下，肌电图活动仅达到外展时幅度的2/3左右[16]。在另一项研究中，菱形肌的肌电活动在160°～180°的外展和屈曲之间迅速增加[17]。这种活动无法基于任何上述的解剖学动作来预测。活动增加可能是由于菱形肌在上肢活动时提供的稳定作用。Scovazzo等人也发现了肩外展的最大自主等长收缩（MVIC）介于90°～135°，但从最大外展位置放下手臂时活动较少。Castelein等人展现了在肘部施加向下的力，在屈曲135°时表现出MVIC活性[10]。在水平俯卧外展测试体位与举臂过头俯卧对抗阻力测试体位（类似于测试下斜方肌肌力的体位）测试MVIC的结果显示没有统计学差异[10]。

行走过程中，菱形肌肉在手臂的前后摆动是最活跃，可能是为了稳定肩胛骨[15]。尽管肱骨的内收和伸展的力量因肩胛骨菱形肌固定的丧失而减弱，但与斜方肌或前锯肌的丧失相比，肩胛骨菱形肌固定能力的丧失对手臂正常功能的影响较小[4]。菱形肌的肌电活动已在一些体育活动中得到检验。在棒球投球过程中，在投掷运动的加速和减速阶段，菱形肌的MVIC活动最高[19]。类似的高MVIC活动记录在风车式垒球投球的加速阶段出现[20]。（打高尔夫）菱形肌在向前挥杆的开始和加速阶段最活跃[19]。

Scovazzo等人比较了14名肩痛患者和12名肩痛患者在水中游泳时菱形肌活动的细线肌电图记录[21]。肩部疼痛时的肌电活动仅为正常受试者的1/4。但在划水中期，它是正常水平的4倍，在早期恢复后回落到低于正常水平[21]。最初的抑制模式是可以预料到的，因为这块肌肉易于抑制和虚弱[22]。然而，随之而来的异常高水平的菱形肌肉活动是令人惊讶的，它更像是一种对另一块肌肉的功能障碍的强有力补偿。识别哪些肌肉有触发点，哪些肌肉没有触发点，在这类研究中是非常重要的。

（3）功能单元

肌肉的功能单位包括强化和对抗其动作的肌肉以及肌肉跨越的关节。这些结构的相互依赖反应在感觉运动皮层的组织和神经连接中。功能单位之所以被强调，是因为如果在该单位的一块肌肉中存在触发点，就增加了该单位的其他肌肉也出现触发点的可能性。在使肌肉中的TrP失活时，必须考虑到在相互依赖的肌肉中可能产生的TrP。表27-1大致表示小菱形肌和大菱形肌的功能单位[23]。

表27-1	小菱形功能单元和主要的肌肉	
动　作	主动肌	拮抗肌
肩胛骨上提	上斜方肌 肩胛提肌	背阔肌 胸小肌 斜方肌
肩胛骨上回旋	背阔肌 中斜方肌	胸大肌 前锯肌 胸小肌
肩胛向下回旋	背阔肌 肩胛提肌	上斜方肌 下斜方肌 前锯肌

值得注意的是，小菱形肌的筋膜与前锯肌是交错的[1]。这种关系是这些肌肉在临床上出现相关功能障碍的主要原因。在上肢盂肱关节屈曲的起始阶段，肩胛提肌和菱形肌的向下旋转作用优于斜方肌和前锯肌的向上旋转作用[24]。肩胛骨的这种稳定作用，在肩胛盂和肱骨弯曲和外展的后期阶段允许肩胛骨向上旋转[8,25,26]。当肩胛向上旋转时，菱形肌和/或肩胛提肌长度不足可导致运动障碍。如果肩关节不能弥补肩胛运动的不足，肩关节屈曲或外展的活动范围将受到限制。

3　临床表现

（1）牵涉痛模式

菱形肌的触发点通常引起肩胛骨与椎旁肌

之间的椎体边界处的疼痛（图27-2）。这种肩胛间疼痛可以向外侧和上方投射到冈上肌和患侧肩胛棘上[23]。向正常菱形肌内注射高渗盐水，可引起肩胛骨内侧、向上和向外侧延伸至肩峰的牵涉痛[27]。

疼痛模式有点类似于肩胛提肌或斜角肌，但没有颈痛，也没有颈部旋转或侧弯运动的丧失。部分疼痛模式也类似于冈上肌、冈下肌、中斜方肌、背阔肌和后上锯肌，但这些肌肉的疼痛通常是肩峰以外或下至上肢的牵涉痛[23]。牵涉性疼痛延伸至手臂并不是斜方肌TrPs的特征。

（2）症状

在菱形肌有TrPs的患者，通常会抱怨肩胛骨内缘浅表疼痛，肩胛骨和脊柱之间的疼痛处于未激活状态，这种疼痛在休息时出现，不受正常运动的影响。患者可能会报道说试图摩擦疼痛区域以缓解疼痛。通常情况下，患者会恳求身边的人"擦掉痛处"，或者他们会靠在墙角压住该处。患者也可能会抱怨在肩胛骨运动过程中有咯吱咯吱的感觉，这可能是由于菱形肌中的TrP所致。如果患者反复用力以试图减轻疼痛，覆盖在疼痛区域上的部分皮肤甚至会出现瘀青或变色。

肩带的回缩姿态通常与肩胛牵缩肌（斜方肌、肩胛提肌和背阔肌）的肌肉易化功能障碍有关。长时间的圆肩姿势会导致前锯肌和/或胸肌（大胸肌和小胸肌）的缩短[24,28]。长期处于这种姿势体位中，上斜方肌和肩胛提肌的触发点很容易被激活[24,28]。这种模式在临床上常与菱形肌和中下斜方肌的肌肉抑制有关[28]。如果肌肉保持中长度紧张状态，即既不处于紧张状态，也不处于缩短状态，这种因肩胛前伸位而引起的过度伸展/受限性疼痛就会逐渐消失[4]。

菱形肌TrP相关文献较少，可能是由于菱形肌TrP较其他肩胛带肌少见[29-32]。菱形肌的触发点通常与其他损伤和上半身疾病有关。

在邻近受累的肌肉（如肩胛提肌、冈上肌、冈下肌、中斜方肌和锯齿肌后上肌）的TrP被灭活之前，很少有人认为疼痛起源于菱形肌。

在1938年Kellgren的一个案例研究中，一名患者描述了他菱形肌中触发点导致的症状。TrPs表现为同侧肩胛区域的疼痛，并伴发自颅底、上斜方肌至患侧肩峰的疼痛[27]。用16 mL诺伏卡因注射TrPs后，持续了6个月的左侧颈和肩胛间疼痛在1周内完全消失[27]。

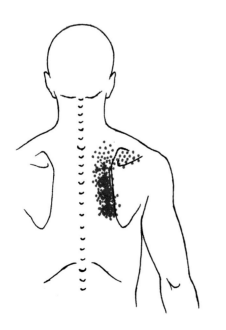
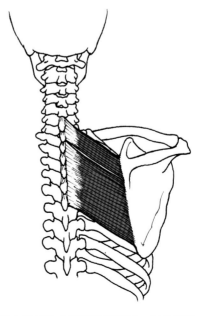

图27-2　右侧菱形肌TrPs牵涉痛模式（红心实心区域为主要牵涉痛区域，红点区域位溢出牵涉痛区域）

（3）患者检查

在全面的问诊之后，临床医生应该画一张详细的图示来描述患者所描述的疼痛模式。这种描述将有助于计划体格检查，并可在症状改善或改变时监测患者的进展情况。静态姿势分析提供了大量关于肩胛肌肉长度—张力关系，以及它们与肩胛休息位置关系的信息。肩部呈圆形可能表示胸大肌和胸小肌的短缩和紧绷，并能使菱形肌和中斜方肌纤维持续伸展。背阔肌的紧绷会导致肱骨的内旋增加，导致前肩位的出现。姿势性肩胛抬高可由肩胛提肌和上斜方肌的促进和下斜方肌的抑制引起。肩胛异常与前锯肌的抑制或无力有关[24]。有关姿势的更多信息，请参阅第七十六章。

在对上、下肢进行全面的姿态检查后，应进行肩胛带和上肢的运动筛查，以识别需要更仔细检查的运动障碍[4,34]。肩胛带复合体的主动和被动活动范围应结合肩胛运动的具体观察加以彻底检查。临床医生还应筛查颈、胸、腰椎是否存在活动障碍，以及肩胛胸椎、盂肱关节、肩锁关节、胸锁关节和肘关节的障碍

上述任何一个关节都可以直接或间接地影响菱形肌的激活模式及其功能单元的激活模式。检查这些关节有助于确定软组织、肌肉或附属运动受限[4,5,24,34]。

此外，对休息和收缩的肌肉长度进行适当的临床筛检可能揭示肌肉易化/抑制模式（包括菱形肌），需要加以补充。

虽然目前还没有研究描述上肢运动障碍与菱形肌TrPs之间的关系，但可以预见，菱形肌功能障碍可能会导致生物力学缺陷。菱形肌的无力和长度不足确实改变了肩胛骨和上肢的运动模式[35-38]。此外，其他肩胛带肌肉中的TrP会影响运动模式和肩痛[38-43]。评估肩胛胸廓节律在上肢屈伸和外展时可能提供有关肌肉功能和表现的有用信息。

评估上肢关节的被动活动范围有助于区分软组织功能障碍和关节力学缺陷[24,34]。对于肩胛骨的上移、下移、牵张、收缩和旋转的灵活性可以

通过手法评估来实现。对肩胛骨在胸廓上方活动的评估可以揭示运动受限的来源。限制向上旋转或拉伸涉及菱形肌或肩胛提肌。胸大肌和胸小肌的长度不足可能导致收缩困难，而不能压低肩胛骨则会累及肩胛提肌和上斜方肌。背阔肌及斜方肌下纤维长度不足可导致肩胛抬高受限。一些患者可能报道，或临床医生通过触、扣、捻来评估肩胛活动度，这些现象可能是由于菱形肌的TrPs引起的。

额外的检查应包括外展和内收时的肌肉长度的检查[4,5,24,34]。菱形肌的传统肌肉检查涉及被测患者肩胛骨水平内收的俯卧位[4,5]。通常情况下，中斜方肌与菱形肌的鉴别取决于检查体位：外侧旋转的手臂为斜方肌，内侧旋转的手臂为菱形肌[4,5]。

肩胛骨向下旋转时，肩胛骨内收和抬高时触诊大菱形肌，是大菱形肌无力最可靠的临床指征。肌纤维的方向和深度将有助于鉴别中斜方肌和菱形肌的肌肉激活。

（4）触发点检查

当患者俯卧位时，首选交叉纤维平滑式触诊来确定小菱形肌和大菱形肌的紧绷带和TrPs（图27-3）。也可以在患者坐位时触诊肌肉，手臂在矢状面呈90°角，或手臂处于锁臂位。菱形肌紧张带内的TrP可通过纤维定位加以区分。菱形肌肉纤维呈斜向，斜方肌纤维呈上外侧；与中斜方肌纤维水平排列。

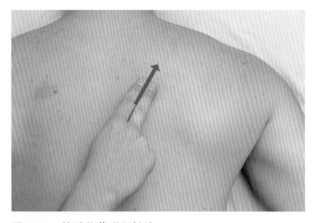

图27-3　俯卧位菱形肌触诊

为了精确定义这些肌肉的边界，患者应该俯卧或坐位，手放在腰椎上（锁臂位）。这个姿势会把肩胛脊椎缘抬离胸腔。临床医生可以将手指（如有必要，用另一只手固定）探入肩胛内缘深部。当患者将手从背部抬起时，菱形肌肉会剧烈收缩，将医生的手指从肩胛骨下推出。一旦菱形肌肉被勾勒出来，沿着菱形肌肉纤维的深度交叉纤维横向平滑触诊可以用来识别任何包含TrPs的紧绷带（图27-4）。

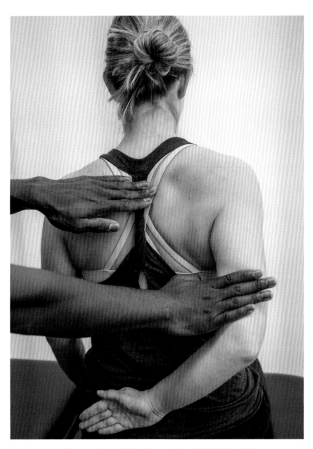

图27-4　菱形肌肉的分化在坐姿与手臂的锁臂位

用交叉纤维平滑式触诊检查菱形肌沿整个肌肉的紧绷带。触发点可以在紧绷带的任何地方，也可以在肌肉的任何地方。除了大菱形肌最下方纤维的尾端外，所有的都可以通过斜方肌触诊到。

4　鉴别诊断

（1）触发点的激活和延续

一种激活触发点的姿势或活动，如果不加以纠正，也能使触发点持续存在。在菱形肌的任何部位，TrPs可通过反常的离心负荷、非条件肌肉（unconditioned muscle）的离心运动或最强或次强同心负荷来激活[44]。当肌肉长时间处于缩短或延长的位置时，触发点也可能被激活或恶化。因此，有必要检查其他上肢和稳定肩胛的肌肉的负荷、力量和长度。

菱形肌肉的触发点可以通过长时间保持手臂外展或弯曲90°以上的动作来激活，例如在头顶上涂漆、安装石膏板或进行某些运动/娱乐活动（攀岩、排球、网球、投掷运动等）时。触发点也可以因在办公桌前以圆肩姿势和长时间前倾被激活。例如办公室工作和使用手持电子设备的常见姿势。

即使矫正了姿势和行为后，一些人仍可能由于结构原因出现触发点。由于上胸椎侧凸患侧肩胛骨突出导致的长时间拉伸可能造成结构性困境。患者在某些疾病过程或损伤（先天性肩胛骨抬高、脑血管意外、副神经紊乱、臂丛损伤）后可发生长度适应。其他事件和情况，如胸部手术或上肢或下肢肢体长度的差异，可能导致举臂方式或上肢使用方式发生变化，并可能使菱形肌肉中的TrP持续存在。

（2）相关触发点

相关TrP可由其他TrP引起；因此，每一块肌肉所涉及的疼痛区域的肌肉也应加以考虑[45]。有几块肌肉的疼痛模式与菱形肌的疼痛模式相似，包括斜角肌、肩胛提肌、中斜方肌、冈下肌、冈上肌、后上锯肌和背阔肌。也应该检查这些肌肉是否存在TrPs，特别是当菱形肌治疗不能解决疼痛时。头颈肌、颈夹肌、竖脊肌、胸大肌和髂肋肌的解剖邻近性也应评估胸中段区域的肌肉功能障碍。有时候，在斜角肌、肩胛提肌、中斜方肌、冈下肌或冈上肌中TrPs失活后，才会出现明显的菱形肌TrPs。

由于胸大肌和（或）胸小肌的紧绷带和TrPs，在菱形肌中存在TrPs的患者经常出现圆肩姿势，无法获得有效的姿态矫正。由于胸肌缩短，菱形肌和中斜方肌被长时间拉伸或超负荷。这种不适应的姿势会使两组肌肉的TrPs和肌肉抑制持续存在，从而加重圆肩姿势。前锯肌的触发点也会导致菱形肌超负荷。

（3）相关病理学

菱形肌肉中的触发点可能与许多不同的疾病有关，并且可以模拟这些情况。彻底的医疗检查和身体检查是必不可少的，可能需要转诊给其他康复医生。心肺、胃肠道（上半部分）、肾脏、肝脏和胆道系统等全身状况都有可能将疼痛转移到与菱形肌相同的解剖位置和疼痛转移区域[46-48]。系统检查（心率、血压、呼吸频率、氧饱和度等）有助于临床推理[34,46-48]。

由于菱形肌的附着部位和神经支配，关节或神经受累可能与菱形肌功能障碍有关。菱形肌中的触发点通常与其他损伤或上肢的其他情况有关[30-33]。Hsueh等人观察到，在C4～C5、C5～C6或C6～C7神经受累的个体可在菱形肌中出现TrPs[33]。有许多证据支持肩胛活动度在颈痛患者中的作用[10,49-52]。

这些研究建议使用基于区域损伤的评估和治疗方法[53,54]。请参阅其他文献，以了解有关胸椎或胸腔功能障碍的手法治疗和练习说明，这些功能障碍可使TrP在菱形肌中持续存在[55-59]。

C7～T5脊柱节段关节功能障碍与菱形肌的TrPs相关。通常涉及两个或多个片段。偶尔可发现T3脊柱节段性伸展功能障碍以及同侧侧屈和旋转。这种单一节段的骨折通常表现为上胸椎后凸减少，屈曲活动受限，同时肩胛内收合并菱形肌受累。这种节段性功能障碍必须得到识别和适当的治疗。灭活菱形肌TrP的同时往往这种关节功能障碍也得到纠正。

5　纠正措施

在菱形肌上存在TrPs的患者应改善或限制任何需要长时间保持手臂过肩的活动，如绘画或在工作，以及某些运动/娱乐活动（如攀岩、排球、网球、投掷运动等）。使用腰枕或胸腰椎支撑可以帮助纠正一个圆肩膀姿势，并将肌肉放置在一个中长度的张力位置，特别是在办公桌工作或开车的时候。患者应避免任何将上半身、肩膀和头部/颈部向前倾的椅子。具有腰椎支撑的后仰靠背可以提供舒适和有效的坐姿。在评估办公桌前的坐姿时，要考虑桌子的高度、键盘和电脑屏幕的距离/高度，以优化人体工程学支持（见第七十六章）。

对于一个久坐的患者，应该通过改变姿势，从而减轻肌肉的紧张，可以在房间里放置一个间隔计时器，设置为每20～30 min响一次。这种帮助将促进间歇运动，鼓励患者定期起来重置计时器。由于腿长不一致或骨盆不对称而引起的功能性脊柱侧凸而导致的肩胛骨前伸或任何其他观察到的肩胛骨位置错误，可通过在站立或坐立时适当抬高骨盆和挺直脊柱来纠正。有几种方法可以解决这些结构不对称，以使姿势正常化。患者在工作和睡眠时应注意姿势，以成功控制菱形肌的触发点。一旦肌肉的局部力量得到改善，肩胛骨的控制和功能动态稳定性将对运动的成功恢复至关重要。

菱形肌很少需要主动的伸展运动。然而，它们的拮抗肌，胸大肌和胸小肌，往往是紧绷或缩短。如果缩短或收紧，拉伸胸肌，将肩胛骨置于更好的休息位置，有助于保持正确的姿势，从而减少菱形肌的拉伸张力（图42-10、图42-11和图44-6）。

此外，患者还可以利用仪器辅助技术对菱形肌进行减压治疗。如铺上网球（图27-5A）或卷起来的毛巾这样性价比高的选择，通常是有效的。患者可以躺在网球上，将身体和肩胛骨触发点放置在网球上方。患者可以通过沿着肩胛内缘滚动一个网球来定位每个菱形肌TrP。如果一侧的两个菱形肌均受累，可以使用一对网球（图27-5B）。压力集中在压痛最强点，直到压痛消失，通常保持压力15～30 s，必要时重复。其他选项包括商用TrP自释压工具（图27-6）。

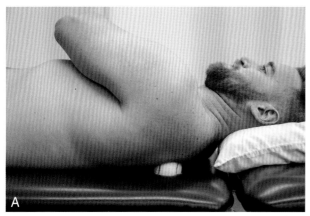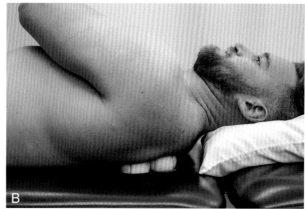

图27-5　菱形肌TrP自我释压的方法。**A** 一个网球；**B** 两个网球

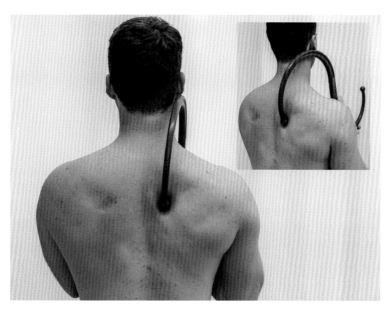

图27-6　菱形肌TrP自释压工具及方法

王晓雷、宁秀娟、郑拥军　译　郑拥军　审

参考文献

［1］Standring S. *Gray's Anatomy: The Anatomical Basis of Clinical Practice.* 41st ed. London, UK: Elsevier; 2015.

［2］Lee J, Jung W. A pair of atypical rhomboid muscles. *Korean J Phys Anthropol.* 2015; 28(4): 247–251.

［3］Jelev L, Landzhov B. A rare muscular variation: the third of the rhomboids. *Anatomy.* 2013; 6–7: 63–64.

［4］Kendall FP, McCreary EK. *Muscles: Testing and Function, with Posture and Pain.* Baltimore: Lippincott Williams & Wilkins; 2005.

［5］Hislop H, Avers D, Brown M. *Daniels and Worthingham's Muscle Testing: Techniques of Manual Examination and Performance Testing.* 9th ed. Philadelphia, PA: WB Saunders Co; 2014.

［6］Sultan HE, Younis El-Tantawi GA. Role of dorsal scapular nerve entrapment in unilateral interscapular pain. *Arch Phys Med Rehabil.* 2013; 94(6): 1118–1125.

［7］Tubbs RS, Tyler-Kabara EC, Aikens AC, et al. Surgical anatomy of the dorsal scapular nerve. *J Neurosurg.* 2005; 102(5): 910–911.

［8］Neumann DA. *Kinesiology of the Musculoskeletal System: Foundations for Rehabilitaion.* 2nd ed. St. Louis, MO: Mosby; 2010.

[9] Moseley JB Jr, Jobe FW, Pink M, Perry J, Tibone J. EMG analysis of the scapular muscles during a shoulder rehabilitation program. *Am J Sports Med.* 1992; 20(2): 128−134.

[10] Castelein B, Cagnie B, Parlevliet T, Danneels L, Cools A. Optimal normalization tests for muscle activation of the levator scapulae, pectoralis minor, and rhomboid major: an electromyography study using maximum voluntary isometric contractions. *Arch Phys Med Rehabil.* 2015; 96(10): 1820−1827.

[11] Ginn KA, Halaki M, Cathers I. Revision of the Shoulder Normalization Tests is required to include rhomboid major and teres major. *J Orthop Res.* 2011; 29(12): 1846−1849.

[12] Smith J, Padgett DJ, Kaufman KR, Harrington SP, An KN, Irby SE. Rhomboid muscle electromyography activity during 3 different manual muscle tests. *Arch Phys Med Rehabil.* 2004; 85(6): 987−992.

[13] Castelein B, Cools A, Parlevliet T, Cagnie B. Modifying the shoulder joint position during shrugging and retraction exercises alters the activation of the medial scapular muscles. *Man Ther.* 2016; 21: 250−255.

[14] De Freitas V, Vitti M, Furlani J. Electromyographic study of levator scapulae and rhomboideus major muscles in movements of the shoulder and arm. *Electromyogr Clin Neurophysiol.* 1980; 20(3): 205−216.

[15] Basmajian J, Deluca C. *Muscles Alive.* 5th ed. Baltimore: Williams & Wilkins; 1985.

[16] Ito N. Electromyographic study of shoulder joint. *Nihon Seikeigeka Gakkai Zasshi.* 1980; 54(11): 1529−1540.

[17] Inman VT, Saunders JB, Abbott LC. Observations of the function of the shoulder joint. 1944. *Clin Orthop Relat Res.* 1996(330): 3−12.

[18] Wickham J, Pizzari T, Stansfeld K, Burnside A, Watson L. Quantifying 'normal' shoulder muscle activity during abduction. *J Electromyogr Kinesiol.* 2010; 20(2): 212−222.

[19] Escamilla RF, Andrews JR. Shoulder muscle recruitment patterns and related biomechanics during upper extremity sports. *Sports Med.* 2009; 39(7): 569−590.

[20] Oliver GD, Plummer HA, Keeley DW. Muscle activation patterns of the upper and lower extremity during the windmill softball pitch. *J Strength Cond Res.* 2011; 25(6): 1653−1658.

[21] Scovazzo ML, Browne A, Pink M, Jobe FW, Kerrigan J. The painful shoulder during freestyle swimming. An electromyographic cinematographic analysis of twelve muscles. *Am J Sports Med.* 1991; 19(6): 577−582.

[22] Lewit K. *Manipulative Therapy in Rehabilitation of the Locomotor System.* 2nd ed. Oxford: Butterworth Heinemann; 1991.

[23] Simons DG, Travell J, Simons L. *Travell & Simon's Myofascial Pain and Dysfunction: The Trigger Point Manual.* Vol 1. 2nd ed. Baltimore: Williams & Wilkins; 1999: 104.

[24] Sahrmann S. *Diagnosis and Treatment of Movement Impairment Syndromes.* St. Louis, MO: Mosby; 2002.

[25] Mottram SL. Dynamic stability of the scapula. *Man Ther.* 1997; 2(3): 123−131.

[26] Struyf F, Nijs J, Mottram S, Roussel NA, Cools AM, Meeusen R. Clinical assessment of the scapula: a review of the literature. *Br J Sports Med.* 2014; 48(11): 883−890.

[27] Kellgren JH. Observations on referred pain arising from muscle. *Clin Sci.* 1938; 3: 175−190.

[28] Page P, Frank C, Lardner R. *Assessment and Treatment of Muscle Imbalance. The Janda Approach.* Champaign, IL: Human Kinetics; 2010.

[29] Sola AE, Kuitert JH. Myofascial trigger point pain in the neck and shoulder girdle; report of 100 cases treated by injection of normal saline. *Northwest Med.* 1955; 54(9): 980−984.

[30] Oh S, Kim HK, Kwak J, et al. Causes of hand tingling in visual display terminal workers. *Ann Rehabil Med.* 2013; 37(2): 221−228.

[31] Sari H, Akarirmak U, Uludag M. Active myofascial trigger points might be more frequent in patients with cervical radiculopathy. *Eur J Phys Rehabil Med.* 2012; 48(2): 237−244.

[32] Chiarotto A, Clijsen R, Fernández de Las Peñas C, Barbero M. Prevalence of myofascial trigger points in spinal disorders: a systematic review and meta-analysis. *Arch Phys Med Rehabil.* 2016; 97(2): 316−337.

[33] Hsueh TC, Yu S, Kuan TS, Hong CZ. Association of active myofascial trigger points and cervical disc lesions. *J Formos Med Assoc.* 1998; 97(3): 174−180.

[34] Magee DJ. *Orthopedic Physical Assessment.* 6th ed. St Louis, Missouri: Saunders Elsevier; 2014.

[35] Page P. Shoulder muscle imbalance and subacromial impingement syndrome in overhead athletes. *Int J Sports Phys Ther.* 2011; 6(1): 51−58.

[36] Paine R, Voight ML. The role of the scapula. *Int J Sports Phys Ther.* 2013; 8(5): 617−629.

[37] Ludewig PM, Reynolds JF. The association of scapular kinematics and glenohumeral joint pathologies. *J*

Orthop Sports Phys Ther. 2009; 39(2): 90−104.

［38］Lucas KR, Rich PA, Polus BI. How common are latent myofascial trigger points in the scapular positioning muscles? *J Musculoske Pain.* 2008; 16(4): 279−286.

［39］Celik D, Yeldan I. The relationship between latent trigger point and muscle strength in healthy subjects: a double-blind study. *J Back Musculoskelet Rehabil.* 2011; 24(4): 251−256.

［40］Gerber LH, Sikdar S, Armstrong K, et al. A systematic comparison between subjects with no pain and pain associated with active myofascial trigger points. *PM R.* 2013; 5(11): 931−938.

［41］Bron C, Dommerholt J, Stegenga B, Wensing M, Oostendorp RA. High prevalence of shoulder girdle muscles with myofascial trigger points in patients with shoulder pain. *BMC Musculoskelet Disord.* 2011; 12(1): 139−151.

［42］Osborne NJ, Gatt IT. Management of shoulder injuries using dry needling in elite volleyball players. *Acupunct Med.* 2010; 28(1): 42−45.

［43］Alburquerque-Sendin F, Camargo P, Viera A, Salvini TF. Bilateral myofascial trigger points and pressure pain thresholds in the shoulder muscles in patients with unilateral shoulder impingement syndrome. A blinded controlled study. *Clin J Pain.* 2013; 29: 478−486.

［44］Gerwin RD, Dommerholt J, Shah JP. An expansion of Simons' integrated hypothesis of trigger point formation. *Curr Pain Headache Rep.* 2004; 8(6): 468−475.

［45］Hsieh YL, Kao MJ, Kuan TS, Chen SM, Chen JT, Hong CZ. Dry needling to a key myofascial trigger point may reduce the irritability of satellite MTrPs. *Am J Phys Med Rehabil.* 2007; 86(5): 397−403.

［46］Goodman CC, Fuller KS. *Pathology: Implications for the Physical Therapist.* 5th ed. St. Louis, MO: Saunders Elsevier; 2009.

［47］Boissonnault WG. *Primary Care for the Physical Therapist.* 2nd ed. Philadelphia, PA: Elsevier/Saunders; 2010.

［48］Goodman CC, Snyder TEK. *Differential Diagnosis for Physical Therapists: Screening for Referral.* 5th ed. St.

Louis, MO: Saunders Elsevier; 2013.

［49］Szeto GP, Straker L, Raine S. A field comparison of neck and shoulder postures in symptomatic and asymptomatic office workers. *Appl Ergon.* 2002; 33(1): 75−84.

［50］Helgadottir H, Kristjansson E, Mottram S, Karduna AR, Jonsson H Jr. Altered scapular orientation during arm elevation in patients with insidious onset neck pain and whiplash-associated disorder. *J Orthop Sports Phys Ther.* 2010; 40(12): 784−791.

［51］Cools AM, Struyf F, De Mey K, Maenhout A, Castelein B, Cagnie B. Rehabilitation of scapular dyskinesis: from the office worker to the elite overhead athlete. *Br J Sports Med.* 2014; 48(8): 692−697.

［52］Cagnie B, Struyf F, Cools A, Castelein B, Danneels L, O'Leary S. The relevance of scapular dysfunction in neck pain: a brief commentary. *J Orthop Sports Phys Ther.* 2014; 44(6): 435−439.

［53］Wainner RS, Whitman JM, Cleland JA, Flynn TW. Regional interdependence: a musculoskeletal examination model whose time has come. *J Orthop Sports Phys Ther.* 2007; 37(11): 658−660.

［54］Sueki DG, Cleland JA, Wainner RS. A regional interdependence model of musculoskeletal dysfunction: research, mechanisms, and clinical implications. *J Man Manip Ther.* 2013; 21(2): 90−102.

［55］Warmerdam A. *Manual Therapy: Improving Muscle and Joint Functioning.* Wantagh, NY: Pine Publications; 1999.

［56］Isaacs ER, Bookhout MR. *Bourdillon's Spinal Manipulation.* 6th ed. Wodurn, MA: Butterworth-Heinemann; 2002.

［57］DiGiovanna EL, Schiowitz S, Dowling DJ. *An Osteopathic Approach to Diagnosis and Treatment.* 3rd ed. Philadelphia, PA: Wolters Kluwer; 2005.

［58］Gibbons P, Tehan P. *Manipulation of the Spine, Thorax and Pelvis: An Osteopathic Perspective.* 3rd ed. St. Louis, MO: Elsevier 2010.

［59］DeStefano L. *Greenman's Principles of Manual Medicine.* 5th ed. Philadelphia, PA: Wolters Kluwer; 2016.

第二十八章

三角肌

马修·维拉

1 介绍

三角肌由三部分组成，共同构成圆形的肩部。三角肌前束部分起源于锁骨外侧1/3的上缘外侧。三角肌中束起源于肩峰的外侧缘和上表面。三角肌后束部分起源于肩胛冈下缘。这三部分都止于肱骨三角粗隆。三角肌由腋神经支配。三角肌的前、中、后部分可以单独活动，也可以相互结合，以完成肩关节的运动。同时收缩三角肌的前、中、后部分，可使手臂外展，其中三角肌中束产生最大的外展力。前纤维在肩关节前屈和内收时是最活跃的，而后纤维的作用是伸展肩和使肱骨外旋。三角肌的触发点（TrPs）并不涉及远处的疼痛；疼痛是局部的，很少越过肘部。三角肌中存在TrPs的患者的典型症状是肩痛，尤其是肩关节活动时。在功能性活动中，当肱骨横过胸前的水平内收，并内外旋转肱骨时，可能会深感疼痛。这种肌肉中TrP的激活和持续因素包括：接触性运动或被球击中造成的撞击性创伤、为了防止摔倒而导致的肌肉突然超负荷、不合适的工作台设置和重复性的活动。三角肌TrPs常被误诊为肩袖撕裂、肱二头肌肌腱炎、三角肌下滑囊炎、肩关节炎、肩峰下疼痛（撞击）综合征或C5根性痛。纠正措施包括符合人体工程学的设置，在接触性运动中使用保护垫，在运动中确保适当的手臂支持，以及执行TrPs的自压释放。

2 相关解剖

三角肌是形成肩部圆形的肌肉[1]。它分为三

部分：前、中、后束。前、后肌纤维方向基本上是平行的，覆盖了肩部的前面和后面，呈梭形排列，长纤维束直接从起点延伸至止点。中束肌纤维在结构上呈多羽状。整个肌肉的肌纤维向远端集中汇集在肱骨干外侧侧面的中点附近，并与肱骨起点附近的三角肌结节相连[2]。肌肉也会向臂深筋膜扩张，并延伸至前臂从而在活动时保证上臂和前臂肌肉和筋膜之间的相互作用[3]。

三角肌前束

三角肌前束起源于锁骨外侧1/3的前边缘和上表面，并向后外侧走行，止于肱骨中段外侧的三角肌粗隆（图28-1）。远端肌腱较厚，呈纤维状，与三角肌中、后束形成一条中心腱止于外侧粗隆[2]。

三角肌中束

三角肌中束起源于肩峰外侧缘和上表面，向下走行连接前三角肌和后三角肌的腹壁，插入肱外侧结节的中轴。中三角肌纤维是多向的，倾斜在近端肌腱之间（通常为4个），从肩峰向下延伸至肌肉。三个相互交错的肌腱从外侧结节向上延伸，由短肌纤维连接并产生强大的牵引力[2]。

三角肌后束

后纤维起源于肩胛骨冈下缘，向前延伸并与三角肌中、前束连接，止于肱骨外侧结节的中轴。其纤维方向基本上与前束平行[2]。

（1）神经支配和血管化

三角肌由C5和C6脊柱根的前支通过后脊髓的一个分支即腋窝神经支配。腋窝神经在肩胛下肌的远端分为前支和后支。前支支配三角肌前束

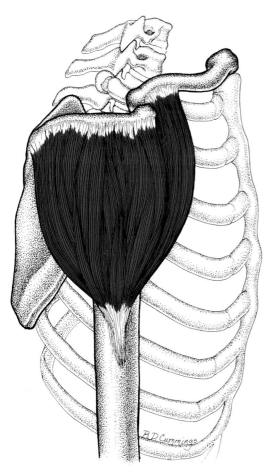

图28-1　右侧三角肌附件（暗红色）。将中间纤维的斜向和复杂交织纤维与前、后纤维的简单梭形排列进行比较

和中束，后支支配后三角肌和小圆肌[4]。Loukas等人分析了50具尸体的100神经标本，其中有18%的病例显示腋神经的前支支配三角肌后束，38%的标本显示三角肌中束从腋神经的前后部分受到双重神经支配[5]。

三角肌通血供来源于胸肩动脉三角肌支、肩峰动脉，以及旋肱前动脉和旋肱后动脉。胸肩峰动脉和肩峰动脉支配三角肌前束，旋肱后动脉支配肌肉的中、后束。旋肱前动脉也支配三角肌的前束[2]。

（2）功能

三角肌的前、中、后束肌纤维可以单独活动，也可以联合作用，从而产生肩关节的运动。三角肌的效率依赖于肩袖肌肉的健康状况，因为肩带的运动是复杂的，需要协调的肌肉激活模式[6]。

三角肌的前、中、后纤维同时收缩有助于肩部抬高[2]。

早期认为，三角肌和冈上肌在肩外展过程中有不同的激活模式。然而，在整个外展过程中，三角肌和冈上肌的电活动都逐渐增强。随着肩胛骨平面的升高，冈上肌在第一弧线上运动时的活动度较高，前三角肌和中三角肌在第二弧线和第三弧线上的活动度较高。这主要是由于每块肌肉在通过肩部抬高运动时杠杆臂的长度不同。在肩胛抬高30°～60°，三角肌和冈上肌的肌电图（EMG）最活跃[7]。Witte等人发现，当肱骨抬高时，三角肌的激活（全部三部分）显著增加[8]。当活动持续增加时，冈上肌对肩关节力矩增加的影响是可变的，他们的结论是，三角肌和冈上肌可能以一种互补的方式参与肩关节力矩的形成。

其他作者也发现利用表面肌电图和针刺式肌电图可观察到，在做冠状面外展和肩胛骨平面抬高动作时，三角肌（所有部分）、冈上肌、冈下肌、上斜方肌、下斜方肌和前锯肌，都会在肱骨运动开始前被激活[6,9]。无论手臂的外部负荷如何，都能在矢状面上观察到这种激活模式[6]。三角肌中束在100°外展时达到峰值活动，前三角肌纤维在125°时达到峰值，后三角肌纤维在140°时达到峰值[9]。

三角肌前束

在肩关节屈曲时，三角肌前束、冈上肌、冈下肌、胸大肌、前锯肌、上斜方肌和下斜方肌在肢体运动之前适度激活，相应的增加20%～60%负荷的受试者重复最大重复次数[10]。在一项较早的研究中，当屈肌和内收肌联合运动使手臂内旋时，三角肌前束被最大激活[11]。三角肌前纤维的附着好像是在内旋手臂，但这种作用受到肌电学家的质疑，三角肌似乎对内旋或外旋贡献不大[12]。然而，当肱骨内旋至45°时，三角肌前束被最大限度地激活。事实上，做前推的动作时三角肌前束最活跃[13]。

三角肌中束

三角肌中束参与外展动作，在外展时它们表

现出强烈的肌电反应。在手臂外展过程中肌电图活动的线性增加表明，这些纤维中间部分的主要功能是外展，且在110°外展时达到峰值[9]。随着负荷的增加，三角肌中束的激活模式与冈上肌的激活模式相似，系统地支持了"比例激活定律"。在肩胛骨平面的外展激活模式是在低负荷下建立的，在没有颈部或肩部功能障碍病史的受试者中，随着负荷的增加，外展激活模式保持不变[14]。然而，在屈曲过程中，手臂上举到60°～90°，中束纤维活动的、呈非线性增加，这表明随着手臂前伸角度的增加，其屈肌活动增强，并在上肢承受外部负荷时，整体增加最大自主收缩[15]。

Gregory等人研究了5例健康受试者和10例全肩袖撕裂患者三角肌中束纤维在盂肱关节抬高和闭合中的作用[16]。他们发现三角肌中束的前部分在抬高时有一个增加的合拢作用，并且在肩袖撕裂时可能改善肩部功能。他们的结论是，由于三角肌收缩的作用，三角肌中束的前部分更有效，这可能有助于减弱肩袖在提升过程中的撕裂[16]。在推压的过程中，发现三角肌中束纤维与胸大肌、冈下肌、肱二头肌和肱三头肌处于中度活动状态[13]。

三角肌后束

三角肌的后纤维与背阔肌和大圆肌一起伸展手臂。这个功能对于达到背后的身体穿衣和如厕活动是至关重要的。从解剖学上讲，后纤维应该有助于肩膀的外旋，但这一功能在肌电图上尚未得到证实[2]。现在人们认为后束对肩膀的旋转运动没有显著的临床贡献[17]。三角肌中、后束的力矩臂也随着旋转而增加，但这些变化与临床不存在相关性[17]。除肩部伸展外，三角肌后束纤维在冠状面、肩胛骨平面和肩关节水平外展时也起作用。然而，Wickham等人发现后三角肌纤维在冠状面外展140°时达到峰值，且认为这种活动可以平衡外展力矩[9]。在牵拉和快速投掷时，三角肌后束最活跃[13]。

双手放在方向盘上驾驶汽车，主要激活的是肌肉的前部，较小程度上激活肌肉中部[18]。当方向盘保持在中心位置时，肩部肌肉会共同收缩以稳定方向盘。在转向过程中，随着转向力矩的增加，三角肌后束纤维的贡献最大[18]。

在自由泳中，研究最多的是蛙泳，利用肌电图分析12块肌肉发现，三角肌前束和中束在早期和后期恢复阶段有80%的最大自主收缩[19-21]。在一项研究中，观察了肩膀疼痛的游泳者肌电活动，发现在恢复阶段的开始和结束中三角肌纤维活动的正常增加被明显抑制。在前三角肌中，早期恢复和晚期恢复的活动明显受到抑制。不幸的是，在这项研究中，导致疼痛的结构并没有被识别出来[19]。当一个人执行一个良好的学习和重复的活动时，触发点可以抑制该肌肉。

（3）功能单元

肌肉的功能单位包括强化和对抗其动作的肌肉以及肌肉交叉的关节。这些结构的功能相互依赖反映在感觉运动皮层的组织和神经连接上。功能单位之所以被强调，是因为在该单位的一块肌肉中存在触发点，增加了该单位的其他肌肉也出现触发点的可能性。当肌肉中的TrP失去活性时，我们应该关注的是在相互依赖的肌肉中可能产生的TrP。表28-1大致代表三角肌的功能单位[22]。

表28-1　三角肌功能单位

动　作	协同肌	拮抗肌
肩关节外展	冈上肌	胸大肌 背阔肌 大圆肌
肩关节前屈	喙肱肌 胸大肌 肱二头肌长头	肱三头肌长头 背阔肌 胸大肌
肩关节后伸	肱三头肌长头 背阔肌 胸大肌	胸大肌 肱二头肌长头 喙肱肌

冈上肌、冈下肌、肩胛下肌、上斜方肌、下斜方肌和前锯肌在冠状面（肩关节外展）外展、肩胛骨平面抬高、矢状面抬高中起协同作用。

3 临床表现

（1）牵涉性痛模式

三角肌前束的触发点牵涉痛（图28-2A）是指肩膀的前、中区域和上臂的前外侧的疼痛[23,24]。三角肌后束的触发点（图28-2B）指的是集中在肩后区域的疼痛，有时指的是邻近的上肢后部。位于中三角肌中束的触发点，疼痛集中在肩部的该区域，并伴有一些邻近区域的疼痛（图28-2C）。一般来说，疼痛深度局限于肩膀，很少达到肘部。三角肌没有任何远处的牵涉痛。通过高渗盐水的注射实验证实了该肌肉的牵涉性疼痛[25]。

（2）症状

三角肌前束的触发点会引起肩膀前面的疼痛，并可能涉及上臂的前面。相反，三角肌后束的TrPs会引起肩背疼痛，偶尔会涉及上臂的背部和

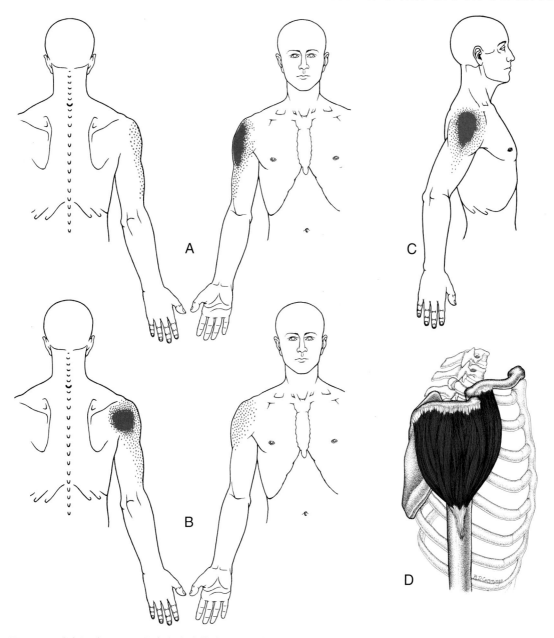

图28-2　右侧三角肌TrPs的参考疼痛模式（暗红色）（浅红色）。**A** 肌肉前纤维中TrPs的疼痛模式。**B** 后纤维的疼痛模式。**C** 疼痛模式来自肌肉中间纤维的TrPs。TrPs在三角肌前后部的分布与TrPs在中三角肌的分布规律不同。图28-3为这种临床现象提供了一种可能的解释。**D** 右三角肌

侧面，而肩关节前部的 TrPs 较少。三角肌中束的触发点通常只在肩部外侧的肌腹引起疼痛，而不涉及上臂。临床经验表明，三角肌中束的 TrPs 通常与该肌对冈上肌的抑制有关。

通常，三角肌中存在 TrPs 的患者在接触性运动或其他活动中肩膀受到创伤后开始出现症状。三角肌的触发点也可以在工作活动的重复性劳损中被激活。事实上，Fernandez de las Penas 等人观察到，体力劳动者和办公室工作人员肩部肌肉中的 TrP 数量相当[26]。三角肌中存在 TrPs 的患者主诉肩部区域深度疼痛，肩部活动时较痛，休息时疼痛较少（图 28-2）。在三角肌前束存在 TrPs 的患者很难将上肢抬高到与肩同高，也很难到达身体后方。患有多个三角肌 TrPs 的患者可能由于疼痛无力而出现力量障碍或完全不能将上肢举至肩部。Hains 等人发现，在包括三角肌在内的肩部肌肉中应用缺血压迫 TrPs，可以有效地减轻慢性肩痛患者的症状[27]。

（3）患者检查

在一次彻底的主观检查之后，临床医生应该绘制一张详细的图示来描述患者所描述的疼痛模式。这种描述将有助于计划体格检查，并可在症状改善或改变时监测患者的进展情况。为了有效地检查三角肌，临床医师应评估肩带姿势、肩关节的主动和被动活动范围以及肩肱节律，密切注意肌肉的活动模式。为了确定三角肌中可能限制运动范围从而影响功能障碍的 TrP，临床医生应通过对三角肌各部分进行特异性兴奋性测试，来确定限制的运动范围。

肌肉激活模式的检查对肩部肌肉 TrPs 患者尤为重要，因为 TrPs 已被发现在上臂抬高时可引起上斜方肌和前锯肌的延迟和不一致的激活[28,29]。此外，存在于三角肌后束中的 TrPs 能够降低前三角肌纤维在上臂抬高时相互抑制的效率[30]。根据上述研究结果和 Bron 等人的研究发现，38% 的非特异性肩痛患者在三角肌前束会出现 TrPs，对任何出现肩痛的患者进行三角肌的彻底检查是非常重要的[31]。

肩关节、肩锁关节、胸锁关节和肩胛胸关节的附属关节运动应进行手法检测。通常，胸锁关节的限制可以导致肩部抬高的损伤，导致肌肉活动模式的改变。盂肱关节功能障碍也可能通过抑制冈上肌功能进而损害肌肉的激活模式，从而导致三角肌超负荷。应进行肌肉特异性抵抗试验，以确定肌肉功能障碍和疼痛症状的再现。三角肌前束纤维的累及损害了 Apley 的伸展、内旋和内收测试（图 21-3A）；而三角肌后束的 TrPs 则阻止了 Apley 划痕试验（屈曲、外展和外旋）的执行（图 21-3B）；手臂可以举过头顶却不能放置头后，这是由于受累的三角肌后束挛缩至缩短位引发的疼痛所致。

（4）触发点检查

利用交叉纤维平滑式触诊来识别三角肌的浅表位置的绷紧带和 TrP，可以很容易地触诊到肌腹。检查时最好将手臂稍微外展（约30°）以放松肌肉。Bron 等人报道了三角肌前、中纤维触诊 TrPs 的可靠性[31]。Bron 等人的研究发现的最可靠的特征是可触的紧绷带、抽搐反应和牵涉痛的存在[32]。

三角肌中终板的位置如图 28-3 所示，反映了终板在肌肉各部位分布的差异。终板通常位于它所供应的肌肉纤维的中部附近。梭状肌的终板区，就像三角肌前束和后束一样，是一个单一的、有时不规则的运动终板带，一直延伸到肌肉的中间部分。然而，三角肌中束的终板广泛分布于整个肌肉[33]。因此，三角肌中的 TrPs 可以定位在肌肉的任何纤维中。临床医生应仔细检查所有的纤维，以确定最受影响的部分。

存在触发点的患者通常会抱怨肩部疼痛。在一项对 72 名慢性肩痛患者的研究中，50% 的患者在三角肌中束有活性的 TrPs，47% 患者在三角肌前束有活性的 TrPs，44% 在三角肌后束。三角肌前纤维也有大量的隐性 TrPs，占 27%[31]。三角肌触发点还与工作相关的肩颈疾病有关[34 26]。三角肌特有的触发点是罕见的。在检查过程中，应评估有相关 TrPs 的典型肌肉，并对肩部疼痛抱怨进行

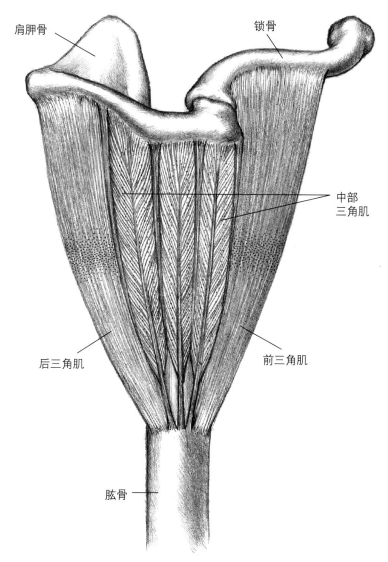

图28-3 终板（红点）在三角肌三部分的位置。终板通常位于它所支配的肌纤维的中间。肌肉的前后部分呈梭状排列，它们的纤维几乎与肌肉的长轴平行，这样的排列速度是以牺牲力量为代价的，结果在肌肉中间形成了一圈终板。三角肌中部的示意图显示了一种以牺牲速度为代价来提供力量的多弦纤维结构。经安德森·杰批准改编的示意图。源自：《格兰特解剖学地图集》，第7版，巴尔的摩，医学博士：威廉姆斯&威尔金斯出版社；1978

全面解决。

三角肌前束

肌纤维平滑触诊被用来识别与三角肌前束TrPs相关的紧绷带（图28-4A）。这部分肌肉的触发点很容易识别。

三角集中束

由于三角肌是多翼的，它的运动终板分布广泛，所以三角肌中束的触发点几乎可以沿着肌腹的任何地方发生，肱骨大结节上小关节棘附属点

的疼痛可与三角肌TrPs相关的疼痛相混淆。为了将压痛与冈上肌神经末梢病和三角肌TrP区别开来，将手臂被动外展至90°，以保护冈上肌附着不受肩峰下指压的影响，而三角肌TrP对触诊依旧敏感（图28-4B）。

三角肌后束

三角肌后束TrPs通常位于肌肉的后缘，略高于三角肌前束肌纤维。应使用沿着肌腹的交叉纤维平滑式触诊来鉴别这部分肌肉中的TrPs（图28-

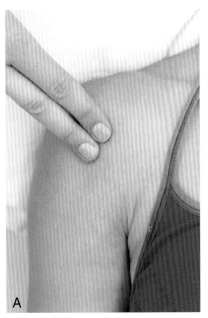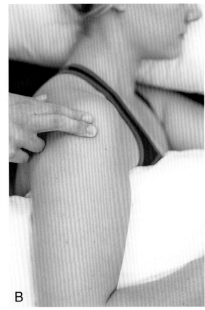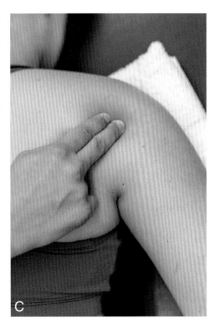

图28-4　交叉纤维平滑式触诊以确定三角肌（A）前、（B）中、（C）后纤维的触发点

4C）。

4　鉴别诊断

（1）触发点的激活和延续

一种激活触发点的姿势或活动，如果不加以纠正，也能使它永久化。在三角肌的任何部位，TrPs可由不习惯的偏心负荷、非条件肌肉的偏心运动、或最大或次最大的同心负荷激活[35]。当肌肉长时间处于缩短或延长的位置时，触发点也可能被激活或加重。外伤是三角肌TrP形成的常见原因。三角肌经常在诸如游泳、空中投掷、网球、举重和滑雪等运动中负荷过重。许多这类活动需要强有力的屈曲，这会使三角肌负荷过重。撞击性创伤可能发生于网球或高尔夫球的撞击，直接落在肌肉上，或在撞击过程中发生碰撞。

射击时反复的后坐力也会造成三角肌前束的损伤。下台阶时突然失去平衡可能会发生突然超载造成的创伤，伸手去扶栏或栏杆"摔倒"时，可能导致三角肌突然过度用力和过度伸展。由于机动车事故造成的创伤，在肩部和颈部肌肉中形成的TrP可加重与挥鞭样相关的疾病恶化，这些TrP通常是这些患者顽固性颈肩疼痛或头痛的原因[34]。携带重物或提抱儿童时也会使三角肌和肩袖肌肉负荷过重。

三角肌前束触发点的形成可能是由肌肉超负荷激活引起的，比如在肩膀高度手持电动工具或者在一个调整不当的工作空间工作。办公室工作场所不符合人体工程学会导致三角肌活动持续增加。Conte等人利用浅表肌电图研究了躯干和上臂肌肉在使用电脑触控板和传统鼠标控制时的肌肉协同收缩[36]，这些作者发现，使用鼠标需要肩膀外展，使用触摸板需要更高的运动精度，因此需要更稳定的肩膀。他们的结论是，使用带鼠标的笔记本电脑可能会降低肩部和上臂受伤的生物力学风险[36]。

重复的活动需要将手臂抬高到肩膀或眼睛的高度，一次工作几个小时，这可能会激活TrPs，如果不做任何改变而继续进行任务，可能会使TrPs永久存在。患有慢性手臂、颈部和肩部疼痛的工人通常在肩膀和包括三角肌在内的颈部肌肉组织中存在TrPs[26]。正如预期的那样，持续的电脑工作和不良的姿势可能会使受试者更容易出现触发点。此外，办公室工作人员和体力劳动者中触发点的患病率也很相似，这表明他们过度使用了同样的肌肉，尽管他们的工作活动可能非常不同[26]。

重复性过度使用也出现在竞争的需要做上举头顶动作的运动员。排球或网球的头顶发球会引起三角肌的反复性劳损和TrP的形成。Osborne和Gatt确定了排球运动员在经过几天的训练和比赛后形成的触发点[37]。释放TrPs可以恢复活动范围，并允许运动员要迅速恢复竞技状态。间歇性的过度运动，如不习惯的深海捕鱼，也会导致三角肌前束肌纤维TrP的形成。

三角肌的后束很少由于单独活动而产生触发点。通常，TrP的形成与运动链的其他肌肉中的TrP相关。然而，特定的过度运动可能会激活三角肌后部的TrPs，并可能发生在滑雪时的过度撑杆运动或其他需要反复牵拉动作的重复性运动中[13]。

（2）相关触发点

相关的TrPs可在由TrPs引起的相关疼痛区域发展[37]。因此，还应该考虑每一块肌肉的相关疼痛区域的肌肉组织。通常，在相关肌肉中TrP的释放可使三角肌相关TrP的压力痛阈值立即降低[38]。这种关系最常见于冈下肌的TrPs，引起前三角肌相关TrPs中。三角肌前部的触发点通常与胸大肌锁骨段、胸小肌、肱二头肌和三角肌后纤维中的TrPs有关。

当在三角肌后束纤维中发现TrP时，还应检查肱三头肌长头近1/3处、背阔肌和大圆肌是否有相关的TrP。当手臂完全外展时，小圆肌纤维仅与三角肌后束对齐。因此，它不太可能发展相关的TrP。在三角肌后束中分离的TrPs很少发生，除非TrPs通过向肌肉局部注射刺激性溶液而被激活时。在这些情况下，TrP活动趋向于自我维持。

因为三角肌位于冈下肌和冈上肌的疼痛区域，所以当这些肌肉有TrPs时，三角肌很少能逃脱相关TrPs的发展。Hong报道称，斜角肌或冈上肌中的TrP可诱发三角肌中的相关TrP[39]。对冈下肌的TrP施加压力，引起肩部前部区域的指征性疼痛。当记录到肱二头肌和肱三头肌的针头时，这种压力导致三角肌前束的运动单位活跃性增强或称牵涉性痉挛[38]。尽管没有对三角肌进行治疗，

但冈下肌TrP的失活导致三角肌前束TrP的痛压阈值降低。

如果三角肌TrPs失活后仅能恢复约90°外展，则应定位并消除任何活动的冈上肌TrPs。这种干预通常恢复手臂在头顶位置的全范围运动，除非也涉及肩膀外展的拮抗肌。拮抗肌的触发点可对肩关节抬高产生负面影响。当TrPs存在于三角肌后束时，在肩部抬高时肌肉的相互抑制作用减弱[30]。这种关系会导致运动效率降低，从而导致肌肉松弛度降低，肌肉激活模式紊乱，并使三角前束肌持续超载。这些都是肌肉激活TrP形成的前提。

（3）相关病理学

三角肌TrPs常被误诊为肩袖撕裂、肱二头肌肌腱炎、三角肌下滑囊炎、肩关节炎、撞击综合征或C5神经根病。在肩痛症状的鉴别诊断中需要考虑这些情况。它们可能会引起肩部深度疼痛和触痛，以及类似于三角肌TrPs的疼痛，但它们缺乏可触及的紧张带、压痛和肌肉局部抽搐反应等具体体征。

这些疾病常与三角肌触发点共存，在这些病例中，2种情况都需要治疗。

三角肌任何部位的牵涉性疼痛可以与盂肱关节的疼痛相似，因此很容易被误诊为关节炎[40]。在决定注射到肩关节之前，三角肌中的TrP应该被灭活并观察治疗效果。有时肌肉和关节都需要治疗。

当我们的注意力只集中在肩峰下受累的疼痛和压痛区域，而忽略三角肌的任何或全部三个部分的TrPs时，常常会被诊断为"三角肌下滑囊炎"。当忽视了三角肌中活化的TrPs时，往往导致治疗结果不佳。

肩锁关节位于三角肌前束的近端。由扭伤、半脱位、或关节完全脱位或分离引起的疼痛与前三角肌TrPs的疼痛模式相似，反之亦然。肩锁关节扭伤会产生关节的局部压痛，而不是三角肌的TrP压痛，在关节被动活动和手臂旋转和抬高肩胛骨时引起疼痛。肩锁关节半脱位和脱位在体育活

动和车祸后更容易发生，在车祸中，患者抓住方向盘或伸出手臂进行保护。如果累积到肩锁关节，则被动的水平外展是痛苦的。

肩关节粘连性囊炎，或称冻结性肩关节炎，是一种病因不明的疾病，它会限制肩关节的活动范围，并在肩关节的主动和被动活动时伴有剧烈的疼痛。通常，这些患者的肩胛胸肌和肩胛盂肱肌存在TrP，尤其是肩胛下肌存在触发点，这可能导致患者疼痛和活动受限。Clewley等用TrP释放法治疗粘连性囊炎患者[41]。当第一次对颈椎和胸椎的推拿无效时，对周围的肩部肌肉组织进行TrPs评估。他们发现TrP存在于上斜方肌、肩胛提肌、三角肌和冈下肌，通常也累及肩胛下肌。通过干针治疗释放触发点可显著减轻患者的疼痛，从而改善了功能活动期间的肩部运动，并为进一步的运动进展引入了更高级别的手动干预[41]。这个病例表明，灭活TrPs可以减少疼痛，并可能改善运动，使患者可以忍受更多的手法治疗。

5　纠正措施

慢性肩痛与包括三角肌在内的肩部肌肉的活动性和隐性TrP有关[26,31]。如前所述，不符合人体工程学的设置会导致三角肌长期紧张，这可能是长时间伏案工作的员工脖子和肩膀疼痛的主要原因。因此，对工作空间进行彻底的人体工程学评估，并适当调整键盘，使肘部在大约90°的屈曲中得到支撑，有助于减少肌肉的负荷，并可能消除疼痛。在互联网上可以找到一些关于正确安排工作站的清单，许多公司都有员工可以提供工作空间的人体工程学评估。可以咨询物理或职业治疗师，提供适当的调整建议，以改善舒适度。

除了姿势调整外，其他机械应力因素也需要纠正。重物搬运时应使手臂旋转，使拇指转动至可以使受累三角肌去负荷的方向。为了有效地去除三角肌前束纤维，手臂应向外旋转，内部旋转从而释放后纤维。患者应在楼梯上采取预防措施，防止因被迫快速抓住扶手而导致三角肌负荷过重。扶着栏杆慢慢地爬楼梯，并且目测脚的位置，可

以防止跌到风险及肌肉过负荷的重现。

参加接触性运动的运动员应在肩部前部分使用保护垫。射击爱好者应该在肩膀前面放一个垫子，或者使用一件专门设计的衣服，以减少枪支反冲的直接伤害。这有助于防止进一步的疼痛和刺激，并有助于防止TrP的形成。

在靶向练习中，用毛巾卷在腋窝支撑手臂，并将肩膀外展30度，不会改变三角肌中束的活动，但会显著增加三角肌后束的活动。在侧卧位时，在腋下使用毛巾卷可增加后三角肌最大的随意收缩，而减少三角肌后束的收缩。在站立和侧卧时使用毛巾卷可以集中训练三角肌后束或放松三角肌中束[42,43]。研究人员已经证明，90°外展和100°外展的俯卧水平外展可分别使三角肌中束和后束产生80%至88%的最大自主收缩[44 43]。虽然三角肌在肱骨旋转中没有特定的作用，但站立时的内外旋转运动可以作为该肌肉神经肌肉再训练的起点[42-44]。

触发点压力释放与三角肌放松在一个轻松的位置（支持约45°外展是最佳的）特别有效（图28-5）。压力应该是不舒服但可以忍受的，它可以

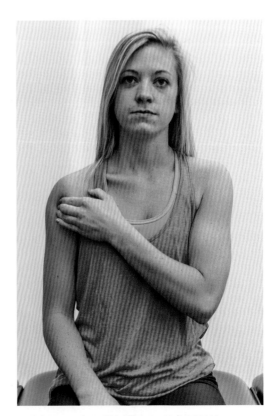

图28-5　三角肌前纤维TrPs的自压释放

有效地适用于持续时间短至15秒的比赛[26]。如果TrP不能方便进行压缩，可以用一个网球抵着墙壁对TrP施加压力。患者也可以使用商用工具来辅助施加压力。

临床医生可以教患者三角肌TrPs的自我压

力释放。每天对受影响的肌肉进行温和的被动拉伸也可以缓解疼痛，保持TrP释放后的效果（图28-6A和B）。这些拉伸可以在温水淋浴下进行，将水直接浇在肌肉上，以增加拉伸时的舒适感。

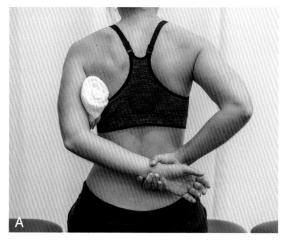 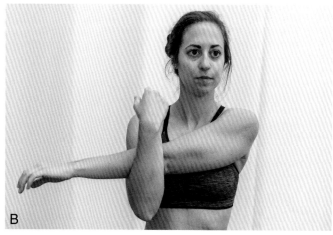

图28-6　**A** 三角肌中束的自我拉伸。**B** 三角肌后束的自我拉伸

王晓雷、宁秀娟、郑拥军　译　郑拥军　审

参考文献

［1］ Moser T, Lecours J, Michaud J, Bureau NJ, Guillin R, Cardinal E. The deltoid, a forgotten muscle of the shoulder. *Skeletal Radiol.* 2013; 42(10): 1361−1375.

［2］ Standring S. *Gray's Anatomy: The Anatomical Basis of Clinical Practice.* 41st ed. London, UK: Elsevier; 2015.

［3］ Stecco A, Macchi V, Stecco C, et al. Anatomical study of myofascial continuity in the anterior region of the upper limb. *J Bodyw Mov Ther.* 2009; 13(1): 53−62.

［4］ Zhao X, Hung LK, Zhang GM, Lao J. Applied anatomy of the axillary nerve for selective neurotization of the deltoid muscle. *Clin Orthop Relat Res.* 2001; (390): 244−251.

［5］ Loukas M, Grabska J, Tubbs RS, Apaydin N, Jordan R. Mapping the axillary nerve within the deltoid muscle. *Surg Radiol Anat.* 2009; 31(1): 43−47.

［6］ Reed D, Cathers I, Halaki M, Ginn K. Does supraspinatus initiate shoulder abduction? *J Electromyogr Kinesiol.* 2013; 23(2): 425−429.

［7］ Alpert SW, Pink MM, Jobe FW, McMahon PJ, Mathiyakom W. Electromyographic analysis of deltoid and rotator cuff function under varying loads and speeds. *J Shoulder Elbow Surg.* 2000; 9(1): 47−58.

［8］ de Witte PB, Werner S, ter Braak LM, Veeger HE, Nelissen RG, de Groot JH. The supraspinatus and the deltoid—not just two arm elevators. *Hum Mov Sci.* 2014; 33: 273−283.

［9］ Wickham J, Pizzari T, Stansfeld K, Burnside A, Watson L. Quantifying 'normal' shoulder muscle activity during abduction. *J Electromyogr Kinesiol.* 2010; 20(2): 212−222.

［10］ Wattanaprakornkul D, Halaki M, Boettcher C, Cathers I, Ginn KA. A comprehensive analysis of muscle recruitment patterns during shoulder flexion: an electromyographic study. *Clin Anat.* 2011; 24(5): 619−626.

［11］ Pearl ML, Perry J, Torburn L, Gordon LH. An electromyographic analysis of the shoulder during cones and planes of arm motion. *Clin Orthop Relat Res.* 1992; 284: 116−127.

［12］ David G, Magarey ME, Jones MA, Dvir Z, Turker KS, Sharpe M. EMG and strength correlates of selected shoulder muscles during rotations of the glenohumeral joint. *Clin Biomech (Bristol, Avon).* 2000; 15(2): 95−102.

[13] Illyes A, Kiss RM. Shoulder muscle activity during pushing, pulling, elevation and overhead throw. *J Electromyogr Kinesiol.* 2005; 15(3): 282−289.

[14] Reed D, Cathers I, Halaki M, Ginn KA. Does load influence shoulder muscle recruitment patterns during scapular plane abduction? *J Sci Med Sport.* 2015; 15: 207−208.

[15] Brookham RL, Wong JM, Dickerson CR. Upper limb posture and submaximal hand tasks influence shoulder muscle activity. *Int J Ind Ergon.* 2010; 40: 337−344.

[16] Gregori JH, Bureau NJ, Billaurt F, Hagemeister N. Coaptation/elevation role of the middle deltoid muscle fibers: a static biomechanical pilot study using shoulder MRI. *Surg Radiol Anat.* 2014; 36: 1001−1007.

[17] Liu J, Hughes RE, Smutz WP, Niebur G, Nan-An K. Roles of deltoid and rotator cuff muscles in shoulder elevation. *Clin Biomech (Bristol, Avon).* 1997; 12(1): 32−38.

[18] Gao ZH, Fan D, Wang D, Zhao H, Zhao K, Chen C. Muscle activity and co-contraction of musculoskeletal model during steering maneuver. *Biomed Mater Eng.* 2014; 24(6): 2697−2706.

[19] Scovazzo ML, Browne A, Pink M, Jobe FW, Kerrigan J. The painful shoulder during freestyle swimming. An electromyographic cinematographic analysis of twelve muscles. *Am J Sports Med.* 1991; 19(6): 577−582.

[20] Pink M, Perry J, Browne A, Scovazzo ML, Kerrigan J. The normal shoulder during freestyle swimming. An electromyographic and cinematographic analysis of twelve muscles. *Am J Sports Med.* 1991; 19(6): 569−576.

[21] Rouard AH, Clarys JP. Cocontraction in the elbow and shoulder muscles during rapid cyclic movements in an aquatic environment. *J Electromyogr Kinesiol.* 1995; 5(3): 177−183.

[22] Simons DG, Travell JG, Simons LS. *Myofascial Pain and Dysfunction: The Trigger Point Manual. Volume 1: Upper Half of Body.* 2nd ed. Philadelphia, PA: Lippincott Williams & Wilkins; 1999.

[23] Kellgren JH. Observations on referred pain arising from muscle. *Clin Sci (Lond).* 1938; 3: 175−190.

[24] Travell J, Rinzler SH. The myofascial genesis of pain. *Postgrad Med.* 1952; 11(5): 425−434.

[25] Steinbrocker O, Isenberg SA, Silver M, Neustadt D, Kuhn P, Schittone M. Observations on pain produced by injection of hypertonic saline into muscles and other supportive tissues. *J Clin Invest.* 1953; 32(10): 1045−1051.

[26] Fernández de las Peñas C, Grobli C, Ortega-Santiago R, et al. Referred pain from myofascial trigger points in head, neck, shoulder, and arm muscles reproduces pain symptoms in blue-collar (manual) and white-collar (office) workers. *Clin J Pain.* 2012; 28(6): 511−518.

[27] Hains G, Descarreaux M, Hains F. Chronic shoulder pain of myofascial origin: a randomized clinical trial using ischemic compression therapy. *J Manipulative Physiol Ther.* 2010; 33(5): 362−369.

[28] Bohlooli N, Ahmadi A, Maroufi N, Sarrafzadeh J, Jaberzadeh S. Differential activation of scapular muscles, during arm elevation, with and without trigger points. *J Bodyw Mov Ther.* 2016; 20(1): 26−34.

[29] Lucas KR, Rich PA, Polus BI. Muscle activation patterns in the scapular positioning muscles during loaded scapular plane elevation: the effects of Latent Myofascial Trigger Points. *Clin Biomech (Bristol, Avon).* 2010; 25(8): 765−770.

[30] Ibarra JM, Ge HY, Wang C, Martinez Vizcaino V, Graven-Nielsen T, Arendt-Nielsen L. Latent myofascial trigger points are associated with an increased antagonistic muscle activity during agonist muscle contraction. *J Pain.* 2011; 12(12): 1282−1288.

[31] Bron C, Dommerholt J, Stegenga B, Wensing M, Oostendorp RA. High prevalence of shoulder girdle muscles with myofascial trigger points in patients with shoulder pain. *BMC Musculoskelet Disord.* 2011; 12(1): 139−151.

[32] Bron C, Franssen J, Wensing M, Oostendorp RA. Interrater reliability of palpation of myofascial trigger points in three shoulder muscles. *J Man Manip Ther.* 2007; 15(4): 203−215.

[33] Christensen E. Topography of terminal motor innervation in striated muscles from stillborn infants. *Am J Phys Med.* 1959; 38(2): 65−78.

[34] Castaldo M, Ge HY, Chiarotto A, Villafane JH, Arendt-Nielsen L. Myofascial trigger points in patients with whiplash-associated disorders and mechanical neck pain. *Pain Med.* 2014; 15(5): 842−849.

[35] Gerwin RD, Dommerholt J, Shah JP. An expansion of Simons' integrated hypothesis of trigger point formation. *Curr Pain Headache Rep.* 2004; 8(6): 468−475.

[36] Conte C, Ranavolo A, Serrao M, et al. Kinematic and electromyographic differences between mouse and touchpad use on laptop computers. *Int J Ind Ergon.* 2014; 44: 413−420.

[37] Osborne NJ, Gatt IT. Management of shoulder injuries

using dry needling in elite volleyball players. *Acupunct Med.* 2010; 28(1): 42−45.

［38］Hsieh YL, Kao MJ, Kuan TS, Chen SM, Chen JT, Hong CZ. Dry needling to a key myofascial trigger point may reduce the irritability of satellite MTrPs. *Am J Phys Med Rehabil.* 2007; 86(5): 397−403.

［39］Hong C-Z. Considerations and recommendations regarding myofascial trigger point injection. *J Musculoskelet Pain.* 1994; 2(1): 29−59.

［40］Reynolds MD. Myofascial trigger point syndromes in the practice of rheumatology. *Arch Phys Med Rehabil.* 1981; 62(3): 111−114.

［41］Clewley D, Flynn TW, Koppenhaver S. Trigger point dry needling as an adjunct treatment for a patient with adhesive capsulitis of the shoulder. *J Orthop Sports Phys Ther.* 2014; 44(2): 92−101.

［42］Sakita K, Seeley MK, Myrer JW, Hopkins JT. Shoulder-muscle electromyography during shoulder external-rotation exercises with and without slight abduction. *J Sport Rehabil.* 2015; 24(2): 109−115.

［43］Reinold MM, Wilk KE, Fleisig GS, et al. Electromyographic analysis of the rotator cuff and deltoid musculature during common shoulder external rotation exercises. *J Orthop Sports Phys Ther.* 2004; 34(7): 385−394.

［44］Marta S, Pezarat-Correla P, Fernandes O, Carita A, Cabri J, de Moraes A. Electromyographic analysis of posterior deltoid, posterior rotator cuff and trapezius musculature in different shoulder exercises. *Int Sportsmed J.* 2013; 14: 1−15.

第 二十九 章

喙肱肌

约瑟夫·M.唐纳利、利·E.帕鲁宾斯卡斯

1 介绍

喙肱肌是位于肩前方的一块小型肌肉，经常被认为是肩痛的根源。该肌肉附着在喙突的顶部。在远端它沿着肱三头肌和肱肌之间的肱骨干止于肱骨的内侧边界，由肌皮神经支配。喙肱肌的主要功能是协助肩关节屈曲和内收，当手臂被固定时，喙肱肌与其功能单元的协同肌肉共同作用，同样可以为肩关节前下部提供稳定。喙肱肌上的触发点一般会在肩前部产生较深的疼痛感，也可能会牵涉到上臂、前臂以及手背部。在某些特殊情况下，这种疼痛也可能会牵涉到第三手指。当患者将手臂伸向后方时（如拿出钱包或整理衬衫）、肘关节屈曲抬起手臂时以及手臂跨越身体中线时（如试图系上安全带）都会使患者产生一系列症状。喙肱肌触发点的激活因子与持续因子通常来源于快速重复性肌肉活动，如伸手去搬运重物、俯卧撑、负重的卧推或投掷都会引起患者疼痛的症状。对于像第七颈椎根性疼痛、神经根型颈椎病、腕管综合征、肩峰下滑囊炎、棘上肌腱炎和肩关节功能障碍等都需要有一个详细的评估。在长时间运动中，保持正确的姿势可以缓解症状，如触发点的自我压力释放，自我伸展运动以及避免在手臂伸展或负重上举时做重复性动作。临床上，喙肱肌中的触发点还会使其运动单位的其他肌肉出现触发点。

2 相关解剖

喙肱肌近端附着于喙突的顶点，深至肱二头肌短头肌腱，并有纤维连接至肱二头肌短头近端。它沿肱骨远端在肱三头肌与肱肌之间的附着处附着在肱骨的中部边界（图29-1）。喙肱肌位于肩胛下肌的上方并由喙肱肌囊将其分离。

喙肱肌的解剖学变异包括其肱骨附着点在上内侧的延伸以及肌肉的完全缺失。还可能出现其他附属肌肉滑脱至较小的结节上、内上方肱三头肌或中间肌间隔。

（1）神经和血管供应

臂丛神经血管束（由正中神经、肌皮神经、尺神经和肱动脉组成）在喙突处深入到胸大肌的肌腱附着点，并沿着上臂中间和背侧向下延伸至喙肱肌。当触诊该肌肉或治疗该区域的触发点时，应尤其注意，以免造成损伤。对肱骨强有力加压时很容易对这些神经造成伤害。

喙肱肌由臂丛神经的侧索产生的肌神经支配，并源自颈椎的C5～C7水平。大多数文献都报道了喙肱肌受C5～C7脊神经支配。然而，支配臂神经的脊髓神经分支只包含来自C6和C7的纤维[8,9]。这种描述与该肌肉通常接受的神经支配水平相反，但已经在不止一项研究中得到验证。

肌肉分支一旦从神经干中分离出来，就会从位于胸大肌下方的肌腹中部的喙肱肌穿过，将肌肉分成浅表和深层两部分，神经在肱肌和肱二头肌中间下行到手臂外侧[3,10]。然后，解剖学发现，肌皮神经并未穿过喙肱肌，但横穿肌肉的长轴[1]。这一发现可能会对手术中的神经阻滞以及在肌肉或肩前肌间隔的注射产生影响[11-15]。

对喙肱肌深部的血管供应来源于腋动脉和肱

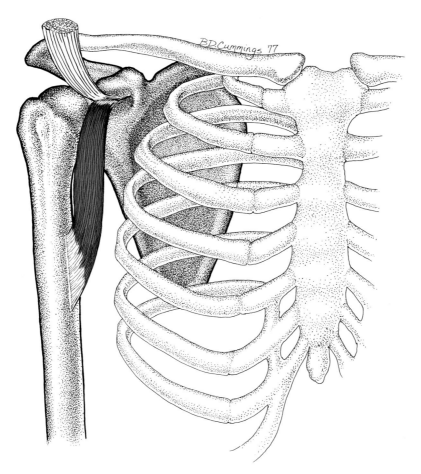

图 29-1　喙肱肌的正常附着（红色）：近端附着在喙突顶端，远端沿肱骨的一条线延伸，一直附着在肱骨干中间。肱二头肌的短头（已被切断并向上翘起）与喙肱肌在喙突处有共同的起点

骨前回旋动脉分支。肌肉浅表部分的血管供应由胸膜顶动脉分支提供。

（2）功能

喙肱肌协助肩关节完成屈曲和内收动作。基于其插入的角度，喙肱肌可能是肱骨内收的重要因素[1,3,16-18]。在手臂被固定时，它可以与三角肌前束共同作用以使手臂偏离冠状运动平面。

当喙肱肌与肱二头肌短头共同作用时，它可以协助稳定肱骨连接。当手臂处于外展位置时，通过刺激，喙肱肌可将肱骨强行拉向关节盂腔[19]。Halder 等人发现喙肱肌同样可以在上肢内收时起到稳定肱骨关节下方的作用[20]。

当肩关节前屈时，喙肱肌向肱骨头提供一个向前的稳定力。所以该肌肉一旦损伤，会造成肩关节的不稳定。因此，当喙肱肌环绕包裹住肩胛下肌上方的肱骨头时，会给其提供一个动态的稳定性[3,18]。

位于肱骨中轴处部分的肌肉可以通过肩关节的内旋和外旋使其伸长。据研究，该肌肉在使上肢从其他位置恢复中立位的过程中起到明显的作用。

（3）功能单位

肌肉的功能单元包括增强和抵抗其产生动作的肌肉，同时也包括肌肉所跨越的关节。这些结构的功能相互依赖并反映在感觉运动皮质的组织和神经连接中。着重强调功能单元，是因为当某一块肌肉存在触发点时会增加该单元的其他肌肉形成触发点的可能性。所以当某块肌肉的触发点失活时，需要关注其相互依赖的肌肉中是否存在触发点（表 29-1 陈列了喙肱肌的功能单位）[21]。

表 29-1　喙肱肌功能单元

动 作	协同肌	拮抗肌
肩关节屈曲	三角肌前束、肱二头肌短头、胸大肌	大圆肌、背阔肌、肱二头肌长头、三角肌
肩关节内收	大圆肌、背阔肌、胸大肌	三角肌、冈上肌

3　临床表现

（1）牵涉痛模式

位于喙肱肌的触发点所引起的疼痛主要位于三角肌前束即肩部前方（图29-2）。疼痛也可能会扩散到上肢的后部，集中存在于肱三头肌、前臂背侧并逐渐延伸至手背部中指指尖处。通常，肘关节和腕关节不会存在疼痛症状。

触发点所引起疼痛的程度随着其活跃性的增高而增强，产生的疼痛越剧烈，那么在静止时产生持续性疼痛的可能性就越大。同样，触发点作为引起疼痛的原因，其所能触到的紧绷带越紧绷，局部抽搐反应就越剧烈。

（2）症状

当患者主诉出现上肢疼痛时，特别是肩前部或上臂后部疼痛时，应考虑其喙肱肌是否存在疼痛触发点。如果喙肱肌中存在触发点，那么在患者的身体后方和下背部就可能感到疼痛和活动困难。例如，在患者将手伸入后侧或整理衬衫时，会感到疼痛。当只牵涉到喙肱肌，肘部弯曲时（如触摸头顶）上肢既不能向上举过头顶，也不能伸向侧面。由于喙肱肌处于短缩的位置，所以在上肢处于完全上举时，将上肢由耳后移向身体中线时依旧会引起疼痛。

（3）临床检查

经过系统详尽的主观检查后，临床医生应该制作一张可以详细描述患者疼痛模式的图纸。这种方式有助于身体检查，并且有助于监测患者的病情。对喙肱肌进行一个详细的检查应包括观察肩带的姿势和肩带的位置，同时也要观察肩关节主动和被动运动范围，需要特别注意的是肌肉的激活方式以及肩肱节律。临床医生应该详细记录疼痛的时间和部位。

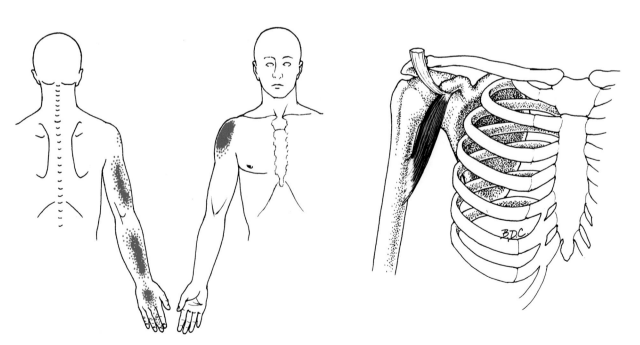

图 29-2　右侧喙肱肌的 TrPs 的牵涉痛模式（红色）。最远端的触发点可能在肌腹中部。对于受累较轻的患者，疼痛可能仅牵涉至肘部

喙肱肌存在触发点时，因为会增加内收动作的力矩，所以上肢可以上举到耳朵但不能弯曲到耳后。而且在肌肉挛缩的位置收缩肌肉会引起疼痛。

应进行针对肌肉的抵抗性测试，以识别肌肉功能受损和疼痛症状是否再次出现。为了测试喙肱肌的力量，首先使患者上肢外旋抬高至大约45°，患者应屈曲肘关节，并且使前臂完全内翻以减少肱二头肌的辅助作用[17]。由于喙肱肌存在触发点，患者可能无法充分的抵抗临床医生在肢体上所施加的压力，如果喙肱肌存在触发点，那么患者在抵抗时很有可能会引发疼痛。

Apley研磨试验（伸展、内旋、内收）（图20-3A）显示如果喙肱肌存在触发点，那么肩关节的运动范围会受到限制。当喙肱肌内旋伸展至极端，如上肢向后伸到身体后方并穿过下背部会引起肌肉的明显疼痛。通常，患者很难达到存在继发性疼痛的背部中线以上位置。当被动牵伸上肢使其在肩关节处做伸展运动时，也会引发疼痛，在维持该动作时，会产生明显疼痛[22]。

应测试盂肱、肩锁、胸锁、肩胛胸壁关节的附属运动。肩锁关节上举动作不充分时会引起关节受损，会导致肌肉正常运动模式的改变。盂肱关节功能障碍也会影响喙肱肌的正常运动模式，并导致该肌肉处于超负荷状态。

当上肢休息和上举抬高时应评估肩胛骨和肱骨头的位置是否正常，关节错位可能是导致上肢活动功能受限的重要原因（需同时做屈曲和内收动作），也是导致肌肉超负荷的重要原因。

（4）触发点检查

患者仰卧位，上肢外展60°以确保方便触碰喙肱肌。在触诊前，应考虑与其他结构的关系。喙肱肌在浅表穿过肩胛下肌、背阔肌和主要小圆肌，深入胸大肌和三角肌前束（图29-3）。通过触诊可以找到喙肱肌上的触发点，将手指滑入腋窝深处至三角肌和胸大肌（图29-4）。指尖碰到肱二头肌短头的相邻肌腹，其后侧是喙肱肌，约在肱二头肌的一半处。腋神经血管束的走向沿着喙

肱肌，故应向后移位以使手指朝着肱骨方向移动，来检查喙肱肌肌纤维是否形成紧绷带[23]。喙肱肌上的触发点通常位于肌肉附近，其附着区域也可能会出现挛缩结节，并在施加压力时产生牵涉痛。

触发点的评估

触发点的评估应包括整个肌肉的跨纤维触诊。该肌肉在较近端和远端有两个压痛区域。触发点压痛通常出现在肌肉中部，但也可能出现牵涉到整个肌腹的任意处。压痛的附着的也可能位于肌腱的近段连接处，也有出现在远端的情况。触发点紧绷带很有可能引起的持续性继发性肌腱张力过高[24]。

在正常活动范围内，通过牵拉喙肱肌可确定触发点的位置。然而，当肩部周围其他肌肉，如肱二头肌、三角肌前束的多个触发点被灭活时，喙肱肌常常会被受累。尽管较早治疗的肌肉不会出现压痛或紧绷带的复发，患者依旧会感到三角肌后束残留于后臂部的疼痛和深部压痛。详细检查会发现，压痛位于较三角肌更深的部位。

4　鉴别诊断

（1）触发点的激活和持续

触发点会被某个姿势或运动激活，如果没有被纠正，可能会永久保留。在喙肱肌任意部位的触发点，可能会因异常负重，随意的肌肉收缩或最大及次最大同心负荷而被激活[25]。当肌肉处于长时间缩短或延长位置时，肌肉上的触发点也有可能被激活或加重。

由于喙肱肌是强壮的肩部内收肌，故可通过上肢的重复性活动来激活肌肉上的触发点，如俯卧撑，攀岩，游泳或打高尔夫球等。在做将物体从肩膀及以上高度放低到地面的动作或在做伸直手臂提起重物的作业活动时，极有可能使患者患上喙肱肌肌筋膜疼痛的危险。通过手术将肩关节长时间固定在内旋的位置，或由于疼痛而导致的自固定，也有可能激活喙肱肌内的触发点。

（2）继发触发点

TrPs可在原发TrPs引起的牵涉痛区域内发

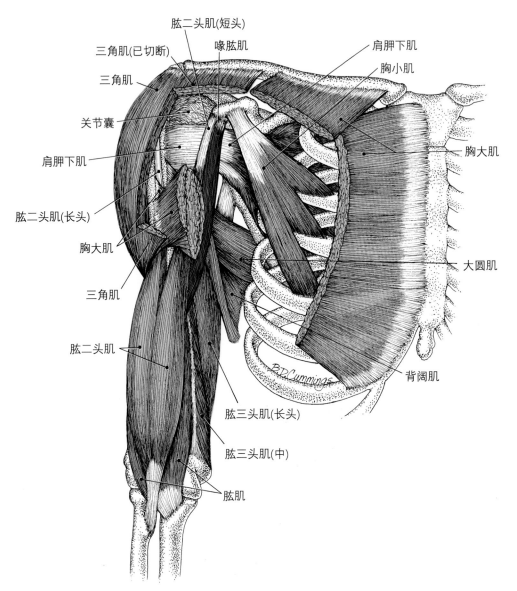

图 29-3　右肩局部肌肉解剖（前面观）。喙肱肌（暗红色）从肩胛下肌、背阔肌和大圆肌附着表面穿过，但位于胸大肌和前三角肌的深处。为清晰起见，未显示前锯肌。喙肱肌位于肱二头肌短头的内侧，可在前腋窝内，胸大肌深处向肱骨触诊

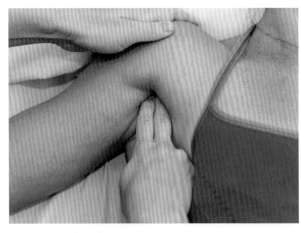

图 29-4　触诊喙肱肌的 TrPs

生，因此，也应考虑每一块肌肉的牵涉痛区域的肌肉组织。肱肌触发点可能在与其功能相关的肌肉中逐渐形成触发点，例如，三角肌前束或后束、肱二头肌短头、棘上肌和肱三头肌长头。因此在评估前肩或后臂疼痛的患者时，评估功能单元的肌肉并优先治疗这些肌肉是很有必要的。通常，在治疗了相关触发点的疼痛之后就会暴露喙肱肌的触发点，且疼痛会持续存在。

（3）相关病理学

C7 水平根性神经痛（患者主诉疼痛区域）、

腕管综合征、肩峰下滑囊炎、肩峰下疼痛综合征（撞击）、棘上肌腱鞘炎和肩锁关节功能障碍等，均会出现与喙肱肌触发点所引起症状的相似诊断结果。在肩锁关节以下引起的压痛可能暗示了喙肱肌有触发点。如果触诊产生的疼痛位置较远，那么，喙肱肌触发点发生在肌腹的可能性更高。

通过将患者患侧上肢被动水平内收至可承受的最大范围，即对患者肩锁关节施加压力，可执行一项重要的鉴别诊断程序，用以区分肩锁关节功能障碍和喙肱肌疼痛触发点。在上肢完全水平内收时固定，并施加额外的抵抗力会提高测试的灵敏度。如果肩锁关节存在功能异常，那么这两种测试方法中的一种或两种都会引起疼痛，并且不应是喙肱肌筋膜触发点单独引起疼痛。

通常，尽管已有三个喙肱肌单独撕裂病报道的出现，但这种肌肉的单独撕裂是很少出现的，一般都会与肩部其他肌肉同时出现，这主要是归因于上肢过度伸展伴随肱骨的外旋固定。

喙肱肌对肌皮神经的挤压会导致肱二头肌和肱肌的肌力减弱。可以通过喙肱肌来区分是C5或C6神经根病还是臂丛神经侧索损伤。比如一个桨手的案例，该桨手每天练习俯卧撑500次，并逐渐呈现出肱二头肌和肱肌的体积减小并伴有肌力减弱，肱二头肌肌腱反射消失，肱二头肌和肱肌的肌张力降低，前臂外侧感觉减弱。电诊断测试显示肱二头肌和肱肌的远端潜伏期延长，诱发反应的幅度降低，这表明肌腱膜神经受到压迫。在停止每日俯卧撑三个月后，患者前臂肌肉量和感觉恢复。由于喙肱肌的功能未受到损害，电诊断研究也显示出改善。因此肌皮神经的夹带必须位于喙肱肌运动分支的远端。

其他病例报道描述，患者在做剧烈运动（举重或修筑岩壁）后，在停止运动后的几个月内功能出现恢复，且在喙肱肌远端的肌皮神经功能也出现了类似的无痛损失[31-33]。所以这种情况就会被认为是由于运动引起的喙肱肌肥大从而压迫神经导致。但是没有提到检查喙肱肌中是否存在触发点。没有提到引起疼痛症状的潜在触发点以及紧绷带会产生严重的功能障碍和肌肉抑制[34-36]。

在棒球和垒球投手中也有几例近端肌皮神经损伤的案例[37-40]。在这些情况下，患者肩前部出现急性疼痛，并伴有前臂旋后肌和肘屈肌无力。前臂在某种情况下存在感觉变化，如肌电图检查显示孤立的肌皮神经损伤并伴有喙肱肌波形稀疏，但在一定情况下是不存在感觉功能改变的。这些球员的治疗包括休息、服用消炎药以及物理治疗。在所有情况下，每个投掷者都可以在没有任何手术干预的情况下恢复到比赛前的水平。目前尚不清楚这些投掷者的病情为何有这样的发展趋势，但据推测，解剖学差异和特定的运动训练的结合是造成这一情况的原因[37]。在棒球和垒球的投掷中，手臂都放置在沿神经走向施加很大的牵引力的位置，这可能会造成伤害[39]。

5 纠正措施

如果怀疑喙肱肌上触发点是造成疼痛的原因，则应避免重复或习惯性运动而造成肩关节屈肌过度使用情况。例如，反复或过重的上举、俯卧撑、卧推或斜卧推，以及反复投掷动作。应调整举重使肘部靠近身体。

由于长时间症状加重，睡觉姿势可能会受到影响。喙肱肌存在疼痛触发点的患者可能仰卧或健侧卧位睡觉更舒服。当患者选择健侧卧睡姿时，将上臂放在中间，将肘部和前臂放在枕头上可以改善睡眠舒适度，以避免因长时间使喙肱肌处于缩短位置而对其造成影响。患者处于仰卧位时，将枕头放在手臂和身体之间也可以将手臂保持在中立位。也可以将枕头放在上肢下方，垂直于身体，以防止手臂内收和内旋，并使喙肱肌处于静止的长度—张力位置。应嘱咐患者在卧床时，避免手臂举过头顶做外展外旋动作，因为该动作会使喙肱肌处于缩短位置，并可能激活触发点以引起疼痛（图29-5）。

患者可以在坐位、站立位或仰卧位时实行自我放松，以使喙肱肌上的触发点失活。患者用健侧手拇指沿着肱骨放在胸大肌下方腋下。拇指按压在腋下骨骼的内侧。将肘部压在身体一侧以感

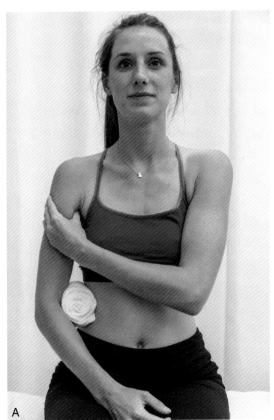
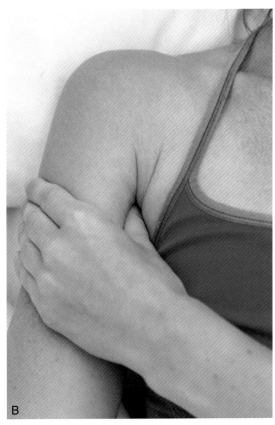

图 29-5　喙肱肌 TrPs 的自我压力释压。**A** 坐位，垫毛巾卷时更易触及肌肉。**B** 仰卧位

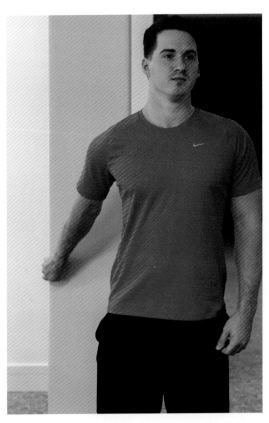

图 29-6　手臂处于中间位，利用门框进行自我拉伸

受喙肱肌的收缩。当找到激痛点时，需要一个 30 s 的持续按压抑或是持续到疼痛减轻为止。这种放松可能需要持续 3 ～ 5 次。由于许多神经穿过该区域，应避免施加过大的压力。如果出现麻木或刺痛感，应调整拇指的位置。

患者需要学会通过缓慢而稳固的牵伸喙肱肌来释放触发点的紧绷感，方法是将手臂水平外展，肱骨内旋，前臂内旋（拇指和手臂朝下）（图 29-6）。通常需要牵拉 30 s，重复 3 ～ 5 次，注意不要过度牵拉。为了获得最佳效果，应每天执行动作。

在被动牵伸前后进行局部热敷会起到减轻酸痛的效果。如果酸痛较严重，那么最好选择隔天训练，在伸展后进行冰敷可能会有所帮助。应避免通过过多负重而导致过度剧烈牵伸，且需要专业人员帮助以修改方法。肌肉中的触发点很少单独存在，因此应解决肩带中其他所有相关肌肉的触发点才能完全缓解疼痛。

王晓雷、谢晓婷、郑拥军　译　郑拥军　审

参考文献

[1] Standring S. Gray's Anatomy: The Anatomical Basis of Clinical Practice. 41st ed. London, UK: Elsevier; 2015.

[2] Porterfield JA, DeRosa C. Mechanical Shoulder Disorders: Perspectives in Functional Anatomy. St. Louis, MO: Saunders; 2004.

[3] Morris H, Jackson CM. Morris' Human Anatomy: A Complete Systematic Trastise by English and American Authors. Vol 6. Philadelphia, PA: P. Blakiston; 1921.

[4] El-Naggar MM, Al-Saggaf S. Variant of the coracobrachialis muscle with a tunnel for the median nerve and brachial artery. Clin Anat. 2004; 17(2): 139–143.

[5] Kopuz C, Icten N, Yildirim M. A rare accessory coracobrachialis muscle: a review of the literature. Surg Radiol Anat. 2003; 24(6): 406–410.

[6] El-Naggar MM, Zahir FI. Two bellies of the coracobrachialis muscle associated with a third head of the biceps brachii muscle. Clin Anat. 2001; 14(5): 379–382.

[7] Ray B, Rai AL, Roy TS. Unusual insertion of the coracobrachialis muscle to the brachial fascia associated with high division of brachial artery. Clin Anat. 2004; 17(8): 672–676.

[8] Lindner H. Clinical Anatomy. Norwalk, CT: Appleton & Lange; 1989.

[9] Woo JS, Shin C, Hur MS, Kang BS, Park SY, Lee KS. Spinal origins of the nerve branches innervating the coracobrachialis muscle: clinical implications. Surg Radiol Anat. 2010; 32(7): 659–662.

[10] el-Naggar MM. A study on the morphology of the coracobrachialis muscle and its relationship with the musculocutaneous nerve. Folia Morphol (Warsz). 2001; 60(3): 217–224.

[11] Remerand F, Laulan J, Couvret C, et al. Is the musculocutaneous nerve really in the coracobrachialis muscle when performing an axillary block? An ultrasound study. Anesth Analg. 2010; 110(6): 1729–1734.

[12] Apaydin N, Bozkurt M, Sen T, et al. Effects of the adducted or abducted position of the arm on the course of the musculocutaneous nerve during anterior approaches to the shoulder. Surg Radiol Anat. 2008; 30(4): 355–360.

[13] Nakatani T, Mizukami S, Tanaka S. Three cases of the musculocutaneous nerve not perforating the coracobrachialis muscle. Kaibogaku Zasshi. 1997; 72(3): 191–194.

[14] Guerri-Guttenberg RA, Ingolotti M. Classifying musculocutaneous nerve variations. Clin Anat. 2009; 22(6): 671–683.

[15] Loukas M, Aqueelah H. Musculocutaneous and median nerve connections within, proximaland distal to the coracobrachialis muscle. Folia Morphol (Warsz). 2005; 64(2): 101–108.

[16] Jenkins DB. Hollinshead's Functional Anatomy of the Limbs and Back. 6th ed. Philadelphia, PA: W.B. Saunders; 1991.

[17] Kendall FP, McCreary EK. Muscles: Testing and Function, with Posture and Pain. Baltimore, MD: Lippincott Williams & Wilkins; 2005.

[18] Rasch PJ, Burke RK. Kinesiology and Applied Anatomy: The Science of Human Movement. 6th ed. Philadelphia, PA: Lea & Febiger; 1978.

[19] Duchenne G. Physiology of Motion. Philadelphia, PA: Lippincott; 1949.

[20] Halder AM, Halder CG, Zhao KD, O'Driscoll SW, Morrey BF, An KN. Dynamic inferior stabilizers of the shoulder joint. Clin Biomech (Bristol, Avon). 2001; 16(2): 138–143.

[21] Simons DG, Travell J, Simons L. Travell & Simon's Myofascial Pain and Dysfunction: The Trigger Point Manual. Vol 1. 2nd ed. Baltimore, MD: Williams & Wilkins; 1999: 104.

[22] Macdonald AJ. Abnormally tender muscle regions and associated painful movements. Pain. 1980; 8(2): 197–205.

[23] Agur AM. Grant's Atlas of Anatomy. 9th ed. Baltimore, MD: Williams & Wilkins; 1991.

[24] Karim MR, Fann AV, Gray RP, Neale DF, Escarda JD. Enthesitis of biceps brachii short head and coracobrachialis at the coracoid process: a generator of shoulder and neck pain. Am J Phys Med Rehabil. 2005; 84(5): 376–380.

[25] Gerwin RD, Dommerholt J, Shah JP. An expansion of Simons' integrated hypothesis of trigger point formation. Curr Pain Headache Rep. 2004; 8(6): 468–475.

[26] Hsieh YL, Kao MJ, Kuan TS, Chen SM, Chen JT, Hong CZ. Dry needling to a key myofascial trigger point may reduce the irritability of satellite MTrPs. Am J Phys Med Rehabil. 2007; 86(5): 397–403.

[27] Dutton M. Dutton's Orthopaedic Examination,

Evaluation and Intervention. 3rd ed. New York, NY: McGraw Hill; 2012: 537.

［28］ Saltzman BM, Harris JD, Forsythe B. Proximal coracobrachialis tendon rupture, subscapularis tendon rupture, and medial dislocation of the long head of the biceps tendon in an adult after traumatic anterior shoulder dislocation. Int J Shoulder Surg. 2015; 9(2): 52–55.

［29］ Wardner JM, Geiringer SR, Leonard JA. Coracobrachialis muscle injury［abstract］. Arch Phys Med Rehabil. 1988; 69: 783.

［30］ Pecina M, Bojanic I. Musculocutaneous nerve entrapment in the upper arm. IntOrthop. 1993; 17(4): 232–234.

［31］ Mastaglia FL. Musculocutaneous neuropathy after strenuous physical activity. Med J Aust. 1986; 145(3–4): 153–154.

［32］ Braddom RL, Wolfe C. Musculocutaneous nerve injury after heavy exercise. Arch Phys Med Rehabil. 1978; 59(6): 290–293.

［33］ Swain R. Musculocutaneous nerve entrapment: a case report. Clin J Sport Med. 1995; 5(3): 196–198.

［34］ Lucas KR. The impact of latent trigger points on regional muscle function. Curr Pain Headache Rep. 2008; 12(5): 344–349.

［35］ Lucas KR, Rich PA, Polus BI. Muscle activation patterns in the scapular positioning muscles during loaded scapular plane elevation: the effects of Latent Myofascial Trigger Points. Clin Biomech (Bristol, Avon). 2010; 25(8): 765–770.

［36］ Ibarra JM, Ge HY, Wang C, Martinez Vizcaino V, Graven-Nielsen T, Arendt-Nielsen L. Latent myofascial trigger points are associated with an increased antagonistic muscle activity during agonist muscle contraction. J Pain. 2011; 12(12): 1282–1288.

［37］ Stephens L, Kinderknecht JJ, Wen DY. Musculocutaneous nerve injury in a high school pitcher. Clin J Sport Med. 2014; 24(6): e68–e69.

［38］ Hsu JC, Paletta GA Jr, Gambardella RA, Jobe FW. Musculocutaneous nerve injury in major league baseball pitchers: a report of 2 cases. Am J Sports Med. 2007; 35(6): 1003–1006.

［39］ DeFranco MJ, Schickendantz MS. Isolated musculocutaneous nerve injury in a professional fast-pitch softball player: a case report. Am J Sports Med. 2008; 36(9): 1821–1823.

［40］ Henry D, Bonthius DJ. Isolated musculocutaneous neuropathy in an adolescent baseball pitcher. J Child Neurol. 2011; 26(12): 1567–1570.

第 三十 章

肱二头肌

约瑟夫·M.唐纳利、利·E.帕鲁宾斯卡斯

1 介绍

强大的肱二头肌横跨肩、肘部和桡尺近端关节。它是具有两个头的梭形肌。肱二头肌的近端长头附着于关节盂腔和盂唇（肱二头肌—盂唇复合体）的上缘，而短头则与喙肱肌共同附着于肩胛骨的喙突，并融合成一条肌腱，该肌腱附着在肱骨结节的后侧。肱二头肌由肌皮神经支配，起自C5和C6神经根。由于肱二头肌跨越三个关节，因此功能复杂。肌肉的两个头协同作用以完成肘关节屈曲和上肢前屈，可协助完成肩部前屈。当上肢外旋时，肱二头肌长头还可协助完成肩关节外展，并有利于维持关节盂中肱骨头的稳定性。肱二头肌短头有助于肩关节的水平内收。由肱二头肌TrPs引起的疼痛通常位于肌肉上方和肩前部区域。有时，疼痛也会出现在肩胛骨上和肘前间隙。若肘部反复屈曲或前臂旋后可引起疼痛加重。当肘部伸展且前臂处于中立位时，上肢后伸动作受限。对患者的检查应包括以排除肱二头肌腱炎或二头肌—盂唇复杂性功能障碍，三角肌下滑囊炎，C5～C6神经根痛，肱二头滑囊炎和盂肱关节炎等的检查。肱二头肌中有TrPs的患者应避免在上肢伸展或在中立位时提起物品。应改变睡眠姿势以防止肘部长时间屈曲，自我拉伸锻炼也可以最大限度地减少与该肌肉功能障碍有关的疼痛。

2 相关解剖

肱二头肌长头

肱二头肌横跨肩，肘和近端桡尺关节（图30-

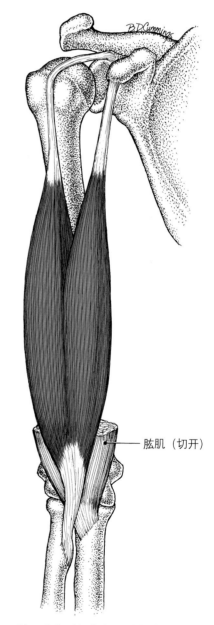

图30-1　肱二头肌（红色）近端部分，覆盖了大部分肱肌。肱二头肌的两个头部向远端连接，附着于桡骨粗隆。该图中前臂完全处于中立位状态。肱二头肌肌腱在内旋时环绕半径超过一半。肱肌切开图

肱肌（切开）

1）。作为梭形肌，具有两个不同的近端部分（"头"）。肱二头肌的长头起于肩胛骨的盂上结节，盂唇的后上侧以及肩胛骨的关节盂边缘（图 30-1）[1,2]。该近端区域通常称为肱二头肌—盂唇复合体。肌腱被包裹在盂肱关节囊开口的滑膜鞘中。这种解剖结构可以使长头肌腱位于关节囊内滑膜外。

肌腱在肱骨头上方穿出关节囊，走行于肱骨结节间沟内。在关节镜下可以清楚地看到，肱二头肌长头腱起自肩胛骨盂上结节，在肱骨结节间沟与横韧带形成的骨纤维管道中穿过，最终止于关节囊内。这些结构通常称为"二头肌滑车"[4]。在关节囊外，长头腱由肱骨横韧带支撑。胸大肌筋膜扩张（镰状韧带）稳定了肱二头肌腱位于结节间沟的部分[2]。镰状韧带附着在肱二头肌和盂肱关节囊内外侧唇上，增加了沟内走行肌腱的稳定性。因此，肱二头肌腱通过近端的多个软组织结构得以固定，从而使肱骨在功能活动时保持肌腱的稳定。

肱二头肌短头

肱二头肌短头起自喙突，与喙肱肌组成一条厚而扁平的肌腱。短头肌腱位于喙肱肌外侧肱骨关节囊的前方。肱二头肌短头沿此向内下走行并与长头肌腱相融合。长短头的共同肌腱横向附着于肱骨结节的后部。仰卧位时，关节面向尺骨，但在前臂旋前位时，肌腱缠绕过肱骨超过一半[5]。远端肌腱也与肱二头肌腱膜融合，附着于前臂屈肌的深筋膜上。肌肉还分别与前臂筋膜和肱肌相连[6,7]。

正中神经和桡神经位于肱二头肌和肱肌远端的内侧和外侧边缘。肌肉的终板穿过肱二头肌在两个头部的中间形成一个参差不齐的 V 形带[8]。检查肱二头肌肌肉六个的神经支配和运动终板的相应分布表明，每个头均分为三个不同的纵向隔室[9]。由于肌腱排列和神经支配的不同，肱二头肌长头的终板区比短头的终板稍更近一些[10]。

肱二头肌 I 型纤维（慢肌纤维）和 II 型纤维（快肌纤维）数量几乎相等。研究发现，肱二头肌既可作为剧烈运动的原动肌，也可维持日常生活中低水平持续活动[11-12]。当然还需更多的研究。

肱二头肌较少出现解剖变异。第三个头可能附着在喙突上的喙肱肌附着点处，也可能来自肱动脉下方肱肌的上膜部分，附着于肱二头肌腱膜，止于（肱二头肌）肌腱的内侧[1]。

（1）神经和血管支配

肌皮神经起自臂丛神经的侧索和 C5 和 C6 脊神经根，该神经可与肱二头肌伴行或穿行。肱二头肌的两个头均由肌皮神经分支支配[1]。

肱二头肌血供主要源自肱动脉。同已发现血管产生巨大变化。

（2）功能

根据解剖特点，肱二头肌可作用于肩关节、肱桡关节以及位于肘关节囊内的桡尺近端关节，因此肱二头肌功能复杂。肱二头肌可使肘关节屈曲，也可使前臂处于水平位[1,5,14-17]。肱二头肌可使肩关节前屈，同时有助于在上肢外旋时（长头）固定肩部；上肢（短头）水平内收，有助于使肱骨从抬高的位置向下至身体的一侧，以及将肱骨头固定在关节盂内，防止三角肌（长头）上移[18]。

肘关节屈曲时，肱二头肌的两个头、肱肌和肱桡肌均收缩以维持前臂屈曲，但收缩程度不同。早期研究表明，当前臂处于中立位，肱二头肌在屈曲过程中的肌电活动最活跃[14,19]。最近研究发现，肘关节屈曲时，肱二头肌的肌电活动在任何姿势均无明显变化。相反，在仰卧位前臂屈曲时，喙肱肌的作用存在显著差异[20]。如果肱二头肌发生萎缩，那么肱肌和肱桡肌仍可完成肘关节屈曲。

肱二头肌可维持肩部的稳定性，使肱骨头稳定在关节腔内，以对抗三角肌所致的肱骨上移。远端附着点（前臂）固定时，肱二头肌可使肱骨向前臂移动，从而完成上拉等肘部屈曲运动[21,22]。

肱二头肌还可以为旋后肌提供辅助作用，以

增强前臂的快速或强力旋后[18]。肘部处于屈曲固定时，给肌肉施加电刺激，此时肱二头肌所产生的旋后力最强[16,19]。肘部屈曲时，肱二头肌的运动单位活动在抗阻旋后时出现，但在肘部完全伸展时消失[14]。

肱二头肌每个头均可以独立使肌肉进行内收。肱二头肌的两个头都可以帮助肩关节前屈，但长头比短头作用更大，还可协助内收[5]。由于肱二头肌短头附着于喙突，故短头有助于肩关节的水平完全内收[1,14]。

肱二头肌长头通过固定肱骨头防止其上移，从而增加肩关节的稳定性。该作用主要是被动进行[23]，因为主动收缩仅仅起到轻微压低肱骨头的作用。静态作用主要取决于肌腱在结节间沟内的位置，且该位置由肱二头肌的滑轮机制支撑。肩袖肌中的关节液可能会影响长头肌腱在结间沟中的位置，这也是由肱二头肌滑轮机制决定[2]。

当存在肩袖撕裂损伤时，肱二头肌腱难以维持肩关节稳定。长头肌腱容易在肩峰下，迷走神经附着处受到卡压[2]。

在日常活动中，肱二头肌会产生离心收缩（例如，降低躯干水平接近地板）以及在运动过程中经常产生偏心收缩[1]。在做离心运动时，肌纤维收缩而肌肉被拉长。这种肌肉收缩会导致肌肉处于超负荷状态，从而导致TrPs的形成，尤其是在体育活动或高强度训练时。肱二头肌—盂唇复杂损伤多见于年轻运动员和年长体力劳动者。

肌肉的超负荷和损伤常在体育活动中出现，比如棒球、垒球、网球、游泳、排球等运动[24]。在网球发球的终末[25]减速阶段，肱二头肌会出现异常剧烈的反应。在打篮球时，肌肉在阻挡投篮或上篮时比较活跃。在正手击打网球，棒球或高尔夫击球过程中，（肱二头肌）产生最小的运动单位活动[25]。Ilyes等人在五种情况下对肩部和上肢肌肉进行了EMG分析，将专业的标枪运动员与对照组进行比较后发现肱二头肌在屈肘45°时牵拉会产生过度激活，并且在肩关节中立位的情况下屈肘90°时产生最大收缩的45%～55%。当肩关节在肩胛骨平面抬高至140°时，发现对照组中的肱二头肌处于中等激活状态（58%MVC），而在专业运动员中处于最大活动状态（71%MVC）[26]。在定向慢速投掷中，两组的肱二头肌活动度均为最小，而在快速投掷期间，两组肱二头肌的肌肉活动最大（87%MVC）。

Conte等人研究了上肢、肩部和躯干肌在同时使用笔记本电脑触摸板和鼠标过程中的肌电活动。他们发现，在使用触摸板时，肱二头肌和肱三头肌具有更大的活动性，并且触摸板的使用需要更高的移动精度和稳定性。因此，经常使用笔记本电脑的用户为减少肌肉负担，应多使用外接鼠标[27]。

（3）功能单元

肌肉所属的功能单元包括增强和抵抗其动作的肌肉以及肌肉所涉及的关节。这些结构的功能相互依赖关系反映在感觉运动皮层的组织和神经连接中。强调功能单元是因为在该单元的一块肌肉中存在TrPs，增加了该单元的其他肌肉也形成TrPs的可能性。当使肌肉中的TrPs失活时，应该关注在功能上相互依赖的肌肉中可能产生的TrPs。表30-1大致代表肱二头肌的功能单元[28]。

表30-1　肱二头肌的功能单元		
动　作	协同肌	拮抗肌
肘关节屈曲	肱肌 喙肱肌	肱三头肌 肘肌
前臂旋后	旋后肌	旋前

此外，在肩关节屈曲时，肱二头肌与三角肌前束协同作用，而在肩关节外展时则与三角肌中束和冈上肌协同作用。喙肱肌，胸大肌的锁骨头和背阔肌与肱二头肌的短头共同作用，使上肢在肩关节处做内收动作。肩关节内收肌、肩胛下肌、背阔肌、胸大肌和喙肱肌是肩关节外展的拮抗肌。冈上肌，三角肌中束和肩关节外展肌会抵消因肱二头肌短头收缩而产生的内收动作。

3　临床表现

（1）牵涉痛模式

肱二头肌上的触发点通常位于肌肉的肌腹，也可出现在肌肉的任何位置上。引起的牵涉痛沿着肱二头肌和三角肌前束向上发展[29]。有时，这种疼痛也会在肩胛骨区域存在（图30-2）。肱二头肌上的TrPs还可能在肘前间隙向下放射出较弱的疼痛。在10名健康受试者的肘前间隙向肱二头肌肌腱中注射6%氯化钠溶液，会导致受试者产生局部疼痛，并且在肱骨近端（包括肩峰）也发生了牵涉性疼痛。前臂远端和手部还会出现其他症状，包括深压痛、红斑、感觉异常、面色苍白和无力感等[30]。

（2）症状

肱二头肌TrPs引起的疼痛出现在肩关节前方较表浅部位，并且可能沿上肢前部传导至整个肌肉。疼痛也可能会在肘关节处出现。与冈下肌不同的是，肱二头肌TrPs往往在肩关节疼痛中不产生深部痛，当手臂抬高到肩部水平以上时，疼痛通常会牵涉到身体侧面或前部。位于肩关节前方的肱二头肌肌腱区域很可能会出现压痛。肱二头肌触发点也会引起上臂前部的弥漫性疼痛（很少包括肘部）和无力（将上肢抬高至头顶上方时感到疼痛）。当上肢向侧面伸展时，患者可能会在肩上部感觉到卡压和摩擦音。在斜方肌上部和肩颈部可能会出现疼痛和酸痛。

与冈下肌存在TrPs的患者相比，肱二头肌上存在TrPs的患者可以（保持）患侧卧位睡姿，并可正常完成患肢后伸内旋动作。

（3）体格检查

经过全面的问诊后，临床医生应制作一张详细的图示，以代表患者描述的疼痛模式。该描述将有助于进行体格检查，并且可用于实时评估患者疼痛改善情况。为了正确检查肱二头肌和肱肌，临床医生应评估侧身站立时的上肢姿势（应注意肘关节的位置）、肩带姿势、肘部和前臂的主动和被动活动范围，肌肉激活方式以及肩肱节律。肱

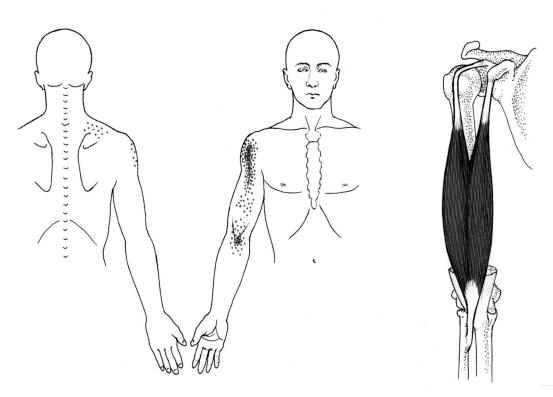

图30-2　右侧肱二头肌TrPs的牵涉痛模式（红色实心区域为主要牵涉痛区域，红色点状区域为溢出牵涉痛区域）

二头肌中的这些TrPs可能会限制（肩关节）活动范围，从而产生功能障碍，为了识别肱二头肌中的TrPs，临床医生应通过对肱二头肌肌肉的所有部分进行特定范围的运动测试来确定受限的运动范围。肱二头肌跨越三个关节，因此，由于TrPs的存在，很难确定是肌肉的长度不足还是肘关节肩关节运动受限而导致的功能障碍。应当同时拉伸三个关节的肌肉，以准确测试肌肉纤维的异常张力。肱二头肌伸展试验（图30-3）可用于评估肱二头肌长头的拉伸长度。患者坐在低背椅子上，向后倾斜使肩胛骨靠在椅背上，将患者的上肢外展到大约45°（图30-3A）。在临床医生的手固定患者肩部时，将肘部完全伸展，使前臂内旋，最后在固定手臂在肩部内旋的情况下手臂向后移动到伸展位置（图30-3B）。如果肌肉因为触发点而缩短，则肘部弯曲可以缓解因跨肩关节拉伸增加

而引起的紧张感（图30-3C）。肘部的这种代偿性屈曲表明肱二头肌的缩短。通过被动伸展前臂会引起受累的肱二头肌产生疼痛。

当上肢轻微外展至15°或20°时，患者可能会突然感到肩部的疼痛，并且仔细检查可能会发现肱二头肌长头腱与盂肱关节的附着处存在压痛或感觉异常。在上肢抬高过程中，疼痛区域压在肩峰上时，患者会感到疼痛，通常被称为"撞击综合征"。肱二头肌长头腱只有在上肢外旋的情况下才能碰到肱骨头，否则它会被肩峰覆盖。

Hidalgo-Lozano等人发现，与无症状对照组相比，在被诊断为肩峰撞击患者的肱二头肌中存在活性和潜在TrPs的可能性更高[32]。与其他肌肉中存在触发点相比，肱二头肌和肩胛下肌中存在（活动或隐性）TrPs的患者在上肢做上举动作时更容易引起强烈的疼痛。当肱二头肌长头的TrPs失

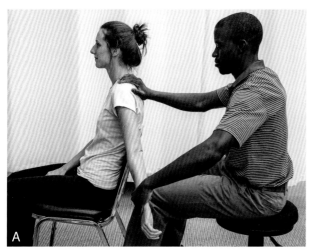
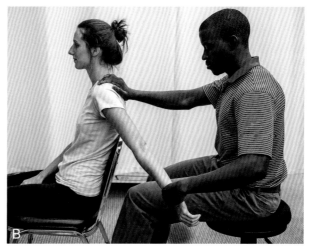
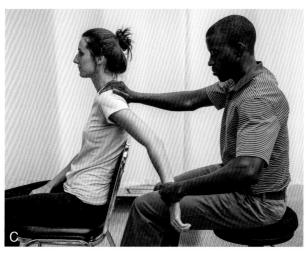

图30-3 肱二头肌伸展试验，用于肱二头肌肌肉中TrPs引起的肌肉缩短。**A** 初始测试位置，前臂前旋，肘部笔直，手臂外展至约45°。**B** 正常终点测试位置。**C** 由于肱二头肌，肘部伸展受限

活时，患者会自发缓解疼痛并恢复肩部的全关节运动范围。

应进行针对肌肉的被动测试，以识别功能受损的肌肉和复制疼痛症状。可通过在前臂旋后屈曲肘关节来测试肱二头肌和肱肌的抵抗力。肱二头肌的激活方式与前臂处于旋前或中立位置时一致，而肱桡肌的激活方式则取决于前臂的位置。肱肌的功能随着前臂内旋而增加[20]。

当怀疑肱二头肌中存在TrPs时，应徒手检查肩，肘和桡尺关节的附属关节运动。具体而言，如果病理性关节炎是造成肱二头肌TrPs的因素，则可能需要治疗肩锁关节以建立一个全肩范围内的自由运动模式。

（4）触发点检查

为了检查肱二头肌，患者仰卧位，使肩胛骨水平于检查台上，或将肘部支撑在衬垫舒适的平面上，并使躯干靠向椅背。对于肱二头肌TrPs的触诊应包括整个肌肉的评估，包括短头和长头。为了适度放松肱二头肌，应使肘部弯曲大约15°，前臂仰卧并支撑。

交叉纤维扁平或钳夹式触诊用于筛查肱二头肌的每个头，以识别紧张带和TrPs（图30-4A和图30-4B）。触诊过深可能会在肱肌中识别出潜在TrPs，还可能会使拇指产生疼痛。对于跨纤维钳夹式触诊，肘部再弯曲15°可进一步放松肌肉。肌肉的两个头在肌肉中部的肱肌被提起，并通过

改变肘部屈曲程度来调整肌肉张力，以缩短紧张带与周围正常肌肉之间的距离。肱二头肌肱肌纤维在手指和拇指之间滚动，以准确定位所有紧张带，TrPs和压痛点TrPs的精确位置是通过沿肌肉紧张带进行按压来确定最大的柔软度和紧实度的部位。在最大的压痛点，在紧张带上强力地弹跳运动的情况下使用钳触诊可能会引起可见且可触知的局部抽搐反应。Bron等人用TrPs评估了72例慢性非创伤性单侧肩痛患者的患病率[33]。他们发现，冈下肌（93%）和斜方肌（94%）的TrPs患病率最高。他们还发现有51%的患者的肱二头肌存在TrPs。肱二头肌的运动范围测试也可用于TrPs的鉴别。在进行上肢和前臂的被动运动时，临床医生可以询问患者哪一部位感到紧绷，然后触诊可能会限制运动范围从而产生功能障碍的紧张带。

Bron等人确定了识别肱二头肌TrPs最可靠的标准是触诊到紧张带和触诊时是否出现疼痛[33]。尽管可以轻松触及肌肉，但局部抽搐反应，跳跃信号和紧张带内结节的识别均不能成为诊断标准。

4　鉴别诊断

（1）触发点的激活和进展

当激活TrPs的姿势或活动未得到及时纠正，可导致触发点永久存在。在肱二头肌的任何部位，TrPs可能会因异常的偏心负荷，肌肉超常的偏心

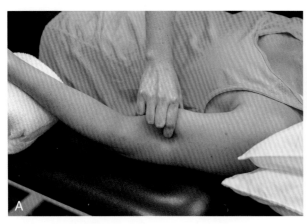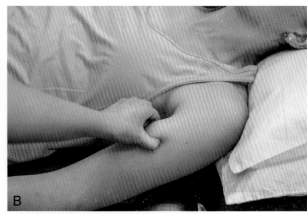

图30-4　患者仰卧位，检查肱二头肌是否有TrPs。**A** 肱二头肌交叉纤维钳捏式触诊，长头。**B** 肱二头肌交叉纤维钳捏式触诊，短头

运动或最大或次最大的同心负荷而被激活[34]。当肌肉处于较长时间的缩短或拉伸位置时，触发点也可能被激活或加重。

肱二头肌 TrPs 产生的疼痛往往通过以下活动而被激活和持久化：涉及强力或有力的肘部屈伸和俯卧、在俯卧位时上肢重复举起重物以及肱二头肌突然过度伸展等。

在肘部伸直且前臂俯卧以施加上旋的情况下进行强力的反手击球之类的运动可能会导致肱二头肌的过度紧张。其他激活动作可能包括突然伸出手臂并上举，例如，抬起汽车引擎盖或抬起与手臂等长的箱子。激活动作也包括异常的反复剧烈旋后动作，包括使用螺丝刀和铲雪。使用电动树篱修剪器时，单次沉重的肘部弯曲负荷也可能导致肌肉过度使用和 TrPs 形成。肌肉被突然过度拉伸会导致创伤性 TrPs 的形成。当在摔倒时伸手支撑通常会发生这种情况，这通常称为在伸手摔倒（FOOSH）损伤。研究人员发现肱二头肌在达到冲击力峰值之前达到峰值 %MVC[35]。

经常重复性活动也可以激活肱二头肌 TrPs 并使其永久存在，如演奏小提琴和网球比赛。小提琴演奏的位置会导致肘部屈曲与旋后动作相结合，从而导致肱二头肌的激活时间延长。

从解剖学上讲，肱二头肌具有扩张能力，它止于肱肌的前臂筋膜和肱二头肌腱膜[1,6]。上肢的所有屈肌都插入到连续的扩张筋膜中，并延伸到整个前臂[6,7]。当从肌腱膜向近端施加一个张力以模拟肱二头肌收缩时，在肌肉筋膜内产生的力线会反映拉伸的肌肉纤维方向。这些力线在所涉及的上肢屈肌之间形成解剖上的连续性。

Stecco 等人假设这些筋膜连接可在筋膜和肌肉之间提供相互反馈，并可用于控制周围运动[7]。筋膜可以通过肌肉感受到张力的产生并将其传递到远处，从而向远端肌肉提供近端肌肉收缩状态的情况[6]。众所周知，筋膜由本体感受神经支配，而机械感受器对张力敏感。在没有正常生理弹性的情况下，筋膜受体即使在休息时也可能处于活跃状态。通过肌肉收缩使筋膜进一步拉伸可能会过度刺激这些感受器，从而使它们成为

刺激性感受器，传播伤害性感受信号。这可能会造成肌筋膜疼痛综合征的产生，形成 TrPs 并引起整个上臂的疼痛。

（2）相关触发点

相关的 TrPs 可能会在 TrPs 引起的疼痛区域得到进一步的发展，因此应该考虑每个受累肌肉在目标疼痛区域的肌肉组织。TrPs 在肌肉疼痛中释放通常会使相关 TrPs 的压力痛阈值立即降低[36]。肱二头肌可能会由于冈下肌中形成触发点而产生相关的 TrPs[37]。灭活冈下肌的 TrPs 对于肱二头肌的伸展至关重要，这也可能是灭活肱二头肌（触发点）所需的必要条件。相关的 TrPs 通常在协同作用的肱肌、旋后肌以及拮抗作用的肱三头肌中发展。最终，三角肌前束，冈上肌和斜方肌上部的力量可能会较肱二头肌功能单元所给予的部分压力弱。最终，可能会在喙肱肌上形成相关的 TrPs。

（3）相关病理学

C5 或 C6 神经根炎通常会导致相同神经根支配的肌肉形成 TrPs。患有 C5 ～ C6 神经根痛的患者经常主诉肩前深部疼痛，前外侧肩部疼痛、前臂疼痛，以及手和外侧 $2\frac{1}{2}$ 指的疼痛。Wainner 和他的同事[38]进行了一项临床研究，以确定患者出现颈神经根炎（radiculopathy）的可能性。并确定了以下预测变量：鼻背征阳性、同一侧颈旋转小于 60°、颈椎压迫试验阳性、轴向分散症状缓解和上肢神经动力学试验阳性。表现出这些阳性变量中四个阳性的患者发生颈神经根炎（神经根病）的概率为 90%。具有三个阳性变量的患者发生颈神经根炎（神经根病）的概率为 65%。更多相关临床注意事项，请参阅第三十三章。

肱二头肌 TrPs 所导致的疼痛和涉及的深部压痛很容易导致误诊，因此有必要对肩关节进行仔细评估以区分盂肱病理性疾病和肱二头肌 TrPs。这些诊断中包括肱二头肌腱炎，三角肌滑囊炎，肱二头肌滑囊炎和盂肱关节炎。在肱二头肌中由 TrPs 引起的疼痛区域，肱二头肌长头腱的深部触痛可能被误认为是肱二头肌—盂唇复合体功能障

碍或三角肌滑囊炎。当完全外展并向外旋转的上肢缓慢移动到内部旋转中时，肱二头肌的长头肌腱划过小结节，可以通过触及或引起的咔嚓声来确定疼痛的肱二头肌肌腱是否存在不稳定性。

肱二头肌肌腱不稳定性与肱二头肌 TrPs 可能并没有关联。如果怀疑是肱二头肌—盂唇复合体的功能异常，则应进行特定的诊断检查以确定是否存在缺陷的结构。同样，肱二头肌 TrPs 引起的三角肌上方深压痛，很可能被误认为是三角肌滑囊炎。有关这些情况的更多信息，请查阅骨科检查教科书和相关期刊文章。

前臂旋后屈肘时发生的前臂疼痛，在前臂内旋屈曲时这种疼痛并不明显，这可能由于肱二头肌肱骨径向附着处的肱二头肌滑囊炎、肱二头肌以及旋后肌中活跃的 TrPs 导致的。触发点和滑囊炎也可以同时发生，在评估存在这种疼痛的患者

时应同时考虑这两种情况。

5　纠正措施

可通过运动锻炼来消除肱二头肌中的触发点。为避免过度的肌肉劳损，可以使用自我压力释放和自我拉伸技术进行治疗。在肱二头肌中存在 TrPs 的患者应避免习惯性，持续性或重复性运动，如通过不携带重物袋或肘部完全伸直或略微弯曲的公文包等重物，从而避免肱二头肌的肌肉超负荷。患者还应避免在前臂旋后时携带物品。将前臂放在中立位置（图 30-5A）或通过向下倾斜手掌而使前臂前屈（图 30-5B）将部分负荷从肱二头肌肱肌转移到喙肱肌、肱肌和旋后肌。肱二头肌的收缩能力没有改变，但辅助此功能的肌肉变得更加有力[20]。

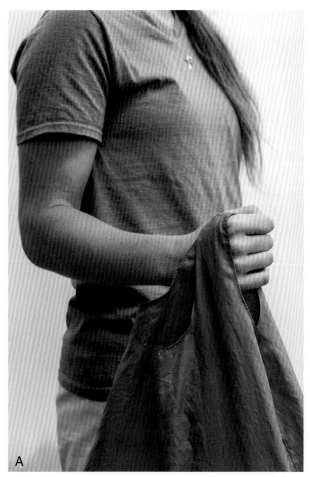 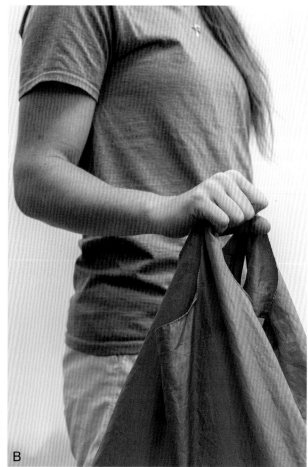

图 30-5　携带物体时前臂不同的位置。**A** 前臂中立位。**B** 前臂旋前位

患者睡觉时可在肘部弯曲处放置一个小枕头或在肘部周围松散地包裹一条小毛巾来避免肘部弯曲超过90°（图30-6）。这种简单的方法可以防止睡眠时肌肉长时间缩短。患者可以使用钳式触诊技术进行自我压力释放来使肱二头肌上的TrPs失活（图30-7）。已发现单纯地进行触发点按压可有效治疗慢性肩痛。施加的压力会引起疼痛但可以忍受，并且可以持续15 s。

患者可以如前所述对肱二头肌进行TrPs检查，然后在上肢放松的同时对TrPs施加压力。肘关节可以轻微屈伸以帮助释放。

肱二头肌肌肉中的TrPs失活后，患者应每天进行自我拉伸，轻轻地拉伸肌肉的两个头（图30-8A和图30-8B）。患者上肢外旋，使前臂前倾，拇指向下用手指钩在门框上。当手稍低于肩部水平时，患者将躯干远离上肢，对伸直的肘部施加轻微的牵引力（图30-8A和图30-8B）。应避免弹跳，以使肌肉稳定地被动伸展。拉伸过程中的缓慢呼气可增强放松效果，并改善肌肉中的张力释放。

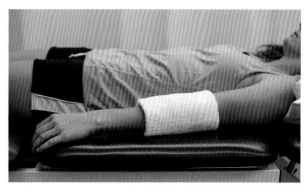

图30-6　左侧肱二头肌中有TrPs时正确的睡眠姿势

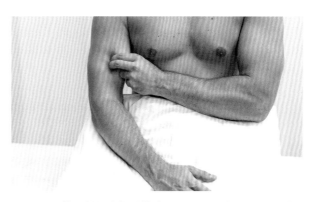

图30-7　使用钳捏式触诊技术对TrPs进行自我压力释放

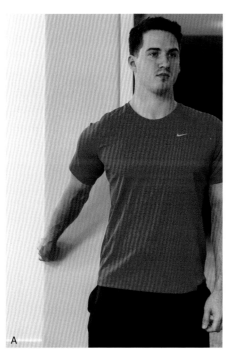
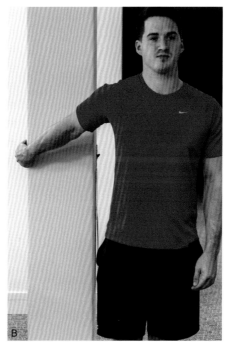

图30-8　肱二头肌，三角肌前束和喙肱肌的自我拉伸。**A** 患者首先将手放在门框的较低位置。**B** 如果没有感觉到拉力，可以将手放在门框上方，正好在肩高以下。请勿将手放在肩高以上的位置进行拉伸。在伸展阶段的缓慢呼气会增强拉伸的有效性

贾佩云、谢晓婷、郑拥军　译　郑拥军　审

参考文献

［1］ Standring S. Cray's Anatomy: The Anatomical Basis of Clinical Practice. 4lst ed. London, UK: Elsevier; 2015.

［2］ Porterfield JA, De Rosa C. Mechanical Shoulder Disorders: Perspectives in Functional Anatomy. St. Louis, MO: Saunders; 2004: 65–66.

［3］ Taylor SA, O'Brien SJ. Clinically relevant anatomy and biomechanics of the proximal biceps. Clin Sports Med. 2016; 35 (1): 1–18.

［4］ Habermeyer P, Magosch P, Pritsch M, Scheibel MT, Lichtenberg S. Anterosuperior impingement of the shoulder as a result of pulley lesions: a prospective arthroscopic study. J Shoulder Elbow Surg. 2004; 13(1): 5–12.

［5］ Rasch PJ, Burke RK. Kinesiology and Applied Anatomy: The Science of Human Movement. 6th ed. Philadelphia, PA: Lea & Febiger; 1978.

［6］ Stecco C, Porzionato A, Lancerotto L, et al. Histological study of the deep fasciae of the limbs. J Bodyw Mov Ther. 2008; 12(3): 225–230.

［7］ Stecco A, Macchi V, Stecco C, et al. Anatomical study of myofascial continuity in the anterior region of the upper limb. J Bodyw Mov Ther. 2009; 13(1): 53–62.

［8］ Aquilonius SM, Askmark H, Gillberg PG, Nandedkar S, Olsson Y, Stalberg E. Topographical localization of motor endplates in cryosections of whole human muscles. Muscle Nerve. 1984; 7(4): 287–293.

［9］ Segal RL. Neuromuscular compartments in the human biceps brachii muscle. Neurosci Lett. 1992; 140(1): 98–102.

［10］ Amirali A, Mu L, Gracies JM, Simpson DM. Anatomical localization of motor endplate bands in the human biceps brachii. J Clin Neummuscul Dis. 2007; 9(2): 306–312.

［11］ Jozsa L, Demel S, Reffy A. Fibre composition of human hand and arm muscles. Gegenbaurs Morphol Jahrb. 1981; 127(1): 34–38.

［12］ Elder G C, Bradbury K, Roberts R. Variability of fiber type distributions within human muscles. J Appl Physiol Respir Environ Exerc Physiol. 1982; 53(6): 1473–1480.

［13］ Khaledpour C. Anomalies of the biceps muscle of the arm. Anat Anz. 1985; 158 (1): 79–85.

［14］ Basmajian J, Deluca C. Muscles Alive. 5th ed. Baltimore, MD: Williams & Wilkins; 1985.

［15］ Curtis AS, Snyder SJ. Evaluation and treatment of biceps tendon pathology. Orthop Clin North Am. 1993;

24 (1): 33–43.

［16］ Duchenne G. Physiology of Motion.Philadelphia, PA: Lippincott; 1949.

［17］ Jenkins DB. Hollinshead's Functional Anatomy of the Limbs and Back. 6th ed. Philadelphia, PA: W.B. Saunders; 1991.

［18］ Travill A, Basmajian JV. Electromyography of the supinators of the forearm. Anat Ree. 1961; 139: 557–560.

［19］ Sullivan WE, Mortensen OA, Miles M, Greene LS. Electromyographic studies of m. biceps brachii during normal voluntary movement at the elbow. Anat Ree. 1950; 107(3): 243–251.

［20］ Kleiber T, Kunz L, Disselhorst-Klug C. Muscular coordination o f biceps brachii and brachioradialis in elbow flexion with respect to hand position. Front Physiol. 2015; 6: 215.

［21］ Kendall FP, McCreary EK. Muscles: Testing and Function, with Posture and Pain. Baltimore, MD: Lippincott Williams & Wilkins; 2005.

［22］ Doma K, Deakin GB, Ness KF. Kinematic and electromyographic comparisons between chin-ups and lat-pull down exercises. Sports Biomech. 2013; 12(3): 302–313.

［23］ Sharkey NA, Marder RA, Hanson PB. The entire rotator cuff contributes to elevation of the arm. J Orthop Res. 1994; 12(5): 699–708.

［24］ Abrams GD, Safran MR. Diagnosis and management of superior labrum anterior posterior lesions in overhead athletes. Br j Sports Med. 2010; 44(5): 311–318.

［25］ BroerM, Houtz S. Patterns of Muscular Activity in Selected Sports Skills, an Electromyographic Study. Springfield, IL: Charles C. Thomas; 1967.

［26］ Illyes A, Kiss RM. Shoulder muscle activity during pushing, pulling, elevation and overhead throw. J Electromyogr Kinesiol. 2005; 15(3): 282–289.

［27］ Conte C, Ranavolo A, Serrao M, et al. Kinematic and electromyographic differences between mouse and rouchpad use on laptop computers. lnt J Ind Ergon. 2014; 44: 413–420.

［28］ Simons DG, Travell JG, Simons LS. Myofascial Pain and Dysfunction: The Trigger Point Manual. Volume 1: Upper Half of Body. 2nd ed. Philadelphia, PA: Lippincott Williams & Wilkins; l999.

［29］ Gutstein M. Diagnosis and treatment of muscular rheumatism. Br J Phys Med. 1938; 1: 302–321.

［30］ Steinbrocker O, Isenberg SA, Silver M, Neustadt D,

Kuhn P, Schittone M. Observations on pain produced by injection of hypertonic saline into muscles and other supportive tissues. J Clin Invest. 1953; 32(10): 1045-1051.

[31] Gutstein M. Common rheumatism and physiotherapy. Br J Phys Med. 1940; 3: 46-50.

[32] Hidalgo-Lozano A, Fernandez-de-las-Penas C, Alonso-Blanco C, Ge HY, Arendt-Nielsen L, Arroyo-Morales M. Muscle trigger points and pressure pain hyperalgesia in the shoulder muscles in patients with unilateral shoulder impingement: a blinded, controlled study. Exp Brain Res. 2010; 202(4): 915-925.

[33] Bron C, Dommerholt J, Stegenga B, Wensing M, Oostendorp RA. High prevalence of shoulder girdle muscles with myofascial trigger points in patients with shoulder pain. BMC Musculoskelet Disord. 2011; 12: 139.

[34] Gerwin RD, Dommerholt J, Shah JP. An expansion of Simons' integrated hypothesis of trigger point formation. Curr Pain Headache Rep. 2004; 8(6): 468-475.

[35] Burkhart TA, Andrews DM. Kinematics, kinetics and muscle activation patterns of the upper extremity during simulated forward falls. J Electromyogr Kinesiol. 2013; 23(3): 688-695.

[36] Hsieh YL, Kao MJ, Kuan TS, Chen SM, Chen JT, Hong CZ. Dry needling to a key myofascial trigger point may reduce the irritability of satellite MTrI's. Am J Phys Med Rehabil. 2007; 86(5): 397-403.

[37] Hong C-Z. Considerations and recommendations regarding myofascial trigger point injection. J Musculoskelet Pain.1994; 2(1): 29-59.

[38] Wainner RS, Fritz JM, IrrgangJJ, Boninger ML, Delitto A, Allison S. Reliability and diagnostic accuracy of the clinical examination and patient self-report measures for cervical radiculopathy. Spine (Phi/a Pa 1976). 2003; 28 (1): 52-62.

[39] Hains G, Descatreaux M, Hains F. Chronic shoulder pain of myofascial origin: a randomized clinical trial using ischemic compression therapy. J Manipulative Physiol Ther. 2010; 33(5): 362-369.

第 三十一 章

肱肌

约瑟夫·M.唐纳利、利·E.帕鲁宾斯卡斯

1 介绍

　　肱肌是一个强大的单关节屈肘肌肉。起源于肱骨干的下部并止于尺骨远端。与肱二头肌不同，肱肌可以独立完成前臂旋转动作。肱肌由肌皮神经支配，肱肌触发点引起的牵涉痛主要位于拇指根部腕掌关节背侧，常引起上臂前区和肘前窝的疼痛。肱肌的触发点可以通过将肘部长时间保持在屈曲位置，或在肘部弯曲的情况下进行上举等活动时肌肉重复过度收缩而加重。对患者的评估应通过检查排除C5 ～ C6神经根痛、肱骨外上髁痛、腱鞘炎、腕管综合征、桡神经卡压等。

2 相关解剖

　　肱肌起源于肱骨干前表面的下半部分和肌间隔的内侧和外侧（内侧多于外侧），近端附着于三角肌的远端。（图31-1）肌肉纤维会聚成一个厚而宽的肌腱，附着在尺骨近端的尺骨结节和冠状突的前表面[1]。肱肌的解剖变异很少出现。肱肌可分为两个或多个部分。它可能与肱桡肌、旋前圆肌或肱二头肌融合。在某些情况下，它可能会导致肌腱滑脱至桡骨或肱二头肌腱膜。解剖变异也可包括肌肉远端出现副肱肌[2-4]。在两项病例报道中，副肱肌越过正中神经，造成可能的卡压[2-4]。在另一项病例报道中[3]，肱肌在远端分成两部分，包围桡神经。肱肌最深处的纤维可附着在肘关节前囊[4,5]。最初认为这些纤维可能在肘部弯曲时，引起肘关节囊回缩以防止撞击[4]。

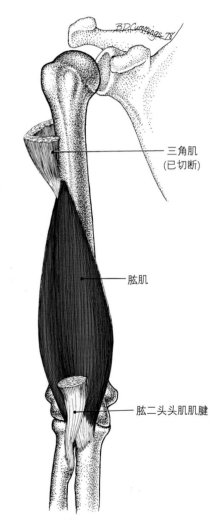

图31-1　右侧肱肌附着，上方在肱骨，下方在尺骨。覆盖在上层的肱二头肌腱的切割端在下方。为了清楚显示，上方的三角肌也已经被切开

这一观点后来被否定，这些囊膜附着体没有任何功能意义，仅作为肌肉的附加附着点。肌肉近端起点的变异较少。然而，一项研究发现，肱肌由一根强壮的肌腱附着在靠近三角肌粗隆结节间沟

的外侧唇上，但这种解剖结构并不具有功能，因此可以用于重建手术[6]。

（1）神经支配和血供

肱肌由来源于臂丛外侧束的肌皮神经支配。肌皮神经向肩关节发出一个分支，然后通过喙肱肌，在肱二头肌和肱肌之间，经过肘窝下降之前，再发出两个分支[1]。有67%～100%的人群肱肌下外侧的一小部分由桡神经的后索支配[1,7]。这种差异被认为与种族、样本数量和研究技术有关[8-13]。最初认为桡神经只起感觉神经作用，但最近的研究证实，桡神经也可支配运动[10,12,14]。当肌皮神经受损时可观察到肱肌受正中神经支配；但在某些情况下，肱肌受肌皮神经、桡神经和正中神经的共同支配[12,15,16]。肱肌的血管供应主要由肱动脉（上）和尺上副动脉（下）提供。肱肌也可接受尺下副动脉或肱深动脉的血供[1]。

（2）功能

由于肱肌附着于尺骨，肱肌只进行前臂旋前或旋后时屈曲肘关节运动[1,17-21]。肱肌在肘关节附近的所有肌肉中横截面最大，是肘屈肌的"主力"[1,22]。与三角肌一样，当上肢单独负重时，肱肌也没有激活。肱二头肌、肱肌和肱桡肌在前臂屈曲时有协同作用，但是这种相互作用在反复测试中表现出显著的变异性[17]。

当近端（肱骨）固定时，肱肌将前臂移向肱骨。当远端附着点（尺骨）固定时，它将肱骨向前臂移动，如在上拉运动中，肱肌常发生偏心收缩，以减速和控制重物的下降[20]。在开车的过程中，肱肌表现出相对稳定的低活动水平，只是偶尔表现出短暂的剧烈活动[23]。

（3）功能单元

肌肉所属的功能单元包括加强和对抗其动作的肌肉以及肌肉所跨越的关节。

强调功能单位是因为在单个肌肉中存在触发点，增加了该单元的其他肌肉也形成触发点的可能性。当灭活肌肉中的触发点时，临床医生应该关注在功能相关其他肌肉可能形成的触发点。表31-1大体上代表肱肌的功能单元[24]。

表31-1 肱肌的功能单元

动 作	主动肌	拮抗肌
肘关节屈曲	肱二头肌 喙肱肌 旋前圆肌	肱三头肌 肘肌

3 临床表现

（1）牵涉痛模式

肱肌触发点引起的疼痛主要分布在拇指背侧和拇指根部腕掌关节背侧，也可能在上臂前部和喙前间隙（图31-2）[25]。中纤维触发点引起的牵涉痛可能位于喙前间隙。偶尔向上延伸至三角肌的疼痛更可能来自肱肌最近端的触发点（图31-2）[26]。

（2）症状

肱肌的触发点通常与拇指的弥漫性疼痛有关。患者常常主诉关节在休息时存在疼痛，而拇指活动时疼痛加重。患者也可能有肘窝，肩部及上臂前部疼痛。单纯由肱肌触发点引起的前肩疼痛与肩关节运动损伤无关。因为肱肌是一个单关节肌肉，仅跨越肘部，其触发点导致的肌肉灵活性降低或疼痛对肩关节功能没有影响。

腕掌拇指关节的疼痛症状可能是由于肱肌的触发点导致桡神经卡压引起的。桡神经浅感觉（皮）支卡压引起的症状包括感觉障碍、刺痛和拇指背侧麻木。触发点引起的牵涉痛和桡神经卡压症状均发生在拇指，可通过灭活肱肌触发点来缓解。

（3）体格检查

经过详细的问诊后，临床医生应绘制一张详细的图表来表示患者描述的疼痛模式。将有助于

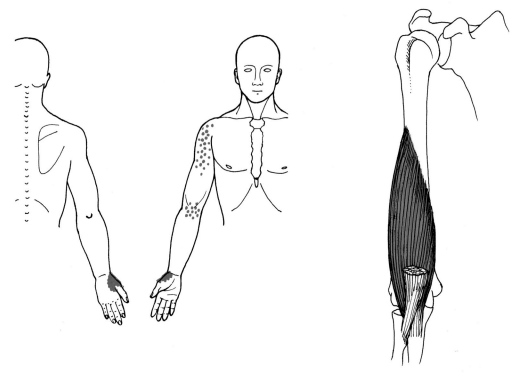

图31-2　右侧肱肌TrPs的牵涉痛模式（红色实心区域为主要牵涉痛区域；红色点状区域位溢出牵涉痛区域）。肌肉中部TrPs相关的紧绷带可能引起桡神经的压迫

完善体格检查，并可在病情变化时评估疼痛的改善程度。肱肌触发点引起的疼痛可通过肘部完全被动伸展而增加，而运动受限较少见。肘关节伸展的范围可能仅受到轻微限制，只能通过与另一侧比较或通过治疗后的改善来评估。拇指在牵涉痛区域的主动运动会产生典型的疼痛，但肘部的主动运动不会。

　　肱二头肌和肱肌的无力或抑制可以通过在肘关节伸展测试肘关节在旋后和旋前的屈曲强度来区分。这种位置的改变对肱肌的力量没有影响，因为它附着在尺骨上，但以往认为，肱二头肌可以利用伸展位置来显示前臂内旋的功能下降。最近一项研究表明，利用肌电图分析肱二头肌和肱桡肌在肘部屈曲时改变手的位置，肱二头肌的激活没有随着手位置的改变而改变[27]。前臂抗旋试验有利于区分肱二头肌和肱肌的病变。

　　当拇指的刺痛是由于神经穿过肌间隔外侧的区域受到压迫时，就表明桡神经受到卡压（图32-2）。压力应该施加在手臂中部，且就在标记三角肌产生的三角形凸起顶点或远端的凹陷下方。在这个区域，桡神经穿过肱肌和肱桡肌，形成一个可能的压迫部位[28]。如果肘关节活动范围有限，则应检查肱尺关节、肱桡关节和近端桡尺关节是否存在附属关节活动，如果活动范围受限，则应进行治疗[29]。

（4）触发点检查

　　在对肱肌的触发点进行评估时，患者的肘关节屈曲角度应在30°和45°之间，前臂应处于舒适的休息位。如果肱二头肌的张力增加，患者的上肢可以放在一个中立位以放松肱二头肌。肱二头肌的大部分应该被推到内侧一边以触诊下面的肱三头肌（图31-3）。如果将前臂处于旋后状态并且放松，则肱二头肌的松弛度会更大。肱肌触发点通常位于肌肉的下半部分，可能引起拇指疼痛，有时会引起肘关节前部的疼痛（图31-2）。触发点可能位于肱二头肌外侧缘的深处，也可位于肱二头肌中部，有时也可能位于肱二头肌下方。近端触发点指的是引起上臂和肩部前方疼痛的触发

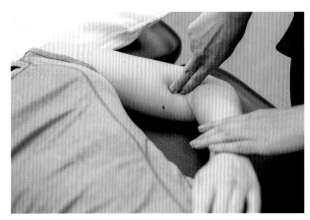

图31-3 检查肱肌的TrPs，将肱二头肌向内侧方向推开，以进行交叉纤维平滑式触诊，以确定TrPs。如果前臂是旋后，而不是旋前位的话，二头肌会更加松弛

点，这些触发点被肱二头肌覆盖，使识别和触诊更加困难。

4 鉴别诊断

（1）触发点的激活和发展

触发点可以由异常的偏心负荷、肌肉中的偏心运动或最大或较强同心负荷激活。当肌肉长时间处于缩短或伸长状态时，触发点也可以激活或加重[30]。肱肌触发点可被激活，并可通过在上举过程中肘关节反复和长期的超负荷屈曲动作而永久存在。如手持电动工具、携带食品杂货、搂抱婴儿或儿童、在前臂平举的情况下演奏小提琴或弹奏吉他时，肱二头肌就会缩短并受到抑制。上肢长时间前伸做计算机工作时，需要双上肢肱肌的静态低水平收缩，很可能导致肱肌中触发点的激活和增多。与肱肌触发点相关的肘关节疼痛可能被误诊为外上髁痛或网球肘。在这种情况下，肱肌上的触发点往往在旋后肌触发点被激活后与肱二头肌触发点一起形成。在网球运动中正手击球的重复性屈肘和旋后尤其明显。

最近研究表明，肱肌触发点也可能是肩袖损伤的结果。suh等人在一个肩袖病变患者的病例中发现肱肌上存在触发点并引起肩前部疼痛，在肩峰下注射局部麻醉药或类固醇时并不会缓解肩前的疼痛。在对注射无效果的24例患者中，有23例患者在肱肌触诊中显示存在触发点。据

推测，肱二头肌可能在维持这一人群的肩部稳定中起着重要的作用。肱肌的单关节性质也使其更多地参与姿势维持，这可能是由于肩痛和肩胛骨位置的变化而造成的。每一种都会导致肌肉的超负荷压力增加，这可能会促进触发点的形成[31]。

（2）相关触发点

相关的触发点可能在触发点的牵涉痛区域产生。因此，也应考虑每个受累肌肉疼痛区域的肌肉组织[32]。三角肌、肱二头肌、旋后肌、肱桡肌、内收肌和拇对掌肌均可出现与肱肌相关的触发点。当肱二头肌、肱桡肌或旋后肌有触发点时，肱肌也会受累。

（3）相关病理学

肱肌触发点所引起的肩前痛也可能由肱二头肌或冈上肌腱炎引起，或由冈下肌、三角肌前束、三角肌后束或背阔肌的触发点引起。这些情况应该通过肩部彻底的体格检查来排除。如果肱肌是疼痛和功能障碍的唯一来源，那么肩部在主动运动时就不应该产生疼痛。C5或C6神经根症状可引起肩前、上臂前外侧、前臂、腕和手的桡侧部分（包括拇指和食指）疼痛。这些症状很容易与肱肌触发点相关的牵涉痛模式相混淆（图31-2）。现已有测试方式，可以排除颈神经根疼痛或神经根病[33]。

如上所述，肱骨外上髁痛（网球肘）通常是肱二头肌、旋后肌和潜在的肱肌触发点的结果。在肱骨外上髁无压痛时应考虑是否存在触发点。

在评估拇指疼痛患者时，应考虑其他手部疾病。腕管综合征可引起大鱼际隆起处的孤立疼痛。桡骨茎突狭窄性腱鞘炎也可导致腕掌关节区域疼痛。如果疼痛是由触发点引起的，那么Finkelstein试验在肘部伸展或弯曲的情况下会产生不同的结果。由于拇长展肌和拇短伸肌的肌腱不越过肘部，所以如果是桡骨茎突狭窄性腱鞘炎引起的疼痛，那么肘关节位置不应该改变患者的疼痛。

桡神经卡压也应作为鉴别诊断的一部分。桡

神经卡压的症状包括麻木、感觉减退或感觉过敏以及感觉障碍。这些症状，像肱肌触发点引起的疼痛一样，出现在拇指背侧及其相邻区域。桡神经感觉支的卡压可由肱肌的外侧缘触发点引起，触发点产生的紧张带连接到桡神经沟水平并穿过外侧肌间沟（图32-2）。这些由肱肌触发点引起的压迫症状可以通过触发点的释放得到缓解，触发点像是肌肉外侧边缘的一个明显结节，就在神经的附近。紧张带的解除和神经卡压症状的缓解有力地表明与触发点相关的肌肉缩短可导致神经卡压。

5　纠正措施

为防止肘关节在屈曲时的超负荷受力，患者只在前臂前倾的情况承受轻、中度负荷。这个姿势更容易激活肱桡肌[27]。避免肘部弯曲的重复上举也能减少肌肉负荷。

为了避免肱肌长时间处于屈曲位，可以用毛巾包住肘部，防止在睡觉时肘部的长时间弯曲或伸展（图30-6）。这样可以防止肌肉紧张。同样，在打电话的时候，肘部也不应该过分弯曲。手机应偶尔在双手之间切换，或者使用免提功能。手提包应提在手指上同时保持肘关节伸直，或者挎在对侧肩上，千万不要在肘关节弯曲的情况下挂在同侧的前臂上，以免肘关节因长时间屈曲而造成损伤。当演奏一种需要弯曲肘部的乐器时，比如小提琴或吉他，应该允许肘部在任何时候都能伸直下垂。

患者可以在仰卧位或坐姿下进行触发点的自我压力释放。患者应以弯曲的姿势支撑前臂，以放松肱二头肌和深部的肱肌（图31-4）。当找到一个激痛点后，可用拇指或手指轻轻按压30 s，直到疼痛减轻。根据需要，此治疗可重复3～5次。当许多神经穿过这个区域时，应避免用力压迫。如果出现任何麻木或刺痛，应当适当调整拇指或手指的位置。

最初，应允许手臂处于放松位，仅依靠重力而不需要另一只手的任何帮助来进行等长后放松。

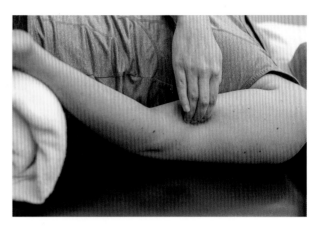

图31-4　肱肌上触发点自我压力释放

然后，患者应进行一系列与呼吸同步的收缩和放松动作，以获得最大的疗效。在这些操作过程中，患者也可以用另一个手指对已识别的活性触发点施加压力。此操作可能有助于促进触发点的释放。在数个等长收缩周期后放松，可以通过用另一只手轻轻地协助伸直肘部来实现额外的放松和拉伸。这个过程不应该是痛苦的，但可以感受到拉伸张力。患者应该每天做两到三次这样的拉伸运动。

韩奇、贾佩玉、郑拥军　译　郑拥军　审

参考文献

［1］ Standring S. Gray's Anatomy: The Anatomical Basis of Clinical Practice. 41st ed. London, UK: Elsevier; 2015.

［2］ Loukas M, Louis RG Jr, South G, Alsheik E, Christopherson C. A case of an accessory brachialis muscle. Clin Anat. 2006; 19(6): 550-553.

［3］ Pai MM, Nayak SR, Vadgaonkar R, et al. Accessory brachialis muscle: a case report. Morphologie. 2008; 92(296): 47-49.

［4］ Vadgaonkar R, Rai R, Nayak SR, D'Costa S, Saralaya V, Dhanya. An anatomical and clinical insight on brachialis with emphasis on portal's muscle. Rom J Morphol Embryol. 2010; 51(3): 551-553.

［5］ Tubbs RS, Yablick MW, Loukas M, Shoja MM, Ardalan M, Oakes WJ. Capsular attachment of the brachialis muscle (Portal's muscle): an anatomical and functional study. Surg Radiol Anat. 2008; 30(3): 229-232.

［6］ Mehta V, Suri RK, Arora J, Rath G, Das S. Peculiar tendinous origin of the brachialis muscle: anatomic and clinical insight. Rom J Morphol Embryol. 2009; 50(1): 141-143.

[7] Oh CS, Won HS, Lee KS, Chung IH. Origin of the radial nerve branch innervating the brachialis muscle. Clin Anat. 2009; 22(4): 495-499.

[8] Prakash, Kumari J, Singh N, Rahul Deep G, Akhtar T, Sridevi NS. A cadaveric study in the Indian population of the brachialis muscle innervation by the radial nerve. Rom J Morphol Embryol. 2009; 50(1): 111-114.

[9] Blackburn SC, Wood CP, Evans DJ, Watt DJ. Radial nerve contribution to brachialis in the UK Caucasian population: position is predictable based on surface landmarks. Clin Anat. 2007; 20(1): 64-67.

[10] Bendersky M, Bianchi HF. Double innervation of the brachialis muscle: anatomic-physiological study. Surg Radiol Anat. 2012; 34(9): 865-870.

[11] Mahakkanukrauh P, Somsarp V. Dual innervation of the brachialis muscle. Clin Anat. 2002; 15(3): 206-209.

[12] Won SY, Cho YH, Choi YJ, et al. Intramuscular innervation patterns of the brachialis muscle. Clin Anat. 2015; 28(1): 123-127.

[13] Frazer EA, Hobson M, McDonald SW. The distribution of the radial and musculocutaneous nerves in the brachialis muscle. Clin Anat. 2007; 20(7): 785-789.

[14] Spinner RJ, Pichelmann MA, Birch R. Radial nerve innervation to the inferolateral segment of the brachialis muscle: from anatomy to clinical reality. Clin Anat. 2003; 16(4): 368-369.

[15] Nasr AY. Morphology and clinical significance of the distribution of the median nerve within the arm of human cadavers. Neurosciences (Riyad). 2012; 17(4): 336-344.

[16] Parchand MP, Patil ST. Absence of musculocutaneous nerve with variati ns in course and distribution of the median nerve. Anat Sci Int. 2013; 88(1): 58-60.

[17] Muscles Alive. 5th ed. Baltimore, MD: Williams & Wilkins; 1985.

[18] Duchenne G. Physiology of Motion. Philadelphia, PA: Lippi cott; 1949.

[19] Jenkins DB. Hollinshead's Functional Anatomy of the Limbs and Back. 6th ed. Philadelphia, PA: W.B. Saunders; 1991.

[20] Kendall FP, McCreary EK. Muscles: Testing and Fu ction, with Posture and Pain. Baltimore, MD: Lippincott Williams & Wilkins; 2005.

[21] Rasch PJ, Burke RK. Kinesiology and Applied Anatomy: The Science of Human Movement. 6th ed.

Philadelphia, PA: Lea &Febiger; 1978.

[22] Hu SN, Zhou WJ, Wang H, et al. Origination of the brachialis branch of the musculocutaneous nerve: an elecropysiological study. Neurosurgery. 2008; 62(4): 908-911; discussion 911-912.

[23] Jonsson S, Jonsson B. Function f the muscles of the upper limb in car driving. Ergonomics. 1975; 18(4): 375-388.

[24] Simons DG, Travell JG, Sms LS. Myofascial Pain and Dysfunction: The Trigger Point Manual. V lume 1: Upper Half of Body. 2nd ed. Philadelphia, PA: Lippincott Williams & Wilkins; 1999.

[25] Kelly M. The nat re of fibrositis: I. The myalgic lesion and its secondary effects: a reflex theory. Ann Rheum Dis. 1945; 5(1): 1-7.

[26] Kellgren JH. Observations on referred pain arising from muscle. Clin Sci. 1938; 3: 175-190.

[27] Kleibr T, Kunz L, Disselhorst-Klug C. Muscular coordination of biceps brachii and brachioradialis in elbow flexion with respect to hand position. Front Physiol. 2015; 6: 215.

[28] Le YK, Kim YI, Choy WS. Radial nerve compression between the brachialis and brachioradialis muscles in a manual worker: a case report. J Hand Surg Am. 2006; 31(5): 744-746.

[29] Mennell JM. Joint Pain: Diagnosis and Treatment using Manipulative Techniques. 1st ed. Boston, MA: Little Brown; 1964.

[30] Gerwin RD, Dommerholt J, Shah JP. An expansion of Simons' integrated hypoth-esis of trigger point formation. Curr Pain Headache Rep. 2004; 8(6): 468-475.

[31] Suh MR, Chang WH, Choi HS, Lee SC. Ultrasound-guided myofascial trig-ger point injection into brachialis muscle for rotator cuff disease patients with upper arm pain: a pilot study. Ann Rehabil Med. 2014; 38(5): 673-681.

[32] Hsieh YL, Kao MJ, Kuan TS, Chen SM, Chen JT, Hong CZ. Dry needling to a key myofascial trigger point may reduce the irritability of satellite MTrPs. Am J Phys Med Rehabil. 2007; 86(5): 397-403.

[33] Wainner RS, Fritz JM, Irrgang JJ, Boninger ML, Delitto A, Allison S. Reliability and diagnostic accuracy of the clinical examination and patient self-report measures for cervical radiculopathy. Spine (Phila Pa 1976). 2003; 28(1): 52-62.

第 三十二 章

肱三头肌和肘肌

利·E.帕鲁宾斯卡斯、约瑟夫·M.唐纳利

1 介绍

肱三头肌作为内外侧髁上痛的来源，通常被忽略，它是由三个头组成的梭形肌，与肘肌一起组成上臂的后伸肌。肱三头肌的长头是双关节肌，横跨过肩关节和肘关节，其他两个头（内侧头和外侧头）是单关节肌，仅作用于肘关节。肱三头肌的长头和外侧头与肘肌由桡神经的分支支配，肱三头肌内侧头的神经支配存在争议。人们普遍认为，桡神经支配肱三头肌的内侧头，但是其他人也表明尺神经支配肱三头肌的内侧头。肱三头肌的主要功能是伸肘。肱三头肌的内侧头在肘关节伸展运动中最活跃，被认为是三个头的"主力军"。肱三头肌的长头还可以提供一个向上的力，抵消背阔肌和胸大肌将肱骨头向下拉出关节窝的趋势，达到稳定肩关节的目的。它还可以在肩关节处内收和外展上肢。肘肌协助肱三头肌将肘关节伸直，并作为肱尺关节的主动侧向稳定器。肱三头肌中的触发点（TrPs）所引起的疼痛主要是指上臂后侧疼痛，并在近端牵涉到肩后部和上斜方肌。在远端，疼痛可以牵涉至前臂后侧和手的第四、第五指。疼痛通常局限于外侧和/或内侧髁上，分别类似于网球肘和高尔夫球肘的症状。肘肌的触发点引起的牵涉痛通常在外侧髁上。是通过反复过度伸展肘关节激活肱三头肌和肘肌的TrPs。例如使用前臂拐杖、打网球或反复按压肌肉表面。鉴别诊断包括外上髁炎或内上髁炎，尺骨鹰嘴滑囊炎和胸廓出口综合征。当上臂在身体前面进行活动时，调整姿势以支撑肘关节可以防止TrPs的形成。纠正措施包括改变错误的体育运动姿势，并在治疗后逐渐恢复运动；TrPs的自我压力释放和自我拉伸。

2 相关解剖

肱三头肌

长头

肱三头肌是一块梭形的三头肌，是上肢伸肌的主要组成部分，肱三头肌的长头越过肩关节和肘关节（图32-1A～图32-1B）。肱三头肌近端起源于肩胛骨盂下结节的扁平肌腱，并与盂肱关节囊融合。在大圆肌和小圆肌之间穿过形成四边孔和三边孔。四边孔包含肱骨后旋支动脉和腋神经[1,2]。肩胛下肌，小圆肌和盂肱关节囊构成上缘；下缘为大圆肌；内侧缘是肱三头肌的长头腱；外侧缘是肱骨。三边孔包含肩胛回旋血管，上缘为小圆肌，下缘为大圆肌，侧缘为肱三头肌长头。这些区域和边界在进行触发点注射或干针治疗时对识别触发点非常重要。

内侧头

肱三头肌的内侧头，有时也称为深头，起源于肱骨近端后缘的表面，位于桡骨沟下方的大圆肌止点处，并向下延伸至肱骨滑车近端。它也起源于肱骨内外侧肌间隔的下部，覆盖肱骨后方的内侧和外侧。肱三头肌的内侧头紧贴骨骼，并附着在肘部上方（图32-2）。肱三头肌的外侧头和长头覆盖内侧头。内侧头的远端与肱三头肌肌腱汇合，部分肌肉纤维直接止于鹰嘴。

外侧头

肱三头肌的外侧头近端起源于肱骨干后表面

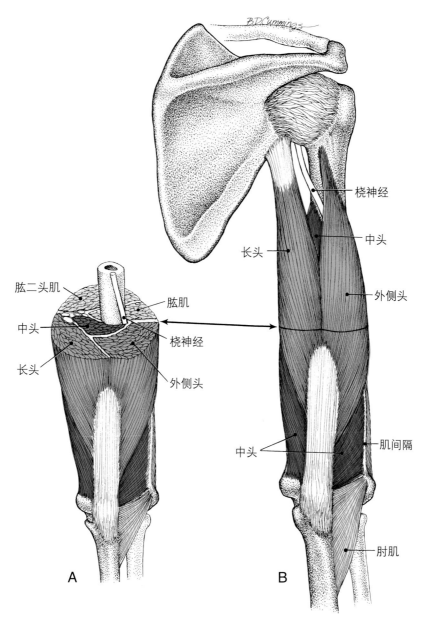

图 32-1 **A** 右臂的横断面，截面位于桡神经进入肌间隔的近端（也就是 B 图中黑色水平箭头所指的位置）。肱二头肌，肱肌和肘肌为浅红色。**B** 右侧肱三头肌附着点的后面观（两个较深的红色）。内侧（深）头为深红色，外侧头和长头为中红色，肘肌为浅红色

的扁平肌腱，位于桡骨沟正上方的外侧肌间隔，三角肌粗隆后，在小圆肌附近延伸至肱骨外科颈。其受桡神经支配，并覆盖肱三头肌的大部分内侧头（图 32-1B）。肱三头肌外侧头的纤维在内侧与总腱汇合。肱三头肌的内侧头和外侧头是单关节的，仅横跨肘关节。

肱三头肌的三个头通过一条共同的肌腱止于尺骨鹰嘴（图 32-1），该肌腱起点位于肌肉中间，

由浅层和深层组成，在靠近止点处汇合。在鹰嘴的外侧，一条纤维带继续向下延伸到肘肌上，并与前臂筋膜融为一体。

对尸体的肱三头肌样本进行研究，探索肱三头肌中纤维类型的分布[3-5]。肱三头肌的外侧头和长头均具有 60% ～ 65% 的快速抽搐（Ⅱ型）纤维和约 40% 的慢（Ⅰ型）纤维。但是，内侧头由60% 的慢肌纤维和 40% 的快肌纤维组成。在肌肉

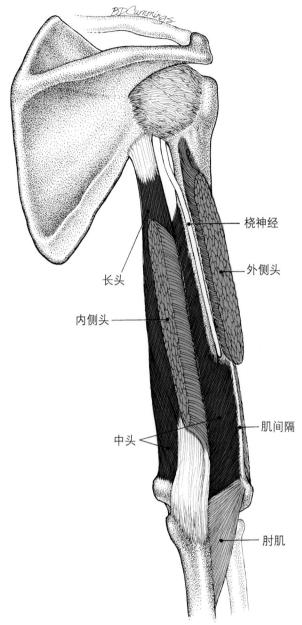

图32-2　肱三头肌后视图，显示了桡神经的走向，桡神经将肱三头肌内侧头和外侧头分开

表面附近和肱三头肌深处采集的样本显示，在肌肉纤维组成上没有显著差异。

肘肌

肘肌是一条较小的三角形肌，与肘关节后的肱三头肌部分融合。它起源于外侧髁的后表面，覆盖环状韧带的后侧面，并在远端附着于鹰嘴突的外侧和尺骨的背侧面。肌肉纤维也附着在肱尺关节的外侧，从而增加了关节的稳定性[6]。尺骨鹰嘴内侧和尺骨内上髁之间可能附着异常的上髁

肌[7]。肘肌由60%～67%的 I 型纤维和约35%的 II 型纤维组成。

（1）神经支配和血管供应

肱三头肌的长头及外侧头和肘肌由桡神经的分支支配，这些分支来自C6～C8的臂丛后束。肱三头肌内侧头的神经支配存在争议。最近的几项尸体研究发现，已在28%～61%的样本中确定了内侧头由尺神经支配[8-10]。这一发现与普遍认为桡神经支配肌肉的观点相反。据推测，尺神经支配内侧头可能是由于在这些研究中，对神经的追踪距离不够远，无法准确地识别神经。此外，桡神经和尺神经也会在同一神经鞘内行走行一段距离，很难对神经纤维进行确切的识别[11,12]。内侧头的神经支配仍然值得商榷，大规模研究中并没有确凿的数据证实桡神经或尺神经支配肌肉内侧头。

肱三头肌长头接受来自腋动脉和肱或尺侧副动脉的供应。肱三头肌的内侧和外侧头主要接受来自尺上副动脉和旋后动脉分支的血管供应。肘肌通过骨间后回动脉的分支获得血液供应。

（2）功能

肱三头肌的所有组成部分都可以使前臂在肘关节处伸展[13-19]。然而，内侧（深）头是肘伸肌中的"主力军"，并且在所有形式的伸展中都很活跃，它表现出最早和最大的肌电活动[13,20]。肘关节的位置可改变肱三头肌的功能。肱三头肌在肘关节弯曲至90°时会产生最大扭矩[21]。前臂的位置不会改变肱三头肌的活动，因为肱三头肌附着在尺骨上而不是桡骨上。肱三头肌在做俯卧撑过程中以向心的方式使肘关节伸直，并以离心运动的方式使肘关节屈曲。有两项研究调查了肱三头肌的肌肉激活模式，以确定肘部运动过程中肌肉的负荷分配[22]。在两项研究中，受试者之间存在相当大的差异，在肘关节运动期间，肱三头肌的激活运动没有固定的负荷分配模式。

因为肱三头肌长头同时穿过肩关节和肘关节，它的活动度会因肩膀位置的改变而改变。在肩关

节伸展且肌肉缩短的情况下，肱三头肌的长头无法在肘部产生如此大的扭矩。长头连接肘关节和肩关节，并使上肢内收，将肱骨从抬高的肩部位置拉回到解剖位置[23]。在刺激长头期间，内收似乎是主要的作用。肱三头肌的长头在肩关节伸展80°～120°时最为活跃，而肘关节屈曲对肩关节长头的肌肉激活几乎没有影响。

肱三头肌的长头在盂肱关节处也会产生关节应力。当向下的力通过关节传递时，它可以减轻肱骨头的向下移动。它还可以上拉肱骨头。肱三头肌长头在肩胛骨附着会影响盂肱关节的活动。较早的电刺激研究证明，手臂垂在身体侧面时，长头肌单独激活使肱骨头抬高至肩峰。上臂外展至90°时，刺激长头迫使肱骨头进入关节盂。肱三头肌的长头、胸大肌和背阔肌都可强烈地内收上臂，但是肱三头肌的长头抵消了其他两块肌肉将肱骨头向下拉出关节盂的趋势。刺激肱三头肌长头的实验表明，在肩关节处，上肢内收是通过将肱骨拉向肩胛骨而不是旋转肩胛骨来实现的；不移动手臂而刺激大圆肌则倾向于将肩胛下角拉向肱骨。这些功能的差异不足为奇，因为这两块肌肉有相反的长短力臂，从而在肩关节产生不同的力矩。

Myers等人在12种用于肩关节康复的锻炼中研究了肩关节和上肢肌肉在最大运动收缩（MVC）时的肌电活动。他们发现，在肩部从屈曲90°外展到中立位置过程中，肱三头肌出现最大激活（67% MVC）[24]。他们还发现，在投掷动作的加速和减速过程中，肩外展0°时的外旋和内旋，肩胛骨快速移动，肩胛骨处于中低位时以及肩关节屈曲时的肱三头肌有肌电活动。

在投篮球、打网球、打高尔夫球、棒球击球和单脚跳等13项运动中，使用表面电极对双侧肱三头肌进行了肌电图监测，大多数记录显示，优势侧肱三头肌的收缩比非优势侧肱三头肌的收缩更强烈[25]。非优势侧肱三头肌活动时间越长，其平衡功能越强。打棒球和高尔夫挥杆击球是两个例外，其中非优势侧肱三头肌作为原动肌。网球运动中，肱三头肌的激活与正手击球的速度也有关系。增加网球挥拍的速度会导致肌肉更早地被

激活，这样可以在击球时为维持肘关节的稳定性，并为后续动作中所需的减速做好准备[26-28]。

在过去的50年中，对自由泳过程中肌肉激活模式的肌电图分析进行了广泛的研究[29]。Rouard等人得出的结论是肱三头肌和肱二头肌在游泳过程中起着拮抗作用，以稳定肘关节改善原动肌的性能[30]。Lauer等人发现最大的共激活发生在动作早期稳定肘关节的过程中[31]。两位研究者均发现肱三头肌在动作中晚期时具有最大激活，约为40% MVC，这时肌肉可以产生很大的推进作用，并在恢复期早期活动最少（15% MVC）[32]。

Conte等人研究了在使用笔记本电脑时，使用触摸板和外部鼠标两种不同情况下上肢、肩关节和躯干肌肉的EMG活动[33]。他们发现，在用触摸板取代外接鼠标时，肱三头肌和肱二头肌的肌肉活动度更大。他们认为触摸板需要比鼠标更高的移动精度，因此需要更高的稳定性。他们得出结论，经常使用笔记本电脑的人，应该使用外部鼠标，以减少肌肉负担。

对驾驶过程中驾驶员上肢肌肉的肌电图分析表明，一侧肱三头肌在向同侧转动方向盘时处于中等活动状态[34,35]。此外，与上臂更靠近身体的驾驶姿势相比，上臂伸展时的驾驶姿势会产生更大的肌肉活动。

肘肌

肘肌协助肱三头肌使前臂在肘关节处伸展。在低扭矩水平下，肌肉对伸展运动的贡献约15%[13]。随着肘关节屈曲增加，肘肌的活动度降低，在肘关节屈曲度大于45°时，肘肌成为肱尺关节的侧向稳定器[19]。肘肌附着在肱骨头外侧囊上，这种结构使其可以主动稳定肘关节，防止其向后外侧脱位，并提供主动约束以保护外侧副韧带和关节囊[36]。这种稳定作用在肌电图上也得到了证实[37]。肱三头肌、肘肌和旋后肌的内侧头在前臂旋前和旋后期间通过外展尺骨以共同稳定肘关节[38,39]。在所有食指运动和最大抓握过程中，肘肌都是活跃的，在抓握过程中，可以激活肘肌以稳定肘关节，并抵消由于强行激活腕部屈肌引起的肘关节屈曲[40]。

（3）功能单元

肌肉的功能单位包括协同和抵抗其动作的肌肉以及肌肉所穿过的关节。这些结构在功能上的相互依赖反映在感觉运动皮层的组织和神经连接上。功能单位之所以被强调，是因为在该单元的任意一块肌肉中存在触发点，会增加该单元的其他肌肉也产生触发点的可能性。当肌肉中的TrPs失去活性时，我们应该关注的是在相互依赖的肌肉中可能产生的TrPs。表32-1大致代表肱三头肌的功能单位[41]。

表 32-1　肱三头肌/肘肌的功能单位

动　作	辅助肌	拮抗肌
肘关节伸展	肱三头肌 肘肌	肱二头肌 肱桡肌 肱肌 旋前圆肌

肱三头肌长头与背阔肌、大圆肌和小圆肌具有协同作用，它们都可以充当肩关节的内收肌和伸肌。肱三头肌长头与肱肌、肱二头肌的短头、胸大肌的锁骨头以及三角肌协同工作，向上牵拉肱骨，并偏心地控制肱骨的向下平移。

三角肌和冈上肌对肩内收具有拮抗作用，而胸大肌、三角肌和喙肱肌对肩关节伸展具有拮抗作用。

3　临床表现

（1）牵涉痛模式

肱三头肌

肱三头肌中的触发点分布多而广。最常见于肌肉的长头和内侧头的外侧部分。每一部分肌肉的牵涉痛模式各不相同，通常可以将疼痛牵涉到上臂和肘关节的后部或前部。需要注意的是要将肌肉远端的TrPs与肱三头肌肌腱常见的附着点病变区分开来。

长头

肱三头肌长头的触发点（图32-3A，左）所产生的牵涉痛和压痛沿上臂后侧放射到肩后部，偶尔牵涉到上斜方肌，有时会跃过肘关节放射到前臂的背侧。触发点通常位于长头肌腹的中央部分。

内侧头

肱三头肌内侧头的TrPs位于内侧头外侧肌纤维中间（图32-3A，右）或内侧头的较深部分的肌纤维中（图32-3C）。内侧头外侧纤维的触发点会引起肱骨外上髁的疼痛，是上髁痛的常见原因，比如"网球肘"（图32-3B，右）。疼痛也可能牵涉到前臂的桡侧（图32-3A，右）。如果累及内侧头的深部，则在内上髁会出现疼痛和压痛，并可牵涉到第四和第五指的掌侧面，偶尔会牵涉到相邻的手掌和中指（图32-3C）。这些TrPs还可能会在前臂内侧产生疼痛[42]。

外侧头

肱三头肌外侧头的TrPs引起的疼痛和压痛（图32-3B，左）位于上臂后侧，有时放射到前臂的背侧，偶尔牵涉到第四和第五指。外侧头的紧绷带可能会引起桡神经的卡压。

肱三头肌远端

肱三头肌肱骨远端附着点的触发点（图32-3B，右）会在尺骨鹰嘴区域引起局部压痛。该区域的触发点通常继发于肱三头肌外侧头、长头、内侧头的外侧纤维中的TrPs。

肘肌

肘肌中的TrPs可将疼痛和压痛放射到外上髁（图32-4），并且经常加剧外上髁痛和慢性"网球肘"的症状，这种情况在腕伸肌和肱三头肌中的TrPs失活后持续存在。

（2）症状

肱三头肌存在触发点的患者主诉肩部和上臂后部的疼痛，疼痛较模糊且难以定位。在激惹度较高情况下，患者描述疼痛可能在前臂的背侧和掌侧，并放射至第四和第五指。患者也可能指出仅有肘关节内侧或外侧的疼痛，这类似于"网球肘"或"高尔夫球手肘"的症状。患者通常不会描述运动受限，尽管他们可能不知道肘关节或前臂已经存在关节活动受限。肘关节轻微弯曲会引起疼痛，可通过肩胛骨或躯干运动来补偿轻微受限的活动范围。由于肘关节内侧存在触痛，肘

部可能远离躯干以避免与身体接触，患者可能无法将肘关节置于支撑面上。患者可能会说，他们不能把肘部放在控制台中央或扶手上，驾驶或执

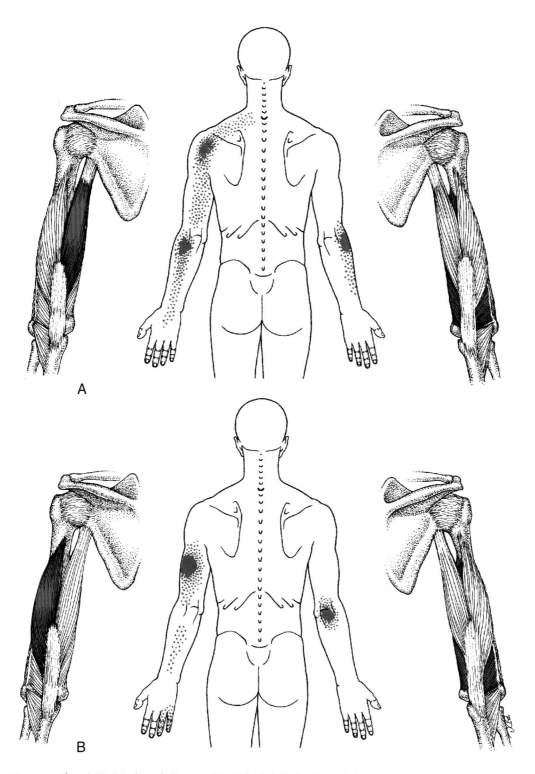

图32-3　肱三头肌（红色）中的TrPs引起的牵涉痛模式（深红色）。**A** 左图为长头的触发点，右图为内侧（深）头外部的触发点。**B** 左图为外侧头触发点，右图为肌肉肌腱附着处深部的触发点。**C** 肱三头肌内侧（深）头的TrPs的疼痛牵涉模式

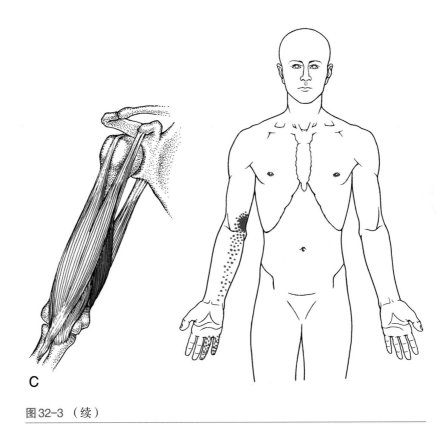

C

图32-3（续）

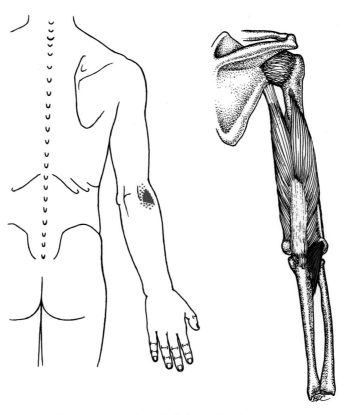

图32-4   肘肌（浅红）内TrPs的牵涉痛模式（深红色）

行计算机工作会产生继发性疼痛。患者的疼痛还存在于需要强行伸展肘关节的活动中，如打网球（优势臂）、打高尔夫球（非优势臂）或游泳。肱三头肌外侧头触发点的疼痛可对诊断外上髁痛或"网球肘"产生影响，从而影响医师对患者的疼痛和功能状况的判断。

（3）体格检查

在一次彻底的主观检查之后，临床医生应该做一个详细的图示来描述患者所描述的疼痛模式。这种描述将有助于计划体格检查，并可在症状改善或改变时监测患者的进展情况。为了正确检查肱三头肌和肘肌，临床医生应评估患者站立位时的上肢和肩带的姿势，肘关节的姿势，上肢关节的主动和被动运动范围，肌肉激活方式及肩胛骨的运动模式。为了识别肱三头肌肌肉中的可能会限制的运动范围，影响到正常功能活动的TrPs，临床医生应通过对肱三头肌的所有部位进行特定范围的运动测试来确定运动范围的受限情况。肱三头肌的长头穿过肘关节和肩关节，因此在评估肱三头肌的这一部分时应考虑肩关节的位置。通过增加肌肉张力，TrPs可以产生生物力学功能障碍。

Bron等人评估了72例慢性非创伤性单侧肩痛患者的肌肉中触发点的患病率[43]。他们发现在冈下肌（93%）和上斜方肌（94%）的肌肉中TrPs的患病率最高。他们还发现56%的患者在肱三头肌中存在触发点，尽管他们没有说明肱三头肌三个头中TrPs的特定患病率。

应当进行针对肌肉的特异性抵抗测试，以识别肌肉功能受损以及在负荷情况下再现疼痛。肱三头肌功能受损可通过在肘屈曲90°时做伸肘抵抗测试来确定。在肩关节屈曲80°～120°时做抵抗测试可激活肱三头肌的长头，将其与内侧头和外侧头区分开。为了区分肘肌的激活，应在肘关节屈曲小于45°的情况下对肘关节进行抵抗测试。应手动测试肘关节和肩关节的附属关节运动（包括肩锁关节和胸锁关节），以确定肱三头肌TrPs是否是关节运动受限的单一因素。如果发现肩带是

肱三头肌中TrPs激活和延续的因素，则应恢复有效的关节运动。

如果TrPs在肱骨上髁引起疼痛，那么于牵涉痛的原因肱骨上髁也可能对敲击或振动敏感。肱三头肌触发点在肱骨外上髁引起的疼痛常和旋后肌、肱二头肌和肱桡肌触发点引起的"网球肘"的患者中持续存在。外上髁后部的叩击痛表明肱三头肌触发点可能引起该区域的疼痛。

（4）触发点检查

患者应仰卧或俯卧，以便触诊肱三头肌和肘肌。钳捏式触诊可用于识别肱三头肌长头中的TrPs，而平滑式触诊技术可用于识别肱三头肌内、外侧头和肘肌中的TrPs。

肱三头肌
长头
肱三头肌长头中的触发点通常位于肌肉中间深处，长头与大圆肌相交处的远端几厘米处。通常需要钳捏式触诊以识别该肌肉中的TrPs。手指应环绕肱三头肌（图32-5A），直到手指触及肱骨为止。肱三头肌的长头可以与肱骨稍分开，其纤维在手指之间滚动。TrPs的存在，可以通过患者疼痛的再现以及局部抽搐反应来识别。与肱三头肌长头中的TrPs相关的紧绷带可能会造成肌腱附着点的压痛。

内侧头
使用平滑式触诊来定位肌肉内侧头的触发点（图32-5B）。触发点可以在内上髁上方，即内侧头中部纤维的深处。患者仰卧，上臂在肩关节处向外旋转以露出肌腹（图32-5C），通过平滑式触诊寻找触发点。

外侧头
肱三头肌外侧头的触发点可在外侧头外侧缘的肌腹中部通过平滑式触诊来识别，此处正好在桡神经从桡神经沟出口点上方。当桡神经穿过这一区域时，这部分肌肉中的触发点紧绷带可能对桡神经感觉纤维卡压（图32-5D），在这种情况下，在桡神经穿过肌间隔处，沿着外侧肌间隔的触诊，很可能引起手部的疼痛感。

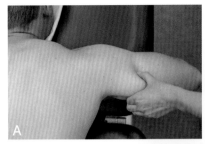
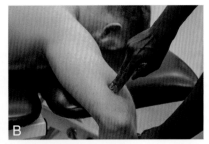
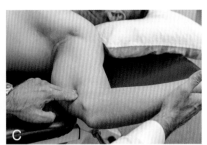
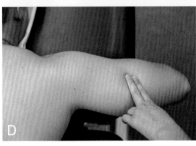
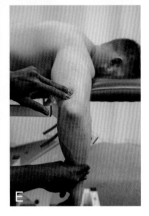

图32-5 肱三头肌的触发点检查。**A** 钳捏式触诊，以识别右臂肱三头肌长头中的TrPs。**B** 平滑式触诊，以识别内侧头外侧肌纤维的TrPs。**C** 平滑式触诊，以识别内侧头内侧肌纤维的TrPs。**D** 平滑式触诊，以识别外侧头的TrPs。**E** 平滑式触诊，以识别三个头部汇合形成肌肉远端的TrPs

肱三头肌远端

位于内侧头远端深处的肱三头肌肌腱止点处存在触发点，在三个头的融合区域附近，尺骨鹰嘴上方，使用交叉纤维平滑式触诊可产生牵涉痛（图32-5E）。

肘肌

尽管该肌肉较薄，但肘肌中的TrPs的位置是比较深的，可以使用交叉纤维平滑式触诊，触诊鹰嘴下方时应使关节略微弯曲（图32-6）。

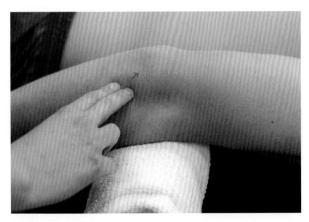

图32-6 对肘肌进行触发点检查

4 鉴别诊断

（1）触发点的激活和持续

一种激活TrPs姿势或活动，如果不加以纠正，也能使它永久化。在肱三头肌的任何部位，TrPs可能会因异常的偏心负荷或最大或次最大的同心负荷而激活，当将肌肉处于长时间的缩短或牵拉位置时，触发点也可能被激活或持续[44]。

重复过度使用前臂或在腋下撑拐，使用拐杖的时间过长、在城市长时间驾驶过程中反复换挡，重复的推拉动作均可以使肱三头肌中的TrPs的激活。TrPs的形成也可能是创伤性损伤引起的，例如，在跌倒时伸出手臂支撑住身体。打网球或过度的肌肉锻炼（高尔夫球练习或俯卧撑）等活动也可能使肱三头肌中的TrPs永久存在[45]。同样，肱三头肌长头中的TrPs也可能通过长时间坐着，肘部前伸放在胸部或腹部而得不到支撑的情况下被激活（例如，驾驶汽车长途旅行）。

肾结石切除术中，患者的折刀体位可激活肱三头肌的TrPs，因为该体位将肌肉长时间保持在拉伸位置。通过深层按摩和被动拉伸可使触发点失活，从而缓解疼痛[46]。

疼痛会改变肌肉的激活方式，这也会导致TrPs的形成。研究人员通过重复牵拉在肱三头肌和肱二头肌中诱导疼痛，发现上肢肌肉的激活模式发生了变化。疼痛时，肱二头肌和肱桡肌的活性降低，肱三头肌的活性增加。肱二头肌的活动减少被其他屈肌的活动增加所补偿[47]。而在外展运动中，由于肱三头肌的活动减少的补偿是难以实现的，肌肉会继续以相同的速度完成任务，因此伸展运动缺乏后方肌肉的补偿可能会导致肱三头肌损伤和触发点形成，特别是尽管会引起疼痛和伤害，肌肉依旧需要持续发挥作用以完成动作。

（2）继发触发点

继发TrPs可在原发TrPs引起的牵涉痛区域内发生，因此，也应考虑每一块肌肉的牵涉痛区域的肌肉组织[48]。肌肉中TrPs的释放通常会使相关TrPs的压痛阈值立即降低。

当在肱三头肌长头中发现TrPs时，还应检查三角肌后束、背阔肌、大圆肌和小圆肌的继发触发点[49]。

当消除肱三头肌内侧头的TrPs后，肘关节外侧区域仍有疼痛症状，应检查肘肌、旋后肌、肱桡肌和腕伸肌以寻找继发TrPs。

在同侧背阔肌、后上锯肌、喙肱肌或肩胛下肌中的触发点可能导致肱三头肌存在激发TrPs。为了持久释放肱三头肌TrPs，这些其他部位的TrPs也需要被灭活。由于肱三头肌拮抗肌是功能单元的一部分，在肱三头肌中存在触发点时，肱二头肌和肱肌也容易产生触发点。

（3）相关病理学

由于肱三头肌的疼痛集中在上臂的后侧并延伸到手部，因此有时会错误地认为这是C7神经根病所致。每当患者提出有肘关节外侧或内侧疼痛时，并且诊断为"网球肘""高尔夫球手肘"、外侧或内上髁炎、鹰嘴滑囊炎或胸廓出口综合征时，也应进行肱三头肌触发点的检查。在大多数情况下，外侧上髁炎的特殊检查均为阴性，但是患者报道外上髁区域存在疼痛感。对肱三头肌和肘肌的仔细触诊可能发现该区域的触发点已经引起上髁的牵涉性疼痛。胸廓出口综合征的特殊检查也是如此，但Roos测试除外，由于长时间使用肱三头肌将手臂稳定在检查位置，该检查可能会重现患者的疼痛。从肱三头肌到肘关节附近的疼痛可能被错误地诊断为关节炎[50]。

肘管综合征更容易引起手部尺侧皮肤感觉减退和手无力，而不是疼痛。这种综合征与通过肘管的尺神经传导速度减慢有关，而肱三头肌TrPs带来的疼痛则不是这种原因[52]。

肘外侧痛可能是由肱三头肌内侧头外侧肌纤维的触发点引起的牵涉痛，也可能是由于桡神经的运动分支，骨间后神经经过旋后肌腱或桡骨头上，被其他软组织卡压引起的。这种神经病理性疼痛主要表现为腕部功能障碍，而非典型肱三头肌触发点的临床表现。

桡神经和尺神经卡压可能由肱三头肌外侧头的TrPs或异常的滑车上肘肌引起。这些肌肉对神经的压迫会引起神经系统症状，例如，感觉异常以及前臂和手的运动功能丧失。

肱三头肌外侧头的外侧肌纤维（图32-3B，左）中的触发点通常与桡神经卡压有关。患者表现为前臂背侧、腕关节、手到中指底部的刺痛和麻木，这是桡神经的感觉支的分布范围。相比之下，肱三头肌外侧头的疼痛出现在尺侧（第四和第五指）。

神经压迫症状可能会在TrPs释放后几分钟到几天之内得到缓解。桡神经卡压也可发生在肱三头肌下方。尸体解剖显示，几乎每一具尸体的肱三头肌外侧头的副韧带均起源于神经沟下面。这些附着在肱骨上的肌肉形成了一个紧密程度各异的弧形弓，该弓与外侧肌间隔的开口不同。一个患者的无创伤性桡侧麻痹在3年内进展为瘫痪，手术切除附着在桡神经附近的肱三头肌外侧头纤维，减轻了肌肉的紧张，症状得到缓解。这部分肌肉的触发点引起的紧绷带可能导致神经卡压。

滑车上肘肌是从内上髁的下表面到内侧尺骨鹰嘴的一种异常肌肉。它位于尺神经上，并在肘关节屈曲时绷紧，可能导致肘管内神经受压。已经通过多个尸体研究证实了肌肉触发点的存在，其在一般人群中的发病率4%～34%，水肿或肥大的滑车上肘肌可导致尺神经受压，这已在若干研究中得到证实[55,56]。肌肉压迫造成的疼痛常表现为肘部疼痛，保守治疗效果不佳。通常建议通过手术释放肌肉触发点以缓解症状。据推测，滑车上肘肌可能是运动员持续性肘关节内侧疼痛的原因[57-63]。在三个棒球投手中，滑车上肘肌对尺神经的压迫被确定为内侧肘关节疼痛的原因[64]。对患者进行了肌肉松解术，每个人都能够恢复到以前的运动水平。

5　纠正措施

患者应避免使肱三头肌持续超负荷的运动，包括需要过度推动物体，伸直肘关节且上臂远离身体的活动。在打字、写字和阅读时，应调整姿势，使上臂保持垂直，且肘关节位于胸平面后方而不要向前突出，只要有条件，应使用合适高度的扶手支撑肘部。为了纠正上臂相对于躯干高度过短，建议使用可调节扶手的椅子。坐下时，应调整扶手的高度以支撑上臂（图6-9）。

患者应避免使肘关节弯曲或肩膀伸展的睡眠姿势（肘关节在身体后面）。为了避免这些姿势，患者可以在肘关节周围松散地包裹一条小毛巾，以避免关节弯曲超过90°（图30-6），并在仰卧时将枕头放在上臂下方，以使肩关节保持在中立位置。

还应纠正体育活动时错误的习惯。在网球比赛中，运动员可以换成较轻的网球拍。此外，缩短球拍手柄或避免过分用力握持拍柄可能有助于减少对肱三头肌的杠杆作用。当训练提高摆动速度时，应渐进地进行，以减少肱三头肌的创伤性过载。应避免引体向上、俯卧撑、卧推、杠铃推举等容易使上臂肌肉超负荷的动作，直到康复后逐渐恢复训练。

触发点自我压力释放技术也有助于解决三头肌触发点疼痛。患者可通过握紧和按住肌腹，灭活肱三头肌长头处的触发点，触发点自我压力释放的体位保持肘关节轻微屈曲和上肢支撑（图32-7A）或把患侧的手放在健侧的肩膀上（图32-7B）。如果使用上述手法时疼痛过于剧烈，按摩压痛部位可能更容易接受。可以利用拇指施加压力来松解内侧头的触发点（图32-7C），并且可以利用手指压力或网球来在外侧头释放触发点（图32-7D）。

已发现单独按压触发点可有效治疗慢性肩关节疼痛。压力应引起轻度疼痛但可忍受，并且可以按压持续15 s才能有效[65]。在治疗肱三头肌TrPs失活之后，患者应每天被动和缓慢地拉伸整个肌肉（图32-8）。

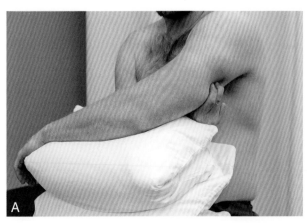
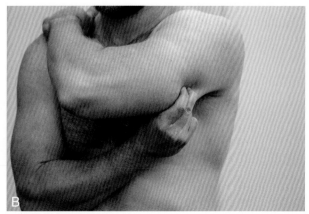

图32-7　TrPs的自我压力释放。**A** 支撑上臂，识别肱三头肌长头。**B** 肱三头肌长头。**C** 内侧头。**D** 外侧头

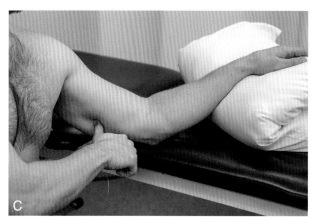
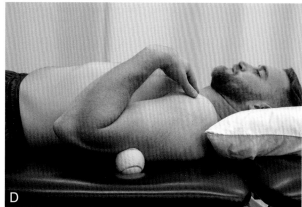

图32-7 （续）

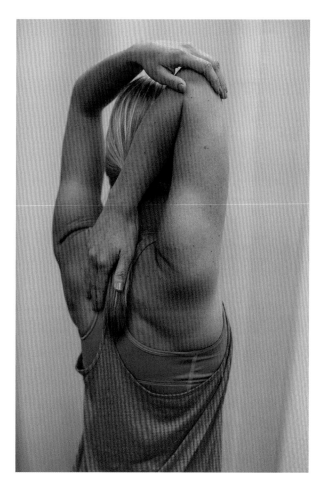

图32-8 肱三头肌的自我拉伸

韩奇、车骥、赵璇、郑拥军 译 郑拥军 审

参考文献

[1] Standring S. Cray's Anatomy: The Anatomical Basis of Clinical Practice. 41st ed. London, UK: Elsevier; 2015.

[2] Porterfield JA, DeRosa C. Mechanical Shoulder Disorders: Perspectives in Functional Anatomy. St. Louis, MO: Saunders; 2004: 73-74.

[3] Elder CC, Bradbury K, Roberts R. Variability of fiber type distributions within human muscles. J Appl Physiol Respir Environ Exerc Physiol. 1982; 53(6): 1473-1480.

[4] Johnson MA, Polgar J, Weightman D, Appleton D. Data on the distribution of fibre types in thirty-six human muscles. An autopsy study. J Neurol Sci. 1973; 18(1): 111-129.

[5] Le Bozec S, Matan B. Differences between motor unit firing rate, twitch characteristics and fibre type composition in an agonistic muscle group in man. Eur J Appl Physiol Occup Physiol. 1987; 56(3): 350-355.

[6] Molinier F, Laffosse JM, Bouali O, Tricoire JL, Moscovici J. The anconeus, an active lateral ligament of the elbow: new anatomical arguments. Surg Radiol Anat. 2011; 33(7): 617-621.

[7] Jeon IH, Fairbairn KJ, Neumann L, Wallace WA. MR imaging of edematous anconeusepitrochlearis: another cause of medial elbow pain? Skeletal Radio/. 2005; 34(2): 103-107.

[8] Bekler H, Wolfe VM, Rosenwasser MP. A cadaveric study of ulnar nerve innervation of the medial head of triceps brachii. Clin Orthop Relat Res. 2009; 467(1): 235-238.

[9] Loukas M, Bellary SS, Yuzbasioglu N, Shoja MM, Tubbs RS, Spinner RJ. Ulnar nerve innervation of the medial head of the triceps brachii muscle: a cadaveric study. Cl in Anat. 2013; 26(8): 1028-1030.

[10] Miguel-Perez Ml, Combalia A, Arandes JM. Abnormal innervation of the triceps brachii muscle by the ulnar nerve. J Hand Surg Eur Vol. 2010; 35(5): 430-431.

[11] Pascual-Font A, Vazquez T, Marco F, Sanudo JR,

Rodriguez-Niedenfuhr M. Ulnar nerve innervation of the triceps muscle: real or apparent? An anatomic study. Clin Orthop Relat Res. 2013; 471(6): 1887–1893.

[12] Stanescu S, Post J, Ebraheim NA, Bailey AS, Yeasting R. Surgical anatomy of the radial nerve in the arm: practical considerations of the branching patterns to the triceps brachii. Orthopedics. 1996; 19(4): 311–315.

[13] Basmajian J, Deluca C. Muscles Alive. 5th ed. Baltimore, MD: Williams & Wilkins; 1985.

[14] Duchenne G. Physiology of Motion. Philadelphia, PA: Lippincott; 1949.

[15] Jenkins DB. Hollinshead's Functional Anatomy of the Limbs and Back. 6th ed. Philadelphia, PA: W.B. Saunders; 1991.

[16] Kendall FP, McCreary EK. Muscles: Testing and Function, with Posture and Pain. Baltimore, MD: Lippincott Williams & Wilkins; 2005.

[17] Rasch PJ, Burke RK. Kinesiology and Applied Anatomy: The Science of Human Movement. 6th ed. Philadelphia, PA: Lea & Febiger; 1978.

[18] Praagman M, Chadwick EK, van der Helm FC, Veeger HE. The effect of elbow angle and external moment on load sharing of elbow muscles. J Electromyogr Kinesiol. 2010; 20(5): 912–922.

[19] Davidson AW, Rice CL. Effect of shoulder angle on the activation pattern of the elbow extensors during a submaximal isometric fatiguing contraction. Muscle Nerve. 2010; 42(4): 514–521.

[20] Travill AA. Electromyographic study of the extensor apparatus of the forearm. Anat Ree. 1962; 144: 373–376.

[21] Bohannon RW. Shoulder position influences elbow extension force in healthy individuals. J Orthop Sports Phys Ther. 1990; 12(3): 111–114.

[22] Grabiner MD, Jaque V. Activation patterns of the triceps brachii muscle during sub-maximal elbow extension. Med Sci Sports Exerc. 1987; 19(6): 616–620.

[23] Landin D, Thompson M. The shoulder extension function of the triceps brachii. J Electromyogr Kinesiol. 2011; 21(1): 161–165.

[24] Myers JB, Pasquale MR, Laudner KG, Sell TC, Bradley JP, Lepharr SM. On-the-field resistance-tubing exercises for throwers: an electromyographic analysis. J Athl Train. 2005; 40(1): 15–22.

[25] Broer M, Houtz S. Patterns of Muscular Activity in Selected Sports Skills, an Electromyographic Study. Springfield, IL: Charles C. Thomas; 1967.

[26] Bazzucchi I, Riccio ME, Felici F. Tennis players show a lower coactivation of the elbow antagonist muscles during isokinetic exercises. J Electromyogr Kinesiol. 2008; 18(5): 752–759.

[27] Rogowski I, Creveaux T, Faucon A, et al. Relationship between muscle coordination and racket mass during forehand drive in tennis. Eur J Appl Physiol. 2009; 107(3): 289–298.

[28] Roca S, Haucier C, Creveaux T, Champely S, Guillot A, Rogowski I. Relationship between muscle coordination and forehand drive velocity in tennis. J Electromyogr Kinesiol. 2012; 22(2): 294–300.

[29] Martens J, Figueiredo P, Daly D. Electromyography in the four competitive swimming strokes: a systematic review. J Electromyogr Kinesiol. 2015; 25(2): 273–291.

[30] Rouard AH, Clarys JP. Cocontraction in the elbow and shoulder muscles during rapid cyclic movements in an aquatic environment. J Electromyogr Kinesiol. 1995; 5(3): 177–183.

[31] Lauer J, Figueiredo P, Vil as-Boas JP, Fernandes RJ, Rouard AH. Phase-dependence of elbow muscle coactivacion in front crawl swimming. J Electromyogr Kinesiol. 2013; 23(4): 820–825.

[32] Ill yes A, Kiss RM. Shoulder muscle activity during pushing, pulling, elevation and overhead throw. J Electromyogr Kinesiol. 2005; 15(3): 282–289.

[33] Conte C, Ranavolo A, Serrao M, et al. Kinematic and electromyographic differences between mouse and touch pad use on laptop computers. Int J Tnd Ergon. 2014; 44: 413–420.

[34] Gao ZH, Fan D, Wang D, Zhao H, Zhao K, Chen C. Muscle activity and co-contraction of musculoskeletal model during steering maneuver. Biomed Mater Eng. 2014; 24(6): 2697–2706.

[35] Pandis P, Prinold JA, Bull AM. Shoulder muscle forces during driving: sudden steering can load the rotator cuff beyond its repair limit. Clin Biomech(Bristol, Avon). 2015; 30(8): 839–846.

[36] Pereira BP. Revisiting the anatomy and biomechanics of the anconeus muscle and its role in elbow stability. Ann Anat. 2013; 195(4): 365–370.

[37] Spalteholz W. Handatlas der Anatomie des Menschen. Vol 2. 11th ed. Leipzig, Germany: S. Hirzel; 1922.

[38] Sano S, Ando K, Katori I, et al. Electromyographic studies on the forearm muscle activities during finger movements. J Jpn O rthop Assoc. 1977; 51: 331–337.

[39] Ali A, Sundaraj K, Badlishah Ahmad R, Ahamed NU, Islam A, Sundaraj S. Muscle fatigue in the three heads of the triceps brachii during a controlled forceful hand grip task with full elbow extension using surface

electromyography. J Hum Kinet. 2015; 46: 69−76.

［40］ Bergin MJ, Vicenzino B, Hodges PW. Functional differences between anaromical regions of the anconeus muscle in humans. J Electromyogr Kinesiol. 2013; 23(6): 1391−1397.

［41］ Simons DG, Travell JG, Simons LS. Myofascial Pain and Dysfunction: The Trigger Point Manual. Volume 1: Upper Half of Body. 2nd ed. Philadelphia, PA: Lippincott Williams & Wilkins; 1999.

［42］ Winter Z. Referred pain in fibrositis. Med Ree. 1944; 157: 34−37.

［43］ Bron C, Dommerholt J, Stegenga B, Wensing M, Oostendorp RA. High prevalence of shoulder girdle muscles with myofascial trigger points in patients with shoulder pain. BMC Musculoskelet Disord. 2011; 12(1): 139−151.

［44］ Gerwin RD, Dommerholt J, Shah JP. An expansion of Simons' integrated hypothesis of trigger point formation. Curr Pain Headache Rep. 2004; 8(6): 468−475.

［45］ Burkhart TA, Andrews OM. Kinematics, kinetics and muscle activation patterns of the upper extremity during simulated forward falls. J Electromyogr Kinesiol. 2013; 23(3): 688−695.

［46］ Prasanna A. Myofascial pain as postoperative complication. J Pain Symptom Manage. 1993; 8(7): 450−451.

［47］ Ervilha UF, Farina D, Arendt-Nielsen L, Graven-Nielsen T. Experimental muscle pain changes motor control strategies in dynamic contractions. Exp Brain Res. 2005; 164(2): 215−224.

［48］ Hsieh YL, Kao MJ, Kuan TS, Chen SM, Chen JT, Hong CZ. Dry needling to a key myofascial trigger point may reduce the irritability of satellite MTrPs. Am J Phys Med Rehabil. 2007; 86(5): 397−403.

［49］ Hong C-Z. Considerations and recommendations regarding myofascial trigger point injection. J Musculoskelet Pain. 1994; 2(1): 29−59.

［50］ Reynolds MD. Myofascial trigger point syndromes in the practice of rheumatology. Arch Phys Med Rehabil.1981; 62(3): 111−114.

［51］ Craven PR Jr, Green DP. Cubital tunnel syndrome. Treatment by medial epicondylecromy. J Bone joint Surg Am. 1980; 62(6): 986−989.

［52］ Minami M, Yamazaki J, Kato S. Lateral elbow pain syndrome and entrapment of the radial nerve. Nihon Seikeigeka Gakkai Zasshi. 1992; 66(4): 222−227.

［53］ Lotem M, Fried A, Levy M, Solzi P, Najenson T, Nathan H. Radial palsy following muscular effort. A nerve compression syndrome possibly related to a fibrous arch of the lateral head of the triceps. J Bone joint Surg Br. 1971; 53(3): 500−506.

［54］ Manske PR. Compression of the radial nerve by the triceps muscle: a case report. J Bone joint Surg Am. 1977; 59(6): 835−836.

［55］ Li X, Dines JS, Gorman M, Limpisvasti O, Gambardella R, Yocum L. Anconeusepitrochlearis as a source of medial elbow pain in baseball pitchers. Orthopedics. 2012; 35(7): e1129−e1132.

［56］ Chalmers J. Unusual causes of peripheral nerve compression. Hand. 1978; 10(2): 168−175.

［57］ Nellans K, Galdi B, Kim HM, Levine WN. Ulnar neuropathy as a result of anconeusepitrochlearis. Orthopedics. 2014; 37(8): e743−e745.

［58］ Byun SD, Kim CH, Jeon IH. Ulnar neuropathy caused by an anconeusepitrochlearis: clinical and electrophysiological findings. J Hand SurgEur Vol. 2011; 36(7): 607−608.

［59］ Yalcin E, Demir SO, Dizdar D, Buyukvural S, Akyuz M. Hypertrophic ancenouseepitrochlearis muscle as a cause of ulnar neuropathy at elbow. J Back Musculoskelet Rehabil. 2013; 26(2): 155−157.

［60］ Morgenstein A, Lourie G, Miller B. Anconeusepitrochlearis muscle causing dynamic cubital tunnel syndrome: a case series. J Hand SurgEur Vol. 2016; 41(2): 227−229.

［61］ Dekelver I, Van Glabbeek F, Dijs H, Stassijns G. Bilateral ulnar nerve entrapment by the M. anconeusepitrochlearis. A case report and literature review. ClinRheumatol. 2012; 31(7): 1139−1142.

［62］ Tiong WH, Kelly J. Ulnar nerve entrapment by anconeusepitrochlearis ligament. Hand Surg. 2012; 17(1): 83−84.

［63］ Masear VR, Hill JJ Jr, Cohen SM. Ulnar compression neuropathy secondary to the anconeusepitrochlearis muscle. J Hand Surg Am. 1988; 13(5): 720−724.

［64］ Chen FS, Rokito AS, Jobe FW. Medial elbow problems in the overhead-throwing athlete.J Am Acad Orthop Surg. 2001; 9(2): 99−113.

［65］ Hains G, Descarreaux M, Hains F. Chronic shoulder pain of myofascial origin: a randomized clinical trial using ischemic compression therapy. J Manipulative Physiol Ther. 2010; 33(5): 362−369.

第 三十三 章

上背部肩臂疼痛的临床思考

塞萨尔·费尔南德斯·德拉斯佩尼亚、何塞·阿里亚斯·布里亚

1 颈神经根性痛

（1）概述

上肢症状通常与神经卡压或神经根性疼痛有关。然而，当排除任何神经受累情况时，临床医生应考虑一些肌肉中是否存在触发点，如冈下肌、斜角肌。颈神经根病起源于颈神经根异常[1]。颈神经根病的患病率为83.2/10万～3.3‰，且男性发病率高于女性。年发病率最高为2.1%，最常见于40～50岁[3]。C7（60%）和C6（25%）神经根最常受累及[4]。颈神经根病是由多种原因导致的神经根扭曲、神经根内水肿、循环障碍，局灶性神经缺血、局部炎症反应、神经传导改变。神经的局部炎症反应是由椎间盘中的化学介质刺激的，这些介质可刺激产生炎症细胞因子、P物质、缓激肽、肿瘤坏死因子α。颈椎神经根病最常见的压迫原因包括椎间盘突出和脊柱退行性改变，如骨赘、小关节肥大和韧带肥大等。当急性椎间盘突出的髓核压迫神经根时，就会发生椎间盘突出症；而退行性病变的原因与椎间盘高度的降低和"硬盘"（韧带和骨赘）的膨胀对神经根产生挤压有关。

（2）颈神经根性痛的初步评估

在神经根性疼痛患者的中，神经症状可能会导致疼痛、活动无力和/或感觉障碍[5]。这些症状可能同时存在于颈部、肩部、上臂或前臂[1]。根据神经卡压位置不同，其引起的疼痛和感觉变化也不一致，并可产生颈部和上肢隐痛到严重灼痛。疼痛通常出现在肩胛骨和肩的内侧缘，沿着受累神经根的感觉分布向下延伸至同侧手臂和手[6]。临床医生应避免忽略肌肉受累，因为某些肌肉中触发点牵涉痛可能类似于脊神经根皮支分布区的疼痛症状。

与神经根病有关的活动能力下降表现为多种临床症状，并与特定节段的神经根有关[1]。特定的神经根性肌无力通常表现为以下类型：C4相关肩胛无力；C5相关肩外展或屈肘无力；C6相关伸腕/肱三头肌旋后无力，C7相关屈腕/旋前无力；C8相关手指屈肌/骨间肌无力。肌无力应结合深肌腱反射检查，因为触发点也可导致肌无力。通常颈神经根疼痛表现为深部肌腱反射减弱（肌肉牵张反射）。深部肌腱反射丧失通常被认为是最可靠的临床诊断指征，70%的病例都有这种表现[8]。通常情况下，反射减弱可预测神经根病变模式。受累神经根的感觉变化（感觉变异）有助于定位病变的节段。C4神经根倾向于累及肩部和上臂；C5神经根倾向于累及手臂的外侧；C6神经根倾向于累及前臂、手和拇指的外侧；C7神经根倾向于累及前臂背侧和第三指；C8神经根倾向于累及前臂内侧、手和第四、第五指。不可忽略触发点的牵涉疼痛区域也可能表现出感觉变化，因此将神经系统检查和肌肉骨骼评估结合在一起是很重要的。患有颈神经根性疼痛的患者通常将头偏离患侧，避免向受累侧[6]。颈部活动度通常减小，特别体现在旋转或患侧伸展[2]。

临床医生应考虑到颈椎的活动应该会引发这些患者神经根疼痛症状。斯普林试验（Spurling's test）是最常见的临床试验之一，常用于评估颈神经根性疼痛。这项试验可与颈椎侧屈和压迫试验结合，如果在压迫过程中神经根疼痛症状再现或加重，则被认为是阳性的。另外有学者提出上肢张力试验（ULTT）是排除颈神经根痛的良好筛选试验[8]。Wainner 等人建立了一种诊断颈根性疼痛的临床预测标准：斯普林试验阳性、颈旋转活动度＜60%、颈椎牵张试验阳性和上肢张力试验阳性。当四种试验均为阳性时，特异性为99%，似然比+30.0[2]。

（3）触发点与颈神经根性病变

出现颈神经根疼痛的症状不能排除与触发点的潜在关系。事实上，有些单纯由触发点造成上肢症状被误诊为颈神经根性疼痛。在真正的颈椎神经根病患者中，触发点可能是导致其症状加重的骨骼肌肉因素。此外，在颈神经根性疼痛患者的患侧常存在较多的触痛点，常累及神经根所支配的肌肉[10]。Hsueh 等人观察到 C3～C4 病变与肩胛提肌和背阔肌上的触发点有关；C4～C5 病变与头颈肌、肩胛提肌和小菱形肌触发点有关；C5～C6 病变与头夹肌、三角肌、肩胛提肌、冈下肌、椎旁上肌和背阔肌的触发点有关；C6～C7 病变伴背阔肌和小菱形肌触发点[11]。Sari 等人描述了颈神经根病患者的上斜方肌、多裂肌、头颈肌、肩胛提肌、菱形肌中存在活跃的触发点[12]。这些作者认为在神经受累的患者中，颈神经根卡是相关肌肉中产生活跃触发点的一个诱因[12]。这一情形也在表现为腰骶神经根症状的个体中被观察到，这些患者在臀肌中存在触发点[13]。在神经根性痛患者中正确识别触发点可能是至关重要的，因为缺乏对触发点的治疗可能导致这些患者症状的进一步加重。最近的一项研究发现，神经根性疼痛患者的受累肌肉触发点注射治疗可有效地缓解疼痛。这些研究检查了与受累神经根节段相关的肌肉，但不包括与牵涉痛模式相似的其他颈神经根痛症状的肌肉。例如，斜角肌、冈下肌、冈上肌、小圆肌、背阔肌或胸小肌中的活跃触发点可累及上肢，产生与神经根疼痛诊断一致的症状。Escobar 和 Ballesteros 描述了较早的四个病例报道，其中小圆肌中的活跃触发点引起的症状与尺神经病变或 C8 神经根病症状相似[15]。最近，Gerama 等人发现，冈下肌中的活跃触发点症状与腕管综合征一致，但神经传导正常[16]。在这项研究中，约有 2/3 的患者临床怀疑腕管综合征，但神经传导研究是正常的，发现在冈下肌存在活跃的触发点。

2 胸廓出口综合征

（1）概述

胸廓出口综合征（TOS）是一个描述上肢症状的广义术语，通常被定义为"第一肋骨和锁骨区域附着的肌肉压迫臂丛和锁骨下动脉"。这些结构的解剖关系如图 20-9 所示（锁骨的一部分已被切除）。臂丛和锁骨下动脉都是通过以前、中斜角肌和第一肋骨形成的三角形结构，而臂丛神经和锁骨下动脉通过第一肋骨（或很少通过颈部）。锁骨下静脉伴行淋巴管，通过第一肋骨前（内侧）并附于前斜角肌。症状可能来自神经、血管和/或淋巴的卡压。臂丛下干由脊神经 C8 和 T1 组成。T1 神经从第一和第二胸椎之间的脊椎孔离开，于头侧环绕在第一肋骨上，而 C8 神经纤维嵌入锁骨下动脉和中斜角肌的肋骨附着处。

这些症状与臂丛神经和锁骨下动、静脉在第一肋骨上方和锁骨后面的压迫或张力增加有关。前、中斜角肌和第一肋骨形成胸廓的出口，锁骨、颈肋或 C7 横突、胸小肌、锁骨下肌和斜角肌的病理改变或功能障碍与 TOS 有关。在从斜角肌肌间沟到腋窝，神经血管结构被覆筋膜鞘（颈深筋膜的一部分），这一点可能会导致症状的出现[17]。先天和后天性的纤维带也限制锁骨和第一肋骨的活动。TOS 没有指出压迫物，也没有说明受压迫的结构。胸廓出口区包括三个主要的受压区：斜角肌、肋锁间隙区和胸小肌下间隙区。其他致病原因包括先天性骨结构（如颈肋）、纤维肌异常、姿势异常和肌肉失衡等。

斜角肌卡压

由于臂丛神经在斜角肌和中斜角肌之间走行，任何一块肌肉的张力增加都可能导致神经血管在斜角肌肌间沟内受压，从而导致潜在的症状。肌张力增加的原因在文献中仍然是个谜。斜角肌张力增加的原因之一可能是由于触发点的存在。此外，斜角肌可以因创伤或重复运动而肥大。Sanders发现在损伤后，斜角肌的结缔组织增加了25%[18]。

Thomas等人强调中斜角肌和前斜角肌在产生TOS中同样重要[19]。因为中斜角肌通常更大，更强，与前斜角肌在上抬第一肋骨相比。在108例接受TOS手术治疗的患者中，23%的患者的中斜角肌的触发点引起的中斜角肌张力增加，而臂丛下干和锁骨下动脉直接与肌前缘接触。在对56具尸体的研究中，几乎所有病例的臂丛下干都位于中斜角肌边缘的下半部分[19]。

肋锁间隙/第一肋卡压

锁骨与第一肋骨之间的神经血管束被压迫称为肋锁综合征。任何肌肉收缩抬高第一肋骨（即斜角肌紧绷收缩）都可能加重这种综合征。除了斜角肌外，当第三肋骨至第五肋骨（有时也是第一肋骨和第二肋骨）上抬时，胸小肌张力的增加可间接促进第一肋骨的抬高。Makhoul和Machleder回顾了因肋锁综合征接受手术治疗的患者的结果，许多文献提到锁骨下静脉因第一肋骨锁骨下肌肥大而受到压迫[20]。在200例手术中，有19.5%的患者发现了锁骨下肌异常，15.5%的患者发现了锁骨下结节骨疣，高度提示锁骨下肌肌张力异常增高。锁骨下肌外侧附着于锁骨中三分之一处，内侧附着于第一肋骨及软骨交接处[21]。该肌肉的长时间缩短如圆肩姿势，可能产生一种抬高肋骨的力量。

一些学者也强调TOS与第一肋骨脱位或半脱位之间的重要关系[22-24]。他们发现斜角肌在等长收缩—放松技术治疗后，成功使第一肋骨恢复正常位置，缓解了患者的症状。这一发现提出了一个问题：第一肋骨抬高的松解是否主要不是灭活斜角肌触发点和松解这些肌肉的异常张力。临床医生指出，在松解斜角肌张力后，施加在第一肋骨后部的向下压力有助于恢复肋横关节的正常解剖关系。

胸小肌间隙卡压

胸小肌下间隙位于喙突和胸小肌止点处下方。Kendall等人将喙突压力综合征定义为臂丛神经受压导致的臂痛状态，这与肌肉失衡和不良的姿势体位有关[25]。胸小肌缩短可对血管和臂丛产生压力，从而导致胸小肌下间隙变窄。喙突的向前压迫会缩小臂丛、腋动脉和腋静脉走行在胸小肌附着的喙突和肋骨之间的空间。一些肌肉由于喙突的前倾和向下倾斜（斜方肌的下部）而表现出无力症状，而另一些肌肉则趋于紧绷（如胸小肌）。事实上，触发点及其紧张带通常会使胸小肌缩短，很可能导致这种综合征。紧绷的胸小肌产生的拉力会过度拉伸斜方肌，并减弱斜方肌力量，这种无力会让肩胛骨上抬并向前倾斜，加剧胸小肌的适应性缩短，形成一个永久的循环。临床医生应该考虑，触发点也可以导致肌肉活动的抑制，如斜方肌的下部。在肩部过度外展时，紧绷的胸小肌可能压迫神经血管结构，Wright称这种综合征为过度外展综合征[6]。

先天畸形导致的卡压

颈肋压迫的发生率小于1%，可以是双侧的。回顾4万例胸片中发现，完全关节型颈肋占0.17%，畸形或变形型第一肋占0.25%，颈部肋骨的大小从骨性外生到完全发育的颈部肋骨，或有软骨或骨性的韧带附着第一根肋骨上[20]。女性与男性的发病率比例是2∶1[17]。当出现症状时，颈肋可以加剧由于斜角肌抬高肋骨而引起的症状，因为所有穿过颈肋的结构都比通常更锐利的角度。事实上，颈肋会把臂丛神经拉到斜角肌筋膜带上，从而出现C8～T1神经根症状。颈肋可以导致圆肩和头部前倾位患者发生神经丛和血管的压迫。先天性异常也会增加胸腔出口处受累的可能性。先天性的异常狭窄可能会限制第一肋的两块斜角肌附着处之间的开口，使神经血管结构更容易受到压迫。额外的占位结构，如走行于斜角肌的肌肉或纤维带，会有同样的效应。锐利的斜角肌纤维边缘或斜角肌内外的纤维带边缘可以使部分臂丛神经更容易受到压迫。

Makhoul和Machleder分析了200例手术治疗

的TOS发育异常病例，并回顾了文献，发现66%的病例有先天性异常，高于未入选人群；8.5%的病例出现颈肋或第一肋异常；多发性斜角肌占10%，斜角肌发育变异占43%，锁骨下肌发育变异占19.5%[20]。然而，临床和形态学特征之间的唯一相关性是锁骨下静脉因锁骨下肌扩大而导致血栓形成。

（2）胸廓出口综合征初步评估

病史和体格检查对TOS的诊断最为有用。进一步的测试有助于确认是否有结构卡压，并指出卡压的部位，但临床医生对于是什么导致卡压知之甚少，而这正是外科医生所需要知道的。然而，静脉压迫可以提示锁骨下肌损伤。临床体征可反映在臂丛神经、锁骨下动脉、锁骨下静脉或手臂淋巴管的压迫。肌电图检查适用于神经功能受损，诱发检查通常用于检测动脉和神经受累。据报道，神经受累比动脉受累更常见，除了与肋锁综合征有关，文献很少提及静脉/淋巴系统损害[20]。

患者通常出现肩胛下、肩胛、颈部和颈胸部疼痛以及枕部头痛。感觉异常和麻木可能存在于上述部位或部分手。通常，在抬高或使用手臂会加重症状，并且有患者主诉手臂感到沉重、疲倦、疼痛，同时伴有麻木或感觉异常。TOS常见的临床表现包括：① 无名指和小指麻木/刺痛，也可以覆盖整个手；② 夜间和/或日常活动中感觉异常；③ 手、肘、肩和/或颈椎可能出现未受累肢体的隐痛；④ 主诉手/臂无力，特别是手臂举过头顶；⑤ 在没有真正肿胀的原因下出现肿胀。

除了较严重的病例外，肌电图检查对TOS的诊断一直作用不大[27]。另一方面，在肌筋膜受累的病例中，肌电图检查结果为阴性。针式肌电图（EMG）对TOS引起的神经病变最敏感，但仅在较慢性和严重的病例中呈阳性[28]。应基于整个临床资料进行诊断，包括细致的病史、病历回顾和体格检查。体格检查还应包括斜角肌压痛、胸前壁压痛、颈椎臂丛上的Tinel征阳性征象、手指轻触的感觉减弱以及对几项诱发检查的阳性反应，比如对臂丛神经施压引发症状等。最常见的诱

发检查包括Adson检查、肋锁动作、Wright检查（超外展检查）和Roos检查[29]。Roos提出，他发现唯一有助于检查的动作是要求患者举起双手，双臂弯成90°，肘关节屈曲90°[30]。一项对200名健康志愿者的研究中发现，由于血管反应非常普遍，故不能作为TOS的可靠指标。Adson动作具有13.5%的阳性反应，肋锁动作在47%的正常肢体中产生了阳性反应，在57%的正常肢体中产生了超外展动作[31]。另一方面，神经系统反应的评估仅在2%的正常肢体在做Adson动作时产生了阳性反应，在10%的正常肢体肋锁动作中产生了阳性反应，在16.5%的正常肢体超外展动作中产生了阳性反应。然而，对遭受压迫的结构本身的识别并不能确定压迫的原因。

（3）触发点与胸廓出口综合征

斜角肌张力异常通常被认为是导致TOS症状的原因，但在大多数文献中，斜角肌张力异常的原因仍然是个谜。触发点不被认为是该综合征的潜在致病因素。此表触发点可以现出高张力。事实上，斜角肌本身引起的疼痛与TOS的疼痛症状相似。除了斜角肌，其他肌肉也可能存在触发点，其牵涉痛类似TOS症状。胸大肌、背阔肌、大圆肌和肩胛下肌这四块主要肌肉产生的症状与TOS症状相似。如果其中几个肌肉同时出现触发点，则会产生较明显症状[32]。因为这些肌肉通常都会出现触发点，但发病率较低。如果有的话，外科医师可能会将其视为TOS症状的一个来源。因此，对于一些没有明显解剖异常的TOS患者，临床手术获益有限并不奇怪。另外，如果在保守治疗中忽略了活跃触发点的存在，会导致许多那些采用保守治疗的患者的症状毫无改善。此外，由于胸小肌触发点可能与斜角肌触发点相关，锁骨下动脉楔入第一肋骨和前斜角肌肌腱之间的胸腔，同时腋动脉在胸小肌后面，因此动脉血流可能受到双重压迫。然而，腋动脉的卡压往往是由于胸小肌的活跃触发点和紧绷带造成的，而非斜角肌的活跃触发点所致。

触发点的存在并不排除TOS的发生。例如，

神经血管束在颈肋穿过，而非第一肋，因其成角增加，会更容易导致结构受压。当颈肋出现时，由触发点引起的肌紧张增加可能会导致更严重的症状。如果触发点没有持续太长时间，张力没有造成永久性神经损伤，松解触发点也可以缓解它们所引起的症状。

TOS 的保守治疗包括一个能松解斜角肌紧张的治疗操作，通常是肌肉拉伸或肌筋膜松解治疗。如果应用适当的方式松解存在触发点的肌肉，两种方法都可以有效地灭活触发点。保守治疗还需要纠正错误的姿势（尤其是圆肩姿势），消除日常活动中对肌肉不必要的压力，建议对肌肉进行适当的护理，活动功能障碍的关节，以及注意生活压力和处理策略。少数有 TOS 症状的患者会出现解剖异常，需要手术矫正才能完全缓解症状。Tardif 注意到，斜角肌触发点通常与 TOS 的 C6 神经根病变部分的症状相似，胸小肌触发点可造成脊髓内侧压迫症状[33]。Walsh 确定斜角肌、冈上肌、冈下肌和胸肌中的触发点所引起的症状与 TOS 症状高度一致[34]。然而，尚没有评判测试使用触发点疗法作为非手术干预方法治疗 TOS 的相关研究。

3 肩峰下疼痛综合征

（1）概述

肩痛作为一个严重的健康问题，在普通人群中的患病率为 25%[35]。肩袖损伤和撞击综合征都是常用的术语，但都不是一个具体或令人满意的诊断。Tekavec 等人发现对肩痛患者最常见的诊断是肩峰下疼痛综合征[36]。肩痛产生的社会负担是巨大的。在瑞典，一名肩痛患者每年的初级保健费用为 4 139 欧元，在美国，治疗肩痛的直接费用为 70 亿美元[38]。肩痛也是患者寻求治疗的常见原因。在一项对美国门诊物理治疗服务的调查中，1 258 名患者中有 11% 的人表示肩关节是他们疼痛的主要部位[39]。以下是对与肌肉失衡有关的肩袖问题的回顾和分析，特别适用于冈上肌、冈下肌、小圆肌、肩胛下肌，因为它与肩部撞击有关。

肩袖损伤与肩关节撞击综合征

肩袖由冈上肌、冈下肌、小圆肌和肩胛下肌组成，是肩关节的主要稳定结构。传统上，肩袖肌肉被认为是肱骨头的"减压器"，主要是通过三角肌来保持生理上的肩峰下间隙，从而更好地实现肱骨头的滑动，而肩袖肌肉无法产生有效的肱骨头稳定力[40]。因为三角肌很容易导致肩峰下间隙变窄和随后的撞击，肩袖对避免三角肌引起肱骨头的上移具有重要的临床意义[41]。

肩峰撞击作为一种临床病症目前仍处于争论之中，因为尚未发现肩部撞击的明确证据。喙肩弓定义了肩峰和喙突组成的肩峰下空间，喙肩韧带位于两者之间。肩峰下滑囊、肩袖肌腱和肱二头肌长头腱位于肱骨头和喙肩弓之间，在肩关节正位片（coracoacromial arch）的 X 线片上测量的空间为 1 ~ 1.5 cm[41]。虽然肩峰形态的分类受到质疑，但普遍认为肩峰形状的变异会引起肩袖的撞击，在一项对 216 名患者进行的研究发现，在有症状和无症状的患者中，肩峰骨刺的存在与全层肩袖撕裂有关[42]。

在原发性撞击中，重复的举过头顶的活动和肩峰下间隙的外源性狭窄会导致肌腱的损伤。机械压迫发生在肩袖肌腱和喙肩弓之间。二次撞击主要与盂肱不稳有关。先天性松弛、唇裂和肩袖撕裂和后盂肱囊紧张均与继发性撞击有关[43]。最常见的肩峰撞击类型是后上内撞击，即冈上肌腱的关节侧在后上唇、肩胛盂和大结节之间的碰撞[44]。伴随喙突撞击，肩胛下肌肌腱和肱二头肌长头偶尔在小结节和喙突之间撞击，这种撞击发生在肩部的屈曲、内旋和交叉内收时[45]。

另一种常见的诊断是滑囊炎，有时被确诊为三角肌下或肩峰下滑囊炎。三角肌下滑囊很大，位于三角肌下方，靠着关节囊。肩峰下滑囊较浅，位于肩峰的深表面和冈上肌肌腱之间[21]。滑囊炎是通过触诊肩峰突正下方，当手臂在患侧保持中立的静止位置时在压痛点重现患者的疼痛等症状来诊断的。然而，通过触诊，单纯滑囊炎与冈上肌腱炎是无法区分的。事实上，冈上肌的肌腱附着区与滑囊接触，肌肉附着的末端（伤害性致敏）可能成为炎症性的肌肉末端炎，通过直接接触，引起肩胛下滑囊的炎症。最后，一些肩峰下疼痛综合征患者可能会出现钙化性腱病，肩部、冈上肌腱最易受累。其沉积物位于肱骨端近1～1.5 cm附近。由于细胞渗出、钙化沉淀物破裂进入滑囊、血管增生而产生症状。急性发作可持续2周，随后出现伴有疼痛和活动受限的亚急性发作可持续3～8周。

（2）肩峰下疼痛综合征的初步评估

肩峰下疼痛综合征常表现为肩部前外侧局部疼痛。在一些患者中，特别是那些正处于形成敏化过程中的患者，症状可能会向上肢扩散，特别是在做举过头的活动时[47]。当患者睡在受累肩膀上时，疼痛可能在休息或夜间自发出现，但疼痛症状通常在活动时最为明显，尤其是举过头活动。一般来说，疼痛属于中等强度，但在一些患者中可能出现严重的疼痛可能，这种病理程度需要转诊进行进一步的医学检查。

肩峰下疼痛综合征的临床诊断主要侧重于肩袖或肩部撞击症状。痛弧征（painful arc sign）是临床上诊断肩峰下疼痛综合征最常用的检查方法，是指冠状面或肩胛平面抬高时的疼痛，在中度范围（60°～120°）最为明显。对于肩袖撕裂的诊断，痛弧征的敏感性和特异性分别为0.45～0.98和0.10～0.79，对于肩部撞击的诊断分别为0.33～0.71和0.47～0.81[48]。最近的荟萃分析发现，外展阳性痛弧征为1.9～7.0±3.7（95%CI）[49]。而Alqunae等[50]报道了以下临床试验的心理测量数据：霍金斯-肯尼迪检查（1.29～2.26±1.70），Neer征（1.49～2.31±1.86），空罐检查（总特异性0.62），落臂检查（总特异性0.92）和背后推离检查（总特异性0.97）。

对于可能存在肩袖撕裂的个体，荷兰骨科协会临床实践指南建议使用超声诊断肩峰下疼痛综合征[51]。Dinnes等人的文献回顾发现，对于肩袖全层撕裂，敏感性和特异性分别为0.58～1.00和0.78～1.00，高度提示超声可作为肩峰下疼痛综合征的确诊性诊断检查[52]。磁共振成像也可以用于肩袖撕裂的检查诊断，但它比超声昂贵，并且可能产生假阳性结果。在正确诊断后，临床医生应检查肩关节、肩带和肩胛骨、颈椎、胸椎和肋骨是否存在关节活动不足和肩胛活动障碍。另外，触发点是引起肩痛的最常见原因之一。事实上，荷兰骨科协会《肩峰下疼痛综合征临床实践指南》特别建议检查和管理触发点[51]。重要的是确定诊断是否正确，或患者所经历的症状是否与触发点完全相关。例如，肱二头肌的触发点牵涉痛指向肱二头肌长头肌腱区。因此，肱二头肌触发点牵涉痛可能被误认为是肱二头肌腱炎或三角肌下滑囊炎。虽然Yergason征阳性（患者前臂旋后抵抗出现肱二头肌沟近端疼痛）通常被解释为是肱二头肌腱炎的一个指征，但它也可能是肱二头肌触发点的牵涉痛所致。同样，对三角肌进行深触诊而引起的疼痛，其本质可能是来自肱二头肌触发点的牵涉痛，但可能误认为三角肌下滑囊炎所致。

（3）触发点与肩峰下疼痛综合征

肩部肌肉中的触发点可能会导致肩峰下疼痛综合征，患者出现感觉和活动功能异常[53]。例如，冈下肌、冈上肌、小圆肌或肩胛下肌中的活性触发点可能会引起牵涉痛，可在肩部深处触及，且与肩胛下滑囊炎或肩袖肌腱病等症状类似[54]。肩部肌肉中触发点的发展可能是由不同的情况引起的，例如，肌肉突然的收缩、活动超负荷，肩部手术，甚至是胸部手术等[54-57]。

在一项关于肩部肌肉触诊的可靠性研究中，Bron等人报道，触发点的特征是牵涉痛感觉和局部抽搐反应，配对符合率分别为70%（范围63%～93%）和70%（范围67%～77%）[58]。这些数据表明，在肩带肌肉中识别触发点是可靠的。且已在不同的研究中讨论了肌肉中触发的发生率。Bron等人汇总了未被明确诊断的非创伤性单侧肩痛的个体，发现所有患者都存在平均为6个的活跃触发点[59]。触发点出现在冈下肌、上斜方肌、三角肌、小圆肌和中斜方肌。在这项研究中，活跃触发点的数量与疼痛相关的残疾、疼痛强度和肩痛持续时间相关，并支持活性触发点在这种情况下的潜在作用。在另一项研究中，同一学者观察到，针对肩部肌肉中活跃触发点的手法治疗，在短期内改善非特异性肩痛患者的疼痛和功能方面比观望策略更为有效[60]。

　　其他研究也表明，对肩部肌肉中的触发点进行适当的管理是对治疗肩痛和防止残疾有效[61,62]。另一项研究观察到慢性单侧肌筋膜性肩痛患者冈下肌中存在双侧触发点，支持了触发点疼痛的致敏机制[63]。只在症状侧存在活跃触发点，但最有趣的发现是在无症状侧存在潜伏触发点。这项研究的另一个重要发现是冈下肌中存在多个而不是单个活跃触发点，强调了在肌筋膜痛患者的一个肌肉中寻找多个活跃触发点的重要性[63]。

　　对于已明确诊断为肩峰撞击患者的研究中，观察到了类似的数据。Hidalgo lozano等人发现，肩峰撞击患者的活跃和潜伏触发点的数量均大于健康受试者，活跃触发点的存在与肩部剧烈疼痛有关[64]。活跃触发点最常见于冈上肌、冈下肌和肩胛下肌。临床实践发现，某些肌肉中活跃触发点与特定肩部活动时的疼痛有关。例如，冈下肌中活跃触发点可能导致静息时的疼痛，然而肱二头肌中活跃触发点的在手臂上抬时表现得更明显[64]。另一项研究发现，单侧肩部撞击的患者在未受累的肩部存在潜伏触发点[65]。肩部撞击的患者在肩部肌肉中显示出至少4个活性的触发点，触发点的数量与肩痛有关。在本研究中，活跃触发点最易累及冈上肌、冈下肌、肩胛下肌和三角肌。表33-1总结了肩峰下疼痛综合征患者肌肉表现出活跃触发点。有明确的证据支持活跃触发点引起肩痛中的潜在作用。此外，运动和手法是治疗这种疾病最常用的治疗策略也支持了这一假设[66]。系统综述证实锻炼计划可以改善肩痛患者的疼痛和功能[67]。

表 33-1　肩峰下疼痛综合征中的活性触发点
非特异性肩痛
冈下肌中活性触发点发生率77% 上斜方肌中活性触发点发生率58%

（续表）

非特异性肩痛
三角肌中活性触发点发生率40% 小圆肌中活性触发点发生率35% 中斜方肌中活性触发点发生率30%
肩峰撞击
冈上肌中活性触发点发生率67% 冈下肌中活性触发点发生率42%～48% 上斜方肌中活性触发点发生率44% 肩胛下肌中活性触发点发生率40%～42% 斜角肌中活性触发点发生率40%

　　表格中总结了非特异性肩痛与被诊断为肩峰撞击的患者中活性触发点的发生率。

4　肩胛活动障碍

（1）概述

　　肩胛活动障碍为肩胛带肌肉组织正常的肌肉收缩募集模式的运动改变。肩胛平面外展时肩部肌肉的募集模式与无症状侧的肩关节中似乎是一致的，即先激活上斜方肌，然后激活前锯肌、中斜方肌，最后激活下斜方肌[68,69]。在无症状的受试者中，会出现症状的延迟的但不因疲劳而改变[68]。肩胛活动障碍是肩痛的潜在原因，反映了肩关节作为多关节肩带的一部分的作用。事实上，下斜方肌和前锯肌活动度降低的模式与肩痛患者上斜方肌的活动度增加的模式是一致的[69-72]。在最近的一项研究中，Kibler等[73]观察到，下斜方肌和前锯肌的抑制是肩痛的非特异性反应，与潜在的病理无关。肩关节功能不全的患者其斜方肌和前锯肌活动度降低与上臂抬高运动相关，临床上可观察到旋后动作的延迟和减少[70,74]。上斜方肌症状在较重负荷下和上抬活动时提高可能反映了对下斜方肌和前锯肌活动减少的补偿和/或拮抗肌张力的增加[70,74]。外旋肌疲劳时显著降低肩臂抬高时肩胛骨旋上、后倾和外旋，从而减少肩峰下空间[75]。Cools等人表明肩撞击患者的中斜方肌和下斜方肌的激活明显延迟[71]。此外，表明疼痛相关抑制在肩胛活动障碍中的作用。Falla等人证明，在上斜方肌注射高渗盐水改变该肌肉的活动控制能力，不仅体现在疼痛部局部，还会存在与同一肌肉的非疼痛区域以及对侧[76]。活动方式的改变导致代偿性肌肉活动引起肌肉负荷过重，以及持续疼痛和活动障碍。然而，临床医生应该考虑到并非所有人对肩痛的反应都是一致的，可能反映了在相同诊断的同一群体中的存在不同亚组的反应模式[69,71,74]。因为肌肉活动模式存在变异，在评估过程中需要个体化明确每个患者的功能障碍。

（2）肩胛活动障碍的初步评估

多个检查可用于肩胛运动学的正确评估。Apley检查（屈曲、外展、外旋）可用于评估肩带肌肉中是否存在触发点。通过将受累侧的前臂和手放在头后面，并尽可能地向相反的肩胛骨方向做伸展的动作来检查（图21-3b）。这项检查要求手臂在肩关节处完全主动外展和外旋，它还需要配合正常的肩胛活动。临床医生仔细观察受试者如何抬起手臂，可以评估肩肱节律。如果没有出现功能障碍，指尖应能触及对侧肩胛骨。将手移到末端位置或保持此位置时可能会造成肩外展肌和外旋肌强烈收缩，因此会感到疼痛，并且紧张的外展肌或内旋肌可导致活动受限。尽管这些肌肉都可能导致疼痛及运动受限，但最有可能被限制运动的肌肉是强烈收缩时的冈下肌和中三角肌。在这种情况下，疼痛最有可能发生在触发点附近。如果肌肉中存在触发点，被动地拉伸肩胛下肌，很可能出现肩后和手腕的牵涉痛。在没有其他肌肉受限制时，背阔肌在大范围伸展运动的终末阶段，其触发点可以引起疼痛。临床医生在评估肩胛运动障碍的所有临床检查中应考虑触发点的存在。

（3）触发点与肩胛活动障碍

临床上建议对肩痛患者的神经肌肉系统进行检查，包括协同控制功能障碍、肌肉激活时机、共收缩模式和本体感觉控制等，特别是长时间和/

或重度疼痛。尽管没有研究调查显示肩胛活动障碍患者中是否存在触发点，但有明确的证据表明，触发点可导致活动控制模式的改变，加速肌肉疲劳并增加受累和相关肌肉组织的运动激活[77]。这种关系在存在潜伏触发点的情况下特别重要，在临床上也很重要，因为潜伏触发点不会产生感觉疼痛症状，但它们会诱发明显的活动障碍。例如，Ibarra等人观察到，在肌肉静止和肌肉收缩期间（即三角肌的前部），当相关肌肉中存在潜伏触发点时，拮抗肌（即三角肌的后部）的肌内（而不是表面）肌电活动显著升高，表示拮抗肌相互抑制减少[78]。

Ge等人发现，潜伏触发点与肌肉加速疲劳有关，表现为肌内肌电平均功率频率的早期降低，同时也表现为接近触发点的主动运动超负荷，表现为表面肌电均方根振幅的早期显著增加[79]。在另一项研究中，同一学者观察到在协同肌肉收缩期间，潜伏触发点增加了肌内肌电活动，但非表面肌电活动[80]。该研究解释了来自潜伏触发点的主动运动单位必须比来自非触发点纤维的主动运动单位肌电活动更多，以保持相似的力输出水平，从而产生协同肌纤维非相关肌肉的激活模式。因此，一个混乱的肌肉募集模式可能会在过度使用和过早出现疲劳的肌肉中产生触发点。因此触发点是肩胛活动障碍患者中引起肌肉失衡的一个潜在因素。这也说明某些肌肉中的触发点（例如斜方肌的下部），与诱发肌肉抑制有关。不同的研究表明，在无负荷和低负荷活动中，颈部/肩部肌肉中潜伏触发点会引起运动募集模式的改变，并降低肩胛平面抬高时肩胛带肌肉的运动效率[82]。

这些研究发现，肩胛和肩袖肌肉中存在潜在触发点的患者在进行上肢低负荷运动时会表现出不同的时间序列激活。观察到的唯一共同特征是冈下肌的早期激活[77,81,82]。目前的研究结果表明，当存在潜伏触发点的个体在进行肩胛平面抬高的过程中，肌肉激活的时间改变，不仅在含有触发点（向上肩胛旋转肌）的肌肉中变化，而且在功能相关的肌肉（冈下肌作为肩胛肱关节稳定器，中三角肌作为上肢外展肌）中变化更大。最近的一项研究证实，如果上斜方肌中存在潜伏触发点，那么在手臂快速抬高过程中，会延迟上斜方肌和前锯齿肌的激活时序[83]。

这些募集时序的变化可能使个体更容易发生肩峰下撞击。触发点的治疗可以使运动激活模式恢复正常，并促进肩痛的自发修复，可以不运动，也可以通过治疗性练习得到更好的效果。该想法在一项随访实验中得到部分证实，其中一半出现潜伏触发点的受试者接受了治疗，通过干针和被动肌肉拉伸使其触发点失活[81]。对潜在触发点进行治疗的受试者表现出一种正常的运动募集模式，且与对照组相比，肌肉激活时间无显著性差异。

5　冻结肩

（1）概述

"冻结肩"和"粘连性关节炎"不是特定的诊断，通常指仅出现局限于肩部疼痛症状，且出现肩关节各个方向的活动严重受限。当患者被诊断为"冻结肩"时，其实患者需要更具体的诊断。由于病因尚未知，它通常可分为原发性和继发性冻结肩。原发性肩周炎是特发性的，与其他疾病无关；而继发性肩周炎则与已知的全身性疾病有关，如糖尿病、甲状腺疾病、帕金森病、术后、创伤后或长时间固定后。术后肩关节僵硬与术后继发性冻结肩很难区分，但也存在不同。虽然尚不清楚原发性冻结肩的病理过程，但通常认为存在滑膜的潜在炎症过程，随后会发生盂肱关节囊纤维层的纤维化反应。尤其是在喙肱韧带和肩袖间隙的区域。瘢痕和挛缩的形成是由波形蛋白（一种细胞收缩蛋白，通常见于纤维肌细胞）表达引起的，而在整个关节囊中只有纤维增生（关节囊增厚）而无纤维收缩[85]。不过，即使所有的科学研究都是在原发性冻结肩上进行的，炎症和纤维形成过程级联的触发因素仍然不清楚。

（2）冻结肩的初步评估

原发性冻结肩主要表现为肩关节活动受限，无严重肩关节损伤；肩关节全方位活动受限，并不存在强度、关节稳定性或关节面完整性等方面的丧失；肩关节平片显示关节间隙正常，关节周围无异常。疼痛通常发生在肩部、三角肌和上臂区域，但通常放射至颈部和上肢远端。疼痛的程度取决于疾病的临床阶段，在冻结期，休息时会感到疼痛，运动和睡眠时疼痛会加剧。事实上，原发性冻结肩的临床诊断包括对病情的各个阶段（炎症、冻结和解冻）的正确认识，医生的临床挑战是辨别症状或体征的确切阶段和症状持续时间。冻结肩是一种自限性疾病，平均持续时间为1～3年，但有一部分人在发病后10年内肩膀被动活动范围仍受限显著[86]。冻结肩患者的体检包括颈椎触诊时肩带肌腱和韧带的压痛。应检查有无肩部肌肉的萎缩、外伤和肿胀的迹象。

在评估肩关节活动度时，应注意单独的肩关节主动和被动活动度。临床医生应该考虑到，在炎症期，疼痛是最重要的限制因素，肩关节活动受限可能不太明显。在冻结期，肩关节被动活动范围存在特征性的全方位受限。在解冻期，全方位活动受限逐渐消失。通常情况下，肩袖间隙的挛缩会导致明显的外旋受限。值得注意的是，所有这些临床症状也可能是肩带肌肉组织中存在触发点的表现，特别是肩胛下肌、冈上肌和冈下肌。

（3）触发点与冻结肩

临床医生应考虑到肩周炎的主要症状，即肩痛会放射至上肢末端，同时活动范围受限，这也是肩带肌肉中活跃触发点的主要症状。例如，当肩胛下肌存在活性触发点时，肩关节的外旋动作（高达45°或更高）会更加受限。冈下肌中存在触发点似乎会导致肩关节在内旋时产生疼痛；而大圆肌的触发点可能会导致外展受限。冻结肩患者中，肩胛下肌可能是受累最重的肌肉。Lewit指出，临床医生擅长识别触发点，认为"肩胛下肌触发点导致的痛性痉挛，从一开始就伴有冻结肩"[87]。由于肩胛下肌肌腱肱骨附着区无法直接触诊，因此炎症的发展趋势没有得到很好地认识。肩胛下肌腱的肱骨附着于肩胛下滑囊接近，肩胛下滑囊的粘连被认为是粘连性滑囊炎或冻结肩的主要症状，肩胛下肌与其滑囊相邻的慢性附着也有可能诱发炎症反应，导致滑囊纤维化，这需要用手法治疗或关节镜手术解除。这种情况下，可以通过及时识别和治疗肩胛下肌触发点来预防纤维化发生。

此外，当患者出现肩胛下肌触发点时，肩部疼痛和活动受限的一个原因是其他肩袖肌肉造成的，例如冈上肌、冈下肌或三角肌也可能参与其中，增加了它们的疼痛模式和活动受限范围。例如，冈上肌容易发生腱末端炎。类似也适用于冈上肌腱与关节囊融合部位的触发点和腱末端炎。冈下肌腱和冈下韧带与冈上肌附着区接近，因此对触发点的适当治疗可以预防冻结肩患者的疼痛、残疾和减少花费。研究冷冻肩的相关文献通常提到保守治疗的重要性，并将物理治疗确定为保守治疗计划的重要组成部分。当患者出现粘连性滑囊炎或冻结性肩关节炎时，临床医生需要将触发点视为潜在的致病因素。然而，在文献中很少提到肩胛下肌触发点作为冷冻肩治疗关注的焦点，也没有发现专门针对冷冻肩触发点部分的对照试验。只有一个病例报道描述了使用干针针刺触发点治疗粘连性滑囊炎的临床原因，在开始对上斜方肌、肩胛提肌、三角肌和冈下肌进行干针治疗后，疼痛和活动范围迅速改善[88]。但是，在这个病例报道中没有提到肩胛下肌触发点。

6 颈痛（落枕）

临床上，患者可出现颈椎功能障碍，主要症状是颈部僵硬（见第十八章）。患有"落枕"综合征的患者表现出颈部活动度极度减小（有些患者无法移动颈部），他们认为颈部感觉"像根棍子"。这种综合征的发生可能是由于垂直走行于颅颈和颈胸交界处的颈部肌肉张力增加而导致的。肩胛提肌是一个有代表性的例子，两侧肩胛提肌活跃触发点加上各自紧张带增加的肌张力可诱发"落枕"综合征。此外，头颈肌、中斜角肌和项髂肋肌也可受累。与预期相反，菱形肌活跃触发点很少与肩胛提肌的受累有关。如果患者的头部强迫

向一侧倾斜（歪脖子），胸锁乳突肌中的触发点比肩胛提肌中的触发点作用更大。临床上常见的噼啪声和肩胛骨上角附近相对频繁出现的囊肿表明，引起的压痛和牵涉痛可能是由滑囊炎引起的，而不是由或者额外由肩胛提肌触发点引起的紧张带未缓解引起的腱端病。然而，肩胛提肌的紧绷或与触发点相关的紧张带也可能导致肩胛上角的噼啪声。在这种情况下，松解肩胛提肌触发点对于缓解症状至关重要。

众所周知，关节突关节的牵涉痛模式几乎与在同一范围内的肌肉疼痛相似，肩胛提肌的牵涉痛重叠于C4～C5关节突关节的下2/3的疼痛，但也更向下延伸。实际上与肩胛提肌触发点相关的关节紊乱通常在C3、C4、C5或C6水平。但也有明显的区别。即使关节和肌肉受相同或重叠的神经节段支配，肌筋膜疼痛牵涉痛模式对于受相同神经节段支配的不同肌肉和关节也可能有显著的不同。触发点可通过肌肉触诊时定位，而关节突关节功能紊乱则由手动检查评估，包括末端感觉、组织阻力和患者症状的再现。肩胛肋骨综合征的病因不清，但许多作者根据经验将症状归因于触发点[91,92]。Ormandy对这一诊断进行了综述，作者认为涉及的肌肉包括：肩胛提肌，菱形小肌，肩胛下肌和斜方肌，但似乎肩胛提肌是该疾病的主要原因[23]。

王晓雷、赵璇、郑拥军 译 郑拥军 审

参考文献

[1] Polston DW. Cervical radiculopathy. *Neurol Clin*. 2007; 25(2): 373-385.

[2] Wainner RS, Fritz JM, Irrgang JJ, Boninger ML, Delitto A, Allison S. Reliability and diagnostic accuracy of the clinical examination and patient self-report measures for cervical radiculopathy. *Spine (Phila Pa 1976)*. 2003; 28(1): 52-62.

[3] Wainner RS, Gill H. Diagnosis and nonoperative management of cervical radiculopathy. *J Orthop Sports Phys Ther*. 2000; 30(12): 728-744.

[4] Malanga GA. The diagnosis and treatment of cervical

radiculopathy. *MedSci Sports Exerc*. 1997; 29(7 suppl): S236–S245.

[5] Rhee JM, Yoon T, Riew KD. Cervical radiculopathy. *J Am Acad Orthop Surg*. 2007; 15(8): 486–494.

[6] Wolff MW, Levine LA. Cervical radiculopathies: conservative approaches to management. *Phys Med Rehabil Clin N Am*. 2002; 13(3): 589–608, vii.

[7] Lauder TD. Musculoskeletal disorders that frequently mimic radiculopathy. *Phys Med Rehabil Clin N Am*. 2002; 13(3): 469–485.

[8] Tsao BE, Levin KH, Bodner RA. Comparison of surgical and electrodiag-nostic findings in single root lumbosacral radiculopathies. *Muscle Nerve*. 2003; 27(1): 60–64.

[9] Chien A, Eliav E, Sterling M. Whiplash (grade II) and cervical radiculopathy share a similar sensory presentation: an investigation using quantitative sensory testing. *Clin J Pain*. 2008; 24(7): 595–603.

[10] Letchuman R, Gay RE, Shelerud RA, VanOstrand LA. Are tender points associated with cervical radiculopathy? *Arch Phys Med Rehabil*. 2005; 86(7): 1333–1337.

[11] Hsueh TC, Yu S, Kuan TS, Hong CZ. Association of active myofascial trigger points and cervical disc lesions. *J Formos Med Assoc*. 1998; 97(3): 174–180.

[12] Sari H, Akarirmak U, Uludag M. Active myofascial trigger points might be more frequent in patients with cervical radiculopathy. *Eur J Phys Rehabil Med*. 2012; 48(2): 237–244.

[13] Adelmanesh F, Jalali A, Jazayeri Shooshtari SM, Raissi GR, Ketabchi SM, Shir Y. Is there an association between lumbosacral radiculopathy and pain-ful gluteal trigger points?: a cross-sectional study. *Am J Phys Med Rehabil*. 2015; 94(10): 784–791.

[14] Saeidian SR, Pipelzadeh MR, Rasras S, Zeinali M. Effect of trigger point injection on lumbosacral radiculopathy source. *Anesth Pain Med*. 2014; 4(4): e15500.

[15] Escobar PL, Ballesteros J. Teres minor. Source of symptoms resembling ulnar neuropathy or C8 radiculopathy. *Am J Phys Med Rehabil*. 1988; 67(3): 120–122.

[16] Qerama E, Kasch H, Fuglsang-Frederiksen A. Occurrence of myofascial pain in patients with possible carpal tunnel syndrome—a single-blinded study. *Eur J Pain*. 2009; 13(6): 588–591.

[17] Atasoy E. Thoracic outlet syndrome: anatomy. *Hand Clin*. 2004; 20(1): 7–14, v.

[18] Sanders RJ, Jackson CG, Banchero N, Pearce WH. Scalene muscle abnormalities in traumatic thoracic outlet syndrome. *Am J Surg*. 1990; 159(2): 231–236.

[19] Thomas GI, Jones TW, Stavney LS,Manhas DR. The middle scalene muscle and its contribution to the thoracic outlet syndrome. *Am J Surg*. 1983; 145(5): 589–592.

[20] Makhoul RG, Machleder HI. Developmental anomalies at the thoracic out-let: an analysis of 200 consecutive cases. *J Vasc Surg*. 1992; 16(4): 534–542; discussion 542–545.

[21] Standring S. *Gray's Anatomy: The Anatomical Basis of Clinical Practice*. 41st ed. London, UK: Elsevier; 2015.

[22] Lindgren KA, Leino E. Subluxation of the first rib: a possible thoracic outlet syndrome mechanism. *Arch Phys Med Rehabil*. 1988; 69(9): 692–695.

[23] Lindgren KA. Thoracic outlet syndrome with special reference to the first rib. *Ann Chir Gynaecol*. 1993; 82(4): 218–230.

[24] Lindgren KA. Reasons for failures in the surgical treatment of thoracic outlet syndrome. *Muscle Nerve*. 1995; 18(12): 1484–1486.

[25] Kendall FP, McCreary EK, Provance PG. *Muscles, Testing and Function*. 4th ed. Baltimore, MD: Williams & Wilkins; 1993: 317–343.

[26] Beyer JA. The hyperabduction syndrome, with special reference to its relationship to Raynaud's syndrome. *Circulation*. 1951; 4(2): 161–172.

[27] Schnyder H, Rosler KM, Hess CW. The diagnostic significance of additional electrophysiological studies in suspected neurogenic thoracic outlet syndrome. *Schweiz Med Wochenschr*. 1994; 124(9): 349–356.

[28] Passero S, Paradiso C, Giannini F, et al. Diagnosis of thoracic outlet syn-drome. Relative value of electrophysiological studies. *Acta Neurol Scand*. 1994; 90(3): 179–185.

[29] Gillard J, Perez-Cousin M, Hachulla E, et al. Diagnosing thoracic outlet syndrome: contribution of provocative tests, ultrasonography, electrophysiology, and helical computed tomography in 48 patients. *Joint Bone Spine*. 2001; 68(5): 416–424.

[30] Roos DB. Pathophysiology of congenital anomalies in thoracic outlet syndrome. *Acta Chir Belg*. 1980; 79(5): 353–361.

[31] Rayan GM, Jensen C. Thoracic outlet syndrome: provocative examination maneuvers in a typical population. *J Shoulder Elbow Surg*. 1995; 4(2): 113–117.

［32］Sucher BM. Thoracic outlet syndrome—a myofascial variant: Part 1. Pathology and diagnosis. *J Am Osteopath Assoc*. 1990; 90(8): 686–696, 703–684.

［33］Tardif GS. Myofascial pain syndromes in the diagnosis of thoracic outlet syndromes. *Muscle Nerve*. 1990; 13(4): 362–363.

［34］Walsh MT. Therapist management of thoracic outlet syndrome. *J Hand Ther*. 1994; 7(2): 131–144.

［35］Luime JJ, Koes BW, Hendriksen IJ, et al. Prevalence and incidence of sholder pain in the general population; a systematic review. *Scand J Rheum tol*. 2004; 33(2): 73–81.

［36］Tekavec E, Joud A, Rittner R, et al. Population-based consultation patterns in patients with shoulder pain diagnoses. *BMC Musculoskelet Disord*. 2012; 13: 238.

［37］Virta L, Joranger P, Brox JI, Eriksson R. Costs of shoulder pain and resource use in primary health care: a cost-of-illness study in Sweden. *BMC Muscu-loskelet Disord*. 2012; 13: 17.

［38］Meislin RJ, Sperling JW, Stitik TP. Persistent shoulder pain: epidemiology, pathophysiology, and diagnosis. *Am J Orthop (Belle Mead NJ)*. 2005; 34(12 suppl): 5–9.

［39］Boissonnault WG. Prevalence of comorbid conditions, surgeries, and medication use in a physical therapy outpatient population: a multicentered study. *J Orthop Sports Phys Ther*. 1999; 29(9): 506–519; discussion 520–525.

［40］Halder AM, Zhao KD, Odriscoll SW, Morrey BF, An KN. Dynamic contributions to superior shoulder stability. *J Orthop Res*. 2001; 19(2): 206–212.

［41］Limb D, Collier A. Impingement syndrome. *Curr Orthop*. 2000; 14: 161–166.

［42］Hamid N, Omid R, Yamaguchi K, Steger-May K, Stobbs G, Keener JD. Relationship of radiographic acromial characteristics and rotator cuff disease: a prospective investigation of clinical, radiographic, and sonographic findings. *J Shoulder Elbow Surg*. 2012; 21(10): 1289–1298.

［43］Pyne SW. Diagnosis and current treatment options of shoulder impingement. *Curr Sports Med Rep*. 2004; 3(5): 251–255.

［44］Belling Sorensen AK, Jorgensen U. Secondary impingement in the shoulder. An improved terminology in impingement. *Scand J Med Sci Sports*. 2000; 10(5): 266–278.

［45］Radas CB, Pieper HG. The coracoid impingement of the subscapularis tendon: a cadaver study. *J Shoulder Elbow Surg*. 2004; 13(2): 154–159.

［46］Hughes PJ, Bolton-Maggs P. Calcifying tendonitis. *Curr Orthop*. 2002; 16: 389–394.

［47］Sanchis MN, Lluch E, Nijs J, Struyf F, Kangasperko M. The role of central sensitization in shoulder pain: a systematic literature review. *Semin Arthritis Rheum*. 2015; 44(6): 710–716.

［48］Park HB, Yokota A, Gill HS, El Rassi G, McFarland EG. Diagnostic accuracy of clinical tests for the different degrees of subacromial impingement syndrome. *J Bone Joint Surg Am*. 2005; 87(7): 1446–1455.

［49］Hermans J, Luime JJ, Meuffels DE, Reijman M, Simel DL, Bierma-Zeinstra SM. Does this patient with shoulder pain have rotator cuff disease?: the Rational Clinical Examination systematic review. *JAMA*. 2013; 310(8): 837–847.

［50］Alqunaee M, Galvin R, Fahey T. Diagnostic accuracy of clinical tests for subacromial impingement syndrome: a systematic review and meta-analysis. *Arch Phys Med Rehabil*. 2012; 93(2): 229–236.

［51］Diercks R, Bron C, Dorrestijn O, et al. Guideline for diagnosis and treatment of subacromial pain syndrome: a multidisciplinary review by the Dutch Orthopaedic Association. *Acta Orthop*. 2014; 85(3): 314–322.

［52］Dinnes J, Loveman E, McIntyre L, Waugh N. The effectiveness of diagnostic tests for the assessment of shoulder pain due to soft tissue disorders: a systematic review. *Health Technol Assess*. 2003; 7(29): iii, 1–166.

［53］Sergienko S, Kalichman L. Myofascial origin of shoulder pain: a literature review. *J Bodyw Mov Ther*. 2015; 19(1): 91–101.

［54］Simons DG, Travell J, Simons L. *Travell & Simon's Myofascial Pain and Dysfunction: The Trigger Point Manual*. Vol 1. 2nd ed. Baltimore, MD: Williams & Wilkins; 1999.

［55］Hidalgo-Lozano A, Fernández de las Peñas C, Calderon-Soto C, Domingo-Camara A, Madeleine P, Arroyo-Morales M. Elite swimmers with and without unilateral shoulder pain: mechanical hyperalgesia and active/latent muscle trigger points in neck-shoulder muscles. *Scand J Med Sci Sports*. 2013; 23(1): 66–73.

［56］Arias-Buria JL, Valero-Alcaide R, Cleland JA, et al. Inclusion of trigger oint dry needling in a multimodal physical therapy program for potoperative shoulder pain: a randomized clinical trial. *J Manipulative Phyiol Ther*. 2015; 38(3): 179–187.

［57］Ohmori A, Iranami H, Fujii K, Yamazaki A, Doko Y. Myofascial involvement of supra- and infraspinatus muscles contributes to ipsilateral shoulder pain after muscle-sparing thoracotomy and video-assisted thoracic surgery. *J Cardiothorac Vasc Anesth*. 2013; 27(6): 1310-1314.

[58] Bron C, Franssen J, Wensing M, Oostendorp RA. Interrater reliability of palpation of myofascial trigger points in three shoulder muscles. *J Man Manip Ther*. 2007; 15(4): 203-215.

[59] Bron C, Dommerholt J, Stegenga B, Wensing M, Oostendorp RA. High prevalence of shoulder girdle muscles with myofascial trigger points in patients with shoulder pain. *BMC Musculoskelet Disord*. 2011; 12(1): 139-151.

[60] Bron C, de Gast A, Dommerholt J, StegengaB, Wensing M, Oostendorp RA. Treatment of myofascialtrgger points in patients with chronic shoulder pain: a randomized, controlled trial. *BMC Med*. 2011; 9: 8.

[61] Hsieh YL, Kao MJ, Kuan TS, Chen SM, Chen JT, Hong CZ. Dry needling to a key myofascial trigger point may reduce the irritability of satellite MTrPs. *Am J Phys Med Rehabil*. 2007; 86(5): 397-403.

[62] Hains G, Descarreaux M, Hains F. Chronic shoulder pain of myofascial origin: aandomized clinical trial using ischemic compression therapy. *J Mani ulative Physiol Ther*. 2010; 33(5): 362-369.

[63] Ge HY, Frnández de las Peñas C, Madeleine P, Arendt-Nielsen L. Topographical mapping and mechanical pain sensitivity of myofascial trigger points in the infraspinatus muscle. *Eur J Pain*. 2008; 12(7): 859-865.

[64] Hidalgo-Lozano A, Fernández de las Peñas C, Alonso-Blanco C, Ge HY, Arendt-Nielsen L, Arroyo-Morales M. Muscle trigger points and pressure pain hyperalgesia in the shoulder muscles in patients with unilateral shoulder impingement: a blinded, controlled study. *Exp Brain Res*. 2010; 202(4): 915-925.

[65] Alburquerque-Sendin F, Camargo P, Viera A, Salvini TF. Bilateral myofascial trigger points and pressure pain thresholds in the shoulder muscles in patients with unilateral shoulder impingement syndrome. A blinded controlled study. *Clin J Pain*. 2013; 29: 478-486.

[66] Gebremariam L, Hay EM, van der Sande R, Rinkel WD, Koes BW, Huisstede BM. Subacromial impingement syndrome—effectiveness of physiotherapy and manual therapy. *Br J Sports Med*. 2014; 48(16): 1202-1208.

[67] Saltychev M, Aarimaa V, Virolainen P, Laimi K. Conservative treatment or surgery for shoulder impingement: systematic review and meta-analysis. *Disabil Rehabil*. 2015; 37(1): 1-8.

[68] Moraes GF, Faria CD, Teixeira-Salmela LF. Scapular muscle recruitment patterns and isokinetic strength ratios of the shoulder rotator muscles in individuals with and without impingement syndrome. *J Shoulder Elbow Surg*. 2008; 17(1 suppl): 48S-53S.

[69] Roy JS, Moffet H, McFadyen BJ. Upper limb motor strategies in persons with and without shoulder impingement syndrome across different speeds of movement. *Clin Biomech (Bristol, Avon)*. 2008; 23(10): 1227-1236.

[70] Ludewig PM, Cook TM. Alterations in shoulder kinematics and associated muscle activity in people with symptoms of shoulder impingement. *Phys Ther*. 2000; 80(3): 276-291.

[71] Cools AM, Witvrouw EE, Declercq GA, Danneels LA, Cambier DC. Scapular muscle recruitment patterns: trapezius muscle latency with and without impingement symptoms. *Am J Sports Med*. 2003; 31(4): 542-549.

[72] Ludewig PM, Reynolds JF. The association of scapular kinematics and glenohumeral joint pathologies. *J Orthop Sports Phys Ther*. 2009; 39(2): 90-104.

[73] Kibler WB, Ludewig PM, McClure PW, Michener LA, Bak K, Sciascia AD. Clinical implications of scapular dyskinesis in shoulder injury: the 2013 consensus statement from the 'Scapular Summit'. *Br J Sports Med*. 2013; 47(14): 877-885.

[74] Cools AM, Declercq GA, Cambier DC, Mahieu NN, Witvrouw EE. Trapezius activity and intramuscular balance during isokinetic exercise in overhead athletes with impingement symptoms. *Scand J Med Sci Sports*. 2007; 17(1): 25-33.

[75] Tsai NT, McClure PW, Karduna AR. Effects of muscle fatigue on 3-dimensional scapular kinematics. *Arch Phys Med Rehabil*. 2003; 84(7): 1000-1005.

[76] Falla D, Farina D, Graven-Nielsen T. Experimental muscle pain results in reorganization of coordination among trapezius muscle subdivisions during repetitive shoulder flexion. *Exp Brain Res*. 2007; 178(3): 385-393.

[77] Lucas KR. The impact of latent trigger points on regional muscle function. *Curr Pain Headache Rep*. 2008; 12(5): 344-349.

[78] Ibarra JM, Ge HY, Wang C, Martinez Vizcaino V, Graven-Nielsen T, Arendt-Nielsen L. Latent myofascial trigger points are associated with an increased antagonistic muscle activity during agonist muscle contraction. *J Pain*. 2011; 12(12): 1282-1288.

[79] Ge HY, Arendt-Nielsen L, Madeleine P. Accelerated muscle fatigability of latent myofascialtrigger points in

humans. *Pain Med*. 2012; 13(7): 957–964.

[80] Ge HY, Monterde S, Graven-Nielsen T, Arendt-Nielsen L. Latent myofascial trigger points are associated with an increased intramuscular electromyographic activity during synergistic muscle activation. *J Pain*. 2014; 15(2): 181–187.

[81] Lucas KR, Polus PA, Rich J. Latent myofascial trigger points: their effect on muscle activation and movement efficiency. *J Bodyw Mov Ther*. 2004; 8: 160–166.

[82] Lucas KR, Rich PA, Polus BI. Muscle activation patterns in the scapular positioning muscles during loaded scapular plane elevation: the effects of latent myofascial trigger points. *Clin Biomech (Bristol, Avon)*. 2010; 25(8): 765–770.

[83] Bohlooli N, Ahmadi A, Maroufi N, Sarrafzadeh J, Jaberzadeh S. Differential activation of scapular muscles, during arm elevation, with and without trigger points. *J Bodyw Mov Ther*. 2016; 20(1): 26–34.

[84] Uhthoff HK, Boileau P. Primary frozen shoulder: global capsular stiffness versus localized contracture. *Clin Orthop Relat Res*. 2007; 456: 79–84.

[85] Schultheis A, Reichwein F, Nebelung W. Frozen shoulder. Diagnosis and therapy. *Orthopade*. 2008; 37(11): 1065–1066, 1068–1072.

[86] Miller MD, Wirth MA, Rockwood CA Jr. Thawing the frozen shoulder: the "patient" patient. *Orthopedics*. 1996; 19(10): 849–853.

[87] Lewit K. *Manipulative Therapy in Rehabilitation of the Locomotor System*. 3rd ed. Oxford, UK: Butterworth Heinemann; 1999.

[88] Clewley D, Flynn TW, Koppenhaver S. Trigger point dry needling as an adjunct treatment for a patient with adhesive capsulitis of the shoulder. *J Orthop Sports Phys Ther*. 2014; 44(2): 92–101.

[89] Fernández de las Peñas C, Fernandez-Carnero J, Miangolarra-Page J. Musculoskeletal disorders in mechanical neck pain: myofascial trigger points versus cervical joint dysfunction—a clinical study. *J Musculoskelet Pain*. 2005; 13(1): 27–35.

[90] Bogduk N, Simons D. Chapter 20, Neck pain: joint pain or trigger points? In: Vaeroy H, Merskey H, eds. *Progress in Fibromyalgia and Myofascial Pain*. Vol 6, *Pain Research and Clinical Management*. Amsterdam, Netherlands: Elsevier; 1993: 267–273.

[91] Michele AA, Davies JJ, Krueger FJ, et al. Scapulocosal syndrome (fatigue-p stural paradox). *N Y State J Med*. 1950; 50: 1353–1356.

[92] Michele AA, Eisenberg J. Scapulocostal syndrome. *Arch Phys Med Rehabil*. 1968; 49(7): 383–387.

[93] Ormandy L. Scapulocostal syndrome. *Va Med Q*. 1994; 121(2): 105–108.

第四部分

前臂、手腕和手的疼痛

第 三十四 章

腕伸肌和肱桡肌

奥兰多·马约拉尔、恩里克·吕赫

1 介绍

腕伸肌在位于前臂背侧，包括桡侧腕长伸肌（ECRL）、桡侧腕短伸肌（ECRB）和尺侧腕伸肌（ECU）。这些肌肉的主要功能是伸展腕关节，包括腕关节向桡侧和尺侧的偏斜。尽管喙肱肌也位于前臂背侧，但它并未在腕部发挥主要功能，它的主要作用是弯曲肘关节，而且发挥作用时与前臂的位置无关。由腕伸肌和肱桡肌触发点（TrPs）引起的疼痛向上牵涉至外上髁，向下牵涉至前臂背侧、腕关节和拇指和食指根部。反复的举重和抓握活动，以及肘关节和腕关节弯曲的睡姿，可能会加重症状。腕伸肌和肱桡肌中TrPs的激活和维持是由反复的用力抓握运动引起的。被抓住的物体越大，手的尺偏角度越大，肌肉就越有可能产生TrPs。已有研究发现，源自腕伸肌和肱桡肌的肌筋膜疼痛可引起肘外侧疼痛或外上髁痛。

鉴别诊断包括网球肘，桡侧腕短伸肌肌腱病，局部关节炎，腓骨小头病、骨隧道综合征，骨间后神经综合征，颈椎神经根病变（C7）和桡骨茎突综合征。纠正措施包括消除受累肌肉的劳损，纠正抓握姿势，对TrPs进行自我压力释放和自我拉伸，在TrPs失活后再逐渐恢复正常活动。

2 相关解剖

前臂的肌肉可分为两个主要部分：屈肌和伸肌。伸肌可进一步分为五个肌室：① 包围肱桡肌的桡侧肌室；② 包围桡侧腕短伸肌和桡侧腕长伸肌的桡侧肌室；③ 拇长展肌和拇短伸肌的外展肌室；④ 拇长伸肌、指伸肌、小指伸肌、指长伸肌的中央肌室；⑤ 容纳尺侧腕伸肌的尺侧肌室。腕关节伸肌位于前臂的桡侧和尺侧。桡侧腕长伸肌和桡侧腕短伸肌位于桡侧，而尺侧腕伸肌位于尺侧。它们与肱桡肌、旋后肌、指伸肌和小指伸肌一起构成旋后伸肌肌群[1]。

属于该肌群的每块肌肉都起源于肱骨外上髁或其附近。桡侧腕伸肌的解剖学变异很常见[2]。桡侧腕短伸肌，桡侧腕长伸肌和肱桡肌的肌腱在肌腱转移手术中非常有用，例如在矫正抓握动作和恢复拇指对掌时发挥重要作用[3-7]。在功能性活动期间伸肌支持带防止伸肌腱从桡腕关节的"筋膜桥"中离开[7-9]。在伸肌支持带下有6个纤维—骨隧道，其中包含伸肌腱及其滑膜鞘。桡侧腕长伸肌和桡侧腕短伸肌的肌腱在同一条隧道内，但具有独立的滑膜鞘[10]。

桡侧腕长伸肌

桡侧腕长伸肌起源于肱骨外上髁的远端1/3，位于肱骨外上髁与肱桡肌的附着点之间（图34-1A）[11,12]。桡侧腕长伸肌远端止于第二掌骨基底部，也可能与第一掌骨和第三掌骨连接。肌肉纤维占据前臂长度的1/3，而其肌腱占据其余2/3[13]。

桡侧腕短伸肌

桡侧腕短伸肌主要来自肱骨外上髁、桡侧副韧带，肌间隔，并被一个腱膜覆盖。桡侧腕短伸肌位于桡侧腕长伸肌的肌腹部深处。桡侧腕短伸肌在前臂上半部和中部的交界处最厚，而此处的桡侧腕长伸肌腹部已变为一条肌腱[14]。桡侧腕短伸肌在桡侧腕长伸肌的后方和深处走行，并在伸肌支持带的远端下方止于第3掌骨的根部，有时也止于第2掌骨根部的背侧（图34-3A）。侧腕短伸肌的强力腱膜形成筋膜桥，该桥在肱骨外上髁和前臂深筋膜之间延伸[15-16]。桡神经的深（运动）支在其下方穿过而进入旋后肌时，进入旋后肌的部位可能会变厚（图34-1C）。通常，在桡神经浅支进入到桡侧腕短伸肌下方之前已经发出分支（图34-1B）。但是在某些情况下，神经的分支更远（图34-1C），因此浅支必须穿透桡侧腕短伸肌肌腹部才能返回到肱桡肌下方。因此，桡神经

可能被夹在桡侧腕短伸肌的上外侧部分[18]。

尺侧腕伸肌

尺侧腕伸肌近端起源于外上髁（此处为所有伸肌起点的最内侧部分）、尺骨后侧的上2/3（与尺侧腕屈肌和指深屈肌共用腱膜）和筋膜。远端附着在尺侧第五掌骨基底部（图34-1A）。尺侧腕伸肌由肌肉和薄的膜性肌腱组成[17]。

肱桡肌

肱桡肌起源于肱骨外上髁的近端2/3，在上臂

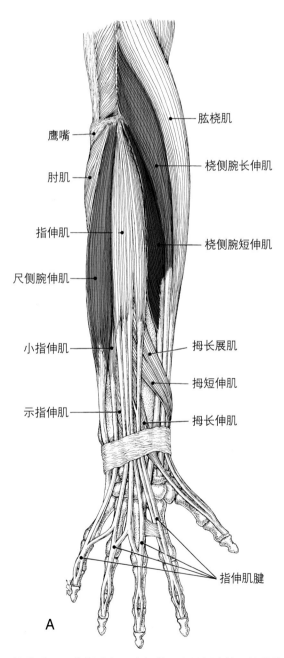

鹰嘴
肘肌
指伸肌
尺侧腕伸肌
小指伸肌
示指伸肌

肱桡肌
桡侧腕长伸肌
桡侧腕短伸肌
拇长展肌
拇短伸肌
拇长伸肌

指伸肌腱

A

图34-1　右前臂手伸肌和部分神经的关系。**A** 桡侧腕长、腕短伸肌和尺侧腕伸肌的附着（背侧视图）

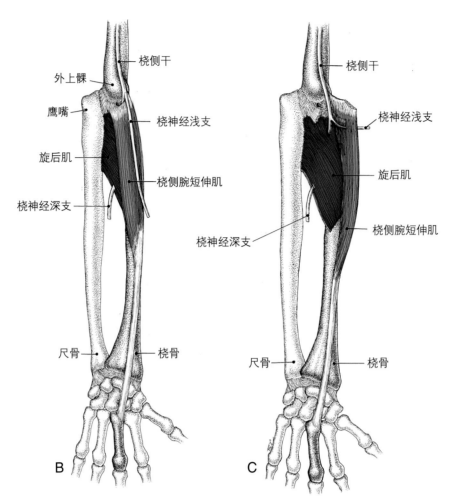

桡侧干

外上髁

鹰嘴

桡神经浅支

旋后肌

桡侧腕短伸肌

桡神经深支

桡神经深支

尺骨　桡骨

桡侧干

桡神经浅支

旋后肌

桡侧腕短伸肌

尺骨　桡骨

B　　　　C

图34-1　（续）**B** 桡神经深支在桡侧腕短伸肌近端附着形成的纤维弓下方经过之前和浅支（感觉支）的正常路径。（外侧视图）**C** 桡神经的浅支通过桡侧腕短伸肌的变径路径

中段，桡神经穿过肌间隔处止于肌间隔的前表面（图34-2）[18]。肱桡肌形成肘窝的外侧边界，肌纤维在上臂中段水平消失，形成一个扁平的肌腱，该肌腱在桡尺关节的前外侧向远端延伸，止于桡骨远端靠近茎突处[22]。

解剖学变异

已经有研究发现了腕伸肌和肱桡肌的几种解剖学变异。特别是Nayak等人报道了已变异且具有独立肌腱的桡侧腕伸肌，这些额外的肌肉起源于桡侧腕长伸肌或桡侧腕短伸肌，并止于到第二或第三掌骨的根部[7]。桡侧腕伸肌的两个经典变异分别称为桡中腕伸肌和桡侧副腕伸肌。桡中腕伸肌起源于桡侧腕短伸肌后变为腱性，并在两个桡侧伸肌腱之间走行，它独立地止于第二掌骨。桡侧副腕伸肌从桡侧腕长伸肌下方发出止于第一

掌骨。

据报道，一种少见的桡侧副腕伸肌起源于桡侧腕长伸肌，越过母体肌腱的表面止于拇短展肌。另一种起始于伸肌的桡侧副腕伸肌，位于桡侧腕长伸肌和指伸肌之间的共同伸肌起源，已被注意到并命名为第三桡侧腕伸肌。该肌肉的肌腱在拇长展肌下方分开，并附着于第二和第三掌骨的基底部。

Mitsuyasu等人报道了桡侧腕短伸肌起源于指伸肌筋膜/肌腱，而在外上髁位置通常没有任何起源[4]。

肱桡肌附着点的许多变异已有报道。肱桡肌远端附着可能比正常附着点更近，它可能与肱肌在近端融合，并且肌腱偶尔会分成2个或3个单独附着的肌腱。在极少数情况下，可能存在两条肱桡肌，有时肱桡肌又根本不存在。

经深支（骨间后神经；45%～50%）支配[26,27]。桡动脉及其分支是桡侧腕长伸肌和桡侧腕短伸肌血供的主要来源[28,29]。桡侧腕长伸肌主要的血管供应来自桡动脉的一个分支，其余的血管来自肱深动脉的桡侧分支和肌肉远端的桡动脉。桡侧腕短伸肌的血供主要有两个来源：一个来自桡动脉的回返动脉，另一个来自起源于前臂1/3处桡动脉的分支。肱深动脉桡侧的分支供应肌肉近端。桡侧腕短伸肌腱的底面几乎无血管支配。尺侧腕伸肌近端受桡侧返动脉分支提供血供，而远端则由骨间后动脉的多个分支供应。

肱桡肌

肱桡肌的神经支配来自C5和C6脊神经根的后支。2005年，Latev和Dalley对43具尸体标本的肱桡肌的神经支配进行了研究[30]。在神经支配模式上观察到广泛的解剖变异。在多数标本（46.5%）的外上髁上方30 mm处发现一条源于桡神经的一级神经分支。其中16例一级分支发出2～4个二级分支，4例只有1个分支支配肌内。肱桡肌的血供由穿入肌后内侧面的桡返动脉分支供应。它也由臂深动脉的桡侧支和桡动脉远端的分支供应。

（2）功能

腕伸肌确保了对应的手指屈肌在收缩过程中有效的长度-张力比以进行抓握动作。腕伸肌可以防止腕关节因手指屈肌的活动而屈曲[31-33]。大多数解剖学教科书简要地描述了桡侧腕长伸肌和桡侧腕短伸肌充当伸肌和使腕关节向桡偏移的作用，然而，尸体研究和一些测量腕部伸肌的肌腱与关节轴之间的关系表明：桡侧腕长伸肌在精细动作中的作用与桡侧腕短伸肌不同。此外，伸肌的动作，包括每条肌肉的运动方向和作用力，都会根据前臂位置的变化而变化[37-39]。

腕伸肌

Sagae等人使用神经肌肉电刺激（一种能够单独激活每一块肌肉的方法）分析了人类腕伸肌的动作。该方法优于随意运动过程中分析腕伸肌活动时的肌电图（EMG）记录，因为EMG在腕关节弯曲运动中显示出两个或多个腕伸肌的活动，

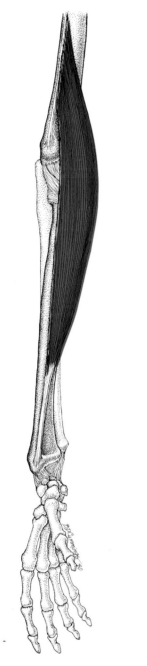

图34-2　桡神经穿过肌间隔，止于肌间隔前表面

（1）神经和血管供应

腕伸肌

桡侧腕长伸肌、桡侧腕短伸肌和尺侧腕伸肌由桡神经的分支支配，主要是骨间后神经支配[24]。桡侧腕长伸肌的神经支配来自C6和C7神经，桡侧腕短伸肌来自C7和C8神经，尺侧腕伸肌来自C7和C8神经[25]。桡侧腕短伸肌的神经支配具有广泛的变异性。桡侧腕短伸肌可由桡神经、桡神

这使得很难确定每个单独的肌肉是否激活。Sagae 发现前臂处于旋前位时，桡侧腕长伸肌的作用是的腕伸肌，而不是桡偏肌；在前臂处于中立位和旋后位时，桡侧腕长伸肌的作用是的桡偏肌，而不是腕伸肌[40]。

在前臂处于旋前位、中立位和旋后位时，桡侧腕短伸肌是腕关节的腕伸肌，而不是桡偏肌。

当前臂处于中立位和旋后位时，尺侧腕伸肌是尺偏肌，而不是腕伸肌。当前臂处于旋前位时，尺侧腕伸肌是腕伸肌。

因此，桡侧腕长伸肌是腕桡偏肌和伸肌，桡侧腕短伸肌是腕伸肌而不是桡偏肌。Fujii 等人先前的一项研究发现支持这一论点，对桡侧腕长伸肌的神经肌肉电刺激可伸展腕关节和引起桡偏运动，而与前臂的位置无关[41]。

因此，桡侧腕长伸肌是腕桡偏肌和伸肌，桡侧腕短伸肌是腕伸肌而不是桡偏肌[42]。Fujii 等人先前的一项研究发现支持这一论点，对桡侧腕长伸肌的神经肌肉电刺激可伸展腕关节和引起桡偏运动，而与前臂的位置无关。

除了腕部的伸展和尺偏外，尺侧腕伸肌还可能在肘关节处提供一些外翻力。由于肌腱在前臂内旋时向前滑动，所以在前臂内旋的情况下，它是一个很好的腕伸肌，在拇指外展时，它也能稳定腕关节[43,44]。

肱桡肌

最初，肱桡肌的主要作用是使前臂旋后，该肌肉被称为"旋后肌"[46]。因为肱桡肌距关节轴的距离很远，所以在任何肘屈肌中都具有最大的力学优势。Duchenne通过电刺激研究表明，肱桡肌主要起肘屈肌的作用[47]。肱桡肌的主要作用似乎是肘屈肌以及与肱二头肌和肱肌共同作用。有关该肌肉作为前臂旋后肌或旋前肌的证据在文献中仍存在争议。肱桡肌的肌内EMG记录以及运动学数据表明，不管前臂位置如何，都会在肘关节屈曲时观察到肱桡肌的最大肌电活动。在同一研究中，在需要旋前和旋后的任务中，与旋后相比，旋前期间肱桡肌更活跃，这表明肱桡肌作为前臂旋前肌的次要功能。

肌电图检查显示，肱桡肌的肌肉活动通常通

过弯曲肘关节来进行快速运动和举起重物，特别是前臂处于中立位时。它在缓慢屈曲或前臂旋前时几乎没有活性，但是在快速运动时，会在屈曲和伸展方面产生强大的爆发力。然而当肘关节伸直提重物时，所有的肘屈肌都没有对抗重力。肱桡肌附着的方式使其在肘关节快速运动时收缩，防止肘关节分离。相反，肱二头肌和肱肌加速肘关节运动，不会抵消肘关节的分离。

以往的研究认为，网球拍握把的大小（遵循 nirschl 推荐的测量方法）与外上髁痛有关[48]。然而，Hatch 等在不同前臂肌肉组织（包括桡侧腕短伸肌和桡侧腕长伸肌）中使用肌电图记录肌肉活动，证明网球网拍握把大小的改变对前臂肌肉活动没有显著影响，因此网拍握把大小不是外上髁痛的危险因素[49]。网球运动员经常使用一种配件，即弦阻尼器，以减少前臂受到的球拍的振动，从而减轻腕伸肌的压力，但弦阻尼器的机械性优势尚未得到证明[50-54]。

（3）功能单元

肌肉的功能单位包括协同和抵抗其动作的肌肉以及肌肉所穿过的关节。这些结构在功能上的相互依赖反映在感觉运动皮层的组织和神经连接上。功能单位之所以被强调，是因为在该单元的任意一块肌肉中存在触发点，会增加该单元的其他肌肉也产生触发点的可能性。当肌肉中的TrPs失去活性时，我们应该关注的是在相互依赖的肌肉中可能产生的TrPs。表34-1大致代表腕伸肌的

表 34-1　腕伸肌的功能单元

活　动	协同肌	拮抗肌
伸腕	指长伸肌 示指伸肌 拇长伸肌	桡侧腕屈肌 尺侧腕屈肌 指浅屈肌 指深屈肌
桡偏	桡侧腕屈肌	
尺偏	尺侧腕屈肌	桡侧腕长伸肌 桡侧腕短伸肌 桡侧腕屈肌

功能单元，表34-2大致代表肱桡肌的功能单元。在腕部伸展运动中，桡侧腕长伸肌与旋前圆肌共同收缩，以防止前臂旋后。在抓握物体期间，所有的腕伸肌协同作用，防止腕关节因外部手指屈肌的活动而屈曲[55]。

表34-2　肱桡肌的功能单元		
活　动	协同肌	拮抗肌
肘关节屈曲	肱二头肌	肱三头肌

3　临床表现

Travell和Simons描述了大多数前臂肌肉中TrPs引起的疼痛模式，这些疼痛模式会产生类似外上髁痛的疼痛[55]。与腕伸肌的TrPs所描述的疼痛模式相似，其中一些不同之处已在外上髁痛模型中描述。在这些研究中，将高渗盐水或神经生长因子注入腕伸肌（桡侧腕短伸肌、旋后肌）或桡侧腕短伸肌会在外上髁产生疼痛，并向远端扩散到前臂。此外，在35%的患者中，向肱桡肌潜伏性TrPs中注入高渗盐水会导致腕关节背侧痛。有临床研究证明了在前臂中触诊TrPs会引起疼痛。

（1）牵涉痛模式

腕伸肌

桡侧腕长伸肌中TrPs在外上髁和手背"鼻烟窝"区域产生牵涉痛（图34-3C）。对外上髁痛患者的研究中，在72.2%的病例中，激活桡侧腕长伸肌TrPs再现了外上髁疼痛。

桡侧腕短伸肌中的TrPs将疼痛牵涉到手背和腕关节（图34-3B）。这种疼痛是腕关节背侧最常见的肌筋膜疼痛来源之一。一些研究还发现，激活桡侧腕短伸肌中的TrPs引起肘关节或前臂外侧疼痛，在85%～100%的外上髁痛患者中再现了疼痛。这些研究提示外上髁疼痛（图34-3B）应被视为桡侧腕短伸肌TrPs牵涉痛的一个主要症状。TrPs在尺侧腕伸肌引起的疼痛主要牵涉到腕背部的尺侧（图34-3A）。也有报道称，尺侧腕伸肌的TrPs有时产生牵涉到外上髁后部的疼痛（图34-3A）[65]。

肱桡肌

在外上髁痛的患者中，肱桡肌的TrPs发生率低于桡侧腕长伸肌和桡侧腕短伸肌（50%～66%）（图34-4）[60-62]。Bonica和Sola说明了肱桡肌TrPs产生的牵涉痛位于外上髁，拇指的底部（拇指和示指之间的区域），Kelly确定了靠近肘部的疼痛和压痛模式，以及手背的弥漫性疼痛和压痛[66,67]。

（2）症状

患者通常会主诉肘关节、腕关节和/或手部活动受限的疼痛和功能障碍。患者通常描述疼痛的发作首先出现在外上髁，然后逐渐扩散到腕关节和手。当患者主要主诉肘关节外侧疼痛时，腕伸肌和肱桡肌的TrPs可能是这些症状的原因[68]。如果TrPs无法识别或无法解决，则可能导致持续的慢性疼。如果尺侧腕伸肌有TrPs，患者通常会报道腕关节尺偏时的疼痛和功能受限；同时该肌肉中的TrPs可能导致非典型的后外侧上髁疼痛。尽管前臂肌肉中有TrPs的患者会主诉疼痛是其病情的主要特征，但他们也可能表现为运动受限或肌肉无力。由前臂肌肉中的TrPs引起的疼痛通常表现在腕伸肌的负荷活动中，例如那些涉及抓握或操纵物体的活动（例如，举起咖啡杯、握手、穿衣、打字和做家务）。然而，有些患者没有前臂伸肌负荷过重的病史，而且疼痛可能是隐匿发作的，没有特定的因果关系。患者还可能主诉握力不足，从而导致物体从手上滑落，特别是腕关节向尺侧偏斜（例如，当从纸盒中倒牛奶时，或喝咖啡时刚好在杯子到达嘴唇之前）。当用力的旋后或旋前时，如转动门把手或使用螺丝刀，特别是当涉及尺侧腕伸肌时，也会感到疼痛。当肱桡肌受累时，在完成肘关节屈曲或拇指伸展的抗阻运动时，也可能产生疼痛。

（3）患者检查

在一次彻底的主观检查之后，临床医生应该做一个详细的图示来描述患者所描述的疼痛模式。

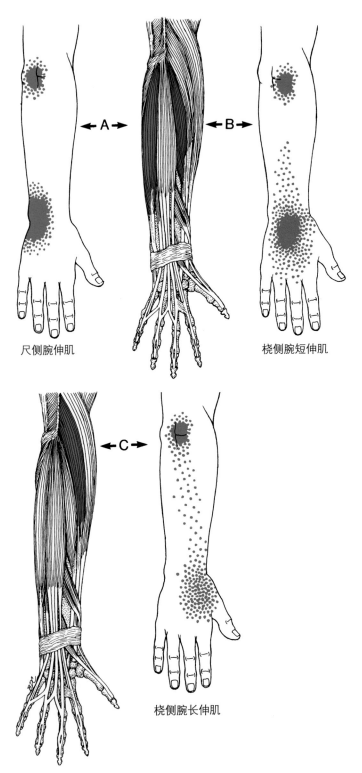

图34-3　右前臂的三个主要腕伸肌（红色）的TrPs引起的牵涉痛模式
（深红色）。**A** 尺侧腕伸肌。**B** 桡侧腕短伸肌。**C** 桡侧腕长伸肌

这种描述将有助于计划体格检查，并可在症状改善或改变时监测患者的进展情况。颈椎和胸椎的评估，以及桡神经的神经动力学测试，可以帮助确定脊柱对前臂区域感觉症状的影响。即使患者没有颈椎或胸椎的症状，这些检查也很重要。患侧外上髁痛的患者在C4和C5水平神经的损伤比

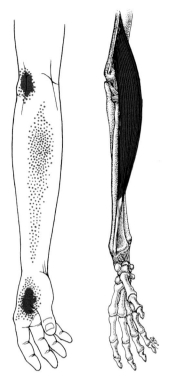

图34-4　右侧肱桡肌（红色）中的TrPs引起的牵涉痛模式（深红色）

健康人更常见[69,70]。

应注意观察患者肘关节，腕关节和手的姿势，休息位腕关节桡偏伴伸展的姿势可提示桡侧腕长伸肌和桡侧腕短伸肌存在僵硬、缩短或过度使用。过度使用尺侧腕伸肌可导致腕关节在休息位尺偏和关节伸展。功能评估应包括握力测试，使用手持式测力计进行最大握力和无痛握力测试。此评估使治疗师可以量化握力强度不足，抑制力减弱（inhibition weakness）和/或疼痛，以评估治疗效果并监测疾病进展[71]。对于外上髁痛的患者来说，最大握力强度测试的临床意义有限，因为肌力并不总是受损，并且疼痛通常会干扰最大或次最大的自主收缩[72]。无痛握力测试，反映了疼痛发作之前的力量大小，是一种最大握力测试的替代测量方法，该测验是用测力计从肘部伸展和前臂内旋的位置开始，或者在肘部弯曲和前臂中立位旋转开始进行的[73]。从这两个位置中的一个位置开始，要求患者在两次测试之间间隔1 min，再执行第三次握力测试，并将这三个重复测试的平均值用于评估健侧和患侧之间的肌力。

应对腕伸肌进行阻力运动测试，以识别可能累及的肌肉以及是否存在相关的神经功能缺损。由腕伸肌中TrPs引起的症状通常通过抵抗性腕关节伸展试验（Cozen试验）、抵抗性中指试验（Maudsley试验）或患者握住物体来再现。这些检查还用于外上髁痛的临床诊断[74]。Maudsley's试验，桡管触诊（桡骨颈的前部）的压痛以及抵抗旋后时的症状再现均被视为桡管综合征的临床体征[75]。

当进行腕关节抗阻伸展时，肘关节位置的改变有助于区分桡侧腕长伸肌和桡侧腕短伸肌中TrPs引起的疼痛。肘关节屈曲偏斜会导致桡侧腕短伸肌出现症状，而腕部伸直会使桡侧腕长伸肌或中指产生疼痛；需要注意的是，由于腕关节，食指或中指的伸展抵抗测试可以使熟悉的疼痛得以重现[76]。抓握物体时的疼痛，触诊外上髁时的疼痛被认为是诊断外上髁痛的主要体征。应该在腕关节处测试被动的生理活动范围，在腕关节屈曲时，桡侧腕长伸肌的长度不足可能是肘部活动范围受限的原因[77,78]。因此，应在桡侧腕长伸肌拉伸和不拉伸的情况下测试肘关节的活动范围。桡侧腕长伸肌和桡侧腕短伸肌最大拉伸发生在腕关节的被动屈曲、前臂内旋和肘关节伸展相结合的位置时，肱骨稳定在旋转中位。当上臂处于肘关节伸直且肱骨稳定在中立位时，桡侧腕长伸肌和桡侧腕短伸肌的长度不足会导致腕关节伸展和桡骨运动范围受到限制。Takasaki等人研究了延长桡侧腕短伸肌和桡侧腕长伸肌的有效位置，发现在这些肌肉上最大的拉力是通过肘部伸展、前臂旋前和腕关节屈曲（尺骨偏斜）获得的[80]。这些组合的位置不仅应用于评估肌肉长度，还应用于拉伸桡侧腕长伸肌和桡侧腕短伸肌（由于适应性缩短或TrPs而出现引起的肌肉长度不足）。

尺侧腕伸肌中TrPs引起的症状通常在尺偏的情况下抵抗腕关节伸直时出现。尺侧腕伸肌短缩可以在前臂旋前，肘关节伸直和肱骨固定的情况下抵抗腕关节屈曲牵拉张力增加来确定。macdonald报道，如果尺侧腕伸肌受累，手在腕关节屈曲并外展的被动拉伸，或对抗手伸展和内收时的主动负荷，都会引起疼痛。文献中没有关于肱桡肌的测试报道；对该肌的触诊是识别功能障碍的最佳检查技术。由TrPs引起的腕伸肌无力可能导致手指伸肌的代偿性活动增加。这种神经肌肉功能障碍可以表现为运动损伤，在活动性腕关节伸展期间，可以观察到手指的伸展，以此作为腕伸肌无力或抑制的替代方法。此外，在手指屈肌收缩期间，与抓或捏一样，手腕伸肌的无力可能表现为在动作过程中手腕屈曲的增加。应在有无压力的情况下检查桡尺关节、桡肱关节和肱尺关节以及桡腕关节的副关节被动运动[82,83]。

（4）触发点检查

腕伸肌

为了对腕伸肌的TrPs进行检查，患者坐下时上臂略微外展，前臂旋前（图34-5），肘部弯曲约30°，患者的手垂在支撑表面上方[85]。该位置可以使临床医生使用交叉纤维平滑式触诊或交叉纤维钳捏式触诊来识别前臂肌肉的不同紧绷带（图34-5）。由于腕伸肌是浅表肌，因此在临床检查过程中很容易引起局部抽搐反应（LTR）。桡侧腕长伸肌的钳捏式触诊产生的LTR通常会产生强烈的桡偏和手腕的某些伸展反应（图34-5A）。外上髁痛患者的桡侧腕长伸肌中活性TrPs的患病率70%～95%。桡侧腕短伸肌是一种相对较薄的肌肉，几乎与前臂的长轴平行。桡侧腕短伸肌中的触发点通常位于肱桡肌尺侧的肌肉中，位于桡侧腕长伸肌中的触发点，可以通过交叉纤维平滑式触诊桡侧来检查肌肉，以引起其局部抽搐反应（LTR），LTR会使腕关节伸展并存在轻微的桡偏（图34-5B）。外上髁痛患者的桡侧腕短伸肌中活跃的TrPs患病率65%～100%。尺侧腕伸肌位于前臂的尺侧。要求患者腕关节尺偏或拇指外展进行腕部伸展以使肌肉更加突出。平滑式触诊仅应用于外上髁远端，从尺骨的锐利边缘朝前臂的背面向内侧（图34-3A）。如果临床医生能够通过交叉纤维平滑式触诊引出LTR，尽管腕部的LTR很难引出，但它会引起腕关节伸展和尺偏（图34-5C）。

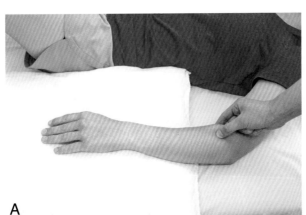

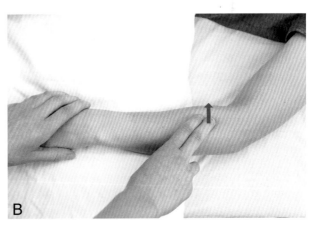

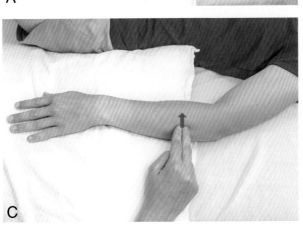

图34-5 触诊腕伸肌中的TrPs。**A** 桡侧腕长伸肌的交叉纤维钳捏式触诊。**B** 桡侧腕短伸肌交叉纤维平滑式触诊，箭头显示触诊方向。**C** 平滑式触诊尺侧腕伸肌，箭头表示触诊方向

肱桡肌

肱桡肌是位于肘外侧最浅表的肌肉。它是一个相对较薄的肌肉，位于桡侧腕长伸肌上方且与之平行。钳捏式触诊是检查肱桡肌的首选方法，因为临床医生可以将肌肉环绕起来，并将其与下面的桡侧腕长伸肌和桡侧腕短伸肌分开。对肱桡肌触发点进行触诊时，患者舒适地坐着，前臂放在垫好的扶手上，前臂旋前或保持中立位，肘关节轻微弯曲（图34-6）。要求患者将前臂置于中立位置以抵抗肘部弯曲。在这个位置，尤其是当肘部屈曲在90°时，肱桡肌变得更加明显，临床医生很容易用钳捏握住它。Mora relucio等人评估了三位临床医生（两位经验丰富，一位新手）识别腕伸肌中TrPs位置（距离＜1.5 cm）和分类的可靠性。数据显示，两位经验丰富的临床医生对桡侧腕短伸肌的TrPs分类和TrPs定位的一致性分别为81.73%和85.58%。经验丰富和缺乏经验的临床医生对桡侧腕短伸肌TrPs分类的一致性分别为54.81%和51.92%，经验丰富和缺乏经验的临床医生对桡侧腕短伸肌TrPs定位的一致性分别为54.81%和60.58%。这些研究还表明，经验丰富的临床医生能够可靠地识别并触及指伸肌中的TrPs[84]。

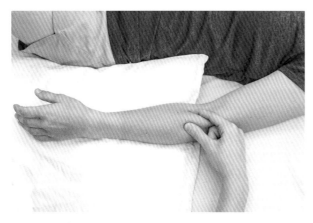

图34-6　肱桡肌的交叉纤维钳捏式触诊

4　鉴别诊断

（1）触发点的激活和持续

一种激活TrPs的姿势或活动，如果不加以纠正，也能使触发点永久化。在肌肉的任何部位，

TrPs可由不习惯的偏心负荷、非条件肌肉的偏心运动或最大或次最大的同心负荷激活。当肌肉长时间处于缩短或延长的位置时，触发点也可能被激活或加重。反复强力抓握可以激活桡侧腕长伸肌、桡侧腕短伸肌和肱桡肌中的触发点[85,86]。握住的物体越大，手的尺偏越大，肌肉就越有可能形成TrPs。这一理论意味着，在网球运动员和从事需要搬运重物或工具、用力抓握或旋前/旋后结合用力、重复同一个姿势的体力工作的个人中，腕伸肌和肱桡肌中的TrPs是常见的。在工作活动中采用不良的力学姿势，例如非中位手腕姿势（例如，用更弯曲的手腕姿势握紧物体）可使腕伸肌被动延长，以及较高的离心负荷，从而激活和/或维持这些肌肉中的TrPs。健康成人最大握力的最佳手腕姿势是腕关节轻微伸展。

可以激活或使这些肌肉中的TrPs持续存在的其他活动包括：穿衣、做家务、网球运动、用铲子除草、握较大物体、从挡风玻璃上刮冰、熨烫衣服以及反复扔飞盘。携带重物、错误的敲键盘的姿势或演奏乐器时姿势不佳也可作为激活或永久性活动。Chen等人发现，仅演奏20分钟，钢琴演奏者的前臂肌肉中的潜伏性TrPs的疼痛压力阈值就大大降低[87]。与其他腕伸肌相比，尺侧腕伸肌很少来承受较重的负荷，因此TrPs产生的程度较小，它的累及通常是继发于严重创伤，例如尺骨骨折或冻肩综合征的后遗症，其中大多数肩部肌肉和许多肘部肌肉会形成TrPs[88-90]。

运动控制功能障碍也可能激活或持续前臂肌肉中的TrPs。有报道称，患侧外上髁痛的人前臂伸肌活动模式异常，造成上肢姿势异常[91]。特别是在反手击网球时，与无症状受试者相比，有痛感的网球运动员在球撞击球拍时腕伸肌产生了更高水平的电活动。此外，有外上髁痛的网球运动员，在击球前的早期准备阶段，桡侧腕短伸肌的活动较少，反映出手腕的稳定性受损，而在击球时，桡侧腕短伸肌的活动更大[92]。有外上髁痛的运动员在反手击球时表现出"领先肘"的姿势，在这种姿势下，有外上髁痛的个体比没有外上髁痛的网球运动员手腕伸展得更多，降低了桡侧腕长伸肌和桡侧腕短伸肌的活动。这些神经肌肉失衡与前臂肌肉 TrPs 发育的关系需要进一步研究[93]。

肘关节或腕关节的关节功能障碍也可能使前臂肌肉的 TrPs 永久存在。例如，腕关节在掌侧方向的腕舟骨活动受限可能限制腕关节的伸展，从而导致前臂肌肉超负荷运动[94-97]。在这方面，舟状骨的推拿手法技术已成功应用于治疗外上髁痛。前臂应用不同的反作用力支架和帖扎技术有助于减轻腕伸肌和肱桡肌 TrPs 引起的肘外侧疼痛。不同类型的支架的减痛效果可能相似，因此选择取决于患者偏好、舒适度和成本等因素。如果使用前臂支撑带，在轻微活动中使用时，施加40～50 mmHg 的力对于减少桡侧腕短伸肌的紧张可能是最有效的。

（2）继发触发点

TrPs 可在原发 TrPs 引起的牵涉痛区域内发生，因此，也应考虑每一块肌肉的牵涉痛区域的肌肉组织[98]。肌肉中 TrP 的释放通常会使相关 TrPs 的压痛阈值立即降低。触发点经常出现在桡侧腕长伸肌，桡侧腕短伸肌和肱桡肌中。这些肌肉其中之一受累很可能与指伸肌和旋后肌的 TrPs 有关。尺侧腕伸肌的触发点很少单独引起牵涉痛，通常与指伸肌中至少一个 TrPs 合并存在而引起症状。肱桡肌中的触发点通常与旋后肌和桡侧腕长伸肌肌中的 TrPs 相关，然后累及到手指的长伸肌，特别是中指和无名指。在肱三头肌内侧头的远端外侧，靠近外上髁处，也可能会产生继发 TrPs[99]。

这些 TrPs 也可引起外上髁的疼痛。位于远端肌肉中的触发点将疼痛放射到前臂区域，可能会造成前臂肌肉中继发 TrPs 的发展。例如，对冈下肌 TrPs 进行干针刺治疗后，可抑制位于牵涉痛区域的 TrPs 的活动（例如桡侧腕长伸肌）[101]。在有非特异性肩痛的老年人中，潜伏性 TrPs 位于桡侧腕短伸肌。这种对于远处的影响似乎也发生在相反的方向。Tsai 等表明，干针针刺桡侧腕长伸肌可以减少位于上斜方肌的近端的 TrPs 的活性。斜角肌或冈上肌的触发点可诱发桡侧腕长伸肌、桡侧腕短伸肌和肱桡肌的继发 TrPs。后上锯肌的触发点也可以诱发尺侧腕伸肌中的 TrPs。同样，患者可以在双侧的同一肌肉中产生 TrPs，即"镜像"现象。这种现象在患有外上髁痛的个体中已经被发现，因为在患有单侧肘关节症状的患者中，在健侧和患侧的桡侧腕短伸肌和桡侧腕长伸肌中发现潜在 TrPs 的百分比相似。

（3）相关病理学

产生肘关节外侧疼痛的临床疾病包括桡侧腕短伸肌腱病、网球肘、肘关节局部关节炎、关节囊病变（即肱—桡关节滑膜皱襞）、桡管综合征、骨间后神经卡压、颈神经根病变。肘关节后外侧旋转不稳定和非特异性前臂痛，定义为与任何特定结构无关的弥漫性前臂痛[75,102-109]。

当感觉到上肢和/或肱骨远端出现疼痛或感觉异常、并伴有弥漫性上臂疼痛或伴发性颈部疼痛时，临床医生应怀疑存在颈椎神经根病变或桡神经卡压[78,111,112]。

桡侧腕短伸肌肌腱附着点局部病变是外上髁疼痛的潜在病理生理机制之一。据报道，外上髁痛最常见的局限性退行性变部位是桡侧腕短伸肌腱近端的深部和前部纤维。这些病理变化被一些学者认为是外上髁痛病理基础的主要因素[113-115]。

疼痛机制的改变（例如中枢敏化）和运动系统损害也会造成外上髁痛和肘关节痛[58,61,116-121]。在患有外上髁痛的患者身上发现了一些神经肌肉损伤，包括无痛性握力减退、腕伸肌无力、手指伸肌代偿性活动增加，桡侧腕短伸肌形态学改变，患肢广泛的肌肉无力，和运动功能缺陷[73,74,122,123]。

TrPs 引起的手和腕关节背侧的疼痛，特别是拇指根部的疼痛，很容易被误认为是腱鞘炎。在这两种情况下，拉伸相关的肌腱和肌肉时疼痛都会加重。当疼痛位于拇指根部时，除 TrPs 和腱鞘炎外，还应考虑其他疼痛原因，如桡浅神经腕掌侧卡压（wartenberg）综合征。腕关节背侧疼痛可能是由包括交叉综合征、Kienbock病或腕关节不稳（如舟月骨分离）在内的病理学引起的。有关所有这些临床综合征的主要特征和临床检查程序的详细信息，可在其他地方找到。

不幸的是，上述许多诊断指征缺乏公认的定义和诊断标准。例如，非特异性前臂疼痛通常是通过排除其他特定疾病而得出的诊断。但是，从临床病史和体格检查中可以获得一些线索，可以指导临床医生进行有效诊断。肘部咔嗒声、失去控制或前臂内旋时无法上推可能表明桡骨头后外侧不稳定。在手动触诊和/或颈椎主动、被动或联合动作过程中，肘关节外侧疼痛的再现，随之而来的是颈部疼痛，或手臂弥漫性疼痛或感觉异常所引起的放射性或牵涉痛的怀疑。骨间后神经卡压的患者通常主诉前臂背侧的疼痛，并出现手指和拇指伸肌无力，但没有感觉缺失。

5　纠正措施

腕伸肌中有TrPs的患者应避免在腕关节屈曲和尺偏时强行进行重复活动。在长时间的重复性工作中，进行某些活动可能会有所帮助，同时还需要有足够的休息和恢复时间，如下所述：在从容器中倒出液体时，应利用上臂的转动，而不是手在腕关节处偏斜，或使用另一只手为容器底部提供支撑。患者应学会避免可能加重肱桡肌TrPs的活动，避免用铲子挖土、长时间握手、用太重的球拍打网球。如果患者是网球或高尔夫球爱好者，他/她应寻求专业咨询，以分析其挥杆动作，学习正确的姿势。可以对工作设备进行一些人体工程学的改动，最大限度地避免需要腕关节长期保持一个姿势，上肢高强度作业和高度重复性动作的工作。例如，向下倾斜的电脑键盘可能会降低腕关节伸展角度和前臂肌肉（特别是腕伸肌）的活动。当键盘的高度高于肘部高度时，也观察到对手腕伸展角度的类似影响。

桡侧腕长伸肌有TrPs或肘关节外侧疼痛的患者在上举物体应使手掌朝上并弯曲肘关节，以增加肱二头肌的使用，避免过度使用桡侧腕长伸肌，特别是在需要反复上举的情况下[127]。如果肘部完全伸直，反复的举重和抓握活动可能与过度使用的腕伸肌有关，因为过大的负荷会施加在肘关节外侧[128]。

桡侧腕长伸肌（图34-7A）、桡侧腕短伸肌（图34-7B）或肱桡肌（图34-7C）中TrPs的自我压力释放可以通过将前臂放在椅子扶手或桌子上，手掌朝下，手动释放或使用触发点压力释放工具进行。

作为对前臂肌肉TrPs自我管理的一部分，患者可以很容易地实施自我拉伸技术。拉伸桡侧腕

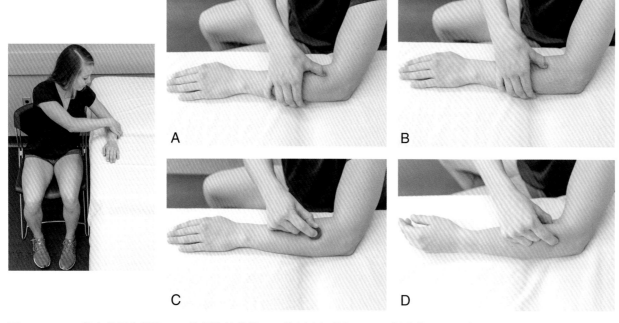

图34-7　TrPs的自我压力释放。**A** 桡侧腕长伸肌。**B** 桡侧腕短伸肌。**C** 尺侧腕伸肌。**D** 肱桡肌

长伸肌和桡侧腕短伸肌时，肘关节应完全伸直，手掌朝下，手腕弯曲并向尺侧偏斜（图34-8a）。同样的动作可以在肘关节弯曲的情况下进行（图34-8b）[80]。这些自我拉伸应该缓慢地进行，并且注意拉伸时疼痛的再现是最重要的，这些拉伸不应该是痛苦的。同样的技术（图34-8b），但腕关节弯曲的末端位置有尺侧偏斜，可用于拉伸尺

侧腕伸肌[129]。重要的是，如果存在腕伸肌的肌腱病，拉伸可能会适得其反。当进行肱桡肌的自我拉伸时，肘关节应完全伸直，患侧前臂的腕关节拇指侧朝上。患者紧紧抓住腕关节上方的组织和桡骨，并在前臂顶部的软组织上施加柔和的牵引力，以延长肌肉和肌筋膜结构（图34-9），这种自我拉伸技术难度较大。

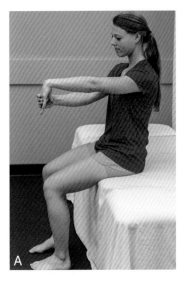
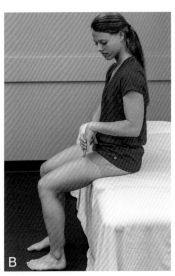

图34-8　腕伸肌的自我拉伸。**A** 肘部伸直，将腕关节轻轻向下拉并略微向外，以拉伸桡侧腕长伸肌。**B** 肘关节屈曲，将手腕轻轻向下拉并稍微向外，可以拉伸桡侧腕短伸。以与B相同的姿势拉伸尺侧腕伸肌，但需要将腕关节稍微向内拉

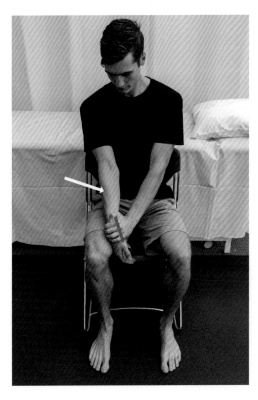

图34-9　肱桡肌的自我拉伸。肘部完全拉直，腕关节的拇指侧朝上。患者抓住腕关节上方的组织和桡骨，并在前臂提供柔和的牵引力（蓝色箭头），以延长肌筋膜结构的伸展度。白色箭头是拉伸过程中可以感觉到被牵拉的部位

马彦韬、车骥、郑拥军　译　郑拥军　审

参考文献

［ 1 ］ Selvan SS, Chandran TC, Alalasundaram KV, Muthukumaran R, Suresh S. Extensor compartments of the forearm: a preliminary cadaveric study.Plast Reconstr Surg. 2005; 115(5): 1447−1449.

［ 2 ］ Stroyan M, Wilk KE. The functional anatomy of the elbow complex. J Orthop Sports Phys Ther. 1993; 17(6): 279−288.

［ 3 ］ Albright JA, Linburg RM. Common variations of the radial writs extensors. J Hand Surg Am. 1978; 3(2): 134−138.

［ 4 ］ Mitsuyasu H, Yoshida R, Shah M, Patterson RM, Viegas SF. Unusual variant of the extensor carpi radialisbrevis muscle: a case report. Clin Anat. 2004; 17(1): 61−63.

［ 5 ］ Hong MK, Hong MK. An uncommon form of the rare extensor carpi radialisaccessorius. Ann Anat. 2005; 187(1): 89−92.

［ 6 ］ Nayak SR, Madhan Kumar SJ, Krishnamurthy A, et al. An additional radial wrist extensor and its clinical significance. Ann Anat. 2007; 189(3): 283−286.

［ 7 ］ Nayak SR, Krishnamurthy A, Prabhu LV, Rai R, Ranade AV, Madhyastha S. Anatomical variation of radial wrist extensor muscles: a study in cadavers. Clinics (Sao Paulo). 2008; 63(1): 85−90.

［ 8 ］ Friden J, Albrecht D, Lieber RL. Biomechanical analysis of the brachioradialis as a donor in tendon transfer. Clin Orthop Relat Res. 2001(383): 152−161.

［ 9 ］ Kerver AL, Carati L, Eilers PH, Langezaal AC, Kleinrensink GJ, Walbeehm ET. An anatomical study of the ECRL and ECRB: feasibility of developing a preoperative test for evaluating the strength of the individual wrist extensors. J Plast Reconstr Aesthet Surg. 2013; 66(4): 543−550.

［10］ Neumann DA. Kinesiology of the Musculoskeletal System: Foundations for Rehabilitation. 2nd ed. St. Louis, MO: Mosby; 2010.

［11］ Cohen MS, Romeo AA, Hennigan SP, Gordon M. Lateral epicondylitis: anatomic relationships of the extensor tendon origins and implications for arthroscopic treatment. J Shoulder Elbow Surg. 2008; 17(6): 954−960.

［12］ Nimura A, Fujishiro H, Wakabayashi Y, Imatani J, Sugaya H, Akita K. Joint capsule attachment to the extensor carpi radialisbrevis origin: an anatomical study with possible implications regarding the etiology of lateral epicondylitis. J Hand Surg Am. 2014; 39(2): 219−225.

［13］ Standring S. Gray's Anatomy: The Anatomical Basis of Clinical Practice. 41st ed London, UK: Elsevier; 2015.

［14］ McMinn RMH, Hutchings RT, Pegington J, Abrahams PH. Color Atlas of Human Anatomy. 3rd ed. St. Louis, MO: Mosby Year Book; 1993.

［15］ Stoeckart R, Vleeming A, Snijders CJ. Anatomy of the extensor carpi radialisbrevis muscle related to tennis elbow. Clin Biomech. 1989; 4(4): 210−212.

［16］ Milz S, Tischer T, Buettner A, et al. Molecular composition and pathology of entheses on the medial and lateral epicondyles of the humerus: a structural basis for epicondylitis. Ann Rheum Dis. 2004; 63(9): 1015−1021.

［17］ Bredella MA, Tirman PF, Fritz RC, Feller JF, Wischer TK, Genant HK. MR imaging findings of lateral ulnar collateral ligament abnormalities in patients with lateral epicondylitis. AJR Am J Roentgenol. 1999; 173(5): 1379−1382.

［18］ Villasenor-Ovies P, Vargas A, Chiapas-Gasca K, et al. Clinical anatomy of the elbow and shoulder. Reumatol Clin. 2012; 8suppl 2: 13−24.

［19］ Kopell HP, Thompson WA. Peripheral Entrapment Neuropathies. Baltimore, MD: William & Wilkins; 1963.

［20］ Goldman S, Honet JC, Sobel R, Goldstein AS. Posterior interosseous nerve palsy in the absence of trauma. Arch Neurol. 1969; 21(4): 435−441.

［21］ Clavert P, Lutz JC, Adam P, Wolfram-Gabel R, Liverneaux P, Kahn JL. Frohse'sarcade is not the exclusive compression site of the radial nerve in its tunnel. Orthop Traumatol Surg Res. 2009; 95(2): 114−118.

［22］ Lateva ZC, McGill KC, Johanson ME. The innervation and organization of motor units in a series-fibered human muscle: the brachioradialis. J Appl Physiol (1985). 2010; 108(6): 1530−1541.

［23］ Clemente C. Gray's Anatomy of the Human Body. 30th ed. Philadelphia, PA: Lea & Febiger; 1985.

［24］ Cricenti SV, Deangelis MA, Didio LJ, Ebraheim NA, Rupp RE, Didio AS. Innervation of the extensor carpi radialisbrevis and supinator muscles: levels of origin and penetration of these muscular branches from the posterior interosseous nerve. J Shoulder Elbow Surg. 1994; 3(6): 390−394.

［25］ Zhang L, Zhang CG, Dong Z, Gu YD. Spinal nerve

origins of the muscular branches of the radial nerve: an electrophysiological study. Neurosurgery. 2012; 70(6): 1438–1441; discussion 1441.

[26] Abrams RA, Ziets RJ, Lieber RL, Botte MJ. Anatomy of the radial nerve motor branches in the forearm. J Hand Surg Am. 1997; 22(2): 232–237.

[27] Ravichandiran M, Ravichandiran N, Ravichandiran K, et al. Neuromuscular partitioning in the extensor carpi radialislongus and brevis based on intra muscular nerve distribution patterns: a three-dimensional modeling study. Clin Anat. 2012; 25(3): 366–372.

[28] Zbrodowski A, Gajisin S, Grodecki J. Vascularization of the tendons of the extensorpollicislongus, extensor carpi radialislongus and extensor carpi radialisbrevis muscles. J Anat. 1982; 135(pt 2): 235–244.

[29] Schneeberger AG, Masquelet AC. Arterial vascularization of the proximal extensor carpi radialisbrevis tendon. Clin Orthop Relat Res. 2002(398): 239–244.

[30] Latev MD, Dalley AF II. Nerve supply of the brachioradialis muscle: surgically relevant variations of the extramuscular branches of the radial nerve. Clin Anat. 2005; 18(7): 488–492.

[31] Hazelton FT, Smidt GL, Flatt AE, Stephens RI. The influence of wrist position on the force produced by the finger flexors. J Biomech. 1975; 8(5): 301–306.

[32] Snijders CJ, Volkers AC, Mechelse K, Vleeming A. Provocation of epicondylalgialateralis (tennis elbow) by power grip or pinching.Med Sci Sports Exerc. 1987; 19(5): 518–523.

[33] al-Qattan MM. The nerve supply to extensor carpi radialisbrevis. J Anat. 1996; 188(pt 1): 249–250.

[34] Duchenne G. Physiology of Motion. Philadelphia, PA: Lippincott; 1949.

[35] Basmajian J, Deluca C. Muscles Alive. 5th ed. Baltimore, MD: Williams & Wilkins; 1985.

[36] Livingston BP, Segal RL, Song A, Hopkins K, English AW, Manning CC. Functional activation of the extensor carpi radialis muscles in humans. Arch Phys Med Rehabil. 2001; 82(9): 1164–1170.

[37] Lieber RL, Jacobson MD, Fazeli BM, Abrams RA, Botte MJ. Architecture of selected muscles of the arm and forearm: anatomy and implications for tendon transfer. J Hand Surg Am. 1992; 17(5): 787–798.

[38] Horii E, An KN, Linscheid RL. Excursion of prime wrist tendons. J Hand Surg Am. 1993; 18(1): 83–90.

[39] Loren GJ, Shoemaker SD, Burkholder TJ, Jacobson MD, Friden J, Lieber RL. Human wrist motors: biomechanical design and application to tendon

transfers. J Biomech. 1996; 29(3): 331–342.

[40] Sagae M, Suzuki K, Fujita T, et al. Strict actions of the human wrist extensors: a study with an electrical neuromuscular stimulation method. J Electromyogr Kinesiol. 2010; 20(6): 1178–1185.

[41] Fujii H, Kobayashi S, Sato T, Shinozaki K, Naito A. Co-contraction of the pronator teres and extensor carpi radialis during wrist extension movements in humans. J Electromyogr Kinesiol. 2007; 17(1): 80–89.

[42] An KN, Hui FC, Morrey BF, Linscheid RL, Chao EY. Muscles across the elbow joint: a biomechanical analysis. J Biomech. 1981; 14(10): 659–669.

[43] Brand PW, Hollister AM. Clinical Mechanics of the Hand. St. Louis, MO: Mosby; 1999.

[44] Levangie PK, Norkin CC. Joint Structure and Function: A Comprehensive Analysis. 5th ed. Philadelphia, PA: FA Davis; 2011.

[45] Tubiana R, Thomine J, Mackin E. Examination of the Hand and Wrist. London, England: Informa Healthcare; 1996.

[46] Murray WM, Delp SL, Buchanan TS. Variation of muscle moment arms with elbow and forearm position. J Biomech. 1995; 28(5): 513–525.

[47] Boland MR, Spigelman T, Uhl TL. The function of brachioradialis. J Hand Surg Am. 2008; 33(10): 1853–1859.

[48] Hatch GF III, Pink MM, Mohr KJ, Sethi PM, Jobe FW. The effect of tennis racket grip size on forearm muscle firing patterns. Am J Sports Med. 2006; 34(12): 1977–1983.

[49] Li FX, Fewtrell D, Jenkins M. String vibration dampers do not reduce racket frame vibration transfer to the forearm. J Sports Sci. 2004; 22(11–12): 1041–1052.

[50] Kelley JD, Lombardo SJ, Pink M, Perry J, Giangarra CE. Electromyographic and cinematographic analysis of elbow function in tennis players with lateral epicondylitis. Am J Sports Med. 1994; 22(3): 359–363.

[51] Blackwell JR, Cole KJ. Wrist kinematics differ in expert and novice tennis players performing the backhand stroke: implications for tennis elbow. J Biomech. 1994; 27(5): 509–516.

[52] Itoh K, Okada K, Kawakita K. A proposed experimental model of myofascial trigger points in human muscle after slow eccentric exercise. Acupunct Med. 2004; 22(1): 2–12; discussion 12–13.

[53] Bron C, Dommerholt JD. Etiology of myofascial trigger points. Curr Pain Headache Rep. 2012; 16(5): 439–444.

[54] Wei SH, Chiang JY, Shiang TY, Chang HY. Comparison

of shock transmission and forearm electromyography between experienced and recreational tennis players during backhand strokes. Clin J Sport Med. 2006; 16(2): 129-135.

[55] Simons DG, Travell J, Simons L. Travell & Simon's Myofascial Pain and Dysfunction: The Trigger Point Manual. Vol 1. 2nd ed. Baltimore, MD: Williams & Wilkins; 1999: 104.

[56] Slater H, Arendt-Nielsen L, Wright A, Graven-Nielsen T. Experimental deep tissue pain in wrist extensors—a model of lateral epicondylalgia. Eur J Pain. 2003; 7(3): 277-288.

[57] Bergin MJ, Hirata R, Mista C, et al. Movement evoked pain and mechanical hyperalgesia after intramuscular injection of nerve growth factor: a model of sustained elbow pain. Pain Med. 2015; 16(11): 2180-2191.

[58] Slater H, Arendt-Nielsen L, Wright A, Graven-Nielsen T. Sensory and motor effects of experimental muscle pain in patients with lateral epicondylalgia and controls with delayed onset muscle soreness. Pain. 2005; 114(1-2): 118-130.

[59] Graven-Nielsen T, Arendt-Nielsen L, Svensson P, Jensen TS. Experimental muscle pain: a quantitative study of local and referred pain in humans following injection of hypertonic saline. J Musculoske Pain. 1997; 5(1): 49-69.

[60] Fernandez-Carnero J, Fernández-de-las-Peñas C, de la Llave-Rincon AI, Ge HY, Arendt-Nielsen L. Prevalence of and referred pain from myofascial trigger points in the forearm muscles in patients with lateral epicondylalgia. Clin J Pain. 2007; 23(4): 353-360.

[61] Fernandez-Carnero J, Fernández-de-las-Peñas C, de la Llave-Rincon AI, Ge HY, Arendt-Nielsen L. Bilateral myofascial trigger points in the forearm muscles in patients with chronic unilateral lateral epicondylalgia: a blinded, controlled study. Clin J Pain. 2008; 24(9): 802-807.

[62] Mayoral O, de Felipe JA, Velasco S, Jimenez F, Miota J, Lopez P. Prevalence of Myofascial Pain Syndrome in Lateral Epicondyle Enthesopathy. Paper presented at: MYOPAIN 2010. VIII World Congress on Myofascial Pain and Fibromalgia 2010; Todedo, Spain.

[63] Travell J. Pain mechanisms in connective tissue. Paper presented at: Connective Tissues, Transactions of the Second Conference 1951; New York, NY.

[64] Travell J, Rinzler SH. The myofascial genesis of pain. Postgrad Med. 1952; 11(5): 425-434.

[65] Mayoral del Moral O, Gimenez Donoso C, Salvat

I, Fernandez Carnero J. Puncionseca de los musculos del brazo, el antebrazo y la mano. In: Mayoral del Moral O, Salvat Salvat I, eds. Fisioterapia Invasiva del Sindrome de Dolor Miofascial Manual de puncionseca de puntogatillo. Madrid, Spain: Editorial Medica Panamericana; 2017: 265-309.

[66] Bonica J, Sola A. Chapter 52, Other painful disorders of the upper limb. In: Bonica JJ, Loeser JD, Chapman C, Fordyce WE, eds. The Management of Pain. 2nd ed. Philadelphia, PA: Lea & Febiger; 1990: 947-958.

[67] Kelly M. Pain in the forearm and hand due to muscular lesions. Med J Aust. 1944; 2: 185-188.

[68] Shiri R, Viikari-Juntura E, Varonen H, Heliovaara M. Prevalence and determinants of lateral and medial epicondylitis: a population study. Am J Epidemiol. 2006; 164(11): 1065-1074.

[69] Berglund KM, Persson BH, Denison E. Prevalence of pain and dysfunction in the cervical and thoracic spine in persons with and without lateral elbow pain. Man Ther. 2008; 13(4): 295-299.

[70] Coombes BK, Bisset L, Vicenzino B. Bilateral cervical dysfunction in patients with unilateral lateral epicondylalgia without concomitant cervical or upper limb symptoms: a cross-sectional case-control study. J Manipulative Physiol Ther. 2014; 37(2): 79-86.

[71] Manvell JJ, Manvell N, Snodgrass SJ, Reid SA. Improving the radial nerve neurodynamic test: an observation of tension of the radial, median and ulnar nerves during upper limb positioning. Man Ther. 2015; 20(6): 790-796.

[72] Sahrmann S. Movement System Impairment Syndromes of the Extremities, Cervical and Thoracic Spines. St Louis, MO: Elsevier; 2010.

[73] Bisset LM, Russell T, Bradley S, Ha B, Vicenzino BT. Bilateral sensorimotor abnormalities in unilateral lateral epicondylalgia. Arch Phys Med Rehabil. 2006; 87(4): 490-495.

[74] Lim EC. Pain free grip strength test.J Physiother. 2013; 59(1): 59.

[75] Lutz FR. Radial tunnel syndrome: an etiology of chronic lateral elbow pain. J Orthop Sports Phys Ther. 1991; 14(1): 14-17.

[76] Kendall FP, McCreary EK. Muscles: Testing and Function, with Posture and Pain. 5th ed. Baltimore, MD: Lippincott Williams & Wilkins; 2005.

[77] Haker E. Lateral epicondylalgia: diagnosis, treatment, and evaluation. Crit Rev Phys Rehabil Med. 1993; 5: 129-154.

[78] Vicenzino B. Lateral epicondylalgia: a musculoskeletal physiotherapy perspective. Man Ther. 2003; 8(2): 66–79.

[79] Dutton M. Dutton's Orthopaedic Examination, Evaluation and Intervention. 3rd ed. New York, NY: McGraw Hill; 2012.

[80] Takasaki H, Aoki M, Muraki T, Uchiyama E, Murakami G, Yamashita T. Muscle strain on the radial wrist extensors during motion-simulating stretching exercises for lateral epicondylitis: a cadaveric study. J Shoulder Elbow Surg. 2007; 16(6): 854–858.

[81] Macdonald AJ. Abnormally tender muscle regions and associated painful movements. Pain. 1980; 8(2): 197–205.

[82] Hengeveld E, Banks K. Maitland's Peripheral Manipulation: Management of Neuromusculoskeletal Disorders. London, UK: Churchill Livingstone; 2013.

[83] Kaltenborn FM. Manual Mobilization of the Joints: The Extremities. Vol 1.8th ed. Minneapolis, MN Orthopedic Physical Therapy Products; 2014.

[84] Mora-Relucio R, Nunez-Nagy S, Gallego-Izquierdo T, et al. Experienced versus inexperienced interexaminer reliability on location and classification of myofascial trigger point palpation to diagnose lateral epicondylalgia: an observational cross-sectional study. Evid Based Complement Alternat Med. 2016; 2016: 6059719.

[85] Gerwin RD, Dommerholt J, Shah JP. An expansion of Simons' integrated hypothesis of trigger point formation. Curr Pain Headache Rep. 2004; 8(6): 468–475.

[86] Pryce JC. The wrist position between neutral and ulnar deviation that facilitates the maximum power grip strength.J Biomech. 1980; 13(6): 505–511.

[87] Chen S-M, Chen JT, Kuan T-S, Hong J, Hong C-Z. Decrease in pressure pain thresholds of latent myofascial trigger points in the middle finger extensors immediately after continuous piano practice. J Musculoske Pain. 2000; 8(3): 83–92.

[88] Rojas M, Mananas MA, Muller B, Chaler J. Activation of forearm muscles for wrist extension in patients affected by lateral epicondylitis. Conf Proc IEEE Eng Med Biol Soc. 2007; 2007: 4858–4861.

[89] Alizadehkhaiyat O, Fisher AC, Kemp GJ, Vishwanathan K, Frostick SP. Upper limb muscle imbalance in tennis elbow: a functional and electromyographic assessment. J Orthop Res. 2007; 25(12): 1651–1657.

[90] Struijs PA, Damen PJ, Bakker EW, Blankevoort L, Assendelft WJ, van Dijk CN. Manipulation of the wrist for management of lateral epicondylitis: a randomized pilot study. Phys Ther. 2003; 83(7): 608–616.

[91] Faes M, van Elk N, de Lint JA, Degens H, Kooloos JG, Hopman MT. A dynamic extensor brace reduces electromyographic activity of wrist extensor muscles in patients with lateral epicondylalgia. J Orthop Sports Phys Ther. 2006; 36(3): 170–178.

[92] Jafarian FS, Demneh ES, Tyson SF. The immediate effect of orthotic management on grip strength of patients with lateral epicondylosis. J Orthop Sports Phys Ther. 2009; 39(6): 484–489.

[93] Sadeghi-Demneh E, Jafarian F. The immediate effects of orthoses on pain in people with lateral epicondylalgia. Pain Res Treat. 2013; 2013: 353597.

[94] Bisset LM, Collins NJ, Offord SS. Immediate effects of 2 types of braces on pain and grip strength in people with lateral epicondylalgia: a randomized controlled trial. J Orthop Sports Phys Ther. 2014; 44(2): 120–128.

[95] Vicenzino B, Brooksbank J, Minto J, Offord S, Paungmali A. Initial effects of elbow taping on pain-free grip strength and pressure pain threshold. J Orthop Sports Phys Ther. 2003; 33(7): 400–407.

[96] Meyer NJ, Pennington W, Haines B, Daley R. The effect of the forearm support band on forces at the origin of the extensor carpi radialisbrevis: a cadaveric study and review of literature. J Hand Ther. 2002; 15(2): 179–184.

[97] Takasaki H, Aoki M, Oshiro S, et al. Strain reduction of the extensor carpi radialisbrevis tendon proximal origin following the application of a forearm support band. J Orthop Sports Phys Ther. 2008; 38(5): 257–261.

[98] Hsieh YL, Kao MJ, Kuan TS, Chen SM, Chen JT, Hong CZ. Dry needling to a key myofascial trigger point may reduce the irritability of satellite MTrPs. Am J Phys Med Rehabil. 2007; 86(5): 397–403.

[99] Calvo-Lobo C, Pacheco-da-Costa S, Martinez-Martinez J, Rodriguez-Sanz D, Cuesta-Alvaro P, Lopez-Lopez D. Dry needling on the infraspinatus latent and active myofascial trigger points in older adults with nonspecific shoulder pain: a randomized clinical trial. J Geriatr Phys Ther. 2018; 41: 1–13.

[100] Tsai CT, Hsieh LF, Kuan TS, Kao MJ, Chou LW, Hong CZ. Remote effects of dry needling on the irritability of the myofascial trigger point in the upper trapezius muscle. Am J Phys Med Rehabil. 2009;

89(2): 133−140.

［101］ Hong C-Z. Considerations and recommendations regarding myofascial trigger point injection. J Musculoske Pain. 1994; 2(1): 29−59.

［102］ Papatheodorou LK, Baratz ME, Sotereanos DG. Elbow arthritis: current concepts. J Hand Surg Am. 2013; 38(3): 605−613.

［103］ Duparc F, Putz R, Michot C, Muller JM, Freger P. The synovial fold of the humeroradial joint: anatomical and histological features, and clinical relevance in lateral epicondylalgia of the elbow. Surg Radiol Anat. 2002; 24(5): 302−307.

［104］ Ruch DS, Papadonikolakis A, Campolattaro RM. The posterolateralplica: a cause of refractory lateral elbow pain. J Shoulder Elbow Surg. 2006; 15(3): 367−370.

［105］ Steinert AF, Goebel S, Rucker A, Barthel T. Snapping elbow caused by hypertrophic synovial plica in the radiohumeral joint: a report of three cases and review of literature. Arch Orthop Trauma Surg. 2010; 130(3): 347−351.

［106］ Stanley J. Radial tunnel syndrome: a surgeon's perspective. J Hand Ther. 2006; 19(2): 180−184.

［107］ Carter GT, Weiss MD. Diagnosis and treatment of work-related proximal median and radial nerve entrapment. Phys Med Rehabil Clin N Am. 2015; 26(3): 539−549.

［108］ Wainner RS, Fritz JM, Irrgang JJ, Boninger ML, Delitto A, Allison S. Reliability and diagnostic accuracy of the clinical examination and patient self-report measures for cervical radiculopathy. Spine (Phila Pa 1976). 2003; 28(1): 52−62.

［109］ Anakwenze OA, Kancherla VK, Iyengar J, Ahmad CS, Levine WN.Posterolateral rotatory instability of the elbow. Am J Sports Med. 2014; 42(2): 485−491.

［110］ Huisstede BM, Miedema HS, Verhagen AP, Koes BW, Verhaar JA. Multidisciplinary consensus on the terminology and classification of complaints of the arm, neck and/or shoulder. Occup Environ Med. 2007; 64(5): 313−319.

［111］ Coombes BK, Bisset L, Vicenzino B. A new integrative model of lateral epicondylalgia. Br J Sports Med. 2009; 43(4): 252−258.

［112］ Coombes BK, Bisset L, Vicenzino B. Management of lateral elbow tendinopathy: one size does not fit all. J Orthop Sports Phys Ther. 2015; 45(11): 938−949.

［113］ Nirschl RP, Pettrone FA.Tennis elbow.The surgical treatment of lateral epicondylitis. J Bone Joint Surg Am. 1979; 61(6A): 832−839.

［114］ Regan W, Wold LE, Coonrad R, Morrey BF. Microscopic histopathology of chronic refractory lateral epicondylitis. Am J Sports Med. 1992; 20(6): 746−749.

［115］ Benjamin M, Toumi H, Ralphs JR, Bydder G, Best TM, Milz S. Where tendons and ligaments meet bone: attachment sites ('entheses') in relation to exercise and/or mechanical load. J Anat. 2006; 208(4): 471−490.

［116］ Fernandez-Carnero J, Fernández-de-las-Peñas C, de la Llave-Rincon AI, Ge HY, Arendt-Nielsen L. Widespread mechanical pain hypersensitivity as sign of central sensitization in unilateral epicondylalgia: a blinded, controlled study. Clin J Pain. 2009; 25(7): 555−561.

［117］ Fernandez-Carnero J, Fernández-de-las-Peñas C, Sterling M, Souvlis T, Arendt-Nielsen L, Vicenzino B. Exploration of the extent of somato-sensory impairment in patients with unilateral lateral epicondylalgia. J Pain. 2009; 10(11): 1179−1185.

［118］ Ruiz-Ruiz B, Fernández-de-las-Peñas C, Ortega-Santiago R, Arendt-Nielsen L, Madeleine P. Topographical pressure and thermal pain sensitivity mapping in patients with unilateral lateral epicondylalgia. J Pain. 2011; 12(10): 1040−1048.

［119］ Coombes BK, Bisset L, Vicenzino B. Thermal hyperalgesia distinguishes those with severe pain and disability in unilateral lateral epicondylalgia. Clin J Pain. 2012; 28(7): 595−601.

［120］ Lim EC, Sterling M, Pedler A, Coombes BK, Vicenzino B. Evidence of spinal cord hyperexcitability as measured with nociceptive flexion reflex (NFR) threshold in chronic lateral epicondylalgia with or without a positive neurodynamic test. J Pain. 2012; 13(7): 676−684.

［121］ Jespersen A, Amris K, Graven-Nielsen T, et al. Assessment of pressure-pain thresholds and central sensitization of pain in lateral epicondylalgia. Pain Med. 2013; 14(2): 297−304.

［122］ Alizadehkhaiyat O, Fisher AC, Kemp GJ, Vishwanathan K, Frostick SP. Assessment of functional recovery in tennis elbow. J Electromyogr Kinesiol. 2009; 19(4): 631−638.

［123］ Ljung BO, Lieber RL, Friden J. Wrist extensor muscle pathology in lateral epicondylitis. J Hand Surg Br. 1999; 24(2): 177−183.

［124］ Huisstede BM, Coert JH, Friden J, Hoogvliet P, European HG. Consensus on a multidisciplinary treatment guideline for de Quervain disease: results from the European Handguide study. Phys Ther. 2014; 94(8): 1095−1110.

[125] Magee DJ. Orthopedic Physical Assessment. 6th ed. St Louis, MO: Saunders Elsevier; 2014.

[126] Bisset LM, Vicenzino B. Physiotherapy management of lateral epicondylalgia. J Physiother. 2015; 61(4): 174−181.

[127] Simoneau GG, Marklin RW, Berman JE. Effect of computer keyboard slope on wrist position and forearm electromyography of typists without musculoskeletal disorders. Phys Ther. 2003; 83(9): 816−830.

[128] Simoneau GG, Marklin RW. Effect of computer keyboard slope and height on wrist extension angle. Hum Factors. 2001; 43(2): 287−298.

[129] Cook JL, Purdam C. Is compressive load a factor in the development of tendinopathy? Br J Sports Med. 2012; 46(3): 163−168.

第 三十五 章

指伸肌和示指伸肌

奥兰多·马约拉尔、罗伯特·D.格温

1 介绍

指伸肌通过伸肌总腱起自肱骨外上髁。肌腹在前臂远端1/3处分成四个肌腱，分别连至每个手指。示指和小指的肌腱伴有示指伸肌和小指伸肌肌腱。肌腱的扩张及其与手内在肌的复杂连接导致了错综复杂的相互作用，产生了精细的手指活动。腱间结合和腱间带将每条肌腱稳定至其穿行的手指，限制指伸肌以便特异性地控制相应的手指活动。精确地活动也取决于蚓状肌、骨间肌和各自指屈肌。指伸肌的触发点导致的牵涉痛和压痛在前臂远端投射至手背部，通常到达其支配的手指，在近端投射至肱骨外上髁。源自示指伸肌的疼痛最常见于腕关节和手背交界区。其他症状包括近节指间关节的乏力、僵硬和压痛。鉴别诊断包括网球肘、C7神经根性痛或C6神经根病变，以及桡骨茎突狭窄性腱鞘炎。当考虑该肌触发点导致肱骨外上髁症状时，应鉴别来自其他功能相关肌肉的触发点，如旋后肌、肱桡肌和桡侧腕长伸肌和腕短伸肌。矫正措施包括避免不必要的肌肉劳损、指导抓握姿势、正确的睡眠和工作姿势，以及建立一套家庭自我触发点舒压和拉伸练习计划，从而达到并维持充分的活动度和肌力。

2 相关解剖

指伸肌

指伸肌近端起自肱骨外上髁、肌间隔和前臂筋膜（图35-1A）[1]。指伸肌位于前臂背侧表面的桡侧腕短伸肌与尺侧腕伸肌间隙。这三块肌肉共同汇总于肱骨外上髁的肌腱。指伸肌肌腹分成三个肌束，其中两个各自一条肌腱，而外侧肌束分成两条肌腱，分别连至中指和示指[2]。这四条肌腱走行于总腱鞘内伸肌支持带深部的第四腱间室或管道，与示指伸肌肌腱并行[3]。肌腱在手背部分交叉，分别连至每个手指。示指的肌腱内侧伴有示指伸肌。无名指的肌腱被腱间结合连至小指伸肌肌腱和中指肌腱，因此内侧三个手指总是一起活动。这三个手指的独立活动在腕屈曲时最困难。在远端，当肌腱穿过关节时，指伸肌的肌腱腱束被纤维带固定于掌指关节的侧韧带。筋膜延伸至腱膜扩张处（又称伸肌腱帽），覆盖于各手指近节指骨背侧。蚓状肌和骨间肌的肌腱也连接于此[4]。该筋膜分成一条中央腱束和两条侧腱束，中央腱束止于第二指骨基底，侧腱束延续合并止于各手指远节指骨背侧，成为肌腱止点[5]。一项研究发现，77%的解剖标本指伸肌的肌腱连至中间三指（示指、中指和无名指），但同时只有34%连至小指伸肌[6]。

小指伸肌

小指伸肌（图35-1A）不在本章中单独论述，因为它的肌腹通常连接至、隐约起自以及有时融合至邻近的指伸肌，且通常被后者覆盖[7]。小指伸肌形成一条长肌腱构成第五背室，走行于伸肌支持带深部。在它远端，肌腱通常一分为二，外侧束与来自指伸肌的肌腱相结合。

示指伸肌

示指伸肌（图35-1B）是一条羽状肌肉，在拇长伸肌远端起自尺骨体背外侧和前臂骨间膜，部分起自拇长伸肌间隔[8]。骨间膜的肌肉直接起

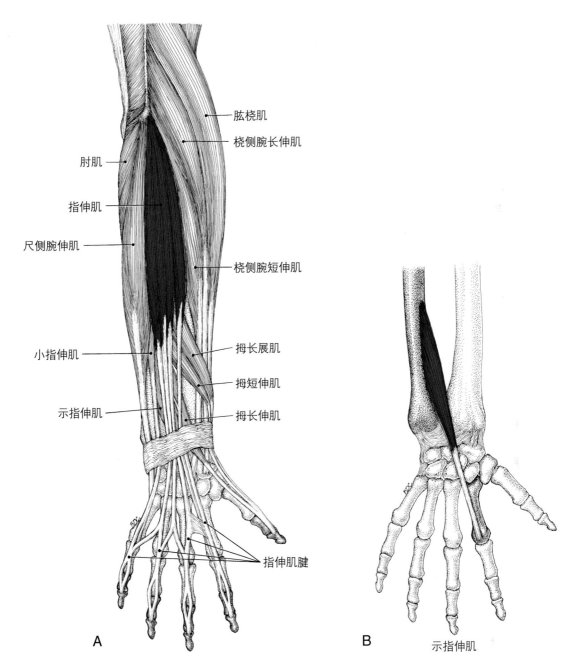

图35-1 右手指伸肌和前臂背侧肌肉附着点。**A** 指伸肌（红色），呈斜束交互连接至远端肌腱、示指伸肌肌腱与指伸肌的示指肌腱的腱间结合。注意无名指肌腱被腱间结合连接至中指和小指，因此无名指伸肌通常伴有该三指的延伸。同时注意没有腱间结合连接至示指，因此示指可以独立运动。**B** 示指伸肌（红色），走行在指伸肌肌腱下面

自致密结缔组织[9]。示指伸肌肌腹是唯一进入第四腱间室的肌腹，其肌腱走行于伸肌支持带深部到达指伸肌肌腹[10]。示指伸肌的肌肉肌腱联合95%位于伸肌支持带下面，5%位于近边。与远端第二掌骨头水平，它联合指伸肌尺侧腱束到达示指，并止于伸肌肌腱扩张部[11]。

解剖变异

手部伸肌的解剖变异较常见，是腕部疼痛的重要病因和误诊原因[12,13]。指伸肌肌腱可能会在单个或多个手指出现变异，更常出现两肌腱甚至三肌腱，最常见于示指或中指。罕有单条腱束连至大拇指。手背腱间连接的分布高度可变。内侧

连接较强,会将小指肌腱拉向无名指肌腱,然而中间两条肌腱腱间连接较弱且可能缺如。

指短伸肌相对较少出现解剖变异,发生率约为1.1%。一旦发生变异,通常出现症状(约占50%)[11,14]。当过度锻炼时则可能引起疼痛,且常被误诊为神经节囊肿或肿瘤而进行不必要的手术,因此临床意义重要[15]。起自桡侧远端边缘或者腕关节背侧囊,止于示指背侧腱膜。该肌肉的出现通常是示指伸肌的变异,因为当指伸短肌出现时,示指伸肌通常缺如[16]。

许多示指伸肌肌腹和肌腱存在解剖变异。示指伸肌肌腱很重要,因为它被认为是手部外伤或疾病后重建的最佳替代物,尤其适宜于拇长展肌和拇长伸肌肌腱。另外,示指伸肌的变异可能导致骨间后神经易发单神经病变[17]。

Yoshida在他的832例上肢解剖研究中发现了大量的变异[18]。2.9%的示指伸肌会有一条尺侧肌肉位于示指伸肌内侧,附着于示指上示指伸肌肌腱的内侧。1.4%的示指伸肌出现一条内侧附属肌肉起自尺骨背侧面更内侧,其肌腱一分为二,一半附着于示指,而另一半附着于中指[19]。一条拇指、示指伸肌共同肌起自骨间膜和肌间隔,其肌腱走行于第四间室并一分为二,内侧束附着于拇指内侧面,尺侧束附着于示指背侧桡面。当这种罕见的变异出现时,总是伴随拇长伸肌和示指伸肌,且从不取代任何一个。其中一个变异是额外肌起自拇长伸肌肌群部分的一条独立的肌腹,其肌腱呈斜向放射至第二掌骨,附着于附属肌腱和拇长伸肌肌腱尺侧部之间的筋膜增厚处。该副肌对应于示指伸肌桡侧肌,但筋膜连接导致其具有拇长伸肌和指伸肌的功能。此处重点强调腱间结合筋膜对该肌腱走行的关系。

示指伸肌起点的变异也有报道。示指伸肌起点可能为月状骨关节上表面或桡腕背侧韧带而非尺侧。在该变异中,示指伸肌肌腱伴随其走行,且参与从指伸肌到示指伸肌的肌腱,止于远节指骨基底。还有其他影响示指伸肌的前臂伸肌变异。例如,拇长伸肌重复出现肌腱伴行示指伸肌并止于它。类似这样,重复出现肌腱和部分示指伸肌

肌肉肌腹,起自正常的示指伸肌肌群和尺骨,其肌腱止于拇长伸肌肌腱[20]。

(1)神经支配及血管供应

指伸肌和示指伸肌的支配神经均为桡神经(骨间后神经)深支,源自臂丛下干后束发出的C7和C8脊神经[21]。

指伸肌和示指伸肌的血供均来自肱动脉分支。指伸肌近端1/3接受桡侧返动脉分支供应,远端2/3接受骨间后动脉分支供应。极远端部分接受骨间前动脉的一条穿支供应,其走行于骨间膜[22]。示指伸肌浅层接受骨间后动脉分支供应,深层接受骨间前动脉穿支供应。

(2)功能

控制手腕和手指运动的肌肉的重要性在于其始终参与功能活动,而且控制精细动作。因此,累及肌肉和肌腱的骨骼肌疾病多见于手和前臂。指伸肌伸第2～第5指,尤其是其近节指骨,且辅助伸腕。它也辅助示指、无名指和小指远离中指的扩展动作[23,24]。所有手内在肌在握紧动作中提供相应的握力[26]。指伸肌联合蚓状肌和骨间肌伸中指及第2～第5指远节指骨。当近节指骨屈曲时,指伸肌伸更远节指骨,但是当近节指骨和手屈曲时,指伸肌收缩对后两节指骨的作用有限[24,27]。这些手内在肌和外在伸肌发挥的基本协作功能,才得以选择性控制对应的手指。近期研究表明指伸肌输出量的独立控制受限,可能反映对其他指伸间室的肌动需求溢出。协调运动意味着伸单指也激活伸其他手指[28,29]。由于神经控制和与肌腱相关的解剖原因,以及前述示指伸肌和小指伸肌的出现,只有伸示指和小指才会出现更独立的伸其他手指。

示指伸肌对示指还具有指伸肌同样的作用,由于它的肌腱成角走行于手背,因此伸展时会辅助侧展示指靠向中指。示指伸肌可以使示指功能活动独立于第3、第4指。可单独也可协同指伸肌在掌指关节和近端指节关节处伸示指,并辅助伸腕。

伸腕可强化握手动作。握手需要手腕稳定,

这要通过前臂屈、伸肌群共同作用抵抗指屈曲肌力，后者在无抵抗下会导致屈腕。因此，指伸肌和示指伸肌通过辅助伸腕来加强握手[30]。

（3）功能单位

一块肌肉的功能单位包括加强或拮抗其动作的肌肉，以及肌肉跨越的关节。这些结构功能学上相互依赖反映在感觉运动皮层的分布和神经连接。重视功能单位是因为单位中一条肌肉的一个触发点增加了单位中其他肌肉触发点发生触发点的可能性。当一条肌肉中的触发点激活，必须注意在功能上相互依赖的肌肉可能会产生触发点。表35-1展示了指伸肌和示指伸肌的功能单位[31]。

表 35-1	指伸肌和示指伸肌的功能单位	
动　作	**协同肌**	**拮抗肌**
伸指	蚓状肌 骨间肌	指浅屈肌 指伸屈肌

手和手指的屈、伸需要强大的激动—拮抗交互作用来产生灵巧的手指活动和有力的握持。指屈肌是拮抗肌，而屈指肌群和指伸肌的协同激活作用增加了握力和腕稳定性[32]。事实上，屈指肌群与指伸肌的共同激活需要皮肤感觉反馈，因为手指皮肤感觉的消除减少了指伸肌的最大随意力而影响该手指，继而降低了激动-拮抗共同激活作用。

有力的远节指骨屈曲同样需要有力的伸指活动。另一方面，指伸肌伸指间关节的活动需要蚓状肌和骨间肌的作用。无名指伸肌和小指伸肌组成一个功能单位，与旋后肌一起完成旋转动作，比如拧罐盖和门把手。

示指伸肌被独立激活，而被指伸肌共同激活作用，因此是指伸肌的激动肌。示指伸肌是所有伸腕肌群的激动肌，包括桡侧腕短伸肌、尺侧腕短伸肌以及拇长伸肌、拇短伸肌。示指伸肌在伸指活动中是指屈肌群的拮抗肌，在保持示指坚硬和腕关节稳定中是该类肌群的激动肌。与指伸肌和前臂屈曲肌群共同参与腕关节稳定动作。

3　临床表现

（1）牵涉痛形式

指伸肌

根据Simons等研究，与中指牵涉痛相关的指伸肌涉及的纤维极其常见。手部最剧烈的疼痛，呈线型延伸到前臂、腕、手背侧，包括中指的掌指关节和近节指间关节。可能偶有疼痛发生于腕掌面（图35-2A）。患者可主诉手和手指疼痛以及疼痛指关节的僵硬和酸胀，该种疼痛最初发现于38例患者[33-35]。

与无名指牵涉痛相关的指伸肌纤维接近同一指。然而，与中指伸肌不同，无名指和小指伸肌的触发点也可能投射疼痛和压痛至肱骨外上髁（图35-2B）。

其他作者报道指伸肌的牵涉痛放散至肘关节或肱骨外上髁，甚至在肱骨外上髁疼痛患者中，从中指放散至前臂以及手[36-40]。Kellgren向一条正常指伸肌肌腹注射0.2 mL的6%氯化钠溶液后，前臂背侧出现疼痛，手背疼痛更明显[41]。疼痛时，深压有轻微压痛，叩击有确切压痛，但痛区皮肤无痛敏。Dejung等人检查了10名患者后描述了指伸肌的牵涉痛模式[42]。这些患者的疼痛从肘部延伸到手指、前臂背部，但最常见的是手腕。具体而言，疼痛涉及腕和前臂的长轴，而不是环绕腕关节和受累手指伸肌腱束。

示指伸肌

示指伸肌的触发点是牵涉痛指向手、腕背面的桡侧，而不是手指（图35-2c）。

（2）症状

手指伸肌触发点的患者出现前臂、手腕和手指背侧疼痛。当被问到无论疼痛是在手指的顶部还是底部，患者可能无法分离疼痛，但很可能通过摩擦手指的背表面来显示疼痛的位置[43,44]。指伸肌中的触发点引起的疼痛也可能与肱骨外上髁炎的症状或手指关节炎有关。当仅累及中指纤维时，患者可能出现握力较弱，而不会感到疼痛。手指伸肌对有力握力至关重要，而患者出现握力

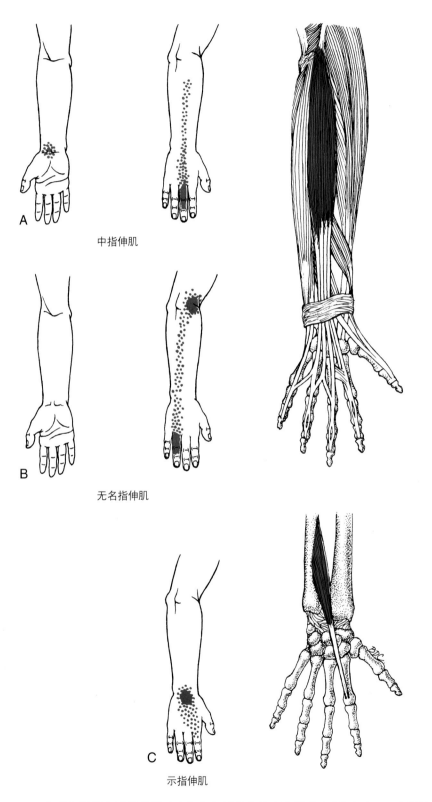

图35-2 右手指伸肌和示指伸肌（中红色）触发点的疼痛模式（暗红色）。**A** 中指触发点的疼痛模式。**B** 无名指触发点的疼痛模式。**C** 示指触发点的疼痛模式，背视图

中指伸肌

无名指伸肌

示指伸肌

较弱则是由触发点引起肌力抑制的另一个例子。屈指障碍症状可能是由于手指伸肌中的触发点。患者可能会出现近节指间关节僵硬和压痛。手指僵硬和痛性痉挛造成患者无法完成挤奶动作，直到他的指伸肌中的触发点被灭活。Travel接诊的一个患者因为无名指和小指"不能分开工作"而无法打字，直到手指的伸肌纤维中触发点注射治疗之后[45]。

指伸肌深部肌肉异常的吉他演奏者会出现左手第二和第三掌骨背侧疼痛和肿胀。

（3）体格检查

经过全面的主观检查后，临床医生应绘制一张详细的图纸来表示患者描述的疼痛模式。这种描述将有助于计划体检，并可在症状改善或变化时监测患者的进展。由于指伸肌穿过肘部、手腕和手指的所有关节，临床医生需要评估被动活动度，以明确触发点或关节功能障碍造成的限制。最好先伸肘并完全屈指，然后慢慢地轻微屈腕，最后将手腕偏尺侧旋转，以显示肌肉因自适应缩短或触发点导致的肌张力增加。为了检查示指伸肌的长度，临床医生被动屈腕和弯曲示指，并偏桡侧转。

可以通过屈指测试来评估活动度受限，通过让患者屈曲指间关节，使手指的尖端抵靠掌侧垫，同时伸展掌指关节（图35-3A）。由于触发点导致受累手指伸肌的张力增加，导致手指脱离其他，远离手掌，如图35-3B中的示指。手指的被动屈

曲超过这一点是痛苦的，并且区别于蚓状肌紧张。如果第二个手指受累，应考虑示指伸肌的作用。在握手过程中，通过同时测试和比较双手，可以发现手指伸肌触发点引起的肌力抑制。当患者握手尺侧偏转并屈腕时，这种双侧握力测试更痛苦。这个测试可以揭示出伴有潜伏触发点的无痛性肌无力。

中指的抗阻伸展在可能有潜在肱骨外上髁痛患者的肱骨外上髁上产生疼痛（Maudsley试验）。指伸肌到中指的肌束来自肱骨外上髁。在Maudsley的测试中，指伸肌起点的压痛与疼痛直接相关。这些观察结果导致了肱骨外上髁痛来自指伸肌的假设。指伸肌触发点在肱骨外上髁痛患者中非常普遍，范围在25%～83.3%[46,47]。

如Kendall等人报道，指伸肌的肌无力也可以通过将手臂放在桌子上进行第2～第5指掌指关节的抗阻伸展来进行测试[48]。第2指的肌无力也可能是由于示指伸肌中的触发点引起。

近节指间关节的触痛通常与因手指伸肌触发点造成的僵硬和疼痛有关，有时在关节中没有牵涉痛。肘关节、腕关节和手部的副关节运动应检查。副关节运动减少可能是指伸肌和示指伸肌负荷过重的一个因素[49]。

（4）触发点检查

Gerwin等人证实，在经验丰富和训练有素的临床医生中，诊断触发点的可靠标准是检测紧张带、点压痛、牵涉痛和复制患者的疼痛[50]。

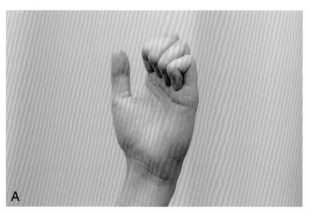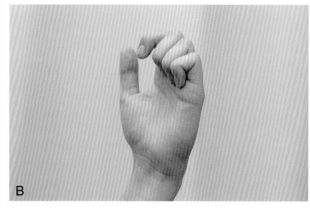

图35-3　手指屈曲试验。**A** 正常手指闭合，所有手指弯曲。**B** 手指伸肌功能障碍阳性。注意示指不能达到完全屈曲

虽然对于一些被测试的肌肉，局部抽搐反应没有被可靠地识别，但是在这项研究中，指伸肌在包括局部抽搐反应在内的所有检查中的可靠性得分都非常高。它是最容易可靠检测触发点和诱发局部抽搐反应的肌肉之一。事实上，最近的一项研究发现，识别前臂肌肉中的触发点是一项熟练的活动，因为一个没有经验的临床医生比一个有经验的临床医生更难识别指伸肌中的触发点[51]。患者的前臂支撑，肘部位于90°～135°的屈曲，这允许足够的交叉纤维平滑式触诊的肌肉（图35-4A）。肌肉可以识别和区分其他前臂伸肌肌肉通过弯曲手腕和触诊在背侧或伸肌表面，同时延伸中指。指伸肌纤维中供应无名指和小指的触发点较难定位，因为它们位于起源腱膜下的肌肉团深处，部分覆盖肌肉表面。这些纤维位于尺侧腕伸肌旁，尺侧腕伸肌是尺侧可触边界的外侧肌肉团，靠近下卧肌。在触诊时，这两个手指伸肌趋向于向腕部和手远节指痛，有时在肱骨外上髁附近（图35-2）。通过交叉纤维扁平滑式触诊确定示指伸肌的触发点（图35-4B）。检查示指伸肌并不取决于肘部的位置，但手腕微微伸展更容易，此时肌肉处于中等长度。让患者将食指移到掌指关节的伸展处，这样就可以识别出收缩的肌肉。

4　鉴别诊断

（1）触发点的激活与持续

激活触发点的姿势或活动如果没得到纠正，会使其永久化。在指伸肌或示指伸肌的任何部分，触发点可通过不习惯的偏心负荷、偏心运动在无条件肌肉中或最大或次最大同心负荷来激活[52]。当肌肉被放置在缩短和/或加长位置时，也可激活或加重触发点。手指伸肌的触发点通常是由于专业音乐家、木匠、屠夫、冰激凌铲手、水管工、网球运动员、机械师等在用力重复手指活动或过度用力握紧造成的。包括手臂肌肉在内的触发点牵涉痛模式，再现了工人和办公室工作人员颈、肩和手臂的疼痛模式。两组触发点的患病率和分布相似[53]。

控制拇指、手腕和手指伸展的前臂肌肉过度使用会导致拇指和前臂疼痛以及手和手指疼痛。移动电话和游戏控制器等手持设备的广泛使用需要拇指和手指的反复移动。一项对参加三级康复中心的肌肉骨骼疾病患者的回顾性研究显示，使用这些手持设备与拇长伸肌腱鞘炎和第一骨间肌、指伸肌以及大鱼际肌的肌筋膜疼痛综合征之间存在重要关联[54]。触发点在指伸肌和示指伸肌中出现偏心收缩时拉长。办公室工作人员使用计算机是特别敏感的[55]。当手腕伸展，手指弯曲敲击键盘时就会出现这种现象。无论是与电脑键盘相关的工厂作业，还是演奏乐器，长时间或重复的手腕伸展都会产生这种情况。吉他手和其他弦乐演奏者会出现前臂疼痛。64%～76%的受访器械师出现肌肉和肌腱相关的疼痛[56,57]。在体育活动中，网球的反手击球使腕伸肌过负荷，而有力的握力使手指伸肌过负荷[58]。患有Ehlers-Danlos综

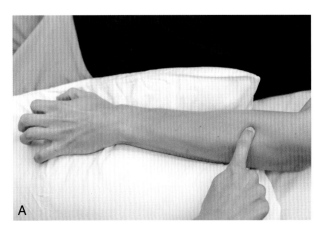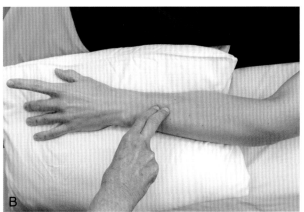

图35-4　指伸肌群触发点的交叉纤维平滑式触诊。**A** 指伸肌。**B** 示指伸肌

合征的患者，他们具有高活动性，经常出现肌肉疼痛和触发点形成的迹象[59]。手指关节过度伸展通常产生关节疼痛，也可产生前臂肌筋膜疼痛。使用"银环"设计，防止小关节过度伸展，可防止前臂和手部疼痛。

（2）继发触发点

TrPs可在原发TrPs引起的牵涉痛区域内发生，因此，也应考虑每一块肌肉的牵涉痛区域的肌肉组织[60]。触发点可以同时发生在任何肌肉的功能单位。最常见的受累肌肉是桡侧腕短伸肌和腕长伸肌，因为它们在肘部和手腕处共同活动。然而，与其他肌肉，如旋后肌、肱桡肌、尺侧腕伸肌、肱三头肌和肱肌，或与屈肌—旋前肌组的前臂拮抗剂的联系是非常普遍的。此外，使用手时，尤其是抓握和抬起时，前臂背部的疼痛可能会改变肩部肌肉的使用，并诱发触发点的形成和肩部肌肉的疼痛，特别是冈下肌、上斜方肌和肩胛提肌，当肩部在活动中支撑或稳定时。除这些关联触发点外，Hong还发现，斜角肌和后上锯肌中的触发点均可诱导指伸肌产生继发触发点[61]。

（3）相关病理学

指伸肌触发点的鉴别诊断包括肱骨外上髁痛、C7（偶尔C6）神经根痛或神经根病，以及De quervain狭窄性腱鞘炎。肱骨外上髁痛通常是由附着在肱骨外上髁的至少一块肌肉中的触发点引起的。通常涉及其中的几个，肱骨外上髁痛患者的肌筋膜疼痛综合征的患病率在40%～100%之间。指伸肌活动在肱骨外上髁痛患者中可能会改变，因为它比正常对照组对手腕伸展的贡献更大，虽然桡侧腕短伸肌对腕关节伸展的贡献减少了。

手背痛的常见原因是神经节囊肿、腱鞘炎、直接创伤和软组织肿瘤。肌肉病理学本身的疼痛报道很少。然而，这些肌肉中的触发点疼痛报道通常没有文献报道。

反复劳累后的急性自发性室间隔综合征会产生严重的疼痛和肿胀。疼痛可发生在前臂背一至几天前开始肿胀。当肌肉受累时，疼痛可能随着手指伸直而加重[62,63]。腕部活动范围减少，可见于两室综合征和触发点引起的疼痛。在这两种情况下，手腕或手指伸展都会加重疼痛。室间隔综合征更有可能导致神经功能损害，但也有可能患者报道由于腕和手指伸肌的触发点导致感觉异常。

矢状带是手部掌指骨关节指伸肌肌腱的首要稳定组织。如果由于疾病过程（如类风湿性关节炎或外伤）而影响，指伸肌可能会脱位或移位并卡在关节的尺侧。这种情况是一个严重的肌紧张源，因为由此导致的手指尺偏，肌腱移位必须手术修复，以恢复功能。闭合性腕关节损伤可导致肌肉腱断裂，伴有或不伴有桡骨远端骨折，但这种情况最常见于拇长伸肌，仅少见于示指伸肌。皮质类固醇注射后也可发生自发性肌腱断裂。腕关节疼痛也可由异常的伸肌腱变异及其并发症引起。拇长伸肌的一种变异越过了伸肌支持带，与桡腕疼痛和拇指伸展受限有关，与狭窄性腱鞘炎有关，减压手术后症状有所改善[64]。

5　纠正措施

最重要的纠正措施之一是避免手腕过度延长或重复伸展。这些动作不仅被认为是腕管综合征的危险因素，还增加了腕伸肌（包括指伸肌）的活动。然而，当指伸肌负荷过重时，应避免腕伸肌超过45°[65]。特别是指在键盘、计算机或乐器或计算机鼠标上执行手指的重复屈曲/伸展活动。

如果指伸肌或示指伸中的触发点高度易激惹，则应指导患者保持睡眠姿势，以防止手腕和手指适应长期的弯曲姿势，从而使手指和手腕伸肌中的触发点造成的疼痛和症状永久化。在保持手腕处于中立位置的同时，可以指示患者在使用支撑物时防止最大的手指屈曲。小毛巾或垫子可以放在手腕和手的前面，然后用一个包裹物固定，以保持手腕处于中立位置，手指在睡觉时处于放松位置（图35-5A）。如果患者的疼痛是急性的或者已经扩散到肘部，可以用一条小毛巾包住肘部，以防止其在睡眠中适应弯曲的姿势（图35-5B）。

应该每隔30 min中断长时间的打字或数据输

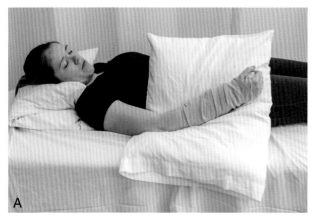
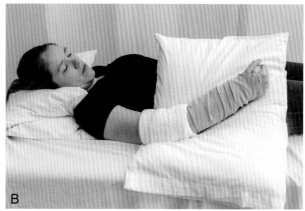

图 35-5　支撑手指伸肌的睡姿。腕关节保持中立，手指处于放松的位置，不能握拳。用手腕包裹手肘以防止肘部屈曲，腕关节支撑为急性肱骨外上髁痛或手腕伸肌和手指伸肌触发点

入，将手放在身体两侧，完全放松，并移动手臂和肘部，使手和手指被动放松地摇晃，从而完成手指摆动运动，有助于伸肌前臂肌肉从长时间活动中恢复。关于虚拟键盘在平板电脑或其他设备中的使用，分裂式键盘设计证明更适合在床上使用平板电脑，而宽键盘在传统的桌面设置中提供更好的效果[66]。

　　患者必须学会避免手指伸肌过载。在抓握或重复抓握活动中，最好保持手腕处于中立位置，手腕保持稳定，以减少对手指伸肌的需求。当用手握紧或扭转时，如在打网球时，患者应保持手稍微伸展并呈放射状偏离（在手腕的一个向上的位置），而不是弯曲和尺骨偏离。狂热的网球和高尔夫运动员应寻求有关适当的握力位置和生物力学的专业建议。

　　指伸肌（图 35-6A）和示指伸肌（图 35-6B）中触发点的自压力释放可通过将前臂放在椅子的扶手上或桌子上，用手压手掌向下或触发点松解工具在坐姿下进行。对于任何自压力释放技术，应使用手指或触发点自松解工具识别触发点。轻压（不超过 4/10 疼痛）保持 15 ～ 30 s 或直到疼痛减轻。这种技术可以重复五次，每天几次。患者可以很容易地执行自我伸展技术作为自我管理程序的一部分，在手指伸肌的触发点。伸展的指伸肌和示指伸肌应执行肘部弯曲，手掌朝下，手腕和手指完全屈曲（图 35-7）。同样的步骤可以在肘部伸直的情况下完全伸展指伸肌（见图 34-9）。这些自我伸展应该轻柔地进行，而对疼痛和伸展的再现的关注是最重要的。这些伸展不应该是痛苦的。自我伸展使患者能够缓解绷紧的手指伸肌

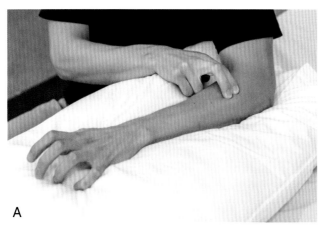
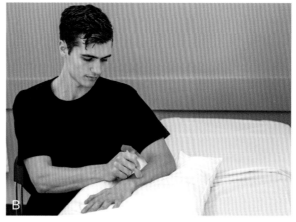

图 35-6　触发点的自压力释放。**A** 指伸肌。**B** 示指伸肌

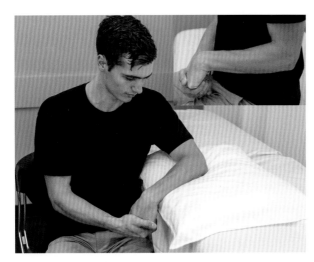

图35-7　指伸肌的自我拉伸。请注意，在小图片中，当腕关节屈曲时手指被被动地屈曲

的紧张。手腕和手指关节必须完全弯曲[67]。在体位放松后加上轻微的收缩是有帮助的。

王晓雷、赵璇、车骥、郑拥军　译　郑拥军　审

参考文献

[1] Standring S. Gray's Anatomy: The Anatomical Basis of Clinical Practice. 41st ed. London, UK: Elsevier; 2015.

[2] Precerutti M, Garioni E, Ferrozzi G. Dorsal forearm muscles: US anatomy Pictorial Essay. J Ultrasound. 2010; 13(2): 66–69.

[3] Rousset P, Vuillemin-Bodaghi V, Laredo JD, Parlier-Cuau C. Anatomic variations in the first extensor compartment of the wrist: accuracy of US. Radiology. 2010; 257(2): 427–433.

[4] McMinn RMH, Hutchings RT, Pegington J, Abrahams PH. Color Atlas of Human Anatomy. 3rd ed. St. Louis, MO: Mosby Year Book; 1993.

[5] Saladin KS. Human Anatomy. New York, NY: McGraw Hill; 2016.

[6] Dass P, Prabhu LV, Pai MM, Nayak V, Kumar G, Janardhanan JP. A compre-hensive study of the extensor tendons to the medial four digits of the hand. Chang Gung Med J. 2011; 34(6): 612–619.

[7] Bettencourt Pires MA, Casal D, Mascarenhas de Lemos L, Godinho CE, Pais D, Goyri-O'Neill J. An unusual variety of the extensor digiti muscles: report with notes on repetition strain injuries. Acta Med Port. 2013; 26(3): 278–283.

[8] Lepage D, Tatu L, Loisel F, Vuillier F, Parratte B. Cadaver study of the to-pography of the musculotendinous junction of the finger extensor muscles: applicability to tendon rupture following closed wrist trauma. Surg Radiol Anat. 2015; 37(7): 853–858.

[9] Yoshida Y. Anatomical study on the extensor digitorum profundus muscle in the Japanese. Okajimas Folia AnatJpn. 1990; 66(6): 339–353.

[10] Schwarzkopf R, DeFrate LE, Li G, Herndon JH. The quantification of the origin area of the deep forearm musculature on the interosseous ligament. Bull NYU Hosp Jt Dis. 2008; 66(1): 9–13.

[11] Yammine K. The prevalence of the extensor indicis tendon and its variants: a systematic review and meta-analysis. Surg Radiol Anat. 2015; 37(3): 247–254.

[12] Kumka M. A variant extensor indicis muscle and the branching pattern of the deep radial nerve could explain hand functionality and clinical symptoms in the living patient. J Can Chiropr Assoc. 2015; 59(1): 64–71.

[13] Shereen R, Loukas M, Tubbs RS. Extensor digitorum brevismanus: a comprehensive review of this variant muscle of the dorsal hand. Cureus. 2017; 9(8): e1568.

[14] Gama C. Extensor digitorumbrevismanus: a report on 38 cases and a review of the literature. J Hand Surg Am. 1983; 8(5, pt 1): 578–582.

[15] Kuschner SH, Gellman H, Bindiger A. Extensor digitorumbrevis ma-nus. An unusual cause of exercise-induced wrist pain. Am J Sports Med. 1989; 17(3): 440–441.

[16] Shaw JA, Manders EK. Extensor digitorumbrevismanus muscle. A clinical reminder.Orthop Rev. 1988; 17(9): 867–869.

[17] Feneis H, Dauber W. Pocket Atlas of Human Anatomy. Based on the Inter-national Nomenclature. New York, NY: Thieme Stuttgart; 2000.

[18] Casanova Martinez D, Valdivia Gandur I, Golano P. Extensor pollicis et indiciscommunis or extensor indicisradialis muscle. Anat Sci Int. 2013; 88(3): 153–155.

[19] Arathala R, Sankaran PK, Ragunath G, Harsha SS, Sugumar TS. The exten-sorindicisbrevis—a rare variation and its significance. J Clin Diagn Res. 2016; 10(2): AD03–AD04.

[20] Talbot CE, Mollman KA, Perez NM, et al. Anomalies of the extensor pollicislongus and extensor indicis muscles

in two cadaveric cases. Hand (N Y). 2013; 8(4): 469−472.

[21] Li WJ, Wang SF, Li PC, et al. Electrophysiological study of the dominant motor innervation to the extensor digitorumcommunis muscle and long head of triceps brachii at posterior divisions of brachial plexus. Microsurgery. 2011; 31(7): 535−538.

[22] Revol MP, Lantieri L, Loy S, Guerin-Surville H. Vascular anatomy of the forearm muscles: a study of 50 dissections. Plast Reconstr Surg. 1991; 88(6): 1026−1033.

[23] Basmajian J, Deluca C. Muscles Alive. 5th ed. Baltimore, MD: Williams & Wilkins; 1985.

[24] Kendall FP, McCreary EK, Provance PG. Muscles, Testing and Function. 4th ed. Baltimore, MD: Williams & Wilkins; 1993.

[25] Duchenne G. Physiology of Motion. Philadelphia, PA: Lippincott; 1949.

[26] Long C II, Conrad PW, Hall EA, Furler SL. Intrinsic-extrinsic muscle control of the hand in power grip and precision handling. An electromyographic study. J Bone Joint Surg Am. 1970; 52(5): 853−867.

[27] Rasch PJ, Burke RK. Kinesiology and Applied Anatomy: The Science of Human Movement. 6th ed. Philadelphia, PA: Lea & Febiger; 1978.

[28] van Duinen H, Yu WS, Gandevia SC. Limited ability to extend the digits of the human hand independently with extensor digitorum. J Physiol. 2009; 587(pt 20): 4799−4810.

[29] Birdwell JA, Hargrove LJ, Kuiken TA, Weir RF. Activation of individual extrinsic thumb muscles and compartments of extrinsic finger muscles. J Neurophysiol. 2013; 110(6): 1385−1392.

[30] Heales LJ, Vicenzino B, MacDonald DA, Hodges PW. Forearm muscle activity is modified bilaterally in unilateral lateral epicondylalgia: a case-control study. Scand J Med Sci Sports.2016; 26(12): 1382−1390.

[31] Simons DG, Travell J, Simons L. Travell & Simon's Myofascial Pain and Dysfunction: The Trigger Point Manual. Vol 1. 2nd ed. Baltimore, MD: Williams & Wilkins; 1999: 104.

[32] Kim Y, Shim JK, Hong YK, Lee SH, Yoon BC. Cutaneous sensory feedback plays a critical role in agonist-antagonist co-activation. Exp Brain Res. 2013; 229(2): 149−156.

[33] Kelly M. Pain in the forearm and hand due to muscular lesions. Med J Aust. 1944; 2: 185−188.

[34] Travell J. Pain mechanisms in connective tissue. Paper presented at: Connec-tive Tissues, Transactions of the Second Conference; 1951; New York, NY.

[35] Travell J, Rinzler SH. The myofascial genesis of pain. Postgrad Med. 1952; 11(5): 425−434.

[36] Kelly M. New light on the painful shoulder. Med J Aust. 1942; 1: 488−493.

[37] Good MG. The role of skeletal muscles in the pathogenesis of diseases. Acta Med Scand. 1950; 138(4): 284−292.

[38] Mayoral del Moral O, Gimenez Donoso C, Salvat Salvat I, Fernandez Carnero J. Puncionseca de los musculos del brazo, el antebrazo y la mano. In: May-oral del Moral O, SalvatSalvat I, eds. FisioterapiaInvasiva del Sindrome de Dolor Miofascial Manual de puncionseca de puntogatillo. Madrid, Spain: Editorial Medica Panamericana; 2017: 265−309.

[39] Fernandez-Carnero J, Fernández-de-las-Peñas C, de la Llave-Rincon AI, Ge HY, Arendt-Nielsen L. Prevalence of and referred pain from myofascial trigger points in the forearm muscles in patients with lateral epicondylalgia. Clin J Pain. 2007; 23(4): 353−360.

[40] Mayoral O, de Felipe JA, Velasco S, Jimenez F, Miota J, Lopez P. Prevalence of Myofascial Pain Syndrome in Lateral Epicondyle Enthesopathy. Paper presented at: MYOPAIN 2010. VIII World Congress on Myofascial Pain and Fibromalgia; 2010; Todedo, Spain.

[41] Kellgren JH. Observations on referred pain arising from muscle. Clin Sci. 1938; 3: 175−190.

[42] Dejung B, Grobli C, Colla F, Weissman R. Triggerpunkt-Therapie (Trigger Point Therapy). Bern, Switzerland: Verlag Hans Huber; 2003.

[43] Fernandez-Carnero J, Fernández-de-las-Peñas C, de la Llave-Rincon AI, Ge HY, Arendt-Nielsen L. Bilateral myofascial trigger points in the forearm muscles in patients with chronic unilateral lateral epicondylalgia: a blinded, controlled study. Clin J Pain. 2008; 24(9): 802−807.

[44] Travell J, Bigelow NH. Role of somatic trigger areas in the patterns of hysteria. Psychosom Med. 1947; 9(6): 353−363.

[45] Reeder CA, Pandeya NK. Extensor indicisproprius syndrome secondary to an anomalous extensor indicisproprius muscle belly. J Am Osteopath Assoc. 1991; 91(3): 251−253.

[46] Fairbank SM, Corlett RJ. The role of the extensor digitorumcommunis muscle in lateral epicondylitis. J Hand Surg Br. 2002; 27(5): 405−409.

[47] Shmushkevich Y, Kalichman L. Myofascial pain in

lateral epicondylalgia: a review. J Bodyw Mov Ther. 2013; 17(4): 434−439.

[48] Kendall FP, McCreary EK. Muscles: Testing and Function, with Posture and Pain. 5th ed. Baltimore, MD: Lippincott Williams & Wilkins; 2005.

[49] Lewit K. Manipulative Therapy. Musculoskeletal Medicine. London, England: Churchill Livingstone; 2010.

[50] Gerwin RD, Shannon S, Hong C-Z, Hubbard DR, Gevirtz R. Interrater reliability in myofascial trigger point examination. Pain. 1997; 69: 65−73.

[51] Mora-Relucio R, Nunez-Nagy S, Gallego-Izquierdo T, et al. Experienced versus inexperienced interexaminer reliability on location and classification of myofascial trigger point palpation to diagnose lateral epicondylalgia: an observational cross-sectional study. Evid Based Complement Alternat Med. 2016; 2016: 6059719.

[52] Gerwin RD, Dommerholt J, Shah JP. Expansion of Simons' integrated hy-pothesis. J Musculoske Pain. 2004; 12(suppl 9): 23.

[53] Fernández-de-las-Peñas C, Grobli C, Ortega-Santiago R, et al. Referred pain from myofascial trigger points in head, neck, shoulder, and arm muscles reproduces pain symptoms in blue-collar (manual) and white-collar (office) workers. Clin J Pain. 2012; 28(6): 511−518.

[54] Sharan D, Mohandoss M, Ranganathan R, Jose J. Musculoskeletal disorders of the upper extremities due to extensive usage of hand held devices. Ann Occup Environ Med. 2014; 26: 22.

[55] Itoh K, Okada K, Kawakita K. A proposed experimental model of myofascial trigger points in human muscle after slow eccentric exercise. Acupunct Med. 2004; 22(1): 2−12; discussion 12−13.

[56] Brandfonbrener AG. Musculoskeletal problems of instrumental musicians. Hand Clin. 2003; 19(2): 231−239, v−vi.

[57] Lederman RJ. Neuromuscular and musculoskeletal problems in instrumental musicians. Muscle Nerve. 2003; 27(5): 549−561.

[58] Kim PS. Role of injection therapy: review of indications for trigger point injections, regional blocks, facet joint injections, and intra-articular injections. Curr Opin Rheumatol. 2002; 14(1): 52−57.

[59] Tewari S, Madabushi R, Agarwal A, Gautam SK, Khuba S. Chronic pain in a patient with Ehlers-Danlos syndrome (hypermobility type): the role of myofascial trigger point injections. J Bodyw Mov Ther. 2017; 21(1): 194−196.

[60] Hsieh YL, Kao MJ, Kuan TS, Chen SM, Chen JT, Hong CZ. Dry needling to a key myofascial trigger point may reduce the irritability of satellite MTrPs. Am J Phys Med Rehabil. 2007; 86(5): 397−403.

[61] Hong C-Z. Considerations and recommendations regarding myofascial trigger point injection. J Musculoske Pain. 1994; 2(1): 29−59.

[62] Johnson AL, Maish D, Darowish M. Isolated compartment syndrome of the extensor digitorumcommunis: a case report. Hand (N Y). 2011; 6(4): 442−444.

[63] Dalton DM, Munigangaiah S, Subramaniam T, McCabe JP. Acute bilateral spontaneous forearm compartment syndrome. Hand Surg. 2014; 19(1): 99−102.

[64] Turker T, Robertson GA, Thirkannad SM. A classification system for anomalies of the extensor pollicislongus. Hand (N Y). 2010; 5(4): 403−407.

[65] Chen HM, Leung CT. The effect on forearm and shoulder muscle activity in using different slanted computer mice. Clin Biomech (Bristol, Avon). 2007; 22(5): 518−523.

[66] Lin MI, Hong RH, Chang JH, Ke XM. Usage position and virtual keyboard design affect upper-body kinematics, discomfort, and usability during pro-longed tablet typing. PLoS One. 2015; 10(12): e0143585.

[67] Van Eerd D, Munhall C, Irvin E, et al. Effectiveness of workplace interventions in the prevention of upper extremity musculoskeletal disorders and symptoms: an update of the evidence. Occup Environ Med. 2016; 73(1): 62−70.

第三十六章

旋后肌

奥兰多·马约拉尔、伊莎贝尔·萨尔瓦特

1 介绍

旋后肌是围绕桡骨近端1/3的深部肌肉。它有两层，骨间后神经穿行其间。旋后肌是前臂的主要旋后肌之一，可辅助肘关节屈曲，并在维持肘关节的侧向稳定性中发挥作用。旋后肌的触发点（TrPs）主要引起外上髁和拇指背侧的疼痛。症状可能包括前臂背侧近端、外上髁和拇指背面的疼痛，尤其是在重复抓握和肘关节上抬外展时疼痛加重；重复性的负荷运动和球拍类运动可能导致TrPs的激活和永久存在。鉴别诊断包括"网球肘"、骨间后神经卡压、肘部局部关节炎、C5～C6神经根病变以及De Quervain狭窄性腱鞘炎。纠正措施包括姿势和活动矫正，例如在进行球拍类运动时保持手腕在中立位，略微伸展，肘关节略微弯曲以防止肌肉劳损，旋转前臂，将负荷从旋后肌转移到肱二头肌和肱肌。

2 相关解剖

旋后肌螺旋围绕桡骨近端1/3（图36-1）。近端，旋后肌有两层，桡神经的深支，骨间后神经，在它们之间通过（图36-1B和图36-1C）[1]。近端的两层肌肉均附着在肱骨外侧上髁、肘关节桡侧副韧带、环状韧带、尺骨旋后肌及前方的三角形凹陷后部的附着点，并有覆盖肌肉的腱膜。表层由腱鞘纤维束产生，深层由肌肉纤维束和腱鞘纤维束产生。两层的纤维融合，并向远端、前方和外侧延伸，环绕桡骨（图36-1C），并附着于其近端1/3的外侧面，一直延伸到旋前圆肌的止点[2,3]。远端附着延伸至桡骨的前后表面。前臂旋前时，旋后肌和肱二头肌肌腱走行于桡骨与尺骨之间的间隙。

近端表层的上2/3是肌腱，而表层的下层和深层是肌肉。在旋后肌上层的近侧缘，有桡神经深支在一个纤维弓处通过（图36-1B），此处也被称为旋后肌腱弓。首先描述为正常解剖腱性结构。不同的研究表明它在新生儿足月胎儿时呈肌性，成人时期弓状纤维结构可能与重复的旋前旋后动作有关。旋后肌受环形韧带外侧张肌、环形韧带内侧张肌和副旋后肌等桡尺关节周围经常发生的解剖学变异支配，发生率分别为16.6%、11.1%和16.6%，在经典的解剖学研究中，这3种解剖学变异的发生率更高（分别为70%、20%和40%）[4,5]。

（1）神经支配和血供

旋后肌由两到五个来源于骨间后神经的神经肌支支配，主要受C6支配，有时由C7支配，部分由C5脊神经后索支配。在骨间后神经进入肌肉之前，肌支通常（但不总是）从该神经发出。肌肉的表层接受来自桡动脉分支的血供，深层接受来自骨间后动脉和骨间后返动脉分支的血供。

（2）功能

顾名思义，旋后肌与肱二头肌一起是前臂主要的旋后肌。在前臂不受任何抵抗旋后且"保持"前臂的旋后的姿势时，旋后肌的活动能力胜过肱二头肌[6,7]。当肘关节稍微弯曲时，以及需要用力克服旋后阻力时，肱二头肌力量较强，且可协助旋后肌。但是当肘关节伸展时，肱二头肌的辅助作用较

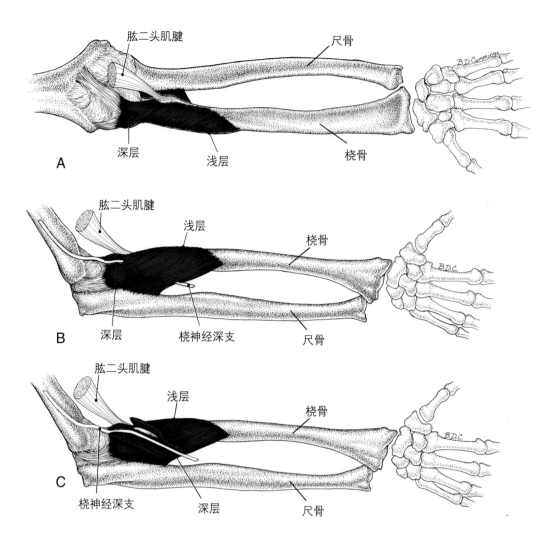

图36-1　右侧旋后肌（红色）的附着及其与桡神经深支的关系。**A** 前臂腹侧视图，手旋后。在前景，肌肉附着在桡骨的掌侧表面；在背景，肌肉穿过骨间隙附着于尺骨背侧。从表层肌肉的拱形开口可以看到一小部分深层肌肉。**B** 前臂的侧面视图，手处于中立位置。桡神经深支进入浅表层的拱形开口，并在两层肌肉之间继续走行。**C** 与B相同的视图，肌肉的浅层折返，以显示深层肌肉和神经。在神经正上方可以看到没有肌肉纤维附着的桡骨。裸露的骨骼将两层肌肉分开，并为神经提供了空间。分成两层的肌肉并没有延伸到远端，神经从未分层的肌腹穿过

弱。因此，强力后旋至少需要肘关节轻微屈曲。

在屈肘90°时的旋后肌肌电图（EMG）研究中显示，完全旋前时旋后肌的活动度低于完全旋后时，旋前中期时肱二头肌的活动度高于中立位、旋前中期和完全旋前时的活动度。特别是在中立位和中旋前位时。正如Basmajian先前所述，旋后肌是参与旋后的主要肌肉，其肌电活动幅度超过包括肱二头肌在内的其他肌肉[8,9]。

基于EMG，如图36-2C所示，前臂旋前用力弯曲肘部，可减少肱二头肌的收缩，从而把负荷加到旋后肌、肱桡肌和肱肌。如图36-2A所示，

掌心向上用力屈肘时，会把负荷加在肱二头肌上，使旋后肌放松。如图36-2B所示，当上肢在中立位旋转时，旋后肌也有助于肘部屈曲。

附着于肱尺关节前囊的旋后肌纤维主要可使肘关节屈曲，而不是旋后，附着于上髁的纤维也有助于肘关节屈曲。旋后肌起点在桡侧副韧带和环状韧带，可能在肘外侧起额外的支撑或稳定作用[10]。

（3）功能单元

肌肉的功能单位包括加强和抵抗其动作的肌

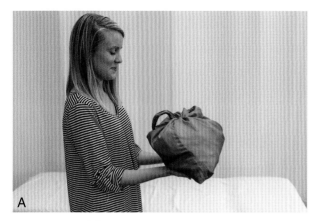

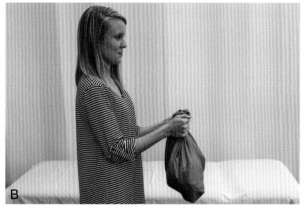

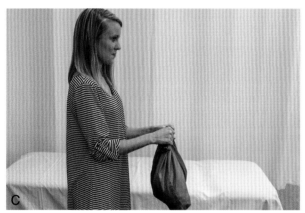

图36-2 肘关节屈曲时搬运重物的三种姿势。**A** 前臂处于旋后状态，肱二头肌用力，旋后肌放松。**B** 双手处于中立位置，两块肌肉均用力。**C** 前臂旋前，肱二头肌不用力，肱肌、肱桡肌以及旋后肌的少量纤维参与肘屈曲

肉以及肌肉所跨过的关节。这些结构在功能上的相互依赖反映在感觉运动皮层的组织和神经连接上。强调功能单位是因为在单位中的一块肌肉存在TrPs增加了单位中其他肌肉产生TrPs的可能性。当灭活肌肉中的TrPs时，人们应该关注可能在功能上相互依赖的肌肉中继发的TrPs。表36-1大体说明旋后肌的功能单位。

表 36-1 旋后肌的功能单元

动 作	主动肌	拮抗肌
旋后	肱二头肌 桡侧腕屈肌	旋前圆肌 旋前方肌
肘关节屈曲	肱二头肌 肱肌 肱桡肌	肱三头肌 肘肌

旋后肌在稳定下尺桡关节方面可被认为是旋前肌深头的拮抗肌[11]。体外实验表明，旋前肌和旋后肌通过调节肱二头肌的活动，似乎能缓解桡尺远端关节的关节压迫，该结果可能对应用肌力叠加原理估计下尺桡关节负荷有意义。

3 临床表现

（1）牵涉痛模式

旋后肌的触发点主要引起外侧髁以及前后周围区域的疼痛。还会引起拇指背侧疼痛，疼痛也可能牵涉到前臂背侧，如图（36-3）。

Dejung等人描述了在27例患者中观察到的牵涉痛模式。其基本模式与图36-3中描述的模式非常相似，但是它还包括一定程度的疼痛扩散，如扩散到肩前部和后部以及靠近头部的顶点[12,13]。

Slater等人在前臂的几个部位注射高渗盐水，其中也包括旋后肌[14]。注射后，该肌肉产生了一种非常弥漫性的疼痛模式，疼痛向近端扩散至三角肌区域，向远端扩散至掌骨和掌骨间关节。通过向旋后肌注射高渗盐水所引起的牵涉痛类型在参与研究的受试者中是不同的。前臂后外侧疼痛，延伸到桡尺关节远端和手，紧邻伸肌总腱起点的近端。最近的一项研究发现，旋后肌TrPs引起的牵涉痛导致了非特异性手臂疼痛患者的疼痛，但未描述该肌肉TrPs的特异性疼痛模式[15]。

（2）症状

旋后肌中存在活性TrPs的患者主诉前臂近端背侧、肱骨外上髁和拇指间隙背面的疼痛。患者的疼痛症状会因某些活动而加剧：例如，在肘部

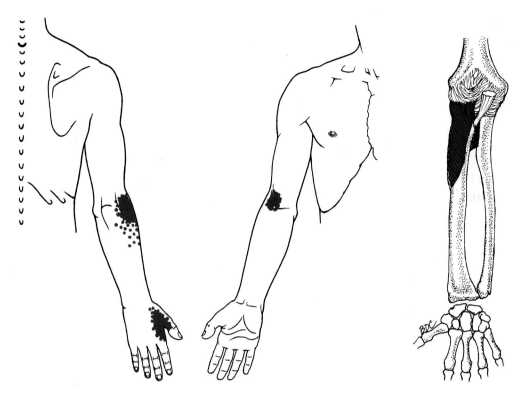

图 36-3　右侧旋后肌常见的触发点的牵涉痛模式（深红色）

完全伸展时手提公文包、打网球以及其他需要过度用力的功能性活动。即使这些活动停止，患者也可能会持续感到疼痛。

根据 Simons 等的研究，几乎每例肱骨外上髁疼痛的患者都有旋后肌 TrPs，他们指出旋后肌是最常导致"网球肘"疼痛的肌肉。然而，唯一一项在外上髁痛患者（包括研究肌肉中的旋后肌）中开展的 TrPs 的研究报道显示，在临床和超声影像学检查中，该肌肉累及率高达 50%[16]。尽管存在这种差异，但在这种情况下，旋后肌 TrPs 的相关性被认为是非常重要的，在这种情况下，对旋后肌的治疗可以决定治疗结果[17]。

（3）患者检查

在完成一次彻底的主观检查之后，临床医生应该画一张详细的图来描述患者所主诉的疼痛模式。这种措施将有助于制订具体的体格检查计划，并可在症状改善或改变时监测患者疼痛的进展情况。应该对颈椎和肩带进行检查，以确定任何可能的症状来源或导致患者出现肘关节外侧或拇指疼痛的因素。

应当检查关节的主动和被动活动范围，包括肘关节屈曲和伸展、前臂旋前、旋后以及肘关节伸展与前臂内旋的结合动作。临床医生应通过使患者前臂同时旋前和伸展来检查旋后肌的长度。如果旋后肌发生适应性地缩短或存在 TrPs，则该测试可能显示活动范围受限。如果患者主诉拇指区域的疼痛，则应评估拇指和掌指关节的运动范围。拇指的活动通常不受限制，并且通常不会感到疼痛；但是，患者可能对该区域的触诊敏感，特别是当旋后肌具有活性的 TrPs 时。

为了在最小的肱二头肌干扰下测试旋后肌的力量，让患者仰卧位，肘部沿身体一侧伸展，手和前臂处于中立位，医生抵抗患者的旋后动作。Apley 的划痕测试（请参阅图 21-3A）显示出一些轻微的限制，并导致图 36-3 中所述的分布区的疼痛。当腕伸肌和手指伸肌出现相关的 TrP 时，手部的用力抓握就会产生明显疼痛。有人推测，患有肱骨外上髁痛的患者其旋后肌的偏心功能会受到损害。从理论上讲，这种功能障碍可能导致桡骨内侧和下部过度移位，同时也会增加伸肌总腱和桡关节周围的负荷[18]。应评估肱桡关节和桡尺关节的关节活动状态，因为这些关节的活动度下降可能会导致旋后肌的超负荷状态[17]。

桡侧关节（近端和远端）和肱桡关节对于正常的旋后肌功能起关键性的作用，这些关节的活动功能低下不仅是旋后肌TrPs的结果，也可能是该区域和其他肌肉中的TrPs的激活和持续的因素。还应对桡神经进行神经动力学测试，以确定对患者所产生的症状的潜在神经性作用。由于旋后肌腱弓和旋后肌的相互联系，应对桡神经和C7神经根进行彻底的感觉和运动检查。

两项研究显示，肱骨外上髁痛的发展与手部握力不足存在一定的关联[19,20]。在腕部没有尺偏时做轻微外展动作，此时增加力量可以保护旋后肌以免受过重负荷，这在握力计上很容易得到证实。研究表明，略微伸展可使前臂屈肌具有某种力学优势。尺骨偏移使环指和小指屈肌处于机械上的不利位置。肱二头肌可辅助肘关节在屈曲时做旋后动作，并有助于防止旋后肌超负荷。双手反手击球动作可防止在击球过程中肘关节的完全伸展，从而起到保护旋后肌的作用。网球运动员使用双手反手击球，可以减少很多网球肘的麻烦[21,22]。

如果运动员存在球拍从手中滑落的情况，则应该减小网球拍柄的尺寸，使手指完全包住手柄。否则对于伸肌，特别是在握紧时发挥主要作用的环指和小指伸肌，产生不利影响。紧握大手柄所需的额外力使手指伸肌进一步的拉紧。有时，还

建议更改抓握位置[23]。

（4）触发点检查

Gerwin等证实，在经验丰富且训练有素的临床医生中，诊断TrPs的三个可靠标准是检测到紧绷带、压痛点的存在以及患者对紧绷带引起的疼痛的认识[24]。在某些肌肉中，局部抽搐反应并不可靠。旋后肌不是在本研究中测试的肌肉之一，但基于经过测试的可比肌肉，对旋后肌的检查很可能更难，更需要技术以可靠地检查局部抽搐。

Mora-Relucio等人的最新研究评估了两名经验丰富和一名经验不足的临床医生在检查桡侧腕短伸肌和指伸肌TrP位置时的可靠性，并证明当评估者是有经验的专家时，通过触诊诊断这两块肌肉中TrPs是可靠的[25]。作者发现，专家诊断的有效性仅限于前臂的浅表肌肉，可能无法延伸到深部肌肉，例如旋后肌。然而，临床经验和一些研究表明，旋后肌中的TrP可以很容易地被识别出，触诊、干针、或局部注射均可引起疼痛。旋后肌可以在肌腹的任何部位形成TrP，但通常在桡骨的腹侧、肱二头肌腱的外侧和远端被识别（图36-4A）。前臂必须完全旋后，否则TrP可能被尺骨遮挡。在这个位置上，旋后肌TrPs直接位于桡骨上方，并位于肱二头肌肌腱和肱桡肌之间的皮肤正下方。通过要求患者屈曲前臂以抵抗阻力，可以轻松识别出两个肌肉标志。尽管肌肉的位置缩短了，在触诊时仍会产生抽搐反应。为精确识别旋后肌深层的TrP，可能需要干针或注射针头，

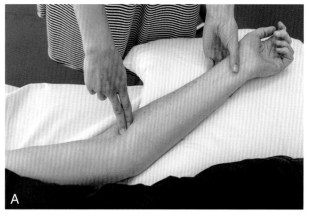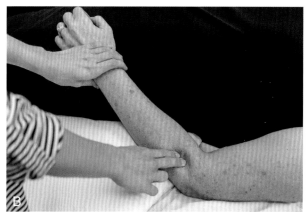

图36-4　触诊检查旋后肌中的TrPs。**A** 腹侧入路。**B** 背侧入路

因为深部触诊可能非常不可靠。

有时，在前臂后外侧向下挤压尺骨可发现旋后肌中的TrPs，当肌肉接近其附着处（外侧关节囊与尺骨接合处）时，靠近桡骨（图36-4B），通过触诊伸肌，尤其是腕伸肌或指伸肌，可以证明该区域存在TrPs。旋后肌触发点可能与骨间后神经卡压有关。

4 鉴别诊断

（1）触发点的激活和永久保留

一种引起TrPs的姿势或活动，如果不加以纠正，会使TrPs永久化。在旋后肌的任何部位，TrPs都可能被不习惯的异常负荷、非条件性肌肉中的异常运动或最大或亚最大同心负荷激活[26]。当肌肉处于长时间的缩短和/或延长位置时，触发点也可能被激活或加重。当抵抗意外的内旋时，可能会造成旋后肌的拉伤，例如在单手反手击球时，用肘部完全伸展的方式扭转网拍。在肘关节完全伸展过程中，肱二头肌不能协助旋后肌抵抗额外的力。这种突然的超负荷可能会激活旋后肌中的TrPs从而引起"网球肘"症状（外上髁痛）。

当一个人收到的新球拍过重、拍面过大、不平衡受力或头端过重时，通常会导致肘部疼痛。缩短网拍的抓握位置会导致前臂肌肉缩短杠杆力臂的长度。患有肘关节功能障碍的网球运动员不应进行连续几天的比赛，而应该让旋后肌休息，直到因肌肉过度使用引起的运动后酸痛消失为止，通常休息一两天。有证据表明，比赛的频率和/或运动量对预防这种状况很重要。使用支撑系统存在争议，没有证据表明其在预防或治疗外上髁痛方面有用[27]。

任何过度用力、重复或持续的前臂旋后动作，尤其是肘关节伸直时，都可能会引起旋后肌中TrPs的激活。当前臂保持在旋前位时，用力地屈肘运动也可能激活或使TrP持续存在（图36-2C）。在肘部伸直时，手提沉重的公文包或手提箱也是一种创伤，尤其是在行走过程中腿部撞到物体的后端时。转动僵硬的门把手、用螺丝刀、拧干湿衣服或毛巾、仅通过在腕部拧开紧闭的罐盖或用手清洗地板等都会激活触发点或使其永久存在。

（2）继发触发点

继发TrPs可在原发TrPs引起的牵涉痛区域内发生[28]。因此，还应考虑旋后肌牵涉痛部位的肌肉。伴随外上髁区域疼痛的触发点也常见于肱三头肌（内侧头外侧缘的下端）、指长伸肌、桡侧腕长伸肌和桡侧腕短伸肌以及肘肌和肱桡肌。其他TrPs也会引起该区域的疼痛，如斜角肌、冈下肌、冈上肌以及较不常见的锁骨下肌。作为旋后肌功能单元的一部分，肱肌和肱二头肌也会产生疼痛但并不一定是外上髁的疼痛。

（3）相关病理学

旋后肌TrPs引起疼痛症状的鉴别诊断包括肘外侧疼痛或上髁痛、桡神经深支卡压（桡管综合征或骨间后神经卡压）、肘部关节炎、肱桡关节病变（即肱桡关节滑膜皱襞）、C5～C6神经根痛或神经根病、后外侧旋转失稳和非特异性手臂疼痛（表现为与任何特定结构无关的弥漫性前臂疼痛）、肌腱膜狭窄性腱鞘炎、拇指腕掌关节炎、桡尺远侧关节复发性关节功能障碍和桡神经浅支卡压（感觉异常性疼痛或沃坦伯格病）[29-36]。肱骨外上髁痛（网球肘、桡骨外上髁痛或肘外侧肌腱变性）是一种相当常见的上肢肌肉骨骼疾病，也是成人肘外侧疼痛的最常见原因。其发病率在普通人群中低于10%[37]。一些研究调查了在肱骨外上髁疼痛的患者中触发点的患病率高达90%甚至100%。如前所述，唯一一项的关于外上髁疼痛患者TrP患病率的研究显示，临床上被诊断为腕部伸肌总腱肌腱末端病的患者中，有50%的人会产生触发点[38]。涉及外上髁痛的其他肌肉有桡侧腕短伸肌：65%、83.3%或100%；肱桡肌：50%或66.6%；桡侧腕长伸肌：70%、96%或72.2%；指伸肌：35%或83.3%。在尸体研究中，作者拉伸了外上髁周围的不同肌肉，并测量了它们对总伸肌肌腱产生的张力的贡献。他们认为旋后肌上筋膜头在外上髁痛的病因上有生物力学基础[39]。

几项对照试验表明，应用软组织松解技术后，疼痛和功能障碍得到显著改善，应着重关注外上髁痛患者的肌筋膜成分[40]。尽管不能明确旋后肌中TrPs的单独作用，但TrPs可能是肱骨外上髁产生疼痛和功能障碍的主要原因。正如前面在腕伸肌和肱桡肌章节（见第三十四章）中所讨论的那样，目前尚不清楚肌筋膜疼痛触发点在患有肱骨外上髁痛的患者中引起感觉和运动障碍的程度[41]。尽管如此，鉴于外侧髁上痛患者中TrP的患病率很高，它们对所引起的疼痛，以及针对这一人群中肌筋膜成分的治疗方法的有效性。鼓励临床医生将TrP评估和治疗视为肱骨外上髁痛的常规治疗[42,43]。

研究表明，当桡神经深支（骨间后神经）进入旋后肌时被卡压会导致神经性肱骨外上髁痛。这种情况有时被称为桡管综合征[43,44]。它可能产生或不产生任何症状，这些症状通常会出现在肱骨外上髁痛的患者中[45]。临床医生应注意：① 桡神经支配的肌肉产生的无痛性无力常由肿瘤引起；② 没有肌无力或神经卡压征象的外上髁痛常由无桡神经损伤的TrPs引起；③ 外上髁痛和旋后肌区桡神经卡压的同时存在高度提示神经卡压和旋后肌TrPs的可能。尸体研究证明旋后肌在肱骨外上髁痛和桡管综合征的中具有生物力学作用。

真正的骨间后神经病会导致神经支配的肌肉产生神经源性无力。典型的肌无力不累及桡侧腕伸肌，因此不会出现垂腕，但由于尺侧腕伸肌的无力，患者在腕关节伸展过程中可能出现腕关节的向桡侧偏移。掌指关节处手指伸展受损，拇长伸肌、拇长展肌以及拇短展肌也会出现这种情况。这样的患者不一定出现疼痛和局灶性压痛，也没有感觉缺陷[46]。桡神经卡压的手术结果表明，骨间后神经进入旋后肌时，该问题经常发生（图36-1B和图36-1C）[47]。一项解剖学研究显示，在50例正常成人手臂中，有30%的肌肉筋膜层的近端边缘形成了肌腱样增厚边缘[48]。如前所述，不同的研究表明在成年人中，重复的旋前和旋后运动可能形成了这个半圆形的肌纤维弓形连接结构。此外，如果附着在有厚腱缘的弓状结构上的那些旋后肌纤维发生短缩，并在弓状结构上产生张力，旋后肌TrPs也可引起桡神经深支的卡压。

临床上经常发现，所有TrPs的失活都能缓解疼痛，并且通常能缓解对桡神经深支的卡压，且无需手术干预。腱膜肥大患者的旋后肌易发生对桡神经的卡压。文献中很少报道这种患者在系统性检查或治疗TrPs后的结果。

5　纠正措施

根据文献，在网球运动员的整个职业生涯中，外上髁痛的患病率14.1% ～ 35%[49]。为了减少肱骨外上髁的发病率，网球运动员应保持手腕略微

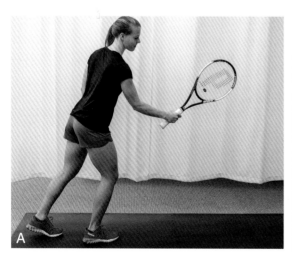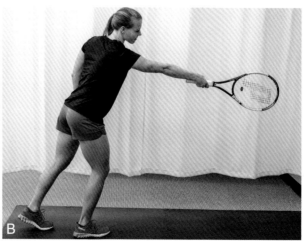

图36-5　网球拍的正确使用和错误使用方法（反手击球时）。**A** 正确方法。肘关节略微弯曲，腕部向桡侧伸展，抬起球拍的头部。**B** 错误用法。肘关节伸直，腕关节下垂，旋后肌在击球结束前臂旋后的过程中超负荷，抓力减弱

伸直，并保持适当肘关节弯曲（图36-5A）。使球拍的头部下降（图36-5B）会降低握力。强烈建议与专业人士协商，适当的球拍的尺寸、重量和握力。鼓励外侧上髁痛的患者使用滚动行李箱，或通过肘关节屈曲将钱包夹在腋下。患者在拉行李箱时，应确保肘部略微弯曲，腕部略微伸展并径向偏斜，以减少旋后肌的外部负荷。

对于某些活动，可以通过另一只手或以其他方式来暂时避免腕部的旋转应力。应避免拧干已洗过的衣服或抹布，可以将它们压在水槽底部以将水排出。

提箱子时，旋后肌TrPs患者应学会上臂旋后的姿势（图36-2A）而不是旋前的（图36-2C）。这样可以使肱二头肌代替旋后肌，辅助肘关节屈曲[50]。

患者可能也需要采取如图35-5B所示的睡眠姿势。对于旋后肌群的自我管理来说，应进行自我压力释放或自我伸展练习，鼓励肘关节外侧疼痛患者向具有肌筋膜疼痛和功能障碍相关知识和专业知识的临床医生寻求治疗。

贾佩玉、车骥、王博、郑拥军　译　郑拥军　审

参考文献

[1] Standring S. Gray's Anatomy: The Anatomical Basis of Clinical Practice. 41st ed. London, UK: Elsevier; 2015.

[2] Berton C, Wavreille G, Lecomte F, Miletic B, Kim HJ, Fontaine C. The supinator muscle: anatomical bases for deep branch of the radial nerve entrapment. Surg Radiol Anat. 2013; 35(3): 217–224.

[3] Simons DG, Travell J, Simons L. Travell & Simon's Myofascial Pain and Dysfunction: The Trigger Point Manual. Vol 1. 2nd ed. Baltimore, MD: Williams & Wilkins; 1999: 104.

[4] Paraskevas GK, Ioannidis O. Accessory muscles around the superior radioul-nar joint: a morphological study. Ital J Anat Embryol.2011; 116(1): 45–51.

[5] Hast MH, Perkins RE. Secondary tensor and supinator muscles of the human proximal radio-ulnar joint. J Anat. 1986; 146: 45–51.

[6] Travill A, Basmajian JV. Electromyography of the supinators of the forearm. Anat Rec. 1961; 139: 557–560.

[7] Basmajian J, Deluca C. Muscles Alive. 5th ed. Baltimore, MD: Williams & Wilkins; 1985.

[8] Gordon KD, Pardo RD, Johnson JA, King GJ, Miller TA. Electromyographic activity and strength during maximum isometric pronation and supination efforts in healthy adults. J Orthop Res. 2004; 22(1): 208–213.

[9] Stroyan M, Wilk KE. The functional anatomy of the elbow complex. J Orthop Sports Phys Ther. 1993; 17(6): 279–288.

[10] Stuart PR. Pronator quadratus revisited. J Hand Surg Br. 1996; 21(6): 714–722.

[11] Gordon KD, Kedgley AE, Ferreira LM, King GJ, Johnson JA. Effect of sim-ulated muscle activity on distal radioulnar joint loading in vitro. J Orthop Res. 2006; 24(7): 1395–1404.

[12] Travell J, Rinzler SH. The myofascial genesis of pain. Postgrad Med. 1952; 11(5): 425–434.

[13] DeJung B, Grobli C, Colla F, Weissman R. Triggerpunkt-Therapie (Trigger Point Therapy). Bern, Switzerland: Verlag Hans Huber; 2003.

[14] Slater H, Arendt-Nielsen L, Wright A, Graven-Nielsen T. Experimental deep tissue pain in wrist extensors—a model of lateral epicondylalgia. Eur J Pain. 2003; 7(3): 277–288.

[15] Fernández-de-las-Peñas C, Grobli C, Ortega-Santiago R, et al. Referred pain from myofascial trigger points in head, neck, shoulder, and arm muscles reproduces pain symptoms in blue-collar (manual) and white-collar (office) workers. Clin J Pain. 2012; 28(6): 511–518.

[16] Mayoral O, de Felipe JA, Velasco S, Jimenez F, Miota J, Lopez P. Prevalence of Myofascial Pain Syndrome in Lateral Epicondyle Enthesopathy. Paper presented at: MYOPAIN 2010. VIII World Congress on Myofascial Pain and Fibromalgia 2010; Todedo, Spain.

[17] Mayoral del Moral O, Gimenez Donoso C, Salvat Salvat I, Fernandez Carnero J. Puncionseca de los musculos del brazo, el antebrazo y la mano. In: May-oral del Moral O, SalvatSalvat I, eds. FisioterapiaInvasiva del Sindrome de Dolor Miofascial Manual de puncionseca de puntogatillo. Madrid, Spain: Editorial Medica Panamericana; 2017: 265–309.

[18] Baeyens JP, Van Glabbeek F, Goossens M, Gielen J, Van Roy P, Clarys JP. In vivo 3D arthrokinematics of the proximal and distal radioulnar joints during active pronation and supination.Clin Biomech (Bristol, Avon).

2006; 21suppl 1: S9−S12.

［19］ Gruchow HW, Pelletier D. An epidemiologic study of tennis elbow. Incidence, recurrence, and effectiveness of prevention strategies. Am J Sports Med. 1979; 7(4): 234−238.

［20］ Rossi J, Vigouroux L, Barla C, Berton E. Potential effects of racket grip size on lateral epicondilalgy risks. Scand J Med Sci Sports. 2014; 24(6): e462−e470.

［21］ Carroll R. Tennis elbow: incidence in local league players. Br J Sports Med. 1981; 15(4): 250−256.

［22］ Roetert EP, Brody H, Dillman CJ, Groppel JL, Schultheis JM. The biomechanics of tennis elbow. An integrated approach.Clin Sports Med. 1995; 14(1): 47−57.

［23］ Abrams GD, Renstrom PA, Safran MR. Epidemiology of musculoskeletal injury in the tennis player. Br J Sports Med. 2012; 46(7): 492−498.

［24］ Gerwin RD, Shannon S, Hong C-Z, Hubbard DR, Gevirtz R. Interrater reliability in myofascial trigger point examination. Pain. 1997; 69: 65−73.

［25］ Mora-Relucio R, Nunez-Nagy S, Gallego-Izquierdo T, et al. Experienced versus inexperienced interexaminer reliability on location and classification of myofascial trigger point palpation to diagnose lateral epicondylalgia: an observational cross-sectional study. Evid Based Complement Alternat Med. 2016; 2016: 6059719.

［26］ Gerwin RD, Dommerholt J, Shah JP. An expansion of Simons' integrated hypothesis of trigger point formation. Curr Pain Headache Rep. 2004; 8(6): 468−475.

［27］ Groppel JL, Nirschl RP. A mechanical and electromyographical analysis of the effects of various joint counterforce braces on the tennis player. Am J Sports Med. 1986; 14(3): 195−200.

［28］ Hsieh YL, Kao MJ, Kuan TS, Chen SM, Chen JT, Hong CZ. Dry needling to a key myofascial trigger point may reduce the irritability of satellite MTrPs. Am J Phys Med Rehabil. 2007; 86(5): 397−403.

［29］ Papatheodorou LK, Baratz ME, Sotereanos DG. Elbow arthritis: current concepts. J Hand Surg Am. 2013; 38(3): 605−613.

［30］ Duparc F, Putz R, Michot C, Muller JM, Freger P. The synovial fold of the humeroradial joint: anatomical and histological features, and clin-ical relevance in lateral epicondylalgia of the elbow. Surg Radiol Anat. 2002; 24(5): 302−307.

［31］ Ruch DS, Papadonikolakis A, Campolattaro RM. The

posterolateralplica: a cause of refractory lateral elbow pain. J Shoulder Elbow Surg. 2006; 15(3): 367−370.

［32］ Steinert AF, Goebel S, Rucker A, Barthel T. Snapping elbow caused by hy-pertrophic synovial plica in the radiohumeral joint: a report of three cases and review of literature. Arch Orthop Trauma Surg. 2010; 130(3): 347−351.

［33］ Wainner RS, Fritz JM, Irrgang JJ, Boninger ML, Delitto A, Allison S. Reliability and diagnostic accuracy of the clinical examination and patient self-report measures for cervical radiculopathy. Spine (Phila Pa 1976). 2003; 28(1): 52−62.

［34］ Anakwenze OA, KancherlaVK, Iyengar J, Ahmad CS, Levine WN. Posterolat-eral rotatory instability of the elbow. Am J Sports Med. 2014; 42(2): 485−491.

［35］ Coombes BK, Bisset L, Vicenzino B. Management of lateral elbow tendinopathy: one size does not fit all. J Orthop Sports Phys Ther. 2015; 45(11): 938−949.

［36］ Huisstede BM, Miedema HS, Verhagen AP, Koes BW, Verhaar JA. Multidis-ciplinary consensus on the terminology and classification of complaints of the arm, neck and/or shoulder.Occup Environ Med. 2007; 64(5): 313−319.

［37］ Descatha A, Albo F, Leclerc A, et al. Lateral epicondylitis and physical ex-posure at work? A review of prospective studies and meta-analysis.Arthritis Care Res (Hoboken). 2016; 68(11): 1681−1687.

［38］ Fernandez-Carnero J, Fernández-de-las-Peñas C, de la Llave-Rincon AI, Ge HY, Arendt-Nielsen L. Bilateral myofascial trigger points in the forearm muscles in patients with chronic unilateral lateral epicondylalgia: a blinded, controlled study. Clin J Pain. 2008; 24(9): 802−807.

［39］ Fernandez-Carnero J, Fernández-de-las-Peñas C, de la Llave-Rincon AI, Ge HY, Arendt-Nielsen L. Prevalence of and referred pain from myofascial trigger points in the forearm muscles in patients with lateral epicondylalgia. Clin J Pain. 2007; 23(4): 353−360.

［40］ Erak S, Day R, Wang A. The role of supinator in the pathogenesis of chronic lateral elbow pain: a biomechanical study. J Hand Surg Br. 2004; 29(5): 461−464.

［41］ Shmushkevich Y, Kalichman L. Myofascial pain in lateral epicondylalgia: a review. J Bodyw Mov Ther. 2013; 17(4): 434−439.

［42］ Gonzalez-Iglesias J, Cleland JA, del Rosario Gutierrez-Vega M, Fernández-delas-Peñas C. Multimodal management of lateral epicondylalgia in rock climbers: a prospective case series. J Manipulative Physiol Ther.

2011; 34(9): 635−642.

[43] Feneis H, Dauber W. Pocket Atlas of Human Anatomy. Based on the International Nomenclature. New York, NY: Thieme Stuttgart; 2000.

[44] Naam NH, Nemani S. Radial tunnel syndrome. Orthop Clin North Am. 2012; 43(4): 529−536.

[45] Goldman S, Honet JC, Sobel R, Goldstein AS. Posterior interosseousnervepalsy in the absence of trauma. Arch Neurol. 1969; 21(4): 435−441.

[46] Rosenbaum R. Disputed radial tunnel syndrome. Muscle Nerve. 1999; 22(7): 960−967.

[47] Cravens G, Kline DG. Posterior interosseous nerve palsies. Neurosurgery. 1990; 27(3): 397−402.

[48] Spinner M. Injuries to the Major Branches of peripheral Nerves of the Forearm. 2nd ed. Philadelphia, PA: W.B. Saunders; 1978.

[49] Chung KC, Lark ME. Upper extremity injuries in tennis players: diagnosis, treatment, and management. Hand Clin. 2017; 33(1): 175−186.

[50] Dines JS, Bedi A, Williams PN, et al. Tennis injuries: epidemiology, pathophysiology, and treatment. J Am Acad Orthop Surg. 2015; 23(3): 181−189.

第 三十七 章

掌长肌

卫斯理·J.韦德韦尔

1 介绍

　　掌长肌是前臂前段极易发生病变的肌肉，临床上常发现有触发点存在（TrPs）。其主要功能是屈腕和拉紧手掌筋膜，并可有助于拇指的外展。该肌肉中的触发点造成一种浅表的针刺样疼痛，该疼痛以手掌为中心，并延伸至拇指根部和远端的腕掌横纹处。有时，疼痛可能会牵涉到前臂掌侧远端。掌长肌上的TrPs常出现于体力劳动者、木匠和一些错误使用设备的新手运动员。患者常主诉手掌疼痛，操作工具或设备困难。该肌肉可能涉及几种不同的状况，包括腕管综合征和腕部尺神经卡压综合征。改良工具或纠正不当的握持技术有助于减少手掌的应力和压力，这对劳动者和运动员来说是减少该肌肉中TrPs的重要组成部分。掌侧筋膜和掌长肌的自我伸展可有效地消除TrPs。

2 相关解剖

　　掌长肌起源于肱骨内上髁，经屈肌总腱起点，并起源于邻近的肌间隔和深筋膜，其为细长的梭形肌，其肌腹位于桡侧腕屈肌与尺侧腕屈肌之间的前臂近端，覆盖指浅屈肌，止于三角形的掌腱膜。在腕关节处，它的肌腱走行于屈肌支持带的浅层。少数纤维离开肌腱，与支持带的横向纤维交织，但大部分肌腱通向远端。当肌腱穿过支持带后，它变宽呈现成一个扁平的薄片，并与三角掌腱膜结合在一起（图37-1）[1]。当手主动弯曲，手掌握成杯状时，肌腱会明显突出（图37-1）[2]。

　　掌腱膜由两层组成。表层的纵向纤维直接从

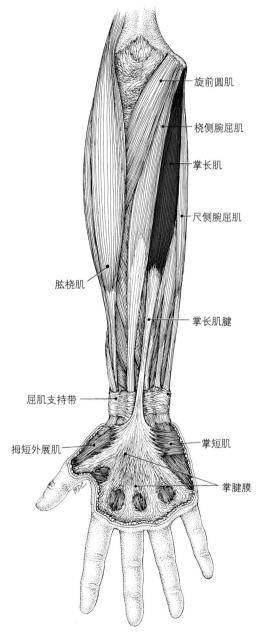

图37-1　前臂腹侧视图，包括掌长肌（红色）的正常附着点。掌长肌起源于内上髁，止于掌腱膜的远端。掌腱膜的浅层延伸至各手指，有时延伸至拇指

（图中标注：旋前圆肌、桡侧腕屈肌、掌长肌、尺侧腕屈肌、肱桡肌、掌长肌腱、屈肌支持带、拇短外展肌、掌短肌、掌腱膜）

腕掌长肌腱延伸到手指。在手掌处，纤维成束散开，覆盖每个手指（通常是拇指）的屈肌腱[3]。一些浅表纤维附着在手指根部的屈肌皱褶处皮肤上。另一部分肌纤维继续进入腱鞘与腱鞘融合。其余的远端浅表纤维呈拱形，横向覆盖下层的肌腱和肌肉。深层主要由横向纤维组成，与掌骨横韧带和掌横韧带相混合。掌长肌偶尔一侧或双侧缺失，在解剖学上高度变异[4-7]。

掌长肌的变异包括先天性缺失，双侧缺失比单侧缺失更常见，肌腹肌腱关系的逆转（近端为肌腱，远端为肌腹）；远端变异的肌肉可表现出多种附着[8-11]。据统计，完全缺失或所谓发育不全的发生率占全球人口的15%。有大量研究客观地评估掌长肌存在，结果显示，在不同人群中，其缺失介于1.5%～63.9%[2,13-19]。目前的证据尚不一致，但似乎有一种趋势，即掌长肌缺失在女性中更常见。双侧发育不全较单侧肌肉缺失相比更为常见，但证据是矛盾的。一项研究表明，掌长肌发育不全的个体与左手占优势的个体高度相关。掌长肌发育不全被认为是一种与性别相关的显性遗传[20,21]。除缺失外，约9%的个体都出现了异常。掌长肌变异可导致前臂和腕部疼痛综合征，包括腕管综合征和尺神经卡压综合征。病例很少报道，但发现异常时，通常需要手术切除肌肉以缓解患者症状。

在手术过程中发现了几例患者的症状和体征与尺神经卡压症状一致的报道，这是由于掌长肌肥大所致[24-26]。在几例患者中观察到掌长肌的变异，但并非总是会引起较为严重的症状[27-29]。多例出现腕管综合征的患者发现手掌长肌有变异，肌腱通过掌侧腕韧带下方而不是上方观察到双掌长肌腱（中央肌腹部变异）在前臂中部引起正中神经压迫[30-32]。另外三例被证明具有掌长肌远端异常，压迫正中神经下方的肌腱。外科减压术说明方法均取得了成功的结果[33]。一项横断面研究检查了掌长肌肌腱是否存在对整个腕部正中神经潜伏期的影响。Werner和Spiegelberg在462名健康受试者中发现掌长肌腱的存在不会影响腕部的正中神经功能[34]。

掌长肌被认为是辅助肌肉，对于正常的肌肉功能不是必需的。由于掌长肌的功能缺乏重要性，掌长肌腱因其功能不重要、供区发病率低、易于移植等优点，被广泛应用于各种重建手术中[35]。Wehbe认为，当需要强壮的肌腱时，掌长肌腱应该是肌腱移植的首选[36]。使用实例包括在过度上举运动员中进行尺侧副韧带重建手术、肩锁关节重建、胸锁关节重建、三角纤维软骨复合体重建、腕掌关节置换和面神经麻痹等[37-43]。

（1）神经支配和血管供应

来源于脊神经根C6～C7，C7～C8（正常排列情况），或C7～T1的正中神经支配掌长肌。掌长肌的正中神经分支变异较大；正中神经由侧根（C6～C7）和内侧根（C8～T1）在腋动脉段结合形成[1,44-48]。掌长肌的正中神经分支是可变的，它可能穿透桡侧腕屈肌或指浅屈肌的浅层纤维[49]。

尺骨前动脉的小血管分支为掌长肌提供血液供应，有时也可由正中动脉（骨间前动脉的一个分支）或肱动脉供应。腹部分支通过腹部近端1/3或中1/3穿透后部肌肉[50]。

（2）功能

掌长肌的主要功能是拉紧掌筋膜并使腕关节屈曲，它还可以作为手部皮肤和筋膜的固定点，从而稳定结构以抵抗剪切力。掌长肌也可能有助于拇指外展。

掌长肌的功能已在文献中得到证实。Duchenne在对掌长肌进行神经肌肉刺激时，仅观察到腕部屈曲而没有旋前或向两侧偏斜[51,52]。Beevor观察到，当手向反方向伸直时，掌长肌与桡侧腕屈肌收缩[53]。Pai和他的同事检查了尸体，并得出结论，当前臂旋后和旋前时，掌长肌的远端肌腱节段似乎有助于稳定前臂长轴的活动[54]。由于肌肉附着在肱骨内上髁，一些学者认为掌长肌可以轻微屈曲肘关节。尽管有人提出了掌长肌的几种次要功能，但文献尚无定论，充其量是基于微弱的证据[47,49]。

通常，掌长肌的作用可以忽略不计，这就是为什么在许多重建手术中使用掌长肌的原因，缺少掌长肌对前臂或腕部功能不会造成任何损失[55]。同时发现掌长肌的缺失与握力或捏力下降无关，利用同侧掌长肌腱重建尺侧副韧带似乎不会损害棒球运动员的投球技巧[56,57]。

（3）功能单元

肌肉的功能单位包括加强和抵抗其动作的肌肉以及肌肉所跨过的关节。这些结构在功能上的相互依赖反映在感觉运动皮质的组织和神经连接上。强调功能单位是因为在单位中的一块肌肉存在TrPs增加了单位中其他肌肉产生TrPs的可能性。当灭活肌肉中的TrPs时，人们应该关注可能在功能上相互依赖的肌肉中继发的TrPs。表37-1大致代表了手掌长肌的功能单元[58]。

表 37-1	手掌长肌的功能单元	
动　作	主动肌	拮抗肌
屈腕	桡侧腕屈肌 尺侧腕屈肌	桡侧腕长伸肌 桡侧腕短屈肌 指伸肌 尺侧腕屈腕
拇指外展	拇长展肌和拇短展肌 拇短屈肌和拇对掌肌	掌内收肌 拇指伸肌

3　临床表现

（1）牵涉痛模式

掌长肌可以在肌肉的任何部位产生TrP。掌长肌TrPs引起的疼痛为浅表的针刺样疼痛，而不是大多数其他肌肉的深部痛。这与颈阔肌类似，后者也主要引起皮肤表面的刺痛。牵涉痛模式通常以手掌为中心（图37-2），可以延伸到拇指的根部和手掌的掌指关节处，但不能延伸到手指。刺痛的感觉就像许多细针在刺产生，疼痛也可能牵涉到前臂远端。

（2）症状

除疼痛外，掌长肌TrPs的患者可能会因手掌

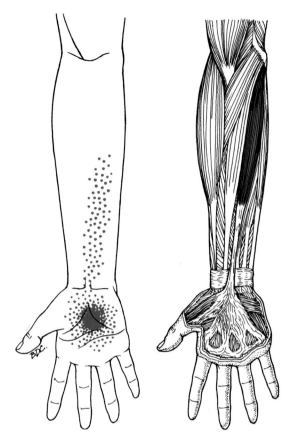

图37-2　在正常结构下，右侧掌长肌（浅红色）中的TrPs引起的牵涉痛模式（深红色）。引起的感觉被描述为表浅的刺痛感，而不是酸痛。肌肉的腹部及其TrPs可能位于前臂的近端或远端

酸胀和压痛而难以使用工具，酸胀处应检查有无压痛结节。使用螺丝刀或铲子时，手柄对手掌产生的压力会使患者感到难以忍受的疼痛。例如，建筑工人可能无法牢固地抓住工具来固定螺栓或螺钉。大多数手部活动都涉及拇指外展。患者在进行重复性活动后，（例如，演奏需要手部较大跨度的乐器；用拇指反复敲击钢琴的琴键时，或在工厂或计算机上执行重复的手动任务也需要类似的动作时），可能会主诉掌长肌中TrPs的过度使用症状。如果活动受到限制，过度使用掌长肌可能会明显加重疼痛。

（3）患者检查

在完成一次彻底的主观检查之后，临床医生应该画一张详细的图来描述患者所主诉的疼痛模式。这种措施将有助于制定具体的体格检查计划，

并可在症状改善或改变时监测患者疼痛的进展情况。为了正确评估和检查掌长肌，临床医生应该首先评估手的功能姿势和休息姿势，手腕和手指的运动范围以及掌长肌本身。应触诊手掌和手指是否存在可能与掌腱膜挛缩相关的结节（最常见于无名指和小指）。

为了评估掌长肌，患者在用力托起手之前，应先用前臂支撑手臂，并使其仰卧和肘部弯曲（图37-3），将拇指朝小指的方向外展并对掌，手腕部分弯曲，使肌腱在腕横韧带的表面突出。肌腱的突出程度取决于手腕屈伸的程度。当有力的手从伸展到弯曲缓慢移动时，这一点变得明显。收缩过程中触诊肌肉有助于识别一般结构的变化。文献中已经说明了十多种不同的临床测试，以识别掌长肌是否存在变异[59-61]。

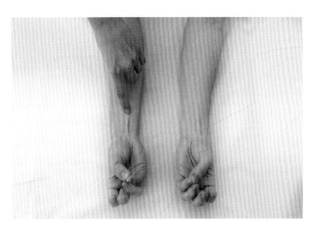

图37-3　识别是否有掌长肌存在。图中手指指出的是右臂的掌长肌腱，注意左前臂不存在掌长肌

（4）触发点检查

目前，还没有针对掌长肌TrPs的可靠性研究。然而，在其他肌肉中，Gerwin等人发现最可靠的触发点诊断标准就是通过触诊识别紧绷带，紧绷带中有压痛点，存在牵涉痛以及患者症状性疼痛的再现。尽管通过触诊确定局部抽搐反应是不可靠的，但当它存在时，这是一个有价值的客观确证性结果。

检查掌长肌时，患者可坐在椅子上，使其前臂放松并与扶手接触。另外，也可以采用仰卧姿势，使肩膀稍稍外展外旋，并使前臂在枕头上放

松（图37-4）。交叉纤维平滑式触诊可用于定位掌长肌中的TrPs。在腕关节屈曲时，按压触发点通常可以引起局部抽搐反应。通过压力刺激该TrPs通常会引起牵涉痛并向前臂掌侧放射，直至拇指的根部和手掌的远端折痕（图37-4）。虽然在该肌肉的TrPs中未观察到神经卡压。然而，解剖学变化可能会导致腕部正中神经卡压或腕部尺管区域中尺神经卡压[63]。此外，触发点的张力增加及结节扩大也可能会加剧卡压症状。

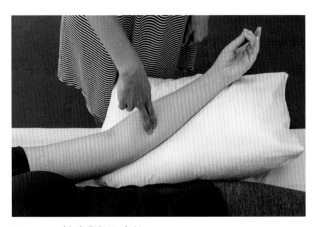

图37-4　触诊掌长肌中的TrPs

4　鉴别诊断

（1）触发点的激活和持续

一种引起TrPs的姿势或活动，如果不加以纠正，会使TrPs永久化。在斜角肌的任何部位，异常的肌肉活动或负荷都可能激活TrPs。当肌肉长时间处于缩短或拉长的位置时，触发点也可能被激活或加重。

此外，掌长肌中的TrPs也可能通过直接创伤（例如跌倒时伸出手臂）而被激活[64]。使用工具强行按压或用力握住工具时可能会加重并激活掌长肌中TrPs。例如从事园艺工作，使用螺丝刀或其他木匠工具、握住网球拍、将手柄的末端靠在手掌上，依靠拐杖尖锐的手柄，而不是一圆形手柄，也可能激活或维持肌肉中的TrPs。

（2）继发触发点

继发TrPs可在原发TrPs引起的牵涉痛区域内

发生。因此，还应考虑掌长肌牵涉痛部位的肌肉。掌长肌的牵涉痛常与腕屈肌和肘部疼痛的TrPs相关。然而，掌长肌的触发点很少与肘屈肌的触发点相关，如"网球肘"或"高尔夫球肘"。掌长肌中的继发型TrPs可能继发于肱三头肌远端内侧头的TrPs，这也可导致掌长肌疼痛。

（3）相关病理学

该肌肉中的触发点与几种不同的疾病有关或可模拟几种不同的疾病；因此，必须进行全面的医学筛查和检查，可能需要转诊至其他医疗保健专业人士。

腕部和手部掌侧的疼痛和压痛可能会诱使某些临床医生将掌长肌触发点引起的症状诊断为腕管综合征。如果掌长肌变异，在腕部的韧带下方走行，肌肉中的TrP会引起真正的腕管综合征。此类肌肉中的活跃TrPs会增加肌腱张力并加重腕管综合征症状。

2005年，Wainner等人发表了一项临床预测规则，以帮助临床医生诊断腕管综合征，包括：① 握手以减轻症状；② 腕关节比率指数 > 0.67；③ 症状严重程度量表评分 > 1.9；④ 第一指正中感觉野缩小；⑤ 年龄 > 45岁。当所有五个测试均为阳性时，似然比为18.3；当至少4个测试为阳性时，似然比为4.6[67]。

正中神经的电生理诊断检查通常用作参考标准，由美国电生理诊断协会、美国神经病学会和美国物理医学与康复学会建立的单独指南将患者分为轻度、中度或重度腕管综合征[68]。有趣的是，阳性诊断结果不一定与症状发展、严重程度或临床表现相关。因此，腕管综合征的诊断具有临床挑战。诊断必须结合临床疼痛表现和完整的临床检查，并在必要时整合影像/电生理诊断研究[69]。由于其独特的刺痛，通常很容易将掌长肌中的TrPs与腕管综合征区分开来，但尽管如此，电诊断结果为阳性的情况下仍应进行检查。还应评估腕部和手部掌侧的其他疼痛状况，例如桡侧腕屈肌、旋前圆肌和肱肌的TrPs引起的疼痛[70,71]。

掌腱膜挛缩症患者的症状可能与手掌长肌中的活性TrPs混淆。在掌腱膜挛缩的情况下，手掌尺侧的手掌折痕明显凹陷，同时还有手指屈曲挛缩，最常见的情况是累及环指或小指的掌指关节和近端指间关节。在掌腱膜挛缩的早期发展过程中，手掌的触诊显示出不连续的触痛结节，并且患者报道称弥漫性手掌压痛，通常是对所施加压力而产生的酸痛。相比之下，TrPs引起的感觉刺痛、指状屈肌挛缩、离散结节和弥漫性压痛（而不是皮肤刺痛感）的存在使医生能够将TrPs与掌腱膜挛缩区分开。掌腱膜挛缩的保守治疗是不必要的。

5 纠正措施

对于任何在体力劳动中感到疼痛的人，纠正加重症状的活动是必不可少的第一步。使用不合适的工具（例如螺丝刀或手提钻）将手柄的末端直接靠在手掌上，可以激活掌长肌中的TrPs，尤其是反复使用时。故进行符合人体工程学的修改非常重要，例如增加手柄的周长（以便更广泛地分散力），戴上带衬垫的手套以及交替使用的技术以减少工具对手掌的直接压力。在网球、曲棍球和长曲棍球等体育活动中，由于设备的不当使用而产生TrP的运动员，可以使用相同的调整方式。重要的是要评估运动员在年轻时如何握紧设备，以确保他们不会养成不良习惯，因为在较年长的比赛年龄中更难纠正这些习惯。

患者应学会在温浴或淋浴时在如图37-5的伸展位置上自行伸展掌侧筋膜和掌长肌。患者也可坐位，患侧前臂托在垫面。手指和手伸展，直到患者感觉到适度的拉伸。在肘部伸展前臂通常不会增加被动伸展。同时伸出拇指可增加进一步的增益。像往常一样，重要的是避免在过度活动的关节中进行全范围的肌肉伸展运动。患有拇指任何关节骨关节炎的患者可能无法耐受增加拇指伸展。

拉伸后，可以拉伸整组前臂屈肌，尤其是腕部和手指屈肌，以消除与平行肌相关的任何TrPs的参与（请参阅第三十八章）。掌长肌TrP失活

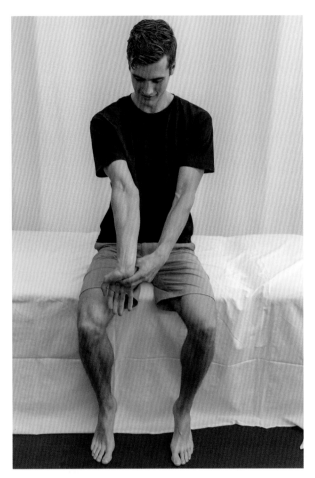

图37-5　掌长肌的自我拉伸姿势。为了充分拉伸肌肉，患者需要同时拉伸手和手指，用对侧示指使拇指内收可以充分拉伸肌肉

后，用力伸指并在温水下张开掌可拉伸掌筋膜至轻度至中度挛缩。

车骥、王博、郑拥军　译　郑拥军　审

参考文献

［1］ Standring S. Gray's Anatomy: The Anatomical Basis of Clinical Practice. 41st ed. London, UK: Elsevier; 2015.

［2］ Eric M, Krivokuca D, Savovic S, Leksan I, Vucinic N. Prevalence of the palmarislongus through clinicalevaluation. Surg Radiol Anat. 2010; 32(4): 357–361.

［3］ Agur AM. Grant's Atlas of Anatomy. 9th ed. Baltimore, MD: Williams & Wilkins; 1991: 412–441.

［4］ Gangata H, Ndou R, Louw G. The contribution of the palmarislongus muscle to the strength of thumb abduction. Clin Anat. 2010; 23(4): 431–436.

［5］ Oudit D, Crawford L, Juma A, Howcroft A. The "four-finger" sign: to demonstrate the palmarislongus tendon. Plast Reconstr Surg. 2005; 116(2): 691–692.

［6］ Reimann AF, Daseler EH, Anson BJ, Beaton LE. The palmarislongus muscleand tendon. A study of 1600 extremities. Anat Rec. 1944; 89: 495–505.

［7］ Ioannis D, Anastasios K, Konstantinos N, Lazaros K, Georgios N. Palmaris longus muscle's prevalence in different nations and interesting anatomical variations: review of the literature. J Clin Med Res. 2015; 7(11): 825–830.

［8］ Murabit A, Gnarra M, Mohamed A. Reversed palmarislongus muscle: anatomical variant—case report and literature review. Can J Plast Surg. 2013; 21(1): 55–56.

［9］ Cope JM, Looney EM, Craig CA, Gawron R, Lampros R, Mahoney R. Median nerve compression and reverse palmarislongus. Int J Anat Var. 2009; 2: 102–104.

［10］ Heck L, Campos D. Embryological considerations on the bilateral reversed palmarislongus muscle: a case report in human. J Morphol Sci. 2014; 31(1): 58–61.

［11］ Salgado G, Cantin M, Inzunza O, Munoz A, Saez J, Macuer M. Bilateral reversed palmarislongus muscle: a rare anatomical variation. Folia Morphol (Warsz). 2012; 71(1): 52–55.

［12］ Natsis K, Didagelos M, Manoli S, et al. Fleshy palmarislongus muscle—a cadaveric finding and its clinical significance: a case report. Hippokratia. 2012; 16(4): 378–380.

［13］ Gangata H. The clinical surface anatomy anomalies of the palmarislongus muscle in the Black African population of Zimbabwe and a proposed new testing technique. Clin Anat. 2009; 22(2): 230–235.

［14］ Ceyhan O, Mavt A. Distribution of agenesis of palmarislongus muscle in 12 to 18 years old age groups. Indian J Med Sci. 1997; 51(5): 156–160.

［15］ Raouf HA, Kader GA, Jaradat A, Dharap A, Fadel R, Salem AH. Frequency of palmarislongus absence and its association with other anatomical variations in the Egyptian population. Clin Anat. 2013; 26(5): 572–577.

［16］ Osonuga A, Mahama HM, Brown AA, et al. The Prevalence of Palmaris Longus Agenesis Among the Ganaian Population. Asian Pac J Trop Dis. 2012; 2 (suppl 2): S887–S889.

［17］ Sater MS, Dharap AS, Abu-Hijleh MF. The prevalence of absence of the palmarislongus muscle in the Bahraini population. Clin Anat. 2010; 23(8): 956–961.

[18] Thompson NW, Mockford BJ, Cran GW. Absence of the palmarislongus muscle: a population study. Ulster Med J. 2001; 70(1): 22–24.

[19] Venter G, Van Schoor AN, Bosman MC. Degenerative trends of the palmarislongus muscle in a South African population. Clin Anat. 2014; 27(2): 222–226.

[20] Kose O, Adanir O, Cirpar M, Kurklu M, Komurcu M. The prevalence of absence of the palmarislongus: a study in Turkish population. Arch Orthop Trauma Surg. 2009; 129(5): 609–611.

[21] Abdolahzadeh Lahiji F, Ashoori K, Dahmardehei M. Prevalence of palmarislongus agenesis in a hospital in Iran. Arch Iran Med. 2013; 16(3): 187–188.

[22] Pai MM, Prabhu LV, Nayak SR, et al. The palmarislongus muscle: its anatomic variations and functional morphology. Rom J Morphol Embryol. 2008; 49(2): 215–217.

[23] Tiengo C, Macchi V, Stecco C, Bassetto F, De Caro R. Epifascial accessory palmarislongus muscle. Clin Anat. 2006; 19(6): 554–557.

[24] Barkats N. Hypertrophy of palmarislongus muscle, a rare anatomic aberration. Folia Morphol (Warsz). 2015; 74(2): 262–264.

[25] Lal RA, Raj S. Guyon's canal syndrome due to accessory palmarislongus muscle: aetiological classification: a case report. Cases J. 2009; 2: 9146.

[26] Santoro TD, Matloub HS, Gosain AK. Ulnar nerve compression by an anomalous muscle following carpal tunnel release: a case report. J Hand Surg Am. 2000; 25(4): 740–744.

[27] Bhashyam AR, Harper CM, Iorio ML. Reversed palmarislongus muscle causing volar forearm pain and ulnar nerve paresthesia. J Hand Surg Am. 2017; 42(4): 298, e291–298, e295.

[28] Lisanti M, Rosati M, Maltinti M. Ulnar nerve entrapment in Guyon's tunnel by an anomalous palmarislongus muscle with a persisting median artery. Acta Orthop Belg. 2001; 67(4): 399–402.

[29] Ogun TC, Karalezli N, Ogun CO. The concomitant presence of two anomalous muscles in the forearm. Hand (N Y). 2007; 2(3): 120–122.

[30] Christos L, Konstantinos N, Evagelos P. Revision of carpal tunnel release due to palmaris longus profundus. Case Rep Orthop. 2015; 2015: 616051.

[31] Brones MF, Wilgis EF. Anatomical variations of the palmarislongus, causing carpal tunnel syndrome: case reports. Plast Reconstr Surg. 1978; 62(5): 798–800.

[32] Markeson D, Basu I, Kulkarni MK. The dual tendon palmarislongus variant causing dynamic median nerve compression in the forearm. J Plast Reconstr Aesthet Surg. 2012; 65(8): e220–e222.

[33] Backhouse KM, Churchill-Davidson D. Anomalous palmarislongus muscle producing carpal tunnel-like compression. Hand. 1975; 7(1): 22–24.

[34] Werner RA, Spiegelberg T. Does the presence of the palmarislongus tendon influence median nerve function? Muscle Nerve. 2012; 45(6): 895–896.

[35] Jakubietz MG, Jakubietz DF, Gruenert JG, Zahn R, Meffert RH, Jakubietz RG. Adequacy of palmarislongus and plantaris tendons for tendon grafting. J Hand Surg Am. 2011; 36(4): 695–698.

[36] Wehbe MA. Tendon graft donor sites. J Hand Surg Am. 1992; 17(6): 1130–1132.

[37] Langer P, Fadale P, Hulstyn M. Evolution of the treatment options of ulnar collateral ligament injuries of the elbow. Br J Sports Med. 2006; 40(6): 499–506.

[38] Gogna P, Mukhopadhyay R, Singh A, et al. Mini incision acromio-clavicular joint reconstruction using palmarislongus tendon graft. Musculoskelet Surg. 2015; 99(1): 33–37.

[39] Bak K, Fogh K. Reconstruction of the chronic anterior unstable sternoclavicular joint using a tendon autograft: medium-term to long-term follow-up results. J Shoulder Elbow Surg. 2014; 23(2): 245–250.

[40] Bain GI, Eng K, Lee YC, McGuire D, Zumstein M. Reconstruction of chronic foveal TFCC tears with an autologous tendon graft. J Wrist Surg. 2015; 4(1): 9–14.

[41] Pegoli L, Parolo C, Ogawa T, Toh S, Pajardi G. Arthroscopic evaluation and treatment by tendon interpositional arthroplasty of first carpometacarpal joint arthritis. Hand Surg. 2007; 12(1): 35–39.

[42] Toyserkani NM, Bakholdt V, Sorensen JA. Using a double-layered palmarislongus tendon for suspension of facial paralysis. Dan Med J. 2015; 62(3).

[43] Angelini Junior LC, Angelini FB, de Oliveira BC, Soares SA, Angelini LC, Cabral RH. Use of the tendon of the palmarislongus muscle in surgical procedures: study on cadavers. Acta Ortop Bras. 2012; 20(4): 226–229.

[44] Clemente C. Gray's Anatomy of the Human Body. 30th ed. Philadelphia, PA: Lea & Febiger; 1985.

[45] Rasch PJ, Burke RK. Kinesiology and Applied Anatomy: The Science of Human Movement. 6th ed. Philadelphia, PA: Lea & Febiger; 1978.

[46] Hollinshead WH. Functional Anatomy of the Limbs and Back. 4th ed. Philadelphia, PA: Saunders; 1976.

[47] Kendall FP, McCreary EK. Muscles: Testing and Function, with Posture and Pain. 5th ed. Baltimore, MD: Lippincott Williams & Wilkins; 2005.

[48] Spalteholz W. Handatlas der Anatomie des Menschen. Vol 2. 11th ed. Leipzig, Germany: S. Hirzel; 1922.

[49] Bardeen C. The musculature, Sect. 5. In: Jackson CM, ed. Morris's Human Anatomy. 6th ed. Philadelphia, PA: Blakiston's Son & Co; 1921: 432.

[50] Wafae N, Itezerote AM, LauriniNeto H. Arterial branches to the Palmaris Longus muscle. Morphologie. 1997; 81(253): 25-28.

[51] Rasch PJ, Burke RK. Kinesiology and Applied Anatomy. 3rd ed. Philadelphia, PA: Lea & Febiger; 1967.

[52] Duchenne G. Physiology of Motion. Philadelphia, PA: Lippincott; 1949: 120.

[53] Beevor CE. Muscular movements and their representation in the central nervous system. Lancet. 1903; 1: 1715-1724, 1718-1719.

[54] Jenkins DB. Hollinshead's Functional Anatomy of the Limbs and Back. 6th ed. Philadelphia, PA: W.B. Saunders; 1991: 125-127.

[55] Sebastin SJ, Lim AY, Bee WH, Wong TC, Methil BV. Does the absence of the palmarislongus affect grip and pinch strength? J Hand Surg Br. 2005; 30(4): 406-408.

[56] Fleisig GS, Leddon CE, Laughlin WA, et al. Biomechanical performance of baseball pitchers with a history of ulnar collateral ligament reconstruction. Am J Sports Med. 2015; 43(5): 1045-1050.

[57] Azar FM, Andrews JR, Wilk KE, Groh D. Operative treatment of ulnar collateral ligament injuries of the elbow in athletes. Am J Sports Med. 2000; 28(1): 16-23.

[58] Simons DG, Travell J, Simons L. Travell & Simon's Myofascial Pain and Dysfunction: The Trigger Point Manual. Vol 1. 2nd ed. Baltimore, MD: Williams & Wilkins; 1999: 104.

[59] Sankar KD, Bhanu PS, John SP. Incidence of agenesis of palmarislongus in the Andhra population of India. Indian J Plast Surg. 2011; 44(1): 134-138.

[60] Kyung DS, Lee JH, Choi IJ, Kim DK. Different frequency of the absence of the palmarislongus according to assessment methods in a Korean population. Anat Cell Biol. 2012; 45(1): 53-56.

[61] Kigera JW, Mukwaya S. Frequency of agenesis Palmaris longus through clinical examination—an East African study. PLoS One. 2011; 6(12): e28997.

[62] Gerwin RD, Shannon S, Hong C-Z, Hubbard DR, Gevirtz R. Interrater reliability in myofascial trigger point examination. Pain. 1997; 69: 65-73.

[63] Regan PJ, Feldberg L, Bailey BN. Accessory palmarislongus muscle causing ulnar nerve compression at the wrist. J Hand Surg Am. 1991; 16(4): 736-738.

[64] Gerwin RD, Dommerholt J, Shah JP. An expansion of Simons' integrated hypoth esis of trigger point formation. Curr Pain Headache Rep. 2004; 8(6): 468-475.

[65] Hsieh YL, Kao MJ, Kuan TS, Chen SM, Chen JT, Hong CZ. Dry needling to a key myofascial trigger point may reduce the irritability of satellite MTrPs. Am J Phys Med Rehabil. 2007; 86(5): 397-403.

[66] Hong C-Z. Considerations and recommendations regarding myofascial trigger point injection. J Musculoske Pain. 1994; 2(1): 29-59.

[67] Wainner RS, Fritz JM, Irrgang JJ, Delitto A, Allison S, Boninger ML. Development of a clinical prediction rule for the diagnosis of carpal tunnel syndrome. Arch Phys Med Rehabil. 2005; 86(4): 609-618.

[68] American Association of Electrodiagnostic Medicine, American Academy of Neurology, American Academy of Physical Medicine and Rehabilitation. Practice parameter for electrodiagnostic studies in carpal tunnel syndrome: summary statement. Muscle Nerve. 2002; 25(6): 918-922.

[69] Nathan PA, Keniston RC, Myers LD, Meadows KD, Lockwood RS. Natural history of median nerve sensory conduction in industry: relationship to symptoms and carpal tunnel syndrome in 558 hands over 11 years. Muscle Nerve. 1998; 21(6): 711-721.

[70] Duckworth AD, Jenkins PJ, Roddam P, Watts AC, Ring D, McEachan JE. Pain and carpal tunnel syndrome. J Hand Surg Am. 2013; 38(8): 1540-1546.

[71] Nunez F, Vranceanu AM, Ring D. Determinants of pain in patients with carpal tunnel syndrome. Clin Orthop Relat Res. 2010; 468(12): 3328-3332.

前臂的腕屈肌和指屈肌

约翰逊·麦克沃伊、约瑟夫·M.唐纳利

1 介绍

前臂的腕屈肌、指屈肌和旋前肌在抓握和进行精细动作时发挥重要作用。前臂伸肌和屈肌之间的协同作用保证了腕关节的位置和手的握力以实现有效的功能运动。这些肌肉涉及肘、前臂、腕部、手和手指的疼痛综合征。这些肌肉中的触发点（TrPs）可能是产生疼痛的主要原因，或者与其他疾病共存。反复长时间的抓握可以使这些肌肉中TrPs的激活和永久化。触发点产生的症状可能包括肘部、前臂、腕部和手部的疼痛、感觉异常和感觉迟钝。鉴别诊断包括肱骨内上髁炎；尺神经病变；腕管综合征；腕关节骨关节炎；C5、C6、C7、C8和T1神经根痛或神经根病；正中神经和尺神经卡压综合征。纠正措施包括避免手长时间抓握，触发点的自我压力释放，自我拉伸以及加强肌力。

2 相关解剖

腕屈肌

桡侧腕屈肌（FCR）位于皮下，在前臂掌侧的旋前圆肌和掌长肌之间，旋前圆肌在桡侧穿过前臂，而掌长肌则倾向于与旋前圆肌在尺侧重叠（图38-1A）[1]。桡侧腕屈肌起源于内上髁，通过共同屈肌腱延伸至肌间隔。肌腹延伸至前臂中部。它的肌腱向下主要附着于第二掌骨的根部，并有一束延伸至第三掌骨的根部。

尺侧腕屈肌（FCU）位于尺骨掌侧浅表层。近端分为两个头：肱骨头通过屈肌总腱附着于肱骨内上髁，尺侧头通过尺侧腕伸肌和指深屈肌共同的肌腱附着于鹰嘴的内侧缘和尺骨背侧缘近2/3处，且附着于肌间隔。在远端，其肌腱止于豌豆骨。

指屈肌

近端指浅屈肌（FDS）具有三个头：肱骨头、尺骨头和桡骨头（图38-1B）。肱骨头起于肱骨内上髁，经屈肌总腱至肌间隔处；尺骨头附着于尺骨冠状突的内侧，在肱骨头下方靠近旋前圆肌的近端；桡骨头附着于肱二头肌和旋前圆肌的附着点之间的桡骨斜线上。正中神经在桡骨头和尺骨头附着点之间的腱弓下穿过。指浅屈肌位于掌长肌和腕屈肌的下方，这块肌肉覆盖了前臂掌侧的大部分（图38-1B）。指浅屈肌腕部的肌腱以及一些肌纤维位于深浅两平面中。肌腱从浅平面延伸到中指和无名指，在深平面肌腱延伸到示指和小指。远端，在第一指骨处，指浅屈肌的每个肌腱分开以绕过其深肌腱，因为每个浅表肌腱都附着在中指骨的两侧。指伸屈肌纤维（图38-1C）延伸至前臂尺侧近端的一半，该肌起源于尺骨掌侧、内侧和背侧表面的近3/4至尺侧腕屈肌和伸腕肌共有的腱膜，并附着于尺骨冠状突的内侧和骨间膜的尺侧一半。每个肌腱都止于各个手指的末节指骨的根部。整个前臂内，拇长屈肌（FPL）（图38-1C）在其他更浅层的肌肉下方延伸，主要在桡侧。它起源于桡骨近端，并向肱骨移行，止于拇指末节指骨根部。指浅屈肌的肌腹覆盖了指深屈肌和拇长屈肌。

旋前圆肌

旋前圆肌有两个头，肱骨头附着于内上髁和

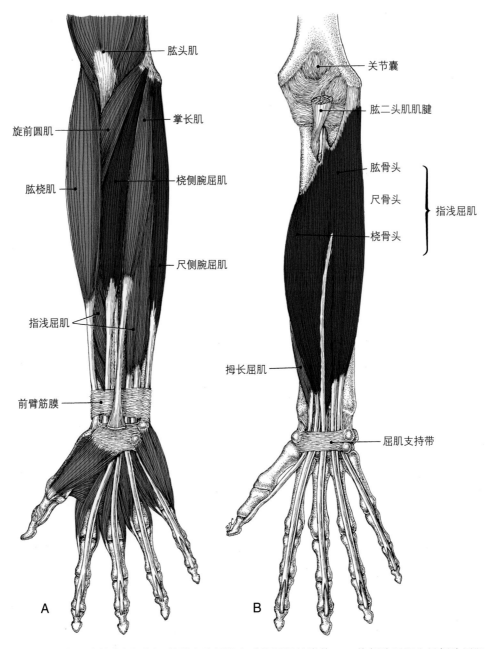

图38-1　右上肢的掌侧视图，前臂内腕屈肌和手指屈肌的附着。**A** 桡侧腕屈肌和尺侧腕屈肌为深红色，其他肌肉（包括旋前圆肌）为红色。**B** 指浅屈肌（深红色）。尺骨头位于肱骨头下方。**C** 指深屈肌和拇长屈肌（深红色）和指浅屈肌（浅红色）的切开端

邻近的筋膜。尺骨头附着于尺骨冠突的内侧，正中神经在这两个头之间进入前臂。肌肉向远侧和外侧移动，并在前臂止于桡骨中点的侧面。

旋前方肌是一种深而平的肌肉，覆盖尺骨和桡骨前方的远端，它起源于尺骨远端骨干的前表面，并由强大的腱膜覆盖该肌肉的内侧1/3。肌肉斜行向下，插入桡骨前表面的远端。尸体研究

表明，旋前方肌具有深、浅头。筋膜头端从尺骨远端前侧横向延伸到桡骨远端前侧[2-4]。深部头从尺骨前表面开始斜向下和向外侧走行，止于桡骨前表面和远端桡尺关节。Sakamoto等人描述了80%的前臂浅部和深部有两个或多个排列的肌束[2]。他们还发现，在止于尺骨头并延伸到茎突的40个前臂肌肉中有26个发生了肌肉滑脱。他们怀疑

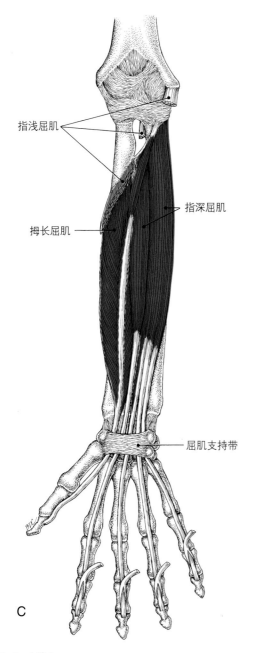

指浅屈肌

指深屈肌

拇长屈肌

屈肌支持带

C

图38-1（续）

这种肌肉滑脱将为桡尺远端关节提供额外稳定。

位置和结构

有文献描述说明了指浅屈肌四个指腹的具体位置为：第二和第五指的肌腹相对较远，第三和第四指的肌腹大部分在它们的近端[5]。

桡侧腕屈肌和尺侧腕屈肌的结构排列使两者的纤维长度相似（分别为51 mm和41 mm）[6]。然而，尺侧肌羽状排列角度（12°）大于桡侧肌（3.1°），这也反应在两者的纤维长度与肌肉长度

的比值上（分别为0.19和0.31）[7]。前臂伸肌长度比值变化范围较大。尺侧腕屈肌倾向于力量而不是速度，其终板区从肌肉的一端到另一端几乎是纵向延伸的。然而，桡侧腕屈肌的结构为速度型而非力量型，其终板区走行更倾斜，可能被分为三个单独的隔室。

与尺侧腕屈肌相似，旋前圆肌的结构（羽状角度为10°，纤维/肌肉长度比为0.28）更适合力量型运动。指屈肌和拇指长屈肌的结构居中，从指浅屈肌到指深屈肌再到拇长屈肌更适合力量型运动。与大多数骨骼肌一样，桡侧腕屈肌和拇长屈肌中的纤维类型在Ⅰ型和Ⅱ型纤维之间几乎均匀分布。有趣的是，与非优势侧相比，优势侧Ⅰ型（慢速抽搐型）纤维的百分比始终较低（相差约6%）[9]。桡侧腕屈肌显示出存在3个隔室的证据，每个隔室由运动神经的单独分支支配[10]。沿肌腱中线附着的纤维纵向排列。内侧束和外侧束沿着肌腱两侧附着。每一个这样的隔室都有一个单独的终板区。这些单独支配的隔室的功能意义目前尚不清楚[8]。

（1）神经支配和血供

腕和手指屈肌

前臂的大多数屈肌，包括桡侧腕屈肌、指浅屈肌和拇长屈肌均由正中神经支配。但是，尺侧腕屈肌和指伸屈肌的一半由尺神经支配，另一半由正中神经支配[11,12]。桡侧腕屈肌受来自脊神经C6和C7的神经支配，指浅屈肌受来自C7和C8的神经支配，尺侧腕屈肌，指伸屈肌和拇长屈肌受来自C8和T1的神经支配[13]。这些脊神经最尾端的节段支配最深的屈肌以及前臂尺侧的肌肉[14]。

旋前肌

旋前圆肌由正中神经的一个分支支配，神经起源于C6和C7神经。旋前方肌由来自C7和C8的正中神经骨间前支支配。深头由位于骨远端骨表面的骨间前神经分支支配[15]。桡动脉供应桡侧腕屈肌的前外侧、指浅屈肌和拇长屈肌的外侧一半以及旋前方肌的桡侧止点，尺动脉供应尺侧腕屈肌、指浅屈肌、拇长屈肌、指伸屈肌和旋前圆肌[16]。

（2）功能

腕屈肌

桡侧腕屈肌使手部腕关节屈曲，并辅助腕关节的外展，尺侧腕屈肌使手屈曲和强力收缩，并在手指屈曲运动时活跃。

手指屈肌

指浅屈肌主要屈曲每个手指的中节指骨、近节指骨以及腕关节。指深屈肌主要屈曲每个手指的末节指骨，以及屈曲所有其他指骨和腕关节，指深屈肌的主要作用不是屈曲腕关节，而是用于闭合握拳使所有关节屈曲。拇长屈肌首先屈曲拇指的末节指骨，然后在屈曲近节指骨的同时内收掌骨，最终协助腕关节的屈曲和外展。拇长屈肌的正常屈曲活动需要其他四只拇指肌肉的协调作用。

旋前肌

旋前圆肌协助旋前方肌快速旋前并克服阻力，旋前圆肌也有助于肘部屈曲，但仅限于在有阻力的情况下。

旋前方肌的主要功能是当肘关节在各个位置屈曲时使前臂旋前。Ok 等人调查了 89 名健康志愿者优势前臂和非优势前臂的旋前方肌横截面积以及手握力。结果证明在所有个体的优势臂中，无论他们是右手或左手优势，其握力、手部优势和旋前方肌厚度之间均存在相关性。旋前方肌在大多数需要手臂支配的功能活动中起关键作用[17]。

（3）功能单元

腕屈肌和手指屈肌

肌肉的功能单位包括加强和抵抗其动作的肌肉以及肌肉所跨过的关节。这些结构在功能上的相互依赖反映在感觉运动皮层的组织和神经连接上。强调功能单位是因为在单位中的一块肌肉存在 TrPs 增加了单位中其他肌肉产生 TrPs 的可能性。当灭活肌肉中的 TrPs 时，人们应该关注可能在功能上相互依赖的肌肉中继发的 TrPs。表 38-1 大致代表腕屈肌、手指屈肌和前臂旋前肌的功能单元[18]。

手指的所有屈曲运动都涉及一些指伸肌的活动。伸肌和屈肌之间的力量拮抗关系是重要的一

环[19]。手腕的伸展可使手腕达到理想的长度张力来保证抓握更具力量。当手指在指间关节处伸展时，只有骨间肌和蚓状肌能使掌指关节（MCP）屈曲。腕部和手指伸肌的功能如第三十四章和第三十五章所述。

表 38-1　腕屈肌、手指屈肌和前臂旋前肌的功能单元		
动　作	协同肌	拮抗肌
腕屈曲	指浅屈肌 指深屈肌 掌长肌 桡侧腕屈肌 尺侧腕屈肌	桡侧腕伸肌
手指屈曲	蚓状肌 背侧骨间肌 拇短屈肌 小指短屈肌 拇长屈肌	指伸肌 拇长伸肌 蚓状肌 掌侧骨间肌
前臂内旋	肱桡肌 旋前圆肌 旋前方肌	肱二头肌 旋后肌

3　临床表现

（1）牵涉痛模式

Winter 指出指屈肌和腕屈肌在内上髁的共同附着点附近的 TrPs 作为牵涉痛的常见来源[20]。常表现为放射到腕关节掌侧或相应的手指疼痛[21]。有时也将肘部特发性肌痛（通常认为与肌筋膜疼痛相关）归因于局部肌痛区，这个区域有时出现在腕指屈肌[22]。

腕屈肌

桡侧腕屈肌中的触发点的牵涉痛和压痛主要集中在腕横纹的桡侧，部分延伸至相邻的前臂和手掌中（图 38-2A 左）[23]。尺侧腕屈肌中的触发点的牵涉痛和压痛位于腕横纹的尺侧，具有类似的外延现象（图 38-2A 右）。

指屈肌

指深屈肌和指浅屈肌的牵涉痛模式并没有区别。这些肌肉中的 TrPs 的牵涉痛向他们所控制的

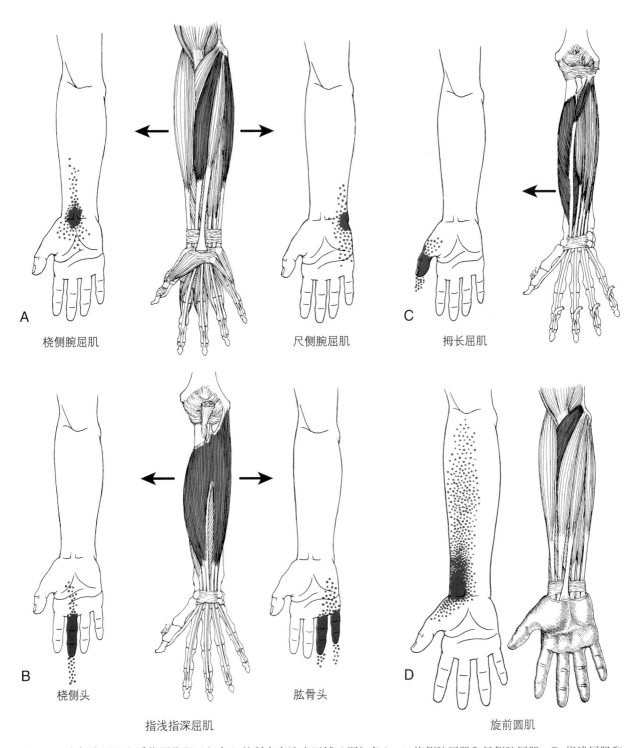

图38-2　右侧腕屈肌和手指屈指肌（红色）的所有牵涉痛区域（深红色）。**A** 桡侧腕屈肌和尺侧腕屈肌。**B** 指浅屈肌和指深屈肌。左侧：中指浅面牵涉痛模式；右侧：第四、第五指浅屈肌和深屈肌的牵涉痛模式。**C** 拇长屈肌。**D** 旋前圆肌

手指传导。例如，中指屈肌纤维中的一个TrPs向中指全长放射疼痛（图38-2B，左侧）。同样地，屈曲环指和小指的肌纤维中的TrPs会引起整个手指的疼痛（图38-2B，右）。Simons等人报道称，

患者经常将疼痛描述为从手指末端向外发出的如闪电一般的爆发性疼痛[24]。然而，在临床上暂时并未发现这一现象。由于这些肌肉与正中神经和尺神经在解剖学上的紧密排列，这种描述可能

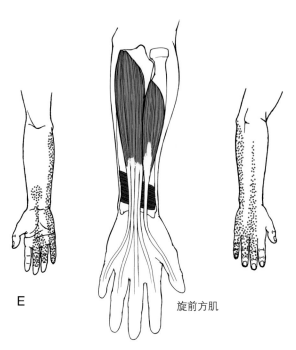

图38-2　（续）右侧腕屈肌和手指屈指肌的所有牵涉痛区域。**E** 旋前方肌

更多地与神经病学症状相关。需要对这些肌肉中TrPs相关症状的性质进行更多的研究。这种模式与指伸肌上的疼痛不同，指伸肌的牵涉痛不会到达手指的末端。

Kellgren报道说，向指深屈肌注射6%氯化钠注射液会产生掌指关节疼痛，这与将0.3 mL相同溶液直接注射到另一只手的同一关节间隙中引起的疼痛没有区别[23]。由于这两种原因造成的关节疼痛性质相似，导致关节疾病的疼痛与手指屈肌中TrP引起的疼痛之间的混淆。

将0.2 mL 6%氯化钠注射液注射到指深屈肌中，尽管对腕部尺神经的局部阻滞对疼痛结构进行了完全麻醉，但疼痛仍然放射到小鱼际肌和第5掌指关节，本实验中的牵涉痛并不取决于在牵涉痛区域内神经的冲动。肌肉中注射刺激性盐溶液引起的传入神经放电，以及从牵涉痛区域感受到的疼痛，必须遵循中枢神经系统中的共同通路，有人可能将此现象描述为"幻痛"。小鱼际肌的疼痛可能也归因于尺侧腕屈肌不慎被注入盐水所致。

拇长屈肌中的触发点的牵涉痛从拇指掌侧放射到指尖（可能"超出"指尖范围）（图38-2C）。

旋前肌

旋前圆肌TrPs会将疼痛放射到腕部和前臂的掌侧桡骨区域（图38-2D）。西蒙斯（Simons）等人以前没有描述过旋前方肌的触发点牵涉痛模式。

Hwang和Kang使用0.3 mL 6%高渗盐水注射液研究了35名健康个体的非优势臂中旋前方肌的牵涉痛模式[24]。他们使用肌电图作为参考，将注射液准确地注入旋前方肌中。在57%的个体中，从注射部位沿前臂内侧向近端和远端产生了牵涉痛，有50%的人报道疼痛向近端扩散到肱骨内上髁，第五指远端。29%的患者描述了从前臂掌侧和背侧向第3和第4指（从掌侧和背侧到指间关节远端）扩散的牵涉痛。包括来自旋前方肌的疼痛模式，类似于C8～T1节段模式以及尺神经和内侧神经的感觉神经分布（图38-2E）。

在对前臂所有这些屈肌的牵涉痛模式的图解中，Bonica和Sola着重强调了TrPs区域的局部疼痛，而不是传导到腕部及更远端的疼痛[25]。Rachlin强调FDS肌肉的向远端传导的疼痛模式，但不包括其他腕部和手指屈肌[26]。

（2）症状

前臂屈肌中有TrPs的患者常常不能使用剪刀剪下厚布，在做园艺时操作工具或使用需要稳定和有力抓握的工具有困难。这些症状通常在前臂和/或手指的掌侧面出现。

指屈肌中有TrPs的患者通常说，他们的精细运动（例如书写、从平坦的表面捡起硬币、需要精细协调的手指运动和抓握的其他功能性活动）的难度不断增加。当询问手指屈肌中有TrPs的患者其疼痛是在手指的远端还是近端时，他们可能会擦擦手指的掌侧并回答："我不知道。"临床医生可以根据患者摩擦手指的方式检查手指的屈指或伸肌。旋前圆肌中有TrPs的患者可能无法使手旋后，例如无法使用螺丝刀拧螺丝或使用起子拧罐子。腕关节的完全旋后、轻微伸展会引起旋前圆肌的伸展和超负荷，从而引起难以忍的疼痛，这些患者通常通过旋转肩部的手臂来进行补偿，从而造成肩部肌肉超负荷。

如果患者出现扳机指的症状和体征，TrPs可能与功能障碍有关，但不是主要原因。扳机指中TrPs产生的疼痛可能在拇指或第一、第二指的掌侧区域内。

（3）患者检查

在完成一次彻底的主观检查之后，临床医生应该画一张详细的图来描述患者所主诉的疼痛模式。这种措施将有助于制订具体的体格检查计划，并可在症状改善或改变时监测患者疼痛的进展情况。

颈椎和胸椎的评估以及正中神经和尺神经的神经动力学测试也有助于确定任何脊柱病变对前臂感觉异常症状的影响。即使患者没有主诉与颈椎或胸椎直接相关的症状，该评估也很重要。Wainner等人确定了一组测试项目来判断患者出现颈椎神经根病的可能性，这4个测试项目为：Spurling征阳性；颈椎旋转角度小于60°；压头试验阳性，轴向牵引颈椎时疼痛症状减轻；上肢牵拉实验和上肢运动神经元神经损伤的奥本海姆测试阳性[27]。如果这四个测试项目都为阳性，患者出现颈椎神经根病的可能性为90%。出现3个项目阳性时，患者发生颈椎神经根病的概率为65%。

应仔细检查肘关节、腕关节、前臂以及手的主动和被动运动范围。在检查TrPs功能障碍时，与无力相比，疼痛引起的活动范围受限是一个更好的指标。

当患者前臂完全旋后，手指和手完全伸展，可同时对所有的手和手指屈肌进行测试。可以通过伸展腕关节和拇指来测试拇长屈肌，使用手持测力计可以测试腕关节力量和手的抓握力[28,29]。

在进行手指伸展测试时，首先将右手和左手的指尖对在一起（图38-3A），然后两手掌相互挤压，同时将两前臂尽可能伸直（图38-3B）。如果屈肌中存在TrPs，可以表现为肌肉紧绷的感觉和受累肌肉特定牵涉痛区的疼痛，单个指屈肌受累可以通过以下方式测试各个手指屈肌的活动：首先通过伸展手腕和仅伸直中指，然后再测试中指骨和远端指骨是否有疼痛性伸直受限。如果存在肌肉无力的问题，可以按照Kendall等人的方法测试单个肌肉。应当检查桡尺关节、桡腕关节和腕骨间关节近端以及所有MCP和指间关节的附属关节运动。这些关节中任何一个的附属运动损失都可能导致手腕、手指和旋前方肌的超负荷[30,31]。

（4）触发点检查

在患者侧卧，肩膀抬高，前臂充分旋后的情况下，可以轻松检查腕屈肌、指屈肌和旋前肌的触发点。手腕和手处于中立位置（图38-4A）。如果前臂不能完全旋后，则可以使用毛巾卷将前臂放在舒适的位置。屈肌的触发点通常位于肌腹的中段。但是应该检查整个肌肉。桡侧腕屈肌和尺侧腕屈肌都足够浅，可以通过交叉纤维平滑式触诊来识别其TrPs（图38-4C和E）[30,31]。指浅屈肌和指深屈肌TrPs使用交叉纤维平滑式触诊识别，通常一起触诊。牵涉痛模式的深度和位置有助于临床医生识别受影响的肌肉。可以利用针头或注射针来区分和识别指深屈肌TrPs与指浅屈肌TrPs。拇长屈肌TrPs通过对桡骨近端掌侧表面的交叉纤维进行交叉纤维平滑式触诊来确定拇长屈肌的触发点（图38-4F）[32,33]。

4　鉴别诊断

（1）触发点激活和永久化

旋前圆肌TrPs在肱骨内侧上髁的起点附近

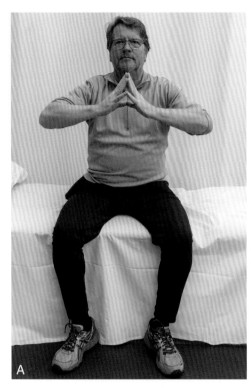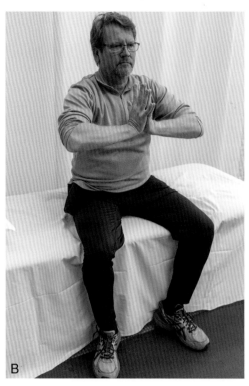

图38-3　手指伸展测试发现屈肌腕和手指屈肌的紧绷程度。**A** 初始位置。**B** 接近正常的伸展位置。到达最终位置时，如果两手掌紧贴，两个前臂放在一条水平线上，则测试结果为阴性

（图38-4B）或在前臂中点桡骨附着点附近的交叉纤维平滑式触诊位置被识别。不能可靠地触诊旋前方肌。训练有素的临床医生可以使用单丝针或注射针来识别旋前方肌中的TrP。鼓励采用背侧入路，以避开肌肉掌侧的骨间前神经。如果不及时纠正姿势，TrP将永久化[34]。

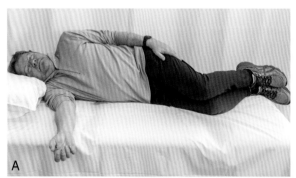

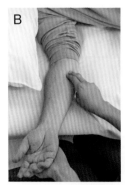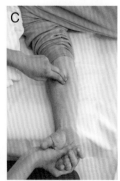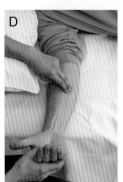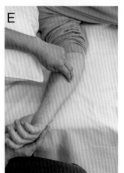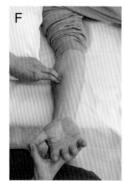

图38-4　触诊腕屈肌和手指屈肌中的TrPs。**A** 侧卧位，暴露前臂的掌侧。**B** 旋前圆肌。**C** 桡侧腕屈肌。**D** 指浅屈肌/指深屈肌。**E** 尺侧腕屈肌。**F** 拇长屈肌

（2）继发触发点

继发 TrPs 可在原发 TrPs 引起的牵涉痛区域内发生。因此，还应考虑存在于每块肌肉的牵涉痛区域的肌肉组织。触发点往往在平行于 FDS、FDP、FCR 和 FCU 肌肉中同时产生。但是，在肘关节骨折或受到创伤后，TrPs 可能仅出现在 FCR 肌肉中。继发 TrPs 可能由胸小肌的活性触发点发展而来。胸小肌、背阔肌和后上锯肌的触发点可能在尺侧腕屈肌中产生继发触发点。指屈肌的触发点可能是由于肩膀和颈部肌肉中的 TrPs 引起的，TrPs 导致的疼痛向前臂掌侧放射，最常见的是冈下肌、斜角肌和胸大肌。FPL 肌肉中的触发点倾向于独立于其他前臂屈肌中的 TrPs 而发展[33,34]。

（3）相关病理学

当前臂屈肌中的 TrPs 引起疼痛症状时，常见的鉴别诊断包括肱骨内上髁炎、尺神经病变、腕管综合征、腕关节骨关节炎、C5 神经根病变（当拇长屈肌存在触发点时）、C7 神经根病变（在指浅屈肌桡骨头处有 TrPs 时），以及 C8 或 T1 神经根病变（在指浅屈肌和/或旋前方肌的肱骨头上有 TrPs 时）指浅屈肌或旋前方肌近端部分的活性 TrPs 引起的症状，很有可能误诊为胸廓出口综合征，因为一些医生在进行常规、非局灶性神经系统检查时，只要第四和第五指出现功能障碍，就会诊断为胸廓出口综合征。

肱骨内侧常见的屈肌腱病（高尔夫球肘）与外侧常见伸肌腱病（网球肘）基本相似，将在第三十六章"相关病理学"中所述。

这些肌肉的适应性缩短和/或 TrPs 可能导致尺神经和正中神经的卡压综合征。神经是贴附着前臂肌肉向远端走行的，肌肉中的触发点可能会导致局部张力增高，从而使神经在这些肌肉和筋膜间穿行时而受到卡压（表 38-2）。

前臂肌肉引起的尺神经卡压通常始于肘关节，内含尺神经的髁沟（肘管）远端。肘管内出现的任何卡压通常称为肘管综合征，引起的疼痛为神

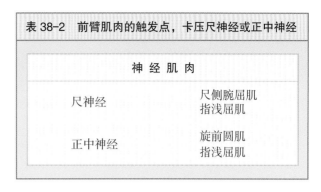

表 38-2　前臂肌肉的触发点，卡压尺神经或正中神经

神 经	肌 肉
尺神经	尺侧腕屈肌 指浅屈肌
正中神经	旋前圆肌 指浅屈肌

经性疼痛。神经卡压或压迫的症状通常引起第四、第五指的感觉障碍，包括感觉迟钝、灼痛和麻木感，感觉减退也可能存在。由于半侧蚓状肌和骨间肌的神经失用，可能会导致运动能力受累而造成动作笨拙和握力减退。诊断可由卡压点的神经传导速度降低来确诊，卡压点外可能存在同样的现象，但程度较低。通过这种方式确定卡压区域位于髁间窝远端，前臂近端前 1/3 内的某处，随后用肌电图数据可进一步定位病变的肌肉[35]。

尺神经在上臂通过内侧肌间隔穿出，穿过内上髁后方的一条沟（图 38-5A）。神经被屈肌总腱的纤维性扩张固定在沟内，这个纤维性扩张形成了肘管的顶部。尺神经在尺侧腕屈肌的肱骨头和尺骨头形成的腱膜弓（肱尺弓）下进入前臂[36]。对 130 具尸体的肘部解剖发现，该腱膜弓距内上髁远端 3 ～ 20 mm，在尺侧腕屈肌内走行 18 ～ 70 mm。尺神经占据由 3 块屈肌构成的三角形区域：尺侧腕屈肌在浅层从前臂尺侧覆盖，指浅屈肌位于浅面和外侧，指深屈肌位于下方，深达神经。在前臂近端一半，尺神经走行在上面的尺侧腕屈肌和下面的指深屈肌之间（图 38-5B）。

FCU 肌肉中的触发点最有可能与尺神经的卡压或压迫有关。这种压迫可能是由于肌肉的适应性缩短、肌筋膜张力拉动肱尺弓压迫神经或神经进入肌肉处压迫所致。

在临床上，指深屈肌中的 TrPs 也可导致尺神经卡压症状。但是，该机制的具体细节尚不清楚。TrPs 引起的局部张力增大可卡压或压迫神经，引起神经性疼痛，疼痛症状可通过灭活所有活化的 TrPs 而得到缓解[37-40]。

肘关节以下的正中神经卡压通常会导致第三、

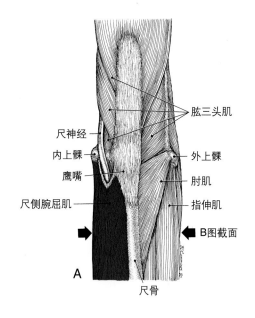

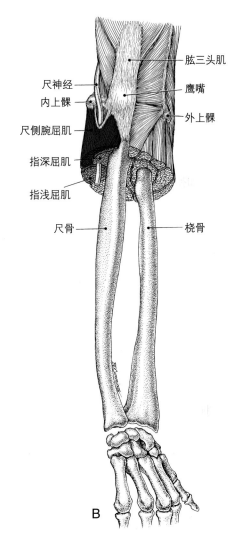

图38-5　尺神经和尺侧腕屈肌（深红色）的正常关系（背视图）。**A** 尺骨神经通过的肱骨头与尺骨头之间的腱弓称为肘管。**B** 尺神经与尺侧腕屈肌（深红色）、指浅屈肌和指深屈肌（浅红色）的关系（横截面图），该截面在TrPs区域的肘关节下方几厘米处，此处可能导致神经卡压

四指的感觉异常、感觉迟钝和感觉过敏，偶尔还包括其他两个手指，通常被称为旋前圆肌综合征。正中神经通常在旋前圆肌的肱骨头和尺骨头两个头之间的腱弓下穿出，有时也穿过肱骨头。然后神经在指浅屈肌的尺骨头和肱骨头组成的腱膜弓下穿过[41]。由TrPs引起的筋膜适应性缩短和/或局部张力的可能会通过腱膜弓对神经的张力增加或直接压迫神经的（神经通过旋前圆肌肱骨头处的直接压迫）。

示指指浅屈肌异常引起急性腕管综合征，症状可通过分离正中神经与肌肉得到缓解[42]。

当患者的旋前圆肌、桡侧腕屈肌和/或肱肌出现TrPs时，很可能诊断为腕管综合征。斜方肌和冈下肌的牵涉痛甚至可以误诊为腕管综合征[43]。相应肌肉中诱发手部刺痛感的触发点按频率排列顺序为：冈下肌，65.4%；上斜方肌，57.7%；桡侧腕屈肌，38.5%；菱形肌，15.4%；拇长屈肌，11.5%。研究发现冈下肌群的患病率比腕管综合征高13倍[44]。

检测正中神经传导功能和对TrPs肌肉的检查可以验证诊断是否正确。起源于前臂桡侧近端并止于第二或第三掌骨根部的异常桡侧腕屈肌可以压迫骨间前神经。

扳机指的无痛现象是指手指停留在屈曲位置，直到被外力拉直为止。将氢化可的松注射到掌指关节的腱鞘内可改善这种情况。有几种技术可用

于触发手指的无创性治疗。使用夹板固定手指的MCP关节伸展通常会消除或减少触发。患者应在保持MCP关节伸展位置的同时，弯曲并伸展指间关节。该操作机械地限制了手指的"锁定"[45]。

Amirfeyz等人在一项系统综述中指出，有中度证据支持在治疗早期使用可的松注射液；然而，有强有力的证据表明，可的松注射液与注射后6个月的复发和持续症状有关[46]。没有证据支持保守干预或夹板治疗成人扳机指。也有强有力的证据支持通过经皮手术干预来治疗扳机指。他们得出结论，可的松注射可能是一线的干预手段，但如果症状复发，手术干预则是最佳选择[46]。

5　纠正措施

当需要长时间抓握，例如在紧紧握住滑雪杖或方向盘、举重或攀爬时，患者应学会在抓握时经常放松肌肉。还应教给他们其他替代方法。例如，在抓握时手掌朝下握拳而不是手掌朝上，并每隔一段时间伸展屈肌。偶尔进行手指震动练习有助于放松手指，手臂下垂至身体一侧轻轻抖动双手以释放压力。开车时，抓住方向盘的3点钟和9点钟位置，使腕关节处于中立位置，这是美国国家公路交通管理局建议在驾驶时握住方向盘的位置。

当患者划船或划桨时，他（或她）应在向回划桨时伸展手指，在拇指和手掌之间握住桨，以缓解肌肉张力并拉伸屈肌。对于那些玩网球的人，

手腕应该保持在中立位或稍微向上翘的位置。不应让球拍向下倾斜（图36-5A）。屈肌中有TrPs的患者应学会在坐位时保持手腕以及前臂支撑在扶手上，不要让手腕垂在扶手外，避免手腕和手指的屈肌处于缩短位置。需要在计算机上工作的人应经常休息，尤其是长时间使用鼠标或触摸屏进行操作时，因为这些活动会使手指屈肌处于缩短的位置。充分的休息会防止触发点的激活和永久存在。

腕屈肌、指屈肌和旋前肌中TrPs的自我压力释放可以在坐立位下进行。方法是将前臂放在椅子的扶手上或手掌放在桌子上（图38-6A）使用手动加压或TrPs松解工具（图38-6B）进行治疗。对于任何自我压力释放技术，手指都可以识别前臂中的敏感点，轻微施加压力（不超过4/10的疼痛），并保持15～30 s，或直至疼痛减轻。该技术每天可以重复五次。

对于腕屈肌、指屈肌或旋前肌中的TrPs，患者可以轻松地进行自我拉伸技术，这也是患者自我管理的一部分。拉伸旋前圆肌和旋前方肌可分别在掌面朝上时伸展和屈曲肘关节。患者在腕关节上方握住前臂并轻轻将前臂旋后（掌心向上）（图38-7B）。为了拉伸腕部屈肌，肘部支撑在扶手上，另一只手在手掌上施加压力将腕部向下压至伸展位（图38-7C）。拉伸手指屈肌时，使用与腕屈肌相同的步骤，但是要过手的四个指屈肌施加压力（图38-7D）。肘部伸直时，可以遵循相同的步骤，以完全拉伸具有共同肱骨附着点的腕屈

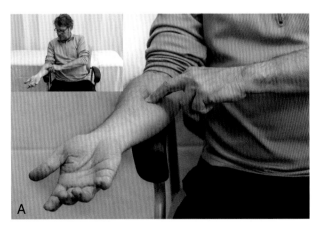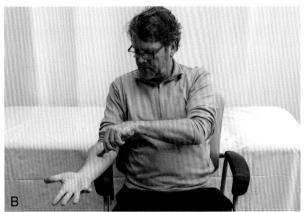

图38-6　旋前圆肌、腕屈肌和指屈肌的自压拉伸技术。**A** 手动。**B** 使用触发点释放工具

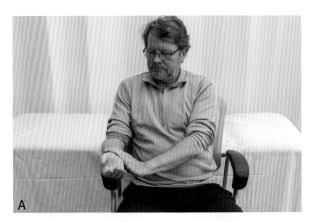

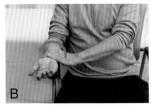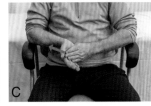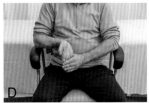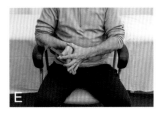

图38-7　旋前圆肌、腕屈肌和指屈肌的自我伸展。**A** 支撑肘部的起始位置。**B** 旋前圆肌旋后。**C** 拉伸腕屈肌。**D** 拉伸指屈肌。**E** 拉伸拇指屈肌

肌和手指屈肌。

　　对于拇指的拉伸，使用与拉伸指屈肌相同的步骤，即使用未受影响的手的食指将拇指往外下方下压（图38-7E）。这些自我伸展运动应轻柔地进行，并且注意疼痛与伸展的再现至关重要。这些伸展运动不应造成疼痛，也不应引起手或前臂刺痛或麻木。

　　贾佩玉、车骥、王博、郑拥军　译　郑拥军　审

参考文献

［ 1 ］ Standring S. Gray's Anatomy: The Anatomical Basis of Clinical Practice. 41st ed. London, UK: Elsevier; 2015.

［ 2 ］ Sakamoto K, Nasu H, Nimura A, Hamada J, Akita K. An anatomic study of the structure and innervation of the pronator quadratus muscle. Anat Sci Int. 2015; 90(2): 82–88.

［ 3 ］ Stuart PR. Pronator quadratus revisited. J Hand Surg Br. 1996; 21(6): 714–722.

［ 4 ］ Koebke J, Werner J, Piening H. The quadrate pronator muscle—a morpho-logical and functional analysis［in German］. Anat Anz. 1984; 157(4): 311–318.

［ 5 ］ Bickerton LE, Agur AM, Ashby P. Flexor digitorum super ficialis: locations of individual muscle bellies for botulinum toxin injections. Muscle Nerve. 1997; 20(8): 1041–1043.

［ 6 ］ Lieber RL, Fazeli BM, Botte MJ. Architecture of selected wrist flexor and extensor muscles. J Hand Surg. 1990; 15(2): 244–250.

［ 7 ］ Lieber RL, Jacobson MD, Fazeli BM, Abrams RA, Botte MJ. Architecture of selected muscles of the arm and forearm: anatomy and implications for tendon transfer. J Hand Surg. 1992; 17(5): 787–798.

［ 8 ］ Segal RL, Wolf SL, DeCamp MJ, Chopp MT, English AW. Anatomical partitioning of three multiarticular human muscles. *Acta Anat (Basel)*.1991; 142(3): 261–266.

［ 9 ］ Jozsa L, Demel S, Reffy A. Fibre composition of human hand and arm muscles. *Gegenbaurs Morphol Jahrb*. 1981; 127(1): 34–38.

［ 10 ］ Bonica J, Sola A. Chapter 52, Other painful disorders of the upper limb. In: Bonica JJ, Loeser JD, Chapman C, Fordyce WE, eds. *The Management of Pain*. 2nd ed. Philadelphia, PA: Lea & Febiger; 1990: 947–958.

［ 11 ］ Rasch PJ, Burke RK. *Kinesiology and Applied Anatomy: The Science of Human Movement*. 6th ed. Philadelphia, PA: Lea & Febiger; 1978: 185–206.

［ 12 ］ Kendall FP, McCreary EK. *Muscles: Testing and Function, with Posture and Pain*. 5th ed. Baltimore, MD: Lippincott Williams & Wilkins; 2005: 264, 280–

283, 286.

[13] Sano S, Ando K, Katori I, et al. Electromyographic studies on the forearm muscle activities during finger movements. *J Jpn Orthop Assoc.* 1977; 51: 331−337.

[14] McFarland GBJ, Kursen UL, Weathersby HT. Kinesiology of selected mus-cles acting on the wrist: electromyographic study. *Arch Phys Med Rehabil.* 1962; 43: 165−171.

[15] Basmajian J, Deluca C. *Muscles Alive.* 5th ed. Baltimore, MD: Williams & Wilkins; 1985: 280, 281, 290, 294.

[16] Weathersby HT, Sutton LR, Krusen UL. The kinesiology of muscles of the thumb: an electromyographic study. *Arch Phys Med Rehabil.* 1963; 44: 321−326.

[17] Ok N, Agladioglu K, Gungor HR, et al. Relationship of side dominance and ultrasonographic measurements of pronator quadratus muscle along with handgrip and pinch strength. *Med Ultrason.* 2016; 18(2): 170−176.

[18] Simons DG, Travell J, Simons L. *Travell & Simon's Myofascial Pain and Dysfunction: The Trigger Point Manual.* Vol 1. 2nd ed. Baltimore, MD: Williams & Wilkins; 1999: 104.

[19] Cooper C. *Fundamentals of Hand Therapy: Clinical Reasoning and Treatment Guidelines for Common Diagnoses of the Upper Extremity.* St. Louis, MO: Mosby, Elsevier; 2007: chap 15. 9

[20] Winter Z. Referred pain in fibrositis. *Med Rec.* 1944; 157: 34−37.

[21] Good MG. What is fibrositis? *Rheumatism.*1949; 5(4): 117−123.

[22] Good MG. The role of skeletal muscles in the pathogenesis of diseases. *Acta Med Scand.* 1950; 138(4): 284−292.

[23] Kellgren JH. Observations on referred pain arising from muscle. *Clin Sci.* 1938; 3: 175−190.

[24] Hwang M, Kang YK, Kim DH. Referred pain pattern of the pronator qua-dratus muscle. *Pain.* 2005; 116(3): 238−242.

[25] Bonica JJ. *The Management of Pain.* Philadelphia, PA: Lea & Febiger; 1953.

[26] Rachlin ES. Chapter 10, Injection of specific trigger points. In: Rachlin ES, ed. *Myofascial Pain and Fibromyalgia.* St. Louis, MO: Mosby; 1994: 197−360, 342.

[27] Wainner RS, Fritz JM, Irrgang JJ, Boninger ML, Delitto A, Allison S. Reliability and diagnostic accuracy of the clinical examination and patient self-report measures for cervical radiculopathy. *Spine (Phila Pa 1976).* 2003; 28(1): 52−62.

[28] Steiber N. Strong or weak handgrip? Normative reference values for the German population across the life course stratified by sex, age, and body height. *PLoS One.* 2016; 11(10): e0163917.

[29] Wong SL. Grip strength reference values for Canadians aged 6 to 79: Canadian Health Measures Survey, 2007 to 2013. *Health Rep.* 2016; 27(10): 3−10.

[30] Mennell JM. *Joint Pain: Diagnosis and Treatment Using Manipulative Techniques.* 1st ed. Boston, MA: Little Brown; 1964.

[31] Lewit K. *Manipulative Therapy in Rehabilitation of the Locomotor System.* 3rd ed. Oxford, England: Butterworth Heinemann; 1999.

[32] Gerwin RD, Dommerholt J, Shah JP. An expansion of Simons' integrated hypoth-esis of trigger point formation. *Curr Pain Headache Rep.* 2004; 8(6): 468−475.

[33] Hsieh YL, Kao MJ, Kuan TS, Chen SM, Chen JT, Hong CZ. Dry needling to a key myofascial trigger point may reduce the irritability of satellite MTrPs. *Am J Phys Med Rehabil.* 2007; 86(5): 397−403.

[34] Hong C-Z. Considerations and recommendations regarding myofascial trigger point injection. *J Musculoske Pain.* 1994; 2(1): 29−59.

[35] Kanakamedala RV, Simons DG, Porter RW, Zucker RS. Ulnar nerve entrap-ment at the elbow localized by short segment stimulation. *Arch Phys Med Rehabil.* 1988; 69(11): 959−963.

[36] Clemente C. *Gray's Anatomy of the Human Body.* 30th ed. Philadelphia, PA: Lea & Febiger; 1985: 532−535.

[37] Campbell WW, Pridgeon RM, Riaz G, Astruc J, Sahni KS. Variations in anatomy of the ulnar nerve at the cubital tunnel: pitfalls in the diagnosis of ulnar neuropathy at the elbow. *Muscle Nerve.* 1991; 14(8): 733−738.

[38] Carter B, Morehead J, Wolpert S, al e. *Cross-Sectional Anatomy.* New York, NY: Appleton-Century-Crofts; 1977: sections 53−58.

[39] Bayerl W, Fischer K. The pronator teres syndrome. Clinical aspects, pathogenesis and therapy of a non-traumatic median nerve compression syndrome in the space of the elbow joint [in German] . *Handchirurgie.* 1979; 11(2): 91−98.

[40] Fuss FK, Wurzl GH. Median nerve entrapment. Pronator teres syndrome. Surgical anatomy and correlation with symptom patterns. *Surg Radiol Anat.* 1990; 12(4): 267−271.

［41］ Agur AM. *Grant's Atlas of Anatomy*, 9th ed. Baltimore, MD: Williams & Wilkins; 1991.

［42］ al-Qattan MM, Duerksen F. A variant of flexor carpi ulnaris causing ulnar nerve compression. *J Anat.* 1992; 180 (pt 1): 189–190.

［43］ Qerama E, Kasch H, Fuglsang-Frederiksen A. Occurrence of myofascial pain in patients with possible carpal tunnel syndrome—a single-blinded study. *Eur J Pain.* 2009; 13(6): 588–591.

［44］ Oh S, Kim HK, Kwak J, et al. Causes of hand tingling in visual display terminal workers. *Ann Rehabil Med.* 2013; 37(2): 221–228.

［45］ Lahey MD, Aulicino PL. Anomalous muscles associated with compression neuropathies. *Orthop Rev.* 1986; 15(4): 199–208.

［46］ Amirfeyz R, McNinch R, Watts A, et al. Evidence-based management of adult trigger digits. *J Hand Surg Eur Vol.* 2017; 42(5): 473–480.

第 三十九 章

拇内收肌和拇对掌肌

约翰逊·麦克沃伊、约瑟夫·M.唐纳利

1 介绍

拇内收肌和拇对掌肌是手部重要肌群，并与拇短屈肌和拇短展肌构成大鱼际。拇指和其余四指之间的握力以及精细灵巧动作主要由拇内收肌和拇对掌肌协同完成，因此每个人可顺利进行日常生活活动以及职业、娱乐和体育活动。触发点（TrPs）牵涉痛表现为桡腕远端和手部的疼痛，另外，患者还会在拇指和手的精细运动中有笨拙和困难的感觉。这些肌肉中TrPs可能被打字、点鼠标或接听电话等重复用力抓握动作激活和持续存在。鉴别诊断包括神经根型颈椎病或神经根病变、局部腕、拇指关节功能障碍和骨关节炎。纠正措施包括纠正动作、人体力学评估和训练、TrPs自我压力释放、自我拉伸、上肢和手部肌肉力量的强化。

2 相关解剖

拇内收肌

拇内收肌是手部肌肉中最大、最有力的肌肉。拇内收肌分布于拇指和食指之间。斜头和横头均位于拇长屈肌腱的下方（背侧），以及与拇短屈肌和拇短展肌共同起自拇指近端指骨的尺侧（图39-1A、图39-2B）。医学上，拇内收肌的斜头止于第二和第三掌骨的基部和头状骨。横头止于第三掌骨掌面的远端2/3（图39-2A）[1]。

拇对掌肌

拇对掌肌起自屈肌支持带及大多角骨，止于第1掌骨桡侧表面（图39-1A）。

该肌肉部分位于拇短展肌下方以及拇短屈肌浅头和深头之间（图39-1B），因此拇短展肌和拇短屈肌的TrPs，可能被认为是拇对掌肌的TrPs。拇长屈肌腱的球样膨大可能被第1掌骨头部屈肌腱鞘限制，并穿过拇内收肌和拇短屈肌之间，肌腱牢固地附着在拇指上（图39-1B）[1]。这种"扳机"现象类似于手指屈肌腱所描述的现象（请参阅第三十八章）。

（1）神经支配和血供

拇内收肌

拇内收肌由尺神经的掌深支支配，该神经源自C8和T1脊神经的臂丛内侧束和下干[1]。

拇对掌肌

拇对掌肌由C6、C7脊神经的外侧束和上、中干支配。拇内收肌和拇对掌肌的血供来自桡动脉掌侧浅支[1]。

（2）功能

一般认为，掌指（MCP）和指间（IP）关节的屈伸运动与拇指指甲垂直且位于手掌平面内。屈曲是在尺骨方向上，而伸展是在桡骨方向。外展和内收是垂直于手掌平面的运动，分别远离和朝向手掌。相反的作用是使拇指和无名指的手掌表面直接接触（而不仅是指尖接触）[1-5]。

拇内收肌

该肌肉使拇指内收。它还有助于拇指的掌指关节屈曲。通过检测肌电活动，证实拇内收肌可参与所有的内收、对掌和掌指关节屈曲运动，特别是在拇指对掌运动中（旋转拇指使其面向另一

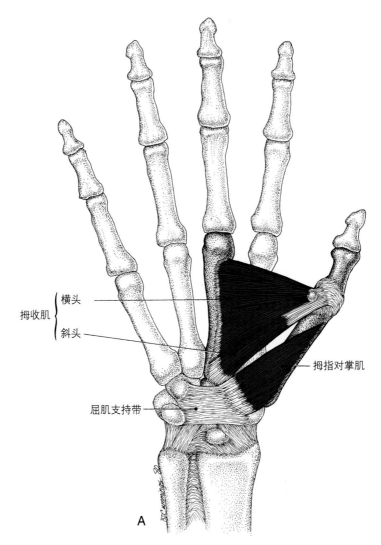

拇收肌 { 横头
          斜头

拇指对掌肌

屈肌支持带

A

图39-1   拇指肌群。**A** 拇短屈肌和拇短展肌移除后拇内收肌和拇对掌肌（红色）

只手指）[2,4,6]。

拇对掌肌

拇对掌肌可完成外展、弯曲、并将拇指的掌骨旋转成对掌位置[1-5,7]。肌电图显示，拇对掌肌在拇指对掌期间始终保持活跃状态，在伸展过程中处于中等活动状态，而在拇指外展过程中则表现出明显活跃状态[2]。

（3）功能单元

肌肉所属的功能单元包括增强和抵抗其动作的肌肉以及肌肉交叉的关节。这些结构的相互依赖关系在功能上反映在感觉运动皮质的组织和神经连接中。强调功能单元是因为在该单元的一块肌肉中存在TrPs，增加了该单元的其他肌肉也将

形成TrPs的可能性。当肌肉上的触发点被灭活时，必须关注在功能上相互依赖的肌肉中也可能产生触发点（表39-1）。

表 39-1 拇内收肌和拇对掌肌的功能单元		
动　作	协同肌	拮抗肌
拇指内收	第一骨间背侧肌	拇长展肌 拇短展肌
拇指对掌	拇短展肌 拇短屈肌	拇收肌 拇长、拇短伸肌

在功能上，拇对掌肌及其协同肌，与拇内收肌共同作用于第一骨间背侧骨间肌和外指肌，对

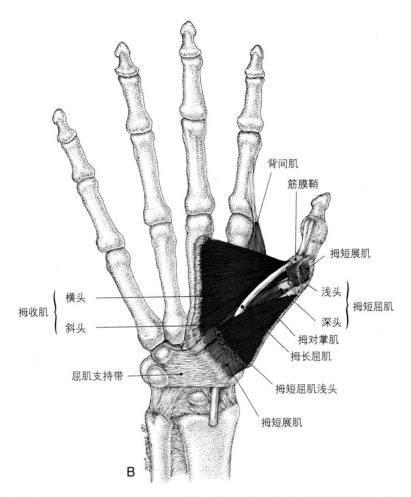

图39-1　（续）**B** 拇长屈肌腱走行于第一掌骨头部近掌指关节带束鞘及上覆（浅红色）拇短屈肌和拇短展肌切迹附着。大致地代表内收肌和肌骨的肌肉的功能单元[8]

食指起到有力的握捏作用，与小指对掌肌起到有力的抵抗作用。这种协同作用使力量和精细的灵巧动作与人类手的功能细微差别相联系。

3　临床表现

（1）牵涉痛模式

拇内收肌

拇内收肌TrPs产生的牵涉痛沿着拇指外侧和拇指根部手腕远端横纹（图39-2A）。疼痛可能扩散远至解剖学鼻烟壶附近手舟骨的外侧和后部。疼痛也可能扩散到第一个掌指关节的掌面，包括大部分拇指、大鱼际隆起和背侧间隙[9,10]。

拇对掌肌

拇对掌肌TrPs引起的疼痛指向拇指大部分掌面，以及腕掌桡侧的一个点，患者可将该疼痛点指出（图39-2B）。该疼痛区域可能是弥漫性的，并且位于桡侧腕屈肌腱止于腕掌侧第二掌骨基部附近。

（2）症状

除疼痛外，这些拇指肌肉中有TrPs的患者可能会主诉手和拇指"笨拙"。他们可能会因拇指肌肉在做抓紧或持续的精细灵巧运动时而感到疲劳。由于难以握笔，他们的笔迹可能经常变差甚至难以辨认。他们可能无法进行日常活动、职业或娱乐活动所必需的精细操作，例如扣衣服、缝纫、绘图和绘画等，这些操作需要用拇指提供抓握的力量。在运动员中，抓握和挤压水壶可能会很痛苦或很困难。使用智能手机和平板电脑会不

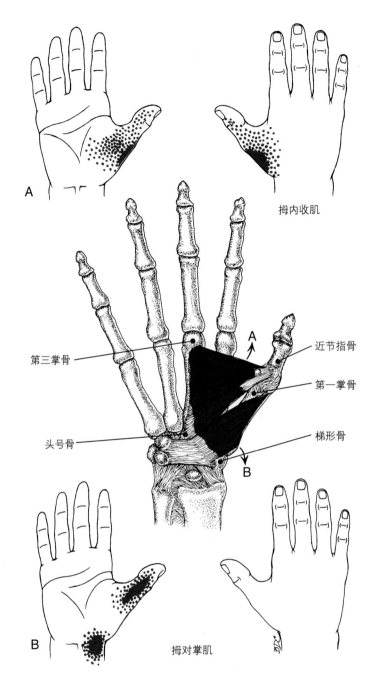

图39-2   右手的两个拇指肌肉（中红色）的参考疼痛模式（深红色）。**A** 拇内收肌。**B** 拇对掌肌

断重复进行灵巧的动作，给手和拇指带来新的挑战，因为他们经常会在很长一段时间内反复的进行精细灵巧的手部动作。拇内收肌造成的肌筋膜疼痛常见于经常使用手握设备的患者[11]。进一步讨论见第四十一章。

（3）体格检查

经过仔细问诊，临床医生应制作详细的图示，以表示患者已描述的症状。该描述将有助于计划体格检查，并且在症状改善或改变时可用于评估患者的病情。颈椎和胸椎的评估（正中神经、桡神经和尺神经的肌电检测）也有助于确定任何脊神经或周围神经对手腕和手部区域感觉症状造成的影响。即使患者没有主诉任何与颈椎或胸椎直接相关的症状，这项评估也很重要。当怀疑尺神经卡压，应对拇内收肌的运动进行完整检查。

由于拇指间隙的深压痛可能来自其他肌肉，如斜角肌、肱肌、旋后肌、桡侧腕长伸肌或肱桡肌，因此也应检查这些肌肉的 TrPs。冈下肌是另一种可以出现感觉牵涉现象的肌肉。如果涉及这些肌肉，则应在尝试失活拇指肌肉中的 TrPs 之前进行治疗；如果使远前臂和手臂肌肉中的 TrPs 失活，则拇指区域的压痛（如果是牵涉痛）可能会消失。例如，在"除草拇指"综合征中，第一骨间背侧肌肉中的 TrPs 通常会立即对治疗产生反应，而其他拇指肌肉仍然会引起症状（见第四十章）。应仔细检查肘部、手腕、前臂和手的主动和被动运动范围。

拇指的屈伸、内收和外展运动经常表现出当涉及其中一块肌肉时，受累侧的抑制无力，即使考虑到由于手掌优势引起的差异。通过拇指和第二掌骨之间捏纸的动作，可以轻松测试内收肌的力量。可以使用捏紧强度仪来客观量化强度，并与对侧和标准值进行比较，并测量治疗过程中的变化。拇指的外展，尤其是伸展，通常会很痛苦。可以用捏和手持测力计来客观评估拇指捏和握力强度。

应当在第一掌骨（CMC）以及近端和远端 IP 关节中检查附属关节运动。合并拇内收肌和拇对掌肌触发点的关节功能障碍多位于 CMC 关节，最可能是腕骨掌侧半脱位，特别是在第一掌骨关节处。这些关节的低活动性可能导致拇内收肌和拇对掌肌负荷过重。损伤可能导致关节不稳定或过度活动。关节过度活动可能与良性过度活动综合

征有关[12-13]。

（4）触发点检查

拇内收肌

患者取坐位，手向前伸并放松，通过拇指、示指钳捏式触诊检查拇指的间隙（图 39-3A）。

推开横向拇内收肌纤维表面的第一骨间背侧肌，更易触及拇内收肌。

拇对掌肌

按照检查内收肌萎缩肌的说明，患者坐着时，通过交叉纤维平滑式触诊在鱼际隆起处识别该肌肉中的 TrPs（图 39-3B）。

4　鉴别诊断

（1）触发点的激活和持续

一种激活 TrPs 的姿势或活动（如果未纠正）也可以使其永久存在。在拇内收肌和拇对掌肌的任何部位，TrPs 可能会因异常的偏心负荷，无条件的肌肉中的偏心运动或最大或次最大的同心负荷而被激活[14]。当肌肉长时间处于缩短和/或延长位置时触发点也可能被激活或加剧。与这些肌肉中的 TrPs 激活相关的常见活动包括重复的精细运动（例如智能手机或键盘的使用）和抓握动作（例如举重或划船）。理发师经常出现拇指疼痛。进行手动和软组织治疗的物理治疗师和其他身体工作专家通常会经历职业性手部和拇指疼痛。

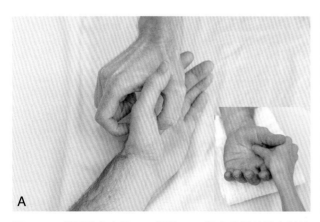
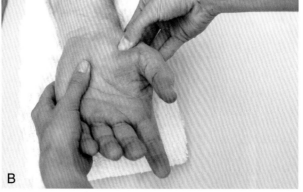

图 39-3　拇指肌肉中的 TrPs 触诊。**A** 拇内收肌的钳夹触诊。**B** 按压触诊拇对掌肌

"除草者拇指"是一种常见的综合征，是由于重复的手部活动（例如拔杂草）导致的，这些活动可以激活这些肌肉中的TrPs。当患者手指反复用力抓杂草的根部，使杂草松动，然后再用力将其拉出时，就会出现问题。同样，持续的收缩和肌肉疲劳会在使用画笔、缝制或书写时激活TrPs，尤其是在需要用垂直于纸张的圆珠笔牢固按压书写的情况下。当TrPs产生于肌肉对手骨折的反应时，患者可能会说："几年前我的手指骨折过，所以较痛。"他们没有意识到手在骨折愈合后应该没有疼痛。他们没有意识到持续的疼痛和功能障碍可能是由于手部肌肉中残留的TrPs所致。

发信息过程中的心理生理模式测试结果显示，与基线指标相比，受试者的呼吸速率、心率、皮肤电导以及肩和拇指表面肌电图（EMG）显著增加。83%的受试者出现手部和颈部疼痛在屏住呼吸发短信时、在收到短信时会加剧。大多数参与者都不知道这些变化。研究表明，频繁触发这些生理模式可能会增加肌肉不适症状。这项研究可能会对手部和拇指疼痛以及经常使用手持设备的患者产生影响[15]。

（2）相关触发点

相关的TrPs可能会在原发性TrPs引起的牵涉痛区域发展[16]。因此，还应考虑存在于每块肌肉牵涉痛区域的肌肉组织。触发点几乎总是在第一骨间背侧肌中发现，当它们存在于拇内收肌和拇对掌肌中。在临床上主要累及拇指肌肉，并且由于其协同功能，影响第一骨间背侧肌。拇短屈肌和拇短展肌最终也很可能受累。这些肌肉也可能从斜角肌、肱肌、旋后肌、冈下肌，桡侧腕伸肌或肱桡肌发展相关的TrPs，因为它们位于这些肌肉的牵涉痛模式内。

（3）相关病理学

拇内收肌和拇对掌肌的TrPs引起的症状最常见的是腕管综合征、桡骨茎突狭窄性腱鞘炎和指骨关节炎。这些疾病可以单独存在，但更常见的是它们与拇指肌肉中的TrPs共存，并且必须进行鉴别诊断以进行有效的治疗。副拇长屈肌出现时，可引起骨间前神经压迫性神经病[17]。

拇指骨关节病在55岁以上的患者中很常见，尤其是在拇指外伤患者中。据估计，超过90%的人在80岁以后会有指骨性关节炎[18]。触发点经常出现在这种情况下，治疗可以帮助疼痛管理和运动障碍的改善。

手部疼痛和无力可能与神经病变机制有关，例如神经根受压、神经根病变和其他神经系统疾病。可能需要进行肌电图评估。

神经传导研究和影像检查以帮助鉴别诊断。腕管综合征可能会导致内收肌无力，导致握力减弱（请参阅第四十章）[19]。拇内收肌TrPs导致的第1节指关节的牵涉痛和压痛，如果不能识别肌筋膜中症状的来源，很容易被误认为是关节疾病[20]。另一方面，MCP和IP关节的疼痛和功能障碍可能是由于附属关节运动的丧失，应加以识别和纠正[21]。在拇指尺侧观察到Heberden结节。当有结节存在时，有时可在拇内收肌内发现相关TrPs。"弹响拇指"的现象是由患者无法伸展拇指后，没有外部协助弯曲后，拇指"绞锁"在屈曲。第三十八章详细讨论了相应的现象，即扳机指。扳机拇指可能与位于拇长屈肌肌腱外侧的TrP相关，可能位于拇短屈肌。为了确定这个TrPs的位置，患者先将前臂平卧，完全伸展拇指的mcp关节（图39-4A），然后交替弯曲和伸展末节指骨，而临床医生识别肌腱和相应的TrPs（图39-4B）。为了确定拇长屈肌的肌腱，临床医生将手指放在MCP关节的凸起处，按压拇短屈肌和拇内收肌之间的间隙，拇长屈肌的肌腱进入拇指筋膜鞘（图39-1B）。当患者来回移动远端指骨时，皮下肌腱的腱索位于近端，在其进入"第一"掌骨头部的"扳机"现象区域的纤维固定弓处。TrPs通常位于肌腱外侧（桡骨）几毫米，恰好靠近MCP关节的骨隆起。拇指IP关节绞锁可能是由该关节的籽骨引起的[22]。在30名出现扳机拇指患者中，25名患者在未经治疗的情况下自行消失，5人需要治疗。症状自恢复的平均持续时间为6.8个月（2～15个月）[23]。

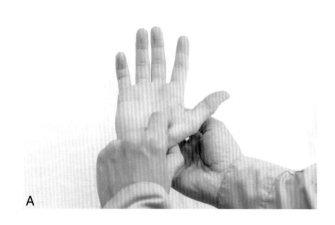

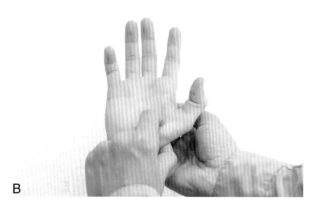

图39-4　触诊"触发拇指"的TrPs的方法。来回摆动远端指骨，有助于识别屈指长肌腱。沿掌骨径向（外侧）对掌骨头部施加压力会引起斑点压痛

5　纠正措施

应该尝试找出并纠正患者症状的病因和/或促成因素。可能需要针对日常活动和职业活动的人体工程学辅助工具。人体工程学评估在适应习惯性任务中可能起重要作用[19]。应尝试识别和纠正患者症状的病因或影响因素。可能需要针对日常活动和职业活动的人体工程学辅助工具。人体工程学评估在适应习惯性任务中可能起重要作用。为了减少内收肌和对侧拇肌中TrPs的激活和持续，需要用力握紧的活动的改变是必要的。例如，在weeder拇指中，患者应通过限制所花的时间、在这项活动中双手交替或在拔除杂草之前用铲子叉松泥土来避免持续、剧烈的除草。换成软毛毡尖笔，比圆珠笔在纸上需要的压力小得多，也可能会有帮助。智能手机和电脑使用习惯可能需要改变。语音激活或文本到语音软件可能有助

于减少键盘操作员的负荷。逐步分级暴露于活动中，再加上微休息和交替活动，以便逐渐增加耐受度。患者教育应包括注意智能手机使用过程中心理生理唤醒和肌肉紧张增加的模式[15]。

远离设备、放松练习和一般有氧运动也可能是有益的治疗策略。坐位时，可以将前臂放在椅子的扶手上或手掌向上放在桌子上，以实现内收肌和对掌拇肌中TrPs的自我压力释放。手按是进行拇内收肌（图39-5A）和拇对掌肌（图39-5B）自我压力释放的最佳方法。与任何自我压力释放技术一样，用手指识别手腹或拇指前部的敏感点；施加轻微压力（不超过4/10的疼痛）并保持15～30 s，或直到疼痛减轻。这种技术可以重复五次，每天几次。作为拇内收肌或拇对掌肌TrPs自我管理的一部分，患者可以很容易地进行自我伸展技术。拇内收肌和拇对掌拇肌的伸展是在患者坐着的情况下进行的，前臂由手掌向上支撑（图39-6）。

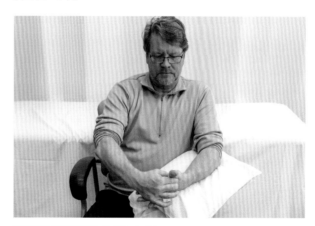

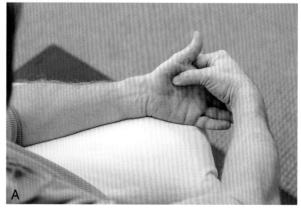

图39-5　前臂的自我放松姿势。**A** 拇内收肌手动钳捏。**B** 拇短展肌手动放松

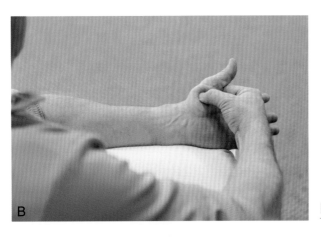

图39-5（续）

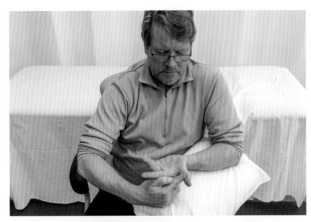

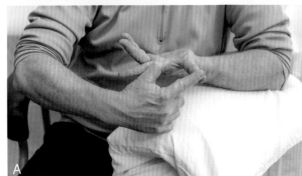

图39-6　伸展拇内收肌。

　　为了伸展拇内收肌，患者用未受影响的拇指和示指将拇指从第一指展开。压力施加在手指下方的骨头和拇指底部（图39-6A）。为了伸展拇对掌肌，患者将拇指向下推，以便感觉到拇指垫的拉伸（图39-6B）。这些自我伸展应该轻柔地进行，与拉伸相比对疼痛再现的关注是最重要的。这些拉伸不应该是痛苦的。

　　　　贾佩玉、王博、郑拥军　译　郑拥军　审

参考文献

[1] Standring S. Cray's Anatomy: The Anatomical Basis of Clinical Practice. 4l st ed. London, UK: Elsevier; 2015.

[2] Basmajian J, Deluca C. Muscles Alive. 5th ed. Baltimore, MD: Williams & Wilkins; 1985(pp. 297, 306, 307).

[3] Jenkins DB. Hollinshead's Functional Anatomy of the Limbs and Back. 6th ed. Philadelphia, PA: W.B. Saunders; 1991(pp. 16-166).

［ 4 ］ O'atis C. Kinesiology: The Mechanics and Pathome-chanics of Human Movement. Philadelphia, PA: Lippincott Williams & Wilkins; 2004: chap 19.

［ 5 ］ Kendall FP, McCreary EK. Muscles: Testing and Function, with Posture and Pain. 5th ed. Baltimore, MD: Lippincott Williams & Wilkins; 2005(pp. 261, 263).

［ 6 ］ Weathersby HT, Sutton LR, Krusen UL. The kinesiology of muscles of the thumb: an electromyographic study. Arch Phys Med Rehahil. 1963; 44: 321−326.

［ 7 ］ Forrest WJ, Basmajian JV. Functions of human thenar and hypothenar muscles; an electromyographic study of twenty-five hands. J Bone Joint Surg Am Vol. 1965; 47(8): 1585−1594.

［ 8 ］ Simons DG, Travell J, Simons L. Travell & Simon's Myofascial Pain and Dysfunction: The Trigger Point Manual. Vol 1. 2nd ed. Baltimore, MD: Williams & Wilkins; 1999(p. 104).

［ 9 ］ Travell J, Rinzler SH. The myofascial genesis of pain. Postgrad Med. 1952; 11(5): 425−434.

［ 10 ］ Zohn DA. Musculoskeletal Pain: Diagnosis and Physical Treatment. 2nd ed. Boston, MA: Little Brown; 1988(p. 211, Fig. 12−2).

［ 11 ］ Sharan D, Ajeesh PS. Risk factors and clinical features of text message injuries. Work. 2012; 41suppl J: 1145−1148.

［ 12 ］ Beighron P, Solomon L, Soskolne CL. Articular mobility in an African population. Ann Rheum Dis. 1973; 32(5): 413−418.

［ 13 ］ Remvig L, Jensen DV, Ward RC. Epidemiology of general joint hypermobility and basis for the proposed criteria for benign joint hypermobility syndrome: review of the literature. J Rheumatol. 2007; 34(4): 804−809.

［ 14 ］ Gerwin RD, Dommerholt J, Shah JP. An expansion of Simons' integrated hypothesis of trigger point formation. Curr Pain Headache Rep. 2004; 8(6): 468−475.

［ 15 ］ Lin IM, Peper E. Psychophysiological patterns during cell phone text messaging: a preliminary study. Appl Psychophysiol Biofeedback. 2009; 34(1): 53−57.

［ 16 ］ Hsieh YL, Kao MJ, Kuan TS, Chen SM, Chen JT, Hong CZ. Dry needling to a key myofascial trigger point may reduce the irritability of satellite MTrPs. Am J Phys Med Rehabil. 2007; 86(5): 397−403.

［ 17 ］ Lahey MD, Aulicino PL. Anomalous muscles associated with compression neuropathies. Orthop Rev. 1986; 15(4): 199−208.

［ 18 ］ Gelberman RH, Boone S, Osei DA, Cherney S, Calfee RP. Trapeziometacarpal arthritis: a prospective clinical evaluation of the thumb adduction and extension provocative tests. J Hand Surg Am. 2015; 40 (7): 1285−1291.

［ 19 ］ Cooper C. Fundamentals of Hand Therapy: Clinical Reasoning and Treatment Guidelines for Common Diagnoses of the Upper Extremity. St. Louis, MO: Mosby, Elsevier; 2007 (pp. 236−239).

［ 20 ］ Reynolds MD. Myofascial trigger point syndromes in the practice of rheumatology. Arch Phys Med Rehabil. 1981; 62(3): 111−114.

［ 21 ］ Mennell JM. joint Pain: Diagnosis and Treatment Using Manipulative Techniques. lst ed. Boston, MA: Little Brown; 1964.

［ 22 ］ Brown M, Manktelow RT. A new cause of trigger thumb. J Hand Surg Am. 1992; 17(4): 688−690.

［ 23 ］ Schofield CB, Citron ND. The natural history of adult trigger thumb. J Hand Surg Br. 1993 ; 18(2): 247−248.

第 四十 章

骨间肌、蚓状肌和小指展肌

约翰逊·麦克沃伊、约瑟夫·M.唐纳利

1 介绍

　　骨间肌、蚓状肌和小指展肌参与特定的手部精细灵活运动，是完成抓握和捏紧动作的固有肌肉。一旦出现疼痛和功能障碍，如挛缩和力量下降，会严重影响手部功能。手内固有肌肉的触发点（TrPs）可以引起手指深部痛、手指僵硬，从而导致手的灵巧性、力量和功能受损。扣纽扣、书写和抓握等活动可能会受到影响。这些肌肉中的TrPs主要会引起手指关节的疼痛。握持动作或手部的精细运动都会激活肌肉中的TrPs并使触发点持续存在，例如打字，使用智能手机和体育活动（例如拳击）等。鉴别诊断包括颈椎神经根痛或神经根病、局部腕关节和手关节功能障碍以及骨关节炎。纠正措施包括手部活动纠正、人体工程学的评估和培训、TrPs的自我压力释放、自我拉伸和强化练习。

2 相关解剖

骨间肌

　　骨间肌位于相邻的掌骨之间，分为掌侧和背侧两部分[1]。骨间背侧肌肉较大，扩张性较强。每个背侧骨间肌起源于近端两个头（图40-1A），其结构可能存在很大差异，因此对触发点的诊断性治疗十分重要。一侧头部附着在最靠近中指的一侧，几乎覆盖了掌骨的3/4，使其呈羽翼状，如第一背侧骨间肌所示[2,3]。另一侧头部与掌骨相连，较短，且肌纤维排列趋于平行[3]。这种结构表明，最靠近中指的一侧（为提高强度而设计）的头部具有一个长的终板区域，其延伸至接近肌腹的位置，而另一个头（专为运动速度和大范围运动而设计）在肌腹的中段间附近，具有近乎横向的终板区域。每个二头肌止于相关手指的近端指骨底部并伸入该手指的伸肌腱膜。每块肌肉都附着在指骨的远离手中线的一侧[1]。

　　第一背骨间肌比其他骨间肌大，但遵循相同的附着规律（图40-1A）。一个头起源于掌骨的尺侧，另一个头起于第2掌骨桡骨边缘，两个头都止于食指近侧指骨（伸肌腱膜）。

　　这块肌肉占据拇指的背侧空间。其余三个手掌骨间肌其余掌骨表面近端（图40-1B），并位于掌骨间的相关的背侧骨间肌（图40-1C）。然后，止于该手指的伸肌腱膜并在最靠近手中线（中指的中心）的一侧止于近侧指骨的基部。

蚓状肌

　　四块蚓状肌为蜗杆状的肌肉，位于掌中指深屈肌的四个肌腱近端，并向远侧止于四指中每个伸肌腱膜的桡侧[1]。第一和第二蚓状肌位于第一和第二背侧骨间肌，但拇收肌的横头位于这两块蚓状肌和背侧骨间肌之间。第三和第四蚓状肌位于手掌，与第二和第三块掌骨间肌相邻（图40-1C）。

小指外展肌

　　小指外展指肌是下一个背侧骨间肌的一半，肌纤维平行排列[3]，其在肌肉中间存在一个横向终板区（浅红色，图40-1A和40-1B）。肌肉起于豌豆骨近端，并向远端止于食指的第一指骨底的尺侧，并延伸至相对应的伸肌腱膜[1]。

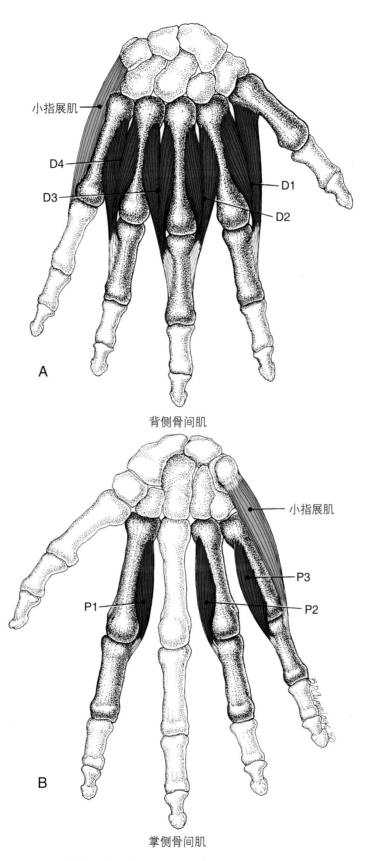

A

背侧骨间肌

B

掌侧骨间肌

图40-1　右骨间肌的组成。**A** 骨间背侧肌（深红色）的背侧视图，使手指移离中指和外展指骨小指肌肉（浅红色）。**B** 所有（第一、第二和第三）掌骨（深红色）肌肉的手掌视图

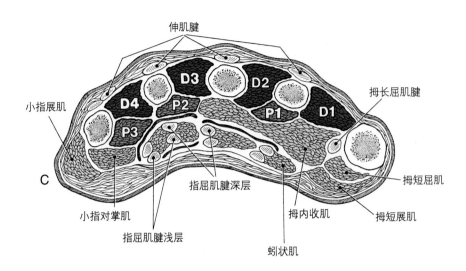

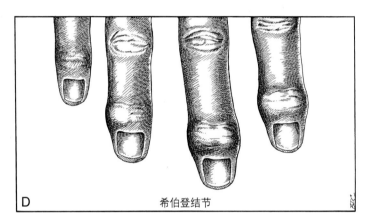

图40-1 （续）**C** 掌骨横断面图，显示背侧（D1，D2，D3和D4，深红色）和掌骨（P1，P2和P3，中红色）之间关系。腰肌是指四指屈前深肌腱tend侧的浅红色肌肉块。**D** 远端指间关节侧面的希伯登结节外观

（1）神经支配和血供

所有的骨间肌和小指外展肌都受尺神经支配，通过脊神经C8和T1经臂丛内侧束和下干被支配。第一和第二蚓状肌由正中神经支配，第三和第四蚓状肌由尺神经支配[1]。背侧骨间肌血供来源于背侧和掌动脉。掌背动脉起源于桡、尺动脉分支吻合的腕背弓，掌动脉起源于桡动脉和尺动脉并形成的掌深弓。

掌骨间肌接受掌骨动脉的血供，掌骨动脉起源于掌深弓。掌深弓由桡动脉和尺动脉形成。接受尺动脉的供给[1]。小指展肌接受来自尺动脉血供[1]。

（2）功能

骨间肌和蚓状肌是手的重要内在固有肌，有助于精细灵巧的动作，保持手的稳定性和功能。为了了解这些手部固有肌的动作，重要的是要记住伸肌会强力伸展每个手指的近端指骨，但对中段指骨和远端指骨的作用较弱。指浅屈肌附着于中指骨的中央，从而使近中指骨弯曲。指前屈肌附着于远端指骨，使其屈曲，并屈曲至近端指骨。

掌骨间四块背侧肌和三个掌侧肌在外展、内收以及旋转中具有相反的作用。两组骨间肌和蚓状肌在手指掌指关节（MCP）处弯曲手指，并延伸至中、远端指骨[1,4-7]。当近端指骨有任何屈曲时，骨间肌和蚓状肌会伸展中和远端指骨。近端

指骨的屈伸由拮抗肌的指屈肌和指伸肌控制。相对于中指中线，背侧骨间肌外展和掌侧骨间肌内收牵涉痛累及中指中线[1,4,5,7,8]。仅肌电图研究表明，只有当MCP的功能和指间关节IP的伸肌功能不冲突时，骨间肌才充当MCP关节的屈肌[4]。

骨间肌的屈伸功能所需的力量要比外展和内收的横向运动小得多。因此，在疾病中，横向运动比屈伸更早消失，更迟恢复。骨间肌的外展—内收功能必须用手指伸向MCP关节的情况下进行测试。当手指在MCP关节处弯曲时，手指的张开通常会受到明显限制[8]。

第一骨间背肌旋转近端指骨，以使食指腹面向手的尺骨侧，而第一掌骨间肌沿相反方向旋转。第一背侧掌骨间肌和第一掌骨之间的肌肉在平衡其屈伸运动的同时平衡其旋转运动。在精确处理物体时，骨间肌主要起到使手指外展肌和内收肌的作用。

在球形抓握的过程中，发现它们的旋转力可以定位近端指骨，以实现最佳的指腹接触[9]。

骨间肌无力可能会导致捏伤和抓握力的丧失以及由于肌骨平衡功能障碍而导致的"爪型手"[6]。

蚓状肌的独特之处在于它们不附着在骨骼上，而是附着在其他肌肉的肌腱上[1]。因此，蚓状肌的功能相当于可调节的生理性肌腱。这些肌肉的收缩将指深屈肌远端的指骨屈曲动作转换为指骨远端的伸展。蚓状肌特别允许指浅屈肌有力地握住近端和中指骨，而在指深屈肌活动的情况下释放远端指骨抓握力。通常内在肌群屈伸功能测试是通过MCP关节屈曲来抵抗IP关节伸展来实现的，同时可测试骨间肌和蚓状肌[7]。当需要强力抓握时，蚓状肌的功能最为重要。单独的蚓状肌无力是罕见且很难识别的。它可能合并骨间肌无力，从而导致爪手畸形[6]。

（3）功能单元

背侧和掌侧骨间肌在掌指关节屈曲和两个最远端指骨的伸展具有协同作用。它们对内收—外展和近端指骨旋转具有拮抗作用。骨间肌和蚓状肌具有协同作用。要使这些固有的肌肉对于抓握、握持和抓握物体产生充分作用，还需要拇指肌肉在大鱼际隆起处的协助作用。

3　临床表现

（1）牵涉痛模式

骨间肌

第一骨间背侧肌的TrPs会在示指同侧（桡侧）产生强烈的疼痛，并放射到背部和手掌（图40-2A）。牵涉痛也可能沿第五指的背侧和尺侧延伸[10,11]。通常，患者在远端IP关节处会出现最剧烈的疼痛，可能会出现Heberden结节。第一骨间背侧肌上的TrPs是手掌中第二常见的疼痛源，最常见的是掌长肌的TrPs。一些患者难以确定第一骨间背侧肌上的TrPs所引起的疼痛是在手掌还是手背侧更明显[12]。其余的背侧和掌侧骨间肌的触发点是指骨间肌附着的手指一侧的疼痛（图40-2C）。在背侧骨间肌、掌侧骨间肌和蚓状肌中引起的疼痛类型没有区别。疼痛一直延伸到远端IP关节。确切的疼痛模式会有所不同，具体取决于TrPs在骨间肌中的位置。骨间肌中的TrPs可能与位于触发点牵涉痛和压痛区内的Heberden结节相关。将高渗盐溶液注入一个受试者的第三骨间背侧肌肉的实验中，牵涉痛指向手背侧和掌侧尺侧[3]，但不是手指[14]。

小指外展肌

小指外展肌沿着与之相连的第五手指的外表面引起类似的疼痛（图40-2B）。

（2）症状

骨间肌中存在TrPs的患者通常会出现类似于"手指关节炎疼痛"。且常表现为较深的疼痛。

他们还可能抱怨手指僵硬，这会导致手的灵巧性和力量以及诸如纽扣衬衫、书写和抓握等功能受损。除非有感觉神经受累，否则这些触发点不会导致肢体麻木和感觉异常。一些患者会将Heberden结节识别并描述为"关节炎性疼痛"。仔细检查可发现Heberden结节很柔软，但通常情况下，没有真正的滑膜或骨质肿胀。随着时间的推

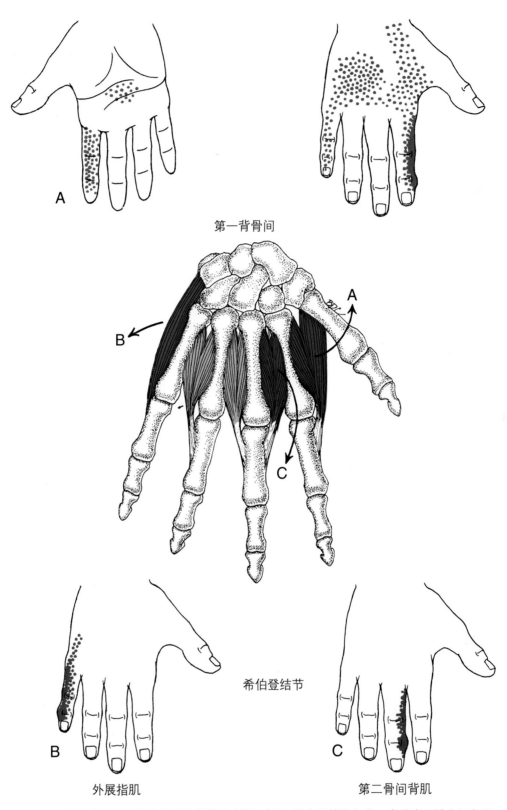

第一背骨间

希伯登结节

B 外展指肌

C 第二骨间背肌

图40-2 所选右手固有肌肉的牵涉痛模式（深红色）。基本区域为红色，牵涉痛区域为红色斑点。**A** 第一骨间背肌（中红）。**B** 外展指肌（中红色）。**C** 第二骨间背肌（中红色）以及第三和第四骨间背肌（浅红色）。触发点可以在骨间肌的任何位置，近端或远端找到。因为两个头以双斜边的形式会聚，并且具有以马蹄形延伸的，相当于肌肉长度的端板区域。请注意基本疼痛参考区域中的小希伯登结节

移，Heberden结节变得不那么脆弱。从临床上看，肌肉中的TrPs可能与关节疾病有关[15]，但对这种相关性的研究很少。

（3）体格检查

经过全面的问诊后，临床医生应制作一张详细的图示，以代表患者描述的疼痛模式。该描述将有助于计划体格检查，并且在症状改善或改变时可用于监测患者的病情。对颈椎和胸椎的评估以及正中神经和桡、尺神经的电活动测试也有助于确定任何因脊神经或神经源性原因而导致的手腕和手部症状。即使患者没有报道与颈椎或胸椎直接相关的症状，这项评估也很重要。

应仔细检查肘部、腕部、前臂和手的主动及被动运动范围。Kendall等人[7]清楚的描述并说明了骨间肌和蚓状肌缩短的效应。手掌骨间肌会产生手指内收（PAD）的适应性缩短或局部TrPs张力会损害手指完全伸展的能力。会导致用于手指外展（DAB）的背侧骨间肌肉缩短、疼痛或功能障碍，会影响在手指伸展时并拢手指的能力。如果无名指停留在外展动作，则会导致小指外展肌缩短。如果示指处于外展状态，则可能是第一骨间背侧肌缩短的原因。

蚓状肌缩短的测试较为复杂。例如，用一只手拿着卡片或一张纸，然后用中指的指骨抵住大拇指进行阅读[7]，但要避免指尖的压力对第二蚓状肌造成过重的负荷。当它变短时，当手指伸出时，它将倾向于过度伸展中指的远端指骨，并在尝试爪位时阻止中指的完全闭合（MCP关节伸展时手指弯曲）。带有TrPs的肌肉可能会较虚弱，尤其是在拉长姿势下进行测试时。骨间肌肌力的测试由Kendall等[7]进行了很好的描述和说明，应该检查五个手指所有的MCP、近端IP和远端IP关节的附属关节运动。MCP关节的功能障碍通常与骨间肌、蚓状肌和小指外展肌的TrPs有关，特别是在旋转时，这通常不进行检查。这些关节的运动不足会导致骨间肌、蚓状肌和小指外展肌负荷过重，特别是在强力抓握时。

（4）触发点检查

骨间肌和蚓状肌的触发点很难触及。可以在前臂支撑并处于中立位置的情况下触诊第一骨间背侧肌。拇指、示指钳捏触诊可用于识别该肌肉中的TrPs（图40-3A）。分开手指可以使掌骨分开，并允许在掌骨之间利用钳捏式触诊检查其他

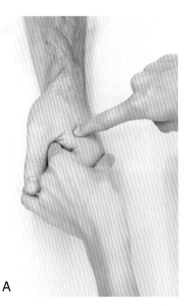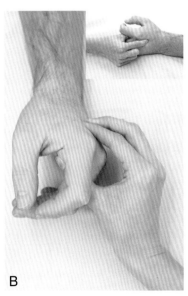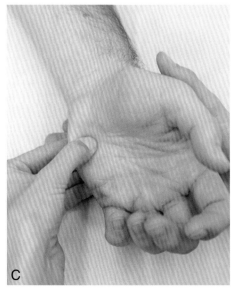

图40-3 手部固有肌肉中的TrPs触诊。**A** 第一骨间背侧肌的按压触诊。**B** 骨间肌的掌背面钳捏触诊。**C** 外展指肌的掌背面钳捏触诊

骨间肌和蚓状肌。

用手指抵住手掌，并在要触诊的肌肉下方产生反压力（图40-3B）。骨间肌和蚓状肌可产生深部压痛，但除了第一骨间背侧肌外，除非针刺或注射针穿透TrPs，否则很少引起牵涉痛和局部抽搐反应。

要检查小指外展肌，患者的前臂和手，要用手掌朝上支撑，并使用掌背侧钳捏触诊来识别TrPs（图40-3C）。当在相应骨间肌中存在触发点时，患者会报道有麻木感，可出现沿手指一侧的皮肤感觉减退。TrPs失活后，这种明显的神经系统现象可能会消失，这表明正中神经或尺神经受到了相关骨间肌张力增加的影响。然而，这种症状可能是与TrPs存在相关的感觉牵涉现象。应当指出的是，没有证据支持这一假设，并且需要进行更多的研究。

正中神经和尺神经在穿过手掌到达手指的过程中，仅靠着掌侧骨间肌和蚓状肌。尺神经深（运动）支在供应骨间肌、第三和第四蚓状肌、拇内收肌和拇短屈肌的深头之前刺穿对掌肌[1]。小指对掌肌中的触发点可能是导致尺神经支配肌无力的原因，如果存在肌无力，应检查小指对掌肌中是否存在TrPs。

4　鉴别诊断

（1）触发点的激活和持续

一种激活TrPs的姿势或活动（如果未纠正）也可以使其永久存在。在骨间肌、蚓状肌和小指外展肌的任何部分中，TrPs可能会因异常偏心负荷，无条件的肌肉中的偏心运动或最大或次最大的同心负荷而被激活[16]。当肌肉长时间处于缩短和/或延长位置时，触发点也可能被激活或加重。

裁缝、发型师、画家、雕刻家、机械师或管乐器演奏者进行的持续或重复的抓握会激活骨间肌中的触发点。在食指和拇指之间保持平衡和支撑智能手机可能会使手的内在固有肌疲劳。发短消息而造成的相关伤害是一种相对较新的现象，拇内收肌、第一骨间肌和指伸肌的肌筋膜疼痛综合征较为常见（70%）[17]。

需要持续剧烈的手指运动（例如拔除杂草）的活动，如拔草、物理或按摩治疗师对手部肌肉的操纵或美容师的动作都可能会引起骨间肌TrPs的激活。"高尔夫球手"与长时间紧握高尔夫球杆直接相关，特别是当手柄的接触面非常小时。在临床上，已经发现第二和第五掌骨的"拳击手骨折"激活了患者的第一骨间（第二掌骨）或小指外展肌（第五掌骨）中的TrPs，会引起持续的疼痛和损伤。干针针刺触发点会引起局部抽搐反应，从而迅速减轻疼痛并改善功能。在某些情况下，手指相关的疼痛会被识别出来。一名患者在第二掌骨骨折的手术钉扎后出现了长达5个月的复杂区域性疼痛综合征，经过两次TrPs干针针刺治疗后，疼痛得到了迅速地缓解。并且在减轻疼痛的几天内就可以看到力量的显著增加。在第一骨间肌疼痛减轻和握力恢复后的两周内，分级恢复运动功能。拳击手继续拳击多年，并没有疼痛或复发。

（2）相关触发点

相关的TrPs可能会在原发性TrPs引起的牵涉痛的区域扩展[18]。因此，还应考虑每块肌肉牵涉痛区域的肌肉组织。当累及骨间肌时，应检查拇指固有肌的相关TrPs。其他可能导致手指疼痛的TrPs包括指长屈肌和伸肌、冈下肌、背阔肌、胸大肌、斜角肌以及肱三头肌的外侧或内侧头。旋前方肌的触发点位于旋前方肌的牵涉痛区域，可能会导致小指展肌触发点的形成。

（3）相关病理学

手指的远端IP关节最先出现Heberden结节。这种现象可作为骨关节炎发展的证据[19]，最常见于手指关节，关节表面单位面积的负荷最高，也最常见于那些对关节施加负荷的个体[20]。骨间肌的应力可由异常的手部力学引起，与关节炎的关节功能扭曲相关。关节炎可能会激活这些触发点并使之永久存在。反之亦然，TrPs也可能通过外周和中枢性疼痛机制而导致关节炎的疼痛[15]。使相关的TrPs失活并消除或控制其持久性因子，可能对于手指和手骨关节炎患者的康复和治疗有重要意义。Heberden结节通常被鉴定为骨关节炎[19,21,]尤其是原发性特发性形式，而非创伤性继发性形式[22]。

Heberden结节的肿大是指软组织的扩大，有时是部分骨质增生（图40-2D）。已证明Heberden病与骨关节炎的影像学证据呈正相关（n=1 939；平均年龄68岁，女性占54%）[19]。患者最终可能出现屈曲畸形并伴有远端指骨的外侧或内侧偏斜。

位于近端IP关节的相似节点称为Bouchard结节，但仅存于25%的具有Heberden结节的患者中[24]。并非所有肿胀疼痛的手部远端IP关节都应假定为Heberden结节。例如，远端IP关节风湿性关节炎的患病率估计为10%[25,26]。Heberden结节的存在是骨间肌中存在TrPs患者的常见表现。在远端指骨的背缘或中间指骨的远端（在任一侧）总是明显靠近远端IP关节（图40-2D），因此可触及一个结节。Heberden的结节也可能出现在拇指上，通常在其尺侧，与内收肌的TrPs结合在一起。特发性Heberden结节最常见于食指和中指，它们可能出现在手指骨间肌附着侧[5]。需要进行精心设计的研究来研究TrPs与Heberden结节之间的关系以及TrP治疗的有效性。

最有可能与骨间TrPs混淆的诊断包括C6神经根性疼痛或神经根病、尺神经病变、C8或T1神经根性疼痛或神经根病，以及当TrPs主要位于小指展肌、胸廓出口综合征时。很少有人会将疼痛误诊为孤立的指神经卡压，事实上，它与骨间背侧肌肉中的TrPs有关。当TrPs失活时，手指疼痛完全消失。手指疼痛和麻木也可能由臂丛神经病变引起，包括来自斜角肌的压迫（斜角综合征）或当神经丛通过胸小肌肩胛附件下方时的压迫（图44-2B）。冈下肌与手部症状的相关性与腕管综合征相似，在一项研究中，其发生率是真正腕管综合征的12倍，Guyon管是腕部手掌内侧的一个通道，允许尺神经和动脉进入手部[27-30]。

该管在钩状骨沟和近侧腕骨韧带直接形成的，而根管内[1,30]尺神经的卡压或刺激称为Guyon管综合征。法国外科医师于1861年首次对其进行描述[29,30]。神经卡压会导致感觉和运动功能障碍以及严重的手功能障碍。感觉缺陷会影响手的手掌尺侧、无名指的两侧和无名指的尺侧[30]。

运动效应体现在手指尺神经支配肌肉，包括小鱼际肌（外展肌、对掌肌和小指屈肌）、骨间肌、第三和第四蚓状肌，拇内收肌肌力的减退，正常握力的丧失表现为抓握无力或握力丧失[30]。临床检查以及神经传导和肌电图检查有助于鉴别诊断[30,31]。手的内在挛缩也可能是由于外伤、痉挛、局部缺血、类风湿关节炎（RA）或医源性原因引起的。通常通过病史和体格检查进行诊断；但是，可能需要影像学、肌电图和血液检查[32]。与骨间TrPs相关的关节功能障碍，包括关节间隙的缺失，可能发生在腕掌关节水平或MCP关节水平，这些关节功能障碍中的任何一个都需要与相关的骨间肌触发点同时进行治疗。

诸如类风湿关节炎和皮肤、血管和肌肉骨骼系统的疾病可能影响手部[33]，使鉴别诊断变得更加重要。手部影像学对手外伤或持续性手部疼痛的鉴别诊断具有重要意义。运动员手部应力性骨折的发生并不少见，影像学对及时诊断和处理起着不可或缺的作用[34]。手的复杂性质可能需要与专家在骨科手部疾病的诊断和治疗方面进行探讨，以获得最佳的医疗和/或手术管理，以最大限度地发挥功能和职业结果。

5　纠正措施

患者应学会减少手指用力抓握活动的力和持续时间，以减轻骨间肌的紧张。如果工作允许，使用圆珠笔的患者应使用更加自由流动的水笔书写，这种笔需要较轻的触摸。通过改变习惯、改变交流式或语音转文本的应用来减少发短信，可以减轻固有手部肌肉的疲劳和负荷过重。对患者的教育还应包括对使用智能手机期间心理生理唤醒和肌肉紧张程度增强的模式[35]。远离设备、放松练习和一般有氧运动可能是有益的治疗策略。患者应该用手指振打法以减轻手内在肌肉的张力。

在手臂和双手并拢的情况下，患者轻轻摇动双手和手臂以释放紧张性张力。可能需要为日常活动和职业活动提供人体工学辅助工具。人体工程学评估可能在适应习惯性任务中起重要作用。夹板可能有助于治疗特定的手部功能障碍[30]。

坐位时，可将前臂放在椅子的扶手或桌子上，拇指指向第一背侧骨间肌，朝着天花板将大拇指朝上，以进行TrPs的自我压力释放，手动加压是执行这些肌肉自压释放的最佳方法。（图40-4A）。

手掌朝上，可以使用钳状抓握手动释放小指展肌上的触发点（图40-4C）与任何自我压力释放技术一样，用手指识别小指或手掌上的敏感点，并施加轻微压力（不超过4/10的疼痛）并保持15到30秒或直到疼痛减轻。这项技术每天可以重复5次。如有指示，患者应进行骨间肌的自我伸展运动，如图40-5所示。在进行此练习时，重要的是前臂形成一条直线。当在第一骨间背侧肌中存在活性触发点时，定期使用内收肌的自律锻炼（图

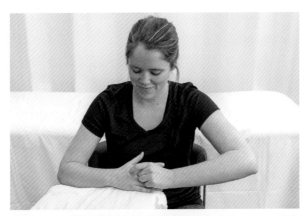

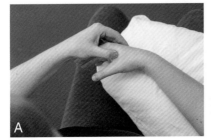
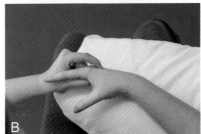
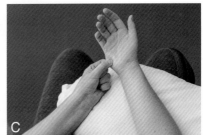

图40-4　手部肌肉TrPs的自压释放。**A** 第一骨间背侧肌。**B** 骨间肌。**C** 外展指肌

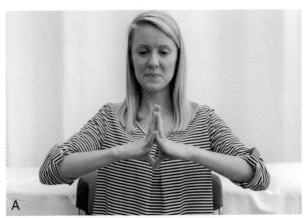
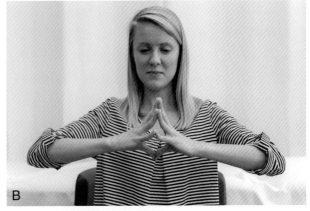

图40-5　骨间伸展运动的两种观点。双手位置均有效。绑住手臂，前臂保持成一直线。努力牢固地抵制掌骨头和手指的手掌部分，而手指和拇指分开。**B** 当手指和拇指张开时，只有指腹彼此接触，不松动的手指有助于伸张受累的骨间肌

39-6A）也可能有助于确保持续的恢复。这些自我伸展运动应轻柔地进行，并且注意疼痛与伸展的关系，这是至关重要的一点。这些牵伸不应该是痛苦的。上肢、腕部、拇指和手的强化是上肢康复的重要组成部分。从专业评估中发现的力量不足可以通过使用工具来解决。力量和抓握能力的恢复是康复的重要组成部分。

贾佩玉、王博、郑拥军 译 郑拥军 审

参考文献

[1] Standring S. Cray's Anatomy: The Anatomical Basis of Clinical Practice. 41st ed. London, UK: Elsevier; 2015.

[2] Bardeen C. The musculature, Section 5. In: Jackson CM, ed. Morris's Human Anatomy. 6th ed. Philadelphia, PA: Blakisron's Son & Co; 1921(p. 444).

[3] McMinn RMH, Hutchings RT, Pegingron J, Abrahams P H. Color Atlas of Human Anatomy. 3rd ed. St. Louis, MO: Mosby Year Book; 1993(pp.35D, l47D).

[4] Basmajian J, Deluca C. Muscles Alive. 5th ed. Baltimore, MD: Williams & Wilkins; 1985(pp. 291, 292).

[5] Jenkins DB. Hollinshead's Functional Anatomy of the Limbs and Back. 6th ed. Philadelphia, PA: W.B. Saunders; 1991(pp. 167-168).

[6] O atis C. Kinesiology: The Mechanics and Pathomechanics of Human Movement. Philadelphia, PA: Lippincott Williams & Wilkins; 2004(pp.337, 338, 340-344).

[7] Kendall FP, McCreary EK. Muscles: Testing and Function, with Posture and Pain. 5th ed. Baltimore, MD: Lippincott Williams & Wilkins; 2005(pp. 270, 272-276).

[8] Duchenne G. Physiology of Motion. Philadelphia, PA: Lippincott; 1949(p. 612).

[9] Long C II, Conrad PW, Hall EA, Furler SL. Intrinsic-extrinsic muscle control of the hand in power grip and precision handling. An electromyographic study. J Bone Joint Surg Am Vol. 1970; 52(5): 853-867.

[10] Travell J, Rinzler SH. The myofascial genesis of pain. Postgrad Med. 1952; 11(5): 425-434.

[11] Zohn DA. Musculoskeletal Pain: Diagnosis and Physical Treatment. 2nd ed. Boston, MA: Little Brown; 1988(p. 211, Fig. 12-2).

[12] Simons DG, Travell J, Simons L. Travell & Simon's Myofascial Pain and Dysfunction: The Trigger Point Manual. Vol 1. 2nd ed. Baltimore, MD: Williams & Wilkins; 1999.

[13] Kellgren JH. Observations on referred pain arising from muscle. Clin Sci. 1938; 3: 175-190.

[14] Heberden W. Commentaries on the History and Cure of Diseases. New York, NY: Hafner Pub. Co.; 1962 (pp. 148-149).

[15] Reynolds MD. Myofascial trigger point syndromes in the practice of rheumatology. Arch Phys Med Rehabil. 1981; 62(3): 111-114.

[16] Gerwin RD, Dommerholt J, Shah JP. An expansion of Simons' integrated hypothesis of trigger point formation. Curr Pain Headache Rep. 2004; 8(6): 468-475.

[17] Sharan D, Ajeesh PS. Risk factors and clinical features of text message injuries. Work. 2012; 41suppl 1: 1145-1148.

[18] Hsieh YL, Kao MJ, Kuan TS, Chen SM, Chen JT, Hong CZ. Dry needling to a key myofascial trigger point may reduce the irritability of satellite MTrPs. Am J Phys Med Rehabil. 2007; 86(5): 397-403.

[19] Rees F, Doherty S, Hui M, et al. Distribution of finger nodes and their association with underlying radiographic features of osteoarthritis. Arthritis Care Res (Hoboken). 2012; 64(4): 533-538.

[20] Radin EL, Parker HG, Paul IL. Pattern of degenerative arthritis. Preferential involvement of distal finger-joints. Lancet. 1971; 1(7695): 377-379.

[21] Altman R, Alarcon G, Appelrouth D, et al. The American College of Rheumatology criteria for the classification and reporting of osteoarthritis of the hand. Arthritis Rheum. 1990; 33(11): 1601-1610.

[22] Boyle JA, Buchanan WW. Clinical Rheumatology. Philadelphia, PA: F. A. Davis; 1971(pp. 5, 27, 32-34).

[23] Moskowitz RW. Clinical and laboratory findings in osteoarthritis, Chapter 56. In: Hollander JL, McCarty DJ, eds. Arthritis and Allied Conditions. 8th ed. Philadelphia, PA: Lea & Febiger; 1972(pp. 1034, 1037, 1045).

[24] Mannik M, Gilliland BC. Degenerative joint disease, Chapter 361. In: Wintrobe MM, eds. Harrison's Principles of Tnternal Medicine. 7th ed. New York, NY: McGraw-Hill Book Co.; 1974: 2006.

[25] Ichikawa N, Taniguchi A, Kobayashi S, Yamanaka H. Performance of hands and feet radiographs in

differentiation of psoriatic arthritis from rheumatoid arthritis. Jnt j Rheum Dis. 2012; 15(5): 462-467.

[26] Menegola M, Daikeler T. Painful swollen distal interphalangeal joints ate not always Heberden's nodesl Arthritis Rheumatol. 2014; 66(8): 2312.

[27] Qerama E, Kasch H, Fuglsang-Frederiksen A. Occurrence of myofascial pain in patients with possible carpal tunnel syndrome-a single-blinded study. Eur J Pain. 2009; 13(6): 588-591.

[28] Oh S, Kim HK, Kwak J, et al. Causes of hand tingling in visual display terminal workers. Ann Rehabil Med. 2013; 37(2): 221-228.

[29] Maroukis BL, Ogawa T, Rehim SA, Chung KC. Guyon canal: the evolution of clinical anaromy. J Hand Surg Am. 2015; 40(3): 560-565.

[30] Cooper C. Fundamentals of Hand Therapy: Clinical Reasoning and Treatment Guidelines for Common Diagnoses of the Upper Extremity. St. Louis, MO: Mosby Elsevier; 2007(pp. 236-239).

[31] O'Brien C. Peripheral Nerve Tnjuries. Dublin, Ireland: Eireann Healthcare Publications; 2004.

[32] Tosti R, Thoder JJ, Ilyas AM. Intrinsic contracture of the hand: diagnosis and management. J Am Acad Orthop Surg. 2013; 21(10): 581-591.

[33] Fontaine C, Staumont-Salle D, Hatron PY, Cotten A, Couturier C. The hand in systemic diseases other than rheumatoid arthritis. Chir Main. 2014; 33(3): 155-173.

[34] Anderson MW. Imaging of upper extremity stress fractures in the athlete. Clin Sports Med. 2006; 25(3): 489-504, vii.

[35] Lin IM, Peper E. Psychophysiological patterns during cell phone text messaging: a preliminary study. Appl Psychophysiol Biofeedback. 2009; 34(1): 53-57.

第 四十一 章

肘部、腕部和手部疼痛的临床考虑

安·卢卡多、古斯塔沃·曼萨诺、塞萨尔·费尔南德斯·德拉斯佩尼亚

1 介绍

上肢远端的非创伤性疼痛原因很多，临床上需要进行鉴别诊断。肘部、腕部和/或手部疼痛时需要详细询问病史、进行肩关节上1/4区域检查以及仔细评估局部的解剖结构。前臂的解剖结构联系紧密而使得区分单独的病变特别具有挑战性。事实上产生同一症状的原因可以有很多种。此外，当患者为避免或缓解疼痛而改变运动策略时，极可能导致运动模式的改变和肌肉超负荷。这些补偿性运动策略可能导致前臂肌肉组织中触发点（TrPs）的形成与发展，从而进一步加大临床诊断难度。尽管如此，我们依然要非常重视伴随疼痛疾病而出现的错误运动模式或者代偿性运动模式。近期或远期的局部创伤会直接或者间接影响局部疼痛的症状。众所周知，软组织肿瘤、其他占位性病变、血管受损或闭塞以及肩关节近端病理性改变均可引起前臂疼痛并出现相似的局部肌肉骨骼变化。全身系统性疾病，如内分泌功能障碍（包括糖尿病、自身免疫病、风湿病和神经系统疾病）会直接影响疼痛的临床表现，上述因素如果存在，必须作为上肢疼痛症状的潜在因素加以排除或考虑。适当的医疗管理对疾病的防治至关重要；然而，它的全面讨论超出了本文的范围。本章概述了肘关节、腕关节和手部疼痛最常见的非创伤性肌肉骨骼病变。

2 外侧上髁痛

（1）概述

肘关节外侧出现的症状可能主要与局部肌腱病、关节病理性改变（关节炎、桡骨小头病理性改变、后外侧旋转不稳）或神经压迫（桡管综合征、骨间后神经卡压）有关。这些诊断中的任何一种都可以单独发生或合并发生，并不排除相关肌肉中TrPs引起的牵涉痛的存在。通常认为腕伸肌肌腱病变是引起肱骨外上髁痛的常见原因。尽管对于肱骨外上髁疼痛的患者，诊断为外上髁疼痛综合征可能是一个准确术语，但它几乎没有提供有关疼痛相关的病理学信息。

实际上，该疾病与多个基本同义的名称有关，包括网球肘、肘外侧疼痛和肱骨外上髁炎。此外，肌腱病有关的衍生术语被用于描述伴随肌腱炎和肌腱病时产生的病理生理学改变。典型症状通常发生在中年人群[1]。尽管通常与网球运动员有关，但肱骨外上髁痛也常出现在反复使用手臂进行工作或其他体育活动的人中。在一般人群中，每年肱骨外上髁痛的发生率不到10%，但在那些技巧较差的网球运动员和业余的网球爱好者中，肱骨外上髁疼痛的发病率仍然很高[2]。

腕部或肘部在发力的极端位置（extreme positions）用力过大或重复发力会导致腕伸肌负荷过重，从而引起肱骨外上髁疼痛并逐渐发展[4]。使用诸如锤子或网球拍之类的工具产生的外部反作用力，或操控鼠标或在键盘上打字而产生的内部作用力可能会导致腕伸肌腱超负荷。随着时间的推移，过度的负荷会导致肌腱内发生一系列病理生理变化，从而导致疼痛。Nirschl和Kraushaar首先描述了肌腱病，并对症状和肌腱病理改变的严重程度进行分级[5,6]。病变的最早的阶段是腱周炎症，而后期和更严重的阶段则表

现为血管成纤维细胞变性，最终导致的肌腱纤维化[5]。然而，大多数关于肱骨外上髁痛的组织学研究尚未发现炎症过程的明确证据，已有劳损的肌腱上增加负荷可能会造成急性或慢性的疼痛症状加重[7]。局部感觉神经纤维中存在神经肽、P物质和降钙素基因相关肽，提示神经源性炎症可能是肱骨外上髁疼痛的炎症介质[8-10]。与慢性肌腱病相关的神经化学和组织学改变也可能导致中枢敏化[11]。为了合理解释肌腱病变不同阶段的临床表现，Cookand Purdam 提出了一种连续变化的组织病理学临床模型，包括:(a)反应性肌腱病；(b)肌腱失修;(c)退化性肌腱病[12]。

超声检查中发现的灰阶低回声病变可提示结缔组织功能障碍，然而，肱骨外上髁痛患者的腕伸肌腱中发现的低回声病变与肌腱疼痛无关[12-14]。影像学和临床疼痛症状之间的这种差异导致一些学者认为肱骨外上髁痛和其他肌腱病变并非仅仅由伤害性疼痛机制引起，还存在其他机制[15]。如今，强有力的证据表明中枢神经系统与患者外上髁疼痛的症状有关。这可以解释为什么一些单侧症状的患者，如果没有得到适当的治疗，会出现双侧症状。

对于肱骨外上髁痛的处理，提倡的保守治疗包括药物治疗、运动和手法治疗。治疗性锻炼可能是对肱骨外上髁痛最有效的物理治疗策略，但离心运动并不一定优于向心运动[16-18]。运动计划应从腕部和前臂肌肉的等长收缩逐渐过渡到等张收缩，最终恢复患者正常功能。这种功能锻炼可以治疗因腕伸肌病变而造成的肱骨外上髁痛，因此也可进行 TrPs 的治疗。

（2）外上髁痛患者的初步评估

肱骨外上髁痛被定义为一种临床症状，因此通常不需要进行影像学检查来进行确诊。肱骨外上髁痛在其发病的早期阶段很容易确诊。局灶性疼痛直接位于或靠近外上髁的远端。随着病程进展，很多患者主诉疼痛放射至前臂和腕部。肘关节处于伸展位时，进行局部肌肉触诊、腕部肌肉收缩测试、手指伸肌用力或者任何使腕部伸肌负

荷增加的活动（包括旋前位举重物或者抓握）均会加剧外上髁的疼痛。腕伸肌的拉伸也可能会重现同样的疼痛症状。尽管肌肉可触摸到紧张带，但肘关节、前臂、腕关节和手部的被动和主动活动范围通常不受影响[19-21]。肱骨外上髁痛的患者进行腕伸肌抗阻检查时会出现疼痛和无力。无痛握力是肱骨外上髁痛患者的常用检测指标，已被证明比最大握力测试更敏感[22]。肘关节伸展状态下的握力下降通常比屈肘90°时更为明显[23]。Cozen试验（抵抗腕关节桡偏）、Mill牵张手法（伸肌长头拉伸）和外上髁触痛阳性均为肱骨外上髁痛的特殊检查，然而，这些检查的诊断可信度尚未证实。由于这些检查都会引起测试区域的其他软组织产生应力改变，因此在解释测试结果时应着眼于整个临床检查的背景，充分考虑肌肉组织而不仅仅是肌腱的作用。评估应包括检查腕伸肌（包括肱桡肌）的 TrPs，这可能是疼痛症状的来源或重要的影响因素[24]。事实上，最近的一项研究指出腕伸肌群存在 TrPs 是确定无疑的[25]。同样也应检查腕伸肌群的拮抗肌即腕屈肌中是否存在 TrPs。详细的临床检查可以系统地排除引起外上髁疼痛的其他潜在原因，这对于提高鉴别诊断的可靠性是至关重要的。

3 肱桡关节病变

（1）概述

肱桡关节有关节炎改变的患者一般为中年人，老年人表现为肘关节外侧的僵硬和疼痛症状逐渐加重[26]。骨关节炎引起的僵硬在早晨或休息后最明显。如果关节炎是由炎性疾病引起的，如类风湿性关节炎，可能会出现明显的全身性关节积液。非炎性关节炎可为退行性或在创伤后发生。例如，桡骨头骨折后数年可能出现创伤后关节炎，因为关节结构变化导致疼痛和活动功能丧失。关节软骨撕裂、游离体和骨刺可能发展并导致机械活动障碍，特别是导致肘关节丧失完全伸展能力。

年轻且运动能力强的个体由于肱桡关节处有

丰富神经支配的滑膜皱襞可出现关节发炎和肥大的症状[27-29]。虽然肘部滑膜皱襞是正常的，但肘关节外侧滑膜皱襞的病理改变与肘关节反复活动有关，当肘关节被动或主动活动时，可引起肘关节后外侧疼痛，并经常引起明显的"弹响"[28]。肘关节创伤性损伤，尤其是手臂伸出时跌倒会造成关节后外侧旋转不稳定的情况。由于创伤而撕裂外侧副韧带复合体。这将导致桡骨头和尺骨在肱骨外侧方向明显不稳定或半脱位[30]。在其他情况下，由于外侧副韧带复合体功能逐渐减弱，患者可能表现为症状发展较慢。半脱位在起病缓慢的病例中可能表现很轻微。假设不存在明显的不稳定体征，则可能会观察到运动时疼痛的咔嗒声，特别是当患者使用手臂从坐位上推到站立位时。患者通常会主诉模糊的、侧面肘部的疼痛。Camp等假设[30]，由于类固醇对韧带组织的损伤作用，通常用于治疗外上髁痛的可的松反复注射可能导致某些患者后外侧旋转不稳定。与其他关节不稳定一样，为关节提供动态稳定性的区域肌肉过度活动可能导致TrPs形成。

（2）肱桡关节病变患者的初步评估

如果怀疑是桡关节病变，临床医生必须鉴别肱桡关节炎、滑膜皱襞肥大和炎性肥厚以及后外侧旋转不稳定。所有这些疾病都会使肘关节和前臂的主动和被动旋转在运动范围内产生机械性活动受限。它们可能与可听到的捻发音、咔嗒声或活动时的闷响相关，并可能表现为轻微的肘关节外侧疼痛[26]。在这些关节疾病中，收缩单元测试通常正常且不疼痛。如果存在相关的肌肉症状，应检查可能同时导致症状的局部肌肉的TrPs，特别是旋后肌和旋前圆肌等[31]。

单独使用临床评估可能难以区分肱桡关节病变。普通的X线有助于确定肱桡关节是否存在关节炎，而磁共振成像可更好地鉴别滑膜皱襞的肥大和炎症。在没有麻醉的情况下，由于肌肉保护和疼痛，很难诱发后外侧的旋转不稳。在前臂旋转位时进行推椅试验和平卧卧推试验，是尝试引起肘部半脱位最方便的临床特殊检查。肘关节外侧疼痛、桡骨头后半脱位（表现为桡骨头和肱骨小头之间的皮肤凹陷）和半脱位关节运动减少时的弹响为阳性体征。座椅和俯卧撑试验是检测后外侧旋转不稳定的特异性试验，但可能产生高百分比的假阴性结果。特殊检查如侧向轴移试验或后外侧旋转抽屉试验可提供更准确的结果，特别是当个体在麻醉状态下可以完全放松时[30]。

4　桡（颈）伸肌卡压

（1）概述

在一般人群中，桡骨颈病理性变化的发生率在10%至20%之间；且女性患病率高于男性，并且在中年时发病增多[32]。事实上，肘部疼痛和伴随颈部疼痛患者通常预后较差[33]。此外，一些研究表明，在肘关节局部治疗的基础上增加颈椎治疗可增加患者的获益[34,35]。颈椎神经根病的特征是疼痛放射到手臂，可能与感觉丧失和/或无力相关。C7（或偶尔C6）神经根刺激是指症状放射到肘关节外侧区域，产生类似于肱骨外上髁痛的症状，但应将其作为肘关节疼痛的潜在近端原因进行排除诊断[36]。有关颈椎神经根痛的更多信息参见第三十三章。

桡神经骨间后支在前臂背侧受压称为桡管综合征，肘外侧疼痛为其主要症状[37]。腕伸肌肌力基本完整时，手指和拇指伸肌出现无痛、无力或轻瘫，这种情况被称为骨间后神经压迫。骨间后神经受压估计年发生率为0.03%，较其他上肢受压综合征少见[38]。神经可被卡在肱桡关节附近增厚的筋膜层内，增厚筋膜沿桡侧腕短伸肌相关的纤维带、旋后肌近端腱弓或远端边界走行，神经也可由被称为Henry带的桡侧异常折返血管产生卡压。该区域的纤维脂肪瘤也可能压迫神经。桡管综合征以无运动功能障碍为其主要特征，其典型的疼痛部位位于旋后肌腹上方，距离外上髁远端约5 cm，这与外上髁痛有明显差别。虽然肌肉肌腱收缩结构单位有病变的患者倾向于出现与活动相关的疼痛，但桡管综合征患者经常报道夜间疼痛并可能难以入睡。

（2）颈或桡神经卡压患者的初步评估

当怀疑桡神经卡压时，临床医生必须区分颈椎神经压迫的更近端来源与前臂桡神经骨间后支压迫之间的区别。所有肘外侧疼痛的患者均应进行颈椎筛查。在颈部活动、手法触诊或评估颈椎的附属关节活动度时（accessory mobility）如果复制肘外侧疼痛均表明颈椎是肘外侧疼痛的潜在病因[17]。神经根型颈椎病患者可能伴有颈部疼痛，并可能存在上肢感觉异常和/或无力。正中神经的神经动力学检查阳性也可能提示颈椎神经根病[32]。肘关节局部检查是必要的，应包括病史和体格检查。由于桡神经深支缺乏皮肤感觉纤维，骨间后神经卡压或桡管综合征的患者不会出现感觉缺失。感觉测试可能显示神经根型颈椎病患者C7或C6皮节的感觉缺失。骨间后神经受压时，指伸肌、小指伸肌、纵长肌和短肌、外展肌以及腕长肌不会出现疼痛且没有明确的无力或完全瘫痪的症状。

测试的结果可进一步明确诊断。骨间后神经卡压的患者很可能会表现出手指和拇指伸展功能部分或者完全缺失，尽管桡侧腕伸肌的力量较弱，但由于尺侧腕伸肌的无力，腕关节伸展最终可能向桡侧偏移。

上肢活动范围不足在神经根型颈椎病或桡管综合征中并不常见。颈椎神经根病造成的相关的肌力改变不像骨间后神经压迫那样明确。对于患有颈神经根病或骨间后神经卡压的患者，在前臂骨间后神经走行位置的触诊通常不会感到疼痛。然而，在患有桡管综合征的患者中，桡神经会有明显的压痛。桡神经动力学检查阳性在桡管综合征中较为典型，但在神经根型颈椎病中不一定出现[32]。

桡管综合征特殊检查阳性时，旋后肌距离肱骨外上髁远端5 cm处出现疼痛反应。抵抗旋后、抵抗腕关节伸展、抵抗中指伸展均能使桡管综合征累及的肌肉负荷增加；从理论上讲，这些测试都可能引起骨间后神经刺激，并通过腕管负荷增加复制疼痛症状[38]。然而，这些检查在准确识别桡管综合征方面的诊断效用尚未明确。周围神经传导速度和肌电图（EMG）检测也可产生假阴性结果，因此在桡管综合征检查中被认为没有用处[38]。

（3）触发点和肘部外侧疼痛

研究报道表明在患有外上髁痛的受试者[24,39]、蓝领工人和白领中，腕伸肌特别是桡侧腕短伸肌和桡侧腕长伸肌的活性TrP发生率较高[40]。显然，任何腕伸肌和肱桡肌都可能受累（第三十四章和第三十五章）。目前尚不清楚TrPs是否使患者更易发生肱骨外上髁痛或两者是否并存[41]。

TrPs在外上髁痛中的作用得到了初步的证实，由于肌筋膜松解和干针可有效减轻外上髁痛的相关症状[42]。然而，软组织松动术和手动肌筋膜松解技术加超声治疗肘关节疼痛并不比不做治疗或激光治疗更有效[43]。Shmushkevich和Kalichman呼吁进行更多的研究，以检查肌筋膜技术对减轻肘外侧疼痛症状的有效性，并提倡使用手法肌筋膜松解技术治疗肱骨外上髁痛[41]。Krey等人进行了一项系统评估，考察了仅使用干针治疗肌腱病的有效性，结论认为在中期自我报道阶段，干针似乎对这些患者有积极治疗作用[44]。由于干针仍是灭活TrPs治疗肘外侧疼痛的新兴干预手段，显然需要更多的临床试验证据。

其他颈部和肩部肌肉的触发点（如斜角肌或冈下肌）以及肘部肌肉（如肱三头肌或肘肌）也可将疼痛引向肘外侧区，并产生与外上髁痛相似的症状；然而现有证据有限。临床上，肱三头肌、旋后肌和肘肌内的TrPs引起肘关节局限性疼痛，而腕伸肌TrPs引起的症状是蔓延至整个前臂。

周围神经压迫综合征中的疼痛可通过牵拉、神经刺激或手法加压的动作诱发。因为神经组织对疼痛敏感，且在正常的肌肉骨骼系统内具有一定的相对活动性，所以神经有可能导致疼痛和功能障碍。然而，压迫性神经病通常是由于神经长期受到邻近解剖结构的压迫所致。在许多情况下，这种结构可能是存在触发点的紧绷带或活动劳损的肌肉。因此，在疑似神经压迫综合征的患者中，应对神经附近肌肉进行TrPs检查。旋后肌出现TrPs的桡管综合征患者可作为肌筋膜疼痛综合征和桡管综合征密切相关的典型示例（第三十六章）。

5　内上髁痛

（1）概述

内上髁痛是一种可能由内侧髁上的屈肌总腱病变而引起的肘内侧疼痛[45]。就其病理生理学而言，它被认为类似于外上髁痛；然而，内上髁痛比外上髁痛发生率低，因此研究也较少[8]。据说高尔夫球手的内上髁痛比网球运动员更常见，但是任何暴力或重复地周期性增加腕屈肌和前臂旋肌负荷的活动都会引起该症状[46]。

内上髁痛的治疗比外上髁痛的治疗更有限，通常包括活动调节、冰敷、口服镇痛药、消炎药、物理疗法、离子导入和干针的联合治疗。类似于肱骨外上髁痛，运动性治疗可能会对肱骨内上髁痛产生积极作用；然而，目前尚无这方面的临床试验[47]。

（2）内上髁痛患者的初步评估

与肱骨外上髁痛相似，肱骨内上髁痛在其发生的早期较容易确诊。疼痛一般局限在内上髁或其远端。手法触诊、屈腕收缩测试及任何增加腕屈肌或旋前肌负荷的活动均可加重局部疼痛。腕关节屈肌和旋前肌的力量可能被疼痛所抑制。腕屈肌的伸展也可能出现类似的症状；虽然可以检测到肌肉紧张，但肘关节、前臂、腕关节和手部的被动和主动活动度通常不受影响[45]。同样，与外上髁痛一样，大多数临床检查都对该区域的其他软组织施加了压力；因此，在整个临床检查中解释其结果并考虑肌肉组织和肌腱的作用非常重要。评估应包括检查腕屈肌和前臂旋前肌中的TrPs，这可能是症状的来源或影响因素。应进行全面彻底的鉴别检查，以排除肘部内侧疼痛的其他致病来源。

6　肱尺关节病理

（1）概述

肱尺关节有关节炎性变化的患者通常是中年人或老年人，表现为在肘关节内侧逐渐增加的僵硬和疼痛，且由骨关节炎引起的僵硬在早晨或休息后最明显[26]。

如果关节炎是由炎性疾病引起的，例如类风湿性关节炎，可能会出现明显的关节积液和鹰嘴滑囊炎，有时还会出现囊肿，在肘关节脱位和/或骨折之后，非炎性关节炎在性质上可能是退行性的也可能是创伤后引起的。关节软骨撕裂、游离体和骨刺可能发展并潜在导致机械活动障碍，特别是会造成肘关节的完全不能伸展。

在头顶投掷运动员如棒球投手、标枪运动员和其他反复使用投掷动作的运动员，尺侧副韧带（UCL）损伤很常见[48]。韧带起自内上髁，向远端走行附着于尺骨。它是约束肘关节外翻应力的主要结构。肘关节内侧的外翻应力会使尺侧副韧带超负荷，致使其逐渐延长，从而导致韧带功能不足或撕裂，继而造成关节不稳定。尺侧副韧带功能不足和不稳定性通常与活动时肘关节内侧疼痛相关，疼痛症状随着休息而得到缓解。此外，运动员可能会主诉投掷速度或准确性下降[48]。由于反复投掷活动导致尺侧副韧带功能不足的晚期阶段被称为外翻伸展超负荷综合征，可伴有后内侧骨赘形成、游离体和旋前屈肌损伤[45]。

（2）肱尺关节病变患者的初步评估

当怀疑是肘关节内侧病变时，很容易地区分肱骨关节炎和尺侧副韧带/内侧关节不稳。首先，如上所述，病史和症状表现是完全不同的。尽管两种情况均表现为肘关节内侧疼痛。肱尺关节炎可能由于与关节炎疾病相关的关节骨刺或游离体，而导致对肘关节的被动和主动屈曲/伸展产生机械限制。运动可能听到的捻发音或咔嗒声。相比之下，通常在尺侧副韧带功能不全或不稳定的患者中肘关节的活动功能是完整且平滑的[48]。

当怀疑肘关节内侧病变时，很容易鉴别肱尺

关节炎和尺侧副韧带/内侧关节不稳定。首先，如上所述，病史和症状的表现是完全不同的；尽管这两种情况都表现为肘关节内侧疼痛。肘关节内侧有关节炎性改变的患者，早晨活动时常会加剧疼痛和僵硬，而尺侧副韧带损伤的患者，在做无阻力活动时通常不会出现疼痛。在这些关节疾病中，收缩单元测试通常是正常的。此外，平片有助于确认肱尺关节中是否存在关节炎。评估内侧肘关节稳定性的特殊检查已证明在检测尺侧副韧带损伤方面具有可接受的诊断效能。在肘关节不同屈曲位置时，与静态外翻应力测试相比，动态外翻应力测试其阳性似然比优于4.0（95% CI 0.73，21.8），阴性似然比为0.04（95% CI 0.00，0.72）。重要的是将这些检查结果与对侧肢体进行比较，并评估疼痛和不稳定性[49]。

7 潜在的神经卡压导致肘内侧痛

（1）概述

当臂丛神经下干受到影响时，胸廓出口综合征（如第三十三章详细讨论）是引起肘内侧疼痛的潜在原因。除肘关节内侧疼痛外，还可能包括神经和/或血管症状。神经系统症状可通过尺神经分布区的感觉障碍，严重时甚至是肌力不足来证明。血管症状可表现为与手部发冷和发白相关的动脉损伤，与手部发紫相关的静脉充血，或以对冷不敏感为特征的血管痉挛导致雷诺现象。

肘管综合征是由于肘部内侧尺神经受压、伸展或摩擦刺激所引起的一种状况。肘部尺神经受刺激是肘关节内侧疼痛的潜在原因。肘管综合征是仅次于腕管综合征（CTS）的第二大上肢神经卡压症。其患病率在一般人群中为0.6%～0.8%，但在某些职业的个体中可能更普遍。职业力量要求高的个体因症状无法完全得到缓解而预后较差[50]。

沿着尺神经会存在多个潜在的压迫部位。在上肢，尺神经穿过内侧肌间隔，沿肱骨后侧走行，穿过被称为Struthers弓的上臂远端深筋膜带，尺神经在内上髁后方走行，在肘管内穿过肘部到达前臂[51]。如果筋膜带增厚，肌肉附着点肥大，或者肘关节反复屈伸刺激神经，内侧肌间隔和Struthers弓会成为尺神经的潜在受压部位。肘管本身可能是压迫的来源，因为肘管的底部是由坚硬的尺骨形成的，而上部是由固定神经位置的支持带形成。肘管支持带的功能衰减可使尺神经向前半脱位[52]。重复的肘关节屈伸运动可引起尺神经的摩擦刺激，如果尺神经未牢固定位在尺神经沟内，则会加重这种刺激。许多受试者尺神经半脱位可能没有症状，但是如果尺神经出现症状，肘管前方半脱位神经的反复摩擦刺激则会使症状持续存在，严重的病例可能需要手术治疗[53]。尺神经在肘管远端进入前臂时也会受到压迫。尺侧腕屈肌的肱骨头和尺骨头之间的腱膜可能是尺神经刺激的来源。前臂屈肌肥大可加剧尺神经的激惹程度[54]。

由于几乎没有皮下组织来保护肘部的神经，尺神经也容易受到肘部靠在桌子或扶手上的直接压力的作用。因为神经走在肘部的旋转轴后方，所以当关节屈曲时，神经就容易被拉伸。如果将肘部保持在屈曲位，使尺神经长期处于紧张状态，就会诱发肘管综合征的症状。长时间拿着电话对着耳朵可能会引起肘部尺神经刺激，急性屈肘的睡眠姿势也会引起这种状况。肘管综合征典型表现为感觉异常和感觉障碍，长期可导致尺神经支配的肌肉包括尺侧屈腕肌、指深屈肌至第四、第五指及手部大部分内在肌的无力。肌肉力量不足通常会导致动作笨拙和不能紧握[45]。正中神经也走行于上臂内侧和前臂，可能是肘内侧疼痛的潜在原因，尽管程度不及尺神经。肘部正中神经卡压称为旋前肌综合征，主要发生于中年人，尤其多见于女性[55]。旋前肌综合征与局部肌肉结构的变异有关，主要表现为肘部内侧疼痛和手部正中神经分布区的感觉障碍[56]。

感觉症状可能与腕管综合征相似。然而，由于前皮支从腕管近端的正中神经处分叉，因此旋前肌综合征会引起手掌感觉受损，而腕管综合征则不会出现[55]。在需要流水线工作的职业中，重复的前臂旋转任务会加重症状。有趣的是，它也见于爱好运动的群体，如狂热的攀岩爱好者。最后，前骨间神经受压被称为前骨间神经卡压综合征，它主要以其特有的非疼痛性无力或其支配的肌肉轻瘫为主要特征，从而与旋前肌综合征得以鉴别。前骨间神经受压不会导致任何感觉障碍[56]。

（2）潜在的神经卡压引起肘内侧痛患者的初步评估

胸廓出口综合征诊断的检查方法已在第三十三章详细介绍。当检查怀疑尺神经或正中神经卡压伴肘关节内侧疼痛的患者时，神经压迫的常见症状包括感觉障碍和受累神经分布区肌肉无力。因此，除了病史、视诊和一般骨科检查评估活动范围和收缩单元测试外，可能还需要进行全面的感觉检查和手动肌肉测试，以完全区分神经压迫的来源和位置。检查结果依据神经卡压的范围和严重程度而有很大差异。严重的卡压症状易于识别，但在神经卡压的早期阶段，肘管或旋前肌综合征的细微体征可能难以识别。激发动作包括对受累神经进行Tinel试验、尺神经或正中神经的神经动力学检查以及肌肉拉长试验（如果拉紧可能会刺激神经）。应检查与每条特定神经相关的所有肌肉是否存在TrPs，包括潜在尺神经受累患者的趾、指深屈肌和尺侧屈腕肌。已证明尺神经功能受损的电生理检测在肘管综合征中具有极好的诊断作用，但在旋前肌综合征中则无明显作用。这种差异可能与正中神经走行的深度比尺神经浅支走行更深有关。多个神经卡压可同时发生，通常被称为"双卡"现象。通过阻断神经细胞体提供营养和清除分解产物的轴突转运机制，神经一个部位卡压将降低沿同一神经发生二次卡压的病变神经的阈值。这种神经阻断使神经近端（或远端）卡压更容易遭受到第二个卡压的影响。因此，重要的是检查整个神经走行的结构。常见的情况是，在颈椎、旋前圆肌和腕管水平沿正中神经，在胸廓出口、肘部和腕部沿尺神经发生多发性神经卡压病变。

（3）触发点和肘内侧痛

腕屈肌或前臂旋前肌的触发点可能导致与外上髁痛相关的症状。然而，目前尚无流行病学研究报道。在所有与肘内侧疼痛相关的神经卡压综合征中，肌肉肥大和/或TrPs导致的紧绷带而引起的过度活动是受累周围神经刺激的潜在因素。例如，在胸廓出口综合征中，过度使用这些肌肉呼吸导致斜角肌过度活动，或过度锻炼胸肌而导致举重运动员的胸大肌肌肉过度活动，可引起臂丛下部的压迫；尺侧屈腕肌肥大可引起尺神经卡压；例如攀岩者中，旋前肌的肥大可导致肘部正中神经受压。尽管很少有研究检测这种关系，但有理由认为与这些神经附近的肌肉组织中TrP导致的紧绷带相关的异常张力可能也与神经压迫综合征相关。因此，所有与某一特定周围神经相关的肌肉均应进行TrPs评估并进行适当处理。上肢近端肌肉组织中也可能存在引起肘内侧疼痛的触发点，包括斜角肌、胸大肌、背阔肌、大圆肌和肩胛下肌。

8　桡腕关节/拇指疼痛

（1）概述

手腕和拇指桡侧区症状的存在可能主要与局部肌腱病变（桡骨茎突狭窄性腱鞘炎、交叉综合征、拇长伸肌腱刺激）、关节病理性改变（腕掌关节炎［CMCJ］、腱鞘囊肿）或局部神经压迫（Wartenburg综合征，CTS）相关。这些诊断中的任何一种都可能单独发生或合并发生。

桡骨茎突狭窄性腱鞘炎，交叉综合征和拇长伸肌腱刺激均是可导致桡腕关节疼痛的肌腱病变。桡骨茎突狭窄性腱鞘炎是指第一背侧间室肌腱的疼痛性肌腱炎，包括拇长展肌和拇短伸肌肌腱炎。拇指的重复运动和受累肌腱施加的负荷被认为是致病因素。Stahl等人进行的荟萃分析发现，通过重复，有力或人机工程学上有压力的手工操作，患上桡骨茎突狭窄性腱鞘炎的概率增加了2.89（95% CI 1.4 ~ 5.97）。这在新妈妈中也很常见，似乎与抚养新生儿或学步儿童有关，在从事针线活工作，使用电脑鼠标的人以及抽血者中也很常见。桡骨茎突狭窄性腱鞘炎患者典型的拇指疼痛会随着活动或前臂处于中立位置时抬起而增加。

交叉综合征是指在前臂远端桡侧拇长展肌和拇短伸肌与桡侧腕长伸肌和桡侧腕短伸肌的相交部位处的肌腱炎[58]。前臂远端背侧拇长展肌和拇短伸肌肥大常可被直观地看到。拇长伸肌腱刺激可能发生在肌腱于桡骨远端Lister结节的止点处。已知类风湿关节炎患者拇长伸肌腱功能减弱并最终断裂。桡骨腕部肌腱病变的发生与拇指和/或腕关节的反复运动有关。

引起桡腕关节疼痛最常见的非创伤性关节病变包括拇指的腕掌关节炎（CMCJ）或掌指骨（MCP）关节炎以及腕背神经节的发育疾病。与其他骨关节炎疾病一样，通常发生在中年人中，可能有遗传因素，也可能与既往关节创伤相关。手部任何关节的骨关节炎都会存在疼痛、僵硬和畸形的临床特征。在拇指CMCJ中，异常凸起代表大多角骨上第一掌骨的背侧半脱位。结节也可发生于手指关节引起手部普遍性疼痛：近端指间关节（PIP）结节称为Bouchard结节，远端指间关节（IP）处结节称为Heberden结节。据报道，包括打开罐子、转动钥匙和书写在内的活动都会引起患有CMCJ或手关节炎的患者的疼痛。

腱鞘囊肿是一种充满液体的肿块，通常发生在腕背侧，有时也发生在手指上[59]。尽管腱鞘囊肿的形成和发生常见于该处反复活动或劳作时过度使用腕关节的患者中，并可能与肌腱或关节刺激以及机械改变有关，但形成腱鞘囊肿的原因尚不清楚。任何年龄、性别和种族背景的人群均可发生。腱鞘囊肿大小不一，位置各异，可引起疼痛或不引起疼痛。如果它们位于神经区域，可能引起感觉障碍。腱鞘囊肿形成的常见部位是舟月关节，因此可能是桡腕关节/拇指疼痛的原因。腱鞘囊肿也可以在其他关节处形成，因此在手的任何地方出现疼痛的原因取决于腱鞘囊肿的位置。因为腱鞘囊肿可以在不干预的情况下自然消退，所以很多时候不需要治疗。如腱鞘囊肿引起疼痛、活动能力减退或造成神经压迫症状，则可抽吸囊肿或手术切除囊肿。

刺激桡神经也可引起桡腕关节/拇指疼痛。Wartenburg综合征是桡神经浅支在肱桡肌腱和桡侧腕长伸肌腱之间发出的腕部桡神经受刺激引起的。前臂旋前使这两条肌腱靠拢，并压迫桡神经。在肱桡肌和桡侧腕长伸肌之间产生剪断效应之后，反复旋前和旋后可能引起该部位刺激。局部钝器伤、手表太紧或手术切口也会引起神经刺激。Wartenburg综合征的年发病率为0.003%[38]。Wartenburg综合征可能影响对大鱼际桡侧区和手背及腕部的皮肤感觉，并可引起包括第一和第二掌骨背的皮神经分布极度过敏。在某些情况下，疼痛可向前臂近端和放射状延伸，通常描述为尖锐和刺痛。

（2）桡骨腕/拇指疼痛患者的初步评估

必须提供详细的病史，以便临床医生尽可能多地了解引起患者症状的原因。必须收集有关患者工作时、家中和娱乐时的身体状况和姿势状况的信息。此外，必须注意哪些活动会加剧或缓解症状。这些知识对于活动修改的建议和实施至关重要。

桡骨茎突狭窄性腱鞘炎和交叉综合征患者主诉无感觉缺陷，两种情况下Tinel试验均为阴性。在桡骨茎突狭窄性腱鞘炎中，主诉疼痛位于鼻烟壶和拇指局部，在交叉综合征中，疼痛报道位于前臂背侧远端1/3处（第一背侧间隔近端约4～6 cm）。对受累肌腱施加阻力会加重疼痛；拇长展肌和拇短伸肌抗阻试验在这两种情况下都可能产生疼痛，但对于交叉综合征的患者，抗阻伸腕试验也会引起典型的疼痛。在腕部活动范围的肌腱交叉处经常可触及捻发音，并可见到该部位的肿胀；这些发现在桡骨茎突狭窄性腱鞘炎中是不存在的。Finkelstein试验是一种高度敏感的试验，可产生许多阳性结果，包括假阳性结果。交叉综合征患者可呈阳性，但疼痛通常位于交叉部位上方。如果Finkelstein试验结果为阴性，则患者很可能并没有桡骨茎突狭窄性腱鞘炎[60]。

对CMCJ关节炎患者的评估应包括对该区域的详细视诊检查。由于关节炎的改变，拇指的外观是明显不同的，但在早期可能不被充分认识。

由于拇指底部背侧隆起，第1掌骨在大多角骨上背侧半脱位是明显的。在晚期病例中，可发展为拇指CMCJ内收挛缩和MCP关节伸直挛缩。虽然感觉缺失并不典型，但疼痛可通过直接触诊CMCJ和对抗或持续的加压活动诱发，这些活动加重了第1掌骨对大多角骨的背向作用力。其他阻力试验可能存在不同程度的不适，但与特定肌腱负荷无关。局部神经的Tinel试验通常为阴性。通过研磨试验，在大多角骨上拉近和旋转第1掌骨可能会引起疼痛，尤其是在疾病过程的早期，并且临床医生可能会认为关节表面变化是捻发感。

当怀疑腱鞘囊肿时，视觉检查也是一个重要组成部分。可见的位于腕背侧的离散肿块是最典型的表现。虽然触诊可发现柔软的液体或凝胶充填的结节，并在腕关节屈曲时更明显，但手部腱鞘囊肿的表现差异很大。如果症状严重，建议转诊至手外专科医生进行确定性治疗。

如前所述，所有被认为有周围神经压迫的患者都有必要进行颈椎筛查，因为有可能出现沿神经节段的多发性神经病综合征或颈椎神经根病引起的牵涉痛。如果疼痛沿肩胛骨内侧缘放射至胸壁或向后，应怀疑症状起源于近端。如果Valsalva动作、咳嗽或打喷嚏时症状加重，则可能出现颈椎神经根病或神经根痛。检查可能包括评估C6分布（肘关节屈曲或腕关节伸展）或C7分布（肘关节伸展、手指伸展和屈曲）区域的运动无力。

Wartenburg综合征患者的检查将显示符合桡神经浅支孤立性神经炎的症状，包括桡大鱼际区和手背及腕部皮肤感觉丧失，并且通常与包括第1和第2掌骨背侧的极度过敏有关。尽管前臂或腕部的运动可能会加剧疼痛，但运动和活动范围通常是正常的。如果对wartenberg综合征特殊试验呈阳性，包括桡神经浅支的Tinel试验，则会产生刺痛或电击痛。将桡神经浅支的近端部分置于伸展位（伸肘、前臂旋前和腕尺偏位）可能会增加

症状，Finklestein位也是如此，因为同时拇指屈曲和腕尺偏位会将桡神经浅支的远端部分置于伸展位。

（3）触发点和桡腕关节和拇指疼痛

前臂肌肉组织在桡侧腕关节和拇指疼痛中的作用可能低于前臂的其他疼痛综合征。显然，这些肌肉中的TrPs导致的紧绷带所引起的张力可能导致相应肌腱的负荷增加，因此成为疼痛症状的影响因素或持续因素。目前还没有这方面的研究[61]。

9 腕尺侧疼痛

（1）概述

腕尺侧区症状的存在可能主要与局部肌腱病变（尺侧腕屈肌或尺侧腕伸肌腱病变）、关节病理性变化（三角纤维软骨复合体［TFCC］变性、桡骨远端尺侧关节不稳定或尺骨撞击综合征），或局部神经受压（腕尺管综合征）有关。

由于尺侧多个相互关联的解剖结构有助于维持腕关节的稳定性及其活动度，需要将手部置于多个位置才能发挥功能，因此很难诊断腕部尺侧疼痛[62]。造成腕尺侧疼痛有多种原因，且均有类似症状[63]。需要进行反复前臂旋转、腕关节桡/尺侧偏斜和/或涉及前臂、腕关节或手的突然撞击活动可导致尺侧腕关节结构超负荷，并可能导致尺侧腕关节损伤和疼痛。这种现象常见于诸如高尔夫球手、棒球手、长曲棍球手以及许多其他使用器械来大力撞击或投掷球或冰球的运动员[64]。体操运动员和举重运动员的手腕承受着高负荷的重量，也容易造成腕尺侧的损伤。具有相似作用力要求的职业也可能导致工人遭受尺侧腕部损伤和随后的疼痛。

由于尺侧腕关节的肌腱、韧带和关节之间的错综复杂的连接使得难以诊断患者的具体受累组织。TFCC是尺侧腕关节处韧带和软骨组织的排列，在尺骨和尺侧腕骨之间起缓冲作用，防止尺腕邻接。该复合体作为下尺桡关节的主要稳定结

构。它在腕关节尺侧分散负荷，有助于腕部和前臂的复杂精细运动。TFCC由关节盘结构、UCL、尺背侧和掌侧桡尺韧带、尺侧腕伸肌下腱鞘底部以及尺骨韧带和尺侧三股韧带组成[51]。这些结构提供了连接关节与稳定韧带以及通过肌腱与关节活动的解剖学联系。其中一个结构的损伤可能影响其他结构的功能。

在疑似肌腱病变的患者中，对尺侧腕伸肌刺激比尺侧屈腕肌肌肉刺激更为严重，并且可能会出现腕半脱位等潜在问题[62]。尺侧腕伸肌复合体损伤常见于优秀男性（76%），且多于女性网球运动员（45%）以及其他优秀运动员[65]。尺侧腕伸肌腱在腕关节第六背侧间隔内的位置被公认为狭窄性腱鞘炎的第二常见位置。尺侧腕伸肌损伤的范围从疼痛性腱鞘炎、尺侧腕伸肌半脱位伴肌腱相应刺激，直至尺侧腕伸肌肌腱完全断裂[65]。尺侧腕伸肌腱的动力性不稳定与尺骨沟变浅、反复撞击致鞘管变弱或急性损伤有关。静态情况下不会出现半脱位；因此，在前臂旋转过程中触诊肌腱是否发生移位非常重要[65]。如果怀疑是关节或韧带病变，则应排除TFCC撕裂作为潜在的病理来源。在没有创伤事件的情况下，这种尺骨稳定复合物可能会随着时间的流逝而承受压力，从而导致TFCC复合物发生退化性变化。TFCC的压缩载荷或前臂旋转反复应力可能会导致TFCC损伤，并导致尺侧腕关节疼痛，严重时可能会导致桡骨远端尺骨关节不稳定[64]。

正常情况下，TFCC可吸收腕关节约20%的压缩负荷，其余负荷由桡腕关节承担。然而，尺骨方差的变化，指的是腕关节的桡骨和尺骨关节面的相对位置在手腕上，将改变这种载荷分布[64]。尺骨方差为正向是指尺骨比正常的突出更远。尺骨撞击综合征可能导致尺骨正向变化，从而导致腕部尺侧和TFCC过度负荷。随着时间的推移，过度的尺骨作用力可导致TFCC退变和撕裂。尺骨撞击综合征最常见于中年患者，可能与既往腕部或前臂骨折有关，或者只是在腕部结构正常的患者中重复使用尺骨呈正方差。相反，Keinbock病与尺骨负方差和桡骨在腕骨上的过度

负荷有关，并导致月骨缺血性坏死和腕关节背侧中部疼痛。月骨和腕关节X线片直接触诊局部疼痛可确诊。Keinbock病的病因不明。

腕尺管综合征是腕部尺神经水平的病变，导致腕部和手部尺侧症状。它与外部压迫（自行车运动员的手部麻痹，使用锤子）或占位性病变（尺动脉血栓形成，神经节）有关。极易与肘管综合征混淆，也应与胸廓出口综合征及影响C8/T1节段的颈神经根病相鉴别。

（2）腕尺侧痛患者初步评估

对肌腱病患者进行评估时，阻力或肌肉长度试验将复制尺侧腕伸肌或尺侧屈腕肌受累肌腱产生的疼痛。沿肌腱远端部分触诊也会引起疼痛。活动范围通常没有任何限制。但前臂旋转时应对腕背尺侧进行触诊和可视化，以识别尺侧腕伸肌腱的半脱位。疼痛弹响或在腕背尺侧弹响是尺侧腕伸肌腱不稳定患者的典型表现。患者前臂在旋后位，腕部在中立位（引起尺侧腕伸肌协同收缩），当患者对抗阻力桡侧外展时，如可见弓弦样隆起和（或）疼痛复制，则尺侧腕伸肌协同试验阳性[66]。

尺侧屈腕肌没有腱鞘，物理上也没有附着于TFCC，因此可更直接地评价其对尺侧腕关节疼痛的影响[62]。尺侧屈腕肌肌腱病变的运动和感觉范围通常不受限制。在腕部屈曲和尺侧偏移中进行收缩单元测试将导致腕尺侧的疼痛，并延伸至尺侧腕屈肌近3 cm处[62]。

在TFCC损伤患者中，虽然关节运动能力通常是完全的，但前臂旋转时也可能会发出咔嗒声或爆裂声。与未受累的四肢相比，视诊通常会发现更突出的尺骨茎突。特殊检查可能会发现疼痛或尺桡关节不稳定。尺神经关节背侧滑动试验（钢琴键试验）可能显示由于TFCC撕裂而造成的远端尺桡关节不稳定[67]。不同程度的旋前和旋后测试可能引起疼痛、压痛，与对侧相比活动度会增加，并且均可能提示下尺桡关节损伤/不稳定。触诊所引起的疼痛会立即体现在尺桡关节远端以及尺骨和三角骨之间，可能提示TFCC问

题或尺侧掌骨基底部问题。TFCC也可以轴向加载，同时腕关节偏斜，并使腕关节屈伸。任何捻发音和/或症状复制可能表明TFCC撕裂或尺侧掌骨基底部问题或撞击[28]。前臂旋前或腕尺侧偏斜有效增加尺骨变异；因此，当存在尺骨撞击和/或TFCC损伤时，旋前位与旋后位的握力测试将加重症状。

感觉检查有助于区分可能导致尺侧腕部疼痛的神经压迫。在局部尺神经卡压中，简称"桡尺管综合征"，手掌尺侧的感觉会受到影响，但手背尺侧感觉得以幸免。如果压迫更靠近近端，如肘管综合征，手背尺侧感觉缺陷将很明显。桡尺管综合征的症状包括沿手掌尺侧以及第四和第五指的疼痛、相同分布的感觉缺陷和尺侧支配的内在肌无力。肌力测试将显示浅支受压，可能导致小鱼际肌群的无力/萎缩，最明显的是第一背侧骨间肌和第三/第四蚓状肌。在晚期病例中，完全瘫痪将表现为第四和第五指的爪状手。尺神经深支卡压在慢性卡压中最常见，也可导致拇短屈肌、拇收肌无力。运动将严重影响手的握力和捏力。因此，可能检测到两者的弱点。Froment征可阳性。尝试进行横向挤压以对抗阻力时，会导致拇指IP关节屈曲，表明拇展肌和拇短屈肌深头较弱。Wartenberg征可见继发于骨间掌侧肌无力之后，第五指会保持在第四个手指的外展位置。这些试验在检测肘管综合征时也可呈阳性；因此，疼痛部位、Tinel试验和感觉检查可能有助于鉴别尺神经受卡压部位。在肘管综合征中可能会出现尺侧腕屈肌和第4、5趾深屈肌的运动能力减弱，并可能导致继发于屈指深屈肌肌力不足而导致爪形手。这项检查还应包括鉴别试验，以排除颈椎（C8，T1）或胸廓出口是尺神经症状存在的原因。在桡尺管综合征中，腕部的Tinel和Phalen试验有时在腕部尺神经上呈阳性，但在更近端神经压迫中呈阴性。

（3）触发点和腕尺侧疼痛

前臂肌肉组织在尺侧腕部疼痛中的作用可能低于前臂其他疼痛综合征。同样，这些肌肉中

TrPs紧绷带所产生的张力可能导致相应肌腱的负荷增加，因此成为疼痛症状的影响因素或持续因素。实验通过在尺侧腕伸肌注射生理盐水诱导疼痛，结果导致疼痛向前臂尺侧远端向手部放射，尽管在机械环境保持不变的情况下没有发现运动活动的变化[69]。由于尺侧腕部解剖和鉴别诊断的复杂性，不应忽视尺侧腕伸肌或尺侧屈腕肌中TrPs的检查。

10 腕管综合征

（1）概述

腕管综合征（CTS）是腕部正中神经在腕横韧带下受到卡压，从腕舟骨结节和部分角骨延伸至豌豆骨和钩骨。是上肢最常见的神经压迫综合征，其症状通常表现为包括拇指、食指、中指和环指桡侧的手部正中神经分布区疼痛和感觉异常。Dale等汇总了CTS的流行病学数据，结果显示总患病率为7.8%，发病率为每年2.3/100人[70]。且症状随着手部或腕部重复运动而增加。患者自述手部笨拙无力。感觉异常和疼痛往往会在夜间加重。一些研究观察到，CTS患者还表现出整个上肢的症状[71]。

腕管综合征的潜在病因是高度可变的，但可以确定的是这与引起腕管内压力升高的几种疾病相关，包括可能引起体液潴留的妊娠或甲状腺疾病。手腕和/或手指的重复运动或在极端位置使用手腕会导致手腕屈肌肌腱周围肿胀，简称腱鞘炎，这会使腕管内压力增加。创伤而导致的腕关节脱位，若该部分存在骨折或关节炎的情况时，可以增加压力管内的压力从而导致CTS症状[72,73]。

正中神经的潜在受压部位包括位于臂远端的Struthers韧带（连接肱骨髁上嵴和肱骨内上髁的韧带）、肱二头肌肌腱的韧带纤维下方（如果存在）、正中神经穿行于连接肱骨头和尺骨头的腱膜弓之间，以及在屈指浅肌弓下穿行于该肌桡骨头和肱骨头之间的部位[51]。

对于CTS的处理仍存在争议，因为一些作者

提出一些保守的治疗方法，而另一些作者则建议进行手术。有趣的是，腕管局部保守治疗的效果是有限的[74,75]。同样，保守治疗和手术治疗之间的预后结局也没有明显差异。当前的理论认为，CTS患者的治疗应包括软组织治疗，与正中神经相关的解剖位置，即肌肉和神经干预，会表明TrPs的作用。

（2）腕管综合征患者的初步评估

在CTS患者中，短暂症状和夜间疼痛以及手部内感觉异常的情况极为常见；因此，应进行症状行为的评估。诊断CTS的金标准包括以下临床表现：感觉异常、疼痛、肿胀、无力或笨拙，这些症状是由睡眠时将手或手臂保持某一固定位置、或手部及手腕的重复动作而引起的，这些情况会造成手部正中神经支配区域的感觉缺陷以及正中神经支配的大鱼际肌的运动缺陷或营养不良。刺激性试验为阳性时，可引起患者的症状再现，也可引起刺痛或"电击"样疼痛。对于Phalen试验、反Phalen试验、Tinel试验、腕骨挤压试验和神经动力学检查的研究显示，这些试验对疾病诊断有价值，并显示出不同的结果；然而，大多数试验显示阳性和阴性似然比接近于一和/或呈现非显著性结果，表明这些试验中没有任何一种单独试验可以对CTS进行明确的诊断。诸多因素的存在提高了CTS的诊断准确率。以下4项因素的存在使发生CTS的概率增加4倍以上（+LR=4.6）：为缓解症状而握手、腕比指数大于0.67、症状严重程度量表评分 > 1.9分、第1指感觉中位数减小、年龄大于45岁[36]。

CTS诊断的另一个金标准是EMG。事实上，根据神经生理学分类，一些研究已经确定了感觉性疼痛症状的分布与CTS严重程度之间的关系。病理严重程度较低的患者报道的感觉症状呈手套样分布，而病理严重程度较高的患者报道的感觉症状呈"经典"中位数分布，提示对正中神经的影响取决于其受压情况。敏感性测试显示，远端正中神经分布区的轻触觉、疼痛和温度觉下降。在CTS患者中，分布在正中神经区域的掌侧皮肤并没有出现感觉异常的症状，但感觉可能会在更近端的神经压迫中受损。两点辨别试验（传感器受体密度）在CTS中可能是正常的；因此，当试图检测CTS的感觉变化时，首选灵敏度较高的Semmes Weinstein单丝检测（阈值感觉检查）。在压力测试前后进行腕管容积和敏感度测量，可以客观化地发现激活后腕管容积增加，以及敏感度改变。

在严重或较慢性病例中可出现运动功能障碍；无力和萎缩可能出现在正中神经支配的肌肉组织中，包括拇短展肌、拇对掌肌、第一和第二蚓状肌。这些内在肌无力可能会导致握力和捏力的减弱。累及到C6和C7的颈椎神经根痛或神经根病可能会出现与CTS相似的症状，包括前臂轻度至中度疼痛，如果症状与颈部或肩部疼痛相关，应怀疑旋前圆肌、颈椎水平更近端压迫或这些部位的多发性神经病综合征。因此，对于CTS的检查应包括颈椎检查。最后，临床医生应该从解剖学的角度检查所有与正中神经相关的肌肉，特别是斜角肌、胸小肌、肱二头肌、旋前圆肌、屈指肌和蚓状肌。

（3）触发点和腕管综合征

第三十八章概述了旋前圆肌TrPs与CTS症状的关系。已知累及C6或C7神经根的颈神经根痛或神经根病在症状上与CTS相似，而且受累神经根支配的肌肉的TrPs可加重症状。冈下肌或上斜方肌近端以及旋前圆肌、桡侧腕屈肌、掌长肌和/或肱二头肌的活性TrPs是引起牵涉痛的潜在因素，可引起与CTS或其他桡腕侧手痛的疾病相混淆的症状。Qerama等[76]发现，1/3的患者临床症状与CTS相符，但EMG阴性的患者表现出冈下肌存在活跃的TrPs，并且会引起症状的重现。然而，正中神经的局部神经病变也能激活TrPs。在这种情况下，Azadeh等观察到70%具有临床和电生理证据的CTS患者显示上斜方肌中存在TrPs，这可能与神经刺激有关[77]。因此，在CTS的鉴别诊断中，评估上肢肌肉是否存在TrPs是非常必要的。

11 引起手部疼痛的其他原因

（1）概述

手部症状的其他原因可能与Dupuytren挛缩或扳机指（屈指肌腱狭窄性腱鞘炎）有关。Dupuytren挛缩是皮肤下组织的异常增厚。这种增厚通常发生在手掌中，并可延伸到手指[78]。掌部可发生硬坑、隆起、硬索，这些症状常出现在MCP和PIP关节，有时也可能出现在背侧PIP关节，进而导致手指屈曲挛缩。Dupuytren挛缩的原因尚不清楚。这种情况在男性、40岁以上的人群和白人/欧洲后裔中更常见。没有证据表明手部损伤或特定工作会导致发生Dupuytren挛缩的风险增高。在Dupuytrens病例中，手部尺侧掌纹上的凹痕明显，同时伴有手指屈曲挛缩，最常见的是累及环指或小指的MCP和PIP关节。掌部触诊在掌腱膜挛缩的早期表现为不连续的压痛性结节，患者自述有弥漫性手掌压痛。指屈挛缩、离散结节和弥漫性压痛的存在是Dupuytren挛缩的典型表现。对该病患病率的估计差异很大，这主要取决于监测发生的地点，因为该病在欧洲更为常见[78]。

虽然Dupuytren挛缩会引起一些人不舒服，但通常并不痛苦。当手指屈曲入掌心时，洗手、戴手套、握手和把手放入口袋可能会更加困难，并且很难预测疾病将如何进展。部分患者存在很小的肿块或条索状物，而有的患者却会发生严重的挛缩。

扳机指是一种拇长屈肌性狭窄性腱鞘炎。手指滑轮系统周围或屈指肌腱的变化，（包括增厚或结节形成），均会导致手指出现弹响或固定于屈曲位，这两种情况均可导致部分患者出现疼痛。在一般人群中，扳机指的患病率为2%～3%。其病因尚不清楚，但与一般人群相比，糖尿病或类风湿性关节炎患者的患病率要高得多[80]。症状的发生与手指的反复使用有关。患者通常表现为掌侧MCP处与A1滑轮水平相对应的疼痛性结节，并且在手指主动屈曲或伸展时出现明显的卡住或固定现象。症状较严重时，手指可能持续固定在屈

曲位置，可能出现类似的情况并最终导致PIP关节屈曲挛缩。这种情况会限制大多数需要抓握的活动[80]。令人担忧的是，肌腱的反复触发可能导致肌腱磨损，随着时间的推移，最终导致肌腱断裂。因此，适当的早期处理是非常必要的。

（2）手部疼痛患者的初步评估

肉眼观察手部有无结节、条索或关节挛缩等畸形，有助于鉴别某些手部疼痛的局部原因。如先前描述的桡侧手部疼痛症状，关节肿大或关节处形成结节可能会导致关节炎；在骨关节炎中，这些变化通常发生在手指的IP关节或拇指的CMC关节。背侧PIP关节处结节，掌部粗索形成，掌部皮肤凹陷，MCPs和近端指骨关节屈曲挛缩与Dupuytren挛缩的症状一致。运动范围评估通常会显示出特定的缺陷。在存在骨关节炎手部可能会出现末端运动缺陷，如果它影响拇指CMC关节，那么在晚期病例中可能会出现拇指被动内收和屈曲挛缩的可能。Dupuytren挛缩患者表现为手指伸展不完全，包括被动和主动。尝试进行患指被动伸展时会遇到顽强的阻力，而且手掌的紧绷带可能会更明显。Dupuytren挛缩患者可能表现出与掌长肌中活动性TrPs相混淆的症状。

对有扳机指的患者进行主动运动评估，可以显示其屈伸运动的特征。在疾病的晚期，如果没有患者或临床医生施加的外部被动作用力，手指可能卡在屈曲位，无法伸展，且只能进行被动运动。不同情况下的临床表现具体取决于症状的严重程度。

（3）触发点和手部疼痛

手的内在肌可能会产生TrPs，从而引起疼痛并会出现常见的手部症状。第三十九章概述了部分与内收肌和拇对掌肌群触发点具有相似疼痛症状的病症，如扳机指、CMCJ关节炎、CTS和退行性腱鞘炎。这些症状可能会随着用力抓握或使用拇指使用智能手机和发短信而加重。CMCJ关节炎的晚期阶段，由于内收挛缩形成，自我松解技术和伸展将有助于缓解相关TrPs所引起的症

状，并可能减缓或阻止挛缩在拇指上的进展。骨间肌、蚓状肌和小鱼际肌病变时产生的症状类似于手部的关节炎。创伤后或导致手部严重肿胀的情况下，评估内在肌组织非常重要。紧绷带和局部TrPs可能导致握拳不充分，并可能导致全范围或局部的手部疼痛，具体表现取决于内在肌受累的程度。由于肌肉体积较小，肿胀消退后往往容易被忽略。而且内在肌可能会出现适应性缩短，并导致握拳不充分。

拇长屈肌、指浅屈肌或指深屈肌中的触发点可能导致类似于扳机指的疼痛状况，或相应手指的关节炎状况。如第三十七章所述，掌长肌中的触发点可导致掌侧疼痛，这可能与Dupuytren挛缩症所对应的筋膜变化相关。

韩奇、谢晓婷、郑拥军　译　郑拥军　审

参考文献

[1] Sanders TL Jr, Maradit Kremers H, Bryan AJ, Ransom JE, Smith J, Morrey BF. The epidemiology and health care burden of tennis elbow: a population-based study. *Am J Sports Med.* 2015; 43(5): 1066-1071.

[2] Descatha A, Albo F, Leclerc A, et al. Lateral epicondylitis and physical exposure at work? A review of prospective studies and meta-analysis. *Arthritis Care Res (Hoboken).* 2016; 68(11): 1681-1687.

[3] Chung KC, Lark ME. Upper extremity injuries in tennis players: diagnosis, treatment, and management. *Hand Clin.* 2017; 33(1): 175-186.

[4] Ellenbecker TS, Nirschl R, Renstrom P. Current concepts in examination and treatment of elbow tendon injury. *Sports Health.* 2013; 5(2): 186-194.

[5] Nirschl RP. Elbow tendinosis/tennis elbow. *Clin Sports Med.* 1992; 11(4): 851-870.

[6] Kraushaar BS, Nirschl RP. Tendinosis of the elbow (tennis elbow). Clinical features and findings of histological, immunohistochemical, and electron microscopy studies. *J Bone Joint Surg Am.* 1999; 81(2): 259-278.

[7] Alfredson H, Ljung BO, Thorsen K, Lorentzon R. In vivo investigation of ECRB tendons with microdialysis technique—no signs of inflammation but high amounts of glutamate in tennis elbow. *Acta Orthop Scand.* 2000; 71(5): 475-479.

[8] Ljung BO, Alfredson H, Forsgren S. Neurokinin 1-receptors and sensory neuropeptides in tendon insertions at the medial and lateral epicondyles of the humerus. Studies on tennis elbow and medial epicondylalgia. *J Orthop Res.* 2004; 22(2): 321-327.

[9] Wood WA, Stewart A, Bell-Jenje T. Lateral epicondylalgia: an overview. *Phys Ther Rev.* 2006; 11(3): 155-160.

[10] Rees JD, Stride M, Scott A. Tendons—time to revisit inflammation. *Br J Sports Med.* 2014; 48(21): 1553-1557.

[11] Plinsinga ML, Brink MS, Vicenzino B, van Wilgen CP. Evidence of nervous system sensitization in commonly presenting and persistent painful tendinop athies: a systematic review. *J Orthop Sports Phys Ther.* 2015; 45(11): 864-875.

[12] Cook JL, Purdam CR. Is tendon pathology a continuum? A pathology model to explain the clinical presentation of load-induced tendinopathy. *Br J Sports Med.* 2009; 43(6): 409-416.

[13] Cook JL, Khan KM, Kiss ZS, Coleman BD, Griffiths L. Asymptomatic hy poechoic regions on patellar tendon ultrasound: a 4-year clinical and ultra sound followup of 46 tendons. *Scand J Med Sci Sports.* 2001; 11(6): 321-327.

[14] du Toit C, Stieler M, Saunders R, Bisset L, Vicenzino B. Diagnostic accuracy of power Doppler ultrasound in patients with chronic tennis elbow. *Br J Sports Med.* 2008; 42(11): 872-876.

[15] Rio E, Moseley L, Purdam C, et al. The pain of tendinopathy: physiological or pathophysiological? *Sports Med.* 2014; 44(1): 9-23.

[16] Bisset LM, Vicenzino B. Physiotherapy management of lateral epicondylalgia. *J Physiother.* 2015; 61(4): 174-181.

[17] Coombes BK, Bisset L, Vicenzino B. Management of lateral elbow tendinopathy: one size does not fit all. *J Orthop Sports Phys Ther.* 2015; 45(11): 938-949.

[18] Woodley BL, Newsham-West RJ, Baxter GD. Chronic tendinopathy: effectiveness of eccentric exercise. *Br J Sports Med.* 2007; 41(4): 188-198; discussion 199.

[19] Plancher KD, Halbrecht J, Lourie GM. Medial and lateral epicondylitis in the athlete. *Clin Sports Med.* 1996; 15(2): 283-305.

[20] Urban MO, Gebhart GF. Central mechanisms in pain.

Med Clin North Am. 1999; 83(3): 585−596.

[21] Gellman H. Tennis elbow (lateral epicondylitis). *Orthop Clin North Am.* 1992; 23(1): 75−82.

[22] Stratford PW, Norman GR, McIntosh JM. Generalizability of grip strength measurements in patients with tennis elbow. *Phys Ther.* 1989; 69(4): 276−281.

[23] De Smet L, Fabry G. Grip strength in patients with tennis elbow. Influence of elbow position. *Acta Orthop Belg.* 1996; 62(1): 26−29.

[24] Fernandez-Carnero J, Fernández de las Peñas C, de la Llave-Rincon AI, Ge HY, Arendt-Nielsen L. Prevalence of and referred pain from myofascial trigger points in the forearm muscles in patients with lateral epicondylalgia. *Clin J Pain.* 2007; 23(4): 353−360.

[25] Mora-Relucio R, Nunez-Nagy S, Gallego-Izquierdo T, et al. Experienced versus inexperienced interexaminer reliability on location and classification of myofascial trigger point palpation to diagnose lateral epicondylalgia: an observational cross-sectional study. *Evid Based Complement Alternat Med.* 2016; 2016: 6059719.

[26] Papatheodorou LK, Baratz ME, Sotereanos DG. Elbow arthritis: current concepts. *J Hand Surg Am.* 2013; 38(3): 605−613.

[27] Duparc F, Putz R, Michot C, Muller JM, Freger P. The synovial fold of the humeroradial joint: anatomical and histological features, and clin ical relevance in lateral epicondylalgia of the elbow. *Surg Radiol Anat.* 2002; 24(5): 302−307.

[28] Ruch DS, Papadonikolakis A, Campolattaro RM. The posterolateral plica: a cause of refractory lateral elbow pain. *J Shoulder Elbow Surg.* 2006; 15(3): 367−370.

[29] Steinert AF, Goebel S, Rucker A, Barthel T. Snapping elbow caused by hy pertrophic synovial plica in the radiohumeral joint: a report of three cases and review of literature. *Arch Orthop Trauma Surg.* 2010; 130(3): 347−351.

[30] Camp CL, Smith J, O'Driscoll SW. Posterolateral rotatory instability of the elbow: part I. Mechanism of injury and the posterolateral rotatory Drawer test. *Arthrosc Tech.* 2017; 6(2): e401−e405.

[31] Simons DG, Travell J, Simons L. *Travell & Simon's Myofascial Pain and Dysfunction: The Trigger Point Manual.* Vol 1. 2nd ed. Baltimore, MD: Williams & Wilkins; 1999.

[32] Blanpied PR, Gross AR, Elliott JM, et al. Neck pain: revision 2017. *J Orthop Sports Phys Ther.* 2017; 47(7): A1−A83.

[33] Smidt N, Lewis M, Van Der Windt DA, Hay EM, Bouter LM, Croft P. Lateral epicondylitis in general practice: course and prognostic indicators of outcome. *J Rheumatol.* 2006; 33(10): 2053−2059.

[34] Cleland J, Flynn TW, Palmer JA. Incorporation of manual therapy directed at the cervicothoracic spine in patients with lateral epicondylalgia: a pilot clinical trial. *J Man Manip Ther.* 2005; 13: 143−151.

[35] Cleland JA, Whitman JM, Fritz JM. Effectiveness of manual physical therapy to the cervical spine in the management of lateral epicondylalgia: a retrospective analysis. *J Orthop Sports Phys Ther.* 2004; 34(11): 713−722; discussion 722−714.

[36] Wainner RS, Fritz JM, Irrgang JJ, Boninger ML, Delitto A, Allison S. Reliability and diagnostic accuracy of the clinical examination and patient self-report measures for cervical radiculopathy. *Spine (Phila Pa 1976).* 2003; 28(1): 52−62.

[37] Naam NH, Nemani S. Radial tunnel syndrome. *Orthop Clin North Am.* 2012; 43(4): 529−536.

[38] Moradi A, Ebrahimzadeh MH, Jupiter JB. Radial tunnel syndrome, diagnostic and treatment dilemma. *Arch Bone Joint Surg.* 2015; 3(3): 156−162.

[39] Fernandez-Carnero J, Fernández de las Peñas C, de la Llave-Rincon AI, Ge HY, Arendt-Nielsen L. Bilateral myofascial trigger points in the forearm muscles in patients with chronic unilateral lateral epicondylalgia: a blinded, controlled study. *Clin J Pain.* 2008; 24(9): 802−807.

[40] Fernández de las Peñas C, Grobli C, Ortega-Santiago R, et al. Referred pain from myofascial trigger points in head, neck, shoulder, and arm muscles reproduces pain symptoms in blue-collar (manual) and white-collar (office) workers. *Clin J Pain.* 2012; 28(6): 511−518.

[41] Shmushkevich Y, Kalichman L. Myofascial pain in lateral epicondylalgia: a review. *J Bodyw Mov Ther.* 2013; 17(4): 434−439.

[42] Ajimsha MS, Chithra S, Thulasyammal RP. Effectiveness of myofascial release in the management of lateral epicondylitis in computer professionals. *Arch Phys Med Rehabil.* 2012; 93(4): 604−609.

[43] Blanchette MA, Normand MC. Augmented soft tissue mobilization vs natural history in the treatment of lateral epicondylitis: a pilot study. *J Manipulative Physiol Ther.* 2011; 34(2): 123−130.

[44] Krey D, Borchers J, McCamey K. Tendon needling for treatment of tendinop athy: a systematic review. *Phys Sportsmed.* 2015; 43(1): 80-86.

[45] Barco R, Antuna SA. Medial elbow pain. *EFORT Open Rev.* 2017; 2(8): 362-371.

[46] Shiri R, Viikari-Juntura E. Lateral and medial epicondylitis: role of occupational factors. *Best Pract Res Clin Rheumatol.* 2011; 25(1): 43-57.

[47] Hoogvliet P, Randsdorp MS, Dingemanse R, Koes BW, Huisstede BM. Does effectiveness of exercise therapy and mobilisation techniques offer guidance for the treatment of lateral and medial epicondylitis? A systematic review. *Br J Sports Med.* 2013; 47(17): 1112-1119.

[48] Savoie FH, O'Brien M. Chronic medial instability of the elbow. *EFORT Open Rev.* 2017; 2(1): 1-6.

[49] O'Driscoll SW, Lawton RL, Smith AM. The "moving valgus stress test" for medial collateral ligament tears of the elbow. *Am J Sports Med.* 2005; 33(2): 231-239.

[50] Fadel M, Lancigu R, Raimbeau G, Roquelaure Y, Descatha A. Occupational prognosis factors for ulnar nerve entrapment at the elbow: a systematic review. *Hand Surg Rehabil.* 2017; 36(4): 244-249.

[51] Standring S. *Gray's Anatomy: The Anatomical Basis of Clinical Practice.* 41st ed. London, UK: Elsevier; 2015.

[52] Assmus H, Antoniadis G, Bischoff C, et al. Cubital tunnel syndrome—a review and management guidelines. *Cent Eur Neurosurg.* 2011; 72(2): 90-98.

[53] Richard MJ, Messmer C, Wray WH, Garrigues GE, Goldner RD, Ruch DS. Management of subluxating ulnar nerve at the elbow. *Orthopedics.* 2010; 33(9): 672.

[54] Harrelson JM, Newman M. Hypertrophy of the flexor carpi ulnaris as a cause of ulnar-nerve compression in the distal part of the forearm. Case report. *J Bone Joint Surg Am Vol.* 1975; 57(4): 554-555.

[55] Lee MJ, LaStayo PC. Pronator syndrome and other nerve compressions that mimic carpal tunnel syndrome. *J Orthop Sports Phys Ther.* 2004; 34(10): 601-609.

[56] Strohl AB, Zelouf DS. Ulnar tunnel syndrome, radial tunnel syndrome, anterior interosseous nerve syndrome, and pronator syndrome. *J Am Acad Orthop Surg.* 2017; 25(1): e1-e10.

[57] Stahl S, Vida D, Meisner C, et al. Systematic review and meta-analysis on the work-related cause of de Quervain tenosynovitis: a critical appraisal of its recognition as an occupational disease. *Plast Reconstr Surg.* 2013; 132(6): 1479-1491.

[58] Skinner TM. Intersection syndrome: the subtle squeak of an overused wrist. *J Am Board Fam Med.* 2017; 30(4): 547-551.

[59] Kumka M. A variant extensor indicis muscle and the branching pattern of the deep radial nerve could explain hand functionality and clinical symptoms in the living patient. *J Can Chiropr Assoc.* 2015; 59(1): 64-71.

[60] Ahuja NK, Chung KC. Fritz de Quervain, MD (1868-1940): stenosing tendovag initis at the radial styloid process. *J Hand Surg Am.* 2004; 29(6): 1164-1170.

[61] Villafane JH, Herrero P. Conservative treatment of Myofascial Trigger Points and joint mobilization for management in patients with thumb carpometa carpal osteoarthritis. *J Hand Ther.* 2016; 29(1): 89-92; quiz 92.

[62] Watanabe A, Souza F, Vezeridis PS, Blazar P, Yoshioka H. Ulnar-sided wrist pain. II. Clinical imaging and treatment. *Skeletal Radiol.* 2010; 39(9): 837-857.

[63] Buterbaugh GA, Brown TR, Horn PC. Ulnar-sided wrist pain in athletes. *Clin Sports Med.* 1998; 17(3): 567-583.

[64] Pang EQ, Yao J. Ulnar-sided wrist pain in the athlete (TFCC/DRUJ/ECU). *Curr Rev Musculoskelet Med.* 2017; 10(1): 53-61.

[65] Singh R, Patel A, Roulohamin N, Turner R. A classification for extensor carpiulnaris groove morphology as an aid for ulnar sided wrist pain. *J Hand Surg Asian Pac Vol.* 2016; 21(2): 246-252.

[66] Crosby NE, Greenberg JA. Ulnar-sided wrist pain in the athlete. *Clin Sports Med.* 2015; 34(1): 127-141.

[67] LaStayo P, Howell J. Clinical provocative tests used in evaluating wrist pain: a descriptive study. *J Hand Ther.* 1995; 8(1): 10-17.

[68] Nakazumi Y, Hamasaki M. Electrophysiological studies and physical examinations in entrapment neuropathy: sensory and motor functions compensation for the central nervous system in cases with peripheral nerve damage. *Electromyogr Clin Neurophysiol.* 2001; 41(6): 345-348.

[69] Birch L, Christensen H, Arendt-Nielsen L, Graven-Nielsen T, Sogaard K. The influence of experimental muscle pain on motor unit activity during low-level contraction. *Eur J Appl Physiol.* 2000; 83(2-3): 200-206.

[70] Dale AM, Harris-Adamson C, Rempel D, et al. Prevalence and incidence of carpal tunnel syndrome in US working populations: pooled analysis of six prospective studies. *Scand J Work Environ Health.*

2013; 39(5): 495−505.

［71］ Zanette G, Marani S, Tamburin S. Proximal pain in patients with carpal tunnel syndrome: a clinical-neurophysiological study. *J Peripher Nerv Syst.* 2007; 12(2): 91−97.

［72］ Zyluk A, Waskow B. Symptoms of the compression of median nerve in patients after fractures of the distal radius treated operatively［in Polish］. *Chir Narzadow Ruchu Ortop Pol.* 2011; 76(4): 189−192.

［73］ Karadag O, Kalyoncu U, Akdogan A, et al. Sonographic assessment of carpal tunnel syndrome in rheumatoid arthritis: prevalence and correlation with disease activity. *Rheumatol Int.* 2012; 32(8): 2313−2319.

［74］ Shi Q, MacDermid JC. Is surgical intervention more effective than non-surgical treatment for carpal tunnel syndrome? A systematic review. *J Orthop Surg Res.* 2011; 6: 17.

［75］ Page MJ, O'Connor D, Pitt V, Massy-Westropp N. Exercise and mobilisation interventions for carpal tunnel syndrome. *Cochrane Database Syst Rev.* 2012; (6): CD009899.

［76］ Qerama E, Kasch H, Fuglsang-Frederiksen A. Occurrence of myofascial pain in patients with possible carpal tunnel syndrome—a single-blinded study. *Eur J Pain.* 2009; 13(6): 588−591.

［77］ Azadeh H, Dehghani M, Zarezadeh A. Incidence of trapezius myofascial trigger points in patients with the possible carpal tunnel syndrome. *J Res Med Sci.* 2010; 15(5): 250−255.

［78］ Eaton C. Evidence-based medicine: dupuytren contracture. *Plast Reconstr Surg.* 2014; 133(5): 1241−1251.

［79］ von Campe A, Mende K, Omaren H, Meuli-Simmen C. Painful nodules and cords in Dupuytren disease. *J Hand Surg Am.* 2012; 37(7): 1313−1318.

［80］ Adams JE, Habbu R. Tendinopathies of the hand and wrist. *J Am Acad Orthop Surg.* 2015; 23(12): 741−750.

第五部分 躯干和骨盆疼痛

第 四十二 章

胸大肌和锁骨下肌

约瑟夫·M.唐纳利、迪安娜·霍特曼·卡米洛

1 介绍

胸大肌是一条宽阔的多羽状肌，由两个不同的分支组成。其独特的外形和较大的体积使胸大肌除了参与肩胛骨在肋骨上的滑动运动外，还对躯体上四分之一的三个不同关节（胸锁关节、肩锁关节和盂肱关节）产生影响。这两个分支可能单独发挥作用以实现不同的盂肱关节运动，但胸大肌作为一个整体的主要作用是内收和内旋肱骨。胸大肌内的触发点（TrP）将产生三角肌前束、胸部区域和臂内侧的牵涉痛。胸大肌TrPs引起的疼痛也可向前臂掌侧和手的尺侧延伸，包括最后两指或两指半。圆肩姿势、举重、头顶体育活动、负重训练和固定位持续举重均可加剧症状。鉴别诊断应包括胸大肌撕裂、心绞痛、内外上髁痛、C5～C6和C7～C8神经根症状以及胸廓出口综合征（TOS）。预防胸大肌TrPs持续存在和/或复发的矫正措施应包括解决姿势失衡的技术、工作场所人体工程学和睡姿，以及自我压力释放和自我伸展。

锁骨下肌是位于锁骨和前肋之间的一块小肌肉，间接协助肩部前伸。锁骨下肌内的TrPs通常引起同侧肩前部区域和上臂部的疼痛，延伸到前臂和手的桡侧。锁骨下肌触发点的鉴别诊断应包括血管、胸廓出口综合征TOS。由于直接治疗该肌的入路受限；因此只能间接治疗管理该肌肉中的TrPs。

2 相关解剖

胸大肌

胸大肌是一种多羽状扇形肌，通常被描述为具有复杂的形态排列的锁骨、胸骨、肋骨和腹部。胸大肌最上方的分支——锁骨头，附着于锁骨近胸骨1/2[1,2]。胸骨头一直被描述为由6～7个肌节组成，有其他研究者发现只有2个肌节[3,4]。无论节段数多少，构成胸骨头的肌纤维均来源于胸骨柄、胸骨、上六肋肋软骨和腹外斜肌腱膜（腹头）（图42-1）。锁骨头和胸骨头形成双层脂肪腱，宽约5 cm，向外侧走行，插入肱骨结节间沟外侧唇和盂肱关节囊[1-3,5]。所述肌腱包括较厚的前肌腱层和后肌腱层[1-4]。前肌腱层由整个锁骨头、胸骨柄和胸骨头的上段（第二至第五肋软骨）组成。胸骨头的最下段和腹外斜肌腱膜（腹头）的肌纤维形成后肌腱层。

Petilon等人描述，来自胸骨头和锁骨头的肌纤维相互旋转或折叠，使得锁骨头向前下方附着于胸骨头[1]。腹肌头起自下肋和腹外（斜）筋膜，在肱骨结节间沟外侧唇部走行时自身扭转。该部分最低的肌纤维在肱骨最上方附着，最高的肌纤维在肱骨最下方附着。此外，该肌腱（称为镰状韧带，包绕肱二头肌长头腱）还存在筋膜扩张。这种韧带扩张附着于肱骨结节间沟的外侧和内侧唇，有助于稳定肱二头肌长头肌腱和盂肱关节囊[5]。

Ashley进一步阐明了胸大肌的解剖复杂性；他解剖了60具成人尸体，并提供了其发现的示意图[6]。从肌肉的背侧（下方）可以清楚地看到大部分胸大肌肌纤维的排列，这是大多数解剖学文献中没有的视图。图42-2是肌纤维排列的半示意图，图42-2的绘制密切跟踪Ashleys作图。然而，已修改术语以澄清描述。

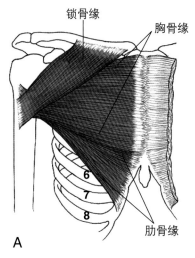
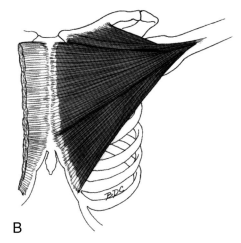

图42-1　胸大肌附着处（红色），前（腹）视图。最上部锁骨部分的纤维与胸骨部分的纤维重叠，形成肱骨附着点腹侧层的一部分。**B** 肋部肌腱绕外侧缘（腋前襞）卷曲，形成肱骨处背层的大部分

Ashley发现附着于肱骨的胸大肌肌腱有两层（图42-2），每层由腱膜构成，如前所述[6]。腹侧层（因其附着在肱骨处而得名）早在1921年Eisler就曾对其进行过描述，是由以打牌的方式展开的6个或6个以上重叠的腱膜组成。这6个腱膜附着于锁骨、胸骨和肋骨内侧。肱骨腹侧（浅层）的胸骨下段和肋板向内侧附着，作为潜在但未展开的深层纤维。

然而，如通常的前视图所示，这些深腱膜被胸骨下段、肋部和腹部肌纤维的浅层腱膜环绕或折叠附着在肱骨上的深层腱膜的尾端，包括该位置背侧（深）层的大部分（可能不是全部）隐藏。折叠排列颠倒了这些肌纤维的连接顺序。它们缠绕在一个展开的叶片上，这个叶片通常与第6肋相连，有时也与第7肋相连[6]。

通常未受干扰的胸大肌前视图的半原理图版（图42-2A）清楚地显示了腹侧层的前两个重叠腱膜，即锁骨部分和胸骨头的胸骨柄部分。图42-2A中显示的其余胸骨、肋部和腹部肌纤维位于内侧附着处的筋膜表面，但在腹侧层肌纤维下方折叠，形成插入肱骨的大部分背侧层。

图42-2B显示了肱骨腹侧层的剩余腱膜，通过收缩折叠的腱膜。在图42-2C的肌纤维反射背侧视图中清楚地看到这些剩余腱膜。腹侧层肌纤维附着于胸骨和肋骨的内侧，深入至较表层折叠的腱膜。由于这种排列，最低的内侧纤维的最近段连接至肱骨，最上方纤维最远端连接如上所述。Standring也描述了这种解剖学排列（图42-2A～图42-C）[2]。

当引起局部抽搐反应时，对这种排列的了解对准确解释触诊TrPs的肌纤维的方向和收缩的方向是重要的。每层腱膜很可能有自己的神经支和终板区。

锁骨下肌

锁骨下肌是位于锁骨下方第1肋骨上方的长三角形肌肉（图42-5A）。它起源于第1肋骨与其肋软骨的交界处，并附着于锁骨中1/3下面肋锁韧带前方的沟槽中。锁骨下肌也可独立或额外附着于喙突或肩胛骨上部。锁骨下肌由锁骨下血管和臂丛组成的神经血管束从第1肋骨向后分离。前方由锁骨胸肌筋膜与胸大肌分离[2]。

（1）神经支配/血管形成

胸大肌

胸内、外侧神经支配胸大肌。胸外侧神经起自脊神经C5～C7。此神经从臂丛外侧索发出分支或仅在其上方，供应胸大肌锁骨段和胸骨段[2]。

胸内侧神经起自脊神经C8和T1，经臂丛的内侧索供应胸骨头的外侧和下方[1,2,4]。该神经可绕行胸大肌外侧缘，但通常穿行于胸小肌[2]。

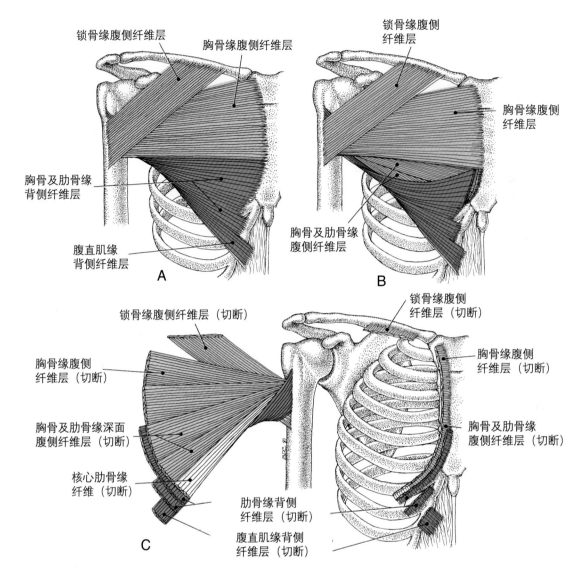

图42-2　胸大肌肌腱排列的半原理图。**A** 普通腹侧视图。**B** 腹侧视图，筋膜背层肌腱缩回以显示很少见到的腹层深层（淡红色）。**C** 肌肉反射外侧显示很少看到的背侧方面，揭示了扑克牌安排的深层叶片腹侧。背层（暗红色）围绕其他肌腱旋转，附着在其背面的肱骨上。人体胸大肌的插入方式

胸大肌纤维的神经支配从上方向下呈节段性进行。锁骨部分主要由脊髓C5～C6段支配；胸骨部分主要由C7、C8和T1段支配；肋骨部分神经支配通常为C7和C8段两神经之间的移行区；肋骨和腹部部分由C8和T1段通过胸内侧神经支配[2]。

胸大肌的血管供应主要通过胸肩峰动脉的胸支，由锁骨支和三角肌支的小分支、胸肩峰动脉以及胸廓内动脉、胸廓上动脉和胸廓外侧动脉的分支供应[2]。由于来自乳房的淋巴回流通常在胸大肌前面和周围到达腋窝淋巴结[2]，可能发生胸大肌

内淋巴管的卡压。来自乳房上部的淋巴管可穿越胸大肌并终止于锁骨下淋巴结。受累的胸大肌张力增加可导致此淋巴管卡压引起乳房水肿[2]。

锁骨下肌

由C5和C6脊神经支配的锁骨下肌神经支配锁骨下肌[2]。锁骨下肌的血液供应来自胸肩峰动脉锁骨支和肩胛上动脉[2]。

（2）功能

胸大肌

胸大肌因其广泛性的解剖排列而具有多种功

能，其功能依赖于肩胛带和胸廓的起始位置[5]。胸大肌可影响三个关节：胸锁关节、肩锁关节和盂肱关节。辅助肩胛带提供肩胛骨在胸腔上的滑动运动。

胸大肌作为一个整体，可水平内收、内旋、内收盂肱关节[7,8]。由于背阔肌、大圆肌和三角肌前群肌的损伤，内旋比外旋更有力。胸大肌不能使手臂足够远的跨过胸部，使手不能触及对侧耳，而只能到达对侧胸部，在三角肌前束的协助下完成运动[7,8]。

此外，当从一侧手臂开始运动时，锁骨部分在矢状面抬高盂肱关节[7,8]。Wattanaprakornkul等人利用精细导线和表面肌电图（EMG），研究了屈曲期间肩胛带肌肉活动，伴随从无负荷（0%）至60%最大随意收缩（MVC）的外部负荷增加[9]。他们的结果证明在重负荷下胸大肌的中等MVC与三角肌、冈下肌和冈上肌的中等MVC相似（60%MVC）。他们还报道，由于与手臂上举反向动作，胸大肌MVC在肩抬高上限降低[9]。

或者，当肱骨固定在头顶时，胸肋和腹部头部将手臂向内收和伸展的方向拉[5]。下胸骨和腹部肌纤维通过牵拉肱骨可压低肩胛带并向下旋转肩胛骨。所有的肌纤维都协助肩关节的用力前伸[7,8]。

Wickham等人在肩胛带的15块肌肉上使用精细导线EMG，发现在外部负荷为25%MVC的冠状面肩抬高期间，胸大肌最后在肩关节外展的大约26°处激活，在大约120°处达到峰值MVC，并在手臂下降到起始位置时首先被禁用[10]。在上肢运动前激活冈下肌、冈上肌和中斜方肌[10]。

Decker等人研究了使用留置EMG进行7次肩关节加强锻炼期间的肌肉激活[11]。胸大肌的MVC范围为18%～132%。俯卧撑加法和对角线练习（即水平屈膝肌、内收、内旋）引起胸大肌更大程度的平均和峰值肌肉激活。90°时的前冲和内旋产生了最低的平均和峰值振幅（18%～25%MVC）[11]。

在13名职业右手高尔夫球运动员中，最大的胸大肌活动发生在挥杆的加速和早期跟进阶段[12]。左侧比右侧活动多，男性比女性活动多。肩上的力量首先来自背阔肌，然后是胸大肌，胸大肌比其他七块测试过的肌肉表现出更多的活动[12]。这种活动提供了强大的手臂内收和内旋所需[13]。

肌电图分析肩胛带肌肉活动期间的功能性运动是有据可查的。Jobe和Gowan等人研究投掷运动过程中肌肉激活模式和活动。在投掷的早期和晚期，他们确定了冈上肌、冈下肌和三角肌的最大活动；而胸大肌、肩胛下肌和背阔肌在投掷的手臂和加速阶段更加活跃。他们还发现，业余爱好者在加速阶段往往会使用更多的肩袖肌肉[12,14]。这一点在一项对健康、技术熟练的投掷者的研究中得到了进一步的支持，这些投掷者的胸大肌肌电活动随着手臂抬起而急剧增加，并在手臂加速（56%的MVC）期间保持较高的肌电活动，在跟踪过程中逐渐减少到30%[15,16]。网球发球时，胸大肌是加速度训练中最大的肌肉[17]。

Bankoff等人[18]对排球连续动作中的胸大肌（胸肋部分）和三角肌中部进行了肌电研究。他们发现胸大肌在尖峰期间有其最高的活动，呈90°～180°。在持球与无球运动的相互作用过程中达到了活动峰值[18]。该结论与Rokito etfial报道的结果一致[19]。

自由泳过程中，正常人胸大肌锁骨段在拖出阶段活动，随着手臂内旋的进展，早期和晚期拖出活动达到高峰[20]。在蝶泳划臂过程中，胸大肌是第一个被募集的肌肉，在划臂的牵拉阶段胸大肌被认为是主要的推进肌，胸大肌的活动迅速达到高峰[21]。

在模拟驾驶过程中，左转弯时锁骨段较右转弯时表现出更多的双侧活动，锁骨段较胸肋段表现出更多的活动[22]。其他研究者发现，胸大肌在推举活动中达到峰值MVC[23]。

锁骨下肌

锁骨下肌通过拉近锁骨和第一肋骨间接地帮助肩部前伸[7,8]。也有人认为锁骨下肌能在需要快速抬高肩胛带的活动中抵抗锁骨的抬高和旋转[2]。

（3）功能单位

一块肌肉所属的功能单位包括加强和对抗其动作的肌肉以及横跨肌肉的关节。这些结构的相互依赖在感觉运动皮质的组织和神经连接中得到功能性的反映。功能单位被强调是因为在该单位的一块肌肉中存在一个TrP增加了该单位的其他肌肉也会发生TrP的可能性。当使肌肉中的TrPs失活时，必须关注在功能上相互依赖的肌肉中可能发生的TrPs。表42-1大体代表胸大肌的功能单位。

表 42-1 胸大肌功能单位		
行 动	增 益	拮 抗
肩关节内旋	肩胛下、大圆、肌背阔肌	冈下、小圆肌
肩关节屈曲	三角肌前 肱二头肌 长头喙肱肌	背阔肌 后三角肌 肱三头肌长头
肩关节内收	大圆肌 背阔肌 肩胛下、喙肱肌	三角肌 冈上肌
肩部前伸（胸骨头）	胸小肌 锁骨下、前锯肌	大菱形、小菱形 中间斜方肌

平行和串联的骨骼肌，可协助胸大肌的锁骨部分，包括同侧的三角肌前束、喙肱肌、锁骨下肌、斜角肌前束和胸锁乳突肌。由于锁骨头和三角肌前头并列，相邻相连，且仅由头静脉沟分开，故两者的作用非常密切。

在背阔肌、下斜方肌和下前锯肌相应的肌纤维的帮助下，胸大肌胸骨段的更垂直方向的下肌纤维压迫肩关节。锁骨下肌和胸小肌也协助这些下胸大肌。

3 临床表现

（1）牵涉痛模式

胸大肌

尽管胸大肌在肌肉的任何部分都可能发生

TrPs，疼痛和压痛涉及单侧而不跨越中线，但5个区域是典型的描述，每个都有独特的疼痛发生模式。

位于锁骨段的TrPs（图42-3A）经常产生三角肌前束以上部位的疼痛，局部到胸大肌本身的锁骨段。

胸大肌胸骨部分的触发点（图42-3B）可能将疼痛放射到前胸沿手臂内侧朝向内上髁[25-27]。疼痛也可涉及前臂掌侧和手的尺侧，包括最后两指或两指半[28]。这些胸骨TrP区的最上部（图42-3B）位于胸大肌锁骨和胸骨柄部分与下方胸小肌的三向重叠处。

在胸大肌的肋骨和腹部部分，TrPs在两个胸肌区形成。其中一个区域位于肌肉外侧缘；然而，应检查肌纤维全长是否存在TrPs。最接近乳头边缘的触发点（图42-3C）可引起乳房胀痛伴乳头过敏、不耐受衣服，常伴有乳房疼痛[29]。

更重要的是，一种与躯体内脏心律失常相关的TrP可能位于右侧第5/6肋之间，就在第5肋骨下缘与胸骨边缘和乳头之间的垂直线相交点的正下方（图42-4）。仅在右侧观察到了该TrP区域，反转位点除外。该TrP的点压痛与异位心律相关，但与任何疼痛主诉无关。邻近肋骨上方或之间可能存在与心律失常无关的附近压痛点。

重要的是，临床医生注意到，左侧胸大肌内的TrPs可能模拟心肌缺血的疼痛症状。此外，患者在心肌梗死（内脏躯体激活）后可能在该肌肉内产生TrPs。

锁骨下肌

锁骨下肌可产生TrPs，将疼痛放射到同侧上肢（图42-5B）。疼痛可横穿肩前、臂前下，沿前臂桡侧绕过肘部和腕部，在桡侧半侧手再次出现。此外，患者可出现拇指背侧和掌侧、示指和中指疼痛。

（2）症状

当患者报道胸部、前肩、手臂内侧、肘内侧、手内侧以及第四指和第五指疼痛时，应视为右胸大肌来源的TrPs引起。患者可能报道疼痛和其他

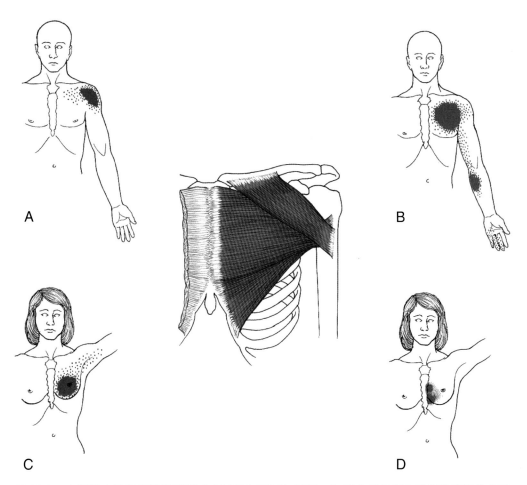

图42-3 左侧胸大肌牵涉性疼痛模式（红色）和TrPs区域。**A** 实心红色表示牵涉性疼痛的必要区域，点状红色表示溢出性疼痛区域。锁骨部分。**B** 中间胸骨部分。**C** 胸大肌外侧游离缘，其中包括形成腋前襞的肋和腹部两部分的肌腱。**D** 胸骨旁胸大肌

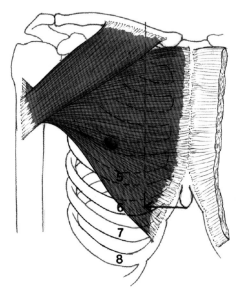

图42-4 右侧胸大肌TrPs现象。位于胸骨缘和乳头线之间垂直线肋骨下缘下方的心律失常TrPs的位置。在这条线上，第6根肋骨位于剑突尖水平（箭头）

症状，这些疼痛和症状似乎是心源性的，事实上，可能是由胸大肌的TrPs引起的。相反，即使心脏可能已恢复（内脏躯体反射），胸大肌中的TrPs可被心脏疾病或导致持续性胸痛主诉的事件激活。

当患者报道肩关节前方原发性疼痛时，胸大肌和胸小肌、锁骨下肌、冈下肌、冈上肌、三角肌（前、中）、肱二头肌、喙肱肌和斜角肌最可能是肌肉来源的症状。其他研究者发现，与匹配的对照组相比，单侧肩关节撞击综合征患者胸大肌TrPs的患病率较高（66%），还有人在蓝领和白领工人中均发现了扩展性疼痛转诊模式[32,33]。此外Alonso-Blanco等人[34]观察到女性纤维肌痛综合征患者的胸大肌TrPs阳性也很普遍。

当患者出现自主症状和锁骨下区域疼痛（图42-3A）时，考虑胸大肌锁骨头内的TrPs很重要。

当锁骨部分缩短对锁骨的内侧部分产生向下和向前的牵拉，使胸锁乳突肌的锁骨部分产生张力，从而使该肌的TrPs持续存在或激活时，这种现象就发生了。

患有胸大肌TrPs的患者可能会意识到他们的肩胛间背痛，就像他们意识到的症状源于他们的胸大肌。事实上，胸肌TrPs可能是无痛潜在的，但作为肩胛内收肌（包括中斜方肌和菱形肌）产生疼痛超负荷的潜在原因。当患者在进行肩胛内收时或试图仰卧时出现肩胛间区疼痛时，应将胸大肌触发点视为症状的潜在来源。患者在进行盂肱关节外展（尤其是水平外展）时可能会感到困难或疼痛。

患者可能报道乳房胀痛或疼痛伴乳头过敏和不耐受衣物（异常性疼痛）。胸大肌胸骨头触发点很可能是这些症状的来源[29]。这种疼痛转诊最常见于女性，但也可见于男性。胸大肌中央部分的触发点牵涉到广泛的心前区疼痛（如果在左侧），并可能引起容易与心绞痛混淆的胸部紧缩感。胸骨左段中段TrPs患者可能主诉间歇性剧烈胸痛（图42-5A），出现在上肢活动时的心前区，如果TrPs严重，也可在休息时出现。

不同的研究报道称，在乳腺癌手术后的女性中，TrPs检查重现了颈部、肩部和腋窝区域的疼痛症状[35,36]。事实上，在接受乳房切除术或肿块切除术的女性中，胸大肌阳性TrPs的发生情况类似[37]。因此，对于乳房切除术或乳房肿块切除术后发生颈部、肩部、手臂或腋窝疼痛的女性，应将TrPs的检查和治疗作为术后护理的一部分。

当患者报道的症状与TOS一致时（见第三十三章），应考虑锁骨下肌来源，因为锁骨下肌的疼痛参考模式与TOS的症状分布相同。

（3）体格检查

经过全面的主观检查后，临床医生应绘出患者描述的疼痛模式图。该方法将有助于计划体格检查，并有助于在症状改善或改变时监测患者的进展。任何初次报道胸痛的患者应提醒临床医生对心血管和肺部系统进行全面审查。涉及心血管

或呼吸系统作为症状来源的任何问题应导致立即转诊至急诊室或医生。为正确检查胸大肌，临床医生应观察肩胛带姿势和肩胛骨位置，检查肩胛带的主动和被动活动范围，并观察肌肉激活模式和肩关节节律。临床医生应注意疼痛发生的时间和部位。胸大肌TrPs可在静息或运动时产生疼痛，特别是在手臂抬高冠状面时，特别是与外旋时。疼痛可能在整个外展活动范围内存在，也可能不存在。临床医生认为该肌肉可能单独受累，或与锁骨下肌、斜角肌、三角肌前束、胸小肌和肩袖肌肉中的其他TrPs相关。

胸大肌显著缩短的患者将出现弯腰、圆肩和头部前倾姿势。当从后方观察患者时，临床医生可能注意到肩胛骨位置错误和不对称。肩胛和肱骨头位应在静息和上肢抬高时进行评估，因为在上肢功能活动期间，尤其是在头顶位置，对线不良可能是胸大肌超负荷的重要影响因素。胸肌中的触发点可能会限制肩胛骨内收，这可以通过让患者将同侧手背放在髋关节上并向后移动肘关节以获得向后运动的范围来测试。如果肌肉累及单侧，双侧比较是限制的最敏感指标。肩胛间痛的再现是限制的另一个指标。在这些姿势失衡的情况下，手法肌肉测试将发现肩胛间肌较弱或受到抑制。

为了识别胸大肌中可能限制或不限制运动范围从而导致功能障碍的TrP，临床医生应通过对肌肉所有部分进行特定的运动范围测试来识别受限的运动范围。由于孤立的胸大肌TrPs患者通常表现为极轻微至无活动范围限制，应全面检查导致患者疼痛报道的所有因素。临床医生可预期由于胸大肌TrPs导致外旋受限，但也必须考虑由于实现完全抬高（外展或屈曲）所需的先决条件外旋，肩关节完全抬高可能受限。鉴别胸大肌和肩胛下肌受限的一个有用的体征是90°外展时的外旋损失大于45°外展时。

胸大肌TrPs单独受累时，引起肩关节活动的最小限制。Apleys划痕试验（肩关节伸展、内旋和内收，图21-3A）可能有助于鉴别TrPs导致的肌肉长度缺陷，尤其是在肌肉的锁骨部分。在该测试期间，当患者尝试从背后触及患侧手时，肩

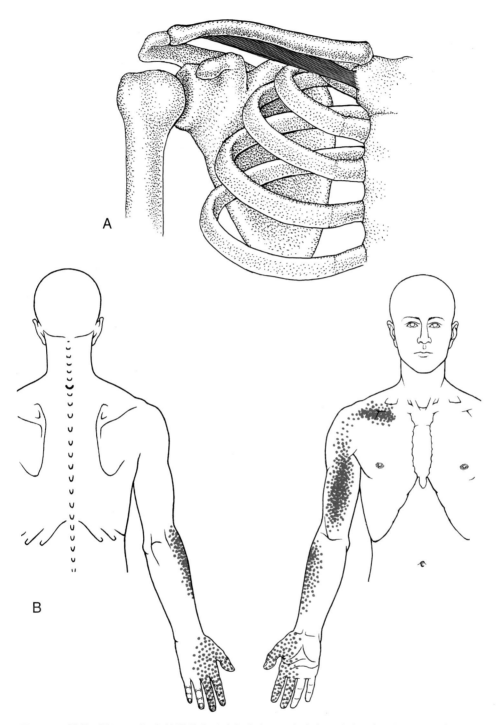

图42-5　锁骨下肌。**A** 肌肉的附着点（中红色）。**B** 牵涉痛型（暗红色）锁骨下动脉。点画红色可能是在手的侧面溢出

胛带不得向前倾斜并尽可能朝向对侧肩胛骨。另外可在仰卧位进行的胸大肌长度测试（图42-6A～图42-6C）。

　　副关节运动应在盂肱关节、肩锁关节、胸锁关节、肩胛胸廓关节、胸廓肋骨测试。胸锁关节或肋骨中的关节活动不足通常会导致肩关节抬高

受损，从而引起正常肌肉的激活模式改变。盂肱关节的关节功能障碍也可能损害肌肉激活模式，可能导致胸大肌和肩袖肌肉超载。

　　应进行颈椎筛查、神经系统检查，包括肩胛带神经组织的活动性检查，以消除神经根症状。如果存在牵涉性手和/或手指疼痛，还应进行手腕

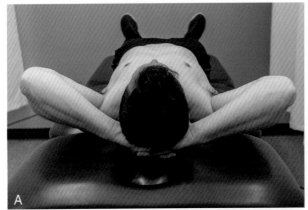

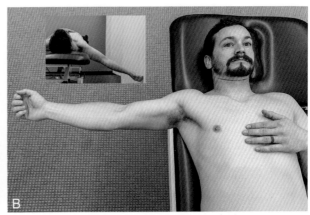

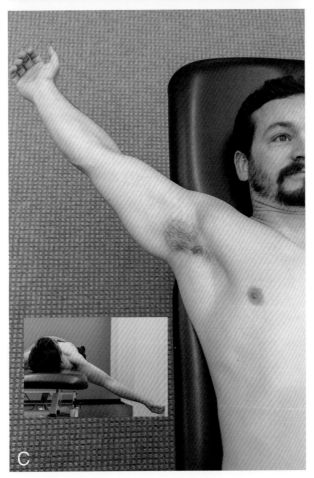

图42-6 胸大肌长度试验。**A** 快速双侧屏幕。**B** 锁骨部分。**C** 胸骨和腹部部分。肱骨应能降至正常胸大肌长度水平以下

和手部局部组织的临床检查。

胸大肌内TrPs的症状应与锁骨下肌和斜角肌驱动的症状相鉴别。锁骨下肌与前臂外侧和手外侧疼痛的关系更为密切，而胸大肌与肘内侧、前臂和手内侧疼痛的关系更为密切。斜角肌牵涉痛与锁骨下肌牵涉痛相似。手指屈曲试验（图20-6）可用于鉴别斜角肌与锁骨下肌或胸大肌受累。如果该试验为阳性，则可能涉及斜角肌，因为推测胸大肌或锁骨

下肌中的TrPs或限制不会影响该试验。

胸大肌TrPs引起的胸痛患者可能会报道额外的牵涉痛和肩部活动受限，因为在功能相关的肩胛带肌肉中存在相关的TrPs，也需要予以考虑。

（4）触发点实验

胸大肌

大多数在锁骨部分发现的TrPs和在肌肉胸

骨旁部分发现的TrPs可通过交叉纤维同轴触诊识别（图42-7A、图42-7B）。胸骨和肋骨中间和外侧部分的触发点最好通过交叉纤维同轴触诊定位（图42-7B）。将肌肉置于最小至中度张力下，外展肩部60°～90°，以使拉紧带内的压痛点最大化。可能会引起局部肌肉抽搐，但相对容易获得，因为这是一个浅表肌肉。胸大肌外侧部是易于通过交叉纤维同轴触诊识别拉紧带的肌肉之一（图42-7C）。对于乳房较大的女性，可采用侧卧位，因为重力有助于移动乳房组织向内侧，以便更好地接触胸大肌纤维（图42-7D）。

图42-5B显示的是可诱发心律失常，位于剑突尖端。然后，在右侧胸骨缘和乳头线之间的垂直线上，检查第五和第六肋骨之间的凹陷区域是否有压痛点。通过向上按压第5肋骨的下缘探索局部压痛发现该TrP。这里的压痛也可能是由肋间肌的TrPs引起的，而不是胸大肌的TrPs。

锁骨下肌

锁骨下肌必须通过胸大肌的锁骨分部触诊，胸大肌松弛时，锁骨下肌的定位最好。要做到这一点，放松患者的肩膀放置在内收和内旋。临床医生可以在锁骨内侧1/3的外侧部分触诊锁骨下动脉，方法是将触诊用的手指滑到锁骨下方，深入到隐窝并跨过紧张的肌纤维（图42-8）。通过胸大肌拉紧带触诊TrP不可靠。同时在肌肉附着点发现触发点，就在距离锁骨中段较近的中央锁骨下点的肋锁骨关节外侧和下方。

4　鉴别诊断

（1）触发点的激活和持续

在胸大肌的任何部位，TrPs都可能被不习惯的非轴向负载、非反射性离心运动或最大或次最大的轴向负载激活[39]。当肌肉长时间处于缩短或

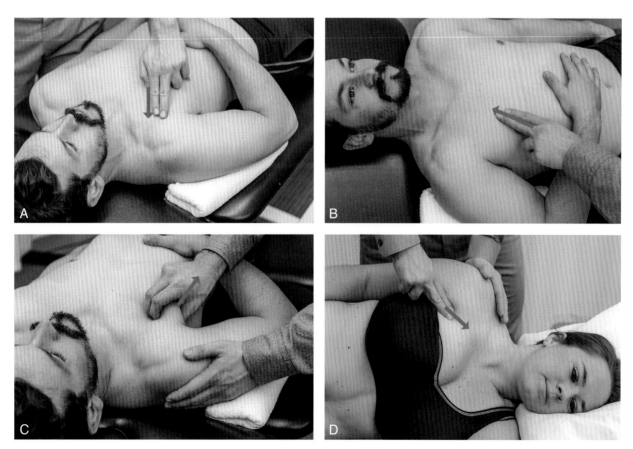

图42-7　胸大肌TrPs触诊。**A** 锁骨头交叉纤维同轴触诊。**B** 胸骨头交叉纤维同轴触诊。**C** 外侧部分有交叉纤维钳捏式触诊。**D** 侧卧，为1例女性患者进行交叉纤维同轴触诊

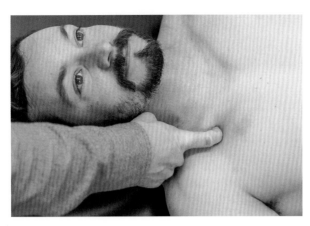

图 42-8 锁骨下肌触诊

延长位置时，TrPs 也可能被激活或加重。

胸大肌的 TrPs 可被一个圆肩姿势激活并持续存在，因为它能持续缩短胸肌。这种激活很可能发生在长时间坐姿以及以一种懒散、肥胖的姿势站立时。

胸大肌 TrPs 可能以多种方式被激活或重新激活，包括举重或负重训练（特别是在前方伸展时）、背负沉重背包、过度使用手臂内收（如使用手动树篱剪刀）、固定位置持续抬举（如使用动力锯）、手臂固定在内收位（手臂在吊带或石膏上）或持续高度焦虑。

网球、排球、游泳、棒球和高尔夫球等体育活动可能通过胸大肌施加重复或过大的力。这些活动需要胸大肌产生推进力或过度力（蝶泳、扣球、压腿），使肌肉处于激发 TrPs 的风险中。

在急性心肌梗死中，疼痛通常是指从心脏到胸大肌和胸小肌中间区域的疼痛。心肌损伤启动了一个内脏体反射过程，激活胸大肌和胸小肌的 TrPs。在急性梗死恢复后，这些自愈的 TrPs 倾向于持续存在于胸壁，像架子上落灰一样难以根治。

（2）相关的触发点

相关 TrPs 可发生于另一肌肉中的一种 TrPs 引起的牵涉痛区域。因此，还应考虑每块肌肉的牵涉疼痛区域的肌肉组织[58]。胸骨肌（见第四十三章）和胸小肌（见第四十四章）具有相似的疼痛参考模式和与胸大肌的密切解剖关系。斜角肌的触发点（见第二十章）也将疼痛指向胸肌区，当

怀疑胸大肌 TrPs 时应考虑到这一点[28]。

治疗胸大肌功能障碍时，应检查肩部和上肢许多肌肉的相关 TrPs。左侧的第二和第六胸椎之间的髂肋胸肌触发点和左上腹直肌区诱发胸痛，强烈模拟心源性疼痛，可与胸大肌 TrPs 并存[59,60]。三角肌前束、喙肱肌、肱二头肌、肱肌、尺侧腕屈肌、指浅屈肌、深肌和小指展肌都在胸大肌的疼痛参考范围内，可能存在相关的 TrPs。锁骨下肌在胸部、前肩和上臂共享近端疼痛参考模式；然而，其疼痛参考模式扩散到前臂和手的桡侧，而不是尺侧。还应检查旋前圆肌、旋后肌、指伸肌、肱桡肌和桡侧腕长伸肌是否存在相关的 TrPs。

此外，组成功能单位的肌肉也可能有相关的 TrPs。三角肌前束和喙肱肌是替代胸大肌功能受损的增效剂。肩胛下肌、大圆肌和背阔肌也是协同功能单位的一部分，它们可能发生相关的 TrPs。前锯肌、菱形肌和中斜方肌（它们是拮抗肌）的受累常随之出现，特别是在患者肩部姿势为圆形时。对抗性冈下肌、小圆肌和三角肌后部也可能发生 TrPs，导致显著的肩关节僵硬。此外，紧张的胸肌可使后部肌肉超载，引起疼痛性伸展无力。不管是哪种情况，肩胛间肌均应处理。

（3）相关的病理

胸大肌

胸大肌 TrPs 引起症状的鉴别诊断应包括心绞痛；肌腹撕裂[40]；二头肌肌腱炎；冈上肌腱炎；肩峰下滑囊炎；内上髁痛；外上髁痛；C5～C6 神经根痛；C7～C8 神经根痛；TOS；肋间神经炎；支气管、胸膜和/或食管刺激；纵隔气肿[41]；乳腺癌和肺癌。引起胸部疼痛和压痛的一些较少见的非心源性骨骼综合征包括胸壁综合征、肋软骨炎综合征、高敏性剑突炎综合征、胸锁关节紊乱[45,46]、肋骨滑脱综合征和肋尖综合征。每例患者都应仔细检查，以确定症状是部分或全部是由于肌筋膜牵涉痛和压痛，特别是来自胸大肌的 TrPs。据报道，这些疾病中的每一种有时都可以通过在压痛区注射局部麻醉剂而缓解，而不需要进行 TrPs 检查。由于注射缓解是 TrPs 的特征，疼

痛缓解可能是通过不知不觉中治疗肌肉功能障碍实现的。

胸大肌是可产生与TOS一致的肌筋膜症状的4种肌肉之一（详见第三十三章）。该肌与背阔肌、大圆肌和肩胛下肌分别，特别是三者的联合可产生模拟腓肠肌的牵涉痛。然而，患者可能有真正的卡压或有类似症状的压迫性TOS，也可能存在斜角肌TrPs引起的牵涉痛。

当患者报道有乳房酸痛（牵涉压痛）时，她或他还可能描述该乳房充血的感觉。与另一侧相比，乳房可能会略微增大，感觉面团。这些淋巴引流受损的征象，可能是由于卡压或反射抑制蠕动，在紧张的胸大肌外侧缘责任TrPs失活后很快消失（图42-3C）。患者表现为乳房疼痛或触痛，常伴有乳头对光接触过敏，可在胸大肌外侧缘出现TrPs[28,29]（图42-3C）。患癌的想法可能是一种严重的、但未表达的恐惧，当患者后来意识到疼痛有一种良性的可治疗的肌筋膜原因时，他们表现出巨大的缓解。

其他作者注意到胸大肌TrPs可以在胸骨分部及内、外侧缘模拟心绞痛的症状并阐明了锁骨和肋骨分区中胸大肌TrPs的牵涉痛模式[49-51]。真正的心脏疼痛的强度、性质和分布可以通过前胸部肌肉的主动TrPs的疼痛重现[52-54]。虽然这些模式可以模拟心脏疼痛，但TrPs疼痛对日常活动的反应比心绞痛更一致的运动反应表现出更大的变异性。

根据特征性的体征和症状和对局部治疗的显著反应作出活动性TrPs的诊断并不能排除心脏疾病。非心源性疼痛可能诱发心电图中的一过性T波改变，这增加了诊断挑战[55]。心脏疾病可能并存，必须通过适当的心脏功能检查排除[56]。

胸大肌内的TrPs对心脏有躯体内脏效应。这种躯体内脏反应的一个常见例子是出现室上性心动过速、室上性期前收缩或室性期前收缩而无其他心脏病证据的患者。如前所述应检查异位心律患者特定部位右侧胸肌区第五和第六肋之间的TrPs（图42-5B）[30]。虽然TrPs触诊有压痛，但通常不是牵涉痛的来源。当TrPs导致异位室上性节律时，TrPs失活可迅速恢复正常窦性心律，也可消除阵

发性心律失常复发或长时间频发期前收缩。

除躯体内脏效应外，研究证明胸腔内的内脏结构与前胸壁上的肌肉组织之间存在内脏躯体效应。这种肌筋膜—内脏—躯体相互作用的一个例子是冠状动脉供血不足或其他胸内疾病，即前胸疼痛。作为这种疼痛的参考结果，TrPs发生在躯体胸肌。Kennard and Haugen发现与胸肌中可触及TrPs的存在相关的是胸部和手臂疼痛，以及导致疼痛的疾病过程。他们发现，72例心脏疾病患者中有61%、35例其他内脏胸部疾病患者中有48%、46例骨盆和下肢疾病患者中有20%的患者胸部肌肉有压痛TrPs。心脏和其他单侧胸腔内疾病引起的胸臂痛患者，压痛的TrPs强烈偏向患侧。

锁骨下肌

锁骨下肌缩短的TrPs可以促进症状的一个血管TOS。锁骨下肌缩短是因为锁骨下动脉和锁骨下静脉穿过第一肋骨时，锁骨外动脉和锁骨下静脉将锁骨向下拉。在一些患者中，这种压力可能导致（如果不是原因）卡压和血管TOS症状。有关TOS和肌筋膜注意事项的更多信息，请参见第三十三章。

5 纠正措施

患有胸大肌TrPs的患者应改变反复压迫该肌肉的活动，如携带一个重背包和负重训练（尤其是卧推）。矫正圆肩姿势和保持良好的动态姿势对持久缓解胸肌TrPs至关重要。站立时，不应鼓励患者主动托肩后仰或以军事姿势站立，因为这种姿势会加重胸肌和肩胛间TrPs。将注意力集中在头部位置和站高将使肩膀能够找到适当的休息位置。

支持性睡眠姿势是持久解决胸大肌TrPs的关键。睡觉时，患者必须避免胸大肌缩短，因为当两臂交叉在胸前时就会发生这种情况。可使用枕头支撑手臂，以避免这种手臂位置。在无痛侧卧时，患者应将前臂最上部撑在枕头上，以防止手臂向前下垂至床上，从而缩短受累的胸大肌（图22-4A）。当患者侧卧时，枕头应放在腋下上臂和

胸部之间，以防止胸大肌过度缩短（图7-5B）。此外，枕头的角应夹在头部和肩部之间，使肩部向后下降，而不是夹在肩下（图7-5A）。

当长时间坐着或在计算机上工作时，应调整椅子以支持自然腰椎前凸，并适当调整键盘和监视器，以防止无精打采的圆肩和头部前倾姿势。患者不应通过肌肉运动强迫肩后仰，因为这将加重症状。有关姿势的更多信息，请参见第七十六章。

使用网球或其他TrPs释放工具，胸大肌TrPs可以通过压力释放自我治疗。在男性，整个胸大肌可以很容易地通过皮肤；在女性，胸大肌的上部可以通过皮肤治疗，胸骨部分必须通过移动乳房组织尽可能靠边进入。可以在坐姿位置使用网球、TrPs释放工具或自压释放，使用健侧执行该技术（图42-9A和图42-9B）。对于胸大肌的外侧，可以使用钳夹进行自我加压松解治疗（图42-9C和图42-9D）。应对TrPs施加压力，保持15～30 s，重复6～10次。只要获得良好结果，该技术可每日使用数次。对于乳房较大的女性，可采用仰卧位或侧卧位，因为重力将有助于移动乳房组织。例如，如果右侧胸大肌有TrPs需要治疗，患者应该左侧卧，以便用另一只手自行治疗（图42-9E）。

胸大肌的拉伸技术应该是温和的，因为拉伸这种肌肉也会拉伸肩关节的其他内旋肌和神经组

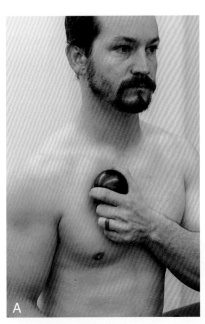
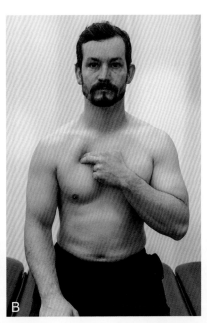
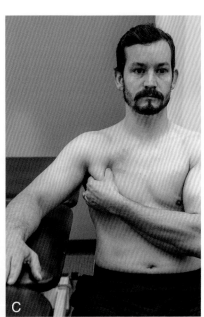
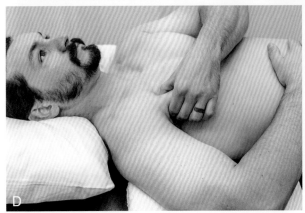
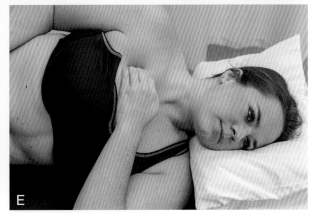

图42-9　胸大肌TrPs的自身压力释放。**A** TrPs压力释放工具。**B** 自压释放。**C** 自压松解，用钳捏式，坐位。**D** 平卧。**E** 女性患者侧卧位

织。门道伸展有助于伸展肩部的所有内收肌和内旋肌。患者站在狭窄的门口，前臂脂肪抵在门面，固定前臂，并通过门口向前跨步以拉伸肌肉（图42-10）。患者不应该抓住门把手不放，因为这个动作会干扰肌肉的放松。一只脚放在另一只脚的前面，向前屈膝接受体重的向前移动。患者保持头部直立，直视前方，既不向前伸长脖子，也不向下看地板。当膝关节向前弯曲，患者通过门口移动身体时，对胸大肌及其协同肌进行缓慢、温和的被动伸展。轻轻拉伸保持30 s，可重复进行至5或6次。每个周期之间患者暂停、放松并做几次缓慢的腹式呼吸，以增强放松。

对着门柱的手位置进行了调整，以适用于肌肉中不同拉紧带的拉伸。锁骨部分的纤维在下端伸展最好（图42-10A）。将手抬高至中间位置，上臂水平（图42-10B），胸骨部分被拉伸。尽可能高的移动双手，前臂抵住门柱（图42-10C），

伸展肋部和更垂直的腹部，形成肌肉的外侧缘。做这种伸展运动时，应鼓励患者区分每一块肌肉的不同伸展感觉。由于其他结构也使用该技术进行拉伸，因此应以温和、舒适的拉伸为目标。本练习可结合contract Crelax和交互抑制原理，以获得良好的优势。

对于需要较小力度伸展的患者，仰卧位时可使用毛巾卷或枕垫。毛巾卷或枕头垂直放置在脊柱中心，支撑头部和胸椎。胸大肌的所有部分在这个位置均可轻轻拉伸。每次牵张可保持30 s，并重复进行5次（图42-11A～图42-11D）。

这两种拉伸技术的充分有效性要求患者注意拉伸的强度。应指导患者将肌肉拉伸至舒适张力点（无疼痛），注意任何不熟悉的肩部症状或手臂/手麻木和刺痛。如果感到手臂、前臂或手部疼痛、麻木和/或刺痛，应立即停止该运动，患者应寻求适当保健医生的指导。

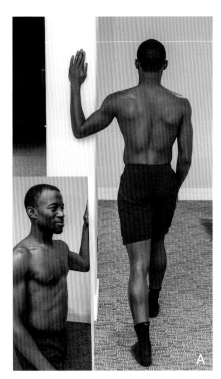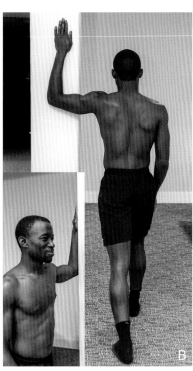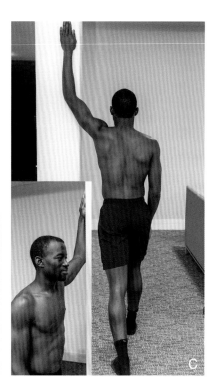

图42-10 胸大肌的自我牵张。**A** 下臂位。**B** 中间位置。**C** 高位

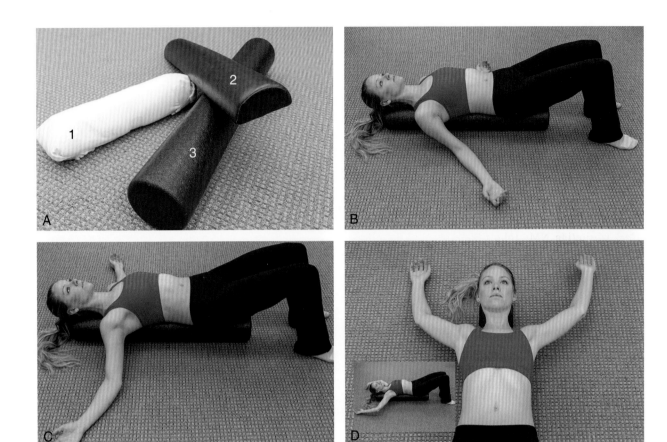

图42-11　仰卧枕垫伸展。垫板示例：1. 毛巾卷成片；2. 半泡沫卷；3. 全泡沫卷。**B** 低位。**C** 中间位置。**D** 高位

范丰启、许华　译　许华　审

参考文献

[1] Petilon J, Ellingson CI, Sekiya JK. Pectoralis major muscle ruptures. Oper Tech Sports Med. 2005; 13(3): 162–168.

[2] Standring S. Gray's Anatomy: The Anatomical Basis of Clinical Practice. 41st ed. London, UK: Elsevier; 2015.

[3] ElMaraghy AW, Devereaux MW. A systematic review and comprehen-sive classification of pectoralis major tears. J Shoulder Elbow Surg. 2012; 21(3): 412–422.

[4] Haley CA, Zacchilli MA. Pectoralis major injuries: evaluation and treatment. Clin Sports Med. 2014; 33(4): 739–756.

[5] Porterfeld JA, DeRosa C. Mechanical Shoulder Disorders: Perspectives in Functional Anatomy. St. Louis, MO: Saunders; 2004: 81–82.

[6] Ashley GT. The manner of insertion of the pectoralis major muscle in man. Anat Rec. 1952; 113(3): 301–307.

[7] Kendall FP, McCreary EK. Muscles: Testing and Function, with Posture and Pain. 5th ed. Baltimore, MD: Lippincott Williams & Wilkins; 2005.

[8] Neumann DA. Kinesiology of the Musculoskeletal System: Foundations for Rehabilitaion. 2nd ed. St. Louis, MO: Mosby; 2010.

[9] Wattanaprakornkul D, Halaki M, Boettcher C, Cathers I, Ginn KA. A comprehensive analysis of muscle recruitment patterns during shoulder flexion: an electromyographic study. Clin Anat. 2011; 24(5): 619–626.

[10] Wickham J, Pizzari T, Stansfeld K, Burnside A, Watson L. Quantifying 'normal' shoulder muscle activity during abduction. J Electromyogr Kinesiol. 2010; 20(2): 212–222.

[11] Decker MJ, Tokish JM, Ellis HB, Torry MR, Hawkins RJ. Subscapularis muscle activity during selected rehabilitation exercises. Am J Sports Med. 2003; 31(1): 126–134.

[12] Jobe FW, Perry J, Pink M. Electromyographic shoulder activity in men and women professional golfers. Am J Sports Med. 1989; 17(6): 782–787.

［13］Pink M, Jobe FW, Perry J. Electromyographic analysis of the shoulder during the golf swing. Am J Sports Med. 1990; 18(2): 137−140.

［14］Gowan ID, Jobe FW, Tibone JE, Perry J, Moynes DR. A comparative electromyographic analysis of the shoulder during pitching. Professional versus amateur pitchers. Am J Sports Med. 1987; 15(6): 586−590.

［15］Glousman R, Jobe F, Tibone J, Moynes D, Antonelli D, Perry J. Dynamic electromyographic analysis of the throwing shoulder with glenohumeral instability. J Bone Joint Surg Am. 1988; 70(2): 220−226.

［16］Digiovine NM, Jobe FW, Pink M, Perry J. An electromyographic analysis of the upper extremity in pitching. J Shoulder Elbow Surg. 1992; 1(1): 15−25.

［17］Ryu RK, McCormick J, Jobe FW, Moynes DR, Antonelli DJ. An electromyographic analysis of shoulder function in tennis players. Am J Sports Med. 1988; 16(5): 481−485.

［18］Bankoff AD, Fonseca Neto DR, Zago LC, Moraes AC. Electromyographical study of the pectoralis major (sternocostal part) and deltoid muscles (middle fibers) in volleyball sequential actions. Electromyogr Clin Neurophysiol. 2006; 46(1): 27−33.

［19］Rokito AS, Jobe FW, Pink MM, Perry J, Brault J. Electromyographic analysis of shoulder function during the volleyball serve and spike. J Shoulder Elbow Surg. 1998; 7(3): 256−263.

［20］Nuber GW, Jobe FW, Perry J, Moynes DR, Antonelli D. Fine wire electromyography analysis of muscles of the shoulder during swimming. Am J Sports Med. 1986; 14(1): 7−11.

［21］Pink M, Jobe FW, Perry J, Kerrigan J, Browne A, Scovazzo ML. The normal shoulder during the butterfly swim stroke. An electromyographic and cinematographic analysis of twelve muscles. Clin Orthop Relat Res. 1993; (288): 48−59.

［22］Jonsson S, Jonsson B. Function of the muscles of the upper limb in car driving. IV: the pectoralis major, serratus anterior and latissimus dorsi muscles. Ergonomics. 1975; 18(6): 643−649.

［23］Illyes A, Kiss RM. Shoulder muscle activity during pushing, pulling, elevation and overhead throw. J Electromyogr Kinesiol. 2005; 15(3): 282−289.

［24］Simons DG, Travell J, Simons L. Travell & Simon's Myofascial Pain and Dysfunction: The Trigger Point Manual. Vol 1. 2nd ed. Baltimore, MD: Williams & Wilkins; 1999.

［25］Kelly M. Pain in the chest: observations on the use of local anaesthesia in its investigation and treatment. Med J Aust. 1944; 1: 4−7.

［26］Winter Z. Referred pain in fibrositis. Med Rec. 1944; 157: 34−37.

［27］Long C 2nd. Myofascial pain syndromes. III. Some syndromes of the trunk and thigh. Henry Ford Hosp Med Bull. 1956; 4(2): 102−106.

［28］Travell J, Rinzler SH. The myofascial genesis of pain. Postgrad Med. 1952; 11(5): 425−434.

［29］Travell J. Referred pain from skeletal muscle; the pectoralis major syndrome of breast pain and soreness and the sternomastoid syndrome of headache and dizziness. N Y State J Med. 1955; 55(3): 331−340.

［30］Travell J. Office Hours: Day and Night. New York, NY: The World Publishing Company; 1968: 261, 263, 264.

［31］Bron C, Dommerholt J, Stegenga B, Wensing M, Oostendorp RA. High prevalence of shoulder girdle muscles with myofascial trigger points in patients with shoulder pain. BMC Musculoskelet Disord. 2011; 12(1): 139−151.

［32］Hidalgo-Lozano A, Fernández de las Peñas C, Alonso-Blanco C, Ge HY, Arendt-Nielsen L, Arroyo-Morales M. Muscle trigger points and pressure pain hyperalgesia in the shoulder muscles in patients with unilateral shoulder impingement: a blinded, controlled study. Exp Brain Res. 2010; 202(4): 915−925.

［33］Fernández de las Peñas C, Grobli C, Ortega-Santiago R, et al. Referred pain from myofascial trigger points in head, neck, shoulder, and arm muscles reproduces pain symptoms in blue-collar (manual) and white-collar (office) workers. Clin J Pain. 2012; 28(6): 511−518.

［34］Alonso-Blanco C, Fernández de las Peñas C, Morales-Cabezas M, Zarco-Moreno P, Ge HY, Florez-Garcia M. Multiple active myofascial trigger points reproduce the overall spontaneous pain pattern in women with fibromyalgia and are related to widespread mechanical hypersensitivity. Clin J Pain. 2011; 27(5): 405−413.

［35］Fernandez-Lao C, Cantarero-Villanueva I, Fernández de las Peñas C, Del-Moral-Avila R, Arendt-Nielsen L, Arroyo-Morales M. Myofascial trigger points in neck and shoulder muscles and widespread pressure pain hypersensitivtiy in patients with postmastectomy pain: evidence of peripheral and central sensitization. Clin J Pain. 2010; 26(9): 798−806.

［36］Torres Lacomba M, Mayoral del Moral O, Coperias Zazo JL, Gerwin RD, Goni AZ. Incidence of myofascial pain syndrome in breast cancer surgery: a prospective study. Clin J Pain. 2010; 26(4): 320−325.

[37] Fernandez-Lao C, Cantarero-Villanueva I, Fernández de las Peñas C, Del-Moral-Avila R, Menjon-Beltran S, Arroyo-Morales M. Development of active myofascial trigger points in neck and shoulder musculature is similar after lumpectomy or mastectomy surgery for breast cancer. J Bodyw Mov Ther. 2012; 16(2): 183–190.

[38] Godges JJ, Mattson-Bell M, Thorpe D, Shah D. The immediate effects of soft tissue mobilization with proprioceptive neuromuscular facilitation on glenohumeral external rotation and overhead reach. J Orthop Sports Phys Ther. 2003; 33(12): 713–718.

[39] Gerwin RD, Dommerholt J, Shah JP. An expansion of Simons' integrated hypothesis of trigger point formation. Curr Pain Headache Rep. 2004; 8(6): 468–475.

[40] Zeman SC, Rosenfeld RT, Lipscomb PR. Tears of the pectoralis major muscle. Am J Sports Med. 1979; 7(6): 343–347.

[41] Smith JR. Thoracic pain. Clinics. 1944; 2: 1427–1459.

[42] Epstein SE, Gerber LH, Borer JS. Chest wall syndrome, a common cause of unexplained cardiac pain. JAMA. 1979; 241: 2793–2797.

[43] Levey GS, Calabro JJ. Tietze's syndrome: report of two cases and review of the literature. Arthritis Rheum. 1962; 5: 261–269.

[44] Jelenko C 3rd. Tietze's syndrome at the xiphisternal joint. South Med J. 1974; 67(7): 818–820.

[45] Stegman D, Mead BT. The chest wall twinge syndrome. Nebr State Med J. 1970; 55(9): 528–533.

[46] Calabro JJ, Jeghers H, Miller KA, Gordon RD. Classification of anterior chest wall syndromes. JAMA. 1980; 243(14): 1420–1421.

[47] Heinz GJ, Zavala DC. Slipping rib syndrome. JAMA. 1977; 237(8): 794–795.

[48] McBeath AA, Keene JS. The rib-tip syndrome. J Bone Joint Surg Am. 1975; 57A(6): 795–797.

[49] Harman JB, Young RH. Muscle lesions simulating visceral disease. Lancet. 1940; 238: 1111–1113.

[50] Bonica J, Sola A. Chapter 52, Other painful disorders of the upper limb. In: Bonica JJ, Loeser JD, Chapman C, Fordyce WE, eds. The Management of Pain. 2nd ed. Philadelphia, PA: Lea & Febiger; 1990: 947–958.

[51] Bonica J, Sola A. Chapter 58, Chest pain caused by other disorders. In: Bonica JJ, Loeser JD, Chapman C, Fordyce WE, eds. The Management of Pain. 2nd ed. Philadelphia, PA: Lea & Febiger; 1990: 1114–1145.

[52] Landmann HR. Trigger areas as cause of persistent chest and shoulder pain in myocardial infarction or angina pectoris. J Kans Med Soc. 1949; 50(2): 69–71.

[53] Reeves TJ, Harrison TR. Diagnostic and therapeutic value of the reproduction of chest pain. AMA Arch Intern Med. 1953; 91(1): 8–25, 15.

[54] Travell J, Rinzler SH. Pain syndromes of the chest muscles; resemblance to effort angina and myocardial infarction, and relief by local block. Can Med Assoc J. 1948; 59(4): 333–338.

[55] Gold H, Kwit NT, Modell W. The effect of extra-cardiac pain on the heart. Proc Assoc Res Nerv Ment Dis. 1943; 23: 345–357.

[56] Travell J. Early relief of chest pain by ethyl chloride spray in acute coronary thrombosis; case report. Circulation. 1951; 3(1): 120–124.

[57] Kennard MA, Haugen FP. The relation of subcutaneous focal sensitivity to referred pain of cardiac origin. Anesthesiology. 1955; 16(3): 297–311.

[58] Hsieh YL, Kao MJ, Kuan TS, Chen SM, Chen JT, Hong CZ. Dry needling to a key myofascial trigger point may reduce the irritability of satellite MTrPs. Am J Phys Med Rehabil. 2007; 86(5): 397–403.

[59] Young D. The effects of novocaine injections on simulated visceral pain. Ann Intern Med. 1943; 19: 749–756.

[60] Kelly M. The treatment of fibrositis and allied disorders by local anesthesia. Med J Aust. 1941; 1: 294–298.

第四十三章

胸骨肌

约瑟夫·M.唐纳利、布莱恩·耶伊

1 介绍

人们常常忘记胸骨肌，不仅关于它的功能，特别是其作为肌筋膜疼痛的促成者同样被忽视。胸骨肌变异较大，其肌纤维位于胸大肌表面，一般与胸骨平行走行。肌肉可存在于一侧或双侧。当该肌存在触发点（TrPs）时，牵涉性疼痛模式是与运动无关的胸骨下深部疼痛。患者会主诉胸骨有深度疼痛或酸痛，运动或体位改变时不能重现。鉴别诊断应包括肋软骨炎、Tietzes综合征、胃食管反流、食管炎和C7神经根症状的心绞痛表现。纠正措施包括解决胸肌和胸锁乳突肌TrPs、姿势失衡、睡姿改变，以及最重要的TrPs压力自我释放。

2 相关解剖

不规则胸骨肌变异很大，包括是否存在、对称性、长度、体积、附着点和神经支配等。可发生于双侧（图43-1），也可发生于单侧、胸骨两侧，极少数情况下，两肌可横跨胸骨融合。其报道的起点或上方附着点包括胸骨、锁骨下缘、胸锁乳突肌筋膜、胸大肌和上肋及其肋软骨。插入或下附着部包括下肋及其肋软骨、胸大肌、腹直肌鞘和腹外斜肌腱膜等结构[1,2]。胸骨上的肌肉约厚2 cm（3/4 in），难以触及胸大肌（图43-1）TrPs。其最大报道长度范围从相对较短的肌肉仅2.4 cm到非常长的标本26.0 cm；最大宽度范围为0.48 ～ 7.0 cm[1]。

胸骨肌表现为胸骨旁肿块，深达前胸壁上筋膜，浅达覆盖胸大肌的胸肌筋膜[1]。据报道为索状结构、扁平带状或不规则的火焰样[3,4]。单侧胸骨肌（67%）比双侧（33%）更常见，优先发生在右侧（64%右侧，36%左侧）。

根据Barlow[6] Eisler[7]、Hollinshead[8]、Grant[9]和Toldt[10]等发表的包括至少10 200具尸体标本的13项研究中[5]，1.7% ～ 14.3%（中位数4.4%）发现了胸骨肌；无脑标本[5]中有48%发现了胸骨肌，比例最高。根据Christian的总结，在2 062具尸体中有4.3%发现存在胸骨肌；Barlow在535具尸体中发现6%存在胸骨肌[5-10]。尸体研究表明，胸骨肌在一般人群中的发生率约为7.8%[1]。Christian描述了两侧肌肉，而Shen等人则报道了一对[6,11]。Barlow未报道美国白人和黑人胸骨肌发生率的显著差异[7]。亚洲人群报道的发生率最高（11.5%），相比之下，非洲人后裔人群为8.4%，欧洲人后裔人群为4.4%。女性的发生率可能略高于男性（分别为8.6%和7.5%），尽管一些研究报道无性别差异[7,12,13]。来自手术室的结果似乎支持胸骨肌在临床上被低估的观点[1]。Harish和Gopinath在他们的研究中报道了存在胸骨肌的病例为0.7%[14]。

Jelev等人概述了作为胸骨肌的肌肉必须满足的四个基本形态学特征：① 位于胸廓前区的浅筋膜和胸肌筋膜之间；② 起源于胸骨或锁骨下区；③ 附着于下肋骨、肋软骨、腹外斜肌的腱膜或腹直肌鞘；④ 受胸廓前神经（胸肌）和/或肋间神经支配[15]。

（1）神经支配和血管形成

根据20具尸体26块胸骨肌的神经支配方式，

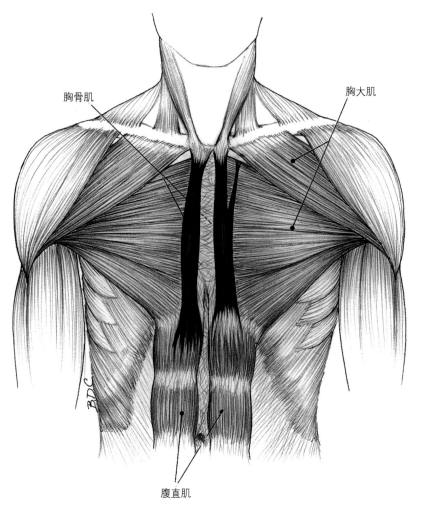

胸骨肌　　　　　　　　　　　　　　　　胸大肌

腹直肌

图43-1　解剖变异的胸骨肌的常见附着点（红色）

认为胸骨肌是胸大肌或腹直肌的变体[6]。26块胸骨肌中的16块（62%）接受肋间神经（胸脊神经的前一级分支）的神经支配，并被认为与腹直肌同源。剩下的38%接受颈丛的神经支配，通常是通过胸内侧神经，胸内侧神经来源于脊神经C8和T1，因此认为这些肌肉与胸大肌的胸骨部分同源。肌肉接受双重支配[6]。胸骨肌在其他种属中是否有确切的类似物一直是未解决的有争议的主题。其不同的神经支配表明，它可能代表几块肌肉的不同残余。

　　血供主要来源于胸廓内动脉的穿支和来自胸肩峰动脉胸肌支的肌间连接的额外供应[1,15-20]。

（2）功能

　　没有归因于该肌肉的骨骼运动。未发现胸骨肌肌肉收缩的肌电图数据或临床报道。因此，如果、何时或为什么收缩的问题尚未解决。胸骨肌没有明显的生理功能[3]。据报道，由于胸骨旁部位，胸骨肌在常规乳腺X线片中表现为乳房内侧不规则肿块，容易使放射科医生混淆，导致乳腺肿瘤或血肿的误诊[4,21-23]。

（3）功能单位

　　一块肌肉所属的功能单位包括加强和对抗其动作的肌肉以及横跨肌肉的关节。这些结构在功能上的相互依赖反映在感觉运动皮质的组织和神经联系上。功能单位被强调是因为在该单位的一块肌肉中存在一个TrP增加了该单位的其他肌肉也会发生TrP的可能性。当使肌肉中TrPs失活时，人们必须关注在功能上相互依赖的肌肉中可能发生的TrPs。胸骨肌与其他肌肉的功能关系必须等待确定其具体功能。

3 临床表现

(1) 牵涉痛模式

胸骨肌的牵涉痛分布通常包括整个胸骨和胸骨下区，并可在同侧延伸穿过胸肌上区和肩前方至腋下和肘部尺侧（图43-2）[25-27]。这种模式非常类似于心肌梗死或心绞痛的胸骨后疼痛。这种肌肉引起的胸痛有一种可怕的性质，这种性质与身体的运动明显无关。胸骨肌的左侧型与左侧胸大肌牵涉痛的不同之处在于后者更有可能超越肘部延伸至左前臂和手的尺侧。两侧肌肉可能同时引起患者报道的疼痛[26,28,29]。

触发点可能位于胸骨肌内的任何部位：高至胸骨柄，低至剑突，当肌肉融合穿过胸骨时，位于一侧或两侧，包括胸骨中线。胸骨TrPs通常发生在胸骨上2/3处，最易见于肌肉的中央部分，胸骨正中水平中线稍偏左。从解剖学上讲，单侧肌肉在右侧比左侧更常见，但左侧的活跃的TrPs似乎更常见，这可能因为由心脏导致的内脏躯体反射所激活。

虽然胸骨肌可能只是肌肉的一小部分，但由其（或任何其他肌肉）引起的疼痛强度与肌肉大小无关，而与易激惹程度和TrPs大小有关。

有时，位于胸骨肌、胸大肌和胸锁乳突肌胸骨分部的TrP可成为干咳的病因。TrP的触诊和治疗可暂时引起咳嗽，但咳嗽会慢慢消失。

(2) 症状

与该肌肉TrPs相关的症状为强烈的胸骨下深部疼痛，偶尔胸骨部位疼痛。由于该肌肉引起的疼痛并不因运动而加重，其肌肉骨骼来源容易被忽视。

(3) 体格检查

经过全面的主观检查后，临床医生应绘制一张详细的图纸描述患者的疼痛类型。这种描述将有助于计划体格检查，并有助于在症状改善或改变时监测患者的进展。任何初次报道胸痛的患者应提醒临床医生对心血管和肺部系统进行全面审查。涉及心血管或呼吸系统作为症状来源的任何问题应导致立即转诊至急诊室或医生。由于任何肌肉骨骼活动（如肩胛带运动、深呼吸或弯腰）既未缓解疼痛，也未加重疼痛。因此，活动范围

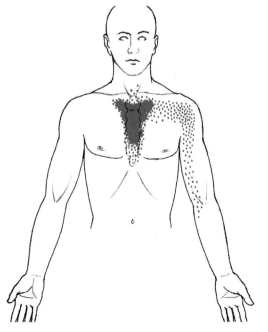

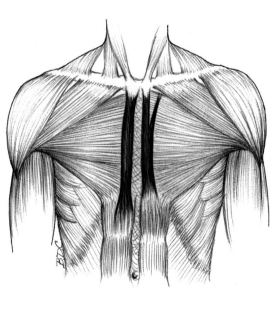

图43-2　TrP在左侧胸骨肌引起牵涉痛，呈红色

试验在胸骨 TrPs 患者中通常为阴性。触发点触诊是唯一的体征，表明胸骨后肌群的异常活动是患者症状的根源。

（4）触发点实验

胸骨肌 TrPs 是通过系统的交叉游离脂肪触诊胸骨和肋软骨而发现的（图 43-3）。用力按压可引起 TrP 处局灶性深压痛和牵涉痛，但很少引起局部抽搐反应。检查时，患者很难区分从这块肌肉引出的局部疼痛和牵涉痛，除非疼痛不仅放射到胸骨，而且放射到肩或臂。针头刺入 TrP 引起的牵涉痛反应更明显。在胸骨正中水平，肌肉中心部分的触发点最常见于中线左侧或右侧[26,30]。

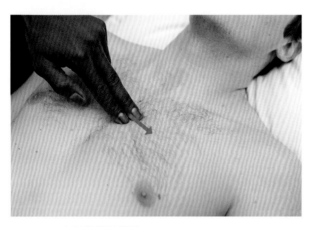

图 43-3　左侧胸骨肌触诊

4　鉴别诊断

（1）触发点的激活和持续

由于胸骨肌没有运动功能，TrPs 被认为是被动激活的，而不像典型的那样通过肌肉负荷或锻炼，而是通过它在其他组织牵涉疼痛区域内或附近来激活。认识到急性心肌梗死或心绞痛患者的胸骨肌和左胸大肌和左胸大肌和左胸小肌都可能出现主动 TrPs 是很重要的。由心肌缺血发作激活的胸肌 TrP，如急性梗死，很可能在该始动事件后持续存在很长时间。

（2）相关的触发点

相关的 TrP 可发生在由 TrP 引起的牵涉痛区域[31]。因此，也应考虑每块肌肉的牵涉痛区域的肌肉组织。很少观察到胸大肌和/或小肌中不存在 TrPs 的单独胸骨肌 TrPs。胸骨肌 TrP 与其他 TrPs 相关的可能性使得检查胸锁乳突肌胸骨部分的下部非常重要，其可在胸骨上向下感觉疼痛。TrPs 的激活也可能是直接损伤肋区所致。

（3）相关病理学

胸骨肌在乳房和胸外科手术中具有重要意义。如果在术前未检测到，可能会干扰手术，导致手术时间延长。然而，如果在术前被检测到，它可以在重建手术中被用作肌肉补片，并通过为假体提供额外的覆盖物来改善隆乳的美学效果[1]。

当在肋软骨连接处发现多处斑点压痛，但无胸骨 TrPs 的牵涉痛特征时，临床医生应考虑肋软骨炎或 Tietzes 综合征[32]。该综合征表现为上前胸痛伴肋软骨或胸锁连接处压痛、非化脓性肿胀。多发病灶较单发病灶多见，通常累及邻近关节。此外，在 Tietzes 综合征中，除受累部位偶见钙化增加的报道外，全身症状消失，影像学和实验室检查正常[32]。强调区分心源性胸痛和胸壁源性胸痛的重要性[33]。

除了肋软骨炎和心脏病，临床医生应考虑胃食管反流、食管炎和 C7 神经根症状的心绞痛表现。反之，当症状来自胸骨肌 TrPs 时，可能会对其中一种情况做出错误的诊断。

5　纠正措施

对于由胸骨肌 TrP 引起的急性疼痛，由于该肌与胸锁乳突肌的连接及其与胸大肌的相互作用，应指导患者仰卧，并向不适侧（轻微屈曲和旋转/侧弯至疼痛侧，如果是单侧）转动 1/4 圈，同时略微向颈部屈曲。

当疼痛减轻，重要的是教育患者采取适当的姿势，促进脊柱中立位和肋骨在位。指导正确的呼吸模式，强调膈肌呼吸模式多于上胸部呼吸模式，以及核心区和肩胛带区稳定也很重要。

患者应学会对自己的胸骨肌 TrPs 进行自我压

力释放，然后进行湿热敷。患者选择一个压痛点，用一个手指将其稳定地按压在下方的骨上并持续至压力完全释放（图43-4）。这个释放由缓慢放松呼气协助。除非TrP被重新激活（如心绞痛复发），否则它可保持休眠[34]。

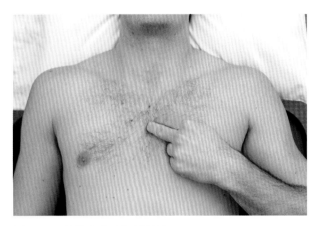

图43-4　触发点自动加压释放

除临床医生应用的肌筋膜松解技术TrP注射或干针技术外，胸骨肌的牵拉不实用。深部摩擦按摩应用于肌肉纤维的TrP也可能是有益的。

在胸大肌和/或胸小肌、胸锁乳突肌胸骨头的下部的TrPs被治疗之前，是不可能完成胸骨肌的TrPs的治疗的。如果同时松解这两种肌肉，则患者不太可能因胸骨肌肉中的TrPs而出现疼痛复发。

范丰启、许华　译　许华　审

参考文献

［ 1 ］ Snosek M, Tubbs RS, Loukas M. Sternalis muscle, what every anatomist and clinician should know. Clin Anat. 2014; 27(6): 866–884, 867–870.

［ 2 ］ Standring S. Gray's Anatomy: The Anatomical Basis of Clinical Practice. 41st ed. London, UK: Elsevier; 2015.

［ 3 ］ Turner W. On the musculus sternalis. J Anat Physiol. 1867; 1(2): 246.25–378.25.

［ 4 ］ Bradley FM, Hoover HC Jr, Hulka CA, et al. The sternalis muscle: an unusual normal finding seen on mammography. AJR Am J Roentgenol. 1996; 166(1): 33–36.

［ 5 ］ Eisler P. Die Muskeln des Stammes. Jena, Germany: Gustav Fischer; 1912: 470–475, Figs. 70 and 72.

［ 6 ］ Christian HA. Two instances in which the musculus sternalis existed-one associated with other anomalies. Bull Johns Hopkins Hosp. 1898; 9: 235–240.

［ 7 ］ Barlow RN. The sternalis muscle in American whites and Negroes. Anat Rec. 1935; 61: 413–426.

［ 8 ］ Hollinshead WH. Anatomy for Surgeons. Vol 1. 3rd ed. Hagerstown, MD: Harper & Row; 1982: 281, Fig. 4–19.

［ 9 ］ Grant JCB. An Atlas of Human Anatomy. 7th ed (see Anderson for 1983 edition). Baltimore, MD: Williams & Wilkins; 1978, Fig. 6–120B.

［ 10 ］ Toldt C. An Atlas of Human Anatomy. Vol 1. 2nd ed. New York, NY: Macmillan; 1919: 282.

［ 11 ］ Shen CL, Chien CH, Lee SH. A Taiwanese with a pair of sternalis muscles. Kaibogaku Zasshi. 1992; 67(5): 652–654.

［ 12 ］ Cunningham DJ. The musculus sternalis. J Anat Physiol. 1888; 22(Pt 3): 390.1–407.1.

［ 13 ］ Yap SE. Musculus sternalis in Filipinos. Anat Rec. 1921; 21: 353–371.

［ 14 ］ Harish K, Gopinath KS. Sternalis muscle: importance in surgery of the breast. Surg Radiol Anat. 2003; 25(3–4): 311–314.

［ 15 ］ Jelev L, Georgiev G, Surchev L. The sternalis muscle in the Bulgarian population: classification of sternales. J Anat. 2001; 199(Pt 3): 359–363.

［ 16 ］ Flint JM. On the use of clay models to record variations found in the dissecting room, with a note of two cases of M. sternalis and its influence on the growth of M. pectoralis major. J Med Res. 1902; 8(3): 496–501.

［ 17 ］ Jeng H, Su SJ. The sternalis muscle: an uncommon anatomical variant among Taiwanese. J Anat. 1998; 193(Pt 2): 287–288.

［ 18 ］ Motabagani MA, Sonalla A, Abdel-Meguid E, Bakheit MA. Morphological study of the uncommon rectus sterni muscle in German cadavers. East Afr Med J. 2004; 81(3): 130–133.

［ 19 ］ Schulman MR, Chun JK. The conjoined sternalis-pectoralis muscle fap in immediate tissue expander reconstruction after mastectomy. Ann Plast Surg. 2005; 55(6): 672–675.

［ 20 ］ Georgiev GP, Jelev L, Ovtscharoff VA. On the clinical signifcance of the sternalis muscle. Folia Med (Plovdiv). 2009; 51(3): 53–56.

［ 21 ］ Goktan C, Orguc S, Serter S, Ovali GY. Musculus sternalis: a normal but rare mammographic finding and magnetic resonance imaging demonstration. Breast J. 2006; 12(5): 488-489.

[22] Pojchamarnwiputh S, Muttarak M, Na-Chiangmai W, Chaiwun B. Benign breast lesions mimicking carcinoma at mammography. Singapore Med J. 2007; 48(10): 958-968.

[23] Raikos A, Paraskevas GK, Yusuf F, Kordali P, Ioannidis O, Brand-Saberi B. Sternalis muscle: a new crossed subtype, classification, and surgical applications. Ann Plast Surg. 2011; 67(6): 646-648.

[24] Simons DG, Travell J, Simons L. Travell & Simon's Myofascial Pain and Dysfunction: The Trigger Point Manual. Vol 1. 2nd ed. Baltimore, MD: Williams & Wilkins; 1999.

[25] Bonica J, Sola A. Chapter 58, Chest pain caused by other disorders. In: Bonica JJ, Loeser JD, Chapman C, Fordyce WE, eds. The Management of Pain. 2nd ed. Philadelphia, PA: Lea & Febiger; 1990: 1114-1145.

[26] Travell J, Rinzler SH. The myofascial genesis of pain. Postgrad Med. 1952; 11(5): 425-434, 429.

[27] Zohn DA. Musculoskeletal Pain: Diagnosis and Physical Treatment. 2nd ed. Boston, MA: Little Brown; 1988: 212, Fig. 12-4.

[28] Travell J. Pain mechanisms in connective tissue. In: Ragan C, ed. Paper presented at: Connective Tissues, Transactions of the Second Conference 1951. New York, NY: Josiah Macy Jr. Foundation. 1952 (pp. 86-125).

[29] Travell J, Rinzler SH. Pain syndromes of the chest muscles; resemblance to effort angina and myocardial infarction, and relief by local block. Can Med Assoc J. 1948; 59(4): 333-338, Cases 2 and 3.

[30] Webber TD. Diagnosis and modification of headache and shoulder-arm-hand syndrome. J Am Osteopath Assoc. 1973; 72(7): 697-710, 10, 12; Fig. 32.

[31] Hsieh YL, Kao MJ, Kuan TS, Chen SM, Chen JT, Hong CZ. Dry needling to a key myofascial trigger point may reduce the irritability of satellite MTrPs. Am J Phys Med Rehabil. 2007; 86(5): 397-403.

[32] Levey GS, Calabro JJ. Tietze's syndrome: report of two cases and review of the literature. Arthritis Rheum. 1962; 5: 261-269.

[33] Epstein SE, Gerber LH, Borer JS. Chest wall syndrome, a common cause of unexplained cardiac pain. JAMA. 1979; 241: 2793-2797.

[34] Travell J, Rinzler SH. Therapy directed at the somatic component of cardiac pain. Am Heart J. 1958; 35: 248-268.

第 四十四 章

胸小肌

约瑟夫·M.唐纳利、迪安娜·霍特曼·卡米洛

1 介绍

胸小肌是一块位于胸大肌下方分布于第三、第四和第五肋前部的一块薄而平坦的肌肉。当上肢对抗阻力下移时，它使肩胛骨向前（前倾斜）、向下和向内（内旋）移动，以压低盂肱关节，稳定肩胛骨。胸小肌长度不足被认为是肩峰下疼痛综合征的一个重要影响因素。胸小肌触发点（TrPs）是指三角肌前区上方的疼痛，通常沿臂、肘、前臂尺侧和手的掌侧延伸，包括最后三指。摔倒或圆肩姿势以及投掷、做园艺、拄拐行走和反常呼吸在内的重复活动可加剧症状。鉴别诊断应包括胸廓出口综合征、C7和C8神经根痛或神经根病、冈上肌或肱二头肌肌腱病、肱骨内上髁痛。矫正治疗涉及改善姿势的技术、有效的工作场所人体工程学、中立的睡姿、TrP自我减压和运动伸展技术。

2 相关解剖

胸小肌是一块薄的三角形肌肉，紧靠胸大肌后方，位于胸腔上方。值得注意的是，胸大肌和胸小肌的肋骨起始部与肌间隙的解剖关系变化很大[1]。胸小肌起源于第三、第四和第五肋的外表面，偶尔高至第一肋骨，低至第六肋骨肋软骨附近及肋间外肌筋膜。肌纤维向外侧上移，并附着于肩胛骨喙突内侧缘和上表面（图44-1）[2,3]。约15%的患者胸小肌滑移可超过喙突附着于邻近肌肉的肌腱或肱骨大结节[4]。实际上，Lee等人报道胸小肌异位附着的患病率为13.4%[5]。

Weinstabl等人在他们对126个肩关节标本的研究中也发现胸小肌与喙肱韧带有连续的连接，这与最近的来源一致[2,6,7]。

肩胛骨喙突尖端也为喙肱肌肌腱和肱二头肌短头提供了附着部位。这些腱性止点被锁骨筋膜包裹[2]。

胸小肌的其他解剖变异虽然罕见，但也包括胸小肌和胸中肌。胸小肌连接第一肋软骨与喙突，胸中肌可附着于胸小肌以外的内侧至第三、第四和第五肋软骨上，并在覆盖于喙肱肌和肱二头肌的锁骨筋膜之上，这种排列将胸中肌夹在胸大肌和胸小肌之间。

大约40%的胸小肌纤维为Ⅱ型纤维，60岁后略有下降。Ⅱ型纤维的体积在60岁显著降低[8]。

（1）神经支配和血管形成

胸小肌由胸内、外侧神经的分支支配[2]。胸外侧神经来自脊神经C5、C6和C7，与胸肩峰动脉分支一起位于肌肉前方。胸神经内侧支是来自内侧索的分支，由C8和T1神经根的分支组成，在走行过程支配并穿过胸小肌，以支配胸大肌的胸骨头[2,9,10]。Mehta等人[11]描述了胸小肌的异常神经支配的病例报道，其中胸小肌被来自胸内侧神经的多个分支支配，但无来自胸外侧神经的分支。

Porzionato等人[12]证实胸肌内侧神经在49.3%的标本中起源于内侧索，在43.8%的标本中起源于下干前段，在4.7%的标本中起源于下干。臂丛的远端部分深入胸小肌，肌肉在此附着于喙突[2]，这可以解释该肌肉在胸廓出口综合征症状

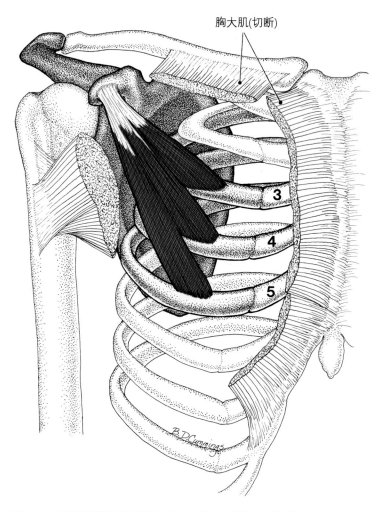

胸大肌(切断)

图44-1　胸小肌附着于肩胛骨喙突，第三、第四和第五肋。

中的潜在作用。

　　胸小肌的主要血供来自胸肩峰动脉的三角肌支和胸肌支以及胸外侧动脉和胸上动脉的分支[2]。胸外侧动脉虽然形态多变，但常在胸小肌外侧缘下行[13]。

　　胸小肌是解剖学上将腋动脉分为三部分的标志：第一部分在其内侧缘的上方，第二部分在肌肉深面，第三部分在其外侧缘的下方。胸小肌上缘与锁骨之间由锁骨上筋膜形成的三角间隙分开，腋血管、神经和淋巴管位于该结构的后方，在它们通过胸小肌下方进入肱肌之前[2]。当手臂在肩部外展和外旋（图44-2A）时，动脉、静脉和神经在靠近附件的胸小肌周围弯曲和伸展（图44-2B）。如果胸小肌存在TrPs或胸小肌肌肉紧张度增加，神经血管结构很可能会受压，这也增加了

C7和C8根在第一肋骨上的被卡压的潜在可能性，从而导致胸廓出口综合征症状。

（2）功能

　　胸小肌是5条肌肉中既能启动又能控制肩胛运动的肌肉之一。胸小肌与前锯肌协同作用，进行肩胛骨前伸。如果独立收缩，则进行包括肩胛骨前倾、前伸和向下旋转的运动组合[15]。由于胸小肌收缩时锁骨阻挡了向内力的分量，因此肩胛骨有一个相关的抬高和一个合力，使肩胛骨的关节窝斜向下和向前（向前倾斜）。同时，该作用力倾向于提起肩胛骨内侧缘和下角远离胸腔（肩胛骨翼）[16]。

　　胸大肌和背阔肌的肩部凹陷功能由胸小肌通过其在喙突上的附着直接压迫肩胛骨而起辅助作

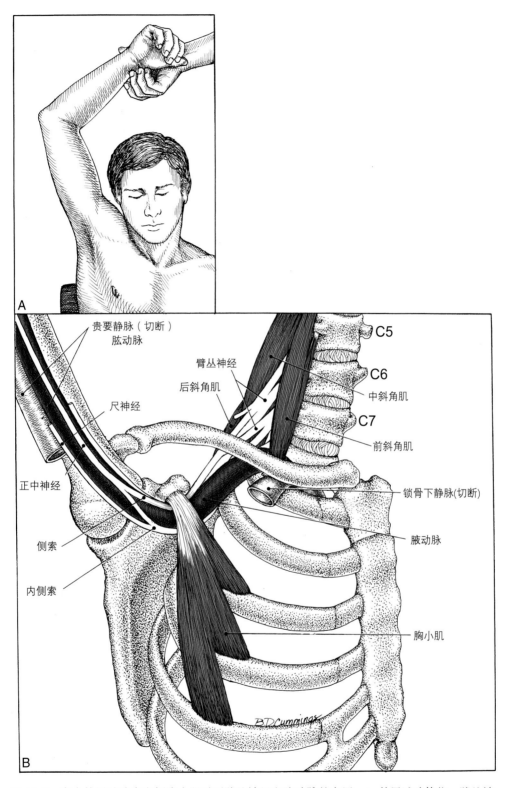

图44-2 完全外展试验中右侧胸小肌对下臂丛神经和腋动脉的卡压。**A** 外展试验体位。臂丛神经和腋动脉在附着于喙突的胸小肌下方发生牵拉和扭转。当肩胛骨用力内收时，锁骨也可能直接压迫这些神经血管结构紧贴前肋骨

用。当臂对阻力施加向下的压力时，胸小肌压低肩部可稳定肩胛骨[17]。这种喙突凹陷处用于抬高和向前牵拉肩部。胸小肌根据需要活动对抗任何上升力以稳定肩胛骨，如拐杖行走、将木桩打入地面和挖洞[16]。

Wickham等人[18]在肩部抬高过程中使用肌电图（EMG）研究15块肩部肌肉的肌肉活动。这些作者发现，在肢体运动之前，冈上肌、三角肌中部和斜方肌中部被激活，胸小肌是最后一个被激活的肌肉（肩抬高16时），在肩抬高135和165之间，最大意志等长收缩(MVIC)峰值为30%[18]。Castelein等人在尝试使用EMG识别深肩胛胸肌的MVIC时，发现了6个最大程度激活胸小肌的位置[15]。激活胸小肌达到最高MVIC的测试位置是内旋和盂肱关节在冠状面抬高到90°的组合。研究人员推测，在抵抗盂肱内旋过程中，这个位置需要胸小肌将肩胛骨向前下方拉向肋骨，以稳定肩胛骨[15]。他们还发现，如Kendall等人描述的那样，单纯从仰卧位向前伸对于该肌肉的手动肌肉测试，产生的MVIC比其他测试位置低11%[19]。他们得出结论，用于观察胸小肌肌力的临床测试可能不会自动导致最高EMG激活，尤其是当使用精细导线检测EMG时。

Castelein等人还研究了胸小肌在运动过程中作为前锯肌增益的作用，利用表面和精细导线EMG的三种常见练习（改良推举+壁上练习、改良膝关节推举地板练习和前锯肌打孔站立练习）[20]。足部的壁上练习和改良膝关节推举地板练习非常相似地激活了胸小肌和前锯肌。然而，站立的前锯肌最大限度地激活了前锯肌，胸小肌的协同激活最小。

胸小肌的主要功能是提供肩胛骨稳定，特别是在功能活动期间。因此，它有失去可扩展性的倾向，这使得肩胛骨处于异常位置，并导致圆肩姿势，肩峰下疼痛综合征和肩胛运动障碍[3,21,22]。应用表面肌电图和精细钢丝肌电图分别对肩胛胸肌和肩胛胸肌深面进行检查，探讨胸小肌在肩峰下撞击综合征中的作用[23]。本研究比较了肩峰下撞击综合征个体和无症状对照者在肩

关节抬高过程中的肩胛胸肌激活。他们发现，与对照组相比，在所有抬高活动中，患者组的胸小肌明显更活跃，这一结果支持胸小肌在肩峰下撞击综合征中起作用的理论。

（3）功能单位

一块肌肉所属的功能单位包括加强和对抗其动作的肌肉以及横跨肌肉的关节。这些结构在功能上的相互依赖反映在感觉运动皮层的组织和神经联系上。功能区域强调因为在单位的一块肌肉中存在一TrP会增加单位的其他肌肉也会发生TrP的可能性。当使肌肉中的TrPs失活时，必须关注在功能上相互依赖的肌肉中可能发生的TrPs。表44-1大体代表胸小肌的功能单位[24]。

表 44-1　胸小肌功能单位		
行　动	增　益	拮　抗
肩关节下沉	胸大肌锁骨下肌背阔肌大斜方肌（下）前锯肌	斜方肌（上）肩胛提肌菱形肌
肩关节前伸	胸大肌锁骨下前锯肌	菱形大菱形小斜方肌（中，下）

胸小肌形成一个协同的功能单位，除了胸骨旁的内肋间、外侧肋间、膈肌和斜角肌外，还为肩胛提肌、上斜方肌和胸锁乳突肌的大力吸气提供额外的支持。此外，肌电图上，胸小肌在用力吸气时活跃，但在安静呼吸时不活跃[16]。

3　临床表现

（1）牵涉痛模式

胸小肌触发点表示三角肌前区上方疼痛最强烈。疼痛可向上扩展至锁骨下区，有时可遍及同侧整个胸肌区。疼痛也可沿臂、肘、前臂尺侧和手的掌侧包括内侧三个手指（图44-3）。胸大肌锁骨分部的TrPs也有类似的表现（图42-3B）[25]。胸肌的疼痛，特别是胸小肌的疼痛，与心肌缺血

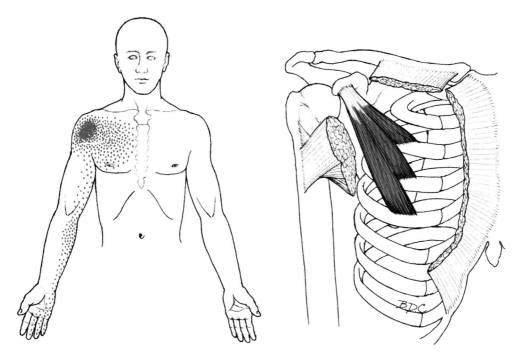

图44-3　右侧胸小肌牵涉性疼痛模式（实心红色为基本部分，点状红色为溢出部分）

的疼痛非常相似[26,27]。事实上 Lawson 等人描述了胸小肌是前胸疼痛来源的病例报道。适当治疗胸小肌可有效缓解症状[28]。

（2）症状

当患者报道疼痛或难以向前、向上或向后伸展手臂至肩部水平时，应将胸小肌触发点视为潜在症状来源。当患者初次报道疼痛时在肩关节前面，胸大肌和胸小肌、锁骨下肌、冈下肌、冈上肌、三角肌（前、中）、肱二头肌、喙肱肌和斜角肌是最可能的肌肉来源[29]。这种胸肌牵涉性疼痛模式可重现心脏疼痛的强度和性质以及分布[27,28]。

缩短的胸小肌可能通过压迫锁骨下方的腋神经血管束引起明显的神经血管症状[30,31]。这种情况被称为胸小肌综合征，可能导致受累上肢疼痛、无力、感觉异常和动脉/静脉功能不全[30]。在臂丛神经受压的情况下也必须考虑胸小肌缩短或紧缩[31]。胸廓出口综合征和胸小肌综合征患者的结局各不相同，取决于开始物理治疗或手术干预前症状的持续时间[30,31]。事实上，在一些神经源性胸廓出口综合征患者中，对胸小肌的单独治疗可以非常有效，从而支持了该肌在这一症状中的作用[32]。

当患者报道手部和手指肿胀时，这些症状与斜角肌中的 TrPs 更密切，因为腋静脉位于斜角肌下而不是胸小肌下。胸廓出口综合征和 TrP 注意事项见第三十三章。

（3）体格检查

经过全面的问诊后，临床医生应绘制一张详细的图纸，描述患者的疼痛。这种描述将有助于计划体格检查，并有助于在症状改善或改变时监测患者的进展。任何初次报道胸痛的患者都应提醒临床医生对心血管和肺部系统进行全面审查。任何关于心血管或肺部系统受累作为症状来源的问题都应该立即转诊至急诊室或医生。为了正确检查胸小肌，临床医生应观察肩胛带姿势、肩胛骨位置、肩胛带的主动和被动活动范围、肌肉激活模式和肩胛肱骨节律。临床医生应注意疼痛发生的时间和部位。由于胸小肌导致喙突向前和向下倾斜，伴有明显的 TrPs 和胸小肌缩短的患者通常会表现出圆形肩。Lee 等人最近观察到肩胛骨向前姿势的程度与胸小肌缩短呈负相关[33]。事实上，胸小肌的适应性缩短或紧绷是与肩部不适患者在静息状态下肩胛骨对线改变和手臂抬高（肩胛骨运动障碍）时肩胛骨运动相关的潜在生物力学机制之一[34]。伸展胸小肌可有效减少圆肩姿势并增加胸小肌的长度[21,35]。当从后方观察患者时，临床医生可能注意到肩胛骨位置和不对称性。肩胛骨的内侧缘和下缘可能离开胸腔，形成翼状肩胛骨的外观。这种异常的静息体位将在功能性上肢运动时引起肩胛骨运动障碍。

由胸小肌 TrPs 导致的张力增加妨碍了患者在肩部水平和头顶有效地到达背部后方，原因是肩胛骨运动障碍。由胸小肌张力引起的喙突的前方凹陷和关节窝的向下旋转限制了肩带处手臂的完全抬高。当患者出现肩峰下撞击综合征时，检查胸小肌长度至关重要。Borstad 使用解释患者人体测量学的胸小肌指数（PMI）检查胸小肌长度，确立了极好的评定者间可靠性。其他研究者发现在肩峰下撞击综合征患者和健康对照者中测定胸肌长度具有极好的评定者间可靠性[36,37]。

当胸小肌和肩胛下肌被 TrPs 缩短时，它们限制了肩关节外展和外旋的联合运动。然而，肩胛下肌主要限制盂肱关节运动，而胸小肌限制胸壁肩胛运动。手臂外展至 90° 时，两侧肌肉明显限制外旋。然而，肩关节抬高 45° 时[38]，肩胛下肌主要限制外旋。此外，当肩部的抬高受到胸小肌紧张的限制时，患者可能意识到在抬高极限时肋骨受到牵拉或前胸壁发紧。

副关节运动应在盂肱关节、肩锁关节、胸锁关节、肩胛胸廓关节、胸廓肋骨测试。胸锁关节或肋骨中的关节活动不足通常会导致肩部抬高受损，从而改变正常肌肉活动模式。盂肱关节的关节功能障碍也可能损害导致胸小肌和肩袖肌肉过载的肌肉激活模式。

应检查颈椎筛查、神经体征和肩胛带和上肢神经组织的活动性，以消除作为患者症状来源的神经症状。如果存在牵涉性手和/或手指疼痛，还应进行手腕和手部局部组织的临床检查。还应该进行过度外展综合征的 Wrights 试验，以排除胸小肌缩短造成的血管损伤。

胸小肌 TrPs 的症状必须与斜角肌 TrPs 鉴别，因为前胸和上肢的疼痛参考模式非常相似。手指弯曲试验（图 20-6）可用于鉴别斜角肌和胸小肌受累。如果该试验为阳性，则可能涉及斜角肌，因为胸小肌的 TrPs 或胸小肌受限不会影响该试验。

胸小肌 TrPs 引起的胸痛患者很可能遭受额外的牵涉痛和肩部活动受限，这是因为功能相关肩胛带肌肉中的相关 TrPs 也需要考虑。

（4）触发点实验

应首先检查胸大肌是否存在主动 TrPs，这些 TrPs 可能模糊并混淆潜在于胸小肌中的 TrPs 的定位。如果临床医生不确定胸小肌在胸大肌下的位置，当患者通过进行肩关节前伸拉紧胸小肌时，可通过触诊定位。要做到这一点，患者取仰卧位，嘱患者将肩部抬高远离检查床，同时放松手臂，小心避免用手向下压检查床。坐位时，患者将手臂贴近一侧，稍靠后，以抑制胸大肌，然后用力前伸肩部，用胸部深吸气。两种手法均可激活胸小肌，以便于识别。

在仰卧位和坐位时，胸小肌 TrPs 可通过胸大肌与胸壁的交叉纤维平滑式触诊（图 44-4A）或通过交叉纤维钳捏式触诊（图 44-4B）定位。无论采用哪种方法，通过保持患者手臂朝向身体前方和前臂至于腹部上，放松胸大肌，胸小肌可通过将肩胛骨内收至防撞姿势来达到所需的拉伸程度。两侧胸肌可通过可触及肌带的肌肉纤维方向和局部抽搐反应加以区别。

仰卧位时，通常可通过交叉纤维同轴触诊直接触及胸小肌（图 44-4B）。将上臂置于上述位置，可使胸大肌进一步松弛，如需进一步缓解，可在其下垫毛巾卷，使肩部后伸。临床医生将拇指放在腋窝顶点，在胸大肌下方的胸壁上向中线滑动，直到碰到胸小肌的肌肉块。拇指与手指之间的钳夹（图 44-4B）将该肌（及其上方的胸大肌）与胸壁部分分开。然后可直接通过皮肤触诊胸小肌纤维，以确定是否存在拉紧带和高度易激惹点压痛。胸小肌 TrPs 的识别可通过将肩部向头侧抬高以拉紧胸小肌来增强，这可在不拉紧胸大

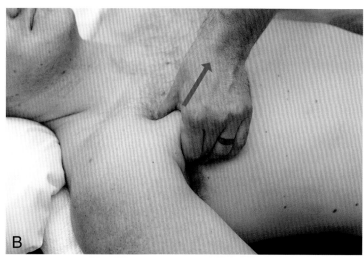

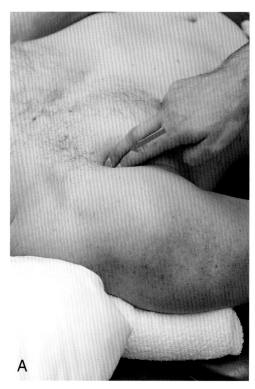

图44-4　胸小肌触诊TrPs。如图所示，通过支撑手臂或将前臂放在腹部，放松覆盖的胸大肌。**A** 通过胸大肌交叉纤维平滑式触诊胸小肌水平。**B** 胸大肌周围交叉纤维钳捏式触诊。拇指向前接触胸小肌，手指通过胸大肌抓住它。它们一起可以部分地将其与胸壁分开。胸小肌可能会被拉紧，通过抬高肩部来更好地辨认其前束

肌的情况下增加TrPs的敏感性。

4　鉴别诊断

（1）触发点的激活和持续

在胸小肌的任何部位，TrPs可被不习惯的离心负荷、非条件性胸小肌的离心运动或最大或亚最大同心负荷激活[40]。当肌肉长时间处于缩短或延长位置时，也可能激活或加重触发点。

由于心肌缺血、创伤（胸部枪伤或上肋骨骨折）、挥鞭样机动车事故，胸小肌TrPs可能出现在疼痛区域，过度使用肩关节压迫器、吸气辅助肌肉超负荷（剧烈咳嗽或辅助反常呼吸）、不良坐姿或肩前带紧束带的背包对肌肉的长期压迫造成的劳损。胸小肌中的TrP形成也会被激活并延续[41]。手臂的重复用力下移运动（拐杖行走），手臂长期在前方工作，举重、头顶投掷、排球或网球可使胸小肌负荷过重，这是由于其在上肢处于抬高位置的肩关节内旋时与肩胛骨稳定有关。

下斜方肌无力可使肩胛骨向前倾斜，导致胸小肌适应性缩短，激活或使肌肉中的TrP持续存在。

（2）相关的触发点

相关的TrPs可发生于另一肌肉的TrPs牵涉痛区域[42]。因此，也应考虑每块肌肉的牵涉痛区域的肌肉组织。

胸小肌内的触发点很少在胸大肌内无TrPs时单独发生。因此，当胸小肌受累时，通常与胸大肌受累相关的相同肌肉很可能存在相关的TrPs。应检查三角肌前束、斜角肌和胸锁乳突肌是否存在TrPs。喙肱肌、肱二头肌、尺侧腕屈肌、指浅深屈肌、小指展肌均在胸小肌的疼痛参考模式，应予以考虑。

此外，组成功能单位的肌肉也可能有相关的TrPs。大圆肌和背阔肌也是协同功能单位的一部分，可能发生TrPs。常伴有肩胛提肌、菱形肌、中斜方肌和下斜方肌等拮抗肌的受累，特别是对于圆肩姿势的患者。

（3）相关病理学

胸小肌TrPs引起的症状的鉴别诊断包括胸廓出口综合征、胸小肌综合征、C7和C8神经根痛或神经根病、冈上肌腱病、二头肌肌腱病和肱骨内上髁痛。

胸小肌综合征与胸廓出口综合征的区别在于神经血管束受压的区域。胸廓出口综合征常累及锁骨上方神经血管束在斜角肌三角内受压。胸小肌综合征包括锁骨下动脉、锁骨下静脉和锁骨下小肌间隙内锁骨下臂丛神经受压[30,31]。胸小肌综合征的典型临床表现除了受累上肢的无力、疼痛、感觉异常和/或温度变化外，还包括胸小肌肌腱上的压痛[30]。用于诊断胸小肌综合征和胸廓出口综合征的特殊检查包括Roos、Adsons、Halsteds和Wrights过度外展试验（见第三十三章）。这些检查应与神经动力学检查、肌节试验和皮节试验结合使用，以鉴别胸小肌综合征和胸小肌TrPs。

可能与胸小肌TrPs相关的关节功能障碍包括第三、第四和第五肋骨抬高。

5　纠正措施

患有胸小肌TrPs的患者应改变反复压迫胸小肌的活动，如背负沉重的背包、负重训练（尤其是卧推）和任何其他过度劳累胸肌的活动。矫正圆肩姿势和保持良好的动态姿势对持久缓解胸小肌TrPs至关重要[21]。在站立时，不应鼓励患者主动保持肩后仰或以军事式姿势站立，因为这将加重胸肌和肩胛间TrPs。着眼于头位和站立的高度允许肩膀到他们的正确休息位置。睡觉时，患者必须避免胸小肌缩短，因为当两臂交叉在胸前时就会发生这种情况。仰卧时，枕头应夹在头与肩之间，使肩部向后下降，不要夹在肩下（图7-5A）。腋下与胸壁之间也应放置一个枕头支撑上臂，使手臂处于中立位。允许手臂落在身体后方会使胸小肌处于长时间缩短的位置（图22-4B）。

当长时间坐着或在计算机上工作时，应调整椅子以支持自然腰椎前凸，并适当调整键盘和监视器，以防止肩部下垂或变圆。不鼓励患者通过肌肉活动迫使肩后仰，因为这将加重症状。有关姿势再训练的更多信息，请参见第七十六章。

胸小肌TrP可利用网球或其他TrP压力释放工具，通过自我压力释放技术自我治疗。TrP释放工具或网球可在站立位、坐位或仰卧位时使用，使用健侧进行技术操作（图44-5A）。患者也可以用另一只手进行自我压力释放，如图44-5B所示。应对TrPs施加压力，保持15～30 s，重复6次。只要获得良好的结果，这种技术可以一天使用几次。对于乳房较大的女性，可采用仰卧位或侧卧位，因为重力将有助于移动乳房组织。例如，如果右侧胸小肌有TrPs需要治疗，则患者应躺在左侧，以使用另一只手自行治疗。

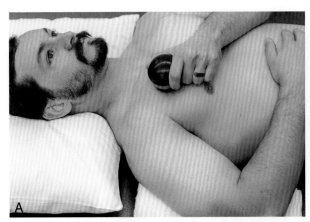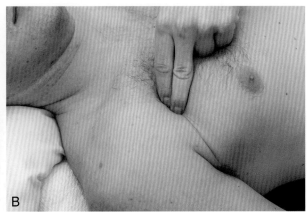

图44-5　胸小肌自我加压松解技术。**A** 仰卧时使用触发点释放工具。**B** 患者用另一只手自行松解

这种肌肉的拉伸技术应该是温和的，从上肢处于中间或较低位置开始，因为拉伸这种肌肉也会拉伸肩关节的其他内旋肌和神经组织。此外，向内伸展有助于伸展肩部的所有内收肌和内旋肌。患者应学会通过使用拐角/门口伸展（图42-10）或仰卧在泡沫辊上（手臂在侧面）来保持胸肌全长（图44-6A和图44-6B）。轻轻拉伸30 s，可重复高达5或6次。也可通过让患者深呼吸，保持6 s，缓慢呼气至脚趾并放松来使用后等长舒张。放松阶段，指导患者将手伸向脚趾，轻轻拉伸胸小肌。

为了充分有效地使用这两种拉伸技术，患者需要学习障碍释放的概念。临床医生应指导患者适当伸展肌肉至舒适张力点（无疼痛），注意有无不熟悉的肩部、胸部或肩胛间区疼痛，或臂/手麻木、刺痛。如果感觉上臂、前臂或手部麻木和刺痛，应立即停止该运动，患者应寻求适当的保健医生的指导。

临床医生和/或患者必须识别并限制导致胸小肌过度使用的活动。这些违规活动可能包括园艺、伏案工作、拐杖行走和心尖呼吸模式。

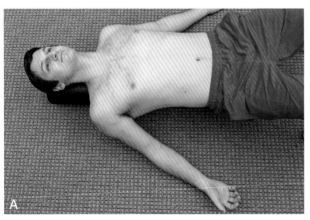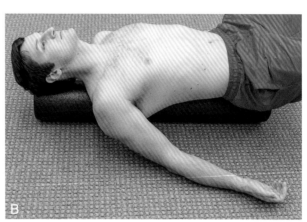

图44-6　胸小肌在枕骨上的牵拉。**A** 鸟瞰。**B** 从侧面观察

范丰启、许华　译　许华　审

参考文献

[1] Sanchez ER, Sanchez R, Moliver C. Anatomic relationship of the pectoralis major and minor muscles: a cadaveric study. Aesthet Surg J. 2014; 34(2): 258–263.

[2] Standring S. Gray's Anatomy: The Anatomical Basis of Clinical Practice. 41st ed. London, UK: Elsevier; 2015.

[3] Borstad JD. Measurement of pectoralis minor muscle length: validation and clinical application. J Orthop Sports Phys Ther. 2008; 38(4): 169–174.

[4] Bardeen C. Section 5. The musculature. In: Jackson CM, ed. Morris's Human Anatomy. 6th ed. Philadelphia, PA: Blakiston's Son & Co; 1921: 406–407.

[5] Lee CB, Choi SJ, Ahn JH, et al. Ectopic insertion of the pectoralis minor tendon: inter-reader agreement and findings in the rotator interval on MRI. Korean J Radiol. 2014; 15(6): 764–770.

[6] Weinstabl R, Hertz H, Firbas W. Connection of the ligamentum coracoglenoidale with the muscular pectoralis minor. Acta Anat (Basel). 1986; 125(2): 126–131.

[7] Moineau G, Cikes A, Trojani C, Boileau P. Ectopic insertion of the pectoralis minor: implication in the arthroscopic treatment of shoulder stiffness. Knee Surg Sports Traumatol Arthrosc. 2008; 16(9): 869–871.

[8] Sato T, Akatsuka H, Kito K, Tokoro Y, Tauchi H, Kato K. Age changes in size and number of muscle fibers in human minor pectoral muscle. Mech Ageing Dev. 1984; 28(1): 99–109.

[9] Petilon J, Ellingson CI, Sekiya JK. Pectoralis major muscle ruptures. Oper Tech Sports Med. 2005; 13(3): 162–168.

[10] Haley CA, Zacchilli MA. Pectoralis major injuries: evaluation and treatment. Clin Sports Med. 2014; 33(4):

739–756.

[11] Mehta V, Baliyan R, Arora J, Suri RK, Rath G, Kumar A. Unusual innervation pattern of pectoralis minor muscle-anatomical description and clinical implications. Clin Ter. 2012; 163(6): 499–502.

[12] Porzionato A, Macchi V, Stecco C, Loukas M, Tubbs RS, De Caro R. Surgical anatomy of the pectoral nerves and the pectoral musculature. Clin Anat. 2012; 25(5): 559–575.

[13] Loukas M, du Plessis M, Owens DG, et al. The lateral thoracic artery revisited. Surg Radiol Anat. 2014; 36(6): 543–549.

[14] Sucher BM. Thoracic outlet syndrome-postural type: ultrasound imaging of pectoralis minor and brachial plexus abnormalities. PM R. 2012; 4(1): 65–72.

[15] Castelein B, Cagnie B, Parlevliet T, Danneels L, Cools A. Optimal normalization tests for muscle activation of the levator scapulae, pectoralis minor, and rhomboid major: an electromyography study using maximum voluntary isometric contractions. Arch Phys Med Rehabil. 2015; 96(10): 1820–1827.

[16] Oatis C. Kinesiology: The Mechanics and Pathomechanics of Human Movement. 2nd ed. Baltimore, MD: Lippinott, Williams & Wilkins; 2009: 164.

[17] Porterfield JA, DeRosa C. Mechanical Shoulder Disorders: Perspectives in Functional Anatomy. St. Louis, MO: Saunders; 2004: 83.

[18] Wickham J, Pizzari T, Stansfeld K, Burnside A, Watson L. Quantifying 'normal' shoulder muscle activity during abduction. J Electromyogr Kinesiol. 2010; 20(2): 212–222.

[19] Kendall FP, McCreary EK. Muscles: Testing and Function, with Posture and Pain. 5th ed. Baltimore, MD: Lippincott Williams & Wilkins; 2005: 68.

[20] Castelein B, Cagnie B, Parlevliet T, Cools A. Serratus anterior or pectoralis minor: which muscle has the upper hand during protraction exercises? Man Ther. 2016; 22: 158–164.

[21] Wong CK, Coleman D, diPersia V, Song J, Wright D. The effects of manual treatment on rounded-shoulder posture, and associated muscle strength. J Bodyw Mov Ther. 2010; 14(4): 326–333.

[22] Tate A, Turner GN, Knab SE, Jorgensen C, Strittmatter A, Michener LA. Risk factors associated with shoulder pain and disability across the lifespan of competitive swimmers. J Athl Train. 2012; 47(2): 149–158.

[23] Castelein B, Cagnie B, Parlevliet T, Cools A. Scapulothoracic muscle activity during elevation exercises measured with surface and fine wire EMG: a comparative study between patients with subacromial impingement syndrome and healthy controls. Man Ther. 2016; 23: 33–39.

[24] Simons DG, Travell J, Simons L. Travell & Simon's Myofascial Pain and Dysfunction: The Trigger Point Manual. Vol 1. 2nd ed. Baltimore, MD: Williams & Wilkins; 1999.

[25] Travell J, Rinzler SH. The myofascial genesis of pain. Postgrad Med. 1952; 11(5): 425–434.

[26] Mendlowitz M. Strain of the pectoralis minor, an important cause of precordial pain in soldiers. Am Heart J. 1945; 30: 123–125.

[27] Rinzler SH, Travell J. Therapy directed at the somatic component of cardiac pain. Am Heart J. 1948; 35(2): 248–268.

[28] Lawson GE, Hung LY, Ko GD, Laframboise MA. A case of pseudo-angina pectoris from a pectoralis minor trigger point caused by cross-country skiing. J Chiropr Med. 2011; 10(3): 173–178.

[29] Bron C, Dommerholt J, Stegenga B, Wensing M, Oostendorp RA. High prevalence of shoulder girdle muscles with myofascial trigger points in patients with shoulder pain. BMC Musculoskelet Disord. 2011; 12(1): 139–151.

[30] Sanders RJ, Rao NM. The forgotten pectoralis minor syndrome: 100 operations for pectoralis minor syndrome alone or accompanied by neurogenic thoracic outlet syndrome. Ann Vasc Surg. 2010; 24(6): 701–708.

[31] Sanders RJ, Annest SJ. Thoracic outlet and pectoralis minor syndromes. Semin Vasc Surg. 2014; 27(2): 86–117.

[32] Vemuri C, Wittenberg AM, Caputo FJ, et al. Early effectiveness of isolated pectoralis minor tenotomy in selected patients with neurogenic thoracic outlet syndrome. J Vasc Surg. 2013; 57(5): 1345–1352.

[33] Lee JH, Cynn HS, Yi CH, Kwon OY, Yoon TL. Predictor variables for forward scapular posture including posterior shoulder tightness. J Bodyw Mov Ther. 2015; 19(2): 253–260.

[34] Morais N, Cruz J. The pectoralis minor muscle and shoulder movement-related impairments and pain: rationale, assessment and management. Phys Ther Sport. 2016; 17: 1–13.

[35] Lee JH, Cynn HS, Yoon TL, et al. The effect of scapular posterior tilt exercise, pectoralis minor stretching, and shoulder brace on scapular alignment and muscles

activity in subjects with round-shoulder posture. J Electromyogr Kinesiol. 2015; 25(1): 107−114.

[36] Lewis JS, Valentine RE. The pectoralis minor length test: a study of the intra-rater reliability and diagnostic accuracy in subjects with and without shoulder symptoms. BMC Musculoskelet Disord. 2007; 8: 64.

[37] Struyf F, Meeus M, Fransen E, et al. Interrater and intrarater reliability of the pectoralis minor muscle length measurement in subjects with and without shoulder impingement symptoms. Man Ther. 2014; 19(4): 294−298.

[38] Godges JJ, Mattson-Bell M, Thorpe D, Shah D. The immediate effects of soft tissue mobilization with proprioceptive neuromuscular facilitation on glenohumeral external rotation and overhead reach. J Orthop Sports Phys Ther. 2003; 33(12): 713−718.

[39] Beyer JA. The hyperabduction syndrome, with special reference to its relationship to Raynaud's syndrome. Circulation. 1951; 4(2): 161−172.

[40] Gerwin RD, Dommerholt J, Shah JP. An expansion of Simons' integrated hypothesis of trigger point formation. Curr Pain Headache Rep. 2004; 8(6): 468−475.

[41] Hong C-Z, Simons DG. Response to treatment for pectoralis minor myofascial pain syndrome after whiplash. J Musculoskelet Pain. 1993; 1(1): 89−131.

[42] Hsieh YL, Kao MJ, Kuan TS, Chen SM, Chen JT, Hong CZ. Dry needling to a key myofascial trigger point may reduce the irritability of satellite MTrPs. Am J Phys Med Rehabil. 2007; 86(5): 397−403.

第 四十五 章

肋间肌和膈肌

约瑟夫·M.唐纳利

1 介绍

内外肋间肌位于纵横交错的肋骨之间。膈肌外形类似拱形隔板并具有独特的中心腱分离胸腔和腹腔。其中心腱由附着在下胸廓出口周边的肌肉纤维组成。肋间肌可完成两种体位变动和提供呼吸功能。肋间肌适用于旋转、侧弯胸椎和肋骨。膈肌收缩的功能是吸入。静息状态的呼吸是由膈肌、斜角肌和胸骨旁肋间肌完成的。呼气主要由肺的反冲被动发生。用力呼气时腹肌收缩。肋间肌的痛触发点（TrPs）通常是在相应区域收缩的肋间肌局部。膈肌的触发点（TrPs）则通常在同侧的肩部边缘、颈部特殊角度或前外侧肋缘。肋间肌相关TrPs的症状是疼痛和活动受限（ROM），尤其是在身体向后旋转、深呼吸、咳嗽或打喷嚏时。气促可与膈肌的TrPs有关。患者的体格检查应是包括姿势、颈椎、胸椎活动度和呼吸力学的全面评估。运动测试应包括颈椎尤其是C3～C5、胸椎、胸廓、肩胛关节。肋间肌痛诱发点测试应从疼痛节段开始寻找缩窄的肋间隙和整段的压痛点。膈肌的TrPs是无法触及的，并且难以与腹横肌压痛和肋缘压痛鉴别。鉴别诊断应包括肋关节功能障碍，肋软骨炎、心肌梗死和胸腔积液。为防止肋间肌、膈肌的TrPs持续存在或复发的康复治疗应包括体位调整、呼吸调整、释放压力和伸展运动。

2 相关解剖

肋间肌

内外肋间肌呈有十字形布置，彼此以几乎直角交叉，类似于腹内斜肌和腹外斜肌（见第四十九章），并且方向相同。每块肌肉跨越两个肋（或肋软骨）。外肋间肌比内肋间肌厚。供应这些肌肉的血管和神经深入到肋间内肌，并受到肋骨下缘突出的保护。最里面的肋间肌，以前被认为是变异的肋下肌，位于血管和神经的深处，其肌纤维方向与相应的肋间内肌几乎相同。

肋间外肌

每侧的11块肋间外肌并没有完全伸展到每个肋间空间的整个长度，只在前面到达肋软骨，除了最低肋骨之间（图45-1）。它们确实到达肋骨末端后结节处（图45-2），在那里它们与上肋横韧带的肌纤维融合。在前方，肋间外肌只有一个延伸到胸骨的筋膜，即肋间外膜[2]。从前面（图45-1）看，外部纤维呈斜角，从后面（图45-2）看，外部纤维呈斜角。每一块肌肉从肋骨的上缘和下缘附着到肋骨的上缘。两根肋骨下段的纤维可以与腹外斜肌融合[3]。图49-2提供了一种方便的方法来记住每个肌肉的方向。

肋提肌

12块胸外后提肋肌可视为胸外肋间肌的非肋间型（图45-2左侧）。它们附着在从C7到T11的横突顶端的上方，并附着在肋骨结节与其角度之间的相邻肋骨（肋短提肌）的下方和更外侧，或者在下方的四根肋骨中，肌肉有两个滑脱，滑脱到相邻的下肋骨或其起点以下的第二根肋骨（提肌长肋肌）[2]。每一块肌肉从头骨肋骨的肋槽上方附着，并插入下面肋骨的上缘[2]。内肋间肌纤维方向与外肋间肌纤维方向相反；内肋间肌纤维在胸前呈斜向下斜角（图45-1、45-3和45-8）。

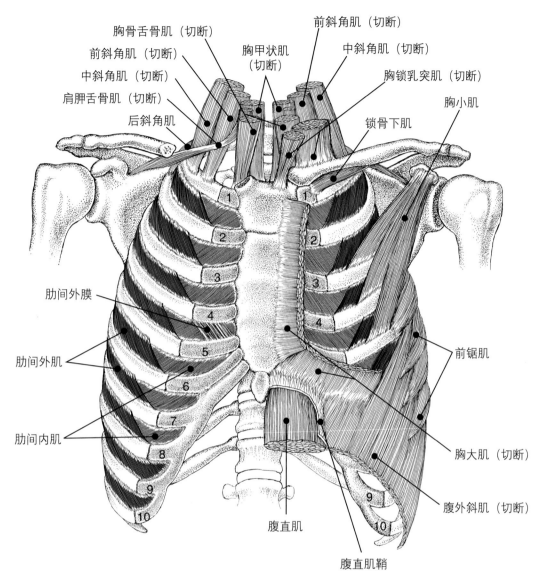

胸骨舌骨肌（切断）

前斜角肌（切断）

前斜角肌（切断）

胸甲状肌（切断）

中斜角肌（切断）

中斜角肌（切断）

胸锁乳突肌（切断）

肩胛舌骨肌（切断）

胸小肌

后斜角肌

锁骨下肌

肋间外膜

肋间外肌

前锯肌

肋间内肌

胸大肌（切断）

腹直肌

腹外斜肌（切断）

腹直肌鞘

图45-1　胸前壁的外部，显示肋间和相关呼吸肌的解剖关系和附着。肋间外肌呈深红色，肋间内肌呈中红色。肋间外肌除最低肋骨之间外，不向内侧伸出肋软骨连接处。其他肌肉呈浅红色。除舌骨肌外，其余肌均附着于胸廓，可直接影响呼吸

由于肌纤维方向与围绕胸部的方向相同，所以当从胸部后部观察时，肌纤维看起来是倾斜的（图45-3）。

最内侧的肋间内肌

最里面的肋间肌位于肋间神经、血管与胸内筋膜和壁层胸膜之间。当它们出现时，它们与内部肋间肌肉一起运动。没有被证实该肌肉常存在于胸椎的最高处，但通常往下逐渐变厚。它们可能与邻近的肋下肌后交叉。

肋下肌

肋下肌可视为肋间内肌的变异。肋下肌从肋角附近的上肋内表面开始伸展，向下附着到下面的第二或第三肋。它与内部肋间肌具有相同的肌纤维方向，在胸部下部发育最为充分[2]。肋下肌很可能与下胸部的肋间内肌协同工作。

胸横肌

胸横肌是一种覆盖前胸壁内表面的前胸内肌，不是肋间肌（图45-4）[2]。它位于胸骨和胸骨旁肋间肌的深处，由肌腱和肌肉组成，呈扇形排列。垂直向上从胸骨下表面和剑突向上（向头侧）到达第二至第六肋骨的肋软骨。中间肌纤维呈斜行排列，最底部肌纤维基本水平，与腹横肌融合。

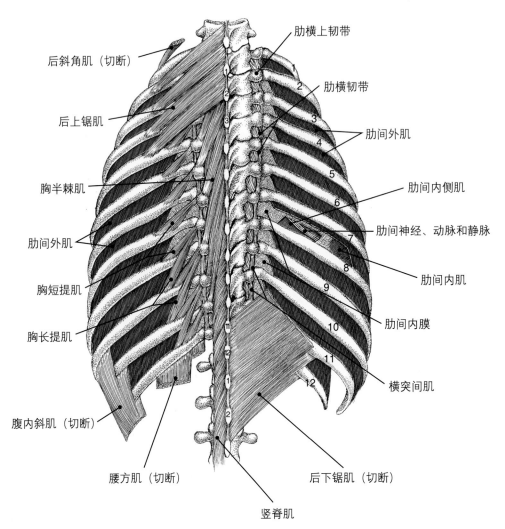

后斜角肌（切断）

后上锯肌

胸半棘肌

肋间外肌

胸短提肌

胸长提肌

腹内斜肌（切断）

腰方肌（切断）

竖脊肌

肋横上韧带

肋横韧带

肋间外肌

肋间内侧肌

肋间神经、动脉和静脉

肋间内肌

肋间内膜

横突间肌

后下锯肌（切断）

图45-2　胸后壁的外部，显示肋间和相关呼吸肌的解剖关系和附着。肋间外肌呈暗红色，肋间内肌呈中红色。其他肌肉呈浅红色。后斜角肌（切口）、外肋间肌和肋提肌（长肋提肌和短肋提肌）是吸入的主要肌肉。强迫吸入时，后上锯肌有助于提升肋骨。图示的后下锯肌（切口）、腰方肌（切口）和腹部内斜肌（切口）可能有助于呼气。右侧肋骨7和8之间的详图显示，肋间内肌在肋骨角度区域的内侧不存在，但在内侧表现为肋间内膜。神经血管束在内部肋间肌或膜（位于其上方）和最内部肋间肌或膜（位于其深处）之间。内肋间肌和最里面的间肌具有几乎相同的肌纤维方向，通常统称为内肋间肌。肋间神经血管束实际上位于头骨肋骨下缘的深处，从这个角度看可能看不到

在同一个体中，胸横肌在其附着点的两侧不同，在个体之间也不同。

膈肌

　　膈肌是一个穹隆状的肌肉结构，分隔胸腔和腹腔（图45-4和图45-5）[4]。横膈肌穹顶有一个中央腱，这是一个位于肌肉中心附近的强腱膜。在中心，它直接位于心包下，并与心包的纤维混合。它被肌肉纤维包围，形成一条延伸的"裙子"，从周围附着到下胸廓出口周围。肌肉分为胸骨部分，胸骨部附着在胸骨上，肋部附着在肋缘的侧面，腰椎部分通过成对的内侧和外侧弓状韧带附着在后方。胸骨部分来自剑突的后部。肋部起源于内肋下肌肋骨软骨的表面和与腹横肌交叉的下六肋的内表面。腰段由两个腱膜弓，内侧和外侧弓状韧带[2]。内侧弓状韧带延伸至腰大肌上部，作为L1或L2椎体与L1横突之间的纤维状附着物。外侧弓状韧带是覆盖腰方肌的增厚筋膜带，从第一腰椎横突向外侧延伸至第十二肋骨的等分，并通过两个肌脚延伸至上腰椎体。腰椎部分还连接到两

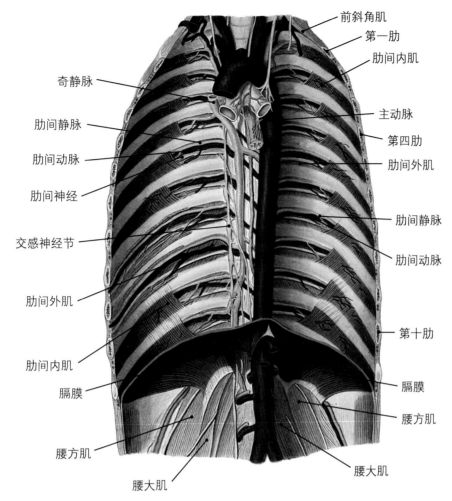

图45-3　后胸壁的内部，显示肋间肌和主要血管的解剖关系和附着。肋间内肌呈中红色。膈肌和肋间外肌呈深红色，动脉呈深红色。其他肌肉呈浅红色

个双侧弓状韧带，从椎板到横突，从横突到第十二肋骨（图45-5）[2]。

膈肌被主动脉、腔静脉和食道穿透。弓状韧带为腰大肌和腰方肌提供后方通道（图45-3和图45-5）。

（1）神经支配与血管分布

肋间肌

每个肋间肌由相应肋间神经的相邻分支供应[2]。胸壁肌肉通过肌膈动脉、肋间上动脉、肋间后动脉、胸骨下动脉、胸上动脉和降主动脉从胸内动脉接受血管化。额外的血管供应是由供应上肢的血管提供的[2]。

膈肌

膈肌接受来自左右膈神经的运动神经支配，膈神经起源于颈神经C3～C5，促进感觉和运动功能。成对的膈神经位于颈部外侧后方，当它们通过胸腔时向前走行。膈神经在到达膈肌之前沿着心包的前表面走行，在膈肌的上下表面形成树状结构。肌肉周围的感觉神经是通过下面的6～7条肋间神经支配的[2,4]。

膈肌的血管来源于肋下动脉、膈上动脉、膈下动脉、肌膈动脉和心包二肾动脉。膈肌的主要血管供应由左右膈下动脉提供[2]。

（2）功能

最近的研究有助于澄清许多与呼吸肌（包括肋间肌和膈肌）的活动和作用有关的争议。了解它们的功能，有助于了解基本的呼吸力学。吸气是一个需要肌肉力量的活动过程。安静呼吸时的

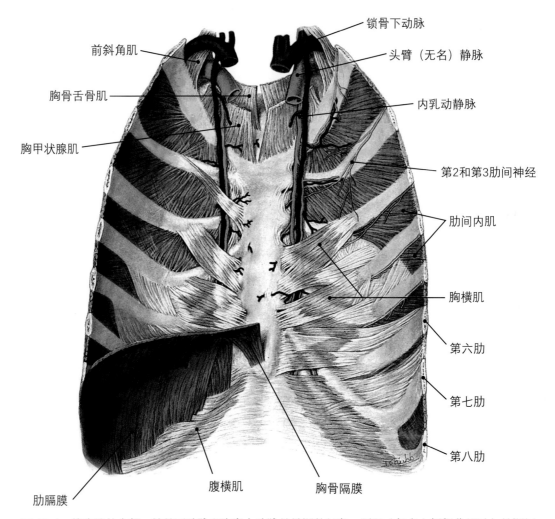

图45-4　前胸壁的内部。锁骨下动脉和胸廓内动脉是最深的红色，膈肌（仅在左侧部分显示）是深红色，肋间内肌是中红色，其余肌肉是浅红色。注意，一般来说，只有肋间内肌在胸骨的前部和中部继续（完成对前肋间隙的覆盖）。肋间外肌（在这张图中看不到）在肋软骨连接处短停。膈肌是吸入的主要肌肉。注意它是如何向下延伸到最下面的肋骨上的

呼气主要是由肺的弹性反冲进行的被动过程[5]。在这种意义上，所有呼气肌在某种程度上都是呼吸的副肌，随着呼吸需求的增加而补充。

肋间肌

肋间肌的功能取决于其内外位置、前后位置和在胸腔上的横向位置。此外，肌肉在胸腔上的上下位置也会影响相对的收缩顺序和幅度。与主要吸气相关的肋间肌的唯一部分是内部肋间肌的胸骨旁部分。肋间内外肌在通气的两个阶段都是活跃的[6]。肋间肌肉的外侧部分是为旋转胸椎和胸腔而特制的，这一功能经常被忽视，这一点至关重要。在右躯干旋转期间，左外肋间肌和右内肋间肌收缩以执行此动作[6]。

膈肌

膈肌是安静呼吸时的主要通气肌，负责产生高达80%的吸气力。它还通过增加腹内压帮助呕吐、排尿和排便，并通过在食管裂孔处施加外部压力帮助防止胃食管再通。

呼吸力学

吸气时胸壁的运动是一个复杂的综合过程，需要大量肌肉的精密协调。肺活量由三个基本运动控制。图45-6说明了两种运动：①胸骨的抬高（图45-6A），通过旋转脊柱附件周围的肋骨来增加前后径；②通过旋转胸骨附件周围的肋骨来扩大下肋骨（图45-6B），增加胸部的侧径。膈肌向下的活塞状运动提供第三次运动（图45-7）。胸

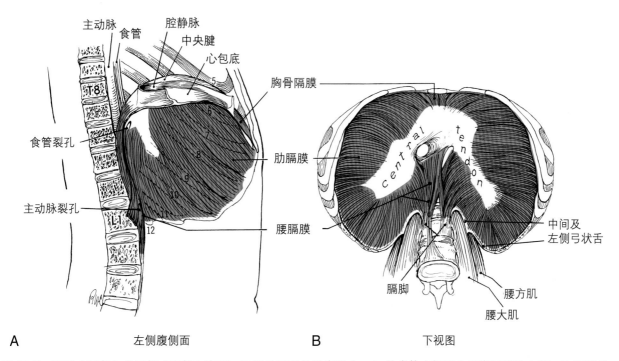

图45-5　膈肌（红色）的尾部（腹部）表面，这是最重要的肌肉吸入。**A** 从身体右侧看左半横膈膜的内部。**B** 膈肌从下面看，显示它附着在胸腔的尾部边缘

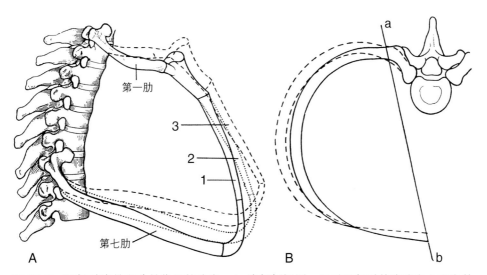

图45-6　吸气时胸骨和肋骨位置的改变。**A** 胸部侧视图，显示吸气时前胸腔向上和向外（向前）运动，增加胸腔容积。这可以比作"泵柄"运动。位置1，普通呼气；位置2（虚线），安静吸气；位置3（虚线）深吸气。**B** 从上图可以看出，对于胸骨下肋软骨的肋骨（椎骨软骨肋骨），其运动是向上和侧向的，这增加了胸腔内的容积。虚线表示吸气时肋骨的位置。标记为a—b的线表示运动轴。这种向上和横向的肋骨运动可以在每一侧与桶柄的运动相比较

骨抬高运动常被比作老式的泵柄，侧肋运动则比作桶柄（每侧一个）。

　　肋骨的旋转轴因其与椎体的关节和横突而改变。由于大多数肋骨斜向水平大约45°，当肋骨向上旋转时，会增加胸腔内的容积，这与吸入有关。用短肋软骨附着在胸骨上的上肋倾向于协调运动，

而用长肋软骨附着在胸骨上的下肋则有更大的自由运动，不受胸骨运动的影响[9]。

吸气的泵柄运动使胸骨升高（并主要产生前后膨胀），主要取决于位于胸部两侧的肋间肌肉，这些肌肉的机械位置良好[8]。适合提升胸部两侧桶柄的肋间肌（扩大胸腔的横径）位于靠近胸骨和脊柱的近中线，特别是胸骨旁的肋间内肌和胸骨旁的肋肌。用三维有限元法对人骨性胸廓进行计算[8]，验证了这些关系，并在狗身上进行了实验验证[10]。

图45-7中的矢状面显示了膈肌在吸气过程中的活动和呼气过程中的被动抬高引起的凹陷。在图45-7的额叶部分显示了对肺容积的相应影响。当腹部内容物向中央肌腱提供支持和阻力时，膈肌的收缩倾向于抬高和伸展下肋缘和下肋骨[11]。在图45-8中，主要负责这些运动的肌肉以非常简单的形式示出，箭头表示肌肉收缩产生的力矢量。

吸气肌

主要负责吸入的肌肉是膈肌、胸骨旁内肋间肌、斜角肌、上外侧肋间肌和肋提肌。膈肌是人类的主要呼吸肌，它不会扩张整个胸壁，而只是腹部和下胸腔。胸腔前半部分的扩张是由其他吸气肌完成的，特别是前斜角肌和胸骨旁肋间肌[9]。横膈肌的肋部肌纤维从它们与肋骨的连接处开始，沿着肋骨旁边的颅骨方向运动一段距离[9]。这种关系很重要，因为膈肌穹顶的凹陷是由腹部内容物造成的[9,12]。

安静吸入时，膈肌的电活动先于肋间外肌[13]；膈肌产生70%～80%的吸入力。这就是为什么矛盾的呼吸是如此严重的功能障碍。阻塞性肺病引起的肺部充血使膈肌处于严重的不利地位，在某些情况下，肥胖的膈肌可以通过拉入肋缘而不是将肋缘抬出来逆转其作用[10]。

安静呼吸时，第一肋间外肌（第一肋骨和第二肋骨之间）总是活动的，第二对肌肉通常是活动的，第三对肌肉只是偶尔活动。随着越来越多的强迫呼吸，在吸入过程中，越来越多的尾侧肋间外肌被吸收[13]。

前斜角肌在安静吸气时总是活跃的（图45-8），很可能在胸骨旁内肋间肌前不久激活[13]。吸入时需要斜角肌的活动，以防止膈肌的活塞作用产生向下的吸力，使胸骨向下和向内拉动。胸骨

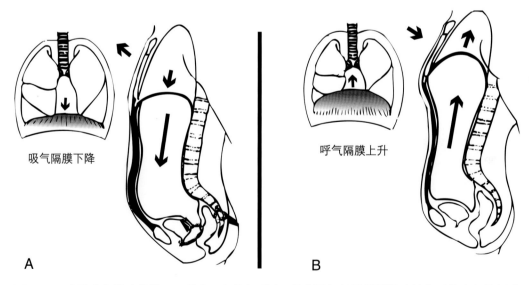

A   B

图45-7 呼吸动力学示意图。**A** 吸入。矢状切面（A的右图）显示了膈肌（长向下箭头）的压迫（收缩）和胸腔同时扩张（对角线向上箭头）如何降低胸腔内压。这会将空气吸入肺部（短箭头），使其进入。额叶部分（A中的左图）显示膈肌凹陷和肺部发育不良。**B** 呼气。矢状切面（B中的右图）显示胸腔的凹陷（对角线向下箭头）和膈肌的抬高（松弛）倾向于增加胸腔内压力。在安静的呼吸过程中，肺和胸部的弹性反冲迫使空气从肺中排出（短向上箭头），从而破坏它们。额叶部分（左侧）显示膈肌升高和肺损伤。在强迫呼气中，腹部肌肉向内和向上移动腹部内容物，向下和向内拉动胸腔，加速翼型离开肺部

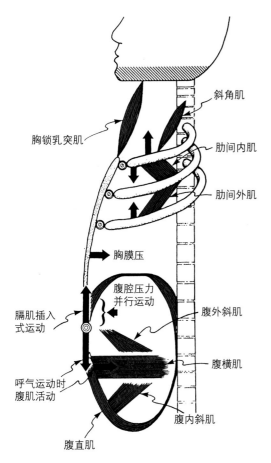

斜角肌

胸锁乳突肌

肋间内肌

肋间外肌

胸膜压

腹腔压力并行运动

膈肌插入式运动

腹外斜肌

呼气运动时腹肌活动

腹横肌

腹内斜肌

腹直肌

图45-8　呼吸力学示意图，说明一些最重要的呼吸肌肉及其动作（黑色粗箭头）

向下运动倾向于减少胸腔容积而不是增加。斜角肌对增加的呼吸力的反应越来越强烈[13]。

位于后部的肋提肌（图45-2）在安静呼吸中也表现出一些活动[13]，随着通气需求的增加而变得越来越活跃。它们被锚定在脊柱的下部，而不是另一根肋骨。他们用有效的杠杆来提升胸腔。肋骨向上的小动作，如此接近脊柱，在胸骨处被大大放大。

膈肌迅速开始安静的吸气，随后呼吸的其他主要肌肉活动，包括斜角肌、胸骨旁内肋间肌、肋肌提上肌和更多的外侧外肋间肌。

Harper等人利用B超观察了150名健康受试者的肋膈肌功能[14]。他们发现，大多数受试者在安静呼吸时使用他们的横膈膜肌肉，两侧之间或不同年龄段之间没有显著差异。他们发现老年人的左边比右边厚。此外，他们发现有相当数量的人要么根本没有使用他们的横膈膜肌肉，要么在安静的呼吸中使用最少的横膈膜肌肉。

随着强迫呼吸的力量增加，吸入的额外（副）肌肉被吸收。有助于人工吸入的肌肉总数很多。哪些肌肉被激活，它们被激活的程度很大程度上取决于环境。因此，对于作为呼吸辅助肌肉的相对作用，存在着相当多的不同意见[15]。

斜角肌是吸气的主要肌肉。随着通气需求的增加，胸锁乳突肌也变得两侧活跃，并迅速增加其活动水平。胸锁乳突肌是最重要的副肌。其他可招募的肌肉包括上斜方肌、前上锯肌和后上锯肌、胸大肌和胸小肌、背阔肌、胸立肌和锁骨下肌[7]。

在反常呼吸的情况下，由于肋间肌和膈肌的呼吸作用在很大程度上相互抵消，吸入副肌必须承担主要的负荷。

呼气肌

在安静的呼吸过程中，呼气在很大程度上是一个依赖于肺弹性的被动过程。在需求增加的时期，主要负责呼气的肌肉是腹部，骨间内肋间，胸横肌和肋下肌。最低（11肋）肋间对是最重要的呼气，肌电图（EMG）研究表明，随着肋间活动在强迫呼气过程中的发展，第11对肌肉向上运动。胸横肌的电活动仅在呼气时出现[13]。

当作为呼气肌时，腹部肌肉向上挤压腹部内容物，向下拉动胸腔，增加腹内压力，使膈肌升高，加速呼气翼型，并比被动呼气时更排空肺部。这样，这些肌肉调节呼气末肺容积和呼吸效率[16]。

在强迫呼气过程中，腹肌是由肋间内肌（除支持吸气的胸骨旁肋间内肌外）辅助的原动力。随着通气需求的增加，背阔肌、腰方肌和竖脊肌也可能参与其中[3]。

姿态功能

实验证据支持这样一种观点，即肋间肌，特别是头部空间较远的外侧肋间肌，主要参与姿态功能[17]。相反的情况似乎是关节间肌（位于前面）和肋提肌（位于后面），在所有情况下，其表现出与膈肌非常相似的阶段性吸气活动[17]。

肋间肌的一个确切的姿态作用是胸部的旋

转[6,18]。呼吸由双侧肋间肌同步活动完成。这些肌肉的交错模式使它们非常适合旋转功能，如果一侧的内部肋间肌肉与另一侧的外部肋间肌肉收缩，反之亦然。Whitelaw等人报道说，躯干向左旋转可强烈激活右侧外部肋间肌，躯干向右旋转可强烈激活右侧内部肋间肌[6]。Rimmer等人证实，保持旋转姿态引起的内外肋间肌的强直放电是由呼吸调节的。当呼吸和旋转功能相容时，它们会增强肌电活动。当它们不相容时，呼吸优先并抑制旋转功能[18]。

左侧的外肋间肌和右侧的内肋间肌都将躯干向右旋转。相反，左侧的内肋间肌和右侧的外肋间肌将躯干向左旋转。相应的腹内和腹外斜肌会增加这些旋转，而髂腰肌会增加向肌肉所在侧的旋转。右侧的多肌和旋转肌有助于躯干向左旋转。骨间外侧肋间肌、腹外侧肌和腰方肌有助于侧弯躯干向同侧。

斜角肌是呼吸的主要参与者，也起着重要的姿势作用。他们稳定颈部，防止横向运动。单侧，他们横向活动颈部；双边，他们向前活动颈部。其他副呼吸肌（如胸锁乳突肌和上斜方肌）也会刺激颈部和旋转头部。

特殊功能

许多复杂的特殊功能，包括咳嗽、打喷嚏、呕吐、喘气、跑步和说话，都依赖于躯干的肌肉。

咳嗽和打喷嚏都是保护呼吸道免受吸入颗粒物和有毒物质的侵害，并通过在强制呼气时诱导高翼型速度来清除黏液的参照物。咳嗽有三个阶段：吸入、挤压和排出。吸入反射后，短暂的压迫期包括膈肌的持续活动和胸腔和腹式呼气肌对闭合声门的活动。随着膈肌的松弛和呼气肌的剧烈活动产生高速度，呼出阶段开始于声门的打开。反复咳嗽可引起呼气肌（尤其是腹部肌肉）附着、收缩和持续诱发疼痛。由于这个原因，咳嗽会变得非常痛苦。

打喷嚏和咳嗽的神经发生有些不同。在这个反射过程中，吸气时经常有间歇的停顿，呼出的空气除了通过口腔外，还通过鼻子分流。由于长时间的打喷嚏比长时间的咳嗽更不可能发生，打喷嚏更不可能产生肌肉不适。

严重缺氧（或惊恐发作时）引起的吸气和呼气，与正常呼吸（平静呼吸）相比，在开始和结束时更为突然。这种独特的自主通气活动模式与平静呼吸有根本区别，因为喘息的神经发生依赖于延髓的特定区域[20]。

另一个呼吸活动，呕吐，涉及呼气肌的剧烈收缩。呕吐可由十二指肠反蠕动、晕车、怀孕或其他全身原因引起。它是一种原始的反射，保存在去脑动物制剂中，由胸腹呼吸肌产生。呕吐排出胃丸之前通常会有呕吐，包括连续的膈肌和腹部肌肉的反射波共同作用，这些反射波会覆盖呼吸周期。反复发作的干呕是害怕的临床医生和患者，因为他们可以引起严重疲劳，呼吸肌肉，攻击偶尔导致肋骨骨折[21]。同样，这种肌肉负荷过重会产生严重的疼痛性病变，并能激活发作后持续存在的痛诱发点。

大多数有条件的跑步者表现出一种紧密的运动-呼吸耦合，这种耦合是在跑步的前4步中建立的。这个比率通常是两步到一个呼吸周期。缺乏经验的跑步者很少或根本没有这种结合的倾向[22]。在长时间的最大运动中，呼吸肌的血流量需求与推进肢体肌的血流量需求相当[23]。

Mantilla和Sieck在2013年发现，在各种疾病和临床条件下，膈肌结构和功能都发生了变化，这些变化影响到更易疲劳、但不太频繁激活的运动单元，而这些运动单元不是生命呼吸机功能所必需的。他们认为，在影响横膈膜肌疲劳的疾病中，提高肌肉力量可能是有利的。他们的结论是，未来的研究应探讨如何改善含有Ⅱx和/或Ⅱb型肌纤维的快速抽搐运动单元的萎缩和疲劳程度[24]。

（3）功能单元

肌肉所属的功能单位包括加强和对抗其动作的肌肉以及肌肉所穿过的关节。这些结构在功能上的相互依赖性反映在感觉运动皮质的组织和神经联系上。强调功能单元是因为在单元的一个肌肉中存在TrPs增加了单元的其他肌肉也发展TrPs的可能性。当灭活肌肉中的TrPs时，必须关注可能在功能相互依赖的肌肉中发育的TrPs。

表45-1　肋间肌和膈肌的功能单位

动　作	协同作用	拮抗
吸气相	膈肌 肋骨旁的肋间肌 斜角肌 胸锁乳突肌 肋提肌 上部和侧面及外侧的肋间肌	腹外斜肌 腹内斜肌 腹肌 腹直肌 腹横肌 腰方肌 竖脊肌
呼气相	腹外斜肌 腹内斜肌 腹直肌 腹横肌 胸部横纹肌 腰方肌 竖脊肌	膈肌 肋骨旁的肋间肌 斜角肌 胸锁乳突肌 肋提肌 上部和侧面的外部 肋间肌
转身	同侧内侧肋间肌 对侧外侧肋间肌 同侧腹内斜肌 对侧腹外斜肌	对侧内侧肋间肌 同侧外侧肋间肌 对侧腹内斜肌 同侧腹外斜肌

除胸骨旁内肋间肌（吸气时活跃）外，内肋间肌和外肋间肌在通气过程中的作用仍有争议；然而，它们在躯干旋转中的作用已得到充分证实[6,18]。将胸部连接到肩胛、脊柱、头部或骨盆的肌肉可根据通气需求协助通气。

腰—骨盆周围的肌肉通过产生功能性力量和稳定性的内部正压促进其稳定性。这种压力主要是由这种关键肌肉提供的腹腔内压力机制调节的如腹横肌、盆底肌和膈肌。其他肌肉，如腰多头肌、腹内外斜肌、腰大肌、腰方肌、腹直肌和臀肌，也都能提供腰盆稳定性。腹内压的概念可与密封的苏打水罐相比较，因为关键肌肉（即膈肌、骨盆肌、腹横肌）的协调为加压的腹部内容物提供了一个稳定的腔室。在没有肌肉功能障碍的情况下（这与苏打罐的损伤相当），尽管压力不可避免地发生变化，但内容物还是被安全地控制住了。然后，腰—骨盆带允许躯干周围更大、更高级的肌肉提供进一步的稳定性，以及日常和运动活动所需的大体运动和扭矩。

3　临床表现

（1）疼痛模式

肋间肌

肋间肌的触发点指的是TrP区域局部的疼痛，倾向于沿着该间隙向前指的是胸部前方的疼痛，而不是背部的疼痛（图45-9）。TrP的位置越靠后，越倾向于将疼痛指向前方。活动性TrP可指TrP上下肋间间隙疼痛。Bonica和Sola[26]显示了TrP周围类似的局部肋间肌肉疼痛模式。

膈肌

在剧烈运动中，横膈膜TrPs可以产生通常被称为"岔气"的疼痛，这种疼痛在胸腔下缘的前外侧深处感觉到。持续运动会加重疼痛，休息会减轻疼痛（图45-9B）。

刺激膈肌中央穹窿部引起的疼痛可指同侧肩上缘。刺激外周部分称为邻近肋缘区域的疼痛。疼痛分布的差异取决于受刺激部位的神经支配。在一项17个关于抱怨胸痛和膈肌痉挛引起的呼吸困难的患者的系列研究中[27,28]，9个患者抱怨胸骨后区疼痛，8个患者的疼痛位于或接近右疑病症区，这表明疼痛的位置与神经供应相一致，并与哪个部位相一致是膈肌的疼痛引起的。这一原理也适用于横膈膜TrPs引起的疼痛。

Fields提请注意Capps的实验，该实验涉及用光滑的珠子或粗丝的末端直接刺激膈肌的腹膜（尾端）表面[27,29]。在3名受试者中，用珠子刺激膈肌的中央部分会引起剧烈的局部疼痛，图示为肩峰和颈部底部之间约一半的上斜方肌前边缘的中间区域。在同一位置用粗线端刺激产生剧烈疼痛。一位受试者将这种感觉描述为"扎在我脖子上的金属丝"，可以用细针指向准确的位置。当被压住时，那个部位异常柔软。另一方面，在一个受试者身上，刺激膈肌的外周边缘产生一种弥漫性疼痛，称为肋缘疼痛。患者用手横放在下肋骨和右疑病症的上方。从中央到膈肌周围疼痛的性质和位置的差异可能反映了它们的神经支配来源的显著差异，以及这些肌腱和肌肉中受体的空间

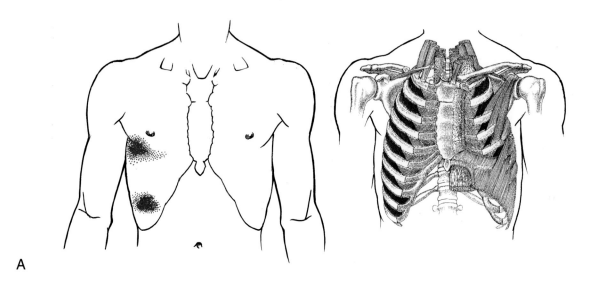

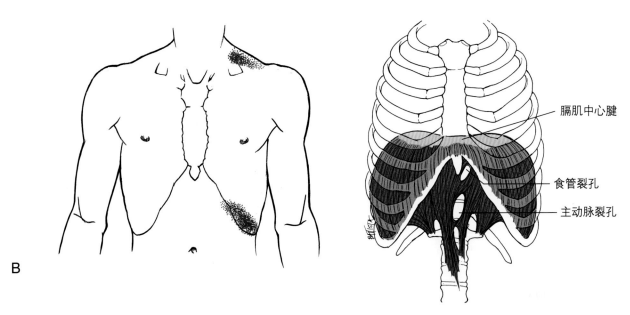

膈肌中心腱

食管裂孔

主动脉裂孔

图45-9　**A** 肋间肌TrPs的疼痛模式（深红色）的例子（浅红色）。任何肋间肌都可能发生TrP。TrP越位于背侧，疼痛模式越倾向于向胸骨延伸。图案倾向于跟随肋骨的弯曲。**B** 横膈中央肌的TrPs指的是颈角处同侧肩上缘的疼痛，其他TrPs指的是胸腔下缘的前外侧，如"岔气"

分辨率的差异。

（2）症状

　　当患者报道肋骨界面疼痛，无法躺在将体重放在患侧的位置时，肋间肌肉应被视为患者症状的可能来源。患者还可能报道在心肺运动期间增加的疼痛和症状，增加了通气需求，特别是吸气。患者也可能报道咳嗽或打喷嚏导致疼痛症状明显加重。

　　心律失常，包括耳穴穿孔，可依赖于第四十二章详细考虑的心律失常TrP。它可能位于右侧肋间肌，在胸骨边缘和乳头线中间的第五肋骨和第六肋骨之间。当出现这种性质的TrP时，心律失常可能是肋间TrP的症状之一。

当患者的主要疼痛报道是"岔气"时，特别是当进行需要快速深呼吸的心肺运动时，膈肌应被视为症状的来源。当膈肌被拉伸时，在呼气结束时，疼痛可能是最剧烈的。咳嗽也会非常痛苦。

17名被诊断为膈肌阵发性痉挛的患者主诉胸痛、呼吸困难和无法充分呼吸。有时发作是由产生焦虑的情况引起的。患者有时呼吸困难，他们担心自己会死。这证明了膈肌的重要性。作者不认为TrPs是这些患者症状的来源[28]。

打嗝代表膈肌的反射性收缩。Travell对打嗝的解剖学、生理学和临床方面进行了全面的回顾[30]。通常打嗝可以通过对悬雍垂的机械（和寒冷）刺激来缓解，这表明悬雍垂黏膜或肌肉组织中的一个区域可能是引起打嗝的主要因素[30]。此外，通过观察发现，呼气有助于缓解打嗝，深吸气（缩短肌肉纤维）有助于加重打嗝，这表明横膈肌的TrPs。然而，这种呼吸效应也可能是呼吸联合的一个例子[31]。

（3）体格检查

经过彻底的主观检查后，临床医生应绘制一张详细的图纸，表示患者描述的疼痛模式。这一描述将有助于规划体检，并可在症状改善或改变时监测患者的进展。任何有胸痛原发报道的患者都应该提醒临床医生对心血管和肺系统进行彻底的检查。任何有关心血管或呼吸系统作为症状来源的担忧都应立即转诊至急诊室或内科医师。

在肌筋膜疼痛疾病中，患者通常（如果不是唯一的话）会出现呼吸力学和姿势之间的不同步，这不仅会影响腰—骨盆区域的功能，而且还会影响上、下1/3区域和整个四肢的功能。特别是在慢性肌筋膜疼痛患者中，对患者静态体位的物理观察可以很好地显示其呼吸状态和躯干稳定性，最终提供患者疼痛状态的信息。

为了正确检查肋间肌和膈肌，临床医生应观察站立姿势，特别是肩带姿势、肩胛骨位置和脊柱曲线。临床医生还应监测通气循环和呼吸模式。

临床医生应检查膈肌呼吸，如果患者出现矛盾的呼吸模式，应在初始治疗和随访期间高度重视有效纠正这种无效的呼吸模式。本章第五节将进一步讨论这种处理方法。

呼吸力学应在静息呼吸期间进行评估，并从前、侧和后的角度进行强迫吸入和呼气。临床医生应注意前钻机保持架的向上和向外运动（泵柄），椎骨软骨肋骨保持架的向上和横向运动（桶柄），以及肋骨十一和肋骨十二的内收运动。

肋间和/或膈肌TrPs患者的肺活量可能会降低，因为TrPs常常痛苦地限制深吸气或完全呼气，即使在膈肌呼吸模式正常的情况下也是如此。在正常的呼吸力学中，膈肌主要通过第二次上胸肋骨扩张来扩张。然而，当横膈膜肌不再提供它想要提供的氧的体积交换时，过度的上胸呼吸会发展以弥补横膈膜的不足。随着时间的推移，会形成一个前馈循环，患者会形成一种主要的上胸呼吸模式（矛盾呼吸）的学习模式。这种呼吸模式导致静态静息姿势，下胸腔升高，胸腰椎伸展增加，上肋骨和颈部肌肉（如鳞片肌、胸锁乳突肌和上斜方肌）的肌筋膜张力增加，就好像患者在屏息。这种反常的呼吸模式导致了"灵感式胸腔姿势"，患者不仅表现为下肋骨突出，上胸肌张力增加，而且腹部扩张也减少。这种姿势表明，膈肌可能没有适当收缩，侧胸廓扩张不足可能导致肺功能全面丧失。

这种呼吸力学和静息姿势的改变给胸腰椎增加了更多的压力，这不仅是腰背痛（LBP）的主要因素，而且是上、下1/4损伤，因为这些区域严重依赖胸腰椎和骨盆区域稳定性的基础。与任何其他因过度使用和力学不良而产生TrPs的肌肉一样，膈肌和肋间肌也容易发生肌筋膜功能障碍。

躯干的主动和被动运动测试可能显示一个或两个方向的旋转丧失和/或由于肋间肌肉中的TrPs而限制的外侧屈曲。临床医生还应检查腹斜肌、后下锯齿肌和腰骶髂肌中的TrPs，这也可能限制躯干旋转和外侧屈曲。

由于肋间肌肉中的TrPs导致肋骨活动受限，患者可能出现患侧肩部抬高受限。肋间TrPs通常由对侧躯干外侧收缩力增强，同侧躯干外侧收缩力减弱。

膈肌TrPs患者在最大呼气结束时可能会因肌肉拉伸而感到疼痛。为了增加测试的敏感性，患者可以通过剧烈收缩腹部肌肉来增加呼气结束时膈肌的拉伸张力。如果腹部肌肉组织薄弱，患者可以对腹部施加外部压力，增加腹内压力，迫使膈肌向上伸展。在连续呼气时进行腹部动作可确保声门打开。如果患者关闭声门，这种努力的效果就会被阻断，这是患者通常在收缩腹部肌肉以增加腹内压力时所做的。几乎完全呼气时剧烈咳嗽也会引起膈肌TrPs疼痛。如果TrPs引起明显的兴奋性疾病，任何剧烈的咳嗽都可能是痛苦的。

在17例经诊断为膈肌痉挛的患者中，作者在其中12例经胸腔镜检查能诱发发作[28]。由于患者呼吸困难增加，膈肌逐渐收缩，直至腹部基本上变为脂肪，患者因无法充分吸入而严重呼吸困难。发作通常是通过让患者参与讨论已知对他们有很大情绪压力的话题而引起的。膈肌痉挛（或挛缩）消除了膈肌功能，阻碍了胸腔的泵柄和桶柄运动[28]。由TrPs引起的膈肌张力增加将产生与显著较小程度相似的效果，也会因情绪困扰而加重。副关节运动应在颈椎（尤其是C3～C5，由于膈神经根的关系）、胸椎间关节和小关节、肋椎关节、胸腔、胸锁关节、手骨关节、剑突关节和肩胛胸关节进行测试。通常，胸椎或胸腔内的关节活动不足会导致呼吸力学损伤，导致肋间和膈肌超负荷和TrP形成。对肩带、头颈和骨盆与胸部相连的所有肌肉进行额外的测试，因为这些肌肉可以根据躯干和上肢的位置充当副呼吸肌。

（4）触发点实验

肋间肌

肋间TrPs通常位于前外侧或后外侧，不太常见于肌肉的最前端和后部（图45-10A）。胸骨旁内侧肋间肌是一个例外，应在仰卧位利用交叉纤维触诊仔细研究（图45-10B）。可疑的肋软骨炎和Tietze综合征应仔细检查胸骨旁内肋间肌。这些综合征可能是由这些工作马呼吸肌肉中的TrPs

引起或与之相关。

为了确定肋间TrPs的位置，临床医生应该检查胸腔是否有异常狭窄的肋骨间隙，这可能表明肋间肌肉紧张或肋骨功能障碍。这可以在仰卧、侧卧和俯卧位进行，具体取决于患者的疼痛报道。如果活跃的肋间TrPs是患者症状的来源，则患者通常描述沿着狭窄间隙的疼痛。肌肉张力增加和TrP压痛的区域可以通过在肋骨之间的整个可疑节段进行触诊来发现，并且可以与交叉纤维触诊相鉴别（图45-10A和图45-10B）。

Travell博士观察到，肋间肌中的TrP位于肋骨4和肋骨5之间的后部，靠近菱形肌，在注射TrP之前按压时开始打嗝，但在注射TrP之后没有打嗝[25]。

膈肌

膈肌TrPs的触诊可以侧卧、仰卧或坐姿进行。膈肌的中段中央TrPs不能触诊。然而，横膈肌肋部的TrPs仅在胸腔的前下缘内可见（图45-10C和D）。该区域的压痛可起源于膈肌、腹外斜肌、腹内斜肌或腹横肌。腹外斜肌和腹内斜肌附着于肋缘以上的肋骨（图49-4），腹横肌附着于肋缘并与成角的横膈膜交叉（图45-4和图49-3）。主动收缩时的腹部肌肉触诊将有助于根据fber方向识别特定的肌肉，并有助于临床医生区分更上层腹部肌肉中的拉紧带和TrP压痛和深层肌肉中的压痛。

腹横肌和膈肌在肋缘的附着压痛，可以通过对牵张敏感性的测试来解决这一问题。为了区分腹横肌和膈肌，临床医生可以通过拉伸腹部肌肉（突出腹部）或拉伸膈肌（压缩呼气末附近的腹部）来评估疼痛和压痛是否增加。

4   鉴别诊断

（1）触发点的激活和持续

在肋间肌或膈肌的任何部位，TrPs可通过不习惯的偏心负荷、非条件肌肉的偏心运动或最大或次最大的同心负荷激活。当肌肉长时间处于缩短或延长的位置时，32个触发点也可能被激活或加重。俯卧或前倾的头部姿势可能激活肋间或膈

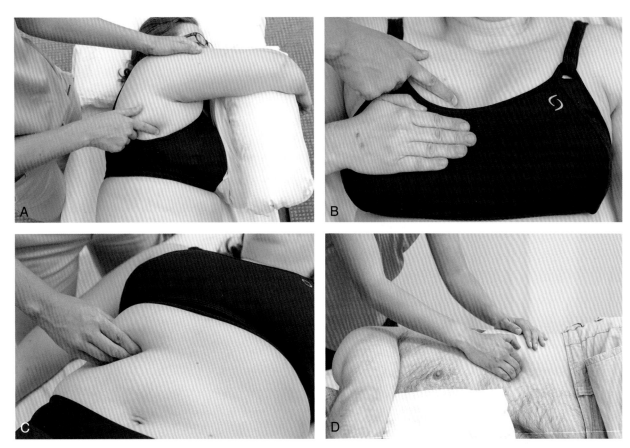

图45-10 交叉纤维触诊鉴别肋间TrPs。**A** 后外侧干。**B** 胸骨旁内肋间TrPs的交叉纤维触诊。对于女性患者，患者可以用自己的手移动并覆盖乳腺组织来保持准确。**C** 横断膈肌肋部纤维触诊。**D** 横膈肌侧卧触诊

肌的TrPs。慢性咳嗽——许多慢性阻塞性肺疾病（COPD）患者或有吸烟经历的患者都会激活并维持呼吸肌中的TrPs。

肋间肌

一种激活TrP的姿势或活动，如果不加以纠正，也会使其永久化。对于肋间肌，体位的考虑是非常重要的。

肋间TrPs可由严重或局部撞击伤、过度咳嗽和胸部手术激活。手术中使用的胸部牵开器可能会留下疼痛的肋间TrPs[26,33,34]。采用胸骨切口而不是肋骨切口的心内直视手术更容易导致胸大肌和胸小肌的TrPs，而不是肋间前肌的TrPs。激活的其他原因包括带状疱疹发作，肌肉附着的肋骨骨折，可能还有乳房植入物[34,35]。

肋间TrPs也可能与胸腔内病变有关，如气胸、脓胸和胸腔积液（继发于肿瘤）。这些相关的TrP可能累及最后3个肋间肌和后外侧低胸痛。

显著的永久性因素可能是焦虑、重复性躯干旋转、运动过度劳累或慢性咳嗽。上覆胸大肌的触发点和反常的呼吸也可能激活和维持肋间TrPs。由于异常的呼吸模式和TrPs似乎相互加强，所以并不总是很清楚哪一个是先来的。

膈肌

焦虑、胸口呼吸和运动中的过度劳累，如快速行走或跑步或持续咳嗽，都会激活和维持膈肌中的TrPs。任何导致劳动密集型呼吸的情况也会导致横膈肌中出现TrPs。时刻保持胃部脂肪以显示苗条的体格将改变正常的呼吸力学，并导致膈肌产生TrPs。头部前倾的俯卧姿势也能激活横膈肌的TrPs。它们很可能出现在胃切除术或任何胸部手术后。

（2）相关的触发点

相关的TrPs可以在TrPs引起的疼痛区域发

展[36]。因此，还应考虑每一肌肉的疼痛区域肌肉组织。

前锯肌附着肋骨部位的胸壁点状压痛可表现为肋间TrPs。在肋骨上的前锯肌而不是在肋间有一条可触及的拉紧带，有助于鉴别前锯肌和肋间肌的TrP。胸大肌和胸小肌、斜角肌、胸锁乳突肌、上斜方肌和背阔肌也应评估是否存在TrPs。此外，构成功能单元的肌肉也可能具有或产生相关的TrPs。

上肢的完全抬高打开了同侧的肋间空间，并在胸壁上伸展筋膜组织。对于肋间TrPs患者、开胸术后恢复期患者、有或无肋间TrPs的带状疱疹患者来说，这种运动是痛苦的。患有这些疾病的患者很容易患上疼痛的肌筋膜"冻结"肩，因为疼痛导致肩关节活动受限，鼓励肩胛下TrPs的发展和延续，如第二十六章所述。

有时，与胸大肌相关的心律失常TrPs（见第四十二章）也可能位于右侧肋骨5和肋骨6之间的肋间肌。

膈肌TrPs可能是由同侧腹直肌上部的疼痛引起的。检查时，通过伸展腹直肌或要求仰卧位患者将脚抬离检查台，可增加腹直肌TrPs的压痛。如果这些动作没有增加TrP的敏感性，那么在胸腔这个区域的下缘施加的压痛很可能表明横膈膜TrP受累。

与肋间TrPs相关的关节功能障碍通常孤立到一个或两个肋骨水平，表现为呼气受限或肋骨凹陷。这种功能障碍最好通过使TrPs失活、通过呼吸增强松弛或通过功能（间接）技术来治疗。膈肌TrPs除了在胸椎和胸腔内普遍丧失副运动外，没有发现与之相关的关节功能障碍。

（3）相关病理学

肋间肌

肋间TrPs引起的症状的鉴别诊断应包括带状疱疹、肋骨关节功能障碍、纤维肌痛、心脏病（在左侧肋间TrPs病例中）、肋骨疼痛综合征、Tietze综合征或肋软骨炎（由Calabro等人明确区分）、胸神经根病和肋间肌痉挛（被认为是引起胸痛的最常见和最普遍未被认识的良性原因之一）[37-39]。

可模拟肋间TrPs症状的严重胸内疾病包括心肌梗死、肿瘤、胸腔积液和脓胸。必须排除这些情况，当出现时，它们还可以诱导和维持呼吸肌肉中的TrP活性。因此，如果肋间TrPs对治疗反应很差，就需要对胸部进行成像和寻找其他情况。

肋间TrPs通常与带状疱疹的发作同时发生[35]。在陈的一项研究中，疱疹的神经源性疼痛常被描述为一种射击痛，通常对替格雷治疗有反应。TrPs引起的疼痛被描述为局部疼痛，在这些病例中，尽管接受了替格雷治疗，但仍持续存在，但对TrP治疗有反应[35]。在疱疹的慢性发作期，TrP疼痛最可能突出，可能是唯一残留的胸痛来源。肋间TrP疼痛倾向于很好的定位，最常见于胸部后外侧部分。

膈肌

关于膈肌TrPs，鉴别诊断包括膈肌痉挛、消化性溃疡、胃食管反流和胆囊疾病（在右侧单侧膈肌TrPs的病例中）[28]。

非典型性胸痛（胸骨下段也被称为"肋骨滑脱综合征""剑突痛"或胸前卡综合征）在一个典型的例子中被证明是由横膈肌的TrP引起的。目前仍需40项临床研究来阐明这些症状与TrPs的关系。

当胸痛与膈肌张力增加密切相关时，不能认为张力是由痉挛引起的。在没有痉挛的情况下增加肌肉张力和疼痛是TrPs的主要特征。

Kolar等人研究了慢性腰痛患者和健康对照者在姿势肢体等长运动中膈肌的功能[41]。两组在研究前肺功能测试结果均正常。所有受试者均采用动态共振成像和专用肺活量计读数测量膈肌功能。他们发现，在潮气呼吸测量中，慢性腰痛患者膈肌静息位置较高，膈肌偏移较小。他们认为膈肌的异常姿势功能可能是慢性腰痛患者的一个潜在因素。

Janssens等人研究了10例LBP患者的膈肌疲劳性，并与10例健康对照组进行了比较[42]。他们在吸气肌负荷前、20分钟和45分钟使用横膈抽搐压力测量。他们发现膈肌无力增强在腰痛患者中更为常见与健康的正常对照组相比。他们的结论是，LBP患者在吸气肌负荷后20分钟和45分钟表现出明显的膈肌疲劳。他们认为膈肌的疲劳可能是持续性腰痛的一个潜在机制，这可能有助于脊髓运动控制的损害。吸气肌训练可降低膈肌疲劳，但仍需进一步研究。

Vostatek等人利用磁共振成像（MRI）研究了当对身体的姿势需求增加时，横膈膜肌肉在形状和运动方面的变化[43]。他们包括17名慢性腰痛患者和16名健康正常人。对照组的膈肌ROM是对照组的2～3倍，对照组的膈肌偏移为40 mm，而LBP组为22 mm。对照组在姿势要求时也表现出较低的呼吸频率。他们的结论是，在对照组中，姿势和呼吸成分在其运动中更为平衡和和谐，并且他们的研究在患有LBP的受试者中表现出更差的横膈膜合作。

虽然没有明确的证据表明打嗝与横膈膜TrPs有直接关系，但有趣的是，在尽可能充分呼气的状态下（拉伸横膈膜肌肉）呼吸往往会减少打嗝活动并阻碍其恢复，深吸（这会缩短横膈膜肌）可以使打嗝恢复。事实上，两条膈神经的分离并不能终止打嗝，这表明打嗝可以由吸气胸肌的反射活动产生，而无须膈肌收缩。Travell博士花了很多年的时间来探索如何在具有挑战性的病例中结束持续性打嗝，并在1977年总结了一些她认为最有效的技术[30]。

5　纠正措施

头部前倾，俯卧姿势需要纠正，以促进直立姿势，提高呼吸效率。正确的姿势和呼吸力学是相互依存的，当患者在肋间或膈肌中出现TrPs时，两者都必须加以处理。当体位和呼吸力学没有得到优化时，有证据表明，不仅氧交换减少，而且腰-骨盆稳定性下降，运动效率全面下降[41,43]。胸腔和胸腔的初始休息姿势对于胸腔、脊柱和骨盆的结构以及这些区域周围的肌肉的理想协同作用至关重要，这些区域允许适当的呼吸和腰骨盆的稳定。

因此，临床医生对患者的体位和呼吸力学进行教育和纠正是非常重要的。良好的姿势对于保持肌肉长度和有效的呼吸模式也是必不可少的。临床医生应该教育患者，让他们知道胸腔的位置是什么，以及它与疼痛和功能障碍的关系。应训练患者如何自我纠正姿势，以获得更理想的姿势，并应采用适当的呼吸技术，重点是膈肌呼吸模式（图45-11）。

当一侧胸椎下肋间和/或横膈膜TrP相同时，图45-12中所示的释放技术可作为自压力释放技术。此手术在仰卧位进行，臀部和膝盖发热，以放松腹部肌肉组织。患者用钩子钩住患侧下肋骨，然后以缓慢、放松的方式深吸气。在缓慢呼气过程中，患者的手指跟随膈肌进入肋骨和肋骨下方，然后对肋骨施加向上的牵引力，以便实际释放。这个过程也有助于释放下肋间TrP。

横膈肌的最大抬高是在仰卧位，完全呼气，然后收缩腹部肌肉。这使得横膈膜肌处于最大被动拉伸状态，同时腹部肌肉的自愿收缩提供了一些相互抑制的帮助[44]。应在敏感TrP区域施加压力，并保持15～30 s，重复6～10次。只要取得良好的效果，这项技术可以一天使用几次。在某些情况下，临床医生可能需要执行手动技术，以帮助释放横膈膜和肋间肌肉中的TrPs（图45-13）。

肋间肌中TrPs的失活可以通过使用手指应用自压力释放技术来实现（图45-14）。应在两根肋骨之间的敏感TrP上施加压力，并保持15～30 s，重复6～10次。只要取得良好的效果，这项技术可以一天使用几次。

除了释放产生特定疼痛的TrPs外，释放该区域所有紧张的肌筋膜组织也是有帮助的。在下胸部，在这些下肋间肌中释放TrPs的有效途径如图45-15所示[45,46]。

通过最大呼气量将膈肌的肌纤维置于伸展状态，从而将膈肌的圆顶向上移动至胸腔。完全呼气时腹部的任何压迫也会使肌腱拉伸。膈肌无法直接进行手法治疗，如释放TrPs。但是，可以通过图45-15中所示和描述的技术释放它和下肋间TrP。

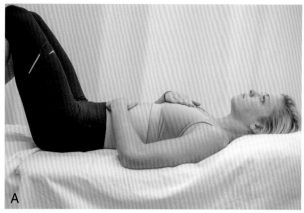

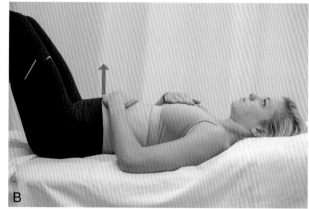

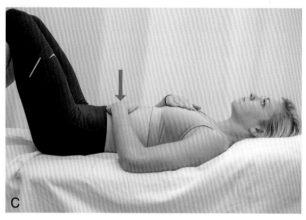

图45-11　膈式呼吸。**A** 患者一只手放在胃部，另一只手放在胸部。**B** 患者用鼻子深呼吸。患者应该感觉到他们的胃在上升，胸部几乎没有运动。**C** 在吸气结束时，患者应保持3～5 s，并用噘嘴慢慢地通过口腔呼气

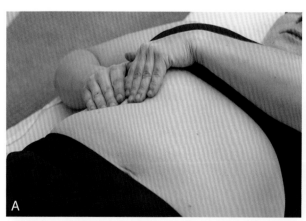

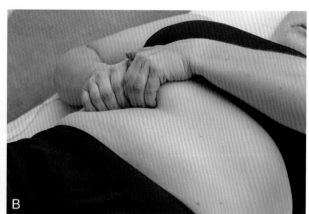

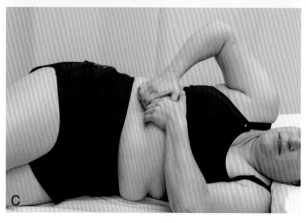

图45-12　膈肌放松。这种自我伸展的程序是在仰卧位，臀部和膝盖发烧，以放松腹部肌肉组织。**A** 患者用钩子钩住患侧下肋骨，然后以缓慢、放松的方式深吸气。**B** 在缓慢呼气过程中，患者的手指跟随膈肌进入肋骨和肋骨下方，然后对肋骨施加向上的牵引力，以便实际释放。这种自我伸展的过程也有助于释放下肋间TrPs。**C** 这项技术也可以侧卧进行

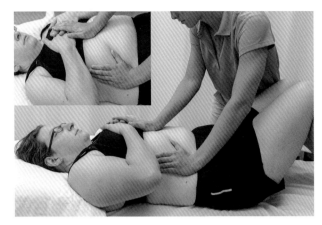

图45-13　患者仰卧时膈肌放松。临床医生站在患者一侧，与要释放的一侧相对，双手向前放在患者胸腔的下缘。指导患者以放松的方式正常吸气，然后缓慢呼气。呼气时，临床医生的大拇指沿着胸腔下方的膈肌向内，然后将胸腔向前提起。这个程序也有助于释放下肋间TrPs。女性患者可以用手来阻塞乳房组织

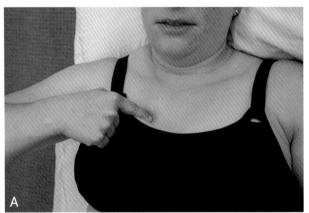
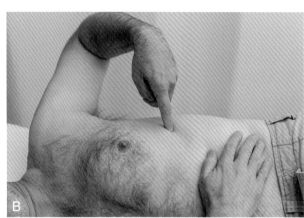

图45-14　肋间肌肉触发点的自我压力释放。**A** 前释放技术。**B** 横向滑动技术

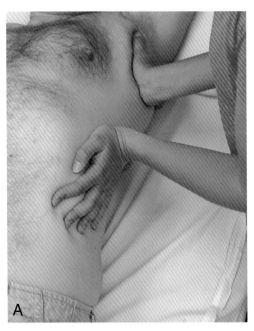
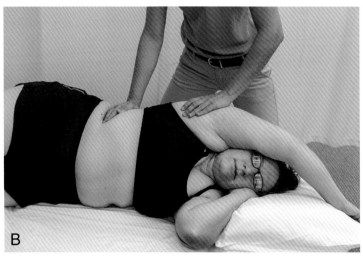

图45-15　由TrPs引起的下肋间肌张力的释放。这种技术有时被称为"下肋骨释放"，也可以用来释放背阔肌的TrP张力。患者是（**A**）仰卧或（**B**）侧躺，手臂放在受影响的一侧，向上，伸过头部。一只手放在临床医生的右手上，以便跨过患者下肋骨的外侧；另一只手放在患者的腋窝区域以稳定。然后指导患者深呼吸。在呼气阶段，临床医生的右手对患者的下肋骨施加轻微的向下压力（尾状方向）。当患者吸气时，临床医生抵抗下肋骨的抬高，当患者呼气时，临床医生的下压有助于下肋骨的压低和释放。在呼气过程中，患者被指示向对面的肩膀上方伸展，这会加强肋间和背阔肌的伸展。重复拉伸循环，直到释放满意为止

完全呼气时增加横膈膜肌拉伸所需的腹内压力可通过多种方式来实现，例如腹部肌肉的自愿收缩、将手或手臂的压力施加到腹部，以及呼气时身体向前弯曲。

当患者有慢性咳嗽时，必须加以控制，才能从呼吸肌肉中的TrPs获得持久的缓解。如果咳嗽的源头无法消除，患者可以学习如何抑制咳嗽，并通过清嗓子提高痰液，必要时辅以止咳药。

范丰启、许华 译 许华 审

参考文献

[1] Sanchez ER, Sanchez R, Moliver C. Anatomic relationship of the pectoralis major and minor muscles: a cadaveric study. Aesthet Surg J. 2014; 34(2): 258–263.

[2] Standring S. Gray's Anatomy: The Anatomical Basis of Clinical Practice. 41st ed. London, UK: Elsevier; 2015.

[3] Borstad JD. Measurement of pectoralis minor muscle length: validation and clinical application. J Orthop Sports Phys Ther. 2008; 38(4): 169–174.

[4] Bardeen C. Section 5. The musculature. In: Jackson CM, ed. Morris's Human Anatomy. 6th ed. Philadelphia, PA: Blakiston's Son & Co; 1921: 406–407.

[5] Lee CB, Choi SJ, Ahn JH, et al. Ectopic insertion of the pectoralis minor tendon: inter-reader agreement and findings in the rotator interval on MRI. Korean J Radiol. 2014; 15(6): 764–770.

[6] Weinstabl R, Hertz H, Firbas W. Connection of the ligamentum coracoglenoidale with the muscular pectoralis minor. Acta Anat (Basel). 1986; 125(2): 126–131.

[7] Moineau G, Cikes A, Trojani C, Boileau P. Ectopic insertion of the pectoralis minor: implication in the arthroscopic treatment of shoulder stiffness. Knee Surg Sports Traumatol Arthrosc. 2008; 16(9): 869–871.

[8] Sato T, Akatsuka H, Kito K, Tokoro Y, Tauchi H, Kato K. Age changes in size and number of muscle fibers in human minor pectoral muscle. Mech Ageing Dev. 1984; 28(1): 99–109.

[9] Petilon J, Ellingson CI, Sekiya JK. Pectoralis major muscle ruptures. Oper Tech Sports Med. 2005; 13(3): 162–168.

[10] Haley CA, Zacchilli MA. Pectoralis major injuries: evaluation and treatment. Clin Sports Med. 2014; 33(4): 739–756.

[11] Mehta V, Baliyan R, Arora J, Suri RK, Rath G, Kumar A. Unusual innervation pattern of pectoralis minor muscle-anatomical description and clinical implications. Clin Ter. 2012; 163(6): 499–502.

[12] Porzionato A, Macchi V, Stecco C, Loukas M, Tubbs RS, De Caro R. Surgical anatomy of the pectoral nerves and the pectoral musculature. Clin Anat. 2012; 25(5): 559–575.

[13] Loukas M, du Plessis M, Owens DG, et al. The lateral thoracic artery revisited. Surg Radiol Anat. 2014; 36(6): 543–549.

[14] Sucher BM. Thoracic outlet syndrome-postural type: ultrasound imaging of pectoralis minor and brachial plexus abnormalities. PM R. 2012; 4(1): 65–72.

[15] Castelein B, Cagnie B, Parlevliet T, Danneels L, Cools A. Optimal normalization tests for muscle activation of the levator scapulae, pectoralis minor, and rhomboid major: an electromyography study using maximum voluntary isometric contractions. Arch Phys Med Rehabil. 2015; 96(10): 1820–1827.

[16] Oatis C. Kinesiology: The Mechanics and Pathomechanics of Human Movement. 2nd ed. Baltimore, MD: Lippinott, Williams & Wilkins; 2009: 164.

[17] Porterfeld JA, DeRosa C. Mechanical Shoulder Disorders: Perspectives in Functional Anatomy. St. Louis, MO: Saunders; 2004: 83.

[18] Wickham J, Pizzari T, Stansfeld K, Burnside A, Watson L. Quantifying 'normal' shoulder muscle activity during abduction. J Electromyogr Kinesiol. 2010; 20(2): 212–222.

[19] Kendall FP, McCreary EK. Muscles: Testing and Function, with Posture and Pain. 5th ed. Baltimore, MD: Lippincott Williams & Wilkins; 2005: 68.

[20] Castelein B, Cagnie B, Parlevliet T, Cools A. Serratus anterior or pectoralis minor: which muscle has the upper hand during protraction exercises? Man Ther. 2016; 22: 158–164.

[21] Wong CK, Coleman D, diPersia V, Song J, Wright D. The effects of manual treatment on rounded-shoulder posture, and associated muscle strength. J Bodyw Mov Ther. 2010; 14(4): 326–333.

[22] Tate A, Turner GN, Knab SE, Jorgensen C, Strittmatter A, Michener LA. Risk factors associated with shoulder

pain and disability across the lifespan of competitive swimmers. J Athl Train. 2012; 47(2): 149–158.

[23] Castelein B, Cagnie B, Parlevliet T, Cools A. Scapulothoracic muscle activity during elevation exercises measured with surface and fine wire EMG: a comparative study between patients with subacromial impingement syndrome and healthy controls. Man Ther. 2016; 23: 33–39.

[24] Simons DG, Travell J, Simons L. Travell & Simon's Myofascial Pain and Dysfunction: The Trigger Point Manual. Vol 1. 2nd ed. Baltimore, MD: Williams & Wilkins; 1999.

[25] Travell J, Rinzler SH. The myofascial genesis of pain. Postgrad Med. 1952; 11(5): 425–434.

[26] Mendlowitz M. Strain of the pectoralis minor, an important cause of precordial pain in soldiers. Am Heart J. 1945; 30: 123–125.

[27] Rinzler SH, Travell J. Therapy directed at the somatic component of cardiac pain. Am Heart J. 1948; 35(2): 248–268.

[28] Lawson GE, Hung LY, Ko GD, Laframboise MA. A case of pseudo-angina pectoris from a pectoralis minor trigger point caused by cross-country skiing. J Chiropr Med. 2011; 10(3): 173–178.

[29] Bron C, Dommerholt J, Stegenga B, Wensing M, Oostendorp RA. High prevalence of shoulder girdle muscles with myofascial trigger points in patients with shoulder pain. BMC Musculoskelet Disord. 2011; 12(1): 139–151.

[30] Sanders RJ, Rao NM. The forgotten pectoralis minor syndrome: 100 operations for pectoralis minor syndrome alone or accompanied by neurogenic thoracic outlet syndrome. Ann Vasc Surg. 2010; 24(6): 701–708.

[31] Sanders RJ, Annest SJ. Thoracic outlet and pectoralis minor syndromes. Semin Vasc Surg. 2014; 27(2): 86–117.

[32] Vemuri C, Wittenberg AM, Caputo FJ, et al. Early effectiveness of isolated pectoralis minor tenotomy in selected patients with neurogenic thoracic outlet syndrome. J Vasc Surg. 2013; 57(5): 1345–1352.

[33] Lee JH, Cynn HS, Yi CH, Kwon OY, Yoon TL. Predictor variables for forward scapular posture including posterior shoulder tightness. J Bodyw Mov Ther. 2015; 19(2): 253–260.

[34] Morais N, Cruz J. The pectoralis minor muscle and shoulder movement-related impairments and pain: rationale, assessment and management. Phys Ther Sport. 2016; 17: 1–13.

[35] Lee JH, Cynn HS, Yoon TL, et al. The effect of scapular posterior tilt exercise, pectoralis minor stretching, and shoulder brace on scapular alignment and muscles activity in subjects with round-shoulder posture. J Electromyogr Kinesiol. 2015; 25(1): 107–114.

[36] Lewis JS, Valentine RE. The pectoralis minor length test: a study of the intra-rater reliability and diagnostic accuracy in subjects with and without shoulder symptoms. BMC Musculoskelet Disord. 2007; 8: 64.

[37] Struyf F, Meeus M, Fransen E, et al. Interrater and intrarater reliability of the pectoralis minor muscle length measurement in subjects with and without shoulder impingement symptoms. Man Ther. 2014; 19(4): 294–298.

[38] Godges JJ, Mattson-Bell M, Thorpe D, Shah D. The immediate effects of soft tissue mobilization with proprioceptive neuromuscular facilitation on glenohumeral external rotation and overhead reach. J Orthop Sports Phys Ther. 2003; 33(12): 713–718.

[39] Beyer JA. The hyperabduction syndrome, with special reference to its relationship to Raynaud's syndrome. Circulation. 1951; 4(2): 161–172.

[40] Gerwin RD, Dommerholt J, Shah JP. An expansion of Simons' integrated hypothesis of trigger point formation. Curr Pain Headache Rep. 2004; 8(6): 468–475.

[41] Hong C-Z, Simons DG. Response to treatment for pectoralis minor myofascial pain syndrome after whiplash. J Musculoskelet Pain. 1993; 1(1): 89–131.

[42] Hsieh YL, Kao MJ, Kuan TS, Chen SM, Chen JT, Hong CZ. Dry needling to a key myofascial trigger point may reduce the irritability of satellite MTrPs. Am J Phys Med Rehabil. 2007; 86(5): 397–403.

第 四十六 章

前锯肌

迪安娜·霍特曼·卡米洛、塞萨尔·费尔南德斯·德拉斯佩尼亚

1 介绍

前锯肌是一种宽阔的扁平肌，在结构上分为三组肌纤维。这三组肌肉纤维共同起到稳定肩胛骨的作用，使肩胛骨可以紧贴胸壁。前锯肌中的触发点（TrPs）可以引起胸部前外侧、肩胛骨下角、手臂内侧以及手掌和无名指的疼痛。前锯肌触发点很少会引起胸痛和深呼吸时的疼痛。长时间跑步，上举重物，俯卧撑和剧烈咳嗽可能会导致前锯肌触发点（TrPs）的激活和永久存在。外科手术过程中的损伤，例如，乳腺癌行乳房切除术也会激活前锯肌的触发点TrPs。鉴别诊断包括对膈肌和胸大肌、胸椎、胸廓和胸长神经的评估。纠正措施应包括适当的腹式呼吸训练，纠正睡眠姿势，通过体育活动提高机能以及自我压力释放和/或自我伸展。

2 相关解剖

前锯肌由三组肌纤维组成。最上方的一组纤维平行于下面的肋骨，起自第一和第二肋骨，止于肩胛骨上角。中间部分纤维与下面的肋骨成45°，起自第二、第三和第四肋骨，止于肩胛骨内侧缘的前侧。最下方纤维为肌肉最强壮的部分，起源于第五到第九肋骨并止于肩胛骨下角（图46-1）。Webb等人最近证实了这种解剖分布。前锯肌的下部纤维附着于下肋骨并与腹外斜肌在前方交汇，其中腹外斜肌与腹内斜肌和股内收肌相延续。前锯肌，腹外斜肌，腹内斜肌和股内收肌之间的这种解剖联系被称为"锯齿效应"，它显示了上

肢功能对躯干和下肢的影响，因为下肢和躯干肌肉的同时收缩增加了前锯肌在前向出拳运动中的激活。

（1）神经支配和血管分布

前锯肌由胸长神经支配，胸长神经起源于C5 ～ C7脊神经根前支，有时C8亦参与。上部肌肉主要由C5神经支配；中间部分由C5和C6神经支配，下部由C6和C7神经支配。胸长神经位于腋前线前锯肌表面。Smith等人证明，胸长神经的一个独立上支支配前锯肌的上部纤维。肌肉其余部分在胸长神经穿过前锯肌上部后，由其下降部分支配。胸长神经不易被前锯肌卡压。然而，C5和 C6（形成胸长神经的两个神经根）分支在前中斜角肌之间穿过，因此，中斜角肌TrPs活性很容易使这些分支受压。胸长神经损伤可导致前锯肌麻痹，从而形成翼状肩胛（即肩胛骨不能紧贴胸壁保持稳定）。

前锯肌从胸上动脉、胸外侧动脉和胸背动脉获得血液供应。

（2）功能

前锯肌在所有上肢运动过程中均活跃。然而，由于其具有稳定肩胛骨及肩部向上旋转的作用，它在肩部屈曲和外展过程中最活跃。这与前锯肌上部肌束特别相关，因为中部肌束使肩胛骨外展，而下部肌束有助于肩胛骨上旋、外展和后倾。上肢抬高时，如屈曲和外展，肩胛骨会向上旋转、向外旋转及向后倾斜。当前锯肌收缩使肩胛骨绕胸壁横向移动时，斜方肌下部肌纤维防止其移位。

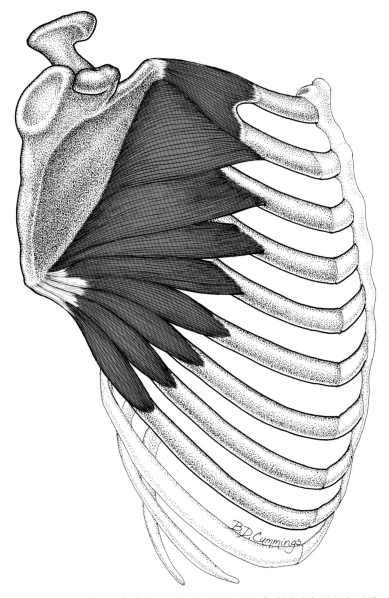

图46-1　右前锯肌附着物（红色）。锁骨已被移除同时肩胛骨向后旋转。肌肉纤维分为三组，通过其纤维方向和每个肌束或节段所附着的肋骨来识别

为使肱骨抬高180°，肩胛骨必须在向上旋转时向下、内收和后倾，这些运动由前锯肌协调。

前锯肌的上部纤维形成肩胛骨的主要旋转轴，中部纤维使肩胛骨向前移动。下部纤维在上肢抬高时使肩胛骨向上旋转，同时保持肩胛骨紧贴胸壁。

前锯肌通过外展肩胛骨延长肩胛带，就像个人努力向前推动物体一样。因此，在向前推动过程中，该肌肉有助于稳定肩胛骨与后部胸廓的接触。将上肢固定在某平面上，在进行俯卧撑或墙壁后推动作时，前锯肌将胸廓向后移动。

由于前锯肌具有维持肩胛骨力学和稳定功能，其在上臂高举体育活动中起着重要作用。前锯肌与上斜方肌和前三角肌结合，在棒球场上挥臂投球时很活跃。当手臂举过头顶时，这些肌肉一起向上旋转并抬高肩胛骨。当投球手臂降到胸部水平时，前锯肌偏心收缩以控制肩胛骨向下旋转。此外，肌电图（EMG）证据表明，前锯肌收缩在棒球挥臂击球阶段最大。前锯肌活动减弱的棒球投手由于肩胛骨上旋运动缺乏，导致肩胛骨在肱

骨外旋和水平内收时错位，因此肩峰下疼痛综合征和肩袖病变的风险可能会增加。对高尔夫挥杆的心电图分析也表明，前锯肌在挥杆起飞阶段及加速和减速阶段处于中等活跃状态。

前锯肌也会呈现出自相矛盾的情况，有时受TrPs及相关功能影响而出现。由于紧绷的肌束导致张力增加，通常不会认为翼状肩胛是前锯肌TrPs的症状。然而，TrPs可能会产生一些未经研究和尚不清楚的影响。临床上，有时可通过钝化前锯肌TrPs来缓解翼状肩胛。这种情况下的肌肉弱化可能反映了拮抗肌反射易化及前锯肌抑制的结合。Janda认为，这种肌肉容易变得虚弱和抑制，导致肩胛带生物力学失衡。如果不进行治疗，这种肌肉抑制可能导致肩胛骨在上肢运动时定位不良，引起继发性撞击及肩袖撕裂。事实上，肩部和肩胛骨运动障碍的运动员表现出肩胛骨上旋动作减少有关的前锯肌无力。在患有肩部和肩胛骨运动障碍的非运动员受试者中也发现前锯肌的肌肉活动减少。

（3）功能单元

肌肉所属的功能单元包括加强和对抗其动作的肌肉以及肌肉通过的关节。这些结构的相互依赖关系在功能上反映在感觉运动皮质的组织和神经连接中。强调功能单元是因为在该单元的一块肌肉中存在TrPs会增加单元中其他肌肉形成TrPs的可能性。当肌肉中的TrPs失活时，必须关注功能上相互依赖的肌肉中可能产生的TrPs。表46-1大致代表了前锯肌的功能单元。

表46-1   前锯肌功能单位

动　作	增效剂	拮抗剂
肩延长	胸大肌、胸小肌	大菱形肌、小菱形肌、中斜方肌
肩胛骨向上旋转	斜方肌（上、下部纤维）	大菱形肌 小菱形肌 肩胛提肌 背阔肌

3　临床表现

（1）牵涉痛

前锯肌的触发点可以使疼痛放射到胸部前外侧，肩胛骨下角，手臂内侧以及手掌和无名指（图46-2）。Kelly建议，当患者在中胸段前外侧出现疼痛时，应将前锯肌的TrPs视为症状的来源。其他人则认为前锯肌TrPs是引起手臂内侧至手掌和无名指牵涉痛的常见原因。在某些患者中，前锯肌中的TrPs与胸大肌中的TrPs共同导致异常的乳房敏感性，这通常是患者主诉症状的主要原因。前锯肌的触发点可以在任何肌肉纤维中找到。然而，位于肩胛骨内侧缘下方的肌肉后部附着点即使不是不可能也很难定位和治疗。

（2）症状

前锯肌TrPs引起的胸痛可能出现在休息时、呼吸或功能活动期间。当TrPs潜伏时，跑步时深呼吸可能会加剧疼痛（即"侧腹痛"）。腹外斜肌中的TrPs也可能引起类似的疼痛，它与前锯肌下部肌群相互交叉；如果疼痛更低一些，则可能是膈肌TrPs引起的。跑步者可能会按压或挤压疼痛部位以缓解疼痛继续跑步。做几次缓慢的深呼吸也可能有帮助。患者报道说难以在夜间找到舒适的姿势，并且常常无法患侧卧位。实际上，慢性胸痛对临床医师而言是一项挑战，而前锯肌疼痛往往被忽视。Vargas-Schaffer等人在一病例系列中报道患者在行前锯肌TrPs注射后疼痛明显减轻。

存在前锯肌TrPs的患者可能会报道说他们"呼吸短促"或"因为伤痛而不能深呼吸"。尽管患者可能会因呼吸困难而接受心肺检查，至少部分原因是前锯肌TrPs引起疼痛或张力增加而限制了胸部扩张，导致潮气量减少。当左侧前锯肌受影响时，前锯肌TrPs可以增加与心肌梗死相关的疼痛。通过使左侧胸肌和前锯肌的TrPs失活，可以缓解这些TrPs引起的疼痛。肩部活动范围的常规测试很少会加重疼痛，但可能是由于长时间用力拉伸肩胛带所致，例如在前锯肌前冲时。触发

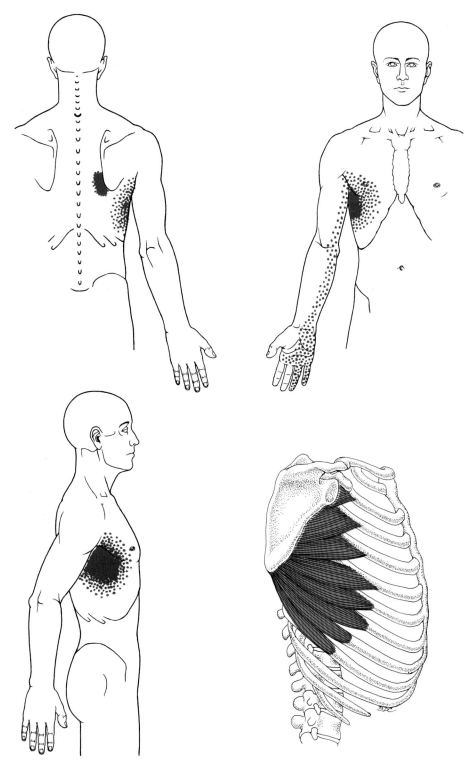

图46-2　从背面、正面和侧面观察时，右侧前锯肌（中红色）中的TrPs牵涉痛分布（基本区域为深红色，溢出区域为暗红色）。覆盖前两个肋骨的纤维中的触发点很难或几乎不可能被检查到

点可能会改变肌肉激活模式，从而改变肩胛带中的肩肱节律。

此外，乳腺癌术后的女性可能有类似于乳房切除术后神经病理性疼痛的症状，也可能由前锯肌的TrPs引起或加重。Torres-Lacomba等人发现，在接受乳腺癌手术的106名患者中，24%在术后1

年内显示出活跃的前锯肌TrPs。

（3）体格检查

经过全面的主观检查后，临床医生应制作一张详细的图纸，代表患者描述的疼痛模式。该描绘将有助于规划体格检查，并在症状改善或改变时用于监测患者的病情。患者主诉胸痛应提醒临床医生对心血管和呼吸系统进行彻底检查。若存在心血管或呼吸系统作为症状来源的任何担忧，应立即将患者转诊至急诊室或内科医生。为了正确检查前锯肌，临床医生应观察肩胛带的姿势和肩胛骨的位置，检查肩胛带的主动和被动运动范围，并观察肌肉的激活方式和肩肱节律。临床医生应注意测试动作期间何时何处出现疼痛。

前锯肌受限使肩胛骨外展和旋转可导致患侧圆肩以及肩胛骨上缘和肩胛冈外凸。Lee等人观察到，坐姿不稳会影响肩胛骨的运动，上抬手臂时肩胛骨运动障碍，从而导致包括前锯肌在内的肩胛骨稳定肌群过度活跃。单侧圆肩姿势的患者类似于胸大肌或胸小肌出现单侧TrPs时的情况，但胸大肌TrPs通常在身体两侧受到几乎相同的影响。一些患者可能由于TrPs抑制前锯肌并易化其拮抗肌而出现翼状肩胛。

临床医生在呼吸过程中应观察患者的胸廓运动。前锯肌TrPs活跃时因疼痛导致下胸部扩张受限。吸气时，患者可以扩张上胸廓，但是胸廓下缘周围的胸部扩张很可能出现明显的限制。前锯肌中的TrPs失活后，应观察到最小下胸围减小及最大下胸围增大。潮气量的明显增加与呼吸痛及呼吸困难的缓解有关。同样，对于经历过与浅快呼吸有关的"空气饥饿"感的患者，呼吸深度通常在所有活动性前锯肌TrPs灭活后恢复到正常状态。

前锯肌TrPs治疗前，患者可能会过度使用横膈肌和颈部的呼吸肌如斜角肌。膈肌功能障碍和下胸部扩张减小似乎反映了反射抑制对呼吸的影响，因为前锯肌通常作为辅助呼吸肌以增加需求，而不是和膈肌及斜角肌一起作为主要的呼吸肌。

临床医生应站在患者后方，患者肩部屈曲及抬高时观察肩胛骨运动和肩肱节律。尽管手臂抬高幅度可能在正常范围内，但肩肱节律和肌肉活动可能因前锯肌TrPs受损。肩痛患者患侧和健侧肩胛骨位置不同尤其在倾斜活动时的差异，与前锯肌疼痛、活动改变及受限显著相关。肩胛带肌（包括前锯肌）中存在活跃或潜在的TrPs，可能导致肩部活动时运动激活和控制的不一致。因此，肩胛上旋肌中TrPs的存在可以改变肩胛平面抬高过程中的肌肉激活模式，使患者容易出现与肌肉过度使用相关的临床情况，包括撞击综合征、肩袖病变和肌筋膜疼痛。

前锯肌检查应直接测试无力或抑制。前锯肌的触发点可能限制肩胛骨的内收范围，患者在活动结束时可能会感到疼痛，与健侧幅度更大且无疼痛的运动形成对比。肩峰下疼痛综合征可能涉及斜方肌上部纤维过度激活和前锯肌最大激活的降低。

前锯肌也可能表现为过度活动，这对于接受过癌症颈淋巴清扫术且出现术侧副神经损伤临床症状的患者来说是功能失调的。因此，临床医生对怀疑有前锯肌TrPs的患者进行全面的肩胛带肌临床检查非常重要。

（4）触发点检查

由于位置浅表，部分前锯肌易于触诊。触发点可以位于肌肉的任何纤维上。交叉纤维平滑式触诊用于识别紧绷带和TrPs。由于前锯肌位于肋骨上方，因此临床医生应区分跳跃的肋骨和紧绷带。用力触诊前锯肌可以引起触及的紧绷带局部抽搐。检查时，患者侧卧，同侧手臂部分伸直且肘部弯曲（图46-3）。随着手臂的伸展，临床医生明确腋中线，这是触诊前锯肌TrPs的最佳解剖学参考。

4　鉴别诊断

（1）触发点的激活和永久化

在前锯肌的任何部分，TrPs可由不寻常的离心负荷、无条件前锯肌离心运动或最大或次最大同心负荷激活。当肌肉长时间处于缩短或延长位置时，触发点也可能被激活或加重。

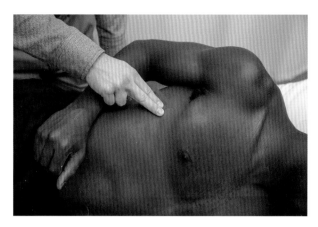

图46-3　前锯肌TrPs交叉纤维平滑式触诊

过快或长时间跑步、俯卧撑、头举重物或呼吸系统疾病引起剧烈咳嗽可能导致肌肉超负荷激活前锯肌TrPs。前锯肌TrPs似乎特别容易受到扭转应力的影响，例如，当汽车驾驶员为避免发生事故而突然用力转动方向盘时，或者当上肢处于固定位置而胸部剧烈旋转时。

前锯肌TrPs激活的另一原因是外科手术，尤其是乳腺癌的乳房切除术或任何涉及最上面九根肋骨的手术。

（2）相关触发点

相关的TrPs可在另一肌肉TrPs的疼痛区域发展，因此，应考虑对每个受累肌肉疼痛区域中的肌肉进行检查。当累及前锯肌时，应检查背阔肌、大菱形肌和小菱形肌、冈下肌、喙肱肌、肱二头肌和尺侧腕屈肌是否存在相关的TrPs。

前锯肌中有TrPs的患者很少仅累及该肌肉。前锯肌TrPs引起的疼痛很有可能仅造成患者症状的一层。前锯肌功能单元的肌肉必须视为整体疼痛表现的可能原因，因为它们可能隐藏相关的TrPs。肩胛间疼痛主要是单侧的，通常涉及同侧上、中胸椎旁肌、菱形肌、斜方肌的中间纤维以及可能的上后锯肌和斜角肌的TrPs组合。

前锯肌短缩和功能减退可能导致其他肌肉负荷过大，包括背阔肌、胸小肌和其他辅助吸气肌。这些肌肉可能会产生TrPs并长时间保持潜伏状态。引起"侧腹痛"的肌肉（除了前锯肌）包括膈肌和腹外斜肌。

（3）相关病理学

前锯肌TrPs相关症状的鉴别诊断包括肋软骨炎、肋间神经卡压、C7～C8神经根痛或神经根病、带状疱疹。

前锯肌引起的胸痛必须与肋骨骨折或肋间TrPs相鉴别。有一例患者肋骨应力性骨折是由于前锯肌张力所致。左侧胸痛必须与心脏病症状相鉴别。前锯肌引起的背部牵涉痛需要考虑斜方肌中部、菱形肌、椎旁肌和内脏器官（如胰腺）的TrPs。

中胸部关节功能紊乱也会导致与前锯肌相类似的症状。胸长神经损伤可能会出现翼状肩胛骨，最常见的原因是牵拉或压迫性损伤。因此，如果观察到肩胛翼状突起，临床医生必须将胸长神经损伤和C7神经根病视为前锯肌无力的潜在原因。

前锯肌TrPs存在时，胸廓检查有时可发现似乎有两肋骨通过第八或第九肋抬高。前锯肌的异常张力可以模拟肋骨的关节功能障碍，事实上，关节功能障碍的出现仅仅是前锯肌张力增高所致。在这种情况下，TrPs的失活可以减轻任何明显的关节功能障碍。

5　纠正措施

患者可以从避免或改变可能激活前锯肌TrPs的活动中受益。如果TrPs的激活是由于呼吸系统疾病或上呼吸道感染，则患者可以学会温和地清理嗓子，并在需要进行深度咳嗽时使用保护性支撑。应指导并鼓励患者使用腹式呼吸。体育活动如投掷、游泳、攀岩和打高尔夫球，以及俯卧撑、高空举重和下巴伸直等锻炼活动应避免或改进，因为它们都会导致前锯肌超负荷。

前锯肌TrPs极易激惹的患者通常无法获得舒适的睡眠姿势。患侧卧位因压迫TrPs导致疼痛，而如果患侧手臂向前跌落到床上，导致肌肉处于缩短位置，则躺在另一侧也会很痛苦。如图22-4A所示，后一个问题可通过使用枕头使手臂支撑在胸部前方并使手臂和肩胛骨不向前倾斜来解决。

前锯肌TrPs可以使用网球或其他TrPs释放

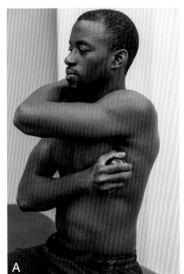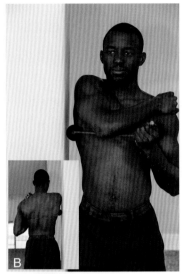

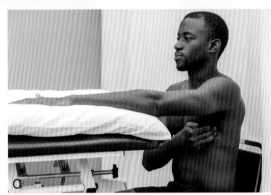

图46-4　自我压力释放。**A**、**B** 使用触发点压力释放工具。**C** 手动自我压力释放

工具，通过压力释放进行自我治疗。触发点压力释放可在坐姿、侧卧位或站立位进行（图46-4）。坐姿自我伸展的肌肉也可以在自我释放后使用，以恢复肌肉的健康功能。通过将患侧手臂放在椅背后面来稳定受累侧肩胛骨。深呼吸后，患者慢慢呼气，并将胸部转向对侧。在图46-5中，患者将胸部向左旋转（向左转动前胸部）以伸展右前锯肌。

高静雅、许华　译　许华、李彩霞　审

参考文献

[1] Standring S. *Gray's Anatomy: The Anatomical Basis of Clinical Practice*. 41st ed. London, UK: Elsevier; 2015.

[2] Webb AL, O'Sullivan E, Stokes M, Mottram S. A novel cadaveric study of the morphometry of the serratus anterior muscle: one part, two parts, three parts, four? *Anat Sci Int*. 2016. doi: 10.1007/s12565-016-0379-1.

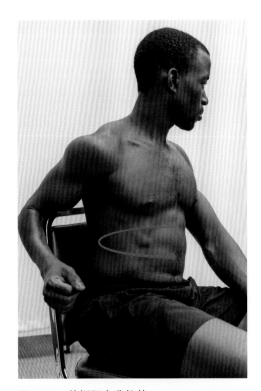

图46-5　前锯肌自我拉伸

［3］ Kaur N, Bhanot K, Brody LT, Bridges J, Berry DC, Ode JJ. Effects of lower extremity and trunk muscles recruitment on serratus anterior muscle activation in healthy male adults. *Int J Sports Phys Ther*. 2014; 9(7): 924−937.

［4］ Nasu H, Yamaguchi K, Nimura A, Akita K. An anatomic study of structure and innervation of the serratus anterior muscle. *Surg Radiol Anat*. 2012; 34(10): 921−928.

［5］ Smith R Jr, Nyquist-Battie C, Clark M, Rains J. Anatomical characteristics of the upper serratus anterior: cadaver dissection. *J Orthop Sports Phys Ther*. 2003; 33(8): 449−454.

［6］ Yazar F, Kilic C, Acar HI, Candir N, Comert A. The long thoracic nerve: its origin, branches, and relationship to the middle scalene muscle. *Clin Anat*. 2009; 22(4): 476−480.

［7］ Hamada J, Igarashi E, Akita K, Mochizuki T. A cadaveric study of the serratus anterior muscle and the long thoracic nerve. *J Shoulder Elbow Surg*. 2008; 17(5): 790−794.

［8］ Ha SM, Kwon OY, Cynn HS, et al. Comparison of electromyographic activity of the lower trapezius and serratus anterior muscle in different arm-lifting scapular posterior tilt exercises. *Phys Ther Sport*. 2012; 13(4): 227−232.

［9］ Kim SH, Kwon OY, Kim SJ, Park KN, Choung SD, Weon JH. Serratus anterior muscle activation during knee push-up plus exercise performed on static stable, static unstable, and oscillating unstable surfaces in healthy subjects. *Phys Ther Sport*. 2014; 15(1): 20−25.

［10］ Escamilla RF, Andrews JR. Shoulder muscle recruitment patterns and related biomechanics during upper extremity sports. *Sports Med*. 2009; 39(7): 569−590.

［11］ Janda V. Chapter 6. Evaluation of muscular imbalance. In: Liebenson C, ed. *Rehabilitation of the Spine: A Practitioner's Guide*. Baltimore, MD: Williams & Wilkins; 1996: 97−112.

［12］ Seitz AL, McClelland RI, Jones WJ, Jean RA, Kardouni JR. A comparison of change in 3d scapular kinematics with maximal contractions and force production with scapular muscle tests between asymptomatic overhead athletes with and without scapular dyskinesis. *Int J Sports Phys Ther*. 2015; 10(3): 309−318.

［13］ Huang TS, Ou HL, Huang CY, Lin JJ. Specific kinematics and associated muscle activation in individuals with scapular dyskinesis. *J Shoulder Elbow Surg*. 2015; 24(8): 1227−1234.

［14］ Simons DG, Travell J, Simons L. *Travell & Simon's Myofascial Pain and Dysfunction: The Trigger Point Manual*. Vol 1. 2nd ed. Baltimore, MD: Williams & Wilkins; 1999.

［15］ Kelly M. Pain in the chest: observations on the use of local anaesthesia in its investigation and treatment. *Med J Aust*. 1944; 1: 4−7.

［16］ Travell J, Rinzler SH. The myofascial genesis of pain. *Postgrad Med*. 1952; 11(5): 425−434.

［17］ Webber TD. Diagnosis and modification of headache and shoulder-arm-hand syndrome. *J Am Osteopath Assoc*. 1973; 72(7): 697−710.

［18］ Travell J. Referred pain from skeletal muscle; the pectoralis major syndrome of breast pain and soreness and the sternomastoid syndrome of headache and dizziness. *N Y State J Med*. 1955; 55(3): 331−340.

［19］ Vargas-Schaffer G, Nowakowsky M, Eghtesadi M, Cogan J. Ultrasound-guided trigger point injection for serratus anterior muscle pain syndrome: description of technique and case series. *A A Case Rep*. 2015; 5(6): 99−102.

［20］ Rinzler SH, Travell J. Therapy directed at the somatic component of cardiac pain. *Am Heart J*. 1948; 35(2): 248−268.

［21］ Torres Lacomba M, Mayoral del Moral O, Coperias Zazo JL, Gerwin RD, Goni AZ. Incidence of myofascial pain syndrome in breast cancer surgery: a prospective study. *Clin J Pain*. 2010; 26(4): 320−325.

［22］ Lee ST, Moon J, Lee SH, et al. Changes in activation of serratus anterior, trapezius and latissimus dorsi with slouched posture. *Ann Rehabil Med*. 2016; 40(2): 318−325.

［23］ Shamley D, Lascurain-Aguirrebena I, Oskrochi R. Clinical anatomy of the shoulder after treatment for breast cancer. *Clin Anat*. 2014; 27(3): 467−477.

［24］ Lucas KR, Rich PA, Polus BI. Muscle activation patterns in the scapular positioning muscles during loaded scapular plane elevation: the effects of latent myofascial trigger points. *Clin Biomech (Bristol, Avon)*. 2010; 25(8): 765−770.

［25］ Larsen CM, Sogaard K, Chreiteh SS, Holtermann A, Juul-Kristensen B. Neuromuscular control of scapula muscles during a voluntary task in subjects with subacromial impingement syndrome. A case-control study. *J Electromyogr Kinesiol*. 2013; 23(5): 1158−1165.

［26］ McGarvey AC, Osmotherly PG, Hoffman GR, Chiarelli PE. Scapular muscle exercises following neck dissection surgery for head and neck cancer: a comparative electromyographic study. *Phys Ther.* 2013; 93(6): 786−797.

［27］ Gerwin RD, Dommerholt J, Shah JP. An expansion of Simons' integrated hypothesis of trigger point formation. *Curr Pain Headache Rep.* 2004; 8(6): 468−475.

［28］ Hsieh YL, Kao MJ, Kuan TS, Chen SM, Chen JT, Hong CZ. Dry needling to a key myofascial trigger point may reduce the irritability of satellite MTrPs. *Am J Phys Med Rehabil.* 2007; 86(5): 397−403.

［29］ Mintz AC, Albano A, Reisdorff EJ, Choe KA, Lillegard W. Stress fracture of the first rib from serratus anterior tension: an unusual mechanism of injury. *Ann Emerg Med.* 1990; 19(4): 411−414.

［30］ Maire N, Abane L, Kempf JF, Clavert P; French Society for Shoulder and Elbow SOFEC. Long thoracic nerve release for scapular winging: clinical study of a continuous series of eight patients. *Orthop Traumatol Surg Res.* 2013; 99(6 suppl): S329−S335.

第四十七章

上后和下后锯肌

约瑟夫·M.唐纳利、詹妮弗·L.弗里曼

1 介绍

上后锯肌是一种薄肌，位于菱形肌的下方，头夹肌和竖脊肌的表面，可能是导致肩胛肋骨综合征和类似于胸廓出口综合征的上肢症状的原因。它起源于项韧带下部、棘上韧带和C7～T3棘突。肌纤维向外下方止于第二至第五肋骨上。通常认为它在呼吸过程中起作用；然而，尚无研究支持此观点。其牵涉痛包括肩胛骨下方的深部疼痛，近端放射至颈椎，远端至手臂后方并向下延伸至前臂和手C8～T1分布区域。有上后锯肌触发点（TrPs）的患者可能会报道日常活动（ADLs）受到干扰，前臂难以伸直，无法患侧睡眠。当怀疑存在上后锯肌TrPs时，应检查肩胛带和颈椎。同时应特别注意斜角肌、胸肌长度、肩胛位置和任何肩胛骨运动障碍的迹象。实时超声为临床医生提供了观察肌肉的机会，推荐用于TrPs注射或干针治疗。鉴别诊断包括斜角肌TrPs、胸廓出口综合征、C7～C8放射症状、鹰嘴滑囊炎和尺神经病变。纠正措施应包括正确姿势的指导和自我压力释放。

当所有其他功能障碍均已排除时，下后锯肌可能是持续性胁腹疼痛的来源。它起源于T11、T12及L1～L2的棘突和胸腰筋膜。肌纤维斜向外上方附着于第九至第十二肋骨上。该肌肉的功能尚未确定，然而，最近的研究对其在呼吸中的历史公认作用提出了异议。其功能单元与髂肋肌、胸最长肌和腰方肌的功能单元更为接近。下后锯肌TrPs痛放射至肋骨上方躯干侧面，偶尔累及躯干前面。患者通常报道胸腰段肌肉骨骼功能障碍缓解后，疼痛仍然持续存在于胁腹部。检查应包括胸腰椎和下肢的姿势评估。应排除骶髂关节功能障碍。触发点可能是由于需要长时间伸展和旋转躯干活动或腿长差异引起。在处理下后锯肌TrPs之前，应该治疗竖脊肌TrPs和相关的关节功能障碍。鉴别诊断应包括排除肾脏疾病和下胸部放射性疼痛。纠正措施包括有效的睡眠、站立和坐姿，以及自我压力释放技术。

2 相关解剖

上后锯肌

上后锯肌起源于背中线筋膜、项韧带下部、C7～T2或T3棘突及其相应的棘上韧带，斜向外上方止于第二至第五肋骨的边缘（图47-1）。该肌肉指状肌束的数量是可变的，并且有时肌肉甚至不存在。

上后锯肌向上倾斜约45°，位于菱形肌下方，两者几乎相互平行（图47-2）。脊椎旁胸最长肌和髂肋肌的垂直排列的纤维位于上后锯肌深面。

下后锯肌

下后锯肌起源于T11，12和L1～L3棘突腱膜及其各自的棘上韧带，与胸腰筋膜的腰段部分融合，肌纤维斜向外上方，通过四个指状肌束止于第九至第十二肋骨（图47-3）。指状肌束附着的一根或多根肋骨有时会缺失，特别是第九和第十二肋骨。有时整个肌肉都不存在。

（1）神经支配

上后锯肌

由第二至第五肋间神经支配，是T2～T5脊

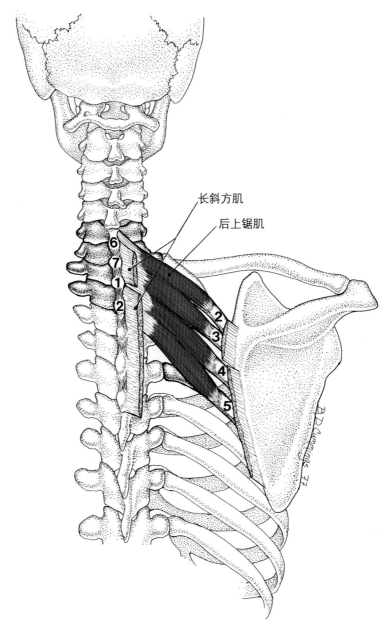

长斜方肌

后上锯肌

图47-1　上后锯肌（红色）附着在编号的椎骨和肋骨上

神经前支的分支。

下后锯肌

由 T9～T12脊神经前支支配，这与由脊神经后支支配的竖脊肌不同。

（2）功能

上后锯肌

由于其解剖学上的纤维排列，上后锯肌被认为可以抬高其所附着的肋骨，从而扩张胸部帮助吸气。但是尚无肌电图研究证实这一假设。

下后锯肌

下后锯肌附着于下肋骨上，由于其解剖排列，它被描述为呼气肌或具有向下和向后拉动下肋骨的功能。然而，一项较早的肌电图研究未发现该肌肉引起的呼吸运动。

人类下后锯肌的功能尚未明确，关于其用途的文献也很少。Vilensky等人认为，没有证据支持上后锯肌或者下后锯肌在呼吸中的作用。他们得出结论，这些肌肉的临床重要性在于它们能够产生疼痛，特别是在肩部（肩胛肋骨综合征）和

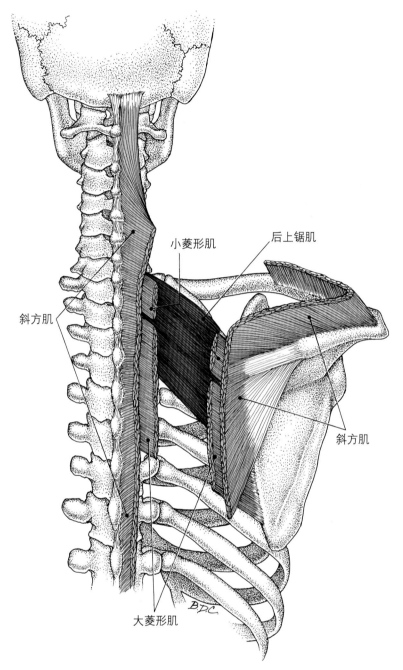

小菱形肌

后上锯肌

斜方肌

斜方肌

大菱形肌

图47-2   上后锯肌的解剖关系（深红色）。切开的斜方肌和菱形肌（浅红色）位于所有上后锯肌上方

胁腹部。这些肌肉可能具有本体感觉和姿势功能，但迄今为止尚未进行任何研究来探索这些理论。

Loukas等人的一项研究将具有慢性阻塞性肺病（COPD）病史与那些无COPD的尸体作比较，未发现两者肌肉在形态、表面状况或形态测量学方面存在差异。基于这些结果，作者同意Vilensky的观点，即上后锯肌和下后锯肌均不具

有呼吸功能。

（3）功能单元

肌肉所属的功能单元包括加强和对抗其动作的肌肉和肌肉通过的关节。这些结构的功能相互依赖关系反映在感觉运动皮层的组织和神经连接上。强调功能单元是因为其中一块肌肉存在TrPs

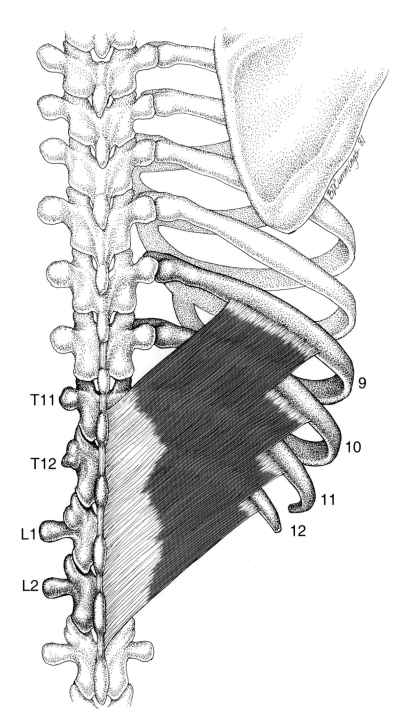

图47-3   后锯肌在外侧附着于最低的4根肋骨上，中间附着于腱膜，从T11
的棘突延伸至L2椎骨

将增加单元中其他肌肉发展TrPs的可能性。当肌肉中的TrPs失活时，必须关注在功能上相互依赖的肌肉中可能产生的TrPs。

上后锯肌

如果认为上后锯肌的功能是一种吸气肌，那么膈肌、肋间肌、肋提肌和斜角肌将发挥协同作用。在这种情况下，呼气肌将被视为其拮抗肌。

下后锯肌

下后锯肌似乎与同侧髂肋肌和胸最长肌具有协同作用，单侧肌肉收缩使脊柱旋转，双侧收缩可伸展脊柱。作为呼气的辅助肌，它可能与腰方肌存在协同作用。

3　临床表现

（1）牵涉痛

上后锯肌

该肌肉牵涉痛主要是肩胛骨上部的深度疼痛（图47-4A）。这种疼痛被认为比中斜方肌引起的类似上背部疼痛位置更深。通常在三角肌后缘和肱三头肌的长头上会感到强烈的疼痛。通常覆盖整个肱三头肌区域，并在尺骨鹰嘴上加重，偶尔涉及前臂尺侧、手和整个第五手指。前胸区域可能偶尔感知疼痛（图47-4B）。上后锯肌的触发点常常导致手的C8～T1分布区域麻木。

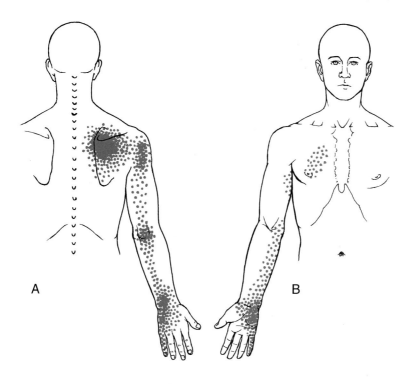

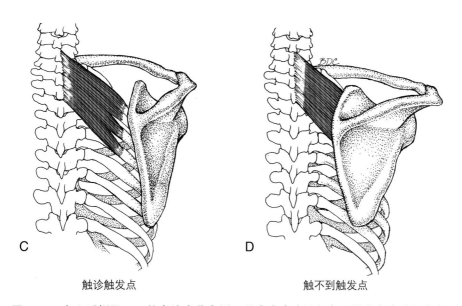

触诊触发点　　　　　　　触不到触发点

图47-4　右上后锯肌TrPs的牵涉痛分布图。基本疼痛为纯红色，溢出疼痛为红色斑点。**A** 疼痛分布的后视图。**B** 疼痛分布的前视图。**C** 肩胛骨外展，使肌肉易于触诊和注射/干针。**D** 肩胛骨处于静息位，部分覆盖上后锯肌

上后锯肌最麻烦的TrPs是位于肩胛骨下方的TrPs。当肩胛骨压迫肌纤维附着的下层肋骨上存在的起止点病变敏感区域时，问题就会出现。58名患者中的76个疼痛肩，其中98%由该肌肉引起，10%是单一来源引起的。

下后锯肌

下后锯肌触发点通常引起躯干侧面区域肌肉上方及周围疼痛不适（图47-5）。疼痛可延及背部和下肋骨。患者可能认为这种恼人的疼痛是由胸腰椎交界处的肌肉引起。有时疼痛也可延伸到胸部。

（2）症状

上后锯肌

患者可能在休息和日常活动时在肩胛骨下方出现较深的持续性疼痛。无负荷运动时，疼痛强度几乎没有变化。然而，伸手举起物体或其他导致肩胛骨压迫肌肉中TrPs的活动如患侧卧位可能会使疼痛增加。当被要求指出疼痛部位时，患者通常用另一只手臂向后伸，但由于疼痛部位被肩胛骨覆盖而无法触及。

McCarthy等人发现上后锯肌TrPs是一例患肩胛肋骨综合征的43岁女性患者肩胛下区持续性疼痛的来源，其疼痛放射到颈椎近端并向下延伸至肩后侧和前臂尺侧直到第四和第五手指。鉴别诊断测试效果不明显，患者无法进行物理治疗。治疗方法包括超声引导下上后锯肌TrPs注射。在注射后30 min至2周，患者自诉静息症状得到缓解，并且能够进行包括患侧卧位等日常活动。因此，作者得出结论超声引导下TrPs注射可明确诊断肩胛肋骨综合征并具有治疗意义。

下后锯肌

患者可能会报道躯干侧面区域疼痛，特别是当背部主要肌肉的TrPs被消除时。患者的下胸腰部位可能会留下"恼人"的持续性疼痛，可以通过拉伸暂时缓解。症状的出现可能与活动有关，如在梯子上高空作业或需要躯干伸展和同侧旋转相结合的活动。

用力深吸气和咳嗽通常不会引起下后锯肌TrPs疼痛，因为还可能来自前锯肌、腰方肌和腹壁深部肌肉TrPs。

（3）体格检查

经过全面检查后，临床医生应绘制一张详细的图纸代表患者描述的疼痛模式。这种描述将有助于规划体格检查，并有助于检测患者症状改善

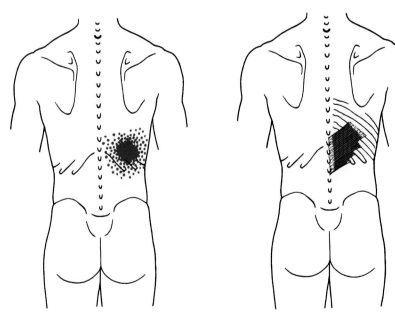

图47-5　右下后锯肌（浅红色）的TrPs的牵涉痛分布图（基本区域为深红色实心，溢出区域为深红色斑点）

或改变时的进展情况。

上后锯肌

为了正确检查上后锯肌，临床医生应观察肩胛带姿势和肩胛骨位置，检查肩胛带主动和被动运动范围，并观察包括肩肱节律在内的肌肉激活模式。此外，应评估颈椎和胸椎的主动和被动运动范围。同时临床医生应注意患者疼痛发生的时机和部位。当从背面观察患者时，临床医生可注意到肩胛骨位置和不对称性。肩胛骨的内侧和下缘可能脱离胸壁，形成"翼状肩胛"。这种异常的静息姿势会导致上肢功能运动时肩胛骨活动障碍，并可能增加对上后锯肌的压迫。特别是当肩胛骨前倾时，应评估胸小肌的长度，因为这可能使肩胛骨的异常压力作用于上后锯肌。

辅助关节运动应对盂肱关节，肩锁关节、胸锁关节和肩胸关节，以及胸腔和颈胸椎进行测试。通常，胸锁关节或胸廓的关节活动不良会导致肩关节抬高受损，从而导致正常肌肉活动模式的改变。

上后锯肌TrPs的临床表现须与斜角肌TrPs相鉴别，因为两者在肩胛区和上肢的牵涉痛非常相似。

对于患有胸腔内疾病导致通气不畅的患者，如肺气肿，如果存在上后锯肌TrPs，将面临双重麻烦。这些患者通常不表现出圆肩姿势（与菱形肌和胸肌受累者相比），而且他们几乎没有明显的运动限制。患者经常有脊柱侧弯，特别是由于腿长差异或小的半骨盆引起的功能性脊柱侧弯。

下后锯肌

为了正确检查下后锯肌，临床医生应观察脊柱和下肢姿势，检查胸腰椎的主动和被动活动范围并观察胸腰部肌肉激活模式。临床医生应注意疼痛发生的时机和部位。患者可能因为疼痛而表现出胸腰段屈曲和脊柱伸展轻度受限，同时躯干从疼痛侧旋转亦可能受限。对该肌肉手动检查和触诊是临床医生能实施的最确切的检查手段。

辅助关节运动应对下胸部及上腰部椎间关节和下胸部胸廓进行评估。由于涉及腰方肌的相关功能也应对髂嵴活动进行触诊。

（4）触发点检查

上后锯肌

患者坐位并略微向前倾斜，检查侧手臂前伸下垂（图47-6），或者将同侧手放于对侧腋窝，使肩胛骨完全外展。肩胛骨必须被外展并移至外侧，以发现肩胛骨下方的上后锯肌TrPs（图47-4C和图47-6）。通过斜方肌和菱形肌触诊上后锯肌（图47-2）。交叉纤维平滑式触诊可能引出上方斜方肌TrPs的局部颤搐反应，这些浅表肌纤维接近水平走向很容易被鉴别。然而，来自深层斜向走行的菱形肌和上后锯肌的局部颤搐反应却不容易被察觉，但可以被触摸到。也有些作者认为这些肌肉不能被触诊。

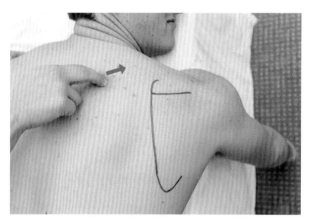

图47-6　使用交叉纤维平滑式触诊法触诊上后锯肌TrPs。患者俯卧，手臂离开桌子的边缘，肩胛骨最大程度拉伸，以便能够接近菱形肌深层肌肉

当触及下面的肋骨时，上后锯肌TrPs被视为深压痛点。通常不太可能通过两层上方肌肉触及紧绷带。当用手按压TrPs引出患者所熟悉的特征性的上后锯肌牵涉痛时，可以使他们确信该TrP与其所经历的疼痛之间的关系。

下后锯肌

下后锯肌的触发点可能很难通过上方的背阔肌被触及并与之区分开。然而，通常可以使用交叉纤维平滑式触诊技术来识别肌肉中间纤维TrPs（图47-7）。肌肉外侧靠近肋骨附着处的TrPs很容易被触摸到。肌肉局部颤搐反应很难通过交叉纤维平滑式触诊引出和识别，但对该肌肉TrPs行干

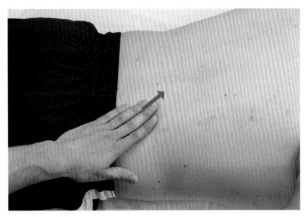

图47-7　使用交叉纤维平滑式触诊法触诊下后锯肌TrPs

针或注射过程中可能被感受到。

4　鉴别诊断

（1）触发点的激活和永久化

上后锯肌和下后锯肌中任何部分TrPs可因肩胛骨的压力负荷、不寻常的偏心负荷、离心运动，或最大或次最大同心负荷而激活。当肌肉长时间处于缩短或延长位置时，触发点也可能被激活或加重。

上后锯肌

导致肌肉拉伸及超负荷的运动和姿势可能激活上后锯肌TrPs。如长时间使用电脑，使用人体工程学低效的工作站，长时间头顶活动，反复前伸，以及因结构性或功能性脊柱侧凸引起紧靠肩胛骨的胸廓突出。

下后锯肌

下后锯肌是许多背部肌肉中的一种，在上举、旋转和伸展的联合运动中容易超负荷。机械性超负荷或并存相关肌肉TrPs可能导致下后锯肌触发点的形成。站在梯子上于头顶上方工作且背部过度伸展，可激活该肌肉中的TrPs，而反常呼吸或腿长差异可能会使它们永久存在。

（2）相关触发点

相关TrPs可发生于TrPs涉及的疼痛区域。因此，还需考虑到每条肌肉牵涉痛区域内的肌群。

上后锯肌

斜角肌触发点可诱发上后锯肌相关的TrPs，有时呈反向关系；上后锯肌也可能是斜角肌TrPs的来源。

上后锯肌的触发点在斜角肌的牵涉痛区域内。斜角肌TrPs在一定程度上可以模拟上后锯肌的疼痛模式。如果在上后锯肌发现TrPs，则应检查颈部是否存在斜角肌TrPs。其他需要检查相关TrPs的肌肉包括大小菱形肌、髂肋肌和胸最长肌、多裂肌、冈下肌、后三角肌、肱三头肌、胸大肌和胸小肌，以及尺侧腕屈肌，因为它们均位于上后锯肌牵涉痛区域。

下后锯肌

髂肋肌、胸最长肌以及多裂肌的触发点引起的牵涉痛分布与下后锯肌重叠，应在尝试处理下后锯肌的TrPs之前进行干预。只有在成功治疗相关肌肉TrPs后，才可能发现该肌肉TrPs相关的特定不适区域。

（3）相关病理学

上后锯肌

上后锯肌TrPs临床症状的鉴别诊断包括胸廓出口综合征、C7～C8神经根痛、鹰嘴滑囊炎和尺神经病变。该肌肉的牵涉痛分布与第八颈神经根压迫引起的疼痛相似，因此必须考虑该诊断。当手指麻木涉及C8～T1分布区域时，更容易混淆起来，可能导致临床医生诊断为C8～T1神经根病，而实际上该症状是由上后锯肌TrPs引起。

Fourie描述了与肌筋膜功能障碍相关的肩胛肋骨综合征。疼痛和压痛主要由上后锯肌指状肌束在肋骨的附着点病变引起。超声引导下TrPs注射可用于临床诊断和治疗。

与该肌肉相关的关节功能障碍通常发生在T1水平。通常在该节段的棘突上直接观察到压痛。检查可见这种关节功能障碍表现为上胸椎的区域性伸展，所涉及的节段无法向前屈曲。

下后锯肌

该肌肉TrPs临床症状的鉴别诊断包括肾脏疾病（肾盂肾炎或输尿管反流）和较低的胸椎根痛。与下后锯肌TrPs相关的最常见关节功能障碍是从T10延伸到L2的中性功能障碍。偶尔会发现下部四根肋骨同时凹陷或"呼气"功能障碍。

5　纠正措施

上后锯肌

患者在站立和坐位时应保持正常的腰椎前凸。坐位时，在腰背部放置一个大小合适的腰枕，然后放松倚靠在椅子的靠背上，这样枕头可保持正常的腰椎和胸廓曲线而不会引起肌肉紧张。睡眠时，患者必须避免肩胛骨压迫肌肉。仰卧时，枕头的角应塞在头和肩膀之间，而不是塞在肩下。还应在腋窝和支撑上臂的胸壁之间放置一个枕头，使手臂处于中立位置。手臂跌落在身体后方可导致胸肌长时间处于缩短的位置，从而对上后锯肌产生压力性负荷，并加重肩胛骨下方的TrPs。

对于患者来说，使用协调的腹式呼吸而不是矛盾呼吸是非常重要的，可以减少上胸部肌肉特别是斜角肌的超负荷。

仰卧时在肩胛间区下方放置网球或坐位时使用TrPs释放工具来实施压力释放（图47-8A）。作为一种替代策略，也可以教同伴施加压力释放。

下后锯肌

有关该肌肉的有效纠正措施将在其他章节中介绍，包括使用升降装置纠正因坐位时偏小骨盆或站立时腿长不等所引起的代偿性脊柱侧弯；纠正矛盾呼吸；坐在合适的椅子上并有足够的腰部支撑；站立时有正常的腰椎前凸曲度；在能支撑脊柱生理弯曲的硬床垫上睡觉。侧卧时将枕头放在两腿之间，使脊柱保持中立位置，从而减少这些肌肉的异常张力。

建议使用图47-9中描述和说明的具有呼吸增强作用的手动释放技术。其作用通常在等轴放松后增强。将患者的同侧手臂放在头顶向上拉动胸廓并将躯干旋转至另一侧使肌肉紧绷。与上后锯

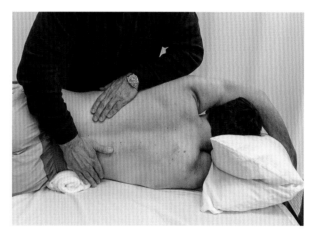

图47-9　手动拉伸左下后锯肌。患者躺在右侧，左臂抬高

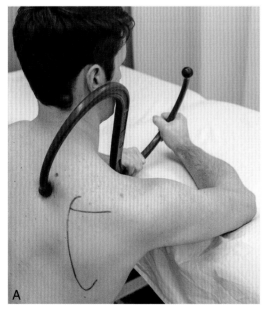

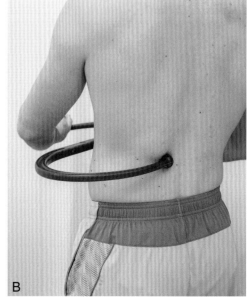

图47-8　使用TrPs释放工具自动释放TrPs。**A** 上后锯肌。**B** 下后锯肌

肌类似，下后锯肌也可以使用TrPs释放工具在坐位或站立时进行治疗（图47-8B）。

胡珊珊、许华 译 许华、李彩霞 审

参考文献

[1] Standring S. *Gray's Anatomy: The Anatomical Basis of Clinical Practice.* 41st ed. London, UK: Elsevier; 2015.

[2] Simons DG, Travell J, Simons L. *Travell & Simon's Myofascial Pain and Dysfunction: The Trigger Point Manual.* Vol 1. 2nd ed. Baltimore, MD: Williams & Wilkins; 1999: 900.

[3] Eisler P. *Die Muskeln des Stammes.* Jena, Germany: Gustav Fischer; 1912.

[4] Oatis C. *Kinesiology: The mechanics and Pathomechanics of Human Movement.* Baltimore, MD: Lippinott, Williams & Wilkins; 2009: 164, 546.

[5] Campbell EJ. Chapter 9. Accessory muscles. In: Campbell EJ, Agostoni E, Davis JN, eds. *The Respiratory Muscles.* 2nd ed. Philadelphia, PA: W.B. Saunders; 1970: 181–195.

[6] Vilensky JA, Baltes M, Weikel L, Fortin JD, Fourie LJ. Serratus posterior muscles: anatomy, clinical relevance, and function. *Clin Anat.* 2001; 14(4): 237–241.

[7] Loukas M, Louis RG Jr, Wartmann CT, et al. An anatomic investigation of the serratus posterior superior and serratus posterior inferior muscles. *Surg Radiol Anat.* 2008; 30(2): 119–123.

[8] Travell J. Basis for the multiple uses of local block of somatic trigger areas; procaine infiltration and ethyl chloride spray. *Miss Valley Med J.* 1949; 71(1): 13–21, 18.

[9] Travell J, Rinzler SH, Herman M. Pain and disability of the shoulder and arm: treatment by intramuscular infiltration with procaine hydrochloride. *JAMA.* 1942; 120: 417–422, 418.

[10] Travell J, Rinzler SH. Pain syndromes of the chest muscles; resemblance to effort angina and myocardial infarction, and relief by local block. *Can Med Assoc J.* 1948; 59(4): 333–338, 336.

[11] Lynn P. Personal Communication. 1993.

[12] McCarthy C, Harmon D. A technical report on ultrasound-guided scapulocostal syndrome injection. *Ir J Med Sci.* 2016; 185(3): 669–672.

[13] Yang CS, Chen HC, Liang CC, et al. Sonographic measurements of the thickness of the soft tissues of the interscapular region in a population of normal young adults. *J Clin Ultrasound.* 2011; 39(2): 78–82.

[14] Gerwin RD, Dommerholt J, Shah JP. An expansion of Simons' integrated hypothesis of trigger point formation. *Curr Pain Headache Rep.* 2004; 8(6): 468–475.

[15] Hsieh YL, Kao MJ, Kuan TS, Chen SM, Chen JT, Hong CZ. Dry needling to a key myofascial trigger point may reduce the irritability of satellite MTrPs. *Am J Phys Med Rehabil.* 2007; 86(5): 397–403.

[16] Hong C-Z. Considerations and recommendations regarding myofascial trigger point injection. *J Musculoskelet Pain.* 1994; 2(1): 29–59.

[17] Reynolds MD. Myofascial trigger point syndromes in the practice of rheumatology. *Arch Phys Med Rehabil.* 1981; 62(3): 111–114.

[18] Fourie LJ. The scapulocostal syndrome. *S Afr Med J.* 1991; 79(12): 721–724.

[19] DeStefano L. *Greenman's Principles of Manual Medicine.* 5th ed. Philadelphia, PA: Wolters Kluwer; 2011: 306–308.

第 四十八 章

胸腰椎旁肌

米歇尔·芬尼根、玛格丽特·M.格哈特、詹妮弗·L.弗里曼

1 介绍

椎旁肌由两层组成，浅层是长纤维伸肌（竖脊肌），深层是短斜的旋转伸肌（横突脊肌）。竖脊肌由棘肌、最长肌和髂肋肌组成。在竖脊肌中，最长肌和髂肋肌可能是触发点（TrPs）疼痛的重要来源。横突脊肌包括回旋肌、多裂肌和半棘肌。这些背部肌肉共同附着于C7、肋骨、胸腰椎及胸腰筋膜。它们插入到肋骨、腰椎、髂嵴、骶骨和胸腰腱膜等各种躯干标志。竖脊肌由胸腰段脊神经背支的外侧支支配，而横突脊肌则由相应脊神经背支的内侧支支配。胸腰椎旁肌的主要功能是胸腰椎伸展及躯干侧屈。它们还可以偏心地起作用，控制躯干前屈。髂肋肌痛可放射到肩部、胸壁、肩胛骨、腹部并向下至腰部。最长肌牵涉痛至腰部和臀部。多裂肌则使疼痛放射至相邻椎骨棘突周围区域、腹部、尾骨、大腿后部和小腿以及大腿前部。该肌群中存在TrPs的患者通常会报道背痛并难以向前弯曲。胸腰椎旁肌中TrPs的激活和持续存在可能是由于长时间不良姿势、脊柱快速屈曲和扭曲、腿长差异所致。鉴别诊断包括内脏器官病变、节段性关节功能障碍、纤维肌痛、神经根病、骨化性肌炎、进行性骨化性肌炎和急性椎旁筋膜室综合征。纠正措施应包括姿势训练、注重有效的人体工程学、正确的睡眠姿势、消除导致肌肉反复超负荷的姿势和动作、TrPs的自我压力释放和自我伸展运动。

2 相关解剖

将椎旁肌分为两层，即长纤维伸肌的浅层（竖脊肌）和较短斜的旋转伸肌的深层（横突脊肌），可简化椎旁肌肉的解剖复杂性（图48-1和48-2）。竖脊肌群由棘肌、最长肌和髂肋肌组成。横突脊肌群包括回旋肌、多裂肌和半棘肌。这些传统分类的有效性令人怀疑，并且最近的形态学证据表明，所有的轴上肌可能仅仅是少数肌肉的变异[2]。

浅层（竖脊肌）

竖脊肌分为最内侧的棘肌、最外侧的髂肋肌和介于两者之间的最长肌。每块肌肉根据其跨越的脊柱部分进一步划分和讨论。例如，胸髂肋肌横跨躯干的部分通常在颈髂肋肌下方和腰髂肋肌上方，有时也会相互重叠。那些近似垂直走行的肌肉中位于上方的成分在它们重叠时通常位于最内侧。例如，头长肌位于颈最长肌的内侧，颈最长肌位于胸最长肌的内侧。这些分类有助于理解这组复杂的肌肉的解剖结构[1]。然而，由于它们之间有很多相互汇合和交叉的地方，并且在形态上也很相似，因此将这些肌肉的动作和治疗视为更大的功能群最为有效。

竖脊肌组中最内侧的肌肉是棘肌，尽管在颈椎和腰椎区域可能不存在或难以区分，但通常在胸椎中很明显。组成胸棘肌的束簇在整个胸椎从棘突到棘突，有不同数量的节段桥接。棘肌纤维经常与邻近的最长肌融合在一起。

位于中央的最长肌是竖脊肌中最大的肌肉（图48-1）。它通常具有强壮的腰段和胸段组分（它们一起被称为"胸最长肌"），受到临床上的许多关注。胸段部分由短梭形肌束组成，其头端肌腱短而尾端肌腱较长。与所有竖脊肌一样，其肌

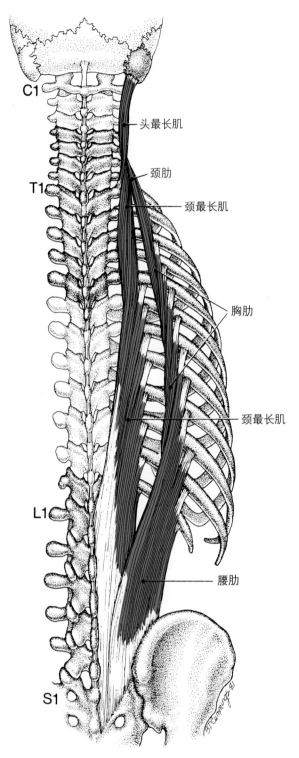

图48-1　椎旁肌（红色）的浅层（竖脊肌）附着：内侧是胸最长肌，外侧是髂肋肌

Labels in figure: C1, T1, L1, S1, 头最长肌, 颈肋, 颈最长肌, 胸肋, 颈最长肌, 腰肋

形成宽腱膜，允许它们进行各种尾椎嵌入。最上方肌束的肌腱插入腰椎棘突和棘上韧带。来自T1的肌束达到L1～L2水平，而来自T6的肌束达到L5水平。来自T7～T9的肌束到达骶正中嵴，而来自T10和T11的肌束则附着于第三骶骨的后表面。来自T12的肌束附着于骶骨和髂嵴背侧。腰最长肌的肌束来自5个腰椎副突和横突后表面的内侧一半。前4个腰椎节段的肌束汇聚成一个共同的扁平肌腱，覆盖在肌肉的外侧表面，将其与腰髂肋肌分开。来自L1的肌束在头侧和背侧附着于腱膜上，而其余连续的肌束在腹侧和尾侧附着在腱膜上。

一般来说，髂肋肌位于最长肌的外侧（图48-1）。胸段部分由8～9个肌束组成，起源于下八根或九根肋骨的肋骨角，位于颈髂肋肌的外侧。每个肌束的肌腹形成尾端肌腱，共同形成背侧腱膜覆盖髂肋肌的腰段，并附着于髂嵴的内侧及背面。腰段肌束起源于L1～L4横突尖端及其外侧的胸腰筋膜。它们下行至髂骨并附着于髂嵴的内侧端和背面。

深层（横突脊肌）

横突脊肌是由相互联系的肌束组成的一组肌肉，贯穿于整个脊椎的棘突和横突之间。经典的分类法使用不同的名称将这组肌肉分为三大类：最小和最深的是回旋肌，最长和最浅的被称为是半棘肌，长度和深度介于两者之间的是多裂肌。然而，最近的形态学研究基于附着点、肌纤维排列、肌束的纤维类型以及每个肌束缺乏独立的肌外膜而对这些分类提出了质疑。以下理解有利于更好地了解横突脊肌，即将这些肌束分类为单独的肌肉只是名义上的，并不代表功能上的差异。

最深和最短的横突脊肌（回旋肌）仅跨越1～2个节段。通常有11对，第一对始于第一胸椎和第二胸椎之间，最后一对止于第十一和第十二胸椎之间。它们分别将上方棘突底部和椎板与下方一到两个节段的横突后侧相连接。

横突脊肌系统的中段（多裂肌）覆盖胸椎和上腰椎的椎板，但在腰骶部，它向下扩展并覆盖骶骨的后表面。这些肌束通常跨越2～5个节段。

腹分层排列，最高的位于最内侧，最低的位于最外侧。上部的四个肌束来自前四个胸椎横突的尖端，而随后的肌束具有分叉肌腱分别来自8个下胸椎的横突和邻近的肋骨。尾端长肌腱平行聚集肌束起源于棘突侧面的尾端边缘及棘突尖的尾端，下行并插入到下2个、3个、4个或5个节段的椎骨横向结构中。在胸椎，该结构是横突的后表面，在腰椎则是乳突。这类肌束通常在脊柱的腰骶部分最厚。

最长、最浅表的横突脊肌（半棘肌）由两端有长肌腱的细纤维组成。这些肌纤维覆盖较短的肌束（多裂肌）。传统上认为半棘肌存在头、颈、胸段部分，起源于枕骨和C2～T4棘突，并插入到T6～T10的横突；但是，在整个腰椎中也发现了这层长肌束。

（1）神经支配和血管供应

竖脊肌肌群由胸腰脊神经背支的外侧支支配。在腰椎节段，外侧支支配髂肋肌，中间支支配最长肌。横突脊肌群由相应脊神经背支的内侧支支配。

背部内在肌接受多条动脉的血管供应，包括肋间上动脉经上位两支肋间后动脉的背支，下部9个节段的肋间后动脉经肋下动脉背支，腰动脉的背支和骶外侧动脉的背支。

（2）功能

浅层椎旁肌（竖脊肌）

竖脊肌是脊柱的强壮伸肌，更常见的是离心作用而不是向心作用。当双侧肌肉向心收缩时，可伸展胸椎和腰椎。单侧肌肉向心收缩时躯干侧屈。对侧竖脊肌的离心作用可控制躯干的横向运动，双侧离心作用时控制躯干前屈。当躯干完全屈曲时，大部分竖脊肌在肌电图的表现呈静息状态。

在下腰痛患者中，多裂肌、椎旁肌、腹外斜肌和腹直肌的肌电图（EMG）活动增强，但腰痛患者椎旁肌的肌电活动增加并不是出于防护，而是运动控制改变所致[4,5]。

深层椎旁肌（横突脊肌）

横突脊肌源自脊椎骨并延伸出来。由于纤维的纵向方向，它们不能旋转脊柱。Lee等人发现，胸椎中的多裂肌在一个或两个方向旋转时存在不

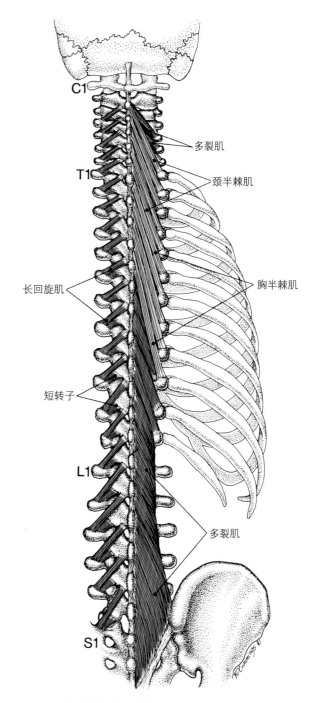

图48-2　椎旁肌的深层附着图。右侧，浅层为胸半棘肌（浅红色）、覆于多裂肌上方和胸、腰、骶段多裂肌（暗红色）。左侧，回旋肌在胸腰段形成最深层。回旋肌出现在骶骨水平以上。只有多裂肌横跨骶骨

同程度的活动，从而有助于分段控制或通过运动耦合进行控制[6,7]。腰多裂肌还可以控制椎间盘的剪切和扭转而不产生扭力，它也是手臂运动过程中前馈活动的一部分，腰多裂肌在腹部支撑动作中比腹部牵拉动作更活跃[8,9]。此外，腰多裂肌在

快速行走时也更加活跃，多裂肌的深层纤维比浅表纤维在姿势维持上具有更大的功能[10-12]。

（3）功能单元

肌肉所属的功能单元包括增强和抵抗其动作的肌肉，以及肌肉通过的关节。这些结构在功能上的相互依赖关系反映在感觉运动皮层的组织和神经连接上。强调功能单元是因为单元中的一个肌肉存在TrPs，可增加该单元的其他肌肉也形成TrPs的可能性。当肌肉中的TrPs失活时，必须关注在功能上相互依赖的肌肉中可能发展的TrPs。表48-1大致代表了胸腰椎旁肌的功能单元。

表 48-1　椎旁肌的功能单位

动　作	增效剂	拮抗剂
伸展胸腰椎	腰方肌 胸腰椎旁肌	腹直肌 内外斜肌
屈曲躯干外侧	同侧腰方肌 同侧胸腰椎旁肌	对侧腰方肌 对侧胸腰椎旁肌

胸腰椎旁肌不仅起到稳定脊柱的作用，而且还有助于力量的传递。椎旁肌具有多个起源和插入角度以及筋膜连接，可与腹肌（腹内外斜肌和腹横肌）、背阔肌、臀肌、菱形肌和中下斜方肌协同工作。它们的作用是将负载从地面转移到躯干，反之亦然。椎旁肌与腹横肌一起通过椎旁筋膜有助于维持脊柱横断面的稳定[14]。

由于损伤/创伤、肌肉无力或长度/力量失衡、抑制、上下节生物力学不良等原因导致动力链崩溃时，椎旁肌往往在矢状面内有过度代偿的倾向。在处理重物或在该平面上反复运动时，它们通常会补偿髋关节伸展或腹部控制不力的情况。

3　临床表现

（1）牵涉痛

胸腰椎旁肌的触发点是后背痛最常见的原因之一（关于更多后背痛原因的临床考虑参见第五十三章）。这些背部肌肉在特定的节段水平上所表现出来的牵涉痛模式是常见的例子，但是TrPs可以在任何节段水平上发展。

浅层椎旁肌（竖脊肌）

在胸椎，最有可能发展TrPs的两块肌肉是胸最长肌和胸髂肋肌。胸髂肋肌疼痛放射到头部和尾部，而胸最长肌主要放射到尾部[15]。

中胸段髂肋肌TrPs所致疼痛向肩部和胸壁外侧放射。这种疼痛如果只出现在左侧的话可能被误认为一侧胸膜炎或心绞痛。在下胸段水平（图48-3A），胸腰髂肋肌TrPs引起的牵涉痛范围上至肩胛骨、腹部周围、下至腰部区域（图48-3B）。这种腹部牵涉痛可能被误认为是内脏痛。上腰段腰髂肋肌TrPs放射痛（图48-3C）主要向下集中在臀中部，是单侧后髋痛的常见来源[16-19]。

下胸段的胸最长肌触发点（图48-3D，右图）牵涉痛主要集中在臀部较低位置。这种远端的臀部疼痛往往很容易被忽视。位于上腰段的胸最长肌，其最尾端肌纤维的TrPs疼痛往往放射到尾端几个节段但仍在腰椎区域（图48-3D，左图）。这种疼痛也是"腰痛"的另一个肌肉来源[20-22]。

Kellgren通过向正常肌肉中注射高渗盐水，绘制了竖脊肌的牵涉痛范围。他报道说，中腰段的竖脊肌疼痛放射至臀上部[23]。在一项类似的研究中，沿L1水平棘间韧带边缘注射高渗盐水，可引出肾绞痛的特征性疼痛，其牵涉痛到达腰部、腹股沟和阴囊区域，并导致睾丸退缩；在T9水平向后注入高渗盐水会引起腹壁最下部明显僵硬和深压痛[24,25]。

深层椎旁肌（横突脊肌）

尽管解剖上将胸半棘肌归类为椎旁深肌的最外层（最表浅），但人们认为其疼痛模式在相同节段水平上对应于最长肌的疼痛模式[26]。

椎旁肌深层肌群的下一个较深层，即多裂肌，主要是指与TrPs相邻的椎体棘突周围区域的疼痛（图48-4A）。L1～L5的多裂肌TrPs也可能导致腹前部疼痛，这很容易被误认为是内脏源性疼痛（图48-4B右图）。L5水平多裂肌牵涉痛也可以到大腿后面和/或腿部，较少波及大腿前面。S1

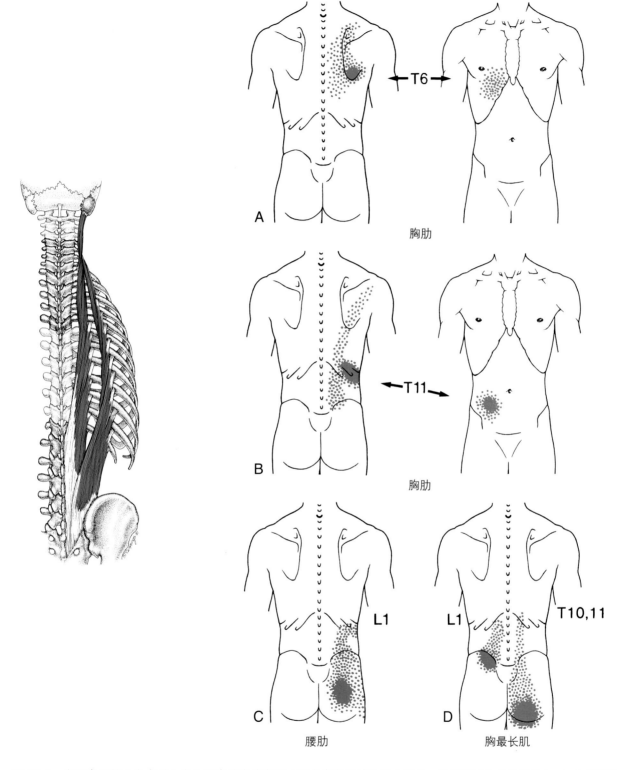

图48-3　在竖脊肌的几个水平上发生的牵涉痛分布图（基本参考区域为实心红色，溢出区域为点状红色）。**A** 右胸髂肋肌的中部。**B** 右胸髂肋肌的尾部。**C** 右腰髂肋肌的上端。**D** 下胸椎（右）和上腰椎（左）胸最长肌

水平多裂肌 TrPs 牵涉痛向下投射到尾骨（图48-4B），使尾骨对压力过敏（指压痛）。这种情况通常被认为是尾骨痛[27]。

当 Kellgren 实验性将高渗盐水注射到正常的深层椎旁肌时，他得出的结论是，这些深层肌肉比浅表组更容易导致前腹部疼痛。儿童最长肌和

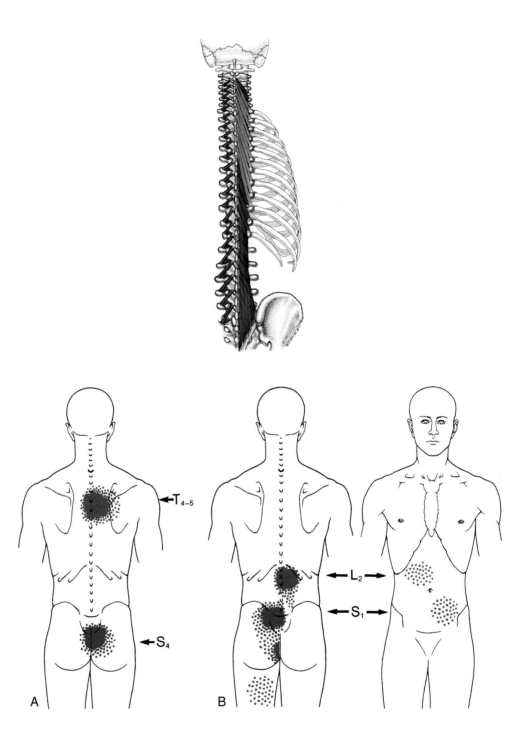

图48-4　深层椎旁肌牵涉痛分布图（红色）。回旋肌牵涉痛主要发生在中线。**A** 在中胸段和下骶部的多裂肌 TrPs 的局部分布特征示例。**B** 这些肌肉 TrPs 在中间 L2 和 S1 水平的局部和投射疼痛分布

多裂肌 TrPs 的疼痛模式与成人相类似。

　　贯穿整个胸腰段脊柱最深的椎旁肌即回旋肌，可产生中线疼痛及 TrPs 邻近棘突的压痛。只有深度触诊才能确定中线疼痛来源于哪一侧。这种脊椎压痛被用作椎体关节功能障碍受累的一种骨病性体征。

（2）临床表现

　　胸腰椎旁肌中具有活性 TrPs 的患者的主要症状是背部疼痛，有时累及臀部和腹部。这种疼痛

明显限制了脊柱的运动和患者的活动。患者在大多数脊柱运动中报道疼痛，特别是在控制躯干抵抗重力前向运动时。

当双侧最长肌受累时，通常在L1水平，如果患者以寻常方式面朝前方，则很难从椅子上站起来并爬上楼梯。

当患者有腰髂肋肌TrPs时，其牵涉痛范围通常呈上下分布，而下腹直肌TrPs牵涉痛则在背部同一区域横向分布。

当"腰痛"由腰部深层椎旁肌中的TrPs引起时，患者报道的症状通常为脊柱深处单侧、剧烈及稳定的疼痛。随着两侧肌肉的参与，疼痛变为双侧。患者可能会指出腰椎长肌向一侧膨出。通过改变姿势几乎得不到缓解，并且常常将疼痛的根源归咎于脊柱骨而不是肌肉。

（3）体格检查

经过全面体格检查后，临床医生应该绘制一张详细的图纸，代表患者描述的疼痛模式。该描述将有助于规划体格检查，并且在症状改善或改变时可用于监测患者的病情进展。应仔细评估疼痛的类型、性质和位置，并使用标准化的结果工具。还需进行详细的医学检查，因为心血管、肺、胃肠道、肝脏、胆道和泌尿系统疾病也可表现为与胸腰椎旁肌类似的疼痛表现[28]。

对站立姿势的观察应注意脊柱的弯曲度和下肢生物力学排列。重要的是对功能性和结构性脊柱侧弯、半骨盆、髂上滑和腿长差异等情况进行评估。覆盖在腰椎旁肌上的皮肤通常表现为浅表压痛和对皮肤滚动（脂膜炎）和水肿的抵抗力，这些症状在治疗性皮肤滚动和潜在TrPs失活后消失[29-31]。

评估腿长差异是必要的，因为0.6 cm（1/4英寸）的差异会给胸腰椎肌肉造成压力。如果发现有差异，无论何时患者站立时都必须佩戴矫正器。此外，还应对短骨盆（半骨盆）进行评估，如果发现应予以适当纠正。当患者坐在平坦的木质座椅上时（图48-5B），可以通过在较短一侧坐骨结节下方放置足够多的纸张来评估和纠正骨盆倾斜

（图48-5C）。硬质的表面比软垫座椅需要更少的校正，因为座椅的柔软性使身体倾斜到较短的一侧。这使更多的重量转移到另一侧，进一步增加骨盆的倾斜（图48-5D）。患者也可以尝试通过将一个膝盖交叉放在另一膝盖上使较短一侧上悬来补偿小的半骨盆（图48-5A）。

应对胸椎，腰椎、骶髂关节和胸廓等关节运动进行检测，因为关节运动不足通常伴有椎旁肌功能障碍。此外，骶髂和髂骶运动应同时评估立位和坐姿。考虑使用Laslett等人开发的骶髂关节特殊试验组合对临床医生来说很重要[32]。这些试验对诊断骶髂关节功能障碍具有较高的临床应用价值。临床上，我们发现如果在深层椎旁肌中存在活跃的TrPs，这些激发试验可能由于外周敏化而产生假阳性结果。

浅层椎旁肌（竖脊肌）

与健康人相比，非特异性后背痛患者的潜在TrPs数量增加，而活性TrPs更多的患者疼痛强度更高。所涉及的最常见的肌肉包括腰髂肋肌、腰方肌和臀中肌[33]。

评估腰椎在所有平面中的活动范围将提供浅层椎旁肌（竖脊肌）的受累情况。通常，运动范围将限制在屈曲不超过几度。如前所述，功能移动性评估将揭示从坐姿到站姿过渡的困难[34]。

深部椎旁肌（横突脊肌）

腰椎前凸过多或不存在的患者很可能会发生深层胸椎旁肌TrPs，而此TrPs往往发生在胸椎明显后凸的患者。主动运动范围测试通常会受到保护，并且可以限制腰椎的所有运动，特别是在双侧参与的情况下。

在脊柱屈曲或侧弯时，横突脊肌的触发点会影响两椎骨之间的运动。屈曲过程中，由棘突形成的光滑曲线会形成中空或扁平区域。扁平区域通常跨越1～3个椎骨。多裂肌或回旋肌任何一侧受累都会在相邻的棘突上产生中线压痛。通过连续敲击每一个棘突，可以轻松找到这种压痛。压痛在相关TrPs失活后消失，TrPs可能位于脊柱的一侧或两侧。干针刺入腰部多裂肌已被证明可以改善伤害性痛觉敏感性并增加多裂肌的收缩[34]。

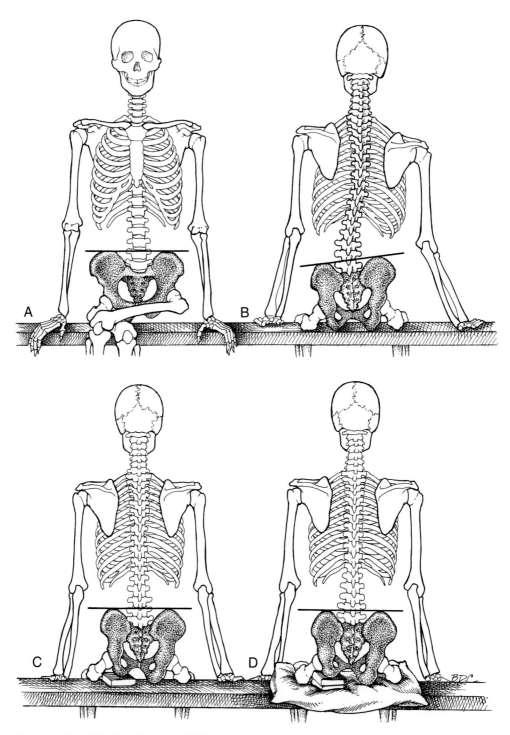

图48-5　坐于平坦的木凳上可证明因左侧较小骨盆引起骨骼不对称的影响。**A** 较短侧腿交叉置于另一侧膝盖有助于使骨盆变平。**B** 骨盆倾斜导致代偿性脊柱侧弯，从而使肩带轴线倾斜。**C** 坐骨稍微抬高，使骨盆在坚硬的表面上变平整。**D** 在柔软的坐垫上，需要较厚的坐骨抬高才能提供与硬表面相同的矫正

（4）触发点检查

浅层椎旁肌（竖脊肌）

由于体位性肌肉紧张和正常肌肉的保护性夹板固定，站立位时对特定椎旁肌的触诊效果较差。临床医生必须使患者的背部肌肉放松以区分异常紧张的肌肉纤维。

从历史上看，触诊腰椎肌肉中TrPs的可靠性

普遍较差，尽管在修改标准后有所改善[35-37]。这些发现与最近关于身体其他部位肌肉中识别 TrPs 的可靠性研究不一致[38-42]。

为了评估浅表的椎旁肌（竖脊肌），患者应俯卧（必要时在躯干下放置枕头），手臂予以舒适的搁置（图48-6A 和图48-6B）。如果患者无法俯卧，也可以侧卧，并以中立的方式支撑脊柱。可能需要一个小毛巾卷来保持脊柱对齐（图48-6C 和图48-6D）。

胸最长肌、胸髂肋肌和腰髂肋肌可通过交叉纤维平滑式触诊法进行触诊。胸最长肌可通过寻找棘突外侧"山坡"肌肉来识别（图48-6A）。这种肌肉在性质上常常是"麻绳"；因此，有必要对双侧及上下几个节段进行比较，以确保正确识别 TrP。胸髂肋肌是一种较薄的肌肉，位于胸最长肌外侧，沿肋骨角移动。肌肉的尾端部分向内移行与腰髂肋肌融合。腰髂肋肌是腰椎的"丘陵"肌，正好位于棘突外侧（图48-6B）。

深层椎旁肌（横突脊肌）

在患者处于上述体位时，临床医生轻敲或连续按压棘突尖端引出压痛。当脊柱平缓区域的棘突存在超敏反应时，用力按压棘突和最长肌之间的凹槽可以触诊两侧的深部肌肉组织。沿着棘突的侧面进行深层交叉纤维平滑式触诊，对外旋肌施加压力使其抵住下方的椎板以定位最大压痛点。由于该区域的肌肉深度，很少发现紧绷带；但是对于存在 TrPs 的区域，其组织触摸起来感觉比上方和下方的区域更致密。如果有 2 个或 3 个棘突触痛，则希望在每个压痛水平的至少一侧找到相邻的 TrPs。丝状针可用于准确地识别这些无法靠手动触摸的深部肌肉中的 TrPs。

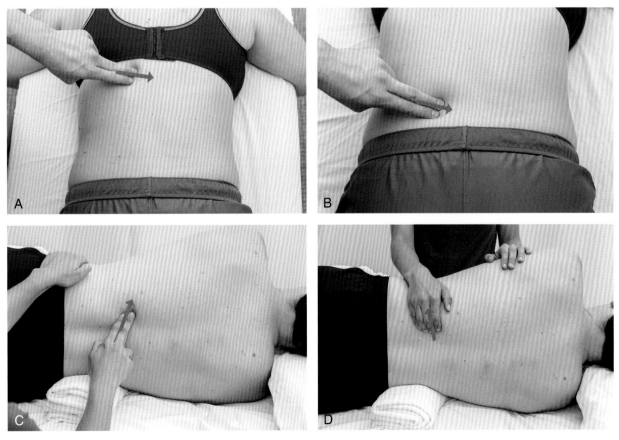

图48-6　左竖脊肌 TrPs 检查。胸最长肌、胸髂肋肌和腰髂肋肌可通过交叉纤维平滑式触诊法触诊。**A** 胸最长肌。**B** 腰髂肋肌。**C** 患者侧卧，临床医生在其后方触诊胸最长肌。**D** 患者侧卧，临床医生在其前面触诊腰髂肋肌

4　鉴别诊断

（1）触发点的激活和永久化

在椎旁肌的任何部分，TrPs可能因不寻常的离心负荷、无条件肌肉的离心运动或最大或次最大同心负荷而激活[43]。当肌肉处于缩短或延长状态时，TrPs也可能被激活或加重。例如，长时间不动，如在飞机或汽车上坐上几个小时，可能会激活椎旁肌中的TrPs。同样，职业负荷过重，例如坐在电脑前，也会促进TrPs的发展。Yoo等人发现，在计算机工作站坐20 min和40 min后，T10和L4椎旁肌的肌电活动增加[44]。Hoyle等人报道说，无论视觉或姿势压力高或低，坐位1小时内就会形成TrPs[45]。

快速笨拙的动作结合了背部的弯曲和扭曲，特别是在肌肉疲劳或寒冷时，即使不涉及额外的负荷（提拉），也有可能激活髂肋肌的TrPs。这种激活可能是由于一组肌纤维协调不良而导致负荷不均匀所致。

进行体育锻炼时也应小心。有些锻炼更可能加重椎旁肌肉负荷。比如双侧自由重量划船练习比双侧机械划船或单侧自由重量划船训练更容易激活竖脊肌。此外，在健身球上行侧压训练、脚趾侧桥、膝盖侧桥比俯卧伸腿、俯卧撑更可能激活腰椎旁肌[46,47]。

导致突然加速或减速的挥鞭样损伤可能会快速拉伸起着保护作用的僵硬的脊椎肌肉，从而可能激活其中的TrPs。

椎旁肌中的触发点也可以被任何扰乱轴向对称的机械因素激活或永久存在，例如腿部长度差异或骨盆不对称引起的脊柱侧弯[48]。脊柱侧弯侧的椎旁肌肉活动更大[49,50]。通常，腿短一侧的骨盆垂直尺寸较小。这种情况在坐位时也会导致骨盆倾斜，就像站立时腿长差异会使骨盆倾斜一样，从而产生相同的肌肉骨骼效应（图48-5B）。

（2）触发点

相关的TrPs可能在原发性TrPs的疼痛区域发展；因此，在检查时也应该考虑到牵涉痛区域的肌肉[51]。对于胸髂肋肌中的TrPs，相关的TrPs可以在其他肌肉中发生，包括髂肋肌、最长肌、背阔肌、下后锯肌、腰多裂肌、腰方肌、胸大肌、冈下肌、冈上肌、腹直肌、腹斜肌和腰大肌等。胸髂肋肌TrPs也可由背阔肌、冈下肌、大小菱形肌、上后锯肌、斜角肌、下斜方肌、中斜方肌、前锯肌和/或腹直肌的TrPs引起。因此，为了有效地改善髂肋肌的疼痛，还必须对这些肌肉进行检查和治疗。

对于腰髂肋肌中的TrPs，相关的TrPs可以在背阔肌、腰方肌、臀大肌、臀中肌、臀小肌、梨状肌和深部髋外旋肌发生。腹直肌、胸最长肌、胸髂肋肌和/或腰大肌中的TrPs也能引起腰髂肋肌TrPs。

胸最长肌的触发点可促进腰髂肋肌、腰多裂肌、腰方肌、臀大肌、梨状肌、腘绳肌及大收肌近端TrPs的形成。胸最长肌中的TrP可由腹直肌、上后锯肌、斜角肌、大小菱形肌和/或冈下肌的TrP产生。

胸多裂肌TrPs可能引起胸髂肋肌和胸最长肌中的相关TrPs。临床上，这种肌肉牵涉痛被认为是向前面放射，因此，胸大肌也可能发展相关的TrPs。胸多裂肌中的TrPs可能是由腹直肌、中斜方肌和（或）胸髂肋肌的TrPs引起的。

腰多裂肌TrPs可促进相关肌肉TrPs的发生，包括腰髂肋肌、腰方肌、腹直肌、腹斜肌和腰大肌。腰多裂肌TrPs可能由腹直肌、胸最长肌和/或腰大肌的TrPs引起。

骶多裂肌TrPs可能导致臀大肌、臀中肌、梨状肌、腘绳肌、腰大肌和腹斜肌中的相关TrPs产生。骶多裂肌TrPs也可能由腹直肌、臀大肌、臀中肌和腰方肌的TrPs引起。

横突棘肌群更可能表现为孤立的肌肉受累，而较浅表的椎旁肌更容易在功能相关的肌肉尤其是对侧浅表肌肉中积累相关的TrPs。

胸腰交界处的关节功能障碍通常与邻近的竖脊肌、腰大肌和腰方肌中的活动性TrPs有关。值得注意的是，如果一种疗法可以治疗胸腰关节功能障碍或者三块肌肉任一肌肉中的TrPs，这种疗法通常也可以缓解另一块肌肉中的TrPs[52]。

（3）病理学

一些医疗状况引起的症状可能看起来与TrPs在胸腰椎旁肌中产生的症状相似，或者可能同时出现。对于躯干出现的疼痛，无论是前面还是后面，筛查内脏疾病至关重要。Jarrell报道说，腹壁TrPs的存在可以预测90%以上的受试者患有内脏疾病，如果不存在TrPs，64%的受试者无内脏疾病[53]。因此，如果躯干肌肉中的TrPs持续存在，则可能需要进行全面的医学检查并可能转诊给内科医生。与心血管，肺、胃肠道、内分泌、肝胆和泌尿系统有关的多种疾病可将疼痛放射到胸部、腰部、肩胛间区或骶骨区域，具体取决于所涉及的内脏。这些疼痛牵涉痛和症状学知识对于鉴别骨骼肌肉痛至关重要。

与胸腰段椎旁肌TrPs相关的节段性功能障碍可能发生在该区域的任何地方。所涉及的节段数量取决于所累及的肌肉。例如，回旋肌中的TrPs可同时引起单节段功能障碍。多裂肌中的触发点更容易诱发相邻两个或三个节段的关节功能障碍。半棘肌TrPs在任何水平上通常与4～6个节段性功能障碍有关。尖端部分触诊往往是精确的。最浅、最长的肌肉是髂肋肌和最长肌，它们的TrPs与肌群功能障碍有关。如果患者向近端补偿使肩部平齐，将出现双曲线（S曲线），很容易被误解为原发性脊柱侧弯。腰髂肋肌的触发点也与骨盆倾斜密切相关，而骨盆倾斜是由于插入骶骨底部的肌肉腱膜张力所致。

Schneider强调，多裂肌TrPs引起的症状类似于腰椎小关节或骶髂综合征，L4～L5椎间盘侧突会导致左侧L4～L5多裂肌紧张，导致节段性运动阻滞。临床上，已发现腰多裂肌的TrPs可模拟小关节功能障碍[54]。

胸椎小关节和肋横突关节的牵涉痛分布范围已经确立。这些牵涉痛与胸部椎旁肌和多裂肌的疼痛分布范围相重叠[55-57]。

任何慢性下腰痛及其他广泛分布的疼痛应进行中枢敏化和纤维肌痛检查。触发点通常与这些情况有关，活跃的TrPs再现患者所熟悉的疼痛。纤维肌痛的症状也与风湿性疾病如类风湿关节炎、脊椎关节炎、银屑病关节炎和结缔组织疾病相关[58-61]。

神经根痛和/或神经根病可能由于椎间盘突出导致神经根受压，骨关节炎或肿瘤侵犯椎间孔引起。腰部神经根痛通常会放射到下肢，而单独的椎旁TrPs很少发生。然而，当背部肌肉中活跃的TrPs在臀肌中诱发相关的TrPs，后者TrPs通常会导致大腿或小腿外侧或后侧的肌筋膜疼痛，有时也会延伸到脚。神经根病的特征是神经功能缺损，包括腱反射减弱，皮肤感觉受损和/或萎缩性运动无力。触发点通常不会引起这种神经功能缺损[62-65]。

骨化性肌炎是一种良性疾病，其中异位骨化发生在肌肉中，通常位于四肢，很少发生在躯干肌肉中，并且在创伤后更为频繁[66]。文献中报道了两例出现在椎旁肌中的骨化性肌炎病例，一例发生在腰椎旁肌，另一例在胸椎旁肌[67,68]。

另一种需要注意的情况是进行性骨化性纤维发育不良导致椎旁肌肉软组织肿胀[69-71]。这是一种罕见的遗传性疾病，为常染色体显性遗传。先天性大脚趾畸形，外伤后组织肿胀导致异位骨化[72-75]。

另一种需要考虑的罕见情况是急性椎旁筋膜室综合征，通常发生在某种剧烈运动或活动后椎旁筋膜室压力升高。它常常表现为严重的下腰痛，但也可能出现腹部、睾丸、腿部、腹股沟和侧腹等其他症状。这种情况的鉴别诊断至关重要，因为它可以模拟急性腰肌劳损、椎间盘突出症、椎骨骨折、炎性下腰痛或肾绞痛。它也被误认为是输尿管绞痛[76-79]。

5 纠正措施

存在椎旁TrPs的患者应改变前屈时诱发压力的动作。弯腰拾起重物时不应弯曲腰部，而应双腿蹲下。患者还应避免屏住呼吸，或在举重或推拉时扭动身体。

为了最大限度地减少对胸腰椎旁肌的压力，从椅子站起或坐下时采用"坐着站立"和"站立坐着"技术，并使用适当的力学方法（图50-13）。为了从椅子上站起来，臀部先向前移动到椅子的前部，然后身体和臀部稍微转向一侧，将一只脚放在椅子前缘下方。最后，躯干保持直立，同时膝盖和髋部伸直以提升身体。站立到坐下的过程正好相反，转身将一只脚放在椅子的前缘下方，保持躯干直立，并将臀部对准椅子的前缘而不是座位后方，然后在座椅上向后滑动碰到靠背。这个过程再次将背部保持在直立位置，并将负荷从椎旁肌转移到臀部和大腿肌肉。

可以通过调整座椅、靠背、扶手和/或计算机来减少椎旁肌的不必要压力，使其符合人体工程学。参见第七十六章关于姿势和人体工程学内容。

侧卧时，胸腰椎旁肌有TrPs的患者通常在膝盖之间放一个或两个枕头会更舒服。这样可以防止膝盖向前跌落到床上时发生的腰椎旋转扭曲。

为了伸展胸腰段椎旁肌，可以进行3种不同类型的拉伸。第一个是单膝对胸部伸展。在仰卧位，患者单膝伸向胸部，而另一条腿伸直（图48-7A）。接下来，下肢返回到直腿的起始位置，另一条大腿屈曲至胸部并返回。

第二种伸展胸腰椎旁肌的方法是双膝对胸部伸展。在仰卧位，将双腿拉到胸部，直至感觉到背部轻微伸展（图48-7B）。

第三种伸展肌肉的方法是"祈祷姿势"。患者开始处于四足姿势（图48-7C），在保持双手到位的同时，臀部向脚后跟倾斜，就好像要坐在脚跟上一样。当手臂直接位于患者前方时，脊柱两侧的肌肉将被均匀伸展（图48-7D）。为了使伸展更集中在一侧，患者应该把手从要拉伸的一侧移开，

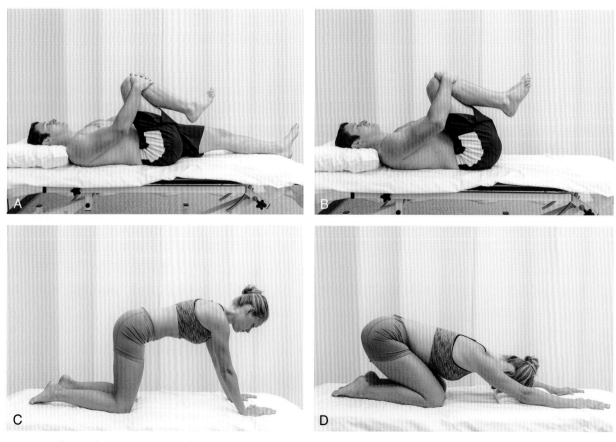

图48-7　伸展椎旁肌。A 单膝至胸部。有节奏地每次弯曲一条大腿，使膝盖朝同一侧腋窝轻轻弯曲。B 双膝至胸部。大腿弯曲在一起，紧紧拉到胸部。如果感到不适，可以握住大腿而不是膝盖，以免强迫膝盖弯曲。C 祈祷伸展的起始位置。D 祈祷伸展的终点位置。应在前额下方放置一个枕头，以保持颈部中立，同时让头部舒适地休息并最大限度地减少脊柱肌肉的激活

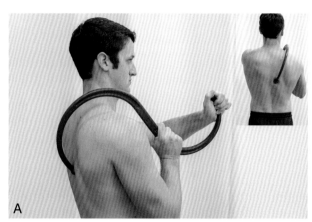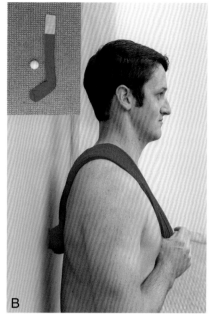

图48-8　触发点自压释放。**A** 使用市售的TrPs释放工具进行自压释放。**B** 曲棍网兜球或网球和袜子制成简单有效的低成本自压释放工具。使用袜子来定位和稳定长曲棍球，患者可以通过倾斜球来调节压力以实现有效释放

确保不要将髋部和臀部从脚跟上抬起。

　　胸腰椎旁肌的自压释放可以使用自制或购买的TrPs释放工具进行。使用市面上销售的刚性工具，可以将设备的边缘压入疼痛的肌肉部分几秒钟（图48-8A）。这种释放可以在肌群上下反复进行，以获得最大程度地缓解。也可以用长袜子和曲棍球或网球制作自制工具（图48-8B左上角）。把球放在袜子里，并将球放置在墙壁和背部之间的疼痛点上。用双手握住袜子的开口端，患者可以根据需要重新定位以最大限度地缓解压力（图48-8B）。

胡珊珊、许华　译　许华、李彩霞　审

参考文献

［1］Standring S. *Gray's Anatomy: The Anatomical Basis of Clinical Practice*. 41st ed. London, UK: Elsevier; 2015.

［2］Cornwall J, Stringer MD, Duxson M. Functional morphology of the thoracolumbar transversospinal muscles. *Spine*. 2011; 36(16): E1053–E1061.

［3］Ghamkhar L, Kahlaee AH. Trunk muscles activation pattern during walking in subjects with and without chronic low back pain: a systematic review. *PM R*. 2015; 7(5): 519–526.

［4］Fryer G, Morris T, Gibbons P. Paraspinal muscles and intervertebral dysfunction: part one. *J Manipulative Physiol Ther*. 2004; 27(4): 267–274.

［5］Fryer G, Morris T, Gibbons P. Paraspinal muscles and intervertebral dysfunction: part two. *J Manipulative Physiol Ther*. 2004; 27(5): 348–357.

［6］Lee LJ, Coppieters MW, Hodges PW. Differential activation of the thoracic multifidus and longissimus thoracis during trunk rotation. *Spine (Phila Pa 1976)*. 2005; 30(8): 870–876.

［7］MacDonald DA, Moseley GL, Hodges PW. The lumbar multifidus: does the evidence support clinical beliefs? *Man Ther*. 2006; 11(4): 254–263.

［8］Abiko T, Shimamura R, Ogawa D, et al. Difference in the electromyographic onset of the deep and superficial multifidus during shoulder movement while standing. *PLoS One*. 2015; 10(4): e0122303.

［9］Moseley GL, Hodges PW, Gandevia SC. Deep and superficial fibers of the lumbar multifidus muscle are differentially active during voluntary arm movements. *Spine (Phila Pa 1976)*. 2002; 27(2): E29–E36.

［10］Matthijs OC, Dedrick GS, James CR, et al. Co-contractive activation of the superficial multifidus during volitional preemptive abdominal contraction. *PM R*. 2014; 6(1): 13–21.

[11] Lee HS, Shim JS, Lee ST, Kim M, Ryu JS. Facilitating effects of fast and slope walking on paraspinal muscles. *Ann Rehabil Med*. 2014; 38(4): 514–522.

[12] Crawford RJ, Gizzi L, Mhuiris AN, Falla D. Are regions of the lumbar multifidus differentially activated during walking at varied speed and inclination? *J Electromyogr Kinesiol*. 2016; 30: 177–183.

[13] Simons DG, Travell J, Simons L. *Travell & Simon's Myofascial Pain and Dysfunction: The Trigger Point Manual*. Vol 1. 2nd ed. Baltimore, MD: Williams & Wilkins; 1999.

[14] Vleeming A, Schuenke MD, Danneels L, Willard FH. The functional coupling of the deep abdominal and paraspinal muscles: the effects of simulated paraspinal muscle contraction on force transfer to the middle and posterior layer of the thoracolumbar fascia. *J Anat*. 2014; 225(4): 447–462.

[15] Travell J, Rinzler SH. The myofascial genesis of pain. *Postgrad Med*. 1952; 11(5): 425–434.

[16] Good MG. The role of skeletal muscles in the pathogenesis of diseases. *Acta Med Scand*. 1950; 138(4): 284–292, 286.

[17] Kelly M. Pain in the chest: observations on the use of local anaesthesia in its investigation and treatment. *Med J Aust*. 1944; 1: 4–7, 5–6, Case 4.

[18] Patton IJ, Williamson JA. Fibrositis as a factor in the differential diagnosis of visceral pain. *Can Med Assoc J*. 1948; 58(2): 162–166, Cases 2 & 3.

[19] Zohn DA. *Musculoskeletal Pain: Diagnosis and Physical Treatment*. 2nd ed. Boston, MA: Little Brown; 1988: 212, Fig. 12–3.

[20] Harman JB, Young RH. Muscle lesions simulating visceral disease. *Lancet*. 1940; 238: 1111–1113.

[21] Young D. The effects of novocaine injections on simulated visceral pain. *Ann Intern Med*. 1943; 19: 749–756.

[22] Travell J. Basis for the multiple uses of local block of somatic trigger areas; procaine infiltration and ethyl chloride spray. *Miss Valley Med J*. 1949; 71(1): 13–21, 19–20, Case 4.

[23] Kellgren JH. Observations on referred pain arising from muscle. *Clin Sci*. 1938; 3: 175–190, 180–186, Figs. 3, 5, 9.

[24] Kellgren JH. The anatomical source of back pain. *Rheumatol Rehabil*. 1977; 16(1): 3–12, 7, Fig. 3, and 9, Fig. 4.

[25] Lewis T, Kellgren JH. Observations relating to referred pain, visceromotor reflexes and other associated phemomena. *Clin Sci*. 1939; 4: 47–71.

[26] Cornwall J, John Harris A, Mercer SR. The lumbar multifidus muscle and patterns of pain. *Man Ther*. 2006; 11(1): 40–45.

[27] Bates T, Grunwaldt E. Myofascial pain in childhood. *J Pediatr*. 1958; 53(2): 198–209.

[28] Goodman CC, Snyder TEK. *Differential Diagnosis for Physical Therapists: Screening for Referral*. 5th ed. St. Louis, MO: Saunders Elsevier; 2013.

[29] DeStefano L. *Greenman's Principles of Manual Medicine*. 5th ed. Philadelphia, PA: Wolters Kluwer; 2016: 318–338.

[30] Baker DM. Changes in the corium and subcutaneous tissues as a cause of rheumatic pain. *Ann Rheum Dis*. 1955; 14(4): 385–391.

[31] Gunn CC, Milbrandt WE. Early and subtle signs in low-back sprain. *Spine*. 1978; 3: 267–281.

[32] Laslett M, April CN, McDonald B, Young SB. Diagnosis of sacroiliac joint pain: validity of individual provocation tests and composites of tests. *Man Ther*. 2005; 10(3): 207–218.

[33] Iglesias-Gonzalez JJ, Munoz-Garcia MT, Rodrigues-de-Souza DP, Alburquerque-Sendin F, Fernández de las Peñas C. Myofascial trigger points, pain, disability, and sleep quality in patients with chronic nonspecific low back pain. *Pain Med*. 2013; 14(12): 1964–1970.

[34] Koppenhaver SL, Walker MJ, Su J, et al. Changes in lumbar multifidus muscle function and nociceptive sensitivity in low back pain patient responders versus non-responders after dry needling treatment. *Man Ther*. 2015; 20(6): 769–776.

[35] Hsieh CY, Hong C-Z, Adams AH, et al. Interexaminer reliability of the palpation of trigger points in the trunk and lower limb muscles. *Arch Phys Med Rehabil*. 2000; 81: 258–264.

[36] Nice DA, Riddle DL, Lamb RL, Mayhew TP, Rucker K. Intertester reliability of judgments of the presence of trigger points in patients with low back pain. *Arch Phys Med Rehabil*. 1992; 73(10): 893–898.

[37] Njoo KH, Van der Does E. The occurrence and inter-rater reliability of myofascial trigger points in the quadratus lumborum and gluteus medius: a prospective study in non-specific low back pain patients and controls in general practice. *Pain*. 1994; 58(3): 317–323.

[38] Mora-Relucio R, Nunez-Nagy S, Gallego-

Izquierdo T, et al. Experienced versus inexperienced interexaminer reliability on location and classification of myofascial trigger point palpation to diagnose lateral epicondylalgia: an observational cross-sectional study. *Evid Based Complement Alternat Med*. 2016; 2016: 6059719.

［39］Zuil-Escobar JC, Martinez-Cepa CB, Martin-Urrialde JA, Gomez-Conesa A. The prevalence of latent trigger points in lower limb muscles in asymptomatic subjects. *PM R*. 2016; 8(11): 1055−1064.

［40］Barbero M, Bertoli P, Cescon C, Macmillan F, Coutts F, Gatti R. Intra-rater reliability of an experienced physiotherapist in locating myofascial trigger points in upper trapezius muscle. *J Man Manip Ther*. 2012; 20(4): 171−177.

［41］Gerwin RD, Shannon S, Hong C-Z, Hubbard DR, Gevirtz R. Interrater reliability in myofascial trigger point examination. *Pain*. 1997; 69: 65−73.

［42］Al-Shenqiti AM, Oldham JA. Test-retest reliability of myofascial trigger point detection in patients with rotator cuff tendonitis. *Clin Rehabil*. 2005; 19(5): 482−487.

［43］Gerwin RD, Dommerholt J, Shah JP. An expansion of Simons' integrated hypothesis of trigger point formation. *Curr Pain Headache Rep*. 2004; 8(6): 468−475.

［44］Yoo WG. Comparison of the T10 and L4 paraspinal muscle activities over time during continuous computer work. *J Phys Ther Sci*. 2015; 27(8): 2615−2616.

［45］Hoyle JA, Marras WS, Sheedy JE, Hart DE. Effects of postural and visual stressors on myofascial trigger point development and motor unit rotation during computer work. *J Electromyogr Kinesiol*. 2011; 21(1): 41−48.

［46］Saeterbakken A, Andersen V, Brudeseth A, Lund H, Fimland MS. The effect of performing bi-and unilateral row exercises on core muscle activation. *Int J Sports Med*. 2015; 36(11): 900−905.

［47］Escamilla RF, Lewis C, Pecson A, Imamura R, Andrews JR. Muscle activation among supine, prone, and side position exercises with and without a Swiss ball. *Sports Health*. 2016; 8(4): 372−379.

［48］Gould N. Letter: back-pocket sciatica. *N Engl J Med*. 1974; 290(11): 633.

［49］Kwok G, Yip J, Cheung MC, Yick KL. Evaluation of myoelectric activity of paraspinal muscles in adolescents with idiopathic scoliosis during habitual standing and sitting. *Biomed Res Int*. 2015; 2015: 958450.

［50］Stetkarova I, Zamecnik J, Bocek V, Vasko P, Brabec K, Krbec M. Electrophysiological and histological changes of paraspinal muscles in adolescent idiopathic scoliosis. *Eur Spine J*. 2016; 25(10): 3146−3153.

［51］Hsieh YL, Kao MJ, Kuan TS, Chen SM, Chen JT, Hong CZ. Dry needling to a key myofascial trigger point may reduce the irritability of satellite MTrPs. *Am J Phys Med Rehabil*. 2007; 86(5): 397−403.

［52］Lewit K. Muscular pattern in thoraco-lumbar lesions. *Manual Med*. 1986; 2: 105−107.

［53］Jarrell J. Myofascial dysfunction in the pelvis. *Curr Pain Headache Rep*. 2004; 8(6): 452−456.

［54］Schneider MJ. The traction methods of Cox and Leander: the neglected role of the multifidus muscle in low back pain. *Chiropr Tech*. 1991; 3(3): 109−115.

［55］Fukui S, Ohseto K, Shiotani M. Patterns of pain induced by distending the thoracic zygapophyseal joints. *Reg Anesth*. 1997; 22(4): 332−336.

［56］Dreyfuss P, Tibiletti C, Dreyer SJ. Thoracic zygapophyseal joint pain patterns. A study in normal volunteers. *Spine (Phila Pa 1976)*. 1994; 19(7): 807−811.

［57］Young BA, Gill HE, Wainner RS, Flynn TW. Thoracic costotransverse joint pain patterns: a study in normal volunteers. *BMC Musculoskelet Disord*. 2008; 9: 140.

［58］Castro-Sanchez AM, Garcia-Lopez H, Mataran-Penarrocha GA, et al. Effects of dry needling on spinal mobility and trigger points in patients with fibromyalgia syndrome. *Pain Physician*. 2017; 20(2): 37−52.

［59］Fernández de las Peñas C, Arendt-Nielsen L. Myofascial pain and fibromyalgia: two different but overlapping disorders. *Pain Manag*. 2016; 6(4): 401−408.

［60］Alonso-Blanco C, Fernández de las Peñas C, de-la-Llave-Rincon AI, Zarco-Moreno P, Galan-Del-Rio F, Svensson P. Characteristics of referred muscle pain to the head from active trigger points in women with myofascial temporomandibular pain and fibromyalgia syndrome. *J Headache Pain*. 2012; 13(8): 625−637.

［61］Fan A, Pereira B, Tournadre A, et al. Frequency of concomitant fibromyalgia in rheumatic diseases: monocentric study of 691 patients. *Semin Arthritis Rheum*. 2017; 47(1): 129−132.

［62］Simons DG, Travell JG. Myofascial origins of low back pain. 1. Principles of diagnosis and treatment. *Postgrad Med*. 1983; 73(2): 66, 68−70, 73 passim.

［63］Simons DG, Travell JG. Myofascial origins of low back pain. 2. Torso muscles. *Postgrad Med*. 1983; 73(2): 81−92.

［64］ Simons DG, Travell JG. Myofascial origins of low back pain. 3. Pelvic and lower extremity muscles. *Postgrad Med*. 1983; 73(2): 99−105, 108.

［65］ Travell J. Symposium on mechanism and management of pain syndromes. *Proc Rudolf Virchow Med Soc*. 1957; 16: 126−136, 135.

［66］ Messina M, Volterrani L, Molinaro F, Nardi N, Amato G. Myositis ossificans in children: description of a clinical case with a rare localization. *Minerva Pediatr*. 2006; 58(1): 69−72.

［67］ Ozbayrak M, Guner AL, Unal VS, Tokat F, Er O, Karaarslan E. 18F-fluorodeoxyglucose-positron emission tomography avid paraspinal soft-tissue mass mimicking a malign neoplasm: non-traumatic myositis ossificans. *Spine J*. 2016; 16(10): e705−e706.

［68］ Govindarajan A, Sarawagi R, Prakash ML. Myositis ossificans: the mimicker. *BMJ Case Rep*. 2013; 2013. pii: bcr2013201477.

［69］ Falliner A, Drescher W, Brossmann J. The spine in fibrodysplasia ossificans progressiva: a case report. *Spine (Phila Pa 1976)*. 2003; 28(24): E519−E522.

［70］ Subasree R, Panda S, Pal PK, Ravishankar S. An unusual case of rapidly progressive contractures: case report and brief review. *Ann Indian Acad Neurol*. 2008; 11(2): 119−122.

［71］ Zaghloul KA, Heuer GG, Guttenberg MD, Shore EM, Kaplan FS, Storm PB. Lumbar puncture and surgical intervention in a child with undiagnosed fibrodysplasia ossificans progressiva. *J Neurosurg Pediatr*. 2008; 1(1): 91−94.

［72］ Kaplan FS, Glaser DL, Shore EM, et al. The phenotype of fibrodysplasia ossificans progressiva. *Clinic Rev Bone Miner Metab*. 2005; 3(3−4): 183−188.

［73］ Kaplan FS, Tabas JA, Gannon FH, Finkel G, Hahn GV, Zasloff MA. The histopathology of fibrodysplasia ossificans progressiva. An endochondral process. *J Bone Joint Surg Am*. 1993; 75(2): 220−230.

［74］ Connor JM, Evans DA. Fibrodysplasia ossificans progressiva. The clinical features and natural history of 34 patients. *J Bone Joint Surg Br*. 1982; 64(1): 76−83.

［75］ Connor JM, Evans DA. Genetic aspects of fibrodysplasia ossificans progressiva. *J Med Genet*. 1982; 19(1): 35−39.

［76］ Hoyle A, Tang V, Baker A, Blades R. Acute paraspinal compartment syndrome as a rare cause of loin pain. *Ann R Coll Surg Engl*. 2015; 97(2): e11−e12.

［77］ Schreiber VM, Ward WT. Exercise-induced pediatric lumbar paravertebral compartment syndrome: a case report. *J Pediatr Orthop*. 2015; 35(6): e49−e51.

［78］ Vanbrabant P, Moke L, Meersseman W, Vanderschueren G, Knockaert D. Excruciating low back pain after strenuous exertion: beware of lumbar paraspinal compartment syndrome. *J Emerg Med*. 2015; 49(5): 641−643.

［79］ Eichner ER, Schnebel B, Anderson S, et al. Acute lumbar paraspinal myonecrosis in football players with sickle cell trait: a case series. *Med Sci Sports Exerc*. 2017; 49(4): 627−632.

第 四十九 章

腹肌

塞萨尔·费尔南德斯·德拉斯佩尼亚、约瑟夫·M.唐纳利、玛格丽特·M.格哈特

1 介绍

腹部肌肉群由腹直肌、腹内斜肌、腹外斜肌、腹横肌和锥体肌组成。这些肌肉具有多种功能，包括躯干的屈曲、侧弯和旋转，但最重要的是它们在行走、举重和四肢运动（尤其是腹横肌）中保持躯干稳定性的作用。此外，腹部肌肉可以保护腹部内脏。腹部肌肉中的触发点（TrPs）可以模拟出内脏疾病的症状（阑尾炎、消化性溃疡、胆石性结肠炎、结肠炎、痛经、慢性盆腔疼痛和尿路疾病），因为这些疼痛可放射到腹部区域，也会产生灼热、饱满、膨胀、肿胀或气腹等症状。腹肌TrPs也可能与深部腹肌（腹横肌和腹内斜肌）运动控制障碍有关，尤其是下腰痛患者。TrPs的症状可能因压力、直接创伤、重复超负荷或最重要的内脏病理改变而加重。事实上，这些肌肉中TrPs的激活可能与内脏—躯体或躯体—内脏反射直接相关。鉴别诊断腹痛时应区分TrPs源性腹痛还内脏疾病源性腹痛。仔细检查腹壁肌肉有助于鉴别诊断。纠正措施应包括姿势矫正、逐步加强锻炼计划、自我拉伸、TrPs减压以及膈肌呼吸矫正。

2 相关解剖

腹外斜肌和腹内斜肌如同肋间外肌和肋间内肌一样呈对角交叉排列，两组肌肉有相应的对应关系。临床医生应该关注到哪一层朝哪个方向走行（图49-1）。图49-2显示了肌肉纤维走行方向。把左手放到右腹壁时，左手手指方向为右侧腹内斜肌和肋间内肌肌纤维方向，然后把右手叠放于左手上方，此时右手指方向为右侧腹外斜肌和肋间外肌的肌纤维方向。如其名称所示，横腹肌纤维沿腹部呈放射状延伸分布。

腹壁各层肌肉的相对厚度为腹直肌 > 腹内斜肌 > 腹外斜肌 > 腹横肌。腹壁两侧三层肌肉的绝对厚度平均只有8% ～ 9%的人是对称的，但对于单个肌肉，绝对大小的不对称性为13% ～ 24%，但厚度相对对称。通常，男性肌肉显著多于女性，而中年男人性和青年男性之间没有明显差异。

腹外斜肌

腹外斜肌是腹壁最浅的肌肉，分布于腹侧面和下部。腹外斜肌上方附着于下八根肋骨的外表面和肋缘，在下三肋的附着处与背阔肌交叉，上五肋附着处与前锯肌肌交叉。虽然在解剖学书籍中是分开讲述这三块肌肉的，但在临床解剖中会发现，腹外斜肌与这两块肌肉几乎形成了完整的一块肌肉。附着在最下方两根肋骨的肌纤维束几乎是垂直的，与腰方肌平行和相邻，这些纤维将髂嵴和第12肋相连，并向下和向前斜行连接腹腱膜，腹腱膜在中线和髂嵴前半部前附着于白线（图49-1A）。

腹内斜肌

在躯体处于直立位时，扇形的腹内斜肌肌纤维从第12肋骨附着处几乎垂直向下后逐渐过渡到斜行向下向后内分布，直尾部大多数纤维呈水平（图49-1B）状。腹内斜肌下方所有纤维汇合移行至腹股沟韧带外侧半部、髂嵴前2/3和腰腱膜下部，上方附着在下三/四肋软骨。向上向前，腹内斜肌肌纤维斜行通过腹直肌的前鞘和后鞘附着于白线。在医学上，腹股沟韧带的水平走行纤维通

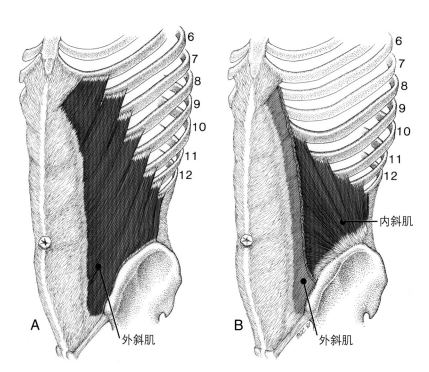

图49-1 腹外侧壁肌肉。**A** 腹外斜肌（浅红色）。**B** 腹内内斜肌（深红色）；腹外部斜肌（浅红色）被切断

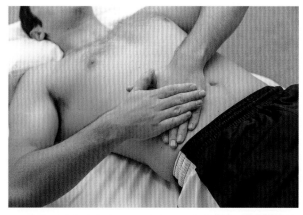

图49-2 记住腹部斜肌的纤维方向的技术。右手代表腹外斜肌和肋间外肌的纤维方向，左手代表腹内斜肌和肋间内肌的纤维方向

过与腹横肌肌腱形成联合肌腱附着于耻骨弓。

腹横肌

腹横肌纤维横贯腹部，经直肌鞘与正中白线相连（图49-3），腹横肌于弓状线上方包绕着腹直肌，向下通过联合肌腱附着于耻骨。在侧方，横横肌附着于腹股沟韧带的外侧1/3，髂嵴前3/4，胸腰筋膜和下六根肋骨软骨的内侧面，并与膈肌纤维交织。

腹直肌

腹直肌下端沿耻骨嵴附着（图49-4），成对肌纤维穿过联合腱相互交织，上端附着于第5、第6和第7肋骨的软骨。腹直肌的肌纤维通常被三或四根横的肌腱打断。最常见的是三条肌腱，一条位于剑突尖端附近，一条靠近脐水平，一条位于两者中间。胸大肌腹段（图42-2）可能与腹直肌上部重叠在一起，因此可以解释该区域的TrPs偶尔引起的胸痛。如图49-3所示，弓状线下直肌后鞘是明显的。

锥形肌

锥形肌是一块变异较大的肌肉，下端附着于耻骨前支的下方，上端大约在耻骨联合与脐的中点，向内附着于腹白线，位于腹直肌前鞘内（图49-4）。Beaton和Anson研究发现，430例腹侧肌肉中，锥形肌缺失率为17.7%。Anson等人详细描述了锥形肌的解剖和变异。

（1）神经和血管

腹壁外侧肌、腹外斜肌、腹内斜肌和腹横肌由第八至十二肋间神经的分支支配，表现为节段

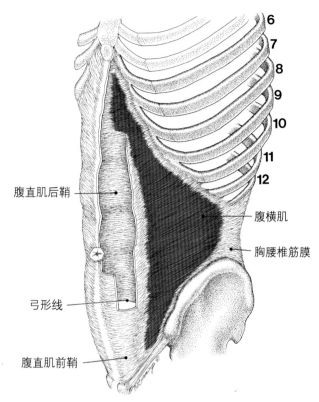

图49-3　腹横肌（红色）的附件，位于腹内外斜肌的深处

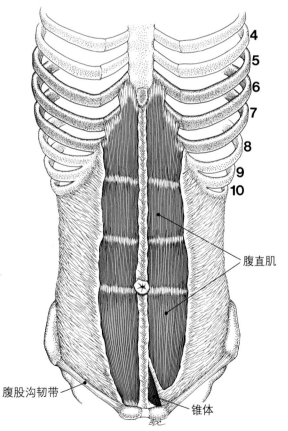

图49-4　腹直肌（红色），将前肋骨笼连接到靠近耻骨的耻骨；以及可变的锥体肌的附件（深红色），位于前直肌鞘内的耻骨上方

支配。腹内斜肌和腹横肌同时接受来自L1的髂下腹神经和髂腹股沟神经的分支支配。髂腹股沟神经和髂下神经经行腹内斜肌向中向下至髂前上棘。

腹外斜肌同时接受肋下神经支配，肋下神经位于肋下和肋尾，其主要分支位于腹内斜肌和横腹肌之间。这些神经分支在腹壁变异较大。

腹直肌由来自T8～T12胸神经的第七至第十二肋间神经支配，并且不同节段神经常常在不同腱膜之间交叉支配，尤其是在腹直肌上半部。在进入腹直肌和腹直肌鞘的侧向汇合处之前，神经在腹内斜肌和腹横肌之间穿过，然后穿过腹直肌。腹直肌后鞘包含不同数量的感觉，运动和自主神经纤维的神经穿过腹直肌下方并在不同点进入肌肉内，其中大部分于腹直肌外侧1/3处进入肌肉。最后，锥形肌也接受第十二胸神经分支的支配。

腹内斜肌接受下方肋间后动脉、肋下动脉、腹壁上动脉、腹壁下动脉、腹壁旋浅动脉和旋深动脉、腰后动脉的血供。Ramasastry等人描述了腹内斜肌的一个皮瓣接受旋髂深动脉的一个分支上行提供血供的情况，该分支进入肌肉后呈树枝样形成分支样提供血供。

腹外斜肌头部的血供来自肋间动脉的侧支和前支，肋间动脉的侧支行走于腹外斜肌的表面，而前支则进入肌肉。此外，腹外斜肌尾部的主要血供来源于旋髂深动脉的1个或2个分支（94.7%）或髂腰动脉（5.3%）。Yang等报道称，外斜肌的血供应存在9%～22%的巨大变异。

腹直肌的血供来源也超过一处以上。Mathes和Nahai研究认为：上腹下动脉在肌肉后表面行走，进入肌肉为腹直肌下部供血；上腹上动脉向腹直肌上部供血。

腹横肌血供包括：肋间动脉后下支、肋下动脉、上腹上动脉、下腹下动脉、旋浅动脉和旋深动脉、腰后动脉。

（2）功能

腹壁四肌（腹直肌、腹外斜肌、腹内斜肌、横腹肌）在人体功能中起着多种重要作用。这些肌肉提供了躯体弯曲、扭转和侧弯所需的力量，当躯体在站立、坐、举重物或负重活动时，它们和腰椎旁肌肉及胸腰筋膜一起保护腹腔和稳定腰椎，并在呼吸困难时协助呼气。在呼吸功能方面，Kim等发现，与不吸烟者相比，吸烟者在用力呼气状态下对腹内斜肌的依赖程度高于对腹横肌。腹内斜肌的过度反应可能会影响脊柱负荷的有效分散。腹部肌肉的特殊功能，特别是与呼吸活动有关的功能，将在第四十五章中讨论。

从生物力学角度看，腹壁肌肉有两个主要作用。首先，他们在躯体中部产生有力且受控的运动；其次，它们对胸椎和腰骶棘以及骨盆都起到稳定作用，腹壁肌肉产生的稳定性被认为可以增加四肢的力量。腹直肌更多地被认为是一种产生力量的肌肉，而腹横肌则是主要保持稳定性的肌肉。腹外斜肌和腹内斜肌参与这两种作用。腹直肌、腹内外斜肌和盆底肌力共同维持腰骶椎、盆腔带与胸腰筋膜的稳定。此外，腹壁肌肉增加腹内压力，这是维持脊柱整体稳定性的一个重要功能。一般认为，腹部肌肉收缩与膈肌收缩一起在腹腔中形成一个刚性圆形力柱来增强脊柱的稳定性。

有科学证据支持腹壁外侧肌在腰椎运动控制中具有前馈作用，尤其是腹横肌。一些研究报道显示，在任何上肢或下肢运动之前，腹横肌（总是首先开始收缩）、腹内斜肌、腹外斜肌、腹直肌和腰多裂肌都是以前馈方式被激活的。事实上，这种前馈反应不依赖于四肢的运动，但与四肢的运动速度有关，这提示这不是对力量的再反应，而是与控制脊柱的稳定性以抵御潜在的外部干扰有关[25,26]。而且在整个胸腰筋膜的组成中，即在横腹肌、腹内斜肌和腰椎旁肌之间存在维持平衡张力的共存依赖机制[21]。前馈作用的不足可能导致躯干浅层肌肉负荷过重，例如，Ghamkhar和Kahlaee最近报道认为：慢性下腰痛患者的躯干浅层肌（如竖脊肌或腹直肌）的整体活动度较高[27]。

腹侧肌

腹部两侧的腹内斜肌和外斜肌具有增加腹内

压力（如排尿、排便、呕吐、分娩和强迫呼气）、屈伸脊柱的功能。一侧收缩可将脊柱向同侧弯曲，并协助脊柱旋转。腹外斜肌协助脊柱向对侧旋转，内斜肌协助脊柱向同侧旋转。因此，对侧腹外斜肌和同侧腹内斜肌向可以同一方向旋转躯干现象，可能与腹部肌肉与躯体两侧肌肉有相似的或相同的传入激活通路有关[29]。腹内压力的增加也与腹横肌的收缩有关。

在快速呼吸中，所有腹侧肌肉都能帮助完成快速呼气，而且这种作用因体位及躯体负荷的不同而不同。例如，腹侧壁肌肉的活动度取决于重力：腹内斜肌在站立位吸气和呼气时更活跃，而腹外斜肌在端坐位时活动度更高[30]。同样，随着负荷的增加，腹横肌、腹内斜肌和腹外斜肌的激活程度也随之增加[31]。

腹外斜肌和腹内斜肌在行走过程中有一定的激活，但随着腹内压力的突然增加或持续增加（如在直腿抬高时），其活动度也会突然增加[32]。事实上，这种活动度取决于每一块特定的肌肉，因为在负重时，腹横肌活动度增加而腹外斜肌减少[33]。在腹股沟管区域的腹内斜肌和腹横肌纤维在站立时都会被持续激活，因为它们的运动单位放电增加，从而增加腹内压力。在仰卧起坐练习时，腹内斜肌和横腹肌选

择性双重激活（图49-5A），与没有脚部支撑相比，完成该动作更需其他肌肉（如髂腰肌）的参与[34]。

在休息和锻炼时，呼吸和腹部肌肉活动所产生的腹部压力周期性波动有助于将静脉血液泵出腹部。吸气时腹壁松弛会增加下肢进入腹部静脉的血流量。当腹壁肌肉收缩呼气时，如果下肢静脉的瓣膜功能正常，就会推动血液回流心脏。最近的一项研究发现，在运动期间，腹部和膈肌可能起到"辅助心脏"的作用[35]。

腹直肌

腹直肌是脊柱尤其是下胸椎和腰椎屈伸的原动力，前腹壁紧张可以增加腹内压力使躯干稳定[36]。肌电图显示，腹直肌在背部负重时是活跃的，而当负重在大腿前方时则不活跃。事实上，在非极限运动时，腹直肌和椎旁肌肉一样，不会出现疲劳[37]。此外，在14种静态直立姿势中，腹直肌是不活跃的[38]。腹直肌在仰卧起坐时产生的电活动要比坐姿多得多。在仰卧起坐初始阶段的15°～45°或肩胛部与臀部开始抬高时，肌肉最活跃[39,40]。无论膝关节弯曲到65还是伸直，腹直肌的电活动都有很小的差异。与股直肌相比，仰卧起坐时屈膝和脚的锚定增加了腹部肌肉的活动[40]。4个难度水平的腹部肌肉测试记录（仰卧

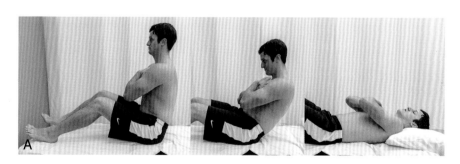

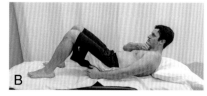 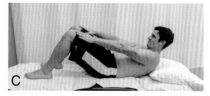 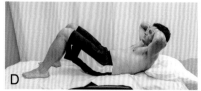

图49-5 **A** 仰卧起坐锻炼是一种渐进式的放松动作，开始于坐姿，最后仰卧。膝盖和臀部应该弯曲，脚要固定。从此初始坐姿，患者会稍微向后倾斜。经过几度的蜷曲后，患者返回到起始位置。重复进行渐进式蜷曲，并协助其返回到起始位置，直至到达完全仰卧位。**B** 用拳头托住下巴下方，以支持颈部。**C** 手臂伸开以减少对腹部肌肉的需求。**D** 将双手放在头的侧面，以最大限度地挑战腹部肌肉

位时下肢的重量逐渐升高）显示腹直肌的下半部最活跃，其次是肌肉的上半部[41]。

锥形肌

锥形肌强化白线的张力。

（3）功能单元

肌肉所属的功能单位包括强化和对抗其动作的肌肉，关节外交叉的肌肉也一样。这些结构的功能相互依存反映在感觉运动皮层的组织和神经连接上。强调功能单元是因为当一个功能单元存在TrPs时，增加了该单元的其他肌肉也发生TrPs的可能性。当肌肉中的TrPs失活时，人们应该关注在功能上相互依赖的肌肉中产生的TrPs的可能。表49-1详细显示了腹部肌肉的功能单元[42]。

表49-1　腹部肌肉度功能单位		
功　能	协　同　肌	对　抗　肌
躯干屈伸	腹直肌 腰大肌	胸腰椎旁肌肉 （胸最长肌）
躯干旋转	同侧腹内斜肌、对侧腹外斜肌、同侧肋间内肌、对侧肋间外肌	对侧腹内斜肌、同侧腹外斜肌、对侧肋间内肌、同侧肋间外肌
躯干侧弯	同侧腹内斜肌、同侧腹外斜肌、同侧腰方肌、同侧胸腰椎旁肌	对侧腹内斜肌、对侧腹外斜肌、对侧腰方肌、对侧胸腰椎旁肌

对于脊柱旋转和屈伸，腹外斜肌与肋间外肌、前锯肌在解剖学上表现出协同结构，肌纤维相互交叉，背阔肌的垂直于肋的纤维与腹外斜肌的下部也是相互交叉并形成一条连续的拉力线[3]。

在腰椎旋转方面，一侧的腹外斜肌与同侧最深层（对角线）的椎旁肌以及对侧后下锯肌和腹内斜肌有协同作用。

非呼吸原因需要增加腹腔内压力时，腹壁的四块肌肉与腰方肌和膈肌有协同作用。第四十五章介绍了与呼吸有关的腹肌功能。

3　临床表现

（1）参考疼痛模式

腹部TrPs导致的痛苦与内脏功能异常引起的疼痛一样。医院的痛苦可能与内脏功能障碍引起的疼痛一样多。事实上，腹部TrPs所涉及的症状常常与腹部内脏病变相似从而混淆诊断过程[43]。Muscolino报道了一例腹部肌肉形成TrPs导致疼痛症状的克罗恩病患者[44]。腹部肌肉组织TrPs的疼痛模式，特别是腹内斜肌和腹外斜肌，与大多数其他肌肉相比，患者的疼痛模式并不总是一致。腹肌的疼痛模式很少与中线相对应；一侧腹部TrPs经常引起双侧疼痛。在一项较早的研究中，Gutstein发现，患者可能将腹部TrPs引起的疼痛描述为"灼痛""满胀""饱胀"或"肿胀""胀气"[45]。Melnick也报道了腹部TrPs的疼痛模式[46]。

腹斜肌

腹斜肌中的触发点具有潜在的多种疼痛相关模式，可能会到达胸部，可能笔直的或斜线穿过腹部，也可以向下延伸。这种变异性是否代表了连续的更深层肌肉的不同特征，还是该肌肉系统中由TrPs引起的疼痛模式的一致性较低，尚不清楚。这种变异性也可能与以下事实有关：腹内斜肌触诊非常困难，如果困难，最好直接触诊。

腹外斜肌中活跃的TrPs会产生"烧心"（图49-6A）感觉，以及类似与腹疝相关的症状。该肌肉引起的疼痛也可能会引起上腹深部疼痛，偶尔延伸至腹部其他部位[47]。

位于腹下部侧方肌肉组织中活跃的TrPs，可能存在于三层肌肉中的任何一层，牵涉痛可位于腹股沟区和睾丸，疼痛也可能放射到腹部的其他部分（图49-6B）。实验性的向髂前上棘附近腹外斜肌注射高渗盐水，会导致腹部下四分之一象限疼痛，疼痛还沿着腹股沟韧带放射到睾丸[48]。一名10岁儿童腹外斜肌TrPs严重牵涉痛范围包括一侧腹部上象限到腹股沟区[49]。

腹肌下部、耻骨或腹股沟韧带外侧半的触发点可能位于腹内斜肌，也可能位于腹直肌下部。这些TrPs可增加逼尿肌和尿道括约肌的激惹和痉

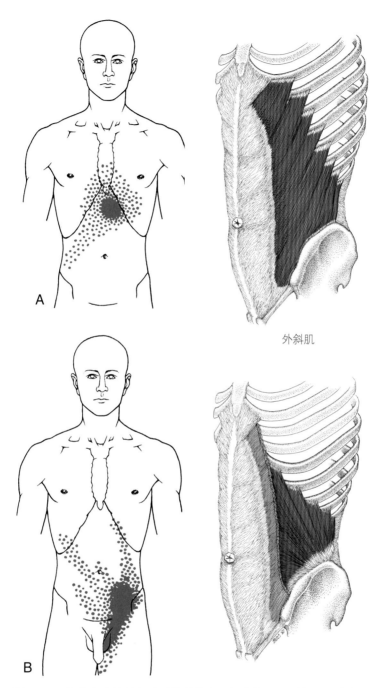

外斜肌

图49-6　内腹和腹外斜肌（可能是横腹肌）中的TrPs引起的相关疼痛模式（红色）和内脏症状。**A** 与外部倾斜TrP相关的"烧心"。**B** 腹股沟和/或睾丸疼痛，以及主要是下象限腹痛，由下腹腹壁肌肉组织中的TrPs引起，尤其是外斜肌

挛，导致尿频、尿液潴留和腹股沟疼痛。穿刺腹壁TrPs通常会引起泌尿膀胱区域的疼痛。Melnick指出：位于下腹部肌肉的TrPs可能是导致慢性腹泻的病因。

腹横肌

腹横肌无法直接触诊。腹横肌的触发点导致的牵涉痛症状为：上腹部前肋缘之间的带状疼痛，有时疼痛集中在剑突部位。咳嗽时这种疼痛让人非常痛苦。

腹直肌

腹直肌TrPs引起的症状多种多样，但在很大程度上取决于它们的位置。通常将症状分为3组，

分别是由位于脐上方TrPs、脐周TrPs、腹直肌下部TrPs引起的综合征。

腹直肌上部TrPs

腹直肌上部的触发点可以在双侧背中部出现牵涉痛，这被患者描述为在胸腰段水平两侧背部水平方向窜痛（图49-7A）[50-52]。Gutstein还注意到，针对腹壁肌肉压痛点的治疗可减轻背部疼痛。然而，在此水平的单侧背痛更常见于背阔肌TrPs。

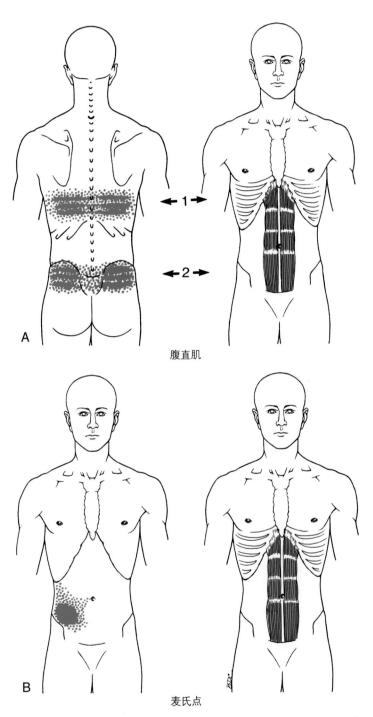

腹直肌

麦氏点

图49-7　腹直肌中的TrPs的疼痛症状（红色）和内脏症状。**A** 腹直肌上部的TrPs可能引起背部双侧疼痛，心前区疼痛和/或腹部胀满、恶心和呕吐感。从腹直肌肌肉尾端的TrPs经常看到类似的双侧腰痛模式。**B** 由于腹直肌外侧边界附近的TrPs，可能在McBurney的尖端区域出现右下腹疼痛和压痛

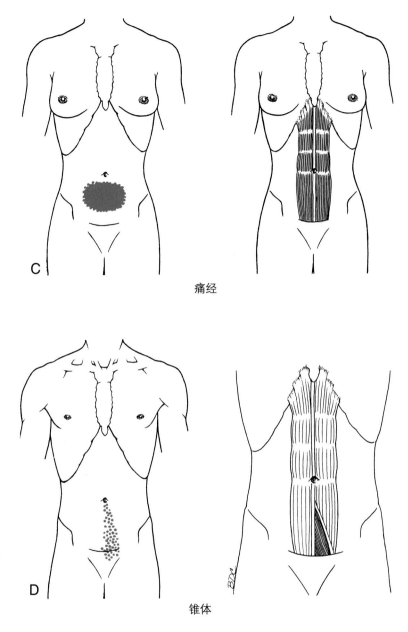

C

痛经

D

锥体

图 49-7　**C** 腹直肌下部的 TrPs 可能会大大加剧痛经。**D** 所指的锥体神经痛模式

除背痛外，腹直肌上部的 TrPs 也可在剑突部产生牵涉痛。Melnick 将腹直肌上部的 TrPs 症状描述为腹部胀满、"烧心"、消化不良，有时还会出现恶心或呕吐。这些 TrPs 还可引起肋缘之间的上腹部疼痛。在肚脐上方约 2.5 cm（1 in）处向腹直肌注射高渗盐水会引起腹部同一象限所有区域和同侧背部的短暂性疼痛[48]。一个病例报道说，腹直肌左上部的 TrPs 可产生心前区疼痛[53]。当确定胸痛是肌筋膜源性而非心源性时，它可能与胸大肌或胸骨肌的 TrPs 有关，而特别容易忽视腹直肌上部的疼痛源。最后，研究者还观察到腹直肌上部的 TrPs 会在同一腹部象限引起类似胆囊炎、胃溃疡和妇科疾病疼痛的症状。

腹直肌脐周 TrPs

触发点位于腹直肌边缘、脐周常常会引起腹部痉挛或绞痛的感觉。患者通常会向前弯腰以缓解疼痛。据报道，对腹部使用冷喷剂对伴有持续绞痛而打嗝、哭泣的婴儿有效[54]。腹直肌脐周侧方的 TrPs 可能会诱发弥漫性腹痛，行走会加重症状[55]。

Lewis 和 Kellgren 发现，实验性引起该肌肉激惹状态可出现肠绞痛一样的。向腹直肌注射高渗盐水会引起常见的肠绞痛样疼痛，其疼痛程度腹侧强于背侧，并且散布在腹侧的多个区域。

腹直肌下部 TrPs

腹直肌下部 TrPs 可引起两侧骶髂和下腰区域的疼痛[50-52]。患者往往在腰骶部横向移动手掌来描述疼痛（图 49-7A)区域，而不像髂胸肌、其他椎旁浅层肌及腰大肌触发点引起疼痛上下分布模式。有些患者腹直肌下部的 TrPs 引起症状可能与痛症状相似（图 49-7C）。

几位作者注意到，右腹直肌外侧 McBurney 点区域的 TrPs 正好位于髂前上棘和脐中间（图 49-7B），可能会引起类似急性阑尾炎的疼痛症状。据报道，当患者感到疲倦、担忧或月经来前就会出现这样的疼痛[60]。在一位患者中，导致这种"假阑尾炎"疼痛的 TrPs 正好位于腹直肌脐上方[58]。

另一些作者也观察到，McBurney 点区域的 TrPs 可能会引起同侧腹部下象限和右腹上象限区域的疼痛。这些 TrPs 还可导致髂窝、髂肌和阴茎的剧烈疼痛[60]。

锥形肌

锥体肌 TrPs 会引起耻骨联合和脐之间中线区域的疼痛（图 49-7D）。

（2）症状

自 1920 年以来，人们就认识到持续的腹部疼痛可能因腹壁肌肉引起[61]，或为胸壁肌肉的牵涉痛[62]，当然也可能来源于腹部内脏。膈肌中的触发点也可引起胸痛。引起这些症状或类似症状且需与腹部 TrPs 鉴别诊断的常见疾病包括：关节功能障碍、纤维肌痛、阑尾炎、胃痉挛、胆石症、结肠炎、痛性肋骨综合征、顽固性痛经、骨盆疼痛综合征、慢性盆腔痛和尿道疾病。

腹部症状常常令人费解，病因诊断也常常难以确定。腹部肌肉 TrPs 导致的疼痛特点与很多腹部疾病的疼痛表现类似[63]。Montenegro 等人认为，在鉴别诊断慢性盆腔痛时应该考虑腹部肌筋膜综合征[64]。腹部肌肉中的触发点可引起腹痛并导致内脏紊乱（躯体—内脏效应）。相反，内脏疾病也会影响躯体神经感知并激活 TrPs（内脏—躯体效应），这可能是原发的内脏疾病治愈后，患者疼痛及其他症状仍然会持续存在原因[65]。理解 TrPs 的躯体—内脏和内脏—躯体的相互效应有助于解开这种不确定性。已经发现，腹部 TrPs 对内脏疾病，尤其是对慢性盆腔疼痛综合征有 93% 的阳性预测价值[66,67]。这些研究提示，当存在腹部 TrPs 且伴有腹部和会阴区皮肤痛觉超敏，可以区分疼痛的内脏或躯体来源[67]。此外，Anderson 等人发现，慢性前列腺炎或慢性盆腔疼痛的男性患者的腹外斜肌（80%）和腹直肌（75%）普遍存在 TrPs[68]。不同的研究报道了盆腔 TrPs 治疗对缓解腹壁疼痛和慢性盆腔疼痛以及原发性痛经的疗效[69-71]。欧洲泌尿外科学会的指南建议在慢性盆腔痛病因诊断时要考虑 TrPs[73]。

对腹壁 TrPs 的其他鉴别诊断应包括食管裂孔疝（胃食管反流）、胃癌、慢性胆囊炎、输尿管绞痛、腹股沟疝、肝炎、胰腺炎、妇科疾病病（如卵巢囊肿）、憩室病、脐疝、胸神经根病、上腰部根性神经病、肋软骨炎、蛔虫病、癫痫和腹直肌血肿。

Melnick 曾经报道了 56 例患者腹肌 TrPs 引起严重症状的相对频率（表 49-2）[46]。Long 将"前腹壁综合征"与内脏疾病区分开来[59]。该综合征归因于腹壁肌肉的 TrPs，它的显著特征是疼痛几乎持续存在且可能与活动相关，但与摄入食物或排泄无关，经过仔细询问，他的一些患者将疼痛定位于腹壁。Good 观察到，腹直肌外侧缘 TrPs 引起的疼痛在弯腰抓持重物时加重（一种会缩短并经常导致该肌肉收缩的活动）[60]。根据本手册作者的经验，当需要强有力腹式呼吸时导致腹肌长时间剧烈活动也可能增加腹壁 TrPs 引起的疼痛。

Kelly 注意到，患有腹壁肌肉损害疼痛（描述像 TrPs）的患者常报道腹部不适或痛苦，而不是其本身的疼痛[74]。根据作者的经验，腹部肌肉的 TrPs 激活，特别是腹直肌的 TrPs，可能会导致腹部松弛、扩张，并伴有过多的排气。腹部肌肉的收缩被TrPs的存在所抑制，因此患者不能"拉肚子"。通过体格检查，这种明显的扩张很容易与腹水区分开来。

Feinstein等人在每个节段距离中线1.3～2.5 cm的脊柱旁肌腱组织注入高渗盐水[75]。在T7～T12节段引起的疼痛模式相似，但不像Melnick先前描述的有精确的节段性[46]。

Kellgren（与Lewis合作的两项研究之一）描述了棘间韧带注射高渗盐水引起腹部疼痛的研究[56-57]。Hockay和Whitty随后发现，棘间韧带引起的牵涉痛部位仅在背部[76]。Kellgren观察到的更广泛的疼痛模式可能是由于高渗盐水注射了脊柱旁（非中线）结构，Hockay和Whitty则小心翼翼避免了这种情况。

表49-2 存在腹部触发点的56例患者出现严重主诉的频次

症　状	患者数	发生率[b]（％）
疼痛	40	71
压迫感/胀气感	14	25
胃灼热	6	11
呕吐	6	11
腹泻	2	4

源自Melnick J. Treatment of trigger mechanisms in gastrointestinal disease. *NY State J Med.* 1954; 54: 1324-1330.
[b]Percentage and numbers total more than 100% because some patients had more than one symptom.

腹部上象限疼痛也可能由肋软骨的Tietze综合征（据报道也可影响胸骨剑突关节）或下肋间关节的异常滑动引起，下肋间关节的异常滑动被称为"滑肋综合征"或"肋骨尖综合征"，可通过"勾搭动作"诊断出来，即手指钩住肋缘将肋骨向前推拉，可观察到肋骨的异常活动并复制出疼痛。许多这样的患者很有可能患有肌肉软骨附着点的肌腱炎。肋间软骨肌、胸大肌和横腹肌可能产生TrPs并导致附着点肌腱炎。

同一象限的腹内斜肌、腹外斜肌、腹直肌外侧缘中的TrPs引起的右上腹疼痛容易与胆囊疾病的疼痛相混淆。腹外斜肌覆盖在肋骨区域中的"纤维性结节"（类似于可触知的带和TrPs）、右下腹直肌外侧缘的TrPs可在右下腹投射出阑尾炎样疼痛[58]。

腹痛特别是下腹部的疼痛，可由椎旁肌肉中的TrPs引起（见第四十八章）。腹直肌下部的触发点可能会导致胸腰部区域的疼痛，并且该区域的类似疼痛也可能由腰部多裂肌、旋转肌的撕裂性损伤或小关节引起[50-52,80]。尿频，尿急和"肾脏"疼痛可由下腹部肌肉中的TrPs引起。大腿内收肌上部的TrPs也可向上产生腹股沟区和下腹外侧壁的牵涉痛[81]。

（3）患者检查

在高能量的环境中诸如机动车碰撞等，由于用力可导致外侧腹壁受伤，偶尔出现急性损伤。侧腹壁损伤可能导致腰部疝或Spigelian疝[82]。在经过彻底的主观检查后，临床医生应制作一份详细的患者描述的疼痛模式图，将有助于制订物理检查计划，并可用于监测患者的症状进展或改变。任何报道首发症状为腹部疼痛的患者应提醒临床医生进行彻底的系统审查。有源于心血管、呼吸系统或胃肠道系统的症状的患者应立即转诊给相关专科医生。

临床医生应该观察患者坐、站、行走和伸展的各种姿势。与腹肌TrPs相关的关节功能障碍包括耻骨、无名关节及下六肋凹陷性病变。胸腰段的运动受限常常伴有存在可触及的TrPs的腹直肌的缩短。腰大肌和腰方肌的相似受累也通常与这些关节功能障碍有关[83]。所有这些结构都应该仔细检查。

几位作者注意到增加腹部肌肉张力对鉴别疼痛是来源于腹壁TrPs还是内脏疾病是有价值的。Long所做的腹部张力试验是这样的：患者仰卧位，首先用足够的压力压迫敏感区域引出稳定的疼痛，随后让患者抬腿使两个鞋后跟都高出桌子几英寸，绷紧的腹肌会使触诊手指抬高离开内脏，同时手指对肌肉本身的压力会增加，如果疼痛增加，它表明疼痛起源于腹壁肌肉组织。如果疼痛减轻，则很可能疼痛来源于腹腔内部。类似的 Carnett 的技术（患者先双臂交叉处于仰卧位，然后向上坐起呈半卧状态）能可靠地区分内脏痛还是腹壁痛[84]。其他增加腹壁肌肉收缩的方法包括要求患者从检查床上抬起脚后跟或同时抬头。如果患者无法做仰卧起坐，就让他们仅抬起头并使肩离开检查床，通过这个方法也可以确认是否是内脏源性疼痛。

检查者应在各种活动中观察患者脐的移位情况，如大笑、咳嗽、从床上抬起一条腿或仰卧位让患者把头从枕头上抬起。如果有腹部肌肉不平衡，脐带会偏离较弱（或受抑制）肌肉，向更强（或更活跃）肌肉偏移。这种偏移表示 Beevor 征阳性[86]。在患者安静休息时观察肚脐，就会发现肚脐偏向因 TrPs 而缩短的肌肉或偏离因为 TrPs 而抑制的腹部肌肉。

双腿下垂试验和下腹部肌肉持续运动也是两种常见的腹部肌肉检查方法。两种方法均能观察到腹直肌活动与腹外斜肌活动密切相关，相应的，腹内斜肌与横腹肌的相关性则为中等或较弱[87]。

这些测试方法可以评估不同性质的腹壁肌肉。正确评估腹壁肌肉耐力在这些患者中具有重要的临床意义，因为持续运动后的腹肌疲劳主要是由于外周机制所致[88]，提示 TrPs 在肌肉疲劳中的潜在作用。

腹斜肌

在进行腹部张力试验时，为了确保腹侧壁肌肉的收缩，仰卧患者应该抬高脚跟，或将头和肩抬得足够高，使两个肩胛骨离开检查床。当患者只抬起头时，主要收缩的是腹直肌，而不是腹斜肌。患者还可以在抬头时旋转躯干，以增加同侧腹内斜肌和对侧腹外斜肌的对角线张力。临床对腹斜肌的评估与下腰痛患者密切相关，因为慢性下腰痛患者的腹外斜肌和腹直肌活动明显增强[89]。这种过度活动可能是在这些肌肉中 TrPs 形成的一个促进因素。

腹横肌

有明确的证据表明，下腰痛患者存在腹横肌激活延迟的现象，然而这种变化并不与相应的失能直接相关[22]。事实上，下腰痛患者表现为腹横肌和腹内斜肌延迟激活，腹部核心肌没有协同，腹横肌和腹内斜肌间的启动定时能力受损。此外，在负重任务中，横腹肌也表现出较低的活性[91]。由于直接触诊腹横肌判断 TrPs 的存在是困难的。因此，对其功能的评估在下腰痛或腹痛患者中具有重要的临床意义。

腹直肌

当腹直肌中有 TrPs 的患者站立时，腹部很可能下垂摆动。在临床上，腹直肌中的 TrPs 会抑制其支持功能。Janda 将腹直肌归类为易于被抑制和变弱的肌肉[92]。与 TrPs 相关的索带只会缩短其所处筋膜处腹直肌的一节。腹直肌除对侧外没有平行肌，平行肌收缩和放松可以以提供固定保护作用。不过，最近的研究发现慢性下腰痛患者的腹直肌的激活增加[27]。

腹直肌存在 TrPs 的患者深呼吸时常常表现出异常呼吸。虽然在安静的呼吸期间，呼气基本上由肺部的弹性回缩完成，仅需要很少的肌肉辅助，但吸气时，由于害怕腹直肌伸展引起的疼痛，患者会下意识的抑制膈肌的正常收缩。这种模式可能是腹直肌—膈肌反射性抑制。当患者用膈肌进行深呼吸时腹部鼓起，由腹直肌 TrPs 引起的疼痛会加剧。当这些患者深呼吸时，腹直肌上部的 TrPs 会引起中背部两侧横向区域的疼痛加重，尤其在腰椎显著前凸时腹直肌会被进一步牵拉。脊柱旁 TrPs 引起的背痛通常不受呼吸的影响。有时仅在患者站立而非躺下的情况下才能摸到腹壁疝。

（4）触发点检查

检查浅表的腹外斜肌和腹直肌比检查深部的腹内斜肌和腹横肌更为容易，因为这深部的两块肌肉诊断性触诊不可靠。

当对腹部肌肉进行 TrPs 检查时，患者仰卧，用膈肌（腹式）深呼吸并屏住呼吸，从而被动的拉伸肌肉（这有助于放松肌肉），并提高他们对触诊的压力敏感性。为了优化腹侧 TrPs 的触诊，患者取健侧卧位并做类似的深呼吸。

腹外斜肌

腹外斜肌可以用捏的触诊方法来检查，位于肋骨下缘和沿髂棘附着肌肉最容易检查的（图49-8A和B）。患者的髋关节可弯曲使腹部肌肉松弛；胁部腹壁（腹内外斜肌和腹横肌）可以用手捏住。当TrPs或紧张带被捏住时，肌纤维常常出现一种强烈的、可见的局部抽搐反应。钳捏式触诊也可用于识别外斜肌中的TrPs（图49-8C）。

腹内斜肌

腹内斜肌不能直接触诊。该肌肉的敏感区可沿下六肋骨下缘或近耻骨处定位。根据我们的经验，要找到它们，临床医生应该压在耻骨弓的上缘，而不是在耻骨的前平面上。在腹内斜肌附着处这些TrPs感觉就像是小纽扣或短索带。

腹直肌

腹直肌触发点很容易用钳捏的触诊法发现。在肌肉的两个区域都可以找到触发点（图49-9A和图49-9B）。患者屈曲髋部可以松弛腹直肌，有助于触诊肌肉下部。当TrPs或紧索带被钳捏住时，常常可见肌纤维的局部抽搐反应。

4　鉴别诊断

（1）触发点的激活和保持

激活TrPs的姿势或活动，如果不被纠正，也会使其永久化。在腹部肌肉的任何部分，TrPs可能通过非常规的偏心负荷、无条件肌肉的离心运动以及极限或次极限的同心负荷而激活。当肌肉处于收缩或拉伸位置时间过长时，触发点也可能被激活或加重。激活TrPs的姿势或活动（如果不被纠正或持续维持）也会使其永久化。此外，许多结构性和系统性因素（参见第三章）使由急性或慢性过载激活的TrPs永久化。腹部TrPs很可能在内脏结构牵涉痛区域的肌肉中形成。一般来说，在内脏疾病、直接创伤、机械因素、中毒或精神压力等情况下会形成相应的TrPs。这些机制特别与腹壁肌肉相关。例如，急性内脏疾病发作后，TrPs活性可能会持续很长一段时间。如果内脏损

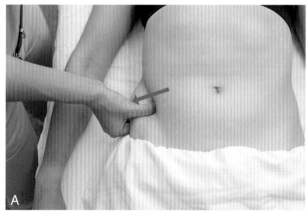
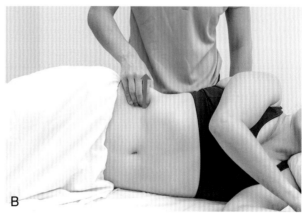
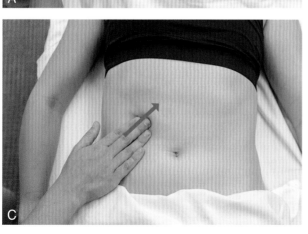

图49-8　右外斜肌触诊。**A** 患者仰卧交叉纤维钳捏式触诊；**B** 用患者侧卧的交叉纤维钳捏式触诊。**C** 交叉纤维平滑式触诊

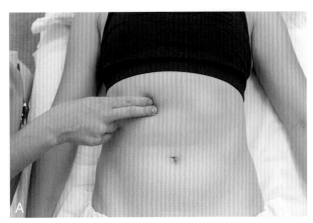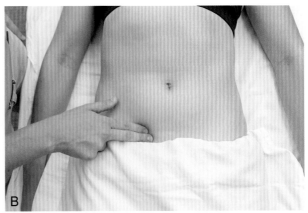

图 49-9　仰卧患者腹直肌的交叉纤维平滑式触诊。**A** 肌肉的上部；**B** 肌肉下部

害持久且持续存在（如消化性溃疡、肿瘤或肠道寄生虫），则仅针对 TrPs 的治疗仅能提供短暂的或部分的症状缓解。

（2）关联触发点

关联 TrPs 可以在 TrPs 引起的疼痛区域形成[94]。因此，牵涉痛区域内肌肉系统的每一块都必须关注。虽然临床医生首先考虑腹部肌肉的 TrPs 来解释非内脏源性腹痛，但也要关注其他位点的 TrPs。提示十二指肠溃疡的上腹痛也可能由膈肌或前锯肌的 TrPs 引起。

下外侧腹壁肌肉的触发点通常与大腿内收肌上部的 TrPs 相关，该 TrPs 可向上引起腹部疼痛。骨盆底肌肉组织中的触发点可能常常与腹壁肌肉中的 TrPs 共存，并且可以帮助区分内脏或躯体引起的骨盆和腹部疼痛。

同样，腰大肌或髂肌的 TrPs 也会导致腹部疼痛、胃肠胀气，或其他类似内脏症状。

（3）相关病理学

如前所述，内脏疾病可能与腹壁 TrPs 有关。作为内脏—躯体反射的结果，任何炎症性内脏疾病都可导致腹壁 TrPs 形成。事实上，腹部 TrPs 和腹部皮肤异常性疼痛的存在对内脏功能障碍的阳性预测值均为 93%。TrPs 与内脏问题的关系是双向的，因为内脏伤害性信号传入导致躯体疼痛，而躯体疼痛信号传入中枢并经过修正就能改变对疼痛的感知。事实上，内脏组织能与 TrPs 一样引起同一区域的牵涉痛。在健康人中，小肠急性扩张所致的脾区刺激可引起上腹部疼痛。在结肠易激惹的个体中，这种刺激会将疼痛投射到心前区、左肩、颈部和手臂。在对 21 例存在"功能性腹痛"且无器质性原因的患者的上消化道和下消化道采用气囊扩张的方法进行系统研究后[96]，作者发现食管、小肠、结肠等部位引起的牵涉痛症状。Giamberardino 等人[97] 对输尿管植入结石大鼠进行了持续 10 天的观察研究，这些作者发现内脏痛发作的严重程度与同侧外斜肌的痛觉过敏有直接的线性关系，在本研究中，所有的肌肉痛觉过敏都是结石导致绞痛的直接作用。

腹直肌的触发点可以模拟阑尾炎的症状。对 TrPs 可引起右下腹痛不了解的医生可能会因为阑尾切除后的病理状态与症状之间的相关性不佳而感到沮丧。事实上，在一项较大的系列研究中，近 40% 被切除的阑尾是正常的，因此，鉴别右下腹痛是否与腹壁 TrPs 有关是很重要的。相反，真正的阑尾炎也会激活腹壁肌肉的 TrPs，尤其在手术后引起手术后慢性疼痛。以前有文献证明，十二指肠溃疡治疗的疼痛会持续到腹部肌肉组织中的 TrPs 失活为止[47]。肌筋膜疼痛综合征的白细胞计数和血沉通常是正常的，但在急性阑尾炎和其他炎症性内脏疾病中，白细胞计数和红细胞沉降率通常是升高对。

类似的，TrPs 也可以将疼痛投射到膀胱区，同时伴有括约肌痉挛和尿不尽感。一些患者接受尿道扩张和尿道切开术后症状也没得到缓解。TrP

导致的感觉症状也可以与膀胱炎症状相一致或共存[100]。提示前列腺炎存在的尿路症状经常是由盆腔内TrPs引起。同样，任何腹壁肌或椎旁肌中TrPs的激活也可能是由反复发作或长期存在的泌尿系统感染引起的。事实上，诊断为子宫内膜异位或已经手术治疗子宫内膜异位症的患者在腹部和盆底肌肉中都存在TrPs[101]。

腹壁肌肉可能因各种原因而出现功能障碍，因为它们对生理或精神压力高度敏感。几个常见的压力因素可能会激活腹壁TrPs：疲劳、情绪紧张、受寒、病毒感染、内脏问题、便秘造成的紧张和姿势不佳（例如，在床上或办公桌前坐或弯腰几个小时且背部没有支撑的情况下，腹部肌肉变短和紧张）。然而，某些姿势紊乱，如探头或圆肩部（参见第七十六章）有时可能是TrPs导致腹直肌上部缩短的结果。结构生物力学失调，如腿长的不一致、脊柱侧凸，或小半骨盆可能增加不必要的过负荷等会产生长时间的累积效应。腹外斜肌容易受到持续扭曲的姿势的影响（如坐在办公桌前由于光线的问题而向一侧面倾斜）。肌肉在需要剧烈扭动身体运动（投掷球或挥动网球拍）的运动中也很脆弱。

急性创伤和慢性职业紧张是重要的激活因子。有趣的是，TrPs很容易发生在腹部瘢痕附近，例如，阑尾切除术或子宫切除术后，手术期间的初始压力可能是牵引器对肌肉的过度拉伸和相关缺血的组合，手术结束缝合时用普鲁卡因浸润伤口能有效防止术后TrPs的发展，减少术后切口不适。另一个例子是，腹直肌TrPs可以与腹部手术一起启动，并因术后腹痛导致反常呼吸而长期存在。这些TrPs的发展也抑制了腹部肌肉的活动，这也会加重反常呼吸。导致持续严重下腹痛的一个非常见原因是腹直肌血肿。

5　纠正措施

当患者坐下时，应该用一个小枕头来支撑腰，并且应该靠在椅子的靠背上。这维持了自然的腰椎前凸，并向前抬高胸廓，使更多的纵向腹壁肌肉处于平缓的伸展状态。太紧的弹性腰带或束带可能会压缩腹部肌肉，妨碍它们的循环。

腹部肌肉组织的有益锻炼包括：定期膈肌（腹式）呼吸、骨盆倾斜、仰卧起坐练习和大笑。

膈肌（腹式）呼吸

对这些肌肉最有效的伸展运动是膈肌呼吸[39]，当患者屈膝仰卧时，膈肌呼吸能伸展腹壁外侧肌肉（图45-11）。

骨盆倾斜

盆腔倾斜运动是一种腹直肌下部温和有效的锻炼下。如图49-10所示并描述练习方法。

坐—仰卧/腹部蜷曲/仰卧起坐

坐—仰卧/腹部蜷曲/仰卧起坐是三个练习的结合（图49-5）。这种组合练习应该总是从坐—仰卧开始。它导致腹部肌肉的拉长，而不是缩短。

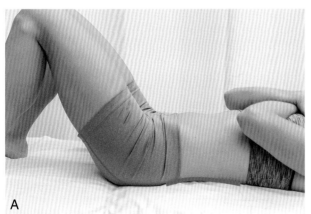
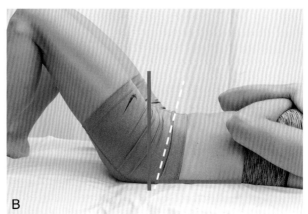

图49-10　骨盆倾斜运动会接合腹部肌肉并伸展腰椎肌肉。**A** 开始位置。**B** 患者使腹肌收缩以使腰椎平坦，使骨盆的前部向鼻子轻轻倾斜

与缩短收缩相比，坐—仰卧动作的拉长型收缩使相关腹部肌肉承受较少的负荷，因为拉长的力量和效率更大。首先，患者用手臂把自己推到仰卧起坐的位置，然后缓慢地坐—卧下来（图49-5A）。坐—仰卧时的身体蜷曲动作应该是平滑而缓慢的，不需要猛拉。练习的每一个周期之间的停顿和动作一样重要，并且应该是同样长的。在每一次坐—仰卧联系结束时，充分的吸气和呼气有助于肌肉完全放松，并使练习有节奏。患者可以隔日再做练习，或者，如果腹肌仍然酸痛则跳过两天再做。然后，坐—仰卧的次数逐渐增加到每天10次的目标。只有当坐—仰卧目标达到时，患者才能进入腹部屈曲（图49-5B)联系，这是部分仰卧起坐。这做起来像一个脊柱向前弯曲"剥离"动作，使每一个连续的脊椎骨依次离开地板（图49-5C和图49-5D）。

大笑

大笑对于所有的腹部肌肉来说都是一种充满活力的等距运动。

如果锻炼项目导致疲劳或自我感觉肌肉缩短，患者也可以轻轻伸展腹部肌肉（图51-5A和图51-5B）。

胡珊珊、许华　译　许华　审

参考文献

［1］Rankin G, Stokes M, Newham DJ. Abdominal muscle size and symmetry in normal subjects. *Muscle Nerve.* 2006; 34(3): 320-326.

［2］Tanaka NI, Yamada M, Tanaka Y, Fukunaga T, Nishijima T, Kanehisa H. Difference in abdominal muscularity at the umbilicus level between young and middle-aged men. *J Physiol Anthropol.* 2007; 26(5): 527-532.

［3］Standring S. *Gray's Anatomy: The Anatomical Basis of Clinical Practice.* 41st ed. London, UK: Elsevier; 2015.

［4］Lange W. On the functional structure of tendinous inscriptions in the human rectus abdominis muscle［in German］. *Gegenbaurs Morphol Jahrb.* 1968; 111(3): 336-342.

［5］Beaton LE, Anson BJ. The pyramidalis muscle: its occurrence and size in American white and negroes. *Am J Phys Anthropol.* 1939; 25: 261-269.

［6］Anson B, Beaton L, McVay C. The pyramidalis muscle. *Anatomical Record.* 1938; 72: 405-411.

［7］Rahn DD, Phelan JN, Roshanravan SM, White AB, Corton MM. Anterior abdominal wall nerve and vessel anatomy: clinical implications for gynecologic surgery. *Am J Obstet Gynecol.* 2010; 202(3): 234.e1-234.e5.

［8］van der Graaf T, Verhagen PC, Kerver AL, Kleinrensink GJ. Surgical anatomy of the 10th and 11th intercostal, and subcostal nerves: prevention of damage during lumbotomy. *J Urol.* 2011; 186(2): 579-583.

［9］Hammond DC, Larson DL, Severinac RN, Marcias M. Rectus abdominis muscle innervation: implications for TRAM flap elevation. *Plast Reconstr Surg.* 1995; 96(1): 105-110.

［10］Ramasastry SS, Granick MS, Futrell JW. Clinical anatomy of the internal oblique muscle. *J Reconstr Microsurg.* 1986; 2(2): 117-122.

［11］Schlenz I, Burggasser G, Kuzbari R, Eichberger H, Gruber H, Holle J. External oblique abdominal muscle: a new look on its blood supply and innervation. *Anat Rec.* 1999; 255(4): 388-395.

［12］Yang D, Morris SF, Geddes CR, Tang M. Neurovascular territories of the external and internal oblique muscles. *Plast Reconstr Surg.* 2003; 112(6): 1591-1595.

［13］Mathes SJ, Nahai F. Classification of the vascular anatomy of muscles: experimental and clinical correlation. *Plast Reconstr Surg.* 1981; 67(2): 177-187.

［14］Arjmand N, Shirazi-Adl A, Parnianpour M. Trunk biomechanics during maximum isometric axial torque exertions in upright standing. *Clin Biomech (Bristol, Avon).* 2008; 23(8): 969-978.

［15］Masani K, Sin VW, Vette AH, et al. Postural reactions of the trunk muscles to multi-directional perturbations in sitting. *Clin Biomech (Bristol, Avon).* 2009; 24(2): 176-182.

［16］Hides JA, Wong I, Wilson SJ, Belavy DL, Richardson CA. Assessment of abdominal muscle function during a simulated unilateral weight-bearing task using ultrasound imaging. *J Orthop Sports Phys Ther.* 2007; 37(8): 467-471.

［17］El Ouaaid Z, Arjmand N, Shirazi-Adl A, Parnianpour M. A novel approach to evaluate abdominal coactivities for optimal spinal stability and compression force in lifting. *Comput Methods Biomech Biomed Engin.* 2009; 12(6): 735-745.

[18] Kim LJ, Kim N. Difference in lateral abdominal muscle thickness during forceful exhalation in healthy smokers and non-smokers. *J Back Musculoskelet Rehabil.* 2012; 25(4): 239–244.

[19] Juker D, McGill S, Kropf P, Steffen T. Quantitative intramuscular myoelectric activity of lumbar portions of psoas and the abdominal wall during a wide variety of tasks. *Med Sci Sports Exerc.* 1998; 30(2): 301–310.

[20] Page P, Frank C, Lardner R. *Assessment and Treatment of Muscle Imbalance. The Janda Approach.* Champaign, IL: Human Kinetics; 2010.

[21] Vleeming A, Schuenke MD, Danneels L, Willard FH. The functional coupling of the deep abdominal and paraspinal muscles: the effects of simulated paraspinal muscle contraction on force transfer to the middle and posterior layer of the thoracolumbar fascia. *J Anat.* 2014; 225(4): 447–462.

[22] Wong AY, Parent EC, Funabashi M, Kawchuk GN. Do changes in transverses abdominis and lumbar multifidus during conservative treatment explain changes in clinical outcomes related to nonspecific low back pain? A systematic review. *J Pain.* 2014; 15(4): 377.e1–377.e35.

[23] Hodges PW, Richardson CA. Contraction of the abdominal muscles associated with movement of the lower limb. *Phys Ther.* 1997; 77(2): 132–142; discussion 142–134.

[24] Hodges PW, Richardson CA. Delayed postural contraction of transverses abdominis in low back pain associated with movement of the lower limb.*J Spinal Disord.* 1998; 11(1): 46–56.

[25] Hodges PW. Changes in motor planning of feedforward postural responses of the trunk muscles in low back pain. *Exp Brain Res.* 2001; 141(2): 261–266.

[26] Hodges PW, Richardson CA. Relationship between limb movement speed and associated contraction of the trunk muscles. *Ergonomics.* 1997; 40(11): 1220–1230.

[27] Ghamkhar L, Kahlaee AH. Trunk muscles activation pattern during walking in subjects with and without chronic low back pain: a systematic review. *PM R.* 2015; 7(5): 519–526.

[28] McGill SM. Electromyographic activity of the abdominal and low back musculature during the generation of isometric and dynamic axial trunk torque: implications for lumbar mechanics. *J Orthop Res.* 1991; 9(1): 91–103.

[29] Beith ID, Harrison PJ. Stretch reflexes in human abdominal muscles. *Exp Brain Res.* 2004; 159(2): 206–213.

[30] Kera T, Maruyama H. The effect of posture on respiratory activity of the abdominal muscles. *J Physiol Anthropol Appl Human Sci.* 2005; 24(4): 259–265.

[31] Mesquita Montes A, Baptista J, Crasto C, de Melo CA, Santos R, Vilas-Boas JP. Abdominal muscle activity during breathing with and without inspiratory and expiratory loads in healthy subjects. *J Electromyogr Kinesiol.* 2016; 30: 143–150.

[32] Hu H, Meijer OG, van Dieen JH, et al. Muscle activity during the active straight leg raise (ASLR), and the effects of a pelvic belt on the ASLR and on treadmill walking. *J Biomech.* 2010; 43(3): 532–539.

[33] MacKenzie JF, Grimshaw PN, Jones CD, Thoirs K, Petkov J. Muscle activity during lifting: examining the effect of core conditioning of multifidus and transversus abdominis. *Work.* 2014; 47(4): 453–462.

[34] Miller MI, Medeiros JM. Recruitment of internal oblique and transverses abdominis muscles during the eccentric phase of the curl-up exercise. *Phys Ther.* 1987; 67(8): 1213–1217.

[35] Uva B, Aliverti A, Bovio D, Kayser B. The "Abdominal Circulatory Pump": an auxiliary heart during exercise? *Front Physiol.* 2015; 6: 411.

[36] Urquhart DM, Hodges PW, Allen TJ, Story IH. Abdominal muscle recruitment during a range of voluntary exercises. *Man Ther.* 2005; 10(2): 144–153.

[37] Olson MW. Trunk muscle activation during sub-maximal extension efforts. *Man Ther.* 2010; 15(1): 105–110.

[38] Okada M. An electromyographic estimation of the relative muscular load in different human postures. *J Human Ergol.* 1972; 1: 75–93.

[39] Flint MM. An electromyographic comparison of the function of the iliacus and the rectus abdominis muscles. A preliminary report. *Phys Ther.* 1965; 45: 248–252.

[40] Godfrey KE, Kindig LE, Windell EJ. Electromyographic study of duration of muscle activity in sit-up variations. *Arch Phys Med Rehabil.* 1977; 58(3): 132–135.

[41] Gilleard WL, Brown JM. An electromyographic validation of an abdominal muscle test. *Arch Phys Med Rehabil.* 1994; 75(9): 1002–1007.

[42] Simons DG, Travell J, Simons L. *Travell & Simon's Myofascial Pain and Dysfunction: The Trigger Point Manual.* Vol 1. 2nd ed. Baltimore: Williams & Wilkins; 1999.

[43] Rivero Fernandez M, Moreira Vicente V, Riesco Lopez

JM, Rodrigues Gandia M, Garrido Gomez R, Miliua Salamero J. Pain originating from the abdominal wall: a forgotten diagnostic option [in Spanish] . *Gastroenterol Hepatol.* 2007; 30: 244−250.

[44] Muscolino JE. Abdominal wall trigger point case study. *J Bodyw Mov Ther.* 2013; 17(2): 151−156.

[45] Gutstein RR. The role of abdominal fibrositis in functional indigestion. *Miss Valley Med J.* 1944; 66: 114−124.

[46] Melnick J. Treatment of trigger mechanism in gastrointestinal disease. *N Y State J Med.* 1954; 54(9): 1324−1330.

[47] Melnick J. Trigger areas and refractory pain in duodenal ulcer. *N Y State J Med.* 1957; 57(6): 1073−1077.

[48] Kellgren JH. Observations on referred pain arising from muscle. *Clin Sci.* 1938; 3: 175−190.

[49] Aftimos S. Myofascial pain in children. *N Z Med J.* 1989; 102(874): 440−441.

[50] Simons DG, Travell JG. Myofascial origins of low back pain. 1. Principles of diagnosis and treatment. *Postgrad Med.* 1983; 73(2): 66, 68−70, 73 passim.

[51] Simons DG, Travell JG. Myofascial origins of low back pain. 2. Torso muscles. *Postgrad Med.* 1983; 73(2): 81−92.

[52] Simons DG, Travell JG. Myofascial origins of low back pain. 3. Pelvic and lower extremity muscles. *Postgrad Med.* 1983; 73(2): 99−105, 108.

[53] Mehta M, Ranger I. Persistent abdominal pain. Treatment by nerve block. *Anaesthesia.* 1971; 26(3): 330−333.

[54] Bates T, Grunwaldt E. Myofascial pain in childhood. *J Pediatr.* 1958; 53(2): 198−209.

[55] Travell JG. A trigger point for hiccup. *J Am Osteopath Assoc.* 1977; 77(4): 308−312.

[56] Lewis T, Kellgren JH. Observations relating to referred pain, visceromotor reflexes and other associated phemomena. *Clin Sci.* 1939; 4: 47−71.

[57] Kellgren JH. On the distribution of pain arising from deep somatic structures with charts of segmental pain areas. *Clin Sci.* 1939; 4: 35−46.

[58] Good MG. Pseudo-appendicitis. *Acta Med Scand.* 1950; 138(5): 348−353.

[59] Long C, 2nd. Myofascial pain syndromes. III. Some syndromes of the trunk and thigh. *Henry Ford Hosp Med Bull.* 1956; 4(2): 102−106.

[60] Good MG. The role of skeletal muscles in the pathogenesis of diseases. *Acta Med Scand.* 1950; 138(4): 284−292.

[61] Carnett JB. Intercostal neuralgia as a cause of abdominal pain and tenderness. *Surg Gynecol Obstet.* 1926; 42: 625−632.

[62] Ingber RS. Atypical chest pain due to myofascial dysfunction of the diaphragm muscle: a case report. *Arch Phys Med Rehabil.* 1988; 69: 729.

[63] Smith LA. The pattern of pain in the diagnosis of upper abdominal disorders. *J Am Med Assoc.* 1954; 156(17): 1566−1573.

[64] Montenegro ML, Gomide LB, Mateus-Vasconcelos EL, et al. Abdominal myofascial pain syndrome must be considered in the differential diagnosis of chronic pelvic pain. *Eur J Obstet Gynecol Reprod Biol.* 2009; 147(1): 21−24.

[65] Aredo JV, Heyrana KJ, Karp BI, Shah JP, Stratton P. Relating chronic pelvic pain and endometriosis to signs of sensitization and myofascial pain and dysfunction. *Semin Reprod Med.* 2017; 35(1): 88−97.

[66] Jarrell J. Myofascial dysfunction in the pelvis. *Curr Pain Headache Rep.* 2004; 8(6): 452−456.

[67] Jarrell J, Giamberardino MA, Robert M, Nasr-Esfahani M. Bedside testing for chronic pelvic pain: discriminating visceral from somatic pain. *Pain Res Treat.* 2011; 2011: 692102.

[68] Anderson RU, Sawyer T, Wise D, Morey A, Nathanson BH. Painful myofascial trigger points and pain sites in men with chronic prostatitis/chronic pelvic pain syndrome. *J Urol.* 2009; 182(6): 2753−2758.

[69] Nazareno J, Ponich T, Gregor J. Long-term follow-up of trigger point injections for abdominal wall pain. *Can J Gastroenterol.* 2005; 19(9): 561−565.

[70] Fitzgerald MP, Anderson RU, Potts J, et al. Randomized multicenter feasibility trial of myofascial physical therapy for the treatment of urological chronic pelvic pain syndromes. *J Urol.* 2013; 189(1 suppl): S75−S85.

[71] Montenegro ML, Braz CA, Rosa-e-Silva JC, Candido-dos-Reis FJ, Nogueira AA, Poli-Neto OB. Anaesthetic injection versus ischemic compression for the pain relief of abdominal wall trigger points in women with chronic pelvic pain. *BMC Anesthesiol.* 2015; 15: 175.

[72] Huang QM, Liu L. Wet needling of myofascial trigger points in abdominal muscles for treatment of primary dysmenorrhoea. *Acupunct Med.* 2014; 32(4): 346−349.

[73] Fall M, Baranowski AP, Elneil S, et al. EAU guidelines on chronic pelvic pain. *Eur Urol.* 2010; 57(1): 35−48.

[74] Kelly M. Lumbago and abdominal pain. *Med J Australia.* 1942; 1: 311−317.

[75] Feinstein B, Langton JN, Jameson RM, Schiller F.

Experiments on pain referred from deep somatic tissues. *J Bone Joint Surg Am.* 1954; 36-A(5): 981-997.

[76] Hockaday JM, Whitty CW. Patterns of referred pain in the normal subject. *Brain.* 1967; 90(3): 481-496.

[77] Heinz GJ, Zavala DC. Slipping rib syndrome. *JAMA.* 1977; 237(8): 794-795.

[78] Jelenko C III. Tietze's disease predates 'chest wall syndrome'. *JAMA.* 1979; 242(23): 2556.

[79] McBeath AA, Keene JS. The rib-tip syndrome. *J Bone Joint Surg Am.* 1975; 57A(6): 795-797.

[80] Howarth D, Southee A, Cardew P, Front D. SPECT in avulsion injury of the multifidus and rotator muscles of the lumbar region. *Clin Nucl Med.* 1994; 19(7): 571-574.

[81] Travell J. The adductor longus syndrome: a cause of groin pain; Its treatment by local block of trigger areas (procaine infiltration and ethyl chloride spray). *Miss Valley Med J.* 1950; 71: 13-22.

[82] Stensby JD, Baker JC, Fox MG. Athletic injuries of the lateral abdominal wall: review of anatomy and MR imaging appearance. *Skeletal Radiol.* 2016; 45(2): 155-162.

[83] Lewit K. Muscular pattern in thoraco-lumbar lesions. *Manual Med.* 1986; 2: 105-107.

[84] Thomson WH, Dawes RF, Carter SS. Abdominal wall tenderness: a useful sign in chronic abdominal pain. *Br J Surg.* 1991; 78(2): 223-225.

[85] Hall MW, Sowden DS, Gravestock N. Abdominal wall tenderness test[Letter]. *Lancet.* 1991; 337: 1606.

[86] Desai JD. Beevor's sign. *Ann Indian Acad Neurol.* 2012; 15(2): 94-95.

[87] Haladay DE, Denegar CR, Miller SJ, Challis J. Electromyographic and kinetic analysis of two abdominal muscle performance tests. *Physiother Theory Pract.* 2015; 31(8): 587-593.

[88] Taylor BJ, How SC, Romer LM. Exercise-induced abdominal muscle fatigue in healthy humans. *J Appl Physiol (1985).* 2006; 100(5): 1554-1562.

[89] Silfies SP, Squillante D, Maurer P, Westcott S, Karduna AR. Trunk muscle recruitment patterns in specific chronic low back pain populations. *Clin Biomech (Bristol, Avon).* 2005; 20(5): 465-473.

[90] Masse-Alarie H, Flamand VH, Moffet H, Schneider C. Corticomotor control of deep abdominal muscles in chronic low back pain and anticipatory postural adjustments. *Exp Brain Res.* 2012; 218(1): 99-109.

[91] Hides JA, Belavy DL, Cassar L, Williams M, Wilson SJ, Richardson CA. Altered response of the anterolateral abdominal muscles to simulated weight-bearing in subjects with low back pain. *Eur Spine J.* 2009; 18(3): 410-418.

[92] Janda V. Evaluation of muscular imbalance, Chapter 6. In: Liebenson C, ed. *Rehabilitation of the Spine: A Practitioner's Guide.* Baltimore: Williams & Wilkins; 1996: 97-112.

[93] Gerwin RD, Dommerholt J, Shah JP. An expansion of Simons' integrated hypothesis of trigger point formation. *Curr Pain Headache Rep.* 2004; 8(6): 468-475.

[94] Hsieh YL, Kao MJ, Kuan TS, Chen SM, Chen JT, Hong CZ. Dry needling to a key myofascial trigger point may reduce the irritability of satellite MTrPs. *Am J Phys Med Rehabil.* 2007; 86(5): 397-403.

[95] Dworken HJ, Biel FJ, Machella TE. Supradiaphragmatic reference of pain from the colon. *Gastroenterology.* 1952; 22(2): 222-243.

[96] Moriarty JK, Dawson AM. Functional abdominal pain further evidence that whole gut is affected. *Br Med J.* 1982; 284: 1670-1672.

[97] Giamberardino MA, Valente R, de Bigontina P, Vecchiet L. Artificial ureteral calculosis in rats: behavioural characterization of visceral pain episodes and their relationship with referred lumbar muscle hyperalgesia. *Pain.* 1995; 61(3): 459-469.

[98] Gorrell RL. Appendicitis: failure to correlate clinical and pathologic diagnoses; a surgeon's viewpoint. *Minn Med.* 1951; 34(2): 137-138; 151 passim.

[99] Willauer GJ, O'Neill JF. Late postoperative follow-up studies on patients with recurrent appendicitis. *Am J Med Sci.* 1943; 205: 334-342.

[100] Kelsey MP. Diagnosis of upper abdominal pain. *Tex State J Med.* 1951; 47(2): 82-85.

[101] Stratton P, Khachikyan I, Sinaii N, Ortiz R, Shah J. Association of chronic pelvic pain and endometriosis with signs of sensitization and myofascial pain. *Obstet Gynecol.* 2015; 125(3): 719-728.

[102] Reid JD, Kommareddi S, Lankerani M, Park MC. Chronic expanding hematomas. A clinicopathologic entity. *JAMA.* 1980; 244(21): 2441-2442.

第 五十 章

腰方肌

约瑟夫·M.唐纳利、迪安娜·霍特曼·卡米洛

1 介绍

腰方肌是位于后腹壁的宽的四边形肌肉。与腰椎和下肋骨相比，该肌肉附着于髂骨的面积更大。三组腰方肌由几乎垂直的肌纤维组成并形成肌肉后层（髂肋），肌肉中间层由两头分别附着于髂棘和腰椎横突的斜行肌纤维组成（髂横），肌肉前层由两头分别附着腰椎横突和下肋斜行肌纤维组成（肋横）。腰方肌的功能是侧弯、伸展和稳定腰椎。腰方肌的触发点（TrPs）在髂棘和第12肋骨之间的躯干两侧产生局部疼痛。牵涉痛会扩展到同侧骨盆或骶髂关节（SIJ）、臀部、腹股沟和大腿前部。由于臀肌无力或腿长差异，重复活动包括弯曲、抬举和代偿性步态可能会使症状加重。由于牵涉痛的位置差异，鉴别诊断应包括SIJ功能障碍或病变、股骨大转子滑囊炎、腰椎根性痛。腰方肌TrPs的纠正措施应涉及姿势校正；睡眠姿势；弯曲、提升和扭曲的人体工程学；自我压力释放技术以及自我拉伸技术[1-3]。

2 相关解剖

腰方肌是位于后腹壁的一种薄而平的四边形肌肉。它占据髂嵴的区域，在竖脊肌和多裂肌深面[1,2]。肌肉是由前、中、后三层相互交叉的肌纤维束组成，其大小和数量各不相同[3,4]。与其在腰椎和下肋骨附着点相比，腰方肌在髂骨附着面积更大[1]。由几乎垂直的肌纤维组成腰方肌后层（髂肋），中间层由两头分别附着于髂棘和腰椎横突的斜行肌纤维组成（髂横），前层由两头分别附

着腰椎横突和下肋斜行肌纤维组成（肋横）[1-3]。

髂肋部肌纤维组成腰方肌最明显的部分。这些肌纤维从髂棘后上方的附着点及髂腰韧带处向内向上走行最后附着于下肋骨处（肋横）（图50-1）[1-3]。

髂横和肋横部分有很多的数量不等的斜行肌纤维束附着L4横突的尖端。髂横斜行肌纤维近端连接到L1～L4的横突和T12的侧方，远端附着于髂嵴并和髂腰韧带连成一片。肋横肌肌纤维

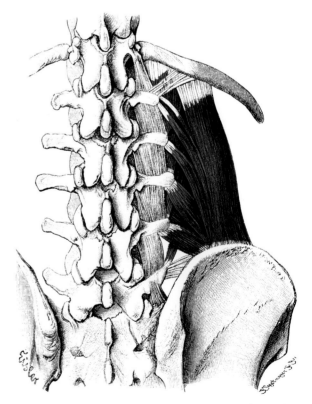

图50-1 腰方肌附着物（红色）。侧翻肌间及髂腰韧带未着色，后背观

源自：Eisler P. Die Muskeln des Stammes. Jenna: Gustav Fischer; 1912: 654

较小，常常难以区别，近端附着于第12肋，远端附着于腰椎横突[2]。腰方肌的这两组斜行肌纤维可以被认为是为腰椎提供稳定力量的牵拉索（图50-2和图50-3）。

髂横斜行肌纤维的背侧视图（图50-1）[5,6]。这部分腰方肌不在竖脊肌的覆盖之下。

它位于胸腰椎筋膜的深面，腹内斜肌、腹横肌、背阔肌也于此处附着于胸腰椎筋膜上[2]。在触诊TrPs或肌肉压痛点时，特别是在靠近髂嵴（图50-4）时需要关注这种解剖结构[2]。髂横和肋横斜行肌纤维组成了腰方肌内侧边界，几乎垂直的髂横肌纤维形成腰方肌外侧边界，越接近髂骨和肋骨附着处，肌纤维重叠和交叉越多。这些不同层次之间的斜行肌纤维在纵向外侧缘常常交织在一起，从后面看是最明显的。

髂腰韧带位于腰四、腰五横突与髂嵴之间的区域，紧邻腰方肌下侧和内侧（图50-1和图50-3）[2]。髂腰韧带的纤维与腰椎横韧带和骶髂前

（SI）韧带融合，通过限制侧弯和保护对抗L5作用于S1上的前剪切力来为SIJ和L5～S1椎体节段提供了稳定性。

（1）神经支配和血管分布

腰方肌由T12和L1～L4的前支支配[1]。

腰方肌血供来自腰动脉、骶动脉、髂腰动脉和肋下动脉的分支。

（2）功能

从历史上看，腰方肌一直被认为是"提臀者"，在单侧收缩时通过固定脊柱抬高同侧臀部。虽然在腰方肌在躯体移动过程中，确实发挥了补偿较长肢体作用，但最近的研究认为腰方肌的主要功能是侧屈、伸展躯干和腰椎，并在冠状面和水平面稳定躯干和腰椎[1,2,7-9]。

当骨盆固定后一侧腰方肌作用时，腰方肌就发挥向外侧屈曲同侧脊柱的作用（图50-5A和

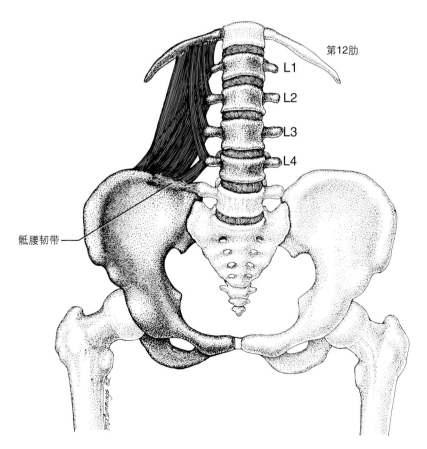

图50-2　腰方肌附着物（红色）。髂横、髂肋和肋横纤维可视，前面观

B)[1,7-9]。肌电图（EMG）研究表明，腰方肌后部在同侧屈曲（侧弯）时比前部有更大的活动度。然而，在这一运动过程中腰方肌前部的活动度却达到了峰值。当一个人用一侧上肢持重时，对侧腰方肌收缩发挥稳定脊柱的作用。研究还表明，躯体向一侧屈曲时，对侧腰方肌是激活的。因此，当躯体向一侧侧弯时，对侧的腰方肌起着稳定器的作用[7,9]。除了其他躯干肌肉外，侧躯干侧向运动还需要左右腰方肌间的同心和偏心收缩，以达到姿势稳定[7-9]。

Waters和Morris报道了行走过程中腰方肌的肌电活动。所有的记录都是躯体右侧的。所有受试者在中速和快速步行且脚后跟触地的情况下，都会发生右侧腰方肌电活动的爆发[10]。Knapp根据临床观察得出结论：在没有明显的臀肌无力的情况下，行走时摆动侧的骨盆下降可能是由于另一侧的腰方肌斜纤维无力所致[11]。这支持了生物力学理论，即在步态周期中，腰方肌和髋关节外展肌在冠状面上充当稳定索的作用[2]。

当双侧腰方肌收缩时就会使脊柱伸展。在对两具尸体的杠杆臂和局部区域肌肉横断面的计算机分析中，计算认为腰方肌大约承担了使脊柱外侧屈曲肌力的9%、使腰椎伸展肌力的13%（在一具尸体中）或22%（在另一具尸体中）。本研究证实了从图50-5C、图50-5D和图50-5E所见的在腰椎从完全屈曲到完全伸展过程中所有位置的腰方肌伸展功能。在脊柱向对侧旋转时，腰方肌贡献了9%或13%的力量[12]。

当受试者处于站立位置时，双侧腰方肌收缩在脊柱压缩过程中也起着很大的稳定作用，如双侧上肢持重时，随着持重负荷的逐渐增加，躯干稳定性则需要进一步提高，此时腰方肌和腹斜肌的活动增加。为了进一步支持腰方肌的稳定作用，研究人员发现，老年人在瑞士球上进行的稳定练习显著增加了腰方肌的激活力[13]。

腰方肌的前部支撑固定双侧第十二肋骨，并为膈肌的收缩提供支持，具有第二吸气肌的作用[1,9]。在用力呼气时，腰方肌被证实具有固定

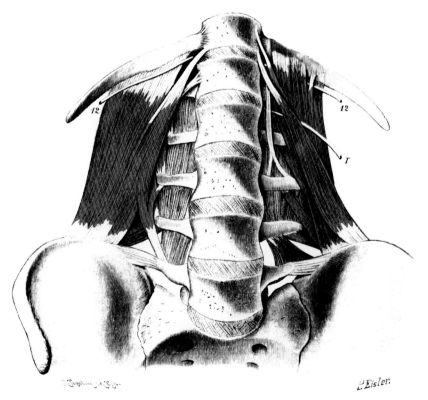

图50-3　侧方（红色）和侧方（未着色）肌肉，前视。图形的两半是从两个不同的尸体标本中提取的。第十二胸神经；第一腰神经
源自：Eisler P. Die Muskeln des Stammes. Jena: Gustav Fischer; 1912:654, 655

1～2根肋骨的作用[14-16]。

　　髋关节外展过程中，腰方肌也能弥补臀中肌薄弱的不足。研究人员研究了髋关节外展过程中腰方肌的肌肉活动，发现它补偿了臀中肌的不足，随后导致骨盆侧斜[17,18]。臀中肌和臀大肌在髋关节外展过程中的失衡应被认为是影响某些临床状况的因素之一。最近的研究发现，在侧卧位髋关节外展过程中使用骨盆压迫带可显著降低腰方肌活动，改善臀中肌活动[19]。

（3）功能

　　肌肉所属的功能单位包括增强动作和对抗动作的肌肉，对关节的作用也是这样。这些结构的功能相互依赖反映在感觉运动皮质的整合和神经连接上。强调功能单位是因为在肌肉一个功能单位里存在的TrPs会增加另外功能单位里TrPs形成的可能性。当一块肌肉中的TrPs失活时，人

表 50-1　腰方肌的功能单位		
行　动	**协　同**	**拮　抗**
躯干同侧侧屈（侧弯）	同侧腹内斜肌 同侧腹外斜肌 同侧竖脊肌 同侧背阔肌	对侧腰方肌 对侧腹内斜肌 对侧腹外斜肌 对侧竖脊肌 对侧背阔肌
上肢伸展	竖脊肌 多裂肌 背阔肌	腹直肌 腹内斜肌 腹外斜肌

们应该关注在功能相互依赖的其他肌肉中可能会形成TrPs。表50-1大体表明了腰方肌的功能单位[20]。

　　在行走的步态中，腰方肌与髋关节外展肌和内收肌一起工作，在步态的摆动中创发挥冠状平面稳定作用[2]。

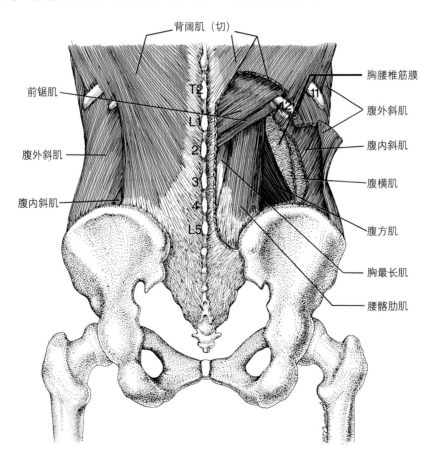

图50-4　右方腰方肌（暗红色）的区域解剖。邻近肌肉呈浅红色，胸腰椎筋膜位于（深部）腰方肌前部，在腰方肌和腹横肌的切割边缘之间。腹横肌、背阔肌和腹内斜肌已被切割和部分切除。腹外斜肌也已被切割，一部分反射

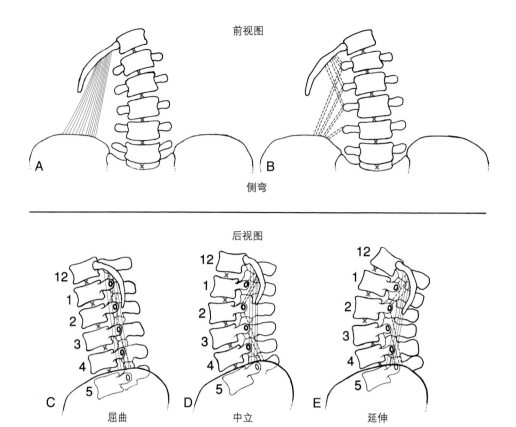

前视图

侧弯

后视图

图50-5　追踪腰椎X线片（黑色）与方形宽体纤维（红线），以显示他们的附件和方向。**A、B** 前后观；**C、D、E** 侧观。一个X定位两个椎体之间的旋转中心；一个开放的圆圈定位一个横向过程的尖端。实心红线标记纵向髂肋纤维；虚线表示对角线髂横和肋横纤维。一种，浅表侧髂肋间纤维，外侧向同一侧弯曲腰椎。中位体、深对角线横截面和同轴横截面纤维产生相同的效果。当被试分别站在腰椎弯曲、中性或伸展姿势时，所有纤维都延伸腰椎

3　临床表现

（1）牵涉痛

触发点可以在腰方肌的任何部分找到。然而，肌肉的许多部分是无法通过手动触诊达到。触发点通常存在于4个位置：浅层（外侧）和深层（内侧）部分，每个触发点在头侧和尾侧都可能存在。与深层TrPs相比，浅层（外侧）的TrPs引起牵涉痛更多位于外侧和前部。

尾部TrPs往往引起更远端牵涉痛。这些TrPs引起的疼痛经常被报道为深部酸痛，但在运动过程又可能表现为刺痛。

浅表位置的TrPs（图50-6A）更可能沿着髂嵴的引起疼痛，有时会引起邻近的腹部下象限疼痛。疼痛可能延伸到腹股沟上外侧。大转子和大腿上部外侧的疼痛也可能由浅表位置的TrPs引起。大转子可以如此"酸痛"（对压迫敏感）以至于患者不能忍受躺在患则，疼痛会阻止受累的一侧的下肢负重。这些TrPs引起的疼痛往往会导致股骨大转子滑囊炎的误诊（图50-6）。

腰方肌深部TrPs被证明能引起大腿前部的疼痛，疼痛范围从髂前上棘延伸到髌骨上部外侧一个大约手指宽的狭窄区域。更多的位于腰方肌头侧深部的TrPs（图50-6B）会在SIJ区域引起疼痛；在两侧，这些TrPs引起的牵涉痛经常越过骶上部区域。腰方肌尾侧深部的TrPs会引起下臀部的疼痛。

作者已经确定了腰方肌是腰痛、背痛和腰肌痛的来源之一[21-28]。更具体地说，他们已经

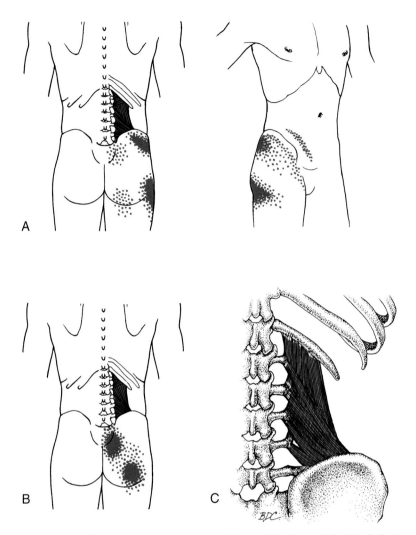

图50-6　参考腰方肌（红色）TrPs的疼痛模式（鲜红色）。明亮的红色表示一种基本的疼痛模式，而点状的红色表示一种溢出模式。浅（外侧）TrP的疼痛模式，可触及下面和接近第12肋骨和刚好在髂嵴上方。深（更内侧）TrP的疼痛模式接近腰椎的横突。更多的头部深TrPs指的是骶髂关节疼痛；更多的尾部TrPs指的是臀部的疼痛。触发点可以存在于肌肉的任何部位。由于它的位置，检查可以用干针或TrP注射

确定了腰方肌可在SI区，髋部或臀部、股骨大转子、腹部和腹股沟的疼痛。还有报道发现，腰方肌在大腿前侧、睾丸和阴囊也可能引起牵涉痛[24,26,27,29-31]。

Tucker等人研究了高渗盐水注射到下腰部6块肌肉引起的伤害性作用[34]。15名受试者的L4和L5节段的最长肌、腰方肌、浅/深多裂肌中注射了高渗盐水。注射是在超声引导下进行的，以定位特定的肌肉。注射后14 min受试者报道疼痛的深度、位置、强度、大小和性质。注射腰方肌引起的疼痛最常见的描述是酸痛、抽筋、钝痛和

紧张。一名受试者报道大腿前外侧麻木持续2 d。腰方肌引起的最常见的疼痛分布模式是：躯干侧面、下腰部，髂前嵴和骨盆，这与深层多裂肌引起的疼痛分布模式非常相似。与其他肌肉相比，深/浅层多裂肌更让人烦恼痛苦，疼痛多表现为痉挛抽筋样钝/隐痛。腰最长肌主要被描述为酸痛和烦恼。以上疼痛分布模式与神经根痛不同，因此作者得出结论，来自这六块肌肉的疼痛存在弥漫性机制，还可以发现，个体可能在受到伤害性刺激作用的水平或位置感受不到疼痛[34]。

本研究中发现的腰方肌牵涉痛模式与Travell

和 Simons 前面提到的疼痛模式非常相似[35]。

（2）症状

当患者报道非特异性腰痛（LBP）时，腰方肌通常被发现是致痛因素之一。腰方肌中的触发点在 LBP 中很常见，但这一痛源常常被忽视。当患者报道单侧 LBP、SIJ 和臀部疼痛、大转子疼痛和腹股沟疼痛时，应将腰方肌中的触发点视为潜在的症状来源。

腰方肌存在 TrPs 的患者在休息时可能会表现出持续的、深部的、钝性疼痛，这种疼痛在无支撑的直立姿势和需要腰椎稳定的姿势中会加重。

如果没有上肢的帮助，从仰卧位或坐在椅子里站起来可能是困难的或者是不可能的。

患者还可能存在大转子的急性疼痛，当从坐位立起、步行，上下楼梯时则会加重疼痛。他们还可能报道说，在受影响的一侧躺着有明显不适等问题，特别是在夜间。这些人可能在大转子滑囊注射可的松并不起效。

腰方肌除了主要引起腰背部疼痛（图 50-6）外，疼痛还可能延伸到腹股沟、睾丸、阴囊，或坐骨神经分布区域[24]。有患者报道存在，臀部沉重、小腿抽筋，腿和脚有烧灼感等症状[30]。还有患者可能报道说长时间行走的困难越来越大，特别是在行走步态中的站立位时臀中肌的力量不足以支撑骨盆。

利用横断面设计，Iglesias-Gonzalez 研究了 42 例非特异性 LBP 患者和 42 例年龄匹配对照组的 TrPs 存在差异[36]。

对腰方肌、髂肋肌、腰肌、梨状肌、臀小肌和臀中肌进行 TrPs 检查。采用数字疼痛评分表（NPRS）、Roland-Morris 问卷和匹兹堡睡眠质量指数作为结果指标。非特异性 LBP 患者与没有任何活动 TrPs 的对照组参与者相比，平均有 3.5 个活动性 TrPs 和 2 个潜在性 TrPs。在非特异性 LBP 患者中，腰方肌中存在活动性 TrPs 最普遍（55%），其次是臀中肌（38%）和髂肋肌（33%）。在非特异性 LBP 组中，更多的活动性 TrPs 与更差的睡眠质量和更高的疼痛强度相关（$P < 0.001$）。存在潜伏性 TrPs 的非特异性 LBP 受试者与对照组相比也有显著性差异，腰方肌、髂肋肌、腰肌、梨状肌和臀中肌受影响最大[36]。

（3）患者体格检查

经过全面的体格检查，临床医生应该做一个详细的图纸，代表患者描述的疼痛模式。这种描述将有助于规划体格检查，当症状改善或改变时助于监测患者的进展。疼痛的类型、性质和位置应仔细评估，在检查 LBP 和/或下肢功能障碍患者时，必须使用标准化的工具。

腰方肌存在活动性 TrPs 的患者在行走、躺下、翻身、起床或从椅子上起立时，表现出肌肉保护，限制腰椎与骶骨之间的运动。剧烈的咳嗽可能会诱发出疼痛的分布特征。

站立姿势的观察应注意脊柱的曲度和下肢生物力学校准。重要的是将功能与结构脊柱侧凸、偏瘫、髂骨上滑[37]和腿长差异纳入评估。由于腰方肌附着在骨盆和腰椎上，腰方肌的缩短会导致明显的脊柱侧凸和腿长差异。如果站立时有腰方肌的缩短（可能是由于 TrPs），则骨盆在患侧轻微升高或在对侧出现凹陷。腰椎通常表现出一个功能性脊柱侧凸，所凸方向远离所涉及的腰方肌。正常的腰椎前凸曲度很可能由于脊柱侧弯引起的脊椎旋转而变得平直，尽管腰方肌是脊柱的伸肌和侧屈肌。

要评估座位时髂嵴高度、PSIS 及 AIS 骨性标志是否对称[37]。还应评估患者所喜欢的坐姿。临床上，当腰方肌中有活动性的 TrPs 时，常见患者在坐位时向患侧倾斜。半肢畸形者可能在坐位比站立更明显。

在仰卧或俯卧时，TrPs 可能会缩短肌肉，从而扭曲骨盆使其失去对称性，骨盆在肌肉紧张的一侧升高（图 50-7）。骨性标志也应在这个位置触诊，以区分髂骶部功能障碍[37]、腰方肌 TrPs 或肌肉缩短。

评估腰椎的活动范围能够发现在屈曲、伸展和侧屈（侧弯）时的腰椎活动受限。向无痛侧侧屈（侧弯）通常受限，有时可以看到双侧限制。

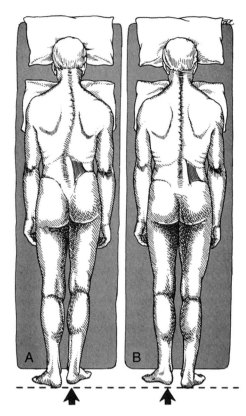

图50-7　由于肌肉绷紧而导致明显腿长差异的扭曲。在俯卧位的内踝，由于TrPs和缩短的腰方肌（暗红色）的张力，右下肢出现比左下肢短的现象。当腰方肌中的TrPs被消除，肌肉恢复到正常的静息长度（浅红色）时，真正的腿部长度差异就会变得明显。脊柱的S曲线功能性脊柱侧凸（见A），也被消除

如果髂肋肌受累，坐位或站立时胸腰椎向患者旋转受限。

也应在站立位和坐位进行骶髂关节和髂骨运动的评估[37]。临床医生使用Laslett等开发的一套SIJ特殊测试方法是非常重要的[38]。这些测试方法在鉴别SIJ功能障碍方面具有很高的临床应用价值。然而，在临床上，在腰方肌中存在活跃的TrPs时，这些试验可能会由于外周敏化而导致假阳性结果。

单独评估腰方肌的力量很难，因为活动时腹外斜肌的外侧部和腹内斜肌与腰方肌一起产生平行力量。腰方肌肌力也学可在侧板姿势体位测试。图50-8A和图50-8B描绘了两个不同的位置来测试腰方肌。这一测试位置可以让临床医生评估腰方肌稳定腰椎的能力。

在行走步态中，臀中肌的无力会得到腰方肌代偿，因此，在存在腰方肌TrPs或Trendelenburg步态模式的患者中，评估臀肌强度是非常重要的。应观察侧卧髋外展过程中的肌肉激活模式和骨盆位置（图50-9A）。骨盆的牢固稳定性抑制了腰方肌，使其无法补偿弱的臀中肌，如图50-9B所示[19]。

应在腰椎、SI关节和下肋骨进行辅助关节功能检查，因为关节活动度低通常存在有腰方肌功能障碍。

因为下肋骨附着有腰方肌，下肋骨移动性也应评估，还要评估其在用力呼吸中的作用，如咳嗽。

（4）触发点检查

在报道LBP、SI或大腿外侧近端疼痛的患者中，存在腰方肌触发点很常见[36]。

体位对检查腰方肌TrPs非常重要。除非患者正确地躺在健侧，否则这块肌肉中的TrPs很难触及[39-41]。由于第10肋骨和髂骨嵴之间的间隙不足，患者通常在侧卧时所处的位置可能不允许对腰方肌深部痛进行充分的触诊。

将拟检查一侧的手臂抬高到头后方的检查台上从而抬高胸腔（图50-10A）。

将另一侧膝盖置于检查台且位于另一侧膝盖后方，将检查侧骨盆向远端牵拉降低髂嵴。这个体位可以提供足够的空间来检查腰方肌（图50-10A），并增加了触诊所需的肌肉张力。一个支撑或毛巾卷垫于腰下也可以为触诊提供更好的条件（图50-10B）。然而，当腰方肌特别紧张和敏感时，这个位置会使腰方肌处于痛苦的紧张状态。骨盆不能被牵拉远离肋枷，被检查的一侧的膝盖不能置于检查台。腿需要用枕头支撑，枕头放置在两条腿之间或受影响的一侧的腿下面（图50-10A和图50-10B）。

腰方肌中的TrPs很容易被忽视的一个原因是因为腰方肌的位置，它位于椎旁肌的前面，并且从常规背部检查的后路（图50-11）无法触及。腰方肌的TrPs检查首先是触诊椎旁肌的外侧边缘、第十二肋骨和髂骨嵴。在许多患者中，背阔肌的唯一覆盖于腰方肌浅面的是它的腱膜，这几乎不

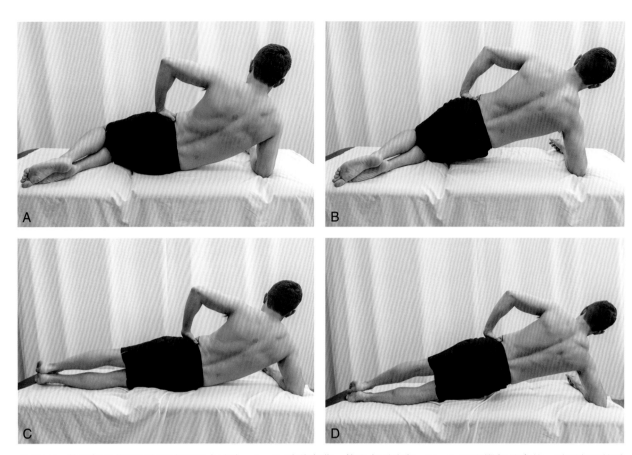

图50-8   使用侧板位置进行腰方肌肌力试验。**A**、**B** 膝盖弯曲，使患者更稳定。**C**、**D** 腿和臀部是直的，对腰方肌的需求更大

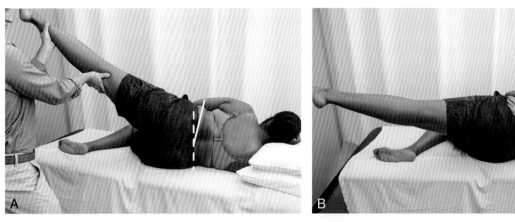

图50-9   侧卧髋外展肌肉激活模式及力量测试。肌肉激活模式观察髋关节和盆腔运动。注意左髂嵴标高，如实心白线所示，显示由腰方肌补偿力量不足或抑制臀中肌。稳定骨盆以抑制臀肌，以准确评估臀中肌抑制或力量缺陷。注意观察到的髋关节外展运动范围的变化

会影响触诊。然而，在某些情况下，有很厚的背阔肌肌纤维覆盖于腰方肌且延伸至髂骨嵴（图50-11）。

通常在腰方肌的三个区域检查TrPs。第一个区域较深，髂骨嵴与椎旁肌的交汇角（图50-4、

图50-10C和图50-10D）。如图50-4和图50-11所示，这是腰方肌最厚的部分，接近L4横突的水平。在这一位置的头侧，许多垂直的髂肋肌纤维和斜行髂横肌纤维与髂腰韧带交织附着与此。如图50-10C和图50-10D所示，肌肉的敏感点通过

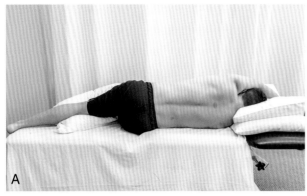
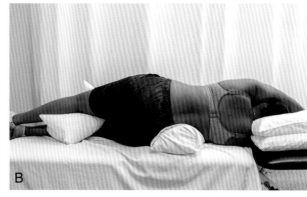
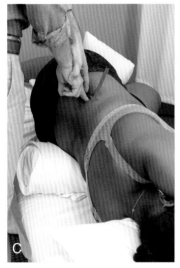
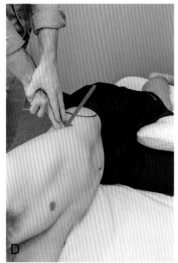
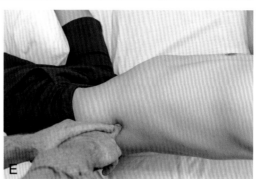

图 50-10　患者定位检查腰方肌 TrPs。部分打开最低肋骨和髂骨之间的空间，让患者抬高头与手臂，以提高肋骨位置。对于一些患者，特别是妇女，可以通过增加一个支撑腰卷或枕头来提供充分的空间。更宽的开口允许触诊腰方肌。**C、D** 箭头表示施加压力以引起点压痛的方向。向下压力施加在髂骨嵴上方（邻近）和 L4 水平的椎旁肌之前。为了定位更深的，更多的 TrPs，深压力只施加在第十二肋骨的尾部，再次施加在椎管肌的前面

在髂骨嵴上和椎旁肌前方施加深压力来检查，压力直接指向腰椎横突的尖端。一开始应该轻轻地按压，因为非常小的压力作用于这些 TrPs 会引起非常敏锐的疼痛。在这里，压力主要施加在腰方肌下部斜行的髂横肌纤维。这些纤维太深，以至于不能感觉到它们的索带，或者用触诊手法引出局部抽搐反应。

　　腰方肌 TrPs 第二个检查区域是沿着髂嵴内面检查，这里附着许多髂肋部纤维。指尖在与肌纤维的相交叉方向按压，如图 50-4 所示。这种与肌纤维交叉触诊法能确定紧张带与敏感点（图 50-10E）。局部抽搐反应很少可见。除非个体非常瘦，并且只有很少的背阔肌纤维延伸到这么远。

　　如果选择的按压点太靠外侧，手指就会碰到腹外斜肌的外侧边界，这些纤维几乎平行于腰方肌的外侧髂肋部肌纤维。腹外斜肌可能有紧张带和 TrPs，这很容易被错误地归属于腰方肌纤维（图 50-4）。腹外斜肌的紧张带从第十二肋的尖端向下和向前延续到髂前（图 49-1A）[42]。相邻的腰方肌纤维几乎是平行的，但常常是从第 12 肋的中后部延续到髂骨嵴后部。

　　腰方肌 TrPs 第三个检查区域位于椎旁肌和第十二肋骨的交汇角。如图 50-2、图 50-4 和图 50-11 所示，在 L1 ～ L2 横突施加深触诊可将压力传递到腰方肌的髂肋肌纤维和肋横肌纤维的头端附着点。在一些患者中，髂肋肌纤维的第十二肋附着区域向外侧延伸足够远，用类似于上面描述的第二区域的方式即纤维交叉触诊法可触及。当患

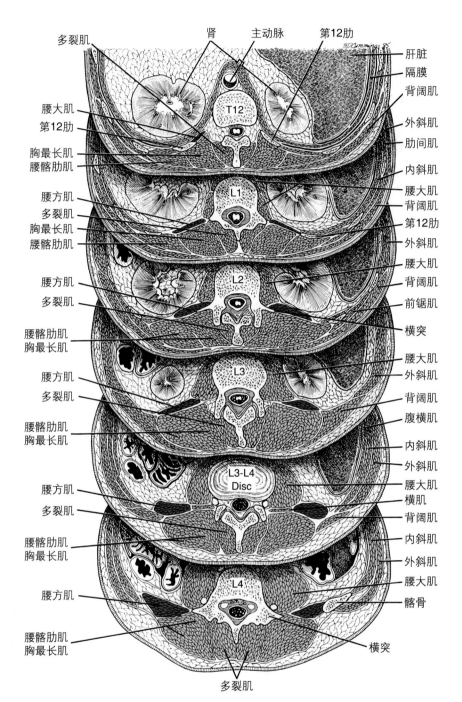

图50-11　连续横截面的腰方肌，暗红色；其他肌肉，淡红色。第12肋的肌肉对附着在T12和L1节中；横突的肌肉对附着在L2节中，髂骨的肌肉对附着在L4节中。下一个下段（不包括在内）只显示髂腰韧带，没有腰方肌。背阔肌是一种通常插在触诊的手指和腰方肌之间的肌肉。只有在L4水平上，肌肉才能直接触及皮肤下面。改编自卡特BL，莫勒黑德，沃尔珀特SM，等。横断面解剖。纽约：阿普尔顿-世纪克罗夫茨；1977年：P31-34

者处于图50-10C到E所示的位置时，也可以向尾端L2、L3或它们之间施压寻找痛敏感点。只有痛敏感点可以诱发，由于这些肌纤维位置太深，无法触及紧张带。

向任何一个TrPs施加持续的压力，就会诱发出它特有方式的牵涉痛，疼痛转诊，当然用针穿刺TrPs是一种更可靠的方式来诱发牵涉痛的方法。

4　鉴别诊断

（1）触发点的激活和保持

任何激活TrPs的姿势或活动，如果没有纠正，则可以使触发点永久化。在腰方肌的任何部分，TrPs可以通过反常的偏心活动、无条件肌肉的偏心运动、极限或次极限的向心活动激活[43]。当肌肉长时间处于收缩或拉伸状态长时，触发点也可能被激活或加重。

在下列情况下，腰方肌TrPs会非常痛苦迅速激活：在非常尴尬的体位承受较重的负荷，如搬起电视机、抱起一个小孩、一只大狗，或者为了够到地板某个目标，在身体扭曲情况下迅速弯腰、转向一侧等[31]。从深坐的沙发椅、矮床或车座上弯腰起身且同时侧倾的活动是另一种容易激活腰方肌TrPs的情形。许多患者主诉在站着弯腰提裤子、侧倾或者当脚缠在裤子里失去平衡时会发生疼痛。

腰方肌TrPs常常在发生汽车交通事故后形成。贝克[44]调查对100名经历过一次汽车碰撞事故的乘坐者（司机和乘客）的调查发现：有34块肌肉中出现了TrPs，腰方肌是事故发生后最容易形成TrPs的肌肉：碰撞中81%的驾驶侧乘坐者、后排79%的乘坐者的腰方肌中形成了TrPs。当撞击来自正面时，它是第二最常见的受累肌肉（81%），当撞击发生在乘客一侧时，它是第三最常见的（63%）受累肌肉。在这项研究中，不能区分TrPs是发生事故前就已经存在继而被事故创伤激活还是严重创伤后形成[44]。

腰方肌TrPs还可以被种养花草、擦洗地板、扛水泥块[25]这些长期劳动中的隐性、持续或重复的劳损（微创伤）来激活，又或者在倾斜的表面上行走或慢跑如在海滩上或沿着坡路行走也会激活腰方肌TrPs。此外，当腰方肌受累时，该肌肉在休息时的缩短往往使其对侧超负荷，导致对抗肌中TrPs的形成，但疼痛强度较小。

已被实验证明，使用步行管型石膏或靴子可以激活腰方肌TrPs[32]。当踝关节骨折应用步行管型石膏后会立即出现腰方肌疼痛，TrP可能是由导致骨折的跌倒的张力激活的；如果疼痛是在管型石膏应用1周或2周后出现，则新施加的导致腿长差异的慢性张力最有可能激活TrPs。这种疼痛可通过在对侧脚穿一只能让两条腿长度匹配的鞋子来预防或减轻。

诱发腰方肌TrPs激活或使其存在的机械因素包括：腿长不一、轻微半肢畸形、短上肢、像吊床一样的软床、肘部支撑不良前倾（通常是由于戴着焦距太短的眼镜），腹肌薄弱且靠着一个低的工作台或洗碗槽站着[42]。

腿长不一和轻度半肢畸形作为腰方肌源性LBP的永久因素的相对重要性，往往是由患者对站与坐的相对耐受性以及他/她站立的方式来揭示的。当患者站立时一只脚在前，则身体的重量落在另一只脚（腿较短的一侧），或两腿分开站立时，骨盆会倾移到一侧（腿较短的一侧），并在站立和行走有疼痛时，可能就是由腿的长度造成。当只有坐着会加重疼痛时，短上臂或轻度半肢畸形更有可能是罪魁祸首。当两种体位状态均会出现疼痛症状时，患者可能同时存在轻度半肢畸形和同侧腿长较短；也就是说，这一侧躯体有萎缩变小。

（2）关联触发点

已经表明，在原发性TrPs引起的牵涉痛区域可以形成关联TrPs[45]。因此，牵涉痛区域的每一块肌肉都应考虑到。临床上，最有可能形成与腰方肌TrPs相关TrPs的肌肉是对侧腰方肌、同侧髂腰肌、T11与L3之间的髂肋肌、最长肌、梨状肌、浅/深多裂肌[36]、腹外斜肌，偶尔还有背阔肌。

两块腰方肌作为一个工作团队从双侧来稳定腰椎，这解释了为什么一侧腰方肌中的TrPs经常与另一侧腰方肌中较少活动的TrPs有关。腰大肌和腰脊旁肌协助腰大肌稳定腰椎。腰方肌和椎旁肌都是脊柱伸肌。腹外斜肌后部的级纤维几乎平行于腰方肌髂肋纤维，在肋骨和骨盆有相似的附着，也可能形成关联TrPs。在非特异性LBP的患者中，除了腰方肌中的TrPs外，其他背部肌肉，如胸最长肌和腰多裂肌，也可以向下腰部、臀部和SIJ投射疼痛[42]。如果是髂腰肌TrPs[29]引起的LBP，患者会描述疼痛是在一侧沿腰骶棘向上和向下放射，而不是水平地穿过背部。腹直肌下部[42]的TrPs会引起双侧LBP，它被描述为疼痛在SIJs水平横向移动。应该通过病史、疼痛模式、受限的活动、体格检查和肌肉触诊来区分疼痛是由腰方肌TrPs引起还是来自其他肌肉TrPs。

臀中肌和臀小肌通常会形成关联TrPs，因为它们位于腰方肌的疼痛牵涉区内。当压迫腰方肌TrPs时，有些患者会报道臀中肌和臀小肌相关区域的疼痛。随着臀肌TrPs的失活，压迫腰方肌TrPs时仅在臀肌和骨盆产生其特征性的疼痛分布模式。

Roach等人在一项随机对照研究中观察了髌骨疼痛综合征（PFPS）患者臀中肌和腰方肌中TrPs的发生率，与对照组26例健康者相比，26例PFPS患者臀中肌和腰方肌中TrPs的发生率明显增。93%的PFPS患者健侧腰方肌中形成TrPs，80%的PFPS患者在双侧腰方肌中均形成TrPs，而对照组里35%健康者存在单侧TrPs，15%存在双侧TrPs。所有PFPS组患者均至少存在一侧腰方肌TrPs。他们还发现，PFPS组患者髋部外展力量与对照组相比明显下降，在采用压力释放技术治疗一个疗程后，髋关节外展的力量也没有得到改善。

相反，其他肌肉中的TrPs也可以导致在腰方肌形成TrPs。Jull和Janda[47]（pp253-278）等指出，在行走时，因髋部外展肌无力而需腰方肌补偿时必然使腰方肌处于到超负荷的状态。臀中肌和臀小肌的触发点是造成这种无力状态的原因之一。

Lewit认为，胸腰椎连接活动度下降与髂腰肌、竖脊肌、腰方肌和腹肌的TrPs有关。关节功能障碍作为这些肌肉TrPs存在的持续因素的重要性未被探索，并有望成为一个可产生丰硕成果的研究领域。而且这些肌肉中的TrPs张力会加重强胸腰椎连接的低活动度。

（3）相关病理学

腰方肌TrPs引起的症状的鉴别诊断主要包括SIJ功能障碍、大转子滑囊炎、坐骨神经痛、椎管狭窄、胸腰椎（小关节）关节功能障碍和腰椎间盘异常。胸腰椎关节功能障碍的特点是导致不对称的旋转、侧弯、屈曲或有时胸腰椎伸展受限。腰方肌单独受累主要表现为向健侧侧弯受限，还会影响腰椎旋转和屈曲。

发生急性LBP时，不管是否存在根性症状，腰方肌中活动的TrPs可能导致腰椎前凸和/或侧移，与急性椎间盘紊乱的表现一致或共存。

需要考虑的其他诊断包括：脊柱肿瘤、重症肌无力、胆结石和肝病、肾结石和其他尿路问题、腹腔感染、肠道寄生虫和憩室炎、腹主动脉瘤和多发性硬化症。

5　纠正措施

当主要的承重和姿势维持肌肉中形成TrPs时，患者应接受技术指导，以解决症状和去除诱发因素。通常情况下，患者需要学会以一种不使受累肌肉紧张的方式进行日常活动。睡眠相关因素如床垫和睡眠姿势对腰方肌TrPs会有深刻影响。一张下垂的吊床状的床垫，当你躺在另一侧时，腰方肌处于收缩的状态，如果患者的床垫太软或超过10年，患者应该考虑买一个新的床垫。仰卧平躺，双膝伸直，使腰方肌位于相对缩短的位置，使骨盆向前倾斜，腰椎前凸增加。这种姿势可以通过在膝盖下面放置一个小枕头或其他支撑物来避免，或者通过在腰椎和下肢适当用枕头支撑一侧来避免（图50-12A和图50-12B）。如果枕头放的比较合适，腰椎可以保持其正常的曲度，保护腰方肌和腰椎间盘（如果患者的问题是椎间盘向后移位则首选俯卧位）。患有持续性腰方肌问题的患者在夜间睡觉翻身时，需要学习如何滑动和滚动臀部，而不是抬起臀部。

需要避免做向前和侧方弯曲提或牵拉物体的屈曲—旋转联合动作。这对任何人都是危险的动作，对患有腰方肌问题的人就更危险。一个人应该把整个身体正确地面对前方，然后做屈伸运动，而不是扭曲躯干。当向后转向时，患者应该学会

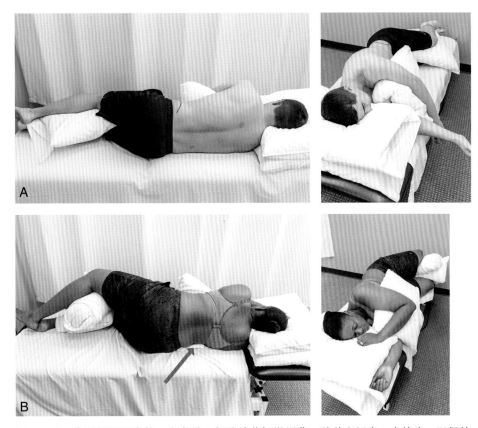

图50-12 合适的睡眠姿势。患者最上部髋关节轻微屈曲，膝盖之间有一个枕头，以保持骨盆水平和腰椎在一个中立的位置。一个枕头也被放置在最上面的手臂和躯干的前面，以减少旋转。患者的位置如前面在A中所描述的；然而，毛巾卷被放置在腰部（箭头），以保持腰椎在一个中立的位置。注意患者膝盖之间的支持增加，以保持骨盆处于中性位置

保持背部直立，避免在旋转过程中躯干发生任何屈曲。

应避免脊柱持续的屈曲和用力伸展。如果下肢肌肉和膝盖没有问题，一个人可以通过弯曲膝盖从地板上抬起物体，同时保持躯干直立，不幸的是，人们发现这种方式很困难；它不仅需要额外的努力来提升整个躯干和臀部，而不只是头、颈和肩，它也会给股四头肌带来负担，在这个位置上股四头肌处于机械劣势[49]。

学会避免不必要的弯曲可以起到关键作用。重要的可能不是做什么，而是如何做。一个人要学会跪着整理一张低矮的床，而不是站着弯腰去整理。刷牙时站直，避免倚靠在水槽上，除了在清洗口腔时，用一只空着的手支撑体重，或者把一只脚放在梳妆台的架子上或者在水槽下面的凳子上。

通过坐下来穿袜子、连裤袜、裙子或裤子等，

或靠在墙上或沉重的家具上，以确保平衡，避免跌倒造成肌肉拉伤。

不必要的向前倾斜的一个常见例子就是常常在没有手臂支撑的情况下从坐在椅子上站起来（图50-13）。当臀部在椅座后部上升时，身体向前倾斜，以弯腰的姿势将重心放在脚上。当他站直时，严重加重了背部伸肌的负荷。

减少背部肌肉负荷从椅子上站起来的正确方式如图50-13所示。臀部首先向座椅的前部移动；然后，身体向一转大约45°，一只脚放在座椅的前缘和身体的重心下。然后抬起身体，躯干保持直立，这样负荷主要由在股四头肌承担。如果股四头肌薄弱，双手抵住两侧大腿并推动有助于抬举躯体。要回到坐姿，顺序是颠倒的，用手抵住大腿降低身体坐到椅子上。

同样的原则也适用于上楼或爬梯子。如果身体向一侧旋转45°，在上升或下降时保持背部笔直

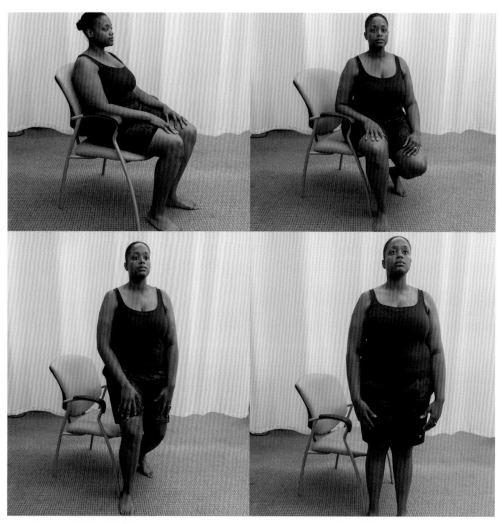

图50-13　仰卧起坐技术和站立到坐技术尽量减少颈部和背部肌肉以及椎间盘的紧张。在椅子上就座时开始位置，患者应该把臀部移到座位的前面，然后把身体转到45°的角度。这种定位允许脊柱保持直立与中位腰椎前凸之间的坐姿和站立。相反，立坐技术是通过首先转动身体，保持躯干直立来完成的，如果需要的话，使用双手在大腿上支撑躯干，同时坐在座椅的前面，然后向后滑动臀部，仍然保持脊柱直立

就会容易得多。

喜欢做园艺的患者应该坐在一个20～25 cm（8～10英寸）高的箱子或凳子上种植和除草。这种低的坐位使他们避免弯腰。在家里，小物件需要放在椅子或桌子上，而不是放在地板上。

足部力学的任何问题，如足部和踝关节的内旋产生不对称步态，都可能选择性导致某些肌肉超负荷，包括过度使用腰方肌[50]。在这些情况下，采用适当纠正鞋或鞋垫是有指征的。

对于慢性腰肌筋膜疼痛综合征患者，因为肌肉收缩所导致不对称引起的疼痛性的功能性（代偿性）的脊柱侧凸需要被纠正。如果检查发现骨盆不对称，就应该努力平衡骶骨基底部。任何存在下肢功能障碍，以及骨盆扭转和腰椎关节功能障碍，都应该得到纠正，以确保腰方肌TrPs最后得到治疗。

患者可以通过使用TrP释放工具或网球来释放TrP自身压力使腰方肌TrPs失活。使用TrP释放工具，患者可以躺在他们的背上，将工具的末端放在肌肉上并跨过躯体，双手握住工具给肌肉敏感区施加15～20 s的压力，并重复多达6次（图50-14A）。患者也可以在坐姿进行类似的操作（图50-14B）。另一种选择是应用同样的

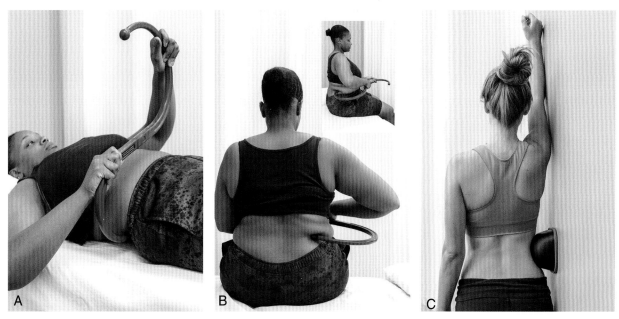

图 50-14　触发点自压释放使用 TRP 释放工具。**A** 仰卧。**B** 就座。**C** 站立

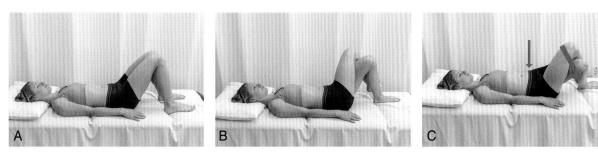

图 50-15　左方腰方肌仰卧自伸运动。开始姿势，仰卧，臀部和膝盖弯曲。预备姿势，控制右腿交叉在左大腿上。患者深呼吸，收缩腰方肌，当患者慢慢呼气时，右腿轻轻地将左大腿向下拉，使骨盆旋转。大箭头表示施加压力的方向，小箭头表示骨盆旋转。步骤 B 和 C 可以重复，直到不再增加运动范围为止。通过将控制（右）腿从左膝上滑下来释放拉伸，释放张力，并协助左腿回到起始位置

原则，站着把 TrP 释放工具或网球抵在墙上（图 50-14C）。

仰卧腰方肌自我拉伸练习（图 50-15）对斜行对髂横肌纤维最有效。该练习从仰卧位开始髋和膝弯曲（图 50-15A）。需要拉伸侧的大腿尽量内收，另一条腿交叉横跨压于该大腿上以提供重压（图 50-15B）。患者然后放松，让受累一侧骨盆放低到检查台上。缓慢吸气，腰方肌等距收缩，造成张力。在另一条腿提供的温和的重压下，患者可以缓慢地伸展腰方肌。在缓慢呼气时，患者专注于放松要拉长的肌肉，使治疗侧大腿内收到最大程度并在上肢辅助下把骨盆向尾端牵拉（图 50-15C）。缓慢的收缩和放松重复三到五

次，直到不能达到更大的拉伸范围。然后，患者滑到最上端，辅助肢体脱离治疗肢体，以帮助将后者推回自然中立位。这种动作避免了让拟拉长的肌肉在完全拉伸的情况承受超负荷（一种易损体位）。

对腰方肌 TrPs 处于高度激惹状态的患者有一种替代拉伸姿势：四足体位（所有四肢支撑身体）（图 50-16A）。拟拉伸一侧上臂向前伸展并越过躯体中线（图 50-16B）。患者将臀部朝向脚后跟向后向下移动，手臂保持不动（图 50-16C）。这一位置通常被称为祈祷伸展位或修正儿童姿势，修正后的手臂放置在身体前方并越过躯体中线，而不是笔直向前。

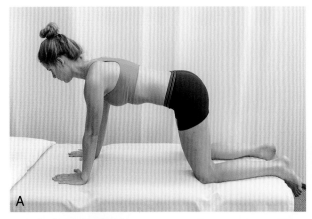

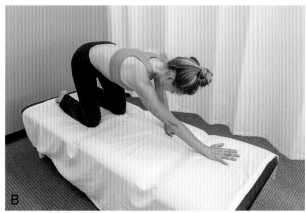

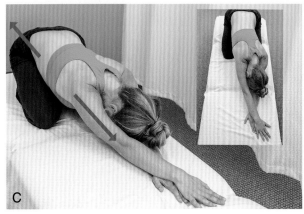

图50-16　右腰方肌在四足姿势的自我伸展。**A** 凝视位置。**B** 预备姿势，手臂向前，穿过身体中线。**C** 充分伸展，强调手臂向前伸，臀部向下和向后推，以拉长躯干，进一步伸展腰方肌

胡琍琍、许华　译　许华　审

参考文献

[1] Standring S. Gray's Anatomy: The Anatomical Basis of Clinical Practice. 41st ed. London, UK: Elsevier; 2015.

[2] Porterfield JA, DeRosa C. Mechanical Low Back Pain: Perspectives in Functional Anatomy. 2nd ed. Philadelphia, PA: Saunders; 1998:81–84.

[3] Phillips S, Mercer S, Bogduk N. Anatomy and biomechanics of quadratus lumborum. Proc Inst Mech Eng H. 2008;222(2):151–159.

[4] de Franca GG, Levine LJ. The quadratus lumborum and low back pain. J Manipulative Physiol Ther. 1991;14(2):142–149.

[5] Eisler P. Die Muskeln des Stammes. Jenna: Gustav Fischer; 1912:654.

[6] Toldt C. An Atlas of Human Anatomy. Vol 1. 2nd ed. New York, NY: Macmillan; 1919:339.

[7] Park RJ, Tsao H, Cresswell AG, Hodges PW. Changes in direction-specific activity of psoas major and quadratus lumborum in people with recurring back pain differ between muscle regions and patient groups. J

[8] McGill S, Juker D, Kropf P. Quantitative intramuscular myoelectric activity of quadratus lumborum during a wide variety of tasks. Clin Biomech (Bristol, Avon). 1996;11(3):170–172.

[9] Park RJ, Tsao H, Claus A, Cresswell AG, Hodges PW. Recruitment of discrete regions of the psoas major and quadratus lumborum muscles is changed in specific sitting postures in individuals with recurrent low back pain. J Orthop Sports Phys Ther. 2013;43(11):833–840.

[10] Waters RL, Morris JM. Electrical activity of muscles of the trunk during walking. J Anat. 1972;111(Pt 2):191–199.

[11] Knapp ME. Function of the quadratus lumborum. Arch Phys Med Rehabil. 1951;32(8):505–507.

[12] Rab GT, Chao EY, Stauffer RN. Muscle force analysis of the lumbar spine. Orthop Clin North Am. 1977;8(1):193–199.

[13] Kim SG, Yong MS, Na SS. The effect of trunk stabilization exercises with a swiss ball on core muscle activation in the elderly. J Phys Ther Sci.

Electromyogr Kinesiol. 2013;23(3):734–740.

2014;26(9):1473-1474.

[14] Basmajian J, Deluca C. Muscles Alive. 5th ed. Baltimore: Williams & Wilkins; 1985:385-387, 423.

[15] Pansky B. Review of Gross Anatomy. 4th ed. New York, NY: Macmillan Publishing Co.; 1979:306, 316-317.

[16] Rasch PJ, Burke RK. Kinesiology and Applied Anatomy: The Science of Human Movement. 6th ed. Philadelphia, PA: Lea & Febiger; 1978:228.

[17] Janda V. Evaluation of muscular imbalance, Chapter 6. In: Liebenson C, ed. Rehabilitation of the Spine: A Practitioner's Guide. Baltimore: Williams & Wilkins; 1996:97-112.

[18] Chaitow L. Muscle Energy Techniques. London: Churchill Livingstone; 1996.

[19] Park KM, Kim SY, Oh DW. Effects of the pelvic compression belt on gluteus medius, quadratus lumborum, and lumbar multifidus activities during side-lying hip abduction. J Electromyogr Kinesiol. 2010;20(6):1141-1145.

[20] Simons DG, Travell J, Simons L. Travell & Simon's Myofascial Pain and Dysfunction: The Trigger Point Manual. Vol 1. 2nd ed. Baltimore: Williams & Wilkins; 1999.

[21] Good MG. What is fibrositis? Rheumatism. 1949;5(4):117-123.

[22] Lange M. Die Muskelharten (Myogelosen). Munchen: J.F. Lehmanns; 1931:90-92, Case 2, p. 113, Case 10, p. 118, Case 13.

[23] Llewellyn LJ, Jones AB. Fibrositis. New York, NY: Rebman; 1915:280.

[24] Gutstein-Good M. Idiopathic myalgia simulating visceral and other diseases. Lancet. 1940;2:326-328.

[25] Nielsen AJ. Spray and stretch for myofascial pain. Phys Ther. 1978;58(5):567-569.

[26] Sola AE. Trigger Point therapy, Chapter 47. In: Roberts JR, Hedges JR, eds. Clinical Procedures in Emergency Medicine. Philadelphia, PA: Saunders; 1985:674-686.

[27] Sola AE, Williams RL. Myofascial pain syndromes. Neurology. 1956;6(2):91-95.

[28] Winter Z. Referred pain in fibrositis. Med Rec. 1944;157:34-37.

[29] Simons DG, Travell JG. Myofascial origins of low back pain. 2. Torso muscles. Postgrad Med. 1983;73(2):81-92.

[30] Sola AE, Kuitert JH. Quadratus lumborum myofasciitis. Northwest Med. 1954;53(10):1003-1005.

[31] Travell J. The quadratus lumborum muscle: an overlooked cause of low back pain. Arch Phys Med Rehabil. 1976;57:566.

[32] Hudson OC, Hettesheimer CA, Robin PA. Causalgic backache. Am J Surg. 1941;52:297-303.

[33] Kelly M. Some rules for the employment of local analgesic in the treatment of somatic pain. Med J Austral. 1947;1:235-239.

[34] Tucker KJ, Fels M, Walker SR, Hodges PW. Comparison of location, depth, quality, and intensity of experimentally induced pain in 6 low back muscles. Clin J Pain. 2014;30(9):800-808.

[35] Travell J, Simons DG. Myofascial Pain and Dysfunction: The Trigger Point Manual. Vol 2: Lippincott Williams & Wilkins; 1993:30.

[36] Iglesias-Gonzalez JJ, Munoz-Garcia MT, Rodrigues-de-Souza DP, Alburquerque-Sendin F, Fernández de las Peñas C. Myofascial trigger points, pain, disability, and sleep quality in patients with chronic nonspecific low back pain. Pain Med. 2013;14(12):1964-1970.

[37] DeStefano L. Greenman's Principles of manual medicine. 5th ed. Philadelphia, PA: Wolters Kluwer; 2016:317-318, 325, 338.

[38] Laslett M, Aprill CN, McDonald B, Young SB. Diagnosis of sacroiliac joint pain: validity of individual provocation tests and composites of tests. Man Ther. 2005;10(3):207-218.

[39] Simons DG. Myofascial pain syndromes due to trigger points: 2. Treatment and single-muscle syndromes. Manual Med. 1985;1:72-77.

[40] Simons DG. Muskulofasziale Schmerzsyndrome infolge Triggerpunkten. Manuelle Medizin. 1985;23:134-142.

[41] Zohn DA. Musculoskeletal Pain: Diagnosis and Physical Treatment. 2nd ed. Boston: Little Brown; 1988:204, 206.

[42] Travell JG, Simons DG. Myofascial Pain and Dysfunction: The Trigger Point Manual. Vol 1. Baltimore: Williams & Wilkins; 1983:104-156, 638-639, 664.

[43] Gerwin RD, Dommerholt J, Shah JP. An expansion of Simons' integrated hypothesis of trigger point formation. Curr Pain Headache Rep. 2004;8(6):468-475.

[44] Baker B. The muscle trigger: evidence of overload injury. J Neurol Orthop Med Surg. 1986;7(1):35-44.

[45] Hsieh YL, Kao MJ, Kuan TS, Chen SM, Chen JT, Hong CZ. Dry needling to a key myofascial trigger point may reduce the irritability of satellite MTrPs. Am J Phys Med Rehabil. 2007;86(5):397-403.

［46］ Roach S, Sorenson E, Headley B, San Juan JG. Prevalence of myofascial trigger points in the hip in patellofemoral pain. Arch Phys Med Rehabil. 2013;94(3):522-526.

［47］ Jull GA, Janda V. Muscles and motor control in low back pain: assessment and management, Chapter 10. In: Twomey L, Taylor JR, eds. Physical Therapy of the Low Back. New York, NY: Churchill Livingstone; 1987:253-278.

［48］ Lewit K. Muscular pattern in thoraco-lumbar lesions. Manual Med. 1986;2:105-107.

［49］ Snook SH, White AH. Education and training, Chapter 12. In: Pope MH, Frymoyer JW, Andersson G, eds. Occupational Low Back Pain. New York, NY: Praeger; 1984:234.

［50］ Botte RR. An interpretation of the pronation syndrome and foot types of patients with low back pain. J Am Podiatry Assoc. 1981;71(5):243-253.

第 五十一 章

腰大肌、腰小肌和髂肌

詹妮弗·玛丽·纳尔逊、米歇尔·芬尼根

1 介绍

髂腰肌在躯干和下肢的功能上都很重要。腰大肌分为前部和后部两块，位于脊柱的两侧。腰大肌的前部有两组不同的附着物。第一部分由连接到两个相邻椎体及椎间盘的五组指状肌组成。第二部分是一系列腱弓，在第一部分的指状肌之间延伸穿过所有五个腰椎椎体的狭窄部分。腰大肌远端与髂肌一起附着于股骨小转子。腰小肌来自T12和L1椎体边缘及其对应的椎间盘，并插入到耻骨梳、髂耻支和髂筋膜。髂肌起源于髂窝内表面的上2/3、髂嵴内侧、髂腰和腹侧骶髂韧带以及骶骨外侧部分的上表面。除了与腰大肌一起附着于股骨小转子外，一些纤维也附着于股骨小转子的前下方。腰大肌主要由L1和L2的腹侧支支配，L3也有参与，而腰小肌则由L1脊神经的一个分支支配。髂肌由来自L2和L3的股神经分支支配。腰大肌和髂肌的主要功能是髋关节屈曲。腰大肌和腰小肌也有稳定躯干的作用。髂腰肌的触发点（TrPs）是腰背部、前髋、腹股沟和大腿前外侧的疼痛。鉴别诊断包括腰椎间盘病变、血肿、滑囊炎、股骨髋臼撞击、盆腔痛、恶性肿瘤、脓肿、运动疝和神经卡压。纠正措施包括适当的睡眠和坐姿，伸展运动和膈肌呼吸。

2 相关解剖

腰大肌

腰大肌（图51-1）是一种长肌，分为前部和后部两块，位于腰椎体和骨盆边缘的两侧。腰大肌的后部附着在所有腰椎的前表面以及横突的下缘。腰大肌前部有两组不同的附着物。第一部分由五块指状肌肉组成，附着在两个相邻椎体及椎间盘上。其中最高部分附着在T12～L1段，最低部分附着在L4～L5段。第二部分是在第一部分指

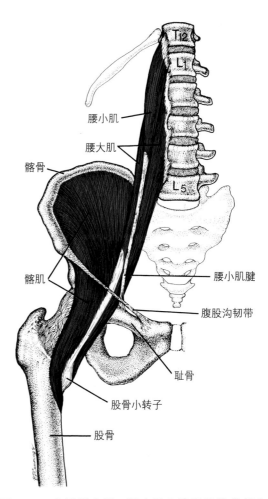

图51-1　右侧腰大肌，腰小肌和髂肌的附着部分（红色）。腰大肌穿过许多关节，包括腰椎和腰骶、骶髂和髋关节。腰小肌也一样，只是它没有穿过髋关节，而髂肌仅穿过髋关节

状肌之间延伸穿过五个腰椎狭窄处的一系列腱弓。

在这里，腰丛的根部位于腰大肌内，其分支从肌肉表面和边缘发出。

腰大肌的纤维在较高节段水平上依次被来自上述附着部分的纤维系统重叠。因此，肌肉由较高节段的纤维分层重叠，形成肌肉的外表面。而较低节段的纤维则更深入地埋在其实质内[3,4]。后部的纤维长3～5cm，前部纤维长3～8cm[2]。

当肌肉继续沿着骨盆边缘下降时，它穿过骶髂关节前方并与髂肌合并。两块肌肉（共同形成髂腰肌复合体）一起在腹股沟韧带后方行走，有助于形成股三角的底部。然后，它们在髋关节囊前移动，并附着在股骨小转子上[1]。

据报道，腰大肌的厚度在不同种族之间存在差异。Hanson等人检查了21具黑种人尸体和23具白种人尸体，发现白种人的肌肉厚度大约是黑种人的两倍。

在98%的正常人中，髂腰滑囊是位于髂腰肌下方和髋关节囊前面，在一小部分人群（15%）中，滑囊可以与髋关节相通，因为它们之间的组织较薄弱[6]。

早期关于腰大肌肌纤维类型组成的研究表明，腰肌主要由Ⅰ型纤维或等量的Ⅰ型和Ⅱ型纤维组成[7-9]。最近，Arbanas等人发现腰大肌主要由Ⅰ型、Ⅱa型和Ⅱx型肌纤维组成，其中Ⅱa型最为普遍（49.77%），其次为Ⅰ型纤维（40.15%），最后是Ⅱx型（10.8%）。该数据支持肌肉动态功能的概念。有趣的是，发现肌纤维的组成在整个肌肉中发生变化。Ⅱa和Ⅱx型纤维的百分比从L1到L4逐渐增加，而Ⅰ型纤维的百分比从L1到L4逐渐下降。根据这些变化趋势，可以假设肌肉的头端部分具有更多的静态作用（由于Ⅰ型纤维的百分比更高）而肌肉的尾端部分具有更多的动态作用（由于Ⅱ型纤维的比例更高）。

腰大肌也有明显的筋膜附着。在上方，腰大肌筋膜形成内侧弓状韧带的一部分。在侧面，它与腰方肌上部筋膜融合在一起。尾端更多的是继续与髂筋膜一起，将腰大肌的前部与腹膜后结构分开。髂筋膜难以区分，并持续至腰筋膜。在后

腹膜上方，筋膜与腰方肌上方的胸腰筋膜前层融合。其尾端附着在髂嵴内侧和骨盆边缘的髂骨骨膜上[1]。

腰小肌

腰小肌如果存在的话位于腰区腰大肌前方。它来自T12和L1椎体的侧面以及之间的椎间盘。它有一条长的扁平肌腱，插入到耻骨梳，髂耻支和髂筋膜上。整个肌肉都包含在腹部内，并且不附着在下肢上。Neumann和Garceau[12]报道说，在研究的所有尸体臀部中，该肌肉都牢固地附着在髂筋膜上，而90.5%的人也牢固地附着在骨盆上。

大约40%的人不存在腰小肌；然而，这些百分比在不同的研究中存在差异。Maidonado等人报道称，64.7%的女性尸体中没有腰小肌腱，而Neumann和Garceau报道说，34.4%的尸检中不存在该肌肉[12,13]。Hanson等人发现不同种族之间没有腰小肌的明显差异。他们发现91%的黑人尸体和13%的白人尸体不存在腰小肌。

髂肌

髂肌起源于髂窝内表面的上2/3，髂嵴内侧，髂腰和腹侧骶髂韧带以及骶骨外侧部分的上表面。它一直向前延伸至髂前上棘和髂前下棘。大多数髂肌纤维连接到腰大肌，并一起插入到股骨小转子。其他纤维附着在小转子上方的股骨上，包括来自髋关节囊上部的纤维[1]。

髂肌的解剖学变异已经被报道。D. Costa等人[14]报道了一例副髂肌，被单独的筋膜覆盖，该筋膜附着在髂嵴的中部1/3，并与髂腰肌肌腱插入到股骨小转子上。Rao等人则报道了一例双侧髂肌变异。在一侧，有两个明确的变异肌肉，即髂骨小肌和副髂肌。在另一侧，有一个单独的额外的髂肌，与髂腰肌肌腱远端融合。Fabrizio报道了髂肌的独特变异，该变异源自髂筋膜的上外侧，几乎水平地插入到腰大肌中，形成混合的髂—腰肌[16]。另一种独特的髂肌变异由Aleks androva等人报道，描述了在肌肉的中部和前部缺失（由于未发育），而肌肉的后部异常起源于髂腰韧带[17]。

也有报道说髂腰肌肌腱在髋关节水平上有变

化。Philippon等人检查了52具尸体，发现存在一根以上的肌腱。只有28%的尸体为单束肌腱。更常见的是（64.2%）双束肌腱，还有一小部分（7.5%）是三束的[18]。

（1）神经支配和血管分布

腰大肌的神经支配主要由L1和L2的腹侧支提供，L3也有参与。Gibbons等人通过解剖发现，腰大肌的后纤维由T12～L4脊神经的腹侧支支配，而前纤维由L2～L4的股神经分支支配。腰丛后嵌入腰大肌。同样，Kirchmair等人报道说，在他们解剖的32具尸体中，96.8%的尸体的腰丛包含在腰大肌中；然而，在3.2%的尸体中，腰丛是位于腰大肌的后部[19]。

腰小肌由第一腰椎脊神经分支支配[1]。

髂肌由股神经L2和L3分支支配。存在副髂肌时，由股神经的L4分支支配[14]。

腰大肌的血管供应是通过数条动脉。腰动脉供应肌肉的上部，而髂腰动脉的前支通过旋髂深动脉和髂外动脉供应肌肉的中部。股动脉及其分支供应肌肉的远端部分[1]。

腰小肌的血管主要通过腰动脉提供。然而，也可能有供应腰大肌的动脉参与[1]。

髂肌的主要血管供应来自髂腰动脉的髂支，另外也有来自旋髂深动脉和闭孔动脉以及股动脉的一些分支[1]。

（2）功能

髋关节屈曲和稳定性

腰大肌的主要功能是髋关节屈曲。有趣的是，Yoshio等人发现，只有当髋关节从45°弯曲到60°时，腰大肌才能充当屈髋肌[27]。

最近有更多的证据表明，腰大肌也有稳定功能。Yoshio等人利用尸体分析了腰大肌的功能。他们发现，当髋关节屈曲0°～15°时，一个主要功能是在髋关节屈曲时使股骨头稳定在髋臼中，另一个功能是保持腰椎的直立位置（下面进一步讨论）。

髋关节内外旋转

腰大肌外旋髋关节的能力存在矛盾的证据。

电生理学研究表明，髂骨和腰大肌在髋关节的内旋过程中均未激活，但在外旋过程中两种肌肉往往都是活跃状态[28,29]。受试者以站立或仰卧时对肌肉进行电刺激会产生轻微的外部旋转[30]。Skyrme等人发现，在6个尸体标本中，仅当髋关节外展并对髂腰肌进行牵引时才产生髋关节外旋[26]。与这些研究相反，Hooper报道说，髂腰肌在正常股骨的旋转中不发挥重要作用，因为它的肌腱在大多数情况下与旋转轴对齐[31]。目前没有肌电图（EMG）研究来支持成年人的髂腰肌可以进行髋关节内外旋转[1]。

躯干运动与稳定性

当腰小肌存在时可能是躯干的弱屈肌。在最近的尸体研究中，Neumann和Garceau报道说，由于该肌附着在髂筋膜上，因此腰小肌可能在一定程度上有助于控制髂腰肌横穿股骨头时的位置和机械稳定性[12]。

腰大肌和髂肌从下方运动并向双侧收缩时，能够像进行仰卧起坐一样使躯干和骨盆向前弯曲以抵抗阻力[1]。历史研究一致认为，仰卧起坐的前30°向上运动后，髂肌剧烈活动[28,32,33]。LaBan等人观察到5名受试者在前30°运动时若双腿伸直则髂肌没有活动，而当膝盖弯曲时可以确实观察到肌肉活动。Flint在整个30°运动的3名受试者中发现肌肉轻度至中度活动[32]。有趣的是，有些人在仰卧起坐时依靠股直肌而没有髂肌参与，而另一些人则同时使用这2种肌肉。使用磁共振扩散加权图像和肌电图对腰大肌的最新研究表明，腰大肌在全仰卧起坐中比在蜷曲起坐中更活跃，但他们并未观察到腰大肌开始激活的确切程度[23,34]。

早期，人们认为腰大肌能够在3个上腰椎上产生较小的净伸肌扭矩，而在下两个椎体上产生较小的净屈肌扭矩[4]。最近，Park等人报道说，在肌肉的两部分之间存在功能差异，即来自横突和椎体的肌束而不是较高与较低的肌肉部分[35]。附着在横突的腰大肌肌束在躯干伸展时抵抗躯干屈曲或髋关节屈曲至90°的活动更大。而腰大肌附着在椎体上的肌束在髋关节屈曲方面较躯干屈曲有更大的活动。

越来越多的证据表明腰大肌在躯干的稳定中起作用。此功能部分源于其与膈肌和盆底肌肉的附着部分[2,36]。

腰大肌在脊柱稳定性中的作用似乎在所检查的活动及研究设置上有所不同。Yoshio等人发现，当髋关节屈曲0°～45°时，腰大肌主要起稳定脊柱的作用[27]。Hu等人利用肌电图评估了直腿抬高活动时右腰大肌、髂肌、股直肌和长收肌的活动。

有趣的是，髂肌、股直肌和长收肌在腰大肌之前同侧激活。同侧和对侧腰大肌同时被激活，两侧波幅无差异，支持了腰大肌主要起稳定作用的理论。

坐位时，腰大肌起到平衡躯干的作用。Andersson等人报道说，腰大肌在直背坐姿和维持脊柱稳定时是活跃的[37]。同样，Santaguida和McGill同意腰大肌能够通过双边激活来稳定[25]。他们还报道说，脊柱前凸的变化对腰大肌的机械作用没有影响。Santaguida和McGill的第二个发现与最近的研究不一致[25]。Park等人发现，当受试者处于短暂的前凸时，附着在横突上的腰大肌肌束比平坦的脊柱更活跃[35]。与瘫坐姿势相比，这些肌束和附着在椎体上的肌束都处于活跃状态。

（3）功能单元

肌肉所属的功能单元包括增强和对抗其动作的肌肉以及肌肉通过的关节。这些结构的功能相互依赖关系反映在感觉运动皮层的组织和神经连接上。强调功能单元是因为其中一块肌肉中存在TrP将增加其他肌肉发展TrP的可能性。当肌肉中的TrPs失活时，应该关注在功能上相互依赖的肌肉中可能产生的TrPs。表51-1大致代表了髂腰肌的功能单元[38]。

双侧髂腰肌工作使其活动同步化以实现稳定脊柱的功能，并在运动中改变其活动功能。作为腹部的一部分，腰肌也与膈肌、盆底肌、腹横肌和腰多裂肌协同作用。

在仰卧起坐期间，腰大肌激动剂包括腹直肌和腰小肌。正如Hadjipavlou等人和Bogduk等人所

表 51-1　髂腰肌的功能单位		
动 作	协 同	拮 抗
髋关节屈曲	股直肌 耻骨肌 阔筋膜张肌 长收肌 短收肌（中部）	臀大肌 臀中肌 （后侧纤维） 半膜肌 半腱肌 股二头肌

建议的，如果腰大肌确实在下腰段提供前向剪切力，髂腰韧带是提供反作用力的理想位置[4,39]。

3　临床表现

（1）牵涉痛

髂腰肌TrPs引起的牵涉痛沿着同侧腰椎形成独特的垂直模式。

据报道这种疼痛可延伸到肩胛间区。它向下延伸到骶髂区域，并可能继续下移至骶骨和近端内侧臀部（图51-2）[41]。牵涉痛也经常包括同侧腹股沟和大腿前内侧。股骨小转子上髂腰肌（主要是髂肌）附着处附近TrPs触诊可能导致背部和大腿前部疼痛。

很少有其他牵涉痛类型的报道。已证明拉伸髂腰肌会加重阴囊的疼痛。文献报道了内侧膝关节的牵涉痛，并在临床实践中多次见到。腰大肌也被认为可使疼痛放射到下腹部[43]。

（2）症状

单侧髂腰肌TrPs的患者通常报道有垂直的下腰痛。他们经常将手在垂直而非水平于脊柱上下移动以显示疼痛的部位。当髂腰肌双侧受累时，患者可能会感觉到疼痛贯穿腰部，类似于双侧腰方肌中有TrPs。患者直立时疼痛加重，但即使平卧也可能表现为频繁的背痛。

其他频繁的报道是大腿前部疼痛。Ingber发现，患者在进行反重力活动时出现下腰痛加剧，并在卧位时疼痛减轻[42]。最舒适的卧位姿势是侧

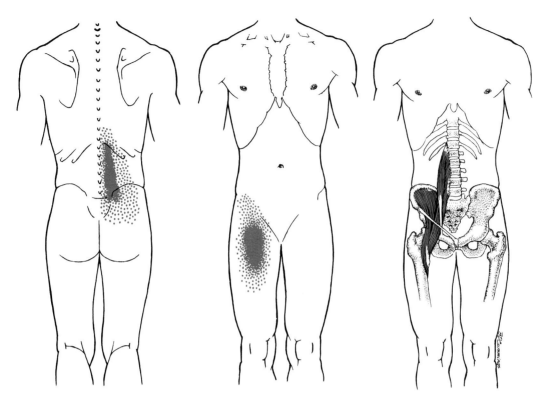

图 51-2 右侧髂腰肌（暗红色）可触及的肌筋膜 TrPs 牵涉痛（鲜红色）。主要疼痛区域为红色；溢出部分为点状

卧接近胎儿的姿势或仰卧、髋部和膝盖弯曲。患者可能很难从较深的椅子上站起来，也无法做仰卧起坐。

伴有腰大肌 TrPs 的便秘患者可能会经历由硬粪便团块压迫 TrPs 引起的牵涉痛。肥大的腰大肌可以压迫邻近的大肠[44]。Tarsuslu 等人利用髂腰肌及括约肌释放和肠道活动作为治疗脑瘫患儿慢性便秘的一种整骨治疗技术。这种干预措施与那些定期接受常规医学治疗的患者一样有效。

（3）体格检查

经过全面的体检后，临床医生应制作一张详细的图纸，代表患者所描述的疼痛模式。这种描述将有助于规划体格检查，并有助于监测患者在症状改善或变化时的进展。为了对髂腰肌进行正确的检查，临床医生应首先从观察站立姿势开始。髂腰肌单侧受累的患者显示从重心从受累侧移开，受累侧的脚稍向前，而躯干稍向受累侧弯曲。躯干的主动前向弯曲可能会在躯干运动时朝所累及

的一侧偏移20°，而在其余运动中居中。弯腰步态、骨盆前倾和腰椎过度前凸是一个常见的发现。

应当评估髂腰肌的长度，因为该肌肉中的 TrPs 可能会导致肌肉缩短。髂腰肌长度可用托马斯测试确定（图51-3）[46]。该测试也可用于鉴别髂腰肌、股直肌和/或阔筋膜张肌长度缺陷。为了区分肌肉紧张和神经病理病变，患者可以抬起头至下巴位置。如果患者的症状或颈部运动引起的髋关节运动范围改变，则表明存在股神经受累[47-49]。测试阔筋膜张肌长度的肢体位置也可通过隐神经增加拉伸。如果足背屈改变了髋关节的松紧度或患者症状，隐神经也可能是导致髋关节运动受限的一个因素。

肌肉失衡可以改变人体力学。髂腰肌与腹直肌协调工作；如果腹肌薄弱，腰大肌很可能会试图补偿。如果患者可以在膝盖弯曲且没有脚支撑的情况下做蜷曲动作，可以确认腹肌的全部功能正常[50]。

髂腰肌以外的一些肌肉的触痛点引起的牵涉

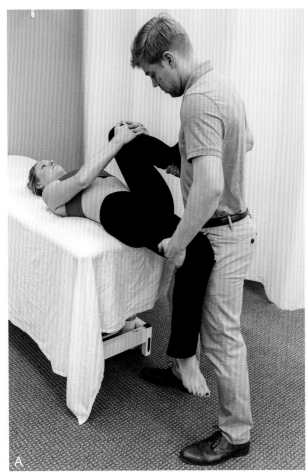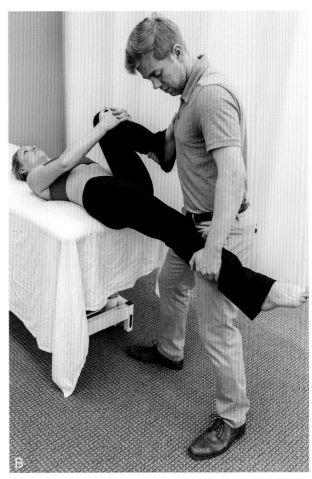

图51-3　托马斯测试髋屈肌长度的位置。**A** 单关节肌肉。**B** 双关节肌肉。改编自Kendall FP, McCreary EK. *Muscles: Testing and Function, with Posture and Pain*. 5th ed. Baltimore, MD: Lippincott Williams & Wilkins; 2005: 376-377

痛可能与髂腰肌的牵涉痛相混淆。腰痛也可由腰方肌、腹直肌下部、胸最长肌、多裂肌、臀大肌和臀中肌引起。髂腰肌TrPs不会像腰方肌那样引起咳嗽和深呼吸时疼痛。当患者报道疼痛分布到下背部时，疼痛更有可能来自双侧腰方肌TrPs或腹直肌的最低部分（图49-7A）[51]。这些腹直肌TrPs通常与髂腰肌中的TrPs相关。大腿和腹股沟疼痛也可能是由于阔筋膜张肌、耻骨肌、股中间肌、长收肌和短收肌或大收肌远端的TrPs引起。其中，只有耻骨肌和阔筋膜张肌限制髋关节伸展。体格检查很容易将后两块肌肉较浅表的TrP压痛与髂腰肌的深压痛区分开来。

（4）触发点检查

在腰大肌和髂肌的触发点可以在3个位置使用交叉纤维平滑式触诊检测到（图51-4）。在这3

个位置中的两个位置，肌纤维可以在没有其他肌肉介入的情况下在皮肤下方触诊。为了触诊腰大肌和髂肌，患者应放松腹肌。如果患者怕痒，这项任务可能会很困难。为了帮助患者放松，在触诊时将患者的手放在你的两手之间。通常，当TrPs存在于一个髂腰肌群时，对侧髂腰肌也需要检查，因为它们共同起作用。通常，TrPs在一个髂腰肌中比在另一个更活跃，但对侧肌也往往需要治疗。

髂腰总肌腱

当患者处于仰卧位且髋关节轻度外展时，可以在腰大肌肌腱交界处和髂肌纤维靠股三角侧壁上用交叉纤维平滑式触诊来识别TrPs，如图51-4A所示。如果髂肌明显紧绷，可能需要用枕头支撑大腿使其略微弯曲。为了找到髂腰肌的共同肌腱，临床医生应该在股三角内找到股动脉，然

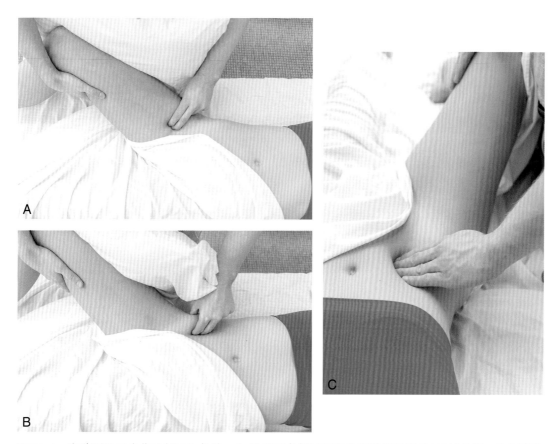

图51-4　右髂腰肌三个位置的TrPs触诊。**A** 沿股三角侧壁深处的远端髂腰肌TrP区域触诊，位于肌肉远端于股骨小转子附着点的上方。**B** 在髂前上棘后面的骨盆边缘内的髂肌TrP触诊。**C** 在近端腰肌TrP施加压力，首先在腹直肌旁向下施加，然后在腹直肌内侧、下方向腰肌施加

后在股神经外侧一到两个手指宽度触诊肌肉。为确认临床医生触诊的是髂腰肌，应该要求患者考虑抬腿。如果患者收缩过度，很可能会把医生从TrPs推开，因此需要轻柔的收缩。一个局部的抽动反应很少在这个部位引出，在其他两个部位甚至更少见。

　　髂肌

　　可以沿着骨盆髂嵴内侧的肌纤维使用交叉纤维平滑式触诊通过腹外斜肌腱膜检查髂肌近端肌纤维（图51-4B）。手指从髂前上棘后面的区域开始到达髂嵴内侧，按压髂骨同时与髂嵴平行来回滑动触诊髂肌。偶尔，触诊可发现紧绷带及其相关的点压痛。这些TrPs引起的疼痛更可能涉及背部和骶髂区域，而不是大腿。患者应放松腹部肌肉，使腹壁皮肤松弛。

　　腰大肌

　　腰大肌的触诊是通过腹壁间接进行的（图

51-4C）。患者应处于舒适位置，腹壁放松。当患者仰卧或侧卧时，将触诊手指放置在腹壁上，指尖正好位于腹直肌外侧边缘的外侧。向下缓慢、逐渐、轻轻地施加压力，手指低于腹直肌水平。如果压力直接向下施加而没有内侧成分，则只会引起其他腹部内容物的压痛。因此，临床医生应对脊柱内侧施加缓慢增加的压力。中间的腹部内容物将压力传递给腰大肌对腰椎的压力。检查腰大肌沿腰椎全长的压痛。如果存在，压痛通常可以出现在大约脐部水平或稍低位置。当腰大肌有TrPs时，最小压力可以引起大量的疼痛。这部分腰大肌引起的疼痛主要是指下腰部。

4　鉴别诊断

（1）触发点的激活和永久化

　　激活TrP的姿势或活动，如果没有纠正，也

可以使其永久存在。在腰大肌、腰小肌和髂肌的任何部分，TrPs可以通过不寻常的偏心负荷、无条件肌肉中的离心运动或最大或次大的同心负荷来激活[52]。当肌肉被置于一个缩短和/或延长的位置时，触发点也可能被激活或加重。例如，腰大肌因重复的剧烈的向心收缩而负荷过重。

仰卧起坐可以使其TrPs永久化。肌肉更能容忍缓慢的后仰或仰卧起坐的偏心收缩[51]。

防止全髋关节伸展的股直肌紧绷也会使髂腰肌中的TrPs永久存在。

将肌肉放置在缩短或延长的位置一段较长时间时，触发点也可以被激活，或者在跌倒时由于突然的超负荷而与其他肌肉中的TrPs同时激活。例如，长时间保持坐姿，臀部急剧弯曲，使躯干向前倾斜，膝盖高于臀部，可使髂腰肌缩短。这种姿势可能在驾驶（或坐在）汽车、坐在办公桌前或坐在看台上时发生。卡车司机和办公室工作人员尤其容易缩短此肌肉。

以胎儿的姿势睡觉，膝盖向上伸展至胸部，也能激活髂腰大肌TrPs。患者经常报道他们第一次意识到这些TrPs带来的疼痛是在早晨起床时。

Lewit在T10～L1水平上将腰大肌的TrPs与胸腰段的关节功能障碍联系起来[53,54]。躯干旋转受损和该区域侧弯在临床上可识别关节功能障碍。他将髂肌的TrP压痛与腰骶部交界处的功能障碍联系起来[53]。

腿部长度的差异或小的半骨盆也可能使髂腰肌中的TrPs持续存在。受累肌肉最常见于较长的一侧，但并不总是如此。如果是由于外伤、手术或先天性疾病，这种情况更有可能被注意到。

（2）相关触发点

已有研究表明相关的TrPs可以在原发性TrPs的牵涉痛区域发展[55]。因此，应考虑到髂腰肌的牵涉痛区域的肌肉，或者牵涉痛累及髂腰肌的肌肉。髂腰肌TrPs可参与腰方肌、多裂肌、竖脊肌、下后锯肌、臀大肌、臀中肌、长收肌、短收肌、大收肌、耻骨肌、闭孔外肌、股直肌、股中间肌、股外侧肌、股内侧肌和缝匠肌的相关性TrPs。髂

腰肌的触发点可以通过腰方肌、腹直肌、锥状肌、腹外斜肌和内斜肌、多裂肌和竖脊肌的TrPs引起的疼痛来激活。

髂腰肌很少单独产生TrPs；它们通常与其他肌肉一起参与。它的拮抗肌可能会产生相关的TrPs，包括臀大肌、腘绳肌和大收肌。与髂腰肌受累有关的协同肌肉可能表现为TrPs，包括腹直肌、腰方肌、股直肌、阔筋膜张肌、耻骨肌、竖脊肌和对侧髂腰肌。当股直肌因TrPs而缩短时，髂腰肌也保持在缩短的位置，使其更容易受到TrPs的影响。

（3）相关病理学

一些医疗状况引起的症状看起来可能与髂腰肌产生的症状相似，或者可能同时存在。腰大肌与腰椎间盘病变密切相关。Ingber描述了几例因椎间盘病变行椎板切除术后持续性腰痛的患者，以及一例未予手术而患有椎间盘源性疼痛的患者[42]。注射髂腰肌TrPs并开始伸展运动可缓解其症状。

腰痛患者的腰大肌横截面积经常萎缩，尽管在所有腰痛组中不一致[56-63]。

尽管据报道是罕见的事件，腰大肌在行抗凝治疗时容易发生血肿，急性心肌梗死后溶栓，高血压急诊，维生素K拮抗剂治疗，外科手术如腹膜后外侧腰椎椎体融合，有时出现在青少年轻微创伤后[64-72]。血肿引起局部疼痛和肿胀，行走困难，往往严重损害股神经功能。

髂肌中的血肿也很罕见，但在仅接受抗凝治疗时可自发发展，抗凝治疗时因创伤而发展，以及长期抗凝治疗手术后，全髋关节置换术后，全髋关节修复术，健康儿童遭受外伤后均可发生[73-83]。

髂腰滑囊炎是髂腰囊的炎症和肿大。它通常与潜在的疾病一起出现，较常见如类风湿关节炎，慢性关节炎，以及更少发生的如髋关节炎，焦磷酸钙晶体关节炎，全髋关节置换术后，继发感染[84-94]。也可能是由于急性创伤或过度使用损伤造成。它甚至可以模拟髂腰肌脓肿[96]。患者常出现以下任何或全部症状：髋部疼痛，腹股沟疼痛，

臀部疼痛，弹响髋，下肢水肿，腹股沟肿块，髋关节过度伸展疼痛和/或屈曲/外展/外旋疼痛[95-99]。

股骨髋臼撞击是髋关节形态的改变，导致运动过程中关节的异常接触。通常表现为坐位时腹股沟、大腿外侧或臀部的深度疼痛。在活动期间，疼痛往往是锐痛。虚弱和麻木并不常见。疼痛随着活动的增加而增加，尤其是那些涉及高髋关节屈曲角度、髋关节持续屈曲负荷/旋转以及进出汽车的疼痛[100]。

腰大肌不常被认为是盆腔疼痛病理的一部分；然而，该肌肉痉挛已被认为是慢性盆腔疼痛的原因之一。在诊断为慢性前列腺炎的男性中，髂腰肌，特别是腰大肌的参与已被报道。腰大肌筋膜附着于骨盆底，不应忽视该肌肉作为导致盆腔疼痛的一个潜在因素[102,103]。

髂腰肌的原发性恶性肿瘤很少见，由于缺乏早期诊断、肿瘤大且难以手术切除，通常预后较差[104]。腰肌脓肿主要见于年轻人群，最常与克罗恩病、阑尾炎、结肠炎或癌症有关[105]。治疗延迟显著增加了死亡率；因此，在评估腰大肌时意识到脓肿的可能性很重要，因为它们往往可以模仿TrPs。Ushiyama等人描述了一例83岁的老年患者右腹股沟疼痛，处于屈曲姿势，因疼痛导致伸展受限[106]。当与髂腰肌有关系的任何器官（肾脏、输尿管、盲肠、阑尾、乙状结肠、胰腺、腰淋巴结和后腹壁神经）发生病变时，髂腰肌的运动都会引起疼痛[15]。

髂腰肌的触发点也可以模拟运动疝，这是下腹壁的小裂口。两者可能同时发生，但本文作者见过几例接受过运动疝修复术仍持续疼痛的患者。这种疼痛通过手法治疗腰大肌中的TrPs来重现和治疗。有症状的TrPs可能在腹肌中，因为如果不通过腹斜肌就不可能触诊或治疗腰大肌。

由于腰丛的根部位于腰大肌内，腰丛的分支从肌肉的表面和边缘出现，因此腰肌和髂肌的解剖变异可导致神经压迫。

肌肉有可能卡住股神经并导致与股神经受累一致的症状。在一项对121具尸体产生的242例标本的研究中，D. Costa等人发现7.9%的病例从髂骨和腰肌滑出，穿过或覆盖股神经[14]。副髂肌的张力可能导致股神经紧张，从而引起疼痛并放射到髋关节、膝盖或L4皮节。闭孔神经起源于腰大肌前部的L2、L3和L4脊神经前支，并在进入骨盆前沿腰大肌内侧边界出现。腰大肌紧张可能导致该区域闭孔神经紧张或卡压[108]。

腰大肌和髂肌区域的几条神经也可能因肌肉受累以外的其他原因而卡压并引起腹股沟、髋部或大腿症状。重要的是能够识别这些症状，而不是假设它们仅仅是由于腰大肌和/或髂肌的TrPs所致。髂腹下神经可在应用腹直肌前鞘的腹部成形术后被累及，怀孕期间，妇科腹腔镜手术后，或由于末端分支穿过腹外斜肌缺损[109-113]。髂腹股沟神经在疝手术、腹腔镜妇科手术、剖宫产术后卡压，甚至可能是特发性的[114-118]。股外侧皮神经可在腹腔镜疝修补术后，大腿阔筋膜，和脂肪瘤受卡压。一例高能膝关节创伤后多发性骨髓瘤患者因双侧髂腰肌淀粉样瘤，伴髂腰肌血肿、和/或髂腰肌滑囊炎导致股神经卡压[119-125]。最后，闭孔神经由于骨盆环和髋臼骨折、神经周围的子宫内膜异位症被卡压，或可能是特发性的[126-129]。

5　纠正措施

如果患者的腰痛对屈曲或伸展的方向偏向没有反应，并有行走困难，则可以使用拐杖。

坐着时，患者应保持一个张开的角度，使臀部高于膝盖。抬高座椅，使大腿朝座椅前方向下倾斜有助于此。靠在稍微倾斜的靠背上也是有帮助的。如果坐着时臀部急剧弯曲是不可避免的，那么经常站起来伸展臀部，伸展髂腰肌有助于减负。如果进行长途驾驶，自动巡航控制系统为驾驶员提供了一个移动和改变位置的机会，以尽量减少对髂腰肌的负担。

呼吸不良如反常呼吸，可能会损害髂腰肌TrPs的恢复。表现出反常呼吸的患者应该练习腹式呼吸，直到他们在吸气和呼气时能有规律地以胸部和腹部协调运动的正常模式呼吸。这种呼吸方式应在仰卧/侧卧位进行，通过将腰大肌的筋膜附着最大限度地移动到膈肌，以提供对腰大肌的最佳拉力。

睡觉时患者可以在仰卧时膝盖下或俯卧时臀部和腹部下面放置小枕头。这样会产生轻微的髋关节屈曲，以减轻髂腰肌的拉力，使其舒适躺卧。患者应该避免侧卧、臀部过度弯曲，因为这个位置缩短了髂腰肌。

为了被动伸展髂腰肌，大腿和骨盆应该靠在桌子（或地板）上，因为它们在俯卧撑体位时过度伸展腰椎和髋部（图51-5）。也可以将肌肉拉伸到用于评估的位置（图51-3A）。为了进一步增加拉伸，Lewit对该肌肉等距后放松技术的有效性进行描述和说明。拉伸的髂腰肌一侧的下肢允许在膝盖弯曲情况下自由悬挂。如果大腿需要更多支撑，患者可能会在支撑表面上移动。通过将另一个膝盖拉到胸部来增加拉力。这个位置还承载了一个足够短的股直肌。

除非并存腰椎关节功能障碍，髂腰肌不应通过拉伸来治疗TrPs。如果存在，则两者都应得到处理，因为彼此都可以阻止对方恢复。治疗双侧髂腰肌很重要；一侧的肌肉很少在没有另一侧协助的情况下发展出TrPs。

深度按摩和髋关节伸展运动也可能有助于减轻髂腰肌的疼痛，通过按摩或拉伸治疗功能单元中的其他肌肉也可能是有益的[42,130]。

为了改善腰大肌的稳定功能，可以对肌肉进行持续的低强度收缩。为了刺激肌肉的纵向动作，患者应该轻轻地尝试"在不移动背部的情况下拉/吸入髋部"。如果有人轻轻地拉动腿部或使腿悬于脚下而略微分开股骨，这通常更容易做到。患者也可以俯卧，在没有骨盆或脊柱旋转的情况下，对髋部进行轻微的等长收缩。另外，和受过训练的临床医生一起制订脊柱稳定计划也是有益的，因为这已被证明可以改善肌肉的横截面积[131]。

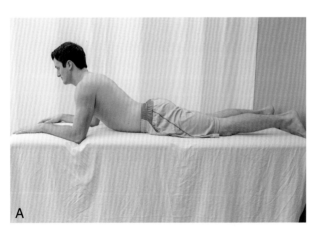
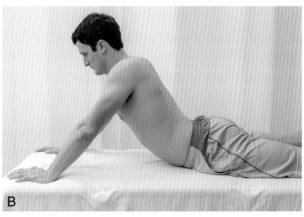

图51-5　髂腰肌的自我伸展。**A** 存在活动性TrP患者的初始位置。**B** 髂腰肌伸展

胡珊珊、许华　译　许华、李彩霞　审

参考文献

[1] Standring S. Gray's Anatomy: The Anatomical Basis of Clinical Practice. 41st ed: London, UK: Elsevier; 2015.

[2] Gibbons S, Comerford MJ, Emerson P. Rehabilitation of the stability function of psoas major. Orthop Div Rev. 2002: 9–16.

[3] Bogduk N, Twomey L. Clinical Anatomy of the Lumbar Spine. New York, NY: Churchill Livingstone; 1987.

[4] Bogduk N, Pearcy M, Hadfield G. Anatomy and biomechanics of psoas major. Clin Biomech (Bristol, Avon). 1992; 7(2): 109–119.

[5] Hanson P, Magnusson SP, Sorensen H, Simonsen EB. Anatomical differences in the psoas muscles in young black and white men. J Anat. 1999; 194(Pt 2): 303–307.

[6] Kim JO, Cho HM. Rapid destruction of the hip joint

accompanied by an enlarged iliopsoas bursa in a healthy man. Hip Pelvis. 2014; 26(3): 189−193.

[7] Havenith MG, Visser R, Schrijvers-van Schendel JM, Bosman FT. Muscle fiber typing in routinely processed skeletal muscle with monoclonal antibodies. Histochemistry. 1990; 93(5): 497−499.

[8] Zheng A, Rahkila P, Vuori J, Rasi S, Takala T, Vaananen HK. Quantification of carbonic anhydrase III and myoglobin in different fiber types of human psoas muscle. Histochemistry. 1992; 97(1): 77−81.

[9] Parkkola R, Alanen A, Kalimo H, Lillsunde I, Komu M, Kormano M. MR relaxation times and fiber type predominance of the psoas and multifidus muscle. An autopsy study. Acta Radiol. 1993; 34(1): 16−19.

[10] Johnson MA, Polgar J, Weightman D, Appleton D. Data on the distribution of fibre types in thirty-six human muscles. An autopsy study. J Neurol Sci. 1973; 18(1): 111−129.

[11] Arbanas J, Klasan GS, Nikolic M, Jerkovic R, Miljanovic I, Malnar D. Fibre type composition of the human psoas major muscle with regard to the level of its origin. J Anat. 2009; 215(6): 636−641.

[12] Neumann DA, Garceau LR. A proposed novel function of the psoas minor revealed through cadaver dissection. Clin Anat. 2015; 28(2): 243−252.

[13] Maldonado PA, Slocum PD, Chin K, Corton MM. Anatomic relationships of psoas muscle: clinical applications to psoas hitch ureteral reimplantation. Am J Obstet Gynecol. 2014; 211(5): 563.e1−566.e1.

[14] D'Costa S, Ramanathan LA, Madhyastha S, et al. An accessory iliacus muscle: a case report. Rom J Morphol Embryol. 2008; 49(3): 407−409.

[15] Rao TR, Kanyan PS, Vanishree, Rao S. Bilateral variation of iliacus muscle and splitting of femoral nerve. Neuroanatomy. 2008; 7: 72−75.

[16] Fabrizio PA. Anatomic variation of the iliacus and psoas muscles. Int J Anat Var. 2011; 4: 28−30.

[17] Aleksandrova JN, Malinova L, Jelev L. Variations of the iliaus muscle: report of two caes and review of the literature. Int J Anat Var. 2013; 6: 149−152.

[18] Philippon MJ, Devitt BM, Campbell KJ, et al. Anatomic variance of the iliopsoas tendon. Am J Sports Med. 2014; 42(4): 807−811.

[19] Kirchmair L, Lirk P, Colvin J, Mitterschiffthaler G, Moriggl B. Lumbar plexus and psoas major muscle: not always as expected. Reg Anesth Pain Med. 2008; 33(2): 109−114.

[20] Hu H, Meijer OG, van Dieen JH, et al. Is the psoas a hip flexor in the active straight leg raise? Eur Spine J. 2011; 20(5): 759−765.

[21] Jemmett RS, Macdonald DA, Agur AM. Anatomical relationships between selected segmental muscles of the lumbar spine in the context of multi-planar segmental motion: a preliminary investigation. Man Ther. 2004; 9(4): 203−210.

[22] Basmajian JV. Electromyography of iliopsoas. Anat Rec. 1958; 132(2): 127−132.

[23] Juker D, McGill S, Kropf P, Steffen T. Quantitative intramuscular myoelectric activity of lumbar portions of psoas and the abdominal wall during a wide variety of tasks. Med Sci Sports Exerc. 1998; 30(2): 301−310.

[24] Penning L. Psoas muscle and lumbar spine stability: a concept uniting existing controversies. Critical review and hypothesis. Eur Spine J. 2000; 9(6): 577−585.

[25] Santaguida PL, McGill SM. The psoas major muscle: a three-dimensional geometric study. J Biomech. 1995; 28(3): 339−345.

[26] Skyrme AD, Cahill DJ, Marsh HP, Ellis H. Psoas major and its controversial rotational action. Clin Anat. 1999; 12(4): 264−265.

[27] Yoshio M, Murakami G, Sato T, Sato S, Noriyasu S. The function of the psoas major muscle: passive kinetics and morphological studies using donated cadavers. J Orthop Sci. 2002; 7(2): 199−207.

[28] Basmajian J, Deluca C. Muscles Alive. 5th ed. Baltimore, MD: Williams & Wilkins; 1985: 234−235, 310−313.

[29] Basmajian JV, Greenlaw RK. Electromyography of iliacus and psoas with inserted fine-wire electrodes. Anat Rec. 1968; 160: 310−311.

[30] Duchenne G. Physiology of Motion. Philadelphia, PA: Lippincott; 1949.

[31] Hooper AC. The role of the iliopsoas muscle in femoral rotation. Ir J Med Sci. 1977; 146(4): 108−112.

[32] Flint MM. An electromyographic comparison of the function of the iliacus and the rectus abdominis muscles. A preliminary report. Phys Ther. 1965; 45: 248−252.

[33] LaBan MM, Raptou AD, Johnson EW. Electromyographic study of function of iliopsoas muscle. Arch Phys Med Rehabil. 1965; 46(10): 676−679.

[34] Yanagisawa O, Matsunaga N, Okubo Y, Kaneoka K. Noninvasive evaluation of trunk muscle recruitment after trunk exercises using diffusion-weighted MR imaging. Magn Reson Med Sci. 2015; 14(3): 173−181.

［35］Park RJ, Tsao H, Claus A, Cresswell AG, Hodges PW. Changes in regional activity of the psoas major and quadratus lumborum with voluntary trunk and hip tasks and different spinal curvatures in sitting. J Orthop Sports Phys Ther. 2013; 43(2): 74-82.

［36］Sajko S, Stuber K. Psoas major: a case report and review of its anatomy, biomechanics, and clinical implications. J Can Chiropr Assoc. 2009; 53(4): 311-318.

［37］Andersson E, Oddsson L, Grundstrom H, Thorstensson A. The role of the psoas and iliacus muscles for stability and movement of the lumbar spine, pelvis and hip. Scand J Med Sci Sports. 1995; 5(1): 10-16.

［38］Simons DG, Travell J, Simons L. Travell & Simon's Myofascial Pain and Dysfunction: The Trigger Point Manual. Vol 1. 2nd ed. Baltimore, MD: Williams & Wilkins; 1999.

［39］Hadjipavlou AG, Farfan HF, Simmons JW. The functioning spine. In: Farfan HF, Simmons JW, Hadjipavlou AG, eds. The Sciatic Syndrome. Thorofare, NJ: Slack; 1996: 41-73.

［40］Durianova J. Spasm of the m.psoas in the differential diagnosis of pain in the lumbosacral region. Fysiatr Revmatol Vestn. 1974; 52(4): 199-203.

［41］Simons DG, Travell JG. Myofascial origins of low back pain. 2. Torso muscles. Postgrad Med. 1983; 73(2): 81-92, 91-92.

［42］Ingber RS. Iliopsoas myofascial dysfunction: a treatable cause of "failed" low back syndrome. Arch Phys Med Rehabil. 1989; 70(5): 382-386.

［43］Cummings M. Referred knee pain treated with electroacupuncture to iliopsoas. Acupunct Med. 2003; 21(1-2): 32-35.

［44］Duprat G Jr, Levesque HP, Seguin R, Nemeeh J, Sylvestre J. Bowel displacement due to psoas muscle hypertrophy. J Can Assoc Radiol. 1983; 34(1): 64-65.

［45］Tarsuslu T, Bol H, Simsek IE, Toylan IE, Cam S. The effects of osteopathic treatment on constipation in children with cerebral palsy: a pilot study. J Manipulative Physiol Ther. 2009; 32(8): 648-653.

［46］Kendall FP, McCreary EK. Muscles: Testing and Function, with Posture and Pain. 5th ed. Baltimore, MD: Lippincott Williams & Wilkins; 2005: 376-377.

［47］Butler DS, Jones MA. Mobilisation of the Nervous System. New York, NY: Churchill Livingstone; 1991.

［48］Butler D. The Sensitive Nervous Systerm. Adlaide, SA: NOI Group; 2000.

［49］Lai WH, Shih YF, Lin PL, Chen WY, Ma HL. Normal neurodynamic responses of the femoral slump test. Man Ther. 2012; 17(2): 126-132.

［50］Jull GA, Janda V. Chapter 10, Muscles and motor control in low back pain: assessment and management. In: Twomey L, Taylor JR, eds. Physical Therapy of the Low Back. New York, NY: Churchill Livingstone; 1987: 253-278.

［51］Travell JG, Simons DG. Myofascial Pain and Dysfunction: The Trigger Point Manual. Vol 1. Baltimore, MD: Williams & Wilkins; 1983.

［52］Gerwin RD, Dommerholt J, Shah JP. An expansion of Simons' integrated hypothesis of trigger point formation. Curr Pain Headache Rep. 2004; 8(6): 468-475.

［53］Lewit K. Manipulative Therapy in Rehabilitation of the Motor System. London, England: Butterworths; 1985: 138, 276, 315 (153, Fig. 4.42).

［54］Lewit K. Muscular pattern in thoraco-lumbar lesions. Man Med. 1986; 2: 105-107.

［55］Hsieh YL, Kao MJ, Kuan TS, Chen SM, Chen JT, Hong CZ. Dry needling to a key myofascial trigger point may reduce the irritability of satellite MTrPs. Am J Phys Med Rehabil. 2007; 86(5): 397-403.

［56］Bok DH, Kim J, Kim TH. Comparison of MRI-defined back muscles volume between patients with ankylosing spondylitis and control patients with chronic back pain: age and spinopelvic alignment matched study. Eur Spine J. 2017; 26(2): 528-537.

［57］Wan Q, Lin C, Li X, Zeng W, Ma C. MRI assessment of paraspinal muscles in patients with acute and chronic unilateral low back pain. Br J Radiol. 2015; 88(1053): 20140546.

［58］Kamaz M, Kiresi D, Oguz H, Emlik D, Levendoglu F. CT measurement of trunk muscle areas in patients with chronic low back pain. Diagn Interv Radiol. 2007; 13(3): 144-148.

［59］Ploumis A, Michailidis N, Christodoulou P, Kalaitzoglou I, Gouvas G, Beris A. Ipsilateral atrophy of paraspinal and psoas muscle in unilateral back pain patients with monosegmental degenerative disc disease. Br J Radiol. 2011; 84(1004): 709-713.

［60］Barker KL, Shamley DR, Jackson D. Changes in the cross-sectional area of multifidus and psoas in patients with unilateral back pain: the relationship to pain and disability. Spine (Phila Pa 1976). 2004; 29(22): E515-E519.

［61］D'Hooge R, Cagnie B, Crombez G, Vanderstraeten G, Dolphens M, Danneels L. Increased intramuscular fatty infiltration without differences in lumbar muscle cross-sectional area during remission of unilateral recurrent low back pain. Man Ther. 2012; 17(6): 584–588.

[62] Bouche KG, Vanovermeire O, Stevens VK, et al. Computed tomographic analysis of the quality of trunk muscles in asymptomatic and symptomatic lumbar discectomy patients. BMC Musculoskelet Disord. 2011; 12: 65.

[63] Thakar S, Sivaraju L, Aryan S, Mohan D, Sai Kiran NA, Hegde AS. Lumbar paraspinal muscle morphometry and its correlations with demographic and radiological factors in adult isthmic spondylolisthesis: a retrospective review of 120 surgically managed cases. J Neurosurg Spine. 2016; 24(5): 679–685.

[64] Conesa X, Ares O, Seijas R. Massive psoas haematoma causing lumbar plexus palsy: a case report. J Orthop Surg (Hong Kong). 2012; 20(1): 94–97.

[65] Llitjos JF, Daviaud F, Grimaldi D, et al. Ilio-psoas hematoma in the intensive care unit: a multicentric study. Ann Intensive Care. 2016; 6(1): 8.

[66] Basheer A, Jain R, Anton T, Rock J. Bilateral iliopsoas hematoma: case report and literature review. Surg Neurol Int. 2013; 4: 121.

[67] Lee KS, Jeong IS, Oh SG, Ahn BH. Subsequently occurring bilateral iliopsoas hematoma: a case report. J Cardiothorac Surg. 2015; 10: 183.

[68] Eltorai AE, Kuris EO, Daniels AH. Psoas haematoma mimicking lumbar radiculopathy. Postgrad Med J. 2016; 92(1085): 182.

[69] Abhishek BS, Vijay SC, Avanthi V, Kumar B. Spontaneous psoas hematoma in a case of acute myocardial infarction following streptokinase infusion. Indian Heart J. 2016; 68(suppl 2): S18–S21.

[70] Yogarajah M, Sivasambu B, Jaffe EA. Spontaneous iliopsoas haematoma: a complication of hypertensive urgency. BMJ Case Rep. 2015; 2015. pii: bcr2014207517.

[71] Beckman JM, Vincent B, Park MS, et al. Contralateral psoas hematoma after minimally invasive, lateral retroperitoneal transpsoas lumbar interbody fusion: a multicenter review of 3950 lumbar levels. J Neurosurg Spine. 2017; 26(1): 50–54.

[72] Giuliani G, Poppi M, Acciarri N, Forti A. CT scan and surgical treatment of traumatic iliacus hematoma with femoral neuropathy: case report. J Trauma. 1990; 30(2): 229–231.

[73] Kong WK, Cho KT, Lee HJ, Choi JS. Femoral neuropathy due to iliacus muscle hematoma in a patient on warfarin therapy. J Korean Neurosurg Soc. 2012; 51(1): 51–53.

[74] Spengos K, Anagnostou E, Vassilopoulou S. Subacute proximal leg weakness after a minor traffic accident in a patient treated with anticoagulants. BMJ Case Rep. 2012; 2012. pii: bcr0220125731.

[75] Chan TY. Life-threatening retroperitoneal bleeding due to warfarin-drug interactions. Pharmacoepidemiol Drug Saf. 2009; 18(5): 420–422.

[76] Mwipatayi BP, Daneshmand A, Bangash HK, Wong J. Delayed iliacus compartment syndrome following femoral artery puncture: case report and literature review. J Surg Case Rep. 2016; 2016(6). pii: rjw102.

[77] Gogus A, Ozturk C, Sirvanci M, Aydogan M, Hamzaoglu A. Femoral nerve palsy due to iliacus hematoma occurred after primary total hip arthroplasty. Arch Orthop Trauma Surg. 2008; 128(7): 657–660.

[78] Nakamura Y, Mitsui H, Toh S, Hayashi Y. Femoral nerve palsy associated with iliacus hematoma following pseudoaneurysm after revision hip arthroplasty. J Arthroplasty. 2008; 23(8): 1240.e1–1240.e4.

[79] Chambers S, Berg AJ, Lupu A, Jennings A. Iliacus haematoma causing femoral nerve palsy: an unusual trampolining injury. BMJ Case Rep. 2015; 2015. pii: bcr2014208758.

[80] Khan MA, Whitaker SR, Ibrahim MS, Haddad FS. Late presentation of a subiliacus haematoma after an apophyseal injury of the anterior inferior iliac spine. BMJ Case Rep. 2014; 2014. pii: bcr2013201071.

[81] Yi TI, Yoon TH, Kim JS, Lee GE, Kim BR. Femoral neuropathy and meralgia paresthetica secondary to an iliacus hematoma. Ann Rehabil Med. 2012; 36(2): 273–277.

[82] Murray IR, Perks FJ, Beggs I, Moran M. Femoral nerve palsy secondary to traumatic iliacus haematoma—a young athlete's injury. BMJ Case Rep. 2010; 2010. pii: bcr0520103045.

[83] Patel A, Calfee R, Thakur N, Eberson C. Non-operative management of femoral neuropathy secondary to a traumatic iliacus haematoma in an adolescent. J Bone Joint Surg Br. 2008; 90(10): 1380–1381.

[84] Iwata T, Nozawa S, Ohashi M, Sakai H, Shimizu K. Giant iliopectineal bursitis presenting as neuropathy and severe edema of the lower limb: case illustration and review of the literature. Clin Rheumatol. 2013; 32(5): 721–725.

[85] Tokita A, Ikari K, Tsukahara S, et al. Iliopsoas bursitis-associated femoral neuropathy exacerbated after

internal fixation of an intertrochanteric hip fracture in rheumatoid arthritis: a case report. Mod Rheumatol. 2008; 18(4): 394−398.

[86] Matsumoto T, Juji T, Mori T. Enlarged psoas muscle and iliopsoas bursitis associated with a rapidly destructive hip in a patient with rheumatoid arthritis. Mod Rheumatol. 2006; 16(1): 52−54.

[87] Bianchi S, Martinoli C, Keller A, Bianchi-Zamorani MP. Giant iliopsoas bursitis: sonographic findings with magnetic resonance correlations. J Clin Ultrasound. 2002; 30(7): 437−441.

[88] Rodriguez-Gomez M, Willisch A, Fernandez L, Lopez-Barros G, Abel V, Monton E. Bilateral giant iliopsoas bursitis presenting as refractory edema of lower limbs. J Rheumatol. 2004; 31(7): 1452−1454.

[89] Murphy CL, Meaney JF, Rana H, McCarthy EM, Howard D, Cunnane G. Giant iliopsoas bursitis: a complication of chronic arthritis. J Clin Rheumatol. 2010; 16(2): 83−85.

[90] Tormenta S, Sconfienza LM, Iannessi F, et al. Prevalence study of iliopsoas bursitis in a cohort of 860 patients affected by symptomatic hip osteoarthritis. Ultrasound Med Biol. 2012; 38(8): 1352−1356.

[91] Di Carlo M, Draghessi A, Carotti M, Salaffi F. An unusual association: iliopsoas bursitis related to calcium pyrophosphate crystal arthritis. Case Rep Rheumatol. 2015; 2015: 935835.

[92] Cheung YM, Gupte CM, Beverly MJ. Iliopsoas bursitis following total hip replacement. Arch Orthop Trauma Surg. 2004; 124(10): 720−723.

[93] DeFrancesco CJ, Kamath AF. Abductor muscle necrosis due to iliopsoas bursal mass after total hip arthroplasty. J Clin Orthop Trauma. 2015; 6(4): 288−292.

[94] Guiral J, Reverte D, Carrero P. Iliopsoas bursitis due to Brucella melitensis infection—a case report. Acta Orthop Scand. 1999; 70(5): 523−524.

[95] Johnston CA, Wiley JP, Lindsay DM, Wiseman DA. Iliopsoas bursitis and tendinitis. A review. Sports Med. 1998; 25(4): 271−283.

[96] Fukui S, Iwamoto N, Tsuji S, et al. RS3PE syndrome with iliopsoas bursitis distinguished from an iliopsoas abscess using a CT-guided puncture. Intern Med. 2015; 54(13): 1653−1656.

[97] Vaccaro JP, Sauser DD, Beals RK. Iliopsoas bursa imaging: efficacy in depicting abnormal iliopsoas tendon motion in patients with internal snapping hip syndrome. Radiology. 1995; 197(3): 853−856.

[98] Parziale JR, O'Donnell CJ, Sandman DN. Iliopsoas

bursitis. Am J Phys Med Rehabil. 2009; 88(8): 690−691.

[99] Blankenbaker DG, De Smet AA, Keene JS. Sonography of the iliopsoas tendon and injection of the iliopsoas bursa for diagnosis and management of the painful snapping hip. Skeletal Radiol. 2006; 35(8): 565−571.

[100] Zhang C, Li L, Forster BB, et al. Femoroacetabular impingement and osteoarthritis of the hip. Can Fam Physician. 2015; 61(12): 1055−1060.

[101] Carter JE. Chronic Pelvic Pain: Diagnosis and Managment. Golden, CO: Medical Education Collaborative; 1996.

[102] Kim DS, Jeong TY, Kim YK, Chang WH, Yoon JG, Lee SC. Usefulness of a myofascial trigger point injection for groin pain in patients with chronic prostatitis/chronic pelvic pain syndrome: a pilot study. Arch Phys Med Rehabil. 2013; 94(5): 930−936.

[103] Hetrick DC, Ciol MA, Rothman I, Turner JA, Frest M, Berger RE. Musculoskeletal dysfunction in men with chronic pelvic pain syndrome type III: a case-control study. J Urol. 2003; 170(3): 828−831.

[104] Behranwala KA, A'Hern R, Thomas JM. Primary malignant tumors of the iliopsoas compartment. J Surg Oncol. 2004; 86(2): 78−83.

[105] Ricci MA, Rose FB, Meyer KK. Pyogenic psoas abscess: worldwide variations in etiology. World J Surg. 1986; 10(5): 834−843.

[106] Ushiyama T, Nakajima R, Maeda T, Kawasaki T, Matsusue Y. Perforated appendicitis causing thigh emphysema: a case report. J Orthop Surg (Hong Kong). 2005; 13(1): 93−95.

[107] Vazquez MT, Murillo J, Maranillo E, Parkin IG, Sanudo J. Femoral nerve entrapment: a new insight. Clin Anat. 2007; 20(2): 175−179.

[108] Kumka M. Critical sites of entrapment of the posterior division of the obturator nerve: anatomical considerations. J Can Chiropr Assoc. 2010; 54(1): 33−42.

[109] Liszka TG, Dellon AL, Manson PN. Iliohypogastric nerve entrapment following abdominoplasty. Plast Reconstr Surg. 1994; 93(1): 181−184.

[110] Carter BL, Racz GB. Iliohypogastric nerve entrapment in pregnancy: diagnosis and treatment. Anesth Analg. 1994; 79(6): 1193−1194.

[111] El-Minawi AM, Howard FM. Iliohypogastric nerve entrapment following gynecologic operative laparoscopy. Obstet Gynecol. 1998; 91(5 Pt 2): 871.

[112] Shin JH, Howard FM. Abdominal wall nerve injury

during laparoscopic gynecologic surgery: incidence, risk factors, and treatment outcomes. J Minim Invasive Gynecol. 2012; 19(4): 448−453.

[113] Ziprin P, Williams P, Foster ME. External oblique aponeurosis nerve entrapment as a cause of groin pain in the athlete. Br J Surg. 1999; 86(4): 566−568.

[114] Lantis JC 2nd, Schwaitzberg SD. Tack entrapment of the ilioinguinal nerve during laparoscopic hernia repair. J Laparoendosc Adv Surg Tech A. 1999; 9(3): 285−289.

[115] Hsu W, Chen CS, Lee HC, et al. Preservation versus division of ilioinguinal nerve on open mesh repair of inguinal hernia: a meta-analysis of randomized controlled trials. World J Surg. 2012; 36(10): 2311−2319.

[116] Miller JP, Acar F, Kaimaktchiev VB, Gultekin SH, Burchiel KJ. Pathology of ilioinguinal neuropathy produced by mesh entrapment: case report and literature review. Hernia. 2008; 12(2): 213−216.

[117] Whiteside JL, Barber MD. Ilioinguinal/iliohypogastric neurectomy for management of intractable right lower quadrant pain after cesarean section: a case report. J Reprod Med. 2005; 50(11): 857−859.

[118] ter Meulen BC, Peters EW, Wijsmuller A, Kropman RF, Mosch A, Tavy DL. Acute scrotal pain from idiopathic ilioinguinal neuropathy: diagnosis and treatment with EMG-guided nerve block. Clin Neurol Neurosurg. 2007; 109(6): 535−537.

[119] Omichi Y, Tonogai I, Kaji S, Sangawa T, Sairyo K. Meralgia paresthetica caused by entrapment of the lateral femoral subcutaneous nerve at the fascia lata of the thigh: a case report and literature review. J Med Invest. 2015; 62(3−4): 248−250.

[120] Rau CS, Hsieh CH, Liu YW, Wang LY, Cheng MH. Meralgia paresthetica secondary to lipoma. J Neurosurg Spine. 2010; 12(1): 103−105.

[121] Du X, Zhao L, Chen W, Jiang L, Zhang X. Multiple myeloma-associated iliopsoas muscular amyloidoma first presenting with bilateral femoral nerve entrapment. Int J Hematol. 2012; 95(6): 716−720.

[122] Tekin L, Cakar E, Tuncer SK, Dincer U, Kiralp MZ. Femoral nerve entrapment after high energy knee trauma. J Emerg Med. 2012; 43(2): e145.

[123] Kumar S, Pflueger G. Delayed femoral nerve palsy associated with iliopsoas hematoma after primary total hip arthroplasty. Case Rep Orthop. 2016; 2016: 6963542.

[124] Podger H, Kent M. Femoral nerve palsy associated with bilateral spontaneous iliopsoas haematomas: a complication of venous thromboembolism therapy. Age Ageing. 2016; 45(1): 175−176.

[125] Singh V, Shon WY, Lakhotia D, Kim JH, Kim TW. A rare case of femoral neuropathy associated with iliopsoas bursitis after 10 years of total hip arthroplasty. Open Orthop J. 2015; 9: 270−273.

[126] Barrick EF. Entrapment of the obturator nerve in association with a fracture of the pelvic ring. A case report. J Bone Joint Surg Am. 1998; 80(2): 258−261.

[127] Yang KH, Han DY, Park HW, Park SJ. Intraarticular entrapment of the obturator nerve in acetabular fracture. J Orthop Trauma. 2001; 15(5): 361−363.

[128] Langebrekke A, Qvigstad E. Endometriosis entrapment of the obturator nerve after previous cervical cancer surgery. Fertil Steril. 2009; 91(2): 622−623.

[129] Rigaud J, Labat JJ, Riant T, Bouchot O, Robert R. Obturator nerve entrapment: diagnosis and laparoscopic treatment: technical case report. Neurosurgery. 2007; 61(1): E175; discussion E175.

[130] Saudek CE. Chapter 17, The hip. In: Gould III JA, Davies GJ, eds. Orthopaedic and Sports Physical Therapy. Vol II. St. Louis, MO: CV Mosby; 1985: 365−407.

[131] Kim S, Kim H, Chung J. Effects of spinal stabilization exercise on the cross-sectional areas of the lumbar multifidus and psoas major muscles, pain intensity, and lumbar muscle strength of patients with degenerative disc disease. J Phys Ther Sci. 2014; 26(4): 579−582.

第 五十二 章

盆底肌

蒂莫西·道格拉斯·索耶、约瑟夫·M.唐纳利

1 介绍

盆底肌肉具有多种功能，包括控制及支撑骨盆器官、性功能、呼吸、维持脊柱稳定和腹内压平衡。盆底肌包括肛提肌（分为三部分即耻骨直肠肌、耻尾肌、髂尾肌）、尾骨肌、球海绵体肌、坐骨海绵体肌、会阴横肌、肛门括约肌、闭孔内肌和梨状肌。肛提肌的耻尾肌和髂尾肌部分支持并略微抬高骨盆底，抵抗腹内压的增加。球海绵体肌、坐骨海绵体肌和会阴横肌负责泌尿和性功能。肛门括约肌处于持续强直收缩状态，并在紧张、说话、咳嗽、大笑或举重时增加其激活。这些肌肉中一个或几个肌肉触发点（TrPs）引起的症状与尾骨痛、肛提肌综合征、痉挛性肛门直肠痛，以及慢性盆腔疼痛综合征（CPPS）非常相似。严重跌倒、长时间坐着、开车、骑自行车、车祸或骨盆区域手术，导致盆底肌肉触发点被激活并持续存在。全面的盆腔检查应包括阴道和直肠的外部检查和骨盆内检查。盆底肌肉的触发点可在多达85%的泌尿系统、结直肠和妇科盆腔疼痛综合征患者中发现，并可导致与这些综合征相关的某些（可能不是全部）症状。2009年，欧洲泌尿外科协会发表了指南，建议在诊断CPPS时应考虑TrPs。本章重点介绍了证明CPPS和TrPs之间关系的一些研究。

2 相关解剖

如果要通过触诊来确定哪些肌肉与患者的疼痛有关，那么对肌肉的解剖结构及其相互关系的全面了解是必不可少的。该知识对于治疗这些肌肉中的TrPs也很有价值，并且对于希望通过干针或TrPs注射使其失活的人来说至关重要。本节首先介绍体检顺序中的主要骨盆内肌肉。然后回顾会阴浅层肌，最后考虑可变的但有时在临床上很重要的盆腔内肌肉。

肛门括约肌

肛门内括约肌和外括约肌由四个同心的肌层或肌环组成（图52-1），最内环即肛门内括约肌，由支配肛门壁的非随意肌纤维组成。其余三层是肛门外括约肌的深层、浅层和皮下层。肛门外括约肌处于自主支配状态。该括约肌呈椭圆形，前后延伸的距离是侧面的3～4倍，围绕肛管的最后2 cm。肛门外括约肌的浅（中）层包含大部分肌肉。该层向后至腱性肛尾体和前至腱性会阴体，由肛提肌、球海绵体肌和会阴浅横肌连接（图52-1）。肛门外括约肌与肛提肌的吊带状耻骨直肠肌部分密切相关，后者是肛提肌的耻尾部最后方、最外侧和最深的部分（图52-1）。

肛提肌

成对的肛提肌在中线汇合，形成横跨大部分小骨盆底部的肌层，即骨盆膈膜。该膈膜被泌尿生殖裂孔和肛门裂孔（图52-2）所穿透。肛提肌由两个不同的肌肉组成：前部（骨盆下部）耻尾肌和耻骨直肠肌，后部（骨盆较高处）髂尾肌。

耻骨尾肌和耻骨直肠肌从耻骨联合处沿耻骨背侧表面附着到闭孔管（图52-2）。在肛门、前列腺或阴道、尿道周围形成吊索。这两个肌肉在中线汇合，有的在会阴体，但大多数在肛门尾骨体（图52-1和52-2）。Tichy从胚胎学角度说明了肛

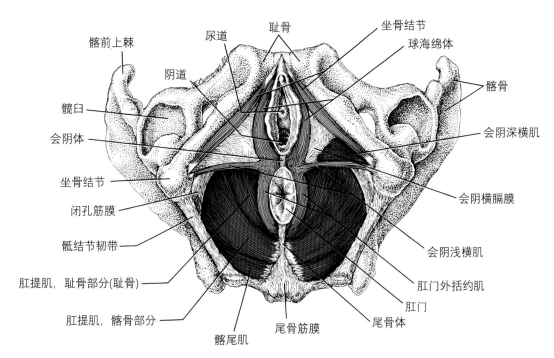

图52-1　仰卧女性受试者盆底肌肉（下面观）。骨盆横膈膜的肌肉呈暗红色，与之相关的骨盆肌肉呈浅红色。在受试者的左侧，泌尿生殖膈深筋膜的一部分已经被移向深部肌肉

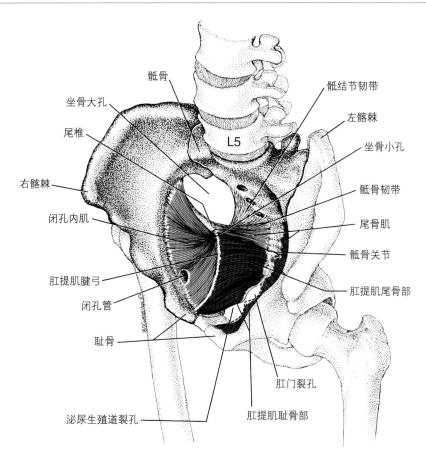

图52-2　盆底肌肉从上方斜向观察，从左侧斜向观察骨盆内部。肛提肌呈暗红色。尾骨肌呈中红色，闭孔内肌呈浅红色

提肌是如何发展成一系列伸缩环和吊索。耻尾肌的最前部（内侧）纤维在肛门前会阴体两侧，在男性称为前列腺提肌。在女性中，这些肌纤维被称为耻骨阴道肌，是阴道的重要括约肌。耻尾肌纤维最接近尾骨的地方通常是它们附着在肛尾体上。肛提肌的后部，髂尾肌，附着于肛提肌腱弓和坐骨棘的上方。肛肌提的腱弓向后附着于坐骨棘的后方，并向前附着于闭孔膜前缘或位于闭孔膜边缘内侧。这个腱弓牢固地附着在覆盖闭孔内肌的筋膜上。从骨盆内部看，肛提肌覆盖了闭孔内肌下部的1/2～2/3，以及基本上全部的闭孔。

在下面，髂尾肌附着于肛尾体和尾骨的最后两段。耻尾肌和髂尾肌的相邻边缘可以重叠或分离。髂尾肌可由纤维组织代替。其上缘与骶棘韧带和上覆的尾骨肌肉相邻。

尾骨肌

尾骨肌，有时被称为坐骨肌，位于头侧并与肛提肌的髂尾部分相邻。两肌肉通常形成连续的平面（图52-1）。尾骨肌（内部）覆盖坚固的骶棘韧带（图52-2）。从侧面看，该三角形肌肉的顶点附着于坐骨棘和骶棘韧带的纤维上。在内侧，它延伸到尾骨边缘及骶骨最下部的一侧。

闭孔内肌

闭孔内肌位于骨盆外侧，并附着于股骨大转子，见第五十七章。闭孔内肌的骨盆内部分覆盖小骨盆的前外侧壁，包围并覆盖闭孔的大部（图52-2）。闭孔内肌呈扇形，其纤维方向大致呈135°弧形。肌纤维前后增厚，分别在闭孔导管的前面和后面。该导管允许神经和血管沿着闭孔前缘在坐骨小孔的对侧穿过闭孔膜。

在骨盆内部，闭孔内肌附着于骨盆内缘、闭孔边缘，过多的闭孔膜延伸穿过骨孔。肌纤维向坐骨小孔汇合，最后形成四五条肌腱带。当肌肉通过坐骨小孔离开骨盆时，它在脊柱和坐骨结节之间形成直角弯曲。这个骨质滑轮上覆盖着软骨；闭孔内肌的坐骨滑囊也有助于肌腱的通过。当肌腱穿过髋关节囊时，被闭孔内肌的腱下滑囊所缓冲（见第五十七章）。闭孔内肌从骨盆通过坐骨小孔的出口，以可触及的韧带为标志，形成

该孔的两个边界：后方的骶结节韧带和上方的骶棘韧带[2]。两韧带交织在一起，在闭孔的上端交叉；闭孔是一个紧密封闭的空间，不留肌肉扩展的空间。形成坐骨小孔的结构如图57-3所示。该图可作为本章的参考，因为它阐明了骨盆内肌肉与韧带的关系。

梨状肌

梨状肌是真骨盆后壁的一部分，位于坐骨尾骨肌的后方。下半部分可通过阴道触及，但可能因临床医生的手指长度很难触及。它从骶骨下表面附着于S2～S4层，髂骨的臀肌表面，骶髂关节囊，在某些个体中可能附着在骶结节韧带。梨状肌从下外侧穿行，并通过骶棘韧带近端的坐骨大孔离开骨盆，并附着于股骨的大转子上。该肌肉可通过直肠触诊。关于梨状肌的更多内容见第五十七章。

球海绵体肌、坐骨海绵体肌和会阴横肌
女性解剖学

女性身体两侧的球海绵体肌、坐骨海绵体肌和会阴浅层肌肉形成三角形（图52-1）。该三角形的内侧为球海绵体肌（也称为球海绵肌或阴道括约肌），环绕着阴道口。肌肉向前附着在阴蒂海绵体上，其肌束也穿过阴蒂体并压缩阴蒂的深背静脉。在后方，球扁桃体肌固定在会阴体上，与肛门外括约肌和会阴浅横肌融合（图52-2）。

女性的坐骨海绵体肌（以前被称为阴蒂立肌）形成三角形的外侧（图52-1）。该肌肉沿着会阴外侧缘、位于耻骨前支骨嵴旁，在耻骨联合和坐骨结节之间延伸。在上面和前面，坐骨海绵体肌末端形成腱膜，与阴蒂的侧面和底面融合。在阴蒂脚的下方和后方，它附着在阴蒂的表面和坐骨结节上。

会阴浅横肌构成三角形的底部。两块肌肉在坐骨结节之间横向跨过会阴，在会阴体中线连接肛门括约肌和球海绵体肌（图52-1）。会阴深横肌位于会阴浅横肌的深部；它是一个在坐骨结节和阴道之间的宽肌层（图52-2）。

男性解剖学

男性阴茎海绵体肌比女性更复杂，并且基本

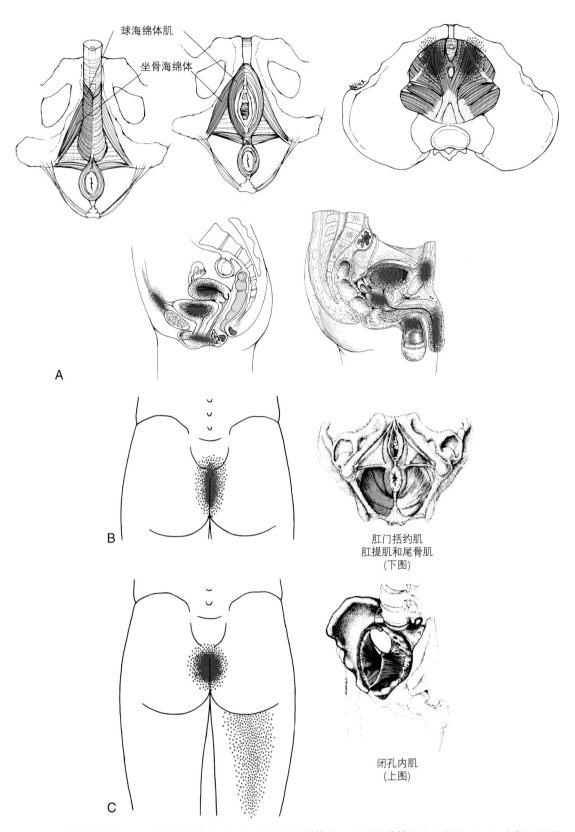

图52-3　骨盆底肌肉TrPs引起的牵涉痛（**A**）。右侧球海绵体肌、坐骨海绵体肌和肛提肌（**B**）；右侧肛门括约肌、肛提肌和尾骨肌（**C**）中；右侧闭孔内肌。肌肉牵涉痛有时延伸到大腿后部近端区域

上包裹着阴茎的阴茎海绵体，这是尿道通过的中心勃起结构。如图所示，该肌肉的两个对称部分在会阴体下方并沿中缝线开始。纤维以半球形方式向外和向上延伸，向后方包绕阴茎的尿道海绵体并在前方包绕阴茎海绵体。在上方，一些纤维的末端为肌腱扩张，覆盖了阴茎的背侧血管。胎儿妊娠5个月后，该肌肉包裹在阴茎周围。

男性坐骨海绵体肌与女性相似，但通常较大。在每一侧，肌肉向后附着到坐骨结节和坐骨支，并向前朝着阴茎的角度穿过会阴部。它的末端沿球海绵体肌外侧终止于腱膜，与阴茎脚两侧和底面融合在一起。

女性会阴深横肌侧向附着于坐骨结节，但在男性中，肌肉在中线处交织成腱网到球海绵体肌的深面。

骶尾腹肌

骶尾腹肌在110具成人尸体中有102具被发现是可变的。它常常是退化的，主要由只有短肌肉的肌腱带组成。当发育良好时，它从第四和第五骶椎的侧面垂直延伸，从第一尾椎前部及骶棘韧带到第二至第四尾椎和骶尾前韧带[1,6-8]。

骶尾腹肌可分为内侧及外侧纤维束。当这种情况发生时外侧纤维被确认为骶尾腹肌（外侧降尾肌）和内侧纤维被认为是尾骨下肌（内侧降尾肌）[6]。这些肌纤维可能是尾骨肌的发育残余。

（1）神经支配和血管分布

肛门外括约肌由第4骶神经分支和阴部神经的直肠下分支支配。肛门内括约肌由自主神经系统支配。闭孔内肌由其自身的神经支配，并承载了来自L5、S1和S2节段的纤维（第五十七章）。肛提肌由S3、S4节段的纤维支配，有时通过阴部神经由S5节段的纤维支配。刺激S3腹侧神经根可使尿道外括约肌产生70%的闭合压，其余30%由刺激S2和S4脊神经根提供。尾骨肌由S4和S5节段的神经纤维通过阴部神经丛支配。所有会阴肌（包括球海绵体肌、坐骨海绵体肌和会阴浅深横肌）都由S2、S3和S4骶神经通过阴部神经的会阴支支配。来自S4和S5节段的纤维通常支配骶尾腹肌。

髂内动脉的分支构成会阴的主要血供。唯一不能从髂内动脉分支获得血液供应的盆腔器官是卵巢和直肠上部。盆腔的淋巴引流主要是通过髂内血管周围的淋巴结。

（2）功能

盆底肌肉具有多种功能，包括控制和盆腔器官支持、性功能、呼吸、脊柱稳定和控制腹内压[10-17]。由于缺乏合适的器械，目前对其功能的生理机制尚不清楚。盆底肌肉，特别从生物力学角度来看，仍然是人体一个未被研究的领域。

肛门括约肌

临床经验和肌电图（EMG）研究证实，肛门括约肌处于持续的强直收缩状态，在紧张、说话、咳嗽、大笑或举重时增强。睡眠过程中，强直收缩降至非常低的水平，排便时这种收缩被强烈抑制。它通过自主募集，伴随着会阴肌肉特别是尿道括约肌的全面收缩。

肛提肌

一般情况下，肛提肌的耻尾肌和髂尾肌支撑并轻微抬高盆底肌肉，以抵抗增加的腹内压。在男性，更前侧（内侧）的耻尾肌部分有时被称为前列腺提升肌，在前列腺周围形成吊带并施加向上的压力。相应地，该纤维在女性被称为耻骨阴道肌，可使阴道口收缩。耻骨尾骨肌后方的耻骨直肠肌在肛门周围形成一个悬带，结构上与肛门括约肌相连，收缩时使肛门收缩。该部分肛提肌强烈收缩有助于排出大量粪便。尿道前壁肌纤维收缩有助于在排尿结束时排空尿道，并且被认为在咳嗽或打喷嚏时防止失禁。肛提肌与膈肌类似在平静呼吸的吸气阶段也是活跃的。

耻尾肌的肛周和尿道旁区域的组织学比较表明，尽管大多数纤维是1型（氧化代谢）纤维，在尿道周围区域中，仅4%为2型（糖酵解）纤维，而在肛门周围，23%为2型纤维。与尿道周围更持续的收缩相比，肛周区域2型纤维比例较高表明它用于偶尔的强制性收缩。同一组的后续研究仅报道了尿道外（自主）括约肌中的1型纤维。

在1989年的一项研究中，1型（慢颤搐）纤维比例增加与改善盆腔脏器的支持有关，特别是在导致腹内压增加的情况下。更大比例的2型（快颤搐）纤维改善了尿道周围的控制机制，在机械性压力作用下增加了尿道闭合度。在一项对24名正常妇女的肌电图研究中，其中约一半的妇女已分娩，没有人能够在截石位时放松肛提肌的耻尾肌部分，而有些人则能够完全放松尿道括约肌。

尾骨肌

解剖学上，尾骨肌将尾骨向前拉，据说可以支撑盆底肌肉对抗腹内压，并在直肠和尿失禁方面发挥主要作用。它还稳定骶髂关节，并具有旋转该关节的强大杠杆作用。因此，尾骨肌张力异常极易导致骶髂关节移位[22]。

闭孔内肌

闭孔内肌是下肢肌肉，在骨盆中没有运动功能。如第五十七章所述，当大腿伸展时，闭孔内肌是最有力的外旋肌；当大腿弯曲时，该肌肉越来越成为髋关节的外展肌。

梨状肌

梨状肌和闭孔内肌一样，在骨盆也没有运动功能。该肌肉是髋关节的外旋肌，当髋关节弯曲时有助于股骨外展（见第五十七章）。

球海绵体肌、坐骨海绵体肌和会阴深横肌

在男性的排尿和射精末期，球海绵体肌收缩使尿道排空。阴茎勃起主要是在自主控制下的血管反应[23,24]。但球海绵体肌和坐骨海绵体肌的前部和中部纤维通过反射和自发收缩而促进勃起，该收缩可压迫阴茎球的勃起组织及其背侧静脉[2,25,26]。女性的这种随意肌收缩可收缩阴道口，并通过压迫其深背侧静脉来促进阴蒂勃起。

在男性中，坐骨海绵体肌的收缩通过延缓血液通过阴茎脚回流来维持和促进阴茎勃起。勃起过程中，海绵体内压力与坐骨海绵体肌的自发肌电活动的持续时间密切相关[27]。龟头压力变化反射性激活坐骨海绵体肌。这也证实了临床印象即在性交过程中对阴茎头的压力刺激有助于勃起[28]。在女性中，坐骨海绵体肌类似，可通过阻

止来自阴蒂的血液回流来维持阴蒂勃起。

两对会阴横肌形成一条肌肉吊索将会阴体置于两个坐骨结节之间。双侧会阴浅深横肌收缩将会阴体固定在肛门和生殖器之间并支撑盆底肌肉。无论男女，所有这些会阴肌肉通常都作为一个整体收缩。肌电图研究表明，虽不排除可能性，但选择性收缩会阴肌是很困难的。

（3）功能单元

盆底肌肉，尤其是肛门和尿道括约肌与肛提肌在功能上紧密结合。生殖器球海绵体肌和坐骨海绵体肌的收缩几乎不能与括约肌的激活相分离。

肛提肌的髂尾肌和上耻尾肌部分是尾骨的强屈肌。该运动同样强大的拮抗肌是臀大肌；它附着在尾骨[29]的背外侧表面，纤维侧向形成臀裂。肛提肌和臀大肌共同作用比单独肛提肌提供了更强大的肛门抬高（闭合）能力。为了关闭肛门孔需做最大努力时，臀大肌被有力地收缩。闭孔内肌和梨状肌与其他大腿外旋肌协同工作，如第五十七章所述。

3　临床表现

（1）牵涉痛

了解盆腔疼痛的位置有助于确定哪些TrPs可能是造成疼痛的原因。触发点与泌尿生殖系统疼痛有关，包括阴茎、会阴、直肠、耻骨上区、睾丸、腹股沟和尾骨的牵涉痛[17,30]。球海绵体肌、坐骨海绵体肌和肛提肌前部的TrPs引起的疼痛通常使邻近的泌尿生殖系统结构，会阴和耻骨上区出现疼痛或不适（图52-3A）。肛门括约肌TrPs引起直肠和盆底肌肉周围区域的疼痛。通常情况下，盆底后部、肛门括约肌后部、髂尾肌、耻尾肌后部和尾骨肌的触发点可能引起肛门、骶尾部、尾骨和会阴的疼痛（图52-3B）。尽管尾骨本身通常正常无压痛，这种牵涉痛往往被称为尾骨痛。因为肛提肌是最常见的累及部位，尾骨区域的疼痛也被称为肛提肌综合征。肛提肌前部（耻骨直肠肌和耻骨海绵体肌）和球海绵体肌的触发点可

引起泌尿生殖道、耻骨上区和会阴的特殊牵涉痛[17]。前列腺外侧的盆腔提肌筋膜是男性盆腔痛患者中最常见的TrPs部位，通常有阴茎尖端的牵涉痛[35]。阴道疼痛也可通过按压肛提肌的触痛部位而产生[32]。会阴横肌的触发点是指会阴和坐骨结节的内侧。闭孔内肌TrPs疼痛放射到泌尿生殖道结构、直肠、腹股沟和髋部，并沿着同侧大腿后部延伸（图52-3C）。Goldstein发现闭孔内肌TrPs注射可以缓解阴道疼痛（J. Goldstein，个人交流[36]）。梨状肌疼痛也可放射到阴道及髋部、坐骨结节和大腿后部。

（2）症状

存在肛门括约肌TrPs的患者主要报道肛门区域定位不明确的局部疼痛，通便后可能出现疼痛加重或缓解。根据TrPs位于肛门括约肌的位置，患者可能会报道TrP一侧的特定疼痛。患者经常报道增加身体活动和压力对他们的症状有直接影响。

女性球海绵体肌中的TrPs可导致性交困难，特别是在进入过程中引起会阴疼痛。在男性中，这些TrPs在阴囊后区域引起疼痛，当坐直和向前坐时有不适感，偶尔也会出现一定程度的阳痿，也可能报道射精前或射精后阴茎疼痛。坐骨海绵体肌TrPs也会引起会阴部疼痛，但干扰性交的可能性较小。闭孔内肌受累会引起直肠疼痛和充盈感，偶尔还会引起大腿后侧疼痛[37]。该肌肉也可引起阴道疼痛[21,22]。在女性中，梨状肌是深层性交疼痛的常见原因。

肛提肌是会阴部最常见的疼痛来源。患报道骶骨疼痛，球海绵体，直肠，盆底[32-34,40]。阴道、泌尿生殖道结构、下腰部。患者报道坐着时症状加重，坐着很难舒服。他们也可能报道仰卧和排便时症状加重。盆底后部存在TrPs的患者，包括肛门括约肌、髂尾肌、耻尾肌后部，可能报道直肠饱满感以及排便前后疼痛。肛提肌前部（耻骨直肠肌和耻尾肌）和球海绵体肌存在TrPs的患者经常报道尿频、尿急、膀胱不适、耻骨上疼痛、射精后痛和阴茎尖端疼痛。

尾骨肌触发点被认为是疼痛的原因，类似于肛提肌中的TrPs引起的疼痛，并放射到尾骨、髋关节或背部。尾骨肌压痛该肌肉的触发点可能在妊娠晚期及分娩早期引起腰痛。尾骨肌压痛和"痉挛"（紧张）通常是导致1 350名因"不育症"患下腰痛女性的主要因素[22]。坐姿疼痛的问题通常被描述为尾骨不适，也可被描述为坐骨结节疼痛，该疼痛与会阴直肠软组织（骨盆内的高尔夫球），男性会阴前部和阴茎底部以及女性外阴的疼痛相分离。

（3）体格检查

在进行全面的体格检查并确定与报道的症状发作有关的事件后，临床医生应制定一张详细的图表描述患者的疼痛。这将有助于规划体检，并有助于监测患者症状改善或改变的进展情况。任何初步报道腹痛或盆腔痛的患者应提醒临床医生对其进行全面体检。任何有关心血管或呼吸系统、胃肠道或泌尿生殖系统作为症状来源的问题都应立即转诊给相关医生。应考虑所有潜在的永久性因素和机械因素。

临床医生应在患者坐位、站立、行走和伸手的时候观察患者的姿势。与盆底肌肉TrPs相关的关节功能障碍包括骶骨、尾骨、耻骨和无名功能障碍、髋关节功能障碍和下肢生物力学错位。继发于骶髂关节功能障碍的肌肉痉挛和压痛可能与尾骨和下腰部疼痛有关。相反地，附着在尾骨上的肌肉张力会破坏骶髂关节的稳定性[22]。腹侧尾骨压痛常与骶髂关节活动不足有关[42]。Lewit发现，只有1/5的尾骨腹侧表面触痛的患者报道了尾骨疼痛，大多数人主要患有下腰痛。

上移或无名剪切功能障碍（无名骨头相对骶骨向上移位）是下腰痛和腹股沟疼痛的重要来源。63名因疼痛而接受骨科医生检查的患者被发现有无名上滑功能障碍，主要疼痛报道中最常见的部位是下腰部和腹股沟(50%)。

肌肉检查应从外部肌肉开始。在仰卧位，临床医生必须检查腹肌、膈肌、髂腰肌、髂肌、内收肌、胸肌和会阴肌。在侧卧和/或俯卧位，临床医生应检查腰方肌、阔筋膜张肌（TFL）、臀小肌、臀中肌、臀大肌、梨状肌、其他髋部旋转肌和腘绳肌，以及闭孔内肌肌腱。所有这些肌肉都参与了骨盆底肌肉中TrP的激活和永久化[17]。图52-3显示了其中一些TrP及其相关的骨盆牵涉痛之间的关系[17]。表52-1显示了男性TrPs牵涉痛的常见区域。

骨盆的内部肌肉可以在几个部位进行检查，这取决于所怀疑的特定TrPs的位置和患者的性别。尽管可以对女性进行阴道检查，但也应始终进行直肠检查。当闭孔内肌有活跃的TrPs时，髋关节内旋转的范围因疼痛而受到限制。临床医生可在俯卧位通过在解剖学零位时寻找限制髋关节内旋转的解剖位置来进行检测。通过屈曲大腿90°，然后将其内收，可使闭孔内肌的伸展更大。然而，这个动作也会对臀中肌、梨状肌、孖肌和闭孔外肌产生张力。

通常，骶尾部关节是相当灵活的。尾骨通常约30°的弧线延伸，并侧向弯曲，使尖端距中线约1 cm，在女性的活动度比男性大[33]。双侧尾骨肌的张力倾向于屈曲骶尾部关节。单侧尾骨肌张力则将尾骨拉向一侧[33]。

Lewit强调报道下腰痛的患者在其尾骨尖端经常出现明显的压痛[41]。在这种情况下，尾骨是后凸的（拉向骨盆），但其背侧面受压不敏感，骶尾部关节运动时也不痛。由于这种后凸弯曲及邻近臀大肌张力增高，临床医生难以触及尾骨的尖端下方有明显压痛的腹侧面，因此这种压痛很容易被忽略。然而，当它出现时，有强烈的指征需要进行盆腔检查来明确病因，详见下一章节。

（4）触发点检查

2009年，欧洲泌尿外科协会发布了指南，建议在诊断CPPS时应考虑TrPs，并且有几项研究表明了CPPS与TrPs之间的关系[45-48]。

TrPs的手动检查需要足够的人工技巧、培训

表52-1　男性触发点疼痛常见部位

触 诊 肌 肉	阴茎（%）	会阴（%）	直肠（%）	耻骨上（%）	睾丸（%）	腹股沟（%）	尾骨或臀部（%）
内部：							
耻骨直肠肌/耻尾肌	93.1	19.4	2.8	56.9	5.6	2.8	0
尾骨肌	1.4	36.1	50.0	1.4	0	0	26.4
肛门括约肌	0	26.4	36.1	0	0	0	4.2
外部：							
腹直肌	73.6	65.3	45.8	38.9	0	0	0
腹外斜肌	12.5	4.2	1.4	51.4	45.8	51.4	0
大收肌	0	41.7	41.7	0	0	41.7	0
臀中肌	0	16.7	6.9	0	8.3	1.4	11.1
球海绵体肌	44.4	8.3	0	0	1.4	0	0
会阴横肌	2.8	22.2	11.1	0	0	0	0
臀大肌	0	5.6	6.9	0	0	0	8.3

改编自 Anderson RU, Sawyer T, Wise D, Morey A, Nathanson BH. Painful myofascial trigger points and pain sites in men with chronic prostatitis pelvic pain symdrome. J Urol. 2009; 182(6): 2753-2758.

和临床实践，以提高检查的可靠性。为了定位骨盆内的TrPs，骨盆肌肉可分为三类：会阴肌、盆底肌和骨盆壁肌。盆底肌的触发点可在多达85%的泌尿系统、结直肠、妇科和盆腔综合征患者中发现，但并非所有症状与这些综合征相关[49]。盆底肌触发点常常与腹壁肌肉触发点共同出现，有助于区分盆腔痛和内脏或体表器官引起的腹痛[50,51]。

采用交叉纤维平滑式触诊和交叉纤维钳捏式触诊法检查会阴外肌。通过直肠和阴道检查骨盆内肌肉。直肠检查时，可将患者置于半侧俯卧位，同时腹部下方放置枕头。首先用戴手套的手指检查肛门括约肌。然后用右手检查左侧骨盆内肌肉，并用左手检查右侧骨盆，根据需要移动患者。临床医生对组织触诊时施加一致的压力。根据建议，在检查纤维肌痛患者时，应使用大约4 kg/cm²的触诊力来评估疼痛。对于每个检查区域，要求患者报道从0～3+（严重）的触诊疼痛程度[17,52]。患者也可以仰卧呈截石位，或者如果没有脚凳则予Sims位半俯卧。最好用朝着症状侧的手开始检查。如果发现TrPs在另一侧，明智的做法是检查对侧骨盆进行比较，这是用另一只手最有效的方法。用一只手对骨盆两侧的肌肉进行充分的直肠检查很困难且笨拙。

盆底肌

通常有TrPs的盆底肌是肛门括约肌、肛提肌、尾骨肌和闭孔内肌。尽管肛提肌和尾骨肌位于大部分盆底肌上方，但盆腔内直肠指检从括约肌开始。

肛门括约肌

如果患者的肛门括约肌有TrPs，即使做得非常仔细，手指的插入也会令人疼痛。首先，临床医生应该检查肛门口是否有内痔，内痔会使肛门括约肌的TrPs永久化。在戴手套的手指和肛门口处大量涂抹润滑剂。通常，当临床医生插入手指时，他或她会轻轻地向肛门一侧施加压力有助于放松括约肌。但是，如果不小心压到TrPs，可能会增加患者的疼痛。在括约肌过度紧张或压痛的情况下，患者，而不是临床医生可应用侧压

力，当临床医生慢慢地将检查手指直接插入肛门口时，可能会压迫直肠以增强肛门括约肌的松弛。Golfam等人研究了局部应用硝苯地平（一种钙通道阻滞剂）对肛裂的影响，结果表明，硝苯地平对肛裂和痔疮患者的止痛效果显著，并能改善肛裂和痔疮的愈合。与对照组相比，尼卡地平组患者显示明显的治愈和疼痛缓解[53]。这项研究为将来缓解盆腔痛患者的肛门括约肌张力及减轻直肠检查时的痛苦提供合适的治疗方法。

通过轻轻弯曲指尖，临床医生可以感觉到何时经过括约肌。手指首先碰到肛门外括约肌，然后碰到内括约肌。手指应沿着括约肌后退一半，并且每1/8圈（在12：00、1：30、3：00等位置）轻轻向肌肉施加压力，以识别由TrPs引起的压痛。当手指沿一个方向定位压痛时，探查肌肉以确定最大压痛点的位置。如果TrP不太痛，并且患者可以承受额外的压力，则可以识别相关的绷紧带。如果肌肉强烈收缩，则患者可以通过下坠来放松肌肉，从而使绷紧带和松弛纤维之间的对比度更加明显。出现绷紧带时，通常从肛门周围的1/4延伸到1/2。当存在TrPs时，通常会识别出多个绷紧带。

当肛门括约肌存在非常活跃的TrPs时，其压痛可能会妨碍骨盆内肌的进一步直肠检查，手指的移动和附加压力可能无法忍受。

对女性来说，可以用阴道检查替代。否则，在检查患者盆腔内TrPs之前，肛门括约肌TrPs必须被灭活。

骨盆内方位

建立相关的骨骼和韧带标志以供参考，以及男性前列腺，有助于通过触诊识别骨盆内的肌肉。出于定位目的，有助于识别肛提肌相邻的结构（图52-1、图52-2和图52-4）。

通常，在尾骨和骶骨的腹面中线没有发现肌肉。当对患者进行直肠检查时，只有直肠壁位于检查手指和这些骨头之间。在尾骨尖下方中线，肛尾体（通常不能通过触诊辨别）延伸至肛门括约肌，作为提肛肌的耻尾肌部分的附着物。就在直肠前方的会阴体是一种类似的结构，会阴体，

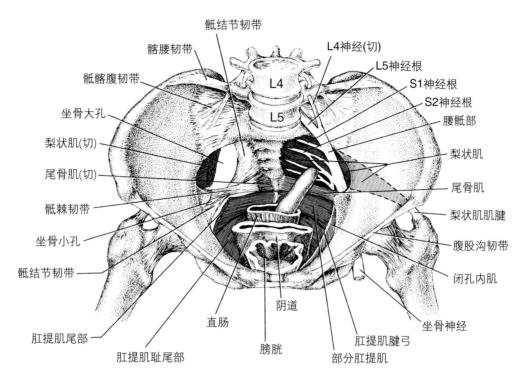

图 52-4　从正面和上方观察，经直肠左梨状肌的内部触诊（骨盆内为暗红色，骨盆外为浅红色）。肛提肌呈中红色，尾骨肌和闭孔内肌呈浅红色。骶棘韧带（由尾骨肌覆盖）是触诊手指到达梨状肌前识别的最后一个主要横向标志。骶棘韧带主要向头端附着在尾骨上，尾骨通常很容易触诊和活动。直肠后壁上有 S3，S4 神经，分别位于触诊指和梨状肌之间

球扁桃体肌、会阴横肌和肛门括约肌附着在上面。

检查尾骨的运动范围相对容易。直肠内将尾骨置于手指之间，大拇指在外面使其屈曲、伸展及外侧弯曲，以检测其关节处的压痛。所有的尾骨关节均可以移动。出现活动的最近端关节通常是骶尾关节。

大约在骶尾部关节水平（图 52-2）处穿过骨盆的坚韧腱缘可确定骶棘韧带的下缘。这条边界几乎总是清晰划定的。它靠近下方肛提肌的髂尾肌和上方尾骨肌的边缘，有时也会重叠在一起。从侧面看，韧带终止于坐骨棘的一个可触及的硬骨突起处，肛提肌腱弓也附着在该处[4]。该腱弓的后半部分在骨盆周围摆动并向前附着于耻骨体是可触及的。前面附着在耻骨体的背侧。在闭孔膜的前缘附近可能变得难以区分。腱弓在闭孔膜前缘附近难以鉴别。该弓用作肛提肌的髂尾肌部分外侧附着物。因此，这部分肛提肌位于其下方。闭孔内肌伸入到肛提肌弓上下。闭孔内肌可以在腱弓上方的任何地方直接触诊到，但在腱弓下方，

只能通过肛提肌（髂尾肌）触诊。就在坐骨棘末端的尾侧，通过肛提肌感觉到的一个柔软点位于坐骨小孔的开口处。

肛提肌

触诊肛提肌最前部的纤维是检查 TrPs 的重要区域，该 TrPs 位于男性前列腺旁并插入到耻骨背面。肛提肌的耻尾肌部分通常根据与之相关的盆腔内脏而被细分为不同的部分（耻骨会阴肌，耻骨前列腺肌，耻骨阴道肌，耻骨肛门肌和耻骨直肠肌）。这些 TrPs 与前面提到的泌尿生殖系统症状有关。在男性中，一旦手指穿过肛管，临床医生首先将前列腺定位在中央和前方。食指插入较深时，手指关节搁在坐骨结节上。这使临床医生能够检查肛提肌的最深纤维（图 52-5A 和图 52-5B）。（注意：在女性中，肛提肌的这些深部前纤维更容易通过阴道触诊）接下来，临床医生沿前列腺向下轻轻滑动手指，检查较浅的肌肉纤维直至到达会阴体。在此位置，临床医生可以将食指在内侧、拇指在外侧采用钳形触诊法进行进一步

检查会阴体和会阴横肌的TrPs。从该位置沿着肛提肌扫向外侧以检查深部和浅部纤维TrPs，直至到达骶棘韧带的中间然后至尾骨。Thiele建议以180°的弧度将手指从一侧到另一侧以较高的水平缓慢扫过，使临床医生可以触诊所有肛提肌纤维、尾骨肌以及闭孔内肌[33]。他发现个别纤维束像紧绷带一样突出，中间有松弛的肌肉，并报道说有时整个肛提肌都很紧张，感觉像是从腱弓延伸到骶骨、尾骨及肛尾体的一块坚硬的肌肉。梨状肌的类似检查如图52-4所示，具有有用的解剖标志。肛提肌TrPs受压几乎总是会重现患者报道的疼痛，无论是在泌尿生殖器的前方还是在尾骨区域的后方。

当临床医生发现TrPs似乎位于肛提肌的外侧部分、在该肌腱弓下方时，必须仔细检查，以确保压痛不是由下方的闭孔内肌的TrPs引起。两个肌肉可由以下方法区分，让患者挤压直肠中的手指（肛提肌激活），放松，然后外展屈曲的大腿或在该侧抗阻力外旋伸直的大腿（闭孔内肌激活）。肌肉张力的增加表明肌肉收缩。

尾骨肌

尾骨肌通常在骶尾关节平面上可触及（图52-2）。大部分肌肉位于检查手指和下方的骶棘韧带之间。在某些个体中，肌肉与韧带交织在一起，尾端边界经常可被触及。在这种坚实的韧带基础上，往往通过跨尾骨肌的交叉纤维平滑式触诊法很容易识别绷紧带及其TrPs。

偶尔，一条厚的尾骨肌纤维带穿过中线。在骶骨的最低部分或尾骨的最高区域很容易被触及。臀大肌附着于骶骨的外缘，尾骨与这些骨内缘上的尾骨肌肉附着紧密对应。

骨盆壁肌肉

一个骨盆壁肌肉，闭孔内肌，覆盖小骨盆的前外侧壁。从上方观察骨盆，可以看到大部分肌肉被肛提肌覆盖（图52-4）。闭孔内肌通过坐骨小孔离开骨盆，其两侧由骶棘和骶结节韧带界定。骶结节韧带附着于外部可识别的坐骨结节上。另一个主要的骨盆内肌肉，梨状肌，位于骶棘韧带的头侧，这在第五十七章中有讨论。骶尾腹侧肌，

当存在时，可沿骶骨下部及尾骨的边缘触及为纵向纤维。

闭孔内肌

上图所示为闭孔内肌的后侧部分必须通过肛提肌触诊（图52-4）[4]。正面部分同样说明了这一点，并显示了这些肌肉与腱弓的关系。穿过前列腺的正面和横截面描绘了如何通过前列腺（或阴道）任何一侧肛提肌的薄层触诊闭孔内肌的后部[54]。

当手指在肛提肌腱弓上方从坐骨棘至耻骨绕着骨盆的侧壁滑动时，任何观察到的压痛点或绷紧带在闭孔内肌中。闭孔内肌通过坐骨小孔离开骨盆。这一出口点位于腱弓下坐骨棘的尖端下方（尾端）。因为这是肌腱交界区域，代表了大部分闭孔内肌纤维，这是检查压痛的关键点以确定肌肉内任何地方是否存在TrP。此位置压痛可比作股骨小转子附着点上方腰大肌肌腱连接区域处的压痛（见第五十一章）。

梨状肌

梨状肌的盆腔内检查的详细描述见第五十七章。直肠检查如图52-4所示。

骶尾腹肌

如果骶尾腹肌（如果存在）有TrPs，临床医生会发现沿下骶骨或尾骨有一条平行于脊柱轴线的绷紧带。肛提肌和尾骨肌的纤维也能引起尾骨边缘的压痛。活跃的骶尾肌TrP受压可能会在尾骨引起疼痛。

阴道检查

在女性中，仅通过阴道检查就可以令人满意地检查球海绵体肌是否有TrPs。此方法应将患者置于截石位。球海绵体肌和肛提肌的阴道上提部分包围了阴道口。通过让患者挤压临床医生的检查手指来确定其位置并评估其强度。触发点使这些肌肉受抑制。在阴道口外侧壁的中间处通过轻柔的交叉纤维钳捏式触诊来检查这些肌肉的TrPs。当绷紧带存在时轮廓清晰，压痛并包含TrP，压迫时通常会引起阴道和会阴区域疼痛，从而再现患者报道的疼痛。

临床医生通过从远端阴道直接侧向按压耻骨弓的边缘来检查坐骨海绵体肌。该肌肉和覆盖

的阴蒂通常不柔软。当受压时，该肌肉中活跃的TrPs会导致会阴区域疼痛。如果临床医生将两根手指放在正好超出闭孔膜上方耻骨弓内侧缘的骨盆侧壁上，则上方手指覆盖闭孔内肌的前部，下方手指触诊肛提肌。这些肌肉可以像前面关于肛提肌的讨论里描述的那样被识别出来。此外，可以将闭孔内肌前部纤维的后倾角度与肛提肌纤维的横向方向区分开，通过直肠检查很难做到这一点。在骨盆的较高位置，临床医生可触诊坐骨棘前方的闭孔内肌庞大的后部。

经阴道触诊尾骨区和尾骨肌比从直肠触诊更困难，因为必须触及两层直肠黏膜和一层阴道黏膜。所有盆腔内肌肉骨骼结构的最佳定位都需要行直肠和阴道检查。

会阴肌

会阴肌（会阴横肌、球海绵体肌和坐骨海绵体肌）是最浅层肌肉，并对盆底肌起到一定的支撑作用。除非这些肌肉中有存在与肌纤维方向平行的绷紧带，否则不可能被识别。在两性中，双侧坐骨海绵体肌构成耻骨弓，耻骨弓在会阴联合下与会阴交界。

外盆腔检查：男性

理想情况下，患者应取截石位。如果不可行，则可以仰卧，将膝盖拉向腋窝。将毛巾作为吊带将睾丸抬起[1,4]。

阴茎球可在肛门和阴茎根部之间的中线、穿过睾丸之间的阴囊皮肤被触及。在睾丸之间球海绵体肌纤维呈半球形围绕在阴茎球周围，呈圆周形多于纵向。如果阴茎球至少部分膨胀，则绷紧带和TrP压痛最容易检测到，由此有一个较坚实的底部来进行平滑式触诊。坐骨海绵体肌在阴茎球两侧向内并向上倾斜。

会阴浅横肌通常不能通过触诊来区分，除非它包含绷紧带。肌纤维从两侧的坐骨结节延伸到肛门和阴茎球之间的会阴体。为了感觉这些绷紧带并定位TrP压痛点，有时用一个手指在直肠中对外部触诊手指提供反压力。

外盆腔检查：女性

在女性中，截石位同样最适合检查最浅层盆底肌肉。通常，仅通过外部触诊可识别坐骨海绵体肌和会阴横肌，并且只有当它们有绷紧带和TrPs时才可以被识别。这些肌肉和TrPs的关系可以通过阴道检查更容易地识别。这些肌肉的关系被清晰地绘制和真实描述。

通过阴道检查可以更容易地找到坐骨海绵体肌及其TrPs。坐骨海绵体肌位于靠近耻骨联合下

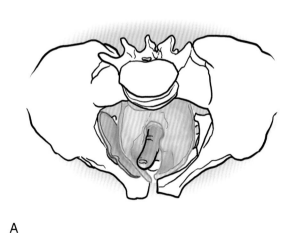

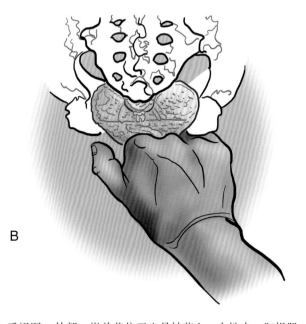

图52-5　**A** 前视图；骨盆的内部检查，食指在内部触诊。**B** 后视图；外部，指关节位于坐骨结节上。女性中，肛提肌的深部前纤维更容易经阴道触诊

方的耻骨的会阴边缘处，并沿着其大部分长度走行。阴道检查时，用交叉纤维平滑式触诊法在阴道中部耻骨缘水平与肌纤维方向成直角并施加压力，绷紧带将变得明显。

与男性一样，会阴横肌的两侧横跨会阴体中央和坐骨结节外侧之间的距离。触诊必须与纤维的方向成直角，并且肌肉必须处于轻微的张力下才能最有效地识别绷紧带。

尚未证实这些骨盆肌肉会造成神经卡压。然而，坐骨小孔潜在的神经卡压的情况类似坐骨大孔的坐骨神经受压，在第五十七章中讨论过。坐骨小孔边界坚固、不易变形：一侧为坐骨体，另一侧是粗大的骶结节韧带和骶棘韧带。当这两条韧带在彼此穿过时融合，如果坐骨小孔完全充满，则没有压力释放的空间。阴部神经、阴部内血管和闭孔内肌及其肌腱穿过坐骨小孔。此时，大部分闭孔内肌通常已成为腱性肌，但如果出现肌肉可TrPs、缩短和凸起，则可能有足够数量的肌纤维通过该部位压迫阴部神经和血管。当无法解释会阴部疼痛或感觉异常时，这种可能性值得研究。

4　鉴别诊断

（1）触发点的激活和永久化

在盆底肌复合体的任何部分，TrPs可通过不寻常的偏心负荷、无条件肌肉的离心运动或最大或次最大同心圆负荷而激活[55]。盆底肌肉中的触发点有时会因严重跌倒、长时间久坐、驾驶、骑自行车、车祸、骨盆手术而激活。通常，患者无法识别特定的起始事件。然而，骨盆肌肉的慢性紧张，加上心理因素和社会压力和功能障碍，可能会导致CPPS的发作和骨盆底肌肉中TrPs的持续存在[52]。肛提肌TrPs肯定会持续存在，也许因长时间处于俯身坐姿被激活。Thiele通过放射影像证实，尾骨关节的急性成角是由坐在坚硬的表面上以一种弯腰的姿势引起[33]。臀大肌受压后将压力传递给尾骨。Thiele认为，在324例患者中有32%的患者由该姿势导致尾骨痛。Cooper认为久坐在懒散的位置看电视是导致100例患者中14%

患尾骨痛的因素[31]。Lilius和Valtonen认为这种姿势是引起肛提肌痉挛综合征的重要原因。对于那些未知起始事件的患者，导致肌肉过度刺激和TrPs的可能原因是营养不良和/或其他全身性永存因素。骶髂关节功能、骶尾关节和腰骶关节功能障碍可能是这些盆底肌肉中TrPs的潜在加重来源。

（2）相关触发点

相关的TrPs可能由活动的TrP涉及的疼痛区域中产生[57]。因此，还应考虑对每个肌肉的牵涉痛区域中的肌肉进行检查。会阴肌肉的触发点（即球海绵体肌、坐骨海绵体肌和会阴横肌）可能表现为单个肌肉综合征。相反，盆底肌（例如括约肌，肛提肌和尾骨肌）更有可能表现出多处肌肉受累。肛提肌的张力增加通常与臀大肌、臀中肌和臀小肌的张力增加有关[41,58]。

闭孔内肌和梨状肌是下肢肌肉，因此容易与髋关节的其他外旋肌（孖肌、闭孔外肌和股四头肌）一起形成TrP。腹直肌、腹外斜肌、大收肌、臀大肌、臀小肌和腰方肌的触发点可将疼痛放射到特定的盆底区域（表52-1）。

腹直肌可将疼痛放射至泌尿生殖器及直肠和会阴部。腹斜肌则可以放射到腹股沟、睾丸、耻骨上区和膀胱，腰方肌、腰大肌和髂肌放射至直肠和盆底深部肌肉。

经过深思熟虑，许多作者使用多种名称来描述骨盆肌肌筋膜疼痛综合征可能出现的症状：尾骨压痛、尾骨痛、尾骨痉挛、提肌综合征、肛提肌综合征、提肌痉挛综合征、提肌痉挛综合征、盆底张力性肌痛、盆底综合征、骨盆疼痛综合征、痉挛性肛痛、闭孔内肌痉挛[31-74]。

尾骨痛

尽管词典对尾骨痛的定义是"尾骨区的疼痛"，但多位作者对他们认为的由尾骨外伤引起的"真正的"尾骨痛和其他与尾骨区域牵涉痛或压痛有关的情况作了明确的区分[37,41,75]。情况之一是肌筋膜疼痛综合征。

作者认为非压痛的尾骨区域（背面）疼痛与

对肛提肌张力异常及明显压痛的肛提肌、尾骨肌和臀大肌有关[22,32,37,39,41]。Pace和Long明确认为尾骨痛是由盆腔肌肉中的TrP引起[37,68]。

肛提肌综合征

肛提肌与引起骨盆疼痛的多种情况有关：提肌痉挛综合征[65]，肛提肌痉挛综合征[34,66]，提肌综合征[39,61]，和盆底综合征[68]。例如，提肛肌痉挛综合征[34]引起骶骨、尾骨、直肠和盆膈疼痛。通过直肠检查发现"痉挛"，盆底有压痛的肌肉（耻骨直肠肌、髂尾肌和尾骨肌）进行诊断。梨状肌不包括在这一组中，因其牵涉痛位于臀部和大腿[31,33,34,65,68]。

在31名接受物理治疗的患者中发现肛提肌综合征。与其他研究一样，患有该综合征的大多数患者为女性（90%）。疼痛位于骶骨（100%的患者）、盆膈（90%）、肛门区域（68%）和臀肌区域（仅13%）。肛提肌柔软且"痉挛"，其中55%的症状是双侧的。所有患者在指诊后均经历骶骨区域剧烈疼痛，持续5～10 min。在患病期间试图性交的女性中，43%患有性交困难。40%的患者报道有肠道功能紊乱（便秘或多便），但是没有人经历过痛苦的肠蠕动，20%的患者报道坐着时疼痛。只有10%的患者对肛提肌按摩治疗无效，而74%的患者无症状或仅有非常轻微的残留症状[34]。

盆底综合征患者经历各种形式的疼痛，疼痛涉及臀部、骶骨下方、髋外侧、大腿后方，以及梨状肌、尾骨肌或肛提肌[68]。患者坐在硬质平面上或从椅子上坐下或站立时报道疼痛。受累肌肉的指诊显示触发区域局部疼痛以及受累肌肉紧绷、纤维状、结节状感觉。

痉挛性肛痛

痉挛性肛痛的定义是"原因不明的肛门周围肌肉的疼痛性痉挛"[75]。它的特征是在没有可识别的局部病变的情况下肛门直肠疼痛发作。

这不是罕见情况，尽管大多数受访者每年的发作次数小于7次，但13%～19%的被调查的健康人有肛痛症状[71]。疼痛通常出现在不规则的发作中，与患者的活动或病情没有关系。肛部疼痛最早可在13岁开始[74]。患有这种情况的医生对

此作了雄辩的描述[72]。

随着我们对大多数"特发性"疾病了解的加深，它们被证明代表了许多疾病，这些疾病集中在同一个评估标准下。痉挛性肛痛似乎也不例外。肛提肌综合征和尾骨痛，如Thiele所述，与痉挛性肛痛有显著相似之处[32,33]。

有两项研究发现了痉挛性肛痛的特异性原因的证据。一项研究报道说，通过插入器械性球囊可测量直肠和乙状结肠内的压力，而两名患者正在经历复发性疼痛[70]。直肠内观察到的压力的微小变化与疼痛的发作无关，但乙状结肠内观察到的间歇性压力峰值与疼痛的发作有关。压力峰值越大，受试者识别疼痛的可能性就越大，该疼痛在峰值前的短时间内开始。这项研究表明，疼痛是由乙状结肠壁的肌肉收缩引起的，而不是由乙状结肠内的压力引起的。

受张力刺激的触发点可能存在于平滑肌、间质结缔组织或肠壁内膜，在另一项研究中，Douthwaite报道了10名医生在痉挛性肛痛发作期间进行自我检查。没有人检测到肛门括约肌痉挛。他们确实在直肠的一侧或另一侧触诊到一条紧张而柔软的带状物，该带状物位于肛提肌中。这些发现与肛提肌的TrPs相一致。少数患者在性交后出现。Peery假设，这种疼痛主要来自性高潮后直肠括约肌的过度或长时间收缩[71]。该疼痛也可能来自肛门括约肌、球海绵体肌或坐骨海绵体肌的TrPs。

盆底张力性肌痛

Sinaki及其同事将骨盆肌组织的各种综合征（梨状肌综合征、尾痛症、肛提肌痉挛综合征和痉挛性肛痛）统一为一个总称：盆底张力性肌痛[67]。他们在梅奥诊所的物理医学和康复科看望患者。94名患者年龄几乎都在30～70岁，大多数在40～50岁。其中女性占83%，大约是患有肛提肌综合征的女性患者的通常百分比[65]。尾骨区疼痛和直肠或阴道区域感觉沉重是最主要的症状，分别占82%和62%。有33%的患者因排便引起疼痛。所有患者在直肠检查时存在盆底肌肉压痛。这项检查可引起梨状肌、尾骨肌、肛提肌、

骶尾韧带和骶尾骨肌肉附着物的局部压痛，或上述的某些组合。这些患者中很多可能在肌肉中有TrPs，但没有提到在压痛点施压时是否有绷紧带或牵涉痛。

慢性前列腺炎与慢性盆腔疼痛综合征

一项最新的国家门诊医疗调查表明，每1 000名男性每年可能有20次办公室就诊，症状与前列腺炎一致，患病率高达5% ～ 16%[76,77]。在大多数情况下，这种疾病被称为慢性前列腺炎（CP），经验性使用抗生素是主要的治疗方法。然而，95%的男性患者是非细菌性和特发性的。它们代表一种非特异性疼痛障碍[78]。疼痛的发生和持续被描述为会阴、睾丸、阴茎和下腹部不适，伴有或不伴有排尿症状是主要的临床表现。这种慢性疼痛综合征的神经行为学观点正在出现[79]。骨盆疼痛表现为肌筋膜疼痛综合征，肌张力异常可以解释这种疾病中的许多不适和异常泌尿功能障碍[80,81]，一些研究者已经评估并试图治疗慢性骨盆疼痛的相关肌肉痛，特别是TrPs疼痛[80-85]。触诊特定的疼痛性骨盆TrPs与患者对疼痛的解剖部位的描述密切相关[17]。

（3）相关病理学

许多泌尿生殖系统功能障碍的患者会在腹部和盆底肌肉组织中出现TrPs，如第四十九章所述，内脏疾病可能与腹壁TrPs有关。由于内脏躯体反射，任何炎症性内脏疾病都极有可能产生腹壁TrPs。事实上，腹部TrPs对区分内脏痛和躯体疼痛有93%的预测价值[50]。TrPs与内脏问题之间的关系是双向的，因为内脏伤害感受性输入引起躯体牵涉痛，导致到中枢神经系统的感觉输入改变，从而改变对疼痛的感知。

Weiss报道用TrPs释放疗法成功改善了膀胱疼痛综合征/间质性膀胱炎（BPS/IC）患者的症状[86]。2002年，Doggweiler-Wiygul和Wiygul发现，盆底肌TrPs失活可缓解重度CPPS、BPS/IC和刺激性排尿症状引起的疼痛[87]。2005年，Anderson等人证明，将TrP失活纳入男性CPPS的多模式治疗方法中，通过减少疼痛和泌尿系统症状提供一种

有效的治疗方法。Anderson等人后来还发现，TrP失活与CPPS男性患者泌尿症状、性欲以及射精和勃起疼痛的显著改善有关[88]。Langford等人证明肛提肌TrP失活对某些CPPS患者的治疗有效[89]。Fitzgerald等人证明，接受TrP治疗的CPPS确诊患者可达到57%的有效率，而接受整体治疗性按摩的患者为21%。在一些难治性病例中，可以使用不同的TrP针刺技术（包括干针、麻醉剂注射或肉毒毒素A注射）进行更积极的治疗，并与保守疗法相结合。最近，Fitzgerald等人在2009和2012年，Konkle与Clemens在2011年，以及Anderson等人在2011年的工作证实，越来越多的证据表明，不论性别，内部物理治疗和自我治疗都是安全有效的[90,91]。这种慢性疼痛综合征的神经行为学观点目前正在兴起[79]。骨盆疼痛表现为肌筋膜疼痛综合征，在这种综合征中，异常的肌肉张力可以解释这些个体所报道的多种不适[80,81]。

慢性痔疮和肛裂可加重相关盆底肌肉的症状[34]。慢性盆腔炎症性疾病，如子宫内膜炎、子宫腺肌病、慢性输卵管卵巢炎、慢性前列腺精囊炎、克罗恩病、溃疡性结肠炎、肠易激综合征，BPS/IC可引起盆底肌的牵涉痛和压痛，并与肛提肌痉挛综合征相关[34,93]。然而，其他并存的盆腔疾病，包括卵巢囊肿、盆腔粘连和子宫肌瘤，可能对提肛肌和尾骨肌TrPs以及子宫切除后阴道口瘢痕局部注射有成功的反应[44]。

5　纠正措施

患者坐下时，应使用一个小枕头作为腰部支撑，并应靠在椅背上。这个姿势保持了自然的腰椎前凸，并向前抬高胸廓，从而使腰骶椎处于最佳位置。坐位、仰卧位、俯卧位和站立位应以腰椎中立位为目标。在坐位时，重量应通过"坐着"的骨骼而不是通过臀肌。Thiele特别强调坐姿对尾痛患者的治疗重要性[33]。他建议将重心从一侧臀部缓慢地转移到另一侧臀部，避免将重心放在臀部中间、骶骨或尾骨上。当患者以弯腰的姿势坐着时，重量通过臀部和骶骨中央，影像学上可

显示尾骨的急性成角。他报道说，他的患者对这种姿势矫正反应良好，并确定这是324例患者中31%出现症状的原因[33]。Cooper发现，在100例确诊为尾痛的患者中，14%因坐姿不稳引起疼痛。其他作者已经指出要教育那些弯腰坐姿的尾痛患者获得更直立的坐姿。侧卧时，两腿之间应使用枕头以保持臀部和脊柱对齐。第七十六章介绍了这些患者的合适的睡眠姿势。

当TrPs患者不能对特定的局部治疗产生反应，或者仅短暂地获得有益的结果时，临床医生应积极研究营养不良或其他全身因素对TrPs永久存在的可能性。导致TrPs永久化或其他系统性因素。对于尾骨和肛提肌中有TrPs的患者，临床医生应该识别并尽可能纠正骶髂关节和骶尾或腰骶关节的任何关节功能障碍。在这种情况下，骨盆内任何慢性炎症的解决，例如子宫内膜炎、慢性输卵管卵巢炎、慢性前列腺炎、BPS/IC和尿路感染，可能是缓解疼痛的关键。最近，已有文献报道了一种新的治疗盆腔TrPs的多模式方法。Anderson等人报道了TrP释放疗法治疗难治性CP和CPPS的6天强化治疗方案的成功使用[35,51,92]。

如果一个人在骨盆或尾部感到疼痛，在进行以下段落所述的任何自我治疗方法前应从受过特定盆底检查和管理技能培训的临床医生那里寻求专业咨询。

盆底肌内有TrPs的患者可以用手指或治疗棒进行TrP自压释放技术使TrPs失活[92,94]。触发点自我压力释放结合骨盆外肌的自我伸展也可以减少盆底肌中相关TrPs的影响。Andersoneta等证明了触诊单个肌肉群、识别TrPs、并将压力保持60 s左右的有效性[92]。可与TrP释放结合使用的特定物理治疗技术包括自主收缩和释放、保持放松、收缩放松、交互抑制和深层组织动员，包括剥离、敲击、皮肤滚动和轻抚。这种自我治疗每周1次，持续4周，然后每2周1次，持续8周。两位作者提到了"痉挛肌拉伸"和"尾骨后推"来拉伸肛提肌的治疗，尾骨背侧活动以拉伸肛提肌可以作为自我释放程序的一部分[22,34]。

结合物理治疗，Anderson治疗方案的一个基本要素是自相矛盾的放松训练，这是一种减少骨盆肌肉张力的自主调节方法[35]。由Anderson和Wise设计的自相矛盾放松训练中，患者接受1 h的个人口头指导和每隔8周进行一次有监督的训练疗程，以达到深度放松盆底肌肉的目的[88]。使用"自相矛盾"一词，是因为患者被指示接受其紧张情绪并放松。训练的内容包括减轻焦虑的特定呼吸方法以及放松训练课程，指导患者将注意力集中在轻松接受身体特定部位的紧张。建议每天进行至少1 h的家庭练习放松课程，为期至少6个月，课程包括36节教学课（每节7～42分钟），以实现特定身体部位残余张力的增量放松，达到同时放松盆底肌的目的。该研究分析表明，该方案成功地使受试者的症状有72%的中度/显著改善，对于CP/CPPS患者而言可能是一种有效的治疗方法，以最小的风险缓解疼痛和尿道症状。所描述的治疗方法是基于新的认识，即某些慢性骨盆疼痛反映了盆底肌肉张力的自给状态，并因紧张、焦虑和疼痛的周期而持续存在。该治疗方案旨在恢复骨盆底肌肉，同时改变紧张时张力集中的习惯[35,51,92]。Hubbard等人报道，在心理压力下TrPs肌电活动明显增加。因此，治疗的主要目标是通过矛盾性肌肉放松、自我暗示、想象和生物反馈等治疗技术帮助这些患者改变对压力的交感神经应激反应。

Anderson等人研究了骨盆内使用自我压力释放治疗棒的有效性，并在2015年进行了一项研究，对包括男性和女性的泌尿系统骨盆疼痛综合征患者使用治疗棒[92,94]。患者被告知重现其所报道的疼痛的TrPs解剖位置，最初施加短暂的轻微压力有助于患者区分前列腺（男性）和存在TrPs的前列腺周围组织。通过使用专门为患者生成的骨盆图，可以帮助患者定位自己的TrP。图52-6显示了用实心塑料制成的治疗棒，远端弯成钩形，直径3.2 cm，有一个丁腈橡胶尖端大小1.9 cm，允许患者将预定但有限的长度插入直肠或阴道。可移动的防护装置防止其进一步前进。治疗棒就像一个伸出的手指，很容易在盆腔内移动。它可以在体内定位并释放痛苦的内在TrPs。这些测量

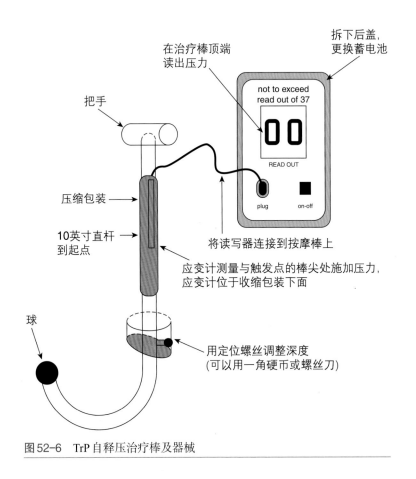

把手

在治疗棒顶端
读出压力

拆下后盖,
更换蓄电池

not to exceed
read out of 37

00

READ OUT

plug　　on-off

压缩包装

10英寸直杆
到起点

将读写器连接到按摩棒上

应变计测量与触发点的棒尖处施加压力,
应变计位于收缩包装下面

球

用定位螺丝调整深度
(可以用一角硬币或螺丝刀)

图52-6　TrP自释压治疗棒及器械

传感器可以很容易被感知到,并允许同时监测点压力,以防止过度或危险的压力。施加在组织表面上的终端球的表面积为1.91 cm²(0.75 in²),与棒尖结合的压力计可提供0~2 kg/cm²范围内施加的扭矩压力相对应的数值读数。如果施加最大压力,则相当于8.7 psi或0.62 kg/cm²,指导患者读数不要超过0.34 kg/cm²,并训练他们按摩自己的骨盆肌肉而不会造成直肠或阴道组织损伤。还指示他们切勿施加引起神经刺激(如刺痛、搏动)或放射痛(如坐骨神经痛)的压力。按照规程,应定期进行治疗棒的操作,通常每周3~4次,每次约5~10 min,以释放骨盆底TrP及肌筋膜压痛和限制区域(图52-6)。患者的教育包括对内部肌肉,膀胱,宫颈,子宫和前列腺解剖的描述。物理治疗师创建个性化的图纸来绘制每个患者特定的TrPs、插入及安全压力应用的图谱。患者在治疗棒顶端使用水性润滑的乙烯基或丁腈手套。肛门或阴道口也用水基凝胶润滑。在插入治疗棒时要注意避免任何组织干燥或阻力。

为了触诊前部TrP,图52-7显示了推荐的患者体位,仰卧时背部和头部抬高45°。要触摸后侧和外侧TrPs,应指示患者呈侧卧位(图52-7B)。教会男性患者前列腺的解剖位置。最初施加轻微的压力有助于患者区分前列腺和前列腺周围组织(通常发现TrP)。通过使用专门为他们绘制的盆腔图,帮助患者定位自己的TrPs,从前部区域开始移向后部区域。在确认深部TrPs后,患者被要求缓慢地撤出治疗棒2.5~5 cm(1~2 in),以便在较浅的深度重新检查。这些动作重复进行,直到治疗棒取出。

女性患者可以同时经阴道和直肠置入治疗棒以确定最佳效果。在阴道自压释放到直肠的自压释放时,治疗棒尖端的手套需更换,反之亦然。对每个TrP逐渐增加压力,开始时以10~12 s的温和运动来确定准确的TrP,然后静态保持压力15~90 s,直到TrP周围的压痛减轻。在最初的治疗操作中,急性疼痛发作是意料之中的,因为它经常发生在理疗师进行的人工治疗过程中。

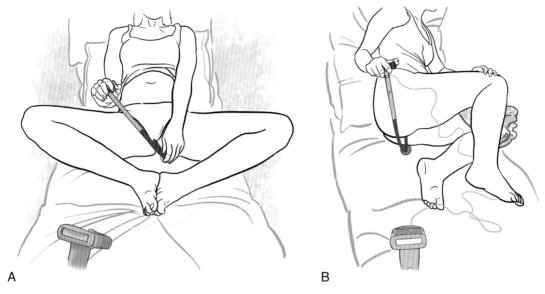

图52-7　用TrP棒释放TrP压力的位置。**A** 前入路。**B** 后入路

然而，不鼓励患者在疼痛视觉模拟量表（VAS；0～10）上引起超过5～7分的进一步不适或疼痛。为了继续治疗，在插入治疗棒之前指导患者润滑戴手套的手指并轻柔拉伸直肠或阴道口。同时提供按摩棒的家庭使用指导，患者出院前由理疗师或医学博士进行多达3次的检查。任何微量出血都应及时报道，且人工治疗需中止几天。如果持续出血，需要对患者进行医生评估和随访。这项研究表明，适当的训练、教育和专业的监督为泌尿系统慢性盆腔疼痛综合征（UCPPS）患者提供了安全有效的内部治疗方法，使患者在临床医生指导教育下使用内部治疗棒自行释放TrP。该研究也表明治疗棒与骨盆肌肉敏感性的显著降低相关。患者自我管理内部TrP压力释放的能力，对避免患者频繁光顾常规理疗（PT）办公室具有明显的益处。此外，该按摩棒使许多患有盆腔痛但无法接触到知识渊博的医疗保健人员的患者获得内部TrP自我压力释放[92,94]。

Thiele按摩

Thiele对于经直肠按摩提肛肌和尾骨肌进行检查和治疗进行了经典的图解说明。他建议从起始点到插入点沿着肌纤维的长轴采用剥离动作（类似削剃刀）摩擦肌肉纤维，施加尽可能多的压力使患者可以承受中等程度的疼痛。患者被要求

在按摩时"放松"这些肌肉。患者每天在骨盆的每侧重复按摩10～15次，重复治疗5～6天，然后每隔一天重复7～10天。1周只按摩1次或2次被发现是无效的。以这种方法治疗的223例尾痛患者中，64%治愈，27%好转。

Malbohan及其同事也报道了采用此两块肌肉的按摩疗法成功治疗近1 500例由尾骨肌痉挛引起的腰痛患者[22]。Cooper报道说，62例尾骨痛患者中81%的患者经Thiele按摩方法后疼痛缓解，但有关正确坐姿的认真指导使另外28例患者的缓解率更高[31]。Grant及其同事发现间隔2～3周的2次或3次肛提肌按摩，结合热敷和地西泮，对63%的肛提肌综合征的患者有良好的疗效[61]。

剥离按摩是使这些可触及的TrPs失活的有力工具。按摩很痛苦，但当其他方法失败时，按摩会很有效。识别绷紧带和TrPs需要保持注意力，将手指放在疼痛的源头上，治疗疼痛根源直到问题得以解决。

等距后松弛是患者用来治疗尾骨区域疼痛的另一种技术。患者俯卧位，脚后跟向外旋转，使臀大肌部分伸展。然后患者用很小的力量轻轻地挤压（收缩臀部，维持10 s，然后放松，重复4次）。臀大肌附着在尾骨上的部分在胚胎学上与臀大肌的其余部分是分开的，这一点可能与这部分

肌肉等距松弛疗法的有效性有关。

张永燕、许华　译　许华、李彩霞　审

参考文献

［ 1 ］ Ferner H, Staubesand J. Sobotta Atlas of Human Anatomy. Vol 2. 10[th]ed. Baltimore, MD: Urban & Schwarzenberg; 1983(Fig. 152, 292, 329, 404).

［ 2 ］ Standring S. Gray's Anatomy: The Anatomical Basis of Clinical Practice. 41st ed. London, UK: Elsevier; 2015.

［ 3 ］ Tichy M. Anatomical basis for relaxation of the muscles attached to the coccyx. Manual Med. 1989; 4: 147–148.

［ 4 ］ Anderson JE. Grant's Atlas of Anatomy. 8th ed. Baltimore, MD: Williams & Wilkins; 1983 (pp. 3–39).

［ 5 ］ Netter FH. Musculoskeletal System. Part 1: Anatomy, Physiology and Metabolic Disorders. Vol 8. Summit, NJ: Ciba-Geigy Corporation; 1987 (pp. 86, 142–143).

［ 6 ］ Eisler P. Die Muskeln des Stammes. Jena, Germany: Gustav Fischer; 1912 (pp. 447–451, Fig. 65).

［ 7 ］ Bardeen C. The musculature, Section 5. In: Jackson CM, ed. Morris's Human Anatomy. 6th ed. Philadelphia, PA: Blakiston's Son & Co; 1921 (p. 481, Fig. 424).

［ 8 ］ Pernkopf E. Atlas of Topographical and Applied Human Anatomy. Vol 2. Philadelphia, PA: Saunders; 1964 (Fig. 306).

［ 9 ］ Juenemann KP, Lue TF, Schmidt RA, Tanagho EA. Clinical significance of sacral and pudendal nerve anatomy. J Urol. 1988; 139(1): 74–80.

［10］ DeLancey JO. Anatomy and physiology of urinary continence. Clin Obstet Gynecol. 1990; 33(2): 298–307.

［11］ Howard D, Miller JM, Delancey JO, Ashton-Miller JA. Differential effects of cough, valsalva, and continence status on vesical neck movement. Obstet Gynecol. 2000; 95(4): 535–540.

［12］ Baytur YB, Deveci A, Uyar Y, Ozcakir HT, Kizilkaya S, Caglar H. Mode of delivery and pelvic floor muscle strength and sexual function after childbirth. Int J Gynaecol Obstet. 2005; 88(3): 276–280.

［13］ Hodges PW, Sapsford R, Pengel LH. Postural and respiratory functions of the pelvic floor muscles. Neurourol Urodyn. 2007; 26(3): 362–371.

［14］ Hemborg B, Moritz U, Lowing H. Intra-abdominal pressure and trunk muscle activity during lifting. IV. The causal factors of the intra-abdominal pressure rise.

Scand J Rehabil Med. 1985; 17(1): 25–38.

［15］ Pool-Goudzwaard A, van Dijke GH, van Gurp M, Mulder P, Snijders C, Stoeckart R. Contribution of pelvic floor muscles to stiffness of the pelvic ring. Clin Biomech (Bristol, Avon). 2004; 19(6): 564–571.

［16］ Smith MD, Russell A, Hodges PW. Is there a relationship between parity, pregnancy, back pain and incontinence? Int Urogynecol J Pelvic Floor Dys-funct. 2008; 19(2): 205–211.

［17］ Anderson RU, Sawyer T, Wise D, Morey A, Nathanson BH. Painful myofascial trigger points and pain sites in men with chronic prostatitis/chronic pelvic pain syndrome. J Urol. 2009; 182(6): 2753–2758.

［18］ Basmajian J, Deluca C. Muscles Alive. 5[th]ed. Baltimore, MD: Williams & Wilkins; 1985 (pp. 399–403).

［19］ Critchley HO, Dixon JS, Gosling JA. Comparative study of the periurethral and perianal parts of the human levator ani muscle. Urol Int. 1980; 35(3): 226–232.

［20］ Gosling JA, Dixon JS, Critchley HO, Thompson SA. A comparative study of the human external sphincter and periurethral levator ani muscles. Br J Urol. 1981; 53(1): 35–41.

［21］ Koelbl H, Strassegger H, Riss PA, Gruber H. Morphologic and functional aspects of pelvic floor muscles in patients with pelvic relaxation and genuine stress incontinence. Obstet Gynecol. 1989; 74(5): 789–795.

［22］ MalbohanI M, Mojisova L, Tichy M. The role of coccygeal spasm in low back pain. J Man Med. 1989; 4: 140–141.

［23］ Bard P. Chapter 10, Control of systemic blood vessels. In: Mountcastle VB, ed. Medical Physiology. Vol 1. 12 th ed. St. Louis, MO: C. V. Mosby Company; 1968: 150–177 (pp. 168–169).

［24］ Nocenti MR. Chapter 48, Reproduction. In: Mountcastle VB, ed. Medical Physiology. Vol 1. 12th ed. St. Louis, MO: C. V. Mosby Company; 1968: 992–1028 (pp. 1024–1025).

［25］ Benoit G, Delmas V, Gillot C, Jardin A. The anatomy of erection. Surg Radiol Anat. 1987; 9(4): 263–272.

［26］ Karacan I, Hirshkowitz M, Salis PJ, Narter E, Safi MF. Penile blood flow and musculovascular events during sleep-related erections of middle-aged men. J Urol. 1987; 138(1): 177–181.

［27］ Lavoisier P, Courtois F, Barres D, Blanchard M. Correlation between intracavernous pressure and contraction of the ischiocavernosus muscle in man. J

Urol. 1986; 136(4): 936−939.

[28] Lavoisier P, Proulx J, Courtois F. Reflex contractions of the ischiocavernosus muscles following electrical and pressure stimulations. J Urol. 1988; 139(2): 396−399.

[29] McMinn RMH, Hutchings RT. Color Atlas of Human Anatomy. Chicago, IL: Year Book Medical Publishers; 1977: 81.

[30] Doggweiler-Wiygul R. Urologic myofascial pain syndromes. Curr Pain Headache Rep. 2004; 8(6): 445−451.

[31] Cooper WL. Coccygodynia. An analysis of one hundred cases. J Int CollSurg. 1960; 33: 306−311.

[32] Thiele GH. Coccygodynia and pain in the superior gluteal region. JAMA. 1937; 109: 1271−1275.

[33] Thiele GH. Coccygodynia: cause and treatment. Dis Colon Rectum. 1963; 6: 422−436.

[34] Lilius HG, Valtonen EJ. The levator ani spasm syndrome. A clinical analysis of 31 cases. Ann Chir Gynaecol Fenn. 1973; 62(2): 93−97.

[35] Anderson RU, Wise D, Sawyer T, Chan C. Integration of myofascial trigger point release and paradoxical relaxation training treatment of chronic pelvic pain in men. J Urol. 2005; 174(1): 155−160.

[36] Simons DG, Travell J, Simons L. Travell & Simon's Myofascial Pain and Dysfunction: The Trigger Point Manual. Vol 1. 2nded. Baltimore, MD: Williams & Wilkins; 1999 (pp. 178−235).

[37] Leigh RE. Obturator internus spasm as a cause of pelvic and sciatic distress. J Lancet. 1952; 72(6): 286−287; passim.

[38] PaceJB. Commonly overlooked pain syndromes responsive to simple therapy. Postgrad Med. 1975; 58(4): 107−113.

[39] Morris L, Newton RA. Use of high voltage pulsed galvanic stimulation for patients with levator ani syndrome. Phys Ther. 1987; 67(10): 1522−1525.

[40] Salvati EP. The levator syndrome and its variant. Gastroenterol Clin North Am. 1987; 16(1): 71−78.

[41] Shoskes DA, Nickel JC, Kattan MW. Phenotypically directed multimodal therapy for chronic prostatitis/chronic pelvic pain syndrome: a prospective study using UPOINT. Urology. 2010; 75(6): 1249−1253.

[42] Lewit K. Manipulative Therapy in Rehabilitation of the Motor System. London, England: Butterworths; 1985 (pp. 113, 174, 223, 278, 306−311).

[43] DeStefano L. Greenman's Principles of Manual Medicine. 5th ed. Philadelphia, PA: Wolters Kluwer; 2016 (pp. 339−345).

[44] Kidd R. Pain localization with the innominate upslip dysfunction. Manual Med. 1988; 3: 103−105.

[45] Slocumb JC. Neurological factors in chronic pelvic pain: trigger points and the abdominal pelvic pain syndrome. AmJ Obstet Gynecol. 1984; 149(5): 536−543.

[46] Fall M, Baranowski AP, Elneil S, et al. EAU guidelines on chronic pelvic pain. Eur Urol. 2010; 57(1): 35−48.

[47] Schmidt RA, Vapnek JM. Pelvic floor behavior and interstitial cystitis. Semin Urol. 1991; 9(2): 154−159.

[48] Slocumb JC. Chronic somatic, myofascial, and neurogenic abdominal pelvic pain. Clin Obstet Gynecol. 1990; 33(1): 145−153.

[49] Moldwin RM, Fariello JY. Myofascial trigger points of the pelvic floor: associations with urological pain syndromes and treatment strategies including injection therapy. Curr Urol Rep. 2013; 14(5): 409−417.

[50] Jarrell J. Myofascial dysfunction in the pelvis. Curr Pain Headache Rep. 2004; 8(6): 452−456.

[51] Jarrell J, Giamberardino MA, Robert M, Nasr-Esfahani M. Bedside testing for chronic pelvic pain: discriminating visceral from somatic pain. Pain Res Treat. 2011; 2011: 692102.

[52] Anderson RU, Wise D, Sawyer T, Glowe P, Orenberg EK. 6−day intensive treatment protocol for refractory chronic prostatitis/chronic pelvic pain syndrome using myofascial release and paradoxical relaxation training. J Urol. 2011; 185(4): 1294−1299.

[53] Golfam F, Golfam P, Khalaj A, Sayed Mortaz SS. The effect of topical nifedipine in treatment of chronic anal fissure. Acta Med Iran. 2010; 48(5): 295−299.

[54] Rohen JW, Yokochi C. Color Atlas of Anatomy. 2nd ed. New York, NY: Igaku-Shoin; 1988 (pp. 311, 316−317).

[55] Gerwin RD, Dommerholt J, Shah JP. An expansion of Simons' integrated hypothesis of trigger point formation. Curr Pain Headache Rep. 2004; 8(6): 468−475.

[56] Travell JG, Simons DG. Myofascial Pain and Dysfunction: The Trigger Point Manual. Vol 1. Baltimore, MD: Williams & Wilkins; 1983.

[57] Hsieh YL, Kao MJ, Kuan TS, Chen SM, Chen JT, Hong CZ. Dry needling to a key myofascial trigger point may reduce the irratability of satellite MTrPs. Am J Phys Med Rehabil. 2007; 86(5): 397−403.

[58] Lewit K. Postisometric relaxation in combination with other methods of muscular facilitation and inhibition. Manuelle Medizin. 1986; 2: 101−104.

[59] Dittrich RJ. Coccygodynia as referred pain. J Bone

Joint Surg Am Vol. 1951; 33-A(3): 715-718.

［60］Waters EG. A consideration of the types and treatment of coccygodynia. Am J Obstet Gynecol. 1937; 33: 531-535.

［61］Grant SR, Salvati EP, Rubin RJ. Levator syndrome: an analysis of 316 cases. Dis Colon Rectum. 1975; 18(2): 161-163.

［62］Nicosia JF, Abcarian H. Levator syndrome. A treatment that works. Dis Colon Rectum. 1985; 28(6): 406-408.

［63］Oliver GC, Rubin RJ, Salvati EP, Eisenstat TE. Electrogalvanic stimulation in the treatment of levator syndrome. Dis Colon Rectum. 1985; 28(9): 662-663.

［64］Sohn N, Weinstein MA, Robbins RD. The levator syndrome and its treatment with high-voltage electrogalvanic stimulation. Am J Surg. 1982; 144(5): 580-582.

［65］Smith WT. Levator spasm syndrome. Minn Med. 1959; 42(8): 1076-1079.

［66］Wright RR. The levator ani spasm syndrome. Am J Proctol. 1969; 20(6): 447-451.

［67］Sinaki M, Merritt JL, Stillwell GK. Tension myalgia of the pelvic floor. Mayo Clin Proc. 1977; 52(11): 717-722.

［68］Long CII. Myofascial pain syndromes. III. Some syndromes of the trunk and thigh. Henry Ford Hosp Med Bull. 1956; 4(2): 102-106.

［69］Douthwaite AH. Proctalgia fugax. Br Med J (Clin Res Ed). 1962; 2(5298): 164-165.

［70］Harvey RF. Colonic motility in proctalgia fugax. Lancet. 1979; 2(8145): 713-714.

［71］Peery WH. Proctalgia fugax: a clinical enigma. South Med J. 1988; 81(5): 621-623.

［72］Swain R. Oral clonidine for proctalgia fugax. Gut. 1987; 28(8): 1039-1040.

［73］Thompson WG, Heaton KW. Proctalgia fugax. J R Coll Physicians Lond. 1980; 14(4): 247-248.

［74］Weizman Z, Binsztok M. Proctalgia fugax in teenagers. J Pediatr. 1989; 114(5): 813-814.

［75］Basmajian JV, Burke MD, Burnett GW, et al. Stedman's Medical Dictionary. 24nd ed. Baltimore, MD: Williams & Wilkins; 1982 (pp. 293, 1143).

［76］Nickel JC, Downey J, Hunter D, Clark J. Prevalence of prostatitis-like symptoms in a population based study using the National Institutes of Health chronic prostatitis symptom index. J Urol. 2001; 165(3): 842-845.

［77］Collins MM, Stafford RS, O'Leary MP, Barry MJ. How common is prostatitis? Anational survey of physician visits. J Urol. 1998; 159(4): 1224-1228.

［78］Nickel JC, Alexander RB, Schaeffer AJ, Landis JR, Knauss JS, Propert KJ; Chronic Prostatitis Collaborative Research Network Study Group. Leukocytes and bacteria in men with chronic prostatitis/chronic pelvic pain syndrome compared to asymptomatic controls. J Urol. 2003; 170(3): 818-822.

［79］Miller HC. Stress prostatitis. Urology. 1988; 32(6): 507-510.

［80］Barbalias GA, Meares EMJr, Sant GR. Prostatodynia: clinical and urodynamic characteristics. J Urol. 1983; 130(3): 514-517.

［81］Hetrick DC, Ciol MA, Rothman I, Turner JA, Frest M, Berger RE. Musculoskeletal dysfunction in men with chronic pelvic pain syndrome type III: a case-control study. J Urol. 2003; 170(3): 828-831.

［82］Berger RE, Ciol MA, Rothman I, Turner JA. Pelvic tenderness is not limited to the prostate in chronic prostatitis/chronic pelvic pain syndrome (CPPS) type IIIA and IIIB: comparison of men with and without CP/CPPS. BMC Urol. 2007; 7: 17.

［83］FitzGerald MP, Anderson RU, Potts J, et al. Randomized multicenter feasibility trial of myofascial physical therapy for the treatment of urological chronic pelvic pain syndromes. J Urol. 2009; 182(2): 570-580.

［84］Potts JM, O'Dougherty E. Pelvic floor physical therapy for patients with prostatitis. Curr Urol Rep. 2000; 1(2): 155-158.

［85］Shoskes DA, Berger R, Elmi A, Landis JR, Propert KJ, Zeitlin S; Chronic Prostatitis Collaborative Research Network Study Group. Muscle tenderness in men with chronic prostatitis/chronic pelvic pain syndrome: the chronic prostatitis cohort study. J Urol. 2008; 179(2): 556-560.

［86］Weiss JM. Pelvic floor myofascial trigger points: manual therapy for interstitial cystitis and the urgency-frequency syndrome. J Urol. 2001; 166(6): 2226-2231.

［87］Doggweiler-Wiygul R, Wiygul JP. Interstitial cystitis, pelvic pain, and the relationship to myofascial pain and dysfunction: a report on four patients. World J Urol. 2002; 20(5): 310-314.

［88］Anderson RU, Wise D, Sawyer T, Chan CA. Sexual dysfunction in men with chronic prostatitis/chronic pelvic pain syndrome: improvement after trigger point release and paradoxical relaxation training. J Urol. 2006; 176(4, pt 1): 1534-1538; discussion1538-1539.

［89］Langford CF, Udvari Nagy S, Ghoniem GM. Levator ani trigger point injections: an underutilized treatment for chronic pelvic pain. Neurourol Urodyn. 2007; 26(1): 59–62.

［90］FitzGerald MP, Payne CK, Lukacz ES, et al. Randomized multicenter clinical trial of myofascial physical therapy in women with interstitial cystitis/ painful bladder syndrome and pelvic floor tenderness. J Urol. 2012; 187(6): 2113–2118.

［91］Konkle KS, Clemens JQ. New paradigms in understanding chronic pelvic pain syndrome. Curr Urol Rep. 2011; 12(4): 278–283.

［92］Anderson RU, Wise D, Sawyer T, Nathanson BH, Nevin Smith J. Equal improvement in men and women in the treatment of urologic chronic pelvic pain syndrome using a multimodal protocol with an internal

myofascial trigger point wand. Appl Psychophysiol Biofeedback. 2016; 41(2): 215–224.

［93］Lilius HG, Oravisto KJ, Valtonen EJ. Origin of pain in interstitial cystitis. Effect of ultrasound treatment on the concomitant levator ani spasm syndrome. Scand J Urol Nephrol. 1973; 7(2): 150–152.

［94］Anderson RU, Wise D, Sawyer T, Nathanson B. Safety and effectiveness of an internal pelvic myofascial trigger point wand for urologic chronic pelvic pain syndrome. Clin J Pain. 2011; 27(9): 764–768.

［95］McNulty WH, Gevirtz RN, Hubbard DR, Berkoff GM. Needle electromyographic evaluation of trigger point response to a psychological stressor. Psychophysiology. 1994; 31(3): 313–316.

第 五十三 章

躯干和骨盆痛的临床思考

塞萨尔·费尔南德斯·德拉斯佩尼亚、约瑟夫·M.唐纳利、蒂莫西·道格拉斯·索耶

1 下腰痛

（1）概述

背痛仅次于普通感冒，是导致工作时间浪费的主要原因，它比任何其他医疗问题造成的生产力损失更大。据估计，美国每年因下腰痛（LBP）导致1.758亿天的活动受限，并在任何时候都有240万人由此而致残，其中一半是残疾人。1989～1990年美国国家门诊医疗调查的数据显示，近1 500万人因LBP就诊，并将其列为所有就诊的第五个原因。LBP患者的治疗费用在全球范围内具有重大的经济影响。在美国，患有肌肉骨骼疾病的患者每年的医疗总费用约为2 400亿美元，其中770亿美元与肌肉骨骼疾病有关。2006年美国与LBP相关的总费用每年超过1 000亿美元，其中大部分费用与工资损失和生产力下降相关。这一数字超过了所有其他肌肉骨骼疾病的总费用，每年总计约770亿美元。Hoy等人[4]指出，自从LBP相关的伤残调整寿命年从1990年的5 820万人增加到2010年的8 300万人，LBP的负担在过去的几十年中一直在增长。

据报道，LBP的患病率为25%～75%，这取决于流行病学研究中使用的定义。在一项系统评价中，Jackson等人发现，在低收入和中等收入国家，成年人LBP的患病率为18%，老年人为31%，工人为44%。事实上，最近的一项Meta分析发现，在标准的急诊环境下LBP的患病率为4.39%，支持该问题的高度关联性。Freburger等人研究了美国北卡罗来纳州慢性LBP的患病趋势，并将1992年的一个代表性样本与2006年的样本进行比较。他们发现，在此期间总人群中慢性LBP的患病率翻了一番，从大约4%上升至10%以上。对于所有年龄段的女性和45至54岁的男性，其患病率和发病率几乎增加了2倍。此外，寻求医疗保健治疗的人数也从1992年的71%增加到2006年的84%。Palacios-Cena等人还发现，近年来西班牙LBP的患病率略有上升。

这些数据显示，慢性LBP在社会中的患病率正在上升，并给医疗保健从业人员寻找有效的治疗和干预策略带来挑战。在持续性慢性疼痛患者中，LBP是最常见的肌肉骨骼疾病之一，在某种程度上影响到70%～85%的成年人。在LBP发作后12个月中，多达45%～75%的患者仍有疼痛，占医疗保健和残疾系统的主要支出费用。尽管进行了广泛的全球研究，持续的慢性疼痛对临床医生来说仍然是一个具有挑战性的问题，同时也是巨大的社会经济负担。

LBP是一种异质性疾病，包括以外周伤害性、神经病理性和症状的中枢机制为主的患者，也可能涉及自主神经的影响。为了有效地治疗LBP患者，分类系统、临床实践指南、诊断过程以及与合理的临床推理过程相结合的疼痛机制的正确理解（亚分类）具有巨大的前景。最近的研究支持将患者的期望及生理心理社会因素纳入任何与LBP有关的分类系统或临床实践指南。患者疼痛的神经生理机制应分为伤害感受性、神经病理性、中枢性或其组合。从作者的角度来看，大多数LBP临床实践指南中观察到的主要不足是缺乏触发点（TrPs）的纳入，其可能是患者症状的来源，或者是导致运动障碍和伤害性疼痛机制、患者社

会心理以及语境意义的影响因素。

LBP的病理解剖方法和结构病变模型未能在其有效治疗方面取得令人满意的结果。尽管令临床医生和患者沮丧，但它们仍然是首选和最常用的医疗方法。分类系统已经出现在过去20年中，并且随着其试图更有效地管理LBP患者而越来越受欢迎。1994年，由卫生保健政策与研究机构（AHCPR）制定的LBP指南仍被一些医疗专业人员用于管理急性LBP。最新的英国和美国下腰痛管理的临床指南已分别由美国国立卫生保健研究院和美国医师协会出版。这些指南建议将药物、手法治疗、运动和教育相结合以治疗LBP患者；在指南中均未具体提及TrP治疗。此外，对于LBP而言，医生和理疗师通常在遵守临床实践指南方面表现不足，从而为临床实践变化提供了多种机会。这种变化可能与最近的系统评价结果有关，根据指南研究和评分所评估的质量结果，在20多个关于LBP的临床指南中只有4个被强烈推荐。

目前有4种主要的LBP分类系统，其试图将治疗方法与同质的患者群体相匹配。这4个分类系统包括McKenzie力学AL诊断和治疗分类，基于治疗的分类，运动系统损伤模型，基于机制的分类[11,17,18]。然而，该4种分类系统均有其局限性。没有一种方法是全面的，也没有充分考虑到临床表现的变异。心理社会因素的考虑程度，使用这些系统的临床复杂性，以及患者能够独立地管理他/她的未经正规治疗的LBP发作的可能性。对这些分类系统的详细回顾已超出了本书的范围，读者可参考其他文件以获得进一步的信息。因为分类系统测试了可靠性和治疗效果，4个系统间预期会有更多的"趋同"而不是"差异"。

Fritz等人比较了基于治疗的分类物理治疗与基于AHCPR指南的急性工作相关LBP患者的治疗效果[19]。这项研究纳入78例急性工作相关LBP患者，持续时间少于3周，随机选择按分类治疗或基于AHCRP治疗。与基于AHCRP指南治疗组相比，使用基于治疗的分类治疗方法，改善了残疾和生活质量，并在4周后恢复至工作状态。

Brennanet等人纳入123例LBP患者，考察治疗匹配的干预与不匹配的干预的疗效[20]。该研究发现接受匹配治疗干预的患者较接受非匹配干预患者，近期和远期残疾有更好的缓解。经过1年随访，接受匹配治疗干预的患者继续具有较好的长期结果。该研究支持使用基于治疗的分类系统治疗非特异性LBP，将TrP治疗纳入这一基于治疗的分类系统，可能会导致识别对LBP治疗潜在反应的患者亚组[20]。

椎间盘源性疼痛

人类的椎间盘退变最早始于30岁。衰老、肥胖、吸烟、不自然或持续的姿势、运输振动、过度的轴向负载荷和其他因素可加速椎间盘的退变。目前，大部分数据表明慢性LBP与椎间盘的解剖结构密切相关，特别是在髓核无明显突出的患者中，代表了疾病过程的临床病理学（为椎间盘源性下腰痛，DLBP）。DLBP认为是慢性LBP最常见的疾病，占其发病率的39%。下椎间盘突出症占比在30%以下，其他原因，如颧骨突关节疼痛，导致LBP病例的比例更低。

椎间盘突出症的4种常见类型如下：① 椎间盘突出发生于髓核向外膨出成纤维环，但对环间隙无损伤；② 椎间盘脱出发生在髓核向外膨出至环内时，环形椎板受损；③ 当髓核破裂通过外层时，发生椎间盘挤出；④ 髓核脱离环间隙时发生椎间盘游离。

损伤机制可能与前屈有关，伴或不伴旋转，臀部下垂伴脊柱弯曲，咳嗽或打喷嚏，或负重排便。椎间盘放射痛通常局限在腰部，但除此之外，症状通常会向后延伸至臀部区域。疼痛延伸到臀区和腿部，很可能是神经刺激所致。症状可以扩展至下胸或上腰部、腹部、侧翼、腹股沟、生殖器、大腿、膝盖、小腿、脚踝、脚和脚趾。

DLBP可导致疼痛继发的下背部功能丧失。虽然椎间盘的外环纤维可能保持完整，但多个过程（变性、终板损伤、炎症，等等）可在内部刺激椎间盘内的痛觉，而没有神经根症状。这主要是由于外周1/3的外环纤维，由回返迷走（窦椎）神经支配及其血管化所致。此外，也没有神经根症状，也没有放射学节段性活动的证据。椎间盘疾病最早由Crock在1970年记录，DLBP这个术语是在1979年引入的。之后，许多学者对此进行了深入的研究。根据流行病学数据，DLBP是一种复杂的疾病，具有遗传、社区和保健方面的影响。一项关于成人LBP椎间盘退变的MRI影像学表现的系统评价发现，与无症状成人相比，在具有LBP的成人中椎间盘退变、椎间盘挤压、椎间盘突出和脊椎裂更为普遍，特别是在50岁以上的人群，对DLBP有遗传易感性的患者，被认为是高风险并经历椎间盘化学和生物组分的改变，以及他们身体代谢的改变[23]。异常压力可减少髓核的含水量，导致椎间盘退变。椎间盘随后无法承受均匀的压力，并且局部增加的压力会导致结构损伤，导致环形纤维化和终板撕裂或破裂。终板损伤加速了椎间盘退变的病理过程。在退变过程中，细胞核细胞产生炎症反应，释放大量炎症因子或细胞因子。大型流行病学研究表明，LBP通常与腰椎间盘退行性病变有关[24]。研究证实，相较于椎间盘突出症患者，DLBP患者释放的白细胞介素-1（IL-1）、IL-6和IL-8水平较高。这些促炎细胞因子进入终板的裂隙或纤维环的外三分之一，刺激伤害性感受（通过游离神经末梢），并且可能产生疼痛反应。因此，DLBP需要2个因素来诱导疼痛：存在游离神经末梢和促炎细胞因子。有很高的神经密度和血管位于纤维环和终板区域的外1/3，这可能是产生痛觉的部位。因此，炎症反应是DLBP的主要病理生理原因，仅有小部分（约20%）的LBP病例可归因于病理或解剖的合理确定[25]。因此，诊断LBP的病因对医生来说是最大的挑战。脊柱异常在运动员中较非运动员在一般人群中更为常见。运动员中可以观察到创伤相关的脊柱损伤的模式。由于运动中涉及的重复负载活动，运动员在年轻时就对椎间盘退行性改变易感[25]。

另一种可能的椎间盘性腰痛来源是椎间盘和脊椎终板交界处的肌腱端病[26]。在观察的67例患者中，有61%的患者在此区域出现背痛[27]。Horn等人发现，暴露在超负荷拉力作用下的插入

区域与肘部上髁炎所观察到的情况相同。很有可能椎间盘撕裂或椎间盘肌腱端病引起牵涉痛，并很可能引起与功能相关的肌肉的反射性肌肉痉挛。

医生需要谨慎判断退变性椎间盘疾病、椎间盘突出和椎间盘脱出的LBP伴或不伴下肢疼痛LBP患者的因果关系。Brinjikji等人在一项系统评价中指出，退变性椎间盘疾病、椎间盘突出和椎间盘脱出在无症状个体中的发病率为，分别从20岁的37%到80岁的96%，从20岁的30%到80岁的84%，从20岁的29%到80岁的43%[29]。研究人员得出结论，在诊断影像学上发现的许多退化的特征更有可能与疼痛无关，而是正常老化过程的一部分，影像学结果需要结合临床来解释[2]。

椎间盘功能障碍引起的疼痛与TrPs的牵涉痛相似，并且肌肉痉挛可以是那些相同肌肉中的TrPs的主要激活剂。然而，该连接不假设疼痛是肌肉痉挛本身的结果。大多数肌肉痉挛很可能是躯体—躯体反射起源于痉挛肌肉以外。近一个世纪以来，人们普遍认为肌肉痉挛会引起疼痛，疼痛随后导致肌肉痉挛持续化。Mense等对该理论的错误进行了系统的综述，认为基于临床研究和神经肌肉生理，该假设是不成立的。

然而，椎间盘功能障碍可与TrPs激活相关。一项研究发现，在腰椎间盘脱出症患者相应节段（例如L4～L5病变和胫前肌TrPs或L5～S1病变伴臀中肌和腓肠肌TrPs）支配的肌肉中存在TrPs之间的关联。者的黄体中期和腓肠肌（TrPs），支持这一理论[31]。此外，Adelmanesh等人在75%的腰椎神经根病患者中发现臀部TrPs，支持神经和肌肉疼痛之间的关联[32]。

（2）下腰痛患者的初步评价

筛查LBP患者的第一步是确定他（她）是否适合保守治疗，在这种情况下，是否适合手法治疗。临床医生必须仔细的病史采集和运动/感觉检查，以确定患者是否有任何用于转诊的禁忌，此外，临床医生还应意识到与LBP相关的潜在心理社会因素，患者表现可能导致持续疼痛和相关残疾。例如，在LBP小于6个月的患者中，恐惧回

避信念与不良的治疗结果有关。因此，早期识别是相关的[33]。

重点是根据在病史采集和体格检查期间收集的体征和症状的识别，将患者与最佳干预措施相匹配。因此，重要的是确定患者的主诉（例如，麻木、无力、症状的位置），以确定检查的方向。身体疼痛的描绘有利于建立疼痛的模式和位置。它有助于确定疼痛是主要位于腰椎还是放射性，如果是放射性，了解症状的分布。此外，疼痛的性质可以帮助确定负责的症状或牵涉痛的主要组织。这些肌肉的触诊可以描述疼痛至局部，例如，腰肌、髂肋肌、腰肌、臀肌、梨状肌和其他肌肉，这是非常重要的。

体格检查可以包括观察（腰椎姿势）、主动脊柱运动测试、触诊、肌肉长度、肌肉力量、被动生理和辅助运动测试，以及识别放射症状的特殊测试。腰椎的所有运动平面都应该采用主动和被动运动来评估。主动运动的反应与临床病史中观察到的症状或疼痛和异常运动高度相关。例如，在腰椎运动范围内的方向偏好（运动减少症状—中心化）可以确定潜在的发作的治疗线。还应考虑关节活动度或腰椎不稳定的特定试验（如俯卧不稳定试验）或其他的附加试验，如直腿抬高试验。腹壁肌肉的运动控制检查，特别是腹横肌和腰肌也需要考虑。最后，髋关节，骶髂关节，有时胸椎的临床检查也可能是必要的，以确定他们对LBP的贡献。例如，患者可以仰卧位检查在髂腰肌或腹壁肌中的TrPs。在侧卧位中，可检查腰方肌、阔筋膜、臀中肌、臀大肌、臀小肌和背阔肌。俯卧位可以检查胸腰椎旁肌、多裂肌和梨状肌。

（3）触发点及腰痛

有作者提出了TrPs作为LBP的一个促成因素的潜在作用和重要性[34-36]。Bonica和Sola证实了11个可以导致LBP具有TrPs的特定肌肉[37]。Rosomoff等人发现，在283例被诊断为非特异性LBP的患者中，96.7%的患者因为在常规体检中没有"客观发现"而表现出活动性的TrPs[38]。在18例腰痛患者中，Dejung发现14例在臀肌中有TrPs，13例在腹肌中有TrPs，8例在椎管旁肌肉中有TrPs；另外5例其他肌肉发现TrPs。大多数患者多块肌肉伴TrPs。在TrP注射治疗后的1天，患者的症状减少了75%，这表明TrP是潜在的症状来源和促成因素。然而，因果关系无法得到证实。Teixera等人在85.7%的炎症后疼痛综合征相关的LBP患者中发现了活动性TrPs存在于腰大肌和臀中肌[39]。Chen和Nizar报道63.5%的慢性LBP患者在梨状肌和腰椎旁肌表现出TrPs[40]。非特异性LBP患者与健康对照组相比，潜在的TrPs数量增加，而那些有更多活动性TrPs的患者具有更高的疼痛强度。最近的一项研究发现，非特异性LBP中最常涉及的肌肉包括髂肋肌、腰方肌和臀中肌。严格评估TrPs在LBP中的作用的对照研究是重要的（缺乏相关研究），也是迫切需要的。

偶尔，一个肌肉将负责表现的症状，但更常见的是几个肌肉造成重叠的疼痛模式和相关症状。由此产生的复合模式取决于肌肉受累的程度。没有2个患者的模式和症状完全相同。因此，有理由认为，在患有LBP的患者中，活性TrPs的失活至少有助于缓解疼痛症状。这方面有初步证据。

图53-1说明了由腰骶部的疼痛通常涉及的4种肌肉中TrPs产生复合模式的一个例子。图53-2显示了由盆腔区域疼痛涉及的4种肌肉中TrPs产生的类似的复合模式。因此，可以肯定地说，在LBP中TrPs的存在是非常常见的，进行适当的检查和治疗将有助于解决疼痛和改善运动控制，使其能够恢复功能活动。许多有这种情况的患者接受了多种医疗干预，包括类固醇注射、神经阻滞、加巴喷丁、阿片类药物和非阿片止痛药，以及传统的物理治疗、骨疗法或推拿和多种方式，包括电刺激、超声或激光治疗，治疗结果各不相同。

2 骶髂关节障碍

（1）概述

骶髂（SI）关节病理学是指髋骨关节的功能障碍，造成盆腔疼痛。维斯尔等人发现，41%的LBP和腿部疼痛患者有骶髂关节的机械性疼

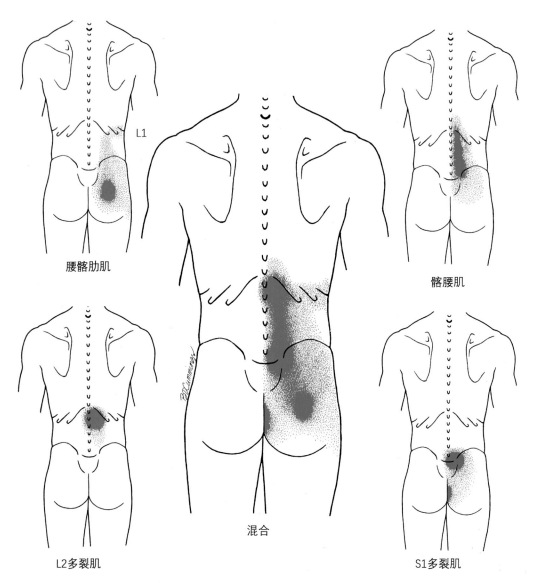

L1

腰髂肋肌

髂腰肌

混合

L2多裂肌

S1多裂肌

图53-1　部分TrPs相关的个体症状,这些TrPs涉及的是腰骶部疼痛。中心图中的复合疼痛模式代表了患者可能经历的汇总症状

痛[44]。此外,Madani等人观察到,72.3%经证实的椎间盘突出病理成像受试者,显示了与骶髂关节病理一致的临床体征和症状[45]。然而,SI关节作为LBP的来源是一个争论的话题。验证SI关节作为疼痛来源的金标准是进行关节内麻醉药注射。据估计,SI关节引起的关节内疼痛的发生率低至13%,最高可达30%[46-48]。Maigne等人发现,使用双重诊断性麻醉剂时的患病率为18.5%[49]。

Dreyfuss等人指出,该区域疼痛的已知原因是脊柱关节病、晶体性和化脓性关节病、骶骨和骨盆骨折以及妊娠或分娩引起的脱离[50]。其他传统上被接受的损伤机制通常包括需要相反的髋骨运动的活动,其中一个髋骨向后旋转,而另一个髋骨相对向前旋转。同时,也有报道臀部摔伤或举重的情况。重要的是需要考虑SI关节有最小的运动;这些潜在的病因机制主要代表SI关节上压缩力的变化[48,51]。

常见的体征和症状包括腹股沟区域的疼痛,仅内侧至髂后上棘,以及疼痛可能向远端至臀部和大腿后部。这些症状通常不会延伸到膝盖以外或腰椎,但Slipman等人[46]指出,偶尔症状可以延伸到远至足部,也可能在腹股沟的前方,有时

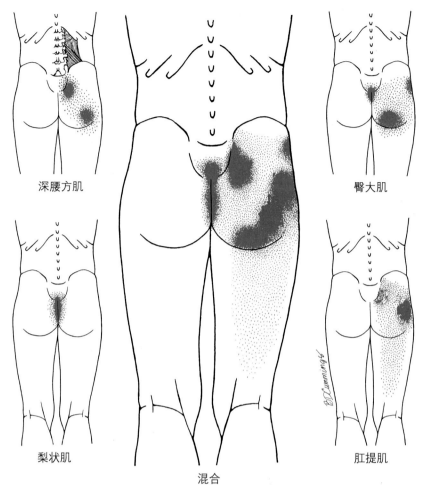

深腰方肌

臀大肌

梨状肌

肛提肌

混合

图53-2 部分TrPs的疼痛模式，这些TrPs涉及盆腔区域的疼痛。中心图中的复合疼痛模式代表了患者可能经历的总结相关症状

甚至是腹部[46]。走路、跑步或骑自行车、从坐直立、扭转活动、在床上翻滚、举重、久坐或久站等都可能加重症状。

（2）骶髂关节功能障碍患者的初步评估

SI关节的临床检查是有争议的。这种关节引起的疼痛模式值得商榷，检测活动障碍的能力仍然值得怀疑[48]。疼痛模式可以帮助首次怀疑相关SI关节的病理。一个位于髂后上棘远端的矩形疼痛区被认为是最常见的症状性疼痛区[46,52]。然而，从SI关节所致的疼痛有很高的变异性，与腰椎病理上有明显的重叠，这可能是由于复杂和可变的神经支配并伴腰椎和骶骨根的促成作用[53]。检查可发现明显的腿部长度差异，从而影响腰椎和胸椎平面曲率。当观察

到背侧时，可能存在脊柱侧凸曲线。鉴别SI关节障碍的试验分为以下3类：运动触诊试验、疼痛刺激试验和对称性静态触诊试验。文献表明，疼痛刺激试验是最可靠的，触诊本质上是不可靠的[54]。同样，对SI关节进行触诊和运动对称性测试的有效性被发现是有限的。因此5组试验［即大腿推力试验、压缩试验、牵张试验、扭转应力试验（Gaenslen试验）和骶骨应力试验］强调骶髂关节激发试验。主动直腿抬高试验和stork试验是对SI关节的有效评价，特别是当腰椎重复运动对症状没有影响时[55-57]。Laslett等人发现，这5项试验中的3个阳性的阳性似然比（+LR）为4.16[58]。如果这些试验重现患者可比较的体征，即常见症状或疼痛识别，则认为这些试验是阳性的。

（3）触发点与骶髂关节功能障碍

源自 SI 关节功能障碍的局部疼痛也可以通过在一些躯干肌肉中 TrPs 的疼痛来模拟，如腰方肌或臀中肌。当存在明显的髂骨上滑或髂骨剪切功能障碍时，SI 关节的相关疾病和运动功能障碍，可能是由臀小肌和臀中肌 TrPs 引起的骨盆上抑制和持续不对称肌肉张力所维持。骶髂关节功能障碍可与梨状肌 TrPs 共存，腹侧尾骨压痛常伴有 SI 关节功能障碍[59]。其他可能与 SI 关节功能障碍有关的肌肉有胸腰椎旁肌、多裂肌和臀大肌。治疗 SI 关节功能障碍需要有效治疗相关的 TrP，特别是腰方肌，然后纠正关节功能障碍（如果存在），反之亦然。在运动过度的情况下，使用拉伸技术的治疗是禁忌的。当肌肉中有 TrPs 超过移动关节时，这些 TrPs 不应该将肌肉伸展到其最大长度。

3 腰椎狭窄

（1）概述

腰椎狭窄可为中心狭窄，也可为侧方狭窄。中心狭窄是指中心椎管狭窄，侧方狭窄是指椎间孔狭窄。中心狭窄可能损害马尾，而侧方狭窄可能损害脊髓神经根。中心狭窄或侧方狭窄是一个退行性的过程，没有特定的既往严重创伤史。更常见的是，在长期从事体力劳动，以及重复的弯曲或举重，狭窄的情况是由小的创伤导致。腰椎管狭窄的个体通常报道潜在的 LBP 发病[60]。中心狭窄可压迫腰脊髓或马尾，引起上运动神经元征，包括反射亢进、肌张力亢进，强度和感觉低于病理水平。马尾的刺激可导致较低的运动神经元征，包括反射减退、肌张力减退和感觉减退（鞍麻）。中心或侧方狭窄的患者对躯干伸展姿势或活动的耐受性较低。侧方狭窄患者可报道一侧下肢或两侧下肢疼痛或感觉改变。疼痛可位于臀部或膝盖以下[61]。

（2）一例腰椎狭窄患者的初步评估

体格检查发现包括腰椎伸直减少伴疼痛再现。下肢疼痛以躯干伸展或主动髋关节伸展时再现。一项阳性的两阶段跑步机测试显示，在上坡行走时需要更多的时间来发展症状，而与在水平面行走相比，需要更少的恢复时间[62]。神经学表现可能包括 Romberg 试验异常、感觉运动失常、下肢无力和外周深反射下降。

（3）触发点与腰椎狭窄

由于椎管狭窄的退行性性质，症状最有可能采取保持椎间孔相对开放的治疗策略，方法是将腰椎偏向屈曲姿势并结合移动练习，以最大限度地扩大髋部和胸廓的运动范围。治疗应包括腹部肌肉神经肌肉再训练和手法治疗，以恢复腰部运动，拉伸一个和两个关节髋关节屈肌，以及进行性的体重支持跑步机步行计划[63]。如出现腰痛集和下肢痛，应特别评估这些区域特定相关的 TrP。如果存在，应教会患者 TrP 自我压力释放，指导患者正确的休息和活动姿势，并制定家庭锻炼计划。单纯的 TrP 治疗不太可能产生持久的效果；然而，它应该是综合康复计划的一部分，可以减轻因肌筋膜相关疼痛表现而引起的疼痛和不适。

4 腰椎不稳

（1）概述

腰椎不稳定的识别和处理是临床医生及其患者面临的挑战。慢性腰椎不稳定是一个术语，可以包括 2 种类型的腰椎不稳定：机械性（放射学）和功能性（临床）不稳定。机械性和功能性不稳定的组成部分是相对于诊断和管理的发展提出的。腰椎节段性不稳可由多个因素引起。过度的椎间运动可能是由于椎间盘的退行性改变、滑脱、骨折、创伤或先前的外科手术。这种过度运动会给脊髓、马尾或神经根造成压力。过度的节段间运动也会给小关节囊或韧带带来过度的压力。患有腰椎不稳定的主要年龄组是 20 ～ 30 岁。缺乏使用功能不稳定诊断的流行病学研究。Puntumetakul 等人发现泰国稻农临床腰椎不稳定的患病率为 13%[64]。

腰椎节段性不稳定的患者被认为是LBP患者的一个独特的亚组；在定义这种情况的标准方面有相互矛盾的研究。Hicks等人描述了一个临床预测规则，识别可稳定分类治疗成功（临床腰椎不稳定）的LBP患者[65]。这些作者发现，获得阳性结局的患者超过40岁，有一个阳性的俯卧不稳定试验，存在异常运动和一个被动的直腿抬高试验 > 90°[65]。

（2）临床腰椎不稳患者的初步评价

体位检查可以显示躯干后部皮肤折痕和特定方向的有限躯干运动范围，并可能伴有痛苦的运动弧线。患者可能表现出过度的运动范围和异常的伴铰链或抓取的运动质量。例如，从脊柱屈曲返回时的不稳定捉取或铰链，及在从坐到站或任何其他的过渡体位的活动期间再现患者症状的功能星号迹象，可在活动范围的运动评估中出现。事实上，与临床腰椎不稳定有关的最常见的客观因素包括腰盆控制不良，如节段性铰链或运动时旋转、本体感觉功能差、协调性差和神经肌肉控制不良，如运动过程中抖动或颤动，以及局部肌肉在节段性不稳定水平上的力量和耐力下降。异常的附件运动测试，表明一个节段失去僵硬度或增加中性区，是通常存在。临床上常用的腰椎不稳的被动试验有被动性椎间运动，被动性生理性椎间运动，俯卧性失稳试验，俯卧性腰椎伸展试验。Ferrari等人报道，俯卧不稳定试验和被动腰椎伸展试验在检测特定LBP的腰椎不稳定性方面具有最高的临床效用[67]。然而，这些测试的可靠性受到了他人的质疑[68]。

（3）触发点与腰椎不稳

可能存在明显的绷紧带相关的TrPs和促进姿势肌肉。因此，如疼痛存在，应在临床怀疑腰椎不稳定的患者中进行TrP评估。然而，通过这种诊断，康复应该包括本体感觉训练和特定的练习，以促进稳定肌肉的富集（包括多裂肌、腹横肌、膈肌和盆底肌肉的深层纤维），以及TrP治疗。所有这些肌肉都应该仔细检查TrPs，无论是活跃的

还是潜在的，因为它们可能导致功能失调的肌肉激活模式，早期疲劳和恢复期延长。局部稳定肌中的TrPs可能会导致持续肌肉失衡，从而促进明显的临床腰椎不稳定。

5 腰椎韧带扭伤和拉伤

（1）概述

腰椎扭伤和腰椎劳损经常互相转换使用。劳损是指对肌腱组织的损伤，而扭伤是指韧带损伤，当韧带从其附着处撕裂时，就会发生扭伤，从而影响骨骼与韧带之间的重要关系。LBP有时被诊断为腰椎扭伤或肌肉劳损。症状可以局限于腰椎，也可以向下放射至臀部。通常，这种疼痛不会扩散到腿部，从而可以将腰扭伤与某些其他脊柱损伤区分开。在体育锻炼中疼痛会加剧，在休息期间疼痛减轻。患者有时会在下背部出现痉挛。这些症状均与腰扭伤和肌肉劳损相一致，但是如果患者感到背部无力或肠或膀胱控制不良，则可能是更严重的损伤，需要立即注意。

脊柱几乎在持续工作，在无数活动中保持强度和平衡，因此，脊柱的肌肉和韧带容易因重复使用过度和微创伤而受伤。涉及扭曲动作或剧烈运动可能会造成伤害。扭伤还有许多其他发生的方式，但是一些反复出现的促成因素已经被发现。例如，不合适的提举方式和持续的尴尬姿势可能会导致腰椎受伤。其他危险因素包括背部或下肢的肌肉缺乏足够的柔韧性和强度，尤其是如果非常依赖腰椎进行静态和动态姿势时。此外，肥胖、吸烟、身体虚弱、身体机能差，髋部柔韧性/活动性受限，以及躯干强度/动力稳定性差可能是促成因素。

（2）一例腰椎韧带扭伤患者的初步评估

在体格检查期间，患者通常会出现疼痛，在给定方向上有限的躯干运动，而其他运动可能在正常范围内。主动和抵抗的臀部动作可能引起症状，并可能出现高尔氏征。如果完全撕裂韧带，可能会出现过度运动，但难以准确评估。临床诊

断腰韧带扭伤非常困难，这将基于临床上报道的创伤事件的既往史。韧带触诊，例如棘突间或髂棘肌，通常非常疼痛，可能引起牵涉痛。

（3）触发点与腰椎韧带扭伤

临床医生应该考虑腰韧带扭伤也可能与肌肉功能障碍有关。Jinkins观察到腰骶棘间韧带扭伤的个体也表现出相关的内在神经肌肉退行性，如多裂肌。由胸腰椎旁肌TrPs引起的症状的重要鉴别诊断包括关节功能障碍。胸腰椎旁肌TrPs引起疼痛的主要主诉是背部和臀部疼痛。韧带扭伤的疼痛通常也位于下背部和臀部。在腰韧带扭伤的患者中，必须考虑以下肌肉的触发点：椎旁肌、多裂肌、腹直肌、髂腰肌、臀中肌、臀大肌和腰方肌。

针对这种情况的典型康复可能始于无痛运动锻炼，然后是腹部，臀部伸肌，髋外展肌和脊椎伸肌的基本稳定锻炼，然后是动态和功能稳定锻炼。运动方案可能出现的唯一问题是，如果在前面提到的任何肌肉中出现了TrP，则运动的效果可能会受到限制。即使没有再受伤，运动也会因TrP而加剧疼痛。

6　腰椎椎弓崩裂和腰椎滑脱

（1）概述

腰椎椎弓崩裂和腰椎滑脱是年轻运动员LBP的常见原因，其腰椎重复或过度使用[70]。腰椎椎弓崩裂是关节间的缺损，而腰椎滑脱是一种骨折缺损，会变宽并造成椎体上段滑动下段。最常受伤发生在参加运动的儿童和青少年中，包括在下背部反复施加压力，例如体操，足球和举重。有这种情况的人没有症状。一般来说，患有腰椎滑脱的人会报道轻度至中度的背部和/或腿部疼痛，并在伸展体位时疼痛增加。疼痛可能会放射到臀部，大腿后部或小腿。退行性腰椎滑脱会表现出更多的腰椎狭窄史，并且不稳定，患者可能会抱怨背部运动中的抓取或移动。对于大多数患有这些状况的患者，背部疼痛和其他症状会随着保守

而改善。这通常从运动和其他艰苦的活动中休息一段时间开始。持续背部的患者疼痛或椎骨严重滑脱可能需要手术以缓解他们的症状并允许他们重新参加运动和活动。

（2）腰椎椎弓崩裂和腰椎滑脱的初步评估

体位检查往往显示腰椎前凸增加，疼痛限制的躯干伸展，腘绳肌腱长度不足，单侧或双下肢无力/疼痛，以及局部疼痛伴后前刺激。神经体征可能存在取决于病情的严重程度，在脊柱滑脱的情况下，可能有阶梯畸形。斜平面的影像学显示关节间部分区域的骨折，通常称为"猎狗项圈骨折"。

（3）触发点和骨质疏松和腰椎滑脱

康复治疗包括避免加重症状的活动和服用抗炎药物。胸腰骶支具支撑的治疗可以伴随锻炼，如肌肉加强躯干稳定偏向屈曲为基础的锻炼，以及髋关节和腘绳肌腱移动/灵活性锻炼。这种情况TrPs并不常见；然而，如果背部、臀部和大腿后部持续疼痛，则应检查和治疗这些区域的相关TrPs，特别是髂腰肌、腰肌和腹肌。事实上，有证据支持腰椎峡部滑脱患者的多裂肌选择性萎缩，而竖脊肌则代偿性肥大。这种代偿机制可以激活椎旁肌的TrPs。

7　强直性脊柱炎

（1）概述

强直性脊柱炎（AS）是一种慢性炎症性疾病，通常认为是脊椎关节病的一种。通常，AS影响脊柱和SI关节。偶尔，累及其他关节如肩或臀关节。眼睛和肠道问题也可能发生。AS可影响0.1%～1.8%的人群。炎症性后背痛和晨僵硬是AS的特征性症状。症状往往有加重期和休眠期，可能导致诊断延迟[74]。受影响关节的僵硬程度通常会随着时间的推移而恶化。受影响的男女比例为5∶1，发病年龄一般为30～50岁，但可能更早发生。AS的病因目前尚不清楚，但认为涉及遗传

和环境因素的共同作用。其潜在机制被认为是自身免疫或自身炎症。诊断通常是基于症状，并获得医学影像学和血液学检查的支持。目前还没有治愈 AS 的方法，但潜在的治疗方法，如药物、运动和手术，可能会改善症状，减缓疾病的进展。药物包括非类固醇类抗炎药（NSAIDs）、类固醇、改变疾病的抗风湿药物（DMARDs）（如磺胺嘧啶）和生物制剂（如英利昔单抗）。

常见的症状是炎症性腰椎疼痛，而不是机械性疼痛。患者通常主诉臀部痛和僵硬发作，且描述不清晰和难以定位。疼痛可能从一侧到另一侧交替，在通常是间歇性发作，随着病理进展，疼痛通常影响双侧臀区，并变得固定。这种疼痛偶尔会出现在髂嵴、大转子区或大腿后部，伴随着腘绳肌腱长度不足。与 AS 相关的腰椎疼痛的主要特征之一是夜间疼痛使患者难以入睡，仅活动才能减轻疼痛。腰部疼痛和僵硬可能与臀部痛一起发生，通常在早晨起床后 1～2 小时内更为严重。跟腱和足底筋膜可能存在疼痛和炎症，也可能影响膝盖和肩部[74]。眼睛发红和畏光也可能出现。在所有的治疗工具中，运动已经被证明是对这些患者最有效的治疗。

（2）强直性脊柱炎患者的初步评估

体位检查通常显示腰椎前凸变平，胸椎后凸增加，上颈椎伸展伴头部姿势向前，膝盖和臀部轻微屈曲。随着疾病的发展，椎间关节融合，形成竹节状脊柱[74]。运动范围的丧失将与这些变化有关。

（3）触发点与强直性脊柱炎

由于疼痛和僵硬可能是疾病进展中的一个重要因素，因此需要检查是否存在 TrPs，以此作为患者疼痛主诉的一个促成因素。疼痛绘图将有助于临床医生识别哪些肌肉检查。通常情况下，患者可能主诉症状在臀区，大腿外侧近端和大腿后部，至脚跟和足。臀区的症状可由腰髂肋肌、胸最长肌、臀中肌、臀小肌和臀大肌以及腰方肌的 TrPs 引起。髋部和大腿后部的症状可与腰方肌、

阔筋膜张肌、髋外侧旋转肌和腘绳肌的 TrPs 有关。脚后跟和足底表面的症状可以通过刺激腓肠肌、比目鱼肌、胫骨后部和足底肌肉 TrPs 再现。康复计划应包括治疗这些 TrPs，同时进行伸展和加强练习，以促进有效的姿势和脊柱移动[75]。应进行膈肌呼吸锻炼，以增加胸廓、肋骨和胸壁的移动性以及肺功能。心血管耐力运动也可帮助维持和提高整体健康。AS 的远期预后良好。

8　慢性盆腔疼痛

（1）概述

慢性盆腔疼痛（CPP）被定义为"与男性或女性骨盆相关的结构中感觉到的非恶性疼痛"[76]。CPP 具有多种潜在的病因特征，其患病率在 15%～20%[77]。CPP 包括几种疼痛综合征：膀胱疼痛综合征、子宫内膜异位症疼痛综合征、间质性膀胱炎、前列腺疼痛综合征、痛经和外阴痛。慢性盆腔疼痛综合征（CPPS）的了解相对较少，即使是泌尿生殖功能障碍的一些专家。有证据表明，CPP 可能成为慢性，中枢神经系统增敏参与这些综合征。因此，检查和治疗方案应同时针对生物学和神经生理问题[76,79]。

从生物学的角度来看，慢性骶髂功能障碍与广泛的盆底相关问题（CPP）之间的联系已经被提出，许多被诊断为 SI 疼痛的患者也伴有 CPP[81]。此外，有证据支持与女性子宫内膜异位症相关 CPP 的 TrPs 与中枢增间的相互作用[82]。

在治疗 CPP 患者时，考虑心理因素是很重要的，因为他们经常表现出焦虑、抑郁、述情障碍、灾难化恐惧、回避恐惧行为或过度警惕[83,84]。这些心理变量可能提示，即 CPP 通常与性功能障碍有关[85]。CPP 的治疗应为生物心理治疗，包括生理和心理治疗[86,87]。

（2）慢性盆腔疼痛患者的初步评估

对 CPP 患者的临床检查应包括腰椎的主动和被动运动，以及在运动或静态姿势时的症状现（方向偏好），例如坐位。当盆底肌肉受到压力时，

长期坐位时通常会出现症状。没有明确的脊柱姿势（前凸、扁平、侧弯）与CPP相关。患有CPP的妇女，特别是如果她们有子宫内膜异位症或与月经周期有关的疼痛，可以在长时间的静态体位期间在腰椎屈曲时采取止痛姿势。

对CPP患者最相关的检查之一是评估腹壁肌肉。事实上，可以存在运动控制障碍，如延迟的腹横肌激活，多裂肌形态的改变，或盆底肌肉高张力。在所有CPP的个体中都应检查腹部TrPs，因为它们最为普遍，并且存在90%患者内脏性疾病与CPP症状共存的预测证据[88-90]。在CPP中可能表现出TrPs的其他肌肉包括臀肌、内收肌、髋关节内外旋转肌、梨状肌、髂腰肌、腰方肌、腰多裂肌、胸腰椎旁肌以及盆底肌肉。事实上，检查盆底肌肉是临床评价CPP女性患者的一个重要因素[91]。在CPP患者中，盆底肌肉可能呈高张力或低张力；临床医生也应探索SI和髋关节，以确定可能涉及的任何关节损伤。由于腹部TrPs可能因异常的呼吸而持续，因此还应进行呼吸模式和膈肌的检查。Anderson描述了触诊和治疗方案，以定位与前列腺炎症状相关的TrPs[92]。表53-1描述了可能与躯体内脏症状相关的TrPs。

（3）触发点和慢性盆腔疼痛

重要的是，需要考虑TrPs可能模仿内脏疼痛，也会诱发内脏疾病，即躯体症状效应。相反，内脏疾病也会影响体感知觉和激活TrPs，即内脏效应，即患者已经从初始的内脏疾病恢复后，疼痛和其他症状持续[93]。因此，了解与TrPs相应的躯体内脏和内脏躯体效应有助于解开某些CPPS。这种联系的支持是，腹部TrPs对内脏疾病有93%的阳性预测值，特别是对于CPP[90,94]。

有明确的证据表明CPP与TrPs的存在有关[95,96]。事实上，欧洲泌尿外科协会发表的临床指南建议，在诊断CPP时应考虑TrPs，因为有证据表明CPP与TrPs之间的关系[76]。Moldwin和Fariello观察到，盆底肌的活跃TrPs可以涉及部分，即使不是全部，这些疼痛综合征相关的症状可出现在多达85%的泌尿系统、结直肠和妇科疼痛综合征患者[97]。Anderson等[88]在CPP男性中发现了最常见的TrPs位置：耻骨（90%）、腹外斜肌（80%）、腹直肌（75%）、内收肌（19%）和臀中肌（18%）。

旨在使TrPs失活，以及使关节和软组织失衡

肌　　群	转　移　症　状
腹外斜肌	胃灼热和与食管裂孔疝有关的症状
侧壁（腹内斜肌）	上腹部疼痛
腹内斜肌	睾丸疼痛，下象限痛
腹直肌（上）	膀胱区疼痛，尿频或潴留，慢性腹泻
腹直肌（脐）	恶心、上腹部不适、胆囊炎症状、消化性溃疡、腹部绞痛
腹直肌（下）	痛经
右下腹	腹泻、憩室病、妇科症状
耻骨近端	尿频及潴留，逼尿肌痉挛
McBurney点区域	双侧下腹及阴茎

表 53-1　腹肌触发点相关的躯体内脏症状

正常化，以及伴随的姿势和呼吸模式再训练的治疗方法，已被证明是有效的调节各种CPPS个体的相关症状，包括间质性膀胱炎、压力性失禁、肠易激综合征和慢性前列腺炎等[98-103]。因此，在治疗这些患者时，应始终考虑TrPs在CPPS中的潜在作用。

9 胸痛

（1）概述

胸痛是一般临床中常见的表现，由于各种潜在的不同和严重原因，特别是与潜在的潜在内脏疾病相关的原因，需要仔细而有时紧急的评估[104]。虽然在初诊中排除危及生命的医疗状况很重要，但肌肉骨骼疾病是胸痛最常见的原因[105]。即便如此，他们仅占医院急诊科胸痛患者的6.2%[106]。Briggs等人发现，在成人工作人群中肌肉骨骼胸椎疼痛的年患病率为3.0%～55.0%[107]。

一项系统评价发现，肌肉骨骼起源的胸痛的患病率为4%～72%，1年患病率为3.5%～34.8%，终身患病率为15.6%～19.5%[108]。女性胸椎痛的患病率高于男性，女性与男性为2：1[109]。Eslick等人发现，35%主诉非心脏性胸痛的个体，也描述了可能是肌肉骨骼起源的疼痛[110]。Leboeuf-Yde等人报道，从胸椎到胸部的放射性疼痛的1年发生率为5%[111]。回顾儿童心脏科的儿童胸痛的床特征和原因，Sert等人发现，最常见的原因是肌肉骨骼（37.1%），仅0.3%为心脏疾病引起[112]。

提示肌肉骨骼胸痛和胸壁疼痛的原因可分为3类：① 引起孤立性肌肉骨骼疼痛的情况（如肋软骨炎、下肋骨痛综合征、胸椎/脊柱关节疼痛或TrPs指向的肌肉疼痛）；② 风湿性疾病（如纤维肌痛综合征或类风湿关节炎）；③ 全身非风湿性疾病（如骨质疏松性骨折、肿瘤）[105]。例如，肋软骨炎是肋软骨的一种急性、暂时性炎症，是胸痛的常见原因，患病率为13%[113,114]。肋软骨炎报道的症状类似于心肌梗死引起的胸痛[115]。严重的肋软骨炎症，也涉及疼痛肿胀，有时被称为

Tietze综合征，这一术语通常与肋软骨炎交替使用。然而，一些临床医生认为肋软骨炎和Tietze综合征是单独的疾病状态，因为肋软骨炎没有肋软骨肿胀[104]。在休息时、肋骨运动期间或与呼吸有关可能会引起疼痛，因为这2种综合征都与重复的体力活动有关。因此，从其他肌肉骨骼结构中鉴别诊断胸痛是至关重要的。

同样重要的是要考虑到不同水平的胸椎的几个脏器，包括心脏、主动脉、肺、食管、胃、十二指肠、胰腺、胆囊、肝脏、肾脏和输尿管。例如，胸痛在慢性阻塞性肺疾病患者中非常普遍[116,117]。内脏疾病与肌肉胸痛之间的关联是内脏躯体反射的激活，慢性盆腔疼痛部分也有论述。证实了这一假设，Bentsen等人假设胸痛和呼吸困难可能是相关的，因为慢性阻塞性肺疾病患者呼吸的原发肌肉和副肌肉经常被用来管理他们的呼吸困难[118]。

目前的证据表明，肌肉骨骼胸痛应采用多种治疗方案，包括手法治疗、软组织治疗、锻炼、热/冰、建议和教育治疗，以支持胸部疼痛疾病的复杂性[119]。

（2）胸痛患者的初步评估

胸痛应该从发病、部位、辐射及缓解和加重因素（特别是与姿势、特定活动或急性创伤的任何关系）被全面的描述。不典型症状，如夜间疼痛或剧烈疼痛，提醒临床医生寻找全身原因，如骨折、感染或肿瘤。恰当筛选潜在的医疗状况对于建立准确诊断和制定最佳的护理计划至关重要。症状的局限性、胸壁压痛的存在，或通过运动再现疼痛，不足以证明排除严重的非骨骼肌肉原因。

肌肉骨骼检查包括评估肋骨的姿势；胸壁；颈、胸、腰肌和椎骨。一个关键点是识别胸椎、胸部和肋骨的压痛区域。肌肉压痛通常与医学病理有关，如肋软骨炎。触诊的重要区域包括肋软骨关节、胸骨、肋骨、胸椎和相关肌肉，如肋间肌、椎旁肌、斜方肌、胸肌和前锯肌。在脊柱的主动或被动运动（即屈曲、伸展、侧屈和旋转）期间的疼痛刺激也应评估。

　　临床评估的另一个重要方面是评估小关节的活动性。据报道，源于小关节胸痛的患病率从34%～48%不等[120,121]。在一项研究中，包括4例无疼痛的个体，小关节注射对比剂导致2例个体报道指向模式趋向胸骨[122]。同样，注射（椎骨）横突关节会引起胸部疼痛，但不会引起胸壁疼痛[123]。下颈椎（C4～C7）和上胸椎（T1～T8）节段性功能障碍可能导致胸前部疼痛。Christensen等人发现，在心内科接受冠状动脉造影的慢性胸痛患者中，18%的患者表现出宫颈、胸部和胸椎功能障碍，再现了他们的症状。应始终认为人工触诊胸壁活动性或压痛的可靠性是有限的[124-126]。

　　胸棘间韧带和椎旁肌肉的疼痛也已被使用高渗盐水注射进行研究，显示牵拉痛可涉及前，侧，后胸和下胸段（胸部下部）[127,128]。事实上，在呼吸过程中表现出疼痛的肋软骨炎的个体可能会过度激活辅助肌，如继发于疼痛的斜角肌，这将阻止胸廓的扩张。位于胸廓和胸部区域的几个肌肉的触发点可以过载，包括下颈和胸多裂肌、胸长肌和髂肋肌、腰肌、背阔肌、前锯肌、腹直肌、角肌和菱形肌。

（3）触发点及胸痛

　　肌筋膜起源的胸痛是多年前描述的[129]。例如，胸肌中的TrPs可以刺激心绞痛的症状。如第四十二、四十三和四十四章所述，胸大肌、胸骨肌和胸小肌的疼痛模式可以模拟心脏缺血的疼痛模式。Lawson等人描述了一例前胸疼痛和心脏检查正常的患者。检查结果显示激活胸小肌的TrPs再现了症状[130]。治疗TrPs后，症状消失。虽然一些肌肉引起的疼痛可以强烈模拟心脏疼痛，但TrP疼痛对日常活动的反应较心绞痛的较一致运动反应，有更广泛的变异性。根据活动性TrPs的特征性体征和症状进行明确诊断，并对局部治疗有积极的反应，并不能排除心脏疾病。20%的冠状动脉造影患者也会表现出肌肉骨骼胸痛[124]。胸椎水平的肌肉组织也可能与受影响的内脏有关，包括胸多裂肌，也会发展出TrPs。肋间肌肉也涉

及心律失常，胸骨TrPs可以较接近的模拟心肌梗死或心绞痛的胸骨下疼痛。所有这些都是不同的内脏躯体反射的例子。

　　腹部内脏疾病也会产生与TrPs相似的疼痛模式。包括膈疝、消化性溃疡、胃癌、慢性胆囊炎、胆囊结石、输尿管绞痛、腹股沟疝、肝炎、胰腺炎、阑尾炎、憩室炎、结肠炎、膀胱炎、子宫内膜异位症。其他常见的疾病包括食管炎、食管疝伴反流和痉挛性结肠[42]。某些感染，如带状疱疹后神经痛，也可以激活相关肌肉中的TrPs，如肋间肌肉。表53-1确定了可能与躯体内脏症状有关的TrPs。

　　目前缺乏关于胸椎中存在TrPs的证据。Roldan和Huh调查了43名患者的肌筋膜起源疼痛，他们在急诊室主诉背部、胸部、腹部或骨盆疼痛。检查胸髂肋肌和腰肌确定是否存在TrPs，这些TrPs可再现患者的疼痛。髂肋骨TrPs注射治疗，注射后2周，所有患者都有满意的症状控制，没有急诊室访问。也有初步的证据表明，适当的治疗肌筋膜组织可有效治疗患者胸部内脏疾病的疼痛。Berg等描述了软组织治疗对稳定的冠心病和自诉胸部疼痛（通过触诊肋间TrPs重现）患者是有效的，支持肌肉牵涉痛在非心脏起源的胸痛中的作用。Fernández de las Peñas等人讨论了TrPs在胸椎疼痛中的作用及干针治疗的临床证据[124]。Rocky和Rainey报道了一个病例，其中干针的应用，结合电刺激对胸椎肌肉（如多裂肌、最长肌和髂肋肌）的TrPs，可有效地减少非特异性胸痛的症状[135]。

高静雅、许华　译　许华、李彩霞　审

参考文献

［1］GBD 2015 Disease and Injury Incidence and Prevalence Collaborators. Global, regional, and national incidence, prevalence, and years lived with disability for 310 diseases and injuries, 1990–2015: a systematic analysis for the Global Burden of Disease Study 2015. Lancet. 2016; 388: 1545–1602.

［2］ Katz JN. Lumbar disc disorders and low-back pain: socioeconomic factors and consequences. J Bone Joint Surg Am. 2006; 88 suppl 2: 21-24.

［3］ Yelin E. Cost of musculoskeletal diseases: impact of work disability and functional decline. J Rheumatol Suppl. 2003; 68: 8-11.

［4］ Hoy D, March L, Brooks P, et al. The global burden of low back pain: estimates from the Global Burden of Disease 2010 study. Ann Rheum Dis. 2014; 73(6): 968-974.

［5］ Jackson T, Thomas S, Stabile V, Han X, Shotwell M, McQueen K. Prevalence of chronic pain in low-income and middle-income countries: a systematic review and meta-analysis. Lancet. 2015; 385 suppl 2: S10.

［6］ Edwards J, Hayden J, Asbridge M, Gregoire B, Magee K. Prevalence of low back pain in emergency settings: a systematic review and meta-analysis. BMC Musculoskelet Disord. 2017; 18(1): 143.

［7］ Freburger JK, Holmes GM, Agans RP, et al. The rising prevalence of chronic low back pain. Arch Intern Med. 2009; 169(3): 251-258.

［8］ Palacios-Ceña D, Alonso-Blanco C, Hernandez-Barrera V, Carrasco-Garrido P, Jimenez-Garcia R, Fernández de las Peñas C. Prevalence of neck and low back pain in community-dwelling adults in Spain: an updated population-basednational study (2009/10-2011/12). Eur Spine J. 2015; 24(3): 482-492.

［9］ Becker A, Held H, Redaelli M, et al. Low back pain in primary care: costs of care and prediction of future health care utilization. Spine (Phila Pa 1976). 2010; 35(18): 1714-1720.

［10］ Rabey M, Beales D, Slater H, O'Sullivan P. Multidimensional pain profiles in four cases of chronic non-specific axial low back pain: an examination of the limitations of contemporary classification systems. Man Ther. 2015; 20(1): 138-147.

［11］ Alrwaily M, Timko M, Schneider M, et al. Treatment-based classification system for low back pain: revision and update. Phys Ther. 2016; 96(7): 1057-1066.

［12］ Nijs J, Apeldoorn A, Hallegraeff H, et al. Low back pain: guidelines for the clinical classification of predominant neuropathic, nociceptive, or central sensitization pain. Pain Physician. 2015; 18(3): E333-E346.

［13］ American Academy of Physical Medicine and Rehabilitation. Academy declines to endorse guideline for low back pain. Arch Phys Med Rehabil. 1995; 76: 294.

［14］ National Institute for Health and Care Excellence (NICE). Low back pain and sciatica in over 16s: assessment and management. London. 2016. (NG59). https://www.nice.org.uk/guidance/ng59. Accessed September 15, 2017.

［15］ Qaseem A, Wilt TJ, McLean RM, Forciea MA; Clinical Guidelines Committee of the American College of Physicians. Noninvasive treatments for acute, subacute, and chronic low back pain: a clinical practice guideline from the American College of Physicians. Ann Intern Med. 2017; 166(7): 514-530.

［16］ Chetty L. A critical review of low back pain guidelines. Workplace Health Saf. 2017; 65(9): 388-394.

［17］ Flavell CA, Gordon S, Marshman L. Classification characteristics of a chronic low back pain population using a combined McKenzie and patho-anatomical assessment. Man Ther. 2016; 26: 201-207.

［18］ Van Dillen LR, Sahrmann SA, Norton BJ, Caldwell CA, McDonnell MK, Bloom NJ. Movement system impairment-based categories for low back pain: stage 1 validation. J Orthop Sports Phys Ther. 2003; 33(3): 126-142.

［19］ Fritz JM, Delitto A, Erhard RE. Comparison of classification-based physical therapy with therapy based on clinical practice guidelines for patients with acute low back pain: a randomized clinical trial. Spine (Phila Pa 1976). 2003; 28(13): 1363-1371; discussion 1372.

［20］ Brennan GP, Fritz JM, Hunter SJ, Thackeray A, Delitto A, Erhard RE.Identifying subgroups of patients with acute/subacute "nonspecific" low back pain: results of a randomized clinical trial. Spine (Phila Pa 1976). 2006; 31(6): 623-631.

［21］ Atlas SJ, Keller RB, Wu YA, Deyo RA, Singer DE. Long-term outcomes of surgical and nonsurgical management of sciatica secondary to a lumbar disc herniation: 10 year results from the maine lumbar spine study. Spine (Phila Pa 1976). 2005; 30(8): 927-935.

［22］ Deville WL, van der Windt DA, Dzaferagic A, Bezemer PD, Bouter LM. The test of Lasegue: systematic review of the accuracy in diagnosing herniated discs. Spine (Phila Pa 1976). 2000; 25(9): 1140-1147.

［23］ Brinjikji W, Diehn FE, Jarvik JG, et al. MRI findings of disc degeneration are more prevalent in adults with low back pain than in asymptomatic controls: a systematic review and meta-analysis. AJNR Am J Neuroradiol. 2015; 36(12): 2394-2399.

［24］ Cheung KM, Karppinen J, Chan D, et al. Prevalence and pattern of lumbar magnetic resonance imaging changes in a population study of one thousand forty-three individuals. Spine (Phila Pa 1976). 2009; 34(9): 934-940.

[25] Zhang YG, Guo TM, Guo X, Wu SX. Clinical diagnosis for discogenic low back pain. Int J Biol Sci. 2009; 5(7): 647-658.

[26] Kuslich SD, Ulstrom CL, Michael CJ. The tissue origin of low back pain and sciatica: a report of pain response to tissue stimulation during operations on the lumbar spine using local anesthesia. Orthop Clin North Am. 1991; 22(2): 181-187.

[27] Bogduk N. Lumbar dorsal ramus syndrome. Med J Aust. 1980; 2: 537-541.

[28] Horn V, Vlach O, Messner P. Enthesopathy in the vertebral disc region. Arch Orthop Trauma Surg. 1991; 110(4): 187-189.

[29] Brinjikji W, Luetmer PH, Comstock B, et al. Systematic literature review of imaging features of spinal degeneration in asymptomatic populations. AJNR Am J Neuroradiol. 2015; 36(4): 811-816.

[30] Mense S, Simons DG, Russell IJ. Muscle Pain: Understanding its Nature, Diagnosis, and Treatment. Philadelphia, PA: Lippincott Williams & Wilkins; 2001.

[31] Samuel AS, Peter AA, Ramanathan K. The association of active trigger points with lumbar disc lesions. J Musculoskel Pain. 2007; 15(2): 11-18.

[32] Adelmanesh F, Jalali A, Jazayeri Shooshtari SM, Raissi GR, Ketabchi SM, Shir Y. Is there an association between lumbosacral radiculopathy and painful gluteal trigger points? A cross-sectional study. Am J Phys Med Rehabil. 2015; 94(10): 784-791.

[33] Wertli MM, Rasmussen-Barr E, Held U, Weiser S, Bachmann LM, Brunner F. Fear-avoidance beliefs-a moderator of treatment efficacy in patients with low back pain: a systematic review. Spine J. 2014; 14(11): 2658-2678.

[34] Gerwin RD. Myofascial aspects of low back pain. Neurosurg Clin N Am.1991; 2(4): 761-784.

[35] Rosen NB. The myofascial pain syndromes. Phys Med Rehabil Clin N Am. 1993; 4(1): 41-63.

[36] Dejung B. Manual trigger point treatment in chronic lumbosacral pain [in German]. Schweiz Med Wochenschr Suppl. 1994; 62: 82-87.

[37] Bonica J, Sola A. Chapter 72, Other painful disorders of the low back. In: Bonica JJ, Loeser JD, Chapman C, Fordyce WE, eds. The Management of Pain. 2nd ed. Philadelphia, PA: Lea & Febiger; 1990: 1490-1498.

[38] Rosomoff H, Fishbain DA, Goldberg M, Steele-Rosomoff R. Myofascial findings in patients with "chronic intractable benign pain" of the back and neck. Pain Manag. 1990; 3(2): 114-118.

[39] Teixeira MJ, Yeng LT, Garcia OG, Fonoff ET, Paiva WS, Araujo JO. Failed back surgery pain syndrome: therapeutic approach descriptive study in 56 patients. Rev Assoc Med Bras (1992). 2011; 57(3): 282-287.

[40] Chen CK, Nizar AJ. Myofascial pain syndrome in chronic back pain patients. Korean J Pain. 2011; 24(2): 100-104.

[41] Iglesias-Gonzalez JJ, Munoz-Garcia MT, Rodrigues-de-Souza DP, Alburquerque-Sendin F, Fernández de las Peñas C. Myofascial trigger points,pain, disability, and sleep quality in patients with chronic nonspecific low back pain. Pain Med. 2013; 14(12): 1964-1970.

[42] Simons DG, Travell J, Simons L. Travell & Simon's Myofascial Pain and Dysfunction: The Trigger Point Manual. Vol 1. 2nd ed. Baltimore, MD: Williams & Wilkins; 1999.

[43] Itoh K, Katsumi Y, Kitakoji H. Trigger point acupuncture treatment of chronic low back pain in elderly patients—a blinded RCT. Acupunct Med. 2004; 22(4): 170-177.

[44] Visser LH, Nijssen PG, Tijssen CC, van Middendorp JJ, Schieving J. Sciatica-like symptoms and the sacroiliac joint: clinical features and differential diagnosis. Eur Spine J. 2013; 22(7): 1657-1664.

[45] Madani SP, Dadian M, Firouznia K, Alalawi S. Sacroiliac joint dysfunction in patients with herniated lumbar disc: a cross-sectional study. J Back Musculoskelet Rehabil. 2013; 26(3): 273-278.

[46] Slipman CW, Jackson HB, Lipetz JS, Chan KT, Lenrow D, Vresilovic EJ. Sacroiliac joint pain referral zones. Arch Phys Med Rehabil. 2000; 81(3): 334-338.

[47] Cohen SP. Sacroiliac joint pain: a comprehensive review of anatomy, diagnosis, and treatment. Anesth Analg. 2005; 101(5): 1440-1453.

[48] Laslett M. Evidence-based diagnosis and treatment of the painful sacroiliac joint. J Man Manip Ther. 2008; 16(3): 142-152.

[49] Maigne JY, Aivaliklis A, Pfefer F. Results of sacroiliac joint double block and value of sacroiliac pain provocation tests in 54 patients with low back pain. Spine (Phila Pa 1976). 1996; 21(16): 1889-1892.

[50] Dreyfuss P, Michaelsen M, Pauza K, McLarty J, Bogduk N. The value of medical history and physical examination in diagnosing sacroiliac joint pain. Spine (Phila Pa 1976). 1996; 21(22): 2594-2602.

［51］Goode A, Hegedus EJ, Sizer P, Brismee JM, Linberg A, Cook CE. Three-dimensional movements of the sacroiliac joint: a systematic review of the literature and assessment of clinical utility. J Man Manip Ther. 2008; 16(1): 25-38.

［52］Fortin JD, Aprill CN, Ponthieux B, Pier J. Sacroiliac joint: pain referral mapsupon applying a new injection/ arthrography technique. Part II: Clinical evaluation. Spine (Phila Pa 1976). 1994; 19(13): 1483-1489.

［53］Vleeming A, Schuenke MD, Masi AT, Carreiro JE, Danneels L, Willard FH.The sacroiliac joint: an overview of its anatomy, function and potential clinical implications. J Anat. 2012; 221(6): 537-567.

［54］van der Wurff P, Hagmeijer RH, Meyne W. Clinical tests of the sacroiliac joint. A systematic methodological review. Part 1: Reliability. Man Ther. 2000; 5(1): 30-36.

［55］Cibulka MT. Understanding sacroiliac joint movement as a guide to the management of a patient with unilateral low back pain. Man Ther. 2002; 7(4): 215-221.

［56］Laslett M, Aprill CN, McDonald B, Young SB. Diagnosis of sacroiliac joint pain: validity of individual provocation tests and composites of tests. Man Ther. 2005; 10(3): 207-218.

［57］Hungerford BA, Gilleard W, Moran M, Emmerson C. Evaluation of the ability of physical therapists to palpate intrapelvic motion with the Storktest on the support side. Phys Ther. 2007; 87(7): 879-887.

［58］Laslett M, Young SB, Aprill CN, McDonald B. Diagnosing painful sacroiliac joints: a validity study of a McKenzie evaluation and sacroiliac provocation tests. Aust J Physiother. 2003; 49(2): 89-97.

［59］Lewit K. Manipulative Therapy in Rehabilitation of the Locomotor System.2nd ed. Oxford, England: Butterworth Heinemann; 1991.

［60］Lurie J, Tomkins-Lane C. Management of lumbar spinal stenosis. BMJ.2016; 352: h6234.

［61］Govind J. Lumbar radicular pain. Aust Fam Physician. 2004; 33(6): 409-412.

［62］Fritz JM, Erhard RE, Delitto A, Welch WC, Nowakowski PE. Preliminary results of the use of a two-stage treadmill test as a clinical diagnostic tool in the differential diagnosis of lumbar spinal stenosis. J Spinal Disord. 1997; 10(5): 410-416.

［63］Whitman JM, Flynn TW, Childs JD, et al. A comparison between two physical therapy treatment programs for patients with lumbar spinal stenosis: a randomized clinical trial. Spine (Phila Pa 1976). 2006; 31(22): 2541-2549.

［64］Puntumetakul R, Yodchaisarn W, Emasithi A, Keawduangdee P, Chatchawan U, Yamauchi J. Prevalence and individual risk factors associated with clinical lumbar instability in rice farmers with low back pain. Patient Prefer Adherence. 2015; 9: 1-7.

［65］Hicks GE, Fritz JM, Delitto A, McGill SM. Preliminary development of a clinical prediction rule for determining which patients with low back pain will respond to a stabilization exercise program. Arch Phys Med Rehabil. 2005; 86(9): 1753-1762.

［66］Fritz JM, Piva SR, Childs JD. Accuracy of the clinical examination to predict radiographic instability of the lumbar spine. Eur Spine J. 2005; 14(8): 743-750.

［67］Ferrari S, Manni T, Bonetti F, Villafane JH, Vanti C. A literature review of clinical tests for lumbar instability in low back pain: validity and applicability in clinical practice. Chiropr Man Therap. 2015; 23: 14.

［68］Ravenna MM, Hoffman SL, Van Dillen LR. Low interrater reliability of examiners performing the prone instability test: a clinical test for lumbar shear instability. Arch Phys Med Rehabil. 2011; 92(6): 913-919.

［69］Jinkins JR. Lumbosacral interspinous ligament rupture associated with acute intrinsic spinal muscle degeneration. Eur Radiol. 2002; 12(9): 2370-2376.

［70］Lawrence KJ, Elser T, Stromberg R. Lumbar spondylolysis in the adolescent athlete. Phys Ther Sport. 2016; 20: 56-60.

［71］Matz PG, Meagher RJ, Lamer T, et al. Guideline summary review: an evidence-based clinical guideline for the diagnosis and treatment of degenerative lumbar spondylolisthesis. Spine J. 2016; 16(3): 439-448.

［72］Thakar S, Sivaraju L, Aryan S, Mohan D, Sai Kiran NA, Hegde AS.Lumbar paraspinal muscle morphometry and its correlations with demographic and radiological factors in adult isthmic spondylolisthesis: a retrospective review of 120 surgically managed cases. J Neurosurg Spine. 2016; 24(5): 679-685.

［73］Deodhar A, Reveille JD, van den Bosch F, et al. The concept of axial spondy-loarthritis: joint statement of the spondyloarthritis research and treatment network and the Assessment of SpondyloArthritis international Society in response to the US Food and Drug Administration's comments and concerns. Arthritis Rheumatol. 2014; 66(10): 2649-2656.

［74］Ranganathan V, Gracey E, Brown MA, Inman RD,

Haroon N. Pathogenesis of ankylosing spondylitis—recent advances and future directions. Nat Rev Rheumatol. 2017; 13(6): 359–367.

［75］Pecourneau V, Degboe Y, Barnetche T, Cantagrel A, Constantin A, Ruyssen-Witrand A. Effectiveness of exercise programs in ankylosing spondylitis: a meta-analysis of randomized controlled trials. Arch Phys Med Rehabil. 2017.

［76］Fall M, Baranowski AP, Elneil S, et al. EAU guidelines on chronic pelvic pain. Eur Urol. 2010; 57(1): 35–48.

［77］Yosef A, Allaire C, Williams C, et al. Multifactorial contributors to the severity of chronic pelvic pain in women. Am J Obstet Gynecol. 2016; 215(6): 760.e1–760.e14.

［78］Bajaj P, Bajaj P, Madsen H, Arendt-Nielsen L. Endometriosis is associated with central sensitization: a psychophysical controlled study. J Pain. 2003; 4(7): 372–380.

［79］Hoffman D. Central and peripheral pain generators in women with chronic pelvic pain: patient centered assessment and treatment. Curr Rheumatol Rev. 2015; 11(2): 146–166.

［80］Samraj GP, Kuritzky L, Curry RW. Chronic pelvic pain in women: evaluation and management in primary care. Compr Ther. 2005; 31(1): 28–39.

［81］Vleeming A, Albert HB, Ostgaard HC, Sturesson B, Stuge B. European guidelines for the diagnosis and treatment of pelvic girdle pain. Eur Spine J. 2008; 17(6): 794–819.

［82］Stratton P, Khachikyan I, Sinaii N, Ortiz R, Shah J. Association of chronic pelvic pain and endometriosis with signs of sensitization and myofascial pain. Obstet Gynecol. 2015; 125(3): 719–728.

［83］Alappattu MJ, Bishop MD. Psychological factors in chronic pelvic pain in women: relevance and application of the fear-avoidance model of pain. Phys Ther. 2011; 91(10): 1542–1550.

［84］Cavaggioni G, Lia C, Resta S, et al. Are mood and anxiety disorders and alexithymia associated with endometriosis? A preliminary study. Biomed Res Int. 2014; 2014: 786830.

［85］Li HJ, Kang DY. Prevalence of sexual dysfunction in men with chronic prostatitis/chronic pelvic pain syndrome: a meta-analysis. World J Urol. 2016; 34(7): 1009–1017.

［86］Ploteau S, Labat JJ, Riant T, Levesque A, Robert R, Nizard J. New concepts on functional chronic pelvic and perineal pain: pathophysiology and multidisciplinary management. Discov Med. 2015; 19(104): 185–192.

［87］Magistro G, Wagenlehner FM, Grabe M, Weidner W, Stief CG, Nickel JC. Contemporary management of chronic prostatitis/chronic pelvic pain syndrome. Eur Urol. 2016; 69(2): 286–297.

［88］Anderson RU, Sawyer T, Wise D, Morey A, Nathanson BH. Painful myofascial trigger points and pain sites in men with chronic prostatitis/chronic pelvic pain syndrome. J Urol. 2009; 182(6): 2753–2758.

［89］Montenegro ML, Gomide LB, Mateus-Vasconcelos EL, et al. Abdominal myofascial pain syndrome must be considered in the differential diagnosis of chronic pelvic pain. Eur J Obstet Gynecol Reprod Biol. 2009; 147(1): 21–24.

［90］Jarrell J. Myofascial dysfunction in the pelvis. Curr Pain Headache Rep. 2004; 8(6): 452–456.

［91］Pastore EA, Katzman WB. Recognizing myofascial pelvic pain in the female patient with chronic pelvic pain. J Obstet Gynecol Neonatal Nurs. 2012; 41(5): 680–691.

［92］Anderson RU. Management of chronic prostatitis-chronic pelvic pain syndrome. Urol Clin North Am. 2002; 29(1): 235–239.

［93］Aredo JV, Heyrana KJ, Karp BI, Shah JP, Stratton P. Relating chronic pelvic pain and endometriosis to signs of sensitization and myofascial pain and dysfunction. Semin Reprod Med. 2017; 35(1): 88–97.

［94］Jarrell J, Giamberardino MA, Robert M, Nasr-Esfahani M. Bedside testing for chronic pelvic pain: discriminating visceral from somatic pain. Pain Res Treat. 2011; 2011: 692102.

［95］Doggweiler-Wiygul R. Urologic myofascial pain syndromes. Curr Pain Headache Rep. 2004; 8(6): 445–451.

［96］Bonder JH, Chi M, Rispoli L. Myofascial pelvic pain and related disorders. Phys Med Rehabil Clin N Am. 2017; 28(3): 501–515.

［97］Moldwin RM, Fariello JY. Myofascial trigger points of the pelvic floor: associations with urological pain syndromes and treatment strategies including injection therapy. Curr Urol Rep. 2013; 14(5): 409–417.

［98］Weiss JM. Pelvic floor myofascial trigger points: manual therapy for interstitial cystitis and the urgency-frequency syndrome. J Urol. 2001; 166(6): 2226–2231.

［99］Doggweiler-Wiygul R, Wiygul JP. Interstitial cystitis, pelvic pain, and the relationship to myofascial pain and dysfunction: a report on four patients. World J Urol.

2002; 20(5): 310-314.

[100] Anderson RU, Wise D, Sawyer T, Chan C. Integration of myofascial trigger point release and paradoxical relaxation training treatment of chronic pelvic pain in men. J Urol. 2005; 174(1): 155-160.

[101] Anderson RU, Wise D, Sawyer T, Chan CA. Sexual dysfunction in men with chronic prostatitis/chronic pelvic pain syndrome: improvement after trigger point release and paradoxical relaxation training. J Urol. 2006; 176(4, pt 1): 1534-1538; discussion 1538-1539.

[102] FitzGerald MP, Anderson RU, Potts J, et al. Randomized multicenter feasibility trial of myofascial physical therapy for the treatment of urological chronic pelvic pain syndromes. J Urol. 2009; 182(2): 570-580.

[103] Kim DS, Jeong TY, Kim YK, Chang WH, Yoon JG, Lee SC. Usefulness of a myofascial trigger point injection for groin pain in patients with chronic prostatitis/chronic pelvic pain syndrome: a pilot study. Arch Phys Med Rehabil. 2013; 94(5): 930-936.

[104] Stochkendahl MJ, Christensen HW. Chest pain in focal musculoskeletal disorders. Med Clin North Am. 2010; 94(2): 259-273.

[105] Winzenberg T, Jones G, Callisaya M. Musculoskeletal chest wall pain. Aust Fam Physician. 2015; 44(8): 540-544.

[106] Buntinx F, Knockaert D, Bruyninckx R, et al. Chest pain in general practice or in the hospital emergency department: is it the same? Fam Pract. 2001; 18(6): 586-589.

[107] Briggs AM, Bragge P, Smith AJ, Govil D, Straker LM. Prevalence and associated factors for thoracic spine pain in the adult working population: a literature review. J Occup Health. 2009; 51(3): 177-192.

[108] Briggs AM, Smith AJ, Straker LM, Bragge P. Thoracic spine pain in the general population: prevalence, incidence and associated factors in children, adolescents and adults. A systematic review. BMC Musculoskelet Disord. 2009; 10: 77.

[109] Fouquet N, Bodin J, Descatha A, et al. Prevalence of thoracic spine pain in a surveillance network. Occup Med (Lond). 2015; 65(2): 122-125.

[110] Eslick GD, Jones MP, Talley NJ. Non-cardiac chest pain: prevalence, risk factors, impact and consulting—a population-based study. Aliment Pharmacol Ther. 2003; 17(9): 1115-1124.

[111] Leboeuf-Yde C, Nielsen J, Kyvik KO, Fejer R, Hartvigsen J. Pain in the lumbar, thoracic or cervical regions: do age and gender matter? A population-based study of 34,902 Danish twins 20-71 years of age. BMC Musculoskelet Disord. 2009; 10: 39.

[112] Sert A, Aypar E, Odabas D, Gokcen C. Clinical characteristics and causes of chest pain in 380 children referred to a paediatric cardiology unit. Cardiol Young. 2013; 23(3): 361-367.

[113] Proulx AM, Zryd TW. Costochondritis: diagnosis and treatment. Am Fam Physician. 2009; 80(6): 617-620.

[114] Klinkman MS, Stevens D, Gorenflo DW. Episodes of care for chest pain: a preliminary report from MIRNET. Michigan Research Network. J Fam Pract. 1994; 38(4): 345-352.

[115] Ayloo A, Cvengros T, Marella S. Evaluation and treatment of musculoskeletal chest pain. Prim Care. 2013; 40(4): 863-887, viii.

[116] Borge CR, Wahl AK, Moum T. Pain and quality of life with chronic obstructive pulmonary disease. Heart Lung. 2011; 40(3): e90-e101.

[117] Janssen DJ, Wouters EF, Parra YL, Stakenborg K, Franssen FM. Prevalence of thoracic pain in patients with chronic obstructive pulmonary disease and relationship with patient characteristics: a cross-sectional observational study. BMC Pulm Med. 2016; 16: 47.

[118] Bentsen SB, Rustoen T, Miaskowski C. Prevalence and characteristics of pain in patients with chronic obstructive pulmonary disease compared to the Norwegian general population. J Pain. 2011; 12(5): 539-545.

[119] Southerst D, Marchand AA, Cote P, et al. The effectiveness of noninvasive interventions for musculoskeletal thoracic spine and chest wall pain: a systematic review by the Ontario Protocol for Traffic Injury Management (OPTIMa) collaboration. J Manipulative Physiol Ther. 2015; 38(7): 521-531.

[120] Manchikanti L, Boswell MV, Singh V, Pampati V, Damron KS, Beyer CD. Prevalence of facet joint pain in chronic spinal pain of cervical, thoracic, and lumbar regions. BMC Musculoskelet Disord. 2004; 5: 15.

[121] Atluri S, Datta S, Falco FJ, Lee M. Systematic review of diagnostic utility and therapeutic effectiveness of thoracic facet joint interventions. Pain Physician. 2008; 11(5): 611-629.

[122] Dreyfuss P, Tibiletti C, Dreyer SJ. Thoracic zygapophyseal joint pain patterns. A study in normal volunteers. Spine (Phila Pa 1976). 1994; 19(7): 807-811.

[123] Young BA, Gill HE, Wainner RS, Flynn TW. Thoracic costotransverse joint pain patterns: a study in normal volunteers. BMC Musculoskelet Disord. 2008; 9: 140.

[124] Christensen HW, Vach W, Gichangi A, Manniche C, Haghfelt T, Hoilund-Carlsen PF. Cervicothoracic angina identified by case history and palpation findings in patients with stable angina pectoris. J Manipulative Physiol Ther. 2005; 28(5): 303−311.

[125] Christensen HW, Vach W, Vach K, et al. Palpation of the upper thoracic spine: an observer reliability study. J Manipulative Physiol Ther. 2002; 25(5): 285−292.

[126] Christensen HW, Vach W, Manniche C, Haghfelt T, Hartvigsen L, Hoilund-Carlsen PF. Palpation for muscular tenderness in the anterior chest wall: an observer reliability study. J Manipulative Physiol Ther. 2003; 26(8): 469−475.

[127] Kellgren JH. On the distribution of pain arising from deep somatic structures with charts of segmental pain areas. Clin Sci. 1939; 4: 35−46.

[128] Feinstein B, Langton JN, Jameson RM, Schiller F. Experiments on pain referred from deep somatic tissues. J Bone Joint Surg Am. 1954; 36−A(5): 981−997.

[129] Landmann HR. Trigger areas as cause of persistent chest and shoulder pain in myocardial infarction or angina pectoris. J Kans Med Soc. 1949; 50(2): 69−71.

[130] Lawson GE, Hung LY, Ko GD, Laframboise MA. A case of pseudo-angina pectoris from a pectoralis minor trigger point caused by cross-country skiing. J Chiropr Med. 2011; 10(3): 173−178.

[131] Chen SM, Chen JT, Kuan TS, Hong CZ. Myofascial trigger points in intercostal muscles secondary to herpes zoster infection of the intercostal nerve. Arch Phys Med Rehabil. 1998; 79(3): 336−338.

[132] Roldan CJ, Huh BK. Iliocostalis thoracis-lumborum myofascial pain: reviewing a subgroup of a prospective, randomized, blinded trial. A challenging diagnosis with clinical implications. Pain Physician. 2016; 19(6): 363−372.

[133] Berg AT, Stafne SN, Hiller A, Slordahl SA, Aamot IL. Physical therapy intervention in patients with non-cardiac chest pain following a recent cardiac event: a randomized controlled trial. SAGE Open Med. 2015; 3: 2050312115580799.

[134] Fernández de las Peñas C, Layton M, Dommerholt J. Dry needling for the management of thoracic spine pain. J Man Manip Ther. 2015; 23(3): 147−153.

[135] Rock JM, Rainey CE. Treatment of nonspecific thoracic spine pain with trigger point dry needling and intramuscular electrical stimulation: a case series. Int J Sports Phys Ther. 2014; 9(5): 699−711.

[136] Lewit K. Muscular pattern in thoraco-lumbar lesions. Manual Med. 1986; 2: 105−107.

第六部分 臀部、大腿和膝盖疼痛

第 五十四 章

臀大肌

约瑟夫·M.唐纳利、保罗·托马斯、詹妮弗·L.弗里曼

1 介绍

从进化的角度来看，直立行走是人类独有的特征。臀大肌是臀肌中最大且最浅表的肌肉，也是人体最大的肌肉。臀大肌覆盖骶骨、髂骨、尾骨、腰背筋膜、腰多裂肌，远端止于阔筋膜髂胫束和股骨臀肌粗隆。臀大肌主要附着在阔筋膜上，这意味着臀部和膝关节以及腰骨盆区之间具有复杂的生物力学功能关联。臀大肌通过附着股骨稳定骨盆，在行走过程中推动身体向前。诸如上坡、自由泳和短跑等活动可能会使臀大肌超负荷，激活并使触发点（TrPs）持续存在。臀大肌的疼痛通常局限在臀部区域，但这些症状可能与骶髂关节功能障碍、转子滑囊炎和高位腘绳肌损伤症状类似。应与腰神经根性疼痛或神经根病变、腰椎和骶髂关节功能障碍、梨状肌综合征、腘绳肌劳损和大转子滑囊炎相鉴别。纠正措施应包括改变坐姿、控制躯干、改变步态力学和睡眠姿势、自我压力释放以及自我拉伸技术等。神经肌肉再塑形和加强运动是预防病情恶化的关键。

2 相关解剖

臀大肌是三块臀肌中最表浅、最大的肌肉[1]。人类的臀大肌具有较大的横截面积，比任何其他灵长类动物都大得多。臀大肌的组织结构支撑着人体的直立姿势和双足行走。从进化的角度来看，直立行走是人类的独有特征[2]。在哺乳动物中，只有人类可以将头部、手臂和躯干的重心放在臀部。这一功能与骨骼和臀大肌的进化变化有关，是人类独有的。这些变化包括骨盆的缩短和倾斜，从而允许大腿在臀部的伸展，相对于臀中肌，臀大肌纤维的角度更趋于水平，面积为其大小的两倍以上[3,4]。这些进化的变化可能解放了人们的双手，使他们可以从事其他活动，这对人类智力和独特手工灵巧性的提升至关重要[3,5]。

解剖学上，巨大的臀大肌使臀部显著突起。它的重量（844 g）是臀中肌和臀小肌总和的2倍（421 g），厚度通常超过2.5 cm（1 in）。臀大肌起于髂骨臀后线及其后上方的骨性结构，包括髂嵴、骶骨后外侧面及尾骨外侧，此外，其在近端也附着于骶结节韧带、臀中肌浅筋膜、骶髂关节背侧韧带[6,7]。坐骨结节或腰肌筋膜也可能是臀大肌的附着点（图54-1）。臀大肌在臀裂处附着于胸腰筋膜和多裂肌，此点位于臀大肌骶骨附着点的内上方[8]。多裂肌和浅竖棘肌与臀大肌在臀裂处相接，因此该处是重要解剖融合点，同时这三块肌肉也是身体最强大的伸肌，从身体后侧跨越腰椎、骨盆和髋部[8]。

臀大肌呈四边形，肌纤维向外下方走行。其上半部分和下部浅表纤维止于一厚大的腱板，并沿髂胫束和外侧肌间隔插入阔筋膜[9]。臀大肌的大部分插入阔筋膜，其下段深部纤维附着于股外侧肌和内收肌之间的臀肌粗隆（图54-1）[7,10]。

臀大肌深面形成数个滑囊，大转子滑囊将臀大肌的肌腱和大转子分隔开，而形态多变的坐骨滑囊则使肌肉可在坐骨结节上滑动[11,12]。第三个滑囊将臀大肌肌腱与股外侧肌分开，其他小滑囊分布在整个臀部，协助梨状肌的高效活动[7]。

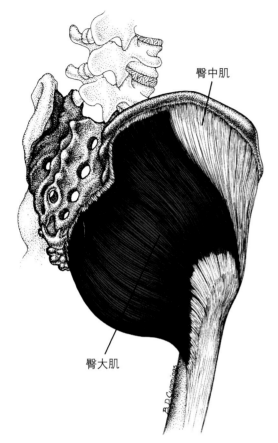

图54-1 右臀大肌（红色）附着点的后外侧观，臀大肌覆盖臀中肌的后部，其前部并无臀大肌覆盖。注意臀大肌大面积嵌入阔筋膜张肌

（1）神经支配和血管分布

臀大肌是由来源于L5、S1和S2神经根的臀下神经支配。臀下神经形成于L5 ～ S2神经根部，并通过坐骨大孔离开骨盆，位于梨状肌下方和坐骨神经的上方。臀下神经通常穿行在臀大肌的下面[13]。臀大肌的血供主要来源于臀下动脉，约占臀大肌的2/3，其余1/3主要由臀上动脉供血。

（2）功能

臀大肌是一功能强大的臀部伸肌。当髋关节伸展时，臀大肌作为外部回旋肌起作用。肌肉的上半部分参与髋外展，而下半部分参与髋内收。臀大肌上半部分主要参与髋关节伸展、髋外展和/或外旋的活动，而下半部分则主要参与髋关节内收，它与上半部分一起，在支配髋关节活动中的作用至关重要[14]。臀部伸展与外展、外旋结合可

增强臀大肌的活动性[15]。

在功能活动中，如下坡、蹲下、攀爬或从站立过渡到坐姿，臀大肌偏心收缩，使髋关节屈曲。而臀大肌和腘绳肌协同作用可使躯干从屈曲姿势恢复到直立的状态[7,16]。

在行走和奔跑的过程中，臀大肌的作用是使骨盆和躯干稳定在大腿上[17]。研究发现，在下肢负荷运动（比如踢腿）期间，臀大肌有一个激活峰值，并且在站姿阶段保持一定程度的激活，在摆动阶段结束时再次增加肌肉激活，从而减慢下肢运动的速度[16]。随着下肢行走速度增加，特别是在跑步时，臀大肌的活力不断增加，起着支撑和推进下肢前行的作用[16]。在行走过程中，臀大肌可控制胫骨的横向平面旋转，在行走步态的早期站立阶段，臀大肌通过其作为外部旋转体的作用，支配髋部的内旋。Preece等人[18]证明了臀大肌的激活可使胫骨更快的减速。Teng等人发现，臀部无力的跑步者在跑步过程中使用相对直立的姿势，导致股四头肌活动增加，以减弱地面反作用力，从而导致膝关节过度运动损伤[19]。

臀大肌通过闭合运动链参与维持骶髂关节的稳定性，该闭合力既可以通过臀大肌独立实现，也表现在与其他肌肉协同合作中[20,21]。实现这种稳定性的一种方式是收缩股二头肌，其通过附着在骶结节韧带的坐骨结节端，使骶骨和髂骨之间的运动最小化。另一种闭合力的机制可能是通过同侧臀大肌和对侧背阔肌同时收缩，由于对腰背筋膜的影响，从而增加骶髂关节表面之间的压力[8]。同时，它们的收缩使垂直穿过骶髂关节的腰背筋膜后部产生张力，使骶髂关节进一步压缩。

在闭合运动链中，臀大肌对骨盆的矢状面位置影响重大。当脚固定在地上时，臀大肌的双侧收缩使骨盆后旋，从而使腰骶连接处屈曲[8]。通过这种闭合的运动链作用，腰骶角减小，进而减少穿过腰骶关节的前切力，该效应对于那些有椎管狭窄或腰椎小关节退变的患者可能是非常有用的。

来自44岁以下成年人的正常臀大肌尸检样本表明，臀大肌68%的纤维是慢肌纤维（1型），

32%是快肌纤维（2型）。44岁以上的两组标本的臀大肌成分基本相同：70%的纤维为1型，30%为2型。虽然个体的差异性很大，但1型纤维（主要依赖于氧化代谢的）的百分比总是超过利用糖酵解能量途径的2型（快速疲劳）纤维的数量[22]。由于不同的肌纤维类型的组合，为了有效训练，低速和高速的重复都是必要的。

（3）功能单位

肌肉所属的功能单位包括加强和对抗其运动的肌肉以及肌肉穿过的关节。这些结构在功能上的相互依赖性反映在大脑感觉运动皮层的组织和神经的联系上。强调这些功能单位，是因为单位中的一个肌肉中存在触发点会增加其他肌肉产生触发点的可能性。当灭活肌肉中的触发点时，必须关注在功能上相互依赖的肌肉中可能同样存在的触发点。表54-1即臀大肌功能单位[23]。

臀大肌与腰竖脊肌和腘绳肌协同作用，可使躯干从站立向前屈曲的位置伸展，肌肉收缩

表 54-1 臀大肌功能单位

运 动	协同作用	对抗作用
躯干伸展	胸髂肋肌 腰髂肋肌 胸最长肌 腿后肌群	髂腰肌 腹直肌 腹内斜肌 腹外斜肌
髋部伸展	腿后肌群 臀中肌（后纤维） 臀小肌（后纤维） 闭孔内肌 大收肌	髂腰肌 股直肌 阔筋膜张肌
髋部外展	臀中肌 臀小肌 阔筋膜张肌 闭孔内肌	大收肌 长收肌 短收肌 耻骨肌 股薄肌
髋部外旋	梨状肌 闭孔内肌 闭孔外肌 股方肌 上孖肌/下孖肌	内收肌 阔筋膜张肌

力作用于相对固定的股骨，使骨盆后转，抬起躯干[7]。

臀大肌有助于骶髂关节的稳定性，并通过与骶结节韧带的联系与股二头肌产生协同作用。它还与盆底、腹横肌、竖脊肌、多裂肌和背阔肌协同工作，提供骶髂关节的闭合力[20,21]。

3 临床表现

（1）牵涉痛模式

臀大肌的触发点可牵涉引起骶骨、下臀、臀沟、尾骨、骶尾部及侧方向下至髂嵴的疼痛等症状（图54-2）。其触发点的牵涉痛局限在臀部区域，通常不会延伸到下肢，不像臀中肌和臀小肌，它们可能会在下肢产生相关症状。沿骶骨附近发现的触发点可牵涉臀裂发生疼痛，并可延伸至骶髂关节附近，几乎不会放射到大腿近端。在坐骨结节上方发现的触发点通常会牵涉整个臀部疼痛，并导致臀部深度压痛。沿臀大肌的下内侧纤维的触发点通常会引起尾骨的疼痛（图54-2）。

（2）症状

存在臀大肌触发点的患者会表现为坐位时疼痛。他们可能会尽量避免对触发点区域施加压力，并因不适而侧身或在椅子上坐立不安。坐位下磁共振成像可观察到臀大肌下部肌肉和软组织的显著异常。臀大肌连同皮下脂肪沿3个方向滑离坐骨[24]。无论是肌肉本身受压导致的缺血，还是由于变形对软组织造成的张力，当臀大肌下半部存在触发点时，坐姿疼痛都可能发生。

在行走过程中触发触发点也可导致疼痛，尤其是在登山的过程中，这是因为躯干向前倾斜对臀大肌的功能需求增加。这些症状可与骶髂关节功能障碍的症状类似，因为两者导致疼痛加重的活动通常是相同的。触发点引起的疼痛常在肌肉剧烈收缩时加剧，如自由泳时。这种痉挛型疼痛在冷水中更容易发生。在一些需要爆发力的体育活动中，如打网球和短跑，对臀大肌的功能需求增加，这可能导致患者出现类似于近端腘绳肌劳

臀大肌

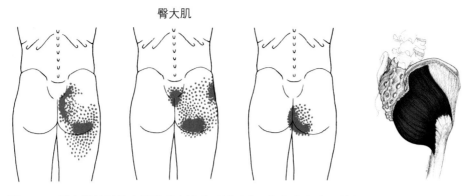

图54-2 臀大肌的触发点导致的牵涉痛区域（实心红色和斑点区域）

损的症状。

（3）体格检查

经过全面的体格检查后，临床医生应制作详细示图，以表示患者所描述的疼痛类型。这一描述将有助于进一步诊疗，并可在症状改善或改变时评估患者的病情进展。应仔细评估疼痛的类型、性质和位置，在检查腰痛和/或下肢功能障碍患者时，必须使用标准化测量工具。

为正确检查臀大肌，临床医生应观察患者坐位和站立姿势。同时需要排除腰椎、骶髂关节或髋关节的相关疾病。应进行髋关节和腰椎的运动范围，髋、骶髂关节和/或腰椎的被动辅助运动测试，臀大肌和其他臀部肌肉的力量测试，以及适当的神经学检查或骨科的专科检查。应仔细评估，以排除从其他肌肉、关节或神经组织牵涉至臀部的疼痛，因为这些组织的病变均可牵涉至臀部。

在行走时，臀大肌对于保持骨盆在下肢稳定性方面起重要的作用，因此需要观察患者的步态模式[17]。常见病理步态包括减痛步态模式、合并骨盆前倾脊柱前屈，或患侧下肢站立时间减少以及对侧下肢相应的短暂摆动[15]。腰骶椎和髋关节在该区域的功能相互依存，因此在一个闭合和开放的动力学链中研究它们之间的关系是有必要的。

站立时需要评估的功能活动是双腿下蹲，应从矢状位观察（图54-3A）。临床医生应注意腰骶部或髋关节的过度运动。恰当的下蹲动作，患者应该能够通过髋关节适当的屈曲来实现，而不应有过度骨盆倾斜或腰部过伸动作（图54-3B）。在坐姿和髋关节屈曲运动时，应注意从站立到坐姿的运动，以检查臀大肌的离心力控制。进一步的区域相互依赖性测试，包括爬行动作摆动时，观察髋关节屈曲运动范围。患者试图利用髋关节屈曲，臀部靠向足跟，而不通过腰骶椎的过度运动（图54-4）。

另外，还需要观察患者俯卧位的开放动力学姿态。通过评估臀部的轮廓，确定是否有臀肌的萎缩和僵直，这些形态改变可能与L5～S2神经根或臀下神经病变有关（图54-5）。首先观察患者俯卧位放松状态下臀大肌的体积，然后嘱患者收缩臀大肌，临床医生评估收缩时两侧肌肉的对称性。如果发现臀大肌在放松或收缩时不对称，则需要进一步评估，确定是神经源性还是肌肉本身导致的[25]。由于臀大肌在女性腰痛患者中普遍趋于萎缩，其功能障碍通常需要更全面的评估。

臀大肌控制髋关节伸展功能也应在俯卧位进行评估（图54-6A）。临床医生使患者被动伸展髋关节，同时按住股骨大转子的位置（图54-6B）。然后，在患者试图保持髋关节伸展位置（最大伸展角度）时缓慢地放下下肢（图54-6C）。如果髋关节伸肌能够保持股骨在旋转中心，则大转子应该保持位置不变。

髋关节的运动范围、肌肉力量和肌肉激活模式应在所有平面上进行评估。首先评估单髋和双髋屈曲时肌肉长度（图54-7）。然后评估俯卧位时髋关节伸展运动范围和激活模式，临床医生应注意髋关节伸展动作的顺序、髂骨的前旋和腰椎伸展的时机。Janda描述了髋关节伸展过程中的肌

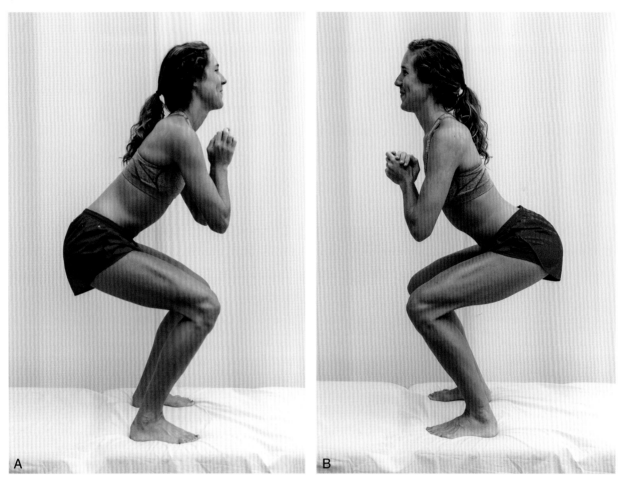

图 54-3 双腿下蹲检查。**A** 臀大肌功能正常状态下的腰椎呈中立直线位。**B** 臀大肌功能受限引起腰椎过度前凸

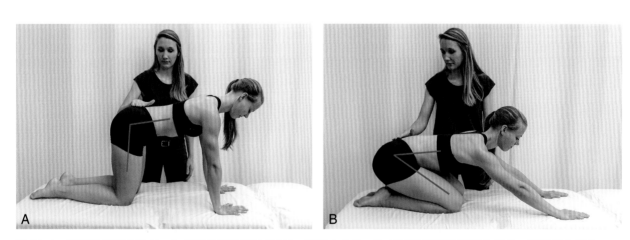

图 54-4 爬行动作摆动检查。**A** 起始位髋关节约在 90°，腰椎中立位。**B** 结束位置髋关节最大屈曲，腰椎最小屈曲

肉激活模式，包括以下肌肉激活序列：腘绳肌、臀大肌、对侧椎旁肌和同侧椎旁肌，过程中腰椎应保持在中立位，如果出现任何偏离提示有运动损伤[28]。在仰卧时，可利用臀桥动作来评估臀大肌的运动控制和强度。临床医生需要同时观察

髋关节伸展和躯干姿态（图 54-8A 和图 54-8B）。Reimon 等人发现仰卧位臀桥运动可导致臀大肌适度收缩（25% 最大随意等长收缩）[29]。为了进一步检查臀大肌，患者被要求伸直健侧的下肢，这就对负重侧的肌肉提出了挑战。临床医生观察骨

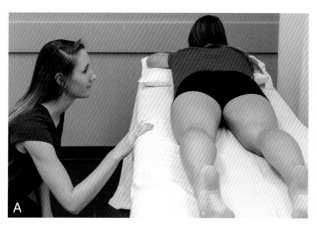
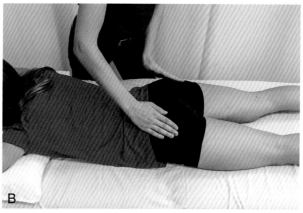

图54-5　臀部轮廓评估。**A** 评估臀肌放松时对称性。**B** 患者收缩双侧臀大肌，控制收缩的力量和强度，评估两侧是否存在不一致

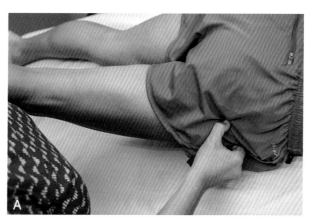

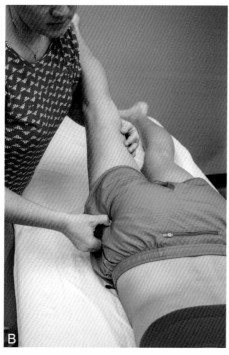
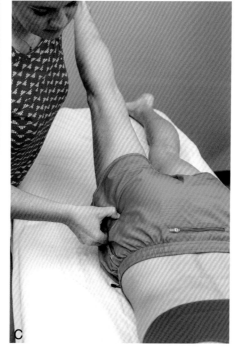

图54-6　俯卧位髋关节伸展运动控制的评估。**A** 临床医生按住大转子以示意其位置。**B** 上抬大腿，观察大转子的位置。**C** 放松腿部，观察大转子的位置

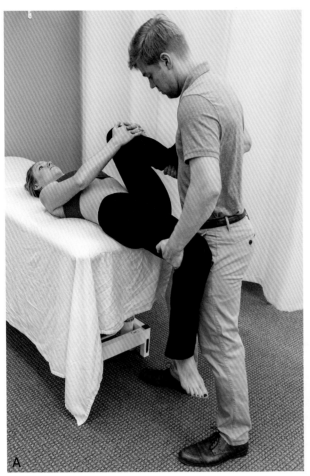 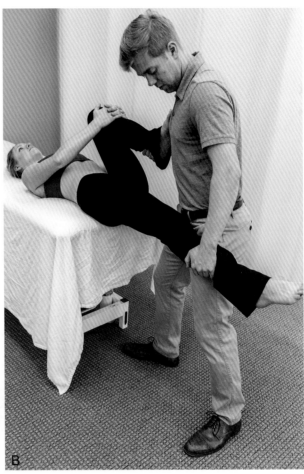

图 54-7　Thomas 试验评估髋屈肌长度。**A** 单关节肌肉。**B** 双关节肌肉

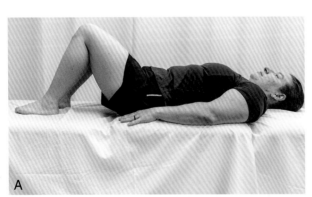 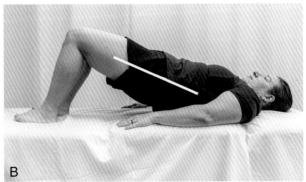

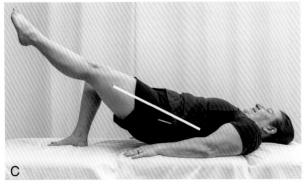

图 54-8　臀桥动作评估臀大肌肌力及运动控制能力。**A** 起始位置。**B** 结束位置，躯干和臀部对齐。**C** 加大右臀大肌负荷

盆在非支撑侧是否存在下垂或过度抬高，以此评估臀大肌在负重侧控制骨盆位置的能力（图54-8C）。这也可以作为一个居家锻炼的方式，以增加臀大肌的控制能力。传统的徒手肌肉测试也可以进行，但是在临床中，即使臀大肌徒手测试为"好"到"正常"，患者仍可表现出较差的运动控制能力。

如果臀大肌出现损伤，患者应立即停止臀大肌训练。图54-9和表54-2显示臀大肌再训练的三阶梯步骤。Selkowitz等人发现在爬行体位利用髋和膝关节伸展，同时结合髋关节伸展、外展和外旋再训练臀大肌是有效的，可最大限度地激活臀大肌的同时，与其他几种常见运动相比，并没有过度激活阔筋膜张肌[30]。研究人员利用磁刺激测量臀大肌的兴奋性，发现这种肌肉激活训练可导致神经可塑性改变，增加髋关节伸展运动中的肌肉激活能力，包括利用协同肌的能力[31,32]。也可

表 54-2　臀大肌再训练流程	
起始位置（图54-9A）	在腹下放置一个枕头，以保持腰骶椎处于水平位置
第一步（图54-9B）	患者将脚趾撑床，用臀大肌和腘绳肌伸直膝关节 医生应注意股四头肌和/或胸腰椎椎旁肌有无借力
第二步（图54-9C）	从第一步位置开始，患者伸直脚背和膝盖，并保持该位置6～10 s，然后缓慢将脚趾放回原位。最后，患者慢慢地将膝盖放回起始位置
第三步（图54-9D）	患者利用腘绳肌、臀大肌、对侧和同侧椎旁肌抬起腿离开床面，不应有躯干旋转或过度矢状面运动

以通过强化躯干活动，减少对臀大肌的需求。

（4）触发点检查

触发点检查要求对臀大肌的纤维走行有明确

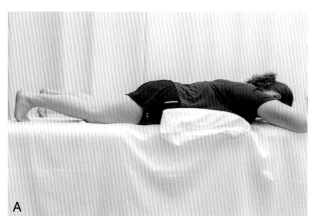
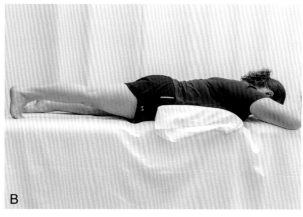
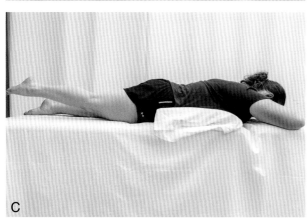
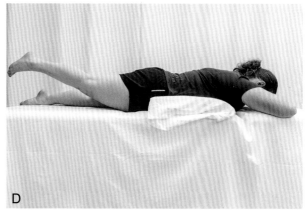

图54-9　臀大肌训练。**A** 起始位置。**B** 用臀大肌和腘绳肌伸展膝盖。**C** 用臀大肌和腘绳肌伸直膝盖，绷直脚趾。**D** 把腿抬离床面

的了解，这样临床医生就可以更好明确哪些肌肉中有触发点。图54-10显示臀大肌、臀中肌和臀小肌的纤维排列方向。可根据相应的肌肉区域，行纤维交叉平面触诊法检查臀大肌的触发点。可以在患者侧卧位或俯卧位触诊臀大肌（图54-11），侧卧位髋部弯曲可使部分组织松弛。臀大肌的上半部纤维可以用交叉纤维平滑式触诊法检查（图54-11A和B），而下半部纤维可以用交叉纤维钳捏

式触诊法检查（图54-11C）。交叉纤维平滑式触诊法可用于臀大肌的所有部分的触发点检查。对于一些患者，大幅度屈曲髋关节有助于提高触发点触诊的敏感性。此外，应沿着臀大肌的下侧和下外侧，仔细检查臀大肌纤维与梨状肌和臀部外旋肌的区别。肌肉下缘的触发点检查应沿着坐骨进行，可以用交叉纤维钳捏式触诊或交叉纤维平滑式触诊法来进行。

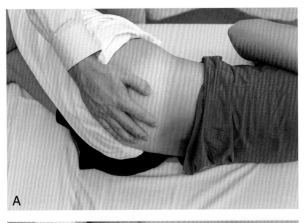
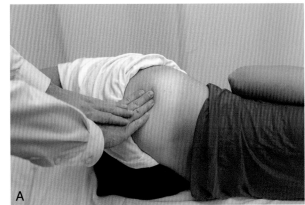
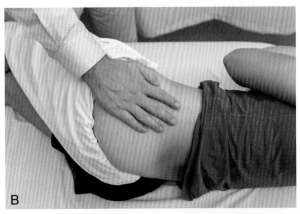
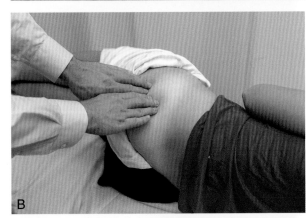
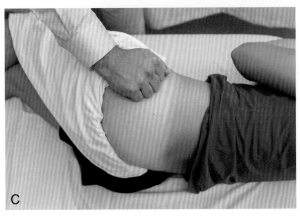
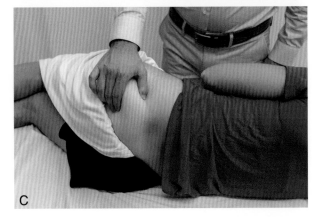

图54-10　臀肌纤维定位。A 臀大肌。B 臀中肌。C 臀小肌

图54-11　臀大肌触发点检查。A、B 交叉纤维平滑式触诊。C 交叉纤维钳捏式触诊臀大肌的下部

4　鉴别诊断

（1）触发点的激活和延续

任何一种使激活触发点的姿势或活动，如果不加以纠正，都可能会使其持续存在。触发点可由臀大肌任何部分的非常规偏心负荷、偏心运动或最大、次最大的同心负荷激活[33]。当肌肉长时间处于缩短和/或延长的状态时，触发点也可能被激活或加重。

当臀大肌负荷量过载，超过其承受的情况下，触发点可被激活，跌倒或差点跌倒时的姿势可导致臀大肌的急性负荷增加，特别是当肌肉做出防止跌倒的强有力的偏心收缩时。对臀部的直接损伤，如向后摔在台阶或地板上，也是引发臀大肌触发点的原因。坐位时臀部口袋里的钱包，可对臀大肌产生集中压力使其中的触发点持续存在并加重，该作用所产生的腰背和臀部疼痛很可能被误诊为神经源性疼痛，并被称为"裤袋坐骨神经痛"[34]。然而，臀大肌触发点产生的疼痛范围与坐骨神经分布不完全一致。此外，一侧大腿剧烈上抬可使臀大肌上部过度伸展并激活触发点。

臀大肌或臀中肌触发点激活的另一种常见但可避免的原因是臀部肌肉注射刺激性药物[35]。作为最表层的臀大肌，是最常用的肌注部位。在注射这类药物前应当触诊是否有触发点，以避开这些区域进行注射。为防止不慎将药物注射到触发点区域，可用等量2%普鲁卡因溶液稀释待注射溶液以防止潜在触发点的激活。

可使臀大肌触发点持续存在的活动包括爬姿游泳（自由泳），这一活动需要腰椎和髋部过伸，从而使臀大肌和下椎旁伸肌处于持续强力收缩状态，可激活触发点并使其持续存在。另一种使臀大肌超负荷的类似的情况，比如抬腿健身锻炼可在俯卧或站立位使下腰和髋部过伸。一些重复性的动作，如经常俯身把婴儿从婴儿床上抱起来，从地板上搬起箱子，或者在花园锄草，都可能使臀大肌触发点持续存在。

臀大肌提供躯干和骨盆的稳定性，与髋关节和下肢运动、行走、攀爬、搬重物和投掷等动作密切相关，因此与此相关的一些活动包括：上坡步行或跑步、爬梯子或从蹲姿返回站立位等均可能使触发点持续存在[16,21,36]。

腰、骨盆及臀部的生物力学和运动控制能力改变也会导致臀大肌触发点的激活并使其持续存在。在慢性下腰痛患者中可发现臀大肌的活动增加[37]。髋关节病理研究显示，无论是增加或抑制臀大肌的活性，都会改变了肌肉募集模式[38-40]。研究证明，髋关节炎会引起臀大肌在步态的中间站立期被激活[39]。导致足部过度内旋的活动也可能导致臀大肌触发点的激活，而异常的旋前可能会在步态站立期引起髋关节的过度内旋，这种运动在一定程度上受到臀大肌横向纤维功能的抵消，从而导致臀大肌负荷加重。

臀肌激活模式的改变和臀大肌触发点的形成常见于下肢功能障碍、纤维肌痛症、下背部综合征和骶髂关节功能障碍[41-44]。Adelmaneh等人发现76.4%的腰神经根病变患者与臀大肌触发点存在关联，而对照组为1.9%[42]。在其他下肢疾病如髌股关节疼痛综合征中也发现了臀肌触发点[45]。

（2）继发触发点

原发性触发点在牵涉痛区域可产生继发触发点[46]。因此，臀大肌的牵涉痛区域相关肌肉组织同样需要重视。臀部肌肉的检查应包括梨状肌、臀中肌、臀小肌的后部、腰方肌、闭孔内肌和闭孔外肌、上孖肌/下孖肌、近侧腘绳肌、大收肌和尾骨肌[23]。

另外，疼痛可牵涉至臀部的肌肉也应该进行评估。这些肌肉包括腰髂肋肌、胸最长肌、腰方肌、半腱肌、半膜肌、腹直肌、盆底肌和比目鱼肌[23]。腰多裂肌也被证实参与臀部疼痛，这种疼痛可与臀大肌、臀中肌、臀小肌、梨状肌相关的疼痛模式类似[47]。

髂腰肌和腹直肌等起对抗作用的肌肉也可能产生触发点，同样需要治疗以实现臀大肌触发点的缓解，并获得完全直立的姿势。

（3）相关病理学

临床的鉴别诊断应包括腰椎病变（小关节或

椎间盘退行性变）、神经根性疼痛或神经根病变、骶髂关节功能紊乱、尾骨痛或髋关节病变。臀部是许多其他病变病理的常见相关部位，因此应进行彻底检查。腰椎小关节和骶髂关节功能紊乱常会导致臀部疼痛[48,49]。骶髂关节疼痛可仅牵涉至臀部，也可同时牵涉至臀部和其他部位[51]。71%的髋关节功能障碍患者合并有臀部的疼痛[52]。尽管股骨髋臼撞击最常见的症状是腹股沟疼痛，但在29%的患者中发现了臀部疼痛[53]。坐股韧带撞击也可能导致类似于臀大肌触发点的所产生的下臀部疼痛[54]。

一些股骨大转子压痛可通过注射局麻药物缓解，但其诱因是臀大肌触发点疼痛，而不是或合并有大转子滑囊炎。亚急性大转子滑囊炎常与腰痛、髋关节疾病和/或腿长差异有关，而这些情况与臀大肌触发点也密切相关。然而，滑囊的位置通常比臀大肌触发点的区域更偏外侧。这种浅表肌肉中的触发点，则应根据其紧张束、压痛点和牵涉症状来检查。

5　纠正措施

合并有臀大肌活性触发点的患者应控制坐位时间。长期在电脑上工作的患者应进行人体工程学评估，并根据需要对工作平台进行调整。行为上的改变，包括短暂的休息，使用站立的桌子，或改善姿势，也有助于缓解症状。使用计时器提醒患者定时起立、走动并在坐下之前重新设置计时器，是一个行之有效的策略，不仅有助于运动改善症状，同时也减少了思想上的干扰。椅子的设计和材质应予以重视，因为它们决定了臀部受到的压力和接触面积，以及由此产生的臀部组织的灌注[55]。

改善体位和体位支撑也有助于减轻臀大肌触发点导致的疼痛。睡眠时使用侧卧位，患侧朝上，在膝盖之间放一个枕头，可以减轻症状，改善睡眠质量。

治疗臀大肌触发点可以使用自压释放技术，基于个人偏好和便携性，利用曲棍球或其他触发点自压缓解工具（图54-12A）。患者可以将一个圆形的自压缓解工具（如球或半球物体）放在地板上，将臀部放在工具上，并通过手臂调节自压至适当的压力（图54-12B和图54-12D），对触发点缓慢施压。这种技术也可在墙壁上使用（图54-12C）。也可以在站立位使用环绕式自压缓解工具（图54-12E）。对于所有的压力缓解技术，患者应

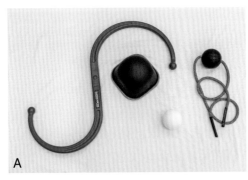
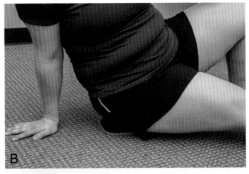
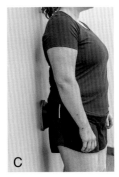
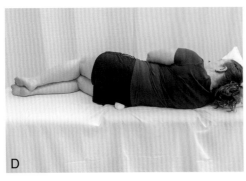
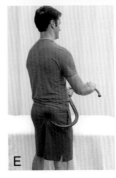

图54-12　触发点自压缓解。**A** 触发点缓解工具示例。**B** 坐位时用较大的工具坐着缓解压力。**C** 靠墙站立位。**D** 压网球侧躺。**E** 自我缓解工具

保持压力15～30 s，重复6次。只要症状得到缓解，可以每2～3小时重复一次。需要注意的是，过度的压力（超过4/10疼痛量表）会导致触发点的激活和持续存在。

运动员常用泡沫滚轴缓解臀大肌触发点所致的疼痛，患者坐在泡沫滚轴上，双手稍微向后倾，从臀底向上缓慢地移动。当滚动至臀大肌上时，患者应停下并缓慢地在压痛点部位滚动，以促进触发点的缓解。应使用可引起轻微不适的压力，而不能导致疼痛。

拉伸臀大肌的动作较难实施。为了拉伸肌肉，患者应采取仰卧位（图54-13A）或坐位（图54-13B），将患侧的膝盖靠近胸部，然后将腿贴向对侧。拉伸保持30 s，至少重复4次。也可通过停放法来提高拉伸的效率，取坐位，从膝后抓住大腿，将膝盖拉向对侧肩部从而使髋屈曲（图54-13B），然后，用双手缓和地对抗臀大肌对大腿的向下牵引力，坚持6～10 s后放松，然后再将大腿拉高，进一步拉伸臀部，重复这个动作。可以每天重复2～3次，每次进行3～5次拉伸。

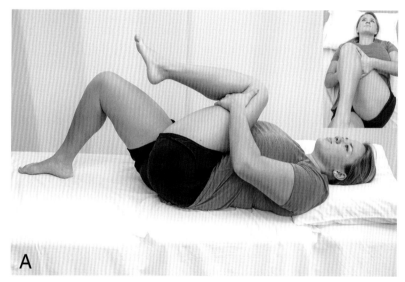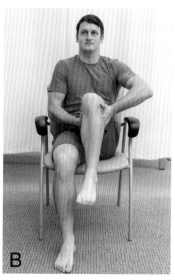

图54-13　臀大肌自我拉伸。**A** 仰卧位，患者通过抓住大腿远端（而不是小腿）将膝盖拉向对侧肩膀，以弯曲髋部，避免膝关节的过度屈曲，此时臀部应感到拉伸，保持30 s，重复4次。**B** 坐位状态，首先把膝盖拉向他对侧肩部，抓住大腿远端（而不是小腿）来拉伸臀部。患者用手来缓慢拉伸下肢肌肉，持续6～10 s后放松。然后患者将大腿抬高一点，重复这个动作

张永燕、许华　译　许华　季锋　审

参考文献

[1] Ward SR, Eng CM, Smallwood LH, Lieber RL. Are current measurements of lower extremity muscle architecture accurate? Clin Orthop Relat Res. 2009; 467(4): 1074-1082.

[2] Inman VT. Human locomotion. Can Med Assoc J. 1966; 94(20): 1047-1054.

[3] Bollet AJ. The relationship of the gluteus maximus to intelligence. Medical Times. 1984; 112: 109-112.

[4] Rasch PJ, Burke RK. Kinesiology and Applied Anatomy: The Science of Human Movement. 6th ed. Philadelphia, PA: Lea & Febiger; 1978 (pp. 273-274).

[5] Hunter WS. Contributions of physical anthropology to understanding the aches and pains of aging. In: Bonica JJ, Albe-Fessard D, eds. Advances in Pain Research and Therapy. Vol 1. New York, NY: Raven Press; 1976: 901-911.

[6] Weber EF. Ueber die Langenverhaltnisse der Fleischfasern der Muskeln in Allgemeinen. Berichte uber die Verhandlungen der Koniglich Sachsischen Gesellschaft der Wissenschaften zu Leipzig. 1851; 3: 63-86.

[7] Standring S. Gray's Anatomy: The Anatomical Basis of

Clinical Practice. 41st ed: London, UK: Elsevier; 2015.

[8] Porter eld JA, DeRosa C. Mechanical Low Back Pain: Perspectives in Functional Anatomy. 2nd ed. Philadelphia, PA: Saunders; 1998 (pp. 102−108).

[9] Stecco A, Gilliar W, Hill R, Fullerton B, Stecco C. The anatomical and functional relation between gluteus maximus and fascia lata. J Bodyw Mov Ther. 2013; 17(4): 512−517.

[10] Barker PJ, Hapuarachchi KS, Ross JA, Sambaiew E, Ranger TA, Briggs CA. Anatomy and biomechanics of gluteus maximus and the thoracolumbar fascia at the sacroiliac joint. Clin Anat. 2014; 27(2): 234−240.

[11] Ferner H, Staubesand J. Sobotta Atlas of Human Anatomy. Vol 1. 10th ed. Baltimore, MD: Urban & Schwartzenberg; 1983.

[12] Ferner H, Staubesand J. Sobotta Atlas of Human Anatomy. Vol 2. 10th ed. Baltimore, MD: Urban & Schwarzenberg; 1983.

[13] Florian-Rodriguez ME, Hare A, Chin K, Phelan JN, Ripperda CM, Corton MM. Inferior gluteal and other nerves associated with sacrospinous ligament: a cadaver study. Am J Obstet Gynecol. 2016; 215(5): 646.e1−646. e6.

[14] Selkowitz DM, Beneck GJ, Powers CM. Comparison of electromyographic activity of the superior and inferior portions of the gluteus maximus muscle during common therapeutic exercises. J Orthop Sports Phys Ther. 2016; 46(9): 794−799.

[15] Oatis C. Kinesiology: The Mechanics and Patho Mechanics of Human Movement. 2nd ed. Baltimore, MD: Lippinott, Williams & Wilkins; 2009 (pp. 712, 713).

[16] Bartlett JL, Sumner B, Ellis RG, Kram R. Activity and functions of the human gluteal muscles in walking, running, sprinting, and climbing. Am J Phys Anthropol. 2014; 153(1): 124−131.

[17] Lieberman DE, Raichlen DA, Pontzer H, Bramble DM, Cutright-Smith E. The human gluteus maximus and its role in running. J Exp Biol. 2006; 209 (pt 11): 2143−2155.

[18] Preece SJ, Graham-Smith P, Nester CJ, et al. The inuence of gluteus maximus on transverse plane tibial rotation. Gait Posture. 2008; 27(4): 616−621.

[19] Teng HL, Powers CM. Hip-extensor strength, trunk posture, and use of the knee-extensor muscles during running. J Athl Train. 2016; 51(7): 519−524.

[20] van Wingerden JP, Vleeming A, Buyruk HM, Raissadat K. Stabilization of the sacroiliac joint in vivo: veri

cation of muscular contribution to force closure of the pelvis. Eur Spine J. 2004; 13(3): 199−205.

[21] Vleeming A, Schuenke MD, Masi AT, Carreiro JE, Danneels L, Willard FH. The sacroiliac joint: an overview of its anatomy, function and potential clinical implications. J Anat. 2012; 221(6): 537−567.

[22] Sirca A, Susec-Michieli M. Selective type II bre muscular atrophy in patients with osteoarthritis of the hip. J Neurol Sci. 1980; 44(2−3): 149−159.

[23] Simons DG, Travell J, Simons L. Travell & Simon's Myofascial Pain and Dysfunction: The Trigger Point Manual. Vol 1. 2nd ed. Baltimore, MD: Williams & Wilkins; 1999.

[24] Al-Dirini RM, Reed MP, Thewlis D. Deformation of the gluteal soft tissues during sitting. Clin Biomech (Bristol, Avon). 2015; 30(7): 662−668.

[25] Nerve and Vascular Injuries in Sports Medicine. New York, NY: Springer; 2009 (p. 49).

[26] Amabile AH, Bolte JH, Richter SD. Atrophy of gluteus maximus among women with a history of chronic low back pain. PLoS One. 2017; 12(7): e0177008.

[27] Sahrmann S. Movement System Impairment Syndromes of the Extremities, Cervical and Thoracic Spines. St Louis, MO: Elsevier; 2010.

[28] Page P, Frank C, Lardner R. Assessment and Treatment of Muscle Imbalance. The Janda Approach. Champaign, IL: Human Kinetics; 2010 (pp. 79−80).

[29] Reiman MP, Bolgla LA, Loudon JK. Aliterature review of studiese valuating gluteus maximus and gluteus medius activation during rehabilitation exercises. Physiother Theory Pract. 2012; 28(4): 257−268.

[30] Selkowitz DM, Beneck GJ, Powers CM. Which exercises target the gluteal muscles while minimizing activation of the tensor fascia lata? Electromyo-graphic assessment using newire electrodes. J Orthop Sports Phys Ther. 2013; 43(2): 54−64.

[31] Fisher BE, Lee YY, Pitsch EA, et al. Method for assessing brain changes associated with gluteus maximus activation. J Orthop Sports Phys Ther. 2013; 43(4): 214−221.

[32] Fisher BE, Southam AC, Kuo YL, Lee YY, Powers CM. Evidence of altered corticomotor excitability following targeted activation of gluteus maximus training in healthy individuals. Neuroreport. 2016; 27(6): 415−421.

[33] Gerwin RD, Dommerholt J, Shah JP. An expansion of Simons' integrated hypothesis of trigger point formation. Curr Pain Headache Rep. 2004; 8(6): 468−475.

[34] Gould N. Letter: back-pocket sciatica. N Engl J Med. 1974; 290(11): 633.

[35] Travell J. Factors affecting pain of injection. J Am Med Assoc. 1955; 158(5): 368−371.

[36] Marzke MW, Longhill JM, Rasmussen SA. Gluteus maximus muscle function and the origin of hominid bipedality. Am J Phys Anthropol. 1988; 77(4): 519−528.

[37] Kim JW, Kang MH, Oh JS. Patients with low back pain demonstrate increased activity of the posterior oblique sling muscle during prone hip extension. PM R. 2014; 6(5): 400−405.

[38] Freeman S, Mascia A, McGill S. Arthrogenic neuromusculature inhibition: a foundational investigation of existence in the hip joint. Clin Biomech (Bristol, Avon). 2013; 28(2): 171−177.

[39] Rutherford DJ, Moreside J, Wong I. Hip joint motion and gluteal muscle activation differences between healthy controls and those with varying degrees of hip osteoarthritis during walking. J Electromyogr Kinesiol. 2015; 25(6): 944−950.

[40] Seijas R, Alentorn-Geli E, Alvarez-Diaz P, et al. Gluteus maximus impairment in femoroacetabular impingement: a tensiomyo graphic evaluation of a clinical fact. Arch Orthop Trauma Surg. 2016; 136(6): 785−789.

[41] Alonso-Blanco C, Fernández-de-las-Peñas C, Morales-Cabezas M, Zarco-Moreno P, Ge HY, Florez-Garcia M. Multiple active myofascial trigger points reproduce the overall spontaneous pain pattern in women with bromyalgia and are related to widespread mechanical hypersensitivity. Clin J Pain. 2011; 27(5): 405−413.

[42] Adelmanesh F, Jalali A, Jazayeri Shooshtari SM, Raissi GR, Ketabchi SM, Shir Y. Is there an association between lumbosacral radiculopathy and painful gluteal trigger points? A cross-sectional study. Am J Phys Med Rehabil. 2015; 94(10): 784−791.

[43] Hungerford B, Gilleard W, Hodges P. Evidence of altered lumbopelvic muscle recruitment in the presence of sacroiliac joint pain. Spine (Phila Pa 1976). 2003; 28(14): 1593−1600.

[44] Shadmehr A, Jafarian Z, Talebian S. Changes in recruitment of pelvic stabilizer muscles in people with and without sacroiliac joint pain during the active straight-leg-raise test. J Back Musculoskelet Rehabil. 2012; 25(1): 27−32.

[45] Roach S, Sorenson E, Headley B, San Juan JG. Prevalence of myofascial trigger points in the hip in patellofemoral pain. Arch Phys Med Rehabil. 2013; 94(3): 522−526.

[46] Hsieh YL, Kao MJ, Kuan TS, Chen SM, Chen JT, Hong CZ. Dry needling to a key myofascial trigger point may reduce the irritability of satellite MTrPs. Am J Phys Med Rehabil. 2007; 86(5): 397−403.

[47] Cornwall J, John Harris A, Mercer SR. The lumbar multidus muscle and patterns of pain. Man Ther. 2006; 11(1): 40−45.

[48] van der Wurff P, Buijs EJ, Groen GJ. Intensity mapping of pain referral areas in sacroiliac joint pain patients. J Manipulative Physiol Ther. 2006; 29(3): 190−195.

[49] Jung JH, Kim HI, Shin DA, et al. Usefulness of pain distribution pattern assessment in decision-making for the patients with lumbar zygapophyseal and sacroiliac joint arthropathy. J Korean Med Sci. 2007; 22(6): 1048−1054.

[50] Slipman CW, Jackson HB, Lipetz JS, Chan KT, Lenrow D, Vresilovic EJ. Sacroiliac joint pain referral zones. Arch Phys Med Rehabil. 2000; 81(3): 334−338.

[51] Kurosawa D, Murakami E, Aizawa T. Referred pain location depends on the affected section of the sacroiliac joint. Eur Spine J. 2015; 24(3): 521−527.

[52] Lesher JM, Dreyfuss P, Hager N, Kaplan M, Furman M. Hip joint pain referral patterns: a descriptive study. Pain Med. 2008; 9(1): 22−25.

[53] Buckland AJ, Miyamoto R, Patel RD, Slover J, Razi AE. Differentiating hip pathology from lumbar spine pathology: key points of evaluation and management. J Am Acad Orthop Surg. 2017; 25(2): e23−e34.

[54] Wilson MD, Keene JS. Treatment of ischiofemoral impingement: results of diagnostic injections and arthroscopic resection of the lesser trochanter. J Hip Preserv Surg. 2016; 3(2): 146−153.

[55] Makhsous M, Lin F, Hanawalt D, Kruger SL, LaMantia A. The effect of chair designs on sitting pressure distribution and tissue perfusion. Hum Factors. 2012; 54(6): 1066−1074.

第 五十五 章

臀中肌

约瑟夫·M.唐纳利、保罗·托马斯

1 介绍

臀中肌在髋部的作用相当于三角肌之于肩部的作用，它是一厚实的多羽肌，在髋关节外展中起主要作用。臀中肌和臀小肌活跃在整个步态周期中，特别是在步态周期的中间阶段，起着支撑下肢的关键作用，并在冠状面稳定骨盆。臀中肌的触发点（TrPs）可将疼痛传导至腰骶部、臀部、外侧髋部和大腿后部。当臀中肌负荷过重时，患者会主诉从坐位站立困难，从而激活并使触发点持续存在。可能导致臀中肌和臀小肌超负荷的活动包括举重、跑步，以及习惯性地单侧负重，如单侧抱小孩或负重。臀中肌的触发点也与臀下象限的其他疼痛有关。由臀中肌触发点引起的腰痛可使人丧失活动能力并影响许多功能活动。鉴别诊断应包括腰椎神经性疼痛或神经根病、骶髂关节功能障碍、大转子疼痛综合征、髋关节病变或功能障碍、膝关节功能障碍。纠正措施包括改善坐姿和睡姿、躯干控制、步态力学、自压释放和自我拉伸技术。为了缓解臀中肌功能障碍的相关症状，可能需要纠正较低部位运动链的生物力学改变。

2 相关解剖

扇形的臀中肌位于臀大肌的深面，臀小肌的浅面。臀中肌的起点在臀前线和臀后线之间，主要起源于髂骨外侧表面，髂嵴的前 3/4，以及覆盖前外侧 2/3 肌肉的臀腱膜[1,2]。图 55-1 显示了臀中肌的 3 个起点，深束起源于臀窝，从骶髂后韧带和臀后线、臀前线上方的髂骨体以及髂前上棘向下延伸。第二个附着点在臀腱膜和阔筋膜的深部。第三个部位是髂嵴的后下部分。

臀中肌呈多角形，前部分的肌束和横截面积比中、后部分多[2]。肌肉前部分纤维向后下方走行，中间部分纤维垂直向下，后部分纤维向前下方走行，部分纤维接近水平方向（图 55-1）[2,3]。这些纤维会聚形成一扁平的肌腱，止于股骨大转子的外侧面。也有人报道臀中肌的止点在大转子的上侧、后内侧、前上或后上方的[1,4,5]。在它的

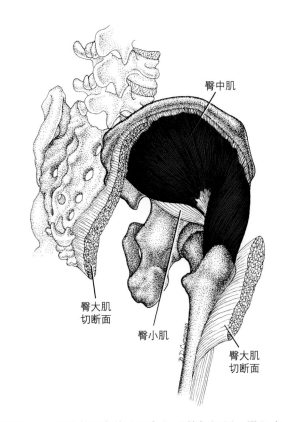

臀中肌

臀大肌
切断面

臀小肌

臀大肌
切断面

图 55-1　右臀中肌附着（红色）后外侧视图。臀肌大肌已被切断。注意前方的后向纤维和后方的前向纤维

后缘，也可能与梨状肌或臀小肌融合[1,5]。

大转子滑囊将臀中肌肌腱与股骨大转子分隔，该滑囊位于臀小肌股骨大转子附着点的近端和臀中肌远端之间[1]。

（1）神经支配和血管

臀中肌由臀上神经支配，其主要来源于L4、L5、S1神经根。臀上神经从臀中肌和臀小肌之间穿过，发出分支至每一块肌肉。因此，在需要切开臀中肌的外科手术（外侧或前外侧入路）中，臀上神经很容易受损[1]。例如，经臀入路的全髋关节置换术常导致部分臀中肌去神经支配[6]。

臀中肌的血供来源于臀上动脉，臀上动脉从梨状肌上坐骨大孔穿出，在臀中肌和臀小肌之间与臀上神经伴行[1,4]。臀上动脉的浅支滋养臀大肌，而臀上动脉的深支滋养臀中肌、臀小肌和阔筋膜张肌[1,7]。

（2）功能

臀中肌和臀小肌协同作用使髋关节外展。然而，臀中肌的力矩分析表明，当髋部屈曲超过20°时，臀中肌主要负责内旋，在这个位置上执行臀部外展的能力有限[8,9]。

臀中肌分前、中、后3个部分。臀中肌的前部除了支配髋部外展，也支配股骨旋转[1]。Retchford等人认为，臀中肌前部在非负重状态下伸髋时可阻止股骨头向前移动[10]。臀中肌中部的主要作用是支配髋外展和内旋，该部分的横截面和垂直方向的肌纤维表明，在步态周期中，臀中肌起到了促进髋外展和稳定骨盆的作用，另外臀中肌中部也支配髋关节的外旋，但作用比较有限的[11]。臀中肌后部的力臂和肌纤维横截面较小，它起到稳定髋臼中股骨头的作用[12]，臀部处于中立和伸展位时，该部分还起到支配外旋的力臂作用[8]。

臀中肌的主要功能之一是稳定骨盆，并在步态周期的单侧站立阶段，帮助保持与脚和膝盖在一个封闭的运动链中，使它们保持在同一平面[12,13]。由于臀中肌前纤维和中间纤维的横截面

积较大、纤维排列呈垂直方向且力臂较大，因此它们在步态周期中协同作用维持骨盆稳定。此外，在步态周期中，前纤维还有助于骨盆在横断面上向前对侧旋转[12]。分析步态研究表明，臀中肌可通过触发脚接触地面前后的活动，从而起到稳定骨盆的作用。

在步态周期中，臀中肌被高水平激活，这与行走平面的角度无关，无论是在平面，上坡或下坡表面行走，都会出现相似程度的激活[14]。而且臀中肌的激活不受行走速度的影响[15,16]。在跑步过程中，随着步频的增加，臀中肌的峰值肌力在步态的站姿阶段减小。相反，在迈部期阶段，随着步频的增加，肌肉的峰值肌力增加[17]。

Lee等人使用表面肌电图（EMG）发现，当对侧上肢负重大于3 kg时，负重对侧臀中肌后部的肌电活动显著高于不负重组和负重1 kg组[18]。

44岁以下正常成人臀中肌尸检显示58%为Ⅰ型慢收缩肌纤维，42%为2型快收缩肌纤维[19]。在髋关节骨关节炎患者中，臀中肌中2型纤维的相对丢失8%。另一个成年组分为年龄大于65岁组和小于65岁的组（两组个体差异均较大），发现每个受试者中，依靠氧化代谢途径的慢收缩Ⅰ型纤维的数量，超过了利用糖酵解途径的快收缩Ⅱ型纤维的数量[19]。可见臀中肌的大部分是由Ⅰ型纤维构成的，因此它对慢速和高重复性的运动耐受性更好。

（3）功能单位

肌肉所属的功能单位包括加强和对抗其运动的肌肉以及肌肉穿过的关节。这些结构在功能上的相互依赖性反映在大脑感觉运动皮质的组织和神经的联系上。强调这些功能单位，是因为单位中的一个肌肉中存在触发点会增加其他肌肉产生触发点的可能性。当灭活肌肉中的触发点时，必须关注在功能上相互依赖的肌肉中同样可能存在的触发点。表55-1即臀中肌的功能单位[20]。

当髋关节屈曲时，闭孔内肌和闭孔外肌、上/下孖肌和梨状肌也协助驱动髋关节外展[1]。

臀中肌后纤维与臀小肌、臀大肌、闭孔内肌

表 55-1　臀中肌功能单位

运　动	协同作用	对抗作用
髋部外展	臀小肌 臀大肌 闭孔内肌 阔筋膜张肌 上/下孖肌 梨状肌 闭孔外肌（外旋肌可外展大腿）	大收肌 长收肌 短收肌 股薄肌 耻骨肌
髋关节外旋（髋关节中立位和伸展位；后纤维）	臀小肌（后纤维） 臀大肌 闭孔内肌/外肌 上/下孖肌 股方肌	臀中肌（前纤维） 臀小肌（前纤维伸展，髋关节弯曲时所有纤维） 阔筋膜张肌
髋关节内旋（前纤维）	臀小肌 阔筋膜张肌	臀中肌（后纤维） 臀大肌 臀小肌（伸展时的后纤维） 闭孔内肌/外肌 上/下孖肌 梨状肌 股方肌

和闭孔外肌、上/下孖肌、梨状肌、股方肌的后纤维协同作用，使髋关节外旋。

　　臀中肌的前纤维伸展，整个肌肉弯曲，产生髋关节的内旋。这个动作中臀中肌与臀小肌和阔筋膜张肌协同作用。

3　临床表现

（1）牵涉痛模式

　　臀中肌的触发点会导致疼痛（或其他症状）牵涉至臀部、腰部、骶骨、髂骨后嵴、骶髂关节外侧缘、臀部外侧到髋部以及大腿后部和外侧（图55-2）。臀中肌的任何部位都可以产生这些牵涉症状。在肌肉后部附近出现的触发点通常牵涉至骶髂关节、骶骨和臀部附近的疼痛，在肌肉中部发现的触发点通常牵涉区域偏外侧，一般至臀部中部，偶尔会至大腿后部和外上部。臀中肌前部的触发点更容易触诊，疼痛和其他症状常牵涉至髂嵴、腰椎的下部和骶骨上方。臀中肌的触发点是下背部疼痛的一个常见且易被忽视的来源[20]。这一现象得到了Iglesias-Gonzalez等人的证实，他们发现臀中肌活跃的触发点在机械性腰痛患者中普遍存在[21]。

　　其他作者也描述了类似的臀中肌牵涉痛[22-25]。两篇较早的文献描述了用高渗盐水注射臀中肌后出现的类似疼痛[26,27]。最近的一项研究发现，在高渗盐水注射后，臀中肌引起的疼痛会牵涉至大转子、臀部、大腿后部和外侧、膝盖和小腿[28]。Sola指出臀中肌疼痛可牵涉至大腿后部和小腿，尽管作者认为这种疼痛模式可能起源于臀小肌下方的触发点（第五十六章）。Sola还指出，在怀孕后期，臀中肌是引起臀部疼痛的常见原因[24]。臀中肌近端附着点发生撕裂的情况尽管比较罕见，但它可能与髋外侧肌疼痛相关[29]。

（2）症状

　　臀中肌有活跃触发点的患者主要表现是在行走和负重活动时疼痛。由于臀中肌在负重活动时

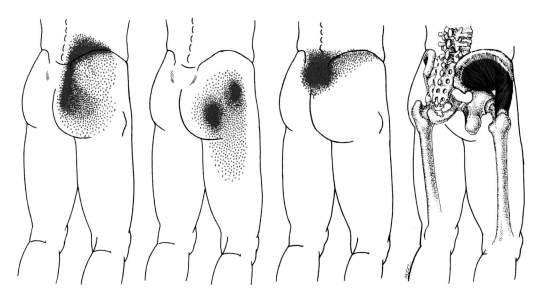

图 55-2 右臀中肌触发点引起的疼痛区域示意图（亮红色）。基本疼痛区域为实红色，牵涉疼痛区域为点状

最活跃，患者会主诉行走、跑步和爬楼梯时疼痛和不适感增加。此外，当患者存在臀中肌触发且长时间站立时，如等公交车，常伴有疼痛加重。为了避免这些情况下的疼痛，患者通常会通过转移患侧下肢的支撑来改变骨盆姿势。臀大肌触发点在倾斜或下坡行走时的疼痛更常见，而臀中肌触发点引起的疼痛通常与此无关。患者在上下轿车时可能会很痛苦，可主诉在触发点一侧的腰部疼痛难忍。这些触发点引起的疼痛可以使人丧失活动能力并干扰许多功能活动。由于从坐姿站立的过程中臀中肌施加了过多的负荷，患者可主诉他们很难完成这一动作。同时，患者也可能出现睡眠困难，特别是躺在患侧时，可由于臀中肌受压引起疼痛。弯腰和负重活动通常与臀中肌触发点症状无关。在怀孕后期，臀中肌的触发点是引起腰背和臀部疼痛的常见原因。

（3）体格检查

经过全面的体格检查后，临床医生应制作详细示图，以表示患者所描述的疼痛类型。这一描述将有助于进一步诊疗，并可在症状改善或改变时评估患者的病情进展。应仔细评估疼痛的类型、性质和位置，在检查腰痛和/或下肢功能障碍患者时，必须使用标准化测量工具。

应对患者进行体格检查以排除腰椎、骶髂关节或髋关节功能障碍。包括：髋关节和腰椎的运动范围测试；髋关节、骶髂关节和/或腰椎的被动辅助运动测试；臀中肌、臀小肌和其他臀肌的力量测试；以及适当的神经学检查或骨科的专科检查等。必须进行仔细的评估，以排除其他肌肉、关节或神经组织疾病牵涉至臀部疼痛的可能性。

臀中肌和臀小肌协同作用，提供腰骶部冠状面的稳定性[30]。患者需要在站立位进行姿势检查，以确定是否存在器质性或功能性脊柱侧凸、髂骨上翘、无名前旋转和双下肢长度不等[31]。双下肢长度不等可导致骨盆冠状面不对称，表现为骨盆一侧高，一侧低。这种骨盆偏斜可使肌肉负荷过重，导致臀中肌和臀小肌产生触发点。功能性活动，如坐立，单腿站立，双腿和单腿蹲下（图55-3A）也应进行检查。临床医生应注意骨盆、臀部和/或膝关节在冠状面的偏差，以及脚踝和足部的过度横向平面运动（图55-3B）。还应注意检查步态偏差，如站姿中期出现 Trendelenburg 征（图55-4A和图55-4B），或脚跟着地时躯干前倾，均提示臀中肌和臀小肌无力[30]。

Lee 等人调查了45位年龄在23岁到34岁之间从事娱乐活动的女性，观察其静态和动态单腿站立姿势[32]。他们发现，髋关节外展肌较弱的人与

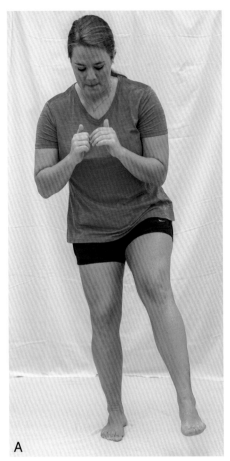
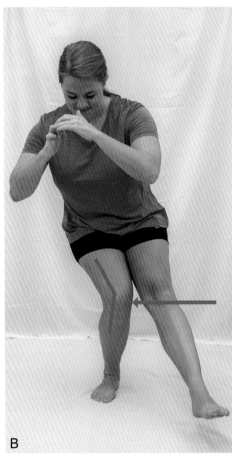

图55-3   膝关节处于冠状面时臀中肌和臀小肌单腿蹲位评估。**A** 正常功能下控制良好。**B** 膝关节冠状面失控，膝关节外翻（线），膝内侧应力增加（箭头）

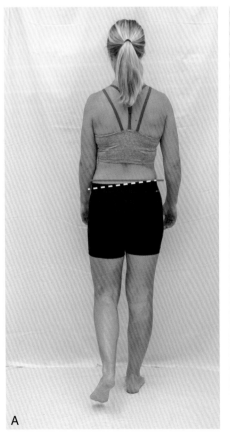
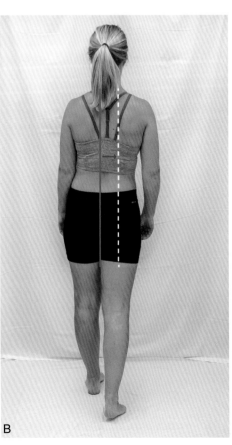

图55-4   臀中肌和臀小肌无力。**A** Trendelenburg征阳性。**B** 补偿Trendelenburg征阳性，重心移动至站姿腿

髋关节外展肌较强的人相比，静态和动态姿势稳定性较差。研究人员得出结论，髋关节外展功能较差的患者，单腿站立时更依赖于脚踝的稳定性和控制力。

　　由于髋关节和腰椎区域相互依赖性，应该进行特定的检查来识别它们之间交互损伤。有效髋外展的原动力包括臀中肌、臀小肌和阔筋膜张肌。通常情况下，腰方肌弥补了臀中肌或臀小肌的不足，从而导致腰椎的负荷加重。腰方肌和腹肌的作用是在肢体运动时稳定骨盆[33]。为了验证这种补偿的存在，应该仔细检查侧卧位髋外展的肌肉激活模式。在检查侧卧髋外展肌激活模式之前，患者的髋和腰椎应处于中立位。髋外展肌的激活模式一般是在髋外展的前20°激活臀中肌、臀小肌和阔筋膜张肌，然后激活腰方肌和腹肌。如果激活模式出现异常，特别是盆腔抬高，提示由于触发点引起的臀肌无力或肌肉抑制。需要注意的一个常见异常是腰方肌的促发和早期补偿（图55-5A）。如果观察到这种肌肉激活模式异常，在肌肉手法检查时，应保持骨盆稳定，以准确评估臀中肌和臀小肌的力量（图55-5B）。

　　患者双侧的髋关节外展肌力都应进行检测，因为在步态周期的不同时期，双髋都参与维持腰骶部的稳定性。如果一侧的测试结果不如另一侧，那么在冠状面的过度运动可能会加重腰椎的负荷。

　　臀中肌和臀小肌减弱或抑制（表现为无力）

也可导致股骨头负荷异常，在站立侧，由于股骨相对骨盆处于内收的位置，导致下肢内翻负荷过大[34]。股骨的这种相对内收位置也会因臀肌的拉伸负荷而导致股骨大转子的压力负荷加重，从而可能导致转子滑囊的异常压力负荷。髋关节内收肌的长度和力量也应该仔细检查，因为髋关节内收肌和外展肌在负重活动中协同工作是至关重要的，尤其是在步态活动中[30]。

　　如果臀中肌和臀小肌出现受损的肌肉激活模式，首先应应进行触发点的释放治疗，之后患者应该接受臀中肌和臀小肌再训练项目。图55-6和表55-2显示了臀中肌和臀小肌再训练的三阶梯步骤。

　　有效的髋外展训练对运动员来说是至关重要的，因为研究人员发现，髋外展肌薄弱可导致前膝关节疼痛，并且与前交叉韧带断裂的发生率相关性较高[35,36]。在诊断为髌骨关节疼痛或前交叉韧带重建术后患者中，也可发现臀中肌活动度降低[38]。此外，臀中肌的活动度降低在后足着地的跑步患者和髌骨关节疼痛综合征的患者中更为常见，这就提示整个下肢都应当进行评估[39]。然而，也有人观察到，在足球运动员中，跑步时臀中肌的活动度增加是腘绳肌腱受伤的危险因素[40]。因此，正确评估和治疗臀中肌对于运动员来说是至关重要的，它是下肢综合治疗的一部分。

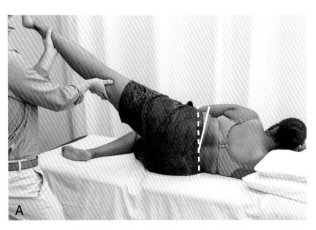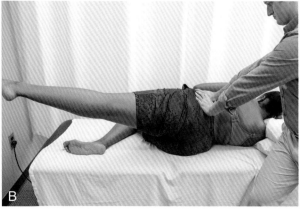

图55-5　侧卧位髋外展肌激活模式及力量测试。**A** 观察髋部和骨盆运动的肌肉激活模式，注意左髂嵴的抬高，如白实线所示，显示腰方肌对臀中肌力量不足或抑制的补偿。**B** 稳定骨盆，抑制腰方肌，准确评估臀中肌抑制或力量缺陷。注意观察髋外展范围的变化

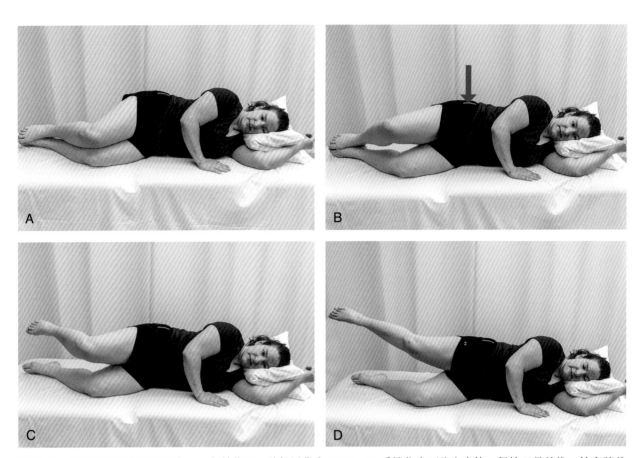

图55-6　臀中肌和臀小肌再训练。**A** 起始位置，髋部屈曲小于20°。**B** 手撑住床面稳定身体，保持双足并拢，抬高膝盖激活臀中肌、臀小肌和臀大肌（箭头）。**C** 抬高患侧足部直到下肢与地面平行。注意脚不能高过膝盖。**D** 膝盖和臀部对齐并伸直，向上抬腿，保持6 ～ 10 s，然后慢慢放下

表 55-2　臀中肌和臀小肌再训练	
起始位置（图55-6A）	患者侧卧，膝关节及髋部略弯曲（＜20°）
第一步（图55-6B）	患者抬起膝盖，同时保持双足并拢，手撑住床面以稳定身体，确保不出现臀部向后摇晃及腰椎旋转。
第二步（图55-6C）	从第一步位置开始，患者抬足，使其与膝盖同一水平，但不要高于膝盖，并保持此位置6 ～ 10 s，然后缓慢地将腿降低至起始位置
第三步（图55-6D）	膝盖、臀部与躯干成一条直线，患者在不抬高臀部的情况下抬起整个下肢，保持6 ～ 10 s，然后慢慢将腿放低

（4）触发点检查

触发点检查要求检查者对臀肌的纤维走行有明确的了解，以便确定哪些肌肉有触发点。图54-10显示了臀大肌、臀中肌和臀小肌的纤维排列和大小。检查臀中肌的触发点时，患者应侧卧位，患侧在上。在两膝之间放置一个枕头，以保持髋部在一个中立的位置，且避免过伸姿势。临床医生使用交叉纤维平滑式触诊法检查肌肉（图55-7A和图55-7B），臀中肌后部被臀大肌覆盖，这使得区分臀大肌和臀中肌的触发点更有挑战性。如果检测到臀大肌有触发点，可能需要先灭活这些触发点，以便更好地评估深层臀中肌是否存在触发点。在臀大肌表层纤维的触发点就在皮肤下

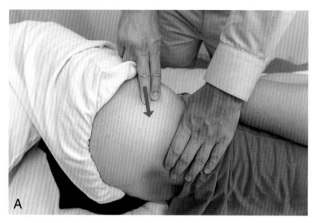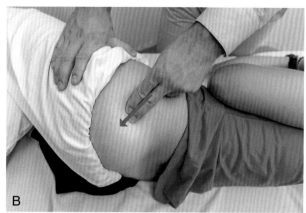

图 55-7　交叉纤维平滑式触诊法寻找臀中肌的触发点。**A** 前部。**B** 中部和后部

方，很容易触诊到。较深的紧绷带可能在臀大肌深层纤维或下方的臀中肌内。

图 55-8 显示了臀部肌肉的边界和它们的重叠区域，以便更好地对这些肌肉进行触诊。臀中肌在上方受骨盆边缘的限制（图 55-8A），在前方受髂前上棘后部至大转子的连线限制，在下方（后方）

受沿梨状肌上缘（图 55-8A）的梨状线（图 55-8B）限制。臀大肌覆盖了臀中肌后部的大部分，臀小肌位于臀中肌远端 2/3 的深处。在该区域臀大肌、臀中肌、臀小肌肌肉重叠，干针作为一种有用的诊断工具，将它插入臀中肌和臀小肌可引起局部抽搐反应或复制出患者的症状，从而改善定位的准确性。

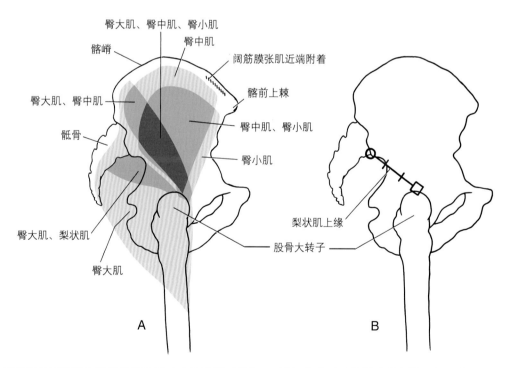

图 55-8　示意图显示臀肌和梨状肌的重叠（略偏后侧面观）。**A** 浅红色表示只能触及单个臀肌的区域，臀小肌的前部被阔筋膜张肌覆盖（阔筋膜张肌的髂嵴附着点由一阴影线标记）。在这些单肌区域触诊压痛，很少与其他臀肌或梨状肌压痛相混淆。左侧的中红色表示通过臀大肌可触及臀中肌或梨状肌，但触及区域不包括臀小肌深层敏感区域；右侧的中红色表示臀中肌覆盖臀小肌。深红色显示臀大肌、臀中肌和臀小肌重叠。注意梨状肌的上缘与臀中肌和臀小肌的下缘接壤。臀中肌有时与梨状肌重叠。**B** 梨状肌线，它从股骨大转子的近端（矩形）延伸到骶骨与髂骨相连处（坐骨大孔）。梨状肌线分为三段，便于臀小肌后部和梨状肌定位触发点

4　鉴别诊断

（1）触发点的激活和延续

任何一种使激活触发点的姿势或活动，如果不加以纠正，都可能会使其持续存在。触发点可由臀中肌任何部分的非常规偏心负荷、偏心运动或最大、次最大的同心负荷激活[41]。当肌肉长时间处于缩短和/或延长的状态时，触发点也可能被激活或加重。

可能导致臀中肌和臀小肌超负荷的活动包括举重、跑步，以及习惯性地单侧负重，比如抱小孩或一侧臀部受力。特别是单侧负重行走时，肌肉负荷会进一步增加[18]。另一个因素是臀中肌和大腿肌肉的力量不平衡。当髋关节外展肌的力量强度与股四头肌或腘绳肌的力量强度相对较弱时，一旦上肢承受中等强度的负荷，臀中肌会得到相对更强的激活[42]。

如果躯体活动对臀中肌的需求增加，下运动力学链的任何变化都会激活触发点或使其持续存在。臀中肌在整个步态周期中都是活跃的，并在步态的站立中间期提供了大部分支撑力[43]。其他异常的内在因素，如过度内旋、髋外展肌或外旋肌无力，可导致在步态的站立阶段髋关节过度内收和内旋，从而导致臀中肌维持骨盆稳定的效率降低。这一力学缺陷可能导致臀中肌重复性的微损伤和超负荷。在爬楼梯、蹲下和跑步过程中，增加髋关节内收和内旋可改变臀中肌的激活模式，减少臀中肌的负荷[44]。

（2）继发触发点

原发性触发点引起牵涉痛区域可产生继发触发点[45]。因此，牵涉痛区域相关肌肉组织同样需要重视。

臀中肌后部的触发点可能激活梨状肌和臀小肌后部相关的触发点。当臀中肌前部的触发点激活时，同一功能单位中的阔筋膜张肌也可能产生触发点。

当腰方肌具有激活的触发点时，臀中肌作为其牵涉痛区域，也会产生继发的触发点，然而臀中肌继发触发点的治疗只能暂时缓解腰方肌触发点引起的症状。然而，相反，腰方肌触发点的治疗往往可消除臀中肌的继发触发点。

臀中肌可牵涉相关肌肉，包括臀大肌、闭孔内肌和外肌、上/下孖肌、股二头肌、半腱肌、半膜肌、腰多肌和腰大肌等应仔细评估。梨状肌、臀大肌和股外侧肌等可将症状牵涉至髋外侧，也可能激活臀中肌产生继发触发点。

（3）相关病理学

臀中肌功能障碍的临床鉴别诊断应包括腰椎病变、骶髂功能障碍和髋关节病变。腰椎小关节或骶髂关节的症状和牵涉痛与臀中肌触发点的牵涉痛可发生重叠；因此，腰骶部的检查是必要的。骶髂关节疼痛激发试验表明其牵涉痛常发生在下背部、臀部，偶尔也会发生在大腿后部或外侧和小腿部[46,47]。髋关节疼痛激发试验也表明大多数髋关节痛可牵涉至臀部、大腿或腹股沟[48]。

L4、L5腰椎根性症状或神经根病变的患者发生臀中肌触发点的可能性增加。76%的腰椎神经根病患者中可发现臀中肌触发点。75%的患者触发点的位置与神经根病变侧一致[49]。研究认为臀肌的触发点是神经根病变患者的高度特异性临床指征[50]。

臀肌的触发点与腰痛也有关。Iglesias-Gonzalez等人发现，慢性腰痛患者的腰背部和臀部肌肉中激活的触发点存在关联。最常见的触发点存在于臀中肌、髂腰肌和腰方肌。同时指出激活触发点数量与患者的疼痛强度和睡眠质量之间的存在相关性[21]。

髋关节病变可引起患者生物力学或运动控制的改变，激活臀中肌的触发点。在关节盂上唇撕裂的患者中，向心和偏心负荷时臀中肌的活性减弱[51]。股骨髋臼撞击或关节盂上唇撕裂的患者也发现髋外展肌无力[52]。

髋关节骨性关节炎的严重程度与臀中肌的功能也密切相关。骨关节炎越重，臀中肌在最初接触地面和站立中间期之间的激活峰值延长，导致臀中肌和臀小肌负荷加重[53]。Uemura等人发现髋关节骨性关节炎可导致臀肌萎缩，在全髋关节置换术后肌肉体谅的恢复需要两年以上[54]。

此外，研究人员还发现了髋关节肌肉组织薄弱、髋关节过度内收/内旋与髋股关节疼痛之间的相关性[55-59]。Roach等人发现髋股关节痛患者双侧臀中肌和腰方肌的触发点发生率增加[55]。

臀肌肌腱病变被认为是引起大转子疼痛综合征（GTPS）的主要原因之一。Bird等人研究了24例症状和体征与GTPS一致的臀中肌肌腱病理[60]。他们利用磁共振成像、Trendelenburg征、髋外展阻力和髋内旋转疼痛作为臀中肌肌腱撕裂的检查指标。结果发现Trendelenburg征对保守治疗无效的患者检查臀中肌肌腱撕裂的敏感性为0.73，特异性为0.80[60]。治疗臀中肌腱撕裂的方法是大转子微创穿刺技术。然而，这种相对较新的方法缺乏长期的随访[61]。

5　纠正措施

臀中肌触发点可导致患者睡眠困难，需要纠正睡眠姿势，推荐仰卧或患侧在上的侧卧位。侧卧睡姿时，在两腿之间放一个枕头以避免疼痛放射至内收的髋部（图55-9）。如果臀中肌的后部存在触发点，仰卧时触发点可能受压，可导致背部疼痛。

利用触发点自压释放工具、网球或长曲棍球，可以实现触发点在臀中肌的压力缓解。使用自压释放工具进行触发点压力缓解时，患侧向上（图55-10A）。用工具定位一个敏感点，然后施加

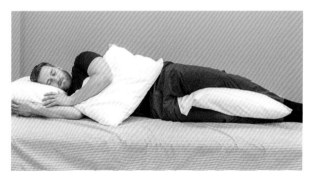

图55-9　臀中肌和臀小肌功能障碍时的睡姿。枕头放在两腿之间，以保持臀部、躯干和肩膀对齐

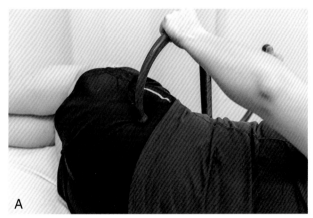

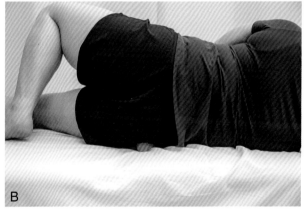

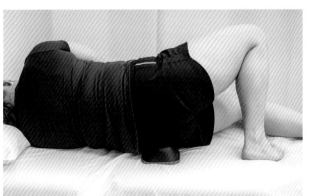

图55-10　臀中肌触发点自压缓解。A 触发点压力释放工具。B 网球。C 触发点压力释放工具（半球形）

15～30 s的轻压（疼痛不超过4/10疼痛量表）或直到疼痛减轻。这种释放可以重复5次，每天可进行多次。患者也可以使用球或其他手持工具，方法如图55-10B和图55-10C所示。在移动到下一个区域之前，可以在该区域上缓慢摇运动或持续一段时间。压力不应引起过度疼痛（图55-10C）。

臀中肌的自我拉伸时应侧卧，健侧在下，躺在一个硬板床边缘，屈曲健侧髋部，支撑患侧下肢（图55-11A）。然后把患肢压低，直到臀部感到轻微的拉伸或不适。下面的腿起支撑作用，以避免臀中肌的触发点过度拉伸（图55-11B）。患

者应缓慢吸气，然后在呼气时放松，利用重力帮助拉伸臀中肌（图55-11B）。如果床太软，同样的伸展动作也可以在楼梯平台的顶部进行，建议在地面垫一个枕头（图55-11C和图55-11D）。

臀中肌和臀小肌的肌力对于行走时的力学支撑是至关重要的，在治疗触发点后，可以在行走过程中进行适当的力学训练。可导致患侧髋关节内收的走路姿势必须予以纠正。重视肌肉再训练可避免病情加重，有利于防止复发。有臀肌功能障碍及疼痛者应咨询持有执照的康复专业人员，获得适当的运动治疗。

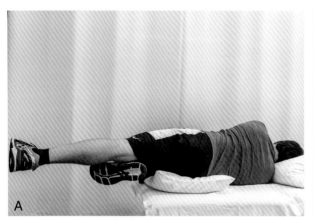
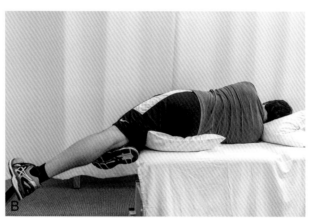
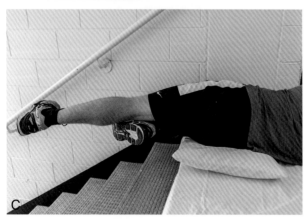
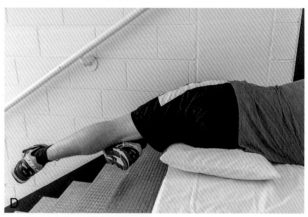

图55-11　臀中肌和臀小肌自我拉伸。**A、B** 离开床沿。**A** 起始位置。**B** 结束位置。**C、D** 离开楼梯平台。**C** 起始位置。**D** 结束位置

张永燕、许华　译　许华、季锋　审

参考文献

［1］ S. *Gray's Anatomy: The Anatomical Basis of Clinical Practice*. 41st ed. London, UK: Elsevier; 2015.

［2］ Flack NA, Nicholson HD, Woodley SJ. The anatomy of the hip abductor muscles. *Clin Anat.* 2014; 27(2): 241253.

［3］ Gottschalk F, Kourosh S, Leveau B. The functional

anatomy often sorfasciae latae and gluteus medius and minimus. *J Anat.* 1989; 166: 179−189.

[4]　Flack NA, Nicholson HD, Woodley SJ. A review of the anatomy of the hip abductor muscles, gluteus medius, gluteus minimus, and tensor fascia lata. *Clin Anat.* 2012; 25(6): 697−708.

[5]　Bardeen C. The musculature, Section 5. In: Jackson CM, ed. Morris's Human Anatomy. 6th ed. Philadelphia, PA: Blakiston's Son & Co; 1921.

[6]　Chomiak J, Huracek J, Dvorak J, et al. Lesion of gluteal nerves and muscles in total hip arthroplasty through 3 surgical approaches. An electromyographically controlled study. Hip Int. 2015; 25(2): 176−183.

[7]　Moore KL, Agur AMR, Dalley AF. Clinically Oriented Anatomy. Baltimore, MD: Lippincott Williams & Wilkins; 2014.

[8]　Delp SL, Hess WE, Hungerford DS, Jones LC. Variation of rotation moment arms with hip exion. *J Biomech.* 1999; 32(5): 493−501.

[9]　BolglaLA, UhlTL. Electromyo graphicanalys is of hipre habilitation exercises in a group of healthy subjects. *J Orthop Sports Phys Ther.* 2005; 35(8): 487−494.

[10]　Retchford TH, Crossley KM, Grimaldi A, Kemp JL, Cowan SM. Can local muscles augment stability in the hip? A narrative literature review. *J Mus-culoskelet Neuronal Interact.* 2013; 13(1): 1−12.

[11]　Semciw AI, Neate R, Pizzari T. A comparison of surface and newire EMG recordings of gluteus medius during selected maximum isometric voluntary contractions of the hip. *J ElectromyogrKinesiol.* 2014; 24(6): 835−840.

[12]　Semciw AI, Pizzari T, Murley GS, Green RA. Gluteusmedius: anintramuscular EMG investigation of anterior, middle and posterior segments during gait. *J Electromyogr Kinesiol.* 2013; 23(4): 858−864.

[13]　Hollman JH, Kolbeck KE, Hitchcock JL, Koverman JW, Krause DA. Correlations between hip strength and static foot and knee posture. *J Sport Rehabil.* 2006; 15: 12−23.

[14]　Alexander N, Schwameder H. Effect of sloped walking on lower limb muscle forces. *Gait Posture.* 2016; 47: 62−67.

[15]　Kim TY, Yoo WG, An DH, Shin SJ. The effects of different gait speeds and lower arm weight on the activities of the latissimus dorsi, gluteus medius, and gluteus maximus muscles. *J Phys Ther Sci.* 2013; 25: 1483−1484.

[16]　Lee SK, Lee SY, Jung JM. Muscle activity of the gluteus medius at different gait speeds. *J Phys Ther Sci.* 2014; 26(12): 1915−1917.

[17]　Lenhart R, Thelen D, Heiderscheit B. Hip muscle loads during running at various step rates. *J Orthop Sports Phys Ther.* 2014; 44(10): 766−774, A761−A764.

[18]　Lee JW, Kim YJ, Koo HM. Activation of the gluteus medius according to load during horizontal hip abduction in a one-leg stance. *J Phys Ther Sci.* 2015; 27(8): 2601−2603.

[19]　Sirca A, Susec-Michieli M. Selective type II bre muscular atrophy in patients with osteoarthritis of the hip. *J Neurol Sci.* 1980; 44(2−3): 149−159.

[20]　Simons DG, Travell J, Simons L. *Travell & Simon's Myofascial Pain and Dysfunction: The Trigger Point Manual.* Vol 1. 2nd ed. Baltimore, MD: Williams & Wilkins; 1999.

[21]　Iglesias-Gonzalez JJ, Munoz-Garcia MT, Rodrigues-de-Souza DP, Alburquerque-Sendin F, Fernández de las Peñas C. Myofascial trigger points, pain, disability, and sleep quality in patients with chronic nonspeci c low back pain. *Pain Med.* 2013; 14(12): 1964−1970.

[22]　Arcangeli P, Digiesi V, Ronchi O, Dorigo B, Bartoli B. Mechanisms of ischemic pain in peripheral occlusive arterial disease. In: Bonica JJ, Albe-Fessard D, eds. *Advances in Pain Research and Therapy.* Vol 1. New York, NY: Raven Press; 1976: 965−973.

[23]　Kellgren JH. A preliminary account of referred pains arising from muscle. *Br Med J.* 1938; 1: 325−327 (p. 327).

[24]　Sola AE. Chapter 47, Trigger point therapy. In: Roberts JR, Hedges JR, eds. *Clinical Procedures in Emergency Medicine.* Philadelphia, PA: Saunders; 1985: 674−686 (p. 683).

[25]　Winter Z. Referred pain in brositis. *Med Rec.* 1944; 157: 34−37.

[26]　Kellgren JH. Observations on referred pain arising from muscle. *Clin Sci.* 1938; 3: 175−190 (pp. 176, 177).

[27]　Steinbrocker O, Isenberg SA, Silver M, Neustadt D, Kuhn P, Schittone M. Observations on pain produced by injection of hypertonic saline into muscles and other supportive tissues. *J Clin Invest.* 1953; 32(10): 1045−1051.

[28]　Izumi M, Petersen KK, Arendt-Nielsen L, Graven-Nielsen T. Pain referral and regional deep tissue hyperalgesia in experimental human hip pain models. *Pain.* 2014; 155(4): 792−800.

[29]　Mehta P, Telhan R, Burge A, Wyss J. Atypical cause of lateral hip pain due to proximal gluteus medius muscle tear: a report of 2 cases. *PM R.* 2015; 7(9): 1002−1006.

[30] Porter eld JA, DeRosa C. *Mechanical Low Back Pain: Perspectives in Func-tional Anatomy.* 2nd ed. Philadelphia, PA: Saunders; 1998 (pp. 114−117).

[31] DeStefano L. *Greenman's Principles of Manual Medicine.* 5th ed. Philadelphia, PA: Wolters Kluwer; 2016 (p. 338).

[32] Lee SP, Powers CM. Individuals with diminished hip abductor muscle strength exhibit altered ankle biomechanics and neuromuscular activation during unipedal balance tasks. *Gait Posture.* 2014; 39(3): 933−938.

[33] Page P, Frank C, Lardner R. *Assessment and Treatment of Muscle Imbalance. The Janda Approach.* Champaign, IL: Human Kinetics; 2010 (pp. 80−81).

[34] Friberg O. Clinical symptoms and biomechanics of lumbar spine and hip joint in leg length inequality. *Spine.* 1983; 8(6): 643−651.

[35] Khayambashi K, Fallah A, Movahedi A, Bagwell J, Powers C. Posterolateral hip muscle strengthening versus quadriceps strengthening for patellofemoral pain: a comparative control trial. *Arch Phys Med Rehabil.* 2014; 95(5): 900−907.

[36] Khayambashi K, Ghoddosi N, Straub RK, Powers CM. Hip muscle strength predicts noncontact anterior cruciate ligament injury in male and female athletes: a prospective study. *Am J Sports Med.* 2016; 44(2): 355−361.

[37] Goto S, Aminaka N, Gribble PA. Lower extremity muscle activity, kinemat-ics, and dynamic postural control in individuals with patellofemoral pain. *J Sport Rehabil.* 2017: 1−29.

[38] Harput G, Howard JS, Mattacola C. Comparison of muscle activation lev-els between healthy individuals and persons who have undergone anterior cruciate ligament reconstruction during different phases of weight-bearing exercises. *J Orthop Sports Phys Ther.* 2016; 46(11): 984−992.

[39] Esculier JF, Roy JS, Bouyer LJ. Lower limb control and strength in runners with and without patellofemoral pain syndrome. *Gait Posture.* 2015; 41(3): 813−819.

[40] Franettovich Smith MM, Bonacci J, Mendis MD, Christie C, Rotstein A, Hides JA. Gluteus medius activation during running is a risk factor for season hamstring injuries in elite footballers. *J Sci Med Sport.* 2017; 20(2): 159−163.

[41] Gerwin RD, Dommerholt J, Shah JP. An expansion of Simons' integrated hypothesis of trigger point formation. *Curr Pain Headache Rep.* 2004; 8(6): 468−475.

[42] Stastny P, Lehnert M, Zaatar A, Svoboda Z, Xaverova Z, Pietraszewski P. The gluteus medius vs. thigh muscles strength ratio and their relation to electromyography amplitude during a farmer's walk exercise. *J Hum Kinet.* 2015; 45: 157−165.

[43] Anderson FC, Pandy MG. Individual muscle contributions to support in normal walking. *Gait Posture.* 2003; 17(2): 159−169

[44] Barton CJ, Lack S, Malliaras P, Morrissey D. Gluteal muscle activity and patellofemoral pain syndrome: a systematic review. *Br J Sports Med.* 2013; 47(4): 207−214.

[45] Hsieh YL, Kao MJ, Kuan TS, Chen SM, Chen JT, Hong CZ. Dry needling to a key myofascial trigger point may reduce the irritability of satellite MTrPs. *Am J Phys Med Rehabil.* 2007; 86(5): 397−403.

[46] Slipman CW, Jackson HB, Lipetz JS, Chan KT, Lenrow D, Vresilovic EJ. Sac-roiliac joint pain referral zones. *Arch Phys Med Rehabil.* 2000; 81(3): 334−338.

[47] Kurosawa D, Murakami E, Aizawa T. Referred pain location depends on the affected section of the sacroiliac joint. *Eur Spine J.* 2015; 24(3): 521−527.

[48] Lesher JM, Dreyfuss P, Hager N, Kaplan M, Furman M. Hip joint pain referral patterns: a descriptive study. *Pain Med.* 2008; 9(1): 22−25.

[49] Adelmanesh F, Jalali A, JazayeriShooshtari SM, Raissi GR, Ketabchi SM, Shir Y. Is there an association between lumbosacral radiculopathy and painful gluteal trigger points? A cross-sectional study. *Am J Phys Med Rehabil.* 2015; 94(10): 784−791.

[50] Adelmanesh F, Jalali A, Shirvani A, et al. The diagnostic accuracy of gluteal trigger points to differentiate radicular from nonradicular low back pain. *Clin J Pain.* 2016; 32(8): 666−672.

[51] Dwyer MK, Lewis CL, Hanmer AW, McCarthy JC. Do neuromuscular alterations exist for patients with acetabular labral tears during function? *Arthroscopy.* 2016; 32(6): 1045−1052.

[52] Nepple JJ, Goljan P, Briggs KK, Garvey SE, Ryan M, Philippon MJ. Hip strength de cits in patients with symptomatic femoroacetabular impingement and labral tears. *Arthroscopy.* 2015; 31(11): 2106−2111.

[53] Rutherford DJ, Moreside J, Wong I. Hip joint motion and gluteal muscle activation differences between healthy controls and those with varying degrees of hip osteoarthritis during walking. *J Electromyogr Kinesiol.* 2015; 25(6): 944−950.

[54] Uemura K, Takao M, Sakai T, Nishii T, Sugano N. Volume increases of the gluteus maximus, gluteus

medius, and thigh muscles after hip arthroplasty. *J Arthroplasty.* 2016; 31(4): 906.e1–912.e1.

[55] Roach S, Sorenson E, Headley B, San Juan JG. Prevalence of myofascial trigger points in the hip in patellofemoral pain. *Arch Phys Med Rehabil.* 2013; 94(3): 522–526.

[56] Cowan SM, Crossley KM, Bennell KL. Altered hip and trunk muscle function in individuals with patellofemoral pain. *Br J Sports Med.* 2009; 43(8): 584–588.

[57] Rathleff MS, Rathleff CR, Crossley KM, Barton CJ. Is hip strength a risk factor for patellofemoral pain? A systematic review and meta-analysis. *Br J Sports Med.* 2014; 48(14): 1088.

[58] Nakagawa TH, Serrao FV, Maciel CD, Powers CM. Hip and knee kinematics are associated with pain and self-reported functional status in males and females with patellofemoral pain. *Int J Sports Med.* 2013; 34(11): 997–1002. 59. Wirtz AD, Willson JD, Kernozek TW, Hong DA. Patellofemoral joint stress during running in females with and without patellofemoral pain. *Knee.* 2012; 19(5): 703–708.

[59] Bird PA, Oakley SP, Shnier R, Kirkham BW. Prospective evaluation of magnetic resonance imaging and physical examination ndings in patients with greater trochanteric pain syndrome. *Arthritis Rheum.* 2001; 44(9): 2138–2145.

[60] Redmond JM, Cregar WM, Gupta A, Hammarstedt JE, Martin TJ, Domb BG. Trochanteric micropuncture: treatment for gluteus medius tendinopathy. *Arthrosc Tech.* 2015; 4(1): e87–e90.

第 五十六 章

臀小肌和阔筋膜张肌

保罗·托马斯、N.贝丝·科利尔、约瑟夫·M.唐纳利

1 介绍

臀小肌是臀肌中最小的肌群，对于维持正常的髋部生物力学起着重要的作用。它位于臀肌的最深处，与髋关节囊不仅有紧密连接，且在功能上密切相关。它的主要功能是与臀中肌共同参与髋外展，也在髋关节的其他运动中起作用。在行走、跑步和侧向运动中臀小肌对维持髋部的稳定性起重大作用。臀小肌的触发点（TrPs）可导致从髋关节、下肢到脚踝的剧烈疼痛，即臀小肌触发点牵涉痛可广泛存在于下肢，因此有必要对腰骶部和髋部进行彻底的检查。鉴别诊断包括腰神经根性疼痛或神经根病、骶髂关节功能障碍、转子滑囊炎和髋关节病变。纠正措施应包括改善坐姿和睡姿、纠正异常步态、自压缓解和自我拉伸技术。

阔筋膜张肌是一浅层肌肉，与臀中肌和臀小肌协同作用，在单侧站立时稳定骨盆。它是最小的髋外展肌，也有助于髋屈曲和内旋。阔筋膜张肌的触发点引起的疼痛可牵涉至外侧大腿，常被误诊为转子滑囊炎。除了上述对臀小肌的鉴别诊断外，还应考虑髂胫束综合征。纠正措施包括改变姿势（特别是坐姿和睡姿），最大限度地提高行走和跑步活动的效率，自我压力充分释放和拉伸。

为了解决臀小肌和阔筋膜张肌的症状，需要纠正运动链的生物力学。

2 相关解剖

臀小肌

臀小肌位于臀中肌的深处，是臀肌中长度最小、重量最轻的肌肉[1]。它的扇形结构与上覆的臀中肌类似。臀小肌起源于髂骨外表面，位于臀前线和臀下线之间，在后方接近坐骨大孔（图56-1）。根据肌肉纤维走行方向可分为两部分，前束垂直排列较多，后束水平排列较多（图56-1）[2]。肌肉纤维汇聚成腱膜，止于大转子的前外侧面，止点位于梨状肌止点的深部和前方，与梨状肌、上孖肌或股外侧肌腱膜一起在髋关节囊上外侧形成广泛的附着点，与这些肌肉相互影响[3-6]。

臀小肌的相对厚度及其在横断面与阔筋膜张

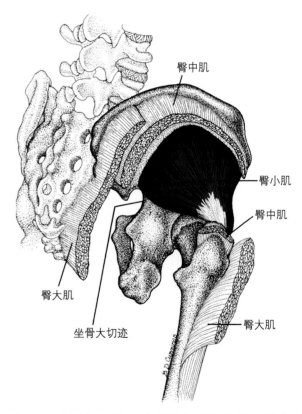

图56-1 右臀小肌（红色）附着点后外侧面观。臀大肌和臀中肌已经被切除

肌的解剖关系如图56-2所示。与臀小肌的后部相比，臀小肌前部的厚度更厚，这一点容易忽视。图56-2的最底图可见这种厚度上的差异，该平面大约位于髂前上棘与髂前下棘的中间。横断面还

显示了臀小肌前部的最佳触诊点在阔筋膜张肌的后缘以及阔筋膜张肌前缘与髂骨前缘之间。

臀小肌的转子滑囊，位于臀小肌肌腱前部和大转子之间，有利于肌腱在大转子表面滑动[4]。

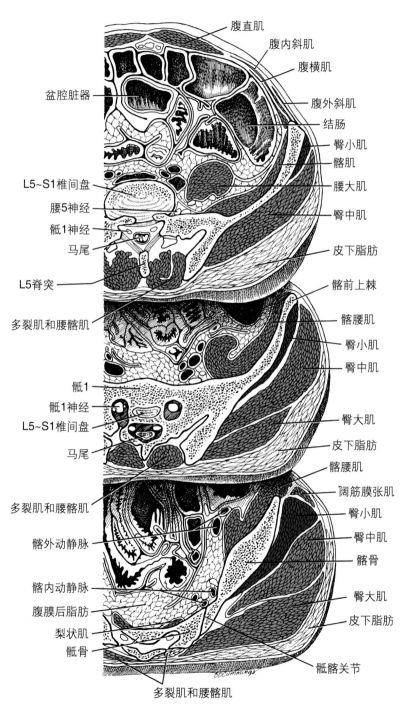

图56-2　骨盆的连续横截面（臀小肌为暗红色）。这3个部分显示了肌肉的前部与髂骨、邻近肌肉（浅红色）和皮肤的关系。中图为髂前上棘水平。下图为髂前上棘和髂前下棘之间的横断面，在该水平，臀小肌前部最厚的部分可能位于阔筋膜张肌和臀中肌之间，可在皮下触诊到。沿阔筋膜张肌后缘及深部触诊臀小肌前部是否有触发点

肌腱的滑动运动是保障臀小肌前纤维充分伸展达到运动范围的前提。

阔筋膜张肌

阔筋膜张肌起源于髂嵴外唇的前部、髂前上棘的外侧，止于阔筋膜的深部，位于臀中肌和缝匠肌之间[4]。在近端，阔筋膜张肌附着在臀中肌的浅筋膜上，远端向下走行并附着在髂胫束的表面，一般止于大腿的上1/3处，偶尔可向下延伸至股骨外侧髁（图56-3）。

（1）神经支配和血管分布

臀小肌

臀小肌由臀上神经（来源于L4、L5和S1）支配。

臀小肌血供来源于臀上动脉，臀上动脉从梨状肌上的坐骨大孔穿出，穿行于臀中肌和臀小肌之间。臀上动脉浅支供应臀大肌，深支供应臀中肌、臀小肌和阔筋膜张肌[4,7]。臀上神经和动脉在臀中肌和臀小肌之间伴行。

阔筋膜张肌

阔筋膜张肌也由臀上神经支配。血供主要来源于旋股外侧动脉的上升分支，上半部的血供来源于臀上动脉。

（2）功能

臀小肌

臀中肌前纤维和臀小肌共同支配大腿的外

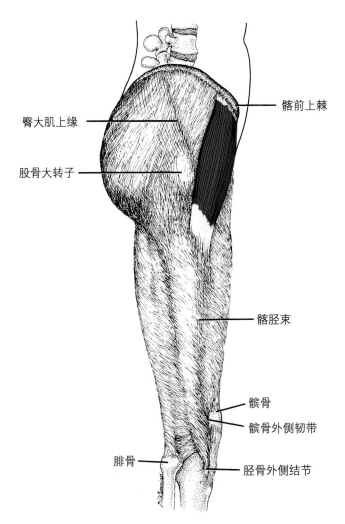

图56-3　右侧阔筋膜张肌（红色，筋膜）侧位示意图。上方，肌肉附着于髂前上棘正后方的髂骨上。下方，前内侧肌纤维附着在膝盖上方的筋膜上，后外侧肌纤维附着在髂胫束上，髂胫束一直延伸到胫骨外侧结节

展和股骨的内旋[4,5]。臀小肌是髋部的动力稳定器，在髋外展时可以缩紧髋关节囊[5,6,8]。步态周期的生物力学研究表明，作用于髋关节的肌肉提供了95%的接触力[9]。臀小肌纤维附着在髋关节囊的前上方，在步态中可阻止股骨头向上外侧移位[8]。Beck等人认为臀小肌在髋外展、屈曲、内旋和外旋中都有参与，这取决于股骨相对于骨盆的位置。在髋部伸展时，臀小肌前纤维产生内旋作用，后纤维产生外旋作用[10]。在髋部弯曲90°时，臀小肌所有纤维都会产生内旋作用。在髋部伸展时，臀小肌前后纤维同时收缩时，可将股骨头拉入髋臼，增加髋关节的稳定性[10,11]。关节囊的收紧作用无论在何种体位下均有助于保持髋关节的稳定性。

在步态周期中，臀小肌作为股骨头的稳定器，其后部在站立相早期表现十分活跃。在站立中后期，前后两部分都是活跃的，在该期臀小肌的前部可以通过其与髂腰肌稳定股骨头的协同作用，使作用于髋关节前部（髋臼、关节囊和髋臼上盂唇前部）的力最小化[12]。Anderson等人发现，在站立中期，骨盆的稳定性主要由臀中肌和臀小肌支撑。

阔筋膜张肌

阔筋膜张肌可协助髋部的屈曲、外展和内旋。但它主要的功能还是与臀中肌和臀小肌协同作用支配髋部外展；然而它仅占髋外展肌总横截面积的11%[14]。大部分后外侧纤维也参与维持髋内旋同时膝关节完全伸直的状态[15]。Bouillon等人利用表面肌电图和最大自主等长收缩百分比(%MVIC)在下楼、向前弓步和侧方弓步时对8块肌肉进行了研究[16]。他们发现，臀大肌和臀中肌在下楼过程中的MVIC较高，在侧步时MVIC中等，而阔筋膜张肌(TFL)在这3种活动中的MVIC均较低。

与大多数其他下肢肌肉一样，阔筋膜张肌在步态的站立相起作用，尤其是在站立中期，它主要与臀中肌和臀小肌一起控制骨盆的冠状面运动。Paré等人研究表明，阔筋膜张肌的前内侧和后外侧在不同时期因不同原因而激活，在步态过程中，

大部分的前内侧纤维活跃在迈步中期，而不大部分的后外侧纤维活跃在站立期。后外侧纤维与臀中肌和臀小肌协同稳定骨盆，阻止站立中期对侧骨盆向下倾斜[17]。最后外侧的纤维也参与维持膝关节的稳定。

后外侧纤维也作用于行走、奔跑、冲刺、踩踏平台和爬梯子时的足跟受力活动中，活动越剧烈，肌肉收缩越剧烈。在骑自行车的时候，当踏板从水平向上到达顶部时，髋部屈肌开始活跃，同时可在肌电图检查时观察到阔筋膜张肌也是活跃的[19]。

（3）功能单位

肌肉所属的功能单位包括加强和对抗其运动的肌肉以及肌肉穿过的关节。这些结构在功能上的相互依赖性反映在大脑感觉运动皮层的组织和神经的联系上。强调这些功能单位，是因为在单位中的一个肌肉中存在触发点会增加其他肌肉产生触发点的可能性。当灭活肌肉中的触发点时，必须关注在功能上相互依赖的肌肉中同样可能存在触发点。表56-1为臀小肌的功能单位，表56-2为阔筋膜张肌的功能单位[20]。

当髋部屈曲时，臀小肌的所有纤维参与支配髋部内旋；而前纤维在髋关节伸展时，与臀中肌的前纤维一起产生髋关节内旋。

3　临床表现

（1）牵涉痛模式

臀小肌

臀小肌触发点可产生剧烈的疼痛症状且比较持久。臀小肌的牵涉痛范围也比较广泛的，可与其他牵涉痛范围重叠，因此这块肌肉的功能障碍很容易被忽视和误诊。臀小肌触发点牵涉痛模式常伴有下肢感觉异常和感觉障碍。这些症状通常被误认为是"坐骨神经痛"，注意这一名词只是对下肢疼痛的一种描述，而不是一种诊断。Travell在1946年首次区分出臀小肌的前后部分不同类型的疼痛牵涉模式[21]。

表 56-1　臀小肌的功能单位

运　动	协同作用	对抗作用
髋部外展	臀中肌 臀大肌 闭孔内肌 阔筋膜张肌 上下孖肌 梨状肌 闭孔外肌	大收肌 长收肌 短收肌 股薄肌 耻骨肌
髋部外旋（髋部伸展时臀小肌后纤维）	臀中肌（后纤维） 臀大肌 闭孔内/外肌 上/下孖肌 梨状肌 股方肌	臀小肌（前纤维伸展，髋关节弯曲时全部纤维） 阔筋膜张肌
髋部内旋（髋部伸展时前纤维，髋部屈曲时所有纤维）	阔筋膜张肌 臀中肌（前纤维）	臀小肌（伸展时后纤维） 臀大肌 闭孔内/外肌 上/下孖肌 股方肌 梨状肌

表 56-2　阔筋膜张肌的功能单位

运　动	协同作用	对抗作用
髋部伸展	股直肌 髂腰肌 耻骨肌 臀中肌 臀小肌（前纤维）	臀大肌 腘绳肌
髋部内旋	臀中肌（前纤维） 臀小肌（髋关节伸展时前纤维，髋关节弯曲时所有纤维）	臀小肌（伸展时后纤维） 臀大肌 闭孔内/外肌 上/下孖肌 股方肌 梨状肌

臀小肌前部触发点的疼痛症状通常牵涉至臀部下外侧、大腿外侧和小腿外侧至脚踝，类似于L5神经根症状（图56-4）[21]。

位于臀小肌后部的触发点可导致整个臀部的疼痛，尤其是臀部内侧的疼痛，传导至大腿、膝盖和小腿后部，类似S1神经根症状（图56-4）[21]。

阔筋膜张肌

阔筋膜张肌触发点的常表现为髋关节区疼痛，疼痛沿大腿前外侧下延，偶可至膝关节（图56-5）。"假性股骨转子滑囊炎"常指由阔筋膜张肌中激活的触发点产生的疼痛。在髋关节运动过程中，疼痛更加剧烈[22-24]。

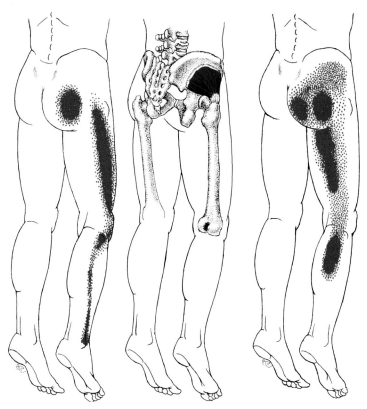

图56-4 臀小肌触发点引起的牵涉痛模式。在臀部，大腿外侧和/或大腿后侧，小腿外侧和/或小腿后侧，均可感觉到疼痛

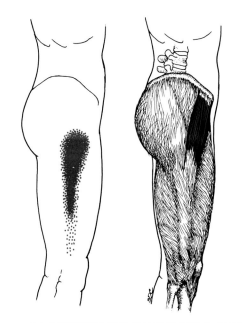

图56-5 来自阔筋膜张肌触发点的牵涉痛模式（红色）

（2）症状

臀小肌

存在臀小肌触发点的患者可主诉明显的髋部疼痛，导致行走不便，且患侧负重难以承受，在走路、躺下或从坐姿中站起来的过程中都会感到疼痛，症状通常会较重且持续存在，当患者侧卧位，患侧在下时，可能会诱发疼痛，这使得患者往往向健侧侧躺，因此常合并睡眠障碍。患者无法通过伸展运动或改变姿势来缓解臀小肌引起的疼痛，也不能舒服地躺下或正常行走，但咳嗽和打喷嚏一般不会加重由臀小肌触发点引起的症状。与臀中肌触发点一样，臀小肌触发点患者通常在长时间站立时感到疼痛。患者通常会左右移动身体重心，以避免臀部和腿部疼痛。

阔筋膜张肌

患有阔筋膜张肌触发点的患者常主诉，当髋部屈曲大于等于90°时的不能久坐。且在久坐后站立时疼痛加重。因为有股骨大转子上的触痛和触发点压痛，患者常不能向患侧侧卧，在侧卧位时，双膝之间夹一枕头可以缓解阔筋膜张肌的牵拉从而缓解疼痛。

长跑运动员在跑步过程中，由于阔筋膜张肌

的负荷加重，可能会主诉大腿区域疼痛加剧。

（3）体格检查

经过全面的体格检查后，临床医生应制作详细示图，以表示患者所描述的疼痛类型。这一描述将有助于进一步诊疗，并可在症状改善或改变时评估患者的病情进展。

臀小肌

当患者主诉症状符合臀小肌触发点引起的牵涉症状时，需对腰骶部和髋部区域进行全面的体格检查。由于臀小肌触发点症状可广泛牵涉下肢，临床医生需要将这些症状与坐骨神经或神经根性疼痛的症状进行鉴别诊断。必要时需行神经动力学测试（如神经电生理检查等），以区分疼痛源于神经组织还是臀小肌触发点。髋关节和骶髂关节也应进行评估，以确定是否存在任何生物力学偏差，这些生物力学偏差可激活和并使臀小肌触发点持续存在。

臀小肌的体格检查与臀中肌的体格检查是一样的，详见第五十五章。包括静态和动态姿势、步态分析、双腿和单腿蹲起、侧卧髋外展时的肌肉激活模式以及髋和大腿肌力测试。由于臀中肌和臀小肌的解剖体表投影大部分重叠，可应用干针获得局部抽搐反应或复制出牵涉痛，从而明确触发点的存在。

阔筋膜张肌

阔筋膜张肌的体格检查与臀中肌和臀小肌相似，然而，阔筋膜张肌功能障碍患者还可能出现站立时骨盆前倾和腰椎前凸增加。通常情况下，阔筋膜张肌触发点患者在站立时可能会使髋部轻微屈曲，或者将他们的重心转移到健侧下肢，骨盆也因此会偏向一侧。在步态周期中可表现为髋部伸展不足，因为髋部屈曲行走通常不会引起疼痛；但在快速行走仍然会受到疼痛的限制。阔筋膜张肌和腰方肌紧张会使臀中肌功能受限，这是一种比较常见的肌肉不平衡表现，因此在恢复臀中肌功能之前，必须灭活阔筋膜张肌和腰方肌中的触发点。

Thomas试验可检查阔筋膜张肌的紧绷状态，

患者仰卧在检查床的边缘，一侧髋部完全弯曲以使腰部接触创面，消除腰椎前凸增加的代偿作用，待检查的一侧髋部伸直，向内侧按压伸直的大腿，测试该侧大腿的肌肉长度限制，从而评估髋关节内收的运动范围（图56-6）[25]。当阔筋膜张肌紧张时，内收限制在15°以内。测试阔筋膜张肌的收缩功能时，患者应侧卧位，患侧在上，抬起患肢的脚部，使其外展并轻微屈髋，同时临床医生用一只手触诊臀中肌和阔筋膜张肌，另一只手对肢体施加逐渐施加压力来测试其收缩力量。如果肌肉有活动的触发点，这两个体格检查均可导致涉及的髋关节区域疼痛。

阔筋膜张肌的紧张可导致髂胫束的紧张。髂胫束受限可用Ober试验或改良Ober试验进行评估[25]。在临床上，如果Ober试验呈阳性，那么临床医生就要检查臀大肌、臀中肌和阔筋膜张肌的长度，因为这三块肌肉都与阔筋膜相连。阔筋膜张肌的紧张也会导致患侧肢体较短，可通过从仰卧位到坐位的检查中发现。

（4）触发点检查

臀小肌

臀小肌的触发点位于臀大肌、臀中肌和阔筋膜张肌的深处，因此较难触诊。如果浅层肌肉完全放松，可以触诊到臀部一些位置较深的触发点。通常情况下很难触及肌肉的紧张束，但触发点压痛可以定位。偶尔触诊触发点也可以复制出牵涉痛，但大多数情况下需要用干针或注射针刺激时才会诱发出牵涉痛。患者平卧或屈膝仰卧时可触及臀小肌前纤维（图56-7A）。在深部交叉纤维平滑式触诊时，可先评估臀小肌前部纤维，然后往后触诊后部纤维，再至髂前上棘水平以下可触诊阔筋膜张肌。在一些患者中，臀中肌可能位于臀小肌的表面，直到阔筋膜张肌的后缘。为了检查臀小肌的后部，患者需侧卧，髋部弯曲约30°并内收（图56-7B）。

阔筋膜张肌

阔筋膜张肌比较浅表，可以在仰卧位（图56-8A）或侧卧位用交叉纤维平滑式触诊法（图56-8B）定位触发点。当患者进行髋外展和内旋

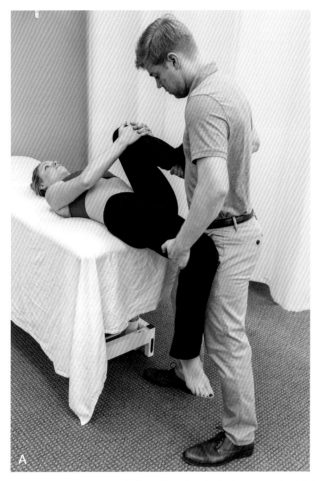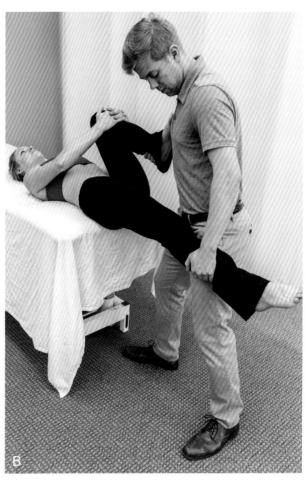

图 56-6 Thomas 测试评估阔筋膜张肌的长度。**A** 两个关节的髋屈肌长度评估 **B** 单个关节髋屈肌长度评估

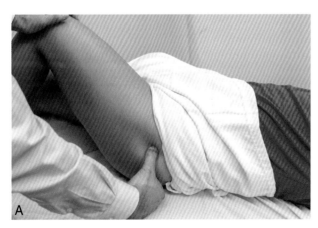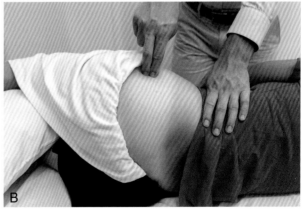

图 56-7 用交叉纤维平滑式触诊法触诊臀小肌触发点。**A** 仰卧时臀小肌的前部。**B** 侧卧时触诊需穿过臀中肌

的等长收缩时，可以通过触诊肌肉的张力来定位阔筋膜张肌。在患者处于完全放松，肌肉轻微拉伸状态时，应触诊整个腹部肌肉是否存在触发点。肌肉中的触发点在按压时可能需要 10 s 的时间，以产生大腿外侧的牵涉痛。

4 鉴别诊断

（1）触发点的激活和延续

任何一种使激活触发点的姿势或活动，如果不加以纠正，都可能会使其持续存在。在臀小肌

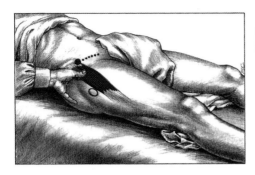
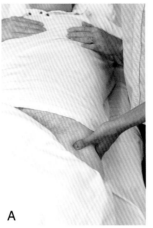
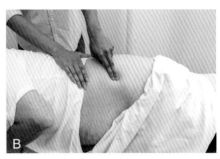

A

图56-8   用交叉纤维平滑式触诊法进行阔筋膜张肌触发点触诊。**A** 仰卧。**B** 侧卧

或阔筋膜张肌的任何部位，触发点可由肌肉的非常规的偏心负荷、偏心运动和最大或次最大同心负荷激活[26]。当肌肉长时间处于缩短和/或延长的状态时，触发点也可能被激活或加重。

臀小肌

由于臀小肌在整个步态的站立阶段都是活跃的，任何步行或跑步步态力学的改变都可能在触发点的发展中起作用。由于髋关节外展肌无力/抑制、膝外翻、异常的足内翻或由于另一个关节的损伤所致的步态偏离时，会导致患者髋关节和骨盆过度内收，从而可能会在步态站立阶段增加对臀小肌的需求[27-29]。

臀小肌的触发点也可能因跌倒造成的急性负荷加重而被激活。在非常规的活动中过度使用肌肉，如在不平整的地面上徒步旅行、跑步或打网球等运动，可能会使臀小肌负荷过重，导致触发点的产生[21]。

臀后口袋里的异物（如钱包）压迫（久坐）可导致臀小肌产生触发点，并可发生下肢牵涉痛。在排队或酒会上长时间站立不动，或在开车时长时间坐着，也会激活臀小肌的触发点。

L4、L5或S1神经根性疼痛或神经根病变可激活并使臀肌的触发点持续存在。触发点的治疗可使患者暂时缓解症状；然而，必须对神经根症状的来源进行治疗，才能达到长期缓解。经椎间孔硬膜外注射或腰椎手术治疗神经根性疼痛后，疼痛症状减轻，但通常在这些神经支配的肌肉中

触发点相关的牵涉痛仍有残留症状。此时进行触发点的治疗通常会消除残留的疼痛和症状。

阔筋膜张肌

阔筋膜张肌触发点的激活可由突然的创伤，如跳高落地时，或慢性负荷加重而产生。慢性超负荷可能是由于上下坡慢跑时，过度的内旋脚没有得到适当的支撑。同样，在不平坦或一侧倾斜的路面上经常步行或跑步，会导致阔筋膜张肌功能障碍，因为这些倾斜会增加一侧的膝内翻和外旋，另一侧的膝外翻和内旋。不良的状态和不充分的热身拉伸运动会导致跑步者触发点的激活或持续存在。减弱或抑制臀中肌和臀小肌的触发点，也可能导致阔筋膜张肌超负荷，因为它们在维持骨盆冠状面的稳定性起协同作用。Allison等人发现，与对照组相比，臀肌病变患者的阔筋膜张肌在步态站立中期的早期阶段被更快地激活，以帮助臀肌保持髋外侧的稳定性[30]。

与其他肌肉一样，阔筋膜张肌长时间维持在缩短状态会使触发点相关症状加重。这种情况发生在长时间坐位，或如胎儿睡姿时髋部过度屈曲（超过90°）呈锐角。另外负重行走会增加阔筋膜张肌的压力。

（2）继发触发点

原发性触发点引起牵涉痛区域可产生继发触发点[31]。因此，牵涉痛区域相关肌肉组织同样需要重视。

臀小肌

臀小肌存在活跃的触发点的患者很少表现为单一肌受损。该肌肉中的触发点常与腰方肌、梨状肌、臀中肌、股外侧肌和腓骨长肌（有时也与臀大肌）中的触发点相关。在功能上与臀小肌联系最紧密的两块肌肉（臀中肌和梨状肌）也最有可能发生继发触发点。阔筋膜张肌与臀小肌前纤维在功能上密切相关，因此也可能产生继发触发点。

腰方肌触发点继发的臀小肌触发点通常出现在臀小肌的后部，较少出现前部。腰方肌和臀小肌两者紧密联系，腰方肌触发点受压所致的牵涉痛不仅可发生在臀部，还可发生在臀小肌触发点的牵涉范围，如下肢后侧[21]。这种"意想不到"的疼痛是由臀小肌后部相关的触发点激活引起的；对这些臀肌触发点施加压力也会引起同样的下肢疼痛。灭活某些患者腰方肌的触发点会可使继发的臀肌触发点失活。但大部分患者需要分别灭活这两块肌肉中的触发点。

同样地，位于臀小肌前部触发点的疼痛牵涉区域，如腓骨长肌和短肌也可产生继发触发点。在臀小肌牵涉痛范围内的其他肌肉，包括闭孔内/外肌、上/下孖肌、股方肌、股二头肌、半腱肌、半膜肌、腓肠肌、比目鱼肌、腘肌、胫骨后肌、趾长外肌、拇长屈肌，应进行继发触发点评估[21]。

阔筋膜张肌

阔筋膜张肌触发点的牵涉痛很容易误诊为是由臀小肌、臀中肌或股外侧肌触发点引起的疼痛。腰方肌的触发点也可产生股骨大转子处的牵涉痛。

阔筋膜张肌的触发点患者可表现为阔筋膜张肌的单一肌肉受损，也可能继发于臀小肌前部的触发点，有时也可能继发于股直肌、髂腰肌或缝匠肌。如果臀小肌前部活跃的触发点持续存在，则阔筋膜张肌触发点无法消除，这会使其完全拉伸活动受限。

（3）相关病理

臀小肌

髋部疼痛患者常合并臀小肌活性的改变[32]。在一项对髋部疼痛患者的研究中，观察到臀小肌

在下楼梯时激活提前，同时发现与对照组相比，迈步期臀小肌活动增加。由于臀小肌在步态站立阶段可抑制髋部的平移，因此肌肉超负荷可导致髋关节不稳定[11]。重复负荷造成的韧带结构损伤、骨骼结构异常，如前倾或后倾、发育不良、盂唇撕裂、运动相关创伤或结缔组织疾病等均可导致骨盆结构不稳定[33]。

臀肌和髋部肌肉的触发点（包括臀小肌在内）与下腰痛有关。Iglesias-Gonzalez等人发现，在慢性腰痛患者中，腰背部和臀部的活动触发点之间存在关联。在他们的研究中指出激活触发点数量与患者的疼痛强度和睡眠质量之间的存在相关性[34]。

Adelmanesh等人研究了271名确诊为腰神经根病变患者的臀肌触发点患病率，并与152名健康对照组进行了比较[35]。他们发现，有单侧根性症状的患者76%存在患侧的臀肌触发点，而对照组只有2%。基于之前的工作，Adelmanesh等人研究了臀肌触发点在区分神经根性和非根性腰痛的诊断准确性[36]。他们确定了在臀区外上象限通过触诊（臀触发点试验）识别臀触发点的诊断价值，发现臀肌触发点试验的特异性为0.91，敏感性为0.74。他们的结论是，存在臀外上侧象限的触发点对于有根性症状的患者来说是一个高度特异性的指标。

阔筋膜张肌

L4神经根的根性疼痛或股外侧皮神经卡压，可产生与阔筋膜张肌触发点疼痛相似的症状。当患者出现感觉异常性股痛症状时，需要考虑阔筋膜张肌中有活跃的触发点。

阔筋膜张肌触发点疼痛常被误诊为转子滑囊炎。虽然阔筋膜张肌触发点也可在滑囊区域有疼痛和压痛，但这些症状是由触发点引起的，而不是由滑囊本身引起的。

髂胫束摩擦综合征或髂胫束综合征可引起股外侧髁部弥漫性疼痛和压痛。这种情况在膝内翻和足内翻的跑步者中很常见，在那些外侧鞋底磨损的患者中也很常见。而阔筋膜张肌、臀大肌和股外侧肌的触发点也可以合并或加剧这种疼痛。

微创全髋关节置换术（THA）通过阔筋膜张

肌和臀中肌之间的间隙进入髋关节，试图维持臀上神经的完整[38]。最近的一项研究显示，74%的THA患者（n=17）术后出现去神经支配损伤的现象，包括去神经性细胞肥大、萎缩和脂肪浸润[38]。同样，有个案报道1例慢性L5神经根病变患者也有类似的去神经性细胞肥大[39]。这些去神经性肥大的区域可能与这些肌肉中触发点相混淆。因此需要通过特定的触诊来识别肌肉纤维内紧张束中的高刺激性点压痛将有助于确定这些病例症状的具体来源。

5 纠正措施

臀小肌

存在臀小肌触发点患者可能需要改变他们的睡眠姿势。仰卧或向健侧侧卧通常比向患侧侧卧更舒服。如果侧卧睡觉，可能需要在两腿之间放一个枕头，以避免髋关节内收带来的疼痛（见图55-9）。如果走路和站立时感到明显疼痛，患侧使用拐杖可减轻臀小肌负荷，坐位可避免疼痛进一步加重。如果长时间站立不可避免，那么应将身体的重心移向健侧，有助于减少对肌肉的持续需求，而站立时足间距大于肩宽可减轻疼痛。避免剧烈的运动，如跑步、体育锻炼或徒步旅行，运动量应缓慢递增。减少训练计划或适当的活动可能比完全停止活动更有益。如果患者在行走或跑步过程中由于臀小肌的触发点而感到疼痛，应改

为在斜坡地形上进行锻炼，因为与水平地面相比，在斜坡上行走对臀小肌的需求更少。

利用触发点缓解工具、网球或长曲棍球，可以实现臀小肌触发点的自压释放。用触发点自压释放工具进行触发点的缓解治疗时放，患者取仰卧位，向健侧旋转1/4圈，患侧髋部和膝盖屈曲，健侧膝下垫一枕头（图56-9A）。用工具定位敏感点，轻压(不超过4/10疼痛)，保持15～30 s，直至疼痛减轻。每组重复5次，每天进行数组治疗。使用球或其他工具时，将球放在床或地板上，患者臀部轻轻地躺在球上，寻找臀小肌的压痛点，并按压，如图56-9B。当压迫臀小肌时，患者应特别注意任何触痛点，缓慢按压痛区或在移动到下一个区域之前短暂停顿持续数秒。压力强度以轻度不适为宜，但不应导致过度疼痛（图56-9B）。

臀小肌的自我拉伸可通过向健侧侧卧，躺在一个坚实表面（硬板床或楼梯顶部）边缘，屈曲健侧髋部，支撑患侧下肢（图55-11A）。然后把患肢压低，直到臀部感到轻微的拉伸或不适。拉伸应该保持30 s，重复4次。下面的腿起支撑作用，以避免臀小肌的触发点过度拉伸（图55-11B）。患者应缓慢吸气，然后在呼气时放松，让重力作用于臀小肌（图55-11B）。如果床太软，同样的拉伸动作也可以在楼梯平台的顶部进行，在侧方垫一个枕头（图55-11C和图55-11D）。为了集中拉伸肌肉的后部，臀部可以稍微向前倾斜

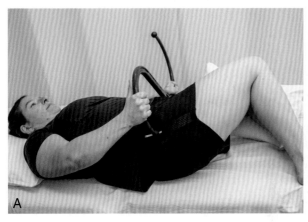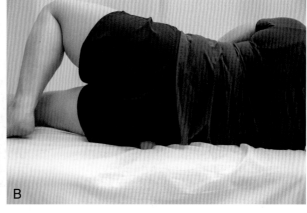

图56-9 臀小肌自压释放工具。**A** 使用触发点自我缓解工具。**B** 使用网球或长曲棍球

（髋关节屈曲大约30°）。单靠重力就应该能够为紧张的肌肉提供足够的拉伸力。反之，为了集中拉伸肌肉的前部，则应向后倾斜。

阔筋膜张肌

阔筋膜张肌有触发点的患者应避免坐位时膝盖高于臀部水平，或睡眠时呈胎儿睡势（臀部和膝盖向胸部弯曲而引起的髋关节长时间屈曲）。睡觉时，髋部应保持伸直或略屈曲的状态。

患者处于坐位时应加大下肢和躯干之间的角度。椅背应向倾斜，以使患者后背靠在椅背上，或者座椅前部应向下倾斜使下肢伸直。在不可调节的座椅上，可在座椅后部放置一个结实的枕头，以达到所需的坡度。

如果需要长途开车，应使用定速巡航模式，以解放下肢，避免驾驶员髋屈肌长时间收缩。强烈建议在乘车旅行时进行间歇性休息，适当的站立和行走可缓解症状。

为了减轻阔筋膜张肌触发点的敏感度，应避免步行或慢跑上山，因为这需要向前倾斜和屈曲髋部。对于跑步者来说，避免穿着过度磨损的鞋及在倾斜的路面上跑步也很重要。有阔筋膜张肌触发点的跑步者应在水平跑道或跑步者专用跑道上跑步。

阔筋膜张肌触发点的自我缓解可以通过触发点自压释放工具、滚轴或球形工具来实现。为了使用触发点自压缓解工具，患者应取站立位，患侧下肢稍向前（图56-10A）。从骨盆骨顶部开始，向下施加适当的压力，患者沿着肌肉滚动到大腿外侧。如果到肌肉敏感部位，暂停10～15 s，放松，重复这个循环6次。

也可以使用球或其他工具，患者将球置于髋关节前部，靠近骨盆顶部（图56-10B）。滚过阔筋膜张肌时，应特别注意触痛点，缓慢滚过该部位时应持续压迫，然后再移到下一部位。压力会引起轻微的不适，但不应的剧烈的疼痛（图56-10B）。

阔筋膜张肌的理想拉伸体位应是由臀部内收、伸展和膝关节屈曲构成的[41,42]。这个组合可以在半跪的状态下独立进行，患侧膝盖跪在地板上，另一个膝盖屈曲至少90°。患者应将身体重心转移使患侧髋部伸展和内收，拉伸姿势保持30 s，重复4次为一组动作（图56-11）。

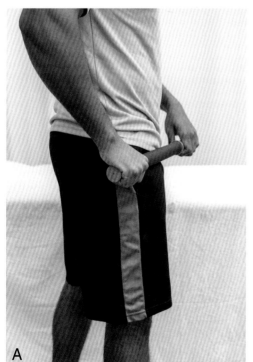
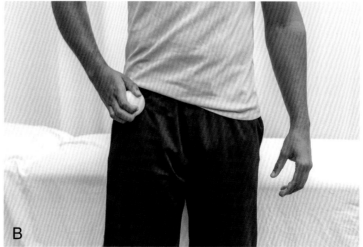

图56-10 阔筋膜张肌自我压力释放。**A** 使用触发点释放棍。**B** 使用网球或长曲棍球

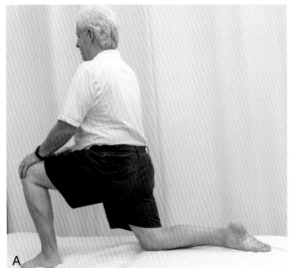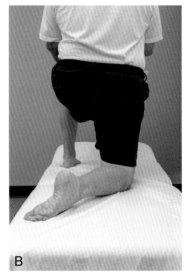

图56-11　半跪时阔筋膜张肌的自我伸展。**A** 起始位置。**B** 臀部和大腿处于外旋和内收状态。患者稍微靠向患侧的膝盖上。髋部前侧应感到拉伸

触发点灭活成功后，臀中肌、臀小肌和阔筋膜张肌的力量训练对行走和跑步过程中有效的生物力学的建立是至关重要的。可导致患侧髋关节内收的走路姿势必须予以纠正。重视肌肉再训练可避免病情加重，有利于防止复发。应咨询有执照的康复专业人士以制订适当的运动治疗方案。

张永燕、许华　译　许华、季锋　审

参考文献

[1] Weber EF. Ueber die Langenverhaltnisse der Fleischfasern der Muskeln in Allgemeinen. *Berichte uber die Verhandlungen der Koniglich Sachsischen Gesellschaft der Wissenschaften zu Leipzig.* 1851; 3: 63–86.

[2] Flack NA, Nicholson HD, Woodley SJ. A review of the anatomy of the hip abductor muscles, gluteus medius, gluteus minimus, and tensor fascia lata. *Clin Anat.* 2012; 25(6): 697–708.

[3] Cooper HJ, Walters BL, Rodriguez JA. Anatomy of the hip capsule and pericapsular structures: a cadaveric study. *Clin Anat.* 2015; 28(5): 665–671.

[4] Standring S. *Gray's Anatomy: The Anatomical Basis of Clinical Practice.* 41st ed. London, UK: Elsevier; 2015.

[5] Flack NA, Nicholson HD, Woodley SJ. The anatomy of the hip abductor muscles. *Clin Anat.* 2014; 27(2): 241–253.

[6] Walters BL, Cooper JH, Rodriguez JA. New ndingsinhipcapsularanatomy: dimensions of capsular thickness and pericapsular contributions. *Arthroscopy.* 2014; 30(10): 1235–1245.

[7] Moore KL, Agur AMR, Dalley AF. *Clinically Oriented Anatomy.* Baltimore, MD: Lippincott Williams & Wilkins; 2014.

[8] Semciw A, Pizzari T, Green R. Anterior and posterior gluteus minimus are functionally distinct from anterior and posterior gluteus medius. *J Sci Med Sort.* 2013; 16(1): e92.

[9] Correa TA, Crossley KM, Kim HJ, Pandy MG. Contributions of individual muscles to hip joint contact force in normal walking. *J Biomech.* 2010; 43(8): 1618–1622.

[10] Beck M, Sledge JB, Gautier E, Dora CF, Ganz R. Theanatomyandfunction of the gluteus minimus muscle. *J Bone Joint Surg Br.* 2000; 82(3): 358–363.

[11] Retchford TH, Crossley KM, Grimaldi A, Kemp JL, Cowan SM. Can local muscles augment stability in the hip? A narrative literature review. *J Mus-culoskelet Neuronal Interact.* 2013; 13(1): 1–12.

[12] Semciw AI, Green RA, Murley GS, Pizzari T. Gluteus minimus: an intramuscular EMG investigation of anterior and posterior segments during gait. *Gait Posture.* 2014; 39(2): 822–826.

[13] Anderson FC, Pandy MG. Individual muscle contributions to support in normal walking. *Gait*

Posture. 2003; 17(2): 159−169.

[14] Neumann DA. *Kinesiology of the Musculoskeletal System: Foundations for Rehabilitaion.* 2nd ed. St. Louis, MO: Mosby; 2010 (p. 495).

[15] Paré EB, Stern JT Jr, Schwartz JM. Functional differentiation within the tensor fasciae latae. A telemetered electromyographic analysis of its locomotor roles. *J Bone Joint Surg Am Vol.* 1981; 63(9): 1457−1471.

[16] Bouillon LE, Wilhelm J, Eisel P, Wiesner J, Rachow M, Hatteberg L. Electromyographic assessment of muscle activity between genders during unilateral weight-bearing tasks using adjusted distances. *Int J Sports Phys Ther.* 2012; 7(6): 595−605.

[17] Perry J. The mechanics of walking. A clinical interpretation. *Phys Ther.* 1967; 47(9): 778−801.

[18] Mann RA, Moran GT, Dougherty SE. Comparative electromyography of the lower extremity in jogging, running, and sprinting. *Am J Sports Med.* 1986; 14(6): 501−510.

[19] Houtz SJ, Fischer FJ. An analysis of muscle action and joint excursion during exercise on a stationary bicycle. *J Bone Joint Surg Am Vol.* 1959; 41−A(1): 123−131.

[20] Simons DG, Travell J, Simons L. *Travell & Simon's Myofascial Pain and Dysfunction: The Trigger Point Manual.* Vol 1. 2nd ed. Baltimore, MD: Williams & Wilkins; 1999.

[21] Travell J, Simons DG. *Myofascial Pain and Dysfunction: The Trigger Point Manual.* Vol 2. Baltimore, MD: Williams & Wilkins; 1992 (pp. 168−170, 177).

[22] Kellgren JH. Observations on referred pain arising from muscle. *Clin Sci.* 1938; 3: 175−190 (Fig. 8).

[23] Kellgren JH. A preliminary account of referred pains arising from muscle. *Br Med J.* 1938; 1: 325−327 (Case VII).

[24] Gutstein M. Diagnosis and treatment of muscular rheumatism. *Br J Phys Med.* 1938; 1: 302−321.

[25] Kendall FP, McCreary EK. *Muscles: Testing and Function, with Posture and Pain.* 5th ed. Baltimore, MD: Lippincott Williams & Wilkins; 2005.

[26] Gerwin RD, Dommerholt J, Shah JP. An expansion of Simons' integrated hypothesis of trigger point formation. *Curr Pain Headache Rep.* 2004; 8(6): 468−475.

[27] Roach S, Sorenson E, Headley B, San Juan JG. Prevalence of myofascial trigger points in the hip in patellofemoral pain. *Arch Phys Med Rehabil.* 2013;

94(3): 522−526.

[28] Allison K, Wrigley TV, Vicenzino B, Bennell KL, Grimaldi A, Hodges PW. Kinematics and kinetics during walking in individuals with gluteal tendi-nopathy. *Clin Biomech (Bristol, Avon).* 2016; 32: 56−63.

[29] Barrios JA, Heitkamp CA, Smith BP, Sturgeon MM, Suckow DW, Sutton CR. Three-dimensional hip and knee kinematics during walking, running, and single-limb drop landing in females with and without genu valgum. *Clin Biomech (Bristol, Avon).* 2016; 31: 7−11.

[30] Allison K, Salomoni SE, Bennell KL, et al. Hip abductor muscle activity during walking in individuals with gluteal tendinopathy. *Scand J Med Sci Sports.* 2018; 28: 686−695.

[31] Hsieh YL, Kao MJ, Kuan TS, Chen SM, Chen JT, Hong CZ. Dry needling to a key myofascial trigger point may reduce the irritability of satellite MTrPs. *Am J Phys Med Rehabil.* 2007; 86(5): 397−403.

[32] Dieterich AV, Deshon L, Strauss GR, McKay J, Pickard CM. M-mode ultrasound reveals earlier gluteus minimus activity in individuals with chronic hip pain during a step-down task. *J Orthop Sports Phys Ther.* 2016; 46(4): 277−285, A271−A272.

[33] Dumont GD. Hip instability: current concepts and treatment options. *Clin Sports Med.* 2016; 35(3): 435−447.

[34] Iglesias-Gonzalez JJ, Munoz-Garcia MT, Rodrigues-de-Souza DP, Alburquerque-Sendin F, Fernández de las Peñas C. Myofascial trigger points, pain, disability, and sleep quality in patients with chronic nonspeci clow back pain. *Pain Med.* 2013; 14(12): 1964−1970.

[35] Adelmanesh F, Jalali A, Jazayeri Shooshtari SM, Raissi GR, Ketabchi SM, Shir Y. Is there an association between lumbosacral radiculopathy and painful gluteal trigger points? A cross-sectional study. *Am J Phys Med Rehabil.* 2015; 94(10): 784−791.

[36] Adelmanesh F, Jalali A, Shirvani A, et al. The diagnostic accuracy of gluteal trigger points to differentiate radicular from nonradicular low back pain. *Clin J Pain.* 2016; 32(8): 666−672.

[37] Louw M, Deary C. The biomechanical variables involved in the aetiology of iliotibial band syndrome in distance runners—a systematic review of the literature. *Phys Ther Sport.* 2014; 15(1): 64−75.

[38] Unis DB, Hawkins EJ, Alapatt MF, Benitez CL. Postoperative changes in the tensor fascia lata muscle after using the modied anterolateral approach for total hip arthroplasty. *J Arthroplasty.* 2013; 28(4): 663−665.

［39］Soltanzadeh P, Pierce B, Lietman S, Ilaslan H. Unilateral TFL mass as a presentation of lumbosacral radiculopathy. *Neuromuscular Disord.* 2015; 25(2): 242–243.

［40］Alexander N, Schwameder H. Effect of sloped walking on lower limb muscle forces. *Gait Posture.* 2016; 47: 62–67.

［41］Gajdosik RL, Sandler MM, Marr HL. In uence of knee positions and gender on the Ober test for length of the iliotibial band. *Clin Biomech (Bristol, Avon).* 2003; 18(1): 77–79.

［42］Umehara J, Ikezoe T, Nishishita S, et al. Effect of hip and knee position on tensor fasciae latae elongation during stretching: an ultrasonic shear wave elastography study. *Clin Biomech (Bristol, Avon).* 2015; 30(10): 1056–1059.

第 五十七 章

梨状肌、闭孔内肌、孖肌、闭孔外肌和股方肌

詹妮弗·玛丽·纳尔逊、约瑟夫·M. 唐纳利

1 介绍

梨状肌一直是髋部最重要的短外旋肌，但近年来，其他回旋肌也受到了越来越多的关注，尤其是闭孔内肌，因为它与盆底功能密切相关。髋深部外旋肌的附着点不固定，但一般来说，梨状肌和闭孔内肌附着在骨盆内壁和股骨大转子，构成真性盆壁后外侧和前外侧一部分。上、下孖肌和股方肌一样均从坐骨附着到股骨大转子。以上这些肌肉传统上被认为是股骨的外旋肌；然而，最近的研究表明，它们更是起着维持髋部的稳定的作用。闭孔外肌在解剖学上是内收肌，由闭孔神经支配。梨状肌和闭孔内肌触发点（TrPs）所引起的牵涉痛主要在臀部和大腿后 1/3 处。由于其他的深部外旋肌位置较深，且毗邻神经血管组织，因此研究它们的牵涉痛和功能比较复杂。深部旋转肌中的触发点往往会合并其他伴随症状，比如梨状肌综合征是一种疼痛分布区域的症状性描述，但往往涉及的结构不仅仅只有梨状肌本身，有时甚至不会涉及梨状肌。鉴别诊断包括腰骶神经根性疼痛或神经根病变、骶髂关节功能障碍、髋膝关节功能障碍或病变。为了消除症状，需要纠正下运动链的生物力学改变。纠正措施应包括改善坐姿和睡姿，臀大肌神经肌肉的康复训练，触发点的自压释放和自我拉伸技术。

2 相关解剖

梨状肌

"梨状肌"这个名字来源于拉丁语 pirum（梨）和 forma（形状）；它是由 16 世纪末 17 世纪初的比利时解剖学家阿德里安·斯皮格里乌斯（Adrian spigelius）提出的[1]。梨状肌的解剖变异度较大，它可以很狭小，起点只附着在一节或两节骶骨上，它也可以非常宽大，与上面的骶髂关节囊相连，也可以与下面的骶结节和/或骶棘韧带的前表面相连[2,3]。

多数作者认为梨状肌起源于骶骨，但位置并不固定[4]。一般来说它起源于骶骨的前（内）表面，通常在骨盆坐骨大孔和骶前孔之间有三个指状突起（图 57-1A 和图 57-2）[2,4]。然而，确切的指状突起数可能有所不同[4]。梨状肌的一些纤维可附着在坐骨大切迹的上缘，包括骶髂关节囊、骶结节韧带和髂后下棘[2-6]。梨状肌和髋关节囊不相连[7]。

梨状肌的圆形肌腱向远端外侧止于大转子表面的内侧（图 57-1B 和图 57-3）[2]。该肌腱常与闭孔内肌和孖肌的肌腱融合，肌纤维可与臀中肌部分融合[2,4,8,9]。

梨状肌可有两个不同的肌头。在尸体解剖研究中发现，不足 20% 的标本梨状肌被分成两个不同的部分[4,10,11]。然而，大多数变异与坐骨神经通过梨状肌的位置有关。在骨盆内，梨状肌毗邻骶骨、直肠、骶丛和髂内血管的分支[2]。梨状肌通过坐骨大孔从骨盆内离开[2,8]，而坐骨大孔由髂骨的后部构成前侧和上侧，由骶结节韧带构成后侧，由骶棘韧带构成下侧[2,8]。当梨状肌相对坐骨大孔足够大时，可能会压迫大量伴行的血管和神经[2]。梨状肌位于臀大肌的深面，髋关节囊前缘，臀中肌和臀上血管及神经的下缘，以及尾骨

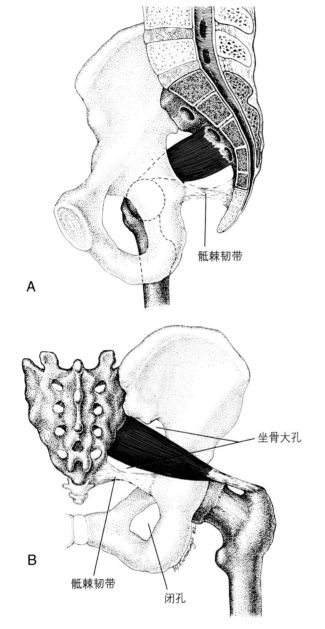

A

B

骶棘韧带

坐骨大孔

骶棘韧带

闭孔

图57-1　右梨状肌附着点（红色）。**A** 骨盆内侧矢状面观，肌肉附着点在骶骨内侧，通常在四个骶前孔之间。第四个孔未显示。**B** 从后面看（后面观）。在这个图中，相对较小的肌肉通过相对较大的坐骨孔离开骨盆。它的圆形肌腱横向附着在大转子的上表面。肌肉穿过骶棘韧带上方的坐骨大孔。大部分肌肉可以进行外部触诊，近一半的肌腹可以在骨盆内触诊

肌和上孖肌的上缘，在梨状肌和上孖肌之间亦有神经和血管走行，然后和闭孔内肌/孖肌复合体一起附着于大转子的上侧[2,4,8,9]。

大腿的其他短髋外旋肌，即四块"GOGO"肌（上孖肌、闭孔内肌、下孖肌和闭孔外肌）和股方肌位于梨状肌的远端。它们在臀大肌的深面，

但它们与坐骨神经的位置和梨状肌相反，通常位于坐骨神经的前面（图57-3）。

闭孔内肌

闭孔内肌既是盆内肌又是一块髋肌（图57-3）[2]。在骨盆内，闭孔内肌毗邻闭孔筋膜、提肛肌、阴部血管和神经、坐骨直肠窝。它起源于闭孔的内侧和近端，覆盖闭孔膜的内表面，并附着于除了闭孔神经和血管离开骨盆通过的闭孔膜外侧部分的闭孔边缘。具体地说，它附着于耻骨下支、坐骨支、从坐骨大孔到闭孔的骨盆边缘的后下方、闭孔膜的骨盆内表面，以及腱弓和覆盖肌肉的闭孔筋膜[2,4]。闭孔内肌（右侧）离开骨盆前向坐骨小孔方向，即坐骨棘和坐骨结节之间有一个侧向右转角[2,9]。在闭孔内肌和坐骨之间，有滑囊和透明软骨将他们分离开来[2]。闭孔内肌和孖肌向远端外侧走行，通常汇聚到一个肌腱上[2]。该肌腱穿过股骨大转子的内侧表面前部，靠近股骨转子窝，并附着在股骨大转子上，与梨状肌肌腱毗邻[2,12]。闭孔内肌的腱下囊位于肌腱和髋关节囊之间，可与闭孔内肌和坐骨间的坐骨滑囊相通[2]。

上下孖肌

上、下孖肌起源于坐骨支的内侧近端，向远端外侧侧走行，并附着在大转子上部的内侧表面，在股方肌的近端，几乎与之相平行（图57-3）。下孖肌附着于坐骨结节外侧的闭孔内肌沟的下方，偶尔附着于骶结节韧带和坐骨小孔处。然后和盆外的闭孔内肌一起附着于股骨大转子[2]。上孖肌比下孖肌小，有时可缺如，它起源于坐骨棘的背侧，偶尔也起源于坐骨小孔切迹，然后与闭孔内肌和下孖肌一起止于大转子的内侧[2,4]。从坐骨小切迹发出的副孖肌和闭孔内肌也有报道[4]。这三块肌肉也被称为"臀三头肌"，它们是结构上伴行还是完全融合在一起仍然存在争议[4]。

闭孔外肌

Hollinshead认为闭孔外肌是内收肌群的一部分[13]，尽管如此，他认为闭孔外肌的主要作用是支配大腿的外旋，而不是内收。闭孔外肌起始于闭孔膜前内侧2/3的外表面，即耻骨和坐骨支的

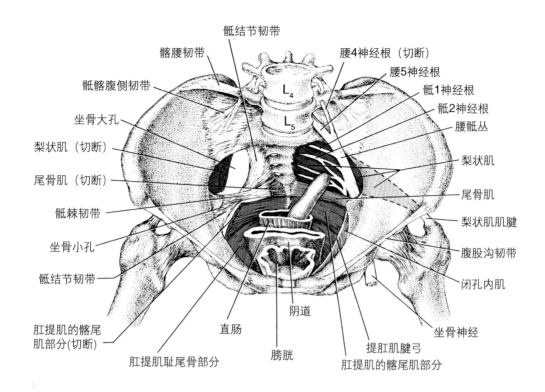

骶结节韧带
髂腰韧带
骶髂腹侧韧带
坐骨大孔
梨状肌（切断）
尾骨肌（切断）
骶棘韧带
坐骨小孔
骶结节韧带
肛提肌的髂尾肌部分(切断)
肛提肌耻尾骨部分
直肠
膀胱
阴道
腰4神经根（切断）
腰5神经根
骶1神经根
骶2神经根
腰骶丛
梨状肌
尾骨肌
梨状肌肌腱
腹股沟韧带
闭孔内肌
坐骨神经
提肛肌腱弓
肛提肌的髂尾肌部分

图57-2 左梨状肌的经肛触诊（骨盆内暗红色，骨盆外浅红色），从前上方看，肛提肌呈红色，尾骨和闭孔内肌呈浅红色。骶棘韧带（由尾骨肌覆盖）是在触及梨状肌之前由触诊手指识别的最后一个横韧带。骶棘韧带主要附着在尾骨上，尾骨通常易于触碰和活动。直肠后壁和S3、S4神经根位于触诊指和梨状肌之间

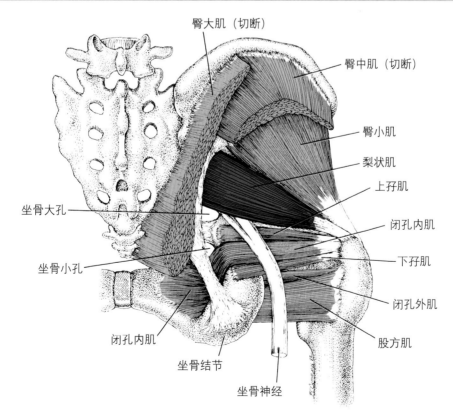

臀大肌（切断）
臀中肌（切断）
臀小肌
梨状肌
上孖肌
闭孔内肌
下孖肌
闭孔外肌
股方肌
坐骨大孔
坐骨小孔
闭孔内肌
坐骨结节
坐骨神经

图57-3 梨状肌，区域解剖学：右梨状肌（深红色）与邻近肌肉（浅红色）解剖关系的后面观。臀大肌和臀中肌已经被切除和切断

内侧[2,4]。肌纤维向尾部和后外侧穿过髋关节囊的远端，止于股骨转子窝[2,4,14]，位于股方肌的敕免，从后面看，它几乎被股方肌所覆盖（图57-3）[2,15,16]。闭孔外肌与小转子交叉处有一滑囊[2]。

股方肌

股方肌呈矩形结构，平行状的肌纤维起源于坐骨结节的前外侧表面，在下孖肌的尾侧，闭孔外肌的后方。肌纤维止于大转子和小转子之间的粗隆间嵴（图57-3）[2,4]。股方肌位于大收肌上部和下孖肌之间，旋股内侧动脉与之毗邻[2]。股方肌偶尔会缺如，容易在坐骨和股骨间隙受到撞击[2,4]，也容易出现急性拉伤[4,17]。

（1）神经支配和血管化

梨状肌通常由L5、S1和S2神经支配，但有可能存在一定的变异，也存在只由一根骶神经支配的情况[2]。文献中描述的其他神经支配变异包括骶丛后支的分支；S1和S2；S1和S2的前支；L5、S1和S2的前支以及L4、L5和S1的前支[4]。

梨状肌通的血供主要来源于骨盆外的臀上动脉和阴部内动脉的孖肌分支，以及骨盆内与臀上动脉和臀下动脉伴行的骶外侧动脉[2]。

孖肌由L5、S1和S2神经支配，闭孔内肌由L5和S1神经支配。然而，其他神经支配的变异，包括：S1、S2和S3；骶丛的分支；或L5和S1的分支[4,13]。

闭孔内肌的血供来源于阴部内动脉孖肌支，以及闭孔动脉的分支。上孖肌的血供来源于阴部内动脉和臀下动脉，偶尔也来自臀上动脉[2]。

下孖肌由L4～S1神经纤维发出的分支支配，股方肌的神经支配来源于L5和S1的纤维[2]。其他神经支配变异包括：骶丛分支；下孖肌神经支配缺如；L4、L5和S1的分支；L5、S1和S2的分支[4]。

股方肌的血供来源于臀下动脉和旋股内侧动脉，下孖肌主要来源于旋股内侧动脉[2]。

与其他短外旋肌不同，闭孔外肌的神经支配来自闭孔神经的后支，包括L3和L4[2]的神经纤维，也可能是L2、L3和L4的分支[4]。

闭孔外肌血供来源于闭孔动脉和旋股内动脉[2]。

通过坐骨大孔的血管和神经很多，受制于它的空间，这些结构在通过时有可能显得很拥挤。臀上神经和血管通常从梨状肌上缘和坐骨大孔上缘（骶髂关节）之间通过。该神经支配臀中肌、臀小肌和阔筋膜张肌[18]。坐骨神经通常从梨状肌和坐骨大孔外侧缘之间发出骨盆（图57-3），它支配大腿后部的皮肤和肌肉以及小腿和足部大部分的运动和感觉。坐骨神经从骨盆到下肢的走行也存在许多变异[10,19-22]。最近的研究表明，有6%～11%的个体梨状肌和坐骨神经的关系存在解剖变异，而90%的受试者坐骨神经和梨状肌之间的关系比较固定，即完整的坐骨神经从肌肉下方通过，解剖变异包括：腓总神经穿过双梨状肌而胫神经位于双梨状肌下方（4%～10%）；腓总神经走行于梨状肌上方，胫神经位于梨状肌下方（0.5%），或两者均穿过梨状肌（0.5%）[23,24]。这些解剖变异如图57-4和表57-1所示。

此外，阴部神经和血管同样沿梨状肌下缘离开骨盆。阴部神经穿过坐骨棘，然后在通过坐骨小孔返回骨盆（图57-3）。它支配肛门外括约肌的运动，支配大腿后部皮肤和阴囊或大阴唇的感觉。阴部神经支配盆底肌肉的具体内容见第五十二章。臀大肌专属的臀下神经，股后皮神经，支配孖肌、闭孔内肌和股方肌的神经，也与梨状肌一起通过坐骨大孔[25]。总的来说，这些神经负责所有的臀部、会阴前部，以及几乎所有的大腿后侧和小腿腓肠部的感觉和运动功能。这些结构引起的症状被描述为深臀痛综合征[26]。显然，这些神经长期受压会导致臀部、腹股沟和大腿后部疼痛，以及下肢疼痛。

（2）功能

6个短外旋肌包括梨状肌、上/下孖肌、闭孔内/外肌和股方肌[27]。当髋关节处于中立或伸展位置时，梨状肌主要起外旋作用，当髋关节屈曲接近90°时，梨状肌可增强髋部的外展，因此它也被认为是髋部的第二外展肌。Giphart等人发现梨状肌在俯卧挤压倾斜和单腿桥接体位时最活跃[28]。

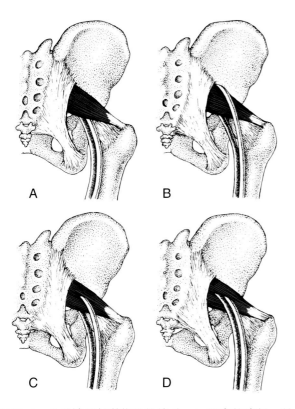

图57-4　坐骨神经与梨状肌的关系：**A** 通常的路径，所有的神经纤维在肌肉（红色）和坐骨大孔边缘之间，位于梨状肌前方，见于85%的尸检；**B** 腓总神经从梨状肌后方通过，而胫神经走形于肌肉前方，超过10%的尸检可以见到；**C** 腓总神经在肌肉中间穿行，胫神经在肌肉的前方，见于2%到3%的尸检；**D** 在不到1%的尸检中，未分支的坐骨神经在梨状肌中间穿行(来自Beaton LE, Anson BJ. The sciatic nerve and the piriformis muscle: their relationship a possible cause of coccygodynia. J Bone Joint Surg(Br). 1938; 20: 686-688, with permission.)

在负重活动中，梨状肌可抑制（控制）大腿剧烈和/或快速的内旋，特别是在行走和跑步的站立位早期。梨状肌也参与维持髋关节稳定，可协助将股骨头固定在髋臼中[4]。

其余五个短外旋肌的功能一直以来被认为仅在髋关节屈曲或伸展活动中起外旋肌作用[29]。然而，最近有研究认为，它们也参与维持髋关节的稳定，而不仅仅是只参与髋关节的运动，髋的伸展和屈曲可能会改变肌肉的功能[2,28,30-34]。骨骼关节系统检查表明，大腿的屈伸程度理论上对梨状肌的功能影响很大：在90°屈曲时，它会诱发大腿在水平位的外展[13,35]。闭孔内肌的主要功能是在闭合动力链中（如站立位双足固定不动时），可使骨盆和躯干相对于股骨头旋转（站立位髋关节相对外旋）。该力作用在髋关节表面，参与维持髋关节的动态稳定。这些外旋肌还与臀大肌协同作用，从后方起作用，使人体在站立时躯干和骨盆相对股骨向后倾斜从而维持姿势的稳定[27]。

用肌电图来研究这些肌肉的功能运动学一直难以执行，因为它们的深度较深且与臀部的神经血管结构毗邻。然而，近年来利用细丝肌电图的研究取得了一些进展。Giphart等人观察了10名志愿者13次髋关节运动时的肌电活动（只有6次产生了可接受的肌电信号）[28]。他们发现当髋关节

表 57-1　坐骨神经的腓总神经和胫神经分支走行与梨状肌的位置关系

作　　　者	两者[a]都在肌肉以下（%）	腓总神经[b]在胫骨支以下穿过（%）	腓总神经[c]上胫骨支下（%）	两者[d]都穿行	两者都在上方（%）	腓总神经在上方，胫神经穿行（%）	肢体数量
Anderson[36]	87.3	12.2	0.5	0	0	0	640
Beaton and Anson[37]	90	7.1	2.1	0.8	0	0	240
Beaton and Anson[38]	89.3	9.8	0.7	0.2	0	0	2 250
Lee and Tsai[39]	70.2	19.6	1.5	1.8	3	1.2	168
Pećina[40]	78.5	20.7	0.8	0	0	0	130

[a]如图57-4A所示；[b]如图57-4B所示；[c]如图57-4C所示；[d]如图57-4D所示

处于轻微伸展状态时做静态外旋和外展运动，以及在维持髋关节稳定的活动中，梨状肌表现得最为活跃。研究人员认为，梨状肌的主要功能是维持髋关节的稳定，而不是运动功能[28]。

Hodges等人在超声引导将细丝肌电图电极插入10例受试者的右闭孔内肌、股方肌、梨状肌和臀大肌中，当髋关节在中立位和60°屈曲时做最大等长屈曲、屈伸、外旋、内旋、外展和内收的情况下，进行肌电图检查[31]。他们发现无论体位如何，在髋部外展和外旋时首先激活都是闭孔内肌。在髋部伸展时所有四个肌肉都是活跃的，而当髋关节屈曲、内收、内旋时活跃度最小，闭孔内肌和股方肌在外旋时比梨状肌更活跃，梨状肌是外展期最活跃的肌肉，而股方肌在伸展运动中最活跃。他们还证明，肌肉激活量的变化取决于髋关节所处的体位是中立位还是屈曲状态，当髋关节屈曲到60°时外旋，闭孔内肌和股方肌的激活增加，梨状肌的激活减少，外展时则情况正好相反。

肌电研究较难实施，弦模型是研究这些肌肉功能的一种流行方法。Gudena等人研究了22具尸体的18个髋关节，发现闭孔外肌在髋关节屈曲时是起外旋作用，在伸展和内旋时维持髋关节的稳定[30]。Vaarbakken等人观察了三具尸体，发现运动臂分别在髋关节屈曲95°和65°时为闭孔内肌和梨状肌都由外旋转为内旋，同时还发现，股方肌在髋屈曲时主要起伸肌作用，闭孔外肌在髋部伸展时起屈曲及内收作用[32]。

三维计算机模型可以帮助人们更好的理解臀部肌肉的功能。Delp等人观察了髋关节0°～90°屈曲时髋部肌肉的力臂，根据他们的计算模型，发现闭孔外肌、股方肌和闭孔内肌没有起内旋作用，而梨状肌却变成了一个内旋肌，此外闭孔内肌在屈曲时显著降低了其自身的外旋力臂[34]。

闭孔内肌在维持盆底功能方面起重要作用。具体见第五十二章。在一项临床研究中，增强髋关节外旋肌力量，特别是闭孔内肌，与对照组相比，在阴道收缩压力峰值下测量的盆底肌力量增加，压力性尿失禁的减少程度更大[41,42]。然而，

目前还缺乏髋外旋锻炼时盆底肌的活跃程度的观察研究，因此，是髋部外旋锻炼有利于盆底肌力改善，还是盆底肌肉本身在额外的运动中得到了更多的训练而被激活有待于进一步研究[41]。因为闭孔内肌在这些外展肌中更多的起内旋和维持髋部稳定的作用，因此髋外展力量与女性是否合并压力性尿失禁并未报道显著相关性[43]。

（3）功能单位

肌肉所属的功能单位包括加强和对抗其运动的肌肉以及肌肉穿过的关节。这些结构在功能上的相互依赖性反映在大脑感觉运动皮质的组织和神经的联系上。强调这些功能单位，是因为在单位中的一个肌肉中存在触发点会增加其他肌肉产生触发点的可能性。当灭活肌肉中的触发点时，必须关注在功能上相互依赖的肌肉中同样可能存在触发点。表57-2显示梨状肌和外旋肌的功能单位[44]。

表 57-2 梨状肌和外旋肌功能单位		
运 动	协同作用	对抗作用
髋外旋	臀大肌 股二头肌长头 缝匠肌	半腱肌 半膜肌 阔筋膜张肌 臀中、小肌前纤维 腰大肌 股薄肌（膝关节屈曲）

梨状肌和其他5个短外旋肌，以及臀大肌，是大腿的主要外旋肌，同时也起到稳定髋关节的作用[2,13,29,45]。

3 临床表现

（1）牵涉痛模式

梨状肌触发点常导致骨盆和髋部的复杂肌筋膜疼痛综合征。梨状肌肌筋膜疼痛综合征是容易辨认的，有时可与梨状肌疼痛综合征相关的体征和症状重叠[46～51]。梨状肌的触发点疼痛主要牵涉至骶髂关节、臀部和髋关节上方。也可以延伸

到大腿后部近 2/3（图 57-5）。外旋肌群中其他肌肉的触发点所致的牵涉痛很难与源于梨状肌触发点的疼痛相鉴别。

闭孔内肌的触发点疼痛牵涉至尾骨区和大腿后中部（图 52-3）。在个案中也有闭孔内肌损伤引起腹股沟区域的疼痛的报道[52]。George 等人发现，干针刺臀肌和盆底肌肉，重点是闭孔内肌，可以减少盆腔痛[53]。Dalmau-Carolà[54] 发现，阻滞梨状肌触发点注射可使大转子区域疼痛减轻 50%，如果在阻滞闭孔内肌的触发点，则可消除其余疼痛，此外，报道的患者在同侧足部的寒冷感也被消除。临床上，闭孔内肌和梨状肌中的触发点均可牵涉至足背，可伴或不伴有大腿后下部和小腿的疼痛。这些症状仅由阴道内触诊引起。

Travell 和 Simons 没有描述股方肌触发点的牵涉痛模式。然而，有个案报道股方肌的撕裂和拉伤可牵涉到臀部、腹股沟、大腿后部或臀部，其中大腿后部最常见[44,55-57]。还有个案研究表明，闭孔内肌和闭孔外肌拉伤均可导致臀部深处剧烈疼痛，并持续向髋部放射；但是，具体什么肌肉的牵涉痛区域并不确切。

（2）症状

患者存在髋外旋肌触发点和深部损伤时会主诉臀部区域疼痛，也可主诉下背部、腹股沟、会阴、髋关节和大腿后部疼痛[17,52,55,56,58]。偶尔会主诉剧烈疼痛，但很多患者会把症状描述为一种酸痛[58]。由于疼痛的部位和特征，患者可能误认为他们拉伤了腘绳肌或内收肌，或者腹股沟损伤或坐骨神经痛。

患者还可主诉髋关节内旋和内收的灵活性受影响[55,58]。他们常在坐骨结节区发现压痛，坐位时症状加重[55,58]。最近的一篇综述报道梨状肌综合征的四个最常见的症状是臀部疼痛且坐姿加重，坐骨大切迹附近的外部压痛，任何增加梨状肌张力的动作诱发疼痛，以及直腿抬高阳性[59]。

（3）体格检查

经过全面的体格检查后，临床医生应制作详细示图，以表示患者所描述的疼痛类型。这一描述将有助于进一步诊疗，并可在症状改善或改变时评估患者的病情进展。在开始体格检查之前，

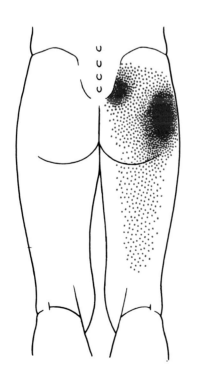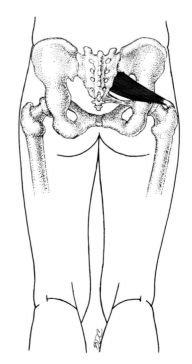

图 57-5　右梨状肌触发点导致牵涉痛范围：骶骨内侧和侧臀（深红色）和大腿后部近 1/3（斑点状）

临床医生应该做一次全面的医学筛查，如果怀疑症状与胃肠道或泌尿生殖系统相关，都应该立即转诊给相应的专科医生。应注意所有潜在的永久性因素和机械因素。

由于这些髋外旋肌与坐骨大孔内的神经密切相关，因此需要对下肢神经系统进行彻底细致的检查。检查者应对腰骶椎、膝、脚和踝部进行全面的检查，并对患者的姿势和步态进行评估。几种神经动力学测试可用于评估下肢的神经机械敏感性，其中尤以坠落试验对下肢神经性疼痛的诊断最为敏感[60]。应当通过仔细评估排除其他组织（包括肌肉和关节）的疼痛牵涉至臀部的可能性。

临床医生应当观察患者站立位时骨盆在冠状面和矢状面上的对称性，检查功能性活动是否受限，如从坐位到站位、单腿站立、双腿和单腿下蹲（图55-3A），还应注意骨盆、髋部和/或膝盖冠状位的偏差，以及足踝部过度的横向平面运动（图55-3B），在膝关节的冠状面以及足踝部横切面上的偏差可能表明臀肌和髋部外旋肌无力，因为梨状肌和闭孔内肌作为髋外旋肌的活跃度随着髋关节屈曲的增加而增强[31]。

临床医生还应注意患者步态的偏差，如站立中期的Trendelenburg征（图55-4A和图55-4B），这是髋外展肌无力的表现。患者在步态中单侧站立期和单腿静态站立时也可能会感到疼痛，因为患者为了保持站立时的稳定性会增加了髋外旋肌的作用。

坐位时，由于髋外旋肌缩短，患者可能会外旋或外展髋关节，并频繁左右移动，以减轻梨状肌和/或闭孔内肌的压力。

由于髋关节外旋肌肌肉激活方式的多样性，需要全面检查髋部肌肉的激活方式和强度。六个深髋回旋肌应当作为一个整体来测试髋关节外旋力的。闭孔内肌和梨状肌在外旋和外展中的不同作用取决于髋部在屈曲或伸展时所处的位置。当髋关节屈曲时，闭孔内肌较为活跃，髋关节外旋时疼痛加重或无力指示其存在触发点或功能障碍。梨状肌作为髋外展肌是一个次要的角色，但其在髋关节屈曲90°时活性显著增强。步态外展测试是测试髋关节屈曲时髋外展力量和活跃度的有效方法[51,61,62]。当

患者处于坐姿，髋关节屈曲至90°时，临床医生将手放在膝盖的外侧，并要求患者将检查者的手推开。如果测试呈阳性，受影响的一侧可出现疼痛和/或无力。还应检查髋关节伸展和外展时的肌肉激活模式，以确定是否存在臀肌肌力减弱。

双侧髋部的外展和外旋强度均需要进行测试，因为在步态周期的不同时期，腰骶部的稳定性需要双侧共同参与的。如果双侧强度不一致，则会出现髋部冠状面的过度运动，从而导致腰椎和髋部肌肉中的负荷异常。

髋深部回旋肌的肌肉长度可在仰卧位进行测试。Freiberg首先描述了患者仰卧位时，损伤侧大腿在髋部位于中立位时行被动内旋出现疼痛和活动受限，即Freiberg征，由TePoorten率先阐述[35,48,51,63-65]。对于本身张力已经很高的梨状肌来说，该测试的动作进一步增加了其张力。最近，屈曲内收内旋（FAIR）测试已被认为是确诊梨状肌综合征的一个特定检查。虽然没有研究提及检查梨状肌是否存在触发点，但所有患者的梨状肌诊断性阻滞均效果显著，因此我们相信研究人员同时治疗了梨状肌触发点。

Fishman等人研究了FAIR测试诊断梨状肌综合征的实用性，发现其敏感性为0.81，特异性为0.83。他们的结论是，梨状肌综合征通过FAIR测试诊断率较高，并通过注射和物理治疗得到了有效的治疗。

Chen和Nizar结合FAIR试验和Laseque征（梨状肌附近臀区压痛）诊断梨状肌综合征，调查了慢性腰痛（LBP）患者梨状肌综合征的患病率[67]。他们发现17%的慢性腰痛患者并存FAIR测试和Laseque征阳性，说明存在梨状肌综合征。这些患者在透视引导下行梨状肌注射，注射点是肌肉压痛最明显的部位[67]。研究者没有试图确定梨状肌中是否存在触发点，但他们确定注射部位是梨状肌触痛最明显的区域（在作者看来，这可能就是触发点），所有患者在注射后立即症状减轻50%。

（4）触发点检查

如图57.3所示梨状肌和上3个GOGO肌从大

转子上端呈扇形发出，有助于髋外旋肌的定位，由于它们都位于臀大肌的深部，因此要对这些外旋肌进行触发点检查比较复杂。行梨状肌触发点检查时，需嘱患者放松臀大肌使其长度最大化。其内侧头可经直肠或阴道直接触诊。孖肌和闭孔内肌的股侧（外侧）通过触诊很难区分开，但大部分骨盆内的闭孔内肌和梨状肌可从骨盆内直接触诊（图57-2）；股方肌外侧的压痛可通过臀大肌触及。而闭孔外肌的压痛点触不太容易触及，可通过腹股沟的耻骨肌和内收肌之间和深处来触诊闭孔内肌的压痛点，但也不容易实施，耻骨肌的压痛可能来源于耻骨肌本身或其下方的闭孔外肌。可使用丝状针或注射针来引起局部抽搐反应或诱发痛以确定触发点的诊断。

梨状肌

梨状肌可通过从大转子的最上缘到坐骨大孔的骶髂（头）端画一条线来进行体表定位（图57-6）。当臀大肌放松时，股骨大转子可通过对在臀部侧方的骨突起的环形触诊来定位。坐骨大孔的内侧边界即骶骨外侧缘，呈新月形（虚线，图57-6），可通过放松臀大肌，而后在髂后下棘的下方进行触诊。

交叉纤维平滑式触诊可用于定位梨状肌的触发点（图57-7A）。在梨状肌处于紧张的状态下，可沿梨状肌的体表定位线触及，此时整条肌肉都可出现明显的压痛[64,68]。图53-3显示臀中肌和臀小肌的下缘与梨状肌的上缘相邻，但并不重叠，因此并不会影响梨状肌的触诊。如果触诊偏头侧，臀大肌深部触诊到的往往是臀中肌和臀小肌，而不是梨状肌。

Kipervas等人[69]对梨状肌的体表触诊点提出不同观点。他们选择的触诊点是髂前上棘和坐骨尾骨肌连线的下1/3点处。

如果不能明确坐骨大孔处压痛的原因，应经直肠或阴道触诊骨盆内梨状肌的内侧端来明确其是否为痛因[47,48,61,65,69]。检查者应用最长的手指来完成该检查，对于手比较小的检查者来说比较难以完成（图57-2），Thiele也描述了这项技术[65]。检查时患者取侧卧，患侧上抬，膝和髋部屈曲。

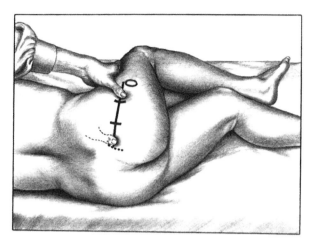

图57-6 通过松弛臀大肌，利用交叉纤维平滑式触诊法确认右侧梨状肌中的触发点。实线为梨状肌的体表投影，从大转子正上方至骶骨坐骨大孔的头侧。这条线被等分为3份。虚线标记为骶骨外侧缘，该边缘与坐骨大孔的内侧边缘紧密对应。

横向的骶棘韧带位于骶骨和坐骨棘之间，触之坚硬，表面覆有尾骨肌纤维，也可以有触发点，梨状肌位于该韧带的头侧，有问题时可合并压痛及紧张[48,50,65,69,70]。

临床医生在检查该肌肉时可双手同时进行，一只手在臀部外压，另一只手经直肠或阴道触诊。坐骨大孔切迹处的触诊压力可以传递到骨盆内的手指。为了准确识别梨状肌，临床医生可要求患者抬起患侧膝盖并外展大腿来触诊肌肉的收缩张力。

直肠内触诊时，骶神经根位于手指和梨状肌之间（图57-2）。如果神经根因坐骨大孔处的压迫而受到刺激，也可有压痛，并且在坐骨神经分布区域可出现放射痛。

孖肌和闭孔内肌

图57-3显示，在解剖位置，梨状肌整体位于其股骨大转子附着点的水平之上。股骨大转子上1/3内侧行交叉纤维平滑式触诊（图57-7B）可用于确定孖肌和闭孔内肌的触发点。梨状肌下方的臀大肌深面压痛最可能来源于孖肌或闭孔内肌。如第五十二章所述，如果闭孔内肌中的触发点引起这种压痛，可以通过直肠或阴道检查直接触诊。闭孔内肌也可沿闭孔内侧缘触行交叉纤维平滑式法触诊（图57-8）。

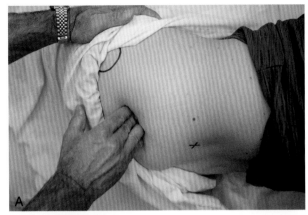

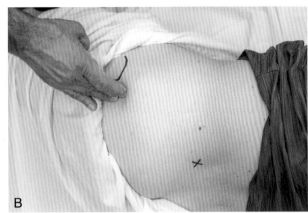

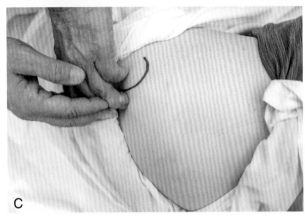

图57-7 触诊髋外旋肌的触发点。X代表髂后上棘（PSIS），半月线代表股骨大转子。**A** 交叉纤维平滑式触诊梨状肌的触触发点。**B** 在大转子上1/3的孖肌和闭孔内肌交叉纤维平滑式触诊。**C** 沿大转子下2/3的股方肌和闭孔外肌的纤维交叉平面触诊

图57-8提醒临床医生，当压力施加到大转子和坐骨结节之间时可使坐骨神经受压，该神经通常在梨状肌和上孖肌之间发出，并继续其走行在上孖肌、闭孔内肌、下孖肌、闭孔外肌和股方肌的浅面。

股方肌和闭孔外肌

在股骨大转子的下2/3处用交叉纤维平滑式触诊来定位这些肌肉中的触发点。深部压痛可源于股方肌，或更深层的闭孔外肌（图57-7C）。沿坐骨结节外侧缘也可触诊到股方肌的触发点。

闭孔外肌触发点也可引起的腹股沟处的压痛。但此处的压痛需要排除耻骨肌和短内收肌的触发点，然后在耻骨肌和短收肌之间对闭孔膜的外表面施加压力，闭孔膜被闭孔外肌覆盖（图57-9）。

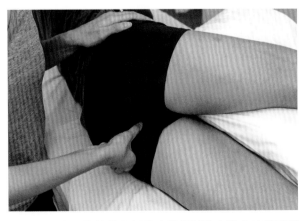

图57-8 右坐骨结节和闭孔内侧行闭孔内肌交叉纤维平滑式触诊。

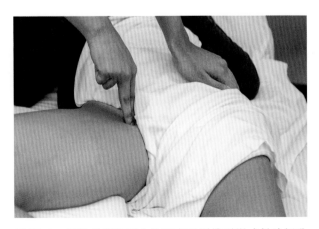

图57-9 经耻骨肌和短内收肌交叉纤维平滑式触诊闭孔外肌。这块肌肉不能被直接触诊到。

闭孔外肌不易直接触诊,因此可能需要干针或注射针来诱发局部抽搐反应或复制出这些肌肉的疼痛或牵涉痛。

4 鉴别诊断

(1)触发点的激活和延续

任何一种使激活触发点的姿势或活动,如果不加以纠正,都可能会使其持续存在。在臀大肌的任何部分,触发点可由肌肉的非常规的偏心负荷、偏心运动和最大或次最大同心负荷激活[71]。当肌肉长时间处于缩短和/或延长的状态时,触发点也可能被激活或加重。

当髋深回旋肌处于强烈的拉伸状态以抑制负重肢体的快速和/或有力的内旋(如跑步和步行),尤其是当臀肌无力或发力抑制时,髋深旋转肌可能会负荷过载。臀大肌是最强的髋外旋肌,因此,如果臀部肌肉无力或发力抑制,则其他较小的髋外旋肌会负载过重。

当人在滑倒时试图稳住自己,双腿分开站立以抬起或搬下重物,以及身体屈曲和抬起物体侧身扭转,或单腿站立用力旋转时,梨状肌也会发生过载[48,68]。这些都是平时生活和体育活动中常见的动作。还有一些活动可使触发点持续存在,包括上坡步行或跑步、爬梯子,或从蹲位返回,特别是下肢分开站立及臀大肌薄弱和无力时。

如坐在硬物,比如臀后口袋里的钱包上,可使压力集中在髋外旋肌,特别是梨状肌上,从而导致触发点持续存在并加重。由此产生的下背部和臀部疼痛很可能被误诊为神经压迫,被称为"后袋坐骨神经痛"[73]。然而,梨状肌或其他外旋肌的触发点不会导致整个坐骨神经分布区域的疼痛。

当人处于放松坐位时,比如在开车过程中,单脚长时间踩油门,或者重心偏在单侧,这些活动也可使梨状肌触发点持续存在[68]。这些体位中梨状肌处于收缩状态,坐骨神经延长或拉伸,加上缺乏活动,造成梨状肌综合征的易感性。产科或泌尿外科手术,以及性生活,也可使梨状肌放

处于收缩状态,这些已证实与梨状肌综合征的发病有关[68,72]。

众所周知,慢性感染会使触发点长期存在。特别是慢性盆腔炎[74]和感染性骶髂关节炎[72]已被证实可导致梨状肌综合征[72,74]。其他可能使梨状肌触发点永久存在的疾病包括髋关节炎、坐骨神经痛、慢性下腰痛和严重的髋关节炎[48]。

(2)继发触发点

原发性触发点的牵涉痛区域可发生继发触发点[75]。因此,髋深回旋肌中的触发点也可能由其他肌肉中的触发点诱发,包括腰方肌、多裂肌、胸长肌、髂腰尾骨肌、肛提肌、阔筋膜张肌、臀大肌、臀中肌、臀小肌、腘绳肌、股外侧肌和比目鱼肌。此外,耻骨肌、腹外斜肌、腹内斜肌和腰大肌中的活性触发点可在闭孔外肌中产生继发触发点。髋深外旋肌中的活性触发点也与其他肌肉中的触发点相关,包括臀大肌、臀中肌、臀小肌、腘绳肌、内收肌、提肛肌、尾骨、股外侧肌。

当髋深回旋肌存在触发点时,其拮抗肌,包括大收肌、长收肌、短收肌、半腱肌和半膜肌、阔筋膜张肌、臀中肌和臀小肌前纤维和耻骨肌,也可产生继发触发点。

(3)相关病理

鉴别诊断应包括腰椎疾病、骶髂功能障碍和髋关节疾病。腰小关节或骶髂关节病变相关症状和牵涉痛可与梨状肌触发点的疼痛区域重叠,因此应仔细检查腰骶部和髋部。对骶髂关节牵涉区的疼痛激发研究表明,其牵涉痛常见于下背部、臀部,偶尔也会发生在大腿后部或外侧[76,77]。髋关节疼痛激发定位研究也表明,在大多数受试者中,其疼痛可牵涉至臀部、大腿以及腹股沟[78]。

一些医源性疼痛可能与梨状肌、GOGOs肌和股方肌中触发点产生的症状相似,也可并存。梨状肌筋膜疼痛综合征的临床特征如下:自身触发点诱发出特征性的疼痛模式;髋关节屈曲90°时大腿抵抗外展动作出现疼痛和无力;通过外部触诊诱发梨状肌的压痛;通过骨盆内检查触诊有压

痛。梨状肌综合征也可能是"椎板切除术后综合征"或尾骨痛的原因。

梨状肌综合征这一概念仍有争议。它并没有一个明确的定义，有关的文献主要包括个案报道和系统性综述[79]。梨状肌综合征通常指当梨状肌对坐骨神经造成刺激时，下背部、腹股沟、会阴、臀部、髋部、大腿后部和足部的疼痛。然而，有时这些症状与梨状肌并不相干[79]。其他髋深部的回旋肌也会引起坐骨神经刺激或相应区域的疼痛，也可不伴有神经刺激症状。关节功能障碍也可能会导致类似的症状，通常因为久坐或剧烈活动时髋部屈曲、内收及内旋动作相结合而加重。此外，患者可能主诉疼痛侧肢体的肿胀和性功能障碍，比如性交困难和阳痿[80]。第六十二章会进一步讨论梨状肌综合征的各种病因。

如果患者存在通过坐骨大孔处神经分布区域的感觉异常和感觉迟钝，以及放射到大腿中段以下的感觉障碍提示神经卡压。恶性肿瘤、神经源性肿瘤和局部感染可压迫坐骨大孔处的坐骨神经[81-85]。这些情况可以通过CT检查确定[86]。

骶髂部的脂肪瘤也可导致臀部和大腿外侧的牵涉痛[87]。脱出的脂肪结节触诊时会有剧烈疼痛，局麻药的注射有效。有时候需要通过局麻下手术切除以获得长期的缓解。

梨状肌触发点或梨状肌综合征的症状很容易与下腰或骶神经根的根性痛症状相混淆。肌电图显示跟腱反射消失或明显无力[88]，提示神经根病变。而坐骨神经通过骨盆处的传导速度减慢表明梨状肌的卡压。梨状肌压痛是确认或排除其卡压的必要条件，在所有怀疑坐骨神经痛的病例都应进行该检查。患者影像学报道"椎间隙变窄"或"伴有骨刺形成的退行性改变"或"椎间盘突出"并不一定是梨状肌综合征或下腰痛的原因，因为随着年龄的增长，脊柱都会发生退行性改变，但与临床症状并不一定具有相关性[89-91]。

合并下腰痛的小关节综合征和坐骨神经痛的症状很难与梨状肌综合征等软组织肌筋膜炎相鉴别，因此对肌肉进行检查非常必要[61]。小关节阻滞可以缓解小关节综合征相关的背痛，但只有成功地灭活梨状肌的触发点，才能缓解疼痛步态模式、肌筋膜源性的臀部和大腿后部疼痛[48]。Huang等人观察了52例慢性梨状肌筋膜疼痛患者，他们接受了L5/S1小关节注射，88%的患者疼痛减轻或症状完全缓解[92]。在6个月的随访中，35名患者取得了持久的疗效。

梨状肌综合征可能继发于关节炎（骶髂关节炎）。骶髂关节炎通过影像学确诊，它可影响单侧或双侧骶髂关节，并可能导致下背部、臀部和大腿外侧疼痛和压痛，也可能放射至一侧或双侧的脚踝。骶髂关节炎患者通常是HLA-B27测试阳性的年轻人，可能患有强直性脊柱炎（见第五十三章），通常为双侧对称性骶髂关节炎、银屑病关节炎或Reiter病（通常为不对称性骶髂关节炎），或与炎症性肠病相关的关节炎[93-95]。

静脉血栓也可以表现为梨状肌或臀中肌的肌筋膜综合征。一例个案报道了一位18岁女性，左腰骶部疼痛，牵涉至大腿后部。疼痛隐匿于臀部和大腿，没有感觉异常或感觉减退。左侧梨状肌和臀中肌压痛。治疗后两天，患者出现严重腹痛，腿部沉重以及小腿肿胀[96]。静脉血栓形成在育龄妇女中更为常见，但60岁以后，在男性中更为常见，70岁以上最为常见，左下肢发病率略多于右下肢[97]。静脉血栓形成的危险因素包括创伤或手术（创伤或手术越严重风险越大）、进展期癌症、化疗、口服避孕药、绝对制动、妊娠、中心静脉导管留置、肥胖和静脉曲张[97,98]。

在接受透析的慢性肾病患者中，磷酸钙可以沉积到肌肉中，并在大关节附近形成钙化[99]。这种情况被称为肿瘤性钙质沉着症，很少见，但当它发生在髋关节周围时，会引起臀部及髋关节外侧疼痛，以及梨状肌和大转子处的压痛[99]。磷酸钙沉积可通过超声、X线和磁共振成像（MRI）检查发现[99]。

经阴道手术或全髋关节置换术也会对髋关节外旋肌产生影响。TVT-ABBREVO悬吊带常用于治疗压力性尿失禁，目前认为应该尽量减少吊带植入，以减少腹股沟疼痛[100]。吊带附着在骨盆两侧的闭孔膜上[100]。然而，在调查8具防腐女性尸体上的吊带插入点的实际位置时发现，仅有50%的吊带附着在闭孔膜上，这些尸体均由经验丰富的外科医生进行解剖。全髋关节置换术也可改变闭孔外肌的走行[100]。40例全髋关节置换术的MRI表现中，13例与闭孔外肌接触，9例出现明显移位。然而，这些发现与VAS评分或患者满意度评分无关[101]。

坐骨股骨撞击是指股方肌在小转子和坐骨结节或坐骨腘绳肌腱之间备受挤压[102,103]。它能对股方肌造成损伤，症状与股方肌中的触发点类似。坐骨股骨撞击可通过磁共振诊断[102]。股骨髋臼撞击和髋深部外旋肌的触发点也有关系。当髋深部外旋肌出现功能障碍时，稳定髋关节的肌肉能力减弱，特别是在闭环的运动力学链中。这种稳定性的丧失可能导致髋关节活动失调和前部撞击，久而久之会导致股骨头在盂唇上的摩擦增加，这使盂唇更容易受到微创伤和随后的撕裂。

5　纠正措施

梨状肌和髋深部外旋肌出现触发点的患者必须调整坐姿和睡姿。坐位时，膝盖应与臀部和肩部保持同一平面。应该鼓励患者在坐位时尽量多活动，摇椅或使用脚垫有助于鼓励活动。习惯坐位时膝盖向外旋转（外展）的患者，应适当调整，通过靠紧膝盖并将双脚向外旋转来将腿向内（内收）。睡觉时，枕头可以如图57-10所示，帮助保持臀部和脊柱处于中立位，并减少对臀下部的压力。

由于髋深部外旋肌也是稳定髋关节的重要因素，如果触发点很容易激发，可能需要避免维持髋关节稳定的活动，如单腿站立。然而，针对这些肌肉和臀大肌的练习应在患者能忍受的范围内尽快实施。

触发点自我释压工具或网球可用于梨状肌

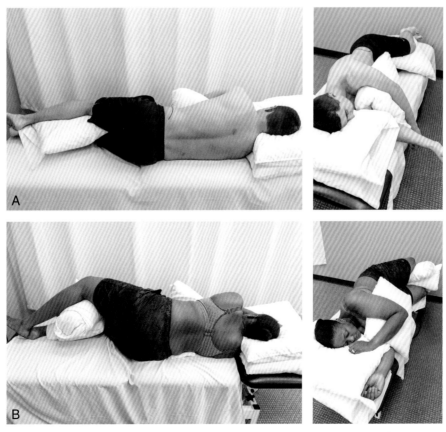

图57-10　正确的侧卧位可以改善睡眠。应患侧在上，在膝盖和脚踝之间放一个枕头，以避免髋部内收。**B** 腰线下垫一个小枕头或折叠毛巾，可以从侧面缓解臀部下方的压力。

和髋深部外旋肌的自我治疗（图57-11）。这些技术应谨慎使用，因为神经与肌肉毗邻，因此有可能引起神经组织的刺激。这种治疗方法对梨状肌外侧触发点和其他5个短外旋肌有帮助。网球应当放在臀部外侧，以避免坐骨神经压迫导致膝下麻木和刺痛。患者应使用触发点自我释压工具或网球摩擦按摩该部位，而不仅仅是持续的按压。

　　进行梨状肌自我伸展时，患者取仰卧位（图57-12），将受累侧的腿交叉放置在对侧大腿上，并将髋部屈曲至90°左右，将对侧手放在受累侧的膝盖上，用来帮助把受累侧大腿拉向对侧。患者用同侧手向下压骨盆，使髋部稳定在受累侧。在缓慢吸气时轻轻抬起受累侧大腿的重量（但实际上并没有移动它），促进梨状肌的压力的释放，然后在缓慢呼气时，让肌肉放松并缓慢地让梨状肌伸展。

　　如果有神经受累，坐姿髋关节内旋拉伸可能更为合适，因为神经不能耐受持续的"拉伸"[104]或持续的压力[105]。具体实施如下：患者坐在硬板床上，上半身保持直立，并放置一个小毛巾卷

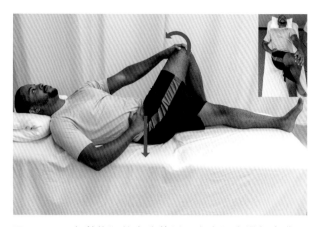

图57-12　右梨状肌的自我伸展。右大腿在臀部弯曲近90°，右脚放在治疗台上。用两只手（大箭头）向下施加压力，一只手放在大腿上，另一只手固定在骨盆上，反向拉动使右侧髋部内收，右侧大腿试图行轻微外展动物以使外展肌等长收缩，这样持续数秒使后放松并轻轻地将大腿移向内收，可使梨状肌逐渐延长，达到拉伸的目的

在大腿后侧膝盖附近，使髋关节屈曲≥90°（图57-13A）。将受累侧的脚向外旋转，使股骨内旋，保持3～5 s，然后缓慢地将腿放低至起始位置（图57-13B）。为了保持身体的对称性，可同时用双腿进行（图57-13C）。髋关节屈曲超过90°也可以增加肌肉的伸展[106]。

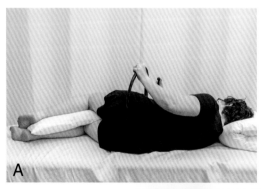

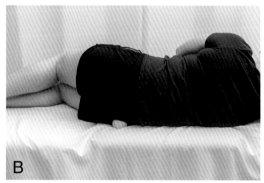

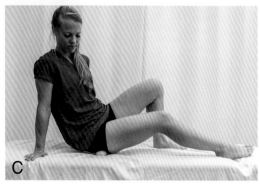

图57-11　自我压力释放。A，B 使用触发点释放工具和网球释放梨状肌触发点压力；C 其他深部外旋肌的自压力释放。

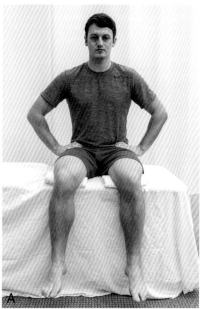

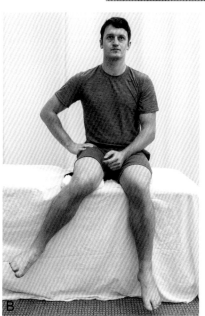
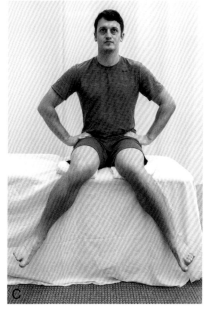

图57-13　坐位拉伸。**A** 坐位时膝盖与臀部和肩部对齐。**B** 在受累侧外旋足部，使股骨内旋，保持并缓慢地将小腿降低到起始位置。**C** 外旋双足，使股骨内旋，保持并缓慢地将小腿放在起始位置

张永燕、施海峰　译　许华、季锋　审

参考文献

[1] Dye SF, van Dam BE, Westin GW. Eponyms and etymons in orthopaedics. Contemp Orthop. 1983; 6: 92–96.

[2] Standring S. Gray's Anatomy: The Anatomical Basis of Clinical Practice. 41st ed. London, UK: Elsevier; 2015.

[3] Freiberg AH, Vinke TH. Sciatica and the sacroiliac joint. J Bone Joint Surg Am. 1934; 16: 126–136.

[4] Yoo S, Dedova I, Pather N. An appraisal of the short lateral rotators of the hip joint. Clin Anat. 2015; 28(6): 800–812.

[5] Freiberg AH. Sciatic pain and its relief by operations on muscle and fascia. Arch Surg. 1937; 34: 337–350.

[6] Ravindranath Y, Manjunath KY, Ravindranath R. Accessory origin of the piriformis muscle. Singapore Med J. 2008; 49(8): e217-e218.

[7] Cooper HJ, Walters BL, Rodriguez JA. Anatomy of the hip capsule and pericapsular structures: a cadaveric study. Clin Anat. 2015; 28(5): 665-671.

[8] Michel F, Decavel P, Toussirot E, et al. The piriformis muscle syndrome: an exploration of anatomical context, pathophysiological hypotheses and diagnostic criteria. Ann Phys Rehabil Med. 2013; 56(4): 300-311.

[9] Solomon LB, Lee YC, Callary SA, Beck M, Howie DW. Anatomy of piriformis, obturator internus and obturator externus: implications for the posterior surgical approach to the hip. J Bone Joint Surg Br. 2010; 92(9): 1317-1324.

[10] Haladaj R, Pingot M, Polguj M, Wysiadecki G, Topol M. Anthropometric study of the piriformis muscle and sciatic nerve: a morphological analysis in a Polish population. Med Sci Monit. 2015; 21: 3760-3768.

[11] Myint K. Nerve compression due to an abnormal muscle. Med J Malaysia. 1981; 36: 227-229.

[12] Pine J, Binns M, Wright P, Soames R. Piriformis and obturator internus morphology: a cadaveric study. Clin Anat. 2011; 24(1): 70-76.

[13] Hollinshead WH. Anatomy for Surgeons. Vol 3. 3rd ed. New York, NY: Harper & Row; 1982 (pp. 666-668, 702).

[14] Tamaki T, Nimura A, Oinuma K, Shiratsuchi H, Iida S, Akita K. An anatomic study of the impressions on the greater trochanter: bony geometry indicates the alignment of the short external rotator muscles. J Arthroplasty. 2014; 29(12): 2473-2477.

[15] Ferner H, Staubesand J. Sobotta Atlas of Human Anatomy. Vol 2. 10th ed. Baltimore, MD: Urban & Schwarzenberg; 1983 (Figs. 331, 403, 406).

[16] Rohen JW, Yokochi C. Color Atlas of Anatomy. 2nd ed. New York, NY: Igaku-Shoin; 1988 (pp. 418, 419).

[17] Kassarjian A, Tomas X, Cerezal L, Canga A, Llopis E. MRI of the quadratus femoris muscle: anatomic considerations and pathologic lesions. AJR Am J Roentgenol. 2011; 197(1): 170-174.

[18] Clemente C. Gray's Anatomy of the Human Body. 30th ed. Philadelphia, PA: Lea & Febiger; 1985 (pp. 568-571).

[19] Smoll NR. Variations of the piriformis and sciatic nerve with clinical conse-quence: a review. Clin Anat. 2010; 23(1): 8-17.

[20] Butz JJ, Raman DV, Viswanath S. A unique case of bilateral sciatic nerve variation within the gluteal compartment and associated clinical ramifications. Australas Med J. 2015; 8(1): 24-27.

[21] Patil J, Swamy RS, Rao MK, Kumar N, Somayaji SN. Unique formation of sciatic nerve below the piriformis muscle—a case report. J Clin Diagn Res. 2014; 8(1): 148-149.

[22] Berihu BA, Debeb YG. Anatomical variation in bifurcation and trifurcations of sciatic nerve and its clinical implications: in selected university in Ethiopia. BMC Res Notes. 2015; 8: 633.

[23] Varenika V, Lutz AM, Beaulieu CF, Bucknor MD. Detection and prevalence of variant sciatic nerve anatomy in relation to the piriformis muscle on MRI. Skeletal Radiol. 2017; 46(6): 751-757.

[24] Natsis K, Totlis T, Konstantinidis GA, Paraskevas G, Piagkou M, Koebke J. Anatomical variations between the sciatic nerve and the piriformis muscle: a contribution to surgical anatomy in piriformis syndrome. Surg Radiol Anat. 2014; 36(3): 273-280.

[25] Carro LP, Hernando MF, Cerezal L, Navarro IS, Fernandez AA, Castillo AO. Deep gluteal space problems: piriformis syndrome, ischiofemoral impingement and sciatic nerve release. Muscles Ligaments Tendons J. 2016; 6(3): 384-396.

[26] Martin HD, Reddy M, Gomez-Hoyos J. Deep gluteal syndrome. J Hip Preserv Surg. 2015; 2(2): 99-107.

[27] Neumann DA. Kinesiology of the Musculoskeletal System: Foundations for Rehabilitation. 2nd ed. St. Louis, MO: Mosby; 2010.

[28] Giphart JE, Stull JD, Laprade RF, Wahoff MS, Philippon MJ. Recruitment and activity of the pectineus and piriformis muscles during hip rehabilitation exercises: an electromyography study. Am J Sports Med. 2012; 40(7): 1654-1663.

[29] Rasch PJ, Burke RK. Kinesiology and Applied Anatomy: The Science of Human Movement. 6th ed. Philadelphia, PA: Lea & Febiger; 1978 (p. 278).

[30] Gudena R, Alzahrani A, Railton P, Powell J, Ganz R. The anatomy and function of the obturator externus. Hip Int. 2015; 25(5): 424-427.

[31] Hodges PW, McLean L, Hodder J. Insight into the function of the obturator internus muscle in humans: observations with development and validation of an electromyography recording technique. J Electromyogr Kinesiol. 2014; 24(4): 489-496.

[32] Vaarbakken K, Steen H, Samuelsen G, et al. Lengths of the external hip rotators in mobilized cadavers indicate

the quadriceps coxa as a primary abductor and extensor of the flexed hip. Clin Biomech (Bristol, Avon). 2014; 29(7): 794-802.

［33］ Vaarbakken K, Steen H, Samuelsen G, Dahl HA, Leergaard TB, Stuge B. Primary functions of the quadratus femoris and obturator externus muscles indicated from lengths and moment arms measured in mobilized cadavers. Clin Biomech (Bristol, Avon). 2015; 30(3): 231-237.

［34］ Delp SL, Hess WE, Hungerford DS, Jones LC. Variation of rotation moment arms with hip flexion. J Biomech. 1999; 32(5): 493-501.

［35］ Porterfield JA. Chapter 23, The sacroiliac joint. In: Gould III JA, Davies GJ, eds. Orthopaedic and Sports Physical Therapy. Vol II. St. Louis, MO: Mosby; 1985: 550-580 (pp. 553, 565-566).

［36］ Anderson FE. Grants Atlas of Anatomy. 8th ed. Baltimore, MD: Williams and Wilkins; 1983: 26.

［37］ Beaton LE, Anson BJ. The sciatic nerve and the piriformis muscle: their relationship a possible cause of coccygodynia. J Bone Joint Surg(Br). 1938; 20: 686-688.

［38］ Beaton LE, Anson BJ. The relation of the sciatic nerve and its subdivisions to the piriformis muscle. Anat Rec. 1937; 70(suppl): 1-5.

［39］ Lee CS, Tsai TL. The relation of the sciatic nerve to the piriformis muscle. J Formosan Med Assoc. 1974; 73: 75-80.

［40］ Pećina M. Contribution to the etiological explanation of the piriformis syndrome. Acta Anat. 1979; 105: 181-187.

［41］ Tuttle LJ, DeLozier ER, Harter KA, Johnson SA, Plotts CN, Swartz JL. The role of the obturator internus muscle in pelvic floor function. J Womens Health Phys Ther. 2016; 40(1): 15-19.

［42］ Jordre B, Schweinle W. Comparing resisted hip rotation with pelvic floor muscle training in women with stress urinary incontinence: a pilot study. J Womens Health Phys Ther. 2014; 38(2): 81-89.

［43］ Underwood DB, Calteaux TH, Cranston AR, Novotny SA, Hollman JH. Hip and pelvic floor muscle strength in women with and without stress urinary incontinence: a case-control study. J Womens Health Phys Ther. 2012; 36(1): 55-61.

［44］ Simons DG, Travell J, Simons L. Travell & Simon's Myofascial Pain and Dysfunction: The Trigger Point Manual. Vol 1. 2nd ed. Baltimore, MD: Williams & Wilkins; 1999 (p. 104).

［45］ Hollinshead WH. Functional Anatomy of the Limbs and Back. 4th ed. Philadelphia, PA: Saunders; 1976 (pp. 299-301).

［46］ Hallin RP. Sciatic pain and the piriformis muscle. Postgrad Med. 1983; 74(2): 69-72.

［47］ Pace JB. Commonly overlooked pain syndromes responsive to simple therapy. Postgrad Med. 1975; 58(4): 107-113.

［48］ Pace JB, Nagle D. Piriform syndrome. West J Med. 1976; 124(6): 435-439.

［49］ Stein JM, Warfield CA. Two entrapment neuropathies. Hosp Pract. 1983; 18(1): 100A, 100E, 100H passim.

［50］ Steiner C, Staubs C, Ganon M, Buhlinger C. Piriformis syndrome: pathogenesis, diagnosis, and treatment. J Am Osteopath Assoc. 1987; 87(4): 318-323 (p. 322, Fig. 3).

［51］ Wyant GM. Chronic pain syndromes and their treatment. III. The piriformis syndrome. Can Anaesth Soc J. 1979; 26(4): 305-308.

［52］ Velleman MD, Jansen Van Rensburg A, Janse Van Rensburg DC, Strauss O. Acute obturator internus muscle strain in a rugby player: a case report. J Sports Med Phys Fitness. 2015; 55(12): 1544-1546.

［53］ George AR, VanEtten L, Briggs MS. 2016 combined sections meeting poster: dry needling of the obturator internus for female pelvic pain: a case series. J Womens Health Phys Ther. 2016; 40(1): 38-51.

［54］ Dalmau-Carolà J. Myofascial pain syndrome affecting the piriformis and the obturator internus muscle. Pain Pract. 2005; 5(4): 361-363.

［55］ Willick SE, Lazarus M, Press JM. Quadratus femoris strain. Clin J Sport Med. 2002; 12(2): 130-131.

［56］ O'Brien SD, Bui-Mansfield LT. MRI of quadratus femoris muscle tear: another cause of hip pain. AJR Am J Roentgenol. 2007; 189(5): 1185-1189.

［57］ Zibis AH, Fyllos AH, Karantanas AH, Raoulis V, Karachalios TS, Arvanitis DL. Quadratus femoris tear as an unusual cause of hip pain: a case report. Hip Int. 2016; 26(1): e7-e9.

［58］ Khodaee M, Jones D, Spittler J. Obturator internus and obturator externus strain in a high school quarterback. Asian J Sports Med. 2015; 6(3): e23481.

［59］ Hopayian K, Danielyan A. Four symptoms define the piriformis syndrome: an updated systematic review of its clinical features. Eur J Orthop Surg Traumatol. 2018; 28: 155-164.

［60］ Urban LM, MacNeil BJ. Diagnostic accuracy of the slump test for iden-tifying neuropathic pain in the lower limb. J Orthop Sports Phys Ther. 2015; 45(8): 596-603.

［61］ Barton PM, Grainger RW, Nicholson RL, et al. Toward a rational management of piriformis syndrome. Arch Phys Med Rehabil. 1988; 69: 784.

［62］ Reichel G, Gaerisch F Jr. Piriformis syndrome. A contribution to the differential diagnosis of lumbago and coccygodynia［in German］. Zentralblatt fur Neurochirurgie. 1988; 49(3): 178−184.

［63］ Evjenth O, Hamberg J. Muscle Stretching in Manual Therapy: A Clinical Manual. Vol 1. Alfta, Sweden: Alfta Rehab Forlag; 1984 (pp. 97, 122, 172).

［64］ TePoorten BA. The piriformis muscle. J Am Osteopath Assoc. 1969; 69: 150−160.

［65］ Thiele GH. Coccygodynia and pain in the superior gluteal region. JAMA. 1937; 109: 1271−1275.

［66］ Fishman LM, Dombi GW, Michaelsen C, et al. Piriformis syndrome: diagnosis, treatment, and outcome—a 10-year study. Arch Phys Med Rehabil. 2002; 83(3): 295−301.

［67］ Kean Chen C, Nizar AJ. Prevalence of piriformis syndrome in chronic low back pain patients. A clinical diagnosis with modified FAIR test. Pain Pract. 2013; 13(4): 276−281.

［68］ Retzlaff EW, Berry AH, Haight AS, et al. The piriformis muscle syndrome. J Am Osteopath Assoc. 1974; 73(10): 799−807.

［69］ Kipervas IP, Ivanov LA, Urikh EA, Pakhomov SK. Clinico-electromyographic characteristics of piriform muscle syndromes［in Russian］. Zh Nevropatol Psikhiatr Im S S Korsakova. 1976; 76(9): 1289−1292.

［70］ Mirman MJ. Sciatic pain: two more tips. Postgrad Med. 1983; 74(5): 50.

［71］ Gerwin RD, Dommerholt J, Shah JP. An expansion of Simons' integrated hypothesis of trigger point formation. Curr Pain Headache Rep. 2004; 8(6): 468−475.

［72］ Namey TC, An HS. Emergency diagnosis and management of sciatica: differentiating the nondiskogenic causes. Emergency Med Reports. 1985; 6: 101−109.

［73］ Gould N. Letter: back-pocket sciatica. N Engl J Med. 1974; 290(11): 633.

［74］ Shordania JF. Die chronischer Entzundung des Musculus piriformis—die piriformitis—alseine der Ursachen von Kreuzschmerzen bei Frauen. Die Medizinische Welt. 1936; 10: 999−1001.

［75］ Hsieh YL, Kao MJ, Kuan TS, Chen SM, Chen JT, Hong CZ. Dry needling to a key myofascial trigger point may reduce the irritability of satellite MTrPs. Am J Phys Med Rehabil. 2007; 86(5): 397−403.

［76］ Slipman CW, Jackson HB, Lipetz JS, Chan KT, Lenrow D, Vresilovic EJ. Sacroiliac joint pain referral zones. Arch Phys Med Rehabil. 2000; 81(3): 334−338.

［77］ Kurosawa D, Murakami E, Aizawa T. Referred pain location depends on the affected section of the sacroiliac joint. Eur Spine J. 2015; 24(3): 521−527.

［78］ Lesher JM, Dreyfuss P, Hager N, Kaplan M, Furman M. Hip joint pain referral patterns: a descriptive study. Pain Med. 2008; 9(1): 22−25.

［79］ Hopayian K, Song F, Riera R, Sambandan S. The clinical features of the piriformis syndrome: a systematic review. Eur Spine J. 2010; 19(12): 2095−2109.

［80］ Cass SP. Piriformis syndrome: a cause of nondiscogenic sciatica. Curr Sports Med Rep. 2015; 14(1): 41−44.

［81］ Toda T, Koda M, Rokkaku T, et al. Sciatica caused by pyomyositis of the piriformis muscle in a pediatric patient. Orthopedics. 2013; 36(2): e257−e259.

［82］ Koda M, Mannoji C, Watanabe H, et al. Sciatica caused by pyomyositis of the piriformis muscle. Neurol India. 2013; 61(6): 668−669.

［83］ Sharma PR, McEvoy HC, Floyd DC. Streptococcal necrotising myositis of obturator internus and piriformis in a type 2 diabetic patient presenting as sepsis of unknown origin. Ann R Coll Surg Engl. 2011; 93(6): e99−e101.

［84］ King RJ, Laugharne D, Kerslake RW, Holdsworth BJ. Primary obturator pyomyositis: a diagnostic challenge. J Bone Joint Surg Br. 2003; 85(6): 895−898.

［85］ Hsu WC, Hsu JY, Chen MY, Liang CC. Obturator internus pyomyositis manifested as sciatica in a patient with subacute bacterial endocarditis: a rare case report. Medicine (Baltimore). 2016; 95(30): e4340.

［86］ Cohen BA, Lanzieri CF, Mendelson DS, et al. CT evaluation of the greater sciatic foramen in patients with sciatica. AJNR Am J Neuroradiol. 1986; 7(2): 337−342.

［87］ Pace JB, Henning C. Episacroiliac lipoma. Am Fam Physician. 1972; 6(3): 70−73.

［88］ Freiberg AH. The fascial elements in associated low-back and sciatic pain. J Bone Joint Surg［AM］. 1941; 23: 478−480.

［89］ Stimson BB. The low back problem. Psychosom Med. 1947; 9(3): 210−212.

［90］ Brinjikji W, Diehn FE, Jarvik JG, et al. MRI findings of disc degeneration are more prevalent in adults with low back pain than in asymptomatic controls: a systematic review and meta-analysis. AJNR Am J Neuroradiol. 2015; 36(12): 2394−2399.

［91］Cheung KM, Karppinen J, Chan D, et al. Prevalence and pattern of lumbar magnetic resonance imaging changes in a population study of one thousand forty-three individuals. Spine (Phila Pa 1976). 2009; 34(9): 934−940.

［92］Huang JT, Chen HY, Hong CZ, et al. Lumbar facet injection for the treatment of chronic piriformis myofascial pain syndrome: 52 case studies. Patient Prefer Adherence. 2014; 8: 1105−1111.

［93］Ehrlich GE. Early diagnosis of ankylosing spondylitis: role of history and presence of HLA-B27 Antigen. Intern Med Spec. 1982; 3(3): 112−116.

［94］Rodnan GP. Primer on the Rheumatic Diseases. Atlanta, GA: Arthritis Foundation; 1983 (pp. 87, 179, 181).

［95］Pope MH, Frymoyer JW, Anderson G. Occupational Low Back Pain. New York, NY: Praegar; 1984.

［96］Marchand AA, Boucher JA, O'Shaughnessy J. Multiple venous thromboses presenting as mechanical low back pain in an 18−year-old woman. J Chiropr Med. 2015; 14(2): 83−89.

［97］Naess IA, Christiansen SC, Romundstad P, Cannegieter SC, Rosendaal FR, Hammerstrom J. Incidence and mortality of venous thrombosis: a population-based study. J Thromb Haemost. 2007; 5(4): 692−699.

［98］Riddle DL, Wells PS. Diagnosis of lower-extremity deep vein thrombosis in outpatients. Phys Ther. 2004; 84(8): 729−735.

［99］Baek D, Lee SE, Kim WJ, et al. Greater trochanteric pain syndrome due to tumoral calcinosis in a patient with chronic kidney disease. Pain Physician. 2014; 17(6): E775−E782.

［100］Hubka P, Nanka O, Masata J, Martan A, Svabik K. TVT ABBREVO: cadaveric study of tape position in foramen obturatum and adductor region. Int Urogynecol J. 2016; 27(7): 1047−1050.

［101］Muller M, Dewey M, Springer I, Perka C, Tohtz S. Relationship between cup position and obturator externus muscle in total hip arthroplasty. J Orthop Surg Res. 2010; 5: 44.

［102］Tosun O, Algin O, Yalcin N, Cay N, Ocakoglu G, Karaoglanoglu M. Ischiofemoral impingement: evaluation with new MRI parameters and assessment of their reliability. Skeletal Radiol. 2012; 41(5): 575−587.

［103］Ali AM, Teh J, Whitwell D, Ostlere S. Ischiofemoral impingement: a retro-spective analysis of cases in a specialist orthopaedic centre over a four-year period. Hip Int. 2013; 23(3): 263−268.

［104］Watanabe M, Yamaga M, Kato T, Ide J, Kitamura T, Takagi K. The implication of repeated versus continuous strain on nerve function in a rat forelimb model. J Hand Surg Am. 2001; 26(4): 663−669.

［105］Dyck PJ, Lais AC, Giannini C, Engelstad JK. Structural alterations of nerve during cuff compression. Proc Natl Acad Sci U S A. 1990; 87(24): 9828−9832. 106. Gulledge BM, Marcellin-Little DJ, Levine D, et al. Comparison of two stretching methods and optimization of stretching protocol for the piriformismuscle. Med Eng Phys. 2014; 36(2): 212−218.

第 五十八 章

股四头肌和缝匠肌

N.贝丝·科利尔、约瑟夫·M.唐纳利

1 介绍

大腿前部的肌肉群统称为"股四头肌"。构成股四头肌的四块肌肉分别为股直肌、股外侧肌、股内侧肌和股中间肌，四块肌肉合并成一个共同的肌腱，附着于髌骨，髌骨下缘的髌韧带附着于胫骨结节，两者一起支配膝部的伸展。除股直肌外，其他三块股肌只跨过膝关节，支配膝盖的伸展，而股直肌还跨过髋关节，因此它还支配髋部的伸展。缝匠肌也位于大腿的前部，参与髋关节屈曲、外展、外旋以及膝关节屈曲。股四头肌和缝匠肌的触发点（TrPs）可诱发大腿前方、外侧和膝内侧、外侧及后外侧的疼痛。股四头肌的触发点可使肌力减弱，在行走或下楼时导致膝关节失稳或无力。当患者合并L4神经根性疼痛或神经根病变、髌股关节疼痛综合征、膝骨关节炎、髂胫束综合征、髌腱病变或大转子滑囊炎时，临床医生也应考虑这些肌肉中的触发点。患者可以通过自我减压技术和相关肌肉的自我伸展来治疗股四头肌和缝匠肌的触发点，患者还可以从改善或支持由于过度使用或缩短这些肌肉的静态和动态姿势中获益。

2 相关解剖

股直肌

股直肌位于股内侧肌和股外侧肌之间，覆盖于股中肌表面，包含两条肌腱，一条附着于髂前下棘，另一条附着于髋臼后缘上方的凹陷处。远端附着于髌骨的上缘，然后通过髌韧带附着于胫骨结节（图58-1）。在近端股直肌被缝匠肌覆盖，正好位于髂前下棘下方[1]。

股中间肌

股中肌位于股直肌和股外侧肌的深处。它起源于股骨上2/3的前表面和外侧表面以及外侧肌间隔的远端。止于髌骨外侧缘和胫骨外侧髁，穿过

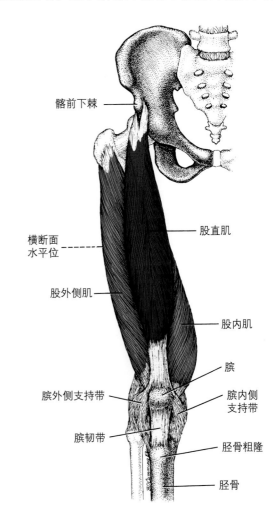

图58-1 右股直肌（深红色）与股外侧肌和股内侧肌（浅红色）的附着（前面观）

图中标注：髂前下棘、横断面水平位、股外侧肌、髌外侧支持带、髌韧带、股直肌、股内肌、髌、髌内侧支持带、胫骨粗隆、胫骨

髌韧带到达胫骨结节（图58-2）。股中间肌内侧与股内侧肌是明显分离的，但在外侧，股中间肌纤维与股外侧肌纤维几近融合[1]。

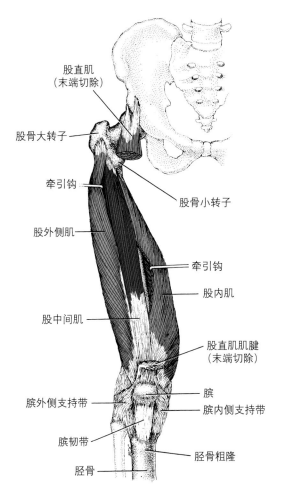

图58-2 右股内侧肌（浅红色）、股中间肌（深红色）和股外侧肌（浅红色）的附着点（前面观）。上覆的大部分股直肌已被切除。部分股内侧肌附着在股四头肌腱腱膜上的前附着处，沿股中肌内侧缘被下拉钩拉开并部分切断。图片显示股内侧肌深层纤维消失并附着在股骨后面，前面肌纤维下方暴露出股骨。上拉钩将股外侧肌拉到一边，显示股中间肌的下半部分

股内侧肌

股内侧肌起源于股骨粗隆间远端、粗线的内侧唇和股骨内髁的髁上线的上部[1]。股内侧肌与股中肌一起附着于股四头肌腱腱膜上，其纤维在后方前后缠绕于股骨上。股内侧肌在远端附着在髌骨内侧缘，延续于髌韧带附着至胫骨结节。此外，股内侧肌还附着于髌骨内侧支持带，可加强膝关节的稳定性，最终止于胫骨内侧髁（图58-2）。

股内侧肌远端纤维在髌骨区带有明显的角度，可通过纤维方向和筋膜平面与股内侧肌其余部分的纤维区别开来。这些远端成角纤维主要附着于大收肌，部分附着于长收肌和肌间隔内侧，也被称为股内侧斜肌（VMO）[1,2]。这些纤维的附着点是可变的，并且随着年龄的增长和膝关节退行性变的出现而显著改变[3]。有些作者认为VMO是一独立的肌肉，他们提出了"股内侧长肌"一词，指的是那些具有更垂直方向的肌纤维，这些纤维起源于粗线内侧唇和肌间隔内侧，并行走至股四头肌腱腱膜的内侧边缘和前表面。关于股内侧肌是一块还是应被分为两块的争论仍在继续[4]。

股外侧肌

股外侧肌是股四头肌群的最大一块肌肉。其起源于股骨粗隆间上部腱膜、大转子的前下缘、臀肌结节的外侧唇和股骨粗线外侧唇的近端（图58-3），其某些纤维也来源于臀大肌肌腱和股外侧

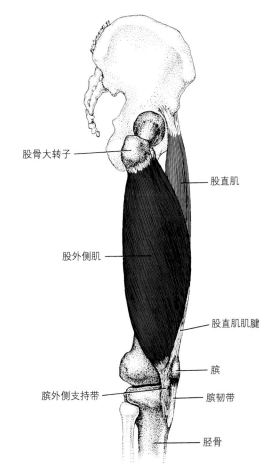

图58-3 右股外侧肌（深红色）与股直肌（浅红色）的附着点（侧面观）

肌与股二头肌短头之间的外侧肌间隔。

股外侧肌肌腱止于髌骨外侧缘，并融入股四头肌肌腱。它也通过延伸至胫骨外侧髁和髂胫束而参与维持膝关节稳定。有些文献中描述股外侧肌的大体解剖与上述并不一致[5]。

股中间肌的张肌

最近相关的尸体研究文献明确了股四头肌群的第五个块肌肉，称为股中间肌张肌（TVI）。对26具标本的特异性解剖发现，在所有股四头肌单独接受股神经和旋股外侧动脉的神经血管供应的病例中，都存在另外一块单独的肌肉，即TVI，位于股中间肌和股外侧肌之间，通过其自身的腱膜与股四头肌腱相连，远端附着于髌骨内侧[6]。磁共振成像（MRI）也显示了TVI与股外侧肌和股内侧肌纤维在背侧融合，一起附着在股骨粗线外侧唇[7]。

膝关节肌是一种微小的深部肌肉，偶尔与股中间肌混合，但通常是分开的。它起源于股骨远端的前表面，附着于膝关节滑膜的近端。

缝匠肌

缝匠肌是一窄长的带状肌肉，是人体最长的肌肉。它起源于髂前上棘，斜向内下方穿过大腿前部。缝匠肌肌腱形成的腱膜进入股四头肌深筋膜[8]。缝匠肌从上方跨过内收肌管内的股动脉、静脉和神经。在大腿的远端，它几乎垂直下降，越过股骨内侧髁，肌腱远端斜向前弯曲，止于胫骨内侧，位于股薄肌和半腱肌肌腱附着点的前方（图58-4）。因此，它是位于最前方的"鹅足"肌肉，下方的鹅足滑囊上缘与膝关节囊融合，下缘与小腿内侧筋膜融合。

（1）神经与血管支配

股四头肌群的所有肌肉，包括TVI和膝关节肌，均由L2、L3和L4神经根组成的股神经分支支配。有趣的是，Günal等人发现VMO肌纤维由单独的股神经分支支配，说明其参与维持髌骨稳定性[9]。Jojima等人观察到，股神经主干在股内侧肌的中部，然后分成多个分支，进入远端肌纤维[10]。缝匠肌也受股神经支配，但神经纤维主要

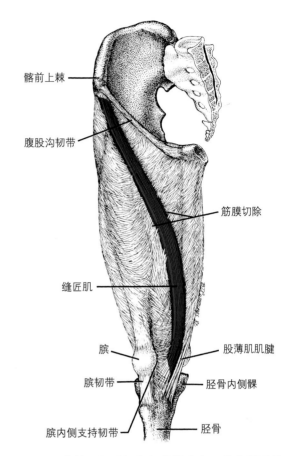

髂前上棘
腹股沟韧带
筋膜切除
缝匠肌
髌
髌韧带
髌内侧支持韧带
股薄肌肌腱
胫骨内侧髁
胫骨

图58-4　右缝匠肌（红色）的附着点，前内侧面观。近端附着在髂前上棘，远端至胫骨上内侧

来源于L2和L3神经根。

股四头肌作为一个肌群，接受股深动脉或旋股外侧动脉分支的血供。也有证据表明，股内侧肌的血供直接来源于股浅动脉[11]。

缝匠肌的近端1/3血供来源于股总动脉、股深动脉、旋股外侧股动脉，中间1/3血供来源有股浅动脉，远端1/3血供来源于股浅动脉和膝降动脉。

（2）功能

股四头肌

在开放运动链中，股四头肌作为一个整体，是膝关节的主要伸肌。股直肌也参与屈髋动作。最近的一项研究发现，股直肌的近端纤维可以独立于远端纤维单独激活。因此，纤维之间的激活序列可以改变方向（从近端到远端，或反向），这与运动的方式密切相关[12]。股内侧肌、股外侧肌

和股中间肌同时对用力做功作出反应；然而，股直肌参与的贡献取决于髋关节的需求[13]。在膝关节缓慢地增加其伸展活动至其最大限度的过程中，股四头肌的四块肌肉协同方式不断变化[14]。位于股内侧肌和股外侧肌之间的髌骨通过发挥其平衡张力维持髌骨的正常位置和活动轨迹[15-17]。尽管如此，一些作者认为，髌骨内侧的稳定主要依赖VMO，因为它可以降低髌软骨的内侧压力[18]。

在负重体位时，股四头肌群的功能是使躯干伸展及膝关节屈曲，如蹲下、从站位改为坐位，以及下楼梯时。在静态站立时股四头肌并不活跃[13,19,20]。在步态周期女中，股四头肌在足跟离地后立即活跃，以在身体承重期控制膝关节屈曲，并在脚趾离地后维持膝关节的伸展。站立期并不活跃，在迈步初期，股四头肌群不活跃，但在迈步末期活跃，为身体承重做准备。站立期股四头肌的活跃度在某些情况下可延长或增加（或两者兼有），如跖屈功能受限，背部负重，步速加快，以及穿高跟鞋时[13,21-25]。在坐起和上楼梯时股四头肌也起着重要的作用[19]。在骑行运动中，踩踏的中间期股四头肌活跃度达到高峰[26,27]。

缝匠肌

缝匠肌因其在维持裁缝在工作时盘腿的髋部动作起作用而得名。该肌肉和阔筋膜张肌一样，支配大腿的屈曲和外展，但缝匠肌主要作用是使大腿向外旋转[1]。在膝关节屈曲或伸展时，它的激活模式是有显著差异的[28,29]。当髋部屈曲时，它也有助于膝关节屈曲[29]。

在步态周期的迈步阶段，缝匠肌的活跃度最高，以协助髂肌和阔筋膜张肌支配髋部屈曲，它还协助股二头肌短头支配膝关节屈曲。另外它和股内侧肌、股薄肌和半腱肌协同作用从内侧稳定膝关节，以对抗单肢站立时发生的外翻作用[30]。在骑行时，缝匠肌参与髋部屈曲[26,27]。

（3）功能单元

肌肉所属的功能单位包括加强和对抗其运动的肌肉本身以及肌肉穿过的关节。这些结构在功能上的相互依赖性反映在大脑感觉运动皮层的组

织和神经的联系上。强调这些功能单位，是因为单位中的一个肌肉中存在触发点会增加其他肌肉产生触发点的可能性。当灭活肌肉中的触发点时，必须关注在功能上相互依赖的肌肉中同样可能存在的触发点。表58-1大致代表股四头肌和缝匠肌的功能单元[31]。

表 58-1　股四头肌群和缝匠肌功能单位

动 作	协同肌	拮抗肌
膝伸展	股直肌 股内侧肌 中间股 股外侧肌 股中间张肌	半膜 半腱肌 股二头肌 腓肠肌 腘肌 股薄肌 缝匠肌
髋屈曲 （股直肌，缝匠肌）	髂腰肌 耻骨肌 阔筋膜张肌 髋内收肌 臀中、小肌前纤维	臀大肌 半膜肌 半腱肌 股二头肌 大收肌 （坐骨髁部）
髋外展 （缝匠肌）	梨状肌 臀中肌 臀小肌	耻骨肌 长收肌 短收肌 大收肌 股薄肌

3　临床表现

（1）牵涉痛模式

股四头肌群四个主要肌肉的触发点疼痛都可牵涉至大腿和膝盖区域。股直肌和股内侧肌TrPs引起膝关节前、内侧疼痛。与股内侧肌或股外侧肌的疼痛相比，股直肌触发点牵涉痛更常发生在膝关节深处。股外侧肌的触发点可引起髋、大腿外侧和膝后外侧疼痛。

股直肌

股直肌的触发点极为常见，且常被忽视。在日常活动中，股直肌很少会完全伸展。股直肌跨过髋和膝两个关节，因此它的触发点常在近侧识

别，髂前下棘下方比较多见，而引起的疼痛位置在前膝处髌骨内或髌骨周围，有时在膝关节深处（图58-5）。患者常在夜间出现膝前上方和大腿远端的严重深部疼痛，且在充分伸展股直肌前无法找到一个舒适的体位或通过运动来缓解疼痛。触发点也可偶尔发现在股直肌远端和髌骨近端，疼痛可牵涉深至膝关节内。

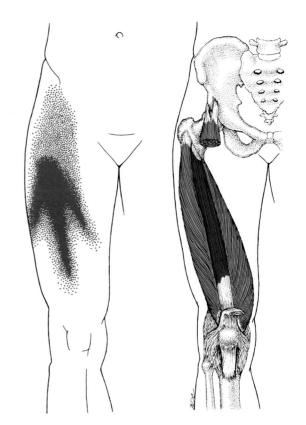

图58-6 股中间肌触发点的牵涉痛模式。实心红色区域表示股中间肌触发点常见的牵涉痛范围。红色点部区域表示其偶尔延伸的牵涉痛范围

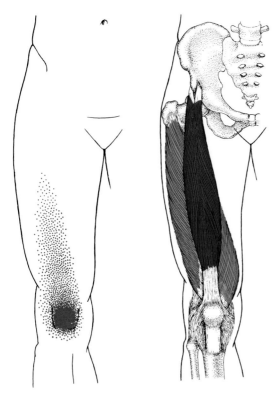

图58-5 股直肌触发点的牵涉痛模式。实心红色区域表示股直肌触发点常见的牵涉痛范围。红色点部区域表示其偶尔延伸的牵涉痛范围

股中间肌

股中间肌是一个"挫败者"，因为它产生的触发点不能通过触诊直接检查，其表面覆盖有股直肌。这些触发点可引起大腿前方的疼痛，甚至延伸到膝盖，但最剧烈的部位还是大腿中部。股中间肌的触发点还可引起大腿前外侧的疼痛和压痛（图58-6）。Kellgren报道，将0.1 mL 6%高渗盐水注入股中间肌可引起膝关节疼痛[32]。

股内侧肌

股内侧肌的触发点通常发生在肌肉的远端，疼痛可牵涉至膝前区。股内侧肌近端的触发点通常引起膝关节和大腿下部前内侧的牵涉痛，并呈线性分布（图58-7）。

股内侧肌的触发点很容易被忽略，因为该肌肉对膝关节屈曲的范围影响很小，引起的疼痛也不会很剧烈。但是，股内侧肌的触发点急性疼痛阶段后通常会发生运动功能障碍（抑制性无力）。在意外的股四头肌抑制导致膝关节屈曲状态下，股内侧肌中的触发点相关疼痛可被替代，但是这种突然发生的无力可能导致跌倒，从而造成伤害。股内侧肌触发点在成人和儿童中比较常见。Nguyen提出了一个假想的疼痛模型，在这个模型中，膝盖肌肉中的触发点可导致肌肉紧张、疼痛和无力，从而出现早期神经肌肉病理性的改变，包括膝关节失稳，导致跌倒，而长期的触发点更会促进膝关节失稳，从而促进膝关节的退行性改变，而退行性改变又会表现为关节源性肌肉抑制，在膝骨关节炎患者中很常见，然而目前没有研究来证实这个假设模型[33]。

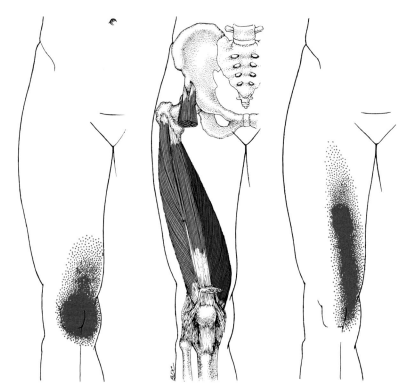

图 58-7 股内侧肌触发点的牵涉痛模式。实心红色区域表示股内侧肌触发点常见的牵涉痛范围。红色点部区域表示其偶尔延伸的牵涉痛范围

股外侧肌

股外侧肌的触发点往往沿着大腿外侧形成。在股四头肌群中，这块肌肉的质量最大。该肌肉中的触发点可引起整个大腿外侧和膝盖后外侧的牵涉痛（图58-8）。大腿外侧的牵涉痛偶尔会延伸到骨盆上方髂嵴处。浅表的触发点常导致局部的疼痛，牵涉范围比较局限，而位于肌肉深处的触发点通常会产生较广泛的牵涉痛，甚至贯穿整

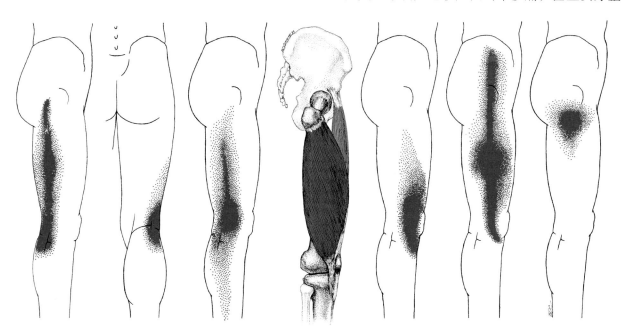

图 58-8 自股外侧触发点的牵涉痛模式。实心红色区域表示股外侧肌触发点常见的牵涉痛范围。红色点部区域表示其偶尔延伸的牵涉痛范围

个大腿。当股外侧肌触发点引起大腿近端牵涉痛和压痛时，患者可能无法向患侧侧卧，从而影响睡眠。Good 在 1949 年的文献中指出，在股外侧肌外侧边缘的存在"肌痛斑"（可能就是指触发点）可引起膝盖的牵涉痛[34]。

鉴别股外侧肌远端触发点的要点是除了髌骨外侧边缘的疼痛外，还会感觉到"髌骨卡住"（图58-8）。位于股外侧肌后下部的触发点，也会引起髌骨外侧的疼痛，但这些触发点更多引起大腿外侧的牵涉痛，有时还会导致小腿外侧的牵涉痛。位于大腿中部后外侧的触发点通常引起整个大腿后外侧区域的疼痛，包括腘窝的外侧，该处正是股四头肌触发点导致膝关节后方疼痛的原因之一。

综上所述，位于肌肉前方中间、髂胫束正上方的触发点最常见，可在大腿外侧、髂胫束前方引起剧烈疼痛，甚至向上延伸至骨盆髂嵴处。远端肌肉的触发点更多的导致前方髌骨外侧缘的疼痛，偶尔也可导致后方腘窝的疼痛。在股外侧肌近端的触发点仅引起其附近区域的疼痛和压痛（图58-8）。

缝匠肌

缝匠肌的触发点常引起大腿前部和内侧以及膝盖内侧产生浅表、尖锐的疼痛。这些触发点通常被误认为是膝关节病理行改变（图58-9）。

（2）症状

牵涉痛是股四头肌群的常见症状，还有两个特异的临床表现，一是股内侧肌抑制导致膝关节不自主屈曲（屈膝），二是股外侧肌导致的髌骨活动受限。

股直肌

股直肌触发点通常引起膝前和大腿疼痛，可能会在夜间痛醒。通常情况下，这些患者可能会在睡眠时伸直膝关节，侧卧位时轻微屈曲髋关节，最大程度缩短股直肌。在髋部伸展和膝盖屈曲的拉伸肌肉后疼痛可以缓解。有股直肌触发点的患者可主诉下楼困难或无力。

股中间肌

股中间肌触发点可导致膝关节久坐后不能完全伸直。患者常主诉久坐后上楼困难或从坐位过渡到站立位时受限。相关疼痛常出现在膝关节活动而不是休息时。临床上，如果股中间肌的触发点与腓肠肌股骨附着点附近的触发点同时发生，患者可出现打软腿或膝关节屈曲。

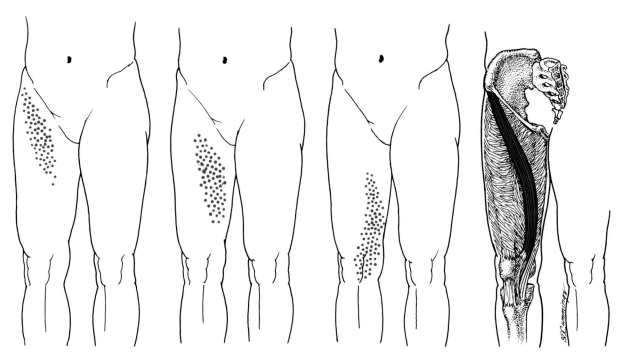

图58-9 缝匠肌不同水平触发点的牵涉痛模式（红色斑点），前内侧面观

股内侧肌

股内侧肌出现触发点的患者可主诉膝关节深部疼痛，疼痛常较重影响睡眠。常被误诊为膝关节炎[35]。随着时间的推移，相关的膝关节疼痛会逐渐消失，患者反而会出现股四头肌肌肉功能的间歇性抑制，从而在行走过程中发生膝关节不自主的屈曲（抑制性无力），从而导致跌倒。Baker报道了一个12岁运动员膝关节不自主屈曲的病例，在股内侧肌触发点灭活后完全消失[36]。

股外侧肌

股外侧肌出现触发点的患者，行走时会出现大腿外侧（包括膝盖）的疼痛。股外侧肌触发点患者可注射难以向患侧侧卧位，疼痛常会影响睡眠。患者还可主诉膝关节有"僵硬"的感觉，因为股外侧肌远端的触发点会影响髌骨的被动活动。髌骨活动受限可能会导致患者在长时间的坐位后出现屈膝和伸膝困难。这些触发点与其他股四头肌触发点不同，可膝关节的后部的牵涉痛。当患者主诉大腿外侧和膝盖疼痛症状时，不能忽视对该肌肉的检查。应与大转子滑囊炎或髂胫束综合征进行鉴别诊断。

缝匠肌

缝匠肌出现触发点的患者不能耐受久坐，尤其是当髋关节屈曲到90°或以上时。患者也可主诉久坐后过渡到站立位时会出现疼痛和站立困难。缝匠肌触发点引起的疼痛很难与股内侧肌和中间肌触发点引起的疼痛区分开来；鉴别的要点是：缝匠肌触发点引起的疼痛通常更弥漫和浅表。但是单纯的缝匠肌触发点很少会引起疼痛，它们常常与其他肌肉的触发点合并存在导致临床症状。长跑患者常因疼痛导致大腿区域活动受限。

（3）体格检查

经过全面的体格检查后，临床医生应制作详细示图，以表示患者所描述的疼痛类型。这一描述将有助于进一步诊疗，并可在症状改善或改变时评估患者的病情进展。如果怀疑股四头肌中有触发点，临床医生应彻底检查膝盖、髋部以及足踝部，如果涉及股直肌，还需要对骨盆进行检查。

应仔细评估髌股关节和胫股关节的被动活动。

检查应包括功能性活动，如从坐位到站立位、下楼活动、单腿站立、双腿下蹲和单腿下蹲（图55-3A）。临床医生应注意骨盆、髋部和/或膝盖在冠状面或矢状面的偏差，以及足踝部过度横向平面运动（图55-3B），还应注意步态偏差，如在站立中期出现Trendelenburg征（图55-4A和图55-4B），或在脚跟着地时躯干前倾[37]。这些偏差可能表明臀肌无力或下肢生物力学缺陷。股四头肌群在臀肌无力或下肢生物力学失调的情况下可能会负荷过载，尤其是在从坐位到站立位及单腿和双腿下蹲时[38]。

当患者仰卧时，可以通过将脚跟靠近臀部的髋关节屈曲动作来评估膝关节屈曲运动范围。股中间肌的触发点可显著抑制膝关节的屈曲运动。通常情况下脚跟与臀部的距离仅几个指间。然而，如果髌骨的可活动性降低，股外侧肌的触发点也会引起膝关节屈曲受限。股内侧肌的触发点可引起膝关节屈曲轻微受限。为了充分评估股直肌的延展性，患者须同时行伸髋和屈膝，如Thomos试验（图56-6）或Ely试验。由股直肌触发点引起的肌肉长度缩短而导致的活动范围受限比较常见。髂腰肌紧张会导致髋关节的伸展受限，但不影响膝关节屈曲。

髋外展和内收强度评估应双侧同时进行，因为在步态周期的不同时间，双侧髋部同时参与维持腰骶部的稳定性。股四头肌的力量测试也需要双侧评估进行对比。触发点导致的膝关节伸展间歇性抑制出现无力，但不合并肌肉萎缩，股四头肌明显萎缩常与膝关节本身的病理相关。而髌股关节疼痛综合征患者表现出的股四头肌萎缩尚不清楚是否主要与股内侧肌、股外侧肌或所有的股四头肌有关[39-41]。

临床医生也可以考虑对受累同侧的股四头肌和腘绳肌进行等力收缩测试，以确定腘绳肌/股四头肌的比例。Agaaad等人提出了将偏心腘绳肌/同心股四头肌的功能性比值作为代表功能性伸展比例；将同心腘绳肌/偏心股四头肌的功能性比值作为功能性屈曲的比例[42]。腘绳肌活动增强，以及股四头肌和腘绳肌的协同活动增强，被认为是膝骨关节炎患者的患病因素[43]。

行髌骨被动活动性测试时，应充分伸展膝关节，股四头肌完全放松，因为股四头肌的张力会限制髌骨的被动活动。在检查髌骨活动度前，临床医生应观察并触诊髌骨的静息位置[44]。触发点引起的股内侧肌张力增高会限制髌骨的侧向活动度。股外侧肌的远端触发点可削弱髌骨的所有方向的活动度，包括有效膝关节屈曲所需要的至少1 cm的髌骨下移。

缝匠肌触发点通常与股四头肌触发点相关。合并缝匠肌触发点患者可主诉大腿前部和内侧和/或膝盖内侧疼痛。肌肉中的触发点通常不会限制运动或导致功能限制。检查缝匠肌时，患者坐位屈膝至90°，同时要求患者行大腿外旋以抵抗阻力。缝匠肌触发点引起的疼痛较股四头肌触发点引起的疼痛浅表，且定位比较不清。

（4）触发点检查

股直肌

在大多数人中，股内侧肌和股直肌之间可触及肌间隙。股直肌的外侧缘可沿整个股前外侧触及。肌肉的边界可以通过要求患者进行膝关节伸展转态下的次最大等长收缩来确定。

股直肌的触发点通常位于肌肉的近端，靠近髂前下棘，并且可以用交叉纤维平滑式触诊法识别（图58-10A）。体表区分股直肌和缝匠肌时，可要求患者行等长膝关节伸展，而无髋部屈曲。这两个肌肉，只有股直肌支配伸膝动作，而缝匠肌在膝关节屈曲时更为活跃。股直肌的远端也可出现触发点，一般位于髌骨上缘10 cm（4 in）以上的区域。

股中间肌

股中间肌位于股四头肌群的深处，因此几乎不可能触及其触发点，整个肌肉位于股直肌的深面，肌肉张力较强。为了尽可能触诊股直肌触发点，首先应定位股直肌的上外侧缘，然后向远端行密切追踪，直到触诊医生触摸到一个可以行交叉纤维平滑式触诊的空间，这个位置一般非常深，

接近股骨，此处有可能发现触发点（图58-10B）。然而，通常情况下手指的压力并不能复制触发点所引起的牵涉痛，而用针刺法却可复制疼痛。因此，使用触诊法检查这些触发点很容易被忽略。在触诊时只有轻至中度疼痛的触发点，用干针刺时往往疼痛非常剧烈。

当股直肌和股中间肌都含有触发点时，对前者的触发点灭活后更容易定位后者。股中间肌的触发点常较股直肌位于远端。

股内侧肌

行股内侧肌的检查，患者应仰卧位，受累侧大腿适度的外展，膝盖30°屈曲，膝下的垫枕头可提高患者的舒适度。利用交叉纤维平滑式触诊法触诊，其触发点最常见于肌肉内侧缘（图58-10C）。其远端触发点较难处理，也最容易导致膝关节不自主屈曲（图58-10C）。股内侧肌远端的触发点常会导致内收肌受累。

肌肉的内侧缘常可触及一连串的触发点，一般位于肌纤维转变为斜型纤维处。近端的触发点也可引起牵涉疼痛，但不会导致膝关节不自主屈曲或无力，这些触发点通常位于大腿中部，同样靠近肌肉内侧缘，接近内收肌。在股骨粗线附近可触摸到紧张束带样结构，此处也是大收肌的附着点。触诊时压力应垂直向下，确定紧张带的位置，激发牵涉痛。Rozenfeld等人最近报道，通过触诊检查股内侧肌潜在或激活的触发点是可靠的，其Kappa值0.53～0.72[45]。

股外侧肌

检查股外侧肌时，患者应侧卧位，双膝间放一个枕头，使髋关节处于中立状态，膝盖略弯曲（图58-11A～图58-11D）。股外侧肌和股中间肌一样，有多个触发点，常位于肌肉深处。这些触发点的紧张带可通过交叉纤维平滑式触诊（图58-11A、图58-11C和图58-11E）或在患者侧卧或1/4转向俯卧（图58-11D和图58-11F）时用交叉纤维钳捏式触诊法触诊。从髂胫束的前部和后部也可以触诊股外侧肌的紧张带（图58-11B和图58-11C）。

当患者平卧，膝关节伸直时可以触诊肌肉远

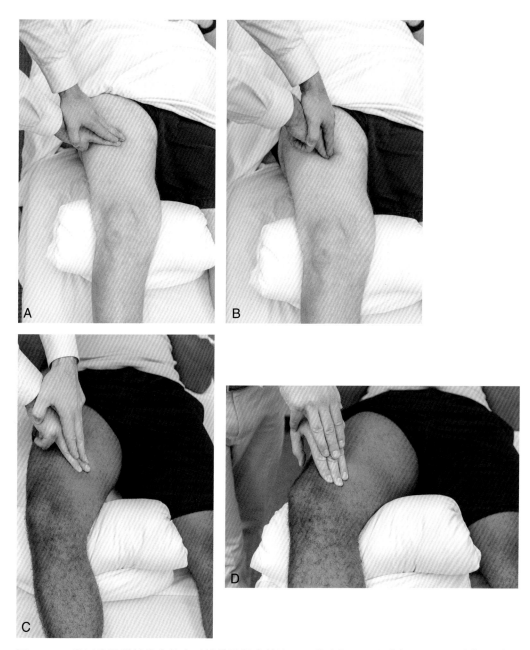

图58-10　股四头肌群触发点的交叉纤维平滑式触诊。**A** 股直肌。**B** 股中间肌。**C** 股内侧肌（近端）。**D** 股内侧肌（远端）

端的触发点。临床医生也可从髌骨内下方压迫髌骨，然后在髌骨外侧被股外侧肌覆盖区域沿一直线开始向上触诊股外侧肌远端的触发点。此处的触发点触之像一个柔软的小结节[39]。

缝匠肌

缝匠肌的触发点很表浅，容易漏诊。检查时患者应仰卧位，沿着肌肉全长行交叉纤维平滑式触诊法来检查触发点（图58-12A和图58-12B）。触发点处触诊引起的局部疼挛。可要求患者进行轻

微的等长髋外旋和屈曲收缩来确认缝匠肌的位置。

4　鉴别诊断

（1）触发点的激活和延续

任何一种使激活触发点的姿势或活动，如果不加以纠正，都可能会使其持续存在。触发点可由臀大肌任何部分的非常规偏心负荷、偏心运动或最大、次最大的同心负荷激活。当肌肉长时间

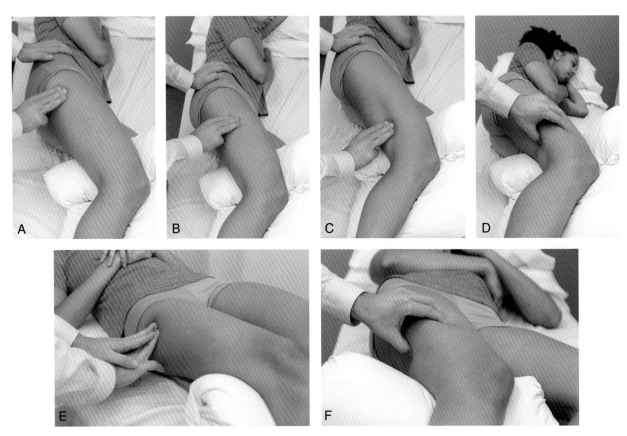

图58-11　股外侧肌触发点触诊。**A** 侧卧位交叉纤维平滑式触诊，近端部分。**B** 侧卧位交叉纤维平滑式触诊，髂胫束前中段（ITB）。**C** 侧卧位交叉纤维平滑式触诊，ITB后远侧。**D** 侧卧交叉纤维钳捏式触诊。**E** 仰卧位交叉纤维平滑式触诊，大腿中部。**F** 1/4转向仰卧位钳捏式触诊

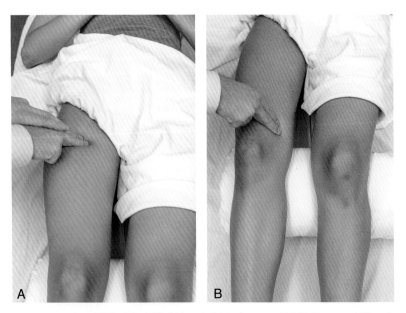

图58-12　交叉纤维平滑式触诊缝匠肌触发点。**A** 近端部分。**B** 远端。应该检查整个肌腹

处于缩短和/或延长的状态时，触发点也可能被激活或加重。

股四头肌

股四头肌群易因突发的剧烈偏心收缩（如不

小心踏进坑里或绊倒）引起急性超负荷而激活触发点。撞击股骨造成的直接损伤可激活股四头肌群众任何一块肌肉的触发点，其中股外侧肌最常见，股中间肌最少见。穿高跟鞋或楔形鞋底的鞋子行走也可以激活股四头肌群的触发点并使其持续存在。

在体育锻炼时，包括深蹲，可出现急性或慢性肌肉超负荷。这项运动可使股四头肌，特别是股中间肌的触发点持续存在。另一种可能使触发点持续存在的运动是，在开放运动链中膝关节伸展，踝关节负荷加重来增强已经存在触发点的股四头肌力量。其他可以使股四头肌的触发点持续存在的活动包括滑雪、短跑、上下楼梯和下山。足球等运动会使股直肌和缝匠肌负荷过重。

下肢骨科手术，如膝关节或髋关节手术，固定常常是治疗的部分。在手术后或疼痛时，患者会自我固定，将肢体保持相对舒适的体位。应在固定肢体前后行触发点的检查，特别是在固定后出现意外疼痛时更应进行触发点的检查。长时间保持坐位也会加重股四头肌的触发点，比如把一只脚蜷缩在臀部下面坐着，两膝分开跪坐在地面上，或者长时间跪着。

任何导致膝关节的创伤事件，比如手术，都可以间接激活股四头肌中的触发点。已经在一些半月板切除术或前交叉韧带（ACL）重建术后的患者中发现股四头肌的触发点[47,48]。

缝匠肌

缝匠肌触发点通常不单独出现，而是与其他肌肉的触发点合并存在，特别是髂腰肌、阔筋膜张肌、臀中肌、臀小肌、梨状肌、内收肌和股四头肌。缝匠肌触发点通常在其同一功能单位的其他肌肉出现触发点时发生。这些触发点有时可因扭转摔倒时的急性负荷加重，或者是在腿部和躯干反向旋转时足部着地的活动中被激活。缝匠肌触发点更多见于过度内"八"字行走时。

（2）继发触发点

继发触发点可以在触发点的牵涉痛区域发生[49]。因此，每一块肌肉的牵涉痛区域相关肌肉组织也应该进行检查。任何一个股肌的触发点导致的屈膝障碍，都会促发其他两个股肌和股直肌的触发点的发展。由触发点引起的腘绳肌的缩短，特别是股二头肌的痉挛，使作为其拮抗肌的股四头肌超负荷，因此当腘绳肌有触发点时，也会导致股四头肌群出现触发点，其会持续存在直至腘绳肌触发点灭活或腘绳肌痉挛缓解。患者可主诉股四头肌触发点引起的疼痛，其始发因素腘绳肌触发点引起的疼痛往往被忽视。比目鱼肌的触发点也可引起的股四头肌负荷过重，从而导致其触发点持续存在，因为比目鱼肌触发点会限制踝背屈，会使股四头肌负荷过重，在下蹲时尤为显著。臀小肌、阔筋膜张肌、髂腰肌和收肌的触发点也可引起股四头肌和缝匠肌发生触发点，因为这些肌肉位于它们的牵涉痛范围内。

股直肌

股直肌继发触发点可能发生的肌肉包括三个股肌和髂腰肌。股中间肌是最可能受累的肌肉，而股内侧肌则最少见。缝匠肌的近端触发点也可能出现。

股中间肌

股四头肌群的股直肌和股外侧肌是股中间肌继发触发点最常见的部位。

股内侧肌

股内侧肌作为股四头肌群的一员，在其他三块肌肉没有触发点的情况下，可使它们发生继发触发点，这种触发点通常与患者的"莫顿足"结构有关，同样也可能导致腓骨长肌和臀中肌发生继发触发点。

此外，股内侧肌的触发点还与髋内收肌和阔筋膜张肌的触发点发生有关。

股外侧肌

股外侧肌的触发点常与臀中肌或阔筋膜张肌的触发点发生有关。

缝匠肌

缝匠肌触发点可能与同一功能单位中的其他肌肉（如股直肌和股内侧肌）的触发点同时发现。缝匠肌触发点也可能与其拮抗的髋内收肌触发点发生有关。

（3）相关病理学

髌股关节疼痛综合征是指髌骨周围的膝前区疼痛，在早前研究中它还被称为髌骨软骨病、髌骨跟踪功能障碍、髌腱病变和前膝疼痛综合征，其特征是髌骨周围或后部疼痛，病因是由于活动增加膝关节的屈曲和/或负荷加重所致。髌股关节疼痛综合征常见于女性、久坐者、运动员和年轻人。髌股关节疼痛综合征的发病因素包括股四头肌（特别是股内侧肌）无力、髋外旋肌无力、旋前亢进或扁平足、Q角增加和股骨头前倾[50,51]。一些文献报道了髌股关节关节疼痛综合征中股四头肌无力和功能障碍，并认为这与触发点的形成导致肌力和柔韧性下降有关[52,53]。股四头肌触发点，特别是股内侧肌的触发点牵涉痛和髌股关节疼痛综合征患者的症状相似，因此也应被视为疼痛和功能障碍的潜在来源。

髌腱病变的临床特点是股四头肌收缩时髌骨下极疼痛。需要进行彻底的临床检查，因为患者可能磁共振成像显示髌腱病变，而不伴有疼痛。鉴于此，临床检查和患者主诉的症状是做出这一诊断的必要条件。这种情况的康复过程非常漫长，最好行密切的膝伸肌肌腱负荷监测，可能会因下肢生物力学障碍和肌肉失衡而复杂化[54]。

膝骨关节炎可导致膝伸肌功能异常，这可能与股四头肌群触发点活性有关。Kemnitz等人在研究大腿肌肉力量变化之前以及同时，也对膝骨关节炎患者的症状进展和影像学进行了研究[55]。他们的研究结果显示，随着症状的发展，女性患者的膝关节伸肌和屈肌力量都会减弱，但男性患者没有。随着疾病的发展，这种大腿力量的丧失似乎是女性特有的[55]。对这些患者的股四头肌、髋内收肌、缝匠肌、腘绳肌、腓肠肌、比目鱼肌和腘绳肌进行触发点的检查很有必要。有研究证实活性触发点在膝骨关节炎相关疼痛和残疾中的发挥重要作用[56]。

股外侧肌近端触发点导致的大腿外侧疼痛常被误诊为转子性滑囊炎，因为这些触发点可在大转子的区域发生牵涉痛和压痛。臀小肌前部的触发点或阔筋膜张肌的触发点也引该区域的疼痛。此外，股外侧肌的牵涉痛还应与膝外侧的髂胫束功能障碍疼痛相鉴别[57]。

许多糖尿病患者常在大腿外侧或中部注射胰岛素，在注射部位可发现股直肌或股外侧肌的触发点。在该区域区域注射胰岛素或其他药物可激活潜在的触发点。重复肌肉内注射可导致股四头肌纤维化[58]。

缝匠肌

缝匠肌触发点可在股内侧肌触发点注射或针刺治疗时被偶然发现。当针碰到浅表缝匠肌触发点时，患者可感觉到大腿上弥散而剧烈的刺痛。缝匠肌触发点引起的膝关节牵涉痛也可被误诊为关节本身的病理改变[35]。

5　纠正措施

合并股四头肌触发点的患者，需要注意两个治疗原则：避免缩短和/或延长股四头肌群的固定时间；避免这些肌肉超负荷。股四头肌触发点患者应避免深蹲。该动作可能会导致股四头肌在没有支撑的情况下站立时严重超负荷。在蹲位时，股四头肌的力学优势较差，因此推荐患者半蹲或半屈膝[20]。患者从坐位起身时，应避免含有触发点的股四头肌超负荷，可以用上肢协助完成该过程，比如：一只手扶住椅子扶手，另一只手压住大腿的远端；如果没有扶手，则双手压住大腿远端。图58-13说明了从坐位站立的替代策略。臀部先向前滑动到座椅前部。然后将身体向健侧转约45°，并将受累侧脚放在座椅前边缘下，然后将躯干略向前屈曲后抬起，使负荷主要在健侧的臀大肌上。如果股四头肌无力，用手扶住大腿有助于站立。而相反的顺序可用于从站立位回到坐姿的过程中。

在坐位时，应避免髋关节过屈和膝盖过伸的动作，如在驾驶汽车时座椅过高或把脚放在软脚凳或躺椅上休息时。驾驶过程中自动巡航有助于在长时间驾车时解放右脚。任何长途旅行都应至少每小时休息一次并作一次下肢的伸展性拉伸。

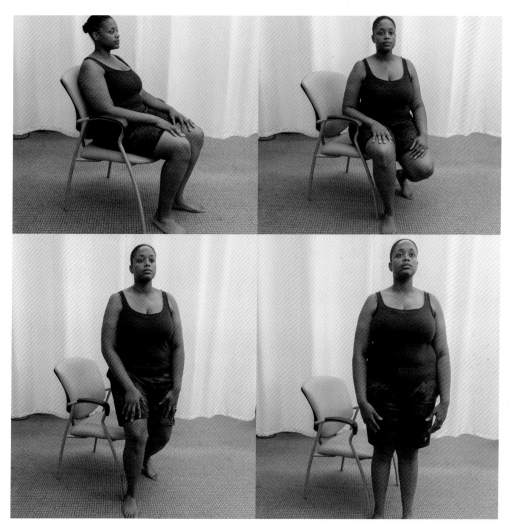

图58-13　起立和回到坐姿时使股四头肌的压力最小化有效方式

相反，习惯性地一只脚蜷缩坐在另一个侧臀下是，会导致股四头肌和缝匠肌长时间固定。当患者的股内侧肌存在触发点时，应避免跪在地板上，而应选择坐在小板凳上。

为了避免在夜间股四头肌和缝匠肌维持缩短的状态，应避免过度的屈髋和屈膝或伸膝。当股内侧肌或缝匠肌中存在触发点时，患者侧卧位的情况下可在膝盖之间放一个枕头，这样可以减少膝关节周围牵涉痛区域以及肌肉本身的压力。这种姿势也避免了股外侧的过伸。股外侧肌触发点患者应避免向受累一侧侧卧，因为由此产生的压力可激活触发点。在仰卧时，可将枕头放在整条腿下面，而不是仅放在膝下。

利用触发点释放工具、网球或长曲棍球可以实现股四头肌触发点的自我压力释放。使用触发点工具进行触发点自我释压时，患者取坐位（图58-14A ～图58-14E），找到触发点后，患者应轻压该处（疼痛数字评分不超过4分），保持15 ～ 30 s直到疼痛减轻，并重复5次。这种技术每天可以重复几次。当使用触发点释放辊时，患者可以从肌肉的顶部开始，并缓慢地向下滚动，直到感觉到一个压痛点，停留在此处，慢慢地在这个区域上摇晃，或者在移动到下一个区域之前停下来压迫等待压力释放。压力应该是轻微的不适，但不应导致过度疼痛（图58-14A、图58-14C和图58-14E）。

在侧卧位对股外侧肌触发点进行网球或曲棍球释压时，在双膝之间垫一枕头，膝盖略弯曲。患者应将球沿着股外侧肌滚动，直到找到一个痛点，停下来慢慢地在这个区域上摇晃，或者压迫

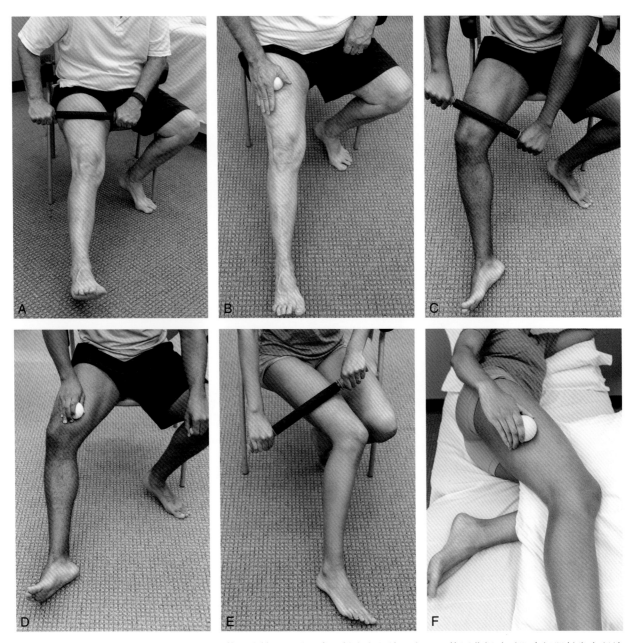

图58-14 用工具行触发点自我释压。**A** 使用滚轴工具对股直肌触发点释放压力。**B** 使用曲棍球对股中间肌触发点释放压力。**C** 使用滚轴工具对股内侧肌触发点释放压力。**D** 使用曲棍球对股内侧肌触发点释放压力。**E** 使用滚轴工具对股外侧肌触发点释放压力。**F** 侧卧位使用曲棍球对股外侧肌触发点释放压力

等待它释放，然后再移动到下一个区域。施加的压力应该会导致轻微的不适，但不应导致过度疼痛（图58-14F）。

缝匠肌内触发点的自释压可使用触发点释放工具（图58-15A）或手动进行（图58-15B）进行，因为它比较表浅。用工具或拇指寻找触发点时，患者应轻压（疼痛数字评分不超过4分），保持15～30 s直到疼痛减轻，重复5次，每天可以

重复数次。缝匠肌的触发点非常表浅，因此，只能施加轻微的压力。

股四头肌的伸展可以在侧卧或站立时进行。有效的股直肌拉伸需要患者同时伸展大腿，同时屈膝。对夜间被股直肌触发点引起的疼痛唤醒的患者，侧卧拉伸非常有用。患者可以抓住脚踝，将腿向后向上拉向臀部，轻轻拉伸肌肉（图58-16A）。对于因股四头肌触发点的激活和持续存在

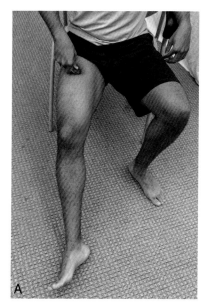
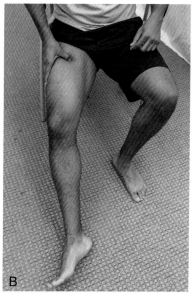

图58-15　缝匠肌触发点自我压力释放。**A** 触发点释放工具。**B** 用拇指自我释放压力

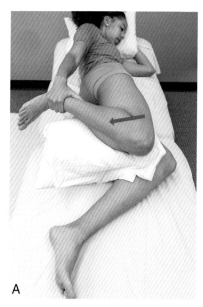
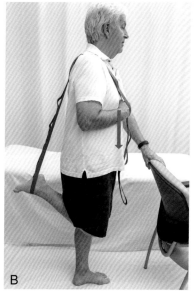

图58-16　股四头肌群的自我拉伸。**A** 侧卧位自我拉伸股直肌。未受累侧应屈髋，以保持骨盆稳定。患者被动地将受累侧的脚跟向臀部移动，同时保持并增加臀部拉伸；手握住脚踝。**B** 站立时股四头肌的自我拉伸，用一条带子绕着脚踝，保持直立姿势

导致前膝或大腿疼痛而影响睡眠的患者，这种拉伸也可改善患者的睡眠。

　　站立位时，患者可以抓住脚踝，被动屈膝，直到大腿前部感觉到拉伸。如果患者无法触及脚踝，可以使用皮带或床单。前方放一把椅子可以用来保持平衡（图58-16B）。需要强调的是应先伸展股内侧肌，然后伸展股外侧肌。在温水站立自我拉伸运动是最有效的。

　　理想的缝匠肌拉伸动作应包括髋内收、伸展和内旋，该组合动作可以在半跪姿势下完成，受

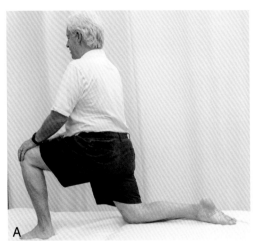
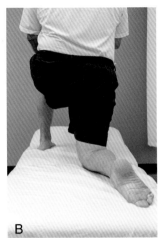

图58-17　半跪时缝匠肌的自我拉伸。**A** 起始位置。**B** 臀部和大腿处于内旋和内收状态,患者中心略靠向受累侧的膝盖上。髋前方应感到拉伸

累侧的腿跪在床面上,膝盖弯曲90°。内旋髋关节,然后要求患者将中心转移到髋关节行伸展和内收动作(图58-17)。

严兆霞、施海峰　译　许华、季锋　审

参考文献

[1] Standring S. Gray's Anatomy: The Anatomical Basis of Clinical Practice. 41st ed. London, UK: Elsevier; 2015.

[2] Travnik L, Pernus F, Erzen I. Histochemical and morphometric characteristics of the normal human vastus medialis longus and vastus medialis obliquus muscles. J Anat. 1995; 187(pt 2): 403–411.

[3] Roberts VI, Mereddy PK, Donnachie NJ, Hakkalamani S. Anatomical variations in vastus medialis obliquus and its implications in minimally-invasive total knee replacement. An MRI study. J Bone Joint Surg Br. 2007; 89(11): 1462–1465.

[4] Smith TO, Nichols R, Harle D, Donell ST. Do the vastus medialis obliquus and vastus medialis longus really exist? A systematic review. Clin Anat. 2009; 22(2): 183–199.

[5] Becker I, Woodley SJ, Baxter GD. Gross morphology of the vastus lateralis muscle: an anatomical review. Clin Anat. 2009; 22(4): 436–450.

[6] Grob K, Ackland T, Kuster MS, Manestar M, Filgueira L. A newly discovered muscle: the tensor of the vastus intermedius. Clin Anat. 2016; 29(2): 256–263.

[7] Grob K, Manestar M, Gascho D, et al. Magnetic resonance imaging of the tensor vastus intermedius: a topographic study based on anatomical dissections. Clin Anat. 2017; 30(8): 1096–1102.

[8] Dziedzic D, Bogacka U, Ciszek B. Anatomy of sartorius muscle. Folia Morphol(Warsz). 2014; 73(3): 359–362.

[9] Günal I, Arac S, Sahinoglu K, Birvar K. The innervation of vastus medialisobliquus. J Bone Joint Surg Br. 1992; 74(4): 624.

[10] Jojima H, Whiteside LA, Ogata K. Anatomic consideration of nerve supply to the vastus medialis in knee surgery. Clin OrthopRelat Res. 2004(423): 157–160.

[11] Taylor GI, Razaboni RM. Michael Salmon: Anatomic Studies. Book 1, Arteries of the Muscles of the Extremities and the Trunk. St Louis, MO: Quality Medical Publishing; 1994.

[12] von Lassberg C, Schneid JA, Graf D, Finger F, Rapp W, Stutzig N. Longitudinal sequencing in intramuscular coordination: a new hypothesis of dynamic functions in the human rectus femoris muscle. PLoS One. 2017; 12(8): e0183204.

[13] Duarte C intra AI, Furlani J. Electromyo graphic study of quadriceps femoris in man. Electromyogr Clin Neurophysiol. 1981; 21(6): 539–554.

[14] Deutsch H, Lin DC. Quadriceps kinesiology (emg) with varying hip joint flexion and resistance. Arch Phys Med Rehabil. 1978; 59(5): 231–236.

[15] Peeler J, Cooper J, Porter MM, Thliveris JA, Anderson JE. Structural parameters of the vastus medialis muscle. Clin Anat. 2005; 18(4): 281–289.

［16］Waligora AC, Johanson NA, Hirsch BE. Clinical anatomy of the quadriceps femoris and extensor apparatus of the knee. Clin OrthopRelat Res.2009; 467(12): 3297−3306.

［17］Ng GY, Zhang AQ, Li CK. Biofeedback exercise improved the EMG activity ratio of the medial and lateral vasti muscles in subjects with patell of emoral pain syndrome. J Electromyogr Kinesiol. 2008; 18(1): 128−133.

［18］Elias JJ, Kilambi S, Goerke DR, Cosgarea AJ. Improving vastus medialis obliquus function reduces pressure applied to lateral patellofemoral cartilage.J Orthop Res. 2009; 27(5): 578−583.

［19］Townsend MA, Lainhart SP, Shiavi R, Caylor J. Variability and biomechanics of synergy patterns of some lower-limb muscles during ascending and descending stairs and level walking. Med Biol EngComput. 1978; 16(6): 681−688.

［20］Jaberzadeh S, Yeo D, Zoghi M. The effect of altering knee position and squat depth on VMO: VL EMG ratio during squat exercises. Physi other Res Int.2016; 21(3): 164−173.

［21］Ghori GM, Luckwill RG. Responses of the lower limb to load carrying

［22］Milner M, Basmajian JV, Quanbury AO. Multifactorial analysis of walking by electromyography and computer. Am J Phys Med. 1971; 50(5): 235−258.

［23］Yang JF, Winter DA. Surface EMG profiles during different walking cadences in humans. Electroencephalogr Clin Neurophysiol. 1985; 60(6): 485−491.

［24］Joseph J. The pattern of activity of some muscles in women walking on high heels. Ann Phys Med. 1968; 9(7): 295−299.

［25］Sutherland DH, Cooper L, Daniel D. The role of the an kleplan tarflexors innormal walking. J Bone Joint Surg Am Vol. 1980; 62(3): 354−363.

［26］Ericson MO, Nisell R, Arborelius UP, Ekholm J. Muscular activity during ergometer cycling. Scand J Rehabil Med. 1985; 17(2): 53−61.

［27］Ericson M. On the biomechanics of cycling. A study of joint and muscle load during exercise on the bicycle ergometer. Scand J Rehabil Med Suppl.1986; 16: 1−43.

［28］Andriacchi TP, Andersson GB, Ortengren R, Mikosz RP. A study of factors influencing muscle activity about the knee joint. J Orthop Res. 1984; 1(3): 266−275.

［29］Johnson CE, Basmajian JV, Dasher W. Electromyography of sartorius muscle.Anat Rec. 1972; 173(2): 127−130.

［30］Perry J, Burnfield JM. Hip. Gait Analysis: Normal and Pathological Function.2nd ed. Thorofare, NJ: SLACK; 2010.

［31］Simons DG, Travell J, Simons L. Travell & Simon's Myofascial Pain and Dysfunction: The Trigger Point Manual. Vol 1. 2nd ed. Baltimore, MD: Williams & Wilkins; 1999 (p. 104).

［32］Kellgren JH. Observations on referred pain arising from muscle. Clin Sci.1938; 3: 175−190.

［33］Nguyen BM. Myofascial trigger point, falls in the elderly, idiopathic knee pain and osteoarthritis: an alternative concept. Med Hypotheses. 2013; 80(6): 806−809.

［34］Good MG. What is fibrositis? Rheumatism. 1949; 5(4): 117−123.

［35］Reynolds MD. Myofascial trigger point syndromes in the practice of rheumatology. Arch Phys Med Rehabil. 1981; 62(3): 111−114.

［36］Baker BA. Myofascial pain syndromes: ten single muscle cases. J Neurol Orthop Med Surg. 1989; 10: 129−131.

［37］Porterfield JA, DeRosa C. Mechanical Low Back Pain: Perspectives in Functional Anatomy. 2nd ed. Philadelphia, PA: Saunders; 1998.

［38］Slater LV, Hart JM. Muscle activation patterns during different squat techniques. J Strength Cond Res. 2017; 31(3): 667−676.

［39］Nielsen AJ. Spray and stretch for myofascial pain. Phys Ther. 1978; 58(5): 567−569.

［40］Pattyn E, Verdonk P, Steyaert A, et al. Vastus medialis obliquus atrophy: does it exist in patellofemoral pain syndrome? Am J Sports Med.2011; 39(7): 1450−1455.

［41］Giles LS, Webster KE, McClelland JA, Cook J. Does quadriceps atrophy exist in individuals with patellofemoral pain? A systematic literature review with meta-analysis. J Orthop Sports Phys Ther. 2013; 43(11): 766−776.

［42］Aagaard P, Simonsen EB, Magnusson SP, Larsson B, Dyhre-Poulsen P. A new concept for isokinetic hamstring: quadriceps muscle strength ratio. AmJ Sports Med. 1998; 26(2): 231−237.

［43］Hortobagyi T, Westerkamp L, Beam S, et al. Altered hamstring-quadricepsmuscle balance in patients with knee osteoarthritis. Clin Biomech (Bristol,Avon). 2005; 20(1): 97−104.

［44］Miller GM. Resident review #24: subluxation of the patella. Orthop Rev.1980; 9: 65−76.

［45］Rozenfeld E, Finestone AS, Moran U, Damri E,

Kalichman L. Test-retest reli-ability of myofascial trigger point detection in hip and thigh areas. J BodywMov Ther. 2017; 21(4): 914−919.

［46］ Gerwin RD, Dommerholt J, Shah JP. An expansion of Simons' integrated hypothin walking man. Eur J Appl Physiloccup Physiol. 1985; 54(2): 145−150.esis of trigger point formation. Curr Pain Headache Rep. 2004; 8(6): 468−475.

［47］ Torres-Chica B, Nunez-Samper-Pizarroso C, Ortega-Santiago R, et al. Trigger points and pressure pain hypersensitivity in people with postmeniscectomy pain. Clin J Pain. 2015; 31(3): 265−272.

［48］ Velazquez-Saornil J, Ruiz-Ruiz B, Rodriguez-Sanz D, Romero-Morales C, Lopez-Lopez D, Calvo-Lobo C. Efficacy of quadriceps vastus medialis dry needling in a rehabilitation protocol after surgical reconstruction of complete anterior cruciate ligament rupture. Medicine (Baltimore). 2017; 96(17): e6726.

［49］ Hsieh YL, Kao MJ, Kuan TS, Chen SM, Chen JT, Hong CZ. Dry needling to a key myofascial trigger point may reduce the irritability of satellite MTrPs. Am J Phys Med Rehabil. 2007; 86(5): 397−403.

［50］ Crossley K, Bennell K, Green S, Cowan S, McConnell J. Physical therapy for patellofemoral pain: a randomized, double-blinded, placebo-controlled trial. Am J Sports Med. 2002; 30(6): 857−865.

［51］ Heintjes E, Berger MY, Bierma-Zeinstra SM, Bernsen RM, Verhaar JA, Koes BW. Exercise therapy for patellofemoral pain syndrome. Cochrane Database Syst Rev. 2003(4): CD003472.

［52］ Stakes N, Myburgh C, Brantingham J, Moyer R, Jensen M, Globe G. A prospective randomized clinical trial to determine efficacy of combined spinal manipulation and patella mobilization compared to patella mobilization alone in the conservative management of patellofemoral pain syndrome. J Amer Chir Assoc. 2006; 43(7): 11−18.

［53］ Dippenaar DL, Korporaal C, Jones A, Brantingham JW, Globe G, Snyder WR. Myofascial trigger points in the quadriceps femoris muscle of patellofemoral pain syndrome subjects assessed and correlated with NRS−101, algometry, and piloted patellofemoral pain severity and myofascial diagnostic scales J Am Chir Assoc. 2008; 45(2): 16−18.

［54］ Malliaras P, Cook J, Purdam C, Rio E. Patellar tendinopathy: clinical diagnosis, load management, and advice for challenging case presentations. J Orthop Sports Phys Ther. 2015; 45(11): 887−898.

［55］ Kemnitz J, Wirth W, Eckstein F, Ruhdorfer A, Culvenor AG. Longitudinal change in thigh muscle strength prior to and concurrent with symptomatic and radiographic knee osteoarthritis progression: data from the Osteoarthritis Initiative. Osteoarthritis Cartilage. 2017; 25(10): 1633−1640.

［56］ Dor A, Kalichman L. A myofascial component of pain in knee osteoarthritis. J Bodyw Mov Ther. 2017; 21(3): 642−647.

［57］ Brody DM. Running injuries. Prevention and management. Clin Symp. 1987; 39(3): 1−36.

［58］ Alvarez EV, Munters M, Lavine LS, Manes H, Waxman J. Quadriceps my-ofibrosis. A complication of intramuscular injections. J Bone Joint Surg Am Vol. 1980; 62(1): 58−60.

第 五十九 章

长收肌、短收肌、大收肌、耻骨肌和股薄肌

N.贝丝·科利尔、约瑟夫·M.唐纳利

1 介绍

内收肌群位于大腿内侧,位于前方的股四头肌和后方的腘绳肌之间。三大收肌中长收肌位于最前方,短收肌居中,大收肌处于最后方。耻骨肌位于短内收肌的前上方。股薄肌是这个肌群中唯一穿过髋关节和膝关节的肌肉。这些肌肉中的触发点(TrPs)可以表现为大腿内侧疼痛、腹股沟疼痛、骨盆疼痛和/或膝关节前内侧疼痛。导致内收肌过度拉伸的活动,比如登山、骑马和体操等,都会激活该肌群中的触发点。临床医生在考虑髋关节骨性关节炎、腹股沟或运动性疝气、耻骨应力性损伤(耻骨炎)或髋唇撕裂的诊断时,也应考虑内收肌中的触发点。在治疗内收肌群中的触发点时,患者可以行自我压力释放、相关肌肉的拉伸以及纠正导致肌肉过劳的静态和动态体位。

2 相关解剖

长收肌

长收肌是大腿前内侧三大收肌中最表浅、最突出的。其近端狭窄而扁平的肌腱附着到耻骨联合和闭孔之间的骨面上(图59-1)[1]。它的肌纤维向下外侧和后外侧走行,固定在股骨中段1/3的粗线上。长收肌纤维常与股内侧肌纤维在股骨远端融合。在上缘长收肌可与耻骨肌融合,完全覆盖短收肌。长收肌腱近端纤维常与腹直肌远端附着点以及耻骨联合的包膜融为一体。

短收肌

从前面看,短收肌被耻骨肌和长收肌部分覆盖

(图59-2),位于这两个收肌和大收肌之间。短收肌近端附着于耻骨下支,远端附着于长收肌后外侧。短收肌通常有多个独立的部分或与大收肌融合。

大收肌

大收肌呈三角形,位置较深,通常分为3个部分:前上部,中间部分,和后坐骨髁部(图59-3)。大收肌的最上部通常又被称为小收肌,附着于耻骨下支,止点在中间部分附着点前方,它的纤维几乎水平走行,向外横向附着于股骨小转子略下方,并沿股骨粗线向下延伸。小收肌通常独立形成自己的肌腹[1]。

大收肌中间部分呈扇形,可部分覆盖小收肌。该部分肌纤维斜向地从坐骨支走行至股骨粗线直至内收肌裂孔处(股血管通过该裂孔),该裂孔将大收肌中间部和后部分隔开。

大收肌的第三部分(后部或坐骨髁部)近端附着于坐骨结节和坐骨支,在其他两个部分后面。在远端其肌腱附着于股骨内侧髁上方的收肌结节。它的一些纤维附着在收肌结节和内收肌裂孔之间的筋膜上[1]。该部分大收肌的功能类似于腘绳肌,区别在于它不穿过膝关节。股内侧肌位于所有收肌的内侧,覆盖长收肌和大收肌的下部。

内收肌管(亨特管)是一个肌间隧道,横跨大腿内侧2/3的远端。内收肌裂孔是内收肌管的远端(出口),其起始于股骨三角的近端。内收肌管被缝匠肌深面的筋膜所覆盖,其前外侧为股内侧肌,后侧为长收肌和大收肌。股动脉、股静脉和隐神经在其中走行[1]。

耻骨肌

耻骨肌是一扁平的四角形肌肉,它构成了股

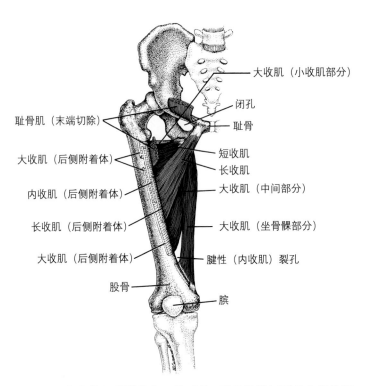

图59-1 右内收肌群附着点，前面观。耻骨肌被切开并大部分切除（浅红色）。最浅的收肌是长收肌，也是浅红色。短收肌（中红色）仅向远端延伸至长收肌股骨附着点的中段并向深部延伸。大收肌（暗红色）是最深（最后面）和最大的收肌

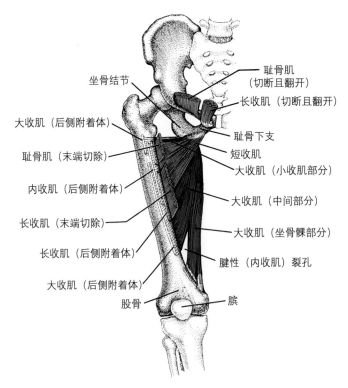

图59-2 右深收肌附着点，前面观。上覆的耻骨肌和长收肌被切断，末端反折（浅红色）。短收肌（中红色）位于大收肌（暗红色）的前面。内收肌在股骨后部的附着点显示虚影，不在视野范围内

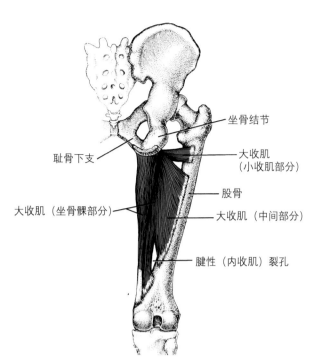

图59-3　右大收肌（红色）的附着点（后面观），显示其三个部分之间的区别

三角的大内侧壁的大部。其近端附着于耻骨梳，深部毗邻腹股沟韧带，并且全部或部分附着于髋关节囊。它的纤维从后内侧向后外侧斜向走行，并最终附着于股骨小转子到股骨粗线的连线上。耻骨肌覆盖短收肌的近端纤维（图59-4）。其可由腹侧层和背侧层双层肌纤维组成，两层肌肉可接受不同的神经支配，耻骨肌也可以被大腿前筋膜室包裹。

股薄肌

　　股薄肌比较浅表，走行在整个大腿内侧，穿过髋和膝两个关节（图59-5）。在近端附着于骨盆外下缘，一般位于耻骨下支以及耻骨和坐骨支交界处[1]。在远端止于胫骨内侧髁。它的肌腱和缝匠肌腱以及半腱肌腱一起形成鹅足结构。鹅足滑囊位于肌腱和胫骨之间。肌腱远端的纤维可延伸至小腿深筋膜，可与腓肠肌内侧头融合[1]。

（1）神经和血管支配

长收肌

　　长收肌受来源于L2、L3和L4脊神经前支的闭孔神经支配。其血供主要来源于股深动脉的内

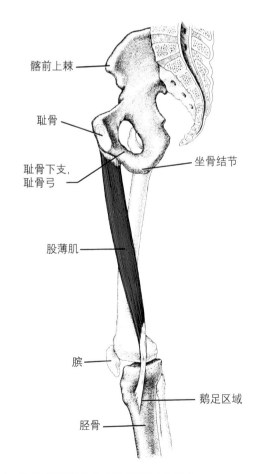

图59-4　右股薄肌附着点（中视图）（红色）

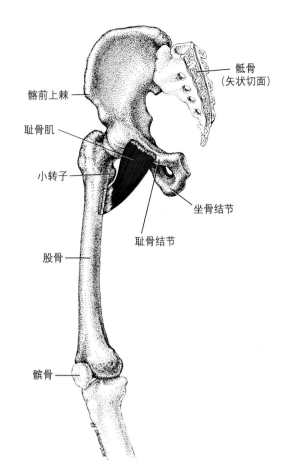

图59-5　右耻骨肌附着点（红色），前面和稍内侧面观。肌肉附着于耻骨上支的近端和内侧，远端附着至股骨中线内侧后表面

收肌动脉分支。此外，长收肌的近端血供还源于旋股内侧动脉接受供应，远端血供还源于股动脉[1]。

短收肌

短收肌是由源于L2和L3的闭孔神经支配的。其血供主要源于深面的闭孔动脉、股深动脉和"内收肌动脉"。近端部分血供也可源于旋股内侧动脉[1]。

大收肌

大收肌的上部（小收肌）和中部由闭孔神经前支支配，后部由胫神经支配[1]。大收肌的血供分为前后两部分。在前侧，血供主要来源于股深动脉远端，闭孔动脉、股深动脉和股动脉均参与该动脉的血供。股动脉和膝降动脉也供给大收肌远端血运。旋股内侧动脉、第一和第二穿动脉和腘动脉从后侧供给大收肌的血运[1]。

耻骨肌

耻骨肌由源于L2和L3的股神经和副闭孔神经支配。耻骨肌是双层的情况下，背侧可由闭孔神经支配。耻骨肌的血供主要来源于旋股内侧动脉。股动脉和闭孔动脉的小分支也可能参与血供。

股薄肌

股薄肌由闭孔神经前支支配。股薄肌的血供主要来源于股深动脉的分支——"内收肌动脉"，近端部分来源于旋股内侧动脉[1]。

（2）功能

内收肌群的主要作用是支配髋关节内收[1]。内收肌和耻骨肌也有助于髋关节的屈曲，而大收肌的后部（坐骨髁部）起伸髋作用[1]。股薄肌是内收肌群中唯一穿过髋关节和膝关节的肌肉。虽然它的主要作用是髋部内收，但它也有助于膝关节在伸直状态下的屈曲，和膝关节屈曲状态下的胫骨内旋活动[1,4]。所有的内收肌均参与膝关节屈曲或伸展活动，这表明它们参与维持膝关节的稳定。此外，内收肌有助于髋关节的内旋，但对于耻骨肌来说并不一定。关于耻骨肌支配大腿的内旋还是外旋，一直存在争议。从解剖学角度讲：耻骨肌充当外旋肌，但从功能上将，当髋关节屈曲时，耻骨肌可能更多支配髋部的内旋[5]。

内收肌群在维持正常步态中发挥多种作用。根据Ranchos-Los-Amigos步态分析，内收长肌在站立末期前后开始活动，并在迈步前期、迈步初期和迈步中期的早期节段保持活跃[6]。活跃峰值发生在站立末期的后期，在股骨屈曲过渡到迈步前期的过程中发挥重要作用[7,8]。股薄肌也在迈步初期达到峰值，并在承重反应期前保持活跃，因为下肢在迈步过程中持续屈曲和前进。在站立相早期节段，股薄肌与其他的鹅足肌（包括缝匠肌和半腱肌）和股内侧肌协同控制身体负重转移到足部时的膝外翻角度[9]。大收肌几乎活跃在整个步态周期中，而其后部或坐骨髁部则表现出腘绳肌的双相活动特点。在承重反应期，大收肌可以协同腘绳肌和臀大肌抵抗来自髋关节的屈曲力矩[7,8]。此外，在迈步期对侧骨盆的前旋可导致站立侧肢体髋部的相对内旋，大收肌的坐骨髁部在该过程中对站里侧肢体的相对内旋起偏心控制作用[10]。另外，随着身体重心越过重心转移到另一只脚时，长收肌起到抑制下肢外展，控制重心转移，增加身体的稳定性。大收肌在上楼时活跃，但在下楼时不起作用[8]。一位切除了整个长收肌患者，依靠其余内收肌的代偿性肥大，并没有在平面行走、上下楼梯或跳跃出现明显的障碍和功能丧失[11]。切除长收肌、短收肌和大收肌可导致70%的收肌力量丧失，但仅存在轻微或中度的步行、爬楼梯或跳跃障碍[11]。

随着行走速度的增加，大收肌在足跟触地时肌电图（EMG）活动峰值的强度和持续时间增加，在步态周期中的活跃度提前，行走时身体前倾会显著增加大收肌的肌电活动[7,8]。在慢跑、跑步和短跑等较剧烈的活动中，长收肌并没有改变其基本的活动模式，而仅仅是延长了一些持续时间[12]。

常见运动中内收肌的肌电图数据显示，长收肌在侧卧位髋部内收、挤压球[13]和使用阻力带的情况下内收站立等活动中显示最大主动等长收缩的百分比峰值[13,14]。Broer和Houtz发现，在右利手主导的体育运动中，由体表电极记录的右股薄肌的肌电活动通常大于或至少等于对侧股薄肌的肌电活动[15]。股薄肌肌电活动的峰值是在单脚跳跃时排球扣球或篮球上篮。其次是打网球时的发球和击球动作。通过体表电极记录的股薄肌肌电活动可能也会包括大收肌的肌电活动。

（3）功能单元

肌肉所属的功能单位包括加强和对抗其运动的肌肉本身以及肌肉穿过的关节。这些结构在功能上的相互依赖性反映在大脑感觉运动皮层的组织和神经的联系上。强调这些功能单位，是因为单位中的一个肌肉中存在触发点会增加其他肌肉产生触发点的可能性。当灭活肌肉中的触发点时，必须关注在功能上相互依赖的肌肉中同样可能存在的触发点。表59-1大致显示了内收肌的功能单位[16]。

表 59-1　内收肌功能单位

动　作	增强肌	拮抗肌
髋关节内收	股方肌 臀大肌（下半部分）	臀中肌 臀小肌 阔筋膜张肌
髋关节内旋（长收肌，短收肌，大收肌）	臀中肌（前纤维） 阔筋膜张肌 半膜半腱肌	臀中肌（后纤维） 臀肌大肌 髂腰肌 梨状肌 深髋外旋肌
髋关节屈曲（长收肌，耻骨肌）	长收肌 耻骨肌 髂腰肌	臀大肌 腘绳肌 大收肌—坐骨髁部
髋关节伸展（大收肌—坐骨髁部）	臀大肌 腘绳肌	长收肌 耻骨肌 腰大肌 髂小肌
膝弯曲（股薄肌，大收肌）	腘绳肌 腓肠肌	四头肌

大收肌的中部和股二头肌短头的纤维方向相同，均在股骨的后部连续附着于股骨粗线，除了共同附着点的分界线外，外观上就像同一块肌肉的一样。当这两块肌肉同时收缩时，它们可起到类似腘绳肌的功能，因为大收肌近端附着于坐骨结节，而股二头肌短头的远端附着于腓骨头，优势扩张到胫骨外侧髁（类似于腘绳肌的起止点）。它们利用附着在股骨上的优势，每一端都能独立地作功。髋伸肌/膝屈肌与股二头肌长头、半腱肌和半膜肌（即腘绳肌肌群的三块肌肉）协同作用的。在膝关节伸直时，股薄肌协同腘绳肌完成屈膝。它还协同半膜肌、半腱肌和腘肌完成膝关节内旋。

3　临床表现

（1）牵涉痛模式

长收肌和短收肌

长收肌和短收肌触发点引起的牵涉痛和相关

的压痛没有显著差别。这些触发点的牵涉痛区域可以在近端，也可以在远端（图59-6），近端区域更为常见；以腹股沟近端深部和大腿近端的前内侧为著。长收肌的触发点可能是腹股沟疼痛最常见的原因[17,18]。触发点引起的远端牵涉痛主要集中在膝盖的内上侧，可向下沿延伸至胫骨[17,19]。总的来说。肌肉近端的触发点通常向上引起腹股沟的牵涉痛，而肌肉的远端的触发点主要向下牵涉至膝盖和胫骨下方疼痛[17]。

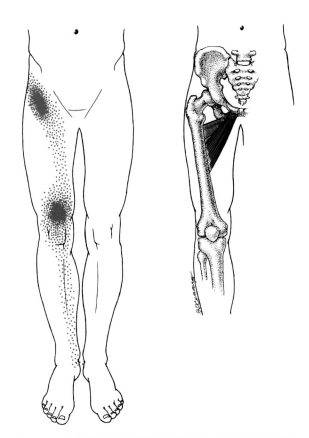

图59-6　右长收肌和短收肌的前面观，以及这两块肌肉中触发点引起的复合牵涉痛模式（深红色）（浅红色）。基本的牵涉痛模式是实红色；偶尔延伸的牵涉痛模式是红点

KELYY报道了一例长收肌毗邻近端附着点中的压痛点，引起膝盖牵涉痛和僵硬的个案[20,21]。Long描述了由触发点引起长收肌综合征，表现为大腿内侧腹股沟附近、腹股沟韧带内侧附近、大腿内侧或大腿前表面至膝盖的疼痛[22]。

Kellgren等在长收肌内注射0.1 mL生理盐水后引起近端大腿前面和膝关节内侧的牵涉痛，但没有延伸到膝下[23]。

在儿童中，长收肌触发点引起的牵涉痛主要位于腹股沟韧带的远端；次生的牵涉范围包括大腿前内侧、膝内侧和大腿内侧上2/3[24]。Fine报道了一名10岁男孩因大腿内收肌触发点引起的腹股沟痛[25]。

大收肌

大收肌的肌腹中间部位的触发点相对较常见，可向上引起腹股沟韧带下腹股沟区域的牵涉痛，向下则可引起大腿前内侧至膝盖的牵涉痛（图59-7）。患者常主诉腹股沟疼痛的位置比较深，感觉像是在盆腔内，但患者确无法确定盆腔疼痛具体组织结构。

大收肌近端的触发点牵涉痛通常被描述为一种广泛的盆腔内疼痛，常被误诊为耻骨、阴道、直肠或膀胱疼痛（较少）。患者常主诉骨盆内的炸裂样疼痛。

耻骨肌

耻骨肌的触发点会在腹股沟韧带的远端引起坐位下的腹股沟深处的酸痛。也可能引起大腿前内侧的上部。腹股沟深部疼痛可向内侧延伸至大收肌在骨盆上附着点（图59-8）。

股薄肌

股薄肌中的触发点可产生局部的、烧灼样、针刺样的浅表性疼痛，疼痛区域往往沿着大腿内侧分布（图59-9）。

（2）症状

长收肌和短收肌

这两个内收肌中出现触发点的患者通常只在剧烈活动或肌肉负荷过重时才会出现腹股沟和大腿内侧的疼痛，通常是由于突然的髋关节扭动和承重而加重[22]。患者很少会意识到大腿外展严重受限，偶尔也会影响外旋。

大收肌

大收肌近端的触发点可引起骨盆内疼痛，患者可主诉阴道、阴茎、直肠，或者弥漫性的深处盆腔痛，在某些患者中，症状在性交过程诱发。肌腹中部的触发点激活时，患者可主诉大腿前内侧和腹股沟疼痛。

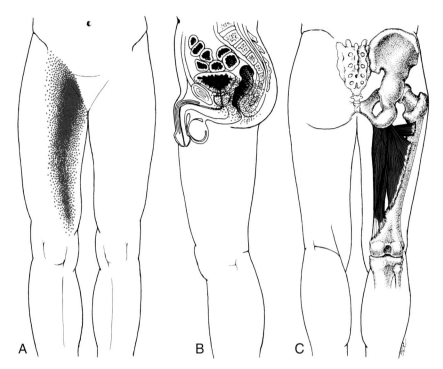

图59-7 右大收肌（浅红色）触发点的牵涉痛模式（深红色）。基本的牵涉痛模式是实红色；红点代表偶尔延伸的牵涉痛模式。**A** 从大腿中部区域的牵涉痛模式前面观。**B** 正中矢状面显示了骨盆内的牵涉痛模式。这些触发点大收肌坐骨髁部的近端或伸至臀大肌中部。**C** 右内收肌的后面观

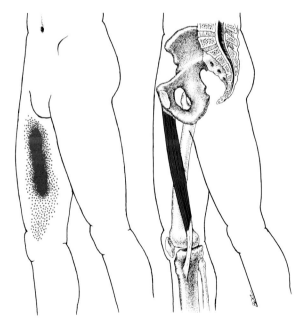

图59-8 右股薄肌（浅红色）触发点的牵涉痛模式。基本的牵涉痛模式是实红色；红点代表偶尔延伸的牵涉痛模式

大收肌触发点患者常主诉在夜间不知如何安放他们的下肢。他们习惯向健侧侧卧，膝盖或腿中间放一个枕头。

耻骨肌

合并有耻骨肌触发点患者会主诉局限性的肌肉疼痛合并髋关节外展受限，尤其是在下肢交叉盘坐时。在作为内收肌的肌肉中，耻骨肌触发点对外展的限制最小。临床上，耻骨肌触发点患者也可能合并髋关节屈曲活动受限。

股薄肌

股薄肌活动性触发点常引起为大腿浅表的烧灼样、针刺样疼痛，疼痛在休息、改变体位甚至拉伸时并不会减轻。但在走路时往往会有所缓解。

（3）患者检查

经过全面的体格检查后，临床医生应制作详细示图，以表示患者所描述的疼痛类型。这一描述将有助于进一步诊疗，并可在症状改善或改变时评估患者的病情进展。应仔细评估疼痛的类型、性质和位置，在检查下肢功能障碍患者时，必须使用标准化的工具。

应通过体查排除腰椎、髂骶、髋和膝关节功

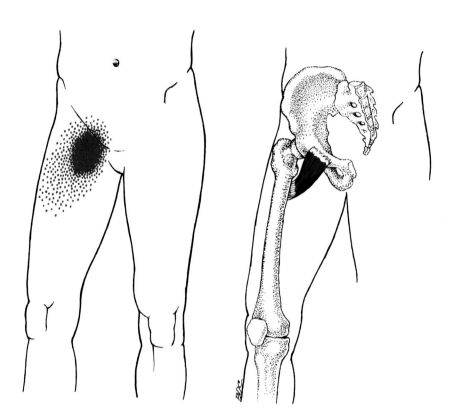

图59-9　右耻骨肌的触发点（深红色）牵涉痛模式（亮红色），前内侧面观。基本的牵涉痛模式是实红色；红点代表偶尔延伸的牵涉痛模式

能障碍，包括腰椎、髋关节和膝关节的运动范围测试；髋关节、髂骶关节、膝关节和/或腰椎的被动运动测试；内收肌和其他髋关节肌肉的力量测试；以及任何适当的神经系统或骨科专科检查。以上检查需要仔细评估，以排除其他肌肉、关节或神经组织引起的大腿内侧牵涉痛。

在站立位下进行姿态检查很重要，可以排除器质性或功能性脊柱侧弯、异常的解剖结构如：半骨盆、髂骨上唇、前无名旋转或耻骨联合功能障碍[26]和腿长差异等。腿长差异可由骨盆的冠状面不对称所致，双侧骨盆有高低落差。骨盆不正可导致肌肉负荷过重，从而使一侧或两侧内收肌产生触发点。应仔细检查一些功能性活动，如从坐位改为站立位、单腿站立、双腿和单腿下蹲（见图55-3A）。还应注意骨盆、髋部和/或膝盖在冠状面的偏差，以及足踝部在横向平面的过度运动（见图55-3B），冠状面偏差可导致髋外展肌无力，促进内收肌力矩增加，从而使内收肌负荷过重，由于臀肌所受的拉伸负荷加重，股骨相对内收，从而使股

骨大转子的压缩负荷加重，并可能导致大转子滑囊的承受异常压力。髋内收肌触发点或长度和力量的缺陷可能导致髋外展肌的抑制性无力，因此还应仔细检查髋内收肌的长度和力量缺陷，因为在负重过程中，比如步态周期中维持下肢的稳定性，髋内收肌和外展肌协同工作至关重要[27]。

由于髋部和腰骶部脊柱以及髋部和膝部的区域的相互依赖性，应进行特定的检查以排除交互损伤。内收肌触发点患者通常不会表现出异常的步态模式，除非触发点疫情的疼痛非常剧烈，以至于受累侧下肢出现防痛步态和站立相缩短。然而，步态偏差可导致内收肌触发点的激活并使其持续存在。

长收肌和短收肌的触发点比耻骨肌的触发点更容易限制大腿外展。内收肌触发点也会限制髋关节的屈曲，特别是在外展体位下，在髋部屈曲外展外旋体位时很容易发现这些运动的限制（图59-10），将检查肢体的后跟移向另一侧大腿的近端会引起疼痛，但股内侧肌中的触发点可限制这一动作，使收肌群受累。

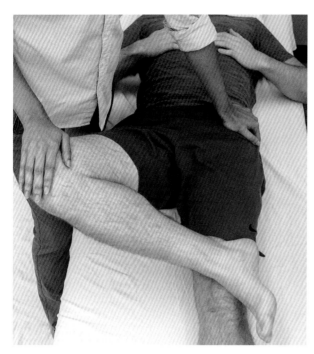

图59-10　屈曲外展外旋试验评估内收肌群的肌肉长度。检查者左手放在对侧骨盆的髂前上棘（ASIS），右侧轻轻地将膝盖向下压向检查台。将脚向上移动大腿近端，进一步屈曲膝关节，可以检查大收肌的坐骨髁部

另一种替代检查方法是先在仰卧位使患者大腿部分屈曲，检查大收肌坐骨髁部分拉伸范围，然后再通过进一步外展屈曲的大腿来检查所有三个内收肌的伸展范围，检查者施加压力下压大腿，使长收肌、短收肌和股薄肌紧绷（图59-11）。

股内髁后内侧受压可引起合并有触发点的大收肌在该附着点出现压痛。耻骨肌触发点主要引起疼痛，而不伴有无力或活动受限。耻骨肌中激活的触发点可引起髋关节屈曲和内收受限以及最

大运动角度时的腹股沟疼痛。

（4）触发点检查

长收肌和短收肌

行长收肌和短收肌触发点检查时，患者仰卧位，大腿和膝盖部分弯曲，大腿外展，使长收肌适度拉伸。在长收肌上1/3处用交叉纤维钳捏式触诊法检查。远端2/3的触发点通过交叉纤维平滑式触诊法来检查（图59-12A）。

由于短收肌位于长收肌的下方，所以只能通过深部交叉纤维平滑式触诊法或针刺来检查其触发点，其触发点的位置主要是根据患者的牵涉痛症状来确定的。触诊长收肌的触发点很少产生显著的局部抽搐反应，短收肌更是很难被触诊到，而针刺触发点可引起局抽搐反应。

大收肌

在大腿的近端1/3后方，大收肌由臀大肌、二头肌、半腱肌、半腱肌和半膜肌覆盖。大收肌在大腿后内侧近端呈三角形结构，该处容易通过触诊触及，三角的近端由坐骨结节和耻骨构成、后缘是半膜肌和半腱肌，前缘是股薄肌。这个"触诊窗"可以延伸至大腿上1/3处，最宽处可能有几厘米（一英寸或更多），就在骨盆下面。股薄肌覆盖了大收肌坐骨髁部（后部）的大部。

因此，在大收肌的坐骨髁部最内侧部分的近端的触发点通常由交叉纤维钳捏式触诊法触诊，需要在股薄肌周围和深部畸形（图59-12B）。大收肌中段的部分斜形纤维（中间部分）的触发点

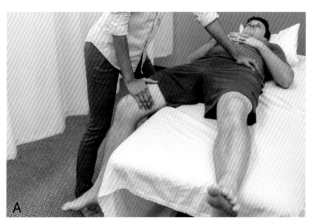

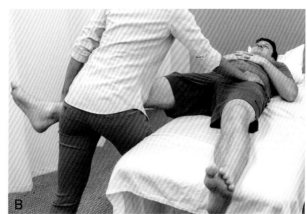

图59-11　内收肌长度测试。**A** 长收肌、短收肌和大收肌的长度测试。**B** 股薄肌长度用伸膝法测量。

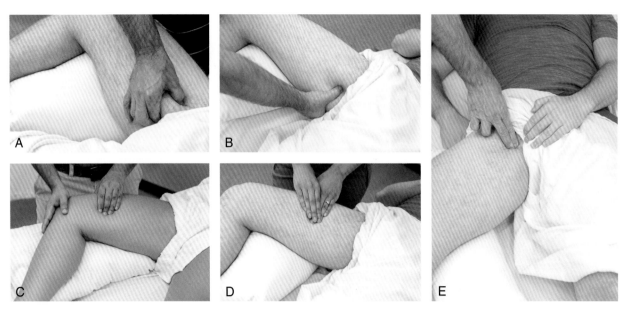

图 59-12　触诊内收肌的触发点。**A** 长收肌和短收肌的交叉纤维钳捏式触诊。**B** 交叉纤维钳捏式触诊近端收肌。**C** 大收肌远端交叉纤维平滑式触诊。**D** 股薄肌交叉纤维平滑式触诊。**E** 耻骨肌交叉纤维平滑式触诊

只能通过在股薄肌后方行交叉纤维平滑式触诊（图 59-12C 和图 59-12D）。每一个触发点都能产生其独特的牵涉痛模式。大收肌的触发点可引起压痛，也可能是由上覆的肌肉，特别是股薄肌的触发点引起的。因为大收肌大部分位于其他肌肉的深处，所以很难准确地检查和定位它的触发点，因此，很容易被忽略。

耻骨肌

当患者处于仰卧屈曲位时，耻骨肌的近侧可在耻骨结节的外侧触及。平行于耻骨支（耻骨肌的近端止点）触诊肌肉，可感觉到紧绷感（图 59-12E）。肌肉的远端位于股神经血管束的深面，难以触及，只能通过针刺法寻找触发点。

股薄肌

检查股薄肌的触发点通常需要行表浅的交叉纤维平滑式触诊法（图 59-12D），对于皮肤较薄或较松弛的患者，可以通过交叉纤维钳捏式触诊法定位股薄肌的触发点。

4　鉴别诊断

（1）触发点的激活和延续

任何一种使激活触发点的姿势或活动，如果

不加以纠正，都可能会使其持续存在。触发点可由内收肌任何部分的非常规偏心负荷、偏心运动或最大、次最大的同心负荷激活[28]。当肌肉长时间处于缩短和/或延长的状态时，触发点也可能被激活或加重。

内收肌群中的触发点易因突然的负荷过重激活，比如在冰面上滑倒，在试图恢复平衡时，抵抗两腿分开的动作。内收肌触发点也可能被髋关节骨性关节炎或在髋关节手术后激活。

大收肌触发点通常在滑雪或长途骑行时激活。上山或下山活动也可能使内收肌触发点持续存在。相对于较小的耻骨肌，其他较大的内收肌的触发点更容易诱发出症状。在乘车或乘坐飞机时长时间处于固定体位的坐姿也可导致内收肌出现触发点，比如过度屈髋跷二郎腿的姿势。

（2）继发触发点

继发触发点可以在触发点的牵涉痛区域发生[29]。因此，每一块肌肉的牵涉痛区域相关肌肉组织也应进行检查。长收肌和短收肌的触发点可能与大收肌的触发点有关，偶尔与耻骨肌中的触发点有关。长收肌和大收肌受累可能与股内侧肌最内侧纤维的触发点有关，从解剖学上讲，它们

确实是融合在一起的，在膝盖上方，这些肌肉的表面筋膜将它们紧密联系，建立髌骨的内侧拉力，以拮抗股外侧肌的外侧拉力。

耻骨肌触发点常与髂腰肌群、三个内收肌和股薄肌中的触发点相关。如果耻骨肌有触发点，其他内收肌几乎不能幸免，因此，需要首先将他们定位，当这些继发的触发点被灭活后，通过寻找残余压痛和腹股沟深部疼痛可以发现耻骨肌触发点。因此在消除髂腰肌和内收肌中的触发点后，务必检查耻骨肌中是否有疼痛的触发点残留。

股薄肌中的触发点很少会导致主要内收肌中产生继发触发点，但可能使缝匠肌下端的产生继发触发点。

（3）相关病理学

对于持续慢性疼痛的患者，病因可能是多发面的。Ekberg和他的同事们采用了一种多学科的方法来评估21名男性运动员长期以来无法解释的腹股沟疼痛[30]。诊断医疗小组评估了运动员的腹股沟疝，神经痛，内收肌腱骨膜炎，耻骨联合骨炎和前列腺炎。评估手段包括骨盆的X线检查和耻骨联合的放射性同位素研究。21名患者中只有2人仅存在一个病因，即骨骺炎，有10例患者有2种病因，6例患者有3种病因，3例患者有4种病因。作者没有探讨触发点引起肌筋膜疼痛的额外可能性。Holmich提出了腹股沟疼痛的5种临床因素：内收肌相关疼痛、髂腰肌相关疼痛、腹壁相关/疝、髋关节病理学和耻骨应力损伤（以前称为耻骨骨炎）[31]。

内收肌相关疼痛的典型症状包括内收肌触诊疼痛和被动拉伸疼痛[32]。

髂腰肌起源的疼痛通常是触诊和抵抗髋关节屈曲引起的。在改良的Thomas测试中，髋关节伸展时可复制该疼痛[32]。在对894例患者的回顾中，髂腰肌病变最常见于女性患者。有韧带松弛的女性往往表现出髂腰肌过度使用和肌筋膜紧张[32]。髂腰肌疼痛在跑步者中也很普遍。髂腰肌作为髋屈肌在跑步中起着重要作用，因此，常被过度使用[33]。

运动性疝气是指由于联合肌腱功能障碍而引起的腹股沟管后壁缺损。患者常主诉下腹或腹股沟疼痛[34]。触诊腹直肌和联合肌腱的可加重疼痛。在抵抗性仰卧起坐时，疼痛科进一步加剧。股疝或腹股沟疝可在检查时通过视诊看到或咳嗽冲击表现出来[32]。

关节内功能障碍的临床表现是髋关节活动范围内的疼痛和活动受限[32]。多项研究指出，长收肌触发点的疼痛可被误认为是髋关节骨性关节炎的疼痛[22,35]。临床上很容易将所有疼痛归因于骨关节炎，而不考虑髋内收肌触发点的潜在作用。灭活内收肌触发点能显著缓解髋关节骨关节炎患者的疼痛[17]。临床上，骨关节炎的疼痛通常在腹股沟的较深处，往往牵涉至外侧而不是内侧[22]。

髋关节骨性关节炎导致残疾的部分因素是肌肉源性的，这一观点得到了一项研究的证实，该研究对髋关节骨性关节炎患者进行了内收肌的拉伸运动，研究结果显示髋外展范围平均增加8.3°，内收肌1型和2型纤维横截面积明显增加[36]。

Rold和Rold强调，运动员的耻骨应力性骨骺炎必须与骨盆内收肌腱撕脱、耻骨或坐骨支骨折以及局部败血症相区别[37]。耻骨压力性骨骺炎通常表现为腹股沟或下腹疼痛的隐匿性发作，逐渐加重，并在紧张的运动中急性加重[38]。检查显示双侧耻骨联合局灶性压痛，大腿外展和拉伸时疼痛[37,39]。耻骨联合炎有时伴有内收肌触发点，在这种情况下，外展和拉伸会受到更多限制。最可能受累的是前面的收肌，比如耻骨肌和长收肌，因为这两个内收肌在使不对称的压力作用于耻骨联合时发挥最有效的杠杆作用。耻骨联合硬化和不规则的影像学证据，以及耻骨联合处放射性核素摄取增加，都是确凿的临床证据[37,40]。双侧骨盆上下交互起伏的趋势因内收肌的紧张而加剧[40]。此外，内收肌的张力导致耻骨联合纤维软骨盘破裂[41]。

闭孔神经和生殖股神经卡压时，可能会引起腹股沟或大腿内侧的针刺样疼痛。髂腰肌群痉挛或触发点可使生殖股神经受累。

大约一半患有闭孔疝的患者（通常是老年

妇女）可出现闭孔神经卡压症状，包括疼痛和感觉异常，从大腿内侧表面一直到膝盖（Howship-Romberg征）[42-46]。大腿伸直时疼痛加重，内收肌深腱反射减弱或消失[43]。这种反射用反射锤检查的，也可用手指轻敲位于股骨内上髁上方约5 cm（2 in）处的大收肌的肌腱连接处[42]。

生殖股神经卡压通常是由于腹股沟韧带上穿着的衣物过紧引起的。患者在大腿前部腹股沟韧带中点下方的椭圆形区域感到疼痛和/或麻木，也可表现为针刺和触摸的感觉减弱。阑尾切除术、腰大肌感染和局部创伤是生殖股神经卡压的诱发因素[47]。

尽管由于长收肌、短收肌和股薄肌中的触发点的张力是否会引起神经卡压仍有争议，但大收肌中的触发点可导致血管结构受压。紧绷的内收肌可通过股内收肌（腱）间断压迫股动静脉。大收肌的中部和后部有时融合，会大大缩小裂孔的大小。足背动脉脉搏较弱的患者在大收肌触发点灭活后可立即恢复脉搏。这种情况并不多见，可能是由于非典型的解剖结构和收肌裂孔处有的大收肌紧绷带，导致股动脉受压。

曾有文献报道了3例运动相关的股浅动脉收肌管出口血栓形成的病例[48]。其中2例动脉损伤和血栓形成股内侧肌和大收肌腱的剪状压迫有关，另1例是由于从大收肌到股内侧肌腱的紧致带状腱膜压迫收肌管出口处的股动脉导致的。这些观察结果表明，在某些收肌管结构中，形成内收肌管边缘的肌腱上的腱膜张力可能会导致该部位的血管压迫，静脉压迫更常见。

当双侧下肢长收肌触发点发生时时，如剧烈骑马时，其牵涉痛的对称分布症状可能误诊为中段脊柱的功能障碍[18]。

5　纠正措施

内收肌有触发点的患者应限制坐位的时间，特别是双腿交叉的坐位时间。如果患者需要交叉双腿，应该将受累侧下肢放在上方，避免受压。脚踝交叉坐位可以使大腿和内收肌处于更好的休息位置。避免久坐，鼓励患者在久坐中间期适当散步和伸展。所有的髋内收肌都要避免长时间处于缩短的位置。睡眠时在双膝和双腿之间放一个枕头，可以避免这种缩短的姿势的发生。过度延长的髋关节屈曲也应避免。

内收肌的自我治疗可以通过使用触发点自压释放工具或手动（手控）方式来实现。使用工具或手动进行触发点自压释放时，患者取坐位或侧卧位（图59-13A ～图59-13D）。使用工具钳夹或压迫敏感点时，患者施加轻微轻力（数字评分不超过4/10），保持15 ～ 30 s，直到疼痛减轻，然后重复5次。可以每天重复几次。压力仅引起轻微的不适，而不应很痛苦。

上半身强壮的患者可以沿内收肌的使用泡沫滚筒。侧卧位，患侧在上，检测腿取最大髋屈曲位置，使患侧下肢的内侧面可以停留在泡沫滚筒上，沿着泡沫滚筒滚动，直到确定压痛的触发点，此时患者应保持恒定的压力达90 s或直到压痛减轻。对于不能达到这个位置的患者，可以采用坐位，使用手持式滚筒。

压力释放后，只要拉伸不会增加症状，就应该进行内收肌的自我拉伸。临床医生应该指导患者进行家庭拉伸锻炼，以保持收肌长度。

患者可以通过等长运动后放松膝关节的活动减少内收肌触发点的活性。取仰卧位，臀部和膝盖弯曲（图59-14）。患者用手放在膝盖外侧支撑受累侧下肢（图59-14A），同时将膝盖压向床面，直到大腿内侧感到轻微拉伸（图59-14B），另一侧下肢保持不动。一旦感觉到拉伸感，患者深呼吸，屏气6 ～ 10 s，保持该体位时内收肌拉伸，然后慢慢呼气。呼气结束时放松内收肌，直到大腿内侧再次感觉到拉伸。只要疼痛或症状没有增加，可以重复3 ～ 5次。为了加强拉伸和维持内收肌长度的平衡，可以两侧同时进行（图59-14C）。

拉伸内收肌时，患者背部靠墙取作为，双髋屈曲，外旋，在膝盖和大腿外侧放置枕头来支撑这个体位（图59-15A）。也可以让患者使用收缩放松技术来拉伸内收肌（图59-15B）。米勒和同

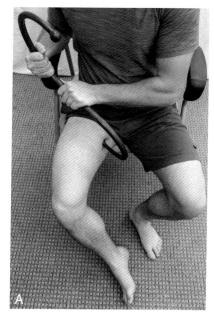
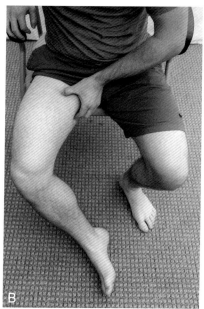
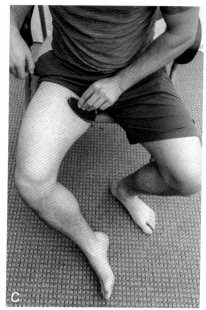
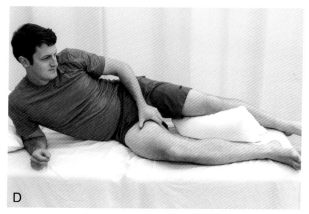

图59-13　内收扳机发点的自我压力释放。**A** 触发点释放工具，用于长收肌和短收肌的触发点。**B** 钳式手动释放。**C** 用一个小工具。**D** 股薄肌和大收肌侧卧手法松解

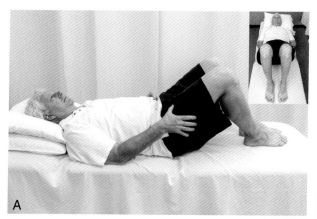
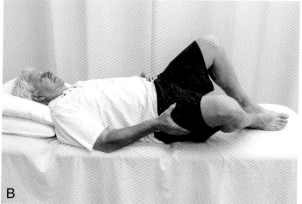

图59-14　膝关节屈曲下降锻炼。**A** 起始位置。**B** 用手支撑控制内收肌的伸展，以治疗易应激的触发点。**C** 双膝弯曲，以增加拉伸和保持两个髋内收肌群之间的对称性

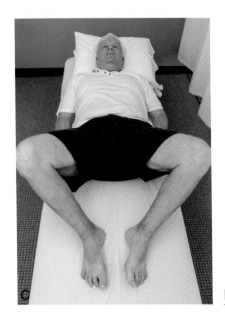

图 59-14 （续）

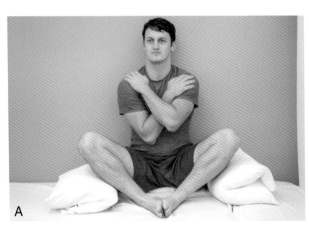

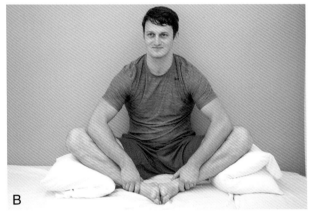

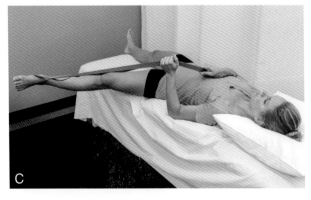

图 59-15　内收肌的自我伸展。**A** 如果触发点易应激，应用重力辅助（枕头）的内收肌伸展。**B** 轻压以增强拉伸。**C** 瑜伽带——协助伸展股薄肌

事发现收缩放松内收肌是最有效的拉伸方法之一（图 59-15B）[49]。内收肌群拉伸技术不会拉伸股薄肌，因为膝盖屈曲会缩短股薄肌。在弹力绷带的帮助下，可以完成股薄肌的拉伸（图 59-15C）。

严兆霞、施海峰　译　许华、季锋　审

参考文献

［1］Standring S. Gray's Anatomy: The Anatomical Basis of Clinical Practice. 41st ed. London, UK: Elsevier; 2015.

［2］Norton-Old KJ, Schache AG, Barker PJ, Clark RA, Harrison SM, Briggs CA. Anatomical and mechanical relationship between the proximal attachment of adductor longus and the distal rectus sheath. Clin Anat. 2013; 26(4): 522−530.

［ 3 ］ Davis JA, Stringer MD, Woodley SJ. New insights into the proximal ten-dons of adductor longus, adductor brevis and gracilis. Br J Sports Med. 2012; 46(12): 871−876.

［ 4 ］ Jonsson B, Steen B. Function of the gracilis muscle. An electromyographic study. Acta Morphol Neerl Scand. 1966; 6(4): 325−341.

［ 5 ］ Freedman AD, Ross SE, Gayle RC. Teaching "Not So Exact" science: the controversial pectineus. Am Biol Teach. 2008; 70(7): 34−36.

［ 6 ］ Ranchos Los Amigos National Rehabilitation Center. Observational Gait Analysis. 4th ed. Downey, CA: Los Amigos Research and Education Insti-tute; 2001.

［ 7 ］ Green DL, Morris JM. Role of adductor longus and adductor magnus in postural movements and in ambulation. Am J Phys Med. 1970; 49(4): 223−240.

［ 8 ］ Lyons K, Perry J, Gronley JK, Barnes L, Antonelli D. Timing and relative intensity of hip extensor and abductor muscle action during level and stair ambulation. An EMG study. Phys Ther. 1983; 63(10): 1597−1605.

［ 9 ］ Perry J. The mechanics of walking. A clinical interpretation. Phys Ther. 1967; 47(9): 778−801.

［ 10 ］ Leighton RD. A functional model to describe the action of the adductor muscles at the hip in the transverse plane. Physiother Theory Pract. 2006; 22(5): 251−262.

［ 11 ］ Markhede G, Stener B. Function after removal of various hip and thigh muscles for extirpation of tumors. Acta Orthop Scand. 1981; 52(4): 373−395.

［ 12 ］ Mann RA, Moran GT, Dougherty SE. Comparative electromyography of the lower extremity in jogging, running, and sprinting. Am J Sports Med. 1986; 14(6): 501−510.

［ 13 ］ Delmore RJ, Laudner KG, Torry MR. Adductor longus activation during common hip exercises. J Sport Rehabil. 2014; 23(2): 79−87.

［ 14 ］ Serner A, Jakobsen MD, Andersen LL, Holmich P, Sundstrup E, Thorborg K. EMG evaluation of hip adduction exercises for soccer players: implications for exercise selection in prevention and treatment of groin injuries. Br J Sports Med. 2014; 48(14): 1108−1114.

［ 15 ］ Broer M, Houtz S. Patterns of Muscular Activity in Selected Sports Skills: An Electromyographic Study. Springfield, IL: Charles C. Thomas; 1967.

［ 16 ］ Simons DG, Travell J, Simons L. Travell & Simon's Myofascial Pain and Dysfunction: The Trigger Point Manual. Vol 1. 2nd ed. Baltimore, MD: Williams & Wilkins; 1999: 104.

［ 17 ］ Travell J. The adductor longus syndrome: a cause of groin pain: its treatment by local block of trigger areas (procaine infiltration and ethyl chloride spray). Miss Valley Med J. 1950; 71: 13−22.

［ 18 ］ Travell J. Symposium on mechanism and management of pain syndromes. Proc Rudolf Virchow Med Soc. 1957; 16: 126−136.

［ 19 ］ Travell J, Rinzler SH. The myofascial genesis of pain. Postgrad Med. 1952; 11(5): 425−434.

［ 20 ］ Kelly M. Some rules for the employment of local analgesic in the treatment of somatic pain. Med J Austral. 1947; 1: 235−239.

［ 21 ］ Kelly M. The relief of facial pain by procaine (Novocaine) injections. J Am Geriatr Soc. 1963; 11: 586−596.

［ 22 ］ Long C II. Myofascial pain syndromes. III. Some syndromes of the trunk and thigh. Henry Ford Hosp Med Bull. 1956; 4(2): 102−106.

［ 23 ］ Kellgren JH. Observations on referred pain arising from muscle. Clin Sci. 1938; 3: 175−190 (p. 186).

［ 24 ］ Bates T, Grunwaldt E. Myofascial pain in childhood. J Pediatr. 1958; 53(2): 198−209.

［ 25 ］ Fine PG. Myofascial trigger point pain in children. J Pediatr. 1987; 111(4): 547−548.

［ 26 ］ DeStefano L. Greenman's Principles of Manual Medicine. 5th ed. Philadelphia, PA: Wolters Kluwer; 2016 (p. 338).

［ 27 ］ Porterfield JA, DeRosa C. Mechanical Low Back Pain: Perspectives in Functional Anatomy. 2nd ed. Philadelphia, PA: Saunders; 1998 (pp. 114−117).

［ 28 ］ Gerwin RD, Dommerholt J, Shah JP. An expansion of Simons' integrated hypothesis of trigger point formation. Curr Pain Headache Rep. 2004; 8(6): 468−475.

［ 29 ］ Hsieh YL, Kao MJ, Kuan TS, Chen SM, Chen JT, Hong CZ. Dry needling to a key myofascial trigger point may reduce the irritability of satellite MTrPs. Am J Phys Med Rehabil. 2007; 86(5): 397−403.

［ 30 ］ Ekberg O, Persson NH, Abrahamsson PA, Westlin NE, Lilja B. Longstanding groin pain in athletes. A multidisciplinary approach. Sports Med. 1988; 6(1): 56−61.

［ 31 ］ Holmich P, Bradshaw C. Groin pain. In: Brukner PD, Khank, eds. Clinical Sports Medicine. Sydney,

Australia: McGraw-Hill; 2012: 545–578.

[32] Rankin AT, Bleakley CM, Cullen M. Hip joint pathology as a leading cause of groin pain in the sporting population: a 6–year review of 894 cases. Am J Sports Med. 2015; 43(7): 1698–1703.

[33] Holmich P. Long-standing groin pain in sports people falls into three primary patterns, a "clinical entity" approach: a prospective study of 207 patients. Br J Sports Med. 2007; 41(4): 247–252; discussion 252.

[34] Munegato D, Bigoni M, Gridavilla G, Olmi S, Cesana G, Zatti G. Sports hernia and femoroacetabular impingement in athletes: a systematic review. World J Clin Cases. 2015; 3(9): 823–830.

[35] Reynolds MD. Myofascial trigger point syndromes in the practice of rheu-matology. Arch Phys Med Rehabil. 1981; 62(3): 111–114.

[36] Leivseth G, Torstensson J, Reikeras O. Effect of passive muscle stretching in osteoarthritis of the hip. Clin Sci. 1989; 76(1): 113–117.

[37] Rold JF, Rold BA. Pubic stress symphysitis in a female distance runner. Phys Sportsmed. 1986; 14: 61–65.

[38] Avrahami D, Choudur HN. Adductor tendinopathy in a hockey player with persistent groin pain: a case report. J Can Chiropr Assoc. 2010; 54(4): 264–270.

[39] Nelson EN, Kassarjian A, Palmer WE. MR imaging of sports-related groin pain. Magn Reson Imaging Clin N Am. 2005; 13(4): 727–742.

[40] Brody DM. Running injuries. Clin Symp. 1980; 32(4): 1–36.

[41] Brennan D, O'Connell MJ, Ryan M, et al. Secondary cleft sign as a marker of injury in athletes with groin pain: MR image appearance and interpretation. Radiology. 2005; 235(1): 162–167.

[42] Hannington-Kiff JG. Absent thigh adductor reflex in obturator hernia. Lancet. 1980; 1(8161): 180.

[43] Kozlowski JM, Beal JM. Obturator hernia: an elusive diagnosis. Arch Surg. 1977; 112(8): 1001–1002.

[44] Larrieu AJ, DeMarco SJ III. Obturator hernia: report of a case and brief review of its status. Am Surg. 1976; 42(4): 273–277.

[45] Martin NC, Welch TP. Obturator hernia. Br J Surg. 1974; 61(7): 547–548.

[46] Somell A, Ljungdahl I, Spangen L. Thigh neuralgia as a symptom of obturator hernia. Acta Chir Scand. 1976; 142(6): 457–459.

[47] Rischbieth RH. Genito-femoral neuropathy. Clin Exp Neurol. 1986; 22: 145–147.

[48] Balaji MR, DeWeese JA. Adductor canal outlet syndrome. JAMA. 1981; 245(2): 167–170.

[49] Möller M, Ekstrand J, Oberg B, Gillquist J. Duration of stretching effect on range of motion in lower extremities. Arch Phys Med Rehabil. 1985; 66(3): 171–173.

第六十章

腘绳肌

N.贝丝·科利尔

1 介绍

大腿后方肌群被称为"腘绳肌"。该肌群包括真正的腘绳肌、半腱肌、半膜肌和股二头肌的长头。真正的腘绳肌横跨髋关节和膝关节，并参与髋关节伸展和膝关节屈曲。股二头肌短头仅支配膝关节屈曲。这些肌肉中的触发点（TrPs）的牵涉痛至广泛的大腿后部和/或膝关节疼痛，可误诊为膝关节疾病。在不常活动的患者中容易出现触发点激活，特别是长时间屈髋和屈膝坐位或坐姿不适。体育活动，如橄榄球，篮球和足球等屈髋和伸膝过度的活动可以使腘绳肌负荷过重。鉴别诊断应包括腘绳肌进展、近端腘绳肌腱病、腰骶神经根痛或神经根病变、坐骨滑囊炎和鹅足滑囊炎。纠正措施应包括改善坐姿、步态力学、自我压力释放和自我拉伸锻炼。

2 相关解剖

半腱肌

半腱肌的近端起源于坐骨结节的后部，与股二头肌的长头肌腱融合[1]。半腱肌肌腹部在大腿中段以下变成肌腱后向远端行走，位于半膜肌浅面。其肌腱绕胫骨内侧髁后内侧，通过胫骨副韧带表面后附着在胫骨内侧（图60-1），在此处有三个肌腱附着，称为"鹅足"，半腱肌腱位于最远端。缝匠肌和股薄肌也附着在鹅足上。鹅足滑囊将鹅足肌腱与膝关节胫骨副韧带分离。肌腱远端侧附着点远比其他腘绳肌更远离膝关节旋转轴。这使得半腱肌在膝盖部分弯曲后有强有力的杠杆

作用来屈曲膝盖，特别是当膝盖弯曲成直角，收缩腘绳肌，压迫半腱肌腱的相对突出处时，这种杠杆作用就变得明显了。此外，半腱肌的远端附着点与股薄肌肌腱、小腿深筋膜和腓肠肌内侧头相融合。这些筋膜的外在融合在移植手术获取肌腱的过程中会造成困难，但会促进膝关节功能的改善。

半腱肌被一横段的腱膜在肌腹中间分成两个的肌段，这与其在胚胎发育中的起源有关。在半腱肌中可发现两条明显的终板带，一条在腱膜上方，一条在腱膜下方（图60-1）。

半膜肌

半膜肌近端起源于坐骨结节的后侧面，肌腱

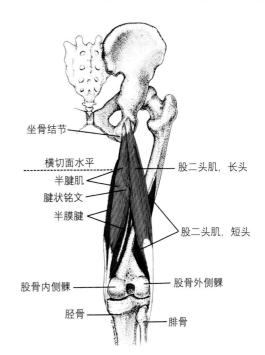

图60-1 右腘绳肌附着点，后面观。半腱肌和股二头肌长头呈淡红色。半膜肌和股二头肌短头呈暗红色

图中标注：
坐骨结节
横切面水平
半腱肌
腱状铭文
半膜腱
股骨内侧髁
胫骨
股二头肌，长头
股二头肌，短头
股骨外侧髁
腓骨

相对较宽，该止点在半腱肌和股二头肌共同肌腱的外侧和深部。半膜肌在大腿后内侧位于半腱肌的深处（图60-2）。在所有腘绳肌中，半膜肌的近端肌腱是最长且最宽的[1]。Pérez-Bellmunt等人描述了一种环状结缔组织结构，覆盖腘绳肌在坐骨结节上的附着点[3]。此外，此支持带与臀肌前筋膜的相延续[3]。

半膜肌的斜行纤维在大腿的下半部形成一个短而厚的肌腹。在远端，半膜肌内侧腱膜变为肌腱组织，在膝关节处分成多个部分，主要止点位于胫骨内侧髁，在关节囊下方，靠近膝关节旋转轴（图60-3）。其他的附着点可以以多筋膜形式在胫骨副韧带深面附着于胫骨内侧，也可以形成纤维扩张至腘肌筋膜，以及形成强有力的筋膜，斜行于股骨髁间线和股骨外侧髁的表面，形成膝后腘斜韧带的大部。一些作者描述了半膜肌腱与膝关节后囊和内、外侧半月板的紧密连接[4-7]。半膜肌和腓肠肌内侧头之间存在一个重要的滑囊在，次要的滑囊将半膜肌和膝关节分离开来。

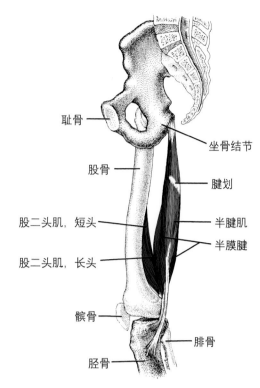

图60-3　右腿腘绳肌附着点，内侧面观。浅表半腱肌为浅红色，深面半膜肌为暗红色。股二头肌的两个头呈中红色

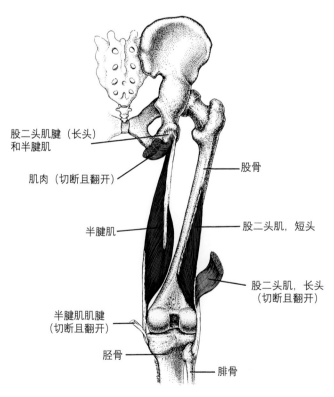

图60-2　右腘绳肌深层附着点，后面观。半膜肌和股二头肌短头呈暗红色。腘绳肌浅层肌肉的切开端呈浅红色

股二头肌

股二头肌位于大腿后外侧，由长头和短头组成。长头穿过髋关节和膝关节，而短头只穿过膝关节。股二头肌的长头主要起源于坐骨结节的后部，与半腱肌的肌腱和骶结节韧带的下部融合（图60-1）[8]。通常，股二头肌上滑囊将这个共同的肌腱和半膜肌的深层肌腱分开。股二头肌短头近端起源于股骨粗线的外侧缘，在内收肌和股外侧肌之间，大约从臀大肌沿外侧髁上线向远端延伸至股骨外侧髁上缘。股二头肌的短头与长头肌腱在远端附着点融合，该肌腱止于腓骨头的后外侧（图60-2）。股二头肌还可附着于腓骨副韧带和胫骨外侧髁。Tosovic等人描述了肌肉的非均质结构，其中股二头肌长头远端的肌束比近端肌束更短，羽状角更大[9]。

腘绳肌常见的解剖变异如下，股二头肌和半膜肌的长头可以有半羽状结构，其纤维长度可以短于股二头肌短头和半腱肌[10]；在某些情况下，股二头肌短头可能缺失。另外，附加的附着点可能包括坐骨结节、股骨粗线或内侧髁上线。

在大腿后部，坐骨神经位于腘绳肌深面。在大腿上部，它位于臀大肌深面、股二头肌长头外侧和内收肌浅面。坐骨神经向下从股二头肌长头的外侧走行至其内侧，位于其深面，在大腿中部，坐骨神经在股二头肌和半膜肌之间，大收肌浅面。

在大腿远端，坐骨神经的胫腓分支仍位于半膜肌和股二头肌长头肌腱之间的深部，腘血管外侧。

（1）神经支配与血管分布

股二头肌长头、半腱肌、半膜肌由坐骨神经的胫神经分支支配，其中含有L5、S1、S2神经根的纤维。股二头肌短头由坐骨神经腓总神经支配，腓总神经也接受来自L5、S1、S2神经的纤维。此外，有人观察到，腘绳肌的肌内神经分布呈树状[11]。

腘绳肌主要从穿支动脉获得血供。半腱肌和股二头肌的血供还源于旋股内侧动脉。每一个腘绳肌都可能在坐骨结节处接受来自臀下动脉的血供。在远端胫骨附着点处，血供还可能源于上外侧和内侧膝动脉或腘动脉。

（2）功能

当下肢可以自由移动时，腘绳肌（半腱肌、半膜肌和股二头肌的长头）主要支配伸髋和屈膝。腘绳肌提供30%～50%的伸髋力量[12]。在站立位和向前弯曲时，腘绳肌支配髋关节屈曲。所有的腘绳肌都参与膝关节屈曲。内侧腘绳肌（半腱肌和半膜肌）协助大腿的内旋，股二头肌的长头在髋部伸展时协助大腿的外旋。当膝盖弯曲时，半腱肌和半膜肌也参与小腿的内旋，股二头肌的两个头也参与小腿的外旋，股二头肌的短头主要支配膝关节的屈肌。

在静态站立时，三个腘绳肌如股四头肌、大收肌和臀大肌一样，肌电图都是静止的。然而，与臀大肌相反，任何以髋关节中轴为重心的动作，如向前屈曲，都伴随着腘绳肌的有力的偏心收缩。随着躯干向前倾斜的增加，腘绳肌的伸髋力矩臂增大，臀大肌的伸髋力矩臂减小[13]。由于腘绳肌的力矩臂的增加，它们在躯干前倾中的激活对协调躯干前屈时腰骨盆节律运动提供了重要的支撑[14]。

在步态周期中，腘绳肌间接地参与保持站立期躯干直立（直接限制由体重产生的髋关节屈曲的倾向），并且在迈步末期时减慢肢体向前移动的速度[15,16]。在迈步后期，腘绳肌组织是活跃的、延长的，并从减速的肢体吸收能量，为脚的触地作准备[16,17]。在迈步末期，股二头肌经历了最大的肌腱拉伸，这可能导致它比其他两个腘绳肌更容易被拉伤[18]。此外，股二头肌和半腱肌的激活模式也有显著差异。随着跑速的提高，股二头肌在迈步后期更为活跃，而半腱肌在迈步中期更为活跃[19]。腘绳肌也有助于髋关节在迈步前期和站立末期之间的伸直。在步态周期中，腘绳肌在支配屈膝时的表现不一致，股二头肌短头在膝盖屈曲中表现活跃。

埃里克森计算出，所有的髋伸肌共同产生了27%的正向机械功[20]。11名受试者在25个蹬踏周期内的表面电极活动平均值显示，股二头肌的肌电活动在蹬踏开始时达到峰值。相比之下，半腱肌和半膜肌的肌电活动在接近蹬踏尾声时达到高峰。股二头肌的活动度随着蹬踏频率和座椅高度的增加而增加[21]。

腘绳肌也参与维持膝关节的动态稳定性，因为它们的远端附着在膝关节的内侧和外侧。这一功能由腘肌的解剖学和作为运动力学支撑的腘绳肌的三层支持带支撑[22]。腘绳肌阻止胫骨相对于股骨的向前滑动，为前交叉韧带提供动力支持。

（3）功能单元

肌肉所属的功能单位包括加强和对抗其运动的肌肉本身以及肌肉穿过的关节。这些结构在功能上的相互依赖性反映在大脑感觉运动皮层的组织和神经的联系上。强调这些功能单位，是因为单位中的一个肌肉中存在触发点会增加其他肌肉产生触发点的可能性。当灭活肌肉中的触发点时，必须关注在功能上相互依赖的肌肉中同样可能存在的触发点。表60-1大体上代表了腘绳肌群的功能单位[23]。

表 60-1　腘绳肌群功能组合

动　作	协同肌肉	拮抗肌肉
髋关节伸展	臀肌大肌 大收肌 （坐骨髁部）	髂腰肌 阔筋膜张肌 股直肌 缝匠肌
膝关节屈曲	缝匠肌 股薄肌 腓肠肌 跖肌	股四头肌

3　临床表现

（1）牵涉痛模式

半腱肌和半膜肌中触发点的牵涉痛通常向上延伸至坐骨结节和臀褶（臀下线），也可向下延伸至大腿内侧后部、膝关节后部，偶尔也可延伸至小腿内侧，疼痛通常比其他腘绳肌锐利（图60-4A）。

股二头肌的触发点中所产生的牵涉痛通常向远端放射至外侧膝关节。Chan等人描述了一个病例报道，其中股二头肌钙化性肌腱炎是导致急性膝关节疼痛的原因[24]。牵涉痛可以向下扩散到小腿，也可以向上延伸到臀褶的高度（图60-4B）。

（2）症状

腘绳肌触发点患者会主诉臀部靠近臀褶和坐骨结节、大腿后部和/或膝盖疼痛，尤其是在走路或跑步时。一些作者将这些症状称为腘绳肌综合征。患者在坐位时，尤其是坐在坚硬的地面上时，由于触发点的压力，臀部、大腿上部和膝盖背部会出现疼痛。他们也可主诉从坐姿改为起立时疼痛加剧，特别是当他们交叉膝盖久坐后。他们可能会因为疼痛而需要胳膊支撑站立。

患者还可能主诉疼痛影响睡眠，这通常是由股二头肌的触发点引起的。股二头肌的疼痛和症状通常位于膝盖的后外侧，疼痛可以集中在腓骨头的附着处。

患者的疼痛症状主要集中在大腿后部，这可能误诊为"坐骨神经痛"。即使患者可能经历了导致腘绳肌劳损的创伤性损伤，也必须检查触发点，以缓解相关触发点引起的疼痛症状。

（3）患者检查

经过全面的体格检查后，临床医生应制作详细示图，以表示患者所描述的疼痛类型。这一描述将有助于进一步诊疗，并可在症状改善或改变时评估患者的病情进展。在评估姿势时，腘绳肌短或僵硬可导致骨盆后倾和腰椎前凸减少。该人群中可看到典型驼背姿势，包括头部向前。彻底的体格检查是很必要的。

为了正确检查腘绳肌，临床医生应该观察坐姿和站姿。在坐位时，姿势和环境设置也应该评估。临床医生应注意，如果患者的腿不够长，不能完全放在地板上，则可能会发生座椅前部对大腿后部的潜在压迫。患者交叉膝盖坐位也可能导致腘绳肌出现触发点。此外，当患者坐位时可能

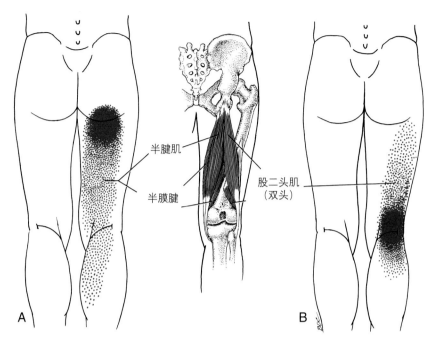

图60-4　腘绳肌的触发点的牵涉模式（暗红色）。基本的牵涉痛模式是实红色；红点代表偶尔延伸的牵涉痛模式。**A** 半腱肌和半膜肌。**B** 股二头肌的长头和短头

会向前倾，以减少坐骨结节的负荷，从而会增加腘绳肌在大腿中部的负荷。

　　体格检查还应排除腰椎、骶髂关节、髋关节或膝关节的病变，包括腰椎、髋关节和膝关节的运动测试；髋关节、骶髂关节或膝关节的被动运动测试；髋关节肌肉（特别是伸展、内收和膝关节屈曲）和其他相关肌肉的力量测试；以及任何适当的神经系统或骨科专科检查。以上检查需要仔细评估，以排除其他肌肉、关节或神经组织引起的大腿后部的疼痛或其他症状，这些肌肉、关节或神经组织也可以引起该部位的牵涉痛。

　　观察患者的步态模式也很重要，要密切注意迈步末期和早期站立阶段，因为腘绳肌在该时期最活跃。在整个站姿阶段，由于触发点引起的腘绳肌疼痛，膝盖可能处于被动屈曲体位。臀大肌无力也可能导致步态周期中腘绳肌的负荷过重。在站立阶段观察腰椎的位置是必要的。

　　腰骶椎和髋关节以及髋关节和膝关节的区域相互依赖性促进了它们之间的封闭和开放的动力学链研究。站立时应评估的功能活动主要是双腿下蹲，从矢状角度观察（图54-3A）。临床医生应注意腰骶部或髋关节的过度运动。恰当的下蹲动作，患者应该能够通过髋关节适当的屈曲来实现，而不应有过度骨盆倾斜或腰部过伸动作或在矢状面上观察到膝关节处于足部前面（图54-3B）。观察到从站立到坐姿运动，可在髋关节和膝关节屈曲运动范围内观察臀大肌和腘绳肌的控制。

　　髋关节的运动范围、肌肉力量和肌肉激活模式应在所有平面上进行评估。首先评估单髋和双髋屈曲时肌肉长度（图54-7）。然后评估俯卧位时髋关节伸展运动范围和激活模式。Janda描述了髋关节伸展过程中的肌肉激活模式，包括以下肌肉放电序列：腘绳肌、臀大肌和对侧椎旁肌，接着是同侧椎旁肌。检查时腰椎应保持在中立位置，膝关节伸直；任何偏离都表明运动减弱[26]。应在伸髋和屈膝时评估腘绳肌的力量。

　　肌肉长度评估应与坐骨神经的神经动力学改变相区别。腘绳肌紧绷或僵硬是患者在站立位试图触摸脚趾时过度屈曲膝关节最常见的原因[27]。虽然在膝关节屈曲时这种紧绷感不限制髋关节屈曲。腘绳肌的伸展性可通过90/90试验来评估，髋关节屈曲至90°，膝关节从90°膝关节屈伸到完全伸展（图60-5）。腘绳肌延展性可通过90/90试验来评估，髋关节屈曲至90°，膝关节从屈曲90°到

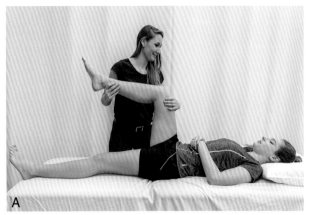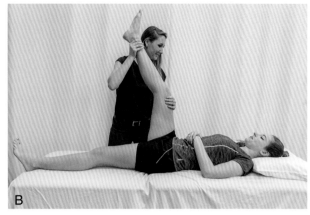

图60-5　采用90/90体位进行腘绳肌长度测试。**A** 起始位置。**B** 终末位置显示腘绳肌长度不足

完全伸展（图60-5）。

　　在直腿抬高试验中，腘绳肌的触发点可显著限制运动（图60-6）。在臀部屈曲的极限，触发点引起的疼痛可以在臀部下部、大腿后部或膝盖后面感觉到。踝关节背屈（加强试验）后的腘绳肌检查也是必要的，以区分神经紧张和肌筋膜张力对运动受限的相对作用。在直腿抬高试验中，在其运动范围结束时增加背屈不应进一步激发腘绳肌中的触发点，因此臀部或大腿后部的疼痛不应在加强试验中增加。在某些肌肉中，当肌肉处于最大收缩状态时时，活动的触发点会引起疼痛，从而限制其缩短和伸展的范围。腘绳肌触发点可能轻微限制髋关节伸展与膝关节屈曲的联合动作，这种情况可误认为是股直肌紧张导致的，灭活的腘绳肌触发点可恢复活动范围。然而，有两项研究表明，干针结合腘绳肌拉伸并没有比单独拉伸

更能有效地改善其长度。

（4）触发点检查

　　半腱肌是很容易识别的，其肌腱止点位于膝盖内侧后面，比较突出，容易触诊，在膝关节屈曲抵抗阻力时，可沿着肌腱向上触诊到半腱肌。半膜肌位于半腱肌的深部，其在大腿远端的肌纤维比较发达，在半腱肌的两侧均可触及。半膜肌形成腘绳肌的内侧缘，在大腿下半部与股薄肌相邻。

　　要触诊半腱肌或半膜肌的触发点，患者最好取俯卧位，受累的大腿稍微外展，膝盖稍微弯曲，脚踝放在枕头上，利用交叉纤维平滑式触诊法检查内侧腘绳肌的远端（图60-7A），对肌肉直接施加压力，使其紧贴股骨。交叉纤维平滑式触诊也可用于触诊内侧腘绳肌近端部分的触发点（图

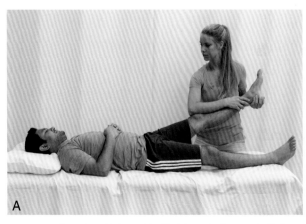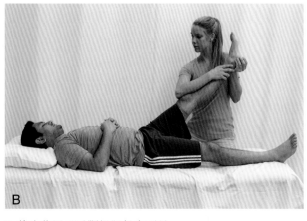

图60-6　使用直腿抬高试验评估腘绳肌长度。**A** 起始位置。**B** 终末位置显示腘绳肌长度不足

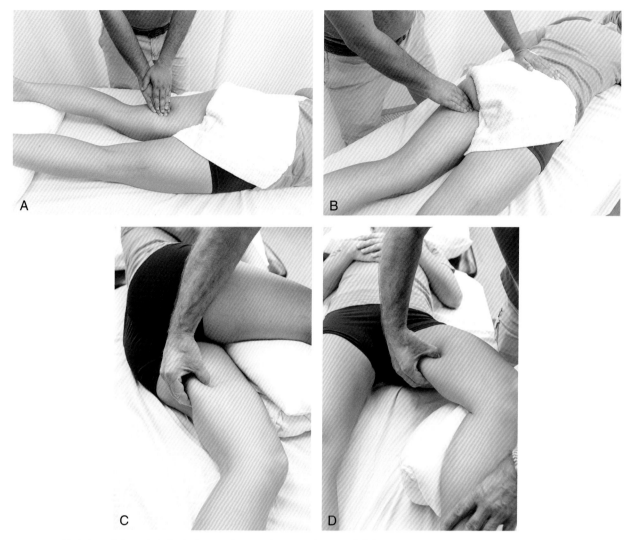

图60-7　触诊大腿内侧肌肉的触发点。**A** 交叉纤维平滑式触诊远端内侧腘绳肌。**B** 交叉纤维平滑式触诊近端内侧腘绳肌。**C** 侧卧位行交叉纤维钳捏式触诊。**D** 仰卧位行交叉纤维钳捏式触诊

60-7B）。患者取侧卧位，患侧在下，交叉纤维钳捏式触诊可用于识别半腱肌中的触发点（图60-7C），或者患者仰卧位，髋关节轻微弯曲、外展、外旋，膝下和小腿上部放置枕头，利用交叉纤维钳捏式触诊法可用于识别半腱肌和半膜肌中的触发点（图60-7D）。

在检查股二头肌是否有触发点时，最好从大腿后、外侧触诊。股二头肌的短头位于大腿下半部的长头的深处。当患者试图伸展髋部时，股二头肌长头变得紧张，而短头并不会，因此可通过触诊鉴别肱二头肌的长头和短头。利用交叉纤维平滑式触诊法用于识别股二头肌的触发点（图60-8A）。在触诊股二头肌长头触发点

时，应直接压迫肌肉对抗下方的股骨，在踝下放置一个枕头以使膝盖轻微屈曲（图60-8B），也可以在侧卧位下行交叉纤维平滑式触诊定位触发点（图60-8C）。

4　鉴别诊断

（1）触发点的激活和延续

任何一种使激活触发点的姿势或活动，如果不加以纠正，都可能会使其持续存在。触发点可由臀大肌任何部分的非常规偏心负荷、偏心运动或最大、次最大的同心负荷激活[30]。当肌肉长时间处于缩短和/或延长的状态时，触发点也可能被

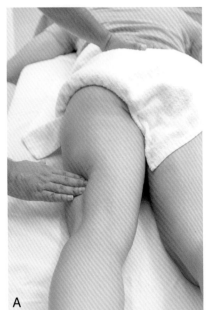
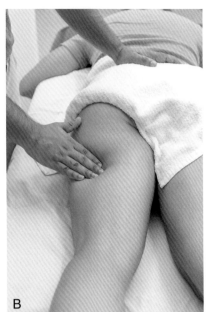
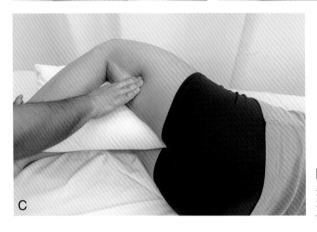

图60-8 触诊腘绳肌外侧的触发点。**A** 俯卧时股二头肌短头交叉纤维平滑式触诊。**B** 俯卧时股二头肌长头交叉纤维平滑式触诊。**C** 侧卧位交叉纤维平滑式触诊

激活或加重。

　　腘绳肌触发点常灶久坐后激活和延续，或者由于膝关节和髋关节经常长时间保持静态屈曲的姿势。坐位时椅子不合适使大腿受压的情况下，也可以激活病史腘绳肌中的触发点持续存在，常见于身材矮小的人坐在常规的椅子上，或中等身材的人坐在高椅子上，由于腿悬挂的重量对腘绳肌触发点的压力过大，可能会导致疼痛加重。此外，由于坐骨神经的压力，他们可能会感觉到神经功能障碍导致的刺痛和麻木。为了解决座椅压迫大腿的问题，患者应尽量降低座椅，让双脚接触地面，或者可以使用踏脚凳支撑脚跟、抬起大腿。许多学生的椅子也存在同样的问题，因为同一尺寸的椅子适用于不同高度的儿童。

　　橄榄球、篮球和足球等体育活动会导致腘绳肌损伤，特别是对未经训练或训练不良的运动员。踢腿运动经常同时需要髋关节屈曲和膝关节伸展，使肌肉在进行偏心收缩缓解小腿活动时处于被动不足的位置，这种情况很容易使腘绳肌负荷过重。其他运动如游泳或骑自行车也可能导致腘绳肌负荷过重。体操活动，如劈叉可以激活和维持触发点，特别是严重被牵拉的半膜肌和半腱肌。

　　患者出现大腿状况大多与股四头肌触发点有关，而腘绳肌很容易被忽视。由于股四头肌是腘绳肌功能单元的一部分，如果在股四头肌中存在触发点，那么功能障碍实际上可能起源于腘绳肌。

（2）继发触发点

　　原发性触发点在牵涉痛区域可产生继发触发点[31]。因此，牵涉痛区域相关肌肉组织同样需要

重视。

与腘绳肌中的触发点相关，大收肌的后部（坐骨髁）可发生继发触发点，因为其作为腘绳肌功能单元的一部分参与髋关节的伸展。腓肠肌也可产生腘绳肌的继发触发点。股外侧肌在股二头肌长头存在触发点时融易发生触发点。

腘绳肌的拮抗肌肉也可能产生继发触发点，特别是髂腰肌和股四头肌。患者可能只主诉股四头肌触发点的症状，即使腘绳肌存在功能障碍。由触发点引起的腘绳肌的缩短可能会使股四头肌超负荷。这种负荷可以激活股四头肌的触发点。当腘绳肌的触发点被灭活后，相关的症状可以得到缓解。

由触发点引起的腘绳肌长度缺陷或张力升高可导致骨盆后倾，从而使腰椎变平，导致胸椎后凸和头部前倾。这种姿势功能障碍使躯干的许多肌肉，包括肩胛周围和颈部肌肉、棘旁肌、腰方肌和腹直肌，产生代偿性负荷。由触发点和/或肌肉长度缺陷引起的腘绳肌高张力通常是肌筋膜源性腰痛的病因。在临床上，即使髂腰肌或腰方肌有问题，也要首先治疗腘绳肌的触发点，这将取得更好疗效，因为近端肌肉中的触发点通常与腘绳肌中的触发点相关。

其他一些牵涉痛范围与腘绳肌重叠的肌肉，包括闭孔内肌、梨状肌、臀中肌、臀小肌、股外侧肌、腘肌和腓肠肌，也可发生继发的触发点。

（3）相关病理

腘绳肌劳损是指大腿后部疼痛，排除直接接触该区域的损伤机制。腘绳肌磁共振成像（MRI）检测到高强度信号表明腘绳肌劳损[32]。腘绳肌拉伤通常发生在高速踢腿和短跑的运动员中，如橄榄球和足球[33]。运动员主诉损伤时可听到爆裂样声音，当近端腘绳肌腱受伤后无法立即继续运动[34]。随着近端肌腱受累，患者可能会在坐骨结节处出现疼痛、肿胀、无力和髋关节/膝关节活动范围限制[35,36]。临床上，触诊通常表现为局部压痛和受累肌肉的明显缺陷[36]。然而，腘绳肌的病理学也普遍存在于无症状的人群中。汤普森等人

证明，15%的无症状个体有双侧腘绳肌的部分撕裂，2%的人有双侧腘绳肌止点的完全撕裂，其中半膜肌最常受累[37]。

Puranen 和 Orava 是第一个将"腘绳肌综合征"描述为下臀区域的疼痛，从大腿后部辐射到腘窝[38]。现代医学又称其为"近端腘绳肌腱病"，或者"高位腘绳肌腱"病。其特征如前所述，在体育活动中容易加重，特别是在以快步频跑步时，疼痛会非常剧烈，以至于运动员根本无法冲刺。久坐、持续运动腘绳肌拉伸会使疼痛加重。臀后区和股后区疼痛的诊断较复杂，MRI常被用来证实或排除腘绳肌腱病以及其他潜在的疼痛来源[39]。

近端腘绳肌腱病患者通常主诉为臀深部的坐骨结节和腘绳肌腱疼痛。诱发因素可能是错误训练，特别是在短跑、弓箭步、跨栏和/或山地训练的跑步者中；瑜伽或普拉提中的长时间静态拉伸姿势；或长时间坐位的压力负荷，特别是坐在坚硬的表面上[40]。近端腘绳肌腱可通过在坐骨结节处的腘绳肌总腱附着点增加压力或拉伸负荷进行评估。90/90腘绳肌长度试验或直腿抬高试验评估可能引起局部疼痛症状（Lasegue征）。压力负荷可以通过要求患者进行积极的腘绳肌锻炼来评估，例如低水平的桥接锻炼，并逐渐增加腘绳肌的负荷，直至单腿硬拉[40]。

近端腘绳肌腱病和腘绳肌触发点的表现非常相似。在这两种情况下，坐姿疼痛加重，腘绳肌长度变短，可以触诊到绷紧的束带。与肌腱病变导致近端腘绳肌总腱的增厚或纤维化导致绷紧带的产生。触发点和肌腱病变可以同时发生。两例患有近端腘绳肌腱疾病的跑步患者在腘绳肌和大收肌触发点干针治疗后疼痛缓解。作者认为，释放相关的触发点可以减轻坐骨结节肌腱附着点的张力[41]。在触发点干针治疗后，应遵循跟腱病的康复治疗建议，对腘绳肌进行偏心训练。

肌腱病的典型MRI表现包括肌腱周长增加，实质内信号不均匀，以及单侧病例患者的肌腱不对称性受累[42]。Martin等人建议臀后疼痛患者的诊断应仔细鉴别深臀综合征、腘绳肌综合征和坐

骨股骨撞击综合征[25]。临床上，腘绳肌腱病的纤维化带应与触发点的绷紧带相区别，因为它们是结缔组织，而不是肌肉组织，在触诊时不会产生局部抽搐反应。

坐骨或坐骨结节滑囊炎是由于过度或无效的身体活动，如跑步、跳跃、踢腿或长时间坐位导致的[43]。坐骨结节滑囊炎患者通常表现为臀部疼痛，这种疼痛会因任何需要腘绳肌参与的活动、需要拉伸腘绳肌的或需要坐位压迫坐骨结节的状态而加剧。疼痛和压痛通常通过坐骨结节的触诊来鉴别[44]。坐骨滑囊炎是一种罕见的疾病，需要通过影像学诊断，以区别于其他软组织疾病和局部肿瘤[45]。超声和MRI可显示坐骨滑囊[46]。

在远端，缝匠肌、股薄肌和半腱肌的肌腱在胫骨内侧近端的止点处形成鹅足。鹅足滑囊炎是指分离这三个肌腱的滑囊发炎并引起疼痛。患者可主诉模糊的内侧膝关节疼痛，在胫骨内侧近端可出现肿胀和压痛。鹅足滑囊炎通常与退行性关节疾病、肥胖、膝外翻、扁平足和体育活动有关[47,48]。

5　纠正措施

患腘绳肌有触发点的患者应该限制坐位时间，进行适当的人体力学和坐姿的评估和教育是有益

的。久坐后站起来休息片刻，使用适合站立位的桌子，或改善坐姿将有助于改善症状。计时器可以提醒患者站立，在房间内走动，然后回到椅子上，这样可以尽量减少思维的干扰。改变个人使用的座椅设计和座椅材料可以改善压力、接触面积和组织灌注量[49]。大腿下压力的改善可通过选择或调整椅子以匹配个人的腿长，或通过将脚支撑在椅子前方的搁脚凳上。

在选择椅子时，应确保座椅的前缘是圆形的，并选择适合的坐垫。在长途旅行驾车时，使用自动巡航控制允许司机改变腿的位置，可以使下肢频繁的作"伸展"休息，有利于缓解腘绳肌的过度压力。患者睡眠时取侧卧位，在两腿间垫一个枕头，以保持髋关节处于中立位置，膝盖应接近完全伸直，可有助于避免腘绳肌触发点的激活，特别是股二头肌。患者在仰卧时应避免将枕头放在膝下，因为这样会使腘绳肌处于长时间缩短的位置，从而激活和维持腘绳肌中的触发点。

根据个人喜好和能力，可以使用触发点释放工具、网球、长曲棍球或泡沫滚轴，通过自我压力释放技术对肌腱触发点进行自我治疗。利用触发点释放工具时，患者应侧位，患侧在上，工具放在腘绳肌的压痛点上（图 60-9A）。患者也可以在坐姿时用钳式手法抓握压痛点，并对该区域施加轻微压力来进行自我释放（图 60-9B）。使用球

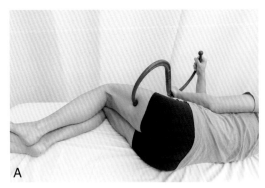 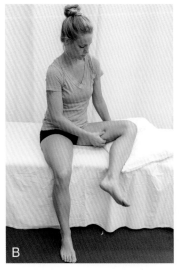 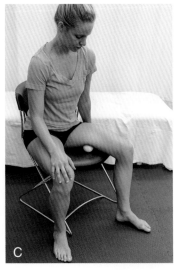

图60-9　触发点自我压力释放。**A** 腘绳肌外侧肌肉。**B** 腘绳肌内侧手动自我释放。**C** 腘绳肌下的球形工具释放压力

状工具时，将球放在大腿下方，对压痛部位施加压力（图60-9C）。在所有的压力释放技术中，压力应保持15～30 s，并重复6次。如果症状得到缓解，可以每2～3 h重复一次。应避免对触发点施加过大的压力（数字评分不超过4/10），因为过大的压力会导致触发点的激活和持续存在。

泡沫滚压也可以用来释放腘绳肌的触发点，这在运动员中是常用的，患者取坐位，未受累侧膝盖屈曲，脚放在地板上，而受累侧放置在泡沫滚轴上。患者可以沿着泡沫辊滚动，直到确定压痛点，此时患者应保持恒定的隔离压力15～30 s，或直到压痛减轻，如前所述。

如果患者没有出现坐骨神经受累（伸展时没

有麻木感、刺痛感），腘绳肌触发点患者可行单腿长坐伸展。患者应坐在床边，受累侧腿放在床面，膝盖伸直，脚踝处于放松位置（图60-10A）。另一侧下肢应固定在地面上，以在拉伸过程中提供稳定性。确保骨盆和腰椎呈中性或轻微前倾，患者应向前屈曲，尝试将肚脐接触大腿（图60-10B）。伸展应保持30 s，然后放松，重复4次。如果症状缓解，每天可以重复两到三次。

如果患者有腘绳肌触发点相关的神经受累（麻木，刺痛），可以从90/90位置（图60-10C）开始行仰卧位腘绳肌伸展，患者在大腿屈伸90°时用手置于大腿后方，然后尽量使膝关节伸直，这一动作应在神经刺激的疼痛开始之前结束（图60-

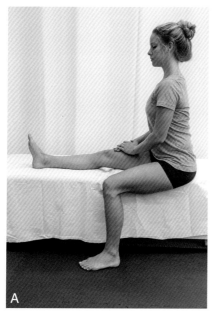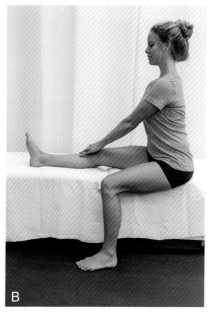
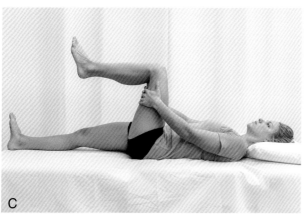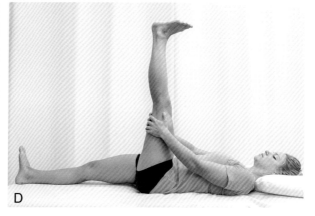

图60-10　腘绳肌自我拉伸。**A** 以直立姿势开始，腰椎保持中立位。**B** 前倾，保持腰椎中立位，直到大腿后方感觉到拉伸。**C** 仰卧位90/90伸展的起始位置。**D** 伸直膝盖，直到大腿后面感觉到轻微的拉伸

10D）。

当患者需要长时间拉伸时，可以使用门框拉伸法（图60-11）。患者躺在地板上，未受累侧穿过门口，受累侧朝上放在门框上，髋部屈曲不应超过45°。大腿和膝盖后部应感到轻微拉伸；大腿、小腿或脚后部不应感到麻木或刺痛。这种拉伸通常用于真正的肌肉长度缺陷，并在消除触发点后进行。

瑜伽带可以通过髋部的完全活动来帮助和加强腘绳肌拉伸（图60-12）。瑜伽带应该固定在足底部。然后将腿放在一边，沿着大腿内侧和膝盖后面感觉到拉伸（图60-12A），然后使用手和手臂的力量将腿拉至髋关节屈曲且略微向一侧，并保持在伸展位置（图60-12B），慢慢使腿的位置与躯干对齐（图60-12C），然后再跨中线放置（图60-12D）。每个伸展位置应保持15～30 s，在整个活动过程至少停止4次。患者在任何时候都不应感到腿或脚的麻木或刺痛。如果感觉到这些

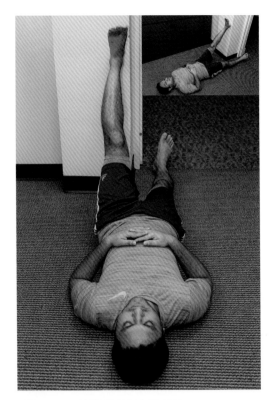

图60-11   腘绳肌的门框拉伸法

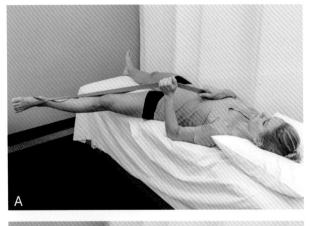
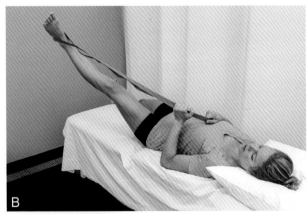
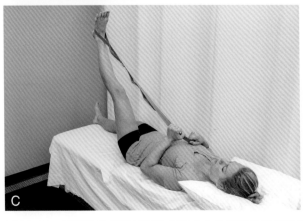
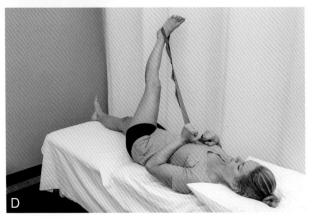

图60-12   利用瑜伽带通过髋关节的全方位运动拉伸腘绳肌。**A** 起始位置。**B** 大腿内侧肌肉拉伸。**C** 腘绳肌内侧和外侧拉伸。**D** 外侧腘绳肌和髋外展肌拉伸

感觉，应立即停止拉伸。

　　　　高静雅、施海峰　译　许华、季锋　审

参考文献

[1] Standring S. Gray's Anatomy: The Anatomical Basis of Clinical Practice. 41st ed. London, UK: Elsevier; 2015.

[2] Storey RN, Meikle GR, Stringer MD, Woodley SJ. Proximal hamstring morphology and morphometry in men: an anatomic and MRI investigation. Scand J Med Sci Sports. 2016; 26(12): 1480−1489.

[3] Pérez-Bellmunt A, Miguel-Perez M, Brugue MB, et al. An anatomical and histological study of the structures surrounding the proximal attachment of the hamstring muscles. Man Ther. 2015; 20(3): 445−450.

[4] Kim YC, Yoo WK, Chung IH, Seo JS, Tanaka S. Tendinous insertion of semimembranosus muscle into the lateral meniscus. Surg Radiol Anat. 1997; 19(6): 365−369.

[5] LaPrade RF, Engebretsen AH, Ly TV, Johansen S, Wentorf FA, Engebretsen L. The anatomy of the medial part of the knee. J Bone Joint Surg Am. 2007; 89(9): 2000−2010.

[6] LaPrade RF, Morgan PM, Wentorf FA, Johansen S, Engebretsen L. The anatomy of the posterior aspect of the knee. An anatomic study. J Bone Joint Surg Am. 2007; 89(4): 758−764.

[7] Beltran J, Matityahu A, Hwang K, et al. The distal semimembranosus complex: normal MR anatomy, variants, biomechanics and pathology. Skeletal Radiol. 2003; 32(8): 435−445.

[8] Sato K, Nimura A, Yamaguchi K, Akita K. Anatomical study of the proximal origin of hamstring muscles. J Orthop Sci. 2012; 17(5): 614−618.

[9] Tosovic D, Muirhead JC, Brown JM, Woodley SJ. Anatomy of the long head of biceps femoris: an ultrasound study. Clin Anat. 2016; 29(6): 738−745.

[10] Kumazaki T, Ehara Y, Sakai T. Anatomy and physiology of hamstring injury. Int J Sports Med. 2012; 33(12): 950−954.

[11] Rha DW, Yi KH, Park ES, Park C, Kim HJ. Intramuscular nerve distribution of the hamstring muscles: application to treating spasticity. Clin Anat. 2016; 29(6): 746−751.

[12] Oatis C. Kinesiology: The Mechanics and Patho

[13] Neumann DA. Kinesiology of the Musculoskeletal System: Foundations for Rehabilitation. 2nd ed. St. Louis, MO: Mosby; 2010 (p. 493).

[14] Porterfield JA, DeRosa C. Mechanical Low Back Pain: Perspectives in Functional Anatomy. 2nd ed. Philadelphia, PA: Saunders; 1998 (p. 110).

[15] Lyons K, Perry J, Gronley JK, Barnes L, Antonelli D. Timing and relative intensity of hip extensor and abductor muscle action during level and stair ambulation. An EMG study. Phys Ther. 1983; 63(10): 1597−1605.

[16] Chumanov ES, Heiderscheit BC, Thelen DG. The effect of speed and influence of individual muscles on hamstring mechanics during the swing phase of sprinting. J Biomech. 2007; 40(16): 3555−3562.

[17] Yu B, Queen RM, Abbey AN, Liu Y, Moorman CT, Garrett WE. Hamstring muscle kinematics and activation during overground sprinting. J Biomech. 2008; 41(15): 3121−3126.

[18] Thelen DG, Chumanov ES, Hoerth DM, et al. Hamstring muscle kinematics during treadmill sprinting. Med Sci Sports Exerc. 2005; 37(1): 108−114.

[19] Higashihara A, Ono T, Kubota J, Okuwaki T, Fukubayashi T. Functional differences in the activity of the hamstring muscles with increasing running speed. J Sports Sci. 2010; 28(10): 1085−1092.

[20] Ericson M. On the biomechanics of cycling. A study of joint and muscle load during exercise on the bicycle ergometer. Scand J Rehabil Med Suppl. 1986; 16: 1−43.

[21] Ericson MO, Nisell R, Arborelius UP, Ekholm J. Muscular activity during ergometer cycling. Scand J Rehabil Med. 1985; 17(2): 53−61.

[22] Satoh M, Yoshino H, Fujimura A, Hitomi J, Isogai S. Three-layered architecture of the popliteal fascia that acts as a kinetic retinaculum for the hamstring muscles. Anat Sci Int. 2016; 91(4): 341−349.

[23] Simons DG, Travell J, Simons L. Travell & Simon's Myofascial Pain and Dysfunction: The Trigger Point Manual. Vol 1. 2nd ed. Baltimore, MD: Williams & Wilkins; 1999 (p. 104).

[24] Chan W, Chase HE, Cahir JG, Walton NP. Calcific tendinitis of biceps femoris: an unusual site and cause for lateral knee pain. BMJ Case Rep. 2016; 2016.

[25] Martin HD, Khoury A, Schroder R, Palmer IJ. Ischiofemoral impingement and hamstring syndrome as causes of posterior hip pain: where do we go next? Clin

logy of Human Movement. 2nd ed. Baltimore, MD: Lippinott, Williams & Wilkins; 2009 (pp. 776−777).

Sports Med. 2016; 35(3): 469–486.

［26］ Page P, Frank C, Lardner R. Assessment and Treatment of Muscle Imbalance. The Janda Approach. Champaign, IL: Human Kinetics; 2010.

［27］ Lewit K. Postisometric relaxation in combination with other methods of muscular facilitation and inhibition. Manuelle Medizin. 1986; 2: 101–104.

［28］ Geist K, Bradley C, Hofman A, et al. Clinical effects of dry needling among asymptomatic individuals with hamstring tightness: a randomized controlled trial. J Sport Rehabil. 2016: 1–31.

［29］ Mason JS, Crowell M, Dolbeer J, et al. The effectiveness of dry needling and stretching vs. stretching alone on hamstring flexibility in patients with knee pain: a randomized controlled trial. Int J Sports Phys Ther. 2016; 11(5): 672–683.

［30］ Gerwin RD, Dommerholt J, Shah JP. An expansion of Simons' integrated hypothesis of trigger point formation. Curr Pain Headache Rep. 2004; 8(6): 468–475.

［31］ Hsieh YL, Kao MJ, Kuan TS, Chen SM, Chen JT, Hong CZ. Dry needling to a key myofascial trigger point may reduce the irritability of satellite MTrPs. Am J Phys Med Rehabil. 2007; 86(5): 397–403.

［32］ Verrall GM, Slavotinek JP, Barnes PG. The effect of sports specific training on reducing the incidence of hamstring injuries in professional Australian Rules football players. Br J Sports Med. 2005; 39(6): 363–368.

［33］ Liu H, Garrett W, Moorman C, Yu B. Injury rate, mechanism, and risk factors of hamstring strain injuries in sport: a literature review. J Sport Health Sci. 2012; 1: 92–101.

［34］ Askling CM, Tengvar M, Saartok T, Thorstensson A. Proximal hamstring strains of stretching type in different sports: injury situations, clinical and magnetic resonance imaging characteristics, and return to sport. Am J Sports Med. 2008; 36(9): 1799–1804.

［35］ Cohen S, Bradley J. Acute proximal hamstring rupture. J Am Acad Orthop Surg. 2007; 15(6): 350–355.

［36］ Heiderscheit BC, Sherry MA, Silder A, Chumanov ES, Thelen DG. Hamstring strain injuries: recommendations for diagnosis, rehabilitation, and injury prevention. J Orthop Sports Phys Ther. 2010; 40(2): 67–81.

［37］ Thompson SM, Fung S, Wood DG. The prevalence of proximal hamstring pathology on MRI in the asymptomatic population. Knee Surg Sports Trau-matol

Arthrosc. 2017; 25(1): 108–111.

［38］ Puranen J, Orava S. The hamstring syndrome. A new diagnosis of gluteal sciatic pain. Am J Sports Med. 1988; 16(5): 517–521.

［39］ Fredericson M, Moore W, Guillet M, Beaulieu C. High hamstring tendinopathy in runners: meeting the challenges of diagnosis, treatment, and rehabilitation. Phys Sportsmed. 2005; 33(5): 32–43.

［40］ Goom TS, Malliaras P, Reiman MP, Purdam CR. Proximal hamstring tend-inopathy: clinical aspects of assessment and management. J Orthop Sports Phys Ther. 2016; 46(6): 483–493.

［41］ Jayaseelan DJ, Moats N, Ricardo CR. Rehabilitation of proximal ham-string tendinopathy utilizing eccentric training, lumbopelvic stabilization, and trigger point dry needling: 2 case reports. J Orthop Sports Phys Ther. 2014; 44(3): 198–205.

［42］ Lempainen L, Sarimo J, Mattila K, Orava S. Proximal hamstring tendinopathy: overview of the problem with emphasis on surgical treatment. Oper Tech Sports Med. 2009; 17: 225–228.

［43］ Van Mieghem IM, Boets A, Sciot R, Van Breuseghem I. Ischiogluteal bursitis: an uncommon type of bursitis. Skeletal Radiol. 2004; 33(7): 413–416.

［44］ Hitora T, Kawaguchi Y, Mori M, et al. Ischiogluteal bursitis: a report of three cases with MR findings. Rheumatol Int. 2009; 29(4): 455–458.

［45］ Ekiz T, Bicici V, Hatioglu C, Yalcin S, Cingoz K. Ischial pain and sitting disability due to ischiogluteal bursitis: visual vignette. Pain Physician. 2015; 18(4): E657–E658.

［46］ Akisue T, Yamamoto T, Marui T, et al. Ischiogluteal bursitis: multimodality imaging findings. Clin Orthop Relat Res. 2003(406): 214–217.

［47］ Uysal F, Akbal A, Gokmen F, Adam G, Resorlu M. Prevalence of pes anserine bursitis in symptomatic osteoarthritis patients: an ultrasonographic prospective study. Clin Rheumatol. 2015; 34(3): 529–533.

［48］ Alvarez-Nemegyei J. Risk factors for pes anserinus tendinitis/bursitis syndrome: a case control study. J Clin Rheumatol. 2007; 13(2): 63–65.

［49］ Makhsous M, Lin F, Hanawalt D, Kruger SL, LaMantia A. The effect of chair designs on sitting pressure distribution and tissue perfusion. Hum Factors. 2012; 54(6): 1066–1074.

腘肌

奥兰多·马约拉尔、奥斯卡·桑切斯·门德斯、玛丽亚·帕拉西奥斯-塞尼亚、米歇尔·芬尼根

1 介绍

腘肌是一位于深处的三角肌，其近端附着于股骨外侧髁，远端附着于胫骨内侧的后部。腘肌的主要功能是在负重开始时通过固定胫骨上外部，旋转股骨来"解锁"膝盖。当人蹲下时，该肌肉可防止股骨在胫骨上向前移位，从而将重心固定在弯曲的膝盖上。触发点导致的牵涉痛通常集中在膝盖后侧的TrP近端，也可牵涉至胫骨的后内侧和内侧，以及鹅足处。症状主要发生在下蹲、跑步、下坡行走、下楼以及久坐后站立时。腘肌筋膜疼痛综合征很容易被误诊为腘肌腱病。其他可能引起误诊的疾病包括贝克囊肿，膝关节前内侧和后外侧不稳以及腘肌腱撕脱。腘肌的Trp最接近腘肌肌腹部的下端（内侧）和上端（外侧）。当人踢足球或者奔跑、扭转或滑倒时，腘肌中的触发点可能会被激活，膝关节状况、股二头肌、腓肠肌和股外侧肌继发的TrPs、长时间的固定姿态或足部过度内旋也可激活触发点并使其持续存在。治疗腘肌中TrPs的措施包括纠正动态和静态姿势，自我压力释放和自我拉伸运动。

2 相关解剖

腘肌是一块薄而扁平的肌肉，呈钝角三角形，构成膝关节后窝的下部（图61-1）[1,2]。它强有力的肌腱起源于股骨外侧髁的近端（图61-2），该腱附着点位于股骨外侧髁外的副韧带的前下端[2]。有报道显示腘肌近端附着点的一些变异，包括附着于股骨外侧髁（100%），外侧半月板后角（63%）或腓骨头（52.1%）[3]。腘肌是唯一附着在膝盖关节囊后部的肌肉。腘肌腱在外侧副韧带和股二头肌的肌腱下向后下方穿过膝关节[4]。然后，它通过腘裂孔，并与起源于弓状腘韧带的胶原纤维、毗邻外侧半月板的纤维囊和半月板外缘连接[1]。在膝盖的后外侧部分，腘肌的另一重要附着点为附着于腓骨的短而有力的结构，称为腘腓韧带（PFL）[1,5]。它是膝关节最强的侧向稳定器之一[2]。PFL呈倒Y形；前支起源于腓骨头的前部，后支起源于腓骨头的后上部。两者都从近端与腘肌肌腱连接，并进入腘肌半月板束[5,6]。

腘肌纤维从肌腱下缘开始扩张，形成一三角形肌肉，该肌肉向远端和内侧走行，止于胫骨后表面，比目线上方三角形区域的内侧2/3处，并进入覆盖其表面的宽大肌腱（图61-1）[1]。

PFL是膝盖后外侧角最重要的稳定器。它可以防止胫骨相对于股骨的后移、内翻成角及外旋[1,6,7]。Murthy发现在30具尸体中有4具双侧腓骨头的附着点缺如[8]。其他研究表明，PFL100%存在[6,7,9,10]。作者对于这些标准差异的最合理的解释是，PFL的浅层在方向和位置上接近弓状韧带，这使得先前研究中对其的识别不一致[10]。

关于半月板，不同的作者发现，3个腘肌半月板束附着在外侧半月板上，但变异很大[5,11-14]。Tria等人在45%的受试者中没有发现紧密的联系，腘肌与外侧半月板有密切联系的仅占17.5%[15]。毫无疑问，腘肌附着在半月板的结构是很重要的。

腘滑囊是膝关节滑膜的关节外延伸。滑囊从腘裂孔沿腘肌腱的近端延伸，起到将该肌腱从腓骨头上方股骨的外侧髁分离的作用[2]。

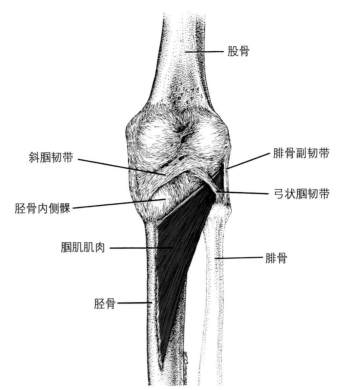

图61-1 右腘肌的附着点（红色）的后面观。其与股骨的连接如图61-2所示。由于腘肌附着的复杂性，腘腓韧带、腘半月板韧带和腘腓韧带未在该图中显示 [5,6,13]

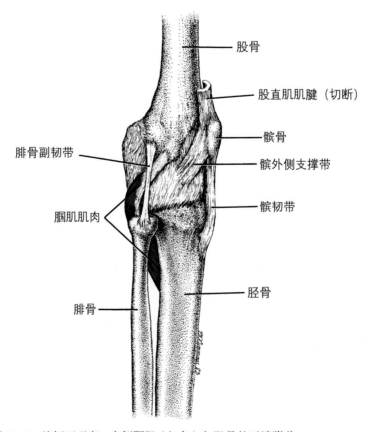

图61-2 从侧面观察，右侧腘肌（红色）与股骨的近端附着

腘肌类似于前臂旋前圆肌的深部之于上肢的作用，很少缺如[16]。腘肌腱复合体有多种解剖变异，如内侧部分的变异和肌肉腱膜延伸的变异[17,18]。腘肌腱的形态学变异包括分叉和三叉形结构[9-21]。Benthien 和 Brunner 报道了一例由位于腘肌腱和股骨之间的一种名为 Cyamella 的籽骨引起的膝后外侧疼痛[22]。此外，籽骨已被发现是辅助肌的近端附着点[23]。在膝关节后部的深处偶尔也会发现另外两块肌肉：一块是腘小肌，位于腘肌上方的一块小肌肉，位于跖肌内侧，从胫骨外侧髁后表面，一直延伸到腘斜韧带；另一块是胫腓骨肌，位于腘肌下方深面，从腓骨头内侧一直延伸到比目线上端[1]。

（1）神经和血管

腘肌由两到三条平行的胫神经分支支配，这些分支来自 L4、L5 和 S1 脊神经，向斜下穿过腘血管，缠绕在腘肌远端边缘，并穿至其前表面[1,24]。神经入口点位于腓骨头下约 3 cm 处[24]。这些神经分支进一步分成左、右和前 3 个分支，以支配肌肉的不同部分[24]。

腘肌的血供来源于膝内侧和外侧动脉，这两支动脉起源于腘动脉，深入腓肠肌。膝下外侧动脉可走行在弓状韧带的表面，穿过弓状韧带或在弓状韧带的下面[10]。其他的血供来源包括胫骨的滋养动脉、胫后动脉的近端部分和胫后动脉返支[1]。

（2）功能

当大腿固定并且小腿可以自由移动，如坐直时，腘肌支配胫骨相对于股骨的内旋[1,25]。当胫骨固定时，如在站立位置时，腘肌支配股骨相对于经骨的外旋，从而在屈曲运动开始时"解锁"膝关节[1,26,27]。腘肌肉还参与维持膝关节的动力稳定性[2,12,28,29]。它作为一种稳定器的作用可能与肌腱处存在高密度的 Ruffini 终端有关[30]。

Basmajian 和 Lovejoy 使用细线电极对 20 名受试者的肌电图进行了研究[31]。这些研究人员发现，在小腿能自由移动的情况下，腘肌通过主动用力激活，以在坐直和俯卧位的情况下，支配膝关节处于伸直和屈曲 90° 之间任意角度下的小腿的内旋[31]。

一些作者报道说，当膝关节在 30° ~ 50° 屈曲时，如半蹲状态，腘肌表现出持续的运动[31-34]。在这种典型的"准备"姿势中，常见于有突然停止动作的体育活动中，例如跑步时突然的转向[35]。非收缩性组织结构会放松，身体的重心使股骨在胫骨斜坡上向下和向前滑动。腘肌和股四头肌的这种收缩有助于防止股骨后交叉韧带向前移位，并起到动态引导膝关节的作用[33]。

Basmajian 和 Lovejoy 报道显示，在步态周期中，最大的肌电图发生在首次触地和站立中期[31]。Mann 和 Hagy[25] 发现，肌肉的最高活动发生在站立相早期。Perry 报道称，腘肌的活动发生在步态周期的所有阶段，除了迈步前期和迈步中期以外，受试者之间的差异很大[36]。Davis 等人报道了在下坡步行过程中腘肌的强烈活动[37]。然而，当人静息站立时，肌肉不活动[38]。

根据 Amonoo-Kuofi 的说法，胎儿的腘肌包含许多以复杂和串联形式排列的肌梭[39]。作者得出的结论是，这些肌梭是监测人体膝关节锁定和解锁所需的运动觉的主要部分[38]。

（3）功能单元

肌肉所属的功能单位包括加强和对抗其运动的肌肉本身以及肌肉穿过的关节。这些结构在功能上的相互依赖性反映在大脑感觉运动皮层的组织和神经的联系上。强调这些功能单位，是因为单位中的一个肌肉中存在触发点会增加其他肌肉产生触发点的可能性。当灭活肌肉中的触发点时，必须关注在功能上相互依赖的肌肉中同样可能存在的触发点。表 61-1 大体上展示了腘肌的功能单元[40]。

3　临床表现

（1）牵涉痛模式

腘肌的触发点主要牵涉膝关节后方的疼痛（图 61-3）。Mayoral 等人在临床上观察到这种牵涉痛模式的变异，包括胫骨的后内侧和内侧，以

表 61-1	腘肌的功能单元		
动　作	协　同		拮　抗
小腿的内旋	半膜肌 半腱肌 缝匠肌 股薄肌		股二头肌

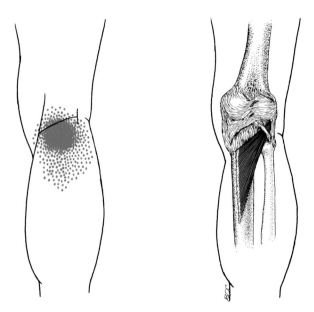

图61-3　右腘肌（浅红色）TrP的牵涉痛模式，后面观，基本的牵涉痛模式是实红色；红点代表偶尔延伸的牵涉痛模式

及鹅足区域[41]。

　　患者的膝关节疼痛很少仅仅由于腘肌的 TrPs 引起。检查者开始往往会认为膝关节的疼痛来源于其他肌肉（如腓肠肌或股二头肌）的 TrPs。在第一次检查时，似乎可以解释。然而，在这些其他肌肉中的 TrP 被灭活后，患者会更明确其膝后方的疼痛，然后检查再次确定疼痛起源于腘肌的触发点。膝关节后方的深度疼痛可以提醒临床医生从一开始就检查腘肌中的 TrPs。

（2）症状

　　腘肌中有 TrPs 的患者常主诉在蹲伏、跑步或行走时（尤其是下楼，下坡或穿高跟鞋时）膝盖后方的疼痛。当早晨起床或长时间坐着站起来时，腘肌的触发点可能会产生僵硬感，导致膝盖疼痛

且难以伸展膝盖[41]。腘肌 TrPs 患者很少主诉夜间疼痛，也不知道自己膝关节的运动范围相对较小或胫骨内旋无力。

（3）体格检查

　　如果腘肌有 TrPs，则患者在尝试完全伸展或屈曲膝盖时会感到疼痛。应检查胫骨附着点和腘肌肌腱是否有压痛。检查腘肌肌腱炎的体位同样适用于检查肌肉的股骨端及其肌腱[25,42]。患者取坐位将患侧腿放在对侧的膝盖上，保持放松，检查腘肌在股骨外侧髁近端附着点是否有压痛时，应在肌腱和腓侧副韧带交叉处的近端 2 cm 处开始触诊，此处是一明显的体表标记（图61-2）[25]。腘肌上的触发点导致的紧束感限制了其被动外旋的范围，并在膝关节屈曲接近 90° 时削弱了小腿的主动内旋。评估腘肌的主动功能时，应嘱患者仰卧位，髋和膝屈曲 90°，并要求其抵抗检查者在胫骨上施加的外旋转力。如果该动作复制了患者的膝盖后外侧疼痛，则该测试被认为是阳性，提示有腘肌腱病变（图61-4）[43]。

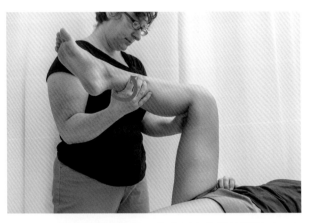

图61-4　腘肌腱病变评估。临床医生在触诊腘肌时，会在患者试图抵抗运动时，向胫骨提供一个外部旋转力。膝关节后外侧的症状可能是腘肌腱病的征兆

　　膝关节完全伸展障碍相对不容易发现（通常只有 5°～10° 的屈曲），直至患者被治疗后重新测试，此时患者才会发现其膝关节此前的伸直障碍。

（4）触发点检查

　　患者侧卧位，患侧在下，膝关节略微屈曲

（图61-5A），或者在检查者辅助的情况下将患者置于仰卧位（图61-5B）来触诊腘肌是否有TrPs。另外，患者还可以在仰卧位时，屈曲外旋髋部，膝关节舒适地弯曲，以松弛上覆的腓肠肌，而跖屈会进一步放松腓肠肌和跖肌，腿部外旋会使腘肌处于轻微的伸展状态，这样的体位可以增加查出腘肌触发点的概率。

腘肌中部的内侧大约位于半腱肌腱和腓肠肌的内侧头之间，附着于胫骨[1]。腘肌胫骨附着处的最远端部分被比目鱼肌覆盖，将比目鱼肌向侧方移位通常可使腘肌部分显露。如图61-5所示，检查腘肌肉内侧远端是否存在TrP，在检查时，需要将上覆肌肉侧向移开。

在腘窝处，腘肌上外侧端被跖肌和腓肠肌外

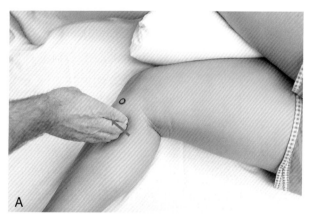

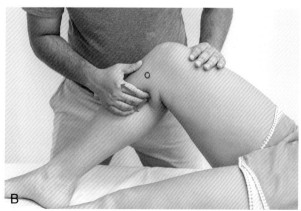

图61-5　右腘肌内侧下段TrPs触诊。图中圆圈表示胫骨的内侧髁。患者侧卧，膝关节弯曲且踝关节跖屈，使腓肠肌和足底肌松弛。**A** 在腘肌胫骨附着部用交叉纤维平滑式触诊法在上下方向进行。临床医生还对胫骨后表面施加向前的压力。**B** 如A所述，钩状平卧位时，用交叉纤维平滑式触诊法检查腘肌中的TrPs。这个位置上用力将腓肠肌从胫骨上拉开

侧头所覆盖。然而，由于腘肌斜交叉于腓骨头上方（图61-2），所以可以通过触诊股二头肌外侧肌腱与腓肠肌外侧头及跖肌内侧来找到它[44]。将患者置于图61-5中的一个位置，用一只手将这些上覆的肌移向一侧，同时根据需要用另一只手触诊TrPs。如果腘肌具有活跃的TrPs，则该部位压痛明显，并且对其施加压力会导致膝盖后方的弥漫性疼痛。腘肌腱附着在胫骨上的区域也会疼痛。

如果腘肌TrPs足够敏感，则通过上覆的比目鱼肌直接向腘肌的肌腹施加压力即会引起疼痛。比目鱼肌的近端与腘肌纤维几乎平行，并覆盖它们的远端[45]。很难将腘肌中间部分的TrPs与相关肌肉组织中的TrPs明确区分开。

4　鉴别诊断

（1）触发点的激活和持续

任何一种使激活触发点的姿势或活动，如果不加以纠正，都可能会使其持续存在。触发点可由腘肌中任何部分的非常规偏心负荷、偏心运动或最大、次最大的同心负荷激活[46]。具体地说，当胫骨上的股骨在一个封闭的运动链中发生内旋时，由于偏心收缩产生的过载，TrPs可能在腘肌中被激活[41]。例如，踢足球时，跑、扭、滑，特别是跑或滑下坡时，这时肌肉会负荷过载，因为在身体转向一侧，重心转移到轻微弯曲的膝盖上时，会打断股骨在胫骨上的向前运动。超载引起的跖肌撕裂也会使腘肌中的TrPs被激活。

膝关节后交叉韧带的创伤或拉伤也会使腘肌过载和劳损，从而导致肌肉中TrPs的激活[47,48]。

膝关节疾病，如半月板撕裂、骨关节炎或关节积水，也可以激活和维持腘肌中的TrPs[41]。

Brody[42]报道了在负重活动中足部过度旋前与腘肌炎症状加重之间的联系。过度旋前产生的额外压力也可能使腘肌中的TrPs持续存在。

（2）继发触发点

原发性触发点在牵涉痛区域可产生继发触发点[49]。因此，牵涉痛区域相关肌肉组织同样需要

重视。腓肠肌近端是腘肌中的Trps产生继发触发点的最常见部位之一。与腘肌TrPs相关的其他肌肉包括股二头肌和股外侧肌[41]。在一些患者中，腘窝TrPs与跖肌撕裂有关，可能在跖肌撕裂时被激活。

足背屈时，腓肠肌外侧头的TrPs引起的腘窝疼痛程度和膝关节运动受限程度与腘肌的TrPs引起的程度相当。

（3）相关病理学

当诊断为腘肌肌腱炎或腱鞘滑膜炎时，腘肌中的TrPs很容易被忽视。膝关节后疼痛鉴别诊断应包括贝克囊肿、腘静脉血栓形成、膝关节前内侧和后外侧不稳、腘肌腱撕裂、半月板或膝关节后囊撕裂。

注意不应把膝后疼痛归咎于数月或数年前的跖肌撕裂。在这种情况下，肌肉应该已经愈合了。这种残余疼痛更可能是由腘肌内的TrPs引起的。

腘肌肌腱炎和腘肌腱鞘炎是密切相关的，都可使腘肌超负荷。Mayfield报道了在5年内诊断为腱鞘炎的30例患者[50]。这一诊断的发现显然比人们普遍认识到的更为常见[50,51]。其特征性症状是负重时或膝关节弯曲15°～30°（如跑步或下坡行走时），膝关节外侧疼痛[50]。膝关节前外侧疼痛以及外侧疼痛也有报道，比如屈膝90°后直接撞击膝盖导致跑步和短途行走的间歇性疼痛。据报道，徒步旅行爱好者花了几天的时间才爬上山，并没有任何症状，但在迅速下山的时候，症状却出现了[50,51]。在步态迈步早期和试图从盘腿坐姿上起身时也会感到疼痛[50]。Brody[42]还注意到，当患者在倾斜的表面上行走或在负重时进行一些其他过度旋前足部的活动时，症状更容易加重。

已有大量的文献报道通过超声检查使腱鞘炎可视化[52]。这种情况的超声影像包括肌腱尺寸增大，均质性丧失以及由于炎性液体而导致的围绕肌腱的低回声区域。

腘肌腱钙化性肌腱炎是另一种可能表现为膝关节外侧疼痛的疾病，类似腘肌腱病或腘肌TrPs。其症状还类似外侧半月板撕裂[55]。钙化可以通过

射线，超声，或磁共振成像（MRI）来显示[53-56]。

在一项研究中，正常腘肌腱的MRI有时被误认为是外侧半月板后角的撕裂[57]。在另一项关于200个膝关节的研究中，MRI显示27.5%的腘肌腱滑囊显像类似于外侧半月板后角的撕裂[58]。这种滑囊也可以与腘肌腱或膝后囊撕裂相混淆[2]。

腘窝囊肿（贝克囊肿）的症状与腘肌触发点类似，会在膝关节后部的同一区域产生疼痛。临床表现位腘窝肿胀和疼痛，这是由于位于腓肠肌内侧头深处的囊增大和/或半膜囊增大所致，这两种囊肿通常与膝关节的滑膜腔相连。站立时肿胀可能比卧位更为突出。膝关节屈曲不适感会加重。肿胀（积液）在成年人中通常是由于膝关节疾病或损伤引起的，例如类风湿性关节炎或半月板撕裂，而儿童并非如此。如果适当的治疗不能缓解肿胀和疼痛，可以考虑针对产生关节液的原因而不是针对腘窝囊肿进行手术治疗，除非它过大且症状严重[59]。虽然腘肌的TrPs可能会引起深部压痛，在很大程度上与贝克囊肿相同，但TrPs不会产生可见或可触及的肿胀。对于鉴别诊断，磁共振成像是金标准。超声也是诊断贝克囊肿的一种选择，因为其检测贝克囊肿的能力接近100%，尽管它缺乏区别于其他疾病的特异性[59]。

贝克囊肿破裂可能与血栓性静脉炎密切相关。如果认为贝克囊肿很可能破裂，在抗凝血剂治疗之前，应考虑进一步行静脉造影、超声或关节造影以清楚地显示造影剂从膝关节进入小腿肌肉的区域[59]。

腘肌是维持膝关节旋转稳定性的主要结构。在60°和90°屈曲时，腘肌腱和PFL是膝关节外旋的主要稳定器[60-62]。这两种结构有助于维持膝关节屈曲30°时内翻的稳定性，也有助于延长膝关节的静态稳定性[62]。腘肌腱或膝后外侧角其他结构的撕裂可导致膝关节稳定性的破坏[63]。

手术治疗通常对改善稳定性有积极的效果[63]。在尸体上，如果后外侧角的结构被切除，膝关节的不稳定性会增加，运动力学改变。重建后，运动力学得到改善。

采用外科手术方法缩短8例被拉长或撕裂的

腘肌肌腱，使其静态和动态稳定，其中7例恢复功能。这8个人中没有一个人出现腘肌肌力量下降[64]。股骨在胫骨上的过度内旋会导致前内侧或后外侧旋转不稳定，这取决于哪条韧带松弛或撕裂[64-66]。在这两种情况下，可通过手术复位腘肌在胫骨的附着点以缩短其张力，改善其动态功能，并纠正问题。

据报道有数例腘肌腱撕脱或断裂的病例，最初使用X线片检查会经常显示撕脱。然而，其中一个案例却显示这是正常的，因此医用MRI能更好地评价膝关节损伤的性质[67-69]。也可以通过关节镜检查来确诊[67]。

这种损伤可以通过修复破裂和/或固定骨撕脱来保守或手术治疗[67]。手术治疗和非手术治疗均取得了令人满意的结果[68,70,71]。然而，后一种治疗方法在一个受试者身上没有成功[71]。

5　纠正措施

患者可佩戴合适的弹性护膝（膝盖支撑），髌骨前方有开口，从膝盖上方延伸至膝盖下方。只要症状持续存在，就需要一直有用。它对TrPs区域施加反压，降低其敏感性，并提醒患者膝关节应受到保护。

用坚硬的支撑物或石膏固定膝盖和腿部会加剧腘肌TrPs。当腘肌出现TrPs时，应避免固定，或尽量缩短固定时间，以防止症状恶化[72]。

在患者重新参加运动之前，最好从无负重锻炼开始逐步进行肌肉锻炼，然后再进行动态负重锻炼[12]。

易患腘肌痉挛的人应避免突然增加下坡跑步或步行的次数，因为这种活动中的变化可能会使肌肉超负荷[50]。此外，应避免穿高跟鞋，因为穿高跟鞋等于是不断地走下坡路。

应尽量限制在倾斜的表面上行走或跑步，例如，为排水而设计的铺砌道路的侧面（坡度增加了脚的内旋和对较高侧下肢的影响）。可以在水平跑道或跑步者专用跑道上跑步，应使用合适的鞋垫。

如图61-6所示，触发点自压释放可在坐位执行。患者应将小腿肌肉的大部分推向外侧，并用拇指或两根手指沿小腿后侧寻找压痛点，从而将腘肌定位在腿内侧膝盖正下方。患者应注意不要对腘血管施加压力，方法是在膝后轻轻地感觉脉搏，并在定位腘肌时避开脉搏。可以对腘肌的TrP上施加持续30 s的压力，或者直到感觉到压痛减轻为止。这种技术可以重复几次，直至充分释放压力。

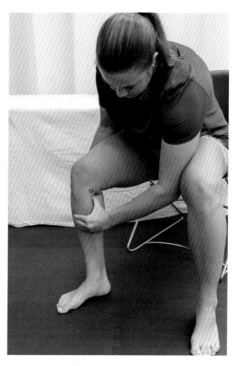

图61-6　腘肌的自我压力释放。患者坐位，把要治疗的腿放在地板上。拇指可用于定位腓肠肌下方小腿内侧的腘肌

如果没有专业人员的指导，患者很难独立完成腘肌的自我拉伸，拉伸体位选择俯卧或坐姿。无论何种体位，膝盖应屈曲15°～20°。如果没有人可以做指导助手，可以使用肢体交互抑制来代替被动拉伸。

俯卧位时，在小腿远端放置毛毯卷或枕头，使膝盖弯曲15°～20°（图61-7A、图61-7B）。患者试图将腿向外旋转几秒（交互抑制腘肌），然后完全放松，循环数次。这种姿势的优点是稳定大腿，使小腿而不是大腿旋转。如果毯子或枕头接触脚，摩擦可以帮助保持放松期间的外旋，否则，重力会将脚和小腿拉回到中间位置。

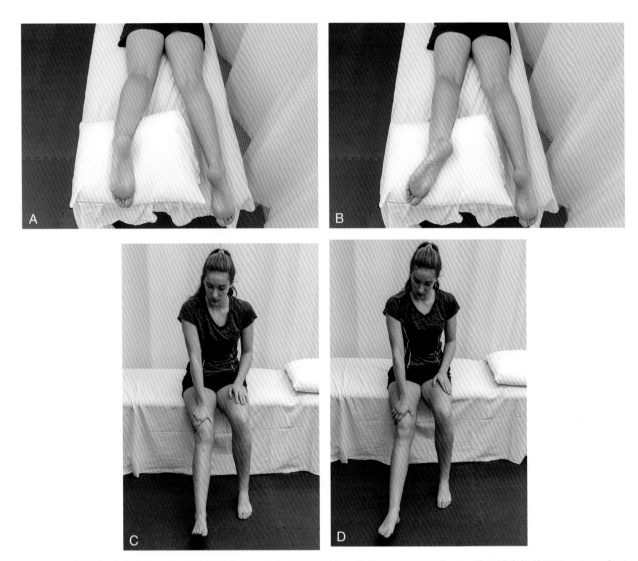

图61-7　腘肌的自我拉伸。**A** 俯卧起始位置，枕头在脚踝下方，以使膝关节稍屈曲。**B** 俯卧转身拉伸腘肌。**C** 坐姿开始时膝盖略微弯曲，腿的重量放在地板上。**D** 坐着的脚外旋以拉伸腘肌。用手固定住膝盖上方，确保大腿不动

坐姿拉伸腘肌时，患者将腿向前放置，脚后跟放在地板上，膝盖弯曲15°～20°（图61-7C、图61-7D）。可能需要低矮的长凳或椅子。由于在该位置通常用大腿旋转代替小腿旋转，因此必须格外小心，以确保患者知道差异并实现小腿的外旋。经过几秒钟的最大外旋后，患者完全放松，而重力趋向于维持外部旋转，至少重复3次，每次之间应有一个暂停。

通过小腿的内旋和外旋，然后通过膝关节的屈曲和伸展，在整个活动范围内完成每次拉伸运动。

高静雅、许华　译　许华、季锋　审

参考文献

[1] Standring S. *Gray's Anatomy. The Anatomical Basis of Clinical Practice.* 41st ed. London, UK: Elsevier; 2016.

[2] Jadhav SP, More SR, Riascos RF, Lemos DF, Swischuk LE. Comprehensive review of the anatomy, function, and imaging of the popliteus and associated pathologic conditions. *Radiographics.* 2014; 34(2): 496–513.

[3] Chuncharunee A, Chanthong P, Lucksanasombool P. The patterns of proximal attachments of the popliteus muscle: form and function. *Med Hypotheses.* 2012; 78(2): 221–224.

[4] Lovejoy JF Jr, Harden TP. Popliteus muscle in man. *Anat Rec.* 1971; 169(4): 727–730.

［ 5 ］ Staubli HU, Birrer S. The popliteus tendon and its fascicles at the popliteal hiatus: gross anatomy and functional arthroscopic evaluation with and without anterior cruciate ligament deficiency. *Arthroscopy.* 1990; 6(3): 209−220.

［ 6 ］ Shahane SA, Ibbotson C, Strachan R, Bickerstaff DR. The popliteofibular ligament. An anatomical study of the posterolateral corner of the knee. *J Bone Joint Surg Br.* 1999; 81(4): 636−642.

［ 7 ］ Maynard MJ, Deng X, Wickiewicz TL, Warren RF. The popliteofibular ligament. Rediscovery of a key element in posterolateral stability. *Am J Sports Med.* 1996; 24(3): 311−316.

［ 8 ］ Murthy CK. Origin of popliteus muscle in man. *J Indian Med Assoc.* 1976; 67(4): 97−99.

［ 9 ］ Aronowitz ER, Parker RD, Gatt CJ. Arthroscopic identification of the popliteofibular ligament. *Arthroscopy.* 2001; 17(9): 932−939.

［ 10 ］ Ishigooka H, Sugihara T, Shimizu K, Aoki H, Hirata K. Anatomical study of the popliteofibular ligament and surrounding structures. *J Orthop Sci.* 2004; 9(1): 51−58.

［ 11 ］ Kimura M, Shirakura K, Hasegawa A, Kobayashi Y, Udagawa E. Anatomy and pathophysiology of the popliteal tendon area in the lateral meniscus: 2. Clinical investigation. *Arthroscopy.* 1992; 8(4): 424−427.

［ 12 ］ Nyland J, Lachman N, Kocabey Y, Brosky J, Altun R, Caborn D. Anatomy, function, and rehabilitation of the popliteus musculotendinous complex. *J Orthop Sports Phys Ther.* 2005; 35(3): 165−179.

［ 13 ］ Recondo JA, Salvador E, Villanua JA, Barrera MC, Gervas C, Alustiza JM. Lateral stabilizing structures of the knee: functional anatomy and injuries assessed with MR imaging. *Radiographics.* 2000; 20 Spec No: S91−S102.

［ 14 ］ Watanabe Y, Moriya H, Takahashi K, et al. Functional anatomy of the posterolateral structures of the knee. *Arthroscopy.* 1993; 9(1): 57−62.

［ 15 ］ Tria AJ Jr, Johnson CD, Zawadsky JP. The popliteus tendon. *J Bone Joint Surg Am Vol.* 1989; 71(5): 714−716.

［ 16 ］ Bardeen CR. The musculature. In: Jackson CM, ed. *Morris's Human Anatomy.* 6th ed. Philadelphia, PA: Blakiston's Son & Co.; 1921.

［ 17 ］ Peduto AJ, Nguyen A, Trudell DJ, Resnick DL. Popliteomeniscal fascicles: anatomic considerations using MR arthrography in cadavers. *AJR Am J Roentgenol.* 2008; 190(2): 442−448.

［ 18 ］ Bartonicek J. Rare bilateral variation of the popliteus muscle: anatomical case report and review of the literature. *Surg Radiol Anat.* 2005; 27(4): 347−350.

［ 19 ］ Perez Carro L, Sumillera Garcia M, Sunye Gracia C. Bifurcate popliteus tendon. *Arthroscopy.* 1999; 15(6): 638−639.

［ 20 ］ Leal-Blanquet J, Gines-Cespedosa A, Monllau JC. Bifurcated popliteus tendon: a descriptive arthroscopic study. *Int Orthop.* 2009; 33(6): 1633−1635.

［ 21 ］ Doral MN, Atay AO, Bozkurt M, Ayvaz M, Tetik O, Leblebicioglu G. Three-bundle popliteus tendon: a nonsymptomatic anatomical variation. *Knee.* 2006; 13(4): 342−343.

［ 22 ］ Benthien JP, Brunner A. A symptomatic sesamoid bone in the popliteus muscle (cyamella). *Musculoskelet Surg.* 2010; 94(3): 141−144.

［ 23 ］ Wagstaffe WW. Description of an accessory muscle in connection with the popliteus. *J Anat Physiol.* 1871; 6(pt 1): 214−215.

［ 24 ］ Yu D, Yin H, Han T, Jiang H, Cao X. Intramuscular innervations of lower leg skeletal muscles: applications in their clinical use in functional muscular transfer. *Surg Radiol Anat.* 2016; 38: 675−685.

［ 25 ］ Mann RA, Hagy JL. The popliteus muscle. *J Bone Joint Surg Am Vol.* 1977; 59(7): 924−927.

［ 26 ］ Last RJ. The popliteus muscle and the lateral meniscus. *Bone Joint J.* 1950; 32−B(1): 93−99.

［ 27 ］ Paraskevas G, Papaziogas B, Kitsoulis P, Spanidou S. A study on the morphology of the popliteus muscle and arcuate popliteal ligament. *Folia Morphol (Warsz).* 2006; 65(4): 381−384.

［ 28 ］ Schinhan M, Bijak M, Unger E, Nau T. Electromyographic study of the popliteus muscle in the dynamic stabilization of the posterolateral corner structures of the knee. *Am J Sports Med.* 2011; 39(1): 173−179.

［ 29 ］ LaPrade RF, Wozniczka JK, Stellmaker MP, Wijdicks CA. Analysis of the static function of the popliteus tendon and evaluation of an anatomic reconstruction: the "fifth ligament" of the knee. *Am J Sports Med.* 2010; 38(3): 543−549.

［ 30 ］ Cabuk H, Kusku Cabuk F. Mechanoreceptors of the ligaments and tendons around the knee. *Clin Anat.* 2016; 29(6): 789−795.

［ 31 ］ Basmajian JV, Lovejoy JF Jr. Functions of the popliteus muscle in man. A multifactorial electromyographic study. *J Bone Joint Surg Am Vol.* 1971; 53(3): 557−562.

［ 32 ］ Prado Reis F, Ferraz de Carvalho CD. Electromyographic study of the popliteus muscle. *Electromyogr Clin Neurophysiol.* 1973; 13(4): 445−455.

[33] Barnett CH, Richardson AT. The postural function of the popliteus muscle. *Ann Phys Med.* 1953; 1(5): 177–179.

[34] Buford WL Jr, Ivey FM Jr, Nakamura T, Patterson RM, Nguyen DK. Internal/ external rotation moment arms of muscles at the knee: moment arms for the normal knee and the ACL-deficient knee. *Knee.* 2001; 8(4): 293–303.

[35] Malinzak RA, Colby SM, Kirkendall DT, Yu B, Garrett WE. A comparison of knee joint motion patterns between men and women in selected athletic tasks. *Clin Biomech (Bristol, Avon).* 2001; 16(5): 438–445.

[36] Perry J. *Gait Analysis: Normal and Pathological Function.* Thorofare, NJ: SLACK Incorporated; 1992.

[37] Davis M, Newsam CJ, Perry J. Electromyograph analysis of the popliteus muscle in level and downhill walking. *Clin Orthop Relat Res.* 1995(310): 211–217.

[38] Basmajian JV, Deluca CJ. *Muscles Alive.* 5th ed. Baltimore, MD: Williams &Wilkins; 1985.

[39] Amonoo-Kuofi HS. Morphology of muscle spindles in the human popliteus muscle. Evidence of a possible monitoring role of the popliteus muscle in the locked knee joint? *Acta Anat (Basel).* 1989; 134(1): 48–53.

[40] Simons DG, Travell J, Simons L. *Travell & Simon's Myofascial Pain and Dysfunction: The Trigger Point Manual.* Vol 1. 2nd ed. Baltimore, MD: Williams & Wilkins; 1999 (p. 104).

[41] Mayoral del Moral O, Torres-Lacomba I, Sánchez MéndezÓ. Punción seca de músculos y otras estructuras de la pierna y el pie. In: Mayoral del Moral O, Salvat Salvat I, eds. *Fisioterapia Invasiva del Síndrome de Dolor Miofascial.* Editorial Médica Panamericana; 2016.

[42] Brody DM. Running injuries. *Clin Symp.* 1980; 32(4): 1–36.

[43] Petsche TS, Selesnick FH. Popliteus tendinitis: tips for diagnosis and management. *Phys Sportsmed.* Toledo, Spain: 2002; 30(8): 27–31.

[44] Ferner H, Staubesand J. *Sobotta Atlas of Human Anatomy.* Vol 2. 10 ed. Baltimore, MD: Urban & Schwarzenberg; 1983 (Fig. 436).

[45] Netter FH. *The Ciba Collection of Medical Illustrations. Vol. 8, Musculoskeletal System. Part I: Anatomy, Physiology and Metabolic Disorders.* Summit, NJ: Ciba-Geigy Corporation; 1987 (pp. 85, 101).

[46] Gerwin RD, Dommerholt J, Shah JP. An expansion of Simons' integrated hypothesis of trigger point formation. *Curr Pain Headache Rep.* 2004; 8(6): 468–475.

[47] Kang KT, Koh YG, Jung M, et al. The effects of posterior cruciate ligament deficiency on posterolateral corner structures under gait- and squat-loading conditions: a computational knee model. *Bone Joint Res.* 2017; 6(1): 31–42.

[48] Kozanek M, Fu EC, Van de Velde SK, Gill TJ, Li G. Posterolateral structures of the knee in posterior cruciate ligament deficiency. *Am J Sports Med.* 2009; 37(3): 534–541.

[49] Hsieh YL, Kao MJ, Kuan TS, Chen SM, Chen JT, Hong CZ. Dry needling to a key myofascial trigger point may reduce the irritability of satellite MTrPs. *Am J Phys Med Rehabil.* 2007; 86(5): 397–403.

[50] Mayfield GW. Popliteus tendon tenosynovitis. *Am J Sports Med.* 1977; 5(1): 31–36.

[51] Blake SM, Treble NJ. Popliteus tendon tenosynovitis. *Br J Sports Med.* 2005; 39(12): e42; discussion e42.

[52] Fornage BD, Rifkin MD. Ultrasound examination of tendons. *Radiol Clin North Am.* 1988; 26(1): 87–107.

[53] Doucet C, Gotra A, Reddy SMV, Boily M. Acute calcific tendinopathy of the popliteus tendon: a rare case diagnosed using a multimodality imaging approach and treated conservatively. *Skeletal Radiol.* 2017; 46(7): 1003–1006.

[54] Shenoy PM, Kim DH, Wang KH, et al. Calcific tendinitis of popliteus tendon: arthroscopic excision and biopsy. *Orthopedics.* 2009; 32(2): 127.

[55] Tennent TD, Goradia VK. Arthroscopic management of calcific tendinitis of the popliteus tendon. *Arthroscopy.* 2003; 19(4): E35.

[56] Tibrewal SB. Acute calcific tendinitis of the popliteus tendon—an unusual site and clinical syndrome. *Ann R Coll Surg Engl.* 2002; 84(5): 338–341.

[57] Herman LJ, Beltran J. Pitfalls in MR imaging of the knee. *Radiology.* 1988; 167(3): 775–781.

[58] Watanabe AT, Carter BC, Teitelbaum GP, Bradley WG Jr. Common pitfalls in magnetic resonance imaging of the knee. *J Bone Joint Surg Am Vol.* 1989; 71(6): 857–862.

[59] Frush TJ, Noyes FR. Baker's cyst: diagnostic and surgical considerations. *Sports Health.* 2015; 7(4): 359–365.

[60] Vap AR, Schon JM, Moatshe G, et al. The role of the peripheral passive rotation stabilizers of the knee with intact collateral and cruciate ligaments: a biomechanical study. *Orthop J Sports Med.* 2017; 5(5): 2325967117708190.

[61] Domnick C, Frosch KH, Raschke MJ, et al. Kinematics

of different components of the posterolateral corner of the knee in the lateral collateral ligament-intact state: a human cadaveric study. *Arthroscopy.* 2017; 33(10): 1821.e1−1830.e1.

[62] Plaweski S, Belvisi B, Moreau-Gaudry A. Reconstruction of the posterolateral corner after sequential sectioning restores knee kinematics. *Orthop J Sports Med.* 2015; 3(2): 2325967115570560.

[63] Chahla J, James EW, Cinque ME, LaPrade RF. Midterm outcomes following anatomic-based popliteus tendon reconstructions. *Knee Surg Sports Traumatol Arthrosc.* 2017.

[64] Southmayd W, Quigley TB. The forgotten popliteus muscle. Its usefulness in correction of anteromedial rotatory instability of the knee. A preliminary report. *Clin Orthop Relat Res.* 1978(130): 218−222.

[65] Fleming RE Jr, Blatz DJ, McCarroll JR. Posterior problems in the knee. Posterior cruciate insufficiency and posterolateral rotatory insufficiency. *Am J Sports Med.* 1981; 9(2): 107−113.

[66] Shino K, Horibe S, Ono K. The voluntarily evoked posterolateral drawer sign in the knee with posterolateral instability. *Clin Orthop Relat Res.*

1987(215): 179−186.

[67] Guha AR, Gorgees KA, Walker DI. Popliteus tendon rupture: a case report and review of the literature. *Br J Sports Med.* 2003; 37(4): 358−360.

[68] McKay SD, Holt A, Stout T, Hysa VQ. Successful nonoperative treatment of isolated popliteus tendon avulsion fractures in two adolescents. *Case Rep Orthop.* 2014; 2014: 759419.

[69] Wheeler LD, Lee EY, Lloyd DC. Isolated popliteus tendon avulsion in skeletally immature patients. *Clin Radiol.* 2008; 63(7): 824−828.

[70] Liu JN, Rebolledo BJ, Warren RF, Green DW. Surgical management of isolated popliteus tendon injuries in paediatric patients. *Knee Surg Sports Traumatol Arthrosc.* 2016; 24(3): 788−791.

[71] von Heideken J, Mikkelsson C, Bostrom Windhamre H, Janarv PM. Acute injuries to the posterolateral corner of the knee in children: a case series of 6 patients. *Am J Sports Med.* 2011; 39(10): 2199−2205.

[72] Mason JS, Tansey KA, Westrick RB. Treatment of subacute posterior knee pain in an adolescent ballet dancer utilizing trigger point dry needling: a case report. *Int J Sports Phys Ther.* 2014; 9(1): 116−124.

第 六十二 章

臀部、大腿和膝盖疼痛

塞萨尔·费尔南德斯·德拉斯佩尼亚、N.贝丝·科利尔

1 髋骨关节炎

（1）概述

髋骨关节炎（OA）是老年人髋关节疼痛和功能障碍的常见原因。髋和膝OA在致残性疾病中排名第11位，在影响生活质量方面排名第38位[1]。Dagenais等人报道髋OA的总体患病率为0.9%～27%[2]。下肢OA的患病率取决于作为OA诊断标准的放射线摄片的应用[3]。美国风湿病学会（ACR）建立了临床实践中用于诊断髋关节炎的标准[4]。但是，由于临床标准通常与髋关节退变的影像学表现相结合，而需要重视的是，髋部疼痛与影像学上的退行性改变之间几乎没有关联，髋部疼痛患者并不总是表现出与髋骨关节炎相关的影像学改变[5]。

骨关节炎是一种代谢活跃的动态过程，涉及所有滑膜关节组织（包括软骨，骨骼，滑膜/囊膜，韧带和肌肉），其主要特征是关节软骨丢失、骨肥大（骨赘和软骨下骨硬化）和关节囊增厚。髋关节OA可导致髋关节囊改变、软骨退变、骨赘形成、软骨下骨硬化和肌肉无力[6]。

髋骨关节炎是与遗传，体质和生物力学因素等多因素相关的疾病。在体质因素中，年龄可能是髋骨关节炎的最常见诱因，因为其主要常见于60岁以上的个体[4,7]。与髋骨关节炎发展相关的其他危险因素包括髋关节发育不良[8,9]，陈旧性髋关节损伤[10]和体重指数的增加[11]。

髋骨关节炎患者常备受疼痛煎熬。如前所述，髋关节疼痛症状与影像学改变并无相关性[5]。这一现象提醒临床医生：髋关节OA患者存在伤

害性敏化机制。尽管髋骨OA患者的疼痛症状的起源可能主要来自肌肉骨骼，但最近的系统评价显示，膝或髋OA患者的神经病理性疼痛高达23%[12]。实际上，一些研究已经证实髋骨关节炎患者表现出中枢敏化作用[13,14]，并且当去除伤害性传入输入（髋关节置换）时，这一过程即出现逆转[15]。一项最近的研究显示，中枢敏化可能是决定髋关节或膝关节OA患者是否能从关节置换中受益的决定因素，但其效果因关节结构改变的严重程度而异[16]。因此，目前的证据支持髋关节周围组织（如肌肉）可作为神经可塑性改变的来源。

国际上大多数关于髋关节和膝关节OA的临床实践指南都主张将非药物治疗作为治疗的第一线，然后进行药物治疗，最后（如果需要）进行手术。国际OA研究学会的建议对髋关节OA有效的非药物疗法包括：教育、运动、针灸和减轻体重[17]。欧洲抗风湿病联盟针对髋部或膝部OA的非药物治疗制定了临床循证指南，提出了包括[18]①与骨性关节炎有关的教育；②定期的个体化运动计划；③解决包括超重或肥胖的体重问题在内的综合治疗方法。此外，英国髋关节骨性关节炎的临床管理指南也建议采用手法治疗，尽管其有效性受到其他人的质疑[19,20]。同样，ACR提出的临床实践指南建议使用包括手法治疗在内的多种治疗方法来管理髋关节和膝关节骨性关节炎[21]。

（2）髋骨关节炎患者的初步评估

髋骨关节炎的临床表现为疼痛，僵硬，运动功能障碍以及局部程度不一的炎症。当患者出

现以下一系列临床症状中的一项时，就可以确诊为髋骨关节炎的临床诊断：① 髋部疼痛，髋部屈曲小于115°，内旋小于15°；② 髋关节内旋疼痛，晨僵时间少于或等于60 min且年龄超过50岁[4]。这些临床标准的敏感性为86%，特异性为75%[4]。髋骨OA的X线片诊断是通过观察X线片上是否存在关节间隙狭窄，骨赘形成或软骨下硬化[4,22,23]。Sutlive等人根据Kellgren和Lawrence评分≥2的定义，确定了五种诊断髋关节OA的临床预测指标：下蹲疼痛，冲击试验阳性，活动性髋屈曲疼痛，活动性髋关节伸直疼痛和被动运动髋关节内旋范围小于25°[24]。与髋骨OA诊断相关症状的出现提醒临床医生进行彻底检查。

临床医生必须进行彻底的体格检查，包括运动和感觉测试，以确定患者是否适合进行手法治疗，或是否有任何阳性标志表明需要转诊给康复科医生。人体疼痛图有助于确定疼痛或症状的位置和区域，可观察到疼痛主要位于髋关节的前部、外侧或后部，还是延伸到下肢。当症状改善后，该图还可用于监测患者的病情进展。此外，疼痛性质报道还有助于确定引起疼痛或牵涉痛的责任组织。

髋关节OA可导致活动受限，如行走，爬楼梯，进出汽车，骑自行车，穿鞋和社交参与相关的功能障碍。临床体查必须包括整个下肢，骨盆和腰椎（见第五十三章）。体格检查应包括观察姿势、步态、主动和被动运动范围检查、肌肉长度检查、肌力检查、被动或辅助运动检查、触诊以及排除OA和其他情况的特殊检查。髋关节的所有运动平面都应进行主动和被动运动测试。髋关节OA患者会出现髋关节活动受限和疼痛，特别是在内旋和屈曲方面[25]。髋关节内旋受限是髋关节OA患者发生下腰痛（LBP）的预测因素[26]。尽管这些检查的敏感性和特异性很低，但是可以使用屈曲外旋（FABER）和冲击试验进一步支持髋骨OA的诊断[25,27]。

髋骨关节炎患者普遍表现出20%的下肢肌力下降，特别是臀中肌无力。髋关节骨性关节炎患者的骨盆、股骨和髋关节的协同运动范围同样受限，特别是在深蹲和旋转体位[28,29]。因此，对髋关节周围的软组织进行全面检查是必要的，包括阔筋膜张肌、臀中肌、臀小肌、臀大肌、梨状肌、耻骨肌、长收肌、短收肌、大收肌、股四头肌群、腰方肌、髂腰肌和其他腰骶部肌肉的触发点检查（TrPs）。

（3）髋骨关节炎的触发点

髋关节OA的疼痛常在髋部和/或腹股沟区的深处感知，疼痛多牵涉至外侧而不是内侧。有一些肌肉可以将疼痛牵涉至该区域，症状与髋关节OA的症状相似。然而，髋部肌肉例如臀中肌的TrPs，大多数都已经在患有LBP或髋股关节疼痛的患者中被研究[30,31]。临床上，与未受影响的一侧和健康对照组相比，髋骨关节炎患者表现出髋外展肌无力，其肌肉形态有显著差异[28,32]。臀中肌中的触发点可导致肌力下降而不伴有横断面的形态异常。

以前的文献认为，长收肌TrPs引起的疼痛可能被误认为是髋关节OA引起的疼痛[33,34]。长收肌TrPs的灭活可使部分髋关节OA患者获得满意的止痛效果，最近的一项研究发现，长收肌内注射高渗盐水可导致腹股沟的区域性疼痛分布[35,36]。从功能上讲，内收肌的TrPs可以导致在FABER测试时髋关节屈曲和外展范围受限。同样，髋关节的内旋也会受到髋关节外旋肌，特别是梨状肌中TrPs的限制。事实上，Izumi等人[36]发现，向髋部肌内注射高渗盐水会导致FABER试验阳性，这表明该试验阳性可能是由于肌肉疼痛而不仅仅是髋部OA。最后，TrPs在髋关节OA中的作用得到了髋关节OA治疗管理目标的支持，因为其目标是增加髋关节的运动范围，加强髋和膝关节的肌肉组织，以减少髋/膝关节的负荷。

2 非关节炎髋关节疼痛

（1）概述

股骨髋臼撞击

股骨髋臼撞击（FAI）是在髋关节运动的终

末位置由异常形状的股骨头和/或髋臼的反复撞击引起的[37]。这一过程最终导致髋臼盂唇和髋臼软骨受损[37]。股骨头/颈部的畸形或凸轮型常见于20～30岁的男性，并且是FAI的最常见单独形式。髋臼骨性畸形或钳夹式撞击常见于30～40岁的女性[38-40]。然而，FAI最常见的形式是组合式撞击，包括凸轮撞击又有钳夹式撞击[38]。Eijer和Hog rvorst最近假设，在有凸轮或钳夹式撞击的患者中发生的股骨头迁移会导致髋关节炎[41]。他们认为股骨头迁移引起的撞击可导致髋关节软骨损伤。

盂唇撕裂

髋臼盂唇撕裂是最常见的关节内髋关节疾病，并且通常与其他可能导致患者症状的髋关节病理相关，例如FAI[42]。常见于运动人群，因为髋臼唇撕裂是反复微创伤的结果[43]。有症状性唇裂的患者会主诉腹股沟前疼痛，可能在髋关节内侧，外侧或后方呈弥散性分布[44]。患者可能报道髋部卡住或"锁住"，并且活动会加剧症状[42]。FAI和盂唇撕裂也存在临床症状的重叠。

运动性耻骨痛（腹股沟痛）

运动性耻骨痛在历史上被称为运动性疝气，是指不存在疝气的下腹部或腹股沟痛[45]。用于描述这种情况的其他术语包括足球运动员疝气，腹股沟功能不全，联合肌腱撕裂，曲棍球运动员腹股沟或Gilmore腹股沟[46]。通常在进行涉及过度伸展或旋转的体育运动时，当长收肌以无阻碍的方式附着于耻骨联合中时，以及在腹直肌无力或受抑制时会发生运动性耻骨痛[45]。这种致病机制可以解释为什么这些患者会存在耻骨炎和内收肌腱膜炎。肌肉失衡和髋关节活动范围减少可能会增加腹股沟区域受伤的风险[47]。由于男性骨盆较狭窄、稳定性较差，运动性耻骨痛在男性中更为常见[48]。正确处理运动性耻骨痛包括加强内收肌和腹肌的锻炼[49]。因此，在所有非关节炎情况下，仔细检查臀部周围的软组织是至关重要。

（2）非关节炎性髋痛患者的初步评估

临床医生必须进行彻底的体格检查，包括运动和感觉测试，以确定患者是否适合进行手法治疗，或是否有任何阳性标志表明需要转诊给康复科医生。人体疼痛图有助于确定疼痛或症状的位置和区域，可观察到疼痛主要位于髋关节的前部、外侧或后部，还是延伸到下肢。当症状改善后，该图还可用于监测患者的病情进展。此外，疼痛性质报道还有助于确定引起疼痛或牵涉痛的责任组织。

在FAI患者中，症状多见于髋关节的前部，有时会扩散到内侧（腹股沟痛）。在盂唇撕裂患者中，腹股沟和大转子区域是引起疼痛的最常见部位[44]。运动性耻骨痛患者的单侧深腹股沟痛、下腹痛或耻骨痛比臀部屈肌或内收肌拉伤导致的疼痛更靠近端、位置更深[50]。

Westermann等人观察发现，患者的心理健康、活动水平、性别和吸烟等因素比髋关节镜检查更能预测髋关节疼痛和功能[51]。因此，全面的临床检查对于这些患者至关重要。对非关节炎性髋痛患者的身体检查还应包括髋部和骨盆的姿势以及患者步态，主动和被动髋关节的运动范围，肌肉长度检查，肌肉力量检查，被动或辅助运动检查，触诊以及特殊检查以排除FAI，盂唇撕裂或其他情况。髋关节的所有运动平面都应通过主动和被动运动进行评估。屈曲，内收和内旋（FADIR）试验（也称为冲击试验）用于评估关节内病变，如盂唇撕裂和FAI。Reiman等人进行的Meta分析发现，FADIR和屈曲内旋试验可准确筛查FAI或盂唇撕裂。同样，患有运动性耻骨痛的患者和症状反复的患者与从腹股沟痛发作中恢复的患者相比，其髋关节内、外活动范围也会减少[52,53]。通常，非关节炎性髋部疼痛患者在90°屈髋时，其髋部内旋角小于20°，这在髋OA和LBP患者中也很常见。进一步的鉴别诊断需要影像学的检查，包括放射线片或磁共振关节造影，以使骨结构、关节完整性和其他周围的软组织结构可视化[54]。

非关节炎性髋痛患者还表现出周围肌肉组织的肌力下降，特别是腓肠肌和内收肌。因此，应对以下肌肉的TrPs进行全面检查，包括臀中肌、臀小肌、臀大肌、梨状肌、内收肌、耻骨肌、腹直肌、股直肌和髂腰肌。

（3）触发点点和非关节炎性髋痛

如前所述，与髋OA类似，目前尚无研究显示FAI，盂唇撕裂或运动性耻骨痛患者中TrPs的患病率。患者的疼痛和症状报道应指示需要检查哪些肌肉存在TrPs及其对患者临床表现的贡献。例如，在FAI患者中，耻骨肌、髂腰肌和阔筋膜张肌可能相关。而在运动性耻骨痛患者中，腹直肌或长收肌或股直肌可能相关。

3 大转子疼痛综合征

（1）概述

大转子疼痛综合征（GTPS）是指源自与股骨大转子相关的多种结构中的任何一种所导致的疼痛，包括肌腱和滑囊。臀中肌、臀小肌、梨状肌、闭孔内肌、闭孔外肌以及上、下孖肌的肌腱都附着于大转子，因此如果它们处于炎症状态，都可能会引起大转子处疼痛[55]。该区域的每一层之间还存在多个滑囊，这些滑囊炎的历来被统称为大转子滑囊炎。但是，最近的研究表明，滑囊的炎症可能比以前认为的要少得多[56,57]。发病年龄高峰为40～60岁，女性多于男性。

臀肌肌腱病包括臀中肌或臀小肌肌腱的过度使用导致的损伤，通常会导致大转子区域的疼痛[58]。由于整个髋关节的无力或异常紧绷引起的肌肉不平衡会使附着在大转子上的肌腱超负荷，从而导致损伤。在GTPS患者中，常见的肌肉失衡或肌肉激活模式的改变是髋外展时阔筋膜张肌的过度补偿，导致臀中肌后部的无力和萎缩[59]。因此，GTPS的保守治疗包括急性期休息、物理治疗、注射皮质类固醇激素和其他镇痛方法[60,61]。

（2）股骨粗隆综合征患者的初步评估

临床医生必须进行彻底的体格检查，包括运动和感觉测试，以确定患者是否适合进行手法治疗，或是否有任何阳性标志表明需要转诊给康复科医生。人体疼痛图有助于确定疼痛或症状的位置和区域，可观察到疼痛主要位于髋关节的前部、外侧或后部，还是延伸到下肢。当症状改善后，该图还可用于监测患者的病情进展。此外，疼痛性质报道还有助于确定引起疼痛或牵涉痛的责任组织。

患有GTPS的患者可能会因为其向患侧侧卧位、行走以及在患肢负重时主诉疼痛。疼痛位置通常在髋部外侧，有时在大腿外侧，很少扩散到膝盖以下[56]。应检查髋部是否有明显的炎症迹象，尤其是在大转子周围。应当仔细触诊以确定导致患者临床表现的解剖结构[56]。实际上，据报道，大转子触诊是髋关节外侧疼痛临床检查中最具刺激性的检查[62]。如果存在臀中肌肌腱病，则髋外展和外旋或内旋都会产生疼痛。患者可能会表现出Trendelenburg征阳性。Lequesne等人发现，如果单腿站立姿势保持少于30 s，对臀中肌腱病的诊断灵敏度和特异性分别为100%和97.3%[63]。

与运动员的外侧髋部疼痛有关的其他因素包括宽骨盆、长短腿、足内旋过度和扁平足。因此，应该对整个下肢进行彻底检查。应当进行主动髋关节运动范围、肌肉长度和强度检查，以及被动或辅助运动测检查。髋关节屈曲90°时，被动外旋通常是GTPS患者在髋关节运动范围评估期间唯一的诱发疼痛的运动[63]。

（3）触发点和大转子疼痛综合征

患者一些肌肉存在功能障碍时，可能会引起大转子区的疼痛，包括：阔筋膜张肌、股外侧肌、臀中肌、臀小肌、臀大肌、梨状肌、双孖肌和腰方肌。

在GTPS中，可能难以对疼痛来源的组织进行定位，而滑囊的触诊可能仅对股骨转子滑囊炎的急性炎症表现具有特异性。最近的一项随机对照试验报道，GTPS患者接受股骨转子囊的可的松注射或深部周围肌肉组织的干针刺激，在减轻疼痛和改善功能预后方面取得了相似的结果[64]。同样，Jacobson等人发现，肌腱开窗术（一种类似于干针的技术）与富血小板血浆注射对GTPS患者同样有效[65]。这些研究表明：对于疑似GTPS

的患者，无论症状的具体解剖学来源是否确定，在大转子周围区域治疗 TrPs 就足以缓解疼痛。

4　梨状肌综合征

（1）概述

梨状肌综合征是一种涉及神经肌肉系统的描述性诊断，主要是由于梨状肌压迫坐骨神经，引起臀部坐骨神经痛、感觉异常和麻木，并沿着坐骨神经放射至大腿下部。梨状肌综合征患者通常会报道臀部深处的疼痛，可伴有或不伴有腿部放射痛和坐骨神经相关的感觉异常的相关症状。梨状肌综合征的发作最常见于 40～50 岁人群，可能与久坐和忙碌的生活方式有关[66]。但是，有时梨状肌却不受累[67]。

（2）梨状肌综合征患者的初步评估

最近有报道称，梨状肌综合征的四个最常见症状包括臀部疼痛，坐位加重，坐骨神经切迹附近的外部压痛，任何增加梨状肌肌肉张力的动作引起的疼痛以及直腿抬高的限制[68]。患者还可能主诉其髋关节的运动范围，特别是内旋和内收的灵活性降低。Fishman 等人利用屈曲内收内旋试验（FAIR）来诊断梨状肌综合征，发现其敏感性为0.81，特异性为 0.83[69]。因此，应仔细检查髋部和骨盆区域。由于梨状肌综合征症状的组织来源难以辨别（肌肉或坐骨神经），因此可以使用神经动力学测试评估神经的机械敏感性。坠落测试对于诊断下肢神经性疼痛很敏感[70]。如前所述，当患者出现与梨状肌综合征一致的症状时，应检查整个下肢，因为其他情况也可以出现这些症状。

（3）触发点和梨状肌综合征

与梨状肌综合征相关的所有症状都可能与梨状肌中 TrPs 的存在直接相关。但是，没有研究明确调查过这种关联。区分症状是由梨状肌紧绷引起的坐骨神经受压，还是由梨状肌 TrPs 引起的疼痛极为困难。触诊肌肉并通过神经动力学测试排除神经疼痛的成分是鉴别诊断的关键。

5　髌股关节疼痛综合征

（1）简介

髌股关节疼痛综合征（PFPS）是一种在负荷或压迫髌骨的活动（如长时间坐着和爬楼梯）期间导致膝关节前部和/或内侧疼痛的一种描述性诊断。重要的是，PFPS 是一个"保护伞"术语，用于描述在没有其他病理学的情况下的髌骨及其周围疼痛。虽然 PFPS 的患病率估计高达 40%，但这种疾病的年发病率和确切患病率尚不清楚[71]。PFPS 的病理生理学价值也不明确，普遍认为其病因是多因素的，包括反复的膝关节微创伤、膝伸肌的肌肉不平衡、下肢的生物力学功能障碍和伤害性疼痛过程的改变，PFPS 中涉及的生物力学因素包括股内侧肌与股外侧肌之间的肌肉力量不平衡、灵活性降低、髌骨活动、四头肌角改变以及髌股关节形态改变[72-74]。Lankhorst 等人确定了与PFPS 相关的以下变量：较大的 Q 角、沟角、髌骨倾斜、髋外展强度降低、髋外旋减弱和膝关节伸展峰值扭矩降低[75]。PFPS 引起的疼痛也受到混杂的心理社会因素的影响，如恐惧逃避行为[76]。

有许多用于 PFPS 管理的治疗方法。Barton 等人的结论是，PFPS 的治疗应包括加强臀肌和股四头肌肌力、髌骨固定、神经肌肉控制训练以及教育和纠正活动[77]。Cochrane 进行的审查得出的结论是，关于运动对 PFPS 患者的有效性存在一致但质量低下的证据，但尚无确定最佳运动形式的数据[78]。PFPS 的历史治疗策略针对膝关节肌肉，但研究却显示针对髋关节外展肌和外旋肌的治疗更有效[79]。将 TrPs 的潜在作用作为护理康复计划的一部分是合理的。

（2）髌股关节疼痛综合征的初步评估

PFPS 的症状通常包括髌骨周围区域（最常见于前部或内侧区域）的疼痛，肿胀，骨擦感/骨擦音和膝关节卡锁。症状常见于爬楼梯，蹲下（特别是屈膝超过 20°～30°）和长时间屈膝坐位等关节负荷加重的活动中。PFPS 的标志性临床特征包括股四头肌和髋部肌肉力量不足，特别是在股内侧肌，髋外展肌和髋外旋肌[79,80]。PFPS患者还表现出股四头肌萎缩，主要影响股内侧肌或股外侧肌，也可能影响全部股四头肌[81,82]。

PFPS患者的临床评估应包括对周围结构疼痛的激发性测试、对运动链影响的评估、功能检查、髌骨活动度和触诊检查[83]。应该对下肢的肌肉组织进行全面的临床检查，包括以下肌肉：臀中肌、臀小肌、梨状肌、髂腰肌、耻骨肌、股直肌、股内侧肌、股外侧肌、半腱肌和腓肠肌。此外，在疼痛允许的情况下，患者应对负重活动（如步态，奔跑和跳跃）进行彻底的生物力学分析。与健康人相比，PFPS患者在单肢任务中通常表现为髋关节过度内收和内旋，以及对侧骨盆下垂[84]。如果发现了这些障碍，则应对髋和足的功能及结构进行评估，以确定生物力学效率低下的原因。

（3）触发点与髌股骨疼痛综合征

PFPS导致的膝伸肌无力可能是股四头肌受到抑制或功能性活动期间TrPs引起的肌肉激活时间改变有关[85]。几条肌肉（股内侧肌、股直肌、股外侧肌或中间股内侧肌）的牵涉痛模式可与PFPS患者的症状类似；但是，尚无流行病学研究调查该人群中TrPs的患病率。Roach等报道了PFPS患者髋部肌肉中存在潜在的TrPs（臀中肌和腰四方肌）[31]。初步证据表明，手法压迫膝关节周围的TrPs，主要是股内侧肌，在中、短期内有效减轻PFPS患者的症状[86,87]。

6 膝骨关节炎

（1）概述

膝骨关节炎是一种多因素退化性疾病，受年龄、遗传和膝关节反复微创伤的病史影响。髋和膝骨关节炎在全球致残性疾病中排名第11位，在影响生活质量方面排名第38位[1]。膝骨关节炎的临床诊断通常是根据Altman制定的ACR临床标准，该标准具有89%的敏感性和88%的特异性[88]。包括年龄大于50岁，晨僵时间小于30 min，活动时骨擦感或骨擦音，骨性压痛，骨

性肿大和/或没有明显的滑膜炎性表现[88]。临床标准通常与退行性变的放射学表现相结合，尽管与髋关节OA一样，膝关节OA的疼痛是高度个体化的，而且放射学上的变化均未显示与疼痛表现密切相关。

关节的许多结构特征都被认为与膝关节疼痛相关，包括但不限于膝骨赘，局灶性或弥漫性软骨异常，软骨下囊肿，骨髓水肿，半月板半脱位，半月板撕裂或贝克囊肿[89]。退行性变与症状之间不存在显著关联这一事实促使研究人员对膝骨关节炎的疼痛敏化机制进行研究[90,91]。膝骨关节炎患者的多模式联合管理应包括手法治疗、锻炼、认知行为疗法、神经科学教育和药物[92]。ACR提出的临床实践指南强烈建议对膝OA的患者采取非药物干预措施，包括有氧，水上运动和/或阻力锻炼以及超重患者的体重管理[21]。研究证明，增加手法治疗和/或运动可以提高膝OA的管理成本效益[93]。

膝骨关节炎的一个重要特征是对关节相关性肌肉的抑制，主要是由于关节的肿胀，炎症，关节松弛和关节传入损伤等导致的感觉性受体的丢失所致[94]。有趣的是，在膝骨关节炎患者爬楼梯期间出现的症状和放射学改变与股内侧肌和股外侧肌的暂时性缺陷无关[95]。这支持了以下观点，即在该人群中，关节源性肌肉抑制不是肌肉疼痛和抑制的主要原因。

（2）膝骨关节炎患者的初步评估

膝骨关节炎患者的主要临床特征是关节疼痛，晨起或休息后的僵硬，关节活动受限，夜间疼痛和/或关节畸形。尽管疼痛症状主要位于膝盖区域，但由于敏化机制，在该人群中还发现了弥散性的疼痛分布[92]。因此，进行全面的临床检查和使用疼痛图示可以帮助确定膝OA患者的疼痛模式。

膝关节负荷异常是OA进展的关键因素[96]。因此，需要对下肢进行全面检查。从生物力学上讲，膝骨关节炎受体重，膝盖的运动范围以及步态中过度的内翻或外翻力矩的影响[96,97]。临床医

生应检查骨盆、髋关节、膝关节和踝关节，以确定可能导致膝关节负荷增加的相关功能障碍。应评估下肢的主动和被动运动范围、活动度和肌肉长度。

评估肌肉力量和耐力是膝骨关节炎患者临床检查的重要组成部分，可指导康复计划。实际上，股四头肌的肌肉力量[98]和肌力[99]是影像学和膝关节OA症状的预测因素。在这种情况下，需要在进行治疗性运动计划之前确定下肢肌肉组织中活跃和潜在的TrPs。应检查的肌肉包括臀中肌、臀小肌、梨状肌、髂腰肌、股直肌、股内侧肌、股外侧肌、内收肌、腘绳肌、胫骨前肌和腓肠肌。

（3）触发点和膝骨关节炎

有证据支持肌筋膜疼痛和TrPs在膝OA患者中的重要作用[100]。研究描述了膝关节OA患者的膝关节周围的肌肉中存在活跃的TrPs，这些TrPs可复制患者的症状[101-104]。在这些研究中，活跃的TrPs的数量与持续疼痛的强度有关，并且膝关节疼痛强度与患者的活动功能呈负相关，即疼痛越剧烈的患者的活动功能越差。Alburquerque-García等人发现活动性TrPs对股内侧肌、股外侧肌和腓肠肌的影响最大，Bajaj等人发现，股直肌、腓肠肌和股内侧肌受到的影响最大，而Itoh等人发现，股四头肌、髂腰肌、缝匠肌、髋内收肌和腘绳肌受到的影响最大[101,103,104]。此外，在膝骨关节炎患者中，肌肉内注射高渗盐水引起的疼痛区域也显著增大[104]。亨利等[102]在对等待全膝关节置换手术的膝关节骨性关节炎患者研究中发现，在股四头肌、腘旁肌和腓肠肌中有活跃的TrPs，并且针对TrPs治疗8周后疼痛明显减轻，通过不同的电疗和手法疗法治疗TrPs也对膝OA患者的疼痛有效[105]。

当膝骨关节炎患者接受全膝关节置换术时，通常在术后第一个月内会出现疼痛加剧，并且在全膝关节置换术后的患者中发现了TrPs。Mayoral等人对40名接受全膝关节置换术的患者进行了术前干预，研究对TrPs行干针治疗对术后疼痛的影响[106]。治疗组在麻醉后进行干针治疗。比较了

在术前接受干针刺治疗组与未接受干针治疗组的术后疼痛水平。结果显示，手术后即刻和术后1个月治疗组疼痛较轻，但术后3个月和6个月无差异。

这项研究表明，在膝OA患者进行全膝关节置换术时，TrPs可能在患者的术后疼痛中起到重要作用[106]。Núñez-Cortés等人记录了一系列全膝关节置换术后疼痛的患者，其中干针配合运动可有效改善疼痛、运动范围和功能，但是，该研究缺少对照组[107]。Nguyen提出了一种假想，即膝盖肌肉中的TrPs会引起肌肉紧绷、疼痛和无力，从而使神经肌肉发生早期的病理性变化，包括膝盖不稳，进而导致老年人跌倒[108]。在该模型中，长期的TrPs可能会促进膝关节不稳定，并可能促进膝关节的退行性变化，进而导致膝OA特有的关节肌肉抑制[108]。现在还没有研究支持该假想，因此有必要进行进一步的探索。

7　髂胫束综合征

（1）概述

髂胫束综合征（ITBS）通常是由于功能性过度活动引起的膝关节隐痛，通常在运动员，特别是跑步者中见到[109]。科学文献对ITBS的潜在机制提出了质疑。历史上公认的理论描述了在重复屈曲和伸展活动期间，远端髂胫束（IT带）和股骨外侧上髁之间发生的摩擦[110]。最近的研究表明，它的远端实际上在膝关节屈曲30°处压迫股骨外上髁，并且像摩擦力理论所说的那样它可能不具有足够的灵活性以移动到股骨外上髁[111]。该结论可能与以下事实有关：髂胫束是大腿阔筋膜系统的增厚，并与股骨粗线紧密相连，而不是单独的可移动的带状机构[112]。

导致ITBS的因素包括下坡跑步，穿着旧鞋、腿长差异、在路的同一侧折返跑步、脚过度内旋、臀中肌无力以及Q角增大[109]。

（2）髂胫束综合征患者的初步评估

人体疼痛图有助于确定疼痛的模式和部位。

疼痛图有助于确定疼痛是否主要位于膝关节的前部、外侧或后部，或者症状是否辐射到腿部。ITBS患者经常主诉局限于膝关节外侧的剧烈疼痛，偶有灼痛。这些症状主要由身体活动加剧，特别是跑步、徒步旅行或跳跃引起。应该对下肢进行彻底检查，以找出可引起ITBS发展的因素，如扁平足患者在步行和跑步时小腿内旋增加，从而使髂胫束压力增加[110]。

体格检查应包括对下肢步态的观察；膝、髋和踝关节的主动运动测试；手法触诊；肌肉长度和力量评估；被动生理或辅助运动检查；以及其他指定的骨科专科检查。当患者从屈曲90°的初始位置开始主动伸展膝盖时，Noble压缩试验可能会引起症状，该测试会压缩股外侧髁上的髂胫束[113]。Ober试验或改进的Ober试验可用于评估IT带的长度，该检验实际上也可以评估阔筋膜张肌、臀大肌和臀中肌的肌长缺损，因为这些肌肉广泛附着于IT带[114]。Thomas试验还可以用于识别髂腰肌，股直肌和/或阔筋膜张肌的长度缺损。股外侧肌、阔筋膜张肌、臀大肌、臀中肌、梨状肌和股二头肌远端的肌筋膜限制或TrPs检查也特别重要。

ITBS患者患侧下肢与健侧下肢相比，其髋外展肌力量降低[115]。对髋部肌肉的肌肉力量进行功能评估也至关重要。此外，某些ITBS患者也可能在臀中肌后纤维、阔筋膜张肌和/或臀大肌及腘旁绳肌之间失衡[114]。因此，评估髋部功能和力量对于为ITBS患者设计全面的康复计划至关重要。

（3）触发点和髂胫束综合征

ITBS的治疗包括针对与髂胫束相连的肌肉进行的柔韧性锻炼以及避免症状加重的强化锻炼[110,114]。然而，强化阶段应在肌筋膜限制和/或TRPs被解决后才可以开始[113,114]。因此，TrPs的鉴定和灭活对ITBS患者的正确治疗至关重要。然而，关于这一主题的文献很少。Pavkovich描述了一例诊断为ITBS的患者的病例报道，对该患者股外侧肌和其他大腿肌肉应用干针可有效减轻疼痛、

改善功能[116]。

临床上，已经注意到，股外侧肌和阔筋膜张肌中的TrPs的症状类似于ITBS的疼痛症状。这些肌肉的功能障碍通常是由于过度使用或直接创伤（股外侧肌）引起的，这也可能是膝盖外侧疼痛的根源。鉴于股外侧肌和髂胫束之间的解剖关系，肥大或强直的股外侧肌会导致其与上覆髂胫束的接触增加，这可能导致该肌肉活动性普遍减弱，并可能导致膝盖外侧压力增加。

另外，许多ITBS患者中存在的臀大肌、臀中肌和阔筋膜张肌之间的不平衡，这也可能与这些肌肉中TrPs的存在有关[114]。针对臀中肌和臀小肌的TrPs治疗有助于改善单肢站立活动时骨盆的稳定性，这在跑步中是必需的。针对阔筋膜张肌TrPs的治疗以及臀大肌的抑制（两者均与髂胫束相连）可以恢复髂胫束的正常生物力学功能。

8 膝关节创伤

（1）概述

膝关节的关节结构（包括韧带和半月板），在膝关节创伤中常受到损伤。前交叉韧带（ACL）和半月板是最常受影响的结构，副韧带的损伤或撕裂也非常普遍。在全球范围内，ACL损伤的年发生率估计为0.01%～0.05%，运动员中比率更高[117,118]。内侧副韧带损伤通常与前交叉韧带损伤有关，发生率大约为每年0.24/1 000[119]。半月板损伤是最常见的膝关节内病变，也是骨科手术最常见的原因[120]。

内侧半月板撕裂更常见，外侧半月板撕裂也可能发生[121]。膝关节损伤通常发生在患者脚踩在地上，突然进行不受控制的旋转动作时，通常被称为"非接触性损伤"。患者可能会在受伤时主诉有"撕裂"的感觉或可听见的"爆裂"声。随后出现半月板损伤或前交叉韧带损伤的情况，即膝盖被"锁定"或"卡住"。受伤后6～24 h，患者通常会出现膝关节迟发性渗出，如果关节积液立即开始渗出表明多处结构损伤。

膝关节损伤与许多危险因素有关。在一项

Meta分析中，Snoeker等人强有力的证据表明，年龄超过60岁、男性、与工作相关的跪姿或蹲位以及爬楼梯是导致半月板退行性撕裂的危险因素。此外，有强有力的证据表明，足球和橄榄球运动员的急性半月板损伤也很常见。这项Meta分析还得出结论，前交叉韧带损伤等待手术时间超过12个月是内侧半月板（而非外侧）撕裂的一个很重要的危险因素[122]。

膝关节损伤，包括前交叉韧带和半月板撕裂，可以通过保守治疗或手术治疗，关于前交叉韧带或半月板损伤后的最佳治疗方案方面的数据尚无定论。Cochrane系统回顾显示，从随机临床试验中没有足够的证据来确定前交叉韧带损伤后2年和5年哪种治疗方式是最好的[123]。此外，放射性膝关节骨性关节炎的发生率在保守治疗的患者和接受手术治疗的患者之间是相似的，并且与术前放松程度和患者的功能状态无关[124]。然而，一些作者建议，在前交叉韧带重建后的临床评估中，对于残留关节松弛的患者应修复半月板，因为这提示前交叉韧带重建可能失败[125]。

大多数临床医生支持实施运动计划以进行管理并预防膝关节受伤。该建议基于以下事实：科学和临床研究表明，膝关节肌肉组织在膝关节损伤后表现出功能障碍。最近的一项Meta分析发现，前交叉韧带撕裂患者股四头肌和腘绳肌的力量都减弱，但股四头肌的力量减弱是腘绳肌的3倍[126]。实际上，还有证据表明，神经肌肉和本体感受训练可减少所有人群的膝关节损伤和部分人的前交叉韧带损伤，从而证实了动态膝关节稳定肌在膝关节创伤性事件中的作用[127]。Swart等人[128]得出结论，运动和半月板切除术在疼痛和功能方面取得了相似的结果。但是，没有证据证实哪一种锻炼方式是最优的[129]。实际上，股四头肌的肌力增强是膝关节康复的重要里程碑，可以通过开放式和封闭式运动链训练相结合来实现。来自荷兰骨科协会和美国物理治疗协会（APTA）提供的前交叉韧带损伤治疗的临床实践指南显示，中度至强力证据表明，开放式和封闭式训练对股四头肌和腘绳肌的力量都有积极的影响，且促进

膝关节损伤患者的功能恢复[130,131]。

（2）膝盖受伤后患者的初步评估

对于任何有膝关节损伤史的患者，临床医生必须进行彻底的体格检查，以确定该患者是否适合进行手法治疗或是否有任何严重结构损伤的危险信号。实际上，目前的建议是仅在Ottawa规则下怀疑骨折，或当半月板或韧带损伤的体格检查呈阳性时，才使用影像诊断[132]。这些指南由美国放射学院急性膝关节损伤适宜性标准证实[133]。

半月板撕裂患者通常表现为膝关节内侧或外侧疼痛，通常会出现在最大限度的被动膝盖屈曲和/或活动范围扩大。此外，这些患者还会主诉"锁定或卡锁事件"的存在，主要发生在最大限度的屈膝时。前交叉韧带撕裂的患者可能会感到膝盖内部深处疼痛，有时会在韧带止点处疼痛；但是，前交叉韧带撕裂的主要临床症状是前后不稳定性。临床评估应包括膝关节结构激发试验、主动和被动运动范围、功能检查、髌骨活动性、膝关节结构和相关肌肉的触诊。特别值得注意的是异常的膝关节运动，包括低或高活动性。有几种试验可用于识别前交叉韧带撕裂：Lachman试验敏感性最高87.1%，而轴移试验的特异性最高97.5%[134]；半月板撕裂McMurray试验：敏感61%，特异度84%；关节间隙疼痛压痛：敏感度83%，特异度83%；Saly试验：敏感度75%，特异度87%[135]。

改变股四头肌和腘绳肌的激活模式可改变前切力和膝伸肌力矩，容易诱发前交叉韧带损伤。Hewett等[136]报道了前交叉韧带断裂后股四头肌改变和腘绳肌激活降低，以及腘绳肌与股四头肌扭矩比值降低。因此，膝关节损伤的检查应包括肌肉力量、能量、耐力和柔韧性的评估。所有下肢肌肉组织均应检查，包括臀中肌、臀小肌、髋外旋肌、髋内收肌、股直肌、股内侧肌、股外侧肌、腘绳肌和腓肠肌。还应确定其他因素，包括社会心理因素，如高警戒、灾难化和恐惧躲避行为。

（3）触发点和膝盖受伤

尽管尚缺乏关于前交叉韧带或半月板撕裂与TrPs之间关系的研究，但在临床实践中通常可以看到，来自股内侧肌、股外侧肌、股直肌、缝匠肌、长收肌和短收肌的牵涉痛可以模拟内侧或外侧半月板撕裂的症状，因此，在受伤后出现膝关节疼痛的患者时应考虑到这些情况。同样，在膝关节损伤后，无论是否伴有相关的前交叉韧带损伤，均可激活膝部肌肉组织中的TrPs。Torres-Chica等人发现在半月板切除术后出现疼痛的患者中，股四头肌，尤其是股内侧肌中的活跃TrPs数量最多[137]。此外，活动性TrPs的数量与手术后膝盖疼痛的程度有关。这些作者假设，TrPs可能是由半月板撕裂后发生的动态活动性变化或手术本身产生的生理变化导致的[137]。Velázquez-Saornil等人最近观察到，在完全前交叉韧带断裂的外科重建术后，对股内侧肌中的活性TrPs进行干针治疗对增加患者的运动范围和功能改善是有效的[138]。由于股内侧肌是膝关节内侧的主要稳定肌，因此在遭受膝关节损伤的患者中，该肌是受TrPs影响最大的。因此，膝关节肌肉中活动性TrPs的存在可能与肌肉力量（抑制性无力）和本体感觉的缺陷有关。

9　髋关节和膝关节神经卡压

（1）概述

在腰或骶神经根受压或发炎的情况下，根性疼痛通常从腰椎延伸到下肢，直至膝关节远端。疼痛延伸到臀部以下，进入腿部往往是神经刺激的结果，牵涉范围包括下胸椎或上腰椎、腹部、腹侧、腹股沟、生殖器、大腿、膝盖、小腿、脚踝、脚和脚趾。腰神经根性疼痛被认为是腰痛的一个亚类，通常以一个或多个节段的腰神经根放射痛为特征，该放射痛可能伴有或不伴有其他神经根刺激症状[139,140]。神经根性疾病的症状可能包括麻木、运动丧失、肌肉萎缩、无力和反射丧失。神经根性疼痛或神经根病患者成功康复的预

测因素包括受教育程度高、全职工作和低恐惧回避；不成功的预测因素包括患者高龄和存在反射障碍[141]。

在一项系统的综述中，Hahne等人发现，中等强度的证据表明，在短期随访中，稳定锻炼比不进行治疗要好，对患有急性腰椎间盘突出症和有神经根症状的患者的短期和中期随访中，锻炼的效果比对照组要好[142]。

（2）对神经卡压患者的初步评估

椎间盘源性疼痛的存在也已在本书的第五十三章中进行了讨论。因此，在本章中，我们将着重于与引起该区域疼痛或其他症状的髋部和大腿疾病进行鉴别诊断。与神经根疼痛或神经卡压相关的症状包括皮肤上的疼痛。最常见的受累神经是股神经（髋关节前或大腿疼痛）和坐骨神经（大腿后、膝盖或腿痛）。因此，应进行适当的检查以区分神经根、周围神经和肌筋膜疼痛症状。尿潴留、鞍区麻木或双侧神经系统症状的出现代表着潜在的危险信号，患者应报道给医生。

APTA骨科物理治疗学院的LBP临床实践指南将常见神经卡压临床表现的患者归类为具有放射性疼痛的LBP[143]。在此临床分类中对患者的初步评估应包括运动测试，以评估可能引起或缓解症状的腰椎特定方向性运动；神经活动性检测，如直腿抬高和/或坠落测试：神经系统检查，包括感觉、运动和反射检查[143]。躯干前屈通常会伴随着疼痛症状向腿或臀部的放射。反复屈伸通常会加剧症状。直腿抬高试验是在鉴别腰神经根性疼痛和其他神经源性的神经根病变常用的激发试验，其他神经动力学测试是坠落试验或股神经坠落试验[144]。一旦排除或确定了神经根疼痛或其他神经受累，TrPs的检查也必不可少。

（3）触发点和髋膝神经卡压

TrPs引起的疼痛很容易被误诊是神经根疼痛，这类报道屡见不鲜。此外，由于神经根受到刺激，TrPs也可以被激活。实际上，正如诊断性磁共振成像所证实的那样，臀肌TrPs的存在对预

测腰椎神经根病变有很高的特异性（91.4%）[145]。臀肌中活跃的TrPs与所报道的同侧放射痛显著相关[146]。因此，检查受神经根支配的那些肌肉（如L5神经根支配的腓肠肌、S1神经根支配的腓肠肌、L2、L3神经根支配的股直肌）是至关重要的，因为活跃的TrPs可能是患者症状的来源或促成因素。此外，在腰椎神经根减压手术失败的患者中，多次发现在梨状肌和背部及髋部其他肌肉中存在活跃的TrPs，这表明相关肌肉中的TrPs可以作为持续性疼痛发生器，即使是在该患者的神经组织被减压之后也是如此[147]。

高静雅、许华 译 许华、季锋 审

参考文献

[1] Cross M, Smith E, Hoy D, et al. The global burden of hip and knee osteoarthritis: estimates from the global burden of disease 2010 study. *Ann Rheum Dis.* 2014; 73(7): 1323-1330.

[2] Dagenais S, Garbedian S, Wai EK. Systematic review of the prevalence of radiographic primary hip osteoarthritis. *Clin Orthop Relat Res.* 2009; 467(3): 623-637.

[3] Pereira D, Peleteiro B, Araujo J, Branco J, Santos RA, Ramos E. The effect of osteoarthritis definition on prevalence and incidence estimates: a systematic review. *Osteoarthritis Cartilage.* 2011; 19(11): 1270-1285.

[4] Altman R, Alarcon G, Appelrouth D, et al. The American College of Rheumatology criteria for the classification and reporting of osteoarthritis of the hip. *Arthritis Rheum.* 1991; 34(5): 505-514.

[5] Kim C, Nevitt MC, Niu J, et al. Association of hip pain with radiographic evidence of hip osteoarthritis: diagnostic test study. *BMJ.* 2015; 351: h5983.

[6] Murphy NJ, Eyles JP, Hunter DJ. Hip osteoarthritis: etiopathogenesis and implications for management. *Adv Ther.* 2016; 33(11): 1921-1946.

[7] Quintana JM, Arostegui I, Escobar A, Azkarate J, Goenaga JI, Lafuente I. Prevalence of knee and hip osteoarthritis and the appropriateness of joint replacement in an older population. *Arch Intern Med.* 2008; 168(14): 1576-1584.

[8] Jacobsen S, Sonne-Holm S. Hip dysplasia: a significant risk factor for the development of hip osteoarthritis. A cross-sectional survey. *Rheumatology (Oxford).* 2005; 44(2): 211-218.

[9] Felson DT, Lawrence RC, Dieppe PA, et al. Osteoarthritis: new insights. Part 1: the disease and its risk factors. *Ann Intern Med.* 2000; 133(8): 635-646.

[10] Richmond SA, Fukuchi RK, Ezzat A, Schneider K, Schneider G, Emery CA. Are joint injury, sport activity, physical activity, obesity, or occupational activities predictors for osteoarthritis? A systematic review. *J Orthop Sports Phys Ther.* 2013; 43(8): 515-519.

[11] Jiang L, Rong J, Wang Y, et al. The relationship between body mass index and hip osteoarthritis: a systematic review and meta-analysis. *Joint Bone Spine.* 2011; 78(2): 150-155.

[12] French HP, Smart KM, Doyle F. Prevalence of neuropathic pain in knee or hip osteoarthritis: a systematic review and meta-analysis. *Semin Arthritis Rheum.* 2017; 47(1): 1-8.

[13] Gwilym SE, Keltner JR, Warnaby CE, et al. Psychophysical and functional imaging evidence supporting the presence of central sensitization in a cohort of osteoarthritis patients. *Arthritis Rheum.* 2009; 61(9): 1226-1234.

[14] Kuni B, Wang H, Rickert M, Ewerbeck V, Schiltenwolf M. Pain threshold correlates with functional scores in osteoarthritis patients. *Acta Orthop.* 2015; 86(2): 215-219.

[15] Aranda-Villalobos P, Fernández de las Peñas C, Navarro-Espigares JL, et al. Normalization of widespread pressure pain hypersensitivity after total hip replacement in patients with hip osteoarthritis is associated with clinical and functional improvements. *Arthritis Rheum.* 2013; 65(5): 1262-1270.

[16] Wylde V, Sayers A, Odutola A, Gooberman-Hill R, Dieppe P, Blom AW. Central sensitization as a determinant of patients' benefit from total hip and knee replacement. *Eur J Pain.* 2017; 21(2): 357-365.

[17] Zhang W, Nuki G, Moskowitz RW, et al. OARSI recommendations for the management of hip and knee osteoarthritis: part III: changes in evidence following systematic cumulative update of research published through January 2009. *Osteoarthritis Cartilage.* 2010; 18(4): 476-499.

[18] Fernandes L, Hagen KB, Bijlsma JW, et al. EULAR recommendations for the non-pharmacological core

management of hip and knee osteoarthritis. *Ann Rheum Dis.* 2013; 72(7): 1125−1135.

[19] National Institute for Health and Clinical Excellence (NICE). Osteoarthritis: the care and management of osteoarthritis in adults. 2008.

[20] Wang Q, Wang TT, Qi XF, et al. Manual therapy for hip osteoarthritis: a systematic review and meta-analysis. *Pain Physician.* 2015; 18(6): E1005−E1020.

[21] Hochberg MC, Altman RD, April KT, et al. American College of Rheumatology 2012 recommendations for the use of nonpharmacologic and pharmacologic therapies in osteoarthritis of the hand, hip, and knee. *Arthritis Care Res (Hoboken).* 2012; 64(4): 465−474.

[22] Bierma-Zeinstra SM, Oster JD, Bernsen RM, Verhaar JA, Ginai AZ, Bohnen AM. Joint space narrowing and relationship with symptoms and signs in adults consulting for hip pain in primary care. *J Rheumatol.* 2002; 29(8): 1713−1718.

[23] Birrell F, Croft P, Cooper C, Hosie G, Macfarlane G, Silman A; PCR Hip Study Group. Predicting radiographic hip osteoarthritis from range of movement. *Rheumatology (Oxford).* 2001; 40(5): 506−512.

[24] Sutlive TG, Lopez HP, Schnitker DE, et al. Development of a clinical prediction rule for diagnosing hip osteoarthritis in individuals with unilateral hip pain. *J Orthop Sports Phys Ther.* 2008; 38(9): 542−550.

[25] Cibulka MT, White DM, Woehrle J, et al. Hip pain and mobility deficits—hip osteoarthritis: clinical practice guidelines linked to the international classification of functioning, disability, and health from the orthopaedic section of the American Physical Therapy Association. *J Orthop Sports Phys Ther.* 2009; 39(4): A1−A25.

[26] Tanaka S, Matsumoto S, Fujii K, Tamari K, Mitani S, Tsubahara A. Factors related to low back pain in patients with hip osteoarthritis. *J Back Musculoskelet Rehabil.* 2015; 28(2): 409−414.

[27] Maslowski E, Sullivan W, Forster Harwood J, et al. The diagnostic validity of hip provocation maneuvers to detect intra-articular hip pathology. *PM R.* 2010; 2(3): 174−181.

[28] Loureiro A, Mills PM, Barrett RS. Muscle weakness in hip osteoarthritis: a systematic review. *Arthritis Care Res (Hoboken).* 2013; 65(3): 340−352.

[29] Hara D, Nakashima Y, Hamai S, et al. Dynamic hip kinematics in patients with hip osteoarthritis during weight-bearing activities. *Clin Biomech (Bristol, Avon).* 2016; 32: 150−156.

[30] Iglesias-Gonzalez JJ, Munoz-Garcia MT, Rodrigues-de-Souza DP, Alburquerque-Sendin F, Fernández de las Peñas C. Myofascial trigger points, pain, disability, and sleep quality in patients with chronic nonspecific low back pain. *Pain Med.* 2013; 14(12): 1964−1970.

[31] Roach S, Sorenson E, Headley B, San Juan JG. Prevalence of myofascial trigger points in the hip in patellofemoral pain. *Arch Phys Med Rehabil.* 2013; 94(3): 522−526.

[32] Marshall AR, Noronha M, Zacharias A, Kapakoulakis T, Green R. Structure and function of the abductors in patients with hip osteoarthritis: systematic review and meta-analysis. *J Back Musculoskelet Rehabil.* 2016; 29(2): 191−204.

[33] Long C II. Myofascial pain syndromes. III. Some syndromes of the trunk and thigh. *Henry Ford Hosp Med Bull.* 1956; 4(2): 102−106.

[34] Reynolds MD. Myofascial trigger point syndromes in the practice of rheumatology. *Arch Phys Med Rehabil.* 1981; 62(3): 111−114.

[35] Travell J. The adductor longus syndrome: a cause of groin pain. Its treatment by local block of trigger areas (procaine infiltration and ethyl chloride spray). *Miss Valley Med J.* 1950; 71: 13−22.

[36] Izumi M, Petersen KK, Arendt-Nielsen L, Graven-Nielsen T. Pain referral and regional deep tissue hyperalgesia in experimental human hip pain models. *Pain.* 2014; 155(4): 792−800.

[37] Ganz R, Parvizi J, Beck M, Leunig M, Notzli H, Siebenrock KA. Femoroacetabular impingement: a cause for osteoarthritis of the hip. *Clin Orthop Relat Res.* 2003(417): 112−120.

[38] Beck M, Kalhor M, Leunig M, Ganz R. Hip morphology influences the pattern of damage to the acetabular cartilage: femoroacetabular impingement as a cause of early osteoarthritis of the hip. *J Bone Joint Surg Br.* 2005; 87(7): 1012−1018.

[39] Ganz R, Leunig M, Leunig-Ganz K, Harris WH. The etiology of osteoarthritis of the hip: an integrated mechanical concept. *Clin Orthop Relat Res.* 2008; 466(2): 264−272.

[40] Banerjee P, McLean CR. Femoroacetabular impingement: a review of diagnosis and management. *Curr Rev Musculoskelet Med.* 2011; 4(1): 23−32.

[41] Eijer H, Hogervorst T. Femoroacetabular impingement causes osteoarthritis of the hip by migration and micro-instability of the femoral head. *Med Hypotheses.* 2017;

104: 93–96.

[42] Bharam S, Philippon M. Diagnosis and management of acetabular labral tears in the athlete. *Int Sport Med J.* 2008; 9: 1–11.

[43] Narvani AA, Tsiridis E, Kendall S, Chaudhuri R, Thomas P. A preliminary report on prevalence of acetabular labrum tears in sports patients with groin pain. *Knee Surg Sports Traumatol Arthrosc.* 2003; 11(6): 403–408.

[44] Arnold DR, Keene JS, Blankenbaker DG, Desmet AA. Hip pain referral patterns in patients with labral tears: analysis based on intra-articular anesthetic injections, hip arthroscopy, and a new pain "circle" diagram. *Phys Sportsmed.* 2011; 39(1): 29–35.

[45] Cohen B, Kleinhenz D, Schiller J, Tabaddor R. Understanding athletic pubalgia: a review. *R I Med J (2013).* 2016; 99(10): 31–35.

[46] Unverzagt CA, Schuemann T, Mathisen J. Differential diagnosis of a sports hernia in a high-school athlete. *J Orthop Sports Phys Ther.* 2008; 38(2): 63–70.

[47] Verrall GM, Slavotinek JP, Barnes PG, Esterman A, Oakeshott RD, Spriggins AJ. Hip joint range of motion restriction precedes athletic chronic groin injury. *J Sci Med Sport.* 2007; 10(6): 463–466.

[48] Meyers WC, Greenleaf R, Saad A. Anatomic basis for evaluation of abdominal and groin pain in athletes. *Oper Tech Sports Med.* 2005; 13(1): 55–61.

[49] Valent A, Frizziero A, Bressan S, Zanella E, Giannotti E, Masiero S. Insertional tendinopathy of the adductors and rectus abdominis in athletes: a review. *Muscles Ligaments Tendons J.* 2012; 2(2): 142–148.

[50] Kachingwe AF, Grech S. Proposed algorithm for the management of athletes with athletic pubalgia (sports hernia): a case series. *J Orthop Sports Phys Ther.* 2008; 38(12): 768–781.

[51] Westermann RW, Lynch TS, Jones MH, et al. Predictors of hip pain and function in femoroacetabular impingement: a prospective cohort analysis. *Orthop J Sports Med.* 2017; 5(9): 2325967117726521.

[52] Reiman MP, Goode AP, Cook CE, Holmich P, Thorborg K. Diagnostic accuracy of clinical tests for the diagnosis of hip femoroacetabular impingement/labral tear: a systematic review with meta-analysis. *Br J Sports Med.* 2015; 49(12): 811.

[53] Verrall GM, Hamilton IA, Slavotinek JP, et al. Hip joint range of motion reduction in sports-related chronic groin injury diagnosed as pubic bone stress injury. *J Sci Med Sport.* 2005; 8(1): 77–84.

[54] Enseki K, Harris-Hayes M, White DM, et al. Nonarthritic hip joint pain. *J Orthop Sports Phys Ther.* 2014; 44(6): A1–A32.

[55] Ho GW, Howard TM. Greater trochanteric pain syndrome: more than bursitis and iliotibial tract friction. *Curr Sports Med Rep.* 2012; 11(5): 232–238.

[56] Mallow M, Nazarian LN. Greater trochanteric pain syndrome diagnosis and treatment. *Phys Med Rehabil Clin N Am.* 2014; 25(2): 279–289.

[57] Redmond JM, Chen AW, Domb BG. Greater trochanteric pain syndrome. *J Am Acad Orthop Surg.* 2016; 24(4): 231–240.

[58] Klauser AS, Martinoli C, Tagliafico A, et al. Greater trochanteric pain syndrome. *Semin Musculoskelet Radiol.* 2013; 17(1): 43–48.

[59] Bewyer DC, Bewyer KJ. Rationale for treatment of hip abductor pain syndrome. *Iowa Orthop J.* 2003; 23: 57–60.

[60] Lustenberger DP, Ng VY, Best TM, Ellis TJ. Efficacy of treatment of trochanteric bursitis: a systematic review. *Clin J Sport Med.* 2011; 21(5): 447–453.

[61] Barratt PA, Brookes N, Newson A. Conservative treatments for greater trochanteric pain syndrome: a systematic review. *Br J Sports Med.* 2017; 51(2): 97–104.

[62] Woodley SJ, Nicholson HD, Livingstone V, et al. Lateral hip pain: findings from magnetic resonance imaging and clinical examination. *J Orthop Sports Phys Ther.* 2008; 38(6): 313–328.

[63] Lequesne M, Mathieu P, Vuillemin-Bodaghi V, Bard H, Djian P. Gluteal tendinopathy in refractory greater trochanter pain syndrome: diagnostic value of two clinical tests. *Arthritis Rheum.* 2008; 59(2): 241–246.

[64] Brennan KL, Allen BC, Maldonado YM. Dry needling versus cortisone injection in the treatment of greater trochanteric pain syndrome: a noninferiority randomized clinical trial. *J Orthop Sports Phys Ther.* 2017; 47(4): 232–239.

[65] Jacobson JA, Yablon CM, Henning PT, et al. Greater trochanteric pain syndrome: percutaneous tendon fenestration versus platelet-rich plasma injection for treatment of gluteal tendinosis. *J Ultrasound Med.* 2016; 35(11): 2413–2420.

[66] Kean Chen C, Nizar AJ. Prevalence of piriformis syndrome in chronic low back pain patients. A clinical diagnosis with modified FAIR test. *Pain Pract.* 2013; 13(4): 276–281.

［67］ Hopayian K, Song F, Riera R, Sambandan S. The clinical features of the piriformis syndrome: a systematic review. *Eur Spine J.* 2010; 19(12): 2095–2109.

［68］ Hopayian K, Danielyan A. Four symptoms define the piriformis syndrome: an updated systematic review of its clinical features. *Eur J Orthop Surg Traumatol.* 2018; 28: 155–164.

［69］ Fishman LM, Dombi GW, Michaelsen C, et al. Piriformis syndrome: diagnosis, treatment, and outcome — a 10-year study. *Arch Phys Med Rehabil.* 2002; 83(3): 295–301.

［70］ Urban LM, MacNeil BJ. Diagnostic accuracy of the slump test for identifying neuropathic pain in the lower limb. *J Orthop Sports Phys Ther.* 2015; 45(8): 596–603.

［71］ Rothermich MA, Glaviano NR, Li J, Hart JM. Patellofemoral pain: epidemiology, pathophysiology, and treatment options. *Clin Sports Med.* 2015; 34(2): 313–327.

［72］ Powers CM, Bolgla LA, Callaghan MJ, Collins N, Sheehan FT. Patellofemoral pain: proximal, distal, and local factors, 2nd International Research Retreat. *J Orthop Sports Phys Ther.* 2012; 42(6): A1–A54.

［73］ Lankhorst NE, Bierma-Zeinstra SM, van Middelkoop M. Risk factors for patellofemoral pain syndrome: a systematic review. *J Orthop Sports Phys Ther.* 2012; 42(2): 81–94.

［74］ Willy RW, Meira EP. Current concepts in biomechanical interventions for patellofemoral pain. *Int J Sports Phys Ther.* 2016; 11(6): 877–890.

［75］ Lankhorst NE, Bierma-Zeinstra SM, van Middelkoop M. Factors associated with patellofemoral pain syndrome: a systematic review. *Br J Sports Med.* 2013; 47(4): 193–206.

［76］ Piva SR, Fitzgerald GK, Wisniewski S, Delitto A. Predictors of pain and function outcome after rehabilitation in patients with patellofemoral pain syndrome. *J Rehabil Med.* 2009; 41(8): 604–612.

［77］ Barton CJ, Lack S, Hemmings S, Tufail S, Morrissey D. The 'Best Practice Guide to Conservative Management of Patellofemoral Pain': incorporating level 1 evidence with expert clinical reasoning. *Br J Sports Med.* 2015; 49(14): 923–934.

［78］ van der Heijden RA, Lankhorst NE, van Linschoten R, Bierma-Zeinstra SM, van Middelkoop M. Exercise for treating patellofemoral pain syndrome. *Cochrane Database Syst Rev.* 2015; 1: CD010387.

［79］ Khayambashi K, Fallah A, Movahedi A, Bagwell J, Powers C. Posterolateral hip muscle strengthening versus quadriceps strengthening for patellofemoral pain: a comparative control trial. *Arch Phys Med Rehabil.* 2014; 95(5): 900–907.

［80］ Botanlioglu H, Kantarci F, Kaynak G, et al. Shear wave elastography properties of vastus lateralis and vastus medialis obliquus muscles in normal subjects and female patients with patellofemoral pain syndrome. *Skeletal Radiol.* 2013; 42(5): 659–666.

［81］ Pattyn E, Verdonk P, Steyaert A, et al. Vastus medialis obliquus atrophy: does it exist in patellofemoral pain syndrome? *Am J Sports Med.* 2011; 39(7): 1450–1455.

［82］ Giles LS, Webster KE, McClelland JA, Cook J. Does quadriceps atrophy exist in individuals with patellofemoral pain? A systematic literature review with meta-analysis. *J Orthop Sports Phys Ther.* 2013; 43(11): 766–776.

［83］ Cook C, Mabry L, Reiman MP, Hegedus EJ. Best tests/clinical findings for screening and diagnosis of patellofemoral pain syndrome: a systematic review. *Physiotherapy.* 2012; 98(2): 93–100.

［84］ Powers CM. The influence of abnormal hip mechanics on knee injury: a biomechanical perspective. *J Orthop Sports Phys Ther.* 2010; 40(2): 42–51.

［85］ Lucas KR. The impact of latent trigger points on regional muscle function. *Curr Pain Headache Rep.* 2008; 12(5): 344–349.

［86］ Hains G, Hains F. Patellofemoral pain syndrome managed by ischemic compression to the trigger points located in the peri-patellar and retro-patellar areas: a randomized clinical trial. *Clin Chiropractic.* 2010; 13(3): 201–209.

［87］ Behrangrad S, Kamali F. Comparison of ischemic compression and lumbopelvic manipulation as trigger point therapy for patellofemoral pain syndrome in young adults: a double-blind randomized clinical trial. *J Bodyw Mov Ther.* 2017; 21(3): 554–564.

［88］ Altman R, Asch E, Bloch D, et al. Development of criteria for the classification and reporting of osteoarthritis. Classification of osteoarthritis of the knee. Diagnostic and Therapeutic Criteria Committee of the American Rheumatism Association. *Arthritis Rheum.* 1986; 29(8): 1039–1049.

［89］ Read SJ, Dray A. Osteoarthritic pain: a review of current, theoretical and emerging therapeutics. *Expert Opin Investig Drugs.* 2008; 17(5): 619–640.

［90］ Arendt-Nielsen L. Pain sensitisation in osteoarthritis. *Clin Exp Rheumatol.* 2017; 35 suppl 107(5): 68–74.

［91］ Fingleton C, Smart K, Moloney N, Fullen BM, Doody C. Pain sensitization in people with knee osteoarthritis: a systematic review and meta-analysis. *Osteoarthritis Cartilage.* 2015; 23(7): 1043–1056.

［92］ Lluch Girbes E, Duenas L, Barbero M, et al. Expanded Distribution of Pain as a Sign of Central Sensitization in Individuals With Symptomatic Knee Osteoarthritis. *Phys Ther.* 2016; 96(8): 1196–1207.

［93］ Pinto D, Robertson MC, Abbott JH, Hansen P, Campbell AJ, MOA Trial Team. Manual therapy, exercise therapy, or both, in addition to usual care, for osteoarthritis of the hip or knee. 2: economic evaluation alongside a randomized controlled trial. *Osteoarthritis Cartilage.* 2013; 21(10): 1504–1513.

［94］ Rice DA, McNair PJ. Quadriceps arthrogenic muscle inhibition: neural mechanisms and treatment perspectives. *Semin Arthritis Rheum.* 2010; 40(3): 250–266.

［95］ Hinman RS, Bennell KL, Metcalf BR, Crossley KM. Temporal activity of vastus medialis obliquus and vastus lateralis in symptomatic knee osteoarthritis. *Am J Phys Med Rehabil.* 2002; 81(9): 684–690.

［96］ Farrokhi S, Voycheck CA, Gustafson JA, Fitzgerald GK, Tashman S. Knee joint contact mechanics during downhill gait and its relationship with varus/ valgus motion and muscle strength in patients with knee osteoarthritis. *Knee.* 2016; 23(1): 49–56.

［97］ Hanada M, Hoshino H, Koyama H, Matsuyama Y. Relationship between severity of knee osteoarthritis and radiography findings of lower limbs: a cross-sectional study from the TOEI survey. *J Orthop.* 2017; 14(4): 484–488.

［98］ Davison MJ, Maly MR, Keir PJ, et al. Lean muscle volume of the thigh has a stronger relationship with muscle power than muscle strength in women with knee osteoarthritis. *Clin Biomech (Bristol, Avon).* 2017; 41: 92–97.

［99］ Segal NA, Glass NA. Is quadriceps muscle weakness a risk factor for incident or progressive knee osteoarthritis? *Phys Sportsmed.* 2011; 39(4): 44–50.

［100］ Dor A, Kalichman L. A myofascial component of pain in knee osteoarthritis. *J Bodyw Mov Ther.* 2017; 21(3): 642–647.

［101］ Alburquerque-García A, Rodrigues-de-Souza DP, Fernández de las Peñas C, Alburquerque-Sendin F. Association between muscle trigger points, ongoing pain, function, and sleep quality in elderly women with bilateral painful knee osteoarthritis. *J Manipulative Physiol Ther.* 2015; 38(4): 262–268.

［102］ Henry R, Cahill CM, Wood G, et al. Myofascial pain in patients waitlisted for total knee arthroplasty. *Pain Res Manag.* 2012; 17(5): 321–327.

［103］ Itoh K, Hirota S, Katsumi Y, Ochi H, Kitakoji H. Trigger point acupuncture for treatment of knee osteoarthritis — a preliminary RCT for a pragmatic trial. *Acupunct Med.* 2008; 26(1): 17–26.

［104］ Bajaj P, Bajaj P, Graven-Nielsen T, Arendt-Nielsen L. Osteoarthritis and its association with muscle hyperalgesia: an experimental controlled study. *Pain.* 2001; 93(2): 107–114.

［105］ Rahbar M, Toopchizadeh V, Eftekharsadat B, Ganjeifar V. Therapeutic efficacy of myofascial trigger point therapy in patients with bilateral knee osteoarthritis: a randomized clinical trial. *Life Sci J.* 2013; 10(6s): 472–478.

［106］ Mayoral O, Salvat I, Martin MT, et al. Efficacy of myofascial trigger point dry needling in the prevention of pain after total knee arthroplasty: a randomized, double-blinded, placebo-controlled trial. *Evid Based Complement Alternat Med.* 2013; 2013: 694941.

［107］ Núñez-Cortés R, Cruz-Montecinos C, Vasquez-Rosel A, Paredes-Molina O, Cuesta-Vargas A. Dry needling combined with physical therapy in patients with chronic postsurgical pain following total knee arthroplasty: a case series. *J Orthop Sports Phys Ther.* 2017; 47(3): 209–216.

［108］ Nguyen BM. Myofascial trigger point, falls in the elderly, idiopathic knee pain and osteoarthritis: an alternative concept. *Med Hypotheses.* 2013; 80(6): 806–809.

［109］ Louw M, Deary C. The biomechanical variables involved in the aetiology of iliotibial band syndrome in distance runners — A systematic review of the literature. *Phys Ther Sport.* 2014; 15(1): 64–75.

［110］ Fredericson M, Wolf C. Iliotibial band syndrome in runners: innovations in treatment. *Sports Med.* 2005; 35(5): 451–459.

［111］ Fairclough J, Hayashi K, Toumi H, et al. The functional anatomy of the iliotibial band during flexion and extension of the knee: implications for understanding iliotibial band syndrome. *J Anat.* 2006; 208(3): 309–316.

[112] Fairclough J, Hayashi K, Toumi H, et al. Is iliotibial band syndrome really a friction syndrome? *J Sci Med Sport.* 2007; 10(2): 74-76; discussion 77-78.

[113] Fredericson M, Weir A. Practical management of iliotibial band friction syndrome in runners. *Clin J Sport Med.* 2006; 16(3): 261-268.

[114] Baker RL, Souza RB, Fredericson M. Iliotibial band syndrome: soft tissue and biomechanical factors in evaluation and treatment. *PM R.* 2011; 3(6): 550-561.

[115] Mucha MD, Caldwell W, Schlueter EL, Walters C, Hassen A. Hip abductor strength and lower extremity running related injury in distance runners: a systematic review. *J Sci Med Sport.* 2017; 20(4): 349-355.

[116] Pavkovich R. The use of dry needling for a subject with chronic lateral hip and thigh pain: a case report. *Int J Sports Phys Ther.* 2015; 10(2): 246-255.

[117] Moses B, Orchard J, Orchard J. Systematic review: annual incidence of ACL injury and surgery in various populations. *Res Sports Med.* 2012; 20(3-4): 157-179.

[118] Fernandez WG, Yard EE, Comstock RD. Epidemiology of lower extremity injuries among U.S. high school athletes. *Acad Emerg Med.* 2007; 14(7): 641-645.

[119] Schein A, Matcuk G, Patel D, et al. Structure and function, injury, pathology, and treatment of the medial collateral ligament of the knee. *Emerg Radiol.* 2012; 19(6): 489-498.

[120] Salata MJ, Gibbs AE, Sekiya JK. A systematic review of clinical outcomes in patients undergoing meniscectomy. *Am J Sports Med.* 2010; 38(9): 1907-1916.

[121] Jones JC, Burks R, Owens BD, Sturdivant RX, Svoboda SJ, Cameron KL. Incidence and risk factors associated with meniscal injuries among active-duty US military service members. *J Athl Train.* 2012; 47(1): 67-73.

[122] Snoeker BA, Bakker EW, Kegel CA, Lucas C. Risk factors for meniscal tears: a systematic review including meta-analysis. *J Orthop Sports Phys Ther.* 2013; 43(6): 352-367.

[123] Monk AP, Davies LJ, Hopewell S, Harris K, Beard DJ, Price AJ. Surgical versus conservative interventions for treating anterior cruciate ligament injuries. *Cochrane Database Syst Rev.* 2016; 4: CD011166.

[124] Tsoukas D, Fotopoulos V, Basdekis G, Makridis KG. No difference in osteoarthritis after surgical and non-surgical treatment of ACL-injured knees after 10 years.

Knee Surg Sports Traumatol Arthrosc. 2016; 24(9): 2953-2959.

[125] Alessio-Mazzola M, Formica M, Coviello M, Basso M, Felli L. Conservative treatment of meniscal tears in anterior cruciate ligament reconstruction. *Knee.* 2016; 23(4): 642-646.

[126] Kim HJ, Lee JH, Ahn SE, Park MJ, Lee DH. Influence of anterior cruciate ligament tear on thigh muscle strength and hamstring-to-quadriceps ratio: a meta-analysis. *PLoS One.* 2016; 11(1): e0146234.

[127] Donnell-Fink LA, Klara K, Collins JE, et al. Effectiveness of knee injury and anterior cruciate ligament tear prevention programs: a meta-analysis. *PLoS One.* 2015; 10(12): e0144063.

[128] Swart NM, van Oudenaarde K, Reijnierse M, et al. Effectiveness of exercise therapy for meniscal lesions in adults: a systematic review and meta-analysis. *J Sci Med Sport.* 2016; 19(12): 990-998.

[129] Trees AH, Howe TE, Grant M, Gray HG. WITHDRAWN: exercise for treating anterior cruciate ligament injuries in combination with collateral ligament and meniscal damage of the knee in adults. *Cochrane Database Syst Rev.* 2011(5): CD005961.

[130] Meuffels DE, Poldervaart MT, Diercks RL, et al. Guideline on anterior cruciate ligament injury. *Acta Orthop.* 2012; 83(4): 379-386.

[131] Logerstedt DS, Scalzitti D, Risberg MA, et al. Knee stability and movement coordination impairments: knee ligament sprain revision 2017. *J Orthop Sports Phys Ther.* 2017; 47(11): A1-A47.

[132] Jackson JL, O'Malley PG, Kroenke K. Evaluation of acute knee pain in primary care. *Ann Intern Med.* 2003; 139(7): 575-588.

[133] Tuite MJ, Daffner RH, Weissman BN, et al. ACR appropriateness criteria(R) acute trauma to the knee. *J Am Coll Radiol.* 2012; 9(2): 96-103.

[134] Huang W, Zhang Y, Yao Z, Ma L. Clinical examination of anterior cruciate ligament rupture: a systematic review and meta-analysis. *Acta Orthop Traumatol Turc.* 2016; 50(1): 22-31.

[135] Smith BE, Thacker D, Crewesmith A, Hall M. Special tests for assessing meniscal tears within the knee: a systematic review and meta-analysis. *Evid Based Med.* 2015; 20(3): 88-97.

[136] Hewett TE, Myer GD, Ford KR, Paterno MV, Quatman CE. The 2012 ABJS Nicolas Andry Award: the sequence of prevention: a systematic approach to

prevent anterior cruciate ligament injury. *Clin Orthop Relat Res.* 2012; 470(10): 2930−2940.

[137] Torres-Chica B, Nunez-Samper-Pizarroso C, Ortega-Santiago R, et al. Trigger points and pressure pain hypersensitivity in people with postmeniscectomy pain. *Clin J Pain.* 2015; 31(3): 265−272.

[138] Velázquez-Saornil J, Ruiz-Ruiz B, Rodriguez-Sanz D, Romero-Morales C, Lopez-Lopez D, Calvo-Lobo C. Efficacy of quadriceps vastus medialis dry needling in a rehabilitation protocol after surgical reconstruction of complete anterior cruciate ligament rupture. *Medicine (Baltimore).* 2017; 96(17): e6726.

[139] Murphy DR, Hurwitz EL, Gerrard JK, Clary R. Pain patterns and descriptions in patients with radicular pain: does the pain necessarily follow a specific dermatome? *Chiropr Osteopat.* 2009; 17: 9.

[140] Van Boxem K, Cheng J, Patijn J, et al. 11. Lumbosacral radicular pain. *Pain Pract.* 2010; 10(4): 339−358.

[141] Iversen T, Solberg TK, Wilsgaard T, Waterloo K, Brox JI, Ingebrigtsen T. Outcome prediction in chronic unilateral lumbar radiculopathy: prospective cohort study. *BMC Musculoskelet Disord.* 2015; 16: 17.

[142] Hahne AJ, Ford JJ, McMeeken JM. Conservative management of lumbar disc herniation with associated radiculopathy: a systematic review. *Spine (Phila Pa 1976).* 2010; 35(11): E488−E504.

[143] Delitto A, George SZ, Van Dillen LR, et al. Low back pain. *J Orthop Sports Phys Ther.* 2012; 42(4): A1−A57.

[144] Lai WH, Shih YF, Lin PL, Chen WY, Ma HL. Normal neurodynamic responses of the femoral slump test. *Man Ther.* 2012; 17(2): 126−132.

[145] Adelmanesh F, Jalali A, Shirvani A, et al. The diagnostic accuracy of gluteal trigger points to differentiate radicular from nonradicular low back pain. *Clin J Pain.* 2016; 32(8): 666−672.

[146] Adelmanesh F, Jalali A, Jazayeri Shooshtari SM, Raissi GR, Ketabchi SM, Shir Y. Is there an association between lumbosacral radiculopathy and painful gluteal trigger points? A cross-sectional study. *Am J Phys Med Rehabil.* 2015; 94(10): 784−791.

[147] Rigoard P, Blond S, David R, Mertens P. Pathophysiological characterisation of back pain generators in failed back surgery syndrome (part B). *Neurochirurgie.* 2015; 61 suppl 1: S35−S44.

第七部分　腿、脚踝和足部疼痛

第 六十三 章

胫骨前肌

卫斯理·J. 韦德韦尔

1 介绍

胫骨前肌是踝关节最强壮的背屈肌，是负责人体行走的主要肌肉之一。它通常会产生触发点（TrPs），并在脚踝的前内侧以及大脚趾的背面和内侧表面产生疼痛。有时，疼痛可能涉及前小腿和足背踝关节。该肌肉对于在行走过程中的力量吸收及脚部清除力量很重要，并且在动态站立平衡中起关键作用。剧烈的步行，跑步和攀爬可能会诱发胫骨前肌的触发点。在山上行走或在崎岖不平的地形上行走也可以激活胫骨前肌中的TrPs。鉴别诊断应包括L5神经根疼痛和/或神经根病、慢性劳累性骨筋膜室综合征、胫骨夹板和胫骨前肌疝。纠正措施是自我压力释放，自我拉伸紧绷的腓肠肌—比目鱼肌和胫前肌等拮抗肌，以及进行活动调节以减少反复出现的肌肉超负荷。

2 相关解剖

胫骨前肌是位于小腿前外侧皮下，紧贴胫骨前外侧边缘，在腿的下1/3处形成肌腱（图63-1）。它起源于胫骨的外侧髁，胫骨外侧面的上半部或三分之二，深筋膜的深面，相邻的骨间膜以及其自身与趾长伸肌之间的肌间隔[1]。胫骨前肌肌纤维以环羽状形式聚集在腱膜和肌腱上，就像轮子的辐条一样，并插入可延伸肌肉长度的内部轴向肌腱中[2,3]。肌腱下行并在胫骨前交叉到脚的内侧，在远端插入到足楔状骨的内侧和脚底表面以及第一跖骨底部[1,4]。Brenner在156只脚的解剖中发现胫骨前肌附着点的变异。在典型的表现中，96.2%的人其胫骨前肌同时插入第一跖骨和内侧楔骨，1.9%的人其胫前肌仅插入在第一跖骨底部，1.3%的人插入在内侧楔骨。在17.3%的病例中发现了腱下囊。在一项单独的尸体研究中，大多数标本显示，与第一跖骨相比，内侧楔形骨的肌腱覆盖总体面积更大（3：2）。在4.8%的标本中观察到肌腱滑脱，并插入在第一跖骨轴近端及远端[5]。

通过对整个胫骨前肌的纵向冰冻切片进行染色检测胆碱酯酶，研究了运动终板的分布。神经

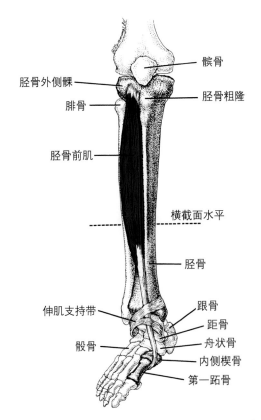

图63-1　右胫骨前肌附着（红色），前视图。足部向外旋转，显示内侧楔骨和第一跖骨的远端附着

肌肉接头呈弥漫性分布，最大浓度集中在肌肉的外围和近端末梢[6]。

腿中部1/3的下部横截面（图63-2）显示了形成前房的坚韧筋膜结构和骨骼。胫前肌与趾长伸肌，拇长伸肌和腓肠肌，腓骨深神经以及胫骨前动脉和静脉共享相对较小的隔室。腓骨深神经和胫前血管位于胫骨前肌深处的骨间膜上。

（1）神经和血管化

腓骨深部神经为胫前肌提供来自L4和L5脊神经腹侧横肌以及骶丛S1脊神经的纤维[1,7]。

胫前动脉的一系列内、前分支为小腿前室提供血管供应。在近端，由胫骨前返动脉辅助供应。胫前肌肌腱由内踝前动脉、足背动脉、跗内侧动脉和胫后动脉的内踝和跟骨支供应[1,8]。

（2）功能

胫前肌在姿势和步态上有重要作用。它通过控制过度的后位摆动来保持站立平衡，并有助于保持腿垂直于不动足上[9-12]。胫前肌在步态中起着偏心的作用，以吸收力量来控制脚在初次接触后的下落并在步态的摆动阶段集中起作用以消除足部间距[14,15]。

在非负重肢体中，胫骨前肌在踝关节处使脚背曲，并在距骨下关节和跗横关节处使脚后仰平卧（内翻和内收）；然而，在跖屈时，它作为一个内转肌并不发挥作用[1,17,18]。站立时，随着身体向后倾斜，胫骨前肌变得更加活跃，无论以何种速度向前倾斜，胫骨前肌活动都停止[9,10]。一个人越往后仰，压力中心越靠近脚跟，胫前肌的肌电图（EMG）活动越强[11]。此外，这种肌肉有助于对较窄姿势（如双脚并拢和串联姿势）的侧摆控制[19]。Di Giulio等人确定胫骨前肌的深筋膜室是踝肌保持直立姿势时本体感受信息的最佳机械来源[12]。

站立时胫骨前肌的潜在积极作用对预防老年人跌倒具有重要意义。与年轻人相比，中年人的踝关节中外侧姿势功能受损[20]。踝关节力量和踝

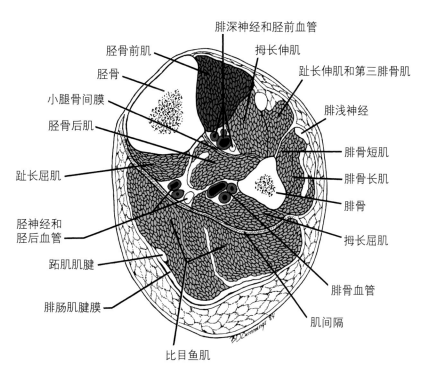

图63-2　从上面看，该轮廓概述了右腿中部三分之一部分的横截面。前室位于小腿骨间膜的前面，腓骨干的内侧，胫骨干的外侧，前部由腿的深筋膜限制（Figure 4-72 in Anderson JE. Grant's Atlas of Anatomy. 8th ed. Baltimore, MA: Williams and Wilkins; 1983: 107.）

背屈肌的扭力发展速度降低被认为是区分跌倒者和未跌倒者的关键因素[21]。

胫骨前肌的肌电图活动的首次峰值出现在所有步行过程中的初次接触时[14,15,22]。更具体地说，踝背屈肌（胫骨前肌和脚趾的长伸肌）可防止刚接触后的脚掌打滑。当他们控制脚向地板下降时，它们会经历一个延长的收缩期。在步行过程中，次高峰出现在步态的站立末期姿态上[14,15,22]。摆动阶段开始时脚趾的拖曳通常是由于髋部和膝部屈曲不足所致[23]。摆动后期，当肢体向前移动时，脚背弯曲不足会导致脚趾拖曳[24]。

在6～11岁的健康儿童中，1/3的激活模式出现在站姿中期，可能是由于在单肢支撑期间胫骨前肌控制平衡所致[25]。在一项对健康儿童的类似研究中，超过80%的步态周期导致腓肠肌外侧头和胫前肌同时收缩。除了单纯的激活外，这种增加的肌肉募集策略的复杂性表明，协同收缩可能对更高阶段的生理任务如平衡改善和关节稳定起作用[26]。

与水平和上坡步行相比，下坡步行对胫骨前肌的需求增加。例如，在下坡行走过程中，重心前移增加，初次接触时脚的减速力矩增加[27]。减速力矩由显著的胫骨前肌偏心收缩产生，以控制脚从初次接触到承重期的下降[28]。这种离心力导致延迟性肌肉酸痛，这是下坡行走所特有的，它也可能有助于在胫骨前肌形成TrPs[29]。

胫骨前肌的肌电活动模式在慢跑、奔跑和短跑之间变化。在慢跑和跑步过程中，电活动在站立末期开始，并持续在整个摆动阶段的剩余期和支撑（姿势）阶段的前半部分。但是，在短跑期间，当足底开始屈曲时，肌电活动会在摆动中期短暂停止[30]。在后脚跟和前脚掌落地的跑步者之间，肌肉活动会有所不同。用后脚跟着地的跑步者比用前脚掌着地的跑步者背屈更大，并且在脚与地面接触之前，胫骨前肌的活动较大。相比之下，主要用前脚掌跑步的人的腓肠肌活动要比用后脚跟跑步的人活动大[31,32]。

在大多数体育活动中，这块肌肉处于中等至剧烈的活动状态[33,34]。它的1型（慢肌纤维）纤维占主导地位，而2型（快肌纤维）纤维最多只构成肌肉的1/3。2型氧化肌纤维，具有固有的抗疲劳性以及支持肌肉长时间有氧活动的主要功能[35-37]。

（3）功能单元

肌肉所属的功能单元包括增强和抵抗其动作的肌肉以及肌肉交叉的关节。这些结构的相互依赖性在功能上反映在感觉运动皮层的组织和神经连接上。之所以强调功能单元是因为如果在该单元的一块肌肉中存在疼痛触发点，那么就会增加该单元内其他肌肉形成疼痛触发点的可能性。若使肌肉中的疼痛触发点失活时，必须要考虑到其功能依赖的肌肉中产生的疼痛触发点的可能性。表63-1大致代表胫骨前肌的功能单元[38]。

表 63-1　胫骨前肌的功能单位		
功　能	协同肌	拮抗肌
足背屈	趾长伸肌 拇长伸肌 第三腓骨肌	腓肠肌 比目鱼肌 腓骨长肌和腓骨短肌 趾长屈肌 胫骨后肌
足内翻	胫骨后肌 拇长伸肌	腓骨长肌和腓骨短肌 趾长伸肌 第三腓骨肌

3　临床表现

（1）牵涉痛模式

胫骨前肌的每一部分肌肉均可能出现TrPs。通常，在肌肉上1/3处出的TrP所诱发的牵涉痛和压痛主要是指踝关节的前内侧以及大脚趾的背面和内侧（图63-3）[39,40]。此外，疼痛可沿胫骨向下延伸至踝关节和足部前内侧[39,41,42]。其他作者报道胫骨前肌TrPs诱发的牵涉痛可出现在小腿前侧和踝关节背侧[43,44]；踝关节背侧和大脚趾背侧[45]；小腿、踝关节和足部，或特别是大脚趾背侧[46,47]；有时，在靠近肌肉肌腱连接点的肌肉其

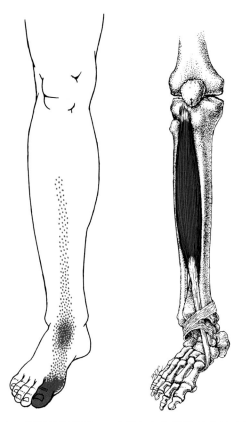

图63-3　右胫骨前肌的TrP（浅红色）诱发的牵涉痛模式（暗红色），如前视图所示，脚稍微外展。基本的疼痛模式是实红的；红色点表示基本模式的偶然散布

下半部的远端会出现带点压痛的紧绷带[43-47]。在后一种情况下，牵涉痛模式是脚和膝盖的严重灼痛，并随着长时间站立而加重[48]。胫骨前肌TrPs有时是儿童疼痛的主要报道来源。其牵涉痛模式与成人相似[49]。

在15名受试者中，Rubin和他的同事[50]用0.5 mL 5%高渗盐水注入胫骨前肌。注射导致肌腹深处隐痛以及踝关节前侧和内侧足背牵涉痛。一些受试者的疼痛仅牵涉至脚踝，而其他人的疼痛牵涉至小腿部。另外，一名受试者报道了膝盖内侧和背部表面的内部疼痛，另一例报道了腓肠肌内侧的疼痛，第三例报道了踝关节近端疼痛。注射利多卡因后，除两名受试者外，疼痛均消失，其中原发性和参照性疼痛的平均总疼痛强度平行下降了74%，注射利多卡因后，除两个受试者外，所有受试者的疼痛均消失，其中原发性疼痛和牵涉性疼痛的平均疼痛强度同时下降74%，这表明肌肉的牵涉痛通常依赖于初级疼痛部位的持续有

害输入[50]。

早期典型的牵涉痛模式概述与Kellgren所述的模式相似[51]。Gibson也发现通过将高渗盐水注入胫骨前肌肌腹，肌腱—骨连接点近端和肌腱中可诱发相同的牵涉痛模式。一些受试者也有明显的脚趾牵涉痛[52]。

（2）病征

胫骨前肌TrPs患者一般主诉踝关节前内侧和大脚趾疼痛。其他症状的主诉可能包括：背屈无力，可表现为步态中由于脚趾间隙不足而跌倒或绊倒，以及一般的踝关节无力。踝关节的疼痛可能会在没有任何关节损伤的证据的情况下困扰患者[39]。在脚趾长伸肌中的TrPs导致额外的背屈无力时，功能丧失尤其明显。

通常，胫骨前肌TrPs的患者不会主诉夜间疼痛，整个晚上踝关节的足底弯曲位置不会影响该肌肉，除非其TrPs足够活跃，能够引起一定程度的持续牵涉痛。胫骨前肌筋膜疼痛综合征有时单独表现为单肌综合征，但更常见的是与其他腿部肌肉的TrPs相关。

（3）体格检查

在一次彻底的主观检查之后，临床医生应该画一张详细的图来描述患者所描述的疼痛模式。这一描述将有助于规划体检，并有助于对患者疼痛症状的改善及进展情况进行监测。另外还需对疼痛的类型、性质和位置进行仔细评估，在检查下肢功能障碍患者时，必须使用结果标准化工具。

由于胫骨前肌在姿势稳定性中的作用，静态和动态姿势的观察是必不可少的。功能测试，如双腿和单腿深蹲，可以快速评估髋膝关节控制能力，以及快速评估背屈运动范围。功能性背屈最好的测试方法是让受试者穿高跟鞋走路[1]。定时单腿站立，睁眼和闭眼，可以定量测量平衡，并使临床医生能够观察到与平衡和控制有关的足踝调整策略。

踝关节检查是确定腓肠肌比目鱼肌群跟腱或肌肉长度不足、附件运动减少或距骨下关节明显

过度内翻的必要检查。这些损害可能是负重活动期间胫骨前肌超负荷的重要促成因素[53]。如果胫骨前肌无力或疼痛，彻底的步态分析将有助于识别代偿模式，包括以下几种：蹒跚步态（表现为向对侧倾斜和"徒步"髋关节），摆动步态（其中功能失调侧腿部横向环绕），或高抬腿，跨阈步态（髋关节和膝关节过度弯曲），以消除摆动阶段的脚趾[54]。

该肌肉中的触发点会导致一定程度的抑制作用减弱。脚趾长伸肌或第三腓骨肌的代偿性收缩很容易掩盖这一弱点。为了测试胫骨前肌的力量，坐位的患者首先将脚内翻，然后在不伸展大脚趾的情况下使脚背屈以抵抗阻力[55]。临床医生应观察患者在行走过程中是否有脚掌拍打地面和/或足下垂。当脚后跟着地后，前脚掌拍打到地板上时，就会发生脚掌拍打地面的声音。足下垂是指脚不能充分背伸，无法使脚趾和地板之间有足够的间隙，特别是在摆动后期。

由于疼痛和肌肉紧绷，胫骨前肌中活跃的或潜在的TrPs限制了跖屈和外翻运动的伸展范围。踝关节和大脚趾的深度触诊可能会引起胫骨前肌TrPs患者的疼痛，这是由牵涉痛模式引起的[39]。

（4）触发点检查

为了检查胫骨前肌，患者可以长坐或最好仰卧（图63-4）。可在患者膝盖下放置枕头或靠垫，以确保放松。最常见的TrP区域大约位于小腿近端和中部三分之一的交界的胫骨尖锐边缘处，但是，应彻底检查整块肌肉[44]。交叉纤维触诊显示胫骨外侧肌肉群有紧绷带和TrP点压痛（图63-4）。这块肌肉的紧绷带与胫骨平行。施加在TrP上的指压通常会引起或加剧前踝和足背的牵涉痛[39]。

最近的一项研究检查了三块踝关节肌肉，其中一块是胫骨前肌，发现存在或不存在TrPs（一致性70%～85%和Kappa 0.25～0.48）、牵涉痛的发生（一致性63%～78%和Kappa 0.26～0.51）和触诊到胫骨前肌紧绷带结节（一致性65%～90%和Kappa 0.25～0.43）是中度可靠性。在这种肌肉

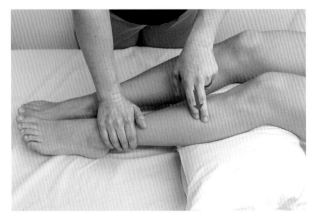

图63-4　左侧胫骨前肌TrPs交叉纤维平滑式触诊

中，通过手掌触诊不能识别出局部抽搐反应和跳跃征[40]。

4　鉴别诊断

（1）触发点的激活和延续

一种激活TrP的姿势或活动，如果不加以纠正，也会使其持久化。在胫骨前肌的任何部分，TRP可由尚不适应的偏心负荷、无条件肌肉的偏心运动或最大或次最大同心负荷中激活[56]。当肌肉长时间处于缩短和/或延长的位置时，触发点也可能被激活或加重。

胫骨前肌的触发点可能被类似的机制激活，这些机制可能导致其他严重的踝关节损伤。任何可能导致踝关节扭伤或骨折，或劳累过度而导致胫前肌间隔综合征的外力也可能导致胫骨前肌的TrPs。

胫骨前肌的TrPs通常是由严重创伤导致的，但也可能是由于重复微机械创伤等损伤后，肌肉的过度使用造成的。下坡步行或跑步可增加胫前肌间隔综合征的偏心负荷并激活胫骨前肌TrPs。此外，穿高跟的鞋子，如牛仔靴或高跟鞋，将进一步增加脚踝背屈肌肉的需求。未经训练的人在崎岖的地形、坚硬的表面或异常柔软的表面（如沙子）上长距离行走，也可能容易发展为下肢肌筋膜功能障碍。

在业余足球运动员踢球时踝关节的最大角速度男性高达每秒1 720°，女性为1 520°[57]。侧脚

踢比脚背踢更容易激活胫骨前肌[34]这些强有力的收缩可能有助于TrPs的发展和相关的胫骨前肌疼痛。这种情况常见于不习惯该任务或迅速增加训练负荷的运动员，例如，从休赛期过渡到季前赛的运动员。

在摆动早期（胫骨前肌收缩期绊倒），将脚趾卡在障碍物上会导致偏心收缩超负荷，从而激活或永久保留该肌肉中的TrPs。参加人造草皮vs草地的运动员更有可能遇到此事件，并且可能与草地趾损伤同时发生[58]。对突然拉伸的反射反应按比例增加会加剧超负荷，其反应范围是最大随意收缩的0%到40%[59]。

（2）相关触发点

相关的TrPs可在由TrPs引起的牵涉痛区域出现[60]。因此，因此，牵涉痛区域的每一块肌肉组织也应该都要考虑。腓骨长肌和胫骨前肌常同时受累。它们作为一对相互匹配良好的拮抗肌对实现足部的稳定和平衡起重要作用。拇长伸肌和较小程度的趾长伸肌作为胫骨前肌的协同肌也可能发展成TrPs。胫骨后部TrPs通常不与胫骨前肌TrPs相关。应该检查胫前肌功能单元的肌肉中是否存在TrPs，因为这些相关TrPs可使胫骨前肌中的TrPs永久存在。

（3）相关病理学

腰5神经根疼痛或神经根病常导致同一神经根支配的肌肉中TrPs的形成。通常，患有L5神经根疼痛的患者会报道大腿外侧、小腿外侧和大脚趾疼痛，踝关节和脚背有或没有感觉异常，并且踝关节背屈无力[61]。胫骨前肌肌腱反射的存在降低了L5神经根压迫的可能性，这是患者疼痛的一个重要原因。在70名健康受试者中，该反射[62]的双侧缺失率为11%，一侧反射缺率为6%。手持式反射锤诱发反射反应，通过表面电极记录肌电图。然而，在18例L5神经根受压患者中，72%的患者患侧没有反射。出现腿部感觉异常、感觉改变、虚弱或中枢神经系统紊乱（肌肉张力过大或阵挛）症状的患者应接受彻底的神经系统检查，

包括感觉、反射、肌肉力量、运动控制和运动协调的评估。如果怀疑有潜在的严重疾病，应将患者转诊至专科医生处[63]。

坐骨神经在腘窝附近分为腓总神经和胫神经。其中腹侧后支最终形成腓总神经。然后，腓总神经穿过腓肠肌的外侧头，在腓骨的外侧和远端走行，在那里神经变成皮下神经。它继续在腓骨长肌和腓骨之间。此时，它分为两个主要分支，腓深神经和腓浅神经[7,64]。

腓深神经通过深行至腓骨长肌，穿过胫腓骨间膜进入前室，从而支配小腿前肌。在足部，神经与胫骨前动脉的骨间膜紧密相连。最后，它终止于皮肤分支，该分支支配第一趾和第二趾之间的网状空间[1,7]。

由于腓总神经在腓骨附近有一个浅表位置，因此易受损伤。由于许多创伤和潜在的原因，已经报道了很多类似损伤。创伤原因与肌肉骨骼损伤或孤立的神经牵拉、压迫或撕裂相关。常见腓总神经损伤的例子包括：腓骨近端骨折、胫骨平台骨折、外伤性膝关节脱位、韧带损伤、踝关节韧带或骨损伤、踝关节损伤后的重塑不当或撕裂伤[70,71]。其他不太常见的原因包括骨关节炎[72]、肿瘤、[71]和骨科手术期间发生的医源性损伤[69]。

小腿劳累型骨筋膜室综合征是一种常见的过度使用性损伤。肌筋膜室综合征的特征是肌筋膜室内的压力增加，足以破坏肌筋膜室内肌肉的血液循环。压力增加会阻碍静脉流出，导致进一步肿胀和压力增加。如果持续时间过长，由此产生的缺血会导致肌筋膜室内的肌肉和神经坏死。在外伤后，最重要的是要立即认识到这种情况，并妥善处理，以避免可能发生的灾难性后果。前室综合征更常见，其次是外侧、深后和浅后室综合征[73,74]。胫骨前肌整个肌腹弥漫性紧绷和压痛提示前室综合征。这种情况的患者表现出疼痛，感觉异常，在缺血的肌肉和由腓深神经供应的区域都有压痛。肌肉对被动拉伸敏感，肌肉的主动收缩会增加症状。

劳累型骨筋膜室综合征是由于锻炼或参加跑

步和举重等运动中肌内压力异常高而引起的[75]。在运动员和军人中，症状可能会在一段时间内出现[73,74]。小腿肌肉缩短，负荷过重，前室肌肉减弱、使运动员易患前室综合征。在非创伤性急性病例中，考虑采取进一步措施之前，可以尝试短暂的休息和冷冻治疗，以减少疼痛、肿胀和代谢需求。一个病例系列调查了按摩、锻炼和5周以上避免加剧活动的效果，并得出结论：在活动重新开始时，按摩、锻炼和避免加剧活动对减轻症状是有效的[77]。Diebal发表了一个10名患者的病例系列，他们接受了6周的治疗，重点是改变受试者的跑步技术，以促进前脚跑步方式，减少步幅和增加步频。此项干预措施可减少术后腿部的室内压力，并显著减少术后1年的疼痛和残疾发生率[78]。

胫骨疼痛是跑步者和军人常见的损伤。这种情况是由于负重期间源自胫骨下部的任何肌腱组织的近端宽部受到重复应力而引起的机械性炎症[79]。胫骨疼痛可以出现于前外侧或后内侧。前外侧胫骨疼痛是由胫骨前肌、拇长伸肌和趾长伸肌的微损伤和急性肌炎引起的。触发点可以在这些肌肉中发展，并加剧患者的症状。前室的肌肉会出现疼痛和压痛。

通常情况下，人们会注意到在虚弱的背屈肌群和紧绷的腓肠肌—比目鱼肌肌群之间的肌肉失衡[53]。据报道，比目鱼肌和过度的足内旋可能是后内侧胫骨疼痛（也称为内侧胫骨应力综合征）的病因[80-82]。Reinking等人发现女性性别，体重增加，大舟状骨下降、先前的跑步损伤和髋关节外旋较大时髋关节屈曲是胫骨内侧应力综合征发展的危险因素[81]。

胫骨前肌的皮下疝穿过其覆盖的筋膜可能会在站立和行走时疼痛，也可能是只是美观问题[83]。磁共振成像不同于计算机断层扫描，它可以清楚地识别筋膜裂开的程度和肌肉突出的大小，因为它可以更清楚地区分这两个软组织结构[84,85]。足背屈时皮下疝症状会更加明显，如果可触及或可复位，则可鉴别筋膜缺损[86]。

5　纠正措施

将脚上抬并保持这种姿势很长一段时间，如驾驶踏板角度较高的汽车时，会导致胫骨前肌持续缩短，进而激活TrPs并使其持续存在。巡航控制系统的使用为驾驶员提供了一个改变脚部位置的机会，并从静止状态获得周期性的缓解。当一个人长时间坐着时，踝关节泵运动通常会提供很好的放松，因为它可以拉伸胫骨前肌和比目鱼肌。

一般来说，如果整个晚上脚踝保持在中和姿势，腿部肌肉会感觉更好；因此，调整患者的睡眠姿势可能是必要的。将床脚处的床单解开，以减少外部力量使足底过度弯曲，这一姿势更加方便。当侧卧时，在腿和膝盖之间放一个枕头将使脚和脚踝处于一个更舒适的位置。

胫骨前肌负荷过重的一个主要原因可能是小腿肌肉张力增加或缩短导致的。治疗胫骨前肌重要的第一步是减少腓肠肌（小腿肌肉组织）的紧绷，并使所有相关的TrPs失活。当拉伸腓肠肌/比目鱼肌复合肌群（"跟腱"或跟腱）时，应注意确保距下关节（后脚）保持在中立位置，且不向内或向外倾斜。使用前脚作为伸展的杠杆，将导致横向跗骨关节更多的背屈，这可能会进一步增加脚的内旋倾向（足弓变平）。为了控制脚的扁平，患者在站立伸展时应在赤脚的内侧（内侧边缘）下放置一条小毛巾（图65-8）。如果前室肌无力，可能需要对胫骨前肌和其他足背屈肌进行偏心和同心运动，以恢复踝关节的肌肉平衡[53]。

最好在平坦的地面上行走，而不要在不平的地面上行走，如砖块、有裂缝的人行道、草地或沙子。此外，一个从一边到另一边是水平的，而不是侧向倾斜的表面，如拱形道路或倾斜的海滩的边缘，是最佳的。

胫骨前肌TrPs的自我压力释放可通过长时间坐位进行，方法是将未受影响一侧的脚跟放在受影响胫骨前肌的一个压痛点上（图63-5A）、用拇指手动按摩（图63-5B）或用TrP释放工具（图63-5C）来进行TrP的自我压力释放。用另一只脚后跟、拇指或工具找到压痛点时，应轻压（不超

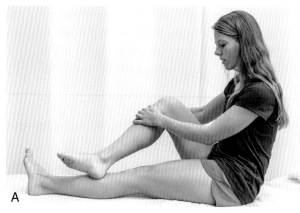

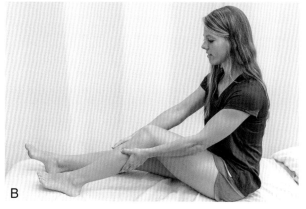

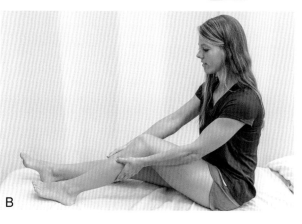

图63-5　胫骨前肌的触发点自我压力释放。**A** 用另一条腿的脚跟。**B** 用拇指。**C** TrP自动释放工具（滚轮）

过4/10的疼痛），并保持15 ~ 30 s或直到疼痛减轻。这个压力释放动作可每组做5次，每天重复做几组。

患者可以通过将受累的脚交叉放在另一条大腿上，并用手被动地使足底屈曲和内旋（外展和外翻）的方式向下和向后运动（图63-6A）来

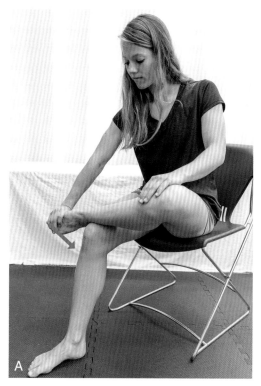

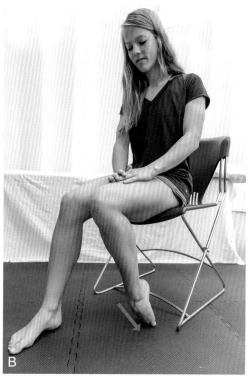

图63-6　胫骨前肌的自我伸展。**A** 较大的压力将脚向后和向下拉向地板。**B** 脚尖在地板上，脚的压力置于大脚趾侧。胫骨上应该有伸展的感觉

完成胫骨前肌的自我伸展。只需简单地将手向远侧滑动，并将脚趾跖屈，即可在在相同的位置完成趾长伸肌和拇长伸肌（背屈肌）的额外的伸展运动。

患者可以保持伸展30 s，重复4次。胫骨前肌的伸展可以每天进行几次。另一种伸展方式可以是患者坐在椅子上，将一只腿的脚伸到椅子下面，足部跖屈和外翻同时脚趾前端触地（图63-6B）。在拉伸阶段小腿肌肉稍收缩，以增强跖屈（相互抑制）也可能会有帮助。

纪运、马柯 译 马柯 审

参考文献

[1] Standring S. *Gray's Anatomy: The Anatomical Basis of Clinical Practice.* 41st ed. London, UK: Elsevier; 2015.

[2] Mathes SJ, Nahai F. *Reconstructive Surgery: Principles, Anatomy & Technique.* New York, NY; St. Louis, MO: Churchill Livingstone; 1997.

[3] Hirshowitz B, Moscona R, Kaufman T, Har-Shai Y. External longitudinal splitting of the tibialis anterior muscle for coverage of compound fractures of the middle third of the tibia. *Plast Reconstr Surg.* 1987; 79(3): 407–414.

[4] Brenner E. Insertion of the tendon of the tibialis anterior muscle in feet with and without hallux valgus. *Clin Anat.* 2002; 15(3): 217–223.

[5] Willegger M, Seyidova N, Schuh R, Windhager R, Hirtler L. Anatomical footprint of the tibialis anterior tendon: surgical implications for foot and ankle reconstructions. *Biomed Res Int.* 2017; 2017: 9542125.

[6] Aquilonius SM, Askmark H, Gillberg PG, Nandedkar S, Olsson Y, Stalberg E. Topographical localization of motor endplates in cryosections of whole human muscles. *Muscle Nerve.* 1984; 7(4): 287–293.

[7] Baima J, Krivickas L. Evaluation and treatment of peroneal neuropathy. *Curr Rev Musculoskelet Med.* 2008; 1(2): 147–153.

[8] Pillet J, Cronier P, Mercier P, et al. The anterior tibial artery and vascularization of the muscles of the anterior compartment of the leg. Application to the anterior compartment syndrome of the leg [in French]. *Bull Assoc Anat (Nancy).* 1984; 68(201): 223–231.

[9] Gantchev GN, Draganova N. Muscular synergies during different conditions of postural activity. *Acta Physiol Pharmacol Bulg.* 1986; 12(4): 58–65.

[10] Oddsson L. Motor patterns of a fast voluntary postural task in man: trunk extension in standing. *Acta Physiol Scand.* 1989; 136(1): 47–58.

[11] Okada M, Fujiwara K. Muscle activity around the ankle joint as correlated with the center of foot pressure in an upright stance. In: Matsui M, Kobayashi K, eds. *Biomechanics 8A.* Champaign, IL: Human Kinetics Publishers; 1983: 209–216.

[12] Di Giulio I, Maganaris CN, Baltzopoulos V, Loram ID. The proprioceptive and agonist roles of gastrocnemius, soleus and tibialis anterior muscles in maintaining human upright posture. *J Physiol.* 2009; 587(pt 10): 2399–2416.

[13] Duquette AM, Andrews DM. Tibialis anterior muscle fatigue leads to changes intibial axial acceleration after impact when ankle dorsiflexion angles are visually controlled. *Hum Mov Sci.* 2010; 29(4): 567–577.

[14] Basmajian J, Deluca C. *Muscles Alive.* 5th ed. Baltimore, MD: Williams & Wilkins; 1985 (pp. 256–257).

[15] Townsend MA, Shiavi R, Lainhart SP, Caylor J. Variability in synergy patterns of leg muscles during climbing, descending and level walking of highly-trained athletes and normal males. *Electromyogr Clin Neurophysiol.* 1978; 18(1): 69–80.

[16] Gray EG, Basmajian JV. Electromyography and cinematography of leg and foot ("normal" and flat) during walking. *Anat Rec.* 1968; 161(1): 1–15.

[17] Basmajian JV, Slonecker CE. *Grant's Method of Anatomy.* 11th ed. Baltimore, MD: Williams & Wilkins; 1989 (p. 332).

[18] Rasch PJ, Burke RK. *Kinesiology and Applied Anatomy: The Science of Human Movement.* 6th ed. Philadelphia, PA: Lea &Febiger; 1978 (pp. 317–330).

[19] Lemos T, Imbiriba LA, Vargas CD, Vieira TM. Modulation of tibialis anterior muscle activity changes with upright stance width. *J Electromyogr Kinesiol.* 2015; 25(1): 168–174.

[20] Bonnet CT, Mercier M, Szaffarczyk S. Impaired mediolateral postural control at the ankle in healthy, middle-aged adults. *J Mot Behav.*2013; 45(4): 333–342.

[21] LaRoche DP, Cremin KA, Greenleaf B, Croce RV. Rapid torque development in older female fallers and nonfallers: a comparison across lower-extremity

muscles. *J Electromyogr Kinesiol.*2010; 20(3): 482−488.

[22] Di Nardo F, Ghetti G, Fioretti S. Assessment of the activation modalities of gastrocnemiuslateralis and tibialis anterior during gait: a statistical analysis. *J Electromyogr Kinesiol.*2013; 23(6): 1428−1433.

[23] Yang JF, Winter DA. Surface EMG profiles during different walking cadences in humans. *Electroencephalogr Clin Neurophysiol.* 1985; 60(6): 485−491.

[24] Perry J. The mechanics of walking.A clinical interpretation.*Phys Ther.* 1967; 47(9): 778−801.

[25] Agostini V, Nascimbeni A, Gaffuri A, Imazio P, Benedetti MG, Knaflitz M. Normative EMG activation patterns of school-age children during gait. *Gait Posture.*2010; 32(3): 285−289.

[26] Di Nardo F, Mengarelli A, Burattini L, et al. Normative EMG patterns of ankle muscle co-contractions in school-age children during gait. *Gait Posture.* 2016; 46: 161−166.

[27] Kuster M, Sakurai S, Wood GA. Kinematic and kinetic comparison of downhill and level walking. *Clin Biomech (Bristol, Avon).* 1995; 10(2): 79−84.

[28] Lay AN, Hass CJ, Richard Nichols T, Gregor RJ. The effects of sloped surfaces on locomotion: an electromyographic analysis. *J Biomech.*2007; 40(6): 1276−1285.

[29] Sabatier MJ, Wedewer W, Barton B, Henderson E, Murphy JT, Ou K. Slope walking causes short-term changes in soleus H-reflex excitability. *Physiol Rep.* 2015; 3(3).

[30] Mann RA, Moran GT, Dougherty SE. Comparative electromyography of the lower extremity in jogging, running, and sprinting. *Am J Sports Med.* 1986; 14(6): 501−510.

[31] Yong JR, Silder A, Delp SL. Differences in muscle activity between natural fore foot and rearfoot strikers during running. *J Biomech.*2014; 47(15): 3593−3597.

[32] Shih Y, Lin KL, Shiang TY. Is the foot striking pattern more important than barefoot or shod conditions in running? *Gait Posture.* 2013; 38(3): 490−494.

[33] Broer M, Houtz S. *Patterns of Muscular Activity in Selected Sports Skills, an Electromyographic Study.* Springfield, IL: Charles C. Thomas; 1967.

[34] Brophy RH, Backus SI, Pansy BS, Lyman S, Williams RJ. Lower extremity muscle activation and alignment during the soccer instep and side-foot kicks. *J Orthop Sports Phys Ther.*2007; 37(5): 260−268.

[35] Henriksson-Larsen KB, Lexell J, Sjostrom M.

Distribution of different fibre types in human skeletal muscles. I. Method for the preparation and analysis of cross-sections of whole tibialis anterior. *Histochem J.* 1983; 15(2): 167−178.

[36] Henriksson-Larsen K. Distribution, number and size of different types of fibres in whole cross-sections of femalem tibialis anterior. An enzyme histochemical study. *Acta Physiol Scand.* 1985; 123(3): 229−235.

[37] Helliwell TR, Coakley J, Smith PE, Edwards RH. The morphology and morphometry of the normal human tibialis anterior muscle. *Neuropathol Appl Neurobiol.* 1987; 13(4): 297−307.

[38] Simons DG, Travell J, Simons L. *Travell & Simon's Myofascial Pain and Dysfunction: The Trigger Point Manual.*Vol 1. 2nd ed. Baltimore, MD: Williams & Wilkins; 1999 (p. 104).

[39] Travell J, Rinzler SH. The myofascial genesis of pain. *Postgrad Med.* 1952; 11(5): 425−434.

[40] Sanz DR, Lobo CC, Lopez DL, Morales CR, Marin CS, Corbalan IS.Interrater reliability in the clinical evaluation of myofascial trigger points in three ankle muscles. *J Manipulative Physiol Ther.*2016; 39(9): 623−634.

[41] Simons DG. *Chapter 45, Myofascial Pain Syndrome Due to Trigger Points.* St. Louis, MO: Mosby; 1988: 710−711.

[42] Simons DG, Travell J. Chapter 25, Myofascial pain syndromes. In: Wall PD, Melzack R, Bonica JJ, eds. *Textbook of Pain.* 2nd ed. Edinburgh, Scotland; New York, NY: Churchill Livingstone; 1989: 368−385.

[43] Sola AE. Treatment of myofascial pain syndromes. In: Benedetti C, Chapman C, Moricca G, eds. *Recent Advances in the Management of Pain.*Vol 7. New York, NY: Raven Press; 1984: 467−485.

[44] Sola AE. Chapter 47, Trigger Point therapy. In: Roberts JR, Hedges JR, eds. *Clinical Procedures in Emergency Medicine.* Philadelphia, PA: Saunders; 1985: 674−686.

[45] Jacobsen S. Myofascial pain syndrome [in Danish] . *Ugeskrift for Laeger.* 1987; 149(9): 600−601.

[46] Sola AE, Williams RL. Myofascial pain syndromes. *Neurology.*1956; 6(2): 91−95.

[47] Arcangeli P, Digiesi V, Ronchi O, Dorigo B, Bartoli B. Mechanisms of ischemic pain in peripheral occlusive arterial disease. In: Bonica JJ, Albe-Fessard D, eds. *Advances in Pain Research and Therapy.*Vol 1. New York, NY: Raven Press; 1976: 965−973.

[48] Gutstein M. Common rheumatism and physiotherapy. *Br J Phys Med.* 1940; 3: 46−50.

[49] Bates T, Grunwaldt E. Myofascial pain in childhood. *J Pediatr.*1958; 53(2): 198–209.

[50] Rubin TK, Gandevia SC, Henderson LA, Macefield VG. Effects of intramus cular anesthesia on the expression of primary and referred pain induced by intramuscular injection of hypertonic saline. *J Pain.*2009; 10(8): 829–835.

[51] Kellgren JH. Observations on referred pain arising from muscle.*Clin Sci.* 1938; 3: 175–190.

[52] Gibson W, Arendt-Nielsen L, Graven-Nielsen T. Referred pain and hyperal gesia in human tendon and muscle belly tissue. *Pain.*2006; 120(1–2): 113–123.

[53] Hertling D. *Management of Common Musculoskeletal Disorders: Physical Therapy Principles and Methods.* 4th ed. Philadelphia, PA: LWW; 2005 (pp. 573–611).

[54] Moore KL, Dalley AF, Agur AMR. *Clinically Oriented Anatomy.* 6th ed. Philadelphia, PA: Lippincott Williams and Wilkins; 2009 (pp. 588–608).

[55] Kendall FP, McCreary EK. *Muscles: Testing and Function, with Posture and Pain.* 5th ed. Baltimore, MD: Lippincott Williams & Wilkins; 2005.

[56] Gerwin RD, Dommerholt J, Shah JP. An expansion of Simons' integrated hypothesis of trigger point formation. *Curr Pain Headache Rep.* 2004; 8(6): 468–475.

[57] Katis A, Kellis E, Lees A. Age and gender differences in kinematics of powerful instep kicks in soccer. *Sports Biomech.*2015; 14(3): 287–299.

[58] Drakos MC, Taylor SA, Fabricant PD, Haleem AM. Synthetic playing surfaces and athlete health. *J Am Acad Orthop Surg.* 2013; 21(5): 293–302.

[59] Toft E, Sinkjaer T, Andreassen S. Mechanical and electromyographic responses to stretch of the human anterior tibial muscle at different levels of contraction. *Exp Brain Res.* 1989; 74(1): 213–219.

[60] Hsieh YL, Kao MJ, Kuan TS, Chen SM, Chen JT, Hong CZ. Dry needling to a key myofascial trigger point may reduce the irritability of satellite MTrPs. *Am J Phys Med Rehabil.*2007; 86(5): 397–403.

[61] Kreiner DS, Hwang SW, Easa JE, et al. An evidence-based clinical guideline for the diagnosis and treatment of lumbar disc herniation with radiculopathy. *Spine J.* 2014; 14(1): 180–191.

[62] Stam J. The tibialis anterior reflex in healthy subjects and in L5 radicular compression. *J Neurol Neurosurg Psychiatry.*1988; 51(3): 397–402.

[63] Delitto A, George SZ, Van Dillen LR, et al. Low back pain. *J Orthop Sports Phys Ther.* 2012; 42(4): A1–A57.

[64] Anderson JC. Common fibular nerve compression: anatomy, symptoms, clinical evaluation, and surgical decompression. *Clin Podiatr Med Surg.* 2016; 33(2): 283–291.

[65] Kim YC, Jung TD. Peroneal neuropathy after tibio-fibular fracture.*Ann Rehabil Med.* 2011; 35(5): 648–657.

[66] Khatri K, Sharma V, Goyal D, Farooque K. Complications in the management of closed high-energy proximal tibial plateau fractures. *Chin J Traumatol.* 2016; 19(6): 342–347.

[67] Woodmass JM, Romatowski NP, Esposito JG, Mohtadi NG, Longino PD. A systematic review of peroneal nerve palsy and recovery following traumatic knee dislocation. *Knee Surg Sports Traumatol Arthrosc.* 2015; 23(10): 2992–3002.

[68] Mook WR, Ligh CA, Moorman CT III, Leversedge FJ. Nerve injury compli catingmultiligament knee injury: current concepts and treatment algorithm. *J Am Acad Orthop Surg.* 2013; 21(6): 343–354.

[69] Kretschmer T, Antoniadis G, Braun V, Rath SA, Richter HP. Evaluation of iatrogenic lesions in 722 surgically treated cases of peripheral nerve trauma. *J Neurosurg.*2001; 94(6): 905–912.

[70] Seidel JA, Koenig R, Antoniadis G, Richter HP, Kretschmer T. Surgical treatment of traumatic peroneal nerve lesions. *Neurosurgery.*2008; 62(3): 664–673; discussion 664–673.

[71] Kim DH, Murovic JA, Tiel RL, Kline DG. Management and outcomes in 318 operative common peroneal nerve lesions at the Louisiana State University Health Sciences Center.*Neurosurgery.*2004; 54(6): 1421–1428; discussion 1428–1429.

[72] Fetzer GB, Prather H, Gelberman RH, Clohisy JC. Progressive peroneal nerve palsy in a varus arthritic knee. A case report.*J Bone Joint Surg Am.* 2004; 86-A(7): 1538–1540.

[73] Rajasekaran S, Hall MM. Nonoperative management of chronic exertional compartment syndrome: a systematic review. *Curr Sports Med Rep.* 2016; 15(3): 191–198.

[74] Campano D, Robaina JA, Kusnezov N, Dunn JC, Waterman BR. Surgical management for chronic exertional compartment syndrome of the leg: a systematic review of the literature. *Arthroscopy.*2016; 32(7): 1478–1486.

[75] Buschbacher M, Ralph M. *Practical Guide to Musculoskeletal Disorders: Diag nosis and*

Rehabilitation. 2nd ed. Boston, MA: Butterworth-Heinemann; 2002.

［76］ Mirkin G. Keeping pace with new problems when your patients exercise. *Mod Med NZ.*1980: 6−14.

［77］ Blackman PG, Simmons LR, Crossley KM. Treatment of chronic exertional anterior compartment syndrome with massage: a pilot study. *Clin J Sport Med.* 1998; 8(1): 14−17.

［78］ Diebal AR, Gregory R, Alitz C, Gerber JP. Forefoot running improves pain and disability associated with chronic exertional compartment syndrome. *Am J Sports Med.* 2012; 40(5): 1060−1067.

［79］ Jones DC, James SL. Overuse injuries of the lower extremity: shin splints, iliotibial band friction syndrome, and exertional compartment syndromes. *Clin Sports Med.* 1987; 6(2): 273−290.

［80］ Galbraith RM, Lavallee ME. Medial tibial stress syndrome: conservative treatment options. *Curr Rev Musculoskelet Med.* 2009; 2(3): 127−133.

［81］ Reinking MF, Austin TM, Richter RR, Krieger MM. Medial tibial stress syndrome in active individuals: a systematic review and meta-analysis of risk factors. *Sports Health.*2017; 9(3): 252−261.

［82］ Hamstra-Wright KL, Bliven KC, Bay C. Risk factors for medial tibial stress syndrome in physically active individuals such as runners and military personnel: a systematic review and meta-analysis. *Br J Sports Med.* 2015; 49(6): 362−369.

［83］ Harrington AC, Mellette JR Jr. Hernias of the anterior tibialis muscle: case report and review of the literature. *J Am Acad Dermatol.* 1990; 22(1): 123−124.

［84］ Govindarajan A, Inigo A. Tibialis anterior muscle hernia: a rare differential of a soft tissue tumour. *BMJ Case Rep.* 2015; 2015.

［85］ Zeiss J, Ebraheim NA, Woldenberg LS. Magnetic resonance imaging in the diagnosis of anterior tibialis muscle herniation. *Clin Orthop Relat Res.* 1989(244): 249−253.

［86］ Nguyen JT, Nguyen JL, Wheatley MJ, Nguyen TA. Muscle hernias of the leg: a case report and comprehensive review of the literature. *Can J Plast Surg.* 2013; 21(4): 243−247.

第 六十四 章

腓骨长肌、腓骨短肌和第三腓骨肌

卫斯理·J.韦德韦尔

1 介绍

注：为避免将这些肌肉的名称弄混淆，1998年修订的解剖学术语规定，"Peroneal muscles"与"Fibularis muscles"同义。这些肌肉、神经及其分支相关术语的修订是基于位置进行的，例如，腓骨的术语可以是"Fibular"或"Perone"。尽管大家普遍接受这两种术语，在本文中，我们选择使用"fibular"及其相关术语[1,2]。

腓骨长肌、腓骨短肌及伴行的腓浅神经，占据了小腿的外侧。腓骨肌上存在触发点（TrPs），且对足部和踝关节的功能至关重要。它们主要控制行走时的动作以及足部和踝关节的本体感觉。腓骨长肌与腓骨短肌使足跖屈，第三腓骨肌使足背屈，腓骨肌肌群一起可以使踝关节外翻。腓骨肌的TrPs产生疼痛的部位在外踝关节上方、后方和下方。疼痛也可能会延伸一小段距离到达足跟和足的两侧。在有些情况下，疼痛甚至会覆盖小腿侧面中1/3处。过度或剧烈的跑步、行走和跳跃等行为可能会激活或持续刺激这些肌肉中的TrPs。在踝关节扭伤或腓骨骨折后，尤其常见。鉴别诊断包括腓骨神经卡压、腰部根性痛或神经根病、肌筋膜室综合征、踝关节扭伤、腓骨长肌或腓骨短肌腱破裂以及足部结构异常。纠正措施包括纠正不正常的足部姿势、调整坐姿和睡眠姿势、自我压力释放技术、自我拉伸训练、运动调整，以及实施下肢本体感觉和运动控制训练计划。

2 相关解剖

腓骨长肌、腓骨短肌及伴行的腓浅神经，占据了小腿的外侧（图64-1）。它们能使足外翻和跖屈。第三腓骨肌与胫前肌位、腓深神经一起，位于小腿的前外侧。它能使足外翻的同时使踝关节背屈[3]。从小腿中1/3的横截面可以看出各自的联系（见前一章的图63-2）。

解剖学家们报道了许多关于腓骨肌的变异。他们发现人体标本中，有5.0% ～ 8.2%不存在第三腓骨肌[4,5]。腓骨短肌发生交叉断裂需要手术进行矫正的症状[6]。小指展肌是一种普通但在人群中比较罕见的肌肉（发生率为2%），它起源于腓骨的远端并附着在第五趾伸肌的腱膜上[7,8]。另外，我们使用磁共振成像技术，发现7.6% ～ 10%的受试者中存在第四腓骨肌。而在人体标本中，其发现率为13% ～ 23%[10]。第四腓骨肌位于腓骨短肌和拇长屈肌之间，其近端连接到腓骨后侧，远端连接到跟骨或骰骨。

腓骨长肌

腓骨长肌位于小腿外侧的上半部分，是腓骨肌中较长、较表浅的肌肉（图64-1A）。近端起自腓骨头及腓骨上2/3的外侧面、深筋膜深面、前后肌间隔，偶尔由胫骨外侧髁的少量肌纤维组成。它在小腿中1/3处移行为肌腱。长肌腱在外踝后方弯曲，并在腓骨短肌共同的沟中通过。肌腱沟是由腓骨上支持带移行而来，呈管状，腓骨长肌和腓骨短肌都在一个滑膜鞘中，其中腓骨短肌的肌腱位于腓骨长肌肌腱前方。如果腓骨支持带因外伤而破裂，不能愈合，肌腱就会从沟中脱出。在跟骨外侧，这些肌腱分别占据着骨筋膜管。腓骨长肌肌腱再次弯曲，走行在骰骨的前下侧的槽中。接着走行，斜穿过足底两次，一次从第一跖骨基底外侧，另一次从内侧楔骨外侧（图64-1B）；有时，第三次会在第二跖骨底部插入。腓骨长肌的长肌腱附着于第一跖骨基底部内侧，与胫前肌肌腱相反[3,11,12]。腓骨长肌的肌腱可延伸至第三、第四或第五跖骨基底部或拇内收肌[3]。

肌腱在外踝下方和骰骨上方改变方向。在这两个部位，腓骨长肌肌腱均增厚，在骰骨部位还会出现籽骨[3]。部分籽骨会出现骨化，其余的则保持纤维性或软骨性。当软骨骨化时，就变成了腓籽骨。腓籽骨的形状不规则，约20%成人的足部X线中可发现它的存在[13,14]。一项人体研究发现，从放射学和组织学上分析，30%的肌腱可表现为腓籽骨。该研究结果还表明，腓籽骨的存在与软骨内骨折或退行性关节疾病的增加无相关性。腓籽骨形成可能与足部的生物力学功能有关[15]。

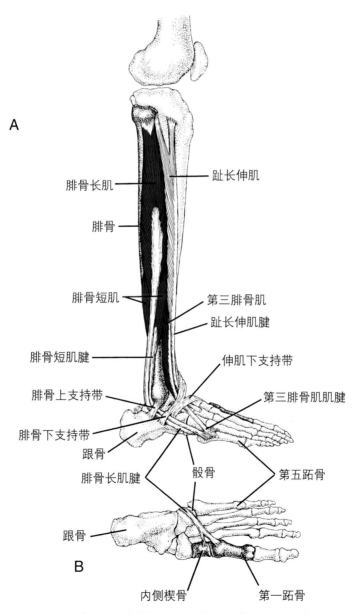

图64-1　右侧腓骨肌的解剖关系和附件。A 侧面观。B 右足跖面观。腓骨长肌附着的骨骼是黑色的

腓籽骨的起源引起了很多争议。它的存在可能是由于腓骨长肌腱角状部分的强烈机械应力引起的，它可以使肌腱保持滑动[16,17]。从系统发育的角度看，由于失去了对抗的功能，它正在从人类中消失[14]。

腓骨短肌

腓骨短肌比腓骨长肌短且小，位于腓骨长肌深部。腓骨短肌的腹部向远端延伸，超过腓长骨肌（图64-1A和图64-2）。腓骨短肌起源于腓骨外侧面的远端2/3处，位于腓骨长肌前方，与肌间隔相邻（图64-2）。腓骨短肌肌腱与腓骨长肌肌腱在一个共同的滑膜鞘内走行，并在外踝后方、腓骨上支持带的下方弯曲（图64-1和图64-2）。继续走行，腓骨短肌肌腱有单独的滑膜鞘。腓骨短肌肌腱在跟骨外侧向前延伸，在腓骨长肌肌腱上方，并向远端插入第五跖骨基底外侧的粗隆（图64-1A）。腓骨长肌与腓骨短肌融合的情况曾有报道，但很少见[3]。

第三腓骨肌

在解剖学和功能上来看，第三腓骨肌与另外两块腓骨肌完全不同（图64-2）。它不存在于人猿中，我们猜想它是最近才在人类身上出现的，主要作用是支持相对较弱的人类足弓，使两足步态更加有效和高效[18,19]。虽然第三腓骨肌位于小腿外侧，在趾长伸肌附近平行走行，但在解剖学上通常与趾长伸肌不同[4]。有些人将第三腓骨肌描述为趾长伸肌的一部分，并将其称为"第五肌腱"[3]。一项基于3 628条小腿的资料的荟萃分析

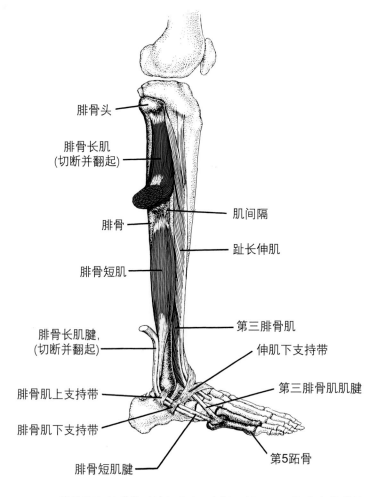

腓骨头
腓骨长肌
(切断并翻起)
腓骨
腓骨短肌
肌间隔
趾长伸肌
第三腓骨肌
腓骨长肌腱，
(切断并翻起)
伸肌下支持带
第三腓骨肌肌腱
腓骨肌上支持带
腓骨肌下支持带
第5跖骨
腓骨短肌腱

图64-2 腓骨深肌的附件（浅红色），右侧，侧面观。较浅表的腓骨长肌（暗红色）被切开并反射。第三腓骨肌部分被腓骨短肌覆盖。与腓骨短肌和第三腓骨肌相连的骨骼变暗

发现，93.2%的人的第三腓骨肌高度发达。第三腓骨肌起源于腓骨远端（70.2%）、腓骨远端1/3（13%）或趾长伸肌本身（15.8%）[18]。另外，它还附着于相邻的骨膜表面和肌间隔[3]。而另外2种腓骨肌（腓骨长肌与腓骨短肌）与肌间隔的另一侧相连。第三腓骨肌通常与趾长伸肌一样大或更大。在远端，第三腓骨肌肌腱沿着第五跖骨基部的背侧中间插入粗隆，而趾长伸肌肌腱是连接到外侧4个近端趾骨[3,4]。除第五跖骨外，覆盖第四骨间隙的筋膜（16.7%）和第四跖骨基底的筋膜上（11.9%）也观察到了插入点[18,20]。这些肌腱在足的被动内翻时呈螺旋状变紧，在被动外翻时变直、变松[4]。

（1）神经和血管分布

腓骨长肌和腓骨短肌受腓浅神经的分支支配，主要是包含来自L4、L5和S1神经纤维。腓深神经主要支配前方的第三腓骨肌，它包含来自L5和S1神经纤维。胫骨前动脉的分支向这三块腓骨肌发出血管，提供营养[3]。

腓骨长肌和腓骨短肌

腓浅神经的分支支配腓骨长肌和腓骨短肌以及小腿皮肤。主要包含来自L5、S1神经纤维，有时来自S2神经纤维[3,12]。腓浅神经始于腓总神经的分叉处。它向前下穿行在腓骨长肌、腓骨短肌和趾长伸肌之间，在小腿下1/3的深筋膜内穿过。它的皮支支配前腿远端1/3的皮肤和除第五趾外（由腓肠神经支配）的所有脚趾背侧的皮肤。而腓深神经支配大脚趾和第二趾的相邻两侧皮肤[3]。

腓骨长肌和腓骨短肌的血管是由胫骨前动脉的上、下分支延伸过来的。另外，小腿远端的腓骨动脉可能也提供轻微的血供。在远端，腓骨长肌与腓骨短肌肌腱由腓骨穿孔动脉、踝关节前外侧动脉、跟骨外侧动脉、跗骨外侧动脉、足弓动脉、足底外侧动脉和足底内侧动脉供应[3]。

第三腓骨肌

腓深神经包含来自L5和S1神经纤维，主要支配小腿前方的第三腓骨肌[3]。腓深神经从腓骨长肌深部穿行，来支配小腿前部肌肉。在足部，腓深

神经与胫骨前动脉的骨间膜紧密相连。最后它移行为皮支，支配第一、第二趾间隙的皮肤[3,21]。

第三腓骨肌的血管来自胫骨前动脉的前方分支和外侧分支，腓动脉的穿支也在远端汇入。在踝关节与足部，第三腓骨肌肌腱是由踝前外侧动脉和踝动脉网、跗骨外侧动脉、跗骨外侧动脉、足底动脉和指动脉供应。在足部，它从弓状动脉和第四跖骨背动脉的末端获得额外的血管供应[3]。

（2）功能

腓骨长肌、腓骨短肌和第三腓骨肌对本体感觉至关重要，它们是踝关节的动态稳定器，且与踝关节外侧韧带的状态无关。腓骨肌功能差会使患者有一种不稳定的感觉，即使他们的踝关节是稳定的[22]。腓骨肌的作用都是使非受力侧的足外翻。这些肌肉之间存在的主要不同点是，第三腓骨肌可使足背屈，因为它的肌腱在踝关节前方交叉；而腓骨长肌和腓骨短肌使足跖屈，因为它们的肌腱经过踝关节后方[3]。

腓骨肌和大多数其他下肢肌肉一样，经常起控制运动的作用，而不是产生运动的作用。腓骨肌的作用是使人体在慢跑、站立和行走时，脚踝保持固定，尤其是腓骨长肌和腓骨短肌。此时，这些肌肉通常通过偏心收缩来发挥作用。与此相反，第三腓骨肌主要功能是在摆动阶段，与趾长伸肌和胫前肌一起，抬起足部[2,3]。

腓骨长肌和腓骨短肌

腓骨长肌和腓骨短肌的主要功能并不像大家之前的认知一样，能抬高足的外侧缘。相反，在负重活动和运动中，它们的作用似乎是将脚踝最脆弱的位置（足部的内侧边缘）压下或固定在接触面上，以防止足部的无意或过度翻转[12,24]。由于胫前肌和腓骨长肌与第一跖骨的相对侧相连接，形成有效的悬带来控制足部的内翻和外翻[11]。在踝关节过度反转的情况下，其保护机制包括在中枢反射的引导下、由脊髓和皮质中心介导的长腓骨肌和短腓骨肌发生收缩[25,26]。

在非负重姿势下，腓骨长肌和腓骨短肌使足外展（脚趾向外）和外翻（抬起外侧）；这两个

动作共同作用于距骨下关节和跗骨横关节，产生内旋[3]。Basmajian 和 Deluca[27] 证实，在水平行走时，腓骨长肌有助于在站立中稳定小腿和足部。腓骨长肌和胫后肌协同工作，从站立阶段早期到中期，控制其翻转至中立位。腓骨短肌与腓骨长肌在正常行走时同步运动。在整个站立阶段，相比较足部高度灵活的人来说，在扁平足的人中腓骨长肌更为活跃。

有研究观察了 11 例正常成人在行走过程中对足中外侧平衡的控制过程[28]。当测力板测得较大的地面反力侧向分量时，步态中期腓骨长肌的肌电图（EMG）活动明显，而足的内旋（外翻和外展）量较小。研究人员认为，腓骨长肌在站立的中间阶段是活跃的，以防止固定脚的腿的内侧倾斜，而且稳定第一跖骨的头部，因为这块肌肉插入第一跖骨。Matsusaka 的结论是，在行走过程中，腓侧肌肉（以及胫后肌和趾长屈肌）有助于控制中外侧平衡[28]。

Tropp 和 Odenrick 采用表面肌电图（surface EMG）和测力板对 30 名体力活动男性单腿站立时的姿势控制进行了研究[29]。他们发现，踝关节在轻微纠正姿势平衡中起着核心作用。腓骨长肌肌电图活动和测力板压力中心位置与踝关节位置密切相关。当身体感受到严重失衡时，受试者会对调整臀部来进行矫正。受试者维持平衡的内部策略由踝关节处的倒立钟摆模型变为多节段的链式模型，此时踝关节处的调节不再能够维持足够的姿势控制。

Landry 和他的同事们设计了 3 种情况下对受试者的姿势摇摆和肌肉活动进行比较，一种是受试者穿着不稳定的鞋子，另一种是赤脚站立，还有一种是穿着普通的鞋子（具有稳定和支撑的特点）[30]。与赤脚或穿普通的鞋子相比，受试者穿不稳定的鞋子，腓骨长肌、趾长屈肌和小腿前部肌肉的姿势摇摆和肌电图活动会增加。其次还发现，比目鱼肌的活动并没有任何不同。在不稳定的鞋中站立时的姿势摆动也在 6 周内减少。

踝关节不稳定的患者在踝关节内翻损伤后单脚站立进行测试，与未受影响的踝关节相比，并没有明显的内翻或外翻无力[31]。显然，问题关键是肌肉控制和平衡受损，而不是肌肉无力。在最近的一项研究中，患有慢性踝关节不稳定的受试者在患侧踝关节外翻时的反应时间明显慢于对照组，因为腓骨长肌的肌肉活动（运动时间）开始较慢[32]。

Konradsen 和同事研究了肌肉防御在稳定和保护踝关节防止突然强迫翻转中的作用[26]。10 名踝关节机械稳定的志愿者在不同的站立和行走情况下接受了测试。志愿者站在一个定制的平台上，在被检查的脚下面有一个暗门，暗门能够在大约 80 s 的时间内前倾 30°，并给受试者一个突然的踝关节翻转干扰。腓骨长肌和腓骨短肌的肌电图活动比股四头肌和腿后肌群更早，大约在踝关节翻转开始后 54 μs。神经肌肉系统感知突然翻转并产生保护性距下外翻，时间 176 μs。在站立或行走时，腓骨肌反射似乎不足以在突然翻转（小于 100 微秒）的情况下保护脚踝，使其免受伤害[26,33]。当踝关节负荷的速度和幅度超过神经肌肉系统的反应时间时，对踝关节造成韧带损伤的可能性就很高[34]。

第三腓骨肌

第三腓骨肌的功能与意义尚未得到充分的研究，关于这一结构的重要资料也有限。目前公认的是它能使足外翻，帮助踝关节背屈[3,8,35,36]。Duchenne 观察发现，当第三腓骨肌缺失或发育不良时，趾长伸肌代替其进行背屈、外展和外翻[36]。有人认为，第三腓骨肌可能起着特殊的本体感受作用，它能感受突然的翻转并产生反射性收缩，以此保护易扭伤的距骨前韧带[12]。与之不同的是，Witvrouw 等人对 100 名学生进行了一项前瞻性研究，得出的结论是，先天性无第三腓骨肌并不会增加踝关节韧带损伤的风险。

Krammer 和他的同事得出结论，人类在双足姿势时，将身体重心逐渐转移至足的内侧边缘的过程中进化出第三腓骨肌。这种从外侧到内侧的转变发生在婴儿站立平衡和开始行走时，它发生在成年人的每次步行周期中。

不同的是，Jungers等人使用肌电图检测了人类两双足行走和奔跑时，第三腓骨肌和其他肌肉的募集功能，并将其与三种通常缺乏第三腓骨肌的其他灵长类动物的数据进行了比较[23]。在人类中，行走和奔跑都能引起腓骨长肌和腓骨短肌的高度的募集，而第三腓骨肌的募集是在站立阶段，并在站立中期后达到顶峰。第三腓骨肌的募集主要发生在摆动阶段。它与胫前肌和趾长伸肌协同工作，可能协助踝关节处的足背曲，以便脚趾在下一个站立阶段时离开地面。在这样做的时候，胫骨前肌的翻转效果是由第三腓骨肌的外翻部分来平衡的，足底最开始是水平的。在缺乏第三腓骨肌的非人灵长动物中，它们的腓骨长肌或腓骨短肌在摆动阶段是活跃的。虽然这些肌肉能使足外翻，它们也属于足底屈肌。招募背屈肌/外翻肌是一种更加高效的方法来对抗胫骨前肌的翻转作用，这可能解释了第三腓骨肌在人类身上的进化。

（3）功能单元

肌肉的功能单元包括强化和反作用力的肌肉以及与肌肉交叉的关节。这些结构的相互依赖在感觉运动皮层的组织和神经连接中得到了功能上的反映。之所以强调功能单元，是因为功能单元的一块肌肉中存在TrPs会增加该单位中其他肌肉出现TrPs的可能性。当肌肉中TrPs失去活性时，必须考虑的是其相互依赖的肌肉中可能产生的TrPs。表64-1和表64-2大致代表了腓骨长肌、腓骨短肌和第三腓骨肌的功能单元[38]。

3 临床表现

（1）牵涉痛模式

第三腓骨肌的TrPs可以在肌肉的任何部位出现。腓骨长肌和腓骨短肌的TrPs主要将疼痛和压痛的感觉投射到外踝上方、上方、后方和下方；它们还沿着足的侧面继续延伸一小段距离（图64-3A）[39-41]。腓骨长肌的TrPs的疼痛模式可能覆盖小腿中1/3的外侧[39,40]。

表 64-1 腓骨长肌和腓骨短肌的功能单位

活 动	协同肌	拮抗肌
足外翻	趾长伸肌 第三腓骨肌	胫骨前肌 胫骨后肌 拇长伸肌 拇长屈肌
足跖屈	腓肠肌 比目鱼肌 跖肌 趾长屈肌 拇长屈肌 胫骨后肌	第三腓骨肌 胫骨前肌 趾长伸肌 拇长伸肌

表 64-2 第三腓骨肌的功能单

活 动	协同肌	拮抗肌
足外翻	趾长伸肌 腓骨长肌和腓骨短肌	胫骨前肌 胫骨后肌 拇长伸肌 拇长屈肌
足背屈	胫骨前肌 趾长伸肌 拇长伸肌	腓肠肌 比目鱼肌 跖肌 腓骨长肌和腓骨短肌 趾长屈肌 拇长屈肌 胫骨后肌

Jacobsen报道了腓骨长肌和腓骨短肌的疼痛模式是环绕外踝背部的疼痛[42]。Bates和Grunwaldt报道说，在儿童中，腓骨长肌的疼痛模式也集中在外踝后方，但倾向于向上延伸到小腿的一侧，而不是沿着足的一侧[43]。Good将100名足部疼痛患者中的15人的症状归因于腓骨短肌上的肌痛点[44]。Kellgren[45]报道了将6%高渗盐水注入腓骨长肌引起踝关节外侧疼痛。

第三腓骨肌的TrPs引起的牵涉痛和压痛沿踝关节前外侧方向，向下投射至外踝后外侧至足跟外侧（图64-3B）。还有一种不太常见的至足背处的牵涉痛。

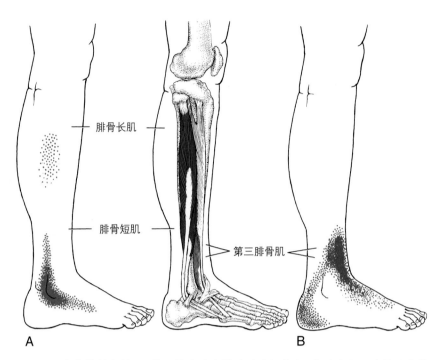

图64-3　来自腓骨肌的TrP位置的牵涉痛模式（暗红色）。牵涉痛和压痛的基本模式是实心红色，而点红色显示疼痛较少见的扩展。这些TrP都牵涉远端疼痛。**A** 腓骨长肌和腓骨短肌（中红色）的复合疼痛模式。点画图最近只适用于腓骨长肌TrP。**B** 第三腓骨肌的疼痛模式（浅红色）

（2）症状

三种腓骨肌都会导致患者的踝关节无力。患者腓骨肌TrPs引起的疼痛和压痛主要在踝关节后方和外踝上方，特别是踝关节反转扭伤后。这些患者报道说自己经常会扭伤脚踝。脚踝不稳定使得人们在高水平运动中的表现受到限制，篮球、足球、体操[46]或曲棍球等。

患者的腓骨肌TrPs会使得腓骨肌支持不足而导致踝关节扭伤和翻转，此外，腓骨肌TrPs还容易导致踝关节骨折。用石膏固定踝关节治疗骨折时，腓骨肌无法正常活动，从而会加重和持续触发腓骨肌TrPs引起踝关节疼痛。在这种情况下，骨折可以愈合，或完全康复，而骨折并不是导致患者报道的和踝关节持续的疼痛的原因。

（3）体格检查

在一次彻底的主观检查之后，临床医生应该画一张详细的图来描述患者所陈述的疼痛模式。这一描述将有助于规划体检，并有助于患者疼痛

症状改善或改变时进行监测。另外还需对疼痛的类型、性质和位置进行仔细评估，在检查下肢功能障碍患者时，必须使用结果标准化工具。

由于腓骨肌在维持姿势稳定性中发挥作用，观察患者的静态姿势和动态姿势是必要的。功能测试，如双腿深蹲和单腿深蹲，可以快速评估臀部和膝盖的控制能力，以及距骨、距下关节和足弓的运动范围。在规定时间内单腿站立，睁眼或闭眼，可以对平衡能力进行定量测量，让临床医生观察足部或脚踝的平衡和控制相关的策略。

临床医生应从后面观察患者的步态，判断是否存在过度足内旋或其他相关偏差。与腓骨长肌的TrPs相关的中外侧摇动足部可产生严重的踝关节无力感，足以说明一些患者使用辅助装置或以减痛步态行走，其中由于感觉到站姿腿的不稳定，非患侧小腿的步幅明显缩短。患者腓骨长肌的TrPs并不引起疼痛，时间一久，这些潜在的TrPs可能引起特征性的骨痂和踝关节的无力[47]。

为了正确评估和检查腓骨肌，临床医生应评

估双侧踝关节和足部姿势，距骨、距下关节、横跗骨、舟状骨和骰骨—第五跖骨关节的活动范围和副运动。检查可能发现导致关节过度活动和/或低能的潜在功能障碍，并可能导致踝关节机械或功能不稳定。临床医生也应该检查患者的鞋子是否合适，是否有不正常的穿着方式。

为了检查腓骨长肌和腓骨短肌是否存在肌肉无力，患者取健侧卧位进行检查。临床医生先稳定上面一条腿，并将脚置于足底弯曲和外翻；脚趾放松后，患者将脚保持在那个位置，以抵抗临床医生提供的反向力量，医生按反向和背屈的方向按压足的外侧[4,8,49]。

当施加外部阻力时，踝外侧和足部可见肌肉肌腱。小腿肌肉和趾长屈肌也能产生有力的足底屈肌，但腓骨长肌和腓骨短肌是足底屈肌外翻的主要力量。第三腓骨肌和趾长伸肌也产生外翻，但它们是背屈肌，而不是足底屈肌。与未受累侧相比，腓骨长肌和腓骨短肌的TrPs患者在使足外翻和足底屈曲阻力方面存在困难。Baker将对运动

的棘轮阻力描述为"分离"的弱点[46]。TrPs越活跃，这个弱点就越明显。

在足外翻的情况下，腓骨长肌和腓骨短肌TrPs激活会导致外翻时的疼痛，同时也会限制被动翻转的活动范围。第三腓骨肌TrPs在主动背屈（缩短）时引起疼痛，限制被动足底屈曲。

（4）触发点检查

腓骨长肌

在检查腓骨肌是否有TrPs时，患者取侧卧或仰卧位，双脚可以自由活动（图64-4）。虽然腓骨长肌中最常见的TrPs位置是在腓骨轴上方的远端，离腓骨头2～4 cm（约1 in或稍长），但应检查整个肌肉是否存在TrPs（图64-4A）。通过触碰底层骨的交叉纤维可见紧绷肌带。腓总神经斜穿过腓骨颈，就在腓骨头下方，呈绳状。神经与紧绷肌带的区别在于它的近端位置和一个贯穿肌肉的过程，而不是与腓骨轴平行的肌肉长度[50]。对神经的过度压迫可能导致腿外侧和足部的刺痛感

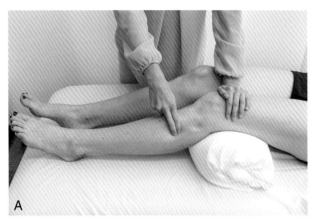
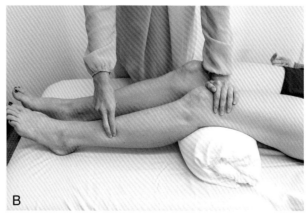
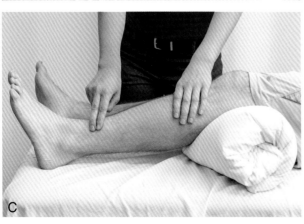

图64-4　交叉纤维平滑式触诊。**A** 腓骨长肌。**B** 腓骨短肌。**C** 第三腓骨肌

（感觉异常）。

腓骨短肌

临床检查腓骨短肌 TrPs 时，患者取侧卧或仰卧位，使肌肉放松。腓骨短肌的 TrPs 位于小腿中下 1/3 处的腓骨长肌肌腱的两侧和深部（图 64-4B）。这些 TrPs 也可交叉纤维平滑式触诊，在腓骨轴明显触及。对这些肌肉的 TrPs 施加压力可引起外踝内侧、后部和远侧的牵涉痛，同时该区域也可表现牵涉性触痛。

第三腓骨肌

采用交叉纤维平滑式触诊法，腓骨短肌的稍远端和前方以及外踝的近端和前方找到了第三腓骨肌的 Trps（图 64-4C）。它的肌腱很突出，在踝关节和脚的前外侧（趾长伸肌腱外侧）可以很容易地摸到，当患者试图通过抬起第五跖骨向上和向外翻转脚时（背屈外翻）。触诊时，这块肌肉的紧绷带往往难以描绘，但对敏感的 TrPs 施加的压力通常是指前外侧踝关节的牵涉痛，有时累及足跟和足背外侧（图 64-3B）。

4　鉴别诊断

（1）触发点的激活和延续

如果一个姿势或动作激活了 TrPs，若不加以纠正，就会使它永久化。在腓骨肌的任何部位，异常的偏心负荷、非条件肌肉的偏心运动，或最大或次最大的同心负荷都可能激活 TrPs[51]。当肌肉长时间处于缩短或延长的位置时，TrPs 也可能被激活或加重。例如，踝关节的扭转和翻转会使腓骨长肌和腓骨短肌负荷过重，从而激活 TrPs。由于长时间的固定（如踝关节固定术）而使肌肉变得虚弱或受到抑制，TrPs 就会出现。

睡眠时用力足跖屈可以使腓骨长肌和腓骨短肌长期处于缩短的状态。这种常见的体位加重了腓骨肌的 TrPs 的激活。

长袜子紧绷的顶部可像止血带一样的直接压迫腓骨长肌、趾长伸肌和腓肠肌，减少肌肉内血液循环，从而持续激活肌肉的 TrPs。在小皮肤出现腿周围出现一条凹痕表明这种直接压迫肌肉现

象存在的可能性很高。而比目鱼肌位置太深，通常不受其影响。

穿高跟鞋会持续刺激腓骨肌的 TrPs，这是由于人在站立时将身体重心向前移到脚掌上，减少了支撑的基础，从而增加依赖肌肉控制的杠杆臂的长度。由此产生的功能不稳定性使腓骨长肌和腓骨短肌负荷过重。无论哪种高度的高跟鞋提供的支撑基础都不稳定，进而会使腓骨肌负荷过重。临床上发现，对于那些有扁平足和无足弓支撑的人们来说，其腓骨长肌和腓骨短肌更易存在压痛点和紧绷带[52]，这是因为这两种肌肉在站立阶段更加活跃[23,27]。

（2）相关触发点

相关的 TrPs 可在 TrPs 引起的牵涉痛的区域出现。因此，牵涉痛区域的每一块肌肉组织都应该被考虑进去。腓骨长肌常常与另两种腓骨肌的 TrPs 联系密切。不足为奇的是，最常见的与 TrPs 减弱的腓骨肌是外翻的主要激动剂，即趾长伸肌。事实上，趾长伸肌主要与腓骨长肌进行拮抗，这可以解释这两种肌肉同时发生 TrPs 的可能性。长腓骨肌 TrPs 也可能与胫后肌 TrPs 相关，因为这两块肌肉在反转外翻方面是特殊的拮抗肌，但它们在足底屈曲和稳定负重足方面是协同作用的。

虽然腓骨长肌和腓骨短肌协助初级足底屈肌的作用较弱，但腓肠肌和比目鱼肌的 TrPs 不太可能诱发腓骨肌的 TrPs。由于腓骨肌中 TrPs 的存在，小腿三头肌的功能不太可能受到损害。

臀小肌 TrP 引起的牵涉痛涉及指小腿外侧，并可引起腓骨肌的 TrP。趾长伸肌和第三腓骨肌相互协同，一种肌肉的 Trps 会引起另一种肌肉 TrPs 的激活。腿部的五块伸肌（胫前肌、拇长伸肌和短伸肌，以及小指的长伸肌和短伸肌）引起的牵涉痛模式可能与腓骨肌相混淆。然而，这五种肌肉中的 TrPs 引起的疼痛并不会牵涉到外踝后方、足跟或小腿外侧。

与比目鱼肌牵涉痛模式不同的是，第三腓骨肌的 TrPs 牵涉到足外侧疼痛，因为它不包括整个跟腱或脚跟的足底表面。由于腓骨肌中的 TrPs 常

牵涉到踝关节疼痛，这些肌筋膜疼痛症状很容易被误认为是踝关节关节炎[54]。

（3）相关病理学

腓骨肌中的Trps与许多不同的情况有关，我们可以模拟这些情况；因此，转诊到另一个保健医生时，再进行一次彻底的医学筛选和检查可能是必要的。腓骨神经卡压[2]、腰椎神经根病变[55]、莫顿足[56,57]、急或慢性间室综合征[58]、踝关节扭伤或骨折[59]和腓骨长肌或腓骨短肌破裂[22,60]均与腓骨肌的TrPs有关。

腓神经病变是下肢最常见的单一神经病变和第三常见的局灶性神经病变，排在正中神经和尺

神经之后[2,61,62]。在儿童中，腓总神经是最常受伤的（59%），其他的还有腓深神经（12%）、腓浅神经（5%）或定位不清的损伤（24%）。成人中神经损伤的发生率与儿童类似[63]。腓总神经、腓上神经或腓深神经的卡压可在脚踝前外侧和足背产生疼痛和感觉异常，并伴随踝关节无力的症状[2]，而后者可能提示腓骨肌筋膜疼痛综合征的发生。

腓总神经卡压引起的麻木感和刺痛感会出现在近端小腿后外侧、小腿远端1/3处的前表面和足背。除了三角形的第一趾间隙由腓深神经供应外，小腿前外侧和足背由腓总神经的浅支供应（图64-5B）。当神经出现卡压时，跟腱反射也会存在[3,12]。腓浅神经穿在小腿下1/3处穿过深筋

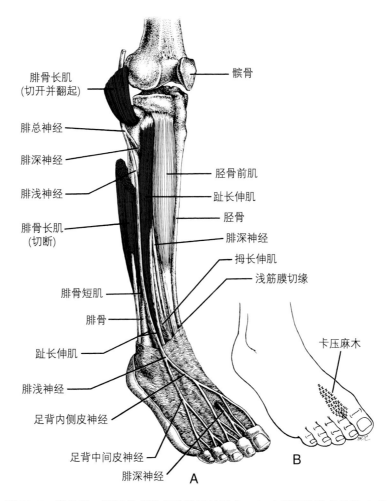

图64-5 常见的，深层的或浅表腓神经的引出。**A** 由紧张的腓骨长肌（暗红色）反射。深腓骨神经的卡压可由紧张的趾长伸肌（中红色）引起。腓骨神经的深、浅支在腓骨长肌和下腓骨之间通过，长腓骨肌中与TrPs相关的紧绷带可压迫神经引起神经失用。**B** 腓骨长肌中紧绷的TrP带导致第一、二脚趾背侧深腓骨神经卡压麻木（Zs）

膜[3]，在此处，它易受到急性或慢性创伤和筋膜的压迫。在腓浅神经分布中不伴随运动障碍的疼痛和感觉障碍表现为胫骨前肌和腓骨肌肌筋膜疼痛综合征的结合，令人困惑。这个神经卡压现象并不依赖与肌肉的TrPs。

腓骨长肌中的TrPs引起的紧绷带增加了肌肉的张力，如果神经分支足够靠近近端，则可导致腓总神经和/或腓浅神经和腓深神经的卡压（图64-5A)[47]。神经压迫可能发生在腓骨上，也可能是由环绕神经的筋膜带的肌肉张力压迫神经造成的[64,65]。腓骨长肌支持带压迫腓总神经或腓深神经的运动纤维，可引起严重的足下垂[39,40]。腓神经卡压引起的足下垂和感觉改变可能是源于L4、L5神经根病变时遗留的腓骨肌TrP的激活。

目前报道的引起小腿腓神经麻痹的原因包括腓骨近端骨折、胫骨平台骨折[66]、外伤性膝关节脱位[67]、韧带损伤[68]、踝关节韧带或骨性损伤[69]、踝关节损伤或撕裂伤后塑形不当[70]或撕裂伤[71,72]。其他不太常见的原因包括骨关节炎[73]、肿瘤[72]和骨科手术中发生的医源性损伤[70]。

对两种常见的腓骨神经压迫性神经病的诊断准确性进行了评估。划痕塌陷试验的灵敏度为0.77，特异度为0.99，而Tinel症的灵敏度为0.65，特异度为0.99。两种试验均有助于诊断常见腓神经病变，都具有敏感性和特异性[74]。

综上所述，腓总神经卡压的症状和腓骨TrPs引起的牵涉痛提示：疼痛的根源，也可激活节段性分布的腓骨TrPs。因此，有这些症状的患者可能有肌筋膜疼痛综合征，有或没有神经症状和体征；或者他们的症状可能是由神经根痛、腓神经卡压和牵涉性肌筋膜痛共同引起的。

莫顿足（相对较短的第一跖骨和较长的第二跖骨）与中外侧的摇摆足可能使TrPs持续激活，后者主要存在于腓骨长肌[39,40,47]和腓骨短肌中的，很少存在于第三腓骨肌中。每个人的莫顿足结构相同且明显，但通常是较短的下肢发生疼痛。同样的，拇囊炎可能在两只脚上表现相同，但可能只有一只脚疼痛。即使是双侧足部结构都相同，

如果存在下肢长度差异导致力量分布不均匀，也可能存在一只脚的疼痛。

莫顿足必须与莫顿神经瘤区分开（莫顿跖骨痛）。后者一般认为是指间神经在跖骨横韧带区域受到卡压所致[75]。莫顿足部是一种骨骼结构的变异，通常不会引起疼痛，但会对肌肉和其他结构造成影响。事实上，这种结构引起的异常压力可能是神经瘤形成的一个因素。足部挤压试验和第二、三跖骨之间的压痛试验均比较敏感，可以用来确定是否存在潜在的指间神经瘤，且易于在临床上开展[56]。

急性或慢性劳力型侧筋膜室综合征伴活动时加重的小腿外侧疼痛被认为是腓骨长肌与腓骨短肌TrP痛，但是筋膜室综合征中肌肉组织的压痛和张力是弥漫性的，而不是局限的，就像肌筋膜综合征一样。当严重创伤和/或骨折后怀疑有急性筋膜室综合征时，应立即转诊给医生。受术者可能表现为五部分中的一个或全部：疼痛、苍白、感觉异常、麻痹和无脉搏。在转诊给专科医生时，时间是至关重要的，因为急诊筋膜切开术可能会导致组织坏死，而坏死发生在缺血仅4～6 h之后[76]。

慢性劳力性或运动诱发的筋膜室综合征可能在跑步者、军人或耐力运动员中发生[58,77]。它与重复活动和微创伤一起发生，增加肌内压力引起的短暂缺血。与急性间室综合征不同，组织坏死不会发生，因为通常情况下，当病情恶化的活动停止和患者休息时，症状就会消失[59]。一些运动员中，针对生物力学问题的保守治疗、软组织限制，以及运动负荷和运动的适当进展的活动调整可以控制情况[78]。

Diebal发表了关于10例患者的病例，他们接受了6周的治疗，重点是改变受试者的跑步技术，以促进前足跑步模式，减少步幅，增加节奏[79]。这一干预降低了跑步后腿部内侧压力，并在干预后1年内显著减少了疼痛和残疾[79]。当运动员们保守治疗失败时，选择开放筋膜切开术，其成功率大约为2/3[58]。

导致外侧踝关节扭伤的创伤也可以很容易地

激活腓骨肌TrPs，进而导致踝关节的疼痛和压痛。对腓骨肌进行TrPs检查可以发现症状的来源；然而，疼痛的其他原因应该被排除。通常，踝关节外侧韧带的损伤是由足底反转屈曲扭伤引起的。首先撕裂的结构是前外侧关节囊和距骨前韧带[80]。韧带撕裂的区域是疼痛和肿胀的。而来自TrPs的压痛通常包括较大的区域，且没有明显的肿胀。

持续足跖屈和踝关节内翻扭伤的患者或足部不稳定的患者，有可能导致骰骨向下方半脱位或错位。这种情况可能会刺激周围的关节囊、韧带和腓骨长肌肌腱。腓骨长肌的力量和功能取决于骰骨的位置和稳定性[59]。Jennings 和 Davies[81]发现104例踝关节外侧扭伤患者中有7例（6.7%）为骰骨半脱位。在芭蕾舞者中，17%的足部损伤与骰骨有关[82]。1个或2个疗程的手动（骰骨挤压）或操作（骰骨鞭）疗法被证明是非常有效的治疗这一鲜为人知的情况[81,82]。腓骨长肌应检查是否有TrPs，如果有，应在治疗骰骨功能障碍前释放。

急性腓骨肌肌腱脱位或撕裂发生在踝关节承受突然的强迫背屈，同时伴有腓骨肌的反射性收缩。腓骨短轴肌腱撕裂比腓骨长肌腱撕裂更常见，在多达30%的踝关节不稳定手术患者中出现[22,83]。Squires 等[22]人报道了6个诊断肌腱撕裂的关键发现：①沿着肌腱后侧肿胀；②沿肌腱触诊时疼痛；③当患者主动外翻踝关节时，因压迫腓骨上支持带而加重疼痛；④肌腱的捻发音或吱吱声；⑤剧烈的背屈疼痛；⑥单脚站立难以保持稳定和前抽屉试验时后踝疼痛。保守治疗包括抗炎药物、外侧脚跟楔形物、支撑和物理治疗。这种治疗对于已形成的撕裂失败率很高，需要手术治疗。

腓骨肌肌腱半脱位也可能是踝关节扭伤的结果，导致长期疼痛和功能障碍。患者取俯卧，膝盖弯曲至90°来检查腓骨支持带完整性（图64-6）。在稳定腿的同时，将脚置于背屈外翻，同时轻轻触摸外侧踝和脚跟。然后患者通过足底屈曲和踝关节背屈移动，同时保持外翻。临床医生将看到和/或感觉腓骨肌肌腱在外踝上滑动。如果腓

骨支持带被破坏，通常需要手术来修复[84]。

腓骨骨外骨是腓骨长肌肌腱的籽骨，大约10%的人有这种情况。当它受到创伤并开始疼痛时，可选择手术治疗或保守治疗。当一个人试图防止跌倒或在踝关节上施加突然的倒置压力时，腓骨长肌腱可能发生断裂，通常伴有可听到突然折断的声音[60,85]。

5　纠正措施

通过调整姿势避免这些肌肉的长期保持缩短的状态，特别是当一个人坐着的时候，他的脚不能舒服地放在地板上。为了矫正由于椅座过高而造成的大腿受压，可能的解决方案包括抬高脚凳，缩短椅腿，或将座椅前的坐垫向下倾斜。

一般来说，如果整个晚上脚踝保持在一个中立的位置，腿部肌肉会感觉更好；因此，调整患者的睡眠姿势是必要的。这种睡姿可以通过将床脚处的床单解开来实现，因为这样可以减少脚踝的外部压力，从而使足底过度弯曲（图65-6）。侧躺的时候，在腿和膝盖之间放一个枕头会让脚和

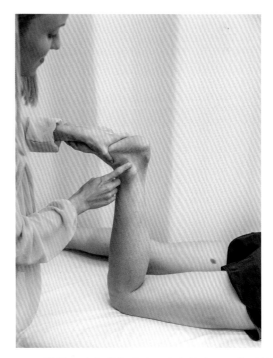

图64-6　腓骨肌肌腱半脱位试验。患者的脚置于背屈外翻位。患者进行跖屈和背屈时临床医生保持外翻。临床医生触诊肌腱以监测肌腱是否在外踝上半脱位

脚踝处于一个更舒服的位置。易激型TrP患者应避免侧卧，因为来自床上的压力可能会使TrP持续激活。

提供良好的足弓和足部支撑的鞋子，如一些运动鞋、慢跑鞋和舒适的靴子，可以有效地减轻腓骨肌的压力，从而使专门的TrP治疗更有效。不要穿高跟鞋，尤其是细高跟鞋。对于像步行这样的运动，鼓励个人在平坦的地面上行走，而不是在不平整的地面上行走，如不平整的砖块、裂缝、草地或沙子。此外，一个从一边到另一边是水平的，而不是侧向倾斜的表面，就像公路的边缘或倾斜的海滩，是最佳的选择。存在TrP、腓骨长肌和腓骨短肌无力的患者应避免在倾斜的人行道上行走或在侧向倾斜的轨道上跑步，否则会导致这些肌肉超负荷。

腓骨肌TrP的自我压力释放可以在长时间坐着或坐在椅子上时进行（图64-7A、图64-7B和图64-7C）。可以使用拇指（图64-7A和图64-7B）、TrP释放工具或长曲棍球或网球手动提供压力（图64-7C）。用拇指或工具找到敏感点，轻压（疼痛不超过4/10），坚持15～30 s，直到疼痛减轻。此技术动作可能在每组重复5次，每天重复几次（图64-7A、图64-7B和图64-7C）。

腓骨长肌和腓骨短肌的轻柔被动自我拉伸可以取坐姿进行。患者抓住自己前脚，轻轻地向上拉并朝向自己鼻子的方向，直到感觉到腿外侧有拉伸感（内翻、内收和背屈）（图64-8）。等长收缩的放松可以保证拉伸时无疼痛。在这项技术中，患者用一只手按在脚踝的位置来固定一条腿，另一只手在缓慢深呼吸的同时，主动施加一种力量，轻柔地使足外翻和足跖屈。然后，在缓慢地完全放松腿和脚的同时，患者通过保持稳定地向鼻子向上拉（倒置和背屈）来消除任何松弛。暂停一段时间后，应重复这一循环，直至没有更进一步的收获。

对于有能力处理额外复杂动作的患者，在用手协助移动足部的同时，主动尝试将足部倒置和向后弯曲，可能会有益处。这种收缩的动作会激

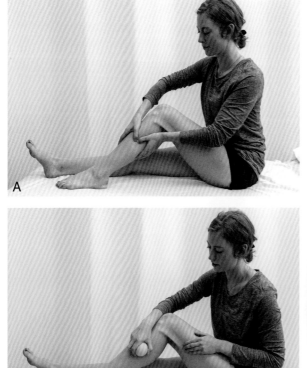
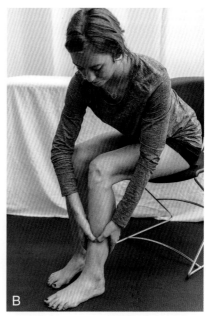

图64-7　自压释放的触发点。**A**、**B** 使用拇指手动释放。**C** 使用曲棍球

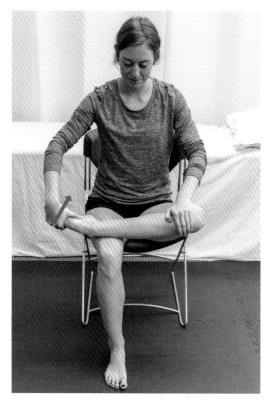

图64-8 腓骨长肌和腓骨短肌的自我伸展。箭头表示牵拉的方向：先跖屈转位，再完全反转足背屈。这种拉伸可以有效地与等长收缩之后放松相结合

活胫前肌和胫后肌，以及腓骨长肌和腓骨短肌的拮抗肌，并反过来抑制它们，从而提升了这些肌肉的放松度和伸展度。

重要的是要避免伸展过度活动的关节的肌肉，尤其是在急性外踝关节扭伤或骨折。应避免在受伤后的几个星期内发生关节翻转，因为这可能会引起疼痛、恐惧和进一步的伤害。

纪运、马柯 译 马柯 审

参考文献

[1] *Federative Committee on Anatomical Terminology. Terminologiaanatomica.* Stuttgart, Germany: Thieme; 1998 (p. 140).

[2] Marciniak C. Fibular (peroneal) neuropathy: electrodiagnostic features and clinical correlates. *Phys Med Rehabil Clin N Am.* 2013; 24(1): 121–137.

[3] Standring S. *Gray's Anatomy: The Anatomical Basis of Clinical Practice.* 41st ed. London, UK: Elsevier; 2015.

[4] Krammer EB, Lischka MF, Gruber H. Gross anatomy and evolutionary significance of the human peroneus III. *Anat Embryol (Berl).* 1979; 155(3): 291–302.

[5] Stevens K, Platt A, Ellis H. A cadaveric study of the peroneus tertius muscle. *Clin Anat.* 1993; 6(2): 106–110.

[6] Hammerschlag WA, Goldner JL. Chronic peroneal tendon subluxation produced by an anomalous peroneus brevis: case report and literature review. *Foot Ankle.* 1989; 10(1): 45–47.

[7] Bardeen C. The musculature, Section 5. In: Jackson CM, ed. *Morris's Human Anatomy.* 6th ed. Philadelphia, PA: Blakiston's Son & Co; 1921.

[8] Clemente C. *Gray's Anatomy of the Human Body.* 30th ed. Philadelphia, PA: Lea &Febiger; 1985.

[9] Rios Nascimento SR, Watanabe Costa R, Ruiz CR, Wafae N. Analysis on the incidence of the fibularisquartus muscle using magnetic resonance imaging. *Anat Res Int.* 2012; 2012: 485149.

[10] Sookur PA, Naraghi AM, Bleakney RR, Jalan R, Chan O, White LM. Accessory muscles: anatomy, symptoms, and radiologic evaluation. *Radiographics.* 2008; 28(2): 481–499.

[11] Netter FH. *Musculoskeletal System. Part 1: Anatomy, Physiology and Metabolic Disorders.*Vol 8. Summit, NJ: Ciba-Geigy Corporation; 1987.

[12] Moore KL, Dalley AF, Agur AMR. *Clinically Oriented Anatomy.* 6th ed. Philadelphia, PA: Lippincott Williams and Wilkins; 2009 (pp. 589–652).

[13] Wang X-T, Rosenberg ZS, Mechlin MB, Schweitzer ME. Normal variants and diseases of the peroneal tendons and superior peroneal retinaculum: MR imaging features. *Radiographics.*2005; 25(3): 587–602.

[14] Le Minor JM. Comparative anatomy and significance of the sesamoid bone of the peroneus longus muscle (osperoneum). *J Anat.* 1987; 151: 85–99.

[15] Muehleman C, Williams J, Bareither ML. A radiologic and histologic study of the osperoneum: prevalence, morphology, and relationship to degenerative joint disease of the foot and ankle in a cadaveric sample. *Clin Anat.* 2009; 22(6): 747–754.

[16] Patil V, Frisch NC, Ebraheim NA. Anatomical variations in the insertion of the peroneus (fibularis) longus tendon. *Foot Ankle Int.* 2007; 28(11): 1179–1182.

[17] Mittal PS, Joshi SS, Chhaparwal R, Joshi SD. Prevalence and mophometry of osperoneum amongst

Central Indians. *J Clin Diagn Res.* 2014; 8(11): AC08-AC10.

[18] Yammine K, Eric M. The fibularis (peroneus) tertius muscle in humans: a meta-analysis of anatomical studies with clinical and evolutionary implications. *Biomed Res Int.* 2017; 2017: 6021707.

[19] Jana R, Roy TS. Variant insertion of the fibularistertius muscle is an evidence of the progressive evolutionary adaptation for the bipedal gait. *Clin Pract.* 2011; 1(4): e81.

[20] Ercikti N, Apaydin N, Kocabiyik N, Yazar F. Insertional characteristics of the peroneus tertius tendon: revisiting the anatomy of an underestimated muscle. *J Foot Ankle Surg.* 2016; 55(4): 709-713.

[21] Baima J, Krivickas L. Evaluation and treatment of peroneal neuropathy. *Curr Rev Musculoskelet Med.* 2008; 1(2): 147-153.

[22] Squires N, Myerson MS, Gamba C. Surgical treatment of peroneal tendon tears. *Foot Ankle Clin.* 2007; 12(4): 675-695, vii.

[23] Jungers WL, Meldrum DJ, Stern JT. The functional and evolutionary significance of the human peroneus tertius muscle. *J Hum Evol.* 1993; 25(5): 377-386.

[24] Linford CW, Hopkins JT, Schulthies SS, Freland B, Draper DO, Hunter I. Effects of neuromuscular training on the reaction time and electromechanical delay of the peroneus longus muscle. *Arch Phys Med Rehabil.* 2006; 87(3): 395-401.

[25] MenachoMde O, Pereira HM, Oliveira BI, Chagas LM, Toyohara MT, Car doso JR. The peroneus reaction time during sudden inversion test: systematic review. *J Electromyogr Kinesiol.* 2010; 20(4): 559-565.

[26] Konradsen L, Voigt M, Højsgaard C. Ankle inversion injuries. The role of the dynamic defense mechanism. *Am J Sports Med.* 1997; 25(1): 54-58.

[27] Basmajian J, Deluca C. *Muscles Alive.* 5th ed. Baltimore, MD: Williams & Wilkins; 1985.

[28] Matsusaka N. Control of the medial-lateral balance in walking. *Acta Orthop Scand.* 1986; 57(6): 555-559.

[29] Tropp H, Odenrick P. Postural control in single-limb stance. *J Orthop Res.* 1988; 6(6): 833-839.

[30] Landry SC, Nigg BM, Tecante KE. Standing in an unstable shoe increases postural sway and muscle activity of selected smaller extrinsic foot muscles. *Gait Posture.* 2010; 32(2): 215-219.

[31] Baker B. The muscle trigger: evidence of overload injury. *J Neurol Orthop Med Surg.* 1986; 7(1): 35-44.

[32] Kavanagh JJ, Bisset LM, Tsao H. Deficits in reaction time due to increased motor time of peroneus longus in people with chronic ankle instability. *J Biomech.* 2012; 45(3): 605-608.

[33] Hung YJ. Neuromuscular control and rehabilitation of the unstable ankle. *World J Orthop.* 2015; 6(5): 434-438.

[34] Ricard MD, Schulties SS, Saret JJ. Effects of high-top and low-top shoes on ankle inversion. *J Athl Train.* 2000; 35(1): 38-43.

[35] Sutherland DH. An electromyographic study of the plantar flexors of the ankle in normal walking on the level. *J Bone Joint Surg Am.* 1966; 48(1): 66-71.

[36] Duchenne G. *Physiology of Motion.* Philadelphia, PA: Lippincott; 1949.

[37] Witvrouw E, Borre KV, Willems TM, Huysmans J, Broos E, De Clercq D. The significance of peroneus tertius muscle in ankle injuries: a prospective study. *Am J Sports Med.* 2006; 34(7): 1159-1163.

[38] Simons DG, Travell J, Simons L. *Travell & Simon's Myofascial Pain and Dysfunction: The Trigger Point Manual.* Vol 1. 2nd ed. Baltimore, MD: Williams & Wilkins; 1999 (p. 104).

[39] Simons DG. *Chapter 45, Myofascial Pain Syndrome Due to Trigger Points.* St. Louis, MO: Mosby; 1988.

[40] Simons DG, Travell J. Chapter 25, Myofascial pain syndromes. In: Wall PD, Melzack R, Bonica JJ, eds. *Textbook of Pain.* 2nd ed. Edinburgh, Scotland; New York, NY: Churchill Livingstone; 1989: 368-385.

[41] Travell J, Rinzler SH. The myofascial genesis of pain. *Postgrad Med.* 1952; 11(5): 425-434.

[42] Jacobsen S. Myofascial pain syndrome [in Danish]. *Ugeskrift for laeger.* 1987; 149(9): 600-601.

[43] Bates T, Grunwaldt E. Myofascial pain in childhood. *J Pediatr.* 1958; 53(2): 198-209.

[44] Good MG. Painful feet. *Practitioner.* 1949; 163(975): 229-232.

[45] Kellgren JH. Observations on referred pain arising from muscle. *Clin Sci.* 1938; 3: 175-190.

[46] Baker BA. Myofascial pain syndromes: ten single muscle cases. *J Neurol Orthop Med Surg.* 1989; 10: 129-131.

[47] Travell J. Low back pain and the Dudley J. Morton foot (long second toe). *Arch Phys Med Rehabil.* 1975; 56: 566.

[48] Janda V. *Muscle Function Testing.* London, England: Butterworths; 1983.

[49] Kendall FP, McCreary EK. *Muscles: Testing and Function, with Posture and Pain.* 5th ed. Baltimore, MD: Lippincott Williams & Wilkins; 2005.

[50] McMinn RMH, Hutchings RT. *Color Atlas of Human Anatomy.* Chicago, IL: Year Book Medical Publishers; 1977.

[51] Gerwin RD, Dommerholt J, Shah JP. An expansion of Simons' integrated hypothesis of trigger point formation. *Curr Pain Headache Rep.* 2004; 8(6): 468−475.

[52] Lange M. *Die Muskelharten (Myogelosen).* Munich, Germany: J.F. Lehmanns; 1931.

[53] Hsieh YL, Kao MJ, Kuan TS, Chen SM, Chen JT, Hong CZ. Dry needling to a key myofascial trigger point may reduce the irritability of satellite MTrPs. *Am J Phys Med Rehabil.*2007; 86(5): 397−403.

[54] Reynolds MD. Myofascial trigger point syndromes in the practice of rheumatology. *Arch Phys Med Rehabil.*1981; 62(3): 111−114.

[55] Urban LM, MacNeil BJ. Diagnostic accuracy of the slump test for identifying neuropathic pain in the lower limb. *J Orthop Sports Phys Ther.* 2015; 45(8): 596−603.

[56] Owens R, Gougoulias N, Guthrie H, Sakellariou A. Morton's neuroma: clinical testing and imaging in 76 feet, compared to a control group. *Foot Ankle Surg.* 2011; 17(3): 197−200.

[57] Morton DJ. *The Human Foot.* New York, NY: Columbia University Press; 1935.

[58] Campano D, Robaina JA, Kusnezov N, Dunn JC, Waterman BR. Surgical management for chronic exertional compartment syndrome of the leg: a systematic review of the literature. *Arthroscopy.*2016; 32(7): 1478−1486.

[59] Sueki D, Brechter J. *Orthopedic Rehabilitation Clinical Advisor.* 1st ed. Maryland Heights, MO: Mosby; 2009.

[60] Stockton KG, Brodsky JW. Peroneus longus tears associated with pathology of the osperoneum. *Foot Ankle Int.* 2014; 35(4): 346−352.

[61] Cruz-Martinez A, Arpa J, Palau F. Peroneal neuropathy after weight loss. *J Peripher Nerv Syst.* 2000; 5(2): 101−105.

[62] Katirji MB, Wilbourn AJ. Common peronealmononeuropathy: a clinical and electrophysiologic study of 116 lesions. *Neurology.*1988; 38(11): 1723−1728.

[63] Jones HR Jr, Felice KJ, Gross PT. Pediatric peroneal-mononeuropathy: a clinical and electromyographic study. *Muscle Nerve.* 1993; 16(11): 1167−1173.

[64] Jeyaseelan N. Anatomical basis of compression of common peroneal nerve. *Anat Anz.* 1989; 169(1): 49−51.

[65] Mitra A, Stern JD, Perrotta VJ, Moyer RA. Peroneal nerve entrapment in athletes. *Ann Plast Surg.* 1995; 35(4): 366−368.

[66] Kim YC, Jung TD. Peroneal neuropathy after tibio-fibular fracture.*Ann Rehabil Med.* 2011; 35(5): 648−657.

[67] Khatri K, Sharma V, Goyal D, Farooque K. Complications in the management of closed high-energy proximal tibial plateau fractures. *Chin J Traumatol.* 2016; 19(6): 342−347.

[68] Woodmass JM, Romatowski NP, Esposito JG, Mohtadi NG, Longino PD. A systematic review of peroneal nerve palsy and recovery following traumatic knee dislocation. *Knee Surg Sports Traumatol Arthrosc.* 2015; 23(10): 2992−3002.

[69] Mook WR, Ligh CA, Moorman CT III, Leversedge FJ. Nerve injury complicatingmultiligament knee injury: current concepts and treatment algorithm. *J Am Acad Orthop Surg.* 2013; 21(6): 343−354.

[70] Kretschmer T, Antoniadis G, Braun V, Rath SA, Richter HP. Evaluation of iatrogenic lesions in 722 surgically treated cases of peripheral nerve trauma. *J Neurosurg.*2001; 94(6): 905−912.

[71] Seidel JA, Koenig R, Antoniadis G, Richter HP, Kretschmer T. Surgical treatment of traumatic peroneal nerve lesions. *Neurosurgery.*2008; 62(3): 664−673; discussion 664−673.

[72] Kim DH, Murovic JA, Tiel RL, Kline DG. Management and outcomes in 318 operative common peroneal nerve lesions at the Louisiana State University Health Sciences Center.*Neurosurgery.*2004; 54(6): 1421−1428; discussion 1428−1429.

[73] Fetzer GB, Prather H, Gelberman RH, Clohisy JC. Progressive peronealnerve palsy in a varus arthritic knee. A case report.*J Bone Joint Surg Am.* 2004; 86−A(7): 1538−1540.

[74] Gillenwater J, Cheng J, Mackinnon SE. Evaluation of the scratch collapsetest in peroneal nerve compression. *Plast Reconstr Surg.* 2011; 128(4): 933−939.

[75] Alexander IJ, Johnson KA, Parr JW. Morton's neuroma: a review of recent concepts. *Orthopedics.*1987; 10(1): 103−106.

[76] Schwartz JT Jr, Brumback RJ, Lakatos R, Poka A, Bathon GH, Burgess AR. Acute compartment syndrome of the thigh.A spectrum of injury.*J Bone Joint Surg Am.* 1989; 71(3): 392−400.

[77] Rajasekaran S, Hall MM. Nonoperative management of chronic exertional compartment syndrome: a systematic

review. *Curr Sports Med Rep.* 2016; 15(3): 191-198.

[78] Blackman PG, Simmons LR, Crossley KM. Treatment of chronic exertional anterior compartment syndrome with massage: a pilot study. *Clin J Sport Med.* 1998; 8(1): 14-17.

[79] Diebal AR, Gregory R, Alitz C, Gerber JP. Forefoot running improves pain and disability associated with chronic exertional compartment syndrome. *Am J Sports Med.* 2012; 40(5): 1060-1067.

[80] Cox JS, Brand RL. Evaluation and treatment of lateral ankle sprains.*Phys Sportsmed.*1977; 5: 51-55.

[81] Jennings J, Davies GJ. Treatment of cuboid syndrome secondary to lateralankle sprains: a case series. *J Orthop Sports Phys Ther.*2005; 35(7): 409-415.

第 六十五 章

腓肠肌

凯瑟琳·盖斯特、詹妮弗·L.弗里曼、杰弗里·格瓦伊斯·埃伯特

1 介绍

腓肠肌是一种位于腿后部的双羽状肌，它与比目鱼肌和跖肌一起，组成了被称为腓三头肌的肌肉群。腓肠肌的主要功能是踝关节跖屈和膝关节末端屈曲。腓肠肌产生快速动力活动，如跳跃和跑步，具有高比例的2型快速肌纤维。触发点（TrPs）通常位于内侧或外侧肌腹部的中点。腓肠肌的触发点可将疼痛引导至膝关节后侧的近端或远端至足部。在腓肠肌内侧头发现的活动触发点通常是将疼痛引入足部内侧纵切面。走路，尤其是上坡，可能会加重症状，并可能导致夜间小腿抽筋。夜间小腿抽筋被描述为腓肠肌突然不自主的收缩引起的疼痛刺激，这种收缩会破坏睡眠质量和持续时间。腓肠肌触发点的症状包括后膝或小腿疼痛及单腿下蹲时膝和踝关节的活动范围受限。鉴别诊断应包括膝关节韧带损伤、腘绳肌拉伤、腓骨神经损伤、半月板或骨损伤、贝克或神经节囊肿、神经血管损伤或腰椎S1神经根病变。此外，腓肠肌的触发点也可能出现在跟腱病患者身上。纠正措施包括姿势教育，特别是睡姿和坐姿、活动和鞋类修改、触发点自我压力释放和自我伸展技术。

2 相关解剖

腓肠肌包括内侧和外侧头，是腿后部最浅的肌肉。内侧头起源于股骨腘平面，在内侧髁上线后方，在股骨内收肌结节后方[1-3]。外侧头起源于股骨外侧髁的后外侧和髁上线的下侧（图65-1）[2,3]。

几项尸体和人体研究都报道了腓肠肌内侧头和外侧头结构特征上的差异，例如内侧头的肌腹为单尖状结构，比外侧头大，外侧头为双尖状结构[4-6]。腓肠肌的内侧头和外侧头穿过胫股关节，来自膝关节囊后部的纤维与两侧头融合，同时腘韧带与腓肠肌外侧头融合[7]。

腓肠肌的内侧头和外侧头向下下降，内侧头肌纤维延伸到外侧头肌纤维下方，两个肌腹保持

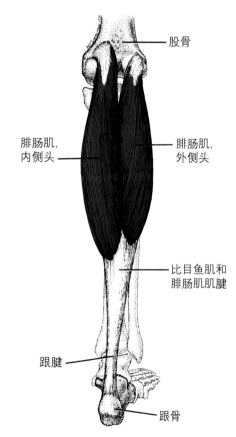

图65-1 从后方可见，右侧腓肠肌附着物（红色）。腓肠肌远端（深部）腱膜与比目鱼浅腱膜合并形成跟腱

图中标注：股骨、腓肠肌，内侧头、腓肠肌，外侧头、比目鱼肌和腓肠肌肌腱、跟腱、跟骨

分离，直到它们融合成一个宽阔的腱膜，继而与比目鱼肌融合形成跟骨（跟腱）并穿过距骨和距下关节[2,3,8]。跟腱插入跟骨后表面的跟骨粗隆[2]。腓侧三头肌各肌群插入跟腱的位置并不均匀，最大的组成部分来自腓肠肌外侧肌（44.4%），其次是比目鱼肌（27.9%），腓肠肌内侧肌（27.7%）[9]。

（1）神经和血管分布

腓肠肌由腰骶神经丛骶1和骶2神经根的胫神经支配。胫神经从大腿后方的坐骨神经分支向下穿过腘窝进入腿的后室。胫神经支配腿后部的浅层和深层肌肉。胫骨神经向远端延伸，穿过腿的后室，在趾屈肌和拇长屈肌之间延伸，拇长屈肌位于胫骨内踝后方[3]。腓肠神经是一种皮神经，由胫神经和腓总神经的分支组成，在小腿后外侧室的跟腱外侧走行[1]。腓肠神经与跟腱的交界处远端约3.5 cm，与跟骨粗隆近端约11 cm。腓肠神经的形成和走行的解剖变异在一般人群中很常见[10]。

腓肠肌内侧头和外侧头的动脉供应沿着神经向远端进入肌腹。肌肉的内侧和外侧头由来自腘动脉近端分支的单个腓肠动脉供应。腓肠动脉通常在胫股关节线的水平进入腓肠肌的内侧头和外侧头。此外，腓肠内侧动脉在腓肠肌内侧有多个穿支肌，这些穿支肌通过深筋膜到达筋膜下丛并滋养基于穿支肌的皮瓣[11]。与供应腓肠肌外侧头的腓肠动脉相比，供应腓肠肌内侧头的腓肠动脉通常进入胫腓骨关节线远端的肌肉。跟腱近端和远端的动脉供应由胫骨后动脉的循环支提供，肌腱中段接受腓骨动脉的血液供应。然而，跟骨肌腱的血管供应相对较差，大部分血液供应分配给副腱。胫后静脉和腓骨静脉分别与胫后动脉和腓骨动脉相邻[3]。

（2）功能

腓肠肌的主要功能是踝关节的足底屈曲和距下关节的仰卧，以及膝关节的屈伸，具体取决于下肢是否处于负重姿势[12]。

腓肠肌与膝关节交叉，与股直肌和腘绳肌共同构成膝关节周围肌肉总横截面积的98%[13]。当下肢处于非负重姿势时，腓肠肌与腘绳肌一起起膝关节屈肌的作用。在负重时，当膝关节完全伸展时，腓肠肌为膝关节屈曲提供更大的扭矩。它可以防止由于膝盖与肌肉的内侧和外侧头部之间的解剖学联系而导致膝盖过度伸张和后囊过度拉伸。当膝关节屈曲时，腓肠肌无法产生足够的扭矩以屈曲[14]。股直肌和腓肠肌在负重状态下协同作为膝关节的动力稳定器[15]。在步态周期的负荷反应结束时，腓肠肌为膝关节提供稳定和支撑，以防止过度伸展[16]。腓肠肌和比目鱼肌也被认为是行走时距下关节和距距关节的有力支撑。

研究表明，腓肠肌是预防前交叉韧带（ACL）过度劳损的拮抗肌，在康复过程中应予以重视。Oeffinger等人的研究表明，腓肠肌的潜伏期表明，在前交叉韧带修复的患者中，胫骨在突然的扰动中会发生大量的角位移[17]。Fleming等人通过对腓肠肌、股四头肌和腘绳肌的单独电刺激，研究了前交叉韧带前内侧束的平移应变量，并根据肌肉的成对组合测量了应变率[16]。结果表明，当膝关节放置于15°和30°时，对腓肠肌和腘绳肌同时刺激可使前交叉韧带的张力较单纯腓肠肌刺激减少[16]。

（3）功能单元

肌肉的功能单元包括加强和对抗其动作的肌肉以及肌肉交叉的关节。这些结构在功能上的相互依赖反映在感觉运动皮层的组织和神经联系上。功能单元之所以被强调，是因为在该单元的一块肌肉中存在一个触发点，增加了该单元的其他肌肉也出现触发点的可能性。当肌肉中的触发点失去活性时，人们必须关注那些可能在相互依赖的肌肉中产生的触发点。表65-1大致代表腓肠肌的功能单元[18]。

3　临床表现

（1）牵涉痛模式

在腓肠肌上有触发点的人可能会出现后膝、

表 65-1	腓肠肌的功能单元	
行　动	协同肌	拮抗肌
跖屈	比目鱼肌 跖肌 腓长肌 腓骨短肌 趾长屈肌 胫骨后肌	拇长伸肌 趾长伸肌 胫骨前肌 腓肠肌
屈膝	腿后群肌腘肌 跖肌 股薄肌 缝匠肌	股直肌 股内侧肌 股外侧肌 股中间肌

小腿或足跟疼痛（图65-2）[19]。腓肠肌外侧头的触发点可能是指小腿后部和外侧的疼痛。腓肠肌内侧头的触发点可以将疼痛传导到腿的后内侧和足的内侧纵弓，也可以引起后腿肌肉的疼痛性痉挛[18]。

腓肠肌在步态的站立和前挥拍阶段是活跃的。

大多数作者认为腓肠肌的作用是在步态站立阶段为下肢提供垂直支撑。然而，目前对于腓肠肌在步态中段的推进作用存在争议。

在腓肠肌上有触发点的人可能在负重活动时（早上醒来后的最初几步）脚后跟跖面会感到剧痛，而在负重活动后（如长时间坐着）脚后跟会感到剧痛[20]。在斜坡上行走或爬楼梯等活动也会引起腓肠肌的疼痛。

（2）症状

在腓肠肌触发点的个体主要报道位于内侧纵弓处的疼痛，尤其是在步行和爬楼梯时。当爬上陡峭的斜坡，越过岩石，或沿着倾斜的表面行走，如海滩或拱形的街道时，患者可能会报道膝盖后部的疼痛。腓肠肌触发点的患者很少报道身体虚弱或活动范围受限，即使经检测发现踝关节背屈受限。该个体也可能报道小腿或足底脚后跟疼痛和夜间小腿抽筋[18,21]。腓肠肌中潜在触发点的存在会导致小腿区域疼痛、不自主的肌肉痉挛。

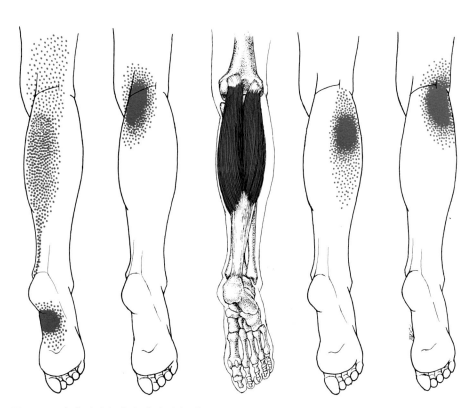

图65-2　疼痛（暗红色）来自右侧腓肠肌触发点（淡红色）。基本的疼痛模式是纯红色。红色点表示基本图案的延伸。当患者夜间小腿抽筋疼痛时，内侧头部腹部的触发点和外侧头部腹部的触发点（程度较轻）可能会出现

肌肉痉挛可能是肌病或神经病变过程的一部分，但也可能发生在健康的人在怀孕、运动和睡眠期间[22]。

潜在的触发点更常见于腓肠肌内侧头，可引起夜间小腿抽筋，对睡眠质量产生负面影响。几项研究评估了在腓肠肌内进行穴位注射的效果，发现使用局部麻醉剂既降低了与夜间小腿抽筋相关的疼痛强度和频率，又减轻了夜间失眠的严重程度[22,23]。

引起夜间小腿抽筋的潜在触发点的病理生理效应尚不清楚；然而，有人提出了一些理论，包括运动神经的自发放电或异常兴奋性，以及在脊髓去抑制的情况下运动单元的过度兴奋性[22]。在Ge等人对腓肠肌的一个潜在触发点进行的一项研究中，谷氨酸盐注射重现了小腿肌肉痉挛的发作[21]。作者认为传入肌纤维的兴奋和随后引起肌肉痉挛的伤害性敏感性的增加之间可能存在联系[21]。作者认为，触发点的存在可能与肌肉抽筋的发生有关。

（3）体格检查

经过彻底的主观检查后，临床医生应该画一张详细的图来描述患者所描述的疼痛模式。这种描述将有助于计划体格检查，并可在症状改善或改变时监测患者的进展情况。疼痛的类型、质量和位置应该仔细评估，在检查下肢功能障碍患者时，必须使用标准化的结果工具。

由于腓肠肌在姿势稳定中的作用，静态和动态姿势的观察是必不可少的。在静态站立姿势的观察中，患者可能无法完全伸展所涉及的肢体时，保持脚跟在地板上[18]。功能测试，如双腿和单腿深蹲，可以快速评估臀部和膝盖的控制能力，以及距骨、距下和中足的运动范围。定时单腿站立，睁着眼睛和闭着眼睛，可以提供一个定量的平衡测量，让临床医生观察与平衡和控制相关的足部和脚踝策略。

临床检查时可发现踝关节背屈时活动范围受限或被动受限[24,25]。当膝关节伸展时，被动踝关节背屈量减少，而随着膝关节屈曲量增加，提示运动受限与腓肠肌的紧绷有关，而与距关节的关节或关节囊受限无关[15]。临床医生应保持后脚内翻位，准确测量距关节背屈量。外翻时距骨关节与后脚的被动背屈使足中部和距下关节过度运动[26]。在腓肠肌上有触发点的患者可能会出现步态的改变，表现为平足或僵直的步态模式。

检查腓肠肌的延伸性时，要让患者处于仰卧或俯卧的非承重姿势（图65-3）。距骨关节10°以上的背屈畸形称为马蹄足[27]。踝关节背屈受限的一个常见原因是腓肠三头肌的适应性缩短。被动踝关节背屈受限与膝关节伸展和被动踝关节背屈增加与膝关节屈曲被称为Silfverskiold征（图65-3A和图65-3B）[26]。迄今为止，尚不清楚Silfverskiold征的心理测量特性。当膝关节伸展时，被动踝关节背屈量减少，而随着膝关节屈曲量增加，提示运动受限与腓肠肌的紧绷有关，而与距关节的关节或关节囊受限无关[14]。为了测试

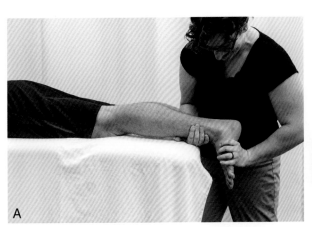
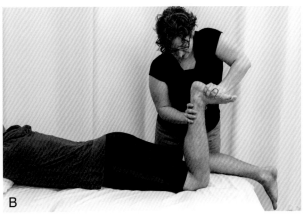

图65-3　肌肉长度测试。**A** 腓肠肌。**B** 比目鱼肌。注意膝关节屈曲时背屈的变化

是否存在马蹄内翻，应在前脚下施力2 kg，同时提供被动背屈力，以尽量减少假阳性测试[26]。

应检查距骨小腿关节的被动附属运动，以及远侧和近端胫腓关节。当患者报道后膝疼痛和膝关节活动范围丧失时，应检查胫股关节的被动副运动，这可能与腓肠肌触发点有关。

腓肠肌伸展对踝关节背屈运动范围影响的结果尚不明确。Young等人对单纯腓肠肌拉伸与多模式方法的疗效进行了系统评价[28]。8项研究的荟萃分析显示，腓肠肌被动拉伸对踝关节背屈增加有显著影响，而另外12项研究显示与对照组相比，腓肠肌拉伸对踝关节背屈没有显著影响[28]。为期3周的腓肠肌伸展运动的结果显示，在增加被动踝关节背屈的活动范围是有效的；然而，在步态中，运动范围的增加并没有转化为脚跟离地时间的增加[29]。

Edama等人在尸体上研究了伸展腓肠肌内侧的最佳位置，并报道了膝盖伸展、踝关节背屈和内翻导致了头端内侧最大的张力[6]。然而，这些研究中没有一个调查了在拉伸计划之前腓肠肌触发点的存在，这可能解释了模棱两可的发现。

有中度到有力的证据支持使用手动触发点释放来缓解与活动和潜在触发点相关的肌肉疼痛[30]。由Grieve等人进行的一项研究评估了在健康、休闲的跑步者中手动释放触发点和被动拉伸腓肠三头肌的潜在触发点的效果[25]。在手动触发点释放和腓肠三头肌被动拉伸的联合治疗后，跑步者的比目鱼肌和腓肠肌的延伸性都得到了改善。基于配对t检验，参与者显示比目鱼肌和腓肠肌的肌肉伸展性有统计学意义的增加[25]。

包括触发点释放技术和腓肠三头肌伸展的多模式方法是治疗足跟和足部疼痛的有效方法。Grieve等人报道了一种多模式治疗方法对小腿疼痛患者的效果[24]。所有参与者都接受了初步评估，评估的自变量包括疼痛量表、疼痛压力阈值（PPT）、下肢功能量表功能状态(LEFS)和踝关节背屈活动度。10名参与者接受了对腓肠三头肌的触发点释放，接受了自我压力触发点释放技术的指导，并接受了在家拉伸的训练。其中9名参与者

表现出踝关节背屈活动范围的增加和个人LEFS评分的增加[24]。Ordine等人发现，除了对腓肠肌三头肌和足底筋膜进行自我拉伸运动外，在腓肠肌的两个肌腹中，手动触发点释放直接指向触发点，结果导致疼痛显著减轻，SF-36生活质量问卷和腓肠肌和比目鱼肌的疼痛压力阈值显著改善[20]。

（4）触发点检查

怀疑触发点的存在通常是基于主观和客观体检结果的结合[18]。交叉纤维平滑式触诊或钳位触诊对鉴别腓肠肌内侧或外侧头的触发点是有效的。当小腿后部皮下软组织较紧且不能活动时，可选择交叉纤维平滑式触诊。对于小腿皮下软组织柔软可活动的患者，可采用交叉纤维钳捏触诊。

手动触诊腓肠肌可以俯卧、侧卧或钩卧（图65-4和图65-5）。侧卧位检查腓肠肌时，患者应侧卧位，受累肢体应在最上侧接受治疗。在检查患者俯卧位时，应在患者脚踝下放一个枕头，以保持膝盖弯曲约20°，并允许腓肠肌松弛[18]。

在侧卧（图65-4A）、俯卧（图65-4B）或钩卧（图65-4C）时可使用交叉纤维钳捏触诊来确定腓肠肌侧头的触发点。如果后腿上的组织不动或太紧，则使用交叉纤维平滑式触诊来识别侧头或整个肌腹的近端部分的触发点。

交叉纤维钳捏触诊腓肠肌内侧头是俯卧位或侧卧位（图65-5A和图65-5B）。如果后腿上的组织不动或太紧，则使用交叉纤维平滑式触诊来识别内侧头或整个肌腹的近端部分的触发点。

4 鉴别诊断

（1）触发点的激活和延续

一种激活触发点的姿势或活动，如果不加以纠正，也会使其永久存在。在腓肠肌的任何部分，触发点可由不正常的偏心负荷、偏心运动、无条件肌肉或最大或次最大同心负荷激活[31]。

当肌肉长时间处于缩短或延长的位置时，触发点也可能被激活或加重。

触发点可能发生在腓肠肌上，起因是机械过

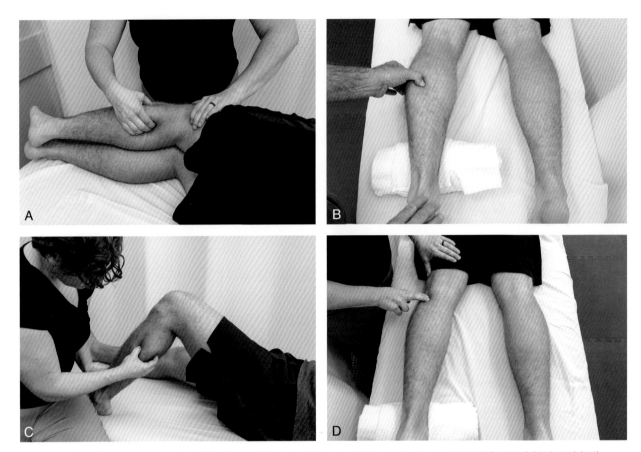

图65-4   触诊腓肠肌外侧头。交叉纤维钳捏式触诊。**A** 侧卧。**B** 俯卧。**C** 钩卧。**D** 交叉纤维平滑式触诊近端部分

载或膝盖处于屈曲位置时，踝关节发生了有力的足底屈曲。骑自行车、步行、在斜面上跑步或攀登陡峭地形等活动可以促进腓肠肌内触发点的产生，这些触发点会产生后膝关节疼痛。导其他导致肌肉负荷过重的原因包括：游泳时脚尖翘起，穿高跟鞋，或长时间按压大腿或小腿背部。仰卧睡姿，用毯子裹住脚底弯曲，也会使触发点持续存在。

骨折等损伤后下肢的固定可以促进腓肠肌触发点的产生。在制动期间，腓肠肌可能会萎缩和退化，一旦开始负重，个体可能会报道小腿肌肉疼痛和僵硬。

腓肠肌触发点的持续存在可能是由于持续的外部压迫造成局部缺血事件。腓肠肌的外压可能有助于触发点的持续存在，这些外压可能来自腿部的紧袜或松紧带，来自座椅的持续压迫，或者来自在长时间的坐姿任务中保持膝盖和踝关节的屈曲[18]。

（2）相关触发点

相关的触发点可以在由主要触发点引起的相关痛觉区域出现[32]。因此，还应该考虑每一块肌肉的相关疼痛区域的肌肉组织。当肌肉处于腓肠肌近端或邻近部位的疼痛模式时，相关的触发点响应于肌肉补偿模式或参考现象而发展。例如，臀中肌或臀小肌中的一个触发点可将疼痛引入小腿的近端区域，并在腓肠肌中形成一个相关的触发点[18]。

在腓肠肌中形成活跃触发点的患者可在同侧下肢的腘绳肌、比目鱼肌、拇长屈肌和趾长屈肌中形成相关触发点。

一旦腓肠肌中的活动触发点得到治疗，由于长趾屈肌或比目鱼肌的指状疼痛模式，患者的疼痛可能会改变为更远端疼痛分布[18]。

（3）相关病理学

有报道小腿疼痛的个体应评估是否存在腰椎

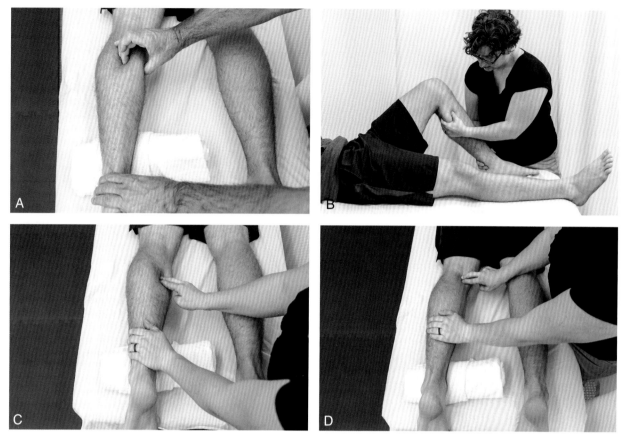

图65-5　腓肠肌内侧头触诊。交叉纤维钳捏式触诊。**A** 俯卧。**B** 钩卧。交叉纤维平滑式触诊。**C** 中肌腹部。**D** 近端部分

根性疼痛或神经根病。神经根病是指脊柱神经根的紊乱，与腿或背部疼痛和神经系统损伤有关，如下肢感觉迟钝、无力或感觉异常[33]。应在下肢进行神经系统检查，以评估是否存在皮肤病、肌瘤或反射改变。这项检查还应评估是否存在神经根刺激或压迫L5神经根的情况，这些神经根可导致腿外侧疼痛，并伴有踝关节足底屈肌无力或跟腱反射减弱或消失。腰椎神经根病伴S1神经根，可导致足外侧缘疼痛，足踝屈肌无力，跟腱反射减弱或消失[34]。

　　起源于脊神经根的根性疼痛可引起膝关节远端尖锐的射痛。这种检查不能总是根据感觉缺陷或疼痛的模式来推断脊髓受累的程度。几乎没有证据支持根性疼痛遵循一种特定的皮节模式，这种模式与所涉及的脊髓神经根的水平相对应。在一项对169例腰椎神经根病患者的研究中，64.1%的患者经历了非皮节型的神经根疼痛[35]。客观临床检查结果包括交叉直腿抬高阳性（敏感度0.29，

特异度0.88）和反射消失（敏感度0.14，特异度0.93，+LR 2.21，−LR 0.78）有助于判断神经根综合征，而无症状的交叉直腿抬高（敏感度0.91，特异度0.26）可用于诊断神经根综合征排除神经根病的诊断[36,37]。

　　小腿后部的疼痛可能包括反复过载、机械应力或外伤造成的损伤。跟腱病是脚和脚踝最常见的过度使用损伤之一，特别是在娱乐和竞技运动员中[38-42]。跟腱病的病因是多因素的，包括导致愈合反应失败和退行性改变的内在和外在因素[43]。根据活动的类型和水平，这种情况会影响多达9%～40%的运动员，尤其是跑步运动员[45-47]。虽然运动员患这种病的风险最大，但它也会影响相对久坐的人[48,49]。

　　跟腱病一般可分为两类：插入型跟腱病和非插入型跟腱病。非插入型肌腱病变是最常见的分类[44]。跟腱病是一种典型的非炎症性疾病，它涉及跟腱内部物质的退行性改变，特别是在慢性

疾病中，这种情况占大多数[50-53]。跟腱病的发病率随着年龄的增长而增加，平均年龄在30～50岁[42,54-57]。这种情况对男性的影响似乎大于女性[40,57,58]。

跟腱病变的几个危险因素已被证明。这些危险因素包括：踝关节背屈活动范围受限[59]、过度内旋[40,60]、踝关节足底屈曲力量减弱[60,61]、距下活动范围异常[40,59]、肥胖[48]、糖尿病[48]、训练错误[39]和药物使用——特别是抗生素氟喹诺酮类药物[62,63]。

在长时间不活动后，疼痛随活动增加而加重，踝关节僵硬随持续活动而减轻[64-66]。在轻到中度的病例中，患者可能只在娱乐活动结束时才感到疼痛，随着情况变得更严重，他们可能会在整个活动过程中感到疼痛，可能需要完全停止活动[66]。诊断跟腱炎的典型发现包括局部压痛，触诊腱中段（在其插入点附近约2～6 cm处）的非插入型跟腱病和骨腱交界处的插入型跟腱病[60]；阳性反应；踝关节足底屈曲力降低；伦敦皇家医院的检测呈阳性[67-69]。Reiman等人发现，晨僵和局部疼痛触诊对跟腱病变的临床诊断具有较高的敏感性和特异性[70]。

如果跟腱病的诊断在病史和体格检查后仍不确定，若需要改变临床护理计划，可以利用磁共振成像（MRI）和/或诊断超声更明确地诊断或排除这种情况[64,71,72]。

腿部后部的急性疼痛和肿胀可能是由肌腱局部炎症或肌肉或肌腱的急性撕裂引起的。腓肠肌内侧头的断裂，称为"网球腿"，可以随着腓肠肌的偏心延长而发生，因为脚部进入背屈位，膝盖在网球发球后伸长[18]。事实上，腓肠肌内侧拉伤是下肢后室最常见的损伤。2/3的小腿损伤发生在腓肠肌内侧头和比目鱼肌之间的筋膜交界处[73]。

覆盖在膝关节后腔室的肌肉，通常是受伤的部位，包括腘绳肌和腘窝肌。在短跑运动中，腘绳肌可能受到损伤，并可能导致膝关节后外侧疼痛，并在关节下方触及触痛。膝关节屈曲和胫骨内旋或外旋对腘绳肌的阻力测试有助于分别诊断半膜肌、半腱肌和股二头肌的损伤[14]。肌肉内撕

裂的临床表现包括肿胀、压痛或腹部肌肉内可触及的缺陷。后交叉韧带韧带损伤可导致腘肌断裂。跖腱的急性撕裂常与腓肠肌的撕裂同时发生。对于急性肌肉肌腱损伤的快速诊断可以通过肌肉骨骼超声从局部撕裂的低回声改变（＜2 cm）或全撕裂的低回声血肿形成中鉴别出来[74]。受伤后几天，受伤部位周围会形成血肿。与肿胀或血肿形成相关的急性创伤性损伤也应筛查腓总神经的相关神经损伤[75]。

小腿后侧疼痛的其他原因包括囊肿、肿瘤、感染、动脉功能不全或深静脉血栓形成。由于膝关节内紊乱导致膝关节后囊滑液漏出和突出，在腘窝形成贝克囊肿[75]。通过触诊半膜肌和腓肠肌内侧头之间的疼痛或压痛结节，可以确定是否存在贝克囊肿。MRI是诊断贝克囊肿的最佳成像方式，因为MRI可以识别关节内紊乱和解剖结构的毗邻关系[75]。

贝克囊肿的并发症包括感染、伴随周围解剖结构受压而破裂和出血[74,75]。如有全身疾病，有囊肿，后膝疼痛，有局部发热和红斑的肿胀，应怀疑有感染。贝克囊肿可导致深静脉血栓形成和缺血。囊肿破裂的相关症状可以模拟血栓性静脉炎的临床检查结果。膝关节后疼痛相关血管损伤的诊断可以通过MRI或CT血管造影来确定[75]。

5　纠正措施

在腓肠肌中具有触发点的个体应避免被动或持续活动的踝关节跖屈的姿势或活动。应该避免的姿势包括坐在高椅子上，脚不能完全支撑在地板上，长时间的驾驶活动，脚踝保持持续的足底弯曲。患者应调整坐位表面，让双脚和脚踝以中立的姿势休息，在长时间的驾驶活动中使用巡航控制可以防止腓肠三头肌的触发点持续存在。其他有益的活动调整可能包括在水平面上而不是斜面上行走，避免小腿周围的紧绷或有弹性的材料，避免在游泳活动中延长足踝弯曲，避免穿鞋跟大于5 cm（2 in）的鞋子。对小幅度的抬脚的个体腓肠肌的肌电图评估显示，在行走活动期间腓肠肌的活动减

少[76]。因此，在急性损伤或跟腱手术修复后，小幅度的抬脚可能有助于暂时减轻腓肠肌的负荷。

夜间小腿抽筋通常与腓肠肌的触发点有关。睡前用电热毯或电热垫给小腿加热几分钟，有助于减少触发点的刺激，在睡觉时保持脚踝处于中立位置，有助于减少夜间抽筋。为了防止夜间肌肉痉挛的发生，可以交替进行全活动范围的踝关节背屈和跖屈。坐着时活动范围有助于减少不动，促进血液流向下肢[18]。

一般来说，如果整个晚上脚踝保持中立，腿部肌肉会感觉更好。因此，调整患者的睡眠姿势可能是必要的。这种睡姿是通过将床脚处的床单解开以减少外部力量使足底过度弯曲来实现的（图65-6），在双腿和膝盖之间侧躺放置一个枕头，将脚和脚踝放置在一个中立的位置，也可能是有益的。触

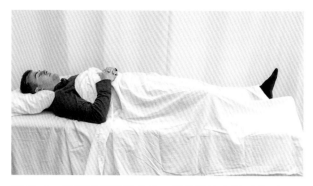

图65-6　睡觉时将受影响的一侧的脚放在被子外面，以避免被子的重量将脚和脚踝往下拉，并将肌肉延长至缩短的位置

发点易激惹的患者应避免躺在受影响的一侧，因为来自床上的压力可能会使触发点持续活动。

腓肠肌触发点的自压释放可在坐位和长坐位下进行（图65-7）。可以用趾尖抓握（图65-7A）、

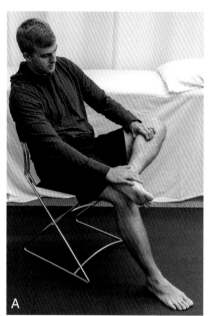
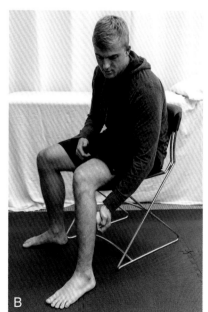
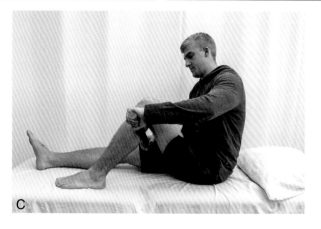

图65-7　触发点自压释放。A 手动释放。B 使用曲棍球。C 使用触发点释放滚柱工具

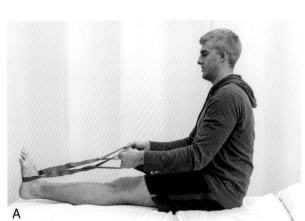
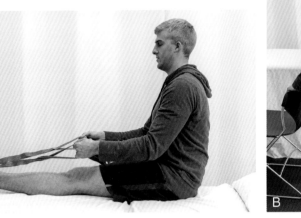

图65-8　腓肠肌的自我伸展。**A** 用皮带或床单轻轻拉伸，以刺激腓肠肌的触发点。**B** 跑步者伸展。沿着脚的内侧放置一条毛巾，以防止在伸展时使足弓变平

使用触发点释放工具或硬球（图65-7B）或使用触发点释放滚柱工具手动施加压力（图65-7C）。

用手或工具找到敏感部位，轻压（疼痛不超过4/10），坚持15～30 s，直到疼痛减轻。这项技术每天可以重复5次（图65-7A，图65-7B和图65-7C）。

腓肠肌的自我拉伸可以在坐或站的位置进行。坐位时腓肠肌的自拉伸需要患者保持长时间的坐位，且所涉及的膝关节充分伸展。在前脚下放置一根长带，同时保持膝盖处于伸展位置，并在脚和脚踝处延长被动拉伸成背屈（图65-8A）。站立时腓肠肌的自我拉伸是这样进行的：一个人面朝墙壁站着，双脚保持中立，手放在与肩同高的墙上或椅子上（图65-8B）。受影响的腿在背后，脚应该放在轻微的仰卧使用一个小楔沿整个内边缘的脚（图65-8B小图片）以强调背屈通过后脚和防止过度的力量进入背屈通过中脚[77]。个人应该向前倾躯干，同时保持脚跟在地板上，将重心转移到前脚，保持膝盖处于完全伸展的位置。

这一伸展可以通过体位后放松来增强。在第一次拉伸小腿时，脚掌被推到地板上，小腿肌肉轻微收缩，但脚跟或脚仍在地板上。保持收缩6～10 s，然后进行深吸气。然后，通过嘴部缓慢呼气，让小腿肌肉放松，再稍微前倾，直到小腿再次感到拉伸。这个过程可以重复3～5次，每天可以进行3次。

纪运、马柯　译　马柯　审

参考文献

［1］Doral MN, Alam M, Bozkurt M, et al. Functional anatomy of the Achilles tendon. *Knee Surg Sports Traumatol Arthrosc.* 2010; 18(5): 638-643.

［2］Parson S. *Clinically Oriented Anatomy.* 6th ed. Baltimore, MD: Lippincott Williams and Wilkins; 2010.

［3］Standring S. *Gray's Anatomy: The Anatomical Basis of Clinical Practice.* 41st ed. London, UK: Elsevier; 2015.

［4］Ward SR, Eng CM, Smallwood LH, Lieber RL. Are current measurements of lower extremity muscle architecture accurate? *Clin Orthop Relat Res.* 2009; 467(4): 1074-1082.

［5］Abellaneda S, Guissard N, Duchateau J. The relative lengthening of the myo tendinous structures in the medial gastrocnemius during passive stretching differs among individuals. *J Appl Physiol (1985).* 2009; 106(1): 169-177.

［6］Edama M, Onishi H, Kumaki K, Kageyama I, Watanabe H, Nashimoto S. Effective and selective stretching of the medial head of the gastrocnemius. *Scand J Med Sci Sports.* 2015; 25(2): 242–250.

[7] Watanabe Y, Moriya H, Takahashi K, et al. Functional anatomy of the posterolateral structures of the knee. *Arthroscopy.* 1993; 9(1): 57–62.

[8] Chazan IM. Achilles tendinitis part I: anatomy, histology, classification, etiology, and pathomechanics. *J Man Manip Ther.* 1998; 6: 63–69.

[9] Pekala PA, Henry BM, Ochala A, et al. The twisted structure of the Achillestendon unraveled: a detailed quantitative and qualitative anatomical investigation. *Scand J Med Sci Sports.* 2017; 27(12): 1705–1715.

[10] Ramakrishnan PK, Henry BM, Vikse J, et al. Anatomical variations of the formation and course of the sural nerve: a systematic review and meta-analysis. *Ann Anat.* 2015; 202: 36–44.

[11] Xie XT, Chai YM. Medial sural artery perforator flap. *Ann Plast Surg.* 2012; 68(1): 105–110.

[12] Kisner C, Colby L. *Therapeutic Exercise: Foundations and Techniques.* 6th ed. Philadelphia, PA: FA Davis; 2012.

[13] Wickiewicz TL, Roy RR, Powell PL, Edgerton VR. Muscle architecture of the human lower limb. *Clin Orthop Relat Res.* 1983(179): 275–283.

[14] Levangie PK, Norkin CC. *Joint Structure and Function: A Comprehensive Analysis.* 5th ed. Philadelphia, PA: FA Davis; 2011.

[15] Kvist J, Gillquist J. Anterior positioning of tibia during motion after anteriorcruciate ligament injury. *Med Sci Sports Exerc.* 2001; 33(7): 1063–1072.

[16] Fleming BC, Renstrom PA, Ohlen G, et al. The gastrocnemius muscle is an antagonist of the anterior cruciate ligament. *J Orthop Res.* 2001; 19(6): 1178–1184.

[17] Oeffinger DJ, Shapiro R, Nyland J, Pienkowski D, Caborn DN. Delayed gas trocnemius muscle response to sudden perturbation in rehabilitated patients with anterior cruciate ligament reconstruction. *Knee Surg Sports Traumatol Arthrosc.* 2001; 9(1): 19–27.

[18] Simons DG, Travell J, Simons L. *Travell & Simon's Myofascial Pain and Dysfunction: The Trigger Point Manual.* Vol 1. 2nd ed. Baltimore, MD: Williams & Wilkins; 1999 (p. 104).

[19] DeLisa JA, Gans BM, Walsh NE. *Physical Medicine and Rehabilitation: Principles and Practice.* Vol 1. 4th ed. Philadelphia, PA: Lippincott Williams & Wilkins; 2005.

[20] Renan-Ordine R, Alburquerque-Sendin F, de Souza DP, Cleland JA, Fernández de las Peñas C. Effectiveness of myofascial trigger point manualtherapy combined with a self-stretching protocol for the management of plantar heel pain: a randomized controlled trial. *J Orthop Sports Phys Ther.* 2011; 41(2): 43–50.

[21] Ge HY, Zhang Y, Boudreau S, Yue SW, Arendt-Nielsen L. Induction of muscle cramps by nociceptive stimulation of latent myofascial trigger points. *Exp Brain Res.* 2008; 187(4): 623–629.

[22] Kim DH, Yoon DM, Yoon KB. The effects of myofascial trigger point injections on nocturnal calf cramps. *J Am Board Fam Med.* 2015; 28(1): 21–27.

[23] Prateepavanich P, Kupniratsaikul V, Charoensak T. The relationship between myofascial trigger points of gastrocnemius muscle and nocturnal calf cramps. *J Med Assoc Thai.* 1999; 82(5): 451–459.

[24] Grieve R, Barnett S, Coghill N, Cramp F. Myofascial trigger point therapy for triceps surae dysfunction: a case series. *Man Ther.* 2013; 18(6): 519–525.

[25] Grieve R, Cranston A, Henderson A, John R, Malone G, Mayall C. The immediate effect of triceps surae myofascial trigger point therapy on restrictedactive ankle joint dorsiflexion in recreational runners: a crossover randomised controlled trial. *J Bodyw Mov Ther.* 2013; 17(4): 453–461.

[26] Barouk P, Barouk LS. Clinical diagnosis of gastrocnemius tightness. *Foot Ankle Clin.* 2014; 19(4): 659–667.

[27] Vaes PH, Duquet W, Casteleyn PP, Handelberg F, Opdecam P. Static and dynamic roentgenographic analysis of ankle stability in braced and nonbraced stable and functionally unstable ankles. *Am J Sports Med.* 1998; 26(5): 692–702.

[28] Young R, Nix S, Wholohan A, Bradhurst R, Reed L. Interventions for increasing ankle joint dorsiflexion: a systematic review and meta-analysis. *J Foot Ankle Res.* 2013; 6(1): 46.

[29] Johanson MA, Wooden M, Catlin PA, et al. Effects of gastrocnemius stretching on ankle dorsiflexion and time-to-heel off during the stance phase of gait. *Phys Ther Sport.* 2006; 7(2): 93–100.

[30] Vernon H, Schneider M. Chiropractic management of myofascial trigger points and myofascial pain syndrome: a systematic review of the literature. *J Manipulative Physiol Ther.* 2009; 32(1): 14–24.

[31] Gerwin RD, Dommerholt J, Shah JP. An expansion

of Simons' integrated hypothesis of trigger point formation. *Curr Pain Headache Rep.* 2004; 8(6): 468-475.

[32] Hsieh YL, Kao MJ, Kuan TS, Chen SM, Chen JT, Hong CZ. Dry needling to a key myofascial trigger point may reduce the irritability of satellite MTrPs. *Am J Phys Med Rehabil.* 2007; 86(5): 397-403.

[33] Stetts D, Carpenter J. *Physical Therapy Management of Patients with Spinal Pain: An Evidence Based Approach.* Thorofare, NJ: Slack Inc; 2014.

[34] Flynn T, Cleland J, Whitman J. *User's Guide to Musculoskeletal Examination.* Buckner, Kentucky: Evidence in Motion; 2008.

[35] Murphy DR, Hurwitz EL, Gerrard JK, Clary R. Pain patterns and descriptions in patients with radicular pain: does the pain necessarily follow a specific dermatome? *Chiropr Osteopat.* 2009; 17: 9.

[36] Deville WL, van der Windt DA, Dzaferagic A, Bezemer PD, Bouter LM. The test of Lasegue: systematic review of the accuracy in diagnosing herniateddiscs. *Spine (Phila Pa 1976).* 2000; 25(9): 1140-1147.

[37] Vroomen PC, de Krom MC, Wilmink JT, Kester AD, Knottnerus JA. Diagnostic value of history and physical examination in patients suspected of lumbosacral nerve root compression. *J Neurol Neurosurg Psychiatry.* 2002; 72(5): 630-634.

[38] Sobhani S, Dekker R, Postema K, Dijkstra PU. Epidemiology of ankle and foot overuse injuries in sports: a systematic review. *Scand J Med Sci Sports.* 2013; 23(6): 669-686.

[39] Clement DB, Taunton JE, Smart GW. Achilles tendinitis and peritendinitis: etiology and treatment. *Am J Sports Med.* 1984; 12(3): 179-184.

[40] Kvist M. Achilles tendon injuries in athletes. *Ann Chir Gynaecol.* 1991; 80(2): 188-201.

[41] Maffulli N, Wong J, Almekinders LC. Types and epidemiology of tendinopathy. *Clin Sports Med.* 2003; 22(4): 675-692.

[42] Magnussen RA, Dunn WR, Thomson AB. Nonoperative treatment of midportion Achilles tendinopathy: a systematic review. *Clin J Sport Med.* 2009; 19(1): 54-64.

[43] Li HY, Hua YH. Achilles tendinopathy: current concepts about the basicscience and clinical treatments. *Biomed Res Int.* 2016; 2016: 6492597.

[44] Kvist M. Achilles tendon injuries in athletes. *Sports Med.* 1994; 18(3): 173-201.

[45] Kujala UM, Sarna S, Kaprio J. Cumulative incidence of achilles tendonrupture and tendinopathy in male former elite athletes. *Clin J Sport Med.* 2005; 15(3): 133-135.

[46] Johansson C. Injuries in elite orienteers. *Am J Sports Med.* 1986; 14(5): 410-415.

[47] Lysholm J, Wiklander J. Injuries in runners. *Am J Sports Med.* 1987; 15(2): 168-171.

[48] Holmes GB, Lin J. Etiologic factors associated with symptomatic achilles tendinopathy. *Foot Ankle Int.* 2006; 27(11): 952-959.

[49] Rolf C, Movin T. Etiology, histopathology, and outcome of surgery in achillodynia. *Foot Ankle Int.* 1997; 18(9): 565-569.

[50] Kader D, Saxena A, Movin T, Maffulli N. Achilles tendinopathy: some aspects of basic science and clinical management. *Br J Sports Med.* 2002; 36(4): 239-249.

[51] Alfredson H, Lorentzon R. Chronic tendon pain: no signs of chemical inflammation but high concentrations of the neurotransmitter glutamate. Implications for treatment? *Curr Drug Targets.* 2003; 3(1): 43-54.

[52] Jarvinen M, Jozsa L, Kannus P, Jarvinen TL, Kvist M, Leadbetter W. Histopathological findings in chronic tendon disorders. *Scand J Med Sci Sports.* 1997; 7(2): 86-95.

[53] Khan KM, Cook JL, Taunton JE, Bonar F. Overuse tendinosis, not tendinitis part 1: a new paradigm for a difficult clinical problem. *Phys Sportsmed.* 2000; 28(5): 38-48.

[54] Fahlstrom M, Lorentzon R, Alfredson H. Painful conditions in the Achillestendon region in elite badminton players. *Am J Sports Med.* 2002; 30(1): 51-54.

[55] Krolo I, Viskovic K, Ikic D, Klaric-Custovic R, Marotti M, Cicvara T. The risk of sports activities—the injuries of the Achilles tendon in sportsmen. *Coll Antropol.* 2007; 31(1): 275-278.

[56] Petersen W, Welp R, Rosenbaum D. Chronic Achilles tendinopathy: a prospective randomized study comparing the therapeutic effect of eccentric training, the AirHeel brace, and a combination of both. *Am J Sports Med.* 2007; 35(10): 1659-1667.

[57] Rompe JD, Nafe B, Furia JP, Maffulli N. Eccentric loading, shock-wavetreatment, or a wait-and-see policy for tendinopathy of the main body of tendo Achillis: a randomized controlled trial. *Am J Sports Med.* 2007; 35(3): 374-383.

[58] Paavola M, Kannus P, Paakkala T, Pasanen M, Jarvinen M. Long-term prognosis of patients with Achilles tendinopathy. An observational 8-year follow-up study.

Am J Sports Med. 2000; 28(5): 634–642.

[59] Kaufman KR, Brodine SK, Shaffer RA, Johnson CW, Cullison TR. The effect of foot structure and range of motion on musculoskeletal overuse injuries. *Am J Sports Med.* 1999; 27(5): 585–593.

[60] McCrory JL, Martin DF, Lowery RB, et al. Etiologic factors associated with Achilles tendinitis in runners. *Med Sci Sports Exerc.* 1999; 31(10): 1374–1381.

[61] Mahieu NN, Witvrouw E, Stevens V, Van Tiggelen D, Roget P. Intrinsic risk factors for the development of Achilles tendon overuse injury: a prospective study. *Am J Sports Med.* 2006; 34(2): 226–235.

[62] Barge-Caballero E, Crespo-Leiro MG, Paniagua-Martin MJ, et al. Quinolone-related Achilles tendinopathy in heart transplant patients: incidence and risk factors. *J Heart Lung Transplant.* 2008; 27(1): 46–51.

[63] Greene BL. Physical therapist management of fluoroquinolone-induced Achilles tendinopathy. *Phys Ther.* 2002; 82(12): 1224–1231.

[64] Maffulli N, Kader D. Tendinopathy of tendo achillis. *J Bone Joint Surg Br.* 2002; 84(1): 1–8.

[65] Leach RE, James S, Wasilewski S. Achilles tendinitis. *Am J Sports Med.* 1981; 9(2): 93–98.

[66] Schepsis AA, Jones H, Haas AL. Achilles tendon disorders in athletes. *Am J Sports Med.* 2002; 30(2): 287–305.

[67] Maffulli N, Kenward MG, Testa V, Capasso G, Regine R, King JB. Clinical diagnosis of Achilles tendinopathy with tendinosis. *Clin J Sport Med.* 2003; 13(1): 11–15.

[68] MacLellan GE, Vyvyan B. Management of pain beneath the heel and Achilles tendonitis with visco-elastic heel inserts. *Br J Sports Med.* 1981; 15(2): 117–121.

[69] Silbernagel KG, Gustavsson A, Thomee R, Karlsson J. Evaluation of lower leg function in patients with Achilles tendinopathy. *Knee Surg Sports Traumatol Arthrosc.* 2006; 14(11): 1207–1217.

[70] Reiman M, Burgi C, Strube E, et al. The utility of clinical measures for the diagnosis of Achilles tendon injuries: a systematic review with meta-analysis. *J Athl Train.* 2014; 49(6): 820–829.

[71] Bleakney RR, White LM. Imaging of the Achilles tendon. *Foot Ankle Clin.* 2005; 10(2): 239–254.

[72] Neuhold A, Stiskal M, Kainberger F, Schwaighofer B. Degenerative Achilles tendon disease: assessment by magnetic resonance and ultrasonography. *Eur J Radiol.* 1992; 14(3): 213–220.

[73] Bright JM, Fields KB, Draper R. Ultrasound diagnosis of calf injuries. *Sports Health.* 2017; 9(4): 352–355.

[74] Kane D, Balint PV, Gibney R, Bresnihan B, Sturrock RD. Differential diagnosis of calf pain with musculoskeletal ultrasound imaging. *Ann Rheum Dis.* 2004; 63(1): 11–14.

[75] English S, Perret D. Posterior knee pain. *Curr Rev Musculoskelet Med.* 2010; 3(1–4): 3–10.

[76] Lee KH, Matteliano A, Medige J, Smiehorowski T. Electromyographic changes of leg muscles with heel lift: therapeutic implications. *Arch Phys Med Rehabil.* 1987; 68(5, pt 1): 298–301.

[77] Johanson MA, DeArment A, Hines K, et al. The effect of subtalar joint position on dorsiflexion of the ankle/rearfoot versus midfoot/forefoot during gastrocnemius stretching. *Foot Ankle Int.* 2014; 35(1): 63–70.

第 六十六 章

比目鱼肌与跖肌

凯瑟琳·盖斯特、约瑟夫·M.唐纳利

1 介绍

比目鱼肌、跖肌与腓肠肌一起组成小腿肌后群浅层。比目鱼肌的主要功能是踝关节跖屈、距下关节内翻以及姿势控制。它也是小腿肌肉静脉泵的重要组成部分。人们认为跖肌是脚和脚踝的主要本体感受部位。比目鱼肌和跖肌的触发点（TrPs）可引起后膝、小腿、跟腱和脚跟疼痛。在极少数情况下，比目鱼肌的触发点疼痛指的是同侧髂后上棘近端疼痛。比目鱼肌的触发点可以在膝关节弯曲时限制踝关节的主动和被动背屈。比目鱼肌触发点疼痛相关症状包括小腿后侧、脚后跟的后侧和下侧以及足弓的疼痛，并且该症状会因在斜坡行走、爬楼梯以及跑步加剧。比目鱼肌触发点疼痛的鉴别诊断应包括腰椎根性疼痛或神经根病、骶髂关节牵涉痛、跟腱炎、肌腔隙症候群和Haglund综合征。比目鱼肌触发点疼痛的纠正措施包括姿势教育、自我牵张锻炼以及触发点肌筋膜自我压力释放。

2 相关解剖

比目鱼肌

比目鱼肌是位于小腿后群肌浅层的扁平状肌肉，与腓肠肌和跖肌共同组成小腿三头肌。比目鱼肌位于小腿后侧腓肠肌深面（图66-1）[1,2]。比目鱼肌的近端附着点起自胫骨后侧面的胭线、胫骨内侧缘中1/3、腓骨背侧面上1/4和腓骨头后侧。比目鱼肌在胫、腓骨起点之间形成斜行的弓形腱结构，叫作比目鱼肌腱弓，其中胭动脉、胭静脉

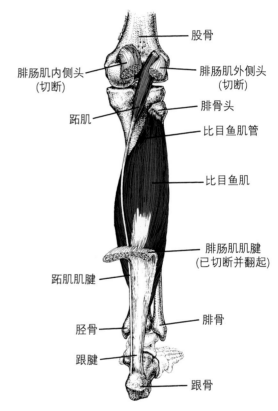

图66-1 比目鱼肌的近端起源于腓骨头、胫骨内侧缘中1/3及胭线，并插入跟骨的后侧。跖骨肌起源于股骨外侧踝并插入跟骨的后侧

和胫神经通过此处进入远端小腿[3]（图66-2和图66-3）。比目鱼肌腱膜与腓肠肌腱膜构成一粗大跟腱，然后跟腱下行并附着于跟骨后侧[1,4]。

三维形态学研究表明比目鱼肌根据纤维方向和腱膜附着的位置分为边缘部、前部和后部。比目鱼肌的前部由内侧和外侧近端腱膜形成，并融合形成前肌束膜。中央腱起源于比目鱼肌前腱膜，并向远侧延伸，与跟腱的前中侧相融合。比目鱼肌腱膜的远端附着点与腓肠肌腱膜混合形成跟腱，

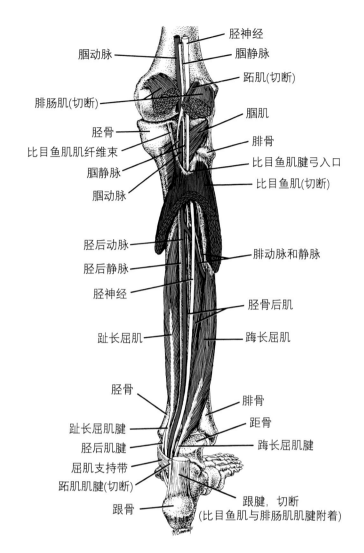

图66-2　右下肢比目鱼肌主要部分（深红色）已切开并切除的比目鱼肌解剖示意图。可见比目鱼肌腱弓及肌肉与胫后动脉（鲜红色）、胫后静脉（黑色阴影线）、胫神经（白色）和邻近肌肉（淡红色）的关系。从腱弓内侧向上延伸形成比目鱼肌纤维束是从一张解剖标本照片中提取的，在这张照片中，纤维束异常发达

并附着在跟骨的后侧，并且在附着跟骨前，旋转90°插入[2,4]。

比目鱼肌的肌腱纤维附着在跟骨内侧1/3处（图66-4），腓肠肌的肌腱纤维附着在跟骨外侧2/3处[5]。实际上，小腿三头肌肌腱形成的跟腱中，比目鱼肌肌腱仅占28%[6]。

边缘比目鱼肌位于比目鱼肌周围，直接附着于后腿前、后腱膜，比目鱼肌边缘区纤维束的方向有利于收紧前、后腱膜，提高肌肉收缩的效率。

比目鱼副肌的存在是一种非典型的解剖变异，并且被认为是由于比目鱼肌束在胚胎学发育过程中的早期分裂而造成的。比目鱼副肌通常是在磁共振成像（MRI）偶然发现的，它可能是劳累性室间隔综合征并伴有跗管综合征的罕见病因。约0.7%～5.6%普通人群存在解剖变异[7]。副比目鱼肌起源于胫骨远端后方或比目鱼肌腹侧。比目鱼副肌的远端附着部可以嵌入跟骨的上侧或跟腱的前内侧[7]。也有报道称，副比目鱼肌可能有3种附着部：① 通过单独的肌腱（26.1%）与跟骨内侧远端附着；② 与跟腱的远端肌腱附

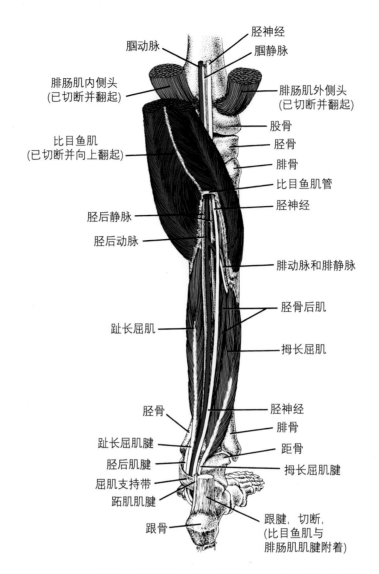

图66-3　比目鱼肌（暗红色）已向上翻起，显示比目鱼肌的远端
开口及其与胫神经（白色），胫骨后动脉（鲜红色），胫骨后静脉
（黑色阴影线），以及邻近肌肉组织（浅红色）的关系。腓肠肌被
切开并翻起

着（3.5%）；③ 与跟骨内侧缘的远端组织附着
（4.3%）[8]。

跖肌

跖肌是小腿后群浅层肌，与腓肠肌和比目鱼
肌一起被称为小腿三头肌。跖肌被认为是腓肠肌
外侧头的附属肌。它是起自于股骨外侧髁外侧肌
腘斜韧带纤维下方的一块短小而细长的肌肉，并
在腘窝的近端行向内下。如果从股骨起点计算，
跖肌肌腹长度在7～13 cm之间。跖肌肌腱与肌
腹连接点位于小腿近端1/3处，比目鱼肌胫骨附着
点上缘水平。跖肌肌腱沿着肌腹方向向内侧运动，

经腓肠肌与比目鱼肌之间的内侧向下延伸，其肌
腱沿着跟腱内侧继续向下延伸并嵌入跟骨结节
（图66-1）[3,9]。

一项回顾性研究，通过MRI研究1 000名
急性或慢性膝关节疼痛患者中跖肌副肌的患病
率[10]。1 000名患者中有63名患者被发现有跖肌
副肌，其中62名患者其个跖肌副肌起点与跖肌的
起点融合在一起，另外一名患者的跖肌副肌与腓肠
肌的外侧头融合，63名患者的跖肌副肌均向远侧
插入股外侧肌的嵌入点，并且有43名患者的髌骨
外侧支持带和髂胫束的嵌入位置存在解剖变异[10]。

脉，该胫后动脉为小腿腿后部的比目鱼肌、跖肌和趾屈肌提供营养。当胫后动脉继续向远端下行时，形成腓动脉并为比目鱼肌，胫骨后肌和拇长屈肌提供肌性动脉分支[4]。

（2）功能

比目鱼肌

比目鱼肌是小腿所有肌肉中横截面积最大的一块肌肉，主要由负责姿势控制及调节缓慢型运动（如走路）的慢肌纤维即Ⅰ型肌纤维组成[2,11]。比目鱼肌主要含有的肌纤维是Ⅰ型肌纤维，表明比目鱼肌的作用是在负重时提供对肢体的紧张性姿势控制，在踝关节屈曲时降低肌肉的收缩强度[12]。

由于比目鱼肌内的血管与比目鱼肌结构上十分接近，因而比目鱼肌在姿势控制下发生的肌肉轻微收缩同时也具有另外一个作用，进了下肢静脉血的回流。比目鱼肌提供了主要的泵血作用，使血液从下肢回流到心脏。比目鱼肌的静脉窦被肌肉的强烈收缩所挤压，因此静脉血被迫向上反流回心脏。这种泵血作用（身体的第二心脏）依赖于腘静脉的瓣膜。防止血液回流的静脉瓣膜在下肢静脉中最多，在该处血管必须承受较高的静水压力使血液回流。腘静脉通常有四个瓣膜[3]。受肌肉收缩泵送作用影响较大的深静脉中有较丰富的瓣膜。

比目鱼肌纤维走向对运动过程中不同的生物力学交互作用有不同的影响。比目鱼肌后侧肌纤维长度较短，走向倾斜，可产生更大的力，从而在腿部产生稳定作用。比目鱼肌前侧纤维特点是外长内短。前外侧的较长的肌纤维被认为更有助于产生踝关节跖屈力，而内侧较短的肌纤维则有助于稳定小腿[13]。

比目鱼肌的前纤维和后纤维可通过在脚负重位置提供脚踝足底屈曲和腿部稳定来促进功能变化。负重姿势下，比目鱼肌的前侧及后侧纤维可能通过维持踝关节跖屈及小腿稳定时产生功能变化。一些人认为，比目鱼肌内侧及外侧纤维长短的变化可能在活动时具有功能差异[13]。小腿

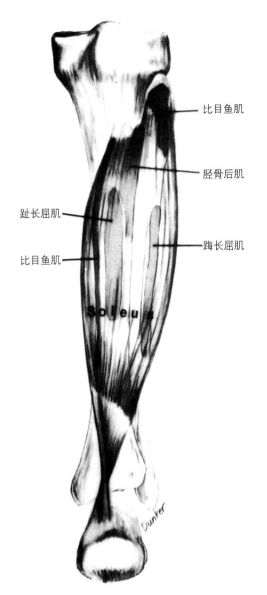

图66-4　右脚跟腱比目鱼肌部分与跟骨的连接。后视图。注意跟腱旋转90°并附着在跟骨内侧1/3处。跟腱腓肠肌部分（未显示）附着在跟骨外侧2/3。经Michael RH, Holder LE许可转载。比目鱼肌综合征。胫骨内侧压力的原因（外胫夹）。*Am J Sports Med.* 1985; 13: 87-94

（1）神经和血管分布

比目鱼肌和跖肌由腰骶神经丛L5、S1和S2神经根纤维组成的胫神经支配。其中支配比目鱼肌的胫神经大部分来自S1和S2，支配跖肌的胫神经纤维主要来自L5和S1的神经根[3]。胫神经在小腿后部深浅两层肌之间下行，行于趾屈肌和拇长屈肌腱之间，并最终在踝管处进入胫骨内侧踝[3]。

腘动脉向下延伸至膝关节下方，形成胫后动

图中标注：比目鱼肌、胫骨后肌、趾长屈肌、拇长屈肌、比目鱼肌、Soleus、Dunker

后部的肌肉必须有足够的柔韧性才能适应踝关节10°～15°背屈，同时在步态的早期起步阶段提供对腿的偏心控制和膝关节的稳定。在步态的后期站姿和蹬离阶段，比目鱼肌和跖肌同心收缩，协助下肢向前推进。

研究表明，年龄相关的变化会影响老年人的肌肉效率，并导致在步态蹬离阶段踝关节跖屈力矩降低[14,15]。腓肠肌和比目鱼肌可以通过与跟腱融合的共用肌腱束在踝关节产生互补的生物力学作用。超声研究表明，在较年轻的成年人中，跟腱的浅层和深层部分存在独立的腱束滑动，从而允许产生的力经过腓肠肌的作用转移到踝关节，并在比目鱼肌稳定下来。在老年人中，跟腱束间滑动的数量减少了41%，导致步态中踝关节跖屈力矩减少，进而导致步态蹬离阶段的踝关节功率峰值降低[14,15]。

跖肌

跖肌的解剖位置和横截面大小表明，它可能是膝关节最弱的一个屈肌，在脚和踝部具有最小的生物力学影响[11]。虽然跖肌对膝关节屈曲或踝关节跖屈的所起作用有限，但由于其高密度的肌梭在肌腱单位中所占的比例较高，故被认为对足部和脚踝的本体感觉有很大的作用[9]。

（3）功能单元

肌肉所属的功能单元包括增强和抵抗其动作的肌肉以及肌肉交叉的关节。这些结构的相互依赖性在功能上反映在感觉运动皮层的组织和神经连接上。功能单元之所以被强调是因为如果在该单元的一块肌肉中存在疼痛触发点，那么就会增加该单元内其他肌肉形成疼痛触发点的可能性。若使肌肉中的疼痛触发点失活时，必须要考虑到其功能依赖的肌肉中产生的疼痛触发点的可能性。表66-1大致代表比目鱼肌和跖肌的功能单元[16]。

3　临床表现

（1）牵涉痛模式

比目鱼肌

若一个体其比目鱼肌出现疼痛触发点，那么

表 66-1	比目鱼肌和跖肌的功能单位	
功　能	**协同肌**	**拮抗肌**
跖屈	腓肠肌 拇长屈肌 趾长屈肌 胫骨后肌 腓骨长肌 腓骨后肌	胫骨前肌 趾长伸肌 拇长伸肌 第三腓骨肌

其小腿后侧、脚底跟及同侧骶髂关节则可能会出现疼痛（图66-5A）。比目鱼肌的触发点可以出现在肌肉的任何部位。

然而，我们临床观察发现其主要存在于3个共同区域。比目鱼肌疼痛触发点最常见的区域是位于肌腹的远端及跟腱的内侧，该区域的疼痛触发点通常与跟腱及跟骨的后、下侧的疼痛相关。这种临床模式可能与比目鱼肌的这一区域受到跟腱的最大压力有关。疼痛触发点发生的第二个常见位置大约是在比目鱼肌与胫骨和腓骨的近端附着力点的下方约1～2 cm处。常见的牵涉痛位置分布在小腿后侧中线，在腘窝折痕下，在跟腱上。疼痛触发点最不常见区域位于跟腱外侧的比目鱼肌远端。该区域疼痛触发点所引起的牵涉痛可位于同侧骶髂关节（图66-5A）。

我们已经两次观察到比目鱼肌疼痛触发点引起下颌骨异常疼痛模式（图66-5B）。在一名患者中，触发点引起的牵涉性痛指的是同侧的踝关节主动或被动背屈时，同侧面部的下颌及颞下颌关节深部便会出现疼痛并伴错位咬合（"现在我的牙齿对不齐了"），但没有比目鱼肌牵涉痛通常特有的疼痛特征。通过比目鱼肌疼痛触发点（TrPs）进行注射治疗后，可立即消除了下颌疼痛及痉挛。偶尔，这种由疼痛触发点（TrPs）引起的完全意想不到的疼痛模式也会出现在其他肌肉上，这就强调了获得详细且全面的疼痛病史的重要性[17]。

跖肌

跖肌中的疼痛触发点（TrPs）引起的牵涉痛位于膝关节后侧中线及小腿近端（图66-6）。

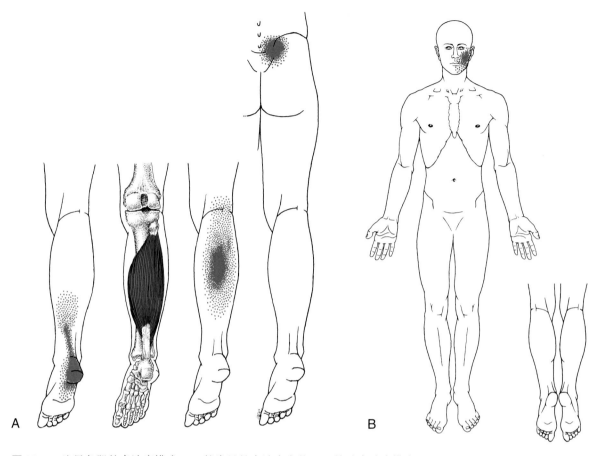

图66-5 比目鱼肌的牵涉痛模式。**A** 较常见的牵涉痛症状。**B** 特殊牵涉痛模式

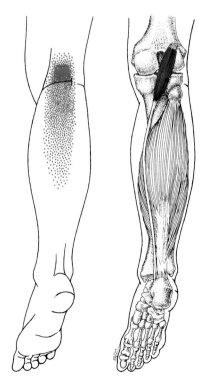

图66-6 跖肌的牵涉痛模式

（2）症状

若一个患者的比目鱼肌有TrPs，那么其跟腱内侧和外侧的也将会出现疼痛，且疼痛症状会一直延伸到脚跟和脚后跟足底部。此外，位于比目鱼肌的TrPs也可以在脚后跟的足底部位产生单独的剧烈疼痛。患者可能会在早上走的第一步或长时间休息后主诉脚跟足底部位难以忍受疼痛。这些症状与足跟痛或足底筋膜炎的临床诊断相符。脚后跟疼痛是休闲跑步者最常见的疼痛主诉之一。这些运动员可能先被诊断为脚后跟骨刺或足底筋膜炎，但实际上是由比目鱼肌的TrPs引起的。Delphi研究报道说，大多数物理治疗师认为比目鱼肌是足跟痛治疗的关键肌肉[18]。Renan-Ordine等人发现，包括TrP压力释放、神经肌肉软组织释放、伸展腓肠肌和比目鱼肌在内的多种治疗干预都有助于减轻足跟痛患者的疼痛并改善其身体机能[19]。然而，没有流行病学研究调查比目鱼肌

TrPs在这一人群中的患病率。患者也可能主诉夜间脚跟疼痛。然而，夜间小腿抽筋症状可能与腓肠肌TrPs关系更大。

比目鱼肌的触发点也可能导致同侧骶髂关节疼痛和不适。比目鱼肌内的Trp的存在可以在小腿后部产生"牵拉"或疼痛的感觉，尤其是伴有踝关节跖屈或被动屈膝运动范围的膝关节屈曲。另外，患者还可能对手动触诊或机械性刺激痛觉过敏[20]。实际上，比目鱼肌TrPs引起的疼痛是在小腿后部深处感觉到，由此可与腓肠肌TrPs引起的疼痛位置较为表浅进行区分。比目鱼肌TrPs常限制踝关节背屈；因此，患者可能说，由于膝关节弯曲时踝关节背屈受限，使他们做深蹲有困难。由于踝关节背屈的限制导致他们错误或无效地弯腰和直腰，比目鱼肌TrPs患者更容易发展为下腰痛。如果比目鱼肌TrPs高度激惹，那么患者也可能主诉在上坡、斜坡上站立或上下楼梯时更加困难。不同的研究表明，对一位小腿三头肌功能障碍的患者进行手动TrP压力释放，以及包括腓肠肌和比目鱼肌的拉伸在内的多模式治疗干预后，踝关节背屈活动范围有显著改善[21-23]。一个病例报道描述了干针对患有包括跳跃、旋转、行走和跑步活动后右后膝疼痛的芭蕾舞者的小腿三头肌的益处。在对小腿三头肌进行了两次TrPs的干针治疗后，舞者能够完全恢复舞蹈活动并不伴有疼痛或活动受限的情况。Cotchett等人进行的随机临床试验发现，对包括比目鱼肌在内的几块肌肉进行TrP干针治疗足跟痛是有效的；虽然其临床意义不大[18]。最后，体外冲击波疗法在比目鱼肌TrPs上应用也被证明对足跟痛患者有疗效[24]。

位于肌肉近端的比目鱼肌TrPs更容易影响比目鱼肌静脉泵，引起小腿和足部疼痛症状以及脚和踝关节水肿。

（3）体格检查

在一次彻底的主观检查之后，临床医生应该画一张详细的图来描述患者所描述的疼痛模式。这一描述将有助于规划体检，并有助于对患者疼痛症状的改善及进展情况进行监测。另外还需对疼痛的类型、性质和位置进行仔细评估，在检查下肢功能障碍患者时，必须使用结果标准化工具。

患者主诉小腿后侧及脚后跟疼痛时我们应检查其是否存在腰骶棘的神经根症状或神经根病，以及检查该症状是否由骶髂关节、臀部和大腿后部的近端关节及肌肉的牵涉性疼痛引起的。

由于比目鱼肌和跖肌在姿势稳定性和步态中的作用，观察静态和动态姿势是必不可少的。在静态站立姿势的观察中，当脚后跟保持在地板上时，患者可能无法完全伸展所涉及的肢体，或者可能会观察到膝关节反屈[16]。功能测试，如双腿和单腿下蹲，可以快速对髋关节和膝关节的控制能力进行评估，以及快速评估距骨，距下关节和足中段的运动范围以及比目鱼肌的伸展性。睁开眼睛和闭上眼睛的定时单腿站立试验将提供一种定量的平衡测量方法，并使临床医生能够观察到与平衡和控制相关的脚和脚踝的调整策略。

比目鱼肌中有TrP且伴有肌肉长度缺陷的患者，在双侧或单腿下蹲的偏心阶段中，无法使脚后跟与地面接触。他们还可能会遇到小腿后部疼痛，表现出重心转移到未受累的一侧，以减轻受累的肢体，并避免双腿蹲下时的同心阶段踝关节跖屈[20]。

比目鱼肌的触发点可导致踝关节背屈受限，导致站立姿势改变，从而在膝关节处造成膝反屈。比目鱼肌伸展性的局限性限制了胫骨在步态站立阶段时对足部向前的驱动作用，从而导致在步态的后期站立和蹬离阶段脚跟提前抬起[11]。在行走过程中，胫骨相对于足部前移需要10°的踝关节背屈，跑步时需要15°～20°踝关节背屈[25]。比目鱼肌中的Trp的存在可限制步态中被动踝关节的背屈，导致膝关节、踝关节和距下关节的生物力学变化，从而使患者容易受伤[26]。对一名患有慢性肌筋膜功能障碍的患者的人体动力学和运动学数据的分析显示在步态的早期和晚期站姿阶段，膝关节屈曲度及垂直地面反作用力均增加[27]。

为了区分腓肠肌与比目鱼肌长度限制，临床

医生首先使膝关节伸直，然后再被动屈曲踝关节至90°。如果背屈运动的范围随着膝盖屈曲至90°而增加，则腓肠肌长度不足的可能性更大。此外，脚和脚踝的结构差异可以指导医生评估脚踝背屈的限制是否归因于比目鱼肌的可扩展性或踝关节的关节活动不足。当患者处于俯卧位，膝盖弯曲到90°时，临床医生被动地将踝关节背屈，如果临床医生感觉到肌肉末端的感觉，并且患者主诉感觉到小腿后部有拉伸，则表明比目鱼肌长度不足。然而，如果临床医生感觉到关节囊终末端感觉，并且患者主诉在踝关节的前关节线上感觉到紧绷感，则涉及踝关节（图66-7）。

比目鱼肌肌无力的测试方法是让患者单脚站立，膝盖弯曲至10°～15°，并保持稳定。在这项测试中，强烈脚倒钩趋势表示胫骨后肌和/或脚趾的长屈肌替代了比目鱼肌，而强烈脚外翻趋势表示腓骨长肌和短肌替代了比目鱼肌。这些替代说明比目鱼肌无力。此外，在小腿三头肌力量正常的情况下，受试者应该能够在没有脚后跟接触地面的情况下，用脚掌至少跳10次[28]。

除了踝关节测试外，还应检查胫腓骨远端和近端附件的被动运动，尤其是当患者主诉膝关节后侧疼痛以及膝关节活动范围丧失时，这些都可能与比目鱼肌和/或跖肌的TrPS有关。

还应进行神经动力学评估，以排除由胫、腓或腓肠神经等神经组织引起的症状，因为这些神经同样可引起小腿后侧、踝和足部的呈现上述临床症状。

（4）触发点检查

比目鱼肌中的触发点会限制关节活动范围，姿势的变化，肌肉激活改变以及功能性运动模式的改变[20]。一项评估TrP患病率的研究表明，比目鱼肌中潜在TrP的发生率更高[26]。对220名研究参与者的潜在TrPs进行了评估。结果表明，33%的健康无症状个体在小腿三头肌其中的一个或两个肌肉中都存在潜在的TrPs，且左侧比目鱼肌中识别出潜在的TrPs较右侧比目鱼肌更为常见[26]。鉴别比目鱼肌中潜在的TrPs最常见的诊断标准是在触诊时出现肌肉紧绷带和局部压痛点。同样，Zuil-Escobar等人也报道了206名无症状样本中有30%的人其比目鱼肌中表现出潜在的TrPs[29]。该研究还报道了无症状人群下肢肌肉中平均有7.5个潜在TrPs。

比目鱼肌

比目鱼肌可以在俯卧，侧卧或仰卧屈膝位的位置上进行触诊。俯卧时，可通过在脚踝下放置一个枕头将膝关节屈曲10°～15°，以减轻腓肠肌的肌肉张力（图66-8）。在侧卧时，膝盖屈曲以使腓肠肌处于松弛状态。当个体主动跖屈踝关节时，比目鱼肌可以被触诊到腓肠肌内侧头和外侧头的下方以及跟腱外侧[30]。交叉纤维平滑式触诊用于识别在俯卧和侧卧位置上比目鱼肌内的TrPs（图66-8A和图66-8B）。交叉纤维钳捏式触诊还可用于识别患腿在上侧卧或仰卧屈膝位时比目鱼肌中的TrPs（图66-8C和图66-8D）。

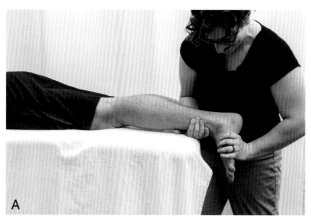
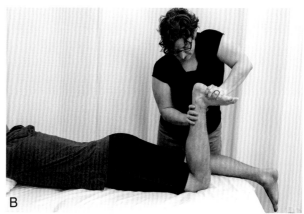

图66-7 肌肉长度测试。**A** 腓肠肌。**B** 比目鱼肌。注意膝关节屈曲时踝关节背屈的变化

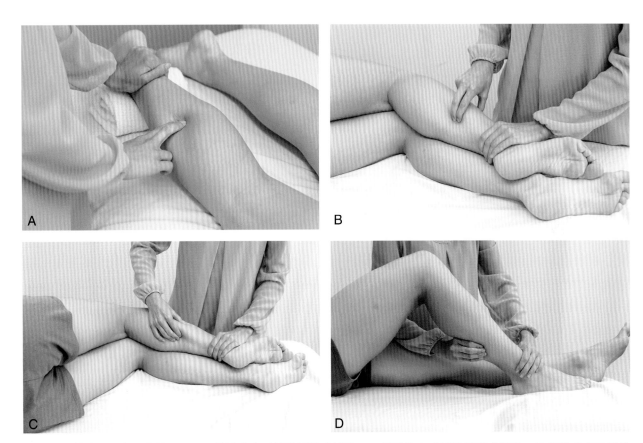

图66-8　触诊比目鱼肌中的TrPs。**A** 俯卧位交叉纤维平滑式触诊。**B** 侧卧位交叉纤维平滑式触诊。**C** 侧卧位交叉纤维钳捏式触诊。**D** 仰卧屈膝位交叉纤维钳捏式触诊

跖肌

患者可以俯卧，膝盖弯曲90°，便可以在腘窝触诊到跖肌。可以在腓肠肌外侧头的内侧和上部触诊跖肌的近端（图66-9）。当患者俯卧时，膝关节被动屈曲至90°，临床医生要求患者轻微收缩至膝盖屈曲和脚踝跖屈，同时用手指指端触诊跖肌近端嵌入附着点（图66-9）。

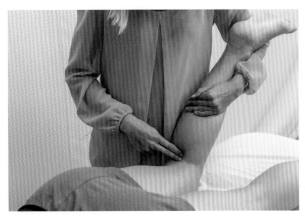

图66-9　交叉纤维平滑式触诊，检查跖肌内的TrPs

4　鉴别诊断

（1）触发点的激活和延续

若一种可激活TrP的姿势或行为不加以纠正，则能使这个触发点长期存在。在比目鱼肌和跖肌的任何部位，TrPs可由尚不适应的偏心负荷、无条件肌肉的离心运动、最大或次最大的同心负荷激活[31]。当肌肉长时间处于缩短和/或延伸状态时，触发点也可能被激活或加重。

激活比目鱼肌TrPs的机械压力包括脚趾脱位时脚部滑动引起的比目鱼肌过度使用以及在肌肉强力快速拉长收缩时肌肉负荷过重。附加的压力包括对肌肉的直接损伤，肌肉中相关TrP的形成，以及肌肉寒冷。当腿长出现差异时，比目鱼肌TrP更有可能在短肢中被激活并持续存在，从而使体重向其移动。

当穿着光面皮革鞋底的人在坚硬、光滑的路面上行走，如潮湿的路面、打蜡的瓷砖或大理石

地板，通常会在起步蹬离时前脚打滑。如果这个人的步伐较快，那么这种打滑动作则会增加比目鱼肌负荷。

慢跑者最常见的一个主诉是脚后跟疼痛，这通常由比目鱼肌 TrPs 引起的牵涉痛。当慢跑者前脚掌着地时，其比目鱼肌缩短，从而引起剧烈的偏心收缩，这些 TrPs 则更容易被激活。积极运动的个体容易受到肌肉过度使用损伤以及可导致相关肌筋膜疼痛的肌肉拉伤[20,32]。比目鱼肌 TrPs 可能因过度训练、活动引起的肌肉疲劳和肌肉偏心收缩引起的超负荷发生。通常情况下，跑步者因长跑或上坡跑时反复踝关节背屈而更容易导致比目鱼肌 TrPs 发生。一种常见的病史是在长跑后 24 h 内小腿逐渐疼痛，并影响了个人正常行走或跑步[32]。当一个人在没有足够脚踝支撑的情况下滑雪或滑冰时，比目鱼肌也容易超负荷。

长时间进行尚不适应的活动，如打网球或爬长而陡的山坡，可能会使比目鱼肌负荷过重，从而诱发 TrPs。当一个人沿着海滩或在其他侧面倾斜的表面行走时，比目鱼肌和其他穿过踝关节区域的肌肉可能会超负荷。如果踝关节两侧的肌肉要用来补偿倾斜度，那么这些肌肉也可能会变得超负荷。在大多数情况下，在下面的小腿的比目鱼肌必须更加用力。如果下侧恰巧是未校正的腿长差的一侧，则此情况会更糟。

当一个人穿着鞋底僵硬，只允许脚踝运动而不能活动脚趾的鞋子时，也会出现类似的超负荷情况。僵硬的脚底大大增加了比目鱼肌所必需的杠杆臂。因此必须专门检查鞋子的鞋底弹性。

当人们穿高跟鞋时，比目鱼肌明显处于缩短的状态。只要患者经常穿高跟鞋，对比目鱼肌 TrPs 的治疗就不可能提供持久的缓解。当一双鞋的鞋跟内放置一个厚的鞋跟垫来矫正腿长差异时，也会产生和穿高跟鞋一样的效果。

当坐在椅子上时，因为椅子太高，脚跟不能平放在地板上，持续的跖屈，可能会导致比目鱼肌出现问题。如果在夜间睡眠时使踝关节长时间强迫固定在一个屈曲位，也会导致比目鱼肌缩

短。这些姿势均可以激活潜伏比目鱼肌 TrPs。

通过压迫小腿使血液循环障碍可以使比目鱼肌 TrPs 持续存在。将小腿的重量放在搁脚凳的高边上，或放在一些牙科椅的脚踏板上，会直接压迫比目鱼肌，造成局部缺血，加重 TrPs。坐在椅子上，如果椅子的高度太高，脚不能完全接触到地板，通常会导致一定程度的股下神经血管干受压，尤其当座椅向后倾斜（低于前面）时，流向比目鱼肌的血液会减少。此外，膝盖以下的袜子顶部的松紧带会起到止血带的作用，限制小腿肌肉内血液流动。Arcangeli 等[33] 发现，周围血管疾病患者的疼痛触发点（TrPs）的发生率与肢体缺血的严重程度往往是相伴而行的。

跖肌损伤与跳跃动作有关，包括强直性肌肉收缩、踝关节跖屈和膝关节伸展[32]。

（2）相关触发点

相关的 TrPs 可在由 TrPs 引起的牵涉痛区域出现。因此，牵涉痛区域的每一块肌肉组织也应该被考虑到。相关的 TrPs 最有可能发生在腓肠肌和胫骨后肌，也经常发生在脚趾的长屈肌，这些肌肉都与比目鱼肌有协同作用。当这些跖屈肌群广泛受累时，其拮抗肌（胫前肌、趾长伸肌、第三腓骨肌和拇长伸肌）也可能被激活。应检查踝关节是否有跖屈限制，并应检查这些前面的小腿肌肉是否有 TrPs。

当比目鱼肌 TrPs 患者同时出现膝关节疼痛症状时，临床医生应检查同侧股四头肌群是否存在 TrPs。因为比目鱼肌功能受损增加了对股四头肌群的需求。

由于比目鱼肌 TrPs 患者无法舒适地蹲下，他们经常弯腰从地板上捡起物体。这种运动很可能会使背部和腿后肌群超负荷，并激活一组新的 TrPs。

臀中肌和臀小肌、股外侧肌、半腱肌、半膜肌、胫后肌、腓肠肌和趾长屈肌的触发点可在腿和/或脚后跟的后侧引起牵涉痛，从而可能导致与比目鱼肌或跖肌相关 TrPs 的激活。

（3）相关病理学

小腿后部疼痛的病因学鉴别诊断包括腰神经根性疼痛或神经根病，累及肌腱和神经血管结构，慢性劳累性骨筋膜室综合征以及相邻肌肉中TrPs引起的牵涉痛。在病史和体检过程中获得的信息可以指导临床医生了解损伤的潜在发病机制，包括隐匿性发作，急性损伤或肌肉过度使用[32]。

小腿损伤患者的影像学研究表明，55%～68%的肌肉损伤涉及比目鱼肌，而跖肌损伤仅占肌肉受伤的1.4%。与肌肉拉伤相关的轻度损伤包括触诊压痛和肌肉测试抵抗引起的疼痛。比目鱼肌损伤可在腓肠肌内侧头和外侧头的远端深部触诊有压痛。更严重的肌肉损伤可能表现为瘀伤/瘀斑或肌肉或肌腱内可见缺陷[32]。当出现肌肉完全断裂时，可能会发生明显的小腿肿胀，需要与急性骨筋膜室综合征的发展或深静脉血栓的形成进行仔细鉴别[9,32]。

患有比目鱼肌TrPs的患者可能会主诉类似于足跟痛或足底筋膜炎的临床诊断症状，但足跟痛是随着早晨第一步及长时间的负重活动而开始加重。

如果患者报道在运动或其他剧烈体力活动中听到"砰"的一声，并伴有小腿剧痛，那么其小腿三头肌可能有单独的撕裂，被称为"网球腿"。历史上，对网球腿的诊断是指跖肌撕裂。虽然网球腿可能累及跖肌，但这种损伤通常发生在腓肠肌内侧头和比目鱼肌之间的筋膜交界处[9,35,36]。临床诊断为网球腿的患者的影像学研究表明，66.7%的参与者存在腓肠肌内侧头断裂，1.4%的参与者存在单独的跖肌断裂，0.7%的参与者存在部分比目鱼肌断裂[9]。

有些病例的跟腱炎或腱鞘炎可能是由于TrPs增加了跟腱的张力而导致比目鱼肌和腓肠肌的缩短。肌腱炎患者可能会报道跟腱内部或周围出现弥散性疼痛，这种疼痛会因活动而加重，并且持续时间很短。如果不进行治疗，这种病理改变会导致跟腱病变，是一种失败的愈合反应[37]。跟腱的过度使用通常被认为会导致跟腱病变。然而，

它也可能发生在不喜欢活动的患者。临床检查应采用挤压试验排除跟腱断裂。在没有肌腱断裂的情况下，应利用肌腱负荷活动（如跳跃或重复负荷）来引发症状。Reiman等人发现，晨僵和局部疼痛伴触诊捻发音表现出高度的敏感性和特异性[38]。如果临床诊断不明确，可以利用超声或MRI检查跟腱病理[39]。然而，影像学不应仅用于诊断跟腱病变，还应考虑负荷、僵硬和晨起症状的变化[40]。后足外翻的持续时间与跟腱病变之间也存在联系，证实了异常内旋可能导致跟腱病变或胫骨内侧应力综合征[41]。

Luck等人发现副比目鱼肌的存在与跟腱病之间存在高度相关性[42]。副比目鱼肌是一种罕见的变异，但当它出现时，通常与跟腱病变有关。它常表现为踝关节后内侧的疼痛肿块，并与运动引起疼痛有关[43,44]。

如果激活比目鱼TrP可使肌腱疼痛及压痛，则可以通过治疗比目鱼TrP将它们与肌腱病的症状区分开。如果这些疼痛症状不是由肌腱病变引起的，则抑制比目鱼TrPs可立即缓解疼痛及压痛。

Haglund综合征与后脚跟疼痛有关，伴有或不伴有可见且可触及的haglund畸形或"泵凸块"[45]。在这种综合征中，跟腱嵌入点的软组织增厚。这种情况常见于那些在从事剧烈活动时穿着后跟较浅的硬鞋的人中。Haglund综合征的特征是在放射学上表现为跟腱附着点的跟骨显著增大，跟骨后滑囊炎，跟腱增厚以及跟腱附着点处浅表软组织凸出。可以通过影像学检查来测量扩大的程度[45]。

Singh等人研究了156例患者和180个肢体中孤立性小腿深静脉血栓形成的进展[46]。未发现性别差异，15%的患者形成双侧深静脉血栓，最常累及比目鱼肌静脉，其次是腓骨静脉、胫骨后静脉和腓肠肌静脉。在1～3个月的随访期内，有11例患者血栓向近端静脉移行，9例患者患有肺栓塞。研究人员得出结论，孤立性小腿深静脉血栓无需抗凝治疗即可安全地进行临床观察。但是，如果患者同时患有诸如制动或术后状态不佳等并发症，则建议抗凝治疗，直到患者完全能行走，

且随访的双螺旋扫描结果为阴性[46]。其他研究者发现，旨在加强肌肉静脉泵（小腿后肌肉群）的肌肉成分和纠正步态过程中的步态周期的运动，可改善静脉曲张疾病的临床进程[47]。这一发现支持小腿三头肌作为肌肉静脉泵来改善肢体循环的基本功能，而这一功能依赖于距骨关节附属活动能力和腓肠肌和比目鱼肌的充分伸展能力。

腿部劳累性肌筋膜室综合征是一种常见的过度使用性损伤症状。肌筋膜室综合征的特征是肌筋膜室内的压力增加，足以损害其中的肌肉循环。压力增加会阻碍静脉流动，导致进一步肿胀和压力增加。如果持续时间过长，由此产生的缺血会导致腔室内的肌肉和神经坏死。在外伤后，立即认识到这种情况并妥善处理以避免可能发生的灾难性后果是至关重要的。最常见的是前腔室综合征，其次是侧腔室综合征、后深部腔室综合征，最后是后浅腔室综合征[48,49]。

年轻耐力运动员的运动通常会逐渐诱发腿后深部慢性劳累性肌筋膜室综合征（dp-CECS）。它使受累肌肉产生一种紧绷感，隐隐作痛和痉挛以及肌肉敏感性降低。随着病情的加重，疼痛会在运动后持续更长的时间。后腔室综合征通常是双侧的，通常保守治疗无效，常通过延长休息时间来缓解，通常需要筋膜切开术[50]。检查时，dp-CECS在小腿肌肉组织深处显示压痛。诊断dp-CECS是通过发现深部后腔室内部压力升高而确诊的。然而，诊断技术和手术干预是高度主观的并且缺乏标准化[50]。

后腔室综合征的确切病因尚未确定。现已假定初始的创伤或肌肉肥大为其主要病因。在这一过程中，肌筋膜激痛点的作用尚不清楚，但在容易发生肌筋膜室综合征的肌肉中，肌筋膜激痛点极有可能发挥重要作用。第六十三章（4.3节）包含关于劳累性肌筋膜室综合征的补充信息。

5 纠正措施

比目鱼肌有TrPs的患者可以采用坐姿或站立姿势，将踝关节置于轻微的足底屈曲状态。当一个人坐着的时候，膝盖可以弯曲50°或60°，这样可以使脚接触地面来支撑下肢，同时使踝关节跖屈以放松比目鱼肌。比目鱼肌中TrPs的长期存在的一个常见原因是腿托的设计不当或使用不当而导致小腿受压。坐在带有内置腿托躺椅上休息的人可能会将重量集中在小腿的某一部分，故而可能需要额外的枕头，或者需要限制腿托的高度。如果用脚凳来支撑腿，那么脚蹬的设计和布置应该是使部分重量由脚后跟承担，而不是由小腿肌肉承担。在站立姿势中，个人可以在鞋内垫下放置一个楔形物，以提供踝跖屈并减轻跟腱的张力，或者他们可以穿在鞋的后侧倾斜度更高的跑鞋。

一般来说，如果整个晚上脚踝保持在中立放松姿势，腿部肌肉会感觉更好。因此，调整患者的睡眠姿势可能是必要的。将床脚处的床单解开，以减少外部力量使足底过度弯曲，这一姿势更加方便（图66-6）。在侧卧时在双腿和膝盖之间放置一个枕头将脚和脚踝置于一个中立的姿势也可能会有所帮助。患有易激性TrP患者应避免患侧侧卧，因为来自床的压力可能会导致TrP的活性持续存在。

其他需要改进的活动包括在水平面上而不是斜面上行走，避免小腿周围穿着紧绷或弹性的材料，游泳时避免长时间或过度的踝关节跖屈（脚趾尖），以及避免穿鞋跟高于2英寸的鞋。在行走过程中，可以鼓励患者尽早脱鞋，以防止在步态后期阶段过度拉伸比目鱼肌。可以通过限制在软沙中行走来避免比目鱼肌超负荷，除非小腿肌肉已经适应了这种情况，并且不要在倾斜的一侧的人行道或海滩上长距离行走。

比目鱼肌TrPs患者在像往常一样上楼时经常会感到疼痛。这个问题可以通过将身体直立并呈45°角靠近楼梯来解决，将整个脚平放在台阶上而不会明显地将脚趾向上拉向天花板。这种技巧可通过减少踝关节跖屈和背屈来避免比目鱼肌的疼痛性张力的拉伤。保持身体直立可以最大限度地减少背部肌肉的压力，并使强壮的股四头肌承受更大的负荷。这种斜向行进的技巧在梯状物上也同样有效。它也可以用于攀登陡峭的斜坡时，把身体和脚转向一边，侧着爬，或沿着曲折的路线上山。长途驾驶时，应该经常停下来走动几分钟，以恢复血液循环；自动巡航控制也提供了换姿势的机会。

比目鱼TrP的自压释放可在仰卧位和坐立位进行（图66-10A和图66-10B）。将受影响的比目鱼肌置于对侧的膝关节上可提供压力（图66-10A）。从脚踝后部开始，小腿背部在健侧膝盖上方缓慢地移动至患侧膝盖部位，患者停止并在不适区域（不超过4/10的疼痛）保持轻微的压力15～30 s。这个可以重复五次。触发点自我压力释放也可以通过手动操作实现（图66-10B）。找到激痛点，用钳捏式按摩（图66-10B）、TrP释放工具或滚珠（图65-7B）或TrP释放滚轮工具（图65-7C）以及轻压（不超过4/10的疼痛）。压力保持15～30 s或直到疼痛减轻，这种方法可以每天重复5次（图66-10A和图66-10B）。

比目鱼肌的自我拉伸锻炼可以在坐位或站位下进行。坐位时比目鱼肌的自我拉伸锻炼要求患者保持长时间坐位，并将膝关节弯曲至70°。在前脚下方放置一条长带，同时保持膝盖处于弯曲位置，使腓肠肌松弛，并在脚和脚踝上施加长时间的被动拉伸使其背屈（图66-11A）。在站立时，比目鱼肌的自我伸展是以大跨步样姿势面向墙壁进行的，双脚放在中间位置，双手放在与肩同高的墙壁上或椅子上（图66-11B）。

将受影响的腿放在后面，应使用小楔形物沿脚的整个内侧边缘将脚稍微向后仰（图68-6B，小图片），以加强通过后足的背屈，并防止过多的力量通过中足进入背屈[51]。在保持膝盖微微弯曲，脚后跟着地的同时，身体前倾，直到小腿下部感到拉伸。这种拉伸可以用肌肉收缩放松法法来增强。在第一次拉伸小腿时，伴随着腓肠肌群的轻微收缩脚掌被推入地板上，但脚跟或脚仍在地板上。保持收缩6～10 s，然后进行深吸气。然后，通过嘴部缓慢呼气，让小腿肌肉放松，再稍微前倾，直到小腿再次感到拉伸。这个过程可以重复3～5次，每天可以进行3次。尽管对于足底筋膜炎患者长期而言静态拉伸对疼痛和运动范围的价值存在争议，但大多数文献支持将拉伸作为多模式治疗计划的一部分[19,52]。

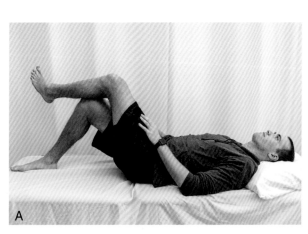
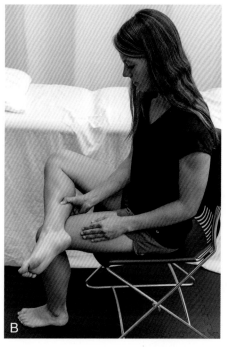

图66-10　触发点自压释放。**A** 患者使用另一侧的膝盖在TrP上施加压力。**B** 用手松开握紧

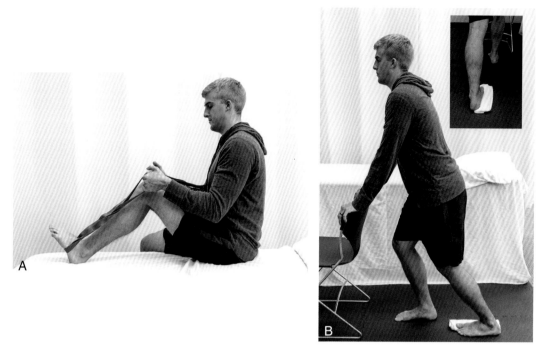

图66-11　比目鱼肌的自我伸展。**A** 轻柔的伸展带或易怒的TrP床单。**B** 跑步者伸展。沿脚内侧放置一条平毛巾，以防止在拉伸时使足弓变平

纪运、马柯　译　马柯　审

参考文献

[1] Doral MN, Alam M, Bozkurt M, et al. Functional anatomy of the Achilles tendon. *Knee Surg Sports Traumatol Arthrosc.* 2010; 18(5): 638–643.

[2] Balius R, Alomar X, Rodas G, et al. The soleus muscle: MRI, anatomic and histologic findings in cadavers with clinical correlation of strain injury distribution. *Skeletal Radiol.*2013; 42(4): 521–530.

[3] Standring S. *Gray's Anatomy: The Anatomical Basis of Clinical Practice.* 41st ed. London, UK: Elsevier; 2015.

[4] Moses K, Banks J, Nava P, Peterson D. *Atlas of Clinical Gross Anatomy.* 2nd ed. Philadelphia, PA: Elsevier Saunders; 2013.

[5] Michael RH, Holder LE. The soleus syndrome. A cause of medial tibialstress (shin splints). *Am J Sports Med.* 1985; 13(2): 87–94.

[6] Pekala PA, Henry BM, Ochala A, et al. The twisted structure of the Achilles tendon unraveled: a detailed quantitative and qualitative anatomical investigation. *Scand J Med Sci Sports.*2017; 27(12): 1705–1715.

[7] Carrington SC, Stone P, Kruse D. Accessory soleus: a case report of exertional compartment and tarsal tunnel syndrome associated with an accessory soleus muscle. *J Foot Ankle Surg.* 2016; 55(5): 1076–1078.

[8] Hatzantonis C, Agur A, Naraghi A, Gautier S, McKee N. Dissecting the accessory soleus muscle: a literature review, cadaveric study, and imaging study. *Clin Anat.* 2011; 24(7): 903–910.

[9] Spina AA. The plantaris muscle: anatomy, injury, imaging, and treatment. *J Can Chiropr Assoc.* 2007; 51(3): 158–165.

[10] Herzog RJ. Accessory plantaris muscle: anatomy and prevalence. *HSS J.*2011; 7(1): 52–56.

[11] Oatis C. *Kinesiology: The Mechanics and Pathomechanics of Human Movement.* Philadelphia, PA: Lippincott Williams & Wilkins; 2004 (pp. 812–814).

[12] Foster M. *Therapeutic Kinesiology: Musculoskeletal Systems, Palpation, and Body Mechanics.* Upper Saddle River, NJ: Pearson Education, Inc; 2013.

[13] Agur AM, Ng-Thow-Hing V, Ball KA, Fiume E, McKee NH. Documentation and three-dimensional modelling of human soleus muscle architecture. *Clin Anat.* 2003; 16(4): 285–293.

[14] Franz JR, Thelen DG. Imaging and simulation of Achilles tendon dynamics: implications for walking

performance in the elderly. *J Biomech.*2016; 49(9): 1403−1410.

[15] Franz JR, Thelen DG. Depth-dependent variations in Achilles tendon deformations with age are associated with reduced plantarflexor performance during walking. *J Appl Physiol (1985).* 2015; 119(3): 242−249.

[16] Simons DG, Travell J, Simons L. *Travell & Simon's Myofascial Pain and Dysfunction: The Trigger Point Manual.* Vol 1. 2nd ed. Baltimore, MD: Williams & Wilkins; 1999 (p. 104).

[17] Travell J, Simons DG. *Myofascial Pain and Dysfunction: The Trigger Point Manual.* Vol 2. Baltimore, MD: Williams & Wilkins; 1992 (p. 429).

[18] Cotchett MP, Landorf KB, Munteanu SE, Raspovic AM. Consensus for dry needling for plantar heel pain (plantar fasciitis): a modified Delphi study. *Acupunct Med.* 2011; 29(3): 193−202.

[19] Renan-Ordine R, Alburquerque-Sendin F, de Souza DP, Cleland JA, Fernández de lasPeñas C. Effectiveness of myofascial trigger point manual therapy combined with a self-stretching protocol for the management of plantar heel pain: a randomized controlled trial. *J Orthop Sports Phys Ther.*2011; 41(2): 43−50.

[20] Mason JS, Tansey KA, Westrick RB. Treatment of subacute posterior knee pain in an adolescent ballet dancer utilizing trigger point dry needling: a case report. *Int J Sports Phys Ther.*2014; 9(1): 116−124.

[21] Grieve R, Clark J, Pearson E, Bullock S, Boyer C, Jarrett A. The immediate effect of soleus trigger point pressure release on restricted ankle joint dorsiflexion: a pilot randomised controlled trial. *J Bodyw Mov Ther.*2011; 15(1): 42−49.

[22] Grieve R, Cranston A, Henderson A, John R, Malone G, Mayall C. The immediate effect of triceps suraemyofascial trigger point therapy on restricted active ankle joint dorsiflexion in recreational runners: a crossover randomised controlled trial. *J Bodyw Mov Ther.*2013; 17(4): 453−461.

[23] Grieve R, Barnett S, Coghill N, Cramp F. Myofascial trigger point therapy for triceps surae dysfunction: a case series. *Man Ther.* 2013; 18(6): 519−525.

[24] Moghtaderi A, Khosrawi S, Dehghan F. Extracorporeal shock wave therapy of gastroc-soleus trigger points in patients with plantar fasciitis: a randomized,placebo-controlled trial. *Adv Biomed Res.* 2014; 3: 99.

[25] McClay IS. A biomechanical perspective. In: Craik RL, Oatis CS, eds. *Gait Analysis: Theory and Application.* St Louis, MO: Mosby; 1995 (p. 399).

[26] Grieve R, Barnett S, Coghill N, Cramp F. The prevalence of latent myofascial trigger points and diagnostic criteria of the triceps surae and upper trapezius: a cross sectional study. *Physiotherapy.*2013; 99(4): 278−284.

[27] Wu S-K, Hong C-Z, You J-Y, Chen C-L, Wang L-H, Su F-C. Therapeutic effect on the change of gait performance in chronic calf myofascial pain syndrome: a time series case study. *J Musculoske Pain.*2005; 13(3): 33−43.

[28] Kendall FP, McCreary EK. *Muscles: Testing and Function, with Posture and Pain.*5th ed. Baltimore, MD: Lippincott Williams & Wilkins; 2005.

[29] Zuil-Escobar JC, Martinez-Cepa CB, Martin-Urrialde JA, Gomez-Conesa A.The prevalence of latent trigger points in lower limb muscles in asymptomatic subjects. *PM R.* 2016; 8(11): 1055−1064.

[30] Moore KL, Dalley AF. *Clinically Orientated Anatomy.*4th ed. New York, NY: Lippincott Williams & Wilkins; 1999 (pp. 586−587).

[31] Gerwin RD, Dommerholt J, Shah JP. An expansion of Simons' integrated hypothesis of trigger point formation. *Curr Pain Headache Rep.* 2004; 8(6): 468−475.

[32] Fields KB, Rigby MD. Muscular calf injuries in runners.*Curr Sports Med Rep.* 2016; 15(5): 320−324.

[33] Arcangeli P, Digiesi V, Ronchi O, Dorigo B, Bartoli B. Mechanisms of ischemic pain in peripheral occlusive arterial disease. In: Bonica JJ, Albe-Fessard D,eds. *Advances in Pain Research and Therapy.* Vol 1. New York, NY: Raven Press; 1976: 965−973.

[34] Hsieh YL, Kao MJ, Kuan TS, Chen SM, Chen JT, Hong CZ. Dry needling to a key myofascial trigger point may reduce the irritability of satellite MTrPs. *Am J Phys Med Rehabil.* 2007; 86(5): 397−403.

[35] Bright JM, Fields KB, Draper R. Ultrasound diagnosis of calf injuries. *Sports Health.*2017; 9(4): 352−355.

[36] Harwin JR, Richardson ML. "Tennis leg": gastrocnemius injury is a far more common cause than plantaris rupture. *Radiol Case Rep.* 2017; 12(1): 120−123.

[37] Li HY, Hua YH. Achilles tendinopathy: current concepts about the basic science and clinical treatments. *Biomed Res Int.* 2016; 2016: 6492597.

[38] Reiman M, Burgi C, Strube E, et al. The utility of clinical measures for the diagnosis of achilles tendon injuries: a systematic review with meta-analysis. *J Athl Train.*2014; 49(6): 820−829.

［39］ Campbell RS, Grainger AJ. Current concepts in imaging of tendinopathy.*Clin Radiol.* 2001; 56(4): 253-267.

［40］ Khan KM, Forster BB, Robinson J, et al. Are ultrasound and magnetic resonance imaging of value in assessment of Achilles tendon disorders? A two year prospective study.*Br J Sports Med.* 2003; 37(2): 149-153.

［41］ Becker J, James S, Wayner R, Osternig L, Chou LS. Biomechanical factors associated with achillestendinopathy and medial tibial stress syndrome in runners. *Am J Sports Med.* 2017; 45(11): 2614-2621.

［42］ Luck MD, Gordon AG, Blebea JS, Dalinka MK. High association between accessory soleus muscle and Achilles tendonopathy. *Skeletal Radiol.*2008; 37(12): 1129-1133.

［43］ Yu JS, Resnick D. MR imaging of the accessory soleus muscle appearance in six patients and a review of the literature. *Skeletal Radiol.*1994; 23(7): 525-528.

［44］ Brodie JT, Dormans JP, Gregg JR, Davidson RS.Accessory soleus muscle.A report of 4 cases and review of literature.*Clin Orthop Relat Res.*1997(337): 180-186.

［45］ Ahn JH, Ahn CY, Byun CH, Kim YC.Operative treatment of Haglund syndrome with central achilles tendon-splitting approach.*J Foot Ankle Surg.*2015; 54(6): 1053-1056.

［46］ Singh K, Yakoub D, Giangola P, et al. Early follow-up and treatment recommendations for isolated calf deep venous thrombosis.*J Vasc Surg.*2012; 55(1): 136-140.

［47］ Kravtsov PF, Katorkin SA, Volkovoy VV, Sizonenko YV. The influence of the training of the muscular component of the musculo-venous pump in the lower extremities on the clinical course of varicose vein disease［in Russian］.*Vopr Kurortol Fizioter Lech Fiz Kult.*2016; 93(6): 33-36.

［48］ Rajasekaran S, Hall MM. Nonoperative management of chronic exertional compartment syndrome: a systematic review. *Curr Sports Med Rep.*2016; 15(3): 191-198.

［49］ Campano D, Robaina JA, Kusnezov N, Dunn JC, Waterman BR. Surgical management for chronic exertional compartment syndrome of the leg: a systematic review of the literature. *Arthroscopy.*2016; 32(7): 1478-1486.

［50］ Winkes MB, Hoogeveen AR, Scheltinga MR. Is surgery effective for deep posterior compartment syndrome of the leg? A systematic review.*Br J Sports Med.* 2014; 48(22): 1592-1598.

［51］ Johanson MA, DeArment A, Hines K, et al. The effect of subtalar joint position on dorsiflexion of the ankle/ rearfoot versus midfoot/forefoot during gastrocnemius stretching.*Foot Ankle Int.* 2014; 35(1): 63-70.

［52］ Radford JA, Landorf KB, Buchbinder R, Cook C. Effectiveness of calf muscle stretching for the short-term treatment of plantar heel pain: a randomised trial. *BMC Musculoskelet Disord.*2007; 8: 36.

第 六十七 章

胫骨后肌

奥兰多·马约拉尔、伊莎贝尔·萨尔瓦特、约瑟夫·M.唐纳利

1 介绍

　　胫骨后肌是一种深双羽状肌，其近端附件由三个锥形部分组成：两个内侧部分位于小腿骨间膜和胫骨，一个外侧部分位于腓骨和肌间隔。在远端，它插入到舟骨结节，除了距骨之外的所有跗骨，以及第一至第四跖骨。它是一种强大的内转肌和一种足内收肌，并协助踝关节跖屈。在负重时，尤其是在步态中，胫骨后肌的作用是将体重分布到距骨的头部，防止脚过度内旋，从而有助于踝关节的稳定。胫骨后肌的触发点（TrPs）会在跟腱上方产生疼痛，疼痛可以从小腿中部延伸至脚后跟，并覆盖整个足跖面。TrPs的激活和持续通常来自步行、跑步或慢跑，特别是在不平整的地面或侧面倾斜的表面。不合脚的鞋或磨损的鞋会导致足外翻和摇晃，同时过度的内翻也会导致胫骨后肌TrPs的激活和持续。鉴别诊断应包括胫骨后肌腱功能障碍、胫骨内侧压力综合征和后侧深部慢性劳累性筋膜室综合征。纠正措施包括正确的坐姿和睡姿，以及自我减压技术。胫后肌TrPs或肌/肌腱功能障碍的及时发现和治疗对减缓肌腱撕裂或断裂的进展和防止手术治疗至关重要。

2 相关解剖

　　胫骨后肌是小腿后部最深的肌肉。它首先位于小腿骨间膜之间其次位于胫后血管和比目鱼肌之间，位于拇长屈肌和趾长屈肌之间（图67-1）。在近端，它的连接由三个部分组成，由胫前血管穿过的间隙隔开。这两个内侧部分与骨间膜和胫骨体背侧面的外侧部分相连。外侧部分与来自横肌间隔和毗邻肌肉肌间隔膜的腓骨内侧面相连[1]。肌肉的胫骨附着通常延伸至腿的末端1/3处，远至或远于胫后肌腱与趾长屈肌的交叉处。腓骨的附着通常包括肌内隔，在这种情况下肌肉是多羽肌[2]。在腿末端四分之一处，其肌腱经过趾长屈肌肌腱的前方，内踝的后方。进入足部，深至屈肌支持带，浅至三角韧带。在足部，它分为前、中、后三部分，刚好靠近舟骨。

　　前部分是最表面和最大的，这个部分是主腱的直接延续它插入舟骨结节和内侧楔形骨。肌腱的中间部分延伸至第二和第三楔形骨、骰骨，以及第二、第三和第四跖骨的底部。后部分是周期性的，起源于舟骨近端的主腱，并作为一条带子插入跟骨载距突的前部（图67-2）[3]。有时，在舟骨结节跖侧的胫后肌肌腱中会出现籽骨[1]。

　　胫骨第二肌是一种罕见的小尺寸解剖变异肌，常被描述为起源于胫骨后方并插入踝关节囊[1]。一种异常肌肉也被描述为功能接近胫骨后肌和表现为压迫性神经病。它起源于后腔室并插入跟骨的后内侧部分[4]。有时，胫后肌可能有一个异常的肌腱插入到一个增大的舟状结节[3]。

（1）神经和血管分布

　　胫神经与L4和L5一起支配胫骨后肌[1]。神经切入点的平均距离为外踝至腓骨头距离的75%。肌内分支证实至少有一个，最多有四个肌内分支，占肌肉长度的80%到90%。当这些细枝向远处延伸时，就出现了树枝化的模式。最远处的肌内神

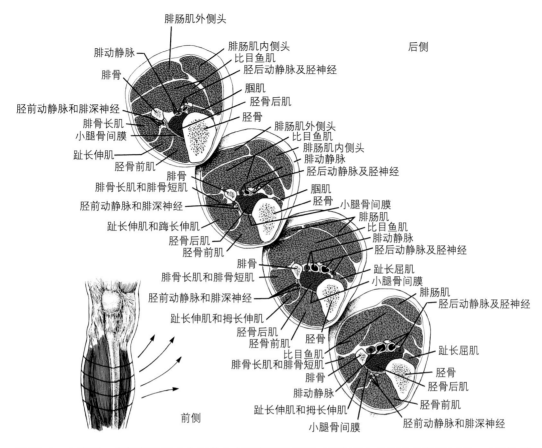

图67-1　上面观，右侧胫后肌（中红色）与腿部其他肌肉（淡红色）的四个连续横切面。动脉是鲜红色的，静脉是黑色的，周围是无色的壁，神经是无色的。这些部分的方向为触诊俯卧患者的小腿。横截面的高度在左下角标识。拇长屈肌与远端比目鱼肌没有区别。改编自《横截面解剖学》，作者 Eycleshymer and Schoemaker, D. Appleton 公司于1911年出版

经末梢占肌肉长度的30% ~ 40%[5]。

胫神经从坐骨神经出来后，经过比目鱼肌弓的前方，与胫后血管一起进入腿部。它的肌肉分支供应腿后腔室的所有肌肉。近端胫神经位于腓肠肌和比目鱼肌深部，然后与拇长屈肌重叠。胫神经分支多种多样，但在所有病例中，胫后肌均由主神经腓侧的近端和远端分支支配[6]。

胫后肌的血管形成是由胫后动脉和腓骨动脉提供的。远端肌腱由内踝网状动脉和足底内侧动脉供应[1]。胫骨后肌腱中部位于近端肌腱连接点和远端腱膜连接点之间，通常被称为分水岭区，这是一个低血管供区。肌腱的这个区域是常见的肌腱病变的部位[7]。

（2）功能

胫骨后肌的作用是使足后部和足中部翻转和

极度内收（掌面朝上），并协助踝关节的跖屈[2]。它是一种强有力的肌肉并且是足主要的内转肌[1]。胫骨后肌与趾长屈肌和拇屈肌一起是足的主要旋后肌，其中胫骨后肌对后足和中足旋后的作用最大[8]。胫骨后肌的力臂有利于踝关节转位，而胫骨前肌的力臂对踝关节转位作用微弱[9]。

承重时，足内侧纵弓向下移，后足内旋，导致距下关节和中足内旋。在这方面，胫骨后肌在旋后时具有比其他肌肉更好的反作用力，历来被认为是负重时维持内侧纵弓的主要动力支撑结构[9,10]。根据肌电图（EMG）的活动，胫骨后肌在静负载条件下对足弓支撑作用不显著[1,11,12]。然而，在没有胫骨后肌作用力时足部的变化表明，胫骨后肌对维持正常的足部结构和姿势是必需的[13]。胫骨后肌和腓骨长肌的共同收缩可能有助于支持足内弓，以防止足部过度旋前，特别是在

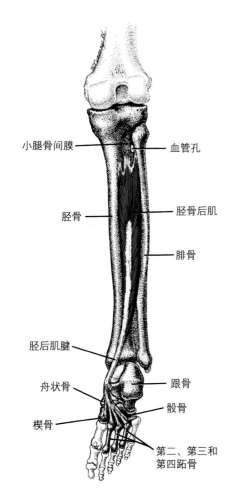

小腿骨间膜 —— 血管孔

胫骨 —— 胫骨后肌

—— 腓骨

胫后肌腱

舟状骨 —— 跟骨

楔骨 —— 骰骨

第二、第三和第四跖骨

图67-2　右侧胫骨后肌附件（红色）。连接肌肉的骨头是黑色的

快走和跑步时[2,14]。

　　胫骨后肌也有助于将体重分配到跖骨的头部，帮助将重量转移到足侧面，侧面有坚韧的跖韧带，使其能够承受体重[12,15]。

　　关于胫骨后肌在跖屈中的作用，这篇文章的前一版[2]提出了一个争议，因为一些作者认为胫骨后肌是主要的跖屈肌，而另一些作者则不这么认为[16,20]。Perry等人利用肌电图研究了胫骨后肌在跖屈中的作用，并表明在跖屈时胫骨后肌所产生的力等于趾长屈肌和腓骨短肌所产生的力。然而，它所产生的力远远小于其他跖屈肌所产生的力。他们得出结论，胫骨后肌的相对跖屈肌力是比目鱼肌力的1.8%[21]。Sutherland报道胫骨后肌可能是第三大跖屈肌；然而，腓肠肌和比目鱼肌共同作用的力矩中，它只能发挥6%的力[22]。

　　在步态中，胫骨后肌的作用是在接触阶段防止过度的足旋前，并使后足和中足旋后，为前足的驱动阶段提供更强的硬度[23,24]。胫骨后肌是中足和后足最强的旋后肌。它在步态周期的前55%是活跃的。在步态周期最初的35%，它控制或减慢足旋前，紧随其后的是后足中足旋后与胫骨外旋，这是从站立中期到离地期的一个必要的耦合运动去创建一个刚性杆，提高力传递至前脚驱动力的效率[13,25,26]。

　　在步态周期中，胫骨后肌具有双相活动，在初次接触前激活（作为第一块激活的肌肉），在初次接触时达到峰值，在推进阶段时再次达到峰值；然而，这些结果在受试者之间并不一致[21,24,27]。胫骨后肌抑制肢体负载反应和步态早期站立阶段的旋前力。在站立中期，它可以防止过度旋前，并提供端面平衡和控制。Sutherland得出结论，包括胫骨后肌在内的跖屈肌在站立时也会使固定脚时胫骨的前进运动减速，从而间接地提供了膝关节的稳定性[22]。最近的研究也支持这种减速功能[27]。

　　Perry等人将缓慢、自由和快速步态下胫骨后肌的肌电图活动与根据肌肉测试标准分级的不同程度的自发力所产生的活动量进行了比较[28]。结果表明，在不同的人工肌肉测试水平下，肌电图活动随肌肉力量的增加而直接增加，随步行速度的增加而增加。研究者利用细线肌电图检查不同步态速度对胫骨后肌功能的影响[29,30]。他们发现，与正常和较慢的步态速度相比，在较快的步态速度下，该肌肉的肌电图振幅峰值显著增加。

　　在较快的步态速度下，胫骨后肌的峰值振幅在步态周期的后期出现明显的时间延迟；然而，它保持了其特有的双相振幅[29,30]。在受试者喜欢的步态速度下，胫骨后肌在初次接触前就开始激活，在肢体负载时达到肌电活动的第一个峰值，在站立中期再次达到峰值[30]。

　　胫骨后肌的需求和行动在加快的步态速度的初次接触和站立中期增加[29,30]。在整个步态站立期，胫后肌肌腱单位延长，而肌束缩短，功能几乎相同[30]。

Akuzawa等人研究了赤脚行走、穿鞋行走、使用支撑内侧纵弓、横弓和侧弓的矫形器行走时，步态站立期小腿肌肉的活动情况[27]。利用细线肌电图，他们研究了胫骨后肌、腓骨长肌和趾长屈肌在初始接触、站立中期和步态推进阶段的所有3种情况。在步态站立中期和驱动期与赤脚行走相比，使用矫形器行走时，胫骨后肌最大自主等长收缩百分比（%MVIC）明显降低。在初始接触和步态中期，3种情况下胫骨后肌的%MVIC也有差异。他们的结论是，一个支撑足部所有3个足弓的矫形器可能有助于减轻有肌肉和/或肌腱功能障碍的人的胫骨后肌的负荷[27]。

（3）功能单位

肌肉的功能单位包括增强和拮抗其作用的肌肉以及肌肉交叉的关节。这些结构的相互作用在感觉运动皮层的组织和神经连接中得到了功能上的反映。功能单位之所以被强调，是因为在该单位的一块肌肉中存在一个TrP增加了该单位的其他肌肉也出现TrPs的可能性。当一块肌肉的TrPs失活时，必须考虑到在功能上相互依赖的其他肌肉中可能产生TrPs。表67-1大致代表胫骨后肌的功能单位[31]。

长趾屈肌也是支持横向平面平衡的负重功能的激动剂。

表 67-1　胫骨后肌的功能单位

活　动	协同肌	拮抗肌
足跖屈	腓肠肌 比目鱼肌 腓骨长肌和腓骨短肌 趾长屈肌 拇长屈肌	趾长伸肌 拇长伸肌 第三腓骨肌
足转位	胫骨前肌 趾长屈肌 拇长屈肌 拇长伸肌	腓骨长肌和腓骨短肌 第三腓骨肌 趾长伸肌

3　临床表现

（1）牵涉痛模式

胫骨后肌可以在肌肉的任何部位出现TrPs。牵涉痛主要集中在跟腱，跟骨近端，并可通过小腿中部向下延伸至脚后跟，并覆盖整个足和脚趾跖面（图67-3）。胫骨后肌TrPs引起的疼痛不太可能表现为单肌综合征[2]。

（2）症状

胫骨后肌有TrPs的人在跑步或走路时可能会有足部疼痛。足跖面和跟腱的疼痛可能很严重，小腿中部和脚后跟的疼痛程度较轻。患者表明行走或跑步越来越困难，尤其是在不平整的地面上，例如，在砾石或鹅卵石上，这些地面非常不平整需要更强的脚部稳定性[2]。

（3）患者检查

在一次全面的个人检查之后，临床医生应该

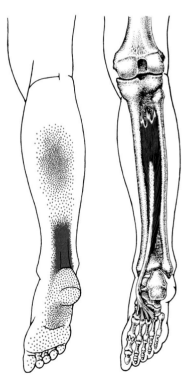

图67-3　复合疼痛模式（鲜红色）指右侧胫骨后肌TrPs（暗红色）。基本疼痛模式（固体深红色）表示当这些TrPs激活时，疼痛通常发生的位置。红色点画表示基本疼痛模式偶有扩展

画一张细节图来表示患者所描述的疼痛模式。这种描述将有助于计划体格检查，并可在症状改善或改变时监测患者的进展情况。疼痛的类型、特性和位置应该仔细评估，在检查下肢功能障碍患者时，必须使用标准化的结果工具。

由于胫骨后肌在姿势稳定性和步态中的作用，对静态和动态姿势的观察是必不可少的。如果胫骨后肌TrPs是激活的或已经存在一段时间，患者走路时可能部分外翻和外展，以平足步态行走。应观察患者赤脚行走，以确定相关的步态偏差如早期过度旋前，站立中期过度旋前（扁平足），或后期推进阶段旋前。在脚跟离地时，胫骨后肌收缩使后足和中足旋后，形成一个驱动刚性杆。胫骨后肌和/或趾长屈肌无力可能表明脚跟离地时跟骨没有转位。

内侧纵弓塌陷或前足外展的中足位是胫骨后肌功能障碍的常见表现。从后面观察踝关节和足，重点观察后足和前足的关系，可能会发现一侧"脚趾太多"的迹象，这可能是胫骨后肌功能障碍的表现。静态测试，如站立时评估舟骨下降测试和锚机机制，作为足动态功能预测器[32,33]。功能测试，如双腿和单腿深蹲，可以快速评估臀部和膝盖的控制，以及距骨、距下和中足的运动度。对睁眼和闭眼时，单腿站立的时长记录，提供了一个平衡的定量标准，将为临床医生提供观察与平衡和控制有关的足和踝关节策略。

人工检测胫骨后肌强度的通常方法不能令人满意地识别相对轻微的肌无力[34]。对该肌肉人工测试很难将其功能与激动肌所替代的力量区别开[28,35]。当以缩短状态收缩时，伴有TrPs的肌肉可能会产生痉挛性疼痛。如果牵涉到胫骨后肌，而患者试图完全反转、内收和跖屈足，则痉挛性疼痛可能发生在小腿深处，也就是肌肉所在的位置。如果使用手法肌力测试，临床医生应注意脚趾长屈肌的替代，此时在测试中有明显的脚趾屈曲。单脚跟抬高试验是功能位时评价胫骨后肌功能的推荐试验[35]。患者在单脚站立的情况下进行单脚跟抬高试验，试图完成8~10次重复[36]。通常情况下，胫骨后肌首先使足部反转并锁定跟骨，从而提供一个刚性结构来使重量转移到前足。当发生胫骨后肌无力或功能障碍时，最初的脚后跟转向无力，患者要么没锁定后足而不能完全抬起脚后跟，要么无法抬起踝骨。疼痛和压痛可沿肌腱路径感受，主要在内踝后面和最初嵌入舟骨结节的内侧。不幸的是，患者通常不将这种功能障碍作为主要汇报，但正是在这早期阶段，通常采取保守治疗可以完全纠正这种状况。该肌肉中TrPs激活引起明显程度的功能抑制无力。

为了测试这块肌肉的活动范围，患者可以仰卧或坐着。临床医生首先完全外翻和外展足，然后试图将足背屈。胫骨后肌TrPs极度地限制了这种运动。这种运动的限制也可能是由于趾长屈肌和拇长屈肌的紧张造成的。在受限的活动范围内，如果临床医生伸展患者五个脚趾而其不感到疼痛，那么这种限制是由胫骨后肌引起的，而不是由长趾屈肌引起的。

被动的生理和辅助运动应在距骨、距下、跗骨和前脚关节进行检查。还必须评估大脚趾和背屈第一跖列活动范围，因为这种运动的限制可能会在步态推进阶段导致足异常旋前，对胫骨后肌施加异常的张力负荷。

临床医生应通过检查患者的脚和鞋，分析异常足部结构在观察和测试功能中的作用，从而识别异常足部结构。当胫骨后肌TrPs患者出现持续性足痛时，他们通常已经尝试了一个或多个矫正装置。经常使用的一种装置是插入物，该插入物可增加对脚的支撑，但通常会终止于第一跖骨头部。与这种常见的较短的矫形器相比，首选全接触式足部矫形器，其延伸过跖骨头，以使足部功能最大化。然而，有胫骨后肌TrPs的患者经常发现佩戴矫形器是痛苦的，因为它压迫了从TrPs到足底的压痛区域。当胫骨后肌中TrPs失活时，这种压痛迅速消失。

（4）触发点检查

胫骨后肌位于小腿后部深处，其TrPs检查只能通过间接触诊其他肌肉，受检者患侧侧卧，膝关节屈曲使腓肠肌松弛（图67-4）。一个人最多只能确定深部压痛的一个方向。对这种由胫骨后

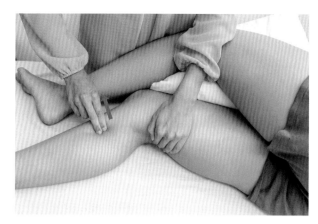

图67-4 交叉纤维平滑式触诊胫骨后肌中的TrPs。箭头表示前向力作用于胫骨后表面

肌TrPs引起的压痛的解释依赖于先前的检查，这些检查已经有了肌肉介入的确凿证据，并且有理由相信介入的肌肉没有TrPs。如图67-1所示，由于胫骨前肌和骨间膜的介入，使胫骨后肌无法指检。从后面，我们通常可以通过在胫骨后缘和比目鱼肌（后来可以被部分替代）之间的深度按压来引起胫骨后肌TrPs的压痛和胫骨附件的压痛（图67-4）。应检查肌肉的压痛，如图67-4所示，通过交叉纤维平滑式触诊靠近腿中部。当一个人从图示的远端位置触诊时，在胫骨后面也会碰到趾长屈肌。偶尔在侧面，通过比目鱼肌和拇长屈肌引起胫骨后肌压痛。识别哪块肌肉可能参与其中是一项非常困难的任务。

因为它位于血管和神经的深处，所以可以预期不会观察到这种肌肉的神经或血管压迫。可以使用尼龙线或注射针来识别胫后肌TrPs。然而，由于比目鱼肌和胫骨后肌之间有广泛的神经血管束，因此应谨慎进行。

4　鉴别诊断

（1）触发点的激活和延续

在胫骨后肌的任何部位，TrPs可被反常的偏心荷载、胫骨后肌本能的离心运动或最大或次最大轴向荷载而激活[37]。当肌肉长时间处于缩短或延长的姿态时，触发点也可能被激活或刺激。

跑步时的机械应力会导致胫骨后肌TrPs的形成，尤其是在不平整或侧向倾斜的地面上跑步。有趣的是，胫骨后肌TrPs在网球运动员中并不常见，他们的特点是在光滑、平整的地面上训练，穿能提供充足足部支撑的鞋。然而，穿磨损的鞋和鼓励足外翻和摇摆有助于该肌肉TrPs产生。

虽然早期阶段足内翻是正常的以适应负重表面和下肢减震，但过度的足内翻可以使胫骨后肌过载，并可能有助于其中的TrPs激活，并肯定持续存在。足过度旋前可能是由于后足活动性减少、中足活动过度、马蹄足、大脚趾背屈丧失、肌肉不平衡或其他结构或功能上的原因。

（2）相关触发点

相关的TrPs可在由TrPs引起的牵涉痛区域产生[38]。因此，还应考虑每一块肌肉牵涉痛区域的肌肉组织。趾长屈肌和拇长屈肌通常与胫骨后肌有关，这两块长趾屈肌也可使足翻转和跖屈。主要的足跖屈肌，腓肠肌和比目鱼肌，与胫骨后肌联合不容易发生TrPs。然而，它已被临床观察到。

尤其是在足部结构异常的患者中，腓骨肌的触发点通常与胫骨后肌的TrPs有关。腓骨长肌和腓骨短肌是胫骨后肌转位作用的主要拮抗肌，但其在足跖屈和稳定中的作用却是激动肌。

胫骨后肌TrPs可在臀小肌、腘绳肌、腓肠肌、比目鱼肌、趾长屈肌等肌群中产生。此外，还应考虑检查足底固有肌，因为它们位于胫骨后肌TrPs的牵涉痛区域。Imamura等人研究了对足底筋膜炎患者肌筋膜疼痛成分的治疗，取得了很好的效果[39]。在本研究中，30%的患者在胫骨后肌中发现TrPs，并且治疗成功。一项改良的德尔菲研究试图阐明最佳干针疗法协议治疗足底的脚跟痛（通常诊断为足底筋膜炎），胫骨后肌应该评估TrPs（作为一个患者疼痛的可能来源）的存在和被包含在干针疗法治疗中[40]。一项随机对照试验遵循先前所述的改良德尔菲研究的适应证，即在减轻足底脚跟痛方面取得了良好的效果[41]。

（3）相关病理学

严重的胫骨后肌和/或肌腱功能障碍并不少

见，在踝关节和脚部疼痛的鉴别诊断中值得深思熟虑。

一些常见情况包括胫骨后肌—肌腱复合体功能障碍、胫骨内侧压力症候群（"胫骨夹板"）和深部后侧慢性肌腔隙症候群。尽管没有确凿的科学证据支持这一观点，但胫骨后肌 TrPs 被认为是导致这些腿、踝关节和足部疾病的一个影响因素。

胫骨后肌腱功能障碍被认为是一种进行性疾病，被认为会导致足部生物力学改变。Johnson 和 Strom 在 1989 年提出了一个方案来解释胫骨后肌腱功能障碍的后续阶段[35]。此后，Bluman 和 Myerson 对其进行了修改，将其纳入为第四阶段[42]。前两个阶段与软组织变化无关，第三和第四阶段与关节炎变化相关[43]。第一阶段：肌腱长度正常，发炎伴有最轻的疼痛和功能障碍；第二阶段：肌腱延长，获得性扁平足但可被动纠正，一般不能抬起脚跟；第三阶段：肌腱拉长，后足变形、僵硬，伴有外侧足痛及负重时明显外翻。距下关节病变及退化明显；第四阶段：终末期疾病包括距骨外翻成角固定、中足扁平、早期踝关节退变[42,44]。第一阶段，胫骨后肌肌肉强度和功能轻度下降。当患者尝试进行单脚后跟抬高试验时，随着多次试验尝试失败，耐力明显下降[36]。正常情况下，胫骨后肌首先外翻并锁住跟骨来提供一个刚性结构将重量转移到前脚。在第一阶段，最初的跟骨转位很弱，患者要么不能锁定后足而无法完全抬起脚跟，要么没法抬起踝骨。疼痛和压痛可沿肌腱路径感受，主要在内踝后面和最初嵌入舟骨结节的内侧。不幸的是，患者通常不将这种功能障碍作为主要汇报，但正是在这早期阶段，通常采取保守治疗可以完全纠正这种状况。放射线照相通常不明显，磁共振成像（MRI）显示腱鞘炎是该阶段诊断的金标准[43]。

随着进展到第二阶段，疼痛的严重程度和分布范围增加，患者有严重的行走困难。单脚后跟抬高试验更不正常，患者站立时足外翻并外展，从后面看表现为"太多脚趾"。这是一种简单、可重复、可记录的足姿测量方法。常规 X 线前后位片显示前足相对后足外展，因为跟骨和舟骨在距

骨头外侧半脱位。从侧面观，距骨相对于跟骨向前倾斜。这一阶段已被细分为 2a（识别肌腱延长的变化）和 2b（肌腱已破裂）。后一阶段需要手术修复肌腱[43]。

在第三阶段，有距下关节病变和退化的证据，同时伴有足部静态支撑结构的损伤，这些损伤导致固定扁平足并需要重新调整足部结构和关节固定术。在大多数病例中，距下关节融合术就足够了。然而，可能需要三次关节融合术[35,43]。

在第四阶段，僵硬的后足和距骨的外翻测角通常需要胫跟骨关节固定术和三角韧带重建[44]。

有 TrPs 的肌肉由于张力带持续增加，因此，胫骨后肌的 TrPs 可能是 Johnson 和 Strom 的第一阶段发现的原因之一：在高负荷条件下可检测到的肌肉无力，以及由于肌肉长度不足导致的异常持续张力下肌腱的退行性改变。随后的阶段可能是在初始阶段未纠正的情况下发生的。

许多作者和一篇综合综述讨论了胫骨后肌腱断裂作为一个独立单位（Johnson 和 Strom 的第二和第三阶段）[45-53]。

患者的报道可能包括以下内容："我的脚变平了""我的鞋跑丢了""我不能像以前那样走路了"或"我上下楼梯有困难"。通常，与正常侧相比，触诊时发现移位的肌腱缺失。超声和 MRI 成像能够反映肌腱的不连续性[47,54,55]。Duchenne 注意到，当胫骨后肌腱缺损患者行走或站立时，脚是向外的[19]。Ringleb 等人获得的肌电图数据表明，胫后肌腱功能障碍与腓骨肌、胫前肌和腓肠肌的代偿活动有关[56]。胫后肌无力可导致足内旋过度，使中跗骨关节松解，导致前足的后足跖半脱位，并发展成严重的扁平足畸形[57]。由内踝周围肌腱滑脱而引起的肌腱断裂或胫后肌无力很快就会引起足外翻畸形[58]。胫后肌功能丧失可导致逐步的和剧烈的扁平足畸形，并伴有明显的外展。如果功能丧失几个月而没有纠正，单纯的肌腱迁移将不再足够，需要关节融合术[59]。

类风湿关节炎引起的胫骨后肌腱断裂可导致内侧纵弓在负重 10 天内凹陷。一位患者，胫骨后肌腱断裂 2.5 年后检查显示一个塌陷但可活动的纵

弓。足底X线片显示明显的骨质减少，跟骨外翻角，距骨头上下移位[35,47]。

胫骨内侧压力综合征是指胫骨内侧部位的疼痛症状，常位于胫骨中段或远端[60]。通常发生在下肢跑步或冲击荷载时，由此产生的疼痛通常会限制跑步活动。诸如"胫骨夹板综合征"和"比目鱼肌末端病"等命名法的变化在历史和现代文献中都很明显，这可能导致了目前对这种疾病缺乏了解[61]。一些作者将其归因于胫骨后肌，但是肌筋膜解剖的尸体研究涉及哪个肌筋膜元素并不一致，因为胫骨后肌、比目鱼肌和趾长屈肌的附着部位有很大的差异[61,62]。然而，后内侧肌压痛是该综合征的一贯临床特征。这种压痛是病因还是结果尚不清楚[61]。

在胫骨内侧应力综合征中可能涉及多种结构，一些作者基于这一假设提出了分级系统[62]。增加的舟骨下降（距下中立位舟骨结节高度与放松位舟骨结节高度的差异）与跑步者发生胫骨内侧应力综合征的风险增加显著相关。

腿部劳力性隔室综合征是过度使用损伤的一种常见形式。筋膜室综合征的特征是肌肉腔室内的压力增加足以损害其中的肌肉循环。增加的压力会阻碍静脉流出，导致进一步的肿胀和更大的压力。如果持续时间过长，由此引起的缺血会导致腔室内肌肉和神经坏死。在遭受创伤后，立即认识到这种情况并妥善处理以避免可能发生的灾难性后果是至关重要的。最常见的是前筋膜室综合征，其次是侧筋膜室综合征、后深部筋膜室综合征和后浅部筋膜室综合征[63,64]。

后浅部筋膜室包括比目鱼肌和腓肠肌肌腹。后深部筋膜室包括趾长屈肌、拇长屈肌、腘肌和胫骨后肌肌腹[1]。

下肢深后部慢性劳累性筋膜室综合征（dp-CECS）常由年轻耐力运动员的训练逐步诱发。它使有关肌肉产生一种紧绷感、钝痛和痉挛，感觉迟钝。随着病情的加重，疼痛会在训练后持续更长的时间。后筋膜室综合征通常是双侧的，通常保守治疗无效，常通过延长休息时间来缓解，并经常需要筋膜切开术[65]。诊断dp-CECS是通过

发现深部后筋膜室内部压力升高而确诊的。然而，诊断技术和手术干预是高度主观且缺乏标准[65]。

后筋膜室综合征的确切病因尚未确定。一个起始创伤或肌肉肥大已被假定。TrPs在这一过程中的作用尚不清楚，但在容易发生筋膜室综合征的肌肉中TrPs极有可能发挥重要作用。第六十三章包含关于慢性劳累性筋膜室综合征的其他信息。

对慢性筋膜室综合征的症状进行手术治疗是有争议的。一组外科医生报道了26名腿部筋膜腔室综合征患者88%的成功率，仅在保守治疗失败后且没有测量肌肉内压力时才进行手术[66]。其他外科医生根据肌内压力标准进行深部后筋膜室筋膜切开术，其效果不如前筋膜室综合征的手术治疗[67]。在这8例患者中，如果肌肉内压在休息时超过15 mmHg，在运动时增加，且延迟回到运动前水平，则诊断为深部后筋膜室综合征。最近一项关于手术治疗下肢深后筋膜室综合征有效性的系统综述报道了筋膜切开术后的适度成功率（从30%到65%不等），并主张优化诊断标准和规范治疗方法[65]。最近的另一项研究显示，手术治疗深部后筋膜室综合征的成功率为61%[64]。

5　纠正措施

患有胫骨后肌TrPs的患者可以采用坐位或站位，将踝关节处于一定程度的跖屈。坐位时，使其膝盖屈曲50°或60°，让脚接触地板来支持下肢，同时踝关节跖屈使胫骨后肌更加松弛。胫骨后肌TrPs的一个常见的永久性原因是设计不当或使用不当的腿支托导致小腿受压。坐在带有内置腿休息（将重量集中在小腿的一部分）的躺椅上的人可能需要额外的枕头，或者需要限制腿支托的高度。

患有胫骨后肌TrPs的患者，在走路或跑步锻炼时应在平坦的地面上并始终穿着有足够支撑的鞋子。由可动性增加的中足引起的过度内翻应该通过良好的内侧纵弓支撑来纠正。最初，鞋的插入物可能会因为TrPs引起的牵涉性压痛而感到不舒服，但随着胫骨后肌TrPs的消失，这种相关的

足底压痛也随之消失。无论是步行、跑步还是慢跑，他或她都应该穿合适的鞋，鞋面要足够高以增强脚部的横向稳定性。临床医生应推荐合适的鞋，并应了解足部和踝关节的结构和功能，以及它们与整个下肢、骨盆和脊柱的关系。

如果TrP活动对治疗反应不佳，跑步这种运动形式可以被游泳或骑自行车代替。一定要避免穿高跟鞋和细高跟鞋。如果其他措施不能满足需要，高帮鞋可能是必要的。

一般来说，如果整个晚上踝关节保持中立，腿部肌肉会感觉更好。因此调整患者的睡姿可能是必要的。这一睡姿可以通过将床脚处的床单解开，以减少外部力量使足底过度跖屈（见图66-6）。侧卧时在双腿和膝盖之间放置一个枕头使足和踝处于中立位也可能是有益的。

胫骨后肌TrP自压释放可在坐姿下进行，受累腿交叉于另一条腿的踝关节处（图67-5）。

将拇指置于胫骨底面可以提供人工TrP自压释放（图67-5）。沿着胫骨背侧面找到最灵敏点，通常在膝盖以下约一手掌宽处，然后用拇指或其他手指轻轻按压（疼痛不超过4/10）。TrP释放工具应谨慎使用，因为它接近骨骼和神经血管结构以及胫骨后肌的深度（图67-5）。如果通过TrPs的自压释放感到刺痛或麻木，则应停止该技术。

由于潜在的胫骨后肌肌腱功能障碍，通常不建议进行胫骨后肌的自我伸展。伸展胫骨肌腱可能弊大于利，因为肌腱位于内踝和中足舟骨之间的分水岭（缺血区）。强烈建议咨询治疗下肢、踝关节和足部功能障碍的临床医生。

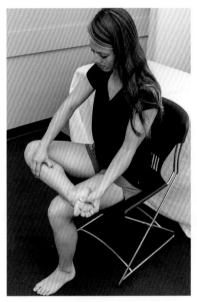
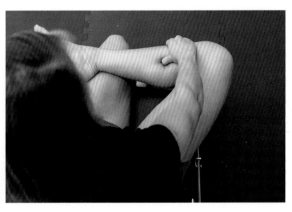

图67-5　胫骨后肌中TrP的自压释放

石文姣、马柯　译　马柯　审

参考文献

［1］Standring S. *Gray's Anatomy: The Anatomical Basis of Clinical Practice*. 41st ed. London, UK: Elsevier; 2015.

［2］Travell J, Simons DG. *Myofascial Pain and Dysfunction: The Trigger Point Manual*. Vol 2. Baltimore, MD: Williams & Wilkins; 1992.

［3］Pastore D, Dirim B, Wangwinyuvirat M, et al. Complex distal insertions of the tibialis posterior tendon: detailed anatomic and MR imaging investigation in cadavers. *Skeletal Radiol*.2008; 37(9): 849-855.

［4］Ollivere BJ, Ellahee N, Sikdar T, Nairn DS. Anomalous tibialis posterior muscle, functional or functionless? *Foot*.2006; 16(4): 218-220.

［5］Yi KH, Rha DW, Lee SC, et al. Intramuscular nerve

distribution pattern of ankle invertor muscles in human cadaver using sihler stain. *Muscle Nerve.* 2016; 53(5): 742–747.

［6］ Apaydin N, Loukas M, Kendir S, et al. The precise localization of distal motor branches of the tibial nerve in the deep posterior compartment of the leg. *Surg Radiol Anat.* 2008; 30(4): 291–295.

［7］ Frey C, Shereff M, Greenidge N. Vascularity of the posterior tibial tendon. *J Bone Joint Surg Am.* 1990; 72(6): 884–888.

［8］ Kulig K, Burnfield JM, Reischl S, Requejo SM, Blanco CE, Thordarson DB. Effect of foot or thoses on tibialis posterior activation in persons with pes planus. *Med Sci Sports Exerc.* 2005; 37(1): 24–29.

［9］ Klein P, Mattys S, Rooze M. Moment arm length variations of selected muscles acting on talocrural and subtalar joints during movement: an in vitro study. *J Biomech.* 1996; 29(1): 21–30.

［10］ Kamiya T, Uchiyama E, Watanabe K, Suzuki D, Fujimiya M, Yamashita T. Dynamic effect of the tibialis posterior muscle on the arch of the foot during cyclic axial loading. *Clin Biomech (Bristol, Avon).* 2012; 27(9): 962–966.

［11］ Basmajian JV, Stecko G. The role of muscles in arch support of the foot. *J Bone Joint Surg Am Vol.* 1963; 45: 1184–1190.

［12］ Basmajian J, Deluca C. *Muscles Alive.* 5th ed. Baltimore, MD: Williams & Wilkins; 1985.

［13］ Kaye RA, Jahss MH. Tibialis posterior: a review of anatomy and biome chanics in relation to support of the medial longitudinal arch. *Foot Ankle.* 1991; 11(4): 244–247.

［14］ Mengiardi B, Zanetti M, Schottle PB, et al. Spring ligament complex: MR imaging-anatomic correlation and findings in asymptomatic subjects. *Ra diology.* 2005; 237(1): 242–249.

［15］ Netter FH. *Musculoskeletal System. Part 1: Anatomy, Physiology and Metabolic Disorders.* Vol 8. Summit, NJ: Ciba-Geigy Corporation; 1987.

［16］ Bardeen C. The musculature, Section 5. In: Jackson CM, ed. *Morris's Human Anatomy.* 6th ed. Philadelphia, PA: Blakiston's Son & Co; 1921 (pp. 522, 523).

［17］ Rasch PJ, Burke RK. *Kinesiology and Applied Anatomy: The Science of Human Movement.* 6th ed. Philadelphia, PA: Lea &Febiger; 1978.

［18］ Janda V. *Muscle Function Testing.* London, England: Butterworths; 1983.

［19］ Duchenne G. *Physiology of Motion.* Philadelphia, PA: Lippincott; 1949.

［20］ Clemente C. *Gray's Anatomy of the Human Body.* 30th ed. Philadelphia, PA: Lea &Febiger; 1985.

［21］ Perry J, Burnfield JM. *Hip. Gait Analysis: Normal and Pathological Function.* 2nd ed. Thorofare, NJ: SLACK; 2010.

［22］ Sutherland DH. An electromyographic study of the plantar flexors of the ankle in normal walking on the level. *J Bone Joint Surg Am.* 1966; 48(1): 66–71.

［23］ Kokubo T, Hashimoto T, Nagura T, et al. Effect of the posterior tibial and peroneallongus on the mechanical properties of the foot arch. *Foot Ankle Int.* 2012; 33(4): 320–325.

［24］ Murley GS, Buldt AK, Trump PJ, Wickham JB. Tibialis posterior EMG activity during barefoot walking in people with neutral foot posture. *J Electromyogr Kinesiol.* 2009; 19(2): e69–e77.

［25］ Okita N, Meyers SA, Challis JH, Sharkey NA. Midtarsal joint locking: new perspectives on an old paradigm. *J Orthop Res.* 2014; 32(1): 110–115.

［26］ Neumann DA. *Kinesiology of the Musculoskeletal System: Foundations for Rehabilitation.* 2nd ed. St. Louis, MO: Mosby; 2010.

［27］ Akuzawa H, Imai A, Iizuka S, Matsunaga N, Kaneoka K. Calf muscle activity alteration with foot or thoses insertion during walking measured by fine-wire electromyography. *J Phys Ther Sci.* 2016; 28(12): 3458–3462.

［28］ Perry J, Ireland ML, Gronley J, Hoffer MM. Predictive value of manual muscle testing and gait analysis in normal ankles by dynamic electromyography. *Foot Ankle.* 1986; 6(5): 254–259.

［29］ Murley GS, Menz HB, Landorf KB. Electromyographic patterns of tibialis posterior and related muscles when walking at different speeds. *Gait Posture.* 2014; 39(4): 1080–1085.

［30］ Maharaj JN, Cresswell AG, Lichtwark GA. The mechanical function of thetibialis posterior muscle and its tendon during locomotion. *J Biomech.* 2016; 49(14): 3238–3243.

［31］ Simons DG, Travell J, Simons L. *Travell & Simon's Myofascial Pain and Dysfunction: The Trigger Point Manual.* Vol 1. 2nd ed. Baltimore, MD: Williams & Wilkins; 1999 (p. 104).

［32］ Reinking MF, Austin TM, Richter RR, Krieger MM.

Medial tibial stress syndrome in active individuals: a systematic review and meta-analysis of risk factors. *Sports Health.*2017; 9(3): 252-261.

[33] Aquino A, Payne C. Function of the windlass mechanism in excessively pronated feet. *J Am Podiatr Med Assoc.* 2001; 91(5): 245-250.

[34] Kendall FP, McCreary EK. *Muscles: Testing and Function, with Posture and Pain.* 5th ed. Baltimore, MD: Lippincott Williams & Wilkins; 2005.

[35] Johnson KA, Strom DE. Tibialis posterior tendon dysfunction.*Clin Orthop Relat Res.* 1989(239): 196-206.

[36] Bubra PS, Keighley G, Rateesh S, Carmody D. Posterior tibial tendon dys function: an overlooked cause of foot deformity. *J Family Med Prim Care.* 2015; 4(1): 26-29.

[37] Gerwin RD, Dommerholt J, Shah JP. An expansion of Simons' integrated hypoth esis of trigger point formation. *Curr Pain Headache Rep.* 2004; 8(6): 468-475.

[38] Hsieh YL, Kao MJ, Kuan TS, Chen SM, Chen JT, Hong CZ. Dry needling to a key myofascial trigger point may reduce the irritability of satellite MTrPs. *Am J Phys Med Rehabil.*2007; 86(5): 397-403.

[39] Imamura M, Fischer AA, Imamura ST, Kaziyama HS, Carvalho AE, Salomao O. Treatment of myofascial pain components in plantar fasciitis speeds up recovery: documentation by algometry. *J Musculoske Pain.*1998; 6(1): 91-110.

[40] Cotchett MP, Landorf KB, Munteanu SE, Raspovic AM. Consensus for dry needling for plantar heel pain (plantar fasciitis): a modified Delphi study. *Acupunct Med.* 2011; 29(3): 193-202.

[41] Cotchett MP, Munteanu SE, Landorf KB. Effectiveness of trigger point dry needling for plantar heel pain: a randomized controlled trial. *PhysTher.* 2014; 94(8): 1083-1094.

[42] Bluman EM, Myerson MS. Stage IV posterior tibial tendon rupture. *Foot Ankle Clin.*2007; 12(2): 341-362, viii.

[43] Ling SK, Lui TH. Posterior tibial tendon dysfunction: an overview. *Open Orthop J.* 2017; 11: 714-723.

[44] Myerson MS. Adult acquired flatfoot deformity: treatment of dysfunction of the posterior tibial tendon. *J Bone Joint Surg.* 1996; 78(5): 780-792.

[45] Lipsman S, Frankel JP, Count GW. Spontaneous rupture of the tibialis posterior tendon. A case report and review

of the literature.*J Am Podiatry Assoc.* 1980; 70(1): 34-39.

[46] Banks AS, McGlamry ED. Tibialis posterior tendon rupture. *J Am Podiatric Med Assoc.* 1987; 77(4): 170-176.

[47] Downey DJ, Simkin PA, Mack LA, Richardson ML, Kilcoyne RF, Hansen ST. Tibialis posterior tendon rupture: a cause of rheumatoid flat foot. *Arthritis Rheum.*1988; 31(3): 441-446.

[48] Sammarco GJ, DiRaimondo CV. Surgical treatment of lateral ankle instability syndrome. *Am J Sports Med.* 1988; 16(5): 501-511.

[49] Soballe K, Kjaersgaard-Andersen P. Ruptured tibialis posterior tendon in a closed ankle fracture. *Clin Orthop Relat Res.* 1988(231): 140-143.

[50] Helal B. Tibialis posterior tendon synovitis and rupture. *Acta Orthop Belg.* 1989; 55(3): 457-460.

[51] Mendicino SS, Quinn M. Tibialis posterior dysfunction: an overview with a surgical case report using a flexor tendon transfer.*J Foot Surg.* 1989; 28(2): 154-157.

[52] West MA, Sangani C, Toh E. Tibialis posterior tendon rupture associated with a closed medial malleolar fracture: a case report and review of the literature. *J Foot Ankle Surg.* 2010; 49(6): 565.e9-512.e9.

[53] Holmes GB Jr, Cracchiolo A III, Goldner JL, Mann RA. Current practices in the management of posterior tibial tendon rupture. *Contemp Orthop.* 1990; 20: 79-108.

[54] Bruyn GA, Hanova P, Iagnocco A, et al. Ultrasound definition of tendon damage in patients with rheumatoid arthritis. Results of a OMERACT consensus-based ultrasound score focussing on the diagnostic reliability. *Ann Rheum Dis.* 2014; 73(11): 1929-1934.

[55] Ikoma K, Ohashi S, Maki M, Kido M, Hara Y, Kubo T. Diagnostic character istics of standard radiographs and magnetic resonance imaging of ruptures of the tibialis posterior tendon. *J Foot Ankle Surg.* 2016; 55(3): 542-546.

[56] Ringleb SI, Kavros SJ, Kotajarvi BR, Hansen DK, Kitaoka HB, Kaufman KR. Changes in gait associated with acute stage II posterior tibial tendon dysfunction. *Gait Posture.* 2007; 25(4): 555-564.

[57] Green DR, Lepow GM, Smith TF.Chapter 8, Pescavus. In: McGlamry ED, ed. *Comprehensive Textbook of Foot Surgery.*Vol 1. Baltimore, MD: Williams & Wilkins; 1987: 287-323.

[58] McGlamry ED, Mahan KT, Green DR. Chapter 12, Pesvalgoplanusdefor mity. In: McGlamry ED, ed.

Comprehensive Textbook of Foot Surgery. Vol 1. Baltimore, MD: Williams & Wilkins; 1987: 403–465.

[59] Miller S. Chapter 23, Principles of muscle-tendon surgery and tendon transfers. In: McGlamry ED, ed. *Comprehensive Textbook of Foot Surgery.* Baltimore, MD: Williams & Wilkins; 1987: 714–755.

[60] Reshef N, Guelich DR. Medial tibial stress syndrome. *Clin Sports Med.* 2012; 31(2): 273–290.

[61] Newman P, Witchalls J, Waddington G, Adams R. Risk factors associated with medial tibial stress syndrome in runners: a systematic review and meta-analysis. *Open Access J Sports Med.* 2013; 4: 229–241.

[62] Hamstra-Wright KL, Bliven KC, Bay C. Risk factors for medial tibial stress syndrome in physically active individuals such as runners and mili tary personnel: a systematic review and meta-analysis. *Br J Sports Med.* 2015; 49(6): 362–369.

[63] Rajasekaran S, Hall MM. Nonoperative management of chronic exer tional compartment syndrome: a systematic review. *Curr Sports Med Rep.* 2016; 15(3): 191–198.

[64] Campano D, Robaina JA, Kusnezov N, Dunn JC, Waterman BR. Surgical management for chronic exertional compartment syndrome of the leg: a systematic review of the literature. *Arthroscopy.* 2016; 32(7): 1478–1486.

[65] Winkes MB, Hoogeveen AR, Scheltinga MR. Is surgery effective for deep posterior compartment syndrome of the leg? A systematic review. *Br J Sports Med.* 2014; 48(22): 1592–1598.

[66] Wiley JP, Clement DB, Doyle DL, Taunton JE. A primary care perspective of chronic compartment syndrome of the leg. *Phys Sportsmed.* 1987; 15: 111–120.

[67] Rorabeck CH, Fowler PJ, Nott L. The results of fasciotomy in the management of chronicexertional compartment syndrome. *Am J Sports Med.* 1988; 16(3): 224–227.

第 六十八 章

长趾伸肌

卡罗尔·A.考特尼、迪努·贾·亚西兰

1 介绍

拇长伸肌（EHL）和趾长伸肌（EDL）被认为是长趾伸肌。它们与胫骨前肌一起位于小腿的前室。这些肌肉主要在步态周期发挥作用，并在功能上为平衡提供动态稳定性。这些肌肉或其他与步态有关的肌肉（如胫骨前肌或腓骨肌）的功能障碍可能有助于触发点（TrPs）的发展。这些肌肉中的触发点导致患者主诉"脚痛"，疼痛症状主要集中在脚踝和脚的背侧，前腿，并扩散到相关的大脚趾和小脚趾。步行、爬山和跑步等活动可以激活这些肌肉中的TrPs。在患有"草地趾"时踢球或碰撞脚趾也可能使长趾伸肌负荷过重。鉴别诊断应包括胫骨应力性骨折、筋膜室综合征、腰椎神经根性疼痛或神经根病、锤趾、爪趾或槌状趾畸形。纠正措施包括TrP自我压力释放、长趾伸肌和腓肠肌/比目鱼肌复合体的自我伸展，以及适当活动和改良鞋子以减少这些肌肉的反复发生超负荷。

2 相关解剖

长趾伸肌，EDL和EHL肌肉，与胫骨前肌和第三腓骨肌均处于小腿的前室。由于EDL和EHL肌肉起源于踝关节近端，并止于足内，因此被认为是外源性趾伸肌[1]。

趾长伸肌

EDL肌是一种羽状肌，起源于胫骨外侧髁外侧面的近端，腓骨内侧缘的近端2/3～3/4，深筋膜的深面，以及EHL肌上方骨间膜的前侧毗

邻区域（图68-1）。肌肉的一部分，起源于胫骨髁和腓骨头的那部分肌肉覆盖了腓深神经，它环绕腓骨颈部，到达肌间隔。腓深神经和胫前血管位于EDL和胫骨前肌之间。在踝关节处，肌腱深入到伸肌上下支持带，防止肌腱弯曲。在远端，EDL腱止于跖趾关节背侧和外侧四趾近端趾骨的伸肌腱帽结构。一个中央束止于中间趾骨的底部，两个侧束止于远端趾骨的底部。EDL肌有前室肌的第二大横截面积，仅次于胫骨前肌。在1.73 m高的尸体的解剖中，EDL肌肉的平均宽度为12.4 mm[2]。

拇长伸肌

EHL肌肉起源于腓骨内表面的中半部和邻近的骨间膜前表面。它位于胫骨前肌和EDL肌之间，也被这两块肌部分重叠（图68-1）。腓深神经和胫前血管位于EHL和胫前肌之间。在向远端走行后，在距骨关节前部的伸肌支持带下面，EHL肌肉止于第一趾的远端骨底部的背侧[1]。与其他位于小腿前室的肌肉相比，EHL肌肉的横截面积是第三大的仅次于胫骨前肌和EDL肌。在同一尸体的研究中，Solomon和他同事测量的EHL肌肉的平均宽度为7.5 mm[2]。

有趣的是，尸体和手术研究显示了EHL肌肉具有不同的嵌入方式。一项研究发现，在60具尸体中出现了三种不同的嵌入方式：65%的人有一个肌腱嵌入，26.7%有两个肌腱嵌入，8.3%有三个肌腱嵌入[3]。然而，在评估60例严重趾外翻和趾间肌矫正病例时，98.3%的病例（除1例外）在

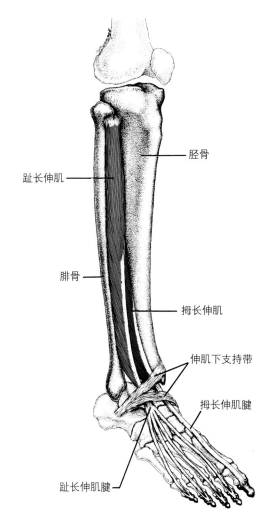

胫骨

趾长伸肌

腓骨

拇长伸肌

伸肌下支持带

拇长伸肌腱

趾长伸肌腱

图68-1　右趾长伸肌附着，前外侧视图。趾长伸肌呈中红色，拇长伸肌呈暗红色。伸肌上支持带未显示

跖趾关节囊的背内侧有一个副EHL内侧肌腱。作者称此肌腱为囊性伸肌腱，这与以前的研究是一致的[4]。事实上，最近的一项研究发现，26%的尸体显示有一个副腱，止于到EHL肌肉的第1跖趾关节囊的背内侧[5]。

尽管EDL和EHL肌肉在形态和功能上有明显的不同，但它们之间的解剖关系密切。Solomon等人报道说，EDL和EHL肌肉之间的平均距离为3.7 mm[2]。在14例样本中其EDL肌与EHL肌之间无间隙，有3例样本这两块肌肉重叠达2 mm。由于它们的密切解剖关系，临床医生很难单独检查或治疗。因此，临床医生、研究人员和教育工作者应了解存在的解剖变异，并考虑这些变化如何影响典型的运动。

（1）神经和血管化

腰骶神经丛通过L4、L5和S1脊神经根水平向长趾伸肌提供神经支配。腓总神经于膝盖后侧自坐骨神经分出，向前绕过腓骨颈，位于腓骨头的下后方。腓总神经又分为腓浅神经和腓深神经。腓深神经继续向EDL和EHL肌肉提供运动供应，并向第一和第二脚趾之间的背侧皮肤提供感觉传入。尽管解剖学上会发生变异，但最近的尸体研究阐明了常见的神经分布模式[6]。

对于EDL肌，在肌肉的后上侧，可见两种分支模式：① 腓深神经分支分为两部分，分别供应前上、后下两室，再进一步向远端分为1～2支；② 在进入EDL肌肉之前或之后，腓深神经分为2～3支，并平行于肌腱向远端移行[6]。

对于EHL肌肉，腓深神经进入腓骨头下方近5处的前表面，并再分成1～3个分支。在大多数情况下，两条神经分支平行地向远端移行，支配着前上、后下室[6]。

EDL和EHL肌肉的近端血管供应由胫前动脉以及腓动脉穿支提供。在远端，靠近脚踝，前外踝和内踝动脉分别供应EDL和EHL肌肉。存在其他的动脉分支以确保足够的灌注和氧合。

（2）功能

考虑到它们在腿部的解剖位置，EDL和EHL肌肉在许多功能性活动中都很活跃。适当协调外在和固有的脚部和踝部肌肉，可以进行功能性步态和基于运动的活动。在肌肉性能或长度受损的情况下，会出现运动异常。胫骨前肌、EDL肌和EHL肌具有主要的承重功能。它们通过控制过度的后位摆动保持站立平衡，并帮助保持腿垂直于固定脚[7-10]。

长趾伸肌作为一个单元，长趾伸肌帮助胫前肌在距骨关节处产生背屈。足踝背屈是功能性步态周期不可或缺的部分。步态中典型的背屈肌活动是双相的，在最初的摆动和负荷反应中出现峰值强度。肌肉活动开始于摆动前期，此时脚准备离开地面，并在负荷反应后结束。在初次接触地面时，胫骨前肌偏心活动，以对抗前脚的旋转需求。进入负荷反应时，踝背屈肌同心收缩以促进胫骨的前移。

在摆动前期及摆动期，前室肌肉再次同心活动，以消除足部间隙。在中间摆动期及终末摆动期，这些肌肉的作用是抵抗向下的重力。由于足跟轴有助于向前的冲力，腓肠肌偏心地控制胫骨前移，因此这些肌肉通常在站立的中晚期不活跃[11]。

尽管胫骨前肌，EDL 和 EHL 肌肉在踝背屈期间协同工作，但任何或所有这些肌肉功能受损都会导致肌肉和关节的补偿。例如，由于 EDL 肌肉无力或瘫痪，摇摆期胫骨前肌的无对抗性活动会导致过度内翻和出现弓形足。随后，在没有进一步补偿的情况下，这种反应可能会导致在初始接触地面和负荷响应过程中脚的外侧边界承受过大的负荷，从而导致力吸收不足[11]。

尽管长趾伸肌的功能主要是在步态情况下描述的，临床医生也应该考虑 EDL 和 EHL 肌肉在运动和功能活动中的作用。例如，动态的多平面活动（如足球、橄榄球或篮球）都需要快速改变方向。尽管长趾伸肌的功能主要是伸展脚趾和踝关节背屈，但它们与足部周围的其他软组织协同工作。在需要主动外翻的活动中，EDL 肌肉应与执行相同的动作的腓骨肌分开检查。人们还认为 EHL 肌肉可以在行走过程中帮助脚适应地面。

趾长伸肌

EDL 肌肉有多种功能。在近端，它作用于踝关节，并且因为它的肌腱在距下关节轴的外侧运行，所以它也会使脚外翻[11]。这种外翻动作被认为平衡胫骨前肌的内翻力。

EDL 肌还提供了外侧四个跖趾关节的主要伸展后活动，并与足部内在肌肉一起促进近端和远端趾间关节的伸展。

拇长伸肌

EHL 肌有助于胫骨前肌和 EDL 肌在踝关节背屈中的作用。虽然有报道说，EHL 肌肉有助于内翻，但该肌肉越过距下关节并靠近其轴线，使其在移动距下关节的作用上受到质疑[12,13]。一项对尸体和活人的研究报道了 EHL 肌肉轻微旋后的能力。在旋后任务中，观察到 EHL 肌肉的肌电图活

动，例如在负重时抬起脚的内侧边缘[11]。此外，EHL 肌肉在提供大脚趾趾间关节唯一的主动伸展力以及第一跖趾关节主要的主动伸展力方面起着重要作用。这种伸展运动对于步态周期摆动阶段的开始是至关重要的，因为此时需要 EHL 肌肉的动用来进行大脚趾伸展以确认支撑面。

（3）功能单元

肌肉所属的功能单元包括增强和抵抗其动作的肌肉以及肌肉交叉的关节。这些结构的相互依赖性在功能上反映在感觉运动皮层的组织和神经连接上。功能单元之所以被强调是因为如果在该单元的一块肌肉中存在疼痛触发点，那么就会增加该单元内其他肌肉形成疼痛触发点的可能性。若使肌肉中的疼痛触发点失活时，必须要考虑到其功能依赖的肌肉中产生的疼痛触发点的可能性。表 68-1 大致代表了 EDL 和 EHL 肌肉的功能单元[14]。

表 68-1　EDL 和 EHL 肌肉的功能单位

功　能	协同肌	拮抗肌
足背屈	第三腓骨肌 胫骨前肌	腓肠肌 比目鱼肌 腓骨长肌和腓骨短肌 趾长屈肌 拇长屈肌 胫骨后肌
足内翻 （EHL）	胫骨后肌 胫骨前肌 趾长屈肌 拇长屈肌	腓骨长肌和腓骨短肌 趾长伸肌
足外翻 （EDL）	腓骨长肌和腓骨短肌	胫骨前肌 胫骨后肌 趾长屈肌 拇长屈肌

3　临床表现

（1）牵涉痛模式

如先前报道，趾长伸肌 TrPs 牵涉痛主要指足和脚趾背侧疼痛，尤其是靠近中间三个脚趾的趾

端处（图68-2A）[15]。有时，EDL TrPs诱发的牵涉痛主要集中在踝关节处而不是在足背。疼痛模式可能从脚踝处向上沿着肌腹方向至小腿的中点处（图68-2A）。Jacobsen报道称疼痛从该肌肉的TrPs扩散到脚踝前外侧[16]。拇长伸肌TrPs诱发的牵涉痛主要位于第一跖骨远端足背侧和大脚趾底部。疼痛可能向下延伸至大脚趾尖，向上延伸至足背和腿背，有时甚至延伸至肌腹（图68-1B）。

（2）病征

如果患者的EDL或EHL肌肉中有TrPs，那么无论活动与否，一般都会主诉小腿前侧和足背疼痛。除了疼痛症状之外，患者可能还报道他们的小腿前侧有压痛、无力，并可能导致功能减退。其他症状可能包括：行走时背屈无力、跌倒、脚步拖曳导致摔倒，以及整个踝关节无力。在没有任何关节损伤的证据的情况下，踝关节的疼痛运动可能会困扰患者。当胫骨前肌的TrPs导致额外的背屈无力时，功能丧失尤其明显。

与胫骨前肌不同，当EDL和/或EHL肌肉有TrPs时，夜间抽筋很常见，特别是当肌肉处于疲劳状态或长时间处于缩短的位置时。

（3）患者检查

在一次彻底的主观检查之后，临床医生应该画一张详细的图来描述患者所描述的疼痛模式。这一描述将有助于规划体检，并有助于对患者疼痛症状的改善及进展情况进行监测。另外还需对疼痛的类型、性质和位置进行仔细评估，在检查下肢功能障碍患者时，必须使用结果标准化工具。

客观检查应确定诱发症状的机械性运动，如上下楼梯、行走、下蹲或攀爬。通常，临床医生会确定引起症状的机械性运动。尽早发现这种运动可以为临床医生提供一个重要的再评估信号，并提供一个在检查早期鉴别症状来源的机会。

由于EDL和EHL肌肉在姿势稳定性中的作用，因此观察静态和动态姿势至关重要。功能测试，如双腿和单腿下蹲，可以快速对髋关节和膝关节的控制能力进行评估，以及快速评估距骨，距下关节和足中段的运动范围以及比目鱼肌的伸

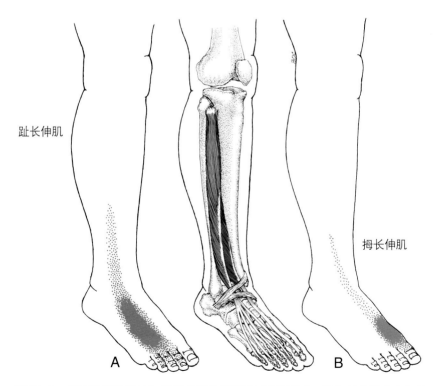

趾长伸肌

拇长伸肌

图68-2　右趾长伸肌的TrPs诱发的牵涉痛模式（亮红色）。基本疼痛模式（实亮红色）表示几乎所有患有TrPs的人都经历过疼痛。红色点表示基本模式的偶然散布。**A** 趾长伸肌（浅红色）。**B** 拇长伸肌（深红色）

展性。睁开眼睛和闭上眼睛的定时单腿站立试验将提供一种定量的平衡测量方法，并使临床医生能够观察到与平衡和控制相关的脚和脚踝的调整策略。

应检查脚趾的位置，因为这些肌肉通常与槌状趾和/或爪状趾有关。如果发现这些脚趾畸形异常，应检查每个脚趾以确定畸形是否是易弯曲的或僵硬的。临床医生应评估所有运动平面的主动活动范围以及被动超压。此外，由于TrPs和关节功能障碍往往同时出现，因此评估踝关节、后足、中足和前足的生理和/或副关节运动通常是有价值的。

如果EDL和/或EHL肌肉无力或疼痛，则进行彻底的步态分析将有助于识别代偿模式。常见的补偿包括蹒跚步态（表现为向对侧倾斜和"远足"髋关节），摆动步态（其中功能失调侧腿部横向环绕），或高抬腿，跨阈步态（髋关节和膝关节过度弯曲），以消除摆动阶段的脚趾[17]。

长趾伸肌通过腓深神经分支接受神经支配，这些神经分支含有来自L4、L5和S1脊神经的纤维，尽管L5是主要成分[18]。这些神经的损伤可能很轻微，只有疼痛或感觉异常症状。随着神经损伤的进展或持续，症状可能包括肌无力。从功能上讲，患者可能会描述脚趾受伤或轻微的脚掌拍打地面等症状，则表明L5损伤导致的肌无力[19]。

（4）触发点检查

为了检查EDL和EHL肌肉，患者可以长坐或最好仰卧（图68-3）。可以在患者膝盖下放一个枕头或靠垫，以确保放松。应采用交叉纤维平滑式触诊技术来识别EDL和EHL肌肉中的紧绷带和TrPs。应当用较强压力评估紧绷肌肉组织的病灶带，以确定是否重现了患者之前的症状，是否有症状转移，或症状是否减轻。由于同一肌肉中可同时存在多个TrPs，因此在找到单个TrP后不应终止触诊。然而，由于EDL和EHL肌都被胫骨前肌覆盖，因此无法直接触诊这些肌肉。最近的一项研究报道，在EDL肌肉中的TrPs触诊显示出中度至高度的可靠性[20]。

在一项对健康受试者的研究中，Zuil-Escobar等[21]发现，在有和没有足部内侧纵弓下降的人群中，EDL肌肉中潜在TrPs的患病率分别为24%和22%。另一项研究发现，57%的潜在TrPs在该肌肉中普遍存在[22]。在这些研究中，紧绷带和压痛点的发现是最普遍的诊断标准，但并未明确提到牵涉痛的问题。

4　鉴别诊断

（1）触发点的激活和延续

一种激活TrP的姿势或活动，如果不加以纠正，也会使其持久化。在胫骨前肌的任何部分，TRP可由尚不适应的偏心负荷、无条件肌肉的偏心运动或最大或次最大同心负荷中激活[23]。当肌肉长时间处于缩短和/或延长的位置时，触发点也可能被激活或加重。

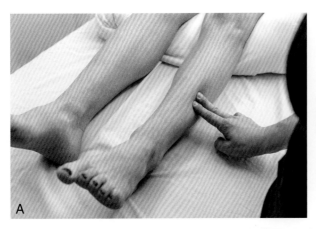
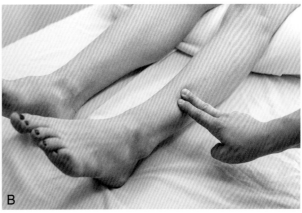

图68-3　趾长伸肌交叉纤维平滑式触诊。**A** 趾长伸肌。**B** 拇长伸肌

触发点可能由于多种原因在个体中发展并变得活跃。肌肉功能的损害（如无力、耐力受损）可能导致功能性任务活动（如行走或跑步）期间肌肉组织超负荷。姿势损伤也可能导致肌肉组织内的高刺激带，通常与适应性缩短有关。脚趾碰撞、踢球、爬长楼梯或骑自行车会导致 EDL 和 EHL 肌肉超负荷。

（2）相关触发点

相关的 TrPs 可在由 TrPs 引起的牵涉痛区域出现[24]。因此，牵涉痛区域的每一块肌肉组织也应该被考虑到。在考虑可能导致前腿疼痛的原因时，临床医生应考虑长趾伸肌以外的其他组织。鉴于它们的密切的解剖关系及对踝背屈的共同作用，胫骨前肌通常会与 EDL 和 EHL 的 TrPs 结合发展成活跃的 TrPs。

腓骨长肌、腓骨短肌、第三腓骨肌、趾短伸肌和骨间肌的触发点具有与 EDL 肌相似的疼痛模式，应予以检查，因为它们可能与 EDL 的 TrPs 有关。

胫骨前肌和拇短伸肌也应检查是否存在与 EHL 肌肉相关的 TrPs。还应检查功能单元中的所有肌肉是否存在相关的 trp。

（3）相关病理学

许多组织可能导致小腿前部和脚背的症状。胫骨应力性骨折是最常见的应力性骨折，是骨负荷过大的结果。应力性骨折占运动员受伤总数的 0.7% ～ 20%[25]。胫骨应力性骨折引起的疼痛通常是渐进性的，其特征可能是刺痛而局限的。患者可能会描述最近活动量增加，并且在负重活动中比在休息时疼痛加重。胫骨应力性骨折的症状部位多为小腿前内侧，而不是前外侧。

与血管有关的腿部症状是慢性劳累性骨筋膜室综合征。这种情况被认为是运动时筋膜室压力增加，刺激肌肉组织的伤害感受器，并可能压缩神经血管结构。前室综合征是最常见的腿部骨筋膜室综合征，发生率为 45%[26]。

临床表现包括周期性、运动引起的疼痛，患者根据运动时间或距离所描述的疼痛发作性质一致。慢性劳累性骨筋膜室综合征的疼痛被描述为钝痛，可能发展为感觉异常。它通常是逐渐发作的，随着活动的停止而消退。

腿部韧带联合损伤常发生于外伤，但也可能无法确诊。患者可描述腿部在固定脚旋转时损伤[27,28]。疼痛通常在腿部的前外侧下部，但症状可沿韧带联合向近端延伸。当损伤较轻时，这种情况通常会被误诊，并且功能限制会持续存在。外伤史应该提供一个线索，鉴别该病是关节病而非肌肉疾病。临床医生还必须考虑小腿前外侧症状是由神经病变导致的。单侧神经病变症状的潜在来源可能是 L5 或 S1 神经根疼痛或神经根病或腓深神经损伤。腰5 神经根和骶1 神经根是腰神经根病最常见的病变部位[29]。虽然烧伤和刺痛常被描述为神经性疼痛，但症状可能仅限于小腿外侧疼痛，且其疼痛症状与骨骼肌源性疼痛相似。仔细检查是区分周围神经损伤与 L5 神经根的关键[30]。腓总神经易受损伤，因为它位于胫骨前肌和 EDL 肌肉之间以及腓骨头近端浅表位置[31]。

锤状趾可以以不同的表现方式，包括经典锤状趾，爪状趾或槌状趾[32]。在经典锤状趾（四个小脚趾）中，跖趾关节（MP）关节伸展，近端趾间关节（PIP）关节屈曲，远端趾间关节（IP）关节延伸，在末端产生一个扁平的"锤头"。锤状趾常与穿不合脚的鞋有关，与先天性或神经肌肉疾病较少相关[33]。锤状趾的患病率在妇女和老年人中更为常见。PIP 关节的背侧受到对脚趾区的过度压力，导致该区域以及脚趾的足底远端疼痛。对于糖尿病性神经病患者，这种异常非常令人担忧，因为它增加了沿 PIP 关节背侧和脚趾底表面溃疡发展的风险[33]。

在爪状趾中，MP 关节明显伸展，近端和远端 IP 关节屈曲固定，产生爪形弯曲。动态爪形趾可以通过过度按压 MP 和 IP 关节来被动纠正。动态爪形趾通常在步态中观察到，这种异常可能在静态站立时自行纠正。真正的爪形趾畸形通常与高弓形足畸形和神经肌肉状况有关。爪形趾畸形往往比锤状趾造成更严重的功能障碍[32,34]。

在槌状趾中，只有远端的 PIP 关节可以弯曲，但也可能存在远端趾骨的内侧和/或外侧偏斜。槌状趾是最不常见的小脚趾畸形，仅占小脚趾畸形的5%。它可能是单个脚趾出现，但更常见于多个脚趾，特别是第二、第三和第四脚趾。槌状脚趾的确切病因尚不清楚，但可能是受影响脚趾的长度增加所致[35]。

这些情况通常是由于补偿机制引起的肌肉失衡造成的。确定了三种机制：屈肌稳定、屈肌替代和伸肌替代。前两种机制涉及长趾屈肌，而伸肌替代涉及EDL肌[32,34,35]。

伸肌替代可以产生爪状趾和经典的锤状趾。这种机制比屈肌替代更常见，但比屈肌稳定少见。伸肌替代在步态摆动阶段产生过度收缩。由于EDL肌肉具有机械优势，这种过度活动导致与蚓状肌的功能失衡。MP关节在摆动阶段和脚跟着地时过度伸展，随着病情的发展，在负重时可能保持在该位置[32,34,35]。

当EDL肌肉尝试提供超出其背屈力的合理份额时，就会发生伸肌替代。这块肌肉只有在完成了伸展MP关节的简单功能后，才会成为有效的足背屈肌。如果后一个动作没有足够的蚓状肌运动的阻碍，则这种伸展的脚趾姿态会发生在每一步。在前脚掌跖屈的任何情况下，例如高空内翻足或马蹄足，均可引发脚趾位置变形的循环。原发性蚓状肌无力或趾长屈肌张力的慢性增加可能是主要原因。疼痛的前脚会导致患者以平坦的方式抬起脚，并避免在步态站立末期阶段前脚压力不成比例的作用于使EDL肌肉[32-35]。穿不合脚或过紧的鞋似乎是导致儿童蚓状肌失用性萎缩和正常发育失败的主要因素。

由于骨关节炎或"草地趾"而引起的第一跖骨骨样关节肥大或外生骨疣，可能会引起鞋子对足部的刺激以及穿过该区域的EHL肌腱肥大。这种对肌腱的慢性微伤也可能产生肌腱炎，疼痛，肌腱变薄甚至断裂[36,37]。

5　纠正措施

长趾伸肌在行走过程中其功能较为活跃。TrPs易激患者应穿轻便的合脚鞋以减少肌肉负荷。

应避免穿鞋头较重的鞋（如钢趾靴）。另外，如果鞋子太紧，则可能会导致长趾伸肌的适应性缩短，进而导致脚和踝关节的僵硬。

拇趾外翻（拇囊炎），在穿着时髦鞋类的女性中更常见，因为这可能会改变EHL肌肉的牵拉角度。如果一个人缺乏髋关节屈曲强度或活动能力，踝关节可能会在整个摆动期背屈的更高，以允许脚趾间隙[38]。

将脚上抬并保持这种姿势很长一段时间，如驾驶踏板角度较高的汽车时会导致EDL和EHL肌肉的持续缩短，进而激活TrPs并使其持续存在。巡航控制系统的使用为驾驶员提供了一个改变脚部位置的机会，并从静止状态获得周期性的缓解。当一个人长时间坐着时，踝关节泵运动通常会提供很好的放松，因为它可以伸展长趾伸肌和比目鱼肌。

一般来说，如果整个晚上脚踝保持在中和姿势，腿部肌肉会感觉更好。因此，调整患者的睡眠姿势可能是必要的。将床脚处的床单解开，以减少外部力量使足底过度弯曲（图65-6）。当侧卧时，在腿和膝盖之间放一个枕头将使脚和脚踝处于一个更舒适的位置也可能会有所帮助的。TrPs易激患者应避免躺在患侧，因为病床的压力可能会使TrP活性持续存在。

鼓励步行或跑步锻炼的人在平坦的地面进行活动，而不是在不平的地面，如砖块、有裂缝的人行道、草地或沙子。此外，应避免侧向倾斜的表面，如拱形道路或倾斜的海滩的边缘。足趾伸肌TrPs的自释压可在健侧足跟处进行（图68-4A），拇指手动按摩（图68-4B）用TrP释放工具（图68-4C）进行长趾伸肌中的TrP的自我压力释放。用脚后跟、拇指或工具轻压（不超过4/10的疼痛）找到压痛点时，应轻压（不超过4/10的疼痛），并保持15～30s或直到疼痛减轻。这个压力释放动作可每组做5次，每天重复做几组。此外，患者可以沿着受累软组织的长度进行自我按摩，以增强软组织的活动性。

在趾伸肌适应性缩短的情况下，应进行自我伸展运动。伸展EDL（图68-5A）和EHL（图68-

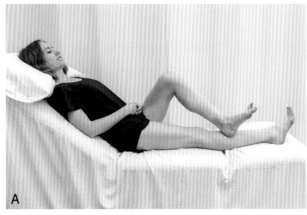

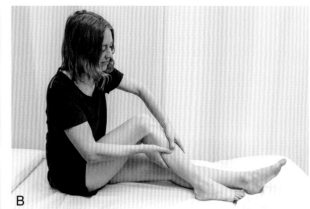

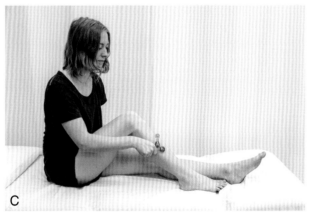

图68-4 长趾伸肌的触发点自我压力释放。**A** 用对侧脚后跟按压。**B** 用拇指按摩。**C** 使用TrP释放工具。注意：每种技术都可以用于任意长趾伸肌

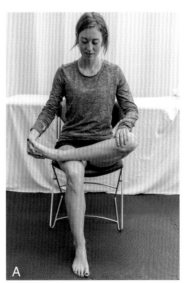

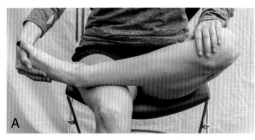

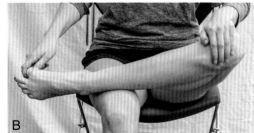

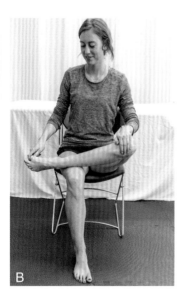

图68-5 自我伸展。**A** 趾长伸肌。**B** 拇长伸肌

5B）肌肉的一种方法是坐着，受累的一只腿交叉放在对侧大腿上。在这个位置，一只手可以使脚趾被动地屈曲，然后逐渐将脚踝拉向跖屈位，直到感觉到脚/脚踝顶部有拉力为止。另一只手可以根据需要稳定远端胫腓关节复合体。患者应保持

伸展动作30 s，并重复此伸展运动4次。

在肌肉力量受损的情况下，个体可以通过多种方式增强长趾伸肌。为了相对独立的激活EHL和EDL肌肉，患者可以将所有脚趾抬离地面，而不让前脚掌离开地面，因为脚踝保持静止，所以

这是一项由胫骨前肌参与最少的动作。因为这些肌肉与胫骨前肌协同工作，所以进行踝背屈还可以改善肌肉性能。

石文姣、马柯　译　马柯　审

参考文献

［1］ Standring S. *Gray's Anatomy: The Anatomical Basis of Clinical Practice.* 41st ed. London, UK: Elsevier; 2015.

［2］ Solomon LB, Ferris L, Henneberg M. Anatomical study of the ankle with view to the anterior arthroscopic portals. *ANZ J Surg.* 2006; 76(10): 932−936.

［3］ Al-saggaf S. Variations in the insertion of the extensor hallucislongus muscle. *Folia Morphol (Warsz).* 2003; 62(2): 147−155.

［4］ Bayer T, Kolodziejski N, Flueckiger G. The extensor hallucis capsularis tendon—a prospective study of its occurrence and function. *Foot Ankle Surg.* 2014; 20(3): 192−194.

［5］ Natsis K, Konstantinidis GA, Symeonidis PD, Totlis T, Anastasopoulos N, Stavrou P. The accessory tendon of extensor hallucislongus muscle and its correlation to hallux valgus deformity: a cadaveric study. *Surg Radiol Anat.* 2017; 39(12): 1343−1347.

［6］ Yu D, Yin H, Han T, Jiang H, Cao X. Intramuscular innervations of lower leg skeletal muscles: applications in their clinical use in functional muscular transfer. *Surg Radiol Anat.* 2016; 38(6): 675−685.

［7］ Gantchev GN, Draganova N. Muscular synergies during different conditions of postural activity. *Acta Physiol Pharmacol Bulg.* 1986; 12(4): 58−65.

［8］ Oddsson L. Motor patterns of a fast voluntary postural task in man: trunk extension in standing. *Acta Physiol Scand.* 1989; 136(1): 47−58.

［9］ Okada M, Fujiwara K. Muscle activity around the ankle joint as correlated with the center of foot pressure in an upright stance. In: Matsui M, Kobayashi K, eds. *Biomechanics 8A.* Champaign, IL: Human Kinetics Publishers; 1983: 209−216.

［10］ Di Giulio I, Maganaris CN, Baltzopoulos V, Loram ID. The proprioceptive and agonist roles of gastrocnemius, soleus and tibialis anterior muscles in maintaining human upright posture. *J Physiol.* 2009; 587(pt 10): 2399−2416.

［11］ Perry J, Burnfield JM. *Hip. Gait Analysis: Normal and Pathological Function.* 2nd ed. Thorofare, NJ: SLACK; 2010.

［12］ Oatis C. *Kinesiology: The Mechanics and Pathomechanics of Human Movement.* 2nd ed. Baltimore, MD: Lippinott, Williams & Wilkins; 2009.

［13］ Neumann DA. *Kinesiology of the Musculoskeletal System: Foundations for Rehabilitaion.* 2nd ed. St. Louis, MO: Mosby; 2010.

［14］ Simons DG, Travell J, Simons L. *Travell & Simon's Myofascial Pain and Dysfunction: The Trigger Point Manual.* Vol 1. 2nd ed. Baltimore, MD: Williams & Wilkins; 1999 (p. 104).

［15］ Simons DG, Travell J. Chapter 25, Myofascial pain syndromes. In: Wall PD, Melzack R, Bonica JJ, eds. *Textbook of Pain.* 2nd ed. Edinburgh, Scotland: Churchill Livingstone; 1989: 368−385 (p. 378, Fig. 25.9G).

［16］ Jacobsen S. Myofascial pain syndrome［in Danish］. *Ugeskrift for laeger.* 1987; 149(9): 600−601.

［17］ Moore KL, Dalley AF, Agur AMR. *Clinically Oriented Anatomy.* 6th ed. Philadelphia, PA: Lippincott Williams and Wilkins; 2009 (pp. 588−608).

［18］ Barr K. Electrodiagnosis of lumbar radiculopathy. *Phys Med Rehabil Clin N Am.* 2013; 24(1): 79−91.

［19］ Freynhagen R, Baron R, Gockel U, Tolle TR. painDETECT: a new screening questionnaire to identify neuropathic components in patients with back pain. *Curr Med Res Opin.* 2006; 22(10): 1911−1920.

［20］ Sanz DR, Lobo CC, Lopez DL, Morales CR, Marin CS, Corbalan IS. Interrater reliability in the clinical evaluation of myofascial trigger points in three ankle muscles. *J Manipulative Physiol Ther.* 2016; 39(9): 623−634.

［21］ Zuil-Escobar JC, Martínez-Cepa CB, Martín-Urrialde JA, Gómez-Conesa A. Prevalence of myofascialtrigger points and diagnostic criteria of different muscles in function of the medial longitudinal arch. *Arch Phys Med Rehabil.* 2015; 96(6): 1123−1130.

［22］ Zuil-Escobar JC, Martínez-Cepa CB, Martín-Urrialde JA, Gómez-Conesa A. The prevalence of latent trigger points in lower limb muscles in asymptomatic subjects. *PM R.* 2016; 8(11): 1055−1064.

［23］ Gerwin RD, Dommerholt J, Shah JP. An expansion of Simons' integrated hypoth esis of trigger point formation. *Curr Pain Headache Rep.* 2004; 8(6): 468−475.

［24］ Hsieh YL, Kao MJ, Kuan TS, Chen SM, Chen JT, Hong

CZ. Dry needling to a key myofascial trigger point may reduce the irritability of satellite MTrPs. *Am J Phys Med Rehabil.*2007; 86(5): 397−403.

［25］Fredericson M, Jennings F, Beaulieu C, Matheson GO. Stress fractures in athletes. *Top Magn Reson Imaging.* 2006; 17(5): 309−325.

［26］Brewer RB, Gregory AJ. Chronic lower leg pain in athletes: a guide for the dif ferential diagnosis, evaluation, and treatment. *Sports Health.*2012; 4(2): 121−127.

［27］Williams GN, Allen EJ. Rehabilitation of syndesmotic (high) ankle sprains. *Sports Health.*2010; 2(6): 460−470.

［28］Williams GN, Jones MH, Amendola A. Syndesmotic ankle sprains in athletes. *Am J Sports Med.* 2007; 35(7): 1197−1207.

［29］Iversen T, Solberg TK, Romner B, et al. Accuracy of physical examination for chronic lumbar radiculopathy. *BMC Musculoskelet Disord.*2013; 14: 206.

［30］Reife MD, Coulis CM. Peroneal neuropathy misdiagnosed as L5 radiculop athy: a case report. *Chiropr Man Therap.* 2013; 21: 12.

［31］Craig A. Entrapment neuropathies of the lower extremity. *PM R.* 2013; 5(5 suppl): S31−S40.

［32］Jimenez AL, McGlamry ED, Green DR. Chapter 3, Lesser ray deformities. In: McGlamry ED, ed. *Comprehensive Textbook of Foot Surgery.*Vol 1. Baltimore, MD: Williams & Wilkins; 1987: 57−113 (pp. 57−58, 66−71).

［33］Kwon JY, De Asla RJ. The use of flexor to extensor transfers for the correction of the flexible hammer toe deformity. *Foot Ankle Clin.*2011; 16(4): 573−582.

［34］Errichiello C, Marcarelli M, Pisani PC, Parino E. Treatment of dynamic claw toe deformity flexor digitorumbrevis tendon transfer to interosseous and lumbrical muscles: a literature survey. *Foot Ankle Surg.* 2012; 18(4): 229−232.

［35］Molloy A, Shariff R. Mallet toe deformity. *Foot Ankle Clin.*2011; 16(4): 537−546.

［36］Marchetti DC, Chang A, Ferrari M, Clanton TO. Turf toe: 40 years later and still a problem. *Op Tech Sports Med.* 2017; 25(2): 99−107.

［37］Smith TF. Chapter 6, Common pedal prominences. In: McGlamry ED, ed. *Comprehensive Textbook of Foot Surgery.*Vol 1. Baltimore, MD: Williams & Wilkins; 1987: 252−263 (p. 260).

［38］Nix SE, Vicenzino BT, Collins NJ, Smith MD. Characteristics of foot structure and footwear associated with hallux valgus: a systematic review. *Osteoarthritis Cartilage.*2012; 20(10): 1059−1074.

第 六十九 章

长趾屈肌

托马斯·L.克里斯特、约翰·沙基、约瑟夫·M.唐纳利

1 介绍

趾长屈肌（FDL）和拇长屈肌（FHL）与腘肌和胫骨后肌一起位于小腿后区深部。FDL和FHL肌肉均由胫神经支配。它们共同作用来跖屈距小腿关节，翻转距下关节，支撑足纵弓，屈曲跖趾关节和指间关节。FDL肌肉的触发点（TrPs）主要涉及前脚跖面，第2～5趾近端的疼痛。FHL肌肉的触发点主要涉及大脚趾跖面和第一跖骨头的疼痛。症状通常包括前脚底疼痛和走路时注意到的脚趾跖面的疼痛。FDL和FHL肌肉中TrPs的激活和持续通常来源于负重活动过载，如开始步行或慢跑锻炼计划或未经合适训练的长跑。鉴别诊断应包括对神经刺激或压迫的评估（胫神经，L5神经根）；FHL肌腱功能障碍；趾外翻；爪、槌和锤状趾畸形；中胫骨应力综合征；慢性劳累性筋膜室综合征。纠正措施包括对合适鞋类的教育和评估，活动改变，修改坐姿和睡姿，TrP自压力释放和自我拉伸运动。

2 相关解剖

两个长（非固有的）趾屈肌与胫骨后肌和腘肌腿深后部筋膜室[1]。

趾长屈肌

薄层的FDL肌是两块肌肉中较小的一块，起源于比目鱼肌线下方，就在来自后侧胫骨内侧面和胫骨后肌筋膜的胫骨后肌内侧。肌肉在它的近端连接处是狭窄的，随着腿部下降变宽。该羽状

肌的纤维集中在内踝后面的跟腱上，该肌腱与胫骨后肌肌腱共享一个凹槽，深入到屈肌支持带但在一个单独的腔室和一个单独的滑液鞘中。跟腱穿过跟骨载距突内侧，当跟腱接近舟状骨并进入脚底时与FHL跟腱表面交叉，从而产生一个强大的腱滑。大约在中底，足底方肌（跖方肌）与FDL肌腱相连然后分成4条肌腱，每条肌腱都穿过趾短屈肌腱相应的开口。四根肌腱止于第2到第5趾的远端指骨基底部（图69-1）。

FDL肌肉的横截面积比FHL肌肉小，同样保持短纤维与肌肉长度之比（0.16±0.09）[2]。变化是常见的。FDL肌肉可能或多或少地为单个脚趾分成独立的纤维束[3]。腿部较常见的异常肌肉之一是跖长屈肌，它从腓骨或胫骨延伸至FDL肌肌腱或屈肌附件（跖方肌），并可能传递腱滑至FHL和胫骨前肌[1,4-6]。籽骨可能在FHL肌的肌腱中形成，并经过距骨和跟骨[3]。

拇长屈肌

FHL肌是包含在腿深后部腔室中的一个强壮的、巨大的、多关节的肌肉。这羽状肌位于FDL和胫骨后肌的远侧和外侧。FHL肌肉主要位于后段腓骨下2/3的背侧面上方，并与骨间膜近端和与两侧相关肌肉共享的肌间隔相连。当它穿过胫骨下端的背侧面时，该肌肉纤维继续聚集其肌腱。跟腱穿过距骨背侧面和跟骨载距突的下表面，深入到FDL肌腱。在常见腱鞘稍远端，FHL肌腱的外侧通过两个腱滑连接到FDL肌内侧两个肌腱，形成一个联合肌腱。在这个连接点，两个肌腱合并通过亨利结或共同肌腱鞘连接在足弓顶上，并

与舟骨的内侧面结合。

在脚底，FHL肌腱在拇短屈肌的两个头之间前进，在跖趾关节下籽骨的内侧和外侧之间穿过，止于大脚趾（第一趾）末节指骨的底部（图69-1）[1]。

根据Friederich和Brand（后来由Kura和Ward等人证实），FHL肌肉的横截面积是所有短趾和长趾屈肌中最大的[2,7,8]。Ward等人也证明了FHL肌肉呈现短纤维长度与肌肉长度之比（0.20±0.5）[2]。

位于腿部筋膜室的致密纤维筋膜通过筋膜（隔膜）增厚来提供连接和分离。深筋膜以交织、

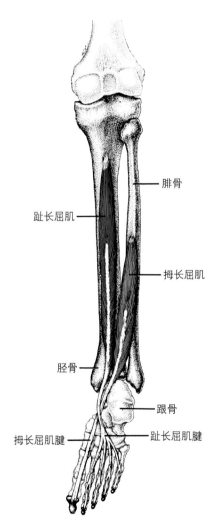

图69-1　FDL肌肉（深红色）起源于胫骨后部正下方的近端，并向远侧行至内踝，并穿过屈肌视网膜进入脚底，在该处分成四个肌腱，每个肌腱均附着于远端指骨由2～5位数字组成。FHL肌肉（浅红色）在近端附着于骨间膜和肌间间隔，并向远端延伸，穿过内侧和外侧骨之间，止于大脚趾的远端指骨

交错纤维的形式，通过不同的腱膜、鞘和肌外膜（四周包裹肌肉纤维和相关的神经血管结构）形成连续性。结缔组织从皮肤和浅表筋膜（亚表皮）到深筋膜（深支）是连续的，它提供了一种连续性允许肌纤维的表达（即，力的产生）在局部和一定距离有直接作用。肌肉力量通过力传递转化为机械表达（如运动）和生理活动（如细胞代谢）[9]。

（1）神经分布和血管形成

胫神经具有特殊的脊神经作用，支配着腿部后腔室的所有浅层和深层肌肉。FDL肌接收来自L5、S1脊神经的支配，FHL肌接收来自L5、S1、S2脊神经的支配。

FDL肌的血管形成来自胫后动脉更小的分支进入其外侧。腓动脉的几个分支供应FHL肌肌腹，而肌腱由踝和足动脉供应。

（2）功能

FDL和FHL肌肉共同作用于跖趾关节和指间关节的跖屈。在步态迈步期，这两块肌肉都协助足跖屈和转位。在步态的中后期，这些肌肉稳定脚部以确保中外侧平衡和保持足纵弓的稳定性。在前足迈出时，这些肌肉使脚趾屈曲，减慢末节指骨的被动背屈。FHL肌有助于踝关节跖屈和距下关节转位。FDL肌弯曲四个小脚趾的远节指骨，而FHL肌弯曲大脚趾的远节指骨。

FDL和FHL肌的小纤维长度与肌肉长度之比提出了一种有利于这些肌肉等距功能的结构设计[2]。这一假说在体内和尸体标本上都得到了证实。Hofmann等人使用机器人动态活动模拟器来模拟尸体下肢步态，测量步态站立期FDL和FHL肌腱的游离情况[10]。这两块肌肉都表现出最小肌腱长度的游离，表明它们具有等距功能。Peter等人支持这一结论，他们在体内通过超声测量不同步态速度下的FHL肌束长度，发现无论速度如何FHL肌束长度在整个步态站立期都是相对恒定的[11]。

FDL和FHL肌的这种相对等距性可能是由于它们在稳定足弓方面的作用。当身体的重心在足弓上旋转时，FDL和FHL肌从步态中期到推进期

是活跃的。研究人员发现，随着FHL肌肉活动性增加引起步态速度增加，大脚趾下的力量也随之增加，但没有发现肌束长度的显著变化。这些数据支持这样一种观点，即随着行走速度的增加，对FHL肌维持纵弓的依赖也会增加[12]。与偏心收缩或同心收缩相比，等距收缩所需能量更少；因此，FDL和FHL肌等距功能的性质也可以节约能量[10]。

FDL和FHL肌在步态站立期和推进期被激活[13,14]。Zelik等人在从近端到远端的步态周期中显示下肢肌肉活动的顺序[14]。与腓肠肌和比目鱼肌相比，FHL和FDL肌在步态周期中达到峰值的时间要晚3%到11%，比正常线性步态的踝关节脊屈肌早25%。

（3）功能单位

肌肉所属的功能单位包括增强和拮抗其活动的肌肉以及肌肉交叉的关节。这些结构的相互依赖在感觉运动皮层的组织和神经连接中得到了功能上的反映。功能单位之所以被强调，是因为在该单位的一块肌肉中存在TrP增加了该单位的其他肌肉也出现TrP的可能性。当一块肌肉的TrP失活时，必须考虑到在功能上相互依赖的肌肉中可能产生的TrPs。表69-1大致表示了FHL和FDL肌的功能单位[15]。

表 69-1	蹈长屈肌和趾肌的功能单位	
活　动	**协同肌**	**拮抗肌**
跖屈	腓肠肌 比目鱼肌 胫骨后肌 腓骨长肌	胫骨前肌 趾长伸肌 拇长伸肌 第三腓骨肌
距下转位	胫前肌	腓骨长肌 腓骨短肌
第1趾弯曲	胫后肌 拇短屈肌	第三腓骨肌 拇长伸肌 拇短伸肌
第2到第5趾弯曲	趾短屈肌 小指短屈肌 骨间肌 屈肌副肌（跖方肌）	趾长伸肌 短指伸肌 蚓状肌 骨间肌

3　临床表现

（1）牵涉痛模式

通常情况下，患有FDL和FHLTrPs的患者会报道有足和踝关节疼痛，包括大脚趾。在脚底以及小指和大脚趾的跖面有疼痛和其他感觉。FDL肌的触发点主要涉及前脚足底中部、4个小脚趾近端的疼痛和压痛，有时蔓延到脚趾处（图69-2）。有时，这些TrPs涉及脚踝和小腿内侧的疼痛；然而，它们并不涉及脚后跟的疼痛。因此，当患者报道前脚脚底疼痛和压痛时，临床医生必须考虑小腿是患者症状的来源。FHL肌的触发点牵涉大脚趾跖面和第一跖骨头的剧烈疼痛（图69-2）。疼痛有时可在足底表面近端放射一小段距离，但不延伸至足跟或腿部。

（2）病征

FDL和/或FHL肌有TrPs的患者通常报道说他们走路时脚疼。主要报道是发生在前脚底和脚趾跖面的疼痛，特别是在负重活动时。虽然脚的疼痛可能是由脚本身的问题引起的，但情况并不总是如此。足非固有肌和固有肌疼痛是损伤神经、筋膜、内脏或其他组织的直接或间接结果。

足部疼痛或其他感觉的症状可能是盆腔器官功能障碍或下背部病理改变的直接结果。除了TrPs外，其他的病理学都应该被排除。减少足部压力的自定义插入物（矫形器）在处理脚痛时很有用。患者也可能有脚趾或小腿抽筋的感觉。外源性长趾屈肌的触发点有时可能引起这些肌肉的疼痛性收缩，类似于腓肠肌TrPs的小腿抽筋。然而，脚趾屈肌"抽筋"更可能是由脚趾固有屈肌的TrPs引起的。

（3）患者检查

经过一次彻底的主观检查后，临床医生应制作一张详细的图来代表患者所描述的疼痛模式。这种描述将有助于计划体格检查，并且在症状改善或改变时监测患者的病情。应该仔细评估疼痛的类型、性质和位置，在检查脚踝和足功能障碍

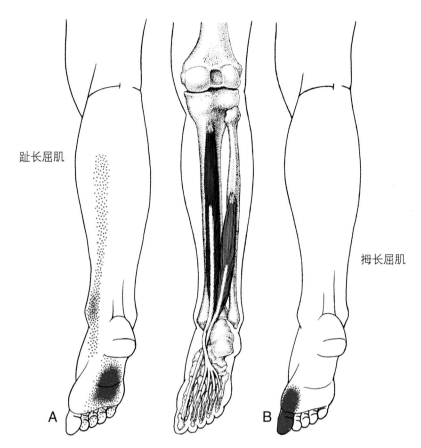

图69-2　TrPs的牵涉痛模式。**A** 趾长屈肌（深红色）。**B** 拇长屈肌（淡红色）

的患者时，必须使用标准化的结果工具。

鉴于FDL和FHL肌在姿势稳定性和步态中的作用，对静态和动态姿势的观察是必不可少的。应检查脚趾是否畸形，如爪状趾、锤状趾和趾外翻。应该评估这些畸形以确定它们是灵活的还是僵化的，然后适当地加以处理。应该注意如马蹄足，扁平足，或高弓足类似偏差的存在。临床医生应注意观察患者赤脚行走时任何相关的步态偏差，如早期过度内翻、站立中期过度内翻（扁平足）或推进时内翻延迟。在站立和步态推进期脚趾的过度弯曲可能表明脚和踝关节的可动性减少以及肌肉的不平衡。在脚跟离地时，FDL、FHL和胫骨后肌收缩使后足和中足旋后，形成一个驱动的刚性杆。如果跟骨在脚跟离地时没有转位，可能表明胫后肌和/或FDL肌无力。

内侧纵弓塌陷或前脚外展的中足位常与胫后肌功能障碍一起出现，正如第六十七章所述。这种偏差可能会导致趾长伸肌和拇长伸肌的超负荷和异常拉伸负荷。

应在站立时评估如舟骨下降测试和绞盘机制检测来作为足动态功能的预测[16,17]。功能测试例如双腿和单腿深蹲可以快速评估臀部和膝盖的控制能力，以及距小腿、距下关节和中足的运动范围。睁眼和闭眼的定时单腿站立可以定量测量平衡力，让临床医生观察与平衡和控制相关的足和踝关节策略。

应检查患者的足部肌肉不平衡，并在距骨、距下、中跗骨和前脚关节检测被动的生理和附属运动。评估大脚趾和第一肌束的背屈运动范围是至关重要的，因为这种运动的限制可能会导致在步态推进阶段的足内旋异常，给FDL和FHL肌带来异常的拉伸负荷。

如Kendall和McCreary所述，检查应包括所有脚趾末节指骨的屈曲无力[18]。FDL和FHL肌无力影响小指末节指骨屈曲，趾短屈肌无力影响小指中节指骨屈曲。对于在相应的屈肌中有TrPs的患者来说，足在脚底屈曲状态时大脚趾或四个小指的最大屈曲力可能使患者特别痛苦。FHL肌受累使大脚趾被动伸展的活动范围受到限制，FDL肌有TrPs使4个小脚趾被动伸展受到限制。

患者的鞋子可能说明表示异常足部结构的磨损情况或过度磨损的证明。过度磨损的迹象是：两鞋不对称，鞋的中底和边缘之间的裂缝，置于水平面时鞋明显向内或向外倾斜，运动鞋鞋底花纹的消失，和鞋扁平的或扩展的鞋后跟样式。

（4）触发点检查

触发点可以在FDL和FHL肌肉长度的任何一点形成。

触诊FDL和FHL肌肉中的TrPs是通过将患者置于俯卧或侧卧位，并适当支撑腿部来实现的。对于FDL肌TrPs触诊，患者侧卧位，临床医生使用交叉纤维平面触诊在胫骨和腿内侧的比目鱼肌/腓肠肌之间施加压力（图69-3A）。

一种替换方法是将膝关节屈曲至90°且足跖屈，使腓肠肌从胫骨后方受压以暴露FDL肌肉，以便更有效地触诊。临床医生首先向胫骨后部施加压力，然后用交叉纤维平滑式触诊技术向外侧压迫FDL肌腹。

在检查FHL肌TrPs时，患者俯卧，临床医生使用交叉纤维平滑式触诊，在小腿中下2/3的交界处施加深部压力，就在中线外侧，正对腓骨后部

（图69-3B）。触诊的压力必须通过比目鱼肌来确定，也可以通过成为跟腱的厚腱膜来确定。只有当临床医生确定覆盖的肌肉没有TrPs时，压痛方可能归因于FHL肌。

对于受过适当训练的临床医生，从肌肉的外侧或内侧安全使用固体丝状物或注射针，通过复制它们的牵涉痛模式使这些结构更容易获得和识别。

4　鉴别诊断

（1）触发点的激活和延续

一种激活TrP的姿势或活动如果不加以纠正也能使它持续存在。在FHL或FDL肌的任何部分，TrPs可能被异常的偏心负荷、非条件肌肉中的离心运动，或最大或次最大的同心负荷而激活[20]。当肌肉长时间处于缩短或延长的状态时，触发点也可能被激活或加重。负重活动中，负荷过重会激活FDL和FHL肌TrPs。当开始步行或跑步锻炼计划时，个人应该逐渐地进入这种锻炼习惯。在负重运动项目的早期阶段，过多的频率、强度和/或持续时间可能导致负荷过重，从而导致未经训练的FDL和FHL肌肉发生TrP。急性超负荷，如未经适当训练的半程马拉松也可以导致TrP的发展。此外，通过在不平整的地面或侧面倾斜或悬臂的表面跑步或慢跑可以激活TrPs，并使其持续存在。临床上常见的芭蕾舞脚姿势如脚跟提升或举踵，在这个过程中，个体维持着踝关节跖

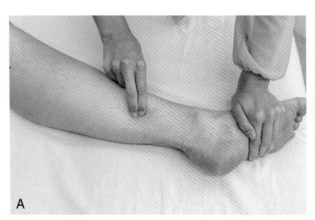
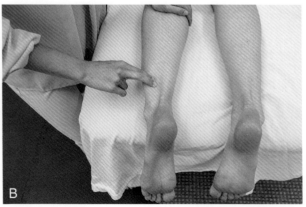

图69-3　TrPs的交叉纤维平滑式触诊。**A** 趾长屈肌。**B** 拇长屈肌

屈的极端角度，需要FDL和FHL肌肉过度的等距收缩，这可能导致肌肉超载和TrP的发展。

治疗成功包括控制一些长期存在的因素，比如会导致覆盖于足弓上的软组织发炎的不合适的矫正器。在踝关节极度屈曲和跖趾关节屈伸运动状态时，高强度的重复动作被认为是导致肌腱超载的因素，通常会导致TrPs和肌腱病。

当足过度旋前（由于中足可动性增加、扁平足畸形、肌肉不平衡或其他原因）时，FDL和FHL肌可能超载并发展为TrPs，特别是如果胫骨后肌功能障碍。这些肌肉也可能在患有高弓足，旋后足与相关的小腿三头肌无力的个体中超载。

触发点通常是由于关节活动性或肌肉性能的损伤而导致的功能性适应的结果。足部关节活动性受损会使这些肌肉的TrPs持续存在。慢跑者和跑步者常犯的一个错误是在鞋底和鞋跟磨损过度后仍继续使用该鞋。减震和弹性的丧失会对关节和肌肉产生过度的压力包括脚趾的长屈肌。

在柔软的沙地上行走和跑步，尤其是赤脚，会加重FDL肌的负荷，并能使该肌肉中的TrPs持续或激活。

（2）相关触发点

相关的TrPs可发生在由TrPs引起的牵涉痛区域。因此，还应该考虑每一块肌肉牵涉痛区域的肌肉组织。当在长趾屈肌中发现TrPs时，最有可能与之相关的肌肉是功能单位的肌肉，包括胫后肌、拇长伸肌和拇短伸肌以及趾短伸肌。短趾（固有）屈肌、拇屈肌和趾短肌也可能发生相关的TrPs作为功能单位的一部分，因为它们位于肌肉的牵涉痛区域。此外，拇收肌和屈肌附肌（跖方肌）的肌肉可以发生TrPs，因为这些肌肉位于FHL和FDL肌的牵涉痛区域。

（3）相关病理学

损伤和损害可沿整个FHL肌腱发生。一个常见的损害来源是重复的，需求高的力量超过生理参数导致肌腱病或狭窄性腱鞘炎。拇指触发或爪状趾是FHL肌腱狭窄性腱鞘炎的常见症状。肌腱粘连及其伴随的结节在腱鞘内形成，从而降低了肌腱滑动的能力。肌腱病是一种相关性较低的腿部炎症，可累及较深内部组织的部分撕裂，导致类粘蛋白降解和结节形成[22]。

FHL肌腱自发性断裂可发生在没有证据表明以前有疾病或损伤的超负荷期间[23]。尽管手术修复并不总是能恢复大脚趾的功能，作者推论在撕裂或破裂的情况下，手术修复似乎是合理的[23]。

典型的槌状趾、锤状趾和爪状趾畸形见第六十八章。屈肌稳定最常见出现在当脚趾的长屈肌在一种可弯曲的扁平足畸形存在时试图稳定足部的骨性结构。距下关节内翻允许运动过度和跗中关节开放，这反过来又导致前脚运动过度。长

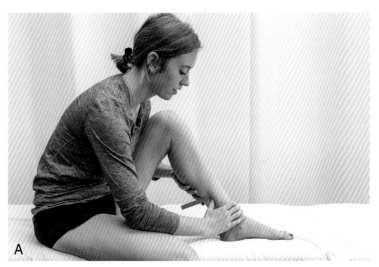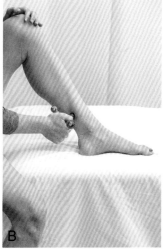

图69-4　趾长屈肌中TrPs的自压释放。**A** 用拇指手动释放。**B** TrP释放工具

趾屈肌的动作比正常步态更早、更长。这种异常的活动不是稳定前脚，而是通常控制更小的固有蚓状肌和骨间肌，以及屈肌附件（跖方肌）。屈肌附件（跖方肌）的肌肉功能丢失，可能导致第五趾内翻畸形偏差且第四趾也有可能。屈肌稳定是锤状趾最常见的病因[24,26]。

屈肌代偿是在小腿三头肌无力而深后部和外侧腿部肌肉试图代替这种无力时发生的。这种替代发生在步态的站立后期高弓足和外翻足中，此时屈肌获得了对骨间肌的机械利益；它通常产生所有脚趾的爪状趾（完全弯曲），而没有第四和第五脚趾的内翻畸形。如果小腿三头肌肌肉力量不足以推进，这种动作很容易导致锤状趾症状[26]。

屈肌代偿是可产生爪状趾和锤状趾的3种机制（屈肌稳定、屈肌替代和伸肌替代）中最不常见的，这3种机制[24]。第六十八章对伸肌替代进行了综述。

脚趾卷曲可能是由创伤性脑损伤或任何脑血管意外引起的痉挛状态。简单地释放FHL和FDL肌腱仅能使大约104 cm（41 in）的脚部提供1/4满意的缓解。额外松解趾短屈肌腱往往能达到更佳的功能效果[27]。

Kwon和DeAsla描述了一种利用屈肌到伸肌转移来矫正锤状趾畸形的技术[26]。

趾外翻通常被称为"拇囊炎"，是最常见的前足畸形，对女性的影响大于男性。人们认为导致趾外翻的原因是鞋子不合脚、遗传倾向、足内翻以及脚的骨骼和关节不对称[28]。拇囊炎通常是由大脚趾和前脚的非固有肌和固有肌以及大脚趾和前脚的韧带结构之间的不平衡引起的[29]。可能存在第1跖趾关节半脱位，并伴有大趾近端和远端指骨内侧偏移，导致关节的关节炎病变。这种角度会改变对FHL肌的牵拉角度使其超负荷，导致TrPs的形成从而增加大脚趾区域的疼痛。

Bouché和Johnson认为，胫骨内侧压力综合征是由于腿部深层屈肌（包括腓肠肌、比丘肌、胫骨后肌、FDL和FHL肌）的离心收缩导致胫骨筋膜"张紧"所致[31]。在一项使用尸体样本的初步研究中，这些研究人员证实了应用于胫骨后肌、

FDL肌和比目鱼肌肌腱的张力，以及胫骨筋膜的张力呈线性增加。由于胫骨筋膜直接止于胫骨内侧嵴，为了防止在步态站立阶段跗中关节和距下关节过度内翻，这些肌肉的反复偏心收缩可能导致胫骨内侧压力综合征的病理改变。Brown的跟踪研究发现，在研究的所有尸体的腿中，FDL肌附着在后胫骨的中1/3，除了一个标本外，比目鱼肌附着在后胫骨的中1/3，即胫骨内侧应力综合征疼痛的常见位置（MTSS）[32]。

Garth和Miller研究了17名接受疼痛和酸痛治疗的运动员，治疗位置位于胫骨中部1/3的后内侧（在FDL肌肉的附件和腹部上方）[33]。反复负重会加重症状。类似症状可诊断为胫骨痛，MTSS，和慢性劳累性筋膜室综合征[34]。17名无症状运动员作为对照组。有症状的运动员始终表现出第二脚趾的轻微爪状趾畸形，伴有运动弧线向跖趾关节延伸的方向异常位移以及蚓状肌无力。这似乎是由于蚓状肌无力而导致的跖趾关节稳定性不佳，而不是有效的稳定性，引起较强的FDL肌肉过载，导致较小脚趾的爪状趾。

缓解症状的治疗方案包括脚趾屈曲运动、减少体育活动、跖骨和足弓垫，以弥补蚓状肌活动的不足[33]。

腿部劳累性筋膜室综合征是一种常见的过度使用损伤。筋膜室综合征的特征是肌肉筋膜室内的压力增加足以损害其中的肌肉循环。增加的压力会阻碍静脉回流导致进一步的肿胀和更大的压力。如果持续时间过长，由此引起的缺血会导致室内肌肉和神经坏死。在遭受创伤后，立即认识到这种情况并妥善处理以避免可能发生的灾难性后果是至关重要的。前筋膜室综合征更常见，其次是侧筋膜室综合征、后深部筋膜室综合征和后浅筋膜室综合征[35,36]。第六十七章讨论了深后部慢性劳累性筋膜室综合征。

5　纠正措施

在FDL或FHL肌肉中有TrPs的患者可能受益于采取合适的坐姿或站立姿势，使踝关节处在一

定程度的跖屈位置。坐着时，一个人可以使膝盖呈50°或60°弯曲坐下，允许脚面接触地板以支撑下肢重量，同时提供足踝跖屈以使长趾屈肌肌肉松弛。

一般来说，如果整个晚上脚踝保持在中和姿势，腿部肌肉会感觉更好。因此，调整患者的睡眠姿势可能是必要的。将床脚处的床单解开，以减少外部力量使足底过度弯曲（图65-6）。在腿和膝盖之间使用枕头侧卧，当侧卧时，在腿和膝盖之间放一个枕头将使脚和脚踝处于一个更舒适的位置也可能会有所帮助。

在FDL或FHL肌肉中有TrPs的患者应该穿着舒适的鞋子，具有足够的减震性和鞋底弹性，特别是在前脚掌下面。新鞋应在购买时进行测试，以确保鞋的顶端有足够的空间，以便根据需要进行调整。磨损的鞋和鞋底柔韧性较差的鞋必须更换。应避免使用非常坚硬的鞋底，防止大脚趾跖趾关节的伸展。此外，高跟鞋和细高跟鞋应该完全避免穿着（见第七十七章）。

如果FDL或FHL肌肉中有TrPs的患者步行或跑步锻炼，最初的治疗应着重于使TrPs失活，纠正解剖和生物力学失衡，以及改善如髂胫束肌群等去功能化肌肉的耐力。如果这些措施不足，应鼓励跑步者进行其他非负重活动，如划船、游泳或骑自行车。跑步应在平坦的地面上进行，一开始要限制距离，在允许的范围内增加距离。如果唯一可用的跑步地面从一侧到另一侧是倾斜的，那么其应在道路的同一侧进行来回跑，以使脚和脚踝获得均匀的外力分布。

FDL或FHL内的TRP自我压力释放可在床或地板边缘上采用坐姿进行，膝关节屈曲90°，用重力使腓肠肌和比目鱼肌分开。可以将拇指放在

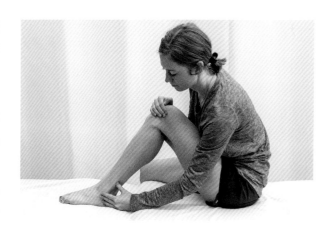

图69-5　拇长屈肌中TrPs的自压释放

胫骨下表面上，进行FDL肌肉中的TrP自我压力手动释放（图69-4）。找到胫骨后表面最柔软的部位，应在腓肠肌的大块肌肉下方轻轻施加轻度压力（不超过4/10疼痛）。TrP自我释放工具应谨慎使用，因为它接近骨头（图69-4B）。对于FHL肌肉的自我压力释放，压力应施加在腿外侧的下表面，在腓骨上方（图69-5）。用拇指寻找敏感点时，应轻压（不超过4/10疼痛），并坚持15～30 s或直到疼痛减轻。这个压力释放动作可每组做5次，每天重复做几组。此外，患者可以沿着受累软组织的长度进行自我按摩，以增强软组织的活动性。

在长趾屈肌适应性缩短的情况下，自我伸展运动可能会有帮助。伸展FDL（图69-6A）和FHL肌肉（图69-6B）的一种方法是坐着，受累的一只腿交叉放在对侧大腿上。在这个位置上，一只手可以使脚趾被动向外伸展，并在持续向远侧伸展的过程中，逐渐地将踝关节移向背屈，直到感觉到脚/踝后部的有拉力为止。另一只手可以根据需要稳定远端胫腓关节复合体。患者应保持伸展动作30 s，并重复此伸展运动4次。

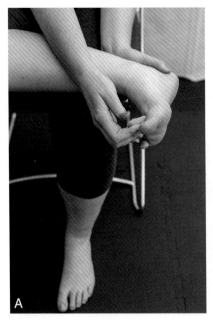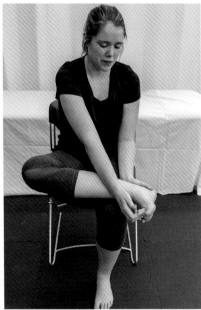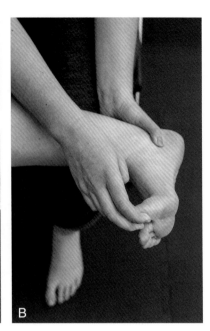

图69-6　自我舒展。**A** 趾长屈肌。**B** 拇长屈肌

石文姣、马柯　译　马柯　审

参考文献

［ 1 ］ Standring S. *Gray's Anatomy: The Anatomical Basis of Clinical Practice*. 41st ed. London, UK: Elsevier; 2015.

［ 2 ］ Ward SR, Eng CM, Smallwood LH, Lieber RL. Are current measurements of lower extremity muscle architecture accurate? *Clin Orthop Relat Res*. 2009; 467(4): 1074–1082.

［ 3 ］ Bardeen C. Section 5, The musculature. In: Jackson CM, ed. *Morris's Human Anatomy*. 6th ed. Philadelphia, PA: Blakiston's Son & Co; 1921 (pp. 521–523).

［ 4 ］ Hollinshead WH. *Anatomy for Surgeons*. Vol 3. 3rd ed. New York, NY: Harper & Row; 1982 (p. 783).

［ 5 ］ Sammarco GJ, Stephens MM. Tarsal tunnel syndrome caused by the flexor digitorum accessorius longus. A case report. *J Bone Joint Surg Am Vol*. 1990; 72(3): 453–454.

［ 6 ］ Wood J. On some varieties in human myology. *Proc Roy Soc Lond*. 1864; 13: 299–303.

［ 7 ］ Friederich JA, Brand RA. Muscle fiber architecture in the human lower limb. *J Biomech*. 1990; 23(1): 91–95.

［ 8 ］ Kura H, Luo ZP, Kitaoka HB, An KN. Quantitative analysis of the intrinsic muscles of the foot. *Anat Rec*. 1997; 249(1): 143–151.

［ 9 ］ Langevin HM. Connective tissue: a body-wide signaling network? *Med Hypotheses*. 2006; 66(6): 1074–1077.

［10］ Hofmann CL, Okita N, Sharkey NA. Experimental evidence supporting isometric functioning of the extrinsic toe flexors during gait. *Clin Biomech (Bristol, Avon)*. 2013; 28(6): 686–691.

［11］ Peter A, Hegyi A, Finni T, Cronin NJ. In vivo fascicle behavior of the flexor hallucis longus muscle at different walking speeds. *Scand J Med Sci Sports*. 2017; 27(12): 1716–1723.

［12］ Peter A, Hegyi A, Stenroth L, Finni T, Cronin NJ. EMG and force produc tion of the flexor hallucis longus muscle in isometric plantar flexion and the push-off phase of walking. *J Biomech*. 2015; 48(12): 3413–3419.

［13］ Akuzawa H, Imai A, Iizuka S, Matsunaga N, Kaneoka K. Calf muscle activity alteration with foot orthoses insertion during walking measured by fine-wire electromyography. *J Phys Ther Sci*. 2016; 28(12): 3458–3462.

［14］ Zelik KE, La Scaleia V, Ivanenko YP, Lacquaniti F. Coordination of intrinsic and extrinsic foot muscles during walking. *Eur J Appl Physiol*. 2015; 115(4): 691–701.

［15］ Simons DG, Travell J, Simons L. *Travell & Simon's Myofascial Pain and Dysfunction: The Trigger Point Manual*. Vol 1. 2nd ed. Baltimore, MD: Williams &

Wilkins; 1999 (p. 104).

[16] Reinking MF, Austin TM, Richter RR, Krieger MM. Medial tibial stress syndrome in active individuals: a systematic review and meta-analysis of risk factors. *Sports Health.* 2017; 9(3): 252−261.

[17] Aquino A, Payne C. Function of the windlass mechanism in excessively pronated feet. *J Am Podiatr Med Assoc.* 2001; 91(5): 245−250.

[18] Kendall FP, McCreary EK. *Muscles: Testing and Function, with Posture and Pain.* 5th ed. Baltimore, MD: Lippincott Williams & Wilkins; 2005.

[19] Macdonald AJ. Abnormally tender muscle regions and associated painful movements. *Pain.* 1980; 8(2): 197−205.

[20] Gerwin RD, Dommerholt J, Shah JP. An expansion of Simons' integrated hypoth esis of trigger point formation. *Curr Pain Headache Rep.* 2004; 8(6): 468−475.

[21] Hsieh YL, Kao MJ, Kuan TS, Chen SM, Chen JT, Hong CZ. Dry needling to a key myofascial trigger point may reduce the irritability of satellite MTrPs. *Am J Phys Med Rehabil.* 2007; 86(5): 397−403.

[22] Hur MS, Kim JH, Gil YC, Kim HJ, Lee KS. New insights into the origin of the lumbrical muscles of the foot: tendinous slip of the flexor hallucis longus muscle. *Surg Radiol Anat.* 2015; 37(10): 1161−1167.

[23] Rasmussen RB, Thyssen EP. Rupture of the flexor hallucis longus tendon: case report. *Foot Ankle.* 1990; 10(5): 288−289.

[24] Jimenez AL, McGlamry ED, Green DR. Chapter 3, Lesser ray deformities. In: McGlamry ED, ed. *Comprehensive Textbook of Foot Surgery.* Vol 1. Baltimore, MD: Williams & Wilkins; 1987: 57−113 (pp. 66−68).

[25] Gray EG, Basmajian JV. Electromyography and cinematography of leg and foot ("normal" and flat) during walking. *Anat Rec.* 1968; 161(1): 1−15.

[26] Kwon JY, De Asla RJ. The use of flexor to extensor transfers for the correction of the flexible hammer toe deformity. *Foot Ankle Clin.* 2011; 16(4): 573−582.

[27] Keenan MA, Gorai AP, Smith CW, Garland DE. Intrinsic toe flexion defor mity following correction of spastic equinovarus deformity in adults. *Foot Ankle.* 1987; 7(6): 333−337.

[28] Neumann DA. *Kinesiology of the Musculoskeletal System: Foundations for Rehabilitation.* 2nd ed. St. Louis, MO: Mosby; 2010.

[29] Nguyen US, Hillstrom HJ, Li W, et al. Factors associated with hallux valgus in a population-based study of older women and men: the MOBILIZE Boston Study. *Osteoarthritis Cartilage.* 2010; 18(1): 41−46.

[30] Singh SK, Jayasekera N, Nazir S, Sharif K, Kashif F. Use of a simple suture to stabilize the chevron osteotomy: a prospective study. *J Foot Ankle Surg.* 2004; 43(5): 307−311.

[31] Bouché RT, Johnson CH. Medial tibial stress syndrome (tibial fasciitis): a proposed pathomechanical model involving fascial traction. *J Am Podiatr Med Assoc.* 2007; 97(1): 31−36.

[32] Brown AA. Medial tibial stress syndrome: muscles located at the site of pain. *Scientifica (Cairo).* 2016; 2016: 709−748.

[33] Garth WP Jr, Miller ST. Evaluation of claw toe deformity, weakness of the foot intrinsics, and posteromedial shin pain. *Am J Sports Med.* 1989; 17(6): 821−827.

[34] Wiley JP, Clement DB, Doyle DL, Taunton JE. A primary care perspective of chronic compartment syndrome of the leg. *Phys Sportsmed.* 1987; 15: 111−120.

[35] Rajasekaran S, Hall MM. Nonoperative management of chronic exer tional compartment syndrome: a systematic review. *Curr Sports Med Rep.* 2016; 15(3): 191−198.

[36] Campano D, Robaina JA, Kusnezov N, Dunn JC, Waterman BR. Surgical management for chronic exertional compartment syndrome of the leg: a systematic review of the literature. *Arthroscopy.* 2016; 32(7): 1478−1486.

第 七十 章

足固有肌

杰弗里·格瓦伊斯·埃伯特

1 介绍

根据解剖结构的变化和分类，大约有20个相对较小的肌肉组成了足固有肌。尽管每条肌肉都有其特定的作用，但许多足固有肌共同起作用以帮助支撑和稳定脚，尤其是在步态中。这些肌肉中的触发点（TrP）通常会导致足底疼痛。TrP在足固有肌中的激活和永存通常是由于在柔软或不平坦的地形上行走或奔跑、鞋类不合脚或脚部结构问题引起的急性超负荷所致。鉴别诊断应包括评估因足底筋膜炎或足底外侧神经受压及结构问题（包括舟状骨下降或趾外翻和跖骨痛）而引起的足跟疼痛。纠正措施应包括对以下方面的教育：正确的睡眠姿势，消除会引起肌肉反复超负荷的姿势和活动，TrP自压力释放，自我伸展运动和加强锻炼。

2 相关解剖

足固有肌包括位于足跖面的屈肌和足背面的伸肌。足底肌通常从浅层到深层分为四组或四层。第一层，也是最表面的一层，由拇展肌，小指趾展肌和趾短屈肌组成。第二层包括足底方肌（跖方肌）和四个蚓状肌。第三层包括拇短屈肌，拇收肌和短屈肌。第四层，也是最深的一层，由跖面和背面骨间肌组成。背侧伸肌包括趾短伸肌和拇短伸肌。

足底肌肉

第一层

拇展肌主要起源于屈肌支持带，也起源于跟骨结节和足底腱膜的内侧。它与短屈肌的内侧肌腱一起止于大脚趾近节指骨底部的内侧（图70-1B）。在某些情况下，纤维附着在大脚趾的内侧籽骨上[1]。

趾短屈肌起源于跟骨结节内侧和足底腱膜中部的狭窄肌腱。它分为四根肌腱，每根肌腱都与其深部的趾长屈肌的肌腱一起进入腱鞘。它们最终嵌入第二至第五趾的中节趾骨的轴上（图70-1B）[1]。

小指趾展肌起源于跟骨结节和足底腱膜的两个过程。它的肌腱位于第五跖骨底部足底表面的凹槽中，并与短屈肌一起止于第五趾近节指骨底部的外侧（图70-1B）[1]。

第二层

足底方肌（跖方肌）由两个头组成，长跖韧带位于两个头之间。较大的内侧头起源于跟骨的内侧表面。扁平且与腱相关的外侧头起源于结节外侧过程的远端跟骨和长足底韧带。肌肉在其分成四个肌腱的位置止于趾长屈肌腱中（图70-2A）。在某些情况下，该肌肉可能不存在[1]。

蚓状肌（编号从足内侧开始）是由趾长屈肌腱末端产生的四块小肌肉。它们的肌腱远端通过外侧四趾的内侧，并止于近端趾骨的趾背扩张处（图70-2A）[1]。

第三层

短屈肌起源于两个部位。其肌腱的外侧分支起源于骰骨足底表面的内侧以及外侧楔状骨的相邻部分。腱内侧支与胫骨后肌腱的外侧分支相连。肌腹本身也分为内侧和外侧部分，其肌腱附着在大脚趾近端指骨底部的侧面。内侧附着体与足拇

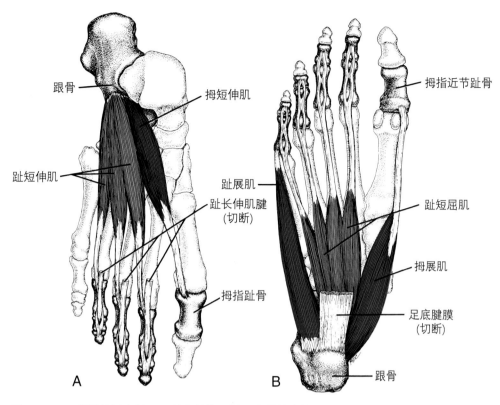

图70-1　**A** 背侧足固有肌。**B** 足底的第一层，也是最浅的一层

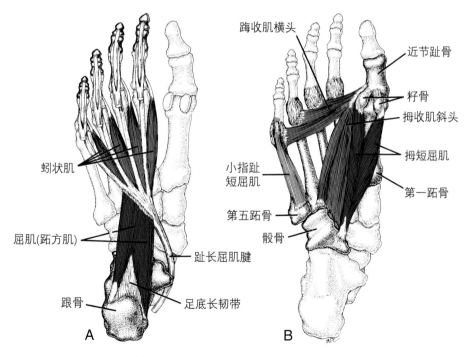

图70-2　**A** 足底固有肌第二层。**B** 足底固有肌第三层

展肌肌腱混合，外侧附着体与拇收肌肌腱混合（图70-2B）[1]。

　　拇收肌由两个头组成：斜头和横头。斜头起

源于第二，第三和第四跖骨的底部以及腓长肌肌腱鞘。横头起源于第三、第四和第五脚趾的足底跖趾韧带以及它们之间的跖骨深横韧带。斜头进一步分为内侧部分和外侧部分。内侧部分与短屈肌的外侧部分混合，并与大脚趾外侧籽骨相连。外侧部分与横头，大脚趾近端趾骨的底部和大脚趾外侧籽骨相连（图70-2B）[2]。斜头明显大于横头，有时内收肌的横头部分缺如[3,4]。

屈小指短肌起源于第五跖骨足底表面的内侧和腓骨长肌的腱鞘。它止于第五个脚趾近端趾骨底部的侧面（图70-2B）。它的一些较深的纤维周期性地延伸到第五跖骨末端部分的外侧部分，形成了有时被称为分离肌肉的对掌小指肌[1]。

第四层

背骨间肌位于跖骨之间。它们由四块羽肌组成，每块肌肉都来自相邻跖骨的两个头部。第一块羽肌止于第二个脚趾近端趾骨底部的内侧。剩余三块止于第二，第三和第四脚趾近端趾骨的外侧（图70-3A）[1]。

足底有三块骨间肌。与背侧骨间肌不同，这些肌肉位于跖骨下，而不是位于跖骨之间，每块肌肉只附着于一根跖骨。他们是单羽状的。它们起源于第三、第四和第五跖骨的底部和内侧，并止于第三、第四和第五脚趾近端趾骨底部的内侧（图70-3B）。

背肌

趾短伸肌是起源于跟骨上外侧表面末端、距跟骨间韧带和下伸肌支持带的薄肌。它分布于脚背的远侧和中部。肌肉最内侧部分的肌腱穿过表面足背动脉，止于大脚趾近节趾骨底部的背侧。这种移行与肌肉的其余部分截然不同，实际上被认为是拇短伸肌。其余三个肌腱被认为是趾短伸肌的一部分，并附着在第二、第三和第四脚趾趾长伸肌腱的外侧（图70-1A）。与趾短伸肌相关变化有很多，包括距骨和舟骨的滑脱，延伸至第五趾的额外肌腱，或缺少一个或多个肌腱[1]。

（1）神经和血管分布

足底肌

第一层

足拇展肌由来自S1和S2神经根的足底内侧神经支配。它的血液供应来自内踝网、足底外侧动脉的内侧跟骨分支、足底内侧动脉（直接通过浅、深分支）、足底第一跖动脉和足底动脉弓。趾短屈肌也由来自S1、S2神经根的足底内侧神经支配，并由外侧和内侧足底动脉、足底跖骨动脉和外侧四趾足底趾动脉供应。小指展肌由S1、S2、

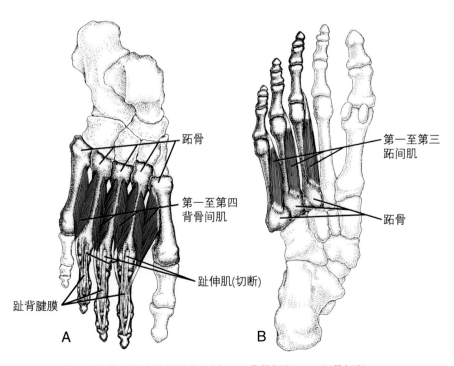

图70-3　足固有肌第四层也是最深的一层。**A** 背骨间肌。**B** 跖骨间肌

S3神经根的足底外侧神经支配，并由内侧和外侧足底动脉，足底趾动脉，深足底弓分支，第四足底跖骨动脉，以及弓状的外侧跗骨动脉提供[1]。

第二层

足底方肌（跖方肌）由S1、S2、S3神经根的外侧足底神经支配，并由内、外侧足底动脉和深足底弓提供。第一块蚓状肌由内侧足底神经支配，其余的蚓状肌由S2、S3神经根的外侧足底神经的深支支配。所有的蚓状肌由足底外侧动脉、深足弓，以及四个足底跖骨动脉供应[1]。

第三层

短屈肌由S1，S2神经根的内侧足底神经支配，并由内侧足底动脉，第一足底跖骨动脉，外侧足底动脉和深足底弓提供。拇收肌由S2，S3神经根的足底外侧神经的深支支配，并由内侧和外侧足底动脉，深足弓以及第一至第四足底跖骨动脉供应。屈小指短肌由S2，S3神经根的外侧足底神经浅支支配，并由弓形动脉，外侧跗骨动脉和外侧足底动脉供应。

第四层

前三块背骨间肌由S2、S3神经根的外侧足底神经的深支支配。第四块背骨间肌也是由来自S2、S3神经根的外侧足底神经的浅支支配。背骨间肌由弓形动脉，外侧和内侧跗骨动脉，第一至第四足底动脉，第一至第四跖背动脉，以及外侧四趾的趾背动脉供应。前两块足底骨间肌由S2，S3神经根的外侧足底神经的深支提供，第三块由外侧足底神经（S2，S3）的浅支支配。足底骨间肌由足底外侧动脉，深足弓，第二至第四足底跖骨动脉以及外侧三趾的趾背动脉供应[1]。

背肌

趾短伸肌和拇短伸肌由来自L5，S1神经根的深腓神经支配，并由腓动脉，踝前外侧动脉，跗外侧动脉，足背动脉，弓形动脉，第一至第三跖背动脉，近端和远端穿通动脉以及前四趾的趾背动脉供应。

（2）功能

许多足固有肌，特别是足底肌，与足非固有

肌共同起作用，通过保持内侧纵弓高度[5-9]，控制足弓变形的程度和速度[10]，以及辅助动态姿势控制来帮助有效步态[9,11-13]。与以前的观点相反，Kelly等人已经证明，安静站立时足固有肌也很活跃[11]。在步态、静态和动态姿势中，对维持足部稳定性影响最大的足固有肌包括拇展肌、小指展肌、趾短屈肌、拇短屈肌、足底方肌（跖方肌）、蚓状肌和骨间肌[9,11]。

除了这种共同作用之外，每块肌肉都有自己的独立作用。这些独立作用，以及对脚的静态和动态稳定性的具体贡献描述如下。

足底肌

第一层

拇展肌在跖趾关节处引起大脚趾外展，并经常弯曲[1]。拇外展肌与外部胫后肌对内侧纵弓的支撑和抬高尤其重要[6,8,14]。趾短屈肌在其近端指间关节处弯曲第二至第五脚趾。无论其踝关节位置如何，它均能同样有效地执行此动作[1]。尽管其名称如此，小指展肌通过在跖趾关节处屈曲而不是外展作用于第五趾[1]。

第二层

足底方肌（跖方肌）从趾长屈肌的后内侧牵拉产生2～4趾的单纯屈曲[15,16]。无论踝关节的位置如何，都可以执行此动作[1]。人们也认为足底方肌是一块通过在行走过程中主动抵抗弯曲力而充当纵弓的支撑"桁架"的肌肉[15]。蚓状肌有助于维持第二至第四趾趾间关节的伸展[1]。

第三层

顾名思义，拇短屈肌使跖趾关节处的大脚趾

表 70-1　足底固有肌的功能单位

功　能	协同肌	拮抗肌
第二至第五趾屈曲	趾长屈肌	第二至第四骨间背侧肌 趾长伸肌 趾短伸肌
大脚趾屈曲	拇长屈肌	拇长伸肌 拇短伸肌

弯曲[1]。拇收肌协助拇指跖趾关节屈曲。

它也可以稳定跖骨头[1]。屈小指短肌使第五趾跖趾关节屈曲[1]。

第四层

骨间背侧肌外展第二至第四趾。它们还有助于跖趾关节的屈曲和第二至第四趾趾间关节的伸展[1]。骨间足底肌使第三至第五趾内收，屈曲跖趾关节，并伸展相同趾的趾间关节。同时，在步态站立期，背侧和足底骨间肌能稳定跖跖关节，在起步时增加足部硬度[17]。

背肌

趾短伸肌通过趾长伸肌腱帮助第二至第四的伸展。拇短伸肌帮助大脚趾的伸展。这些肌肉在行走过程中的募集模式已被证明在不同个体之间存在显著差异，它们对足部其他功能的贡献在很大程度上仍是未知的[18,19]。

（3）功能单位

肌肉的功能单位包括增强和抵抗其动作的肌肉以及肌肉交叉的关节。这些结构的相互依赖在感觉运动皮层的组织和神经连接中得到了功能上的反映。强调功能单位是因为在该单位的一块肌肉中存在TrPs，增加了该单位的其他肌肉也出现TrPs的可能性。当一块肌肉中的TrPs失活时，必须考虑到在其相互依赖的肌肉中可能产生的TrPs。表70-1大致表示了足底固有肌的功能单位，表70-2表示了足背固有肌的功能单位[20]。

3 临床表现

（1）牵涉痛模式

除了足背和足底骨间肌外，足固有肌不会将疼痛直接传向足部[20]。尽管对人体许多肌肉的牵涉痛进行了广泛研究，但很少有文献报道足固有肌的牵涉痛模式。现存的大部分原始工作来自医学博士JanetG.、Travell和医学博士DavidG. Simons。

足底肌
第一层

拇展肌主要牵涉足跟内侧疼痛，部分延伸至

表 70-2 足背固有肌的功能单位

功 能	协同肌	拮抗肌
第二至第五趾伸展	趾长伸肌 蚓状肌	趾长屈肌 趾短屈肌 小指趾短屈肌 小指趾展肌 足底方肌（跖方肌）
大脚趾伸展	拇长伸肌	拇长屈肌 拇短屈肌 拇展肌

后内侧足跟和内侧纵弓（图70-4）[20]。外展小指肌牵涉第五跖骨头足底肌的疼痛，偶尔延伸至远端前脚的外侧肌（图70-5A）[20]。趾短屈肌涉及第二至第四跖骨头足跖面的疼痛。有时也可引起第五跖骨头疼痛（图70-5B）[20]。

第二层

足底方肌（跖方肌）倾向于将疼痛指向脚后跟的跖侧[20]（图70-6）。蚓状肌的牵涉痛模式尚未被很好地证实，但据信其模式与骨间肌相似（图70-8）[20]。

第三层

拇短屈肌传递疼痛至第一跖骨头的跖侧和内侧。偶尔会延伸到整个大脚趾和第二脚趾的一部分[20]（图70-7B）。报道称在100例因肌肉相关疼痛而导致足部疼痛的患者中，有一半以上是由拇短屈肌（以及一些来自趾短屈肌的作用）引起的[21]。拇收肌将疼痛传递至第一至四跖骨头的跖侧，而横头有时会导致同一区域的麻木和/或肿胀[20]（图70-7A）。小指短屈肌的牵涉痛模式还没有被很好地证实，但据信其模式与小指趾展肌类似（图70-5A）[20]。

第四层

背侧和跖侧骨间肌被认为会产生类似的牵涉痛模式[20]。通常，骨间肌的TrPs涉及与肌腱相连的脚趾一侧的疼痛，同时也涉及与跖骨相对应的足背和足底的疼痛（图70-8）[20]。第一背侧骨间肌有时会使大脚趾产生刺痛[20]。Kellgren发现骨间肌的潜在疼痛转移到外侧脚踝和小腿[22]。

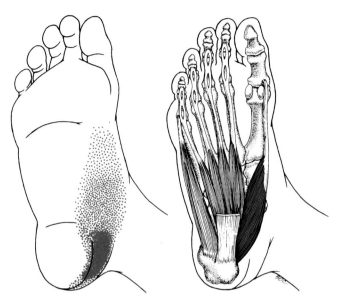

图70-4　右拇展肌的牵涉痛模式（红色）（以深红色显示）。实体红色表示基本的疼痛区域；点状红色区域表示溢出区域

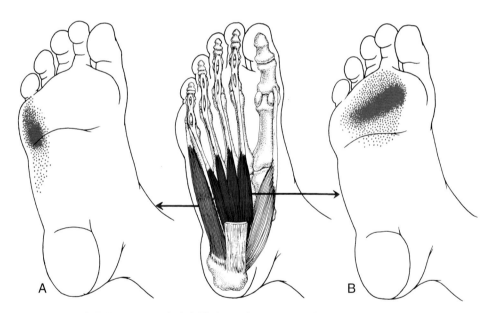

图70-5　**A** 右小指趾展肌的牵涉痛模式（红色）（以浅红色显示）。**B** 右趾短屈肌（深红色所示）的牵涉痛模式（红色）。实体红色表示基本的疼痛区域；点状红色区域表示溢出区域

背肌

趾短伸肌和拇短伸肌的联合牵涉痛模式位于中足背侧[20]（图70-9）。趾短伸肌也可以传递疼痛至内侧纵弓上的区域[23]。

（2）症状

在拇展肌、趾短屈肌和小指展肌中带 TrPs 的患者常常报道有足部剧烈疼痛[20]。

通常，他们会尝试各种不同的鞋类型和鞋垫。鞋垫通常不舒服，因为它们压迫肌肉疼痛的区域。其中一些患者可能还患有"足弓下陷"或"扁平足"。他们可能行走受限，甚至可能由于脚部疼痛和酸痛而表现出跛行。

除了前面描述的症状外，足深层肌肉有 TrPs 的患者可能因疼痛而导致严重的行走障碍。他们可能声称有足麻痹和肿胀感。一些患者甚至声称

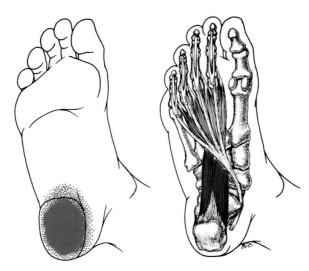

图70-6 右足底方肌的牵涉痛模式（红色）。实体红色表示基本的疼痛区域；点状红色区域表示溢出区域

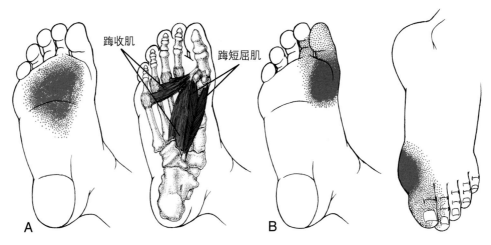

图70-7 **A** 拇内收肌斜头和横头的牵涉痛模式。**B** 拇短屈肌的牵涉痛模式。实体红色表示基本的疼痛区域；点状红色区域表示溢出区域

有足底套袜感，导致他们检查鞋内部。骨间肌的触发点也可能导致锤状趾畸形，因为它们伸展近端和远端趾间关节的功能可能受到抑制。

（3）体格检查

经过一次彻底的主观检查后，临床医生应制作一张详细的图来代表患者所描述的疼痛模式。这种描述将有助于计划体格检查，并且在症状改善或改变时监测患者的病情。应该仔细评估疼痛的类型、性质和位置，在检查脚踝和足功能障碍的患者时，必须使用标准化的结果工具。

为了正确检查脚踝、足和足固有肌，临床

医生应该观察患者在穿鞋和不穿鞋时的行走情况。临床医生应注意任何过度旋后或旋前的迹象。前足深层肌肉有TrPs的患者的相关足可能无法跳跃。

应对脚和所有脚趾进行被动活动范围检查，因为当涉及的肌肉伸展时，TrPs经常会极度地限制运动范围。如果疼痛限制了大脚趾和（或）其他脚趾的屈曲，拇短伸肌和（或）趾短伸肌可能自适应地缩短，或由于这些肌肉中的TrPs[24]。如果疼痛限制第五趾被动伸展，TrP可能会缩短小指趾展肌。第二至第四趾被动伸展的疼痛限制可能是由于趾短屈肌适应性缩短或者由于TrPs的存

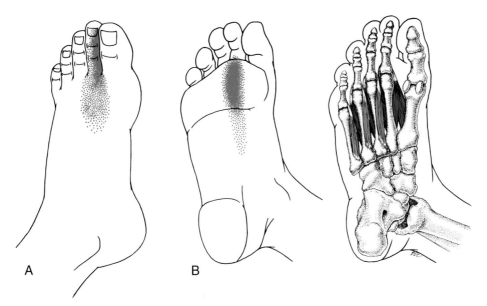

图70-8　右第一背侧骨间肌的牵涉痛模式。**A** 背面观。**B** 跖面观。实体红色表示基本的疼痛区域；点状红色区域表示溢出区域

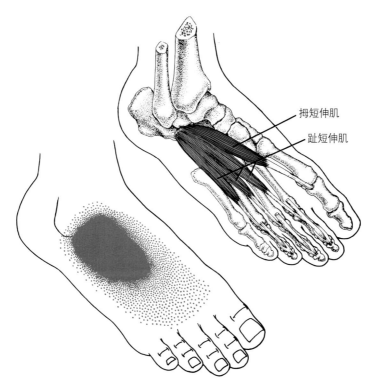

图70-9　右趾短伸肌和拇短伸肌的牵涉痛模式。实体红色表示基本的疼痛区域；点状红色区域表示溢出区域

在[24]。近节趾骨的大脚趾被动伸展的类似发现可能涉及拇短屈肌和/或拇展肌[24]。

触诊对于确定疼痛是否可能来自 TrPs 或足部关节结构非常重要。由于慢性 TrPs 可导致肌肉附着部位疼痛，在脚趾固有屈肌处发生 TrPs 的患者

可能在足底筋膜附着的跟骨前部触诊触痛。

关节活动度，包括脚踝、后足、中足、前足和趾骨的附属运动，应检查是否受限或活动过度。结构偏差如后足内翻/外翻、前足内翻/外翻、马蹄足、长第二跖骨、弓形足、趾外翻、锤状趾或

爪状趾等，应仔细进行生物力学检查。应注意老茧的存在和厚度，并应检查患者的鞋是否有异常的磨损模式，这可能表明脚部结构发生了改变。

受累肌肉的强度和缩短体位时的主动收缩也常常受到疼痛的限制。大趾跖趾屈曲的强度检查是通过稳定前脚和拮抗近节趾骨屈曲，在某种程度上检测拇短屈肌、拇展肌和拇收肌。

骨间肌和蚓状肌的强度检查是通过拮抗患者伸展第二至第五趾趾间关节，同时在跖屈20°～30°时稳定足跖趾关节[24,25]。

应触诊足背动脉和胫后动脉搏动，以评估动脉循环状况。皮肤和指甲应检查有无损伤，应检查脚的皮肤颜色、温度和水肿。应该使用5.7 Semmes Weinstein单丝对患者的脚部进行感官障碍筛查，以作为糖尿病的早期指标。

任何脚部固有肌肉疼痛的患者，尤其是与第一跖趾关节发炎相关的患者，应检查痛风或其他关节炎。

（4）触发点检查

通过将患者置于俯卧、仰卧或长时间坐位，使患者双脚刚好离开检查台的末端，可以最容易地完成对足固有肌的TrPs检查。

足底肌肉
第一层

足底面固有肌第一层触发点通常是检查对抗基础结构的交叉纤维平滑式触诊。趾短屈肌位于较厚的足底腱膜深部，可能需要较深的触诊（图70-10A）。拇展肌是一块非常厚的肌肉。这种厚度使其较深的纤维相对难以触及，可能需要较强的深交叉纤维平滑式触诊而不是较温和的交叉纤维平滑式触诊以引起较深的TrPs疼痛（图70-10B）。通常通过沿着脚底外侧边缘的肌肉长度进行交叉纤维钳捏式触诊可以最有效地检查小指展肌（图70-10C）。临床医生应探索第五跖骨基底的远端和近端，以治疗紧绷带和TrP疼痛。

第二层

必须使用深部触诊来检查足底方肌（跖方肌）的TrPs。临床医生必须在足底腱膜深层触诊时施加足够的压力，同时脚趾稍微伸展（图70-11A）。

局部区域的疼痛通常是可以检测到的，但临床医生可能感觉不到这块肌肉的紧绷带。蚓状肌伴随骨间肌被触诊（图70-11B）。

第三层

拇短屈肌大部分被足底腱膜覆盖，因此，该肌肉的内侧头最好沿足底内侧边缘较薄的皮肤进

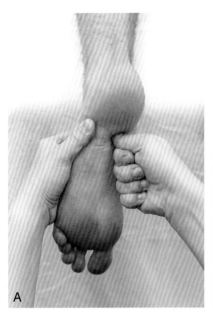
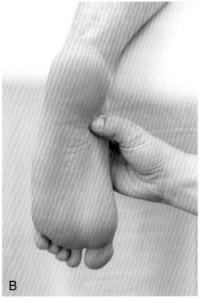
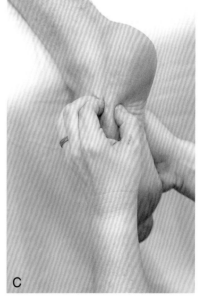

图70-10　触诊足底第一层肌肉。**A** 趾短屈肌的交叉纤维平滑式触诊。**B** 拇展肌的交叉纤维平滑式触诊。**C** 小指趾展肌的交叉纤维钳捏式触诊

行交叉纤维平滑式触诊。该肌肉内侧头的TrP可以触及下面的第一跖骨。外侧头的触发点必须通过足跖面的深度触诊来检查疼痛。临床医生务必谨慎，不要把拇展肌的肌腱误认为拇短屈肌的紧带区。拇收肌的检查方法是首先外展大脚趾，使肌肉得到伸展。然后对跖骨头近端的远端前脚的足底腱膜触诊。拉紧带很少能触诊到，但会引起疼痛（图70-12B和图70-12C）。小指屈肌很少能与小指展肌区分开，并且用同样的方法能同时触诊（图70-10C）。

第四层

用双手触诊背侧和足底骨间肌，轻轻分离相邻的跖骨，并对肌肉进行拉伸。用一只手的手指触诊背侧骨间肌，用另一只手的手指反压足底表面（图70-12D）。足底骨间肌和蚓状肌的疼痛可由足底腱膜深部触诊引起，而足背侧则受到反压（图70-12E）。通常有可能触诊到背侧骨间肌与邻近跖骨间的TrPs紧绷带，引起局部的抽搐反应。

通过足底腱膜不能区分蚓状肌和足底骨间肌触诊。

背肌

用平滑式触诊法在足背侧触诊趾短伸肌和拇短伸肌，但足非固有肌的上覆肌腱有时会使检查复杂化（图70-13）。

4　鉴别诊断

（1）触发点的激活和延续

激活一个TrP的姿势或活动如果不加以纠正可以使其持续存在。在足固有肌的任何部分，异乎惯例的偏心荷载、非条件肌肉的离心运动或最大或次最大的轴向荷载都可能激活TrPs[26]。

当肌肉长时间处于缩短或延长的状态时，触发点也可能被激活或加重。

紧身鞋和硬鞋底会限制脚趾的运动，这会导致足固有肌超负荷，并激活它们的TrPs。一旦被激活，持续使用限制性鞋类将使TrPs持续存在。类似的情况也会发生在脚部或踝关节骨折之后，尤其是在需要长时间固定的情况下。

骨间肌的触发点更有可能被过短的鞋靴激活

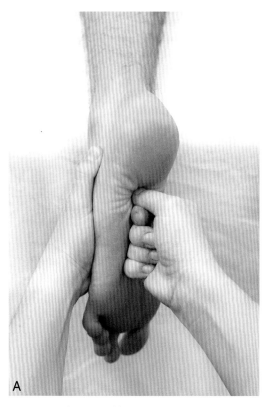
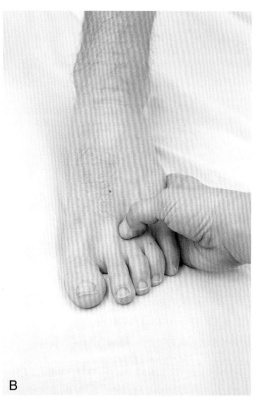

图70-11　触诊足底第二层肌肉。**A** 足底方肌（跖方肌）的交叉纤维平滑式触诊。**B** 蚓状肌

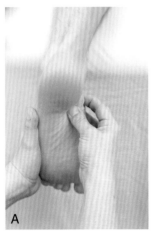 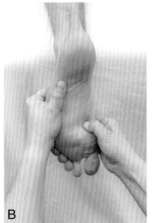 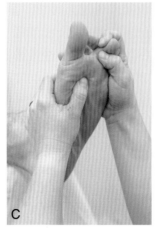 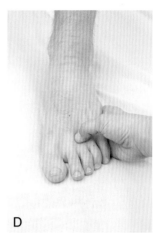

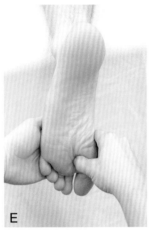

图70-12　交叉纤维平滑式触诊足底第三层肌肉。**A** 拇短屈肌。**B** 拇收肌。**C** 拇收肌（横头）。**D** 背侧骨间肌。**E** 跖骨间肌

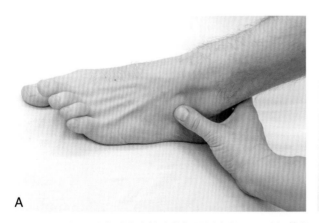 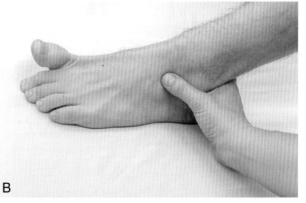

图70-13　交叉纤维平滑式触诊背部足固有肌。**A** 趾短伸肌。**B** 拇短伸肌

并持续存在（请参阅第七十七章）。足固有肌的损伤以外伤的形式出现，如瘀伤、撞伤、踢到脚趾和跌倒都可能引发TrPs。虽然足内翻在步态的早期站立阶段是正常的，但如果不纠正的话过度的内翻可以激活和维持足固有肌的TrPs。例如，有莫顿足结构或其他过度内翻的结构原因的患者，可能会使小指展肌和拇展肌发生TrPs。

足关节的活动能力以活动性亢进或活动能力低下的形式受损，可使跨越相关关节的足固有肌的TrPs持续存在。第二、第三和第四跖跗关节的活动性减少是足固有肌TrP激活和持续的常见潜在来源[27]。

可以使足固有肌中TrP持续存在的其他活动示例包括行走或奔跑在软沙中，在崎岖地或在倾

斜的表面上，以及坐在光滑地面上的轮式办公椅上，要求反复用脚将椅子拉近办公桌来使趾屈肌过载。

（2）相关触发点

相关的 TrPs 可在原发 TrPs 引起的趾痛区发生[28]。因此，还应该考虑每一块肌肉引起的牵涉痛区域的肌肉组织。

趾短伸肌和拇短伸肌的触发点通常与相应的长趾伸肌的 TrPs 相关。拇展肌的触发点往往与附近深层固有肌的触发点重合，导致整个足部疼痛，尤其是远端足底表面。类似地，趾短屈肌 TrPs 常与长趾屈肌相关，偶尔与较深的拇短屈肌相关。相反，小指展肌通常由于不合身的鞋往往表现为单肌综合征。骨间肌是肌筋膜疼痛综合征的另一个例子。

（3）相关病理学

有几种情况可能与足固有肌中 TrPs 相关的疼痛相似，也可能导致或加剧这些肌肉中的 TrPs。

足跟痛是一种相当常见的疼痛来源，患病率估计为 3.6%～7.5%[29-31]。足跟痛主要影响中年人和老年人[30]，据信约占跑步相关损伤的 8%[32]。

一些被认为促进足跟痛的因素和机制包括减少踝关节背屈的活动范围，肥胖，和延长站立时间[33,34]。有证据表明，TrPs 也可能与足跟痛有关。触发点已被发现普遍存在于足跟痛患者的一些足内肌中，包括拇外展肌和趾短屈肌[35]。此外，两种足固有肌，即拇外展肌和足底方肌（跖方肌），在脚后跟跖侧及其周围存在牵涉痛模式[20]。

另一个引起足跟痛的原因是足底外侧神经第一分支的卡压，也称为巴克斯特神经或跟下神经[36,37]。当该神经穿过拇展肌和足底方肌（跖方肌）的内侧缘时可能发生卡压[38]，可能导致足跟痛、感觉异常，甚至导致小指展肌无力和萎缩[37,39]。

足的结构问题或损伤常常会导致与 TrPs 疼痛相似的疼痛。如拇指囊肿和籽骨炎引起的大脚趾疼痛，与拇短屈肌的牵涉痛模式一致。脚趾过

度伸展，即由于关节过度伸展而导致的第一跖趾关节损伤，可导致与第一骨间背侧肌和拇短屈肌 TrPs 一致的疼痛[40]。跖骨痛的症状与趾短屈肌的 TrPs 一致。

某些情况下，如伴有胫骨后肌功能障碍的扁平足或舟骨下降，可能会也可能不会导致疼痛，但通常与足部和踝关节的某些肌肉功能障碍有关，包括足固有肌。支撑内侧纵弓的肌肉功能障碍可能导致与过度内翻相关[8]的过劳性损伤，如足底筋膜炎[41]、趾外翻[42]、胫骨内侧压力综合征[43]、胫骨后肌肌腱病[44]、跟腱炎[45]、髌股关节疼痛综合征[46]。支撑内侧纵弓的足内肌包括拇外展肌、拇短屈肌、趾短屈肌、小指展肌和骨间肌[9]。

5　纠正措施

由于足固有肌的 TrPs 而导致足底疼痛的患者可以采取多种措施来缓解症状。因为 TrPs 会导致相关肌肉缩短，所以应该注意避免那些导致相关肌肉缩短的姿势。患者在睡觉时应将被单从床脚板拉开，以尽量减少因被褥过紧而引起的足部和踝关节的跖屈（图 65-6）。

患者一定要选择合适的鞋子。在鞋的前面或头部里应该有足够的空间。对于与 TrPs 相关的足底疼痛，重要的是鞋内要有脚趾上下移动的空间。对于与 TrPs 相关的大脚趾和第一跖骨疼痛，同样重要的是脚趾至少有左右移动的空间。鞋底应该柔软并有很好的缓冲作用。有 TrP 相关的疼痛患者应尽量避免穿高跟鞋和/或尖头鞋（请参阅第七十七章）。

可以以相对较低的成本获得各种产品，这可能证明对某些条件有利。现成的鞋或带足弓支撑的鞋有时可以通过减轻相关肌肉的压力来帮助有 TrP 相关足底疼痛的患者。对于与拇外翻畸形相关的内收肌 TrPs 患者，脚趾垫片可能有助于避免肌肉缩短和 TrP 持续存在（图 70-14）。跖骨垫可能有助于与 TrPs 相关的前足跖痛患者。

与足固有肌 TrPs 相关的足底疼痛患者可以尝试一些运动和软组织动员技术。小腿腓肠肌和比

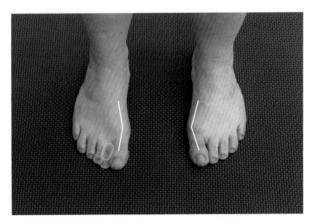

图70-14　与拇囊炎有关的拇内收肌触发点的趾垫片

目鱼肌的伸展可以增加踝关节背屈的程度，从而减轻行走和跑步时对相关肌肉的压力。

有多种方法可以执行此拉伸（请参见图65-8和66-11）。

伸展大脚趾以伸展足底筋膜和拇短屈肌也是有帮助的。在对足底筋膜和趾短屈肌做深触按摩时结合这一伸展动作会更有益（图70-15A）。其他的自我压力释放技术包括在足下放一个高尔夫球，在允许的情况下通过下肢施加尽可能多的体重，同时滚动球越过足底固有肌的压痛区域。这项技术的一个改进是将一个质地不平的汽水瓶装满并冷冻，然后患者在足底滚动瓶子（图70-15B）。瓶子的质地和外形处理TrPs的方式与高尔夫球技术非常相似，且冰可以帮助缓解患者的不适。额外技术可以在站立时进行，以拉伸足底固有肌（图70-16A）和足底筋膜（图70-16B）。

已经表明特定的运动能够加强某些足固有肌的存在。短足练习是在脚着地但不弯曲脚趾的情况下尽量突出足弓[47]（图70-17A）。这项运动对拇外展肌、足底方肌（跖方肌）和小指展肌有效[47,48]。第一脚趾伸展练习是通过伸展大脚趾的同时保持所有剩余的脚趾不离开地面完成的[47]（图70-17B）。该练习目标是趾短屈肌，因为它伸展大脚趾时保持二至五趾接触地面[47]。第二至五趾伸展练习目标是小指展肌、拇短屈肌和拇内收肌，通过伸展第二至第五趾的同时保持大

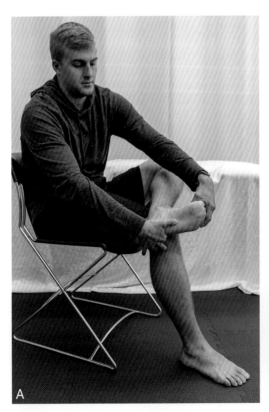

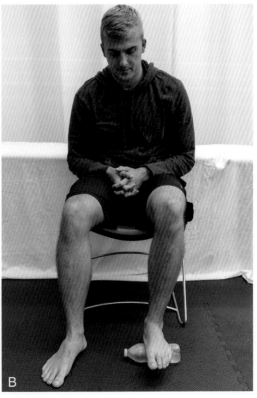

图70-15　足底肌触发点自压释放。**A** 手动拉伸压力。**B** 冷冻水瓶

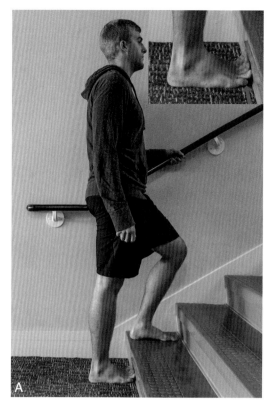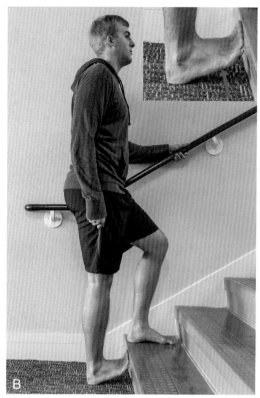

图70-16　足底肌和足底筋膜的自我伸展。**A** 趾屈肌。**B** 足底筋膜

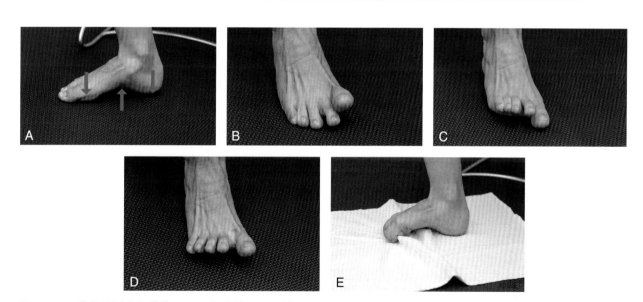

图70-17　强化足固有肌的练习。**A** 短脚练习。**B** 第一脚趾伸展练习。**C** 第二至第五趾伸展练习。**D** 脚趾拉长练习。**E** 揉皱毛巾

脚趾与地面接触来完成[47]（图70-17C）。脚趾伸展练习对拇展肌、骨间肌、蚓状肌和小指收肌有效[47,49]。该练习首先伸展所有的脚趾，然后外展所有脚趾的同时弯曲第一和第五脚趾，并保持第二至第四脚趾的伸展（图70-17D）。另一种通常用来加强足固有肌的练习是卷趾。该练习可以使用多种技巧来完成，包括用脚趾捡起弹珠和用脚趾抓毛巾来"揉皱"毛巾（图70-17E）。

石文姣、马柯　译　马柯　审

参考文献

［1］ Standring S. Gray's Anatomy: The Anatomical Basis of Clinical Practice. 41st ed. London, UK: Elsevier; 2015.

［2］ Owens S, Thordarson DB. The adductor hallucis revisited. Foot Ankle Int. 2001; 22(3): 186–191.

［3］ Arakawa T, Tokita K, Miki A, Terashima T. Anatomical study of human adductorhallucis muscle with respect to its origin and insertion. Ann Anat. 2003; 185(6): 585–592.

［4］ Cralley JC, Schuberth JM. The transverse head of adductor hallucis.Anat Anz. 1979; 146(4): 400–409.

［5］ Chang R, Kent-Braun JA, Hamill J. Use of MRI for volume estimation of tibialis posterior and plantar intrinsic foot muscles in healthy and chronic plantar fasciitis limbs. ClinBiomech (Bristol, Avon). 2012; 27(5): 500–505.

［6］ Fiolkowski P, Brunt D, Bishop M, Woo R, Horodyski M. Intrinsic pedal musculature support of the medial longitudinal arch: an electromyography study. J Foot Ankle Surg. 2003; 42(6): 327–333.

［7］ Kelly LA, Cresswell AG, Racinais S, Whiteley R, Lichtwark G. Intrinsic foot muscles have the capacity to control deformation of the longitudinal arch. J R Soc Interface. 2014; 11(93): 20131188.

［8］ Headlee DL, Leonard JL, Hart JM, Ingersoll CD, Hertel J. Fatigue of the plantar intrinsic foot muscles increases navicular drop. J Electromyogr Kinesiol. 2008; 18(3): 420–425.

［9］ Mann R, Inman VT. Phasic activity of intrinsic muscles of the foot. J Bone Joint Surg Am. 1964; 46: 469–481.

［10］ Lees A, Lake M, Klenerman L. Shock absorption during forefoot running and its relationship to medial longitudinal arch height. Foot Ankle Int. 2005; 26(12): 1081–1088.

［11］ Kelly LA, Kuitunen S, Racinais S, Cresswell AG. Recruitment of the plantar intrinsic foot muscles with increasing postural demand. Clin Biomech (Bristol, Avon). 2012; 27(1): 46–51.

［12］ Mulligan EP, Cook PG. Effect of plantar intrinsic muscle training on medial longitudinal arch morphology and dynamic function. Man Ther. 2013; 18(5): 425–430.

［13］ Grey T, Redguard D, Wengle R, Wegsheider P. Effect of plantar flexor muscle fatigue on postural control. WURJ: Health Nat Sci. 2013; 4(1): 1.

［14］ Wong YS. Influence of the abductor hallucis muscle on the medial arch of the foot: a kinematic and anatomical cadaver study. Foot Ankle Int. 2007; 28(5): 617–620.

［15］ Reeser LA, Susman RL, Stern JT Jr. Electromyographic studies of the human foot: experimental approaches to hominid evolution. Foot Ankle. 1983; 3(6): 391–407.

［16］ Hollinshead WH. Anatomy for Surgeons.Vol 3. 3rd ed. New York, NY: Harper & Row; 1982.

［17］ Kalin PJ, Hirsch BE. The origins and function of the interosseous muscles of the foot. J Anat. 1987; 152: 83–91.

［18］ Basmajian J, Deluca C. Muscles Alive. 5th ed. Baltimore, MD: Williams & Wilkins; 1985.

［19］ de Carvalho CA, Konig B Jr, Vitti M. Electromyographic study of the muscles "extensordigitorumbrevis" and "extensor hallucisbrevis". Rev Hosp Clin Fac Med Sao Paulo. 1967; 22(2): 65–72.

［20］ Simons DG, Travell J, Simons L. Travell & Simon's Myofascial Pain and Dysfunction: The Trigger Point Manual. Vol 1. 2nd ed. Baltimore, MD: Williams & Wilkins; 1999 (p. 104).

［21］ Good MG. Painful feet. Practitioner. 1949; 163(975): 229–232.

［22］ Kellgren JH. Observations on referred pain arising from muscle.Clin Sci. 1938; 3: 175–190.

［23］ Kelly M. The relief of facial pain by procaine (Novocaine) injections. J Am Geriatr Soc. 1963; 11: 586–596.

［24］ Kendall FP, McCreary EK. Muscles: Testing and Function, with Posture and Pain. 5th ed. Baltimore, MD: Lippincott Williams & Wilkins; 2005.

［25］ Jarret BA, Manzi JA, Green DR. Interossei and lumbricales muscles of the foot: an anatomical and function study. J Am Podiatr Assoc. 1980; 70: 1–13.

［26］ Gerwin RD, Dommerholt J, Shah JP. An expansion of Simons' integrated hypothesis of trigger point formation. Curr Pain Headache Rep. 2004; 8(6): 468–475.

［27］ Lewit K. Manipulative Therapy in Rehabilitation of the Motor System. London, England: Butterworths; 1985.

［28］ Hsieh YL, Kao MJ, Kuan TS, Chen SM, Chen JT, Hong CZ. Dry needling to a key myofascial trigger point may reduce the irritability of satellite MTrPs. Am J Phys Med Rehabil. 2007; 86(5): 397–403.

［29］ Hill CL, Gill TK, Menz HB, Taylor AW. Prevalence and correlates of foot pain in a population-based study: the North West Adelaide health study. J Foot Ankle Res. 2008; 1(1): 2.

［30］ Dunn JE, Link CL, Felson DT, Crincoli MG, Keysor JJ,

McKinlay JB. Prevalence of foot and ankle conditions in a multiethnic community sample of older adults. Am J Epidemiol. 2004; 159(5): 491−498.

[31] Menz HB, Tiedemann A, Kwan MM, Plumb K, Lord SR. Foot pain in community-dwelling older people: an evaluation of the Manchester Foot Pain and Disability Index.Rheumatology (Oxford). 2006; 45(7): 863−867.

[32] Taunton JE, Ryan MB, Clement DB, McKenzie DC, Lloyd-Smith DR, Zumbo BD.A retrospective case-control analysis of 2002 running injuries. Br J Sports Med. 2002; 36(2): 95−101.

[33] Irving DB, Cook JL, Menz HB. Factors associated with chronic plantar heel pain: a systematic review. J Sci Med Sport. 2006; 9(1−2): 11−22; discussion 23−14.

[34] Irving DB, Cook JL, Young MA, Menz HB. Obesity and pronated foot type may increase the risk of chronic plantar heel pain: a matched case-control study. BMC Musculoskelet Disord. 2007; 8: 41.

[35] Imamura M, Fischer AA, Imamura ST, Kaziyama HS, Carvalho AE, Salomao O. Treatment of myofascial pain components in plantar fasciitis speeds up recovery: documentation by algometry. J Musculoske Pain. 1998; 6(1): 91−110.

[36] Saggini R, Bellomo RG, Affaitati G, Lapenna D, Giamberardino MA. Sensory and biomechanical characterization of two painful syndromes in the heel. J Pain. 2007; 8(3): 215−222.

[37] Recht MP, Grooff P, Ilaslan H, Recht HS, Sferra J, Donley BG. Selective atrophy of the abductor digitiquinti: an MRI study. AJR Am J Roentgenol. 2007; 189(3): W123−W127.

[38] Rondhuis JJ, Huson A. The first branch of the lateral plantar nerve and heel pain. Acta Morphol Neerl Scand. 1986; 24(4): 269−279.

[39] del Sol M, Olave E, Gabrielli C, Mandiola E, Prates JC. Innervation of the abductor digitiminimi muscle of the human foot: anatomical basis of the entrapment of the abductor digitiminimi nerve. Surg Radiol Anat. 2002; 24(1): 18−22.

[40] Pajaczkowski JA. Mimicking turf-toe: myofasopathy of the first dorsal interosseous muscle treated with ART. J Can Chiropr Assoc. 2003; 47(1): 28−32.

[41] Wearing SC, Smeathers JE, Urry SR, Hennig EM, Hills AP. The pathomechanics of plantar fasciitis. Sports Med. 2006; 36(7): 585−611.

[42] ArinciIncel N, Genc H, Erdem HR, Yorgancioglu ZR. Muscle imbalance in hallux valgus: an electromyographic study. Am J Phys Med Rehabil. 2003; 82(5): 345−349.

[43] Senda M, Takahara Y, Yagata Y, et al. Measurement of the muscle power of the toes in female marathon runners using a toe dynamometer. Acta Med Okayama. 1999; 53(4): 189−191.

[44] Tome J, Nawoczenski DA, Flemister A, Houck J. Comparison of foot kinematics between subjects with posterior tibialis tendon dysfunction and healthy controls. J Orthop Sports Phys Ther. 2006; 36(9): 635−644.

[45] Ryan M, Grau S, Krauss I, Maiwald C, Taunton J, Horstmann T. Kinematic analysis of runners with achilles midportion tendinopathy. Foot Ankle Int. 2009; 30(12): 1190−1195.

[46] Powers CM, Maffucci R, Hampton S. Rearfoot posture in subjects with patellofemoral pain. J Orthop Sports Phys Ther. 1995; 22(4): 155−160.

[47] Gooding TM, Feger MA, Hart JM, Hertel J. Intrinsic foot muscle activation during specific exercises: a t2 time magnetic resonance imaging study. J Athl Train. 2016; 51(8): 644−650.

[48] Jung DY, Kim MH, Koh EK, Kwon OY, Cynn HS, Lee WH. A comparison in the muscle activity of the abductor hallucis and the medial longitudinal arch angle during toe curl and short foot exercises. Phys Ther Sport. 2011; 12(1): 30−35.

[49] Kim MH, Kwon OY, Kim SH, Jung DY. Comparison of muscle activities of abductor hallucis and adductor hallucis between the short foot and toe-spread-out exercises in subjects with mild hallux valgus. J Back Musculoskelet Rehabil. 2013; 26(2): 163−168.

第 七十一 章

腿、踝关节和足部疼痛的临床考虑

杰弗里·格瓦伊斯·埃伯特、斯特拉·富恩萨利达—诺沃、塞萨尔·费尔南德斯·德拉斯佩尼亚

1 踝关节扭伤—踝关节不稳

（1）概述

踝关节扭伤是腿部最常见的病变之一。Doherty[1]等人发现女性踝关节扭伤发生率高于男性，儿童和青少年高于成人。踝关节扭伤发生率最高的运动类别是室内/场地运动，踝关节扭伤好发于外侧[1]。急性踝关节扭伤通常根据损伤的严重程度进行描述，并根据韧带损伤的程度和严重程度分为Ⅰ级、Ⅱ级或Ⅲ级（Ⅰ级是累及最少的损伤，Ⅲ级是最严重的损伤类型）[2]。保守治疗是踝关节扭伤的初始治疗选择；然而，最适当的治疗策略尚不清楚。最近的一项Meta分析显示，关节动员对改善踝关节扭伤患者的动态平衡和负重踝背屈运动范围的显著即时益处；然而，长期效果仍未知[3]。另一项Meta分析发现非甾体抗炎药（NSAID）和早期活动以及运动和手法治疗能够改善急性踝关节扭伤疼痛和功能[4]。

大约50%的个体中踝关节扭伤可能是一种自限性疾病；然而，当踝关节损伤后症状持续存在时，大多与踝关节外侧扭伤相关，患者通常被诊断为踝关节不稳定。慢性踝关节不稳定义为初次踝关节损伤后持续存在的急性症状，如偶尔肿胀、力量受损、不稳定和平衡反应受损超过6个月[5]。Doherty[6]等人报道外侧踝关节首次扭伤后2周内不能完成跳跃和着地动作，动态姿势控制较差；首次外侧踝关节扭伤后6个月自我评价功能较低是最终慢性踝关节不稳定的预测因素。功能性踝关节不稳定可定义为踝关节反复扭伤或持续存在的踝关节脱位的感觉，伴随正常的踝关

节运动且缺乏客观的关节松弛。有研究报道包括手法治疗对踝关节不稳定的处理是有效的[7-9]。然而，这些研究的质量较低[10]。

神经肌肉/本体感觉干预是治疗踝关节不稳最合适的方法。这表明治疗踝关节不稳定的目标结构是肌肉系统[11]。事实上，导致功能性踝关节不稳定的因素包括肌肉无力、肌肉募集模式受损、踝关节活动范围减小、平衡缺陷和关节本体感觉受损。

有证据表明，与对侧未受累肢体或健康对照组相比，踝关节不稳定的受试者表现出腓骨肌反应时间延迟[12]。这些发现支持TrPs在踝关节扭伤或功能性踝关节不稳患者腿部肌肉系统中的潜在作用。

（2）踝关节扭伤患者的初步评价

从损伤机制的评估开始，因为它可以帮助确定存在骨折的可能性。渥太华踝关节规则（The Ottawa Ankle Rules）制定于1992年，目的是降低踝关节扭伤后影像学成像的频率。这些规则规定：在踝关节创伤的情况下，如果患者出现以下情况，需要进行踝关节X线检查：① 外踝后缘或尖端压痛；② 内踝后缘或尖端压痛；③ 和/或受伤后即刻无法承受重量，在急诊室无法行走超过4步[13]。

疼痛分布或感觉异常的存在有助于鉴别距下关节剥脱性骨软骨炎或踝关节前部撞击等并发症。踝关节和足部的临床检查应包括触诊踝关节和足部韧带，非负重和负重位置的被动和主动踝关节活动范围，评估踝关节和足部关节的被动生理运

动，以及特定的骨科特殊检查[14]。前抽屉试验可用于评估下胫腓韧带的完整性，距骨内侧倾斜试验可用于评估踝关节内发生的距骨内翻的数量，检测跟腓韧带的完整性[15]。腓骨长肌或腓骨短肌、胫前肌、腓肠肌和比目鱼肌的触发点可与踝关节扭伤或踝关节不稳相关症状有关。最后，用单腿平衡或星形偏移平衡实验等功能试验评价整个下肢的稳定性也是非常重要的[16]。

（3）触发点和踝关节扭伤

腓骨肌中的触发点可在踝关节的后侧产生牵涉痛，症状类似踝关节扭伤后出现的症状[17]。此外，这些肌肉中的TrP在功能性踝关节不稳定个体中可能导致运动障碍和腓骨肌的延迟激活。然而，目前无关于该主题的流行病学研究。Salom-Moreno等人发现功能性踝关节不稳受试者在应用本体感觉和强化运动方案前接受腓骨长肌TrP的干针治疗，其疼痛和功能的改善优于只接受本体感觉和强化运动方案者[18]。应用干针的最大益处是功能结果，也就是支持腓骨肌TrPs可能与这些患者中观察到的运动障碍相关的假设。

2　胫后肌肌腱功能障碍

（1）概述

胫后肌是步态中后期和蹬伸阶段活动的动力稳定器之一[19]。因此，胫骨后肌腱功能障碍又称胫骨后肌腱病，与稳定功能的进行性丧失有关[20]。这种情况虽可存在于任何年龄，但常见于超重的中年女性。它也倾向于影响运动人群、部分跑步者和参与需要方向快速变化的运动的人，如篮球或足球[21]。该综合征的病因包括炎症、变性、功能和创伤过程，通常继发于全身性炎症疾病。慢性过度使用引起的胫骨后肌腱功能障碍和随后的肌腱退行性变在中晚期妇女中更为常见。胫后肌肌腱功能障碍的描述采用四级分类系统，从符合肌腱病变的轻度症状和体征到固定的后足外翻畸形[22-24]。

关于胫骨后肌腱病保守治疗方法的疗效，没有达成一致[25]。一般建议：Ⅰ期包括相对休息、止痛药物、物理治疗和石膏或踝足矫形器；Ⅱ期转诊骨科医生；Ⅲ期或Ⅳ期手术修复[26,27]。强烈建议在疼痛性肌腱功能障碍的患者进行锻炼，以强化减弱的胫后肌肌腱复合体功能[27]。

（2）胫后肌肌腱功能障碍患者的初步评价

在Ⅰ期，胫骨后肌腱功能障碍患者可能报道踝关节内侧和活动后加重的沿胫后肌腱路径出现轻度疼痛。体格检查显示肌腱压痛和可能的肿胀。肌腱长度通常正常。肌腱病理检查显示腱鞘增生。其他发现可能包括正常的足部和踝关节对线和单腿足跟抬高试验的轻度无力。预期放射影像上不会出现骨性结构变化[28]。

Ⅱ期，疼痛为中度，典型者更易使人衰弱，触诊时肿胀和压痛更明显。胫后肌腱延长，导致扁平足畸形。病理检查显示退行性改变伴肌腱内纵向撕裂。单腿足跟抬高试验有明显的无力，后足有明显的、可活动的外翻畸形。"脚趾过多"征（敏感性65%～80%）明显。X线片显示前足相对后足外展，可能存在距舟状半脱位[28]。

在Ⅲ期和Ⅳ期，疼痛可能变得严重，除内侧以外，还可能出现在踝关节外侧。肌腱有明显的延长和断裂。体检往往发现肿胀较少，但畸形较严重。肌腱断裂，可见撕裂[29]。单腿足跟抬高试验有明显的疼痛和无力。现在典型的后足外翻和前足外展畸形固定，"足趾过多"征仍然明显。

在距下关节、距舟关节和跟距关节的X线片显示Ⅱ期病变与退行性病变相同。三角韧带功能不全导致距骨外侧倾斜表明进展至Ⅳ期。灵敏度极好的第1跖骨上升试验已证明也可用于检查。胫骨后肌腱功能障碍患者的检查，应包括步态行为的姿势分析和下肢的详尽临床评价以及足、踝、膝、髋被动和主动活动范围。由于胫骨后肌腱在跗管中更接近胫骨后神经，因此与潜在神经病变的鉴别诊断应包括该神经的神经动力学检查[30]，应触诊下肢的所有肌肉是否存在TrPs，尤其是胫后肌、胫前肌、腓肠肌和比目鱼肌。

（3）胫骨后肌腱功能障碍的触发点

检查是否存在TrPs对于确诊胫骨后肌腱功能障碍非常重要。有几块肌肉的TrPs牵涉疼痛至踝关节内侧区域，其中胫骨后肌腱功能障碍症状最为常见。趾长屈肌、拇指展肌的触发点可将疼痛牵涉至踝关节的内侧[17]。因此，寻找这些肌肉中的TrPs作为胫骨后肌腱功能障碍疼痛的来源或诱因是非常重要的。

胫骨后肌的触发点偶尔会引起其自身肌腱的疼痛症状。然而，它更可能是导致胫骨后肌腱功能障碍的因素。由于胫骨后肌功能受损，胫骨后肌TrPs的存在可导致内侧足弓塌陷[17,31,32]。

3　踝管综合征

（1）概述

踝管综合征是胫后神经和（或）其一个或多个相关终末支（包括足底内侧神经、足底外侧神经和跟骨神经）的卡压性神经病[33,34]。踝管走行于筋膜和屈肌支持带的深处，在拇展肌内，沿上述走行的任何一点均可发生神经卡压。在60%～80%的病例中可确定踝管综合征的特殊病因，其余病例为特发性[36,37]。

可引起踝管综合征的内在因素包括骨赘、肥厚性支持带肌腱病、拇短伸肌肥大、脂肪瘤、腱鞘囊肿、静脉曲张、假性动脉瘤、肿瘤、副肌等占位性病变。此外，筋膜间隔和屈肌支持带本身也被认为是卡压的来源[34,38,39,40]。足底外侧神经穿过拇展肌时被卡住或在拇展肌和副屈肌（跖方肌）之间导致的足跟痛常与足底筋膜炎有关，或误认为足底筋膜炎。事实上，踝管综合征也与副比目鱼肌或趾长屈肌有关[46,47]。

外在因素可能包括创伤、紧身鞋、后足内翻或外翻、下肢水肿、全身炎症性关节病、黏脂质沉着病和糖尿病[34]。踝管综合征的发病率尚不清楚，但主要发生于成年人，女性多于男性[48-50]。

踝管综合征是一种相对罕见的疾病，其出现和症状严重程度取决于所涉及的特定神经，因此，如果临床医生认为它不是一个可能的诊断，那么它往往会被误诊[51-53]。

（2）踝管综合征患者的初步评估

虽然卡压神经病变的特殊症状因受累神经的不同而不同，但踝管综合征患者通常会报道足部跖面烧灼感、刺痛和疼痛。偶尔，疼痛可向近端延伸至小腿内侧或小腿中部[54,55]。感觉改变局限于胫后神经终末支的分布，足背通常不受累。随着行走、长时间站立或穿高跟鞋，症状往往会加重，患者往往会报道自己的症状在夜间最严重[54]。症状通常是单侧的，因此对于有双侧症状的患者，应排除潜在的全身性疾病和多发性神经病。症状常通过休息和抬高腿部而缓解[56]。

应采用触诊和目视检查来定位胫神经走行、静脉曲张或软组织肿块[57]。在严重或慢性病例中，胫神经支配的肌肉在卡压部位远端可能出现萎缩和运动缺陷，尽管这些表现很少干扰功能[52,57]。

患者可表现为Tinel征阳性[56]。胫神经的神经张力可靶向通过足和踝关节背伸和外翻再现症状[30,58-60]。

神经传导测试和肌电图（EMG）有助于诊断踝管综合征[61,62]。然而，针对这种情况的神经传导研究显示出较高的假阴性率，而EMG显示出较高的假阳性率。因此，阴性神经传导结果不一定排除踝管综合征的诊断[37,56,62]。当三者均存在时，认为足部疼痛和感觉异常、Tinel征阳性和肌电图诊断阳性是存在踝管综合征的强指标[63,64]。

临床医生应询问是否存在腰痛，以帮助排除腰源性原因引起的足踝部症状。进行鉴别诊断时，进行反射试验，确定感觉和运动缺陷的分布至关重要[65]。

与评价胫骨后肌腱功能障碍患者类似，踝管综合征患者的临床检查应包括足、踝、膝、髋被动和主动活动范围且有无超压，步态行为的姿势分析和下肢的详尽临床评价。应检查胫神经相关的腿部和足部肌肉，如胫后肌、腓肠肌、比目鱼肌、拇展肌、屈肌附件（足底方肌）肌肉是否存在TrPs。

（3）踝管综合征的触发点

目前尚无关于踝管综合征和TrPs的流行病学研究。踝管综合征患者报道的烧灼感和刺痛症状并不总是触发TrPs牵涉痛模式[17]。然而，拇展肌的TrPs可以模拟或促进踝管综合征相关的疼痛症状。拇外展肌的触发点可以有助于缩短肌肉，增加外侧足底神经在通过拇外展肌或拇外展肌和副屈肌（跖方）之间时被卡压的可能性，可能导致疼痛和感觉异常。胫骨后肌或比目鱼肌中的三角点也可能导致胫神经在下肢中的卡压。

4　足跟痛或足底筋膜炎

（1）概述

足底筋膜炎，也被称为足底筋膜病或足底足跟痛，包括跟骨内侧结节处和足底筋膜内侧缘的跖筋膜止点处的剧烈疼痛。以前认为与跖筋膜腱膜炎症有关，目前证据表明，这种情况是由于慢性超负荷导致的胶原变性以及随后跖筋膜增厚的结果[71]。足部内在肌组织内病理变化，即跖小外展肌或前足固有肌萎缩，足底跟痛的人也有报道。

足底足跟痛在其一生中的某个时期影响着10%的人群，是医疗从业者最常见的足部疾病，它影响着久坐的中年人，也常见于从事跑步和舞蹈等活动的人，这些活动需要显著的踝关节跖屈和跖趾关节伸展[72]。有几个因素被认为是足跟痛的高危因素，包括增加体重指数，特别是在久坐的人群中、年龄增长、职业需要长时间站立于硬表面、踝关节背伸活动度减少、第一跖趾伸展活动度减少、站立时间延长、小腿和腘绳肌的紧绷[78]。在足跟痛的患者中也观察到踝跖屈肌和趾屈肌的无力或萎缩[71,74-81]。

足跟痛的治疗存在争议，因为许多干预措施被使用，如捆扎、伸展、足部矫形器、鞋改良、NSAIDs、皮质激素注射、教育、运动、方式、手法治疗、减轻体重和激光治疗[82,83]。最近的一项Meta分析发现，TrP干针与安慰剂相比，能有效减轻足底筋膜炎的疼痛[84]。这些发现表明，足

部肌肉组织的TrPs在这种情况下可以发挥相关作用。

（2）足跟痛患者的初步评价

足底足跟痛患者典型表现为跟骨上足底筋膜止点处隐匿性疼痛，常报道沿足底筋膜向内侧疼痛。足底筋膜炎的一个典型症状是，在经过一段时间的不活动后，疼痛明显加剧[72,85]。足跟痛的发作常与足跟痛的变化同时发生，如活动的类型和水平或鞋子的变化。随着病情的进展，这些症状可变得更加严重，并可影响患者的负重能力。根据美国物理治疗协会骨科物理治疗学会更新的临床实践指南，符合足底足跟痛或足底筋膜炎诊断的体征和症状包括：足底内侧足跟痛，在不活动后开始加重，足跟增负重活动时疼痛，触诊跟骨时插入足底筋膜引起疼痛，踝关节背屈活动范围减小，足部姿势指数评分异常，非运动员体重指数高，卷扬机试验阳性，踝管试验阴性[72]。

尽管通常不需要成像来诊断足跟痛，但在某些情况下，超声诊断可能是有用的。诊断超声可用于评估足底筋膜的厚度。足底筋膜厚度的减少与足跟痛的减轻有关[68,86]。

足底足跟痛患者的临床检查应包括脚踝和足部软组织结构的触诊，非负重和负重位置的被动和主动脚踝和足部活动范围，以及对脚踝和足部关节副运动的评价。一般认为比目鱼肌、腓肠肌、跖方肌、拇展肌和趾短屈肌的触发点与治疗足跟痛相关[87]。

（3）触发点和足跟痛

足部的几块内在肌和外在肌是足底足跟痛的重要潜在来源或诱因。拇展肌中的触发点是指足跟足底部分或附近的疼痛，可以模拟足底足跟痛。拇展肌中的触发点可导致足底外侧神经卡压，也可导致足底足跟痛。足底外肌肉，包括胫后肌和趾长屈肌，也可以有TrPs来模拟与足跟痛相关的疼痛[17]。

腓肠肌中的触发点不仅具有包括足底足跟区域的牵涉痛模式，而且它们还可以非常密切地模

拟足底筋膜炎的许多"经典"体征和症状。在腓肠肌出现TrPs的个体可能报道负重活动时沿足跟跖面出现锐痛，尤其是早晨醒来或长时间不负重后的起初几步。事实上，治疗腓肠肌的TrPs对足底足跟痛患者是有效的[88]。Saban等人发现小腿肌肉的深度按摩、神经动员练习和自我牵张锻炼对足底筋膜炎也有效[89]。虽然它们不是足跟痛的直接原因，但在步态中支持内侧纵弓和/或促进足部稳定性的肌肉中（如趾短屈肌），已经证明普遍存在足底足跟痛[90-92]。这些肌肉中的触发点可导致功能障碍，从而导致与过度内翻相关的过度使用损伤，包括足底足跟痛[92,93]。然而，在跖筋膜炎中，屈侧副肌（跖方肌）的TrPs可能是最相关的，因为该肌的紧绷肌带可增加该肌的张力[17]。

5　跖骨应力性骨折

（1）概述

在骨组织不能充分适应的情况下对骨进行重复加载可能导致结构变化和承受最大应力部位载荷的能力下降[94,95]。跖骨应力性骨折是运动员最常见的过度使用损伤之一，占所有运动相关损伤的近4%[96]。跖骨应力性骨折占所有应力性骨折的近10%～20%，第二和第三跖骨骨折占跖骨应力性骨折的90%[96,102,103]。第二至第四跖骨对弯曲应力的抵抗力最低，但在承重活动（尤其是跑步）期间维持最高峰值的载荷力[101,104]。女性跖骨应力性骨折的发生率是其男性的1.5～12倍[105-111]。

（2）跖骨应力性骨折患者的初步评价

跖骨应力性骨折患者常报道负重活动时前足钝痛，触诊受累骨时疼痛加重。周围软组织可有肿胀和红斑[112,113]。临床医生应检查患者是否存在结构性足部异常，例如：弓形足[112,114]。关节炎或肌腱病变的误诊很常见，因此仔细询问病史通常会发现近期行走或跑步等活动类型、持续时间和/或频率的变化，而无特定的创伤性事件[113]。早期诊断对防止进展为完全骨折很重要。

跖骨应力性骨折早期X线摄片可能未发现。在初次骨折后3～6周，X线片上才有明显的异常[116]。应力性骨折的早期诊断常以磁共振成像为基础，但价格昂贵[117]。最近，超声显示了早期诊断应力性骨折的良好可靠性，且成本显著降低[115]。

一旦骨折稳定，临床检查后足和前足关节的被动附属运动，无论有无压力过大，都应进行。此外，还建议触诊足部内在肌，如骨间背肌和蚓状肌。

（3）触发点和跖骨应力性骨折

触发点可以产生疼痛，即前足的足底疼痛，并模拟与跖骨应力性骨折相关的症状。与这种疼痛相关的足内在肌包括趾短屈肌、趾长屈肌、拇短屈肌、趾短伸肌、拇展肌、小指展肌和骨间肌。足外肌可在跖骨头处或其周围产生疼痛，包括拇长伸肌、胫后肌、趾长屈肌和拇长屈肌[118]。

6　MORTON（莫顿）神经瘤

（1）概述

Morton神经瘤是一种良性但疼痛的机械性卡压性神经病，累及前足的趾总神经[119]。因为它不是真正的神经瘤，而是神经束膜的纤维化，所以它的命名是错误的[120]。Morton神经瘤最常发生于第三至第四跖骨之间[121]。目前尚无一般人群中Morton神经瘤患病率的数据。然而，女性比男性更常受累[121,122]。患者的平均年龄为45～50岁。可发生于双侧，但很少累及同一足部的一个以上部位[121]。约1/3的Morton神经瘤患者无症状，疼痛的可能性随着纤维组织体积的增加而增加[123]。

虽然Morton神经瘤的确切病因尚不清楚，但已经描述了可能导致该疾病的几个因素。据信，女性比男性更容易受到影响，因为女性的鞋子通常都有一双较紧的鞋尖和/或高跟鞋[124]。跑步和跳舞的人更容易出现这种情况，由跖趾关节过度伸展和跖骨的反复创伤引起。年龄相关的结构改变可能会增加发生Morton神经瘤的风险[125,126]。过度旋前位、高弓足、马蹄足畸形等生物力学因素常与病情相关。过度旋前时前足不稳定，将造成足底趾神经过度牵拉和劳损[127]。同时，足底筋膜和跖骨间横韧带上的应变增加，也被认为是一种影响因素[128]。Cochrane 综述得出，没有足够的证据确定手术或非手术干预治疗 Morton 神经瘤的有效性[129]。

（2）Morton 神经瘤患者的初步评价

莫顿神经瘤患者常报道脚部隐隐开始灼痛，活动性和紧绷的鞋袜使疼痛加重，休息使疼痛减轻[123,130]。疼痛偶尔被描述为钝痛和痉挛伴短暂的剧痛发作，或可被描述为麻木和刺痛。患者可能报道行走时感觉鞋内有小岩石[130]。

几种检查程序可帮助得出 Morton 神经瘤的诊断。在第三跖骨间隙直接施加压力以重现患者的症状表明了这种情况，尤其是当 5 个跖骨头同时受压时[119]。如果在跖骨头压缩期间引起咔嗒声，这被称为 Mulder 征，也提示 Morton 神经瘤[119,121,131,132]。

虽然通常没有必要，但以磁共振的形式成像或超声检查对 Morton 神经瘤的诊断显示了良好的效度和信度[119,123,131,133-136]。有人主张利用神经阻滞进行诊断，如果阻滞提供症状缓解，则提示 Morton 神经瘤[132,137,138]。

临床应检查后足和前足关节被动附属运动。此外，还建议触诊足部内在肌，如骨间背肌和蚓状肌。

（3）触发点和 Morton 神经瘤

一些肌肉的触发点可能导致前足和跖骨区域疼痛，如 Morton 神经瘤经历的疼痛。涉及的肌肉取决于确切的症状位置。与这种疼痛相关的足内在肌有趾短屈肌、趾长屈肌、拇短屈肌、趾短伸肌、拇展肌、小指展肌和骨间肌[17]。在跖骨头处或其周围产生疼痛的足外在肌肉有拇长伸肌、胫后肌、趾长屈肌和拇长屈肌[17]。

7　拇指外翻

（1）概述

足最常见的结构畸形之一拇指外翻是大拇指的侧方移位[139-141]。这是一种进行性、不可逆的疾病[142]。第一跖骨内侧或内翻移位累及拇指外侧或外翻移位[139,142-144]。拇外翻畸形通常还包括一种称为外生骨和在第一跖骨头背内侧形成的其他组织的过度生长，通常称为"拇囊"[143,145]。一般认为影响 12% ～ 70% 的普通人群，女性患病率（高达 30% ～ 58%）高于男性[146,148]。它在 30 ～ 60 岁的妇女中尤其普遍[139,140]。

拇指外翻没有一个明确的原因；相反，存在多种因素参与畸形的发展。这些因素包括高跟鞋、足部解剖结构和／或足部力学异常、下肢不等长、炎症条件、职业需求[139]、遗传学[139,149-157]。

（2）拇指外翻患者的初步评价

拇指外翻的诊断主要基于目视检查，因为观察时畸形通常很明显。拇指外翻患者通常会报道第一跖趾关节背内侧疼痛，并且通常表现为骨痂形成或拇囊炎畸形[139,158]。患者也可能报道大脚趾和第二脚趾重叠部位疼痛，或者中足疼痛。还可能观察到其他对线问题或结构畸形，包括拇指旋前、籽骨外移、内侧弓塌陷，和腿长不等[139]。应检查患者是否存在足部内在肌无力，因为这被认为在拇指外翻的发生和／或恶化中起作用[159,160]。此外，大拇指背侧副韧带也可受累[158]。

详细的病史应该包括有关鞋子的问题，因为窄趾鞋或高跟鞋会增加拇指外翻的进展。临床医生还应询问职业要求、足部问题的家族史[139,155-157]。

临床应检查后足和前足关节被动附属运动。此外，还建议触诊足部内在肌，如骨间背肌和蚓状肌。

（3）触发点和拇指外翻

数块肌肉可将疼痛牵涉至大脚趾和第一跖骨头区域。拇长屈肌、拇短屈肌、胫后肌、第一骨间背侧、胫前肌和胫前肌的疼痛都与这一区域有关[118]。足部内在肌如拇展肌的触发点可导致这些肌肉的无力或功能障碍。如前所述，此类功能障碍可能参与了拇指外翻的发生或发展[159,160]。

此外，根据 Travell&Simons 的说法，不合适的鞋子会激活或延长足部肌肉中的 TrPs。鉴于窄头鞋或高跟鞋与拇指外翻的发生或加重之间的联系，当谈到大脚趾处或其周围疼痛时，需要强烈考虑是否有鞋子的致痛因素[149]。

8　籽骨炎

（1）概述

籽骨炎是一种累及足第一趾骨头籽骨及其相关腱周结构疼痛和炎症的疾病[161-163]。最常累及内侧籽骨，且通常与既往外伤史相关[161, 163]。该疾病在以下人群中的患病率较高。

青少年和青年，最常见于舞蹈演员和跑步者。舞蹈演员的患病率尚不清楚，但对于跑步者来说，籽骨疾病一般占大脚趾损伤的 12%，占足部和踝关节损伤的 4%～9%，占所有跑步相关损伤的 1.2%[165-167]。

可能易患籽骨炎的因素包括第一跖骨屈曲时的弓形足姿势、内、外侧籽骨大小不对称、旋转对线不良和两侧籽骨增大[162]。造成这种情况的原因是鞋，特别是高跟鞋[164]。

（2）籽骨炎患者的初步评价

籽骨炎患者在负重活动时会报道第一跖骨头下局限性疼痛。患者往往会回忆开始出现症状的事件，但有些病例与创伤性事件无关。直接触诊籽骨和第一跖趾关节跖面时，患者通常会感到疼痛，沿拇长屈肌腱远端路径可感觉到捻发音[165,169]。由于籽骨与拇长屈肌腱邻近，不能单纯依靠触诊做出明确诊断。第一跖趾关节处活动时常疼痛、受限，关节周围肿胀。拇指跖屈和背屈强度很可能降低。在某些情况下，籽骨下可能存在老茧组织形成[164]。应评估患者的姿势或对线问题，例如：足底内陷和足底屈曲[162]。

真正的籽骨炎不会导致影像学改变，这有助于区分其他籽骨病变，如骨折或骨软骨炎[161,162]。

应进行后足和前足关节被动附属运动的临床检查。此外，还建议触诊足部内在肌，如骨间背肌和蚓状肌。

（3）触发点和籽骨炎

籽骨炎的触发点受累与拇外翻十分相似，需要考虑到拇长屈肌、拇短屈肌、胫骨后肌、第一骨间背侧和胫骨前肌[17,118]。

正如在拇指外翻章节中提到的，不合适的鞋子会激活或延长足部肌肉中的 TrPs，导致大脚趾区域疼痛。因此，当涉及该区域或其周围的疼痛时，重要的是考虑鞋子的作用（参见第七十七章鞋类注意事项）。

金雨颖、马柯　译　马柯　审

参考文献

[1] Doherty C, Delahunt E, Caulfield B, Hertel J, Ryan J, Bleakley C.The incidence and prevalence of ankle sprain injury: a systematic review and meta-analysis of prospective epidemiological studies. *Sports Med.* 2014; 44(1): 123-140.

[2] Martin RL, Davenport TE, Paulseth S, Wukich DK, Godges JJ; Orthopaedic Section American Physical Therapy Association. Ankle stability and move-ment coordination impairments: ankle ligament sprains. *J Orthop Sports Phys Ther.*2013; 43(9): A1-A40.

[3] Weerasekara I, Osmotherly P, Snodgrass S, Marquez J, de Zoete R, Rivett DA. Clinical benefits of joint mobilization on ankle sprains: a systematic review and meta-analysis. *Arch Phys Med Rehabil.*2017.

[4] Doherty C, Bleakley C, Delahunt E, Holden S. Treatment and prevention of acute and recurrent ankle sprain: an overview of syste-matic reviews with meta-analysis. *Br J Sports Med.*2017; 51(2): 113-125.

[5] O'Loughlin PF, Murawski CD, Egan C, Kennedy JG. Ankle instability in sports. *Phys Sportsmed.*2009; 37(2): 93-103.

[6] Doherty C, Bleakley C, Hertel J, Caulfield B, Ryan J, Delahunt E.Recovery from a first-time lateral ankle sprain and the predictors of chronic ankle insta-bility: a prospective cohort analysis. *Am J Sports Med.*2016; 44(4): 995-1003.

[7] van der Wees PJ, Lenssen AF, Hendriks EJ, Stomp DJ, Dekker J, de Bie RA. Effectiveness of exercise therapy and manual mobilisation in ankle sprain and functional

instability: a systematic review. *Aust J Physiother.* 2006; 52(1): 27−37.

［ 8 ］ Harkey M, McLeod M, Van Scoit A, et al. The immediate effects of an anterior-to-posterior talar mobilization on neural excitability, dorsiflexion range of motion, and dynamic balance in patients with chronic ankle instability. *J Sport Rehabil.*2014; 23(4): 351−359.

［ 9 ］ Cruz-DiazD, LomasVegaR, Osuna-PerezMC, Hita-Contreras F, Martinez-Amat A. Effects of joint mobilization on chronic ankle instability: a randomized controlled trial. *Disabil Rehabil.*2015; 37(7): 601−610.

［ 10 ］ KosikKB, Gribble PA.The effect of joint mobilization on dynamic postural control in patients with chronic ankle instability: acritically appraised topic. *J Sport Rehabil.* 2016: 1−15.

［ 11 ］ de Vries JS, Krips R, Sierevelt IN, Blankevoort L, van Dijk CN. Interven-tions for treating chronic ankle instability. *Cochrane Database SystRev.* 2011(8): CD004124.

［ 12 ］ Hoch MC, McKeon PO. Peroneal reaction time after ankle sprain: asystem-atic review and meta-analysis. *Med Sci Sports Exerc.*2014; 46(3): 546−556.

［ 13 ］ Bachmann LM, Kolb E, Koller MT, Steurer J, ter Riet G. Accuracy of Ottawa ankle rules to exclude fractures of the ankle and mid-foot: systematic review. *BMJ.* 2003; 326(7386): 417.

［ 14 ］ CroyT, KoppenhaverS, SalibaS, HertelJ.Anterior talocrural joint laxity: diagnostic accuracy of the anterior drawer test of the ankle. *J Orthop Sports Phys Ther.*2013; 43(12): 911−919.

［ 15 ］ Hertel J, Denegar CR, Monroe MM, Stokes WL. Talocrural and sub-talar joint instability after lateral ankle sprain. *Med Sci Sports Exerc.* 1999; 31(11): 1501−1508.

［ 16 ］ HertelJ, BrahamRA, HaleSA, Olmsted-KramerLC. Simplifying the star excursion balance test: analyses of subjects with and without chronic ankle instability. *J Orthop Sports PhysTher.* 2006; 36(3): 131−137.

［ 17 ］ SimonsDG, TravellJ, SimonsL.*Travell & Simon's Myofascial Pain and Dysfunction: The Trigger Point Manual.* Vol1. 2nd ed. Baltimore, MD: Williams & Wilkins; 1999.

［ 18 ］ Salom-Moreno J, Ayuso-Casado B, Tamaral-Costa B, Sanchez-Mila Z, Fernández de lasPeñas C, Alburquerque-SendinF. Trigger point dry nee-dling and proprioceptive exercises for the management of chronic ankle instability: a randomized clinical trial. *Evid Based*

Complement Alternat Med.2015; 2015: 790209.

［ 19 ］ OtisJC, GageT.Function of the posterior tibial tendon muscle. *Foot Ankle Clin.* 2001; 6(1): 1−14, v.

［ 20 ］ Trnka HJ. Dysfunction of the tendon of tibialis posterior. *J Bone Joint Surg Br.* 2004; 86(7): 939−946.

［ 21 ］ YaoK, YangTX, YewWP.Posterior tibialis tendon dysfunction: overview of evaluation and management. *Orthopedics.*2015; 38(6): 385−391.

［ 22 ］ BlumanEM, TitleCI, MyersonMS.Posterior tibial ten don rupture: a refined classification system. *Foot Ankle Clin.* 2007; 12(2): 233−249, v.

［ 23 ］ MyersonMS.Adultacquiredflatfootdeformity: treatment of dysfunction of the posterior tibial tendon. *Instr Course Lect.*1997; 46: 393−405.

［ 24 ］ LingSK, LuiTH.Posterior tibial tendon dysfunction: anoverview.*Open Orthop J.*2017; 11: 714−723.

［ 25 ］ BowringB, ChockalingamN. Conservative treatment of tibialis posterior tendon dysfunction—a review. *Foot(Edinb).*2010; 20(1): 18−26.

［ 26 ］ KuligK, ReischlSF, PomrantzAB, etal.Nonsurgical management of posterior tibial tendon dysfunction with orthoses and resistive exercise: a randomized controlled trial. *Phys Ther.*2009; 89(1): 26−37.

［ 27 ］ Simpson MR, Howard TM.Tendino pathies of the foot and ankle. *Am Fam Physician.*2009; 80(10): 1107−1114.

［ 28 ］ JohnsonKA, StromDE.Tibialis posterior tendon dysfunction. *Clin Orthop Relat Res.*1989(239): 196−206.

［ 29 ］ MuellerTJ.Ruptures and lacerations of the tibialis posterior tendon. *J Am Podiatry Assoc.*1984; 74(3): 109−119.

［ 30 ］ BoydBS, ToppKS, CoppietersMW. Impact of move ment sequencing on sciatic and tibial nerve strain and excursion during the straight leg raise test in embalmed cadavers. *J Orthop Sports Phys Ther.* 2013; 43(6): 398−403.

［ 31 ］ Zuil-Escobar JC, Martínez-Cepa CB, Martín-Urrialde JA, Gómez-Conesa A. Prevalence of myofascial trigger points and diagnostic criteria of different muscles in function of the medial longitudinal arch. *Arch Phys Med Rehabil.* 2015; 96(6): 1123−1130.

［ 32 ］ Tome J, Nawoczenski DA, Flemister A, Houck J.Comparison of footki-nematics between subjects with posterior tibialis tendon dysfunctionand healthycontrols. *J Orthop Sports Phys Ther.* 2006; 36(9): 635−644.

［ 33 ］ Abouelela AA, Zohiery AK. The triple compression

stress test for diagnosis of tarsal tunnel syndrome. *Foot (Edinb).*2012; 22(3): 146−149.

［34］Doneddu PE, CoraciD, Loreti C, Piccinini G, Padua L. Tarsal tunnel syndrome: still mor eopinions than evidence. Status of the art. *Neurol Sci.* 2017; 38(10): 1735−1739.

［35］Kohno M, Takahashi H, Segawa H, Sano K. Neurovascular decompression for idiopathic tarsal tunnel syndrome: technical note. *J Neurol Neurosurg Psychiatry.*2000; 69(1): 87−90.

［36］Lopez-Ben R. Imaging of nerve entrapment in the foot and ankle. *Foot Ankle Clin.*2011; 16(2): 213−224.

［37］FransonJ, BaravarianB.Tarsal tunnel syndrome: a compression neuropathy involving four distinct tunnels. *Clin Podiatr Med Surg.*2006; 23(3): 597−609.

［38］ParkSE, KimJC, JiJH, KimYY, LeeHH, JeongJJ.Post-traumatic pseudoan-eurysm of the medial plantar artery combined with tarsal tunnel syndrome: two case reports. *Arch Orthop Trauma Surg.*2013; 133(3): 357−360.

［39］DeleuPA, BevernageBD, Birch I, MaldagueP, GombaultV, LeemrijseT. Anatomical characteristics of the flexor digitorum accessorius longus muscle.

［40］Molloy AP, Lyons R, Bergin D, Kearns SR. Flexor digitorum accessorius causing tarsal tunnel syndrome in a paediatric patient: a case report and review of the literature. Foot Ankle Surg. 2015; 21(2): e48−e50.

［41］Ferkel E, Davis WH, Ellington JK. Entrapment neuropathies of the foot and ankle. Clin Sports Med. 2015; 34(4): 791−801.

［42］Kurashige T. Hypertrophy of the abductor hallucis muscle: a case report and review of the literature. SAGE Open Med Case Rep. 2017; 5: 2050313X17727638.

［43］Rondhuis JJ, Huson A. The first branch of the lateral plantar nerve and heel pain. Acta Morphol Neerl Scand. 1986; 24(4): 269−279.

［44］Alshami AM, Souvlis T, Coppieters MW. A review of plantar heel pain of neural origin: differential diagnosis and management. Man Ther. 2008; 13(2): 103−111.

［45］Gould JS. Tarsal tunnel syndrome. Foot Ankle Clin. 2011; 16(2): 275−286.

［46］Carrington SC, Stone P, Kruse D. Accessory soleus: a case report of exertional compartment and tarsal tunnel syndrome associated with an accessory soleus muscle. J Foot Ankle Surg. 2016; 55(5): 1076−1078.

［47］Saar WE, Bell J. Accessory flexor digitorumlongus presenting as tarsal tunnel syndrome: a case report. Foot

Ankle Spec. 2011; 4(6): 379−382.

［48］Lau JT, Daniels TR. Tarsal tunnel syndrome: a review of the literature. Foot Ankle Int. 1999; 20(3): 201−209.

［49］Llanos L, Vila J, Nunez-Samper M. Clinical symptoms and treatment of the foot and ankle nerve entrapment syndromes. Foot Ankle Surg. 1999; 5: 211−218.

［50］Joshi SS, Joshi SD, Athavale SA. Anatomy of tarsal tunnel and its applied significance. J AnatSoc India. 2006; 55(1): 52−56.

［51］Lee MF, Chan PT, Chau LF, Yu KS. Tarsal tunnel syndrome caused by talocalcaneal coalition. Clin Imaging. 2002; 26(2): 140−143.

［52］Antoniadis G, Scheglmann K. Posterior tarsal tunnel syndrome: diagnosis and treatment. DtschArztebl Int. 2008; 105(45): 776−781.

［53］Oh SJ, Meyer RD. Entrapment neuropathies of the tibial (posterior tibial) nerve. Neurol Clin. 1999; 17(3): 593−615, vii.

［54］Merriman L, Turner W. Assessment of the Lower Limb. 2nd ed. London, England: Churchill Livingstone; 2002.

［55］Tu P, Bytomski JR. Diagnosis of heel pain. Am Fam Physician. 2011; 84(8): 909−916.

［56］Ahmad M, Tsang K, Mackenney PJ, Adedapo AO. Tarsal tunnel syndrome: a literature review. Foot Ankle Surg. 2012; 18(3): 149−152.

［57］Campbell WW, Landau ME. Controversial entrapment neuropathies. Neu-rosurg Clin N Am. 2008; 19(4): 597−608, vi-vii.

［58］Kinoshita M, Okuda R, Morikawa J, Jotoku T, Abe M. The dorsiflexion-eversion test for diagnosis of tarsal tunnel syndrome. J Bone Joint Surg Am. 2001; 83-A(12): 1835−1839.

［59］Daniels TR, Lau JT, Hearn TC. The effects of foot position and load on tibial nerve tension. Foot Ankle Int. 1998; 19(2): 73−78.

［60］Lau JT, Daniels TR. Effects of tarsal tunnel release and stabilization proce-dures on tibial nerve tension in a surgically created pesplanus foot. Foot Ankle Int. 1998; 19(11): 770−777.

［61］Pomeroy G, Wilton J, Anthony S. Entrapment neuropathy about the foot and ankle: an update. J Am Acad Orthop Surg. 2015; 23(1): 58−66.

［62］Buxton WG, Dominick JE. Electromyography and nerve conduction stud-ies of the lower extremity: uses and limitations. ClinPodiatr Med Surg. 2006; 23(3): 531−543.

［63］Mann RA, Baxter DE. Diseases of the nerve. In: Mann

RA, Coughlin JO, eds. Surgery of the Foot and Ankle. Vol 1. 6th ed. St Louis, MO: Mosby-Year Book; 1993: 554−558.

[64] Galardi G, Amadio S, Maderna L, et al. Electrophysiologic studies in tarsal tunnel syndrome. Diagnostic reliability of motor distal latency, mixed nerve and sensory nerve conduction studies. Am J Phys Med Rehabil. 1994; 73(3): 193−198.

[65] McSweeney SC, Cichero M. Tarsal tunnel syndrome-A narrative literature review. Foot (Edinb). 2015; 25(4): 244−250.

[66] Schwartz EN, Su J. Plantar fasciitis: a concise review. Perm J. 2014; 18(1): e105−e107.

[67] Chen H, Ho HM, Ying M, Fu SN. Association between plantar fascia vas-cularity and morphology and foot dysfunction in individuals with chronic plantar fasciitis. J Orthop Sports Phys Ther. 2013; 43(10): 727−734.

[68] Fabrikant JM, Park TS. Plantar fasciitis (fasciosis) treatment outcome study: plantar fascia thickness measured by ultrasound and correlated with patient self-reported improvement. Foot (Edinb). 2011; 21(2): 79−83.

[69] Lemont H, Ammirati KM, Usen N. Plantar fasciitis: a degenerative process (fasciosis) without inflammation. J Am Podiatr Med Assoc. 2003; 93(3): 234−237.

[70] Chundru U, Liebeskind A, Seidelmann F, Fogel J, Franklin P, Beltran J. Plantar fasciitis and calcaneal spur formation are associated with abductor digitiminimi atrophy on MRI of the foot. Skeletal Radiol. 2008; 37(6): 505−510.

[71] Chang R, Kent-Braun JA, Hamill J. Use of MRI for volume estimation of tibialis posterior and plantar intrinsic foot muscles in healthy and chronic plantar fasciitis limbs. Clin Biomech (Bristol, Avon). 2012; 27(5): 500−505.

[72] Martin RL, Davenport TE, Reischl SF, et al. Heel pain-plantar fasciitis: revision 2014. J Orthop Sports Phys Ther. 2014; 44(11): A1−A33.

[73] Pohl MB, Hamill J, Davis IS. Biomechanical and anatomic factors associ-ated with a history of plantar fasciitis in female runners. Clin J Sport Med. 2009; 19(5): 372−376.

[74] Butterworth PA, Landorf KB, Smith SE, Menz HB. The association between body mass index and musculoskeletal foot disorders: a systematic review. Obes Rev. 2012; 13(7): 630−642.

[75] Irving DB, Cook JL, Menz HB. Factors associated with chronic plantar heel pain: a systematic review. J Sci Med Sport. 2006; 9(1−2): 11−22; discussion 23−14.

[76] Irving DB, Cook JL, Young MA, Menz HB. Obesity and pronated foot type may increase the risk of chronic plantar heel pain: a matched case-control study. BMC MusculoskeletDisord. 2007; 8: 41.

[77] Werner RA, Gell N, Hartigan A, Wiggerman N, Keyserling WM. Risk factors for plantar fasciitis among assembly plant workers. PM R. 2010; 2(2): 110−116; quiz 1 p following 167.

[78] Bolivar YA, Munuera PV, Padillo JP. Relationship between tightness of the posterior muscles of the lower limb and plantar fasciitis. Foot Ankle Int. 2013; 34(1): 42−48.

[79] Allen RH, Gross MT. Toe flexors strength and passive extension range of motion of the first metatarsophalangeal joint in individuals with plantar fasciitis. J Orthop Sports Phys Ther. 2003; 33(8): 468−478.

[80] Kibler WB, Goldberg C, Chandler TJ. Functional biomechanical deficits in running athletes with plantar fasciitis. Am J Sports Med. 1991; 19(1): 66−71.

[81] Sullivan J, Burns J, Adams R, Pappas E, Crosbie J. Musculoskeletal and activity-related factors associated with plantar heel pain. Foot Ankle Int. 2015; 36(1): 37−45.

[82] Grieve R, Palmer S. Physiotherapy for plantar fasciitis: a UK-wide survey of current practice. Physiotherapy. 2017; 103(2): 193−200.

[83] Salvioli S, Guidi M, Marcotulli G. The effectiveness of conservative, non-pharmacological treatment, of plantar heel pain: a systematic review with meta-analysis. Foot (Edinb). 2017; 33: 57−67.

[84] He C, Ma H. Effectiveness of trigger point dry needling for plantar heel pain: a meta-analysis of seven randomized controlled trials. J Pain Res. 2017; 10: 1933−1942.

[85] Thing J, Maruthappu M, Rogers J. Diagnosis and management of plantar fasciitis in primary care. Br J Gen Pract. 2012; 62(601): 443−444.

[86] Mahowald S, Legge BS, Grady JF. The correlation between plantar fascia thickness and symptoms of plantar fasciitis. J Am Podiatr Med Assoc. 2011; 101(5): 385−389.

[87] Cotchett MP, Landorf KB, Munteanu SE, Raspovic AM. Consensus for dry needling for plantar heel pain (plantar fasciitis): a modified Delphi study. Acupunct Med. 2011; 29(3): 193−202.

[88] Renan-Ordine R, Alburquerque-Sendin F, de Souza DP,

Cleland JA, Fernández de lasPeñas C. Effectiveness of myofascial trigger point manual therapy combined with a self-stretching protocol for the management of plantar heel pain: a randomized controlled trial. J Orthop Sports Phys Ther. 2011; 41(2): 43–50.

[89] Saban B, Deutscher D, Ziv T. Deep massage to posterior calf muscles in combination with neural mobilization exercises as a treatment for heel pain: a pilot randomized clinical trial. Man Ther. 2014; 19(2): 102–108.

[90] Mann R, Inman VT. Phasic activity of intrinsic muscles of the foot. J Bone Joint Surg Am Vol. 1964; 46: 469–481.

[91] Imamura M, Fischer AA, Imamura ST, Kaziyama HS, Carvalho AE, Salomao.

[92] O. Treatment of myofascial pain components in plantar fasciitis speeds up recovery: documentation by algometry. J Musculoske Pain. 1998; 6(1): 91–110.

[93] Headlee DL, Leonard JL, Hart JM, Ingersoll CD, Hertel J. Fatigue of the plantar intrinsic foot muscles increases navicular drop. J ElectromyogrKinesiol. 2008; 18(3): 420–425.

[94] Wearing SC, Smeathers JE, Urry SR, Hennig EM, Hills AP. The pathome-chanics of plantar fasciitis. Sports Med. 2006; 36(7): 585–611.

[95] Wolff R. Stressfraktur-Ermudungsbruch-Stressreaktion. Dtsch Z Sportmed.

[96] 2001; 52(4): 124–128.

[97] Weist R, Eils E, Rosenbaum D. The influence of muscle fatigue on electro-myogram and plantar pressure patterns as an explanation for the incidence of metatarsal stress fractures. Am J Sports Med. 2004; 32(8): 1893–1898.

[98] Iwamoto J, Takeda T. Stress fractures in athletes: review of 196 cases.

[99] J Orthop Sci. 2003; 8(3): 273–278.

[100] McBryde AM Jr. Stress fractures in athletes. J Sports Med. 1975; 3(5): 212–217.

[101] McBryde AM Jr. Stress fractures in runners. Clin Sports Med. 1985; 4(4): 737–752.

[102] Orava S. Stress fractures. Br J Sports Med. 1980; 14(1): 40–44.

[103] Sullivan D, Warren RF, Pavlov H, Kelman G. Stress fractures in 51 runners.

[104] Clin Orthop Relat Res. 1984(187): 188–192.

[105] Gross TS, Bunch RP. A mechanical model of metatarsal stress fracture during distance running. Am

J Sports Med. 1989; 17(5): 669–674.

[106] Fetzer GB, Wright RW. Metatarsal shaft fractures and fractures of the proximal fifth metatarsal. Clin Sports Med. 2006; 25(1): 139–150, x.

[107] Weinfeld S, Haddad S, Myerson M. Stress fractures. Clin Sports Med.

[108] 1997; 16: 319–338.

[109] Griffin NL, Richmond BG. Cross-sectional geometry of the human forefoot.

[110] Bone. 2005; 37(2): 253–260.

[111] Bennell KL, Brukner PD. Epidemiology and site specificity of stress fractures.

[112] Clin Sports Med. 1997; 16(2): 179–196.

[113] Burr DB. Bone, exercise, and stress fractures. Exerc Sport Sci Rev. 1997; 25: 171–194.

[114] Callahan LR. Stress fractures in women. Clin Sports Med. 2000; 19(2): 303–314.

[115] Greaney RB, Gerber FH, Laughlin RL, et al. Distribution and natural history of stress fractures in U. S. Marine recruits. Radiology. 1983; 146(2): 339–346.

[116] Kadel NJ, Teitz CC, Kronmal RA. Stress fractures in ballet dancers. Am J Sports Med. 1992; 20(4): 445–449.

[117] Nattiv A, Armsey TD Jr. Stress injury to bone in the female athlete. Clin Sports Med. 1997; 16(2): 197–224.

[118] Reeder MT, Dick BH, Atkins JK, Pribis AB, Martinez JM. Stress fractures. Current concepts of diagnosis and treatment. Sports Med. 1996; 22(3): 198–212.

[119] Hunt KJ, McCormick JJ, Anderson RB. Management of forefoot injuries in the athlete. Oper Tech Sports Med. 2010; 18: 34–45.

[120] Peris P. Stress fractures. Best Pract Res Clin Rheumatol. 2003; 17(6): 1043–1061.

[121] Glasoe WM, Allen MK, Kepros T, Stonewall L, Ludewig PM. Dorsal first ray mobility in women athletes with a history of stress fracture of the second or third metatarsal. J Orthop Sports Phys Ther. 2002; 32(11): 560–565; discussion 565–567.

[122] Banal F, Gandjbakhch F, Foltz V, et al. Sensitivity and specificity of ultra-sonography in early diagnosis of metatarsal bone stress fractures: a pilot study of 37 patients. J Rheumatol. 2009; 36(8): 1715–1719.

[123] Devas M. Stress fractures. In: Helal B, Rowley DI, Caracchiolo A, eds. Surgery of Disorders of the Foot. London, England: Martin Dunitz; 1996: 761–773.

[124] Sofka CM. Imaging of stress fractures. Clin Sports Med. 2006; 25(1): 53−62, viii.

[125] Travell J, Simons DG. Myofascial Pain and Dysfunction: The Trigger Point Manual. Vol 2. Baltimore, MD: Williams & Wilkins; 1992.

[126] Wu KK. Morton's interdigital neuroma: a clinical review of its etiology, treat-ment, and results. J Foot Ankle Surg. 1996; 35(2): 112−119; discussion 187−118.

[127] Espinosa N. Peripheral nerve entrapment around the foot and ankle. In: Miller MD, Thompson SR, DeLee J, et al, eds. DeLee&Drez's Orthopaedic Sports Medicine: Principles and Practice. 4th ed. Philadelphia, PA: Elsevier/ Saunders; 2014: 1351−1368.

[128] Mollica MB. Morton's neuroma: getting patients back on track. Phys Sportsmed. 1997; 25(5): 76−82.

[129] Jain S, Mannan K. The diagnosis and management of Morton's neuroma: a literature review. Foot Ankle Spec. 2013; 6(4): 307−317.

[130] Bencardino J, Rosenberg ZS, Beltran J, Liu X, Marty-Delfaut E. Morton's neu-roma: is it always symptomatic? AJR Am J Roentgenol. 2000; 175(3): 649−653.

[131] Balalis K, Topalidan A, Balali C, Tzagarakis G, Katonis P. The treatment of Morton's neuroma, a significant cause of metatarsalgia for people who exercise. Int J Clin Med. 2013; 4(1): 19−24.

[132] Adams WR II. Morton's neuroma. ClinPodiatr Med Surg. 2010; 27(4): 535−545.

[133] Bowling FL, Metcalfe SA, Wu S, Boulton AJ, Armstrong DG. Liquid silicone to mitigate plantar pedal pressure: a literature review. J Diabetes Sci Technol. 2010; 4(4): 846−852.

[134] Giannini S, Bacchini P, Ceccarelli F, Vannini F. Interdigital neuroma: clinical examination and histopathologic results in 63 cases treated with excision. Foot Ankle Int. 2004; 25(2): 79−84.

[135] Barrett SL, Jarvis J. Equinus deformity as a factor in forefoot nerve entrap-ment: treatment with endoscopic gastrocnemius recession. J Am Podiatr Med Assoc. 2005; 95(5): 464−468.

[136] Thomson CE, Gibson JN, Martin D. Interventions for the treatment of Morton's neuroma. Cochrane Database Syst Rev. 2004(3): CD003118.

[137] Willick SE, Herring SA. Common lower extremity neuropathies in athletes.

[138] J Musculoskeletal Med. 1998; 15: 48−58.

[139] Biasca N, Zanetti M, Zollinger H. Outcomes after partial neurectomy of Morton's neuroma related to preoperative case histories, clinical findings, and findings on magnetic resonance imaging scans. Foot Ankle Int. 1999; 20(9): 568−575.

[140] Rosenberg GA, Sferra JJ. Morton's neuroma: primary, recurrent, and their treatment. Foot Ankle Clin. 1998: 473−484.

[141] Zanetti M, Strehle JK, Kundert HP, Zollinger H, Hodler J. Morton neu-roma: effect of MR imaging findings on diagnostic thinking and therapeutic decisions. Radiology. 1999; 213(2): 583−588.

[142] Mendicino SS, Rockett MS. Morton's neuroma. Update on diagnosis and imaging. Clin Podiatr Med Surg. 1997; 14(2): 303−311.

[143] Shapiro PP, Shapiro SL. Sonographic evaluation of interdigital neuromas.

[144] Foot Ankle Int. 1995; 16(10): 604−606.

[145] Kaminsky S, Griffin L, Milsap J, Page D. Is ultrasonography a reliable way to confirm the diagnosis of Morton's neuroma? Orthopedics. 1997; 20(1): 37−39.

[146] Basadonna PT, Rucco V, Gasparini D, Onorato A. Plantar fat pad atrophy after corticosteroid injection for an interdigital neuroma: a case report. Am J Phys Med Rehabil. 1999; 78(3): 283−285.

[147] Younger AS, Claridge RJ. The role of diagnostic block in the management of Morton's neuroma. Can J Surg. 1998; 41(2): 127−130.

[148] Pique-Vidal C, Sole MT, Antich J. Hallux valgus inheritance: pedigree research in 350 patients with bunion deformity. J Foot Ankle Surg. 2007; 46(3): 149−154.

[149] Roddy E, Zhang W, Doherty M. Prevalence and associations of hallux valgus in a primary care population. Arthritis Rheum. 2008; 59(6): 857−862.

[150] Mortka K, Lisinski P. Hallux valgus—a case for a physiotherapist or only for a surgeon? Literature review. J Phys Ther Sci. 2015; 27(10): 3303−3307.

[151] Nix SE, Vicenzino BT, Collins NJ, Smith MD. Characteristics of foot structure and footwear associated with hallux valgus: a systematic review. Osteoarthritis Cartilage. 2012; 20(10): 1059−1074.

[152] Glasoe WM, Nuckley DJ, Ludewig PM. Hallux valgus and the first meta-tarsal arch segment: a theoretical biomechanical perspective. Phys Ther. 2010; 90(1):

110-120.

［153］Ferrari J. Bunions. BMJ ClinEvid. 2009; 2009.

［154］Perera AM, Mason L, Stephens MM. The pathogenesis of hallux valgus.

［155］J Bone Joint Surg Am. 2011; 93(17): 1650-1661.

［156］Nix S, Smith M, Vicenzino B. Prevalence of hallux valgus in the general pop-ulation: a systematic review and meta-analysis. J Foot Ankle Res. 2010; 3: 21.

［157］Menz HB, Lord SR. Gait instability in older people with hallux valgus. Foot Ankle Int. 2005; 26(6): 483-489.

［158］Nguyen US, Hillstrom HJ, Li W, et al. Factors associated with hallux valgus in a population-based study of older women and men: the MOBILIZE Boston Study. Osteoarthritis Cartilage. 2010; 18(1): 41-46.

［159］Coughlin MJ. Roger A. Mann Award. Juvenile hallux valgus: etiology and treatment. Foot Ankle Int. 1995; 16(11): 682-697.

［160］Glasoe WM, Phadke V, Pena FA, Nuckley DJ, Ludewig PM. An image-based gait simulation study of tarsal kinematics in women with hallux valgus. PhysTher. 2013; 93(11): 1551-1562.

［161］Glasoe WM, Jensen DD, Kampa BB, et al. First ray kinematics in women with rheumatoid arthritis and bunion deformity: a gait simulation imaging study. Arthritis Care Res (Hoboken). 2014; 66(6): 837-843.

［162］Steinberg N, Finestone A, Noff M, Zeev A, Dar G. Relationship between lower extremity alignment and hallux valgus in women. Foot Ankle Int. 2013; 34(6): 824-831.

［163］Haas C, Kladny B, Lott S, Weseloh G, Swoboda B. Progression of foot deformities in rheumatoid arthritis—a radiologic follow-up study over 5 years ［in German］. Z Rheumatol. 1999; 58(6): 351-357.

［164］Shi K, Tomita T, Hayashida K, Owaki H, Ochi T. Foot deformities in rheumatoid arthritis and relevance of disease severity. J Rheumatol. 2000; 27(1): 84-89.

［165］Pontious J, Mahan KT, Carter S. Characteristics of adolescent hallux abducto valgus. A retrospective review. J Am Podiatr Med Assoc. 1994; 84(5): 208-218.

［166］Barouk LS, Diebold P. Hallux valgus congenital. Med Chir Pied. 1991; 7: 65-112.

［167］Kilmartin TE, Barrington RL, Wallace WA. Metatarsus primus varus. A statistical study. J Bone Joint Surg Br. 1991; 73(6): 937-940.

［168］Easley ME, Trnka HJ. Current concepts review: hallux valgus part 1: pathomechanics, clinical assessment, and nonoperative management. Foot Ankle Int. 2007; 28(5): 654-659.

［169］Rao S, Song J, Kraszewski A, et al. The effect of foot structure on 1st metatarsophalangeal joint flexibility and hallucal loading. Gait Posture. 2011; 34(1): 131-137.

［170］Hurn SE, Vicenzino B, Smith MD. Functional impairments characterizing mild, moderate, and severe hallux valgus. Arthritis Care Res (Hoboken). 2015; 67(1): 80-88.

［171］Beaman DN, Nigo LJ. Hallucalsesamoid injury. Operative Tech Sports Med. 1999; 7(1): 7-13.

［172］Boike A, Schnirring-Judge M, McMillin S. Sesamoid disorders of the first metatarsophalangeal joint. ClinPodiatr Med Surg. 2011; 28(2): 269-285, vii.

［173］Dobas DC, Silvers MD. The frequency of partite sesamoids of the first metatarsophalangeal joint. J Am Podiatry Assoc. 1977; 67(12): 880-882.

［174］Anwar R, Anjum SN, Nicholl JE. Sesamoids of the foot. CurrOrthop.

［175］2005; 19: 40-48.

［176］Dedmond BT, Cory JW, McBryde A Jr. The hallucalsesamoid complex. J Am Acad Orthop Surg. 2006; 14(13): 745-753.

［177］Knuttzen K, Hart L. Running. In: Caine DJ, Caine CG, Lindner KJ, eds.

［178］Epidemiology of Sports Injuries. Champaign, IL: Human Kinetics; 1996.

［179］McBryde AM Jr, Anderson RB. Sesamoid foot problems in the athlete. Clin Sports Med. 1988; 7(1): 51-60.

［180］Hockenbury RT. Forefoot problems in athletes. Med Sci Sports Exerc.

［181］1999; 31(7 suppl): S448-S458.

［182］Cohen BE. Hallux sesamoid disorders. Foot Ankle Clin. 2009; 14(1): 91-100.

［183］and their relevance to tarsal tunnel syndrome a systematic review. J Am Podiatr Med Assoc. 2015; 105(4): 344-355.

第八部分　肌筋膜疼痛和功能障碍的治疗注意事项

第 七十二 章

触发点注射和干针

约瑟夫·M.唐纳利、林恩·M.弗里斯、科琳·S.西切蒂、塞萨尔·费尔南德斯·德拉斯佩尼亚

1 介绍

两种不同的治疗方法进针后使触发点（TrPs）失活：湿针和干针（干针）。湿针是指通过皮下注射针将物质注射到TrP内，而干针是指在不注入任何物质的情况下进针。两种针刺疗法均可有效治疗肌筋膜疼痛，但干针治疗后似乎可导致某些肌肉的疼痛加重。Simons等人推荐使用不含皮质类固醇和肾上腺素的局部麻醉剂——TrP注射液（触发点注射）。不管使用触发点注射或干针，治疗的有效依赖于TrP活性位点的机械破坏和失活[1]。在特殊情况下，有人提出注射A型肉毒毒素（BotoxA）的方案。注射A型肉毒杆菌毒素使TrPs是否有效取决于其对运动终板的特殊药理作用，这可能是对局部麻醉剂或干针治疗无效的肌筋膜疼痛患者一个有效的解决方案。

触发点注射或干针治疗应定义针刺TrP的位点，尽管在该针刺位点内沉积了一定数量的溶液。一个TrP有很多可变的位点，通常均可一次穿刺到达TrP中的所有位点。使用无肌肉毒性局麻药或干针时，通常在TrP部位需多次针头移动。使用局麻药时，操作者应注射少量（＜1 mL）于TrP位点内的任一位置。为了确保有效的治疗，操作者必须在该TrP中剩余的激动位点均观察到抽搐反应。

一些操作者依靠在压痛点附近注射大量的肌毒性极强的药物如肉毒杆菌毒素A或浓缩的长效局麻药，希望能使TrPs失效。当肌肉毒性药物在注射TrPs被认为是不可避免的时候，最好是在TrPs挛缩结所在的部位精确注射少量。在TrP的任一部位选择性注射少量这些物质就能引起局部抽搐反应（LTR），对肌肉的整体损伤较小，且与注射大剂量同样有效。

当记录触发点注射或干针时，操作者应详细说明针刺相关的任何不良事件和针刺后相关的疼痛、活动限制等。这些结果将与针刺后护理直接相关，包括正确的休息和睡眠姿势指导、活动调整、自我伸展练习和详细、提前的运动治疗方案。本书肌肉章节的第五节包含的患者自我管理方式可提高手法治疗、触发点注射或干针治疗的疗效。手法治疗、触发点注射或干针的单独使用，通常不会产生有效的治疗结果。

2 手法治疗或针刺治疗

是否通过手法治疗、触发点注射或干针治疗TrPs很大程度上取决于操作者的技能水平。理想情况下，所有方法只要存在指征，均应同等机会下用于患者。事实上，在一项颈椎的研究报道称，上斜方肌触发TrPs治疗与手法治疗的疗效没有差异。手法治疗无创、可用于患者自我治疗、可使一块肌肉中同时释放多个TrPs或在多个肌肉中释放一组协同作用的TrPs[3-5]。手法治疗也可能解决相关的关节功能障碍，这些功能障碍可能激活或维持TrPs。然而，与触发点注射或干针相比，手法治疗更可能需要多次治疗，并且可能在一两天内的治疗获益不完全明显。当TrP为急性时、当目的是培训患者进行家庭自我管理方法时、当患者对针头害怕或有针头恐惧症时、当触发点注

射或干针不易触及肌腹中的TrPs时，提示可使用手法治疗[6]。

一个很好的触发点注射或干针治疗可以快速完全使TrPs失效，对激活的TrPs的识别和针刺可产生令人满意的结果。成功与否在很大程度上取决于对牵涉痛模式的认识、操作者触诊的准确性以及准确引导针的能力。这种准确性很大程度上取决于TrPs定位的精确度和操作者的手法技能。

触发点注射或干针适用于以下情况：当少数TrPs对手法治疗无反应、当无法获得有经验的手法治疗、当仅有相对急性的TrPs且治疗时间有限、当患者有高尿酸血症和痛风症状。当肌肉因机械原因不能直接拉伸或因过度活动而使拉伸受限时，针刺可能有所帮助。

与不伴有纤维肌痛的TrPs患者相比，同时伴有纤维肌痛和肌筋膜的TrPs患者对疼痛治疗更敏感。在临床上，这两种疾病的患者对触发点注射或干针均有反应，但不如仅伴有肌筋膜TrPs患者的反应好。如果操作者未接受过培训，并且在肌肉和功能障碍治疗技术方面经验并不丰富，则通过手法治疗或针刺来判断TrP的疗效是严重错误的。当患者有TrPs治疗史但没有获益时，仔细询问明确治疗之前是否对TrPs进行充分的手法检查或是否标准有效的方式进行。

从临床上看，治疗失败的主要原因之一是缺乏针刺后的护理和指导，或未能认识或解决系统性的持续因素（见第四章）。

3 湿针或干针

操作者可参考潜在风险和获益来考虑使用湿针或使用干针。使用皮下注射针（一种空心针，通过该针在TrP部位注射溶液）进行触发点注射。

局部麻醉药、皮质类固醇和神经破坏剂是疼痛管理中[7]常用的辅助药物，同时也用于TrP[2]管理方案。触发点注射是在TrP处注射约0.2 mL溶液。一些研究使用的量较大，可达到几毫升，如Ay等人使用2 mL 1%利多卡因注射液与干针结

合运动治疗进行比较[8]，发现两组在疼痛程度、颈椎活动度和抑郁情绪方面无显著差异，且两组均有受益。

用于触发点注射的皮下注射针具有斜面、刃口。毫针具有圆锥形针尖，在治疗接近内脏解剖结构的区域（如胸膜、血管或神经结构）时，应考虑这种差异。使用非切割针可能降低这些组织撕裂的风险，撕裂可能导致出血、气胸或神经损伤等并发症。如果在神经附近注射并想避免可能的麻醉阻滞结局，干针可能是更好的选择。此外，干针的使用可防止溶液在预料以外的血管内沉积。在注射前应谨慎抽吸，尤其是在大血管附近，以评估针头是否未进入血管。通过使用超声或肌电图（EMG）引导，可改善深部、神经血管结构附近或肥胖患者注射的效果[9,10]。

与干针一样，关键是准确定位和使TrP位点失效，同时均需要获得LTRs。干针对TrPs的机械破坏是有效的，注入溶液的触发点注射也是有效的。无论是使用干针还是注入局部麻醉剂的触发点注射，良好的技术和LTR的激发对于获得阳性结果非常重要[11]。然而，目前关于干针的LTR的话题仍存在争议[12]。

肌筋膜疼痛通常具有慢性特点，经常需要一系列的治疗。操作者可以在随后的操作中调整他们的方法，包括针头或解决方案选择，以评估最佳的个体化治疗方法。在确定触发点注射或干针对特定患者无效之前，对于采用有效的针刺后护理和家庭自我管理的个别患者，足够的治疗方式调整是适当的。

考虑现实因素也可能促使使用干针而不是触发点注射溶液。一些操作者可能无法在专业许可参数范围内选择使用注射治疗。报销问题和供应品的价格也可能使操作者的选择产生偏倚[13]。触发点注射研究受到受试者组异质性和小样本量的限制。疼痛复杂性、多因性可导致疼痛强度、生活质量指标和自觉缓解的波动，故可供综述的高质量随机对照试验（RCT）有限。大多数可用的研究是涉及颈部和上腹治疗，其他研究将有助于评估最佳治疗方法和对特定患者类型的反应。黄

和刘发现在月经前2周使用利多卡因的腹肌触发点注射可改善原发性痛经。然而，本研究未纳入与干针治疗的比较[14]。

关于干针或触发点注射的优效性几乎没有共识。Meta分析表明，湿针和干针对颈部和肩部肌筋膜疼痛均有效，针刺疗法之间无明显差异。另一项系统性综述发现，治疗后1个月或3～6个月随访期间[15]，干针与使用利多卡因的湿针无差异。然而，一些研究显示治疗后4周时利多卡因注射可能比干针更有效减轻疼痛[16,17]。一项较早的随机双盲交叉研究比较了0.5%丁哌卡因、1%依替卡因或生理盐水的使用。治疗前和治疗后15 min、24 h和7 d测量的疼痛结果表明使用局部麻醉剂注射优于盐水。尽管样本量较小（$n=15$），本研究的交叉部分限制了比较组的异质性，并比较了不同治疗方案对同一患者的反应[18]。

临床上一般对患者进行一次以上的治疗，一项对发作性紧张型头痛个体的双盲研究比较了使用生理盐水和0.5%利多卡因的触发点注射，并同时比较了单次注射与一系列5次注射的治疗效果[19]。结果表明，重复的利多卡因注射在治疗后第2、4、6个月时均有改善，但只有一系列利多卡因注射治疗组在6个月时出现明显变化，提示多次利多卡因注射可能比单次治疗更有效[19]。回顾比较研究时，治疗频率和持续时间可能是需要考虑的因素。

4　针具规格的选择

操作者必须确定适当的针头规格和长度以进入目标组织。选择可能有很大差异，从治疗上斜方肌前缘的30号1/2英寸针到超声引导下治疗梨状肌的20号3.5英寸的脊柱针。在较厚的皮下肌肉中，如臀大肌或脊旁肌，通常需要用21号5 cm（2 in）皮下注射针或0.30×50 mm毫针。对于触发点注射或干针技术，针头长度应足以到达TrP。21号6.4 cm（2.5 in）皮下注射针或0.30 mm×60～75 mm毫针一般长到足以到达最深处肌肉的TrPs，

如臀小肌、腰方肌和腰大肌。脊髓穿刺针对TrP注射的效果不如皮下注射型针，因为它的柔韧性和菱形尖端可能会将TrP推到一边，而不是穿透它。更小规格的针头对患者直观感受是疼痛更轻。开始触发点注射时，患者经常会问，"针有多大？"，一些作者假设在采用触发点注射或干针治疗时，更大的规格可实现更准确的定位并改善机械破坏扳机位点。针头规格相关的反应数据有限，Yoon等人在上斜方肌TrPs个体中比较21、23和25号皮下注射针的治疗效果并随访至治疗后14天。所有组别均有改善，注射针规格大小的疼痛感觉无差异。虽然疼痛缓解评分没有差异，但21或23号针头在SF-36健康调查评分量表中得分显示更有效[20]。

在为触发点注射或干针选择针头规格和长度时，解剖、靶组织深度和患者的临床状态都是操作者应考虑的因素。更大规格的针可能提供更少的灵活性，并可能更准确地定位和治疗TrPs。深层肌肉或靠近神经血管结构最好在超声引导下进行治疗。对于存在毛细血管脆性、血小板疾病或抗凝剂（如华法林或新型口服抗凝剂）治疗的患者，可考虑使用较小规格的针。

凝血障碍可能是原发的，也可能是药物引起的。在通过侵入性技术（如针刺）进行TrP治疗之前，应将其纳入患者评价中甚至配合一些手法治疗。接受华法林治疗的患者应谨慎检查、监测并稳定国际标准化比值（INR）在正常范围内。在出现凝血功能障碍（如血小板功能障碍）时，考虑咨询患者的血液科医生。此外，考虑目标部位的解剖结构，以评估治疗区域是否易于压迫止血，以控制瘀血或出血。

临床上，30号针头对触发点注射有效，可获得LTR和临床应答且出血较少。30号针头具有正常外径或0.30 mm，直径选择相当于干针技术中的常见毫针。Ga等人比较了在老年患者中使用0.30 mm进行干针与使用25号针头0.5%利多卡因的触发点注射治疗的疗效[21]。虽然使用25号针头的直径更大，但在注射后疼痛或颈椎活动度或肌筋膜疼痛方面的改善无显著差异。

5 针刺疗法临床应用指南

在进行任何针刺技术（触发点注射或干针）之前，操作者应考虑患者体位、可能增加出血倾向的病史、针头选择、适当清洁、无痛性皮肤渗透和预注射区域的价值。

对于任何触发点注射或干针技术，患者应卧位（仰卧位、半仰卧位、侧卧位、俯卧位或半俯卧位），以避免心因性晕厥相关的跌倒。当患者坐在椅子上或站立时，针灸疗法可能对易感个体有害[22,23]。由于患者通常更舒适和放松，卧位有利于TrPs的手法触诊也更容易调整肌肉张力，使含有TrP的肌纤维条带在松弛的肌纤维背景中突出。

触发点注射和干针不是无菌技术。针刺部位应用酒精或肥皂和水适当清洁。所用针头为无菌、单次使用、一次使用。尽管如此，是否有必要消毒皮肤或使用手套仍存在争议，不同国家和地区的指南各不相同[24,25]。

有些患者害怕针引起的针刺疼痛。这种对针头的恐惧通常是在儿童时期开始产生，并对接下来的系列治疗造成障碍。大多数患者发现皮肤的尖锐疼痛比深层疼痛更令人恐惧，当针与TrPs接触时疼痛更严重。触发点注射时使用冷冻麻醉或干针穿刺皮肤前握住插管紧贴皮肤，可避免皮肤疼痛。

成人使用vapocoolant喷雾可提供冷冻麻醉[27,28]，当皮肤温度降至10℃（50°F）时，可有效阻断神经传导。用酒精仔细消毒皮肤后，从大约45 cm（18 in）的距离喷上vapocoolant喷雾，持续5或6 s，然后在喷雾蒸发后迅速进针，使皮肤干燥。对于不喜欢vapocoolant的突然的寒冷刺激的幼儿，可用vapocoolant将一个无菌、蓬松的小棉球浸透，直到滴水湿润，把湿的棉花拿着轻轻抵住皮肤约10 s，然后取出。皮肤干燥的瞬间，无痛进针。

可结合的三项可靠性较低，但更方便的技术有：① 用手腕轻弹非常快地进针或用干针非常稳的一击进针；② 将皮肤置于张力下，使针刺入的额外张力不易被察觉（这可由操作者用力分开手指，使其紧贴皮肤，在两指之间进针）；③ 通过在拇指和手指之间捏住皮肤的皱褶，并将针头刺入紧密折叠的皮肤，以增加皮肤张力。当用酒精擦拭清洁皮肤时，液体酒精薄膜可能会残留几秒。如果针头穿过酒精，会产生刺痛感，因为针头会将一部分酒精刺入皮肤，这可以通过等到酒精变干再进针避免。与告知患者操作者关心的重点并如何进行无痛穿刺相比，使用的特定技术并不重要。

在触发点注射或干针之前应告知患者，与TrPs成功接触的针可能产生偶发的远期疼痛，并可能导致肌肉抽搐。应要求患者记录疼痛的部位，以便之后准确描述TrPs所指的疼痛类型。通过这种方式，操作者可以确认该TrP的参考疼痛模式，患者可以实现疼痛与该肌肉中TrP之间的联系（疼痛识别与否）。这就保证了操作者和患者都相信灭活它的重要性。患者学会迎接这个疼痛先兆，预示着触发点注射或干针治疗成功、疼痛缓解。

在触发点注射之前可使用区域阻滞。现已明确，即使是短暂的相当大的疼痛，也可引起脊髓神经的可塑性改变，使其敏感化和疼痛增强。对于那些对疼痛特别敏感的患者，或者发现针头接触到TrPs产生的疼痛严重的患者，预先进行区域阻滞可能会有帮助，但必须谨慎地采用这一操作。Fischer详细描述介绍了两种方法：一种是在注射区域近端进行局部麻醉剂的弥漫性浸润，另一种是在针刺单个活性部位之前用局部麻醉剂浸润整个TrP区域。如果操作者使用0.5%普鲁卡因做这些浸润是很重要的，因为它的肌毒性较低，就算意外地注射入血管，它是相对无害的，并且能更快恢复正常的神经功能[30]。尽管目前使用了许多替代的触发点注射和干针技术，但Simons等人提出的精确的技术。这是一种基本技术，适用于用针就可以到达的任何肌肉部位的TrPs。

TrP的定位主要通过目视观察医生的感觉、患者的疼痛表情以及LTR来完成。采用两种触诊方法（交叉纤维平滑式触诊或钳夹式触诊）识别TrPs。TrP定位越精确，针刺治疗就会越有效。当用平行触诊来定位针刺的TrP时，可通过用两个手指来回推动结节状的TrP来精确地确定其位置（图72-1A和B）。用示指和中指两指尖间的中点并用针固定TrP（图72-1C）。这将为操作者确定垂直于皮肤的TrP的平面提供帮助。

这为操作者确定了穿过垂直于皮肤的TrP的平面。针头可以在手指之间精确地瞄准并指向该平面，并与到达TrP所需的任何深度成一定角度。针头应被视为操作者手指的延伸。因此，操作者用针尖触碰TrP并将其穿透。当用钳捏式触诊来定位TrP时，可以通过改变肌肉从底层组织中被拉走的距离来微调肌肉纤维上的张力程度。结节是通过在操作者的手指之间滚动紧束肌带的连续部分来定位的（图72-2）。针刺时，拇指、示指和中指指尖紧握TrPs；针通常指向TrPs；操作者的手指在组织下面。平刺和钳刺均应采用与手动触诊相似的方法识别TrPs。

对于触发点注射或TrPs的干针，当采用任何触诊方法时，紧束肌带的肌纤维受到足够的拉伸可获得松弛，但拉伸不足以引起额外的疼痛。这种拉紧有助于保持TrP的位置。如果肌肉松弛，当针尖碰到TrP的密集挛缩结时会有向一侧滑动的趋势。

为了在接近皮肤的肌肉浅层进行TrPs针刺，可以通过先用手指仔细定位TrP，然后在针尖刺入皮下后，通过皮肤将其按压在手指上，准确定位TrPs，从而将针尖精确到达TrP。最后，通过同时触诊针和TrP提供的提示，将针尖插入TrP。使用钳式抓取时，同样的技术对针刺部位对侧肌肉区域的触发点注射或干针也是有用的。当针刺入大部分肌肉后针头接近皮肤时，可通过触诊确定针头和TrP的位置。

触发点注射或TrPs的干针治疗需要操作者双

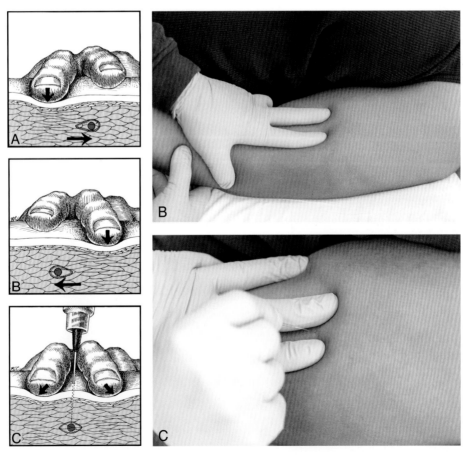

图72-1　平面触诊的横截面示意图，用于定位和握持TrP（暗红色斑点），以进行TrP注射或干针。A和B，使用两个手指之间的交替压力来确认可触及的TrP的位置。在针刺过程中，在手指之间放置TrP，以防止其滑向一侧

手同时工作。触发点注射时持针的手忙于放置针头和控制注射器柱塞。触诊的手则一直保持止血，固定TrP以帮助针穿刺，同时必须准备好检测LTR。止血很重要，局部出血刺激肌肉，引起注射后疼痛，并可能产生难看的瘀斑。瘀斑通常是可以预防的；当它发生时，只有时间才能根除它。为防止出血，操作者触诊时手指应分开，保持皮肤张力（图72-3A），以减少触发点注射期间针头刺入部位发生皮下出血的可能性。进行干针时，出血被认为是轻微不良事件。此外，在触发点注射或干针期间，手指在针尖周围施加压力，从而为深层组织止血。当针的角度改变时，压力的方向随之改变。在整个针刺过程中应施加压力。当拔出针头时，一根手指滑过针头轨迹，并立即在针头所在位置施加压力。如果发生明显出血，应

延长止血时间，使用冷敷袋，并告知患者可能出现"瘀青"点。

　　在没有可触及的束带或肌肉附着处，盲目探查弥漫性压痛区是徒劳的。这样的区域最有可能是疼痛参照区，而不是TrPs。在参考区域注射局部麻醉剂可暂时减轻牵涉痛，但不能消除疼痛的原因。Fischer阐明了在应用触发点注射或干针时需要区分肌腹、肌腱连接处或肌腱附着点的重要性（图72-4）[30]。用针头刺入TrP所需的精确度是一项需要练习的技能。如图72-1C、图72-3A和图72-3B所示，当使用平滑式触诊时，针头插入手指指腹之间，针头刺入距离TrP 1～2 cm的皮肤，使其与皮肤呈约30°锐角。肌纤维需要足够的张力才能穿透TrP，针头应探查肌肉的深纤维和浅纤维。针对触发点注射，注射器可以用注射

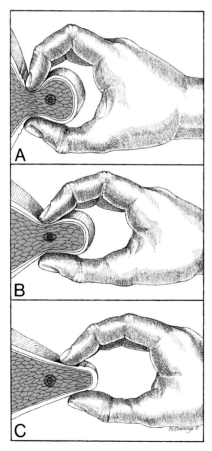

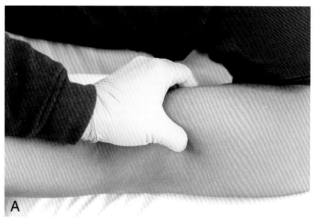

图72-2　横断面示意图显示TrP（红斑）处紧束肌带（黑环）的交叉纤维钳捏式触诊。**A** 交叉纤维钳捏式触诊用于指趾间可触及的肌肉（淡红色），如胸锁乳突肌、胸大肌、背阔肌等。肌肉纤维被拇指和其他手指钳捏式夹住。**B** 硬度绷带感觉清楚，因为它之间的数字滚动。末节指骨角度的改变产生摇摆运动，改善了对细微细节的辨别。**C** 可触及的绷带边缘界限清楚，因其脱离指尖之间，常有局部抽搐反应

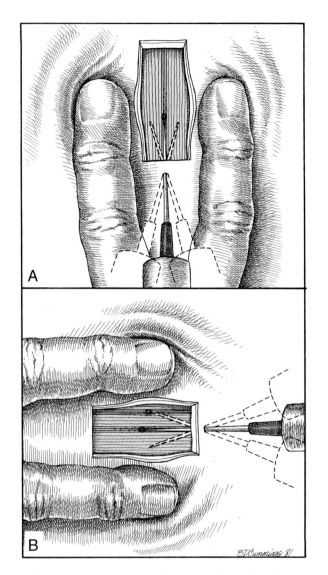

图72-3　在可触及的紧束肌带（间隔较近的黑线）内的TrP区（暗红色点）平刺的两种方法的示意图俯视图。**A** 由手指向外刺开，因为手指已经压住了TrP，所以TrP不能从针上滑开。虚线轮廓表示要其他相邻trp的附加探测。手指向下压并分开以保持止血的压力。**B** 刺向手指方向，有相似的手指压力。用针头探查附近常发现额外的TrP

手的手指握住，拇指按压针塞，这是本章中大多数图示说明注射的方法。拇指按压针塞，随着针头在肌肉内推进，慢慢注射少量0.5%普鲁卡因溶液。这就保证了普鲁卡因在针尖遇到TrP活性位点的瞬间就能缓解疼痛。

操作者应避免将针头插入最有可能折断穿刺针的组织中心。如果需要，用触诊的手按压皮肤和皮下组织，可以安全地获得一些额外的穿透深

度。一旦皮肤和皮下组织被压迫，操作者应保持压迫直至拔针。如多年前Gold和Travell所描述的那样，TrPs中的致密挛缩结经常会让医师感觉到，似乎针尖遇到了硬质橡胶，其可抵抗穿透并倾向于向一侧滑动。使用针作为探针，TrP有时感觉像一个致密的小球，直径2～3 mm；抗穿透能力有助于识别它[31]。有时，当针头与TrP接触时，可能会感到"粗糙"。肌肉的足够张力有助于稳定TrP的位置，以允许针的精确刺入，尤其是通过人工触诊不易固定在位置上的深部TrP。

如果在触发点注射或干针之前从TrP中引出LTR和牵涉痛，则在治疗期间针头刺穿TrP时应观察到这两种情况。洪的结果表明，当TrP的针穿刺产生LTR时，它们与未引起LTR的穿刺相比，更可能产生穿刺后疼痛缓解[32]。有效针刺后，大多数TrP特征本应最小化或消失。在有效的针刺之后，绷带变得更加松弛，并且通过手动触诊可能不再能够区分。然而，目前关于干针期间LTR的主题仍存在争议[12]。

有时成簇的TrPs存在于肌肉某部分。这种情况经常在最初触诊肌肉是否存在TrPs时被发现。当其中一个TrPs被灭活时，该区域以扇形方式或在圆形方式确保该组所有剩余TrPs被灭活，如图72-3B所示[32]。每次探头移动后，针尖必须撤回到皮下组织，并在下一次移动前重新定向。当完成该区域的探测搜索时，触诊该部位是否有任何残留的压痛点。如发现另一个，用手指准确定位，进行针刺。如有可能，在将针头穿过皮肤前，应消除该部位所有潜在压痛点。表72-1描述了触发点注射或干针程序的通用指南。表72-2和表72-3分别确定触发点注射或干针的绝对禁忌证和注意事项。表72-4列出了Travell和Simons关于触发点注射或干针的注意事项。

Hong介绍了两种针刺技术：一种是更安全的持针筒方法，另一种是不同的注射方法，即干针[32]。当操作者在危险部位注射TrP时，如果患者突然意外运动（如惊吓反应、打喷嚏和/或咳嗽），洪推荐了一种固定注射器的方法。比通常的方式更安全。此技术确保注射器将随患者移动，

不会进入意外组织，注射器针塞上的手指将随注射器移动，不会导致意外注射。握住注射器的手必须被患者身体牢固支撑。这项技术很容易被完成，如图72-5所示。注射器用拇指和小指、针塞用示指握住。这种技术在肺上注射或针头指向大动脉或神经时特别有价值。

6　针刺次数

注意本章开始时注射的定义。每次访视需要注射的TrP部位数量和所需的访视次数在很大程度上取决于患者的状况和医生的技能和判断。迄今为止，尚无医学专业采用肌筋膜TrPs的诊断和治疗作为培训计划的正式部分，也没有专业为此诊断制定了培训和实践标准。治疗国际疼痛研究协会TrP培训推荐标准已经公布[33]。

无长时间的持续因素或其他结构机械损害导致额外组织损伤的肌筋膜激活的TrPs，应通过1次或2次针刺治疗来解决。如果已经向患者提供了适当的自我管理技术，该估计尤为正确，同时该技术在每个肌肉章节的第五节中会详细讨论。当初始TrP治疗延迟且症状尚未随时间消退时，开始TrP治疗前延迟的时间越长，在较长时间内需要的触发点注射或干针技术次数就越多[34]。

在几个月的治疗过程中，一些慢性TrP问题可能涉及几次注射治疗。在这种情况下，主要的指导原则是TrP疼痛和功能障碍的缓解期应逐渐延长，进行连续触发点注射或干针治疗，患者应在治疗间期进行自我管理。

当患者在功能相关肌肉中表现出多个活跃的TrPs时，将其作为一组进行灭活具有明显优势。因此，在一次就诊时进行5次甚至10次针刺治疗可能是适当的，但可能超出可耐受范围。由于适当实施和有效的针刺治疗产生的LTR通常与严重疼痛相关，因此，考虑到患者的情绪和自主痛苦水平，一次就诊时应该进行多少次注射存在限制。

未识别的持续因素的存在（见第四章）将导致不必要的触发点注射或干针。需要手法操作的相关关节功能障碍的存在可导致对针刺的反应差

表 72-1　触发点注射和干针的一般指导

触诊并识别解剖标志
用交叉纤维平滑或钳捏式触诊触束紧带。识别TrP并用钳式握法或平行固定
进针和出针动作
引起局部抽搐反应（或称为疼痛）
将针抽回皮下组织，然后重新引导针以治疗相同或附近区域的其他TrP
拔针后立即止血。应用针刺后干预以减少针后酸痛

表 72-2　触发点注射和干针的禁忌

没有训练有素的从业者
对针恐惧症
认知障碍
患者不愿接受治疗
无法给予同意
局部皮肤病变
局部或全身感染
穿刺针可能越过内植物

表 72-3　触发点注射和干针的注意事项

妊娠3个月内
血管疾病
异常出血趋势（抗凝治疗，血小板减少症）
免疫系统受损
肋间区域
恐针患者

和TrP活性的迅速复发。适当的关节治疗后，一或两次以上的触发点注射或干针治疗应可解决问题。因为纤维肌痛是一种无法治愈的持续因素，若并发纤维肌痛将增加所需的针刺治疗次数，并且证明每6～8周重复触发点注射或干针的合理性。灭活TrPs可显著缓解许多此类患者的疼痛。

7　针刺后过程

针刺后引起的酸痛被认为是针刺插入肌肉产生的神经肌肉损伤的结果[35]。针刺后疼痛的出

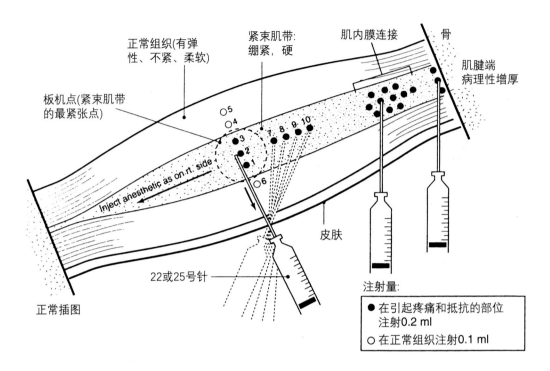

图72-4　图示局部麻醉剂麻醉前部位（空心圆圈）和针刺部位（实心圆圈）与TrP（大的破裂圆圈）的关系。紧束肌带由所附的点画区域表示。此图区分了断环内的中肌腹TrP与肌腱连接处以及肌腱与骨的连接处。这3个TrP区域中的每一个都可以通过单独的点压痛和解剖位置识别。在7～10号实心圆圈之间的绷带部分进行针刺，无明显原理

表72-4　Travell 和 Simons 对触发点注射或干针的警告

　　不将针头对准肋间隙，临床医生避免了气胸的并发症。作为住院医师，Travell博士在做许多胸腔积液胸腔积液的经验中发现，穿刺胸膜时，患者始终报道口腔有咸味。当肺部穿刺并塌陷时，会出现气胸的呼吸困难、咳嗽和胸痛。

　　针头在连接到针座的位置容易断裂。切勿将针牢牢插入针座，因为如果针头在针座折断并在皮肤下消失，则会发生困难的情况。对于临床医生而言，收回折断针头可能是耗时，令人沮丧的过程。应该使用足够长的针头，或者将皮肤压在针头周围，以确保某些针头突出到皮肤表面上方。

　　使用细长的针头时，很容易误判针尖的位置。笔直插入、避免弯曲，尤为重要。

　　当针尖接触骨骼时，冲击力会使针尖卷曲，从而产生"鱼钩"毛刺，当将针从组织中抽出时，会感到"抓挠"并拖动。这会导致不必要的出血和疼痛，应立即更换针头。尤其重要的是，避免在诸如神经干附近的斜角肌等肌肉中的触发点注射或干针上使用带刺针。

现可能与患者不愿接受进一步的针刺治疗相关，导致患者不满和治疗依从性降低。事实上，强烈建议告知患者任何针刺治疗后会出现酸痛这件事[36]。因此，应始终将针刺后过程纳入多模式治疗方法。触发点注射或干针后的体位教育和定位、活动调整、自我伸展和神经运动再训练是该治疗的组成部分。触发点注射或干针后立即止血应至少30 s或更长时间，患者应主动活动每块肌肉，

充分活动其范围充分3～5次，每次循环期间达到其完全可容忍的缩短和延长位置。

　　肌肉通常在第一个周期全伸展运动范围结束时感觉僵硬，在第二个周期感觉僵硬较轻，并在第3～5个周期全伸展运动范围开始感觉舒适。重要的是，患者缓慢移动肌肉，以探索最终活动范围。同样至关重要的是，患者能够激活那些已经被针刺过的肌肉，以改善运动能力。触发点注

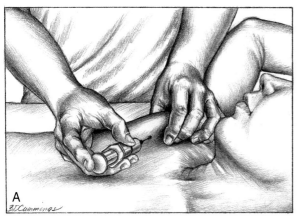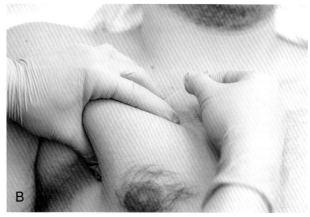

图72-5 使用握持注射器的技术进行触发点注射，如果患者进行突然的意外移动，则可最大限度地减少将针头意外插入的危险。**A** 从原始照片中绘制，由 John Hong 博士提供，他首次描述了这种方法。**B** 握持注射器技术实操

射或干针治疗后立即使用冰袋，伸展，手动压迫、或低负荷的偏心运动有助于减轻针刺后疼痛、促进康复[37-39]。

注射后牵张很重要，因为它有助于再次均衡受累肌纤维的肌节长度，从而缓解异常张力并消除可触及的紧张带[37]。自主运动可在活动范围内缓解残余僵硬，帮助患者感受到改善的活动范围，同时为患者提供伸展运动，这些将纳入家庭管理计划。此外，该运动范围建立了患者对该肌肉正常功能的意识，同时对小脑进行重新编程，以将新恢复的肌肉的全范围能力纳入患者的日常活动中。在触发点注射或干针后为患者制定家庭运动训练方案对治疗成功至关重要。

Lewit注意到干针后和局部麻醉剂触发点注射后肌肉会产生酸痛，但未提及应用热或冷作为治疗的一部分[40]。如果患者相关的牵涉痛缓解，注射后疼痛本身并无坏处。事实上，一些操作者认为针刺后疼痛是一种"自然"或"阳性"效应，表明已经有效实现了TrP灭活。然而，让肌肉从注射后疼痛中完全恢复是明智的，与使用的针刺后干预无关，再次针刺前疼痛通常最多持续48 ～ 72 h[37-39]。在TrPs附近针刺无效（但未刺入TrPs）也可引起疼痛。

如果2次或3次触发点注射或干针治疗未能根除肌肉中的TrPs，则重复触发点注射或干针很少能解决问题。必须识别和管理导致TrPs复发的持续因素（第四章）。表72-5列出了触发点注射或

干针不能有效治疗TrPs引起的肌筋膜疼痛和功能障碍的可能原因。

表 72-5 触发点注射和干针失败的可能原因

1. 忽略持久因素可能是失败的最重要原因
2. 针刺潜在的 TrP，而不是活动的 TrP
3. 针刺涉及的疼痛和涉及的压痛区域，而不是 TrP，因此不能完全或暂时缓解
4. 无法穿刺 TrP 本身
5. 针具规格不合适
6. 向溶液中注入刺激性或过敏性抑菌剂
7. 止血不足，随后因局部出血而刺激 TrP
8. 忽略其他导致患者痛苦的活动或相关的 TrP
9. 未能提供针刺护理，包括止血、完全伸展运动、姿势和定位指导、活动改变以及神经运动再训练
10. 未能建立家庭锻炼处方，其中包括家庭管理计划的强度，频率和持续时间

湿针：触发点注射

1 局麻药

本节是讨论使用触发点注射溶液治疗肌筋膜疼痛和TrP功能障碍的概述总结。当然，比本章所讨论的内容更为具体和广泛的研究、科学细节和临床意见是可接受的。

触发点注射中使用了多种溶液和组合。局部麻醉剂是最常用的溶液。触发点注射最常使

用的局麻药是利多卡因、丁哌卡因和普鲁卡因。Simons等人认为干针同样有效，但其导致的针刺后疼痛程度大于注射局部麻醉剂治疗[2,11]。事实上，Simons等人[2]推荐在任一位置使用少量溶液。许多患者有慢性疼痛，他们是重新接受连续注射的潜在患者。通常通过改变针头规格和溶液选择来制定个性化方案，以期达到最佳的治疗效果。治疗方法也可根据患者的表现如疼痛加重或疼痛区域的变化进行调整。

适当给药时，在触发点注射使用的剂量和浓度大部分均具有良好的安全性特征。局麻药的作用机制是通过与钠通道可逆性结合阻断神经传导，从而防止去极化。作用持续时间取决于与钠通道受体的蛋白结合能力。起效时间、持续时间和最大剂量见表72-6。对于需要治疗多个区域的患者，较低浓度的局麻药可应用于更多区域安全注射。

表72-6　局部麻醉药的分类和用途

	临床应用	常用浓度（%）	起效时间	持续时间（h）	单次给药最大值（mg）	特　征
			氨　基　酯			
2-氯普鲁卡因	Infiltration PNB Epidural	1 2 2~3	Fast Fast Fast	0.5~1.0 0.5~1.0 0.5~1.5	1 000+EPI 1 000+EPI 1 000+EPI	最低全身毒性鞘内途径可能具有神经毒性
普鲁卡因	Infiltration PNB Spinal	1 1~2 10	Fast Slow Moderate	0.5~1.0 0.5~1.0 0.5~1.0	1 000 1 000 200	用于脊髓分化
丁卡因	Topical Spinal	2 0.5	Slow Fast	0.5~1.0 2~4	80 20	
			氨基酰胺类			
利多卡因	Topical Infiltration IV regional PNB Epidural Spinal	4 0.5~1.0 0.25~0.5 1.0~1.5 1~2 5	Fast Fast Fast Fast Fast	0.5~1.0 1~2 1~3 0.5~1.5	500+EPI 500+EPI 500 500+EPI 500+EPI 100	
丙胺卡因	IV regional PNB Epidural	4 1.5~2.0 1~3	Fast	1.5~3.0	600 600 600	当>600 mg，最小毒性酰胺高铁血红蛋白血症
甲哌卡因	PNB Epidural	1.0~1.5 1~2	Fast Fast	2~3 1.0~2.5	500+EPI 500+EPI	普通溶液的持续时间长于利多卡因联合EPI，当EPI禁忌时有用
丁哌卡因	PNB Epidural Spinal	0.25~0.5 0.25~0.75 0.5~0.75	Slow Moderate Fast	4~12 2~4 2~4	200+EPI 200+EPI 20	意外静脉注射导致的加重心脏毒性低剂量可产生感官>运动阻滞
依替卡因	PNB Epidural	0.5~1.0 1.0~1.5	Fast Fast	3~12 2~4	300+EPI 300+EPI	运动>感觉阻滞

最大单剂量受多种因素影响；这只是一个指导。EPI，肾上腺素；静脉注射；PNB，周围神经阻滞。
改编自 Barash PG，Cullen BF，Stoelting RK。临床麻醉手册.第2版

局麻药根据连接键决定属于生物化学的酯类或酰胺类。利多卡因和丁哌卡因是常用的局麻药，属于酰胺类。酰胺类局麻药在肝脏代谢。这种机制可能存在肝功能损害，但因为用于触发点注射的局麻药的体积和浓度均不大，同时药物剂量浓度可根据患者情况进行调整，故可不考虑该因素。普鲁卡因是酯类局麻药，水解后代谢迅速，因此毒性较低。如果不适当地引入血管内，快速降解的特点可降低不良反应的可能性。

其代谢产物对氨基苯甲酸在某些患者中可作为变应原，但在触发点注射中使用时因为快速代谢可降低反应的可能性。普普卡因的代谢产物从尿中排出，所以肾功能衰竭时，局麻药的半衰期可能延长[41]。但是在临床上，肾功能衰竭和需要透析的患者均常规使用局麻药。肾功能不全患者中，触发点注射中使用的局麻药量和浓度通常不作为关注点。

局麻药真正过敏者少见，占不良反应的1%以下[42,43]。一些患者对小瓶中含有的抗菌防腐剂尼泊金甲酯过敏。大多数局麻药过敏反应为Ⅳ型超敏反应，且发生过敏反应的风险较小。尽管可以进行过敏试验来评估特定患者是否真的对局麻药过敏，但是缺乏压倒性的数据支持湿针的优越性，这可能使操作者更倾向于选择干针治疗。任何注射都可能发生的常见不良事件是血管迷走神经反应，通常继发于插入针头而不是给予局部麻醉药。另一个影响治疗决策的因素是局麻药的肌毒性。Zink和Graf的发现肌内注射局麻药是局部肌坏死的常见原因，但骨骼肌毒性是罕见的副作用。心肌坏死持续24～48 h，直到吞噬细胞侵入。胞内钙失调似乎是心肌细胞损伤的重要因素，这种作用是可逆的，可在3～4周内发生肌肉再生。使用普鲁卡因对肌肉损伤最小，而布比卡因损伤最大，该效应似乎具有剂量和体积依赖性以及与连续使用相关[44]。在临床上，肌毒性和由此引起的炎症可能是触发点注射后数天内发生急性加重的考虑因素。

一些作者提出使用局麻药可能会损害对剩余TrPs反应和治疗的触诊评价，应考虑限制每个部位注射的体积和浓度。此外，操作者应通过熟练的触诊定位注射部位，并在注射溶液前引出LTR。

触发点注射中最常用的溶液是不含血管收缩剂肾上腺素的利多卡因，因为它最易获得的和相对便宜。利多卡因毒性可能引起中枢神经系统和心血管作用。其毒性反应罕见且具有剂量依赖性，起效相对迅速，作用时间为30～90 min。利多卡因为妊娠B类药物，但经乳汁排泄。

在查找文献时，用于触发点注射的利多卡因剂量存在相当大的差异。研究的体积范围为0.2～2 mL，浓度为0.25%～2%，这些因素可能限制这些研究之间的比较。利多卡因可用无菌水稀释至0.25%的浓度，在一项研究中，利多卡因在0.50%或1%的浓度下效果不明确或更好。Iwama和Akama[46]在一项斜方肌TrPs治疗研究中表明稀释的利多卡因注射后疼痛较轻，缓解持续时间较长。

利多卡因的pH为6.3～6.4，有些操作者会使用8.4%碳酸氢盐溶液以10∶1的比例缓冲利多卡因，目的是减轻烧灼不适感。而在利多卡因皮内注射的研究中观察到相互冲突的结果。Matsumoto等人[47]发现与生理盐水10∶1稀释相比，稀释的利多卡因显著减少不适，而Zaiac[48]发现利多卡因与肾上腺素以10∶1的比例用生理盐水稀释比稀释的利多卡因能使疼痛更好地减轻。

一项使用1%利多卡因作为头孢曲松的缓冲剂与稀释的1%利多卡因的肌内注射耐受性研究表明，在与注射相关的疼痛或不适无差异[49]。如果该研究结果可类比至肌内注射，便是缓冲利多卡因对肌内触发点注射几乎没有益处。触发点注射期间针对舒适度的比较将有所帮助。

普鲁卡因与利多卡因相似，起效快、作用时间短。普鲁卡因可能具有较低的肌毒性作用，是Janet Travell推荐的首选局麻药。特拉维尔博士推荐使用稀释到0.5%的短效局部麻醉剂，因为更高浓度的局麻药没有显示出更大的麻醉效果[50,51]。

丁哌卡因或罗哌卡因是长效局部麻醉药，有时可单独或联合用于触发点注射。作用持续时间可能持续数小时。肌内注射的比较显示，与丁哌卡因相比，罗哌卡因与注射相关的疼痛较轻；然而，这种应用并未针对TrP位置进行评估。丁哌卡因是触发点注射临床使用和研究中更常见的使用药物。罗哌卡因较多用于椎管内麻醉或神经阻滞等麻醉。尽管对患者和操作者来说，认为长效麻醉剂更有效或可提供更长时间的注射后疼痛缓解效果，但尚未显示长效麻醉剂明显优于用于触发点注射的短效药物。如果注射距离较神经较近，则有可能出现更长的注射后感觉或运动阻滞，以及肌肉毒性增加。

最后，操作者根据经验对触发点注射方案进行补充，有时是基于理论和轶事信息。因此，在将添加剂加入触发点注射溶液之前，应对已证实的疗效和潜在风险进行评估。

2 皮质类固醇

皮质激素兼有抗炎和免疫抑制作用。它们可能是触发点注射最常见的添加剂，尽管尚未观察到明确的总体获益。

Simons等人提倡不要在触发点注射中使用长效类固醇[2]。在疼痛治疗程序中使用的类固醇制剂主要是糖皮质激素活性而不是盐皮质激素活性

（表72-7）。皮质激素注射的不良反应包括面部潮红、色素脱失和肌肉萎缩。糖尿病患者局部给药可能产生高血糖等全身作用。当考虑触发点注射的该方案时应考虑潜在风险。一般皮质类固醇可与局麻药在同一注射器内混合使用。倍他米松不应与含有羟苯甲酯的局麻药混合作为防腐剂，因为可能导致溶液絮凝（Celestone包装说明书）。触发点注射溶液中添加皮质类固醇的结果不一，因此应对纳入对照组的研究进行评估。例如，在超声引导下梨状肌综合征使用利多卡因进行触发点注射等同于使用利多卡因和类固醇组合注射。一些研究表明加用类固醇是有益的。在头痛患者中比较了干针、使用0.25%利多卡因、0.25%利多卡因与0.2 mL地塞米松4 mg/mL联合注射的研究，在注射局麻药和皮质类固醇联合用药组中观察到注射后不适和摄入补救药物均较少[54]。相反，直接向滑囊注射可的松治疗大转子疼痛综合征是一种常见治疗，但并未证明其优于一系列干针TrP治疗。

前锯肌疼痛综合征治疗的一个病例报道描述了使用2%利多卡因和0.5%丁哌卡因和1 mL（40 mg）曲安奈德，每个部位通过超声引导总计沉积3 mL，通过触诊定位到TrPs的肌纤维靶点。

表 72-7　常用糖皮质激素的比较

	抗炎效力		血浆半衰期（min）	持续时间	等效口服剂量（mg）
氢化可的松（Cortisol）	1	2+	90	S	20
可的松	0.8	2+	30	S	25
泼尼松	4～5	1+	60	I	5
泼尼龙	4～5	1+	200	I	5
甲泼尼龙（Medrol、Depo-Medrol）	5	0	180	I	4
曲安西龙（Aristocort, Kenalog）	5	0	300	I	4
倍他米松（Celestone）	25～35	0	100～300	L	0.6
地塞米松（Decadron）	25～30	30	100～300	L	0.75

*相对于氢化可的松：I，中级；L，长；S，简短

一个小样本组接受了治疗，8例患者中有7例于3个月及以后的药物使用和疼痛量表显示出相当稳健的反应，该患者组的独特之处在于在治疗干预后触发了疼痛综合征。此外，该研究未涉及无类固醇或干针治疗的对照组[56]。

其他研究可能显示对特定患者类型或解剖部位有益。类固醇反应阳性也可能是伴随因素，而非触发点注射溶液添加的特异性因素。类固醇用于肋间或枕大神经痛等的神经阻滞，这些区域的触发点注射可能有重叠作用。口服或输注类固醇通常是严重头痛治疗的组成部分。在审查关于触发点注射中添加类固醇的阳性结果的文献或病例报道时，得到添加类固醇于触发点注射溶液中的获益的结论前，应考虑到注射剂接近神经的效应或全身效应。

塞拉平是猪笼草（saracenia purpurea）的无菌盐水溶液。它用于注射治疗肌肉和神经源性疼痛已有50多年的历史。关于塞拉平用于肌筋膜疼痛的研究有限，大多数可用信息都是陈旧的。其通过选择性阻断C纤维活性的作用机制被提出。贝茨发现与无感觉或运动阻滞的诺氟卡因或生理盐水相比，注射塞拉平的肌筋膜疼痛缓解时间更长。但那时并未记录下触发点注射的随机对照研究。临床上，塞拉平可成功地与局麻药以50/50的比例混合使用，用于治疗严重疼痛的患者，此类患者疼痛显著或者对局麻药反应有限。使用该技术在触发点注射溶液中添加塞拉平未观察到不良反应。生活质量或持续时间的改善均为纯粹的观察结果。美国市场上不再有塞拉平，产品何时或是否上市尚不确定。

透明质酸是一种糖胺聚糖，存在于细胞外基质，特别是结缔软组织中。其产品形式是一种经注射的关节内黏度补充剂。采用0.5%利多卡因与相同浓度利多卡因溶液混合600 IU/mL透明质酸酶相比较，第0、4、7或14天时未报道显著差异，接受透明质酸酶治疗的患者在治疗后第1天表现出较少的注射后疼痛[59]。鉴于获益有限和相关成本，除非获得其他额外的支持性数据，否则很难推荐。

葡萄糖溶液已用于增生性注射技术，如浓度范围为10%～20%的增生疗法以及在神经周围注射用无菌水缓冲至0.5%的葡萄糖溶液。在肌筋膜疼痛中使用右旋葡萄糖的一种可能机制是将糖原减少作为C纤维兴奋、神经源性炎症和神经性疼痛的潜在触发因素[60]。韩国的一项研究提出葡萄糖可作为能量补充剂治疗TrPs能量代谢障碍。在本研究中，疼痛强度和压力疼痛阈值的比较显示，与用0.5%利多卡因或生理盐水处理的水相比，5%葡萄糖治疗组治疗后第7天时评分较低，表明改善幅度较大。若需要推荐在触发点注射溶液中加入葡萄糖，则需要进行更多的研究数据支持。

操作者将维生素制剂如维生素B_{12}、D或C加入触发点注射溶液进行肌注。在处理肌筋膜疼痛的持续因素时，虽然总体健康和营养状况的评估是一个重要的考虑因素，但没有证据建议加入维生素（第四章）。

酮咯酸是丙酸家族中的一种非甾体抗炎药，酮咯酸通过抑制机体合成前列腺素发挥作用，常被用作镇痛和解热。批准的用途包括肌内注射和静脉注射，其可用于治疗加重的疼痛，包括肌肉骨骼疼痛。目前无专门针对触发点注射溶液中加入酮咯酸的RCT。

其他类型溶液仍有可能成为触发点注射的有益的补充，如5-HT3受体拮抗剂，肿瘤坏死因子阻断剂，含白细胞介素-1受体拮抗剂的条件性自体血清[62,63]。常规临床使用的其他溶液的成分在推荐之前需要进行高质量临床研究。

3　神经毒素

使用神经毒素治疗肌肉骨骼疼痛的范围已经扩大，尽管对该治疗干预的全面审查超出了本文的范围，但在这里仍需要提及[64]。肉毒杆菌毒素是由在土壤和水中发现的一种厌氧革兰氏阳性菌肉毒梭菌所产生。肉毒素注射时，通过阻断神经肌肉接头突触前末端乙酰胆碱的释放，引起一定程度的弛缓性麻痹。有多种神经毒素被命名为A型、B型、C1型、C2型、D型、E型、F型和G

型。肉毒杆菌用于治疗多种疼痛性疾病，如颈部肌张力障碍和慢性偏头痛。它对运动神经元的作用是众所周知的，引起高渗性或痉挛性的肌肉放松。研究还发现，它能抑制与痛觉传导有关的神经递质的释放，如谷氨酸盐和P物质[65]。在大鼠中进行的一项研究显示，外周注射毒素后，谷氨酸盐释放显著减少，局部水肿减轻，疼痛体征减轻。这可能是为什么肉毒杆菌毒素除了它的运动效果还可以减少疼痛[66]。肌无力可在2～5天开始起效，约2周时达到最大效应。运动终板失效，神经末梢死亡是毒素对神经肌肉接头的毒性作用。新的神经末梢从残留的轴突中出芽，最终形成新的神经肌肉接头，整个重建过程通常大约3个月。因此，肉毒素注射频率在平均3个月/每次[67]。

表72-8　　FDA批准的神经毒素总结		
分子名称	药物名称	类型
肉毒杆菌	Botox	A
肉毒杆菌	Dysport	A
肉毒杆菌	Xeomin	A
利莫布汀	Myobloc	B

触发点注射的注射液中使用肉毒杆菌素的比较疗效的研究中，显示结果是混杂的。在文献回顾中，研究的治疗反应窗通常比较注射后间隔相对较短。鉴于神经毒素的作用持续时间，应在治疗后2～3个月和注射后每隔几周评价反应差异[67,68]。Cochrane综述发现只有4项试验比较了肉毒杆菌毒素A和安慰剂在肌筋膜疼痛患者中的作用。因为3项试验报道Botox A和安慰剂在减轻疼痛方面无统计学显著差异，所以结果是受争议的[68]。

尽管重复触发点注射，部分慢性肌筋膜疼痛患者仍发生TrP再激活。这部分患者可考虑进行肉毒杆菌注射，这种注射可以降低TrPs的电活动，提供更持久的反应。当神经毒素注射时，确定治疗位点的方法可能不同，触诊可指导注射触发点，而神经毒素注射的评估可通过针极肌电图来正确识别和描绘出目标肌肉。考虑到解剖结构的复杂性，EMG标测通常用于颈部区域。身体其他部位一般采用人工触诊和临床判断。研究表明，有图谱研究的患者往往比没有图谱研究的患者对注射的反应更好。标测也可能使用超声来评价深层肌肉，但由于靠近敏感结构（如神经、血管或胸膜），通常会避免这种情况的使用。临床上，在测试中肌肉活动度升高的患者，注射神经毒素的效果往往比没有活动度的患者要好。

神经毒素注射可以提供更长的缓解肌筋膜疼痛的时间，也可以提供康复努力的机会，如肌肉再训练、有效的伸展和姿势矫正。药效持续时间越长，也可能产生负面影响。临床上，有患者对触发点注射耐受良好，在神经毒素治疗后却出现明显的病情加重。肉毒杆菌毒素注射导致的易感性，可能会进一步破坏潜在节段性或全身性活动过度患者的稳定性。例如，肩关节疼痛可能会因为在肩胛骨内侧缘注射神经毒素治疗TrPs导致肩胛骨稳定性受损而病情加重。

应向患者宣教神经毒素注射的潜在副作用。如前所述，注射大约需要2周才能生效。2周后，患者可能注意到疼痛好转。如果注射颈部肌肉，他们也可能注意到颈部无力、难以抬头，也可能报道轻度流感样症状。这些副作用是自限性的，持续时间不应超过2周。如果患者对神经毒素注射有阳性反应，应考虑在3个月时重复注射。如果TrPs失活而不重新激活，患者或许可以停止治疗。其他患者可能在3个月后观察到症状复发，需要后续注射。每次注射后应监测患者，以评估是否需要进一步治疗。

4　触发点注射总结

关于触发点注射的实践和疗效，仍存在显著程度的是经验评价。这一研究领域提供了许多潜在的研究机会。需要比较匹配患者类型、溶液和添加剂的治疗，以及最佳频率和持续时间方案。

Simons 等人指出，患者也许有触发点注射治疗史，但无好转[2]。患者也可能有既往治疗后显著疼痛或注射后疼痛史。进行触发点注射的操作者应既训练有素且经验丰富。随着更多的州和国家承认干针属于物理治疗师执医范围内，患者将有更多机会获得合格的操作者来治疗肌筋膜疼痛和功能障碍。

由于现有文献并未充分证实触发点注射相对于干针或特定注射液的优效性，因此最终由操作者选择初始治疗方法，并对每例患者进行个体化治疗。在确定针选择、解决方案和可能的引导辅助（如超声或 EMG）时，应考虑伴随健康问题、体型和治疗目标的解剖结构。湿针和干针的也可结合使用。后续治疗可根据患者的反应进行调整。

相对于注射后的舒适性，使用局部麻醉剂可能会有一些获益，治疗后可能需要数周至数月。利多卡因或普鲁卡因可用1%，或用生理盐水或灭菌水稀释至0.5%甚至0.25%浓度。可以使用较长效的局麻药，如丁哌卡因，但未显示出更大的作用，并且可能增加肌毒性成分和可能产生更长时间的神经阻滞。高浓度溶液通常不会显示出更好的效果。限制浓度、容量和延迟注射局麻药可以更好地让医生定位 TrPs 并引出 LTRs。

操作者根据经验使用了触发点注射溶液的添加剂，但文献中的支持有限或无支持。皮质激素可能对某些类型的患者有益，但没有足够的研究证据来支持推荐使用。类固醇具有额外的局部和全身风险，尤其是当剂量较大、多个注射部位或重复使用时。仅使用局部麻醉剂对触发点注射无反应的患者可保留试验。

使用神经毒素治疗肌筋膜疼痛仍存争议。也许是因为我们还没有完全梳理出哪些患者最有可能对神经毒素产生反应，或者哪些个体的疼痛可能会因为使用神经毒素而暂时加剧。鉴于神经毒素溶液和给药的相关成本较高，使用局部麻醉剂触发点注射可能仍然是首选[54]。对触发点注射或干针反应有限或好转时间有限的病例，应保留对神经毒素使用。对使用神经毒素的阳性反应可减少触发点注射使用频率或消除需要。在神经毒素疗程之间，一些患者从触发点注射中受益，以解决肌筋膜功能障碍的残留区域。

干针

采用针灸和干针治疗方案时，考虑毫针的使用是重要的。讨论这两种办法之间的差异超出了本文的范围。美国理疗协会将干针定义为"使用细丝状针（通常是针灸针）刺入皮肤，刺激肌筋膜 TrPs、肌肉和结缔组织，以管理神经肌肉骨骼疾病的干预治疗"[70]。

一些作者描述了不同的干针技术。洪所描述的针法干预范围可能是最广泛的[11]。洪描述了他通过触诊精确定位的 TrP"快进快出"的针刺方法。触诊手指应停留或跨过紧绷带，以引导针直接插入 TrP 区域。另一只手握针。在细针头（27号）深达皮下组织的情况下，多次进针探查 TrP 的肌纤维。针移动迅速，"快进针"和"快出针。"

洪修改了该技术最初描述，包括在插入之间需2～3 s的暂停。每次插入后的暂停允许有时间考虑针穿过的组织结构和重定向需求的位置、识别 LTR 的时间以及发生抽搐时立即将局麻药溶液注入同一针道的时间。针头插入的深度足以完全穿透 TrP，然后被回拉至皮下组织层，但不从皮肤中拔出。如果操作者正在进行触发点注射，在通过针尖移动的感觉（从拿注射器的手）、通过触诊收缩（用触诊的手）或通过观察（如果肌肉是浅表的）可见抽搐的运动检测到的 LTR 之后，将一滴0.5%普鲁卡因（或利多卡因）注射到拉紧的条带中，只有当 LTR 伴随进针时，才能注射局部止痛剂。

这种快速技术避免了 LTR 造成的肌纤维损伤。研究期间的经验表明，当快速移动针头而不是缓慢移动时，LTR 的引出频率更高。进针轨迹通常很直，高速进针时密集的挛缩结偏转的可能性较小。为此，这种"快进快出"技术非常适合使用毫针（针灸）[71]。洪最初提出在技术应用过程中应获得 LTR 才有效。然而，需要多少 LTR 才能获得积极结果仍存在争议。最近的一项研究发现，颈部疼痛患者干针期间在上斜方肌获得的LTR数量不同，疼痛无临床差异。同样，另一项研究表明，LTR可能不如洪描述的那么重要，因为他们发现表现出LTR的患者与未发生LTR的患者在1周时无明显差异。已发表的研究结果的差异导致一些学者质疑干针期间是否需要LTR[12]。格恩[73]推荐通过紧束肌带中的压痛点识别TrPs，然后使用干针技术。他首先将TrPs识别为紧束肌带中的局部压痛点，使用皮肤测量仪（穴位探测器或皮肤电阻检测器）定位插入针的精确的皮肤位置。然后他将针通过该位置插入到TrP，在针进入TrP区域时，他感觉到针尖有"抓握"感，这通常与疼痛相关。格恩将这种TrP针刺技术定义为肌内刺激。

干针在许多情况下的有效性得到了系统评价和Meta分析的支持。例如，已经得出结论，TrP-干针治疗颈肩痛、腰背痛，足跟痛是有效的，至少在短期内是有效的[13,75,77]。一项有趣的meta分析发现的证据表明，理疗师应用干针优于无治疗或安慰治疗，但在肌肉骨骼疼痛个体的短期和中期随访中，发现其与其他物理治疗同样有效。目前尚无明确证据表明干针的长期影响。然而，加拿大药物和技术促进健康署已批准在适当的临床理由下可进行干针的使用[79]。

目前尚不清楚干针发挥其治疗作用的潜在机制，目前提出了机械和神经生理机制[80,81]。从力学的角度来看，肌动蛋白终板的完整性被破坏，肌节长度增加，肌动蛋白和肌球蛋白丝之间的重叠减少。从神经生理学角度来看，干针可能通过移除外周伤害感受（TrP）的来源，调节脊髓背角的功效并激活中枢抑制性疼痛通路以降低外周和中枢敏化。很有可能干针同时作用于该过程中的不同机制水平[82]。

触发点注射和干针治疗

1　头颈部疼痛（第二节）斜方肌（第六章）

上斜方肌的触发点注射或干针可在患者仰卧、侧卧或俯卧时进行。最好在患者俯卧或侧卧于健侧的情况下接近中、下斜方肌，而上斜方肌可以在仰卧和俯卧时进针，具体取决于斜方肌的位置。上斜方肌干针对减轻机械性颈痛个体疼痛有效。在6个月随访时仍保持治疗效果[83]。此外，将干针应用于斜方肌下部纤维的活性TrP也可有效减轻机械性颈痛患者的疼痛[84]。

上斜方肌纤维

对于斜方肌上部纤维的触发点注射或干针，患者应仰卧或俯卧。如果患者不能采取这些体位，可采用侧卧位。通过交叉纤维钳夹式触诊确定TrP，并用两指呈钳子夹持牢固，以将肌肉从下面的颈部结构和肺尖部相离。针指向前后（图72-6A）或后前（图72-6B）方向。当针头刺入TrP时，LTR通常表现相当强烈且数量多。

中斜方肌纤维

对于斜方肌中间纤维的触发点注射或干针，患者取俯卧位。通过交叉纤维平滑式触诊确定TrP，并固定在下方肋骨上。操作者用触诊手的食指和中指在相应的肋骨上和肋骨下辨认并尽可能缩小肋间隙，以避免进入肺野（图72-7）。针指向TrP。如果不能确定肋间隙，可从外侧向内侧将针切向浅层刺入肌肉。

下斜方肌纤维

对于斜方肌下纤维的触发点注射或干针，患者取俯卧位。通过交叉纤维平滑式触诊确定TrP，并固定在下方肋骨上。操作者用手掌的食指和中指在相应的肋骨上和肋骨下辨认并封闭肋间隙，以避免进入肺野（图72-8）。针头从后向前朝向TrP。如果不能确定肋间隙，可从外侧至内侧下方向将针头切向浅层刺入肌肉。

胸锁乳突肌（第七章）

胸锁乳突肌TrPs对注射治疗的反应通常是头痛，其局部疼痛也多于其他肌肉，可能是由于TrPs的多样性，导致一些TrPs治疗后仍然存在。

尽管已采取了治疗或由于TrPs的强烈自主影响，TrPs仍活跃。第一次治疗时只需要一侧的肌肉，对侧的TrPs针刺治疗应仅用于对前一次触发

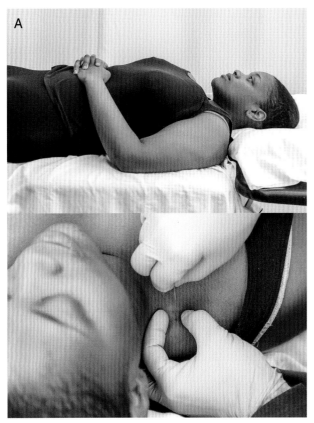
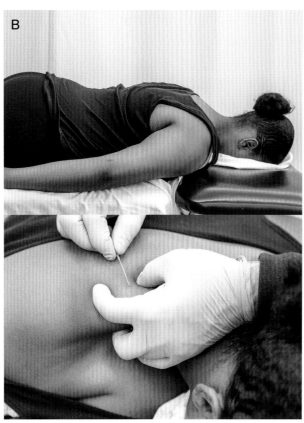

图72-6 上斜方肌纤维的触发点注射或干针刺技术。**A** 仰卧。针头从前到后。**B** 俯卧。针头从后到前。请注意，肌肉被拉离了肺尖和其他结构

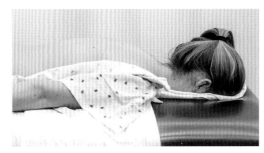
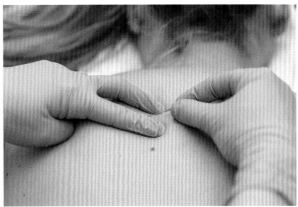

图72-7 斜方肌中间纤维的触发点注射或干针刺技术。请注意缩小肋间间隙，以避免穿透肺野

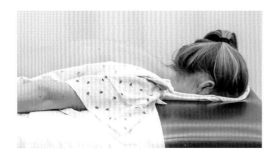
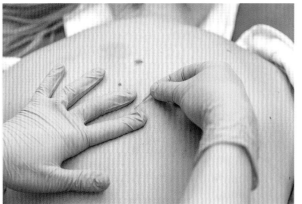

图72-8 下斜方肌纤维的触发点注射或干针刺技术。请注意缩小肋间间隙，以避免穿透肺野

点注射有反应或干针反应消退或注射的TrP部位显示出实质性改善后的情况下才能进行。

对于任一分区的触发点注射或干针，患者取仰卧位（图72-9A和图72-9B），用操作者的拇指、示指和中指固定，用交叉纤维钳捏式触诊确定TrP。将患者耳朵向患侧肩部倾斜，面部稍向上翻转，向对侧倾斜，使肌肉松弛；可在患侧肩下垫一枕头，使胸部抬起，肌肉进一步松弛。颈外静脉的走行轮廓是用手指在锁骨正上方压迫静脉，同时确定颈动脉。当针刺肌肉的中间部时，操作者的手指可以将静脉向外侧或内侧移动，以避免

刺穿它。

对于胸骨头和锁骨头的触发点注射或干针（图72-9B），操作者的拇指和手指应包绕整个肌肉，并推开下方的血管、神经和斜角肌（图72-9C）。针头指向操作者手指的肌肉后面，针头方向从前到后。肌肉近端部分的TrP进行针刺时，针尖需指向操作者手指和乳突。

22～27号皮下注射针（首选25号），即3.8 cm（1.5 in）长或0.30 mm×30 mm毫针。通过LTR和/或局部疼痛伴牵涉痛的突出模式证实针在压痛最明显处刺入TrP。通过单次皮肤穿刺，可进行连

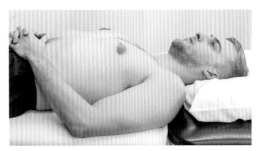

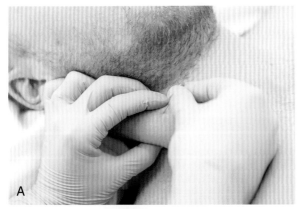

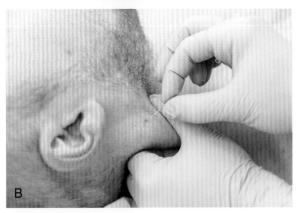

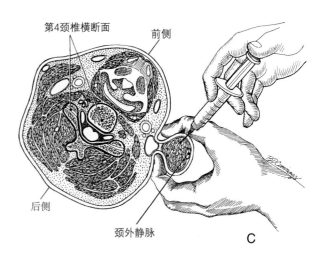

图72-9　胸锁乳突肌右侧触发点注射或干针进入肌腹正中区，患者仰卧，头偏向患肌同一侧，面部转离。**A** 胸骨（浅表）分区的中间部分。**B** 锁骨中（深）部分。**C** 在第四颈椎节段解剖横截面上观察到的注射。操作者通过钳捏式触诊抓住了这两个分支，并将肌肉拉离其下方的神经血管结构

续注射0.5%普鲁卡因溶液1或2 mL，直至疼痛和LTR不再被针引出[31,85]。通常，位于胸骨浅层、更内侧的TrPs首先被灭活（图72-4A），其次是锁骨深层和更后侧的TrPs（图72-9B）。

　　偶尔，在胸锁乳突肌中部或中部以上的触发点注射治疗期间，患者可能描述面部麻木，涉及比皮肤更深的组织。患者仍能感觉到轻触感、热感和冷感，还可能感觉到下颌角、面颊和耳廓的刺痛。这些症状可能是由于耳大神经后支被麻醉浸润所致，其从胸锁乳突肌环绕并横穿面部。根据溶液的不同，麻木感在15或20 min消失表示局部麻醉作用消失。

咬肌（第八章）

　　如果咬肌TrPs对手法治疗技术的即刻治疗反应不满意，通常会采用触发点注射或干针对咬肌TrPs进行失活。患者取仰卧位，张口度稍小，最准确地进行触发点注射或干针。触发点通常位于交叉纤维平滑式触诊处。然而，交叉纤维钳夹也可以用一个手指从口腔内到口腔外拇指定位TrP（图72-10A）。针刺后（深）纤维需要注意面神经的位置。针直达肌腹。

　　当TrP被清楚地识别并固定在示指和中指之间时，针头应直接插入肌腹，多次插入而不拔出针头（图72-10B）。操作者应记录任一LTR和疼痛反应，表明针准确接触到TrPs。

　　咬肌TrPs有时由合格的操作者进行口内注射。对于口内注射，短细针是令人满意的[86]。口内注射的优点是，当神经穿入面神经腺体时，不需要穿入面神经所在的腮腺[87]。本章作者不推荐使用口内干针。

颞肌（第九章）

　　患者仰卧，头部向与治疗侧对侧转动。通过交叉纤维平滑式触诊识别TrP，将一根手指放在颞动脉上连续监测其位置；其他手指定他手指定位并固定TrP（图72-11）。针垂直于皮肤进针，并与颞肌窝相切成角。Simons等人推荐0.5%肌注不含肾上腺素的普鲁卡因[86]。

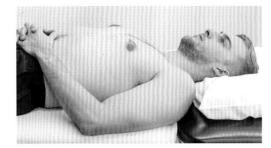

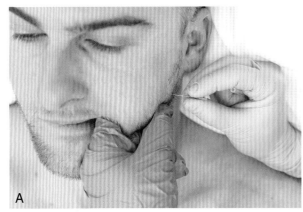

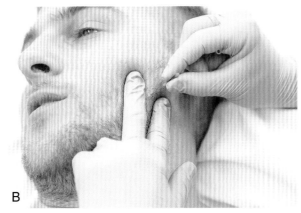

图72-10　触发点注射或干针刺咬肌。**A** 浅部中腹，用钳捏式夹住。**B** 后部则位于肌肉的深部，使用平滑式触诊将触发点固定在下颌骨下支上，避开面神经

　　咬肌和颞肌对下颌骨的提升具有协同作用，因此他们的TrPs可能伴随。由于咬肌是两者中功能较强大的肌肉，触发点注射或干针之前进行治疗应首先检查咬肌TrPs，优先于颞肌治疗。

翼内肌（第十章）

　　对于翼内肌的针刺，只能在其下部进针[50]。患者仰卧位，头后仰，通过交叉纤维平触可确定翼内肌的触发点。从下颌角内侧进针，肌肉下部是相当容易进入的。进针方向为朝着下颌角和下颌骨上方和侧方（图72-12）[1,11]。

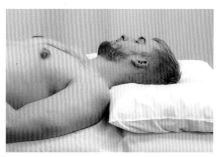

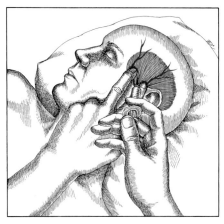

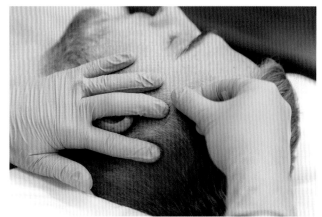

图72-11　颞肌（浅红色）触发点注射或干针刺。避开颞动脉（暗红色）。将一根手指放在动脉上，以连续监测其位置；其他手指定位 TrP

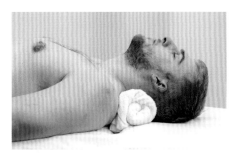

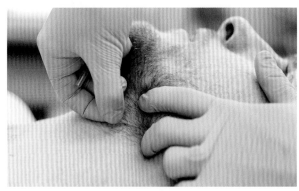

图72-12　翼内肌的触发点注射或干针技术

口内注射此肌效果更好，应仅由熟悉口内注射的合格操作者进行。TrP 通过触诊定位，直接通过咽壁注射，如 Gelb[88] 所示。使用口内途径时，

必须抑制极度活跃的咽反射。

翼外肌（第十一章）

翼外肌需要更多的手法治疗技巧来有效治疗该肌肉；因此，触发点注射或干针可能会有帮助。触发点注射或干针可进入上下两头的肌腹区。但只有口内注射才能到达翼外肌下半部的前肌肌腱交界区。

触发点注射或翼外肌任一分支的干针需要详细的解剖学知识，因为触诊该肌肉困难，并且包括翼丛在内的许多神经和血管紧邻该肌肉。通过肌肉及其 TrPs 与周围结构的关系可视化，完成进针的定位。

患者仰卧，面部与天花板平行。对于翼外肌下头 TrPs 的触发点注射或干针，必须张嘴22～30 mm（约1英寸）或以上，以便充分打开骨窗。窗由上面的颧弓、下面的下颌（半月）切迹、前面的冠突和后面的下颌髁突组成（图72-13A）。针插入下颌颈的前方，指向上磨牙的牙根（图72-13A 和 B）。针通常必须同时刺入咬肌和部

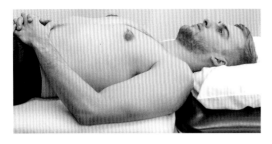

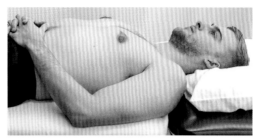

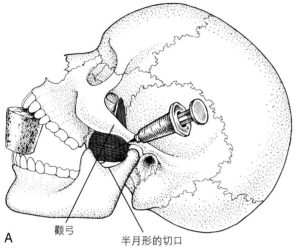

A 颧弓　　半月形的切口

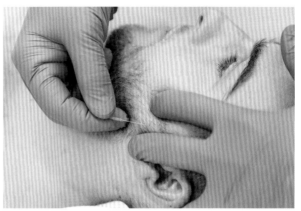

图 72-14　翼外肌上部分治疗组采用触发点注射或干针技术

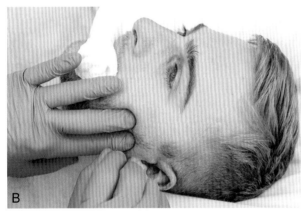

B

图 72-13　左翼外肌下分部（深红色）治疗组采用触发点注射或干针技术。**A** 张口时的解剖关系侧视图。虚线标志着翼外肌下部分所附翼板的后缘。针通过上方以颧弓为界的骨性孔口，下方为半月（下颌）切迹，前面为冠状突，后面是髁突。**B** 翼外肌下部分的干针

分颞肌肌腱才能到达翼外肌下半部。在图 72-13A 虚线的左侧是翼板，该肌附着于其前方。

对于翼外肌上半部的 TrPs 的触发点注射或干针，如 Cohen 所示，张开嘴后将针头插入颞下颌关节（TMJ）正前方，并向上和向前，深入颧弓[86]。只有穿透在咬肌的全部深度后，针尖到达颧弓下的区域，才能到达 TrP（图 72-14）。肌肉所在空间的底部由蝶骨形成。针轻轻碰到这根骨

头，就确定了这根肌肉的全部深度。在无普鲁卡因过敏反应史的情况下，可用 0.5% 普鲁卡因的等渗盐水代替长效局麻药。这种解决方案的选择降低了不良反应的可能性。即使穿透一个神经或血管，随着药物进入血液，稀释的普鲁卡因也迅速被普鲁卡因酯酶降解。2% 利多卡因（Xylocaine）或 3% 甲哌卡因（Carbocaine）已被成功使用，但甲哌卡因需特别小心，避免血管内注射，所以其几乎没有优势。同时不应使用含肾上腺素的溶液。

如果针头与骨接触，并且感觉针尖出现毛刺，而不是顺利穿过组织，则应立即更换针头，如 3.8 cm（1½ in）22-27 号针头或 0.30 mm × 50 mm 毫针即可。细针更容易避开血管，但可能因结缔组织和 TrPs 的挛缩结而偏斜，除非细针使用 Hong 的"快进快出"技术快速插入。当用 0.5% 普鲁卡因以外的局部麻醉剂注射该肌肉时，重要的是当针头穿过翼丛时，不要在针头进出肌肉时注射，在这种情况下，重要的是在注射前进行注射器的回抽。

如 Gelb 所述[88]，对熟悉口内注射的患者采用经口内方法，翼外肌下部分的前部（肌肉肌腱交界处）相对容易到达。只有将针插入肌肉内至

少2.5 cm（1英寸），才能到达下支的头，而从口腔内不能到达上支。如果肌腹TrPs失活后，因肌腱端病变引起的口内压痛持续存在，则通过在该区注射局部麻醉剂可加快恢复。据Koole等人报道[89]，经口内翼外肌点TrPs的识别和注射治疗获得成功。其他作者最近描述了一种不同的进入翼外肌上肌腹的方法[90]。

二腹肌和颈前肌（第十二章）

如果在应用手法治疗技术（包括TrP减压和家庭管理）后，TrP敏感性持续存在可在前颈肌肉中尝试触发点注射或干针。患者仰卧时，可将二腹肌前腹或后腹固定在医生的手指之间，并进行针刺。

针刺二腹肌后腹时，避免穿刺入颈外静脉（图72-15A）。注射期间，使用3.8 cm（1½ in）22号皮下注射针（图72-10B）或0.30 mm×30 mm毫针，用一根手指推开静脉，将包含TrPs的紧束肌带定位在两根手指之间，从而进行针的触觉引导。颈内神经血管束位于肌肉深部[87]。通过触诊确定肌肉的大小，然后固定肌肉后进针，可以避免进行血管神经丛；如图72-15B所示，针头指向后方。27号针头仅可用于使用Hong技术的时候[11]。

LTR是注射成功的重要指标。注射二腹肌后腹肌前腹时，不作区分二腹肌后腹与茎突舌骨肌的动作。这些TrPs的针穿刺可能导致枕骨区域出现爆发疼痛，尤其是患者当前疼痛包括这种疼痛模式时。

针刺二腹肌前腹，使患者头颈伸展，将绷紧的皮下肌纤维上的TrP点压痛点定位于触诊手的两指间后进行针刺（图72-16）。如需针刺另一侧舌骨上肌或舌骨下肌，充分考虑局部解剖结构，可用较短［2.5 cm（1 in），27号］的皮下注射针或建议使用0.30 mm×30 mm毫针。颈长肌触发点注射或干针难度大，需要丰富的临床经验和技术水平。触诊的手指沿着气管的侧缘放置，通过手指的轻柔摇摆和摆动动作将肌肉组织与邻近的气管分开，缓慢推进。当指尖到达椎骨的前部时，

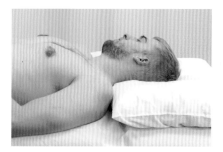

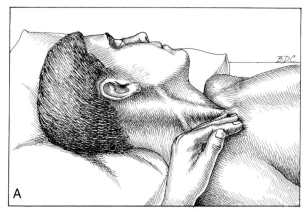

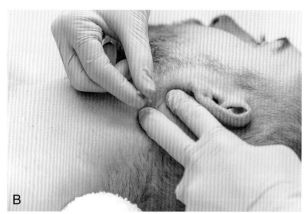

图72-15   二腹肌后腹的触发点注射或干针刺。**A** 徒手压迫颈外静脉，以显示其在下颌角附近的路径。**B** 用食指将颈外静脉移位至一侧，中指在二腹肌后侧压向胸锁乳突肌，后腹固定于两指之间的触发点，对肌腹进行注射或干针

这种触诊的推进停止，并仔细注意皮下的深度。压力方向的改变有助于定位压痛最大的区域。颈长肌可以是非常薄的肌肉。沿着手指识别的路径推进针。当接近预计深度时，其推进速度需非常缓慢，使得最小化与椎体结构的直接接触。

即使与骨轻微接触，尤其是在针回撤时也可能将针尖弯曲成"鱼钩状"，使其感觉"抓痒"。如果发生这种接触，应立即拔出针头并更换。在触诊引起最大压痛的脊柱前表面时，用针尖轻轻

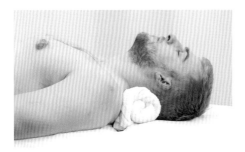

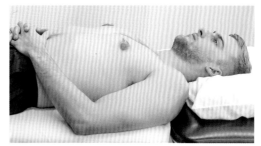

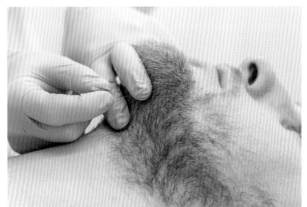

图72-16　二腹肌前腹的触发点注射或干针刺。患者头部向上倾斜以接近肌肉

探查颈长肌前表面。在整个针刺过程中，操作者触诊的手指应与TrP保持接触（图72-17）[91]。

面部肌肉（第十三章）

面肌TrPs触发点注射或干针治疗通常比单纯自身牵张治疗更有效。面部肌肉的具体解剖位置请参考第十三章。面部肌肉非常浅表，典型的可使用是0.15 mm×15 mm毫针。

在患者仰卧位的情况下进行颧大肌的触发点注射或干针，通过触诊将肌肉夹在手指之间，以便在其张力带的TrP处进行注射。针指向颧骨（图72-18）。

患者取仰卧位进行眉间降肌触发点注射或干针，用钳夹式触诊定位并固定TrP。针刺入位置表浅，方向从前额朝向鼻部（图72-19A）。其他面肌的针法可能与上述方法相似，但均需考虑到每种方法的具体解剖结构。

枕额肌（第十四章）

额肌肌纤维较细，且非常表浅，使得其TrPs难以用针尖定位。注射或干针时，2.5 cm（1 in），24或

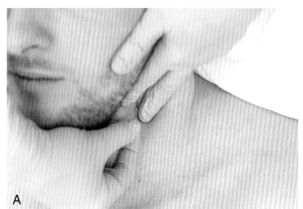

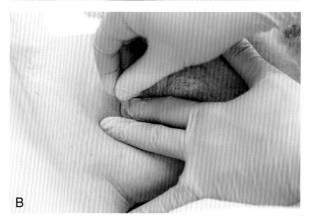

图72-17　颈长肌针刺触发点注射或干针技术。**A** 额斜位片。**B** 矢状面。注意中指外侧握住胸锁乳突肌，使其进入颈长肌

25号皮下注射针或0.15 mm×15 mm毫针穿过肌纤维（平行于眉毛），几乎与皮肤相切（图72-19B）。

枕肌肌腹较额肌厚，可能需要较长的针头。从技术角度来说，对这些后部的TrPs进行针刺更能达到令人满意的效果，因为它们似乎位于一个小的凹陷中，这个凹陷能够容纳足够的肌肉接受针刺。然而，该区域重要的问题是如何定位。

头肌和颈肌（第十五章）

头夹肌

在适当的预防措施下，头夹肌可以在C2～

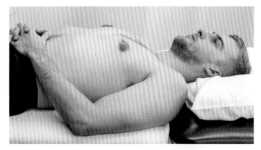

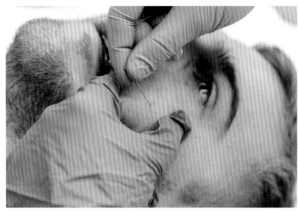

图72-18   右侧颧大肌触发点注射或干针刺采用钳夹法来定位触发点

C3水平安全注射。头半棘肌位于头夹肌的深处（图72-20），并为其与椎动脉之间提供缓冲保护作用（见图16-3）。此外，暴露的动脉位于C1棘突的头侧（见图17-1）。因此，在C2椎骨下方，通过将针头向下移，可以安全地穿刺头夹肌（图72-20）并保持在靠近前平面的位置以控制深度。

患者侧卧，患侧向上，头部支撑在脸颊和肩膀之间的枕头上，头部和颈部不弯曲或旋转。TrP是通过横断纤维触诊定位的。操作者的手指识别出紧张带，并以浅角度将针指向触诊手指的上下方向。

颈夹肌

患者的体位与描述的头夹肌相同。颈夹肌的TrPs位于肌腹之间，在C7棘突水平附近通过交叉纤维钳捏式触诊可发现，在这个层面上，颈夹肌位于肩胛提肌的内侧和深处，继续向下，深入菱形肌和锯齿肌后上肌。该肌肉位于头夹肌下端和肩胛提肌之间，最好用针从前向后刺入（图72-20）。当肌肉位于远离椎间孔的外侧时，针头可能被指向内侧。用这种方法，针头进入颈夹肌，在斜方肌上纤维的前缘或通过前缘。触诊LTR证实针头接触TrP。

在颈夹肌TrPs的触发点注射过程中，Simons等注意到一些患者由于与释放这些TrPs相关的强

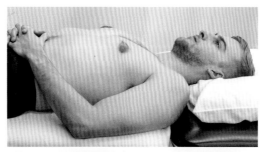

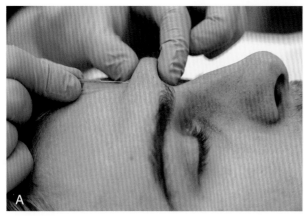

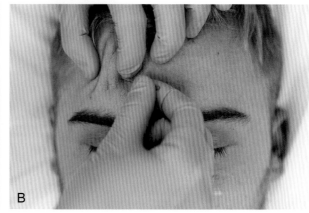

图72-19   触发点注射或干针。**A** 降眉间肌。**B** 额肌。请注意，双肌都可以用钳式抓取

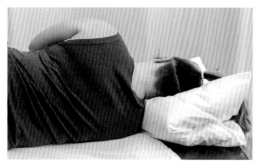

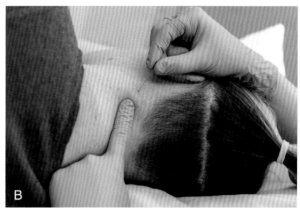

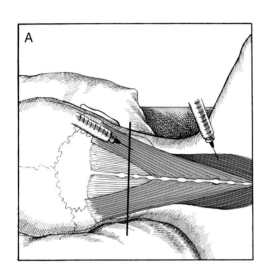

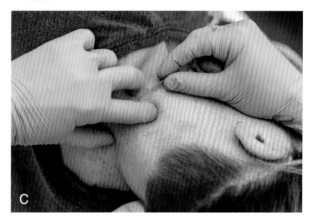

图72-20　触发点注射或干针刺颈肌。**A** 头夹肌中部（淡红色），颈肌中部（暗红色）。半棘肌没有颜色。在C2水平以下的粗黑线下方安全地针刺头颈干。椎动脉的显露部分位于C1的上方。**B** 头外侧肌干针的针指向C2下方内侧。**C** 颈阔肌干针：在下颈椎处钳夹住肌肉后进针

烈自主神经刺激而晕倒。这种晕厥通常伴随着多个抽搐反应，头部明显偏离抽搐的方向。当头部移动时，头夹肌和颈夹肌的纤维很可能会收缩在一起。如果患者正在接受"颈部僵硬"的治疗，肩胛提肌中的任何TrP都应与颈夹肌中的TrP同时注射。

颈后肌（第十六章）

通过记录每块颈后肌的典型TrPs发生在哪个节段简化触发点注射或干针；尽管操作者应该记住在任何特定肌肉中TrPs并不固定，所以每

一块肌肉都需要被检查。由于靠近无保护的椎动脉，应避免在第二棘突水平以上的半棘肌上部注射TrPs或干针。但是，如果采取适当的预防措施，可在该水平以下注射TrPs。

颈后肌群中的触发点频繁发生在双侧，因此常需治疗双侧。一个常见的错误是针刺不够深。仔细注意脊柱水平，避免针刺入外侧后颈部C2棘突水平（图16-3）。

头半棘肌和颈肌

对于半棘肌和颈肌的触发点注射或干针，患

者侧卧，患侧朝上，通过两指钳夹固定紧张带和TrPs。半棘肌头的中间部分位于上斜方肌和头下肌的深部（图16-3和图72-21），因此需要相对较深的穿透。针前后方向与操作者的手指和颈椎椎体后侧呈浅夹角（图72-22）。

颈椎多裂肌

对于颈多裂肌的触发点注射或干针，患者取俯卧位。这些肌肉不容易进行触诊；因此，针刺既可以诊断，也可以治疗。针刺是根据这些肌肉深部疼痛的转变和症状来进行的。在C2以下和T1椎体水平以上颈椎棘突外侧约1 cm处进针（图72-23）。针头朝向下内侧TrP和颈椎椎板。在一项经超声的尸体研究中，Fernández-de-las-Peñas等人证实干针入路可安全有效地进入颈多裂肌。

枕下肌（第十七章）

如果正常的关节活动已经恢复，其他手法治疗未能获得预期效果，同时无创治疗方法对TrPs无效，则可能有必要考虑对枕下肌肉组织进行针刺。触发点注射或干针需要全面的解剖学知识，尤其是椎动脉与枕下肌的位置和关系。头下斜肌为枕下肌，由于椎动脉位于寰椎弓上，故可安全针刺。

对于头下斜肌的触发点注射或干针，患者取俯卧位。对C2棘突与C1横突之间的肌肉进行穿刺。针头朝向患者对侧眼睛方向，向头侧和内侧（斜面）进针（图72-24）。

2　上背部、肩部和手臂疼

肩胛提肌（第十九章）

对于肩胛提肌的触发点注射或干针（图72-25），患者侧卧于健侧，背部朝向操作者，通过将肩关节靠近检查床边缘，患者身体在治疗床上

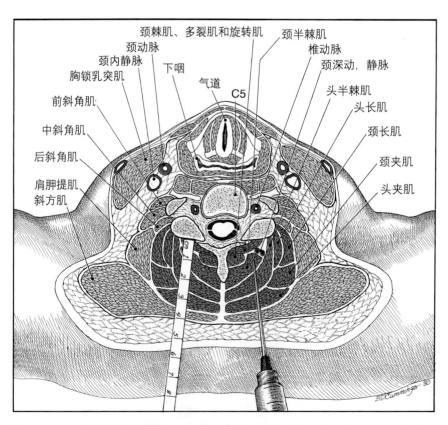

图72-21　C5椎骨的颈部横截面，相当于半棘肌头的中间肌腹。椎骨的骨性部分是黑色的斑点，并由周围有黑线轮廓。直尺显示5 cm（2 in）的针头在不压迫皮肤的情况下不能穿透颈后肌群的全部深度。椎动脉被横突所包绕，在颈后肌外侧缘向前和向外走行。椎旁肌和大血管呈暗红色；其他肌肉呈淡红色

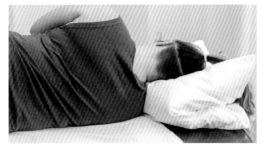

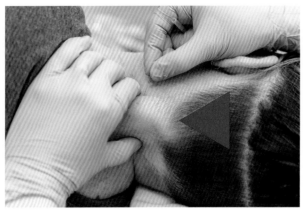

图72-22　触发点注射或干针刺左半棘肌（中半棘肌、半棘肌颈）约C4水平。红色定位为禁止针刺的枕下三角，以免刺入未保护的椎动脉

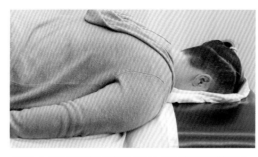

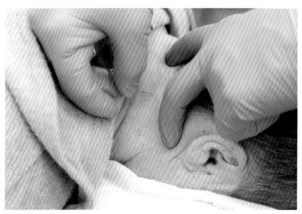

图72-24　触发点注射或干针刺头下斜肌。注意左手示指触诊C2棘突，中指触诊C1横突。针头指向对侧眼睛

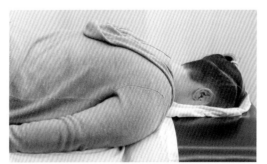

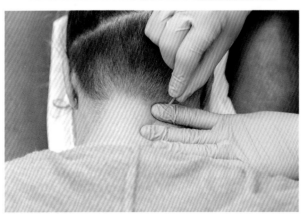

图72-23　触发点注射或干针刺颈多裂肌

成角。枕头应能支撑头部。患者将上臂放在身体上，肘部弯曲以达到平衡。如果需要增加肩胛提

肌张力，可将上臂置于完全内旋位，手横过背部，以产生肩胛翼。操作者将斜方肌的游离上缘压向一边，当其从斜方肌下方露出时，触诊肩胛提肌（图20-7，局部解剖和图72-21，横截面）。用钳捏式夹住肌肉进行针刺。对于连接肩胛骨上角的肌肉部分，操作者的示指和中指将TrP固定在两指间。针以较浅的角度插入并指向肩胛骨上角和上缘（图72-25A）。

钳捏式触诊用于识别上斜方肌前缘与C1-C4横突之间肌肉的TrPs。用钳夹法固定TrP，针指向操作者的手指，或者将TrP固定在横突上（图72-25B）。

该肌的许多肌束中常有多条拉紧的束带和TrPs，因而针刺范围比大多数肌肉所需的要大。Rachlin也详细地说明了这一技术[92]。

斜角肌（第二十章）

若想完全缓解斜角肌引起的症状，触发点注射或干针可能是必需的，但注射时必须充分了解并熟悉局部解剖结构（图20-7）。

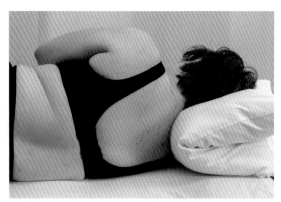

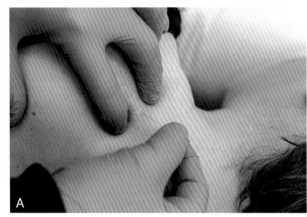
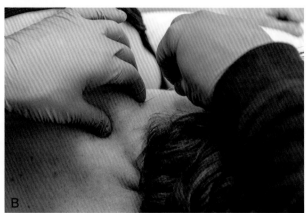

图 72-25　触发点注射或干针刺肩胛提肌。**A** 针指向肩胛骨的上角。**B** C2 和 C4 之间的中间肌腹

前斜角肌和中斜角肌

对于前斜角肌和中斜角肌的触发点注射或干针，患者取仰卧位，将头部稍微转向远离患侧（图 72-26）。此外，可以用枕头稍微抬高头部和肩部，使胸锁乳突肌和斜方肌处于松弛位置。前斜角肌位于由锁骨基底部、颈外静脉与胸锁乳突肌锁骨头外侧缘形成的三角区内。中斜角肌位于由锁骨基底部、臂丛神经和斜角肌后肌形成的三角区内。进行所有斜角肌触发点注射或干针治疗时，离锁骨上方至少 3.8 cm（1¹/₂ in）。对于前斜角肌，针头指向颈椎横突约锁骨上方 3 cm 处（图 72-26A）。

操作者用示指和中指固定一个紧束肌带，以确定其位置进行针刺，并在注射过程中和注射后止血。针头应插入至肺尖的上方以策安全，肺尖通常延伸至锁骨上方约 2.5 cm（1 in）[87]。

当针刺入斜角肌的 TrPs 时牵涉出上肢的尖锐疼痛，经常将强烈提示神经病理性疼痛。这种牵涉痛模式的出现是典型的斜角肌肌反射，不

一定表明针接触到了臂丛神经纤维。TrPs 的有效渗透持续产生 LTR，而神经的渗透不产生 LTR。可使用 2.5 cm（1 in）、23 或 24 号皮下注射针或 0.30 mm×30 mm 毫针。触发点注射或干针后，因斜角肌内出血会引起局部刺激所以维持按压止血。

对于中斜角肌，针头应插入臂丛神经后方，指向颈椎 C2-C7 横突后结节（图 72-26B）。

后斜角肌

针刺后斜角肌时，患者取侧卧位，患侧朝上，背部朝向操作者；头部略向患侧倾斜，使上斜方肌松弛。需要向后推上斜方肌，以获得入路至后斜角肌（图 20-7）。针指向颈椎 C4 ~ C6 横突后结节。

冈上肌（第二十一章）

在冈上肌干针结合离心运动方案，长期随访已证实在肩峰下疼痛综合征患者中可有效改善相关功能障碍[94]。

对于冈上肌触发点注射或干针，患者健侧卧

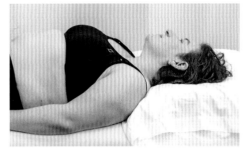
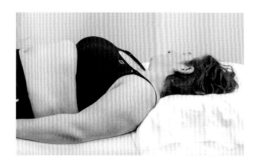
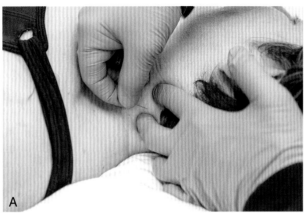
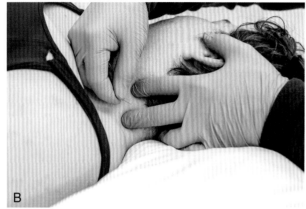

图72-26　触发点注射或干针刺斜角肌。**A** 前斜角肌。**B** 中斜角肌。手指骑跨中斜角肌，示指在斜角肌前、中肌之间的沟内，定位臂丛神经。针指向后方远离沟槽，以避开神经丛的神经纤维

位，患侧上肢以枕头支撑。TrP通过交叉纤维平滑式触诊定位，用操作者的示指和中指固定。通常使用3.2～3.8 cm（1.25～1.5 in）皮下注射针或0.30 mm×50 mm毫针。针向下和向后指向肩胛骨棘上窝，正好在肩胛骨脊柱的上方（图72-27B）。冈上肌仅通过上斜方肌进入，上斜方肌的穿入可产生LTR并引起颈部牵涉痛。针头继续向更深的方向移动以刺入冈下肌，然后引起上肢的牵涉痛。操作者应该用针探查该区域，以定位其他的冈上肌TrPs。

如果对冈上肌外侧深部一个定位准确的部位施加的压力是以冈上肌为特征的疼痛，则很可能是由于肌腱末端病变引起的。压痛是通过对肩胛骨上窝即肩胛骨脊柱和锁骨之间的空间，就在肩峰内侧施加压力引起的。该位置超出了手法治疗的范围，并且对于治疗压痛的而言，手法治疗是不常推荐的。触痛通常最好的缓解方法是用足够长的针头穿过上斜方肌到达压痛点（图72-27A）。重要的是要将针头精确指向深压痛点。针与该敏感区域接触通常导致牵涉痛从三角肌区域疼痛牵

涉到手臂疼痛。

肩峰尖下的压痛在冈上肌腱TrPs失活后仍然存在，可能是由于冈上肌腱肱骨附着部的肌腱端病变，通常被确定为冈上肌腱病。这种压痛应该对注射局麻药或干针有反应（图72-27C）。

冈下肌（第二十二章）

在肩峰下疼痛综合征患者中，冈下肌干针联合离心运动方案在长期随访中被发现可有效改善相关功能障碍[94]。

对于冈下肌的触发点注射或实施干针，患者侧卧于健侧或俯卧。侧卧位时，应在患臂下垫一枕头。通过交叉纤维平滑式触诊确定TrP，并将其固定在操作者食指和中指与肩胛骨之间（图72-28）。用3.8 cm（1.5 in）皮下注射针或0.30 mm×50 mm毫针，直至针引出LTR和/或TrP牵涉痛模式。

小圆肌（第二十三章）

最近的一份病例报道描述了脊椎下肌和小圆肌干针对减少诊断不明确的上肢症状的有效性。

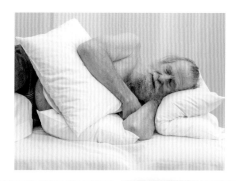

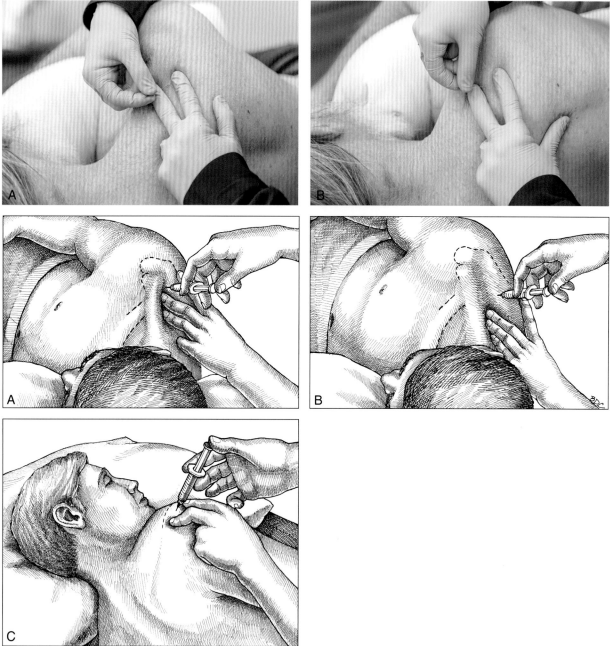

图72-27   右冈上肌触发点注射或干针刺：患者左侧卧位。**A** 肌肉肌腱连接处的外侧区域。**B** 中肌腹。对于A和B，触诊手的示指在肩胛骨的脊柱上，中指在肩胛骨的上缘。**C** 注射肩峰下方冈上肌腱附着处，从后面观察

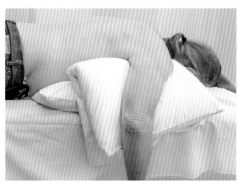

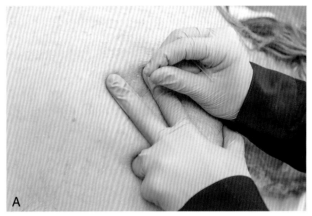
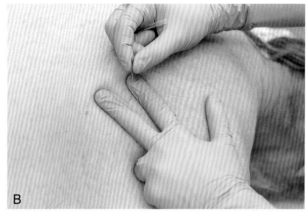

图72-28 冈下肌触发点注射或干针。**A** 肌腹上部。**B** 中下肌腹

对于触发点注射或小圆肌实施干针，患者健侧卧位。侧卧位时，应在患臂下垫一枕头（图72-29A）。俯卧时，手臂定位在90°盂肱外展（图72-29B）。触发点通过交叉纤维平滑式触诊确定，并且肩胛骨外侧缘固定在操作者手指之间。针指向肩胛骨外侧缘。

背阔肌（第二十四章）

对于背阔肌近端的触发点注射或实施干针，患者取俯卧位或仰卧位，肩关节外展至90°。近端TrP通常与肩关节和上肢症状更密切相关。侧卧位也可采用患侧朝上，手臂托在枕头上。TrP通过交叉纤维钳捏触诊识别（图72-30）。触发点注射或干针技术是通过拇指、示指和中指之间的钳捏式抓取腋后襞内的肌纤维进行的（图72-31A）。将针头从前到后指向TrPs和固定的肌肉下表面。当针头刺入TrPs时，通常会看到并感觉到强烈的LTR。应探查浅层和深层腋部的肌肉，以确定是否存在TrPs。

必须触摸从肌肉起点到肌肉止点来检查TrPs，

若存在则必须治疗以解决患者所说的症状。中肌腹触发点通常与胸椎疼痛和髂嵴近端躯干外侧疼痛相关。对于触发点注射或干针，可使用上述钳捏式技术（图72-31B）。

在无法从躯干拉开的肌肉组织中，可通过交叉纤维平滑式触诊识别躯干上的触发点。在TrP所在的肋骨上方和下方抵住肋间隙，将TrP固定在肋骨上，针从后向前方向切向肋骨（图72-31C）。

大圆肌（第二十五章）

对于大圆肌的触发点注射或干针，患者俯卧，上肢盂肱外展50°～60°。仰卧位和侧卧位也可用于治疗该肌肉。TrP位于腋后皱襞内，用拇指和手指通过交叉纤维钳捏式触诊定位（图72-32）。触发点注射或干针技术时，通过钳夹式抓取，俯卧位时针指向前外侧（图72-32A），仰卧位时指向后外侧（图72-32B）。侧卧时，从后方指向前外侧，远离胸腔（图72-32C）。当针穿透TrP时，明显感觉到LTR。在大圆肌上有多个TrPs是常见的，也可以通过相同的皮肤穿刺，将针头向更外侧，

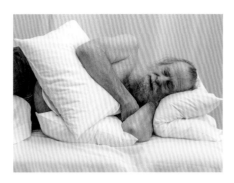
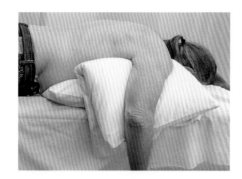
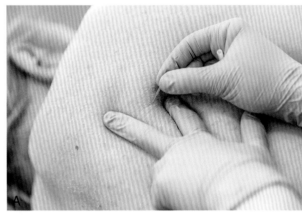
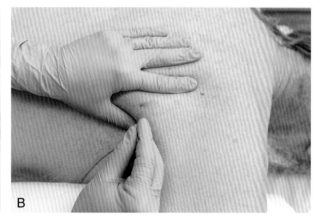

图72-29　小圆肌（针刺触发点注射或干针技术）。**A** 侧卧，松弛患臂的肌肉。触诊手的示指在肩胛骨外侧缘。**B** 俯卧位，触诊手拇指在肩胛骨外侧缘。针头在大圆肌与冈下肌之间，向肩胛骨外侧缘成角

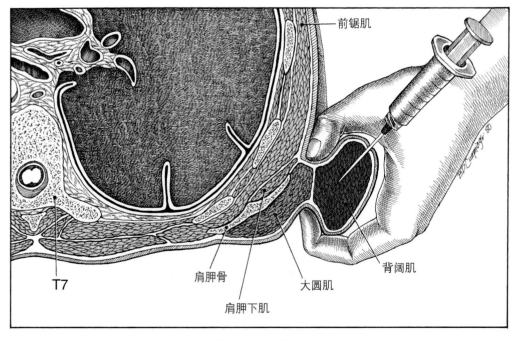

图72-30　背阔肌TrP注射或干针技术的横截面图：用钳捏式抓取

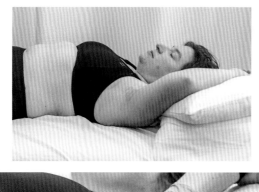
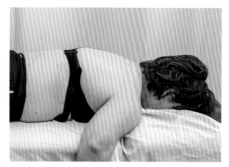
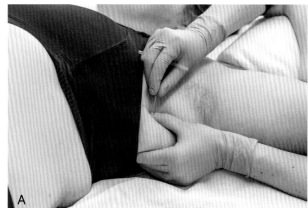
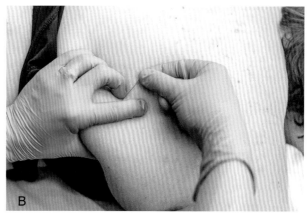
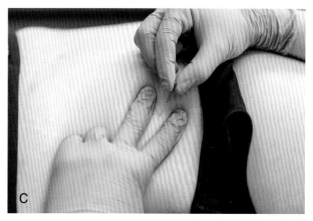

图72-31　背阔肌触发点注射或干针刺。**A** 仰卧位，手臂外展至90°。**B** 俯卧位。**C** 用于背阔肌下 TrPs 肋间阻滞

穿刺邻近的背阔肌内 TrPs。

肩胛下肌（第二十六章）

肩胛下肌前束可从两种不同的入路治疗：腋窝（外侧）入路和内侧入路。将分别讨论这些技术。

外侧（腋窝）入路

对于肩胛下肌的触发点注射或干针，患者仰卧位，手臂置于盂肱90°外展和完全外旋的位置。患者手背置于前额，如果患者不能耐受体位，可在上臂下放置枕头（图72-33A）。侧向牵拉肩胛

骨后，患者的体重将肩胛骨保持在原位（图26-4）。如果没有足够的外展和外旋空间来进行触发点注射或干针，应采用手法 TrP 诱发技术。在肩胛骨前缘外侧缘发现 TrPs，用交叉纤维平滑式触诊肩胛骨。TrPs 被定位并固定在手指之间。

6或7.5 cm（2¹/₂或3 in），操作者用手指将22号皮下注射器针或0.30 mm×50 mm毫针插入腋窝深度（图72-33B）。针平行于胸腔和头侧，朝向肩胛骨的前表面，通过触诊进入 TrP。将针头穿过皮肤，插入 TrPs，穿刺方向朝向头部，以避免在该位置遇到胸腔。

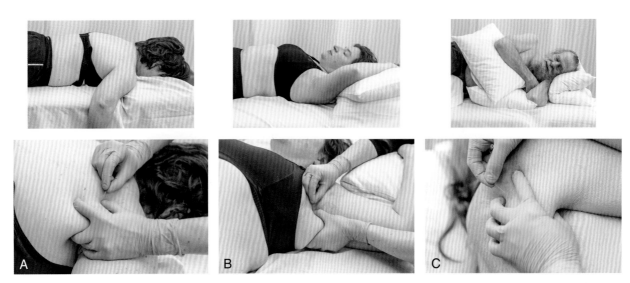

图72-32　大圆肌触发点注射或干针刺。**A** 用手钳捏式夹住。**B** 仰卧用手钳捏式夹住。**C** 侧卧，用手指钳捏式夹住，上肢支撑

内侧入路

内侧入路需要特别考虑触发点注射或干针。在该区域通过交叉纤维平滑式触诊明确疼痛可能是中斜方肌、下斜方肌、菱形肌和/或前锯肌TrPs引起的。因此，应检查每块肌肉的TrP，如果发现TrP，应失活。肩胛下肌的针法是患者俯卧位，盂肱关节作伸展、内收、内旋位，患侧手背置于腰

椎上方。该位置也称为"锤锁"位置，将使肩胛骨内侧缘远离胸腔。针从内侧指向外侧，指向肩胛骨的前面（图72-33C）。

菱形肌（第二十七章）

对于菱形肌的触发点注射或干针，患者取俯卧位，将枕头或毛巾卷置于肩前下方，使菱形肌

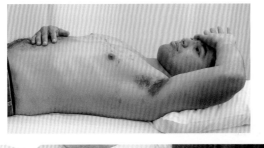

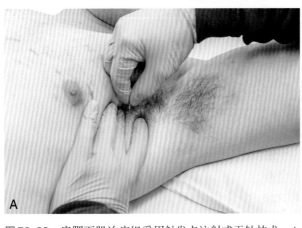

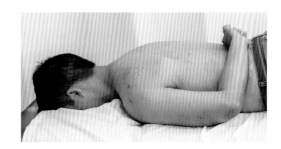

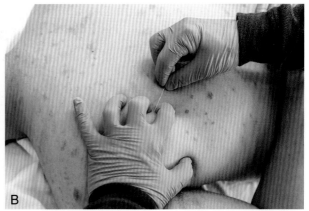

图72-33　肩胛下肌治疗组采用触发点注射或干针技术。**A** 仰卧位沿肩胛骨腋缘。**B** 俯卧位内侧入路，患侧上肢呈"锤锁"位

处于中立休息位。通过在肋骨上进行交叉纤维平滑式触诊法识别触发点。通过将食指和中指置于被针刺部位上方和下方的肋间隙，基本上可以消除针穿透胸膜的风险（图72-34）。一项观察菱形肌TrP注射的进针深度的研究表明，从因肩部或上背部疼痛就诊的62例患者中，体重指数（BMI）<23、皮肤到菱形小体的深度为1.2±0.2 cm。深度1.4±0.2且对于≤23BMI≤25和深度1.8±0.3 cm且BMI≥25。体重过轻或BMI正常组的肌肉厚度（BMI<23）为0.9±0.3 cm，对于超重BMI（BMI≥23，但是25）为1.0±0.2 cm，而对于肥胖组（BMI≥25）肌肉厚度为0.8±0.3 cm[96]。

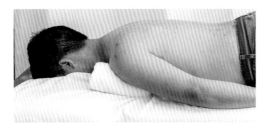

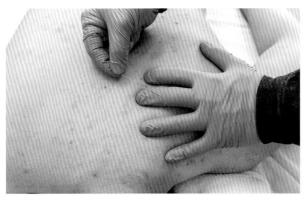

图72-34 菱形肌针刺触发点或干针技术。注意，将毛巾卷放在前肩下，使菱形肌松弛，以便更好地进入TrPs。触诊手的示指和中指抵住肋间隙

因此，对于TrP的触发点注射或干针，用3.8 cm（1½英寸）皮下注射针或0.30 mm×50 mm毫针，几乎与肋骨表面相切进针，以避免穿透肋间隙而到达肺部。与干针相比，注射0.5%普鲁卡因或1%利多卡因可减少注射后疼痛[32]。

三角肌（第二十八章）

三角肌前束

对于三角肌前束的触发点注射或干针，患者仰卧，肩关节盂肱外展约45°。通过交叉纤维平滑式触诊识别三角肌前束触发点，通常靠近头静脉所在的肌肉前缘，位于三角肌和胸大肌之间的皮下。当针刺时（图72-35A），通过触诊将一根手指放在上面，用针头紧贴皮肤刺入，并将针头指向远离静脉的方向，进入肌肉组织可避免进入静脉。

三角肌中束

对于三角肌中束的触发点注射或干针，患者仰卧、侧卧或俯卧。因为三角肌中束有多个交错的指状突起，其拉紧的条带比前、后纤维短，TrPs分散于整个肌肉。用交叉纤维平滑式触诊或钳捏式触诊确定触发点。TrP固定在医生的手指间，针指向肱骨（图72-35B）。

操作者也可以用医生的手指使用钳捏式固定TrPs，针可以从后向前或从后向前指向TrPs。

三角肌后束

对于三角肌后束的触发点注射或干针，患者俯卧，患侧盂肱外展约45°。使用交叉纤维平滑式触诊确定三角肌后束的触发点，并固定在操作者的示指和中指之间，针的方向指向肱骨（图72-35C）。

喙肱肌（第二十九章）

对于喙肱肌的触发点注射或干针，患者仰卧位，肩关节外展和外旋大约60°。由于肌皮神经位于胸大肌下方、喙肱肌上方，可在胸大肌上方或下方穿针。

经腋下通过深部交叉纤维平滑式触诊TrPs，经胸大肌下方并按压在附着在肱骨上的肱二头肌短头和喙肱肌束背侧上（图72-36）。

肱动脉存在于神经血管束中，位于喙肱肌的后方和内侧，附着于肱骨的喙肱肌和肱三头肌外侧头之间。这些结构必须在触发点注射或干针前明确识别。要在喙突起点附近的喙肱肌近端部分进针，进针要在胸大肌的上方，穿过三角肌前束，向触诊定位的喙突方向进针（图72-36B）。

对于喙肱肌下部的触发点注射或干针，针头从内侧到外侧指向肱骨上1/3处（图72-36C）。局麻药的浸润可引起暂时性肌无力和肌皮神经分布

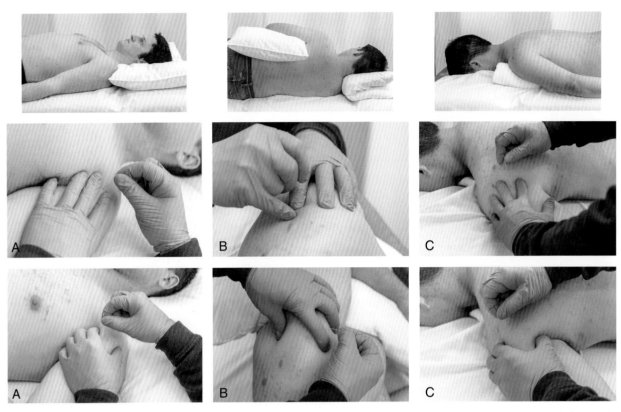

图72-35　右侧三角肌触发点注射或干针技术。**A** 三角肌前束患者仰卧（平滑式触诊和钳捏式）。**B** 三角肌中部患者侧卧（平滑式触诊和钳捏式）。**C** 三角肌后部患者俯卧（平滑式触诊和钳捏式）

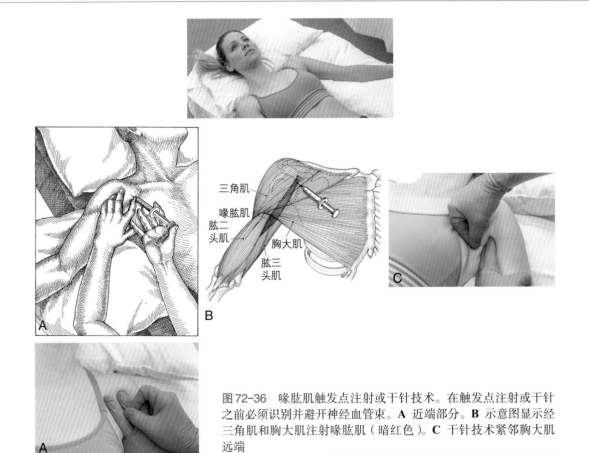

图72-36　喙肱肌触发点注射或干针技术。在触发点注射或干针之前必须识别并避开神经血管束。**A** 近端部分。**B** 示意图显示经三角肌和胸大肌注射喙肱肌（暗红色）。**C** 干针技术紧邻胸大肌远端

的麻木，根据所用注射液的不同，在15或20 min内迅速恢复。

肱二头肌（第三十章）

对于肱二头肌触发点注射或干针，患者仰卧位，手臂轻度外展，屈肘至45°左右，用交叉纤维钳捏式触诊确定TrPs，用拇指、示指和中指夹紧TrPs。针刺入TrPs，以确保穿透能够产生LTRs的所有的TrPs。该技术可用于肱二头肌短头和长头。针头由内向外或由外向内指向触诊手指（图72-37A）。

针头刺穿可能几乎与肱骨相切，或可垂直指向它，避开肌肉的内、外侧缘。

此外，还可采用平滑式触法，用触诊手的示指和中指交叉，定位靠在肱肌下面针刺部位TrPs，如图72-32B所示。在触发点注射或干针期间，操作者应避开沿肱二头肌和肱肌远端部分内外侧缘分别走行的正中神经和桡神经。

肱肌（第三十一章）

对于肱肌的触发点注射或干针，患者仰卧位，手臂轻微外展，肘关节屈曲约45°，手掌朝上。肱

二头肌内侧推二头肌，通过交叉纤维平滑式触诊确定TrPs。肱肌是一块较厚的肌肉，其肌束常位于肱骨旁深侧。触发点注射或干针期间，操作者应避开沿肱肌内侧缘和外侧缘分别走行的正中神经和桡神经[87]。从手臂外侧进入肌肉（图72-38），针指

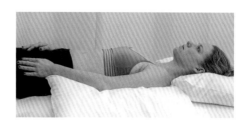

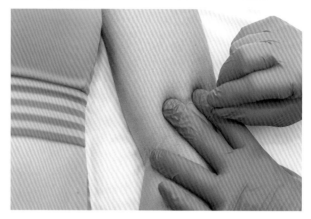

图72-38 触发点注射或干针刺肱肌，将肱二头肌向内侧推开

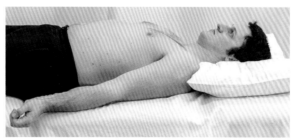

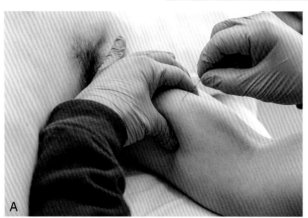

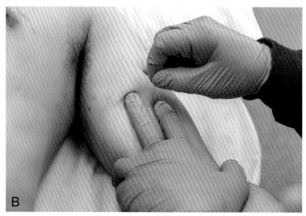

图72-37 肱二头肌触发点注射或干针技术。**A** 用钳捏式夹住短头。**B** 长头的TrP固定在操作者的手指之间

向内侧和上方，广泛探查肌肉的外侧和中间部分。缝针可能会轻微接触肱骨，从而确保达到肌肉的完整深度。如果针头接触到骨，应立即更换。

肱三头肌和肘肌（第三十二章）

患者仰卧或侧卧

对于肱三头肌长头内侧部分TrP的触发点注射或干针，患者仰卧位，肩部外展并外旋，使肘前间隙朝上，使长头轻微拉伸（图72-39A）。操

作者通过交叉纤维钳捏式触诊识别TrPs，并将肌腹抬离下方骨、主要血管和神经、肱三头肌外侧头（桡神经走行的下方）。

固定TrP，并在指尖之间进行针刺。针有效穿透这些TrPs产生LTR，这些LTR很容易观察到，触诊手指和拇指也能感觉到。

如果是比较方便的位置，或者TrPs位于长头的外侧部分，这个区域可以从手臂外侧针刺进入。为此，患者侧卧，患侧朝上，背朝操作者（图

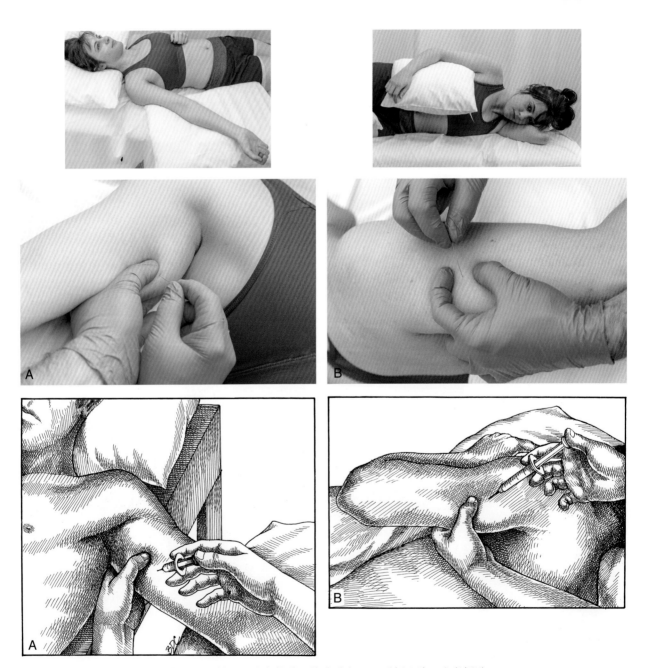

图72-39　肱三头肌触发点注射或干针刺。**A** 患者仰卧，前路手术。**B** 后侧入路，患者侧卧

72-39B），允许操作者如前所述抓住肌肉和针刺TrPs。

患者侧卧

对于肱三头肌内侧头触发点注射或干针的TrPs，患者侧卧，患侧朝上，手臂置于枕头上（图72-40A）。采用交叉纤维平滑式触诊，在远端内侧头外侧缘、桡侧腕长伸肌和肱桡肌附件附近识别TrP。对于触发点注射或干针，TrP两侧的肌肉紧贴肱骨，手指间固定TrP，针头指向肱骨（图72-40A）。

患者侧卧

对于肱三头肌外侧头中TrPs的触发点注射或干针，患者侧卧，患侧朝上，手臂置于枕头上。通常，TrPs位于头侧外侧缘，即桡神经出口处正上方、肱肌旁边、肱桡肌下面。通过交叉纤维平滑式触诊确定触发点，并固定在操作者的示指和中指之间。将针切向插入一薄层肌肉（图72-40B），可指向远端或近端。

患者仰卧

对于肱三头肌内侧头TrP的触发点注射或干

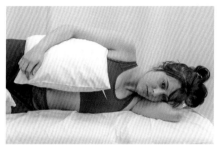

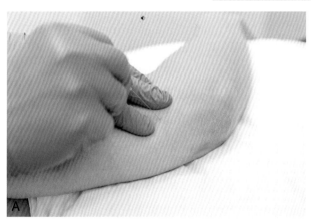
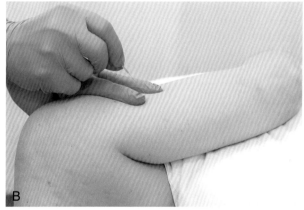

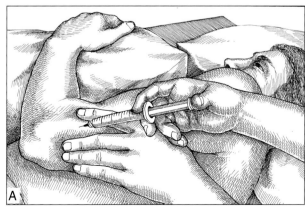
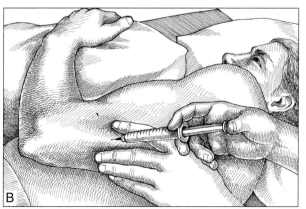

图72-40 肱三头肌侧卧位进行针刺触发点或干针法。**A** 在手臂远端针刺内侧头外侧缘的技术。**B** 外侧头近端（顶部）和远端（底部）外侧缘朝向桡神经沟针刺技术

针，患者俯卧，手臂处于盂肱外展90°，手臂离开检查床，置于操作者膝上的枕头上（图72-41）。TrP通过交叉纤维平滑式触诊识别。TrPs的区域固定在操作者的示指和中指之间，针头与肌纤维平行，通常向上指向肩部。这些TrPs不是特别接近神经血管束。

肘肌

对于肘肌触发点注射或干针的TrPs，患者俯卧位，肘关节屈曲约45°。通过交叉纤维平滑式触诊确定TrPs，针指向尺骨鹰嘴突和肱骨外上髁之间（图72-42）。

3　前臂、手腕和手部疼痛

腕伸肌和肱桡肌（第三十四章）

腕伸肌

对于腕伸肌的触发点注射或干针，患者仰卧位，前臂完全旋前置于枕头或其他支撑。

因为三块腕伸肌触诊相对表浅，触诊可精确定位针刺部位。桡侧腕长伸肌（ECRL）TrPs通过交叉纤维钳触诊识别，然后用操作者的拇指、示指和中指钳捏式固定。针由内向外或由内向外依次指向操作者的手指之间（图72-43A）。也可以用平滑式触诊法针刺ECRL肌，针头指向桡骨。桡侧腕短伸肌（ECRB）位于ECRL肌肉的内侧，其TrP可能比ECRL TrP远3 cm或4 cm（约1½英

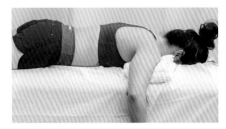

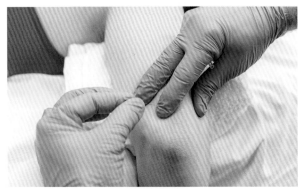

图72-41　肱三头肌内侧头触发点注射或干针

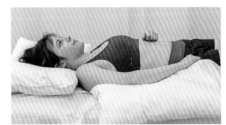

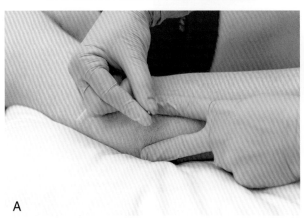

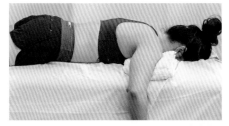

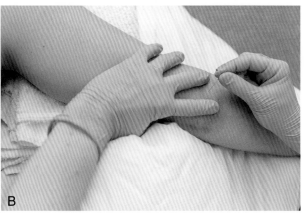

图72-42　肘后肌。触发点注射或干针针刺：触诊示指在外上髁上，中指在鹰嘴突上。**A** 仰卧，屈肘，手臂放在枕头上。**B** 俯卧

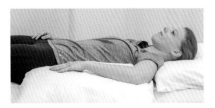

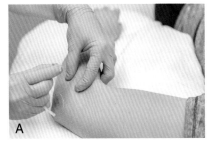 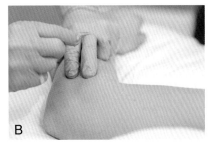 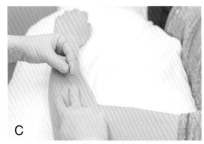

图72-43　腕伸肌针刺触发点或干针法。**A** 桡侧腕长伸肌用钳夹式抓取技术。**B** 桡侧腕短伸肌用平板触诊技术。**C** 尺侧腕伸肌用平板触诊技术

寸）。这些TrP通过交叉纤维平滑式触诊识别。ECRB肌肉中的TrPs固定在示指和中指之间，针指向桡骨（图72-43B）。

对于尺侧腕伸肌的触发点注射或干针，TrP通过交叉纤维平滑式触诊确定，并固定在示指和中指之间，针头指向尺骨（图72-43C）。

肱桡肌

对于肱桡肌TrPs的触发点注射或干针，患者仰卧位，前臂旋前靠在枕头或其他支架上。通过交叉纤维钳夹触诊识别肱桡肌头，并通过钳捏式夹持固定在操作者的拇指、示指和中指。将针头从内侧指向外侧或外侧指向内侧或指向手指之间（图72-44）。

为了达到触发点注射或干针的目的，区分位于最深肱桡肌纤维（通常不影响腕关节活动）的TrPs与位于下方的ECRL纤维（屈曲和伸展腕关节）非常有用。桡神经浅支（感觉支）穿过这两块肌肉。

当拇指根部的牵涉痛被前臂近端的深部TrP刺激所诱发时，TrP既可位于肱桡肌，也可位于旋后肌的下方。

指伸肌和示指伸肌（第三十五章）

指伸肌

对于指伸肌的触发点注射或干针，患者仰卧，

前臂完全旋前靠在枕头或其他支架上。由于该肌肉相对表浅，触诊可精确定位触发点注射或干针的TrPs。指伸肌中的TrP可通过交叉纤维平滑式触诊识别，TrP固定在操作者的食指和中指之间（图72-45A）。因为这些肌肉非常扁平，最好进针点离TrP约1 cm远，朝向TrPs进针。在临床上，中指伸肌—肌腹表现出强烈的LTRs和明显的疼痛模式，这可通过检查及针刺入TrPs而引出。

第四、第五指伸肌中的TrPs位于中指伸肌纤

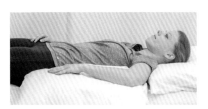

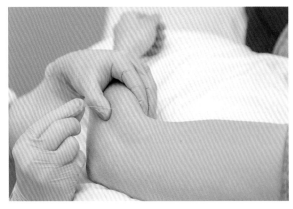

图72-44　肱二头肌触发点注射或干针：使用钳捏式技术。注意前臂处于中立位

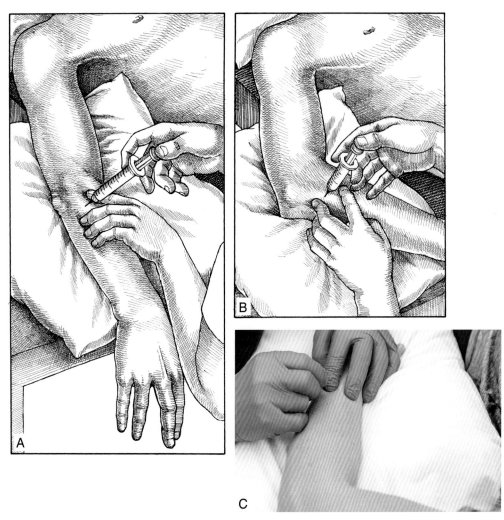

图 72-45　手指伸肌触发点注射或干针：**A** 中指伸肌。**B** 环指伸肌和小指伸肌。深达第四和第五指伸肌的注射有时也需达到位于旋后肌下的触发点，有时会引起指上髁外侧牵涉疼痛。**C** 食指伸肌

维和尺侧腕伸肌之间。TrP 通过交叉纤维平滑式触诊识别，并固定在示指和中指之间。针距 TrP 约 1 cm 处进针，指向深压痛点（图 72-45B）。

　　偶尔，在注射这些 TrPs 时，深部桡（骨间背侧）神经阻滞可能会偶然产生。应事先告知患者可能出现的暂时性伸肌—肌无力，症状消退取决于已注射的溶液剂量和浓度，该症状一般可在 15 或 20 min 内消退。

　　伸肌

　　对于指伸肌的触发点注射或干针，患者患侧腕部和手指位置与另一个腕部和手指伸肌相同。用交叉纤维平滑式触诊示指伸肌在桡骨中 1/3 背侧。TrP 固定在示指和中指之间，针头指向桡骨

（图 72-45C）。

　　旋后肌（第三十六章）

　　对于旋后肌中 TrPs 的触发点注射或干针，患者仰卧位，上肢轻微外展，肘关节轻微屈曲，支撑前臂并完全旋后。肱桡肌被推向外侧，这样就可以通过对桡骨的交叉纤维平滑式触诊来确定 TrPs。对于触发点注射或干针，针在肱二头肌肌腱附着点外侧向近端刺入 TrP，触诊时发现最大压痛点（图 72-46）。除针刺外，通常难以看到或感觉到该肌肉中存在 LTR。当前臂旋后时，深部桡神经穿过肌肉外侧到达该区域（图 36-1B 和 C），因此在触发点注射或干针期间通常不会遇到。也

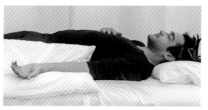

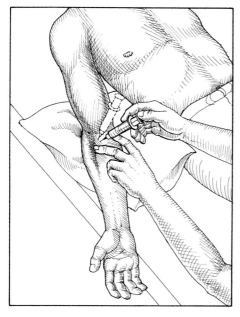

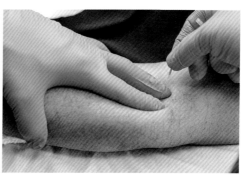

图 72-46　旋后肌触发点注射或干针刺：从腹侧开始，肱二头肌向外侧推进

可以用相似的方式使用触发点注射或干针治疗肌肉背侧。

掌长肌（第三十七章）

对于掌长肌的触发点注射或干针，患者仰卧，手臂轻度外展，伸肘，前臂完全旋后。掌长肌如果存在 TrP，一般在桡侧腕屈肌的内侧。通过交叉纤维平滑式触诊识别掌长肌腱，然后固定在食指和中指之间。针头指向 TrPs 和桡骨（图 72-47）。

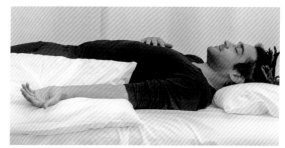

手腕和手指屈肌（第三十八章）

腕关节屈肌

对于桡侧腕屈肌（FCR）TrPs 的触发点注射或干针，患者仰卧位，上肢轻微外展，肘关节轻微屈曲，前臂支撑完全旋后。使用交叉纤维半滑式触诊识别 FCR 肌肉中的触发点，然后固定在示指和中指之间。针指向 TrPs 和桡骨（图 72-48A）。

对于尺侧腕屈肌（FCU）中 TrP 的触发点注

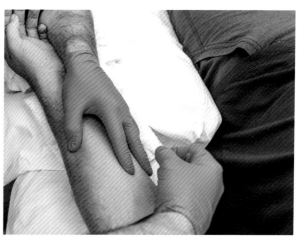

图 72-47　针刺触发点或干针技术

射或干针，患者仰卧位，盂肱关节外旋，肘关节90°屈曲，支撑在枕头上，以适应活动范围限制（图72-48B）。通过交叉纤维平滑式触诊识别FCU肌肉中的TrP，然后固定在示指和中指之间。针指向TrP和尺骨（图72-48B）。

手指屈肌

对于指浅屈肌（FDS）和指深屈肌（FDP）的触发点注射或干针，患者取仰卧位，肘部略微屈曲，前臂旋后。通过交叉纤维平滑式触诊识别FDS肌肉中的触发点，然后固定在示指和中指之间。针指向骨间膜（图72-48C）。正中神经走行于FDS和FDP肌肉之间，尺神经走行于FCU和FDP肌肉之间。应将针头从中线指向桡骨或尺骨以避免两侧神经。

对于FDP肌肉的触发点注射或干针，TrP可通过进针引出LTR和/或疼痛模式来识别。FDP肌肉中的触发点通常位于内上髁远端约3cm（约1.5 in）处（图72-48D）。FDP肌肉的触发点有时因为尺神经的卡压，也可能因为FCU肌肉针刺治疗引起（图72-48B），除非其位置更深并且至少需要刺入2 cm（近1 in）；该深度过深，穿过FCU肌肉刺入FDP肌肉。

旋前圆肌和方肌

对于旋前圆肌的触发点注射或干针，患者仰

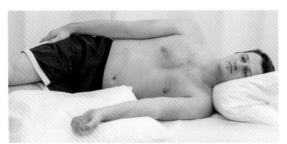

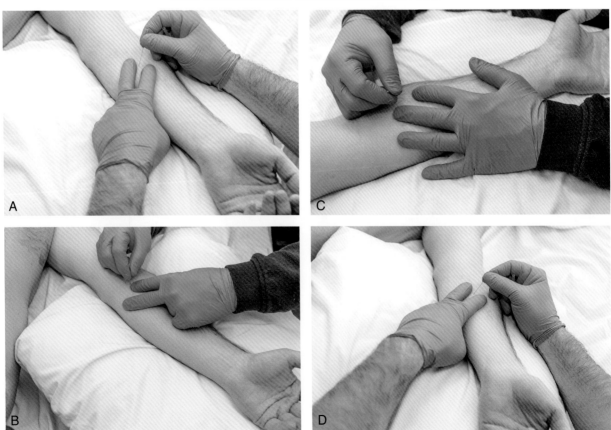

图72-48　腕和指屈肌针刺触发点或干针技术。**A** 桡侧腕屈肌。**B** 尺侧腕屈肌。**C** 指浅屈肌。**D** 趾深屈肌

卧位，肘部微屈，前臂旋后。使用交叉纤维平滑式触诊识别触发点，然后固定在示指和中指之间。正中神经走行于旋前圆肌的肱骨头和尺骨头之间；因此，应在内上髁下 1 ～ 2 cm 处针刺该肌，以免损伤正中神经。针头指向 TrP 和尺骨（图 72-49A）。旋前圆肌也可在肌肉远端处向桡骨进针。

对于旋前方肌的触发点注射或干针，患者的体位与旋前方肌技术相同。由于肌肉太深而无法触诊，因此使用针刺识别肌肉中的触发点。前臂骨间前神经走行于肌肉横头和斜头之间的前臂中

央。针指向前臂 1/3 的远端桡骨或尺骨（图 72-49B）。

拇内收肌和对掌肌（第三十九章）

拇收肌

对于拇内收肌的触发点注射或干针，患者仰卧位，前臂旋前位或中间位。触发点可通过交叉纤维钳捏式触诊确定，并用拇指、示指和中指夹钳固定（图 72-50A）。针从背侧向腹侧刺入肌肉，略向第 2 掌骨方向。当针向引导的手指方向进针时，它应该穿过第一骨间背侧肌的桡侧，或者穿

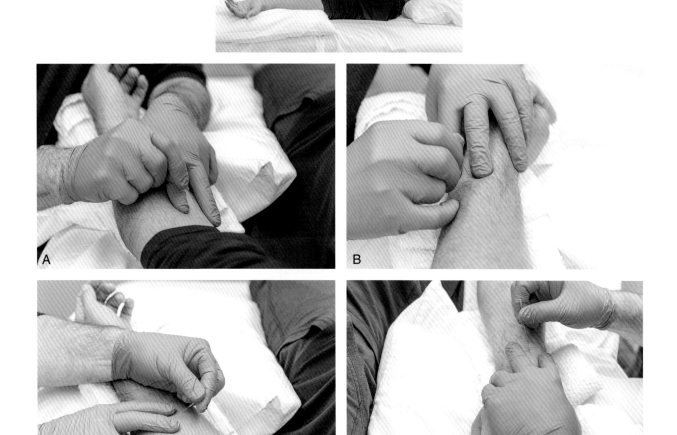

图72-49　旋前肌针刺触发点或干针技术。**A** 旋前圆肌。注意针头朝向尺骨（顶部）或远端朝向桡骨（底部），以防止撞击正中神经。**B** 旋前方肌背侧入路。注意针头从中线向桡侧（顶部）或尺侧（底部），以避免撞击骨间前神经

透第一骨间背侧肌。

拇指对掌肌

对于拇指对掌肌的触发点注射或干针，患者仰卧，前臂旋后。触发点用交叉纤维钳捏式或平滑式触诊确定。从桡侧进针，避免穿过大鱼际掌侧（图72-50B）。

骨间肌、蚓状肌和小指展肌（第四十章）

骨间和蚓部

骨间掌侧肌和蚓状肌中的触发点难以触诊；因此，用针充分探查该区域很重要。对于第一骨间背侧肌的触发点注射或干针，患者仰卧位，手处于中间旋前位或完全旋前位。触发点用交叉纤维平滑式触诊确定，患者的食指固定在操作者的拇指和示指之间（图72-51A）。针的方向朝向第二掌骨的桡侧TrP（图72-51A）。对于第二骨间背侧肌的触发点注射或干针，将针头对准第二骨间间隙的第三掌骨的一侧，并插入区域中心（图72-52A）。如仍有压痛，针头需对准另一侧第二掌骨，并检查肌肉另一侧的TrPs。

对于第一骨间掌侧肌的触发点注射或干针（图72-52A），针远离第三掌骨才可到达位于第二掌骨尺侧下方的肌肉（图72-52B）。

对于4条蚓状肌触发点注射或干针，针像骨间肌肉治疗方法一样插入掌骨之间。蚓状肌位于掌骨桡侧，靠近手掌侧。

小指展肌

小指展肌中的触发点通过交叉纤维平滑式触诊或钳夹式触诊确定，并用操作者的拇指和示指夹钳固定。针指向第五掌骨（图72-51B）。

4 躯干和骨盆疼痛

胸大肌和锁骨下肌（第四十二章）

当注射胸肌位置以上的腹面的胸腔，触发点注射或干针需要小心注射。因此，操作者必须注意肺野和针的穿透深度，以避免进入胸膜腔，否则可能造成气胸。如果操作者怀疑针头侵犯肺胸膜腔，应指导患者如果出现以下症状应寻求急救护理如呼吸急促、持续咳嗽或胸部异常或肋骨疼痛。患者应告知急诊室工作人员他/她接受了在胸壁上的触发点注射干针治疗。胸部X线片用于确认气胸。触发点注射或干针技术期间胸膜穿透通常比TrPs引起疼痛更严重，已有报道使用毫针比使用皮下注射针较少发生气胸[97]。

操作者的体位应舒适，右利手操作者可能必

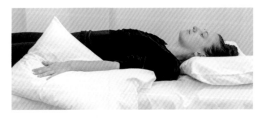

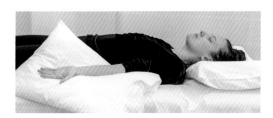

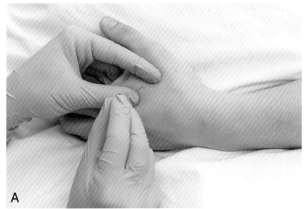

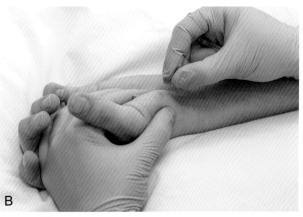

图72-50　拇指肌肉采用触发点注射或干针技术治疗。**A** 背侧入路拇收肌。**B** 经桡动脉入路拇对掌肌

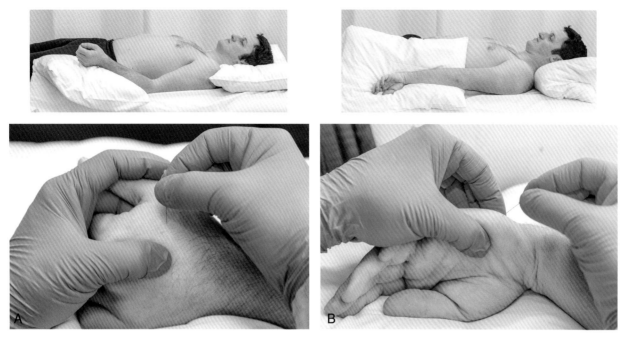

图 72-51　手内肌针刺触发点或干针法。**A** 第一背侧骨间肌肉从背部接近。**B** 小指展肌从手尺侧进入

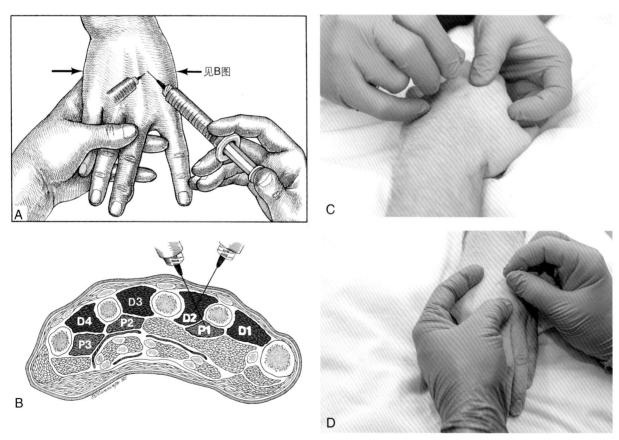

图 72-52　骨间肌针刺触发点或干针技术。**A** 完整的注射器在第二背侧骨间肌的更尺侧的注射触发点；显示其相应的 Heberden结。不完整的注射器注射第一骨间掌侧肌，当针头深入第二掌骨时到达。A、B中显示针头到达被注射的肌肉关系的横截面，背侧骨间肌（暗红色）和掌侧骨间肌（淡红色）。**C** 骨间背侧肌的干针。**D** 第一掌侧骨间肌干针

须从右侧向患者进行左胸大肌的针刺技术，同时右胸大肌的针刺技术将在右侧进行，而对左利手医生反之亦然。应要求女性患者用手遮盖乳房，并将乳房组织移到一侧，以便有效针刺。对于胸骨头内侧的TrPs，可将患者的大乳房放置在身体同侧，使乳房组织远离肌肉的内侧。

胸大肌锁骨头

对于胸大肌锁骨头的触发点注射或干针，患者俯卧，上肢轻微外展。用交叉纤维钳捏式触诊确定触发点，并用操作者的拇指、示指和中指夹钳固定（图72-53A）。将针头朝向操作者的手指

相切如针，以避免穿透肺野并指向锁骨或肩部（图72-53A）。触发点注射或干针也可在平滑式触诊下进行。然而，该技术增加了入肺野的风险。

胸大肌胸骨头和腹部头部

大约一半的胸大肌胸骨部分的最近端位于锁骨下方（图42-2）。使用交叉纤维平滑式识别触发点后，操作者的示指和中指将其固定在肋骨上，置于肋间隙以防止穿透进入肺野（图72-53B）。

用交叉纤维钳捏式触诊确定肌肉上部、胸骨中段和腹部的三角点，并用操作者的拇指、示指和中指夹钳固定，如胸大肌锁骨头技术。将针与

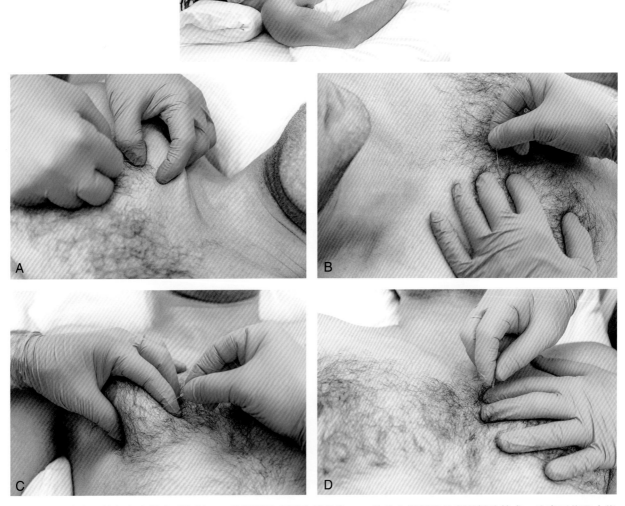

图72-53　胸大肌触发点注射或干针刺。**A** 使用钳捏式抓取锁骨头。**B** 胸骨上段纤维的扁平触诊技术。注意示指和中指在肋间隙上方，以保护肺野。使用钳捏式抓取。**C** 胸骨中段和腹部纤维。胸骨旁纤维，平滑式触诊，肋间隙阻滞

操作者的手指和指腹相切刺入（图72-53C）。

通过交叉纤维平滑式触诊识别胸骨旁和肋骨胸肌TrPs，并将TrPs固定在肋骨上。操作者用触诊手的食指和中指识别并固定相应肋骨上方和下方的肋间隙，以避免进入肺野（图72-53D）。针头切向肋骨，且方向浅。如果无法准确识别肋骨，则不应使用该技术。

锁骨下肌

触诊不能精确确定锁骨下肌的触发点；但是，该肌肉区域有压痛可能提示TrPs。对于触发点注射或干针，患者取仰卧位。针头指向锁骨下方压痛最明显的部位，通常在肌肉的中部向内侧和中间1/3的交界处（图72-54）。

胸骨肌（第四十三章）

通过交叉纤维平滑式触诊识别胸骨肌中的触发点，并将TrP用食指和中指固定在肋骨或胸骨上，从而抵住肋间隙。对于胸骨肌触发点注射或干针，描述为胸大肌胸骨周围神经的针刺技术（图72-53D）。针头指向肋骨，当刺入TrP时，患者通常报道胸骨下疼痛，有时穿过胸肌上部区域，向下至手

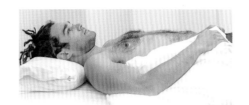

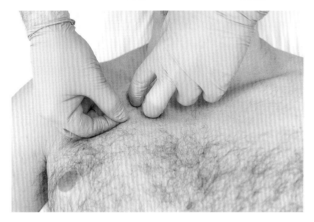

图72-54　锁骨下肌。触发点注射或干针刺

臂尺侧，直至肘部。在该肌肉中未观察到LTR。

胸小肌（第四十四章）

由于触发点注射或干针的肌肉位于胸腔腹侧面，因此在注射更深的胸肌组织时需要小心。操

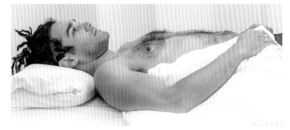

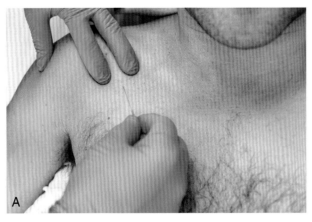

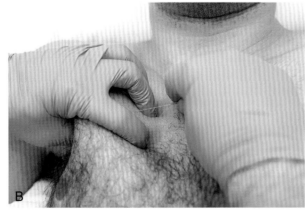

图72-55　胸小肌触发点注射或干针刺。**A** 近端部分采用平触诊。针头朝向头侧、侧方、浅向喙突。**B** 肌肉中部用钳夹式夹住。指尖在胸壁上，避免进入胸腔

作者必须注意肺野位置和针的穿透深度，以避免进入胸膜腔，否则可能造成气胸。

患者仰卧位，上肢处于中立位，用枕头支撑。应要求女性患者用手遮盖乳房，并可能将乳房组织移到一旁，以便有效地对TrPs进行针刺。在患者解剖结构允许的情况下，通过钳捏式触诊引导针头接近平行于胸壁而不是朝向肋骨进行触发点注射或干针。胸小肌TrPs触发点注射或干针应在胸大肌后进行。

胸小肌的触发点用交叉纤维钳捏式或通过胸大肌的平滑式触诊确定，喙突也应确定。如要在胸小肌的近端部分进针，针头应向上略偏外侧，朝向喙突。操作者必须注意到，臂部的神经血管束位于胸小肌下方，靠近喙突。针的角度较浅，几乎与胸腔相切（图72-55A）。操作者尽可能将胸小肌定位在胸大肌下方。夹住拇指和其他手指之间的肌肉，用指尖和拇指抵住胸腔，以确定适当的针刺角度。针头指向手指，避免针刺入肺野（图72-55B）。

肋间肌和膈肌（第四十五章）

仅可由接受过严格培训的操作者才可进行肋间外肌的触发点注射或干针，并且仅可在超声检查在肋间肌准确定位针[98]。虽然超出了本教科书的范围，但更常见的胸壁痛的干预技术是超声引导下肋间神经阻滞，均是可导致气胸的高风险操作。Simons等人描述了一种膈肌触发点注射技术，但根据与国际专家的协商，我们确定肋间或膈肌触发点注射或干针将患者置于气胸、血胸、咯血或心包填塞的高风险中，因此不推荐使用[99]。

前锯肌（第四十六章）

对于前锯肌的触发点注射或干针，患者侧卧，患侧朝上，上肢置于枕头前方，或肩胛骨内收，伸肩，屈肘置于患者后方，手腕和手放在躯干。使用交叉纤维平滑式触诊确定前锯肌的触发点，并使用示指和中指固定在肋骨上方和下方的肋间隙上。针头朝向肋骨，呈浅角度，几乎与胸壁相切，直到针头接触到TrPs。这些TrP位于肋骨和皮肤之间的薄层肌肉中（图72-56）。与许多其他肌肉的反应相比，在该肌肉中，针头接触TrPs时的疼痛反应通常不那么强烈。

由于胸长神经只支配前锯肌，因此在注射麻醉剂时，预期该运动神经会受到一定程度的麻醉。然而，患者不太可能仅注意到部分前锯肌暂时的无力。

后上和下肌（第四十七章）

后上锯肌

对于后上锯肌的触发点注射或干针，患者取俯卧位，肩胛骨完全外展，手臂悬于台面，或将手臂置于伸展、内收、内旋位，手背置于腰背部（Hammerlock位）。通过交叉纤维平滑式触诊确定TrPs，并固定在下方肋骨上，将示指和中指置于肋骨上下，抵住肋间隙（图72-57A）。针几乎与胸腔相切，始终指向肋骨。

后下锯肌

对于后下锯肌的触发点注射或干针，患者取俯卧位或健侧卧位。触发点通过交叉纤维平滑式触诊确定，并通过食指和中指固定在肋骨下方，抵住肋间隙。针指向较浅的角度朝向第九肋骨、第十肋骨、第十一肋骨或第十二肋骨，这取决于所涉及的肋骨（图72-57B）。

胸腰椎旁肌（第四十八章）

对于胸腰椎椎旁肌的触发点注射或干针，患者俯卧，腹下垫枕使腰椎被动地处于中立位。如果患者胸椎后凸增加，可能需要额外的枕头，以使患者感到舒适。

浅表脊柱旁（竖脊肌）

对于胸长肌的触发点注射或干针，使用交叉纤维平滑式触诊技术，针的插入位置略高于TrP，并以浅角度指向操作者的手指和TrP（图72-58A）。若有可能，TrP可以固定在肋骨及其下方，操作者可以用示指和中指抵住肋间隙。髂腰胸肌TrPs是用交叉纤维平滑式触诊确定的，TrP固定在操作者示指和中指之间，针头插在TrP的正上方，向下指向TrP和操作者的手指之间（图72-58C）。对于髂腰肌—腰大肌，患者可侧卧，患侧朝上，

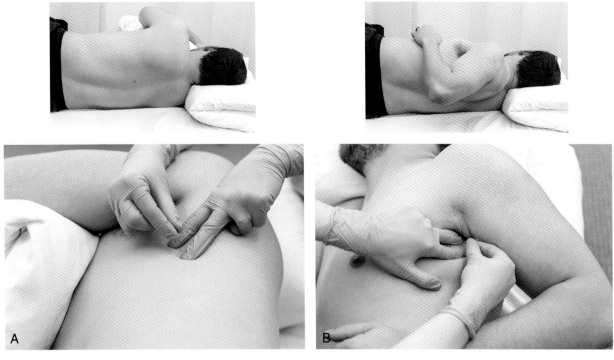

图 72-56　前锯肌触发点注射或干针刺：患者健侧卧位。**A** 手臂前侧靠在腋中线第六肋上方的枕头上。**B** 肩胛骨的内收和手臂的伸展提供了进入肌肉上部的通道。针指向下方的肋骨。请注意，操作者的手指应抵住肋间隙

在第 1 腰椎下方使用手指钳捏式技术，针通过髂肋腰肌从外侧向内侧指向腰椎（图 72-58D）。

椎旁深部（多裂肌）

对于胸椎和腰椎多裂肌的触发点注射或干针，通过胸椎区域和浅表部位的交叉纤维平滑式触诊在腰椎棘突外侧识别 TrPs 多裂肌肌肉。深部椎旁肌只能用至少 5 cm（约 2 英寸）长的皮下注射针或毫针。在没有脊柱侧凸的情况下，横突和棘突之间的区域被认为是安全区域（图 72-59A）。在这一区域内，针尾向内，几乎平行于脊柱长轴和棘突基底部（图 72-59B 和 C）。

腹肌（第四十九章）

大多患者采用 3.8 cm（1.5 in）皮下注射针或 0.30 mm × 50 mm 毫针，除非患者肥胖。插入角度较小，而不是几乎与皮肤垂直，在针头插入时，可以更好地观察和控制。当针头穿透连续的组织层时，更容易使针轴与肌纤维对齐或垂直于肌纤维，并感觉到脂肪、筋膜和肌肉的密实度变化。应注意避免针头刺入腹腔。患者仰卧，膝下垫枕或枕头，使腹肌松弛。

腹外斜肌和腹内斜肌

在肋骨上覆盖的腹外斜肌纤维上触发点注射或干针，采用类似于前锯肌或后锯肌注射的技术，由操作者的示指和中指进行肋间阻断，TrP 固定在肋骨下方。针头进针较前，朝向肋骨。

利用交叉纤维钳捏式触诊在腹壁外侧确定腹外肌和腹内斜肌的触发点，用拇指、示指和中指用钳夹远离腹部内容物的方法固定 TrPs。针从前内侧指向后外侧，精确进入操作者两手指间（图 72-60A）。或者，侧卧位可用于侧腹壁的触发点注射或干针。

对于耻骨近端下外斜肌的触发点注射或干针，用交叉纤维平滑式触诊确定 TrPs，并固定于操作者的示指和中指之间。针从上方开始，进针时，针尖指向 TrPs 和耻骨，插入角度较小（图 72-60B）。

腹横肌是腹肌中最深的肌肉，由于其深度和靠近腹部内容物，通常不考虑对触发点注射或干针进行干预，除非操作者可以使用超声引导。

腹直肌和锥体肌

对于腹直肌的触发点注射或干针，其 TrPs 通过交叉纤维平滑式触诊识别。这个肌肉有几个 TrPs。

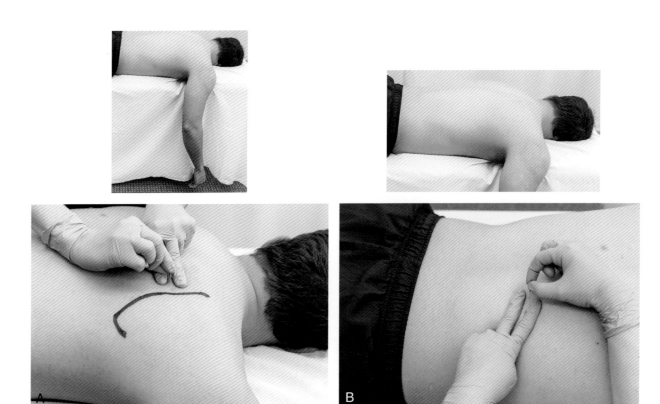

图72-57 上、下后锯肌。针刺触发点注射或干针技术。**A** 后上锯肌肩胛骨完全外展，呈俯卧位。黑线表示肩胛骨椎体缘。针几乎与胸壁和肋骨相切；操作者的手指抵住肋间隙。**B** 俯卧位的下后锯肌。根据TrPs的位置，针头朝向第九、十、十一或十二肋呈浅角度，操作者的手指抵住肋间隙

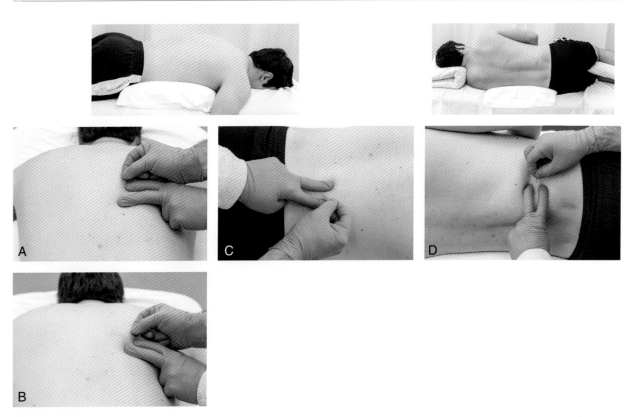

图72-58 胸腰段脊柱旁浅肌触发点注射或干针技术。**A** 胸背最长肌采用平诊和浅刺手法，肋间隙阻滞。**B** 胸肋肌采用肋间隙阻滞，针头指向肋骨。**C** 髂肋腰肌，俯卧，针头指向内侧下方。**D** 髂肋腰肌，侧卧时采用钳夹手法

因此，应触诊整个腹直肌以确定是否存在TrPs。

操作者的位置与待针刺的一侧相对。一旦确定了TrP，操作者就在肌肉TrP的外侧按压腹壁，并通过将肌肉向中线牵拉而创建一个搁板或"墙"。针内侧朝向白线与腹壁相切（图72-61A）。

在肋缘与剑突间间隙上腹直肌触发点注射或干针，需要仔细技巧，注意进针深度，避免进入腹腔或肺野。进针的角度小，平行于TrPs的最低肋骨（图72-61B）。

对于腹直肌下部的触发点注射或干针，TrP通过交叉纤维平滑式触诊识别，并固定在操作者的示指和中指之间。针指向耻骨（图72-61C）。注意进针深度是关键，因为弓状线下方腹直肌没有后鞘，弓状线距离肚脐下方很短。锥体肌的触发点注射（干针）是通过将针头靠近中线，远离耻骨，进针角度小，向上进针来完成的（图72-61D）。

腰方肌（第五十章）

对于腰方肌的触发点注射或干针，患者侧卧，健侧卧位。如果髂嵴与第十二肋骨之间的间隙极小，患者可将同侧手臂置于头顶，在躯干下放置枕头可改善间隙。

应识别的解剖标志包括髂嵴、第十二肋骨和第四腰椎棘突（图50-11）。腰方肌是通过在靠近髂嵴的腰方肌髂肋部较前的纤维中，在L3水平以下，在髂肋腰肌外侧的髂嵴附近，通过交叉纤维平滑式触诊确定的（图72-62）。背阔肌位于腰方肌和皮肤之间。用力按压腰方肌上方的皮下组织。选择22号皮下注射针或0.30 mm × 60 ~ 75 mm毫针即可。针头基本上是笔直向下对准压痛点，深度必须足够长以达到横突（图72-63A）。虽然难以在这些深部纤维中检测到LTR，但TrP在该肌肉中的渗透通常会引起患者强烈的疼痛反应。通过连续拔出和插入，向下探查至横突处，用针探查肌肉，以确定是否存在TrPs。为了安全起见，针杆必须始终伸出皮肤外。否则，如果针完全插入至针座，患者打喷嚏或意外受到侧向压力针头可能在针座处断裂。

对于腰方肌髂横肌部分的触发点注射或干针，

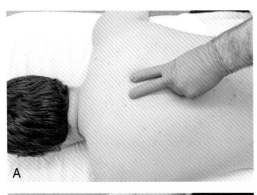
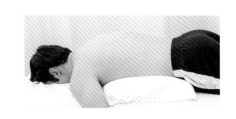
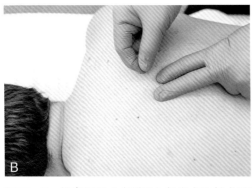
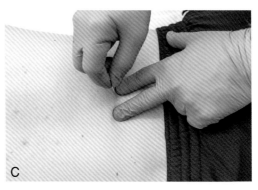

图72-59 椎旁深肌（多裂肌）触发点注射或干针技术。**A** 棘突旁凹处的安全针刺区。**B** 胸多裂肌针指向胸椎椎板的下方内侧。**C** 腰多裂肌针以略微内侧和尾侧方向指向腰椎椎板。两种技术均在躯干的安全针刺区进行

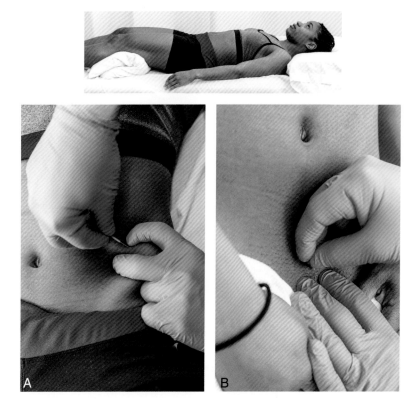

图72-60　腹外斜肌和腹内斜肌触发点注射或干针刺。**A** 用钳夹式夹住腹部外侧壁，使肌肉远离腹腔内容物。**B** 耻骨弓近端的腹外斜肌

在第四腰椎水平髂肋腰肌外侧通过交叉纤维平滑式触诊识别TrP。针向下指向髂嵴前表面（图72-63B）。

髂腰肌群（第五十一章）

一般而言，这些肌肉的触发点注射或干针应在腰方肌、腹直肌、股直肌、腘绳肌和臀肌的相关TrP灭活后进行。通常可采用手法治疗技术、TrP自我加压松解、自我伸展练习等方法使髂腰肌TrPs失活。偶尔需要针刺技术的TrPs。

髂腰肌群TrPs可通过患者仰卧位时三个区域的交叉纤维平滑式触诊来确定：① 腹直肌下和腰大肌深处的腹部内容物，② 在髂嵴前面的骨盆入口内侧，髂肌位于髂前上棘的内侧，③ 在股三角外侧，联合插入小转子的上方（图51-4）。对于腰大肌触发点注射或干针，患者健侧卧位。如果髂嵴与第12肋骨之间的间隙极小，患者可将同侧手臂置于头顶，在躯干下放置枕头可改善间隙。应识别的解剖标志包括髂嵴、第十二肋骨和

第四腰椎棘突（图50-11）。在躯干外侧壁上方施加压力以压迫皮下组织。采用22号皮下注射针或0.30 mm×60～75 mm毫针即可。针略微向前朝向TrP，长度必须足以达到L4椎体横突的深度（图72-64A）。如针触及横突，必须复位更靠前，以穿透腰大肌的后纤维。操作者将依靠患者的症状评估，因为由于肌肉的深度，LTR很难确定。

对于髂肌的触发点注射或干针，患者取侧卧位，躯干和骨盆向后转动1/4（半仰卧位），以便更好地进入肌肉。操作者确定髂前上棘后方骨盆边缘内的压痛区，并用食指和中指将TrP固定在髂嵴前面。针指向操作者手指之间的髂骨嵴内，并指向TrPs（图72-64B）。针必须靠近髂骨内表面，偶尔可能接触骨，这确保针位于肌肉内。很少观察到LTR，患者的疼痛反应通常表明针遇到了TrPs。

髂腰肌远端的触发点注射或干针，患者仰卧位，大腿稍微伸展、外展、外旋，使髂腰肌尽可能远离股神经和动脉（图72-64C）。通过髂腰肌

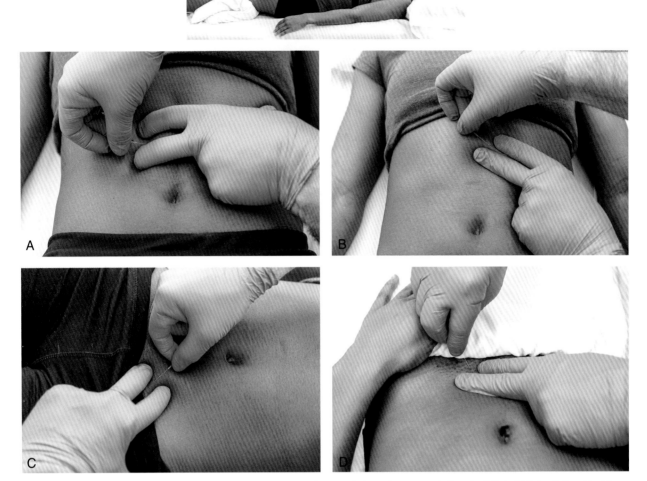

图72-61 腹直肌触发点注射或干针刺。**A** 中间肌，向健侧方向牵拉肌肉。**B** 上腹直肌在肋缘与剑突间隙内，针平行于下肋，方向较浅。**C** 下腹直肌，针头朝向耻骨浅部。**D** 椎体肌，针近中线向上浅入，远离耻骨

内侧触诊识别股动脉；但是，操作者必须意识到股神经位于髂腰肌和股动脉之间。操作者用一根手指在股动脉上保持，针指向外侧并远离股动脉和神经朝向小转子（图72-64C）。

盆底肌（第五十二章）

一般而言，触发点注射或干针治疗仅适用于会阴和肛门括约肌。只有当TrP及其紧束肌带明确可触知并准确定位时，才能采用针刺治疗。对于坐骨海绵体肌的触发点注射或干针，以及男性患者的球海绵体肌的触发点注射或干针，操作者使用交叉纤维平滑式触诊来定位TrP。在女性患者中，球海绵体中的TrP位于阴道内的指尖和

大阴唇上的拇指尖之间，然后针刺穿阴唇。肛门括约肌的针刺采用双合诊方式。10 mL注射器与63 mm（2.5 in）21号针或针0.30 mm×50 mm毫针。触诊手指将紧束肌带及其TrPs定位在肛门括约肌中。当针头接近肛门括约肌时，手指在直肠内感觉到针尖，然后手指将针头精确地指向TrP。通常，会有一组TrP被灭活。应彻底触诊肌肉，检查是否有任何残留的TrPs，并应在拔针前进行治疗。

骨盆横膈膜之耻骨尾骨肌

对于耻骨尾骨肌的触发点注射或干针，患者侧卧于患侧，髋关节屈曲至90°，双膝之间垫一个枕头。要求患者将臀肌抬离肛门。为接近肌肉，

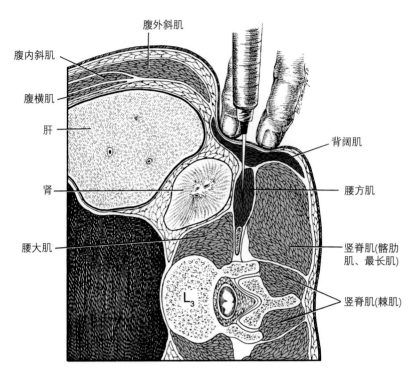

图 72-62　从横断面（患者侧卧）看，触发点注射或干针刺法治疗腰部方形肌（深红色）。针通常必须经过的受压的背阔肌为中等红色，其他邻近的肌肉为浅红色。横截面穿过 L3 椎体

操作者将一个手指放在会阴部，另一个手指放在肛门括约肌上。另一只手用于通过直肠触诊触诊耻骨尾骨肌。针与耻骨成 45°角，垂直于肌肉表面，直接进入触诊确定的 TrP。当针头接近耻骨尾骨肌时，手指在直肠内触到针尖，然后手指将针头精确地指向耻骨尾骨肌。

骨盆横膈膜之髂尾肌

患者侧卧于患侧，髋关节屈曲 90°，两膝之间垫一个枕头。要求患者通过将臀肌抬离肛门进行配合。操作者将手指置于肛门括约肌的稍下方和外侧，在耻骨尾骨肌的外侧，使其接近肌肉。另一手经直肠触诊触及髂尾肌。针头 45°夹角指向耻骨，垂直于肌肉表面，直接进入通过触诊确定的 TrP。当针到达髂尾肌时，手指可在直肠内触及针尖，然后手指将针头精确地指向髂尾神经。

骨盆横膈膜之尾骨肌

患者侧卧于患侧，髋关节屈曲 90°，两膝之间垫一个枕头。要求患者通过将臀肌抬离肛门进行协作。操作者通过直肠触诊识别尾骨肌。用另一只手，操作者将一只手指放在尾骨上，另一只手指放在骶骨下外侧角上，以接近肌肉。针与直肠成角，垂直于肌肉表面，直接进入触诊确定的 TrP。当针头接近尾骨肌时，手指在直肠内触到针尖，然后手指将针头精确地指向尾骨。

坐骨海绵体肌

男女坐骨海绵体肌平行于坐骨耻骨支，向远端止于坐骨结节。截石位时，通过交叉纤维平滑式触诊检查坐骨支长度，确定肌腹 TrPs。针垂直肌肉表面进入，指向坐骨耻骨支，并进入触诊识别的 TrPs。在男性患者，用毛巾包住阴囊，让患者将阴囊移开是有帮助的。女性患者，阴唇应移向对侧。

球海绵体肌

截石位时，肌肉用交叉纤维平滑式触诊识别。男性患者，外部触诊即可。在阴囊周围用毛巾帮助患者将阴囊移开是有帮助的。操作者将一个手指放在会阴部，另一个手指放在肌肉的上外侧以支撑组织。肌肉收缩可以确认位置。女性患者可使用相同的技术。或者，操作者可以用食指插入阴道，用交叉纤维钳捏式触诊肌

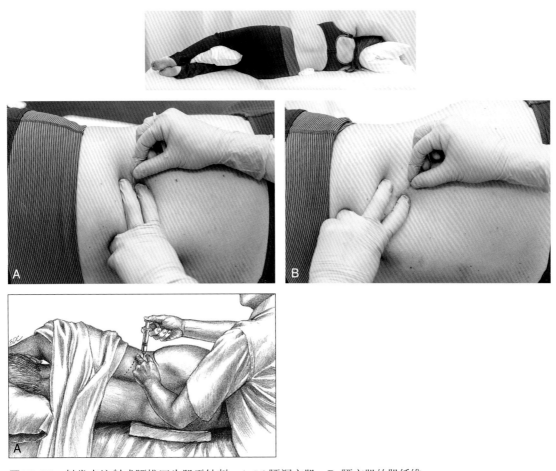

图 72-63　触发点注射或腰椎四头肌干针刺。**A** L3腰深方肌。**B** 腰方肌的肌纤维

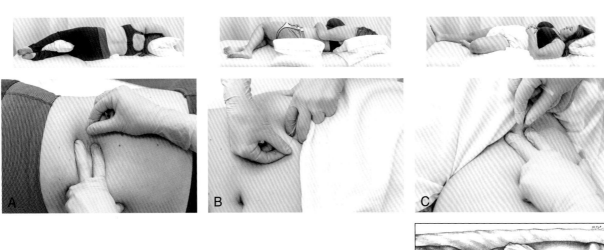

图 72-64　触发点注射或干针刺肌群。**A** 腰大肌，侧卧。**B** 髂肌，侧卧，向后转1/4（半仰卧）。**C** 远侧肌群。实心圆圈（下图）覆盖了髂前上棘和耻骨结节。在它们之间，腹股沟韧带位于虚线下方。股动脉是红色的。大腿被绑住并向外旋转以分离肌和股动脉。针头朝着靠近小转子的触发点压痛，侧向远离股动脉

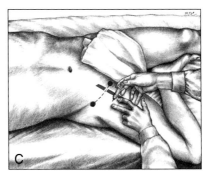

肉。应注意肌肉附着于会阴部远端和阴蒂腱膜近端。针以与肌肉表面垂直的角度刺入，并直接进入触诊识别的TrP。

对于男性和女性患者，也可通过将针头指向略微切向的角度来治疗肌肉，在超敏反应或患者不同意阴道插入的情况下，女性可首选该角度。女性患者，阴唇应移至对侧，在阴蒂附近针刺时慎用。

会阴浅深横肌

截石位时，针头垂直于肌肉表面，直接进入TrP。针头也可能略微切向肌肉表面，以避免针刺穿过肌肉。将一根手指放在会阴部，另一根手指放在坐骨结节外侧缘有助于支撑组织。肌肉收缩可以确认位置。在女性患者中，优先采用阴道触诊会阴横肌，并通过交叉纤维钳捏式触诊确定其TrPs，在进针前将TrPs夹紧。在男性患者中，在阴囊周围使用毛巾，让患者将阴囊移开是有帮助的。女性患者应将阴唇移向对侧。

5 髋关节、大腿和膝关节疼痛

臀大肌（第五十四章）

对于臀大肌上部的触发点注射或干针，患者

俯卧，腹下垫枕，使腰椎处于中立位。对于臀大肌下部的触发点注射或干针，患者采用侧卧位。然而，该体位也可用于针刺整个臀大肌。通过对整个肌肉和对下部进行交叉纤维平滑式触诊，识别臀大肌中的触发点。

在俯卧位时，通过触诊用手压迫皮下组织，在操作者食指和中指之间识别并固定TrPs，以减少皮肤到肌肉的距离，尤其是在那些皮下脂肪层厚的患者。采用21或22号37 mm（1.5 in）皮下注射针或0.30 mm×50 mm的毫针就足够了，但对于一些患者，可能需要21 g、60 mm（2 in）或更长的皮下注射或毫针穿透皮下脂肪和臀大肌全层。针头在操作者的手指间指向TrPs（图72-65A）。当针穿透TrPs时，很容易观察到该肌肉的局部抽搐反应。操作者在对臀大肌进行深层触发点注射或干针时，应了解坐骨神经的走行路径。

对于臀大肌下部的触发点注射或干针，识别TrPs并用拇指、示指和中指的钳夹固定。针头在肌肉下面指向操作者的手指（图72-65B）。

臀中肌（第五十五章）

对于臀中肌触发点注射或干针，患者取俯卧

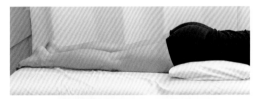

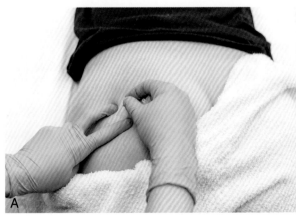

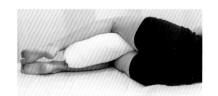

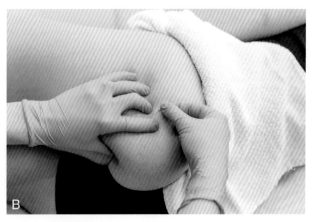

图72-65 触发点注射或干针刺臀大肌。**A** 俯卧，使用交叉纤维平滑式触诊臀大肌。注意触诊时手对组织的压迫，以减少皮肤和肌肉之间的空间。**B** 侧卧，将针指向TrP

位或侧卧位。通过交叉纤维平滑式触诊确定触发点，并通过触诊手挤压皮下组织固定在操作者的示指和中指之间，以减少皮肤到肌肉的距离，尤其是皮下脂肪层厚的患者。应使用臀大肌技术中描述的相似针尺寸。针插入并指向TrPs与深刺与髂嵴骨膜接触是常见的（图72-66）。有时可以通过上覆的厚的臀大肌检测到LTR。

臀小肌和阔筋膜张肌（第五十六章）

臀小肌

在大转子疼痛综合征患者中，发现髋关节外侧肌肉干针与可的松注射一样有效[55]。对于臀小肌的触发点注射或干针，首选患者体位是侧卧；但是，也可以使用俯卧位。触发点注射的TrP通过交叉纤维平滑式触诊确定，并固定在操作者的

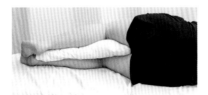
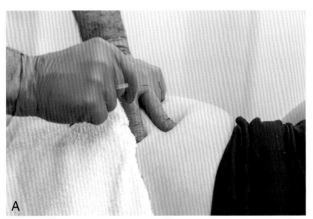
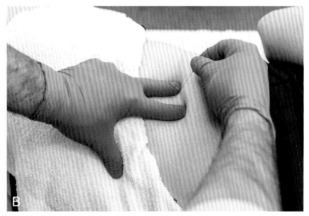

图72-66　触发点注射或干针刺臀中肌。**A** 后部肌纤维。**B** 前部肌纤维

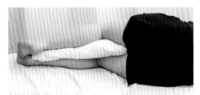
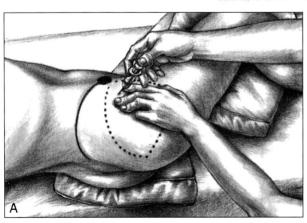
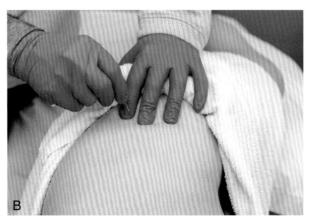

图72-67　触发点注射或干针刺臀小肌。**A** 前部肌纤维。**B** 梨状肌上方的后部肌纤维，可避免坐骨神经损伤

食指和中指之间，用触诊的手用力按压皮下组织，以减小从皮肤到肌肉距离。采用使用与臀大肌技术中所述相似的针尺寸，进针方向朝向TrP，深针接触髂嵴骨膜是很常见的（图72-67A）。

对于厚纤维的触发点注射或干针，通过定义梨状肌的上限来定位臀小肌的下后缘。通常情况下，将针头引导到这条线的上方，使其向上，可避免离开骨盆时穿过坐骨孔意外穿透坐骨神经的风险（图72-67B）。

阔筋膜张肌

对于阔筋膜张肌的触发点注射或干针，首选患者体位为侧卧位（图72-68A）；但也可采用仰卧位（图72-68B）。在任一种体位下，通过交叉纤维平滑式触诊识别TrPs，并固定在操作者的示指和中指之间。针头向后指向TrP（图72-68）。如果已准确辨认阔筋膜张肌，则针穿刺轨道内无主要神经或血管。

梨状肌和外旋肌（第五十七章）

梨状肌

对于梨状肌的触发点注射或干针，患者取侧卧位或俯卧位。梨状肌既可在大转子附近的外侧针刺，也可在紧靠骶骨外侧的内侧针刺。操作者

应识别在骶骨内侧缘（S2-S4）和股骨大转子处梨状肌附着。

患者健侧卧位，上部的髋关节屈曲约90°，以针刺梨状肌外侧部分。通过观察一条从大转子正上方到骶髂关节下缘处骶骨可触缘与髂骨接触的线进行梨状肌上缘的定位是。如图72-69A所示，梨状肌线分为3部分，在梨状肌下面用交叉纤维平滑式触诊。TrP定位并固定在操作者的示指和中指之间。

通常在10 mL注射器上使用22号50 mm（2 in）皮下注射针，或0.30 mm×50 mm毫针进行外侧梨状肌TrP定位。针头必须足够长以穿过皮肤、臀大肌和梨状肌到达髋关节囊。对于确保穿透梨状肌这部分的所有TrPs，这种穿透深度是必要的。通过患者的疼痛反应，尤其是重现患者牵涉痛的情况，可识别TrP的针穿刺。

对于梨状肌内侧部的触发点注射或干针，Simons建议双手完成内侧部TrPs的针刺[100]。一只手指通过直肠或阴道的途径触诊梨状肌内侧1/3的内表面；另一只手在外进针，将针头指向骨盆内触诊指尖（图72-69B）。

用足够的手指触诊，可能触诊髂胫束肌的骨盆内表面和骨盆坐骨神经与骶骨，以及坐骨大孔

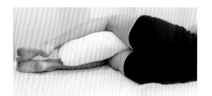

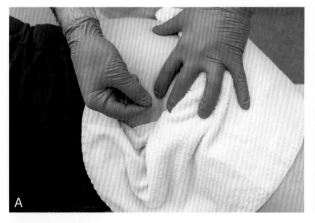
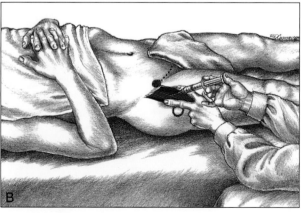

图72-68　触发筋膜张肌的Trp注射或干针刺。**A** 侧卧，平滑式触诊。**B** 仰卧，平滑式触诊。实心圆位于前上棘。虚线表示腹股沟韧带。空心圆圈表示转子

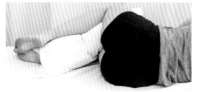

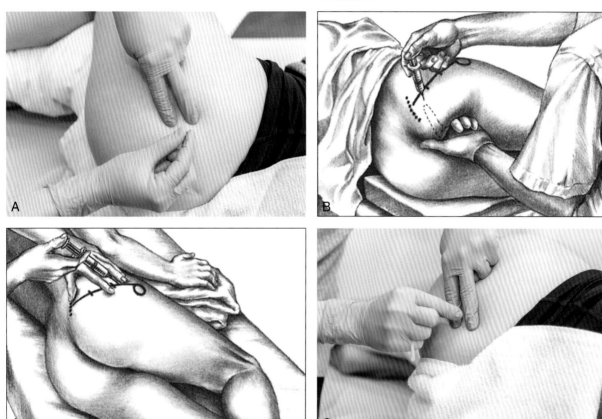

图72-69　触发点注射或干针刺梨状肌。空心圆：大转子。虚线：可触及的骶骨边缘；实线：(2/3)覆盖梨状肌。**A** 梨状肌外侧部分的技术。**B** 梨状肌内侧的双手技术。左手通过骨盆内触诊定位TrP压痛，右手将针指向该指尖。**C** 梨状肌内侧肌

的区域。

梨状肌内侧进行针刺也可以不通过内部触诊。针头于梨状肌线下方骶骨外侧插入，并向内侧和下方进针，指向TrPs和骶骨（图72-69C）。

闭孔内肌

对于闭孔内肌的触发点注射或干针，患者侧卧，患侧髋关节顶部向下，膝关节屈曲（图57-8）。在坐骨结节内侧止于闭孔内肌时确定触发点。针略微向前，朝向坐骨结节内侧进入TrP（图72-70）。

或者，闭孔内肌可以在患者取截石位时进行针刺。触发点确定是通过对闭孔的交叉纤维平滑式触诊完成的，闭孔正好位于耻骨支下缘的外侧，

并止于内收肌长肌腱。针被侧向地指向触诊确定的TrPs。

闭孔外肌、孖肌和股方肌

没有文献描述其余4个短外旋肌中TrPs的识别和注射。实际上，定位到特定肌肉是不必要的，只需要区分两组肌肉：两个孖肌和闭孔内肌外侧部构成一组，股方肌和闭孔外肌下段构成另一组。患者取俯卧位，通过在大转子后方的交叉纤维平滑式触诊识别这些肌肉中的TrPs。大转子1/3上部触诊疼痛可能归因于孖肌和闭孔内肌中的TrPs。2/3下部触诊疼痛可归因于闭孔外肌和股方肌的TrPs（图57-7）。

当在其中一组中确定TrP并认为有必要进行

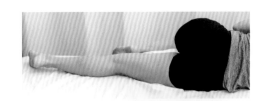

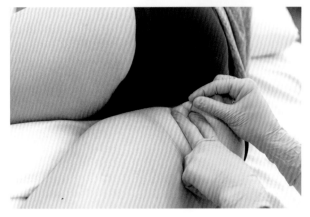

图72-70　在坐骨结节内侧缘，触发点注射或干针闭孔内肌。患侧朝下

触发点注射或干针时，必须考虑坐骨神经穿过这些肌肉的路径，路径通常位于坐骨结节和大转子之间。针直接朝向大转子的内侧后表面。大转子后部的位置以及患者的疼痛报道可引导操作者确定哪些肌肉受到影响（图72-71）。

股四头肌和缝匠肌（第五十八章）

股直肌

对于股直肌的触发点注射或干针，患者取仰卧位，膝下放置小毛巾卷，保持膝关节轻微屈曲。通过交叉纤维平滑式触诊确定触发点，然后固定在操作者的示指和中指之间（图72-72A）。如果已证实受累肌肉是股直肌而不是缝匠肌，用针头刺入股动脉或神经的可能性应该很小。

股中间肌

触发点注射股中间肌干针或中间肌干针，患者体位与股直肌相同。触发点用交叉纤维平滑式触诊来确定；然而，直接触诊这种肌肉是相当困难的，因为它位于股直肌的深部，并且这种肌肉的TrP通常位于股骨正上方。可疑的TrP的大概位置固定在操作者的示指和中指之间，针头从前到后指向肌肉中的TrPs（图72-72B）。灭活该肌肉中的TrPs需要多次针刺治疗，并且结果可能令人沮丧，因为真实的严重程度很容易被低估。股中间肌TrPs通常引起强烈的牵涉痛。

如图72-73横截面所示，股中间肌深外侧纤维和股外侧肌深内侧纤维之间没有明确的解剖学划分。它们通常共同参与。在一侧肌肉中注射

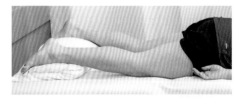

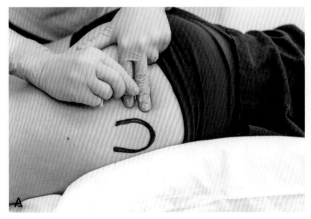

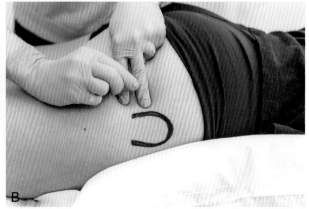

图72-71　触发点注射或干针刺髋部外部旋转肌。黑线表示股骨大转子。A 孖肌和闭孔内翻肌位于大转子后上方第一/第三处。B 后大转子下部第二/第三处的闭孔外膜和股四头肌

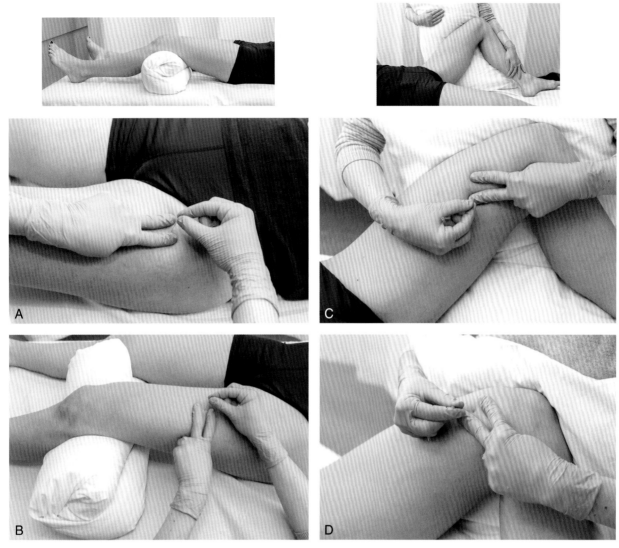

图72-72　右大腿中段水平的横断面解剖（图58-1），从上方向下看。血管呈暗红色，股四头肌呈中红色。所有其他肌肉，包括内收肌群和腘绳肌，均为淡红色

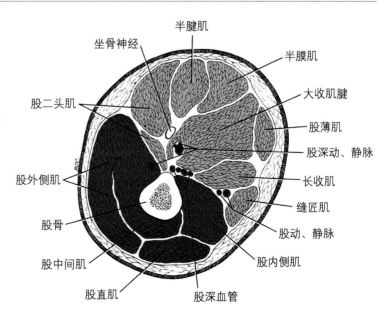

图72-73　右大腿中段水平的横断面解剖（图58-1），从上方向下看。血管呈暗红色，股四头肌呈中红色。所有其他肌肉，包括内收肌群和腘绳肌，均为淡红色

TrPs或干针时遇到的许多困难在另一侧肌肉同样也可能存在。股中间肌或股外侧肌需要触发点注射或干针时，应谨慎探查其他肌肉的TrPs。

股内侧肌

最近的一项研究表明，在前交叉韧带完全断裂后接受手术重建的患者中，股内侧肌干针可有效改善活动范围和相关功能障碍。对于股内侧肌的触发点注射或干针，患者定位时髋关节屈曲和外展，膝关节屈曲约90°，如图72-72C和图72-72D所示。通过交叉纤维平滑式触诊识别股内侧肌中的触发点，并固定在操作者的示指和中指之间。对于肌肉近端部分的触发点注射或干针，应确定沿该边界走行的股动脉，并且针外侧成角远离缝匠肌和动脉（图72-72C）。对于肌肉远端部分的触发点注射或干针，针头指向TrPs和股骨，用针头与股骨接触非常常见（图72-72D）。

股外侧肌

对于大型股外侧肌的触发点注射或干针，患者取仰卧位进行前部定位，取侧卧位进行后部定位。为进入后部，通常需要将股二头肌推到一边，以到达后方股外侧肌，股外侧肌紧靠股骨后方。股外侧肌中的触发点通过交叉纤维平滑式触诊识别，由于该肌肉的大小，通常识别出多个TrP。将TrP固定在示指和中指之间，在仰卧位时，针头向前向后定向进入肌腹并在髂胫束下方（图72-74A和图72-74B）。

对于中等体型个体的股外侧肌后部触发点注射或干针，可能需要63 mm（2½ in）皮下或

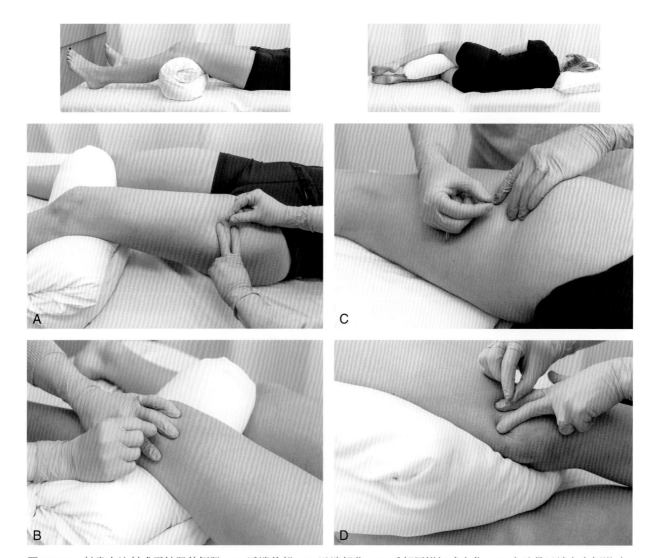

图72-74　触发点注射或干针股外侧肌。**A** 近端前部。**B** 远端部分。**C** 后部用钳捏式夹住。**D** 由髌骨远端向内侧滑动

0.30 mm × 50 mm毫针才能到达肌肉的最深处。患者侧卧，用交叉纤维钳捏式触诊确定TrPs，然后用钳捏式在操作者的拇指、示指和中指之间固定。针头略微向前，停留在股外侧肌中不进入邻近的腘绳肌（图72-74C）。当穿透时，这些TrP很可能将疼痛指向膝关节后部。这是一个区域，针可能不得不代替触诊手指来找到TrPs。定位股外侧肌所有的TrP，并专门针刺它们可能是多余的，但当其他治疗方法不能完全灭活它们时，就有必要这样做。

对于股外侧肌远端触发点注射或干针，患者侧卧，髌骨向内侧滑动，通过交叉纤维平滑式触诊确定TrP并固定临床医生食指和中指之间。针指向TrP和股骨（图72-74D）。

膝关节和股中间张肌

对于膝关节肌肉的触发点注射或干针，针穿过或走行于远端股直肌肌腱下方并指向股骨。股中间肌的张肌稍微偏向外侧的股外侧肌和股中间肌的角度进针（图72-75A和图72-75B）。

缝匠肌

对于缝匠肌的触发点注射或干针，TrPs通过交叉纤维平滑式触诊识别，并固定在示指和中指之间，而针则是切线方向，几乎平行于皮肤表面（图72-75C）。股内侧肌TrP深达缝匠肌的触发点注射或干针，期间偶然发现缝匠肌TrP是很常见的。当针头碰到浅表的缝匠肌TrP时，患者报道

在邻近的大腿上弥漫性感到尖锐或刺痛。

内收肌（第五十九章）

长收肌和短收肌

股动脉位于缝匠肌的深面，长短内收肌的外侧。为此，首先应通过触诊脉搏和长收肌前外侧缘定位股动脉，然后再从该处向后内侧进针。这样，这个治疗远离而不是朝向股动脉进针。对于内收长肌和短肌的触发点注射或干针，患者仰卧位，髋关节和膝关节屈曲，髋关节外旋和外展。

通过交叉纤维钳捏式触诊确定两侧肌肉中的触发点，然后用临床医生的拇指、示指和中指之间的钳夹固定。对于长收肌，针头从前到后方向进入肌肉的TrPs（图72-76A）。对于内收短肌的触发点注射或干针，用钳夹方法固定TrPs，将针头插入耻骨肌和内收长肌之间，垂直于内收短肌，向后指向操作者的手指，进入肌肉的TrPs（图72-76B）。内收肌和短肌通常采用相同的钳捏式技术联合针刺。

大收肌（图72-76C、72-76D和图72-77）

在注射大收肌的深层部分前，建议复习横断面解剖学（图72-77）。对于大收肌的触发点注射或干针，患者取仰卧位，屈髋屈膝，髋关节外旋外展。用交叉纤维钳捏式触诊确定近端坐骨髁部分的触发点，并用钳捏式固定于拇指、示指和中指之间。针的方向由前向后刺入（图72-76C）。

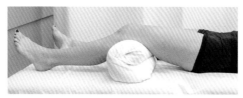

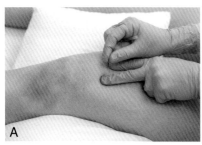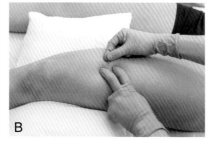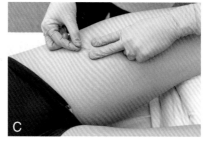

图72-75　触发点注射或干针。**A** 关节膝肌。**B** 股中间肌肌腱。**C** 缝匠肌

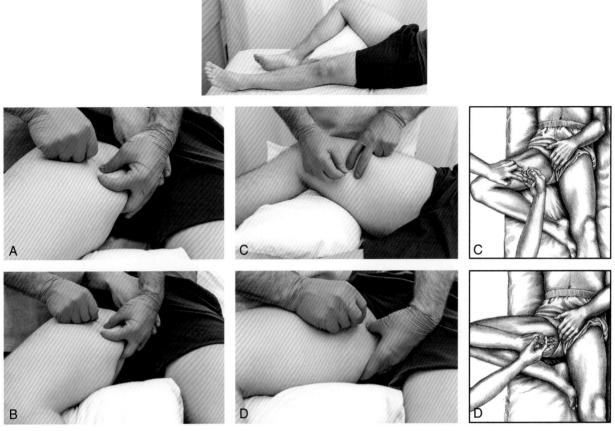

图72-76　触发点注射或干针长收肌、短收肌和大收肌。**A** 长收肌：使用钳捏式技术。**B** 短收肌：使用钳捏式技术。**C** 大收肌，经股薄肌采用平滑式触诊技术。**D** 大收肌：坐骨髁部用钳捏式技术

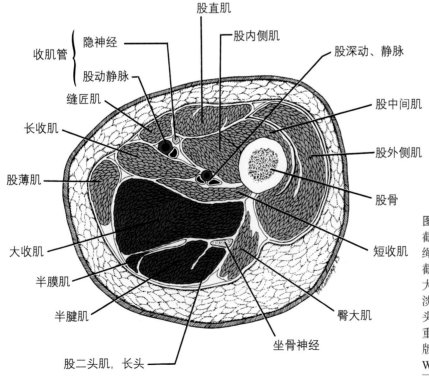

图72-77　大腿上中1/3交界处的横截面。请参见图60-1的横截面。腘绳肌、动脉和静脉呈暗红色。在该截面，大收肌（中间为红色）明显大于腘绳肌群。大腿的其他肌肉呈淡红色。在本节中，半腱肌和股二头肌似乎融合。经Anderson JE许可重新绘制。格兰特解剖学图集·第8版。（Baltimore，MD：Williams and Wilkins；1983.）

对于大收肌中段或近端区的触发点注射或干针，由于长收肌位于股动脉和大收肌前表面之间，因此不太可能遇到股动脉。然而，当从大腿内侧进针时（图72-76D），应避免通过大收肌的坐骨神经，以及在它和腘绳肌之间的区域。神经深穿坐骨髁和大收肌中段。

股薄肌（图72-76C）

对于股薄肌的触发点注射或干针，患者的体位与大收肌技术的相同。如果需要在肌肉上施加更大张力，则伸展膝关节。触发点注射的TrP可通过触诊表浅肌肉来确定，根据皮下组织的柔韧性，可使用钳捏式或平滑式触诊技术进行针刺。针头垂直刺入TrP，固定在示指和中指之间（图72-76C）。

耻骨肌（图72-78）

Simons等人在对耻骨肌进行触发点注射或干针之前，建议释放大收肌、长收肌和短收肌TrPs[100]。对于耻骨肌触发点注射或干针，患者仰卧位，髋关节和膝关节屈曲，髋关节外旋和外展，以获得到耻骨肌的最大入路。因为血管远端固定在内收肌裂孔处，所以这个位置也使股动脉向肌

肉外侧缘移位。

通过交叉纤维平滑式触诊识别触发点，并固定在示指和中指之间。检测股动脉搏动，将穿刺针指向肌肉和TrPs的内侧和后侧（图72-78）。

腘绳肌（第六十章）

在腘绳肌触发点注射或干针之前，应回顾坐骨神经的走行。股二头肌长头下方穿过大腿后侧，大约在大腿中部。该肌近端，神经到达长头外侧缘，同时仍深达臀大肌。远端，在腘窝处，神经的胫骨部分从股二头肌长头内侧缘下，大约在半膜肌和长头部分伴行的地方出现。股血管通过大收肌中间部分下方的内收肌管向后突出，与坐骨神经在同一水平汇合。然后，胫神经血管束位于半腱肌肌纤维深部，并在膝后近中线处向下穿过肢体。坐骨神经的腓骨支沿股二头肌短头内侧缘旁或深达膝。当针刺腘绳肌肌腱治疗时，明智的做法是在每次访视期间仅对身体的一侧进行治疗。对于内侧和外侧腘绳肌的触发点注射或干针，患者俯卧，在踝下垫一个枕头或枕垫，使膝关节轻微屈曲。半膜肌和半

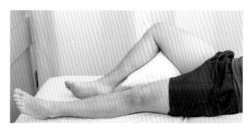

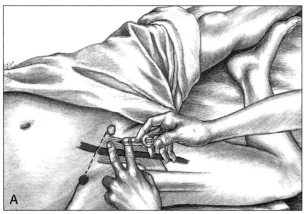
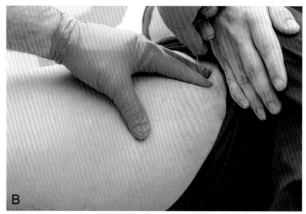

图72-78　触发点注射或干针耻骨肌（淡红色）。患者大腿置于外展、外旋和轻微屈曲位。**A** 实心圆位于髂前上棘；虚线，腹股沟韧带；空心圆，耻骨结节。通过触诊股动脉（暗红色）的搏动并将针远离股动脉向内侧刺入，可避免刺入股动脉（暗红色）。**B** 用中指触诊股动脉后干刺进针

腱肌的触发点可通过交叉纤维平滑式触诊或钳夹式触诊确定。对于平触诊技术，TrP固定在食指和中指之间，针头指向坐骨结节（图72-79A）。或者患者可仰卧，髋关节外展，膝关节屈曲外旋。使用钳夹固定TrPs，针穿过肌肉群外侧指向操作者的手指（图72-79B）。对于股二头肌长、短头的触发点注射或干针，患者俯卧，枕于踝下。在股二头肌长头的触发点用交叉纤维平滑式触诊确定，并固定在操作者的示指和中指之间。针靠近大腿中线插入，并指向外侧，远离坐骨神经和其他主要神经血管结构（图72-79C）。

对于股二头肌短头的触发点注射或干针，TrPs通过交叉纤维平滑式触诊识别，并固定在示指和中指之间。针从外侧指向内侧，并向股骨成角。坐骨神经的腓骨支沿肌肉内侧走行，应避开该神经（图72-79D）。

腘肌（第六十一章）

对于腘肌的触发点注射或干针，临床医生要在小腿后侧和腘窝处掌握腘动、静脉和胫、腓神经的走行，避免损伤它们。根据TrPs的位置，可从其下部内侧部分或上部外侧部分接近肌腹。

对于内侧部分，患者侧卧于患侧，髋关节和膝关节屈曲90°。触诊手将腓肠肌内侧头移向腿中部外侧，在胫骨近端1/3的后表面通过交叉纤维平滑式触诊识别腘TrPs。一个38 mm（1⅓ in）22号皮下注射器或0.30 mm×50 mm毫针从内侧指向外侧，并略微向前朝向TrP和胫骨后侧（图72-80A）。针刺腘肌内侧时，针刺触到胫骨后部是很常见的。

对于肌肉上外侧端触发点注射或干针，患者俯卧，在踝下垫一枕垫。触发点通过交叉纤维平滑式触诊确定，并固定在操作者的示指和中指之间。在

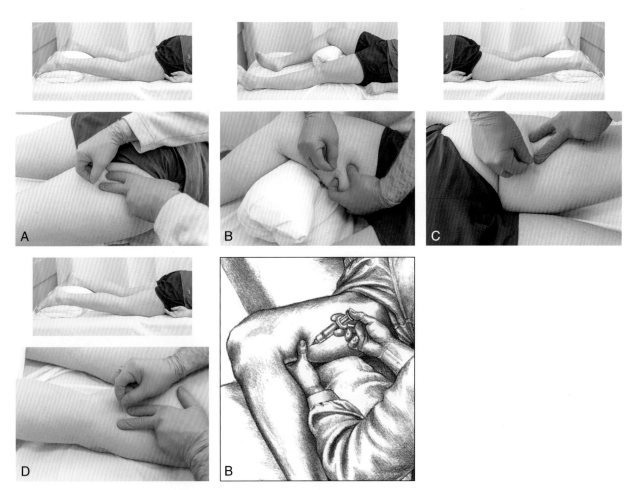

图72-79　触发点注射和干针腘绳肌。**A** 半腱肌和半膜肌近端采用平滑式触诊技术。**B** 半腱肌和半膜肌髋关节外旋和外展仰卧位肌肉用钳夹式触诊。**C** 股二头肌长头。**D** 股二头肌短头

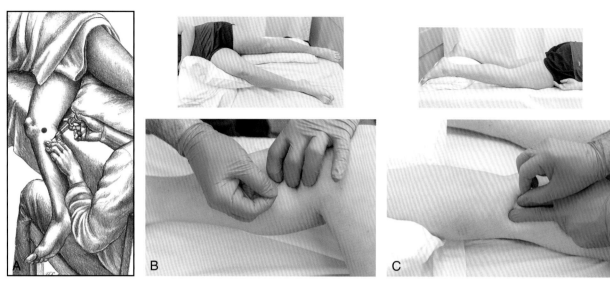

图72-80　触发点注射或干针腘肌。**A** 实心圆位于胫骨的内侧髁。将腓肠肌内侧头向后外侧挤压，以便进入腘肌。**B** 腓肠肌在跖屈时可部分松弛，而膝关节轻度屈曲可使腘肌松弛。在膝关节外侧放置一个枕头，将腓肠肌向外侧移动，以便更好地进入腘肌。**C** 上外侧部分，俯卧，股二头肌止点内侧。请注意，临床医生触诊手的中指在股二头肌肌腱上

进针时要注意，使穿刺点位于股二头肌和肌腱的内侧，以避开其内侧或深面的腓神经（图72-80B）。

6　腿、踝、足痛

胫前肌（第六十三章）

对于胫骨前肌的触发点注射或干针，患者仰卧，膝下垫枕。TrP通过交叉纤维平滑式触诊识别，并固定在操作者的食指和中指之间。21 g，38 mm（1½ in）皮下注射或0.30 mm×50 mm毫针与胫骨呈45°角，避开胫前动静脉和腓深神经（图72-81）。

腓骨肌（第六十四章）

腓骨长肌

对于腓骨长肌的触发点注射或干针，患者侧卧，患侧朝上，枕头置于小腿和足部下方，髋、膝关节屈曲至90°。在针刺腓骨长肌前，临床医师应先在腓骨头后触诊定位腓总神经。在小腿外侧1/3近端，神经斜行深达腓骨长肌。通过交叉纤维平滑式触诊确定触发点，并固定在操作者示指和中指近端1/3以下。22号37 mm（1.5 in）皮下注射针或0.30 mm×50 mm毫针由外向内指向TrPs和腓骨（图72-82A）。通常，触发点注射不会引

起神经阻滞，但TrP可能非常接近，有时局麻药溶液会扩散至神经。在注射前提醒患者，如果麻醉药液有任何"溢出"，足部可能会短暂"入睡"，并向他们保证随着麻醉作用的消退，足部会在15或20分钟内"苏醒"。

腓骨短肌

腓骨短肌的触发点注射或干针手术与腓骨长

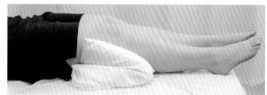

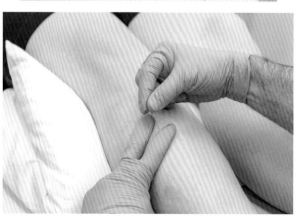

图72-81　触发点注射或干针胫前肌。注意针头向胫骨内侧成角，以避开腓深神经

肌的描述相似，不同之处在于TrPs更靠近远端，通常接近腿部中间和远端1/3的交界处。腓浅神经走行于腓骨短肌和第三肌之间。通过交叉纤维平滑式触诊识别触发点，并固定在操作者的示指和中指之间。针从后外侧方向向下进入肌肉，朝向腓骨，深达腓骨长肌腱，避免针刺神经（图72-82B）。

第三腓骨

对于第三腓骨肌的触发点注射或干针，患者仰卧位，将枕头置于膝下。通过交叉纤维平滑式触诊识别触发点，并固定在操作者的示指和中指之间。针由前向后指向TrP和腓骨（图72-82C）。该角度避免了覆盖腓骨短肌的腓浅神经，并远离骨间膜上的腓深神经和胫前血管。

腓肠肌（第六十五章）

对于腓肠肌的触发点注射或干针，操作者必须了解神经血管结构，尤其是在针刺腓肠肌近端内侧头或外侧头时。腓肠肌内侧头近端部分位于胫神经与半腱肌、半膜肌肌腱之间，腓肠肌外侧头近端部分位于腓神经与胫神经之间。如果存在

近端腓肠肌针刺指征，必须彻底触诊腘窝以定位神经和肌腱。操作者应明确半腱肌肌腱与胫神经之间可用的安全针刺区，以及腓骨神经与胫神经之间的间隙和与股二头肌肌腱的关系。关于腓总神经两个分支过早分离的解剖变异可能在腘窝间隙中发现，不需要针刺腓肠肌外侧头近端部分或跖肌。腓肠内侧皮神经在腓肠肌内、外侧头之间下行。当针刺任一头部的中央腹部时，当针刺内侧头部时，与内侧成角，当针刺外侧头部时，与外侧成角，以避开中线[1]。

当针刺内侧和外侧头部，患者呈俯卧位，枕头置于踝和足部下方，以使膝盖轻微屈曲。腓肠肌内侧头用交叉纤维钳捏触诊确定触发点，用拇指、示指和中指固定TrPs。37 mm（1.5 in），22号皮下注射针或0.30 mm×50 mm毫针指向内侧的TrPs和操作者的手指（图72-83A）。腓肠肌很容易出现针刺后酸痛。内侧头比外侧头更易受此影响，这可能是因为内侧头的TrPs更易压痛而且通常TrPs数量更多。肌肉可能在触发点注射或干针后5或6天内仍然存在疼痛，并且在第1或2天患

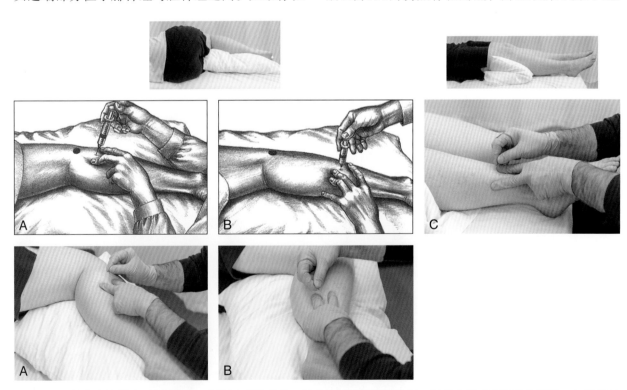

图72-82　触发点注射或干针腓骨肌。圆圈表示腓骨头。将枕头放置于膝盖之间，以便支撑正在注射的腿部。**A** 腓骨长肌在靠近腓骨正下方的腓总神经横穿腓骨的过程中针刺。针头指向下面的骨骼。**B** 腓肠肌短肌，后外侧入路，在腓肠肌长肌腱的任一侧并深至小腿中下部的交界处附近。**C** 腓骨TrP针刺，朝腓骨的前到后

者可能在行走或站立时出现明显不适。因此，应避免在同一次就诊时同时针刺左右腓肠肌，因为这样做可能会暂时使患者不能活动。

　　腓肠肌外侧头触发点注射或干针朝向肌肉的中线，用交叉纤维平滑式触诊TrPs，固定在操作者的食指和中指之间。针的方向是由后向前，轻微的外侧成角进入肌肉和TrPs（图72-83B）。如对内侧头所述，钳夹式也可用于在侧头中腹部TrPs穿刺，外侧进针用针头方向指向肌肉另一侧的操作者的手指。

　　对于腓肠肌近端内侧和外侧头的触发点注射或干针，TrP通过交叉纤维平滑式触诊识别，并固定在操作者的示指和中指之间。针头应远离中线，避免穿过腘窝的神经血管束（图72-83C）。当针刺内侧头的近端部分时，必须考虑到腘动脉移位的可能性。在针刺前应通过触诊确定腘动脉的位

置，以免损伤腘动脉。当针刺外侧头的近端部分时，针头指向外侧远离中线（图72-83D）。或者，当内侧头部针刺时可患侧卧位（图72-84A），外侧头部针刺时可健侧卧位（图72-84B）。

比目鱼肌和跖肌（第六十六章）

比目鱼肌

　　当TrPs需要在肌肉中线深处进针时，在那些不寻常的场合要注意避开胫神经、胫后动脉和胫后静脉。针刺后比目鱼肌的酸痛通常很严重，可通过让患者避免几天剧烈活动来减轻。

　　对于比目鱼肌的触发点注射或干针，根据需要治疗的肌肉方面，患者采取俯卧位或侧卧位。根据肌肉的大小，许多患者使用37 mm（1½ in）22号皮下注射针或0.30 mm×50 mm毫针即可。通过交叉纤维钳捏触诊确定肌肉中的触发点，用

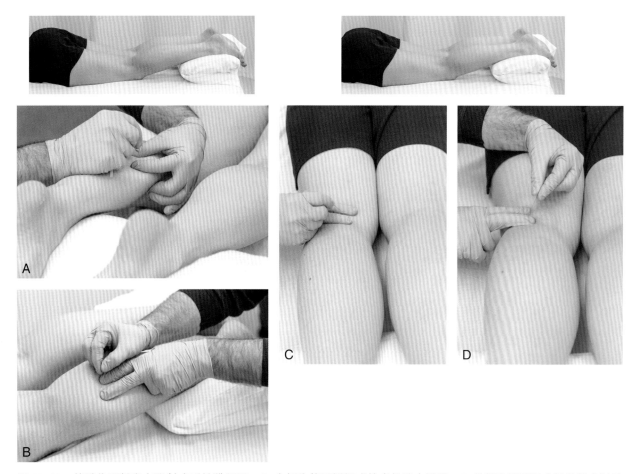

图72-83　俯卧位下触发点注射或干针腓肠肌。**A** 内侧头使用钳捏式技术触诊中肌腹。**B** 外侧头用平滑式触诊技术触诊中线附近。**C** 近端内侧采用平行触诊技术。**D** 近端外侧头采用平滑式触诊技术

钳夹式将TrP固定在操作者的拇指、示指、中指和中指间。对侧的针头指向操作者的手指（图72-85A）。侧卧时，比目鱼肌很容易从腓肠肌纤维下端隆起的内侧远端找到。患者躺在右侧针刺治疗右侧比目鱼肌，最上方（左）腿在受累腿前面（图72-85B）。操作者用一根手指从肌肉的外侧直接按压TrP，向TrP施加反压力，同时在内侧进针并直接对准手指的中心。对于比目鱼肌外侧的触发点注射或干针，患者侧卧，以便于从外侧进入。在压痛最大的部位针头指向腓骨，靠近骨，且处于较深位置（图72-85C）。

跖肌

对于跖肌的触发点注射或干针，通过交叉纤维平滑式触诊确定TrPs，并固定在操作者的食指和中指之间。针在胫骨平台水平穿过腓肠肌外侧头以避开中线的腘神经血管束（图72-86）。方法与腓肠肌近端外侧头的触发点注射或干针相似。

胫骨后肌（第六十七章）

Travell和Simons不建议注射胫骨后肌，尤其是从后面注射。关注点是"如果不靠近神经、动脉和静脉，则无法进入肌肉"。因为肌肉的位置太深，肌肉的定位就会不精确。TrPs在肌肉中定位不佳，需要用针对TrPs进行相当大范围的探查，这将增加其遇到神经或动脉的危险。如果发生了动脉出血，可能难以及时了解出血是否正在发生，甚至难以有效反压止血[100]。横断面解剖（图67-1）的回顾提供了对肌肉深度以及与胫神经、动脉和静脉接近度的关注。

TrPs手动触诊胫骨后肌是困难的，但深部触诊有压痛可能提示该肌肉有TrPs。为了识别胫后肌中的TrPs，针刺可用于诊断和治疗。患者侧卧于患侧髋关节和膝关节屈曲至90°。针头向外侧方向深入，略微向前倾斜。针头靠近胫骨后方，甚至针尖接触骨作为位置参考（图72-87）。

长趾伸肌（第六十八章）

趾长伸肌

如需在足趾长伸肌群注射TrPs，操作者应注意避开腓深神经和胫前血管。趾长伸肌中的触发

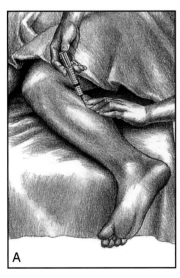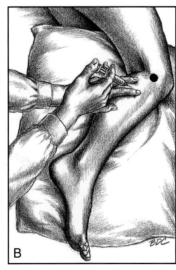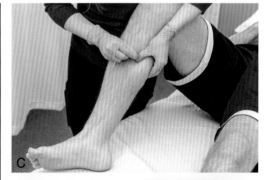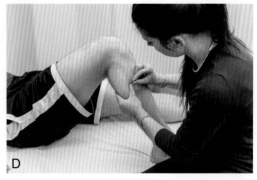

图72-84　触发点注射或干针腓肠肌。**A** 内侧头患者取患侧卧位。**B** 外侧头患者侧卧，患侧朝上。**C** 屈膝仰卧，内侧头。**D** 屈膝仰卧，外侧头

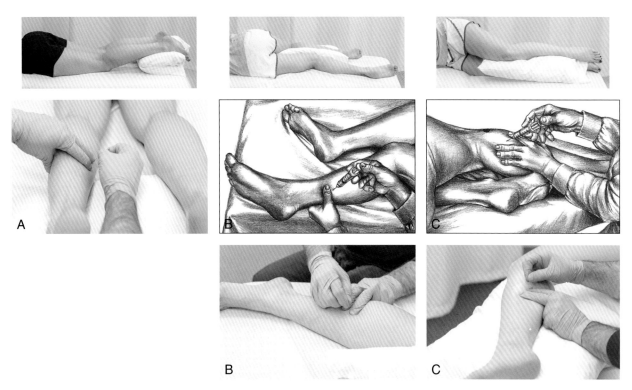

图72-85 触发点注射或干针比目鱼肌。**A** 俯卧位内侧入路。**B** 内侧入路，患者躺在同侧（右侧）。**C** 外侧入路，患者取对侧卧位

点注射或干针较拇长伸肌中的触发点注射或干针较难避免。腓深神经穿过腓骨深至趾长伸肌（图72-88）。然后，神经伴行胫前血管，这些血管共同位于拇长伸肌深面的骨间膜上。

对于趾长伸肌的触发点注射或干针，患者取仰卧位。通过交叉纤维平滑式触诊确定触发点，并固定在操作者的食指和中指之间。针靠近胫骨前肌外侧缘进针，由前向后指向腓骨（图72-89A）。

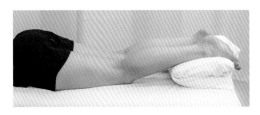

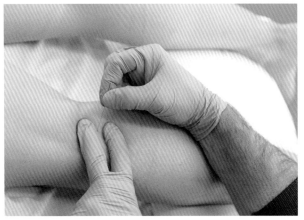

图72-86 通过腓肠肌外侧头，触发点注射或干针跖肌

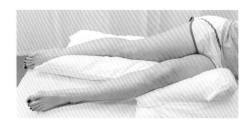

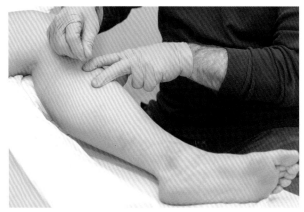

图72-87 触发点注射或干针胫后肌

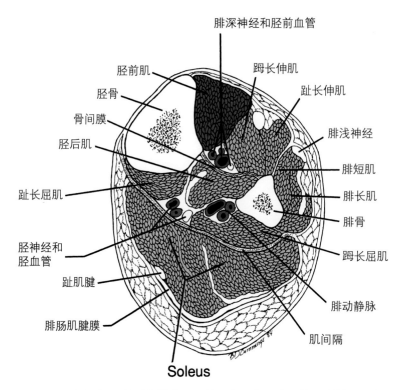

Soleus

图 72-88　右腿中 1/3 的下部横截面，从上方观察。大血管和胫前肌呈暗红色；其他肌肉呈淡红色。横截面水平，腓肠肌肌腹下方，如图 63-1 所示。来自 AndersonJE。格兰特解剖学图集

应事先警告患者可能出现一些麻木，注射后肌肉可能变得"松弛"。根据注射的溶液，神经传导将在 15 或 20 分钟内恢复。这种短暂的神经阻滞很常见。

拇长伸肌（图 72-89B）

对于拇长伸肌的触发点注射或干针，患者

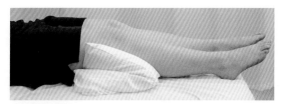

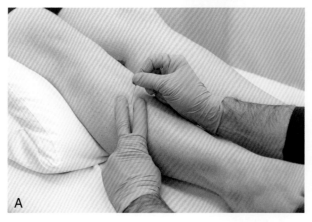

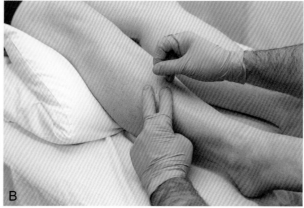

图 72-89　触发点注射或干针趾长伸肌。**A** 趾长伸肌。**B** 拇长伸肌

取仰卧位，用交叉纤维平滑式触诊确定TrPs，固定于操作者的示指和中指之间。针头从前到后插入胫骨前肌外侧缘，外侧成角朝向腓骨（图72-89B）。操作者必须特别注意针的穿透深度。针可能必须穿过胫骨前肌的外侧部分，以足够深的角度将针头指向腓骨，以到达拇长伸肌的TrPs，但必须充分避开深部腓深神经和胫前血管（图72-88）。拇长伸肌内侧部和胫前肌覆盖腓深神经和胫前血管。将针头侧向腓骨有助于避免与神经血管束接触。

长趾屈肌（第六十九章）

趾长屈肌

对于屈趾长肌的触发点注射或干针，患者侧卧，髋关节和膝关节屈曲约90°。通过交叉纤维平滑式触诊识别触发点，并固定在操作者示指和中指之间的胫骨后表面。针深深地指向侧面，有轻微的前倾角。临床医生通过比目鱼肌内侧缘将针头向胫骨后表面倾斜，将刺穿胫神经和胫后血管的危险降到最低。针头保持靠近胫骨后部，甚至用针尖接触骨头作为位置参考（图72-90A）。

拇长屈肌

拇长屈肌的TrPs比趾长屈肌的TrPs更难精确

进针。图72-88显示了腓骨血管和该肌内侧部分之间的密切联系。对于拇长屈肌的触发点注射或干针，患者俯卧，通过腓肠肌和比目鱼肌的深层交叉纤维平滑式触诊识别TrP。针从腓骨血管向外侧指向腓骨后表面。将腓骨的后面作为解剖标志，以确保针的正确位置，并确保有足够的穿透深度到达该肌肉中的TrPs（图72-90B）。

足部内在肌（第七十章）

第一层足底肌肉

拇展肌。对于拇展肌的触发点注射或干针，患者患侧卧位，屈膝，腿和足支撑于桌子上。操作者稳定腿部以防止任何突然或反射性腿部和足部的运动（图72-91A）。通过交叉纤维平滑式触诊识别触发点，并固定在操作者的示指和中指之间。外侧进针朝向下方的骨（图72-91B）。神经血管束近附着点1/3处深达肌肉。虽然可以预期拇展肌中的TrP接近表面，但它们可能深藏在这块厚肌肉中。主要的TrP通常靠近骨，因此通常需要将针头推进至骨膜水平，然后探查肌肉，以确定TrPs的深度。肌肉中的这些深层TrPs容易被忽视。

指短屈肌。对于指短屈肌的触发点注射或干

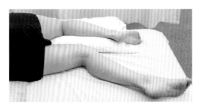
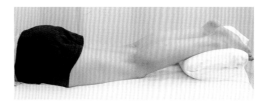
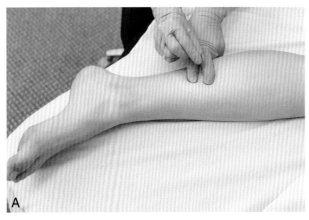
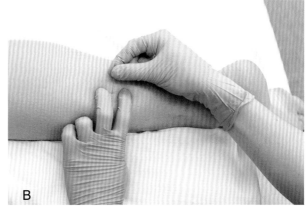

图72-90　触发点注射或干针趾长屈肌。**A** 趾长屈肌，侧卧。**B** 拇长屈肌，俯卧

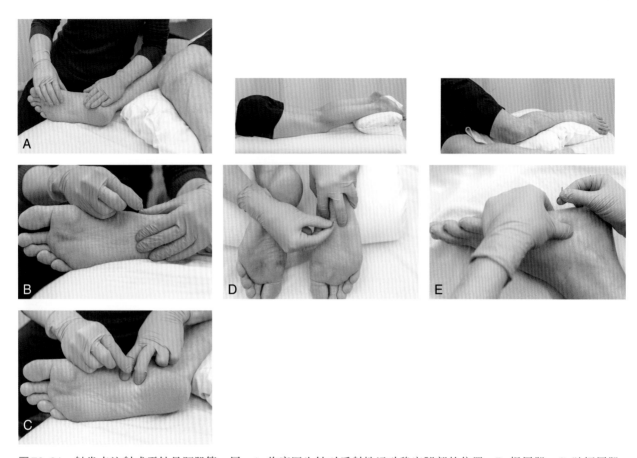

图 72-91　触发点注射或干针足跖肌第一层。**A** 临床医生针对反射性运动稳定腿部的位置。**B** 拇展肌。**C** 趾短屈肌、内侧入路。**D** 趾短屈肌足底入路。**E** 小指趾展肌

针，患者侧卧于患侧，通过足底腱膜和足内侧缘深触诊确定 TrPs（图 72-91C）。针从足底外侧成角的内侧缘进入，到达趾短屈肌，在足底内、外侧神经之间。该部分患者耐受性较好，考虑到神经血管束可能会更安全。

也可采用患者俯卧位，足离台端，进行屈指肌触发点注射或干针。操作者自行定位，以便在技术操作过程中稳定腿部防止任何反射性运动。TrP 通过在局部压痛区域进行交叉纤维平滑式触诊来确定，并固定在操作者的食指和中指之间。压痛的局部区域可能由足底筋膜、趾短屈肌或副屈肌（跖方肌）或其任何组合引起。从足底到背侧，将针头引向压痛区，直至骨面（图 72-91D）。穿透深度、组织成分和任何牵涉性疼痛将帮助操作者识别被针刺的结构。

小指趾展肌。对于小指趾展肌的触发点注射或干针，患者置于健侧卧位。操作者自己定位，

以便在技术操作过程中稳定腿部，防止任何反射性运动。使用交叉平滑式或钳捏式触诊识别触发点，然后固定在医生的手指之间。这种肌肉不是很厚，不像拇展肌的紧束肌带和 TrP 一般容易定位。针在背内侧进针，方向朝向下方骨面（图 72-91E）。

第二层足底肌肉

副屈肌（跖方肌）。对于屈侧副肌（跖方肌）的触发点注射或干针，可采用趾短屈肌描述的技术和位置，也可采用跖侧入路（图 72-92A）。或者，患者侧卧于患侧，通过足底腱膜和足底内侧缘的深部触诊识别背侧副韧带（图 72-92B）。针从足底内侧缘进入，与外侧成角，到达足底内外侧神经之间的副屈肌（跖方肌）。该技术部分患者耐受性较好，考虑到神经血管束可能更安全。

蚓状肌。蚓状肌是小肌肉，触诊与足底骨间

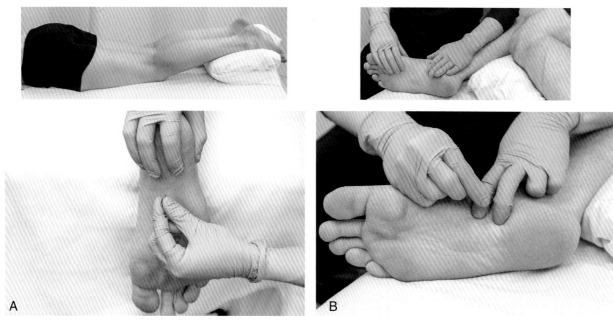

图72-92 触发点注射或干针足跖肌第二层。副屈肌（扁平方肌）。**A** 足底入路。**B** 内侧入路

肌难以区别。在针刺足底骨间肌时，TrPs可能包括在内，如本节后面部分所述（第四层）。

第三层足底肌肉

拇短屈肌。 对于拇短屈肌的触发点注射或干针，患者患侧卧位。操作者自己定位，以便在技术操作期间腿部能够稳定对抗任何反射性运动。触发点通过交叉纤维平滑式触诊确定，并固定在操作者的食指和中指之间。由于拇固有神经位于该肌肉浅面，针头从足内侧进入，深入神经，浅至第一跖骨，进入拇短屈肌TrPs（图72-93A）。当针穿透TrP时，LTR致使大脚趾趾骨可能产生一个突然屈曲运动。

拇收肌。 对于拇收肌的触发点注射或干针，患者取患侧卧位。操作者自己定位，以便在技术操作过程中稳定腿部防止任何反射性运动。在紧靠第2跖骨头后方的足部远端跖面，观察到深交叉纤维平滑式触诊的局灶性压痛区。针进入足内侧，通过拇短屈肌进入拇内收肌斜头，深达趾神经，浅至第一跖骨（图72-93B）。LTR可能导致大脚趾向第二脚趾移动，针刺确认靶向的TrP。

对于拇收肌横头的触发点注射或干针，患者取仰卧位。TrP通过跖骨头近端足部跖面的深层交叉纤维平滑式触诊识别，以及由操作者用改良

的钳夹固定，拇指在足背，示指和中指在足底。针头插入足背跖骨之间，在足底朝向医生的手指（图72-93C）。针刺拇收肌横头与第一、二跖骨背侧肌技术相同。

第四层（背侧和足底）

骨间肌

对于背侧和足底骨间肌的触发点注射或干针，可从足背表面进入。图72-94是足部跖骨头近端的解剖横截面，显示背侧和足底骨间肌的关系。患者仰卧，膝下垫枕。通过触诊定位背侧骨间肌中的TrP后，操作者在跖骨之间对肌肉进行针刺。使用改良的钳捏式，如拇内收肌横头所述。一只手的手指从足底向上按压到骨间间隙，而针头指向操作者的手指（图72-95A）。应小心探查背侧骨间肌的两侧腹，以便定位骨间间隙两侧的所有TrP，因此，针必须在内侧和外侧方向进行探查，如图72-94所示。

对于骨间足底肌的触发点注射或干针，其定位于足底侧深部钳夹触诊的触痛，TrP通过改良钳夹固定，如前所述（图72-95B）。图72-94显示了为什么为了通过背侧入路到达第一足底骨间肌，针必须在第2和第3跖骨之间的外侧成角，以探查位于第3跖骨中间部的肌肉。

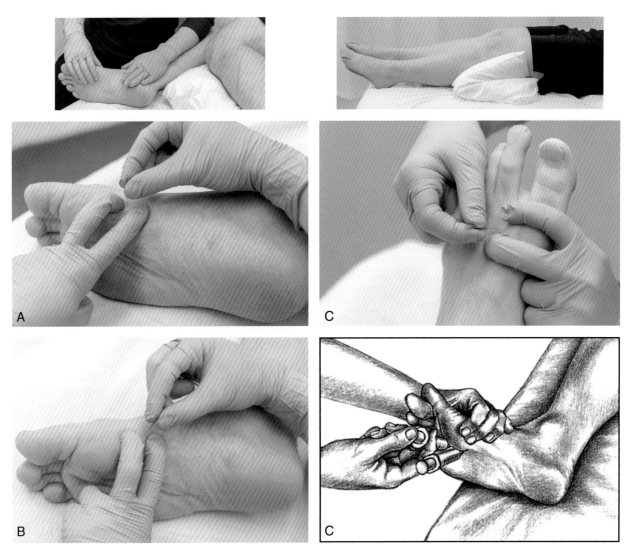

图72-93　触发点注射或干针足跖肌第三层。**A** 拇短屈肌。**B** 拇内收肌，斜头。**C** 拇内收肌，横头背侧入路（上）和足底入路（下）

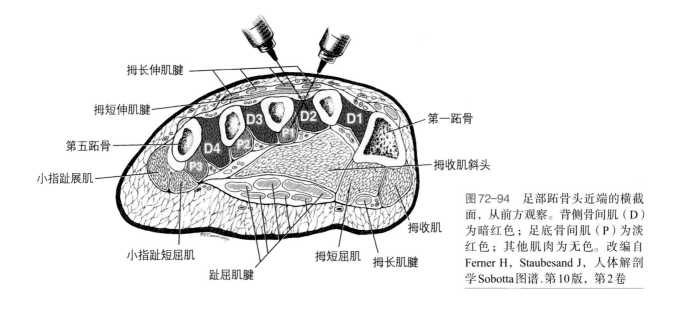

图72-94　足部跖骨头近端的横截面，从前方观察。背侧骨间肌（D）为暗红色；足底骨间肌（P）为淡红色；其他肌肉为无色。改编自 Ferner H，Staubesand J，人体解剖学Sobotta图谱.第10版，第2卷

拇长伸肌腱
拇短伸肌腱
第五跖骨
小指趾展肌
小指趾短屈肌
趾屈肌腱
拇短屈肌
拇长肌腱
拇收肌
拇收肌斜头
第一跖骨

D3　D2　D1
P1
D4　P2
P3

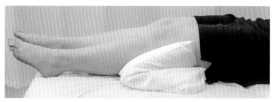

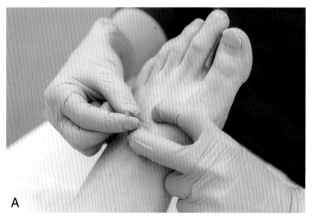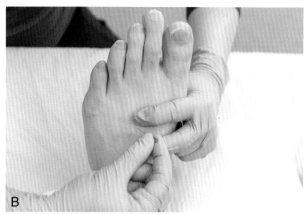

图72-95　触发点注射或干针足跖肌第四层。**A** 骨间背侧肌。**B** 足底骨间肌

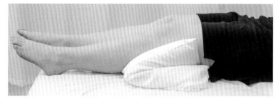

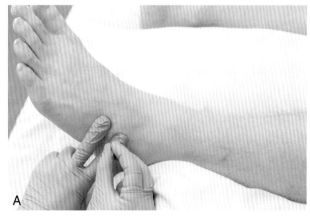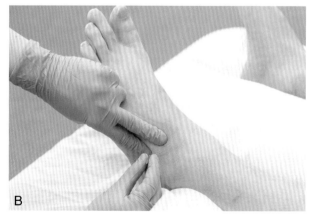

图72-96　触发点注射或干针刺足背固有肌。**A** 趾短伸肌。**B** 拇短伸肌

足背固有肌

趾短伸肌和拇短伸肌。对于趾短伸肌和拇短伸肌的触发点注射或干针，患者取仰卧位。通过交叉纤维平滑式触诊确定触发点，并固定在操作者的示指和中指之间（图72-96）。针从内侧到外侧进入肌肉，针朝向通常接触的下层骨面。拇短伸肌内侧有腓深神经和血管走行，因此，针头应

指向外侧。

金雨颖、马柯　译　马柯　审

参考文献

[1] Dommerholt J, Fernandez-de-Las Penas C. *Trigger Point-dry Needling: An Evidence and Clinical-*

based Approach. 1st ed. London, England: Churchill Livingstone; 2013.

[2] Simons DG, Travell J, Simons L. *Travell & Simon's Myofascial Painand Dysfunction: The Trigger Point Manual.* Vol 1. 2nd ed. Baltimore, MD: Williams & Wilkins; 1999.

[3] Llamas-Ramos R, Pecos-Martin D, Gallego-Izquierdo T, et al. Comparison of the short-term outcomes between trigger point dry needling and trigger point manual therapy for the management of chronic mechanical neck pain: a randomized clinical trial. *J Orthop Sports Phys Ther.* 2014; 44(11): 852–861.

[4] CagnieB, CasteleinB, PollieF, SteelantL, VerhoeyenH, CoolsA. Evidence for the use of ischemic compression and dry needling in the management of trigger points of the upper trapezius in patients with neck pain: a systematic review. *Am J Phys Med Rehabil.* 2015; 94(7): 573–583.

[5] De Meulemeester KE, Castelein B, CoppietersI, Barbe T, Cools A, Cagnie B. Comparing trigger point dry needling and manual pressure technique for the management of myofascial neck/shoulder pain: a randomized clinical trial. *J Manipulative Physiol Ther.* 2017; 40(1): 11–20.

[6] HongCZ, HsuehTC. Difference in pain relief after trigger point injections in myofascial pain patients with and without fibromyalgia. *Arch Phys Med Rehabil.* 1996; 77(11): 1161–1166.

[7] Dreyer S, Beckworth W. Commonly used medications in procedures. In: Lennard TA, Vivian D, Walkowski S, Singla A, eds. *Pain Proceduresin Clinical Practice.* 3rd ed. Philadelphia, PA: Elsevier-Saunders; 2011: 5–12.

[8] Ay S, Evcik D, Tur BS. Comparison of injection methods in myofascial pain syndrome: a randomized controlled trial. *Clin Rheumatol.* 2010; 29(1): 19–23.

[9] Botwin KP, Patel BC. Electromyographically guided trigger point injections in the cervicothoracic musculature of obese patients: a new and unreported technique. *Pain Physician.* 2007; 10(6): 753–756.

[10] Botwin KP, Sharma K, Saliba R, Patel BC. Ultrasound-guided trigger point injections in the cervicothoracic musculature: a new and unreported technique. *Pain Physician.* 2008; 11(6): 885–889.

[11] Hong CZ. Lidocaine injection versus dry needling to myofascial triggerpoint. The importance of the localt witch response. *Am J Phys Med Rehabil.* 1994; 73(4): 256–263.

[12] Perreault T, Dunning J, Butts R. The local twitch response during trigger pointdryneedling: is it necessary for successful outcomes? *J Bodyw Mov Ther.* 2017; 21(4): 940–947.

[13] Liu L, Huang QM, Liu QG, et al. Effectiveness of dry needling for myofascial trigger points associated with neck and shoulder pain: a systematic review and meta-analysis. *Arch Phys Med Rehabil.* 2015; 96(5): 944–955.

[14] Huang QM, Liu L. Wet needling of myofascial trigger points in abdom-inal muscles for treatment of primary dysmenorrhoea. *Acupunct Med.* 2014; 32(4): 346–349.

[15] Ong J, Claydon LS. The effect of dry needling for myofascial trigger points in the neck and shoulders: a systematic review and meta-analysis. *J Bodyw Mov Ther.* 2014; 18(3): 390–398.

[16] Itoh K, Katsumi Y, Hirota S, Kitakoji H. Randomised trial of trigger point acupuncture compared with other acupuncture for treatment of chronic neck pain. *Complement Ther Med.* 2007; 15(3): 172–179.

[17] Tekin L, Akarsu S, Durmus O, Cakar E, Dincer U, Kiralp MZ. The effectof dry needling in the treatment of myofascial pain syndrome: a random-ized double-blinded placebo-controlled trial. *Clin Rheumatol.* 2013; 32(3): 309–315.

[18] Hameroff SR, Crago BR, Blitt CD, Womble J, Kanel J. Comparison of bupivacaine, etidocaine, andsalinefortrigger-pointtherapy. *Anesth Analg.* 1981; 60(10): 752–755.

[19] Karadas O, Gul HL, Inan LE. Lidocaine injection of pericranial myofascial trigger points in the treatment of frequent episodic tension-type headache. *J Headache Pain.* 2013; 14: 44.

[20] Yoon SH, Rah UW, Sheen SS, Cho KH. Comparison of 3 needle sizes for trigger point injection in myofascial pain syndrome of upper-and middle-trapezius muscle: a randomized controlled trial. *Arch Phys Med Rehabil.* 2009; 90(8): 1332–1339.

[21] GaH, ChoiJH, ParkCH, YoonHJ. Acupuncture needling versus lidocaine injection of trigger points in myofascial pain syndrome in elderly patients—a randomised trial. *Acupunct Med.* 2007; 25(4): 130–136.

[22] SolaAE, KuitertJH. Myofascial trigger point pain in the neck and shoulder girdle; report of 100 cases treated by injection of normal saline. *Northwest Med.* 1955; 54(9): 980–984.

[23] TizesR. Cardia carrest following routine venipuncture. *JAMA.* 1976; 236(16): 1846–1847.

[24] McEvoy J, Dommerholt J, Rice DA, Holmes L, Groblie

C, Fernandez-de-las-Penas C. *Guidelines for Safe Dry Needling Practice.* Dublin, Ireland: Irish Society of Chartered Physiotherapists; 2012.

[25] Bachmann S, Colla F, Grobli C, Mungo G, Grobli L, Reilich P. *SwissGuidelines for Safe Dry Needling Association.* Winterthur, Switzerland: Dry Needling Verband Schweiz; 2014.

[26] TravellJ. Factors affecting pain of injection. *J Am Med Assoc.* 1955; 158(5): 368−371.

[27] Travell J. Ethyl chloride spray for painful muscle spasm. *Arch Phys Med Rehabil.* 1952; 33(5): 291−298.

[28] KrausH. The use of surface anesthesia in the treatment of painful motion. *JAMA.* 1941; 16: 2582−2583.

[29] WeeksVD, TravellJ. *How to Give Painless Injections. AMA Scientific Exhibits.* New York, NY: Grune & Stratton; 1957: 318−322.

[30] FischerAA. New Approachesin Treatment of Myofascial Pain. *Phys Med Rehabil Clin N Am.* 1997; 8(1): 153−169.

[31] Kraus H. *Clinical Treatment of Back and Neck Pain.* New York, NY: McGraw-Hill; 1970.

[32] Hong C-Z. Considerations and recommendations regarding myofascial trigger point injection. *J Musculoske Pain.* 1994; 2(1): 29−59.

[33] Fields H. *Core Curriculum for Professional Education of the International Association for the Study of Pain.* Seattle, WA: IASP Press; 1995.

[34] Hong C-Z. Myofascial trigger point injection. *Crit Rev Phys Med Rehabil.* 1993; 5(2): 203−217.

[35] Domingo A, Mayoral O, Monterde S, Santafe MM. Neuromuscular damage and repair after dry needling in mice. *Evid Based Complement Alternat Med.* 2013; 2013: 260806.

[36] American Physical Therapy Association. *Physical Therapistsandthe Perfor-mance of Dry Needling: An Educational Resource Paper.* Alexandria, VA: APTA Department of Practice and APT A State Government Affairs; 2012.

[37] Martin-PintadoZugastiA, Rodriguez-FernandezAL, Garcia-MuroF, etal. Effects of spray and stretch on postneedling soreness and sensitivityafter dry needling of alatentmy of ascial trigger point. *Arch Phys Med Rehabil.* 2014; 95(10): 1925. e1−1932. el.

[38] Martin-Pintado-Zugasti A, Pecos-Martin D, Rodriguez-Fernandez AL, et al. Ischemic compression after dry needling of a latent myofascial trigger point reduces postneedling soreness intensity and duration. *PM R.*

2015; 7(10): 1026−1034.

[39] Salom-Moreno J, Jimenez-Gomez L, Gomez-Ahufinger V, et al. Effects of Low-Load Exercise on Postneedling-Induced Pain After Dry Needling of Active Trigger Point in Individuals With Subacromial Pain Syndrome. *PM R.* 2017; 9(12): 1208−1216.

[40] LewitK. The needle effect in the relief of myofascial pain. *Pain.* 1979; 6(1): 83−90.

[41] BudenzAW. Local anesthetics and medically complex patients. *J Calif Dent Assoc.* 2000; 28(8): 611−619.

[42] Giordano CN, Nelson J, Kohen LL, Nijhawan R, Srivastava D. Local anes-thesia: evidence, strategies, and safety. *Curr DermatolRep.* 2015; 4(3): 97−104.

[43] Eggleston ST, Lush LW. Understanding allergic reactions to local anesthetics. *Ann Pharmacother.* 1996; 30(7−8): 851−857.

[44] Zink W, Graf BM. Local anesthetic myotoxicity. *Reg AnesthPain Med.* 2004; 29(4): 333−340.

[45] RaphaelKG, KlausnerJJ, NayakS, MarbachJJ. Complementary and alternative therapy use by patients with myofascial temporomandibular disorders. *J Orofac Pain.* 2003; 17(1): 36−41.

[46] Iwama H, Akama Y. The superiority of water-diluted 0. 25% to neat 1% lidocaine for trigger-point injections in myofascial pain syndrome: a prospec-tive, randomized, double-lindedtrial. *Anesth Analg.* 2000; 91(2): 408−409.

[47] Matsumoto AH, Reifsnyder AC, Hartwell GD, Angle JF, Selby JB Jr, Tegt-meyer CJ. Reducing the discomfort of lidocaine administration through pH buffering. *J Vasc Interv Radiol.* 1994; 5(1): 171−175.

[48] Zaiac M, Aguilera SB, Zaulyanov-Scanlan L, Caperton C, Chimento S. Virtually painless local anesthesia: diluted Lidocaineproves to be superior to buffered lidocaine for subcutaneous infiltration. *J Drugs Dermatol.* 2012; 11(10): e39−e42.

[49] Hayward CJ, Nafziger AN, Kohlhepp SJ, Bertino JS Jr. Investigation of bioequivalence and tolerability of intramuscular ceftriaxone injectionsby using 1% lidocaine, buffered lidocaine, and sterile water diluents. *Antimicrob Agents Chemother.* 1996; 40(2): 485−487.

[50] TravellJ. Temporomandibular joint pain referred from muscles of the head and neck. *J Prosthet Dent.* 1960; 10: 745−763.

[51] McMillanAS, NolanA, KellyPJ. The efficacy of dry needling and procaine in the treatment of myofascial pain in the jaw muscles. *J Orofac Pain.* 1997; 11(4): 307−314.

［52］ Krishnan SK, Benzon HT, Siddiqui T, Canlas B. Pain on intramuscular injection of bupivacaine, ropivacaine, with and without dexamethasone. *Reg Anesth Pain Med.* 2000; 25(6): 615−619.

［53］ Misirlioglu TO, Akgun K, Palamar D, Erden MG, ErbilirT. Piriformis syn-drome: comparison of the effectiveness of local anesthetic and corticosteroid injections: a double-blinded, randomized controlled study. *Pain Physician.* 2015; 18(2): 163−171.

［54］ Venancio Rde A, Alencar FG Jr, Zamperini C. Botulinum toxin, lidocaine, anddry-needling injections in patients with myofascial pain and headaches. *Cranio.* 2009; 27(1): 46−53.

［55］ Brennan KL, Allen BC, Maldonado YM. Dry needling versus cortisone injection in the treatment of greater trochanteric pain syndrome: a noninferiority randomized clinical trial. *J Orthop Sports Phys Ther.* 2017; 47(4): 232−239.

［56］ Vargas-Schaffer G, Nowakowsky M, Eghtesadi M, Cogan J. Ultrasound-guided trigger point injection for serratus anterior muscle pain syndrome: description of technique and case series. *A A Case Rep.* 2015; 5(6): 99−102.

［57］ Steward W, Hughes J, Judovich BD. Ammonium chloride in the relief of pain. *Am J Physiol.* 1940; 129: 474−475.

［58］ Bates W. Control of somatic pain. *Am J Surg.* 1943; 59: 83−86.

［59］ Choi TW, Park HJ, Lee AR, Kang YK. Referred pain patterns of the third andfourthdorsalinterosseousmuscl es. *PainPhysician.* 2015; 18(3): 299−304.

［60］ MacIverMB, TanelianDL. Activation of C fibers by metabolic perturbations associated with tourniquet ischemia. *Anesthesiology.* 1992; 76(4): 617−623.

［61］ Kim MY, Na YM, Moon JH. Comparison of treatment effects of dextrose water, saline, and lidocaine for trigger point injection. *J Korean Acad Rehab Med.* 1997; 21(5): 967−973.

［62］ EttlinT. Trigger point injection treatment with the 5−HT3 receptor antagonist tropisetron in patients with late whiplash-associated disorder. First results of a multiple case study. *Scand J R heumatol Suppl.* 2004; 33(119): 49−50.

［63］ Dahl E, Cohen SP. Perineural injection of etanercept as a treatment for postamputation pain. *Clin J Pain.* 2008; 24(2): 172−175.

［64］ Godoy IR, Donahue DM, Torriani M. Botulinum toxin injections in musculoskeletal disorders. *Semin Musculoskelet Radiol.* 2016; 20(5): 441−452.

［65］ Mauskop A. The use of botulinum toxin in the treatment

of headaches. *Pain Physician.* 2004; 7(3): 377−387.

［66］ Davids HR. Botulinum toxin in pain management. https://emedicine. medscape. com/article/325574−overview#a4. Accessed August 31, 2017.

［67］ GerwinR. Botulinum toxin treatment of myofascial pain: a critical review of the literature. *Curr Pain HeadacheRep.* 2012; 16(5): 413−422.

［68］ Soares A, Andriolo RB, Atallah AN, daSilva EM. Botulinum toxin for myofascial pain syndromes in adults. *Cochrane Database Syst Rev.* 2014(7): CD007533.

［69］ KilbaneC, OstremJ, GalifianakisN, GraceJ, MarkunL, GlassGA. Mul-tichannel electromyographic mapping to optimize onabotulinumtoxina efficacy in cervical dystonia. *Tremor Other Hyperkinet Mov(NY).* 2012; 2.

［70］ American Physical Therapy Association. *Description of Dry Needling in Clinical Practice: An Educational Resource Paper.* In: APTA Public Policy Practice, and Professional Affairs Unit, ed. Alexandria, VA: AmericanPhysical Therapy Association; 2013.

［71］ Fernandez-Carnero J, Gilarranz-de-Frutos L, Leon-Hernandez JV, et al. Effectiveness of different deep dry needling dosages in the treatment of patients with cervical myofascial pain: apilot RCT. *Am J Phys Med Rehabil.* 2017; 96(10): 726−733.

［72］ Koppenhaver SL, Walker MJ, Rettig C, et al. The association between dry needling-induced twitch response and change in pain and muscle function in patients with low back pain: aquasi-experimental study. *Physiotherapy.* 2017; 103(2): 131−137.

［73］ Gunn CC. *The Gunn Approach to the Treatment of Chronic Pain, Intra-muscular Stimulation for Myofascial Pain of Radiculopathic Origin.* 2nd ed. New York, NY: Churchill Livingston; 1996.

［74］ Kietrys DM, Palombaro KM, Azzaretto E, et al. Effectiveness of dry needling for upper-quarter myofascial pain: a systematic review and meta-analysis. *J Orthop Sports Phys Ther.* 2013; 43(9): 620−634.

［75］ Morihisa R, Eskew J, McNamara A, Young J. Dry needling in subjects with muscular trigger points in the lower quarter: a systematic review. *Int J Sports Phys Ther.* 2016; 11(1): 1−14.

［76］ Liu L, Huang QM, Liu QG, et al. Evidence for dry needling in the management of myofascial trigger points associated with low back pain: a systematic review and meta-analysis. *Arch Phys Med Rehabil.* 2018; 99(1): 144. e2−152. e2.

［77］ He C, Ma H. Effectiveness of trigger point dry

needling for plantar heelpain: a meta-analysis of seven randomized controlled trials. *J Pain Res.* 2017; 10: 1933-1942.

[78] Gattie E, Cleland JA, Snodgrass S. The effectiveness of trigger point dry needling for musculoskeletal conditions by physical therapists: a system-atic review and meta-analysis. *J Orthop Sports Phys Ther.* 2017; 47(3): 133-149.

[79] *Dry Needling and Injection for Musculoskeletal and Joint Disorders: AReviewoftheClinicalEffectiveness, Cost-effectiveness, and Guidelines.* Ottawa, ON: Canadian Agency for Drugs and Technologies in Health; 2016.

[80] Chou LW, Kao MJ, Lin JG. Probable mechanisms of needling therapiesfor myofascial pain control. *Evid Based Complement Alternat Med.* 2012; 2012: 705327.

[81] CagnieB, DewitteV, BarbeT, TimmermansF, DelrueN, MeeusM. Physiologic effectsofdryneedling. *Curr Pain Headache Rep.* 2013; 17(8): 348.

[82] Dommerholt J. Dry needling—peripheral and central considerations. *J Man Manip Ther.* 2011; 19(4): 223-227.

[83] Cerezo-TellezE, Torres-LacombaM, Fuentes-GallardoI, etal. Effectivenessof dryneedlingforchronicnonspecifi cneckpain: arandomized, single-blinded, clinical trial. *Pain.* 2016; 157(9): 1905-1917.

[84] Pecos-Martin D, Montanez-Aguilera FJ, Gallego-Izquierdo T, et al. Effectiveness ofdryneedlingonthe lowertrapeziusinpatientswithmechanicalneckpain: a randomized controlled trial. *Arch Phys Med Rehabil.* 2015; 96(5): 775-781.

[85] Travell J. Symposium on mechanism and management of pain syndromes. *Proc Rudolf Virchow Med Soc.* 1957; 16: 126-136.

[86] CohenH, PertesR. Chapter11, Diagnosis and management of facial pain. In: RachlinES, ed. *Myofascial Painand Fibromyalgia: Trigger Point Management.* St. Louis, MO: Mosby; 1994: 361-382.

[87] Standring S. *Gray's Anatomy: The Anatomical Basis of Clinical Practice.* 41st ed. London, UK: Elsevier; 2015.

[88] GelbH. Chapter11, Effective management and treatment of the craniomandibular syndrome. In: GelbH, ed. *Clinical Management of Head, Neck and TMJ Pain and Dysfunction.* Philadelphia, PA: W. B. Saunders; 1977(pp. 299-314, Fig. 11-61).

[89] Koole P, Beenhakker F, deJongh HJ, Boering G. A standardized technique for the placement of electrodes in the two heads of the lateral pterygoid muscle. *Cranio.*

1990; 8(2): 154-162.

[90] Mesa-Jimenez JA, Sanchez-Gutierrez J, de-la-Hoz-Aizpurua JL, Fernandez-de-las-PenasC. Cadaveric validation of dry needle placement in the lateral pterygoid muscle. *J Manipulative Physiol Ther.* 2015; 38(2): 145-150.

[91] Minerbi A, Ratmansky M, Finestone A, Gerwin R, Vulfsons S. The local and referred pain patterns of the longus colli muscle. *J Bodyw Mov Ther.* 2017; 21(2): 267-273.

[92] Rachlin ES. Chapter 10, Injection of specific trigger points. In: Rachlin ES, ed. *Myofascial Pain and Fibromyalgia.* St. Louis, MO: Mosby; 1994: 197-360.

[93] Fernández-de-las-Peñas C, Mesa-Jimenez JA, Paredes-Mancilla JA, Koppen-haver SL, Fernandez-Carnero S. Cadaveric and ultrasonographic validation of needling placement in the cervical multifidus muscle. *J Manipulative Physiol Ther.* 2017; 40(5): 365-370.

[94] Arias-Buria JL, Fernandez-de-Las-Penas C, Palacios-Cena M, Koppenhaver SL, Salom-Moreno J. Exercises and dry needling for subacromial pain syndrome: arandomizedparallel-grouptrial. *J Pain.* 2017; 18(1): 11-18.

[95] Lane E, Clewley D, Koppenhaver S. Complaints of upper extremity numbness and tingling relieved with dry needling of the teres minor and infraspinatus: a case report. *J Orthop Sports Phys Ther.* 2017; 47(4): 287-292.

[96] Seol SJ, Cho H, Yoon DH, Jang SH. Appropriate depth of needle insertion during rhomboid major trigger point block. *Ann Rehabil Med.* 2014; 38(1): 72-76.

[97] Cummings M, Ross-Marrs R, Gerwin R. Pneumothorax complication of deep dry needling demonstration. *Acupunct Med.* 2014; 32(6): 517-519.

[98] Retrouvey M, Chiodo T, Quidley-Nevares A, Strand J, Goodmurphy C. Use of ultrasound in needle placement in intercostal muscles: a methodfor increased accuracy in cadavers. *Arch Phys Med Rehabil.* 2013; 94(7): 1256-1259.

[99] Shanti CM, Carlin AM, Tyburski JG. Incidence of pneumothorax from intercostal nerve block for analgesia in rib fractures. *J Trauma.* 2001; 51(3): 536-539.

[100] Travell J, Simons DG. *Myofascial Pain and Dysfunction: The Trigger Point Manual.* Vol 2. Baltimore, MD: Williams&Wilkins; 1992.

[101] Velazquez-Saornil J, Ruiz-Ruiz B, Rodriguez-Sanz D, Romero-Morales C, Lopez-LopezD, Calvo-LoboC. Efficacy of quadriceps vastus medialis dry needling in a rehabilitation protocol after surgical reconstruction of complete anterior cruciate ligament rupture. *Medicine (Baltimore).* 2017; 96(17): e6726.

第 七十三 章

手法治疗的注意事项

蒂莫西·J.麦克马洪、德里克·克莱维、塞萨尔·费尔南德斯·德拉斯佩尼亚、蒂莫西·弗林、维辛加·金、约翰·沙基

1 介绍

本章介绍了手法治疗技术，可增强或补充神经肌肉骨骼状况、肌筋膜功能障碍，特别是触发点（TrPs）的评估和治疗。这一章没有详尽或全面地介绍所有的手法治疗技术，本章概述了每种技术的理论结构，以及这些技术如何在患者选择和应用方面影响TrPs和肌筋膜功能障碍。鼓励有兴趣的读者在其他临床教科书和继续教育课程工作中探索更详细的描述和应用。

手法治疗被定义为"一种临床方法，使用熟练、特定的手法治疗技术，包括但不限于软组织松动、操作/推拿，由适当的医疗保健提供者用于诊断和治疗软组织和关节结构，目的是调节疼痛、增加活动范围、减少或消除软组织炎症、诱导松弛、改善收缩和非收缩组织修复、伸展性和/或稳定性、促进运动和改善功能"[1]。手法治疗是医学中最古老、最有影响力的干预措施之一，可追溯到古代泰国文化，并在埃及纸莎草上有所描述。本章讨论的手法治疗技术将包括推拿/操作、TrP压力释放、等长收缩后放松、摆位放松术（SCS）、神经肌肉治疗和按摩。

2 关节活动和操作

（1）概述

国际骨科手法理疗师联合会将关节松动术定义为"一种手法治疗技术，包括以不同速度和幅度对关节复合体进行连续且熟练的被动运动，也可能包括小幅度/高速治疗运动（手法），旨在

恢复最佳运动、功能和/或减轻疼痛"[1,2]。手法松解通常被定义为一种被动的、高速的、低振幅的推力，作用于解剖限制内的关节复合体，目的是恢复最佳的运动、功能和（或）减轻疼痛（图73-1），而关节松动术通常被用于描述非推力技术（图73-2）。读者可参考Mintken等人的术语[3]。

历史上，关节推拿/操作一直以来被认为是旨

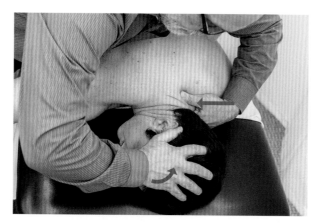

图73-1 颈胸交界处的推拿/操作

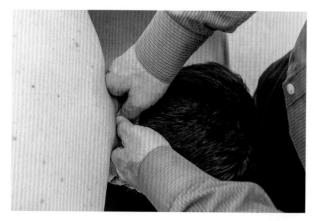

图73-2 颈椎的推力活动/操作。位置：颈椎中段由后先前方向

在解决与目标关节相关的疼痛的方法。这个直接的病理解剖模型影响了大多数的临床研究，因此，很少有证据表明手法治疗对TrPs或肌筋膜功能障碍有直接作用。临床医生通常使用联合关节手法治疗干预来治疗与肌筋膜功能障碍相关的疾病，如纤维肌痛和其他持续性（慢性）疼痛疾病。从力学角度来看，理论上讲，治疗关节可以减少关节周围肌肉的相关肌筋膜疼痛，从而为患者疼痛减轻提供了解释[4]。初步证据支持脊柱手法可降低相关神经肌肉的TrP敏感性[5]。然而，本研究仅包括潜在的TrPs。

（2）联合关节的手法治疗干预的机制

手法治疗的机制是近年来研究的一个热门的课题。关于高速、低振幅操作技术，提出了解释其潜在效应的两种基本范式：生物力学和神经生理学。

传统上，手法治疗的生物力学效应，基于触诊或手法识别位置/运动缺陷和技术选择，被认为是有效性和积极治疗结果的主要决定因素。但是，由于功能障碍节段的评估可靠性较差，证明治疗节段的特异性降低，以及对治疗远端区域产生积极影响，所有这些都有助于建立潜在的替代机制[6]。准确定位治疗区域的能力与临床结局无直接关系，脊椎运动和由此产生的神经肌肉反射反应似乎在时间上与操作过程中施加的力有关作为唯一的解释，也降低了生物力学机制的相关性[7-9]。

在过去十年中，由于生物机械和/或神经生理反应的多种相互作用，更多的学者提出手法治疗是有效的[7,10]。Bialosky等人描述了一个综合模型，提出了生物力学和神经生理学效应的潜在相互作用[8]。该模型从机械刺激开始，如关节松动或操作到增加放电的机械感受器，启动一系列神经生理效应，包括脊髓介导的传入放电，以减轻疼痛、改变活动范围和改善肌肉功能。该模型包括外周、脊髓和脊髓上机制。神经生理机制将患者的疼痛体验和信念与中枢和外周神经系统之间的复杂相互作用结合起来[10]。一些研究支持

手法治疗这些潜在的神经生理机制。例如，不同手法治疗后的痛觉减退和交感神经活动反应受导水管周围灰质的控制[11]。此外，当评估健康人和下腰痛受试者脊柱操作后对热疼痛敏感性的即时影响时，发现由脊髓背角介导的时间总和现象减少[11,12]。

由于肌肉骨骼损伤后发生的直接影响，外周机制可能受到手法治疗技术的潜在影响。当外伤导致组织损伤，随后发生炎症反应，刺激伤害感受和疼痛反应以及愈合过程。研究表明，手法治疗后可使血清细胞因子、血液β-内啡肽、大麻素、N-棕榈酰乙醇胺等水平的变化，对炎症介质和外周伤害性感受器具有潜在的影响[13]。

Pickar通过"用肌肉本体感受器的感觉输入碰撞中枢神经系统"，手法治疗可以作为疼痛调制的对抗刺激物，这反过来表明在手法治疗中需要考虑脊髓介导的机制[14]。脊髓介导机制的其他间接发现包括双侧痛觉减退、相关节段传入放电减少、运动神经元池活动和肌肉激活的变化[10]。

除脊髓介导机制外，还证实了脊髓上机制会影响疼痛体验[15]。疼痛经历涉及的结构包括前扣带回皮质、杏仁核、导水管周围灰质和延髓头端腹内侧。当前证据支持手法治疗能够激活脊髓上机制[11]。例如，有报道称，颈椎推拿后躯体感觉诱发电位的振幅显著降低[16]。

可能影响脊髓上机制的其他变量，包括患者期望、安慰剂和社会心理因素（见第五章）。患者期望已被证明会影响脊髓操作引起的痛觉减退，其反应与积极、中性或消极期望中的患者反应相似[6]。

（3）患者和干预选择

通常，在生物力学效应的基础上，采用包括关节活动/操作在内的手法治疗干预来矫正低活动性或不协调；然而，目前提供的信息表明，手法治疗实际上可能对神经系统和脊髓产生影响，直接介导疼痛。由于技术选择与临床结局不相关，可能存在从神经生理学角度而不是从生物力学角度利用手法治疗的可变性以处理患者疼痛处理的

变化，进而改善临床结局和功能[7]。然而，在神经科学范式的基础上，应将手法治疗的应用，如脊柱操作，整合到一个综合的临床推理过程中。

损伤可有多种形式，包括但不限于运动范围、强度、疼痛和功能。任何评估均应包括TrPs触诊和关节功能障碍评估[4]。这些发现必须与患者的症状相关。通过建立损害值基线，临床医生可以在项目内和项目之间评估干预有效性。这种评估允许临床医生更好地确定干预的有效性，即使理论结构不能解释潜在获益[4]。此外，与肌肉骨骼功能障碍相关的疼痛可能由肌肉和关节组织功能障碍引起。管理使用肌筋膜方法治疗潜在关节相关问题（即，由于关节问题导致的活动度丧失）可能提供受益。同样，肌肉紊乱（即，肌筋膜功能障碍）可能对推力操作有反应[5]。因此，在选择手动治疗方法之前，确定患者的临床特征和身体肌肉骨骼损伤非常重要。越来越多的证据支持多模式方法包括偏重关节和偏重肌肉干预比单独干预更有效。

人工治疗干预的一个仪式性的方面，涉及患者-治疗师沟通和"按手礼"。此外，手法治疗很少单独提供，而是综合治疗方案的一个组成部分，至少包括患者教育和锻炼。因此，分离患者遭遇的所有因素，并找出每个因素与患者结局之间的关系通常是一项困难任务。患者经常对手法治疗持积极的看法。具体而言，研究表明，患者期望和结局之间存在显著关系，超过80%的颈部投诉患者中期望手法治疗能够缓解症状，预防残疾，并改善活动水平和睡眠[17]。此外，患者对操作的积极期望证明了预测患者结局的预后因素[18]。

最终，由于缺乏研究，关于肌筋膜功能障碍的关节偏倚干预，决定使用关节活动，包括推力和非推力方法，主要基于临床推理。尽管如此，有足够的证据表明，对于被认为是肌筋膜功能障碍的关节活动技术的选择，包括确定可能是影响这种情况的一个因素的损伤。

这些损伤已经在包括关节活动范围和关节活动度评估在内的彻底临床检查中确定。此外，在对肌筋膜功能障碍进行关节定向干预后，临床医生重新评估关节损伤和假定的肌筋膜功能障碍对患者是否最有利。

（4）关节偏倚干预和管理和肌筋膜功能障碍

尽管关节涉及肌筋膜功能障碍，但研究TrP功能障碍偏倚干预的科学文献有限[4]。以下部分以头部和颈部为例，介绍一些整合关节偏倚和肌肉偏倚干预的研究。

颈痛是一种异质性疾病，临床医生通常采用手法治疗。最近的临床实践指南支持使用TrP或肌肉偏倚方法治疗颈痛[19]。此外，有大量的文献提倡联合偏向手法治疗多种不同类型的颈部疾病[20]。例如，上颈椎（即C0/C1、C1/C2和C2/C3关节）被认为是导致显著损伤的原因，包括颈痛、头痛和口面痛。这些关节也被确定为颅颈部TrPs的可能原因，导致上述一些区域疼痛。在这种情况下，斜方肌上部是一块容易产生主动TrPs的肌肉。已证明上、中颈椎推力操作可降低斜方肌上部纤维的疼痛压力敏感性，当该肌肉靶向治疗颈部疼痛和上肢功能障碍时可考虑推力操作。对颈椎使用推力手法已被证明可降低颈部疼痛个体的疼痛压力阈值，进一步证明使用推力技术治疗颈部疼痛的合理性[21]。因此，如果患者颈部周围的一些肌肉组织出现TrPs，包括肌筋导向入路和关节松动术在内的联合入路可能是有效的。

在某种程度上，口面疼痛也被认为是与肌筋膜和关节功能障碍相关。与颌骨疼痛相关的关节活动范围可通过肌筋膜治疗方法改善。一项系统性综述得出结论，一次性肌筋膜治疗技术显示可改善下颌骨的活动范围；然而，证据质量较低，存在较高的偏倚风险[22]。然而，肌筋膜技术的一次性治疗并不是改善运动范围或任何症状的实用方法，典型的临床实践将根据患者的损伤纳入多种治疗。事实上，关于该主题的不同系统综述支持多模式方法[23,24]。因此，值得考虑两种方法，特别是因为颞下颌关节疼痛疾病（例如关节和肌筋膜）的双重性质。此外，建议临床医生使用区域相互依赖的方法治疗患者，尤其是口面和颈部疼痛。通过联合运动（即非推力技术）治疗颈椎，预期可改善口面部疼痛症状[25]。这些证据支持在口面部疼痛患者的颈椎和上颈椎同时采用推力和非推力技术，以改善通常与颌骨区域肌筋膜功能障碍相关的客观测量，如疼痛压力阈值和TrPs的评估[26]。

要考虑到，由于与肌筋膜功能障碍联合偏倚干预有效性相关的证据有限，这里仅介绍了少量的肌肉骨骼疾病。关节活动和操作方法不是灵丹妙药，所说的获益也是主要是理论上的。尽管如此，联合偏倚干预的证据在一些情况下可能存在冲突。大多数研究关节偏倚方法的研究已将这种干预作为综合治疗计划的一部分，与研究肌筋膜治疗方法的研究相似。在临床环境中，这些干预措施，即关节活动和肌筋膜治疗，通常是多模式治疗方法的一部分。然而，对于处于早期治疗阶段的患者，最好使用一类手法治疗干预来帮助临床医生确定哪种方法最有效。

3　触发点压力释放

（1）概述

提倡几种偏向肌肉治疗的手法用于TrPs的管理治疗。术语"TrP压力释放"取代了本书第一版中使用的缺血压迫概念[27]。2005年发表了第一篇分析现有证据的系统性综述，发现了一些研究肌肉偏倚手法治疗TrPs的试验[28]。最近发表的一项Meta分析得出的结论是，肌肉偏倚手法治疗（主要集中于TrPs）在有理由使用的情况下可有效降低疼痛敏感性[29,30]。临床证据和TrPs的性质表明，当对TrP施加压力使其失活时，不需要像以前建议的那样施加足够的压力来产生缺血[31]。由于TrP的核心已经缺氧，周围的组织氧分压增加，因此没有理由认为额外的缺血会有帮助。TrPs挛缩肌节的松解治疗需要指导。临床上需要考虑的是，术语"缺血性"与压迫干预期间患者自我报道疼痛的存在相关。

西蒙斯提出以垂直或垂直方式直接加压压迫肌节，可能使TrP中肌节的长度相等，从而减轻疼痛。然而，这一概念尚未得到科学研究[31]。其他假设表明，直接压迫的疼痛缓解可能是由TrP内反应性充血或缓解肌肉张力的脊髓反射机制所致[32]。几乎可以肯定，在这一过程中同时涉及不同的机制。

（2）患者和干预选择

不同的压迫技术根据压力大小、应用持续时间、肌肉位置（缩短/延长）或干预期间是否存在疼痛而被描述。触发点压力释放技术采用屏障释放概念，在施加更强烈的压力之前观察到组织阻力并释放[33]。压力释放方法在临床上似乎同样有效，不太可能产生明显的局部缺血。事实上，Hou等人发现长时间（90 s）低于疼痛阈值的低压或较短时间（30 s）高于疼痛阈值（疼痛耐受性）的高压在降低压力疼痛敏感性方面与TrPs同样有效[32]。因此，TrP压力释放是根据个体肌肉的需要量身定制的，是较为舒适的，因此，更可能受到患者的青睐。患者在后续家庭管理自我压力释放治疗中了解到最佳压力感觉。屏障释放方法确实需要手法治疗的高阶技巧。

因此，在临床实践中，根据患者的致敏机制和组织的激惹程度来决定压力水平、贴敷时间和肌肉的位置。对于致敏程度较低的患者，可采用更强烈和/或更痛苦的技术。尽管如此，Gay等人发现在肌肉偏倚技术过程中施加的压力强度可能是对某些患者产生积极作用的重要参数[29]。因此，在根据体格检查结果决定肌肉偏倚干预的数量和持续的时间时，应采用全面的临床推理方法。

临床医生也应考虑对同一患者进行有意的连续治疗，而不是一次治疗。最近的一项研究支持了这一假设，该研究表明TrP手法治疗不会降低对重复应用的耐受性，因为单次和多次应用均降低了TrP的压力敏感性[34]。

（3）临床应用

为了释放TrP压力，临床医生延长肌肉至患者舒适区内阻力增加点，然后在TrP上轻轻逐渐增加压力，直至手指遇到明确的组织阻力增加

（啮合屏障）（图73-3）。此时，患者可能感觉到一定程度的不适，但不应出现疼痛。在临床医生感觉到触诊手指下的张力缓解之前，该压力保持不变（但不增加）。触诊的手指增加了足够的压力，使组织松弛，并形成一个新的屏障（手指"跟随"释放组织）。临床医生再次仅维持轻微压力，直至更多的肌肉张力在手指下释放。在此期间，临床医生可能会改变施加压力的方向，以取得更好的效果。该肌肉中每条拉紧的肌纤维均可重复TrP压力释放过程。该技术的优点是无痛，不会对TrP造成额外压力，从而避免加重症状。

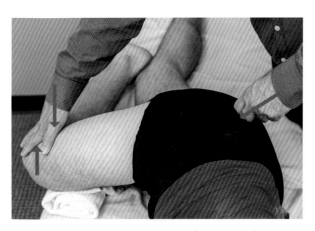

图73-3　臀大肌TrPs压力释放。临床医生对臀大肌的TrP施加轻微的压力。要求患者将膝盖轻轻举到临床医生的手中，以激活临床医生指关节下方的臀大肌肌纤维

除了在手术开始前简单的使肌肉松弛之外，整个过程中整个肌肉可以保持松弛。偶尔进行放松手法与交互抑制交替可进一步增强TrP的释放。目标是释放TrP中的挛缩结，并释放其在构成紧束肌带的肌纤维中产生的张力。

屏障释放方法可能无法缓解，因为以下几个因素：① TrP过于敏感，无法耐受任何额外的机械刺激；② 临床医生误判了到达屏障所需的压力；③ 临床医生用力按压，患者不自主的紧张，引起疼痛和自主神经反应；④ 患者有持续的因素，使TrPs过度兴奋，不能进行手法治疗。

显然，这种被动方法的有效性通常可以通过纳入补充技术来增强。这些附加技术不会导致患者进一步不适。例如，最近的一项Meta分析报道称，运动对肌筋膜疼痛患者的短期疼痛强度具有

较小至中等的影响，并且不同类型运动的组合似乎可获得更大的获益[35]。

4　肌肉能量技术和拉伸干预

（1）概述

应用拉伸的方法有很多：被动拉伸（临床医生在没有患者参与的情况下被动拉伸肌肉）、主动拉伸（患者在没有临床医生参与的情况下主动拉伸肌肉）、喷雾拉伸或等长收缩后放松[27,33]。这些手术之间的主要差异是拉伸强度、患者受累或不受累以及包含或不包含肌肉收缩。临床上最常用的肌能技术（muscle energy technique，MET）是等长收缩后放松[33]。

（2）患者和干预选择

拉伸干预几乎可应用于任何肌肉。任何可以等距延长和抵抗的肌肉都可以使用等长收缩后放松，如果可能的话，不会有疼痛。等长收缩后放松应该是一种温和的肌肉组织延长技术，而不是一种激进的拉伸。如前所述，临床医生应选择在身体任何部位存在软组织限制的患者中应用肌肉能量干预。

（3）临床应用

等长收缩后放松在没有伸展的情况下，肌肉被带到一个位置的次最大长度。受试者进行等长收缩，最大随意收缩力介于10%～25%，临床医生提供时间为6～10 s的阻力（图73-4）。据推测，如果以大于30%的力量进行收缩，则出现相位肌纤维（快速收缩肌纤维）的复张。

一旦肌肉放松，临床医生再次放松肌肉，以进一步延长肌肉而不疼痛。放松的时间可能从几秒钟到半分钟不到。对于临床医生，感知肌肉的松弛在不引起肌肉反射性紧张的情况下最大限度延长是至关重要的。在其他TrP干预（例如干针或直接压力释放技术）之后，可以应用等长收缩后放松，以增强对紧束肌带和TrP区域的影响。

肌肉的松弛可通过多种技术。如果肌肉松弛

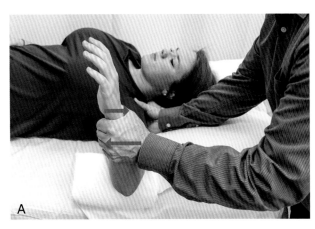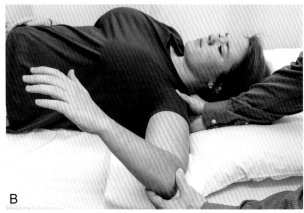

图73-4 等长收缩后放松冈下肌。**A** 开始位置。患者在外旋运动中，临床医生抵抗其轻微收缩，并保持6 s。**B** 收缩后，患者缓慢放松，让手臂缓慢开始内部旋转，直至达到屏障。该过程重复3～5次

不理想，等长收缩后放松的等长收缩部分可延长至30 s[36]。膈肌呼吸，加上等长收缩后放松，也是有帮助的。结合有效的等长收缩后放松与放松呼吸可以增强其有效性，因为吸气有利于收缩，而呼气有利于放松。刘易斯[33]将这些现象称为呼吸协同运动：单向运动与吸气相耦合，反向运动与呼气相耦合。有关膈肌呼吸的详细信息，请参阅第四十五章。

眼球运动也可以与等长收缩后放松相结合，因为聚焦于特定方向的视力可以促进同向颈部运动。显然，这对颈椎介入治疗最有帮助。表73-1总结了提供代谢综合征的一些关键特征。

5 收缩放松技术

（1）概述

收缩放松技术（SCS）是一种位置释放技术，以间接手动技术为其特点。间接技术是手动治疗技术，可转变将患者的紧绷感至轻松位置。Jones等人将SCS定义为"将身体置于最佳舒适位置的被动体位操作，从而通过减少和阻止维持躯体功能障碍的不适当的本体感觉活动来缓解疼痛。"[37]

SCS可能的生理机制主要集中在来自激动和拮抗肌梭的异常本体感受输入和其他感觉输入，以及改变在局部循环和炎症过程中的变化。神经生理机制的原始理论结构被称为本体感觉理论。

本体感觉理论假设关节或肌肉周围的张力活动引起肌梭快速激动，而拮抗肌梭由于快速缩短而输出减少。对抗性肌梭输出量的减少通过传出量刺激神经系统，使肌梭的梭内纤维增加张力，从而使回到关节和肌肉的新静止位置时的伽马运动神经元输出增加。产生的效应是促进关节周围激动和拮抗肌肉的张力增加。肌梭张力和敏感性的改变理论上可引起强度和运动控制的潜在改变。然而，本体感觉理论的证据有时存在冲突。Howell等人与接受假SCS治疗的对照组相比，SCS治疗跟腱炎患者的牵张反射和H反射（Hoffman反射）的影响[39]。这个研究发现，与对照组相比，干预组的牵张反射减少具有统计学显著性，但H反射未表现出显著的组间变化。此外，干预组中的患者报道跟腱疼痛减轻，保留了疼痛反应减轻对牵张反射反应产生潜在影响的可能性。在另一项足踝部应用SCS的研究中，Wynn等人研究足底筋膜炎患者的牵张和霍夫曼反射及临床结果[40]。研究的结果没有显示在牵张或H反射反应方面的差异，但确实改善了跖屈扭矩并缓解了疼痛。

临床医生提出的一个重要而普遍的问题是压痛点之间的差异，如Jones等人所述SCS和肌筋膜TrPs[37]。Jones等人将压痛点定义为比正常高出4倍的超敏反应区域。压痛点直径约1 cm，可位于肌肉、韧带、筋膜、骨或肌腱上。根据实际情况观察到，没有TrPs的主要体征之一——牵涉痛感

的描述。本文前面定义的肌筋膜TrPs位于肌腹的紧束肌带内，根据TrP是否能够重现患者的症状，可以认为是活跃或潜在的。

Lewis等人在腰痛受试者的腰部压痛点，检查了SCS对定量感觉测量的短期影响[41]。结果表明，SCS治疗后疼痛压力阈值（PPT）立即升高，但在24、48和96小时效果不明显。Klein等人与假手术对照组相比，检查SCS对颈痛患者颈椎活动度的影响[42]。干预组仅接受1次SCS干预，对照组接受相匹配的假治疗。该研究发现两组之间的颈椎活动度没有统计学显著差异，因为两组的活动范围增加相似。同样，研究SCS压痛点评估的可靠性和有效性的少数研究也显示了矛盾的结果。

表 73-1　肌肉能量技术（MET）的标准和指南

- 在启动该技术之前，先评估运动范围。
- 重申对患者产生轻度收缩的重要性。
- 在MET期间或之后不应感到疼痛。
- 将可能的治疗后症状（偶尔的酸痛）告知患者。
- 建议使用冷冻疗法后处理，即冷却剂凝胶、冷喷雾、冷水等。
- METs可以应用于孕妇，但应小心，并且仅通过其功能范围的运动来带动肌肉。
- MET的禁忌证和正确使用是治疗师的责任。

Wong等人检查健康受试者样本髋部区域压痛点的存在情况，发现信度和效度水平较低[43]。与对照组相比，治疗组的压痛点疼痛减轻。McPartland和Goodridge比较颈痛患者SCS压痛点与传统上颈椎正骨检查法的可靠性[44]。结果证明检查者之间72%的一致性（K=0.45）。本研究仅包括C3及以上颈椎后路和前路压痛点。

此外，一些研究也考察了SCS对已识别的肌筋膜TrPs的潜在影响，虽然理论结构不同（主要集中在压痛点）。

Ibanez-Garcia等人比较SCS与对照组对无症状受试者咬肌潜在TrPs的影响[45]。与对照组相比，干预组的活动范围改善，疼痛压力阈值升高。Rodríguez-Blanco等人的另一项研究在无症状受试者的咬肌潜在TrPs治疗中，将SCS的疗效与等长收缩后放松与对照组进行了比较。本研究结果表明，等长收缩后放松显示出显著改善，而SCS组则没有。

（2）患者和干预选择

与其他压迫手法治疗相比，SCS的优点是无痛，技术不涉及受累肌肉的延长。事实上，急、慢性功能障碍者可能受益。由于低作用力和舒适的定位，SCS可治疗骨质疏松、妊娠、术后疾病、过度活动综合征和儿科患者。

例如，在伴有中枢神经系统高兴奋性和异常性疼痛的纤维肌痛综合征患者中，SCS可能是缓解疼痛的良好的一线人工干预方法。一旦疾病发生进展，也可以使用更直接的压迫技术，例如TrP压力释放。

（3）临床应用

使用SCS时，使患者处于舒适、可识别压痛点、压痛减少的位置。该位置经常需要缩短肌肉或在压痛点上方折叠组织。该位置至少维持90秒（图73-5）。在90秒保持期间，临床医生用温和的触诊监测压痛点，可作微小调整以最大限度地减少压痛及压痛点的张力。患者缓慢回到中立位，以免刺激保护性肌卫。

关于SCS治疗的持续时间，Jones医生使用了不同的技术持续时间，能够将释放位置缩短至90秒[37]。不到90 s导致部分恢复到先前的感觉过敏水平。当位置保持至少90秒时，原点的超敏反应明显减弱。他将治疗成功定义为与初次触诊相比，压痛点疼痛减轻70%。从理论上讲，持续定位的时间可能与减少本体感受器异常输入所涉及的潜伏期有意义，但这一点尚未得到科学证实。

6　神经肌肉疗法

（1）概述

神经肌肉疗法（NMT）是指手动应用指压或敲击，最常用的是通过手指或肘部接触靶向软组织（图73-6）。这些数字接触可以有诊断（评估）

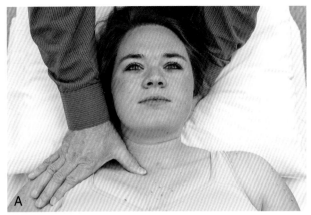 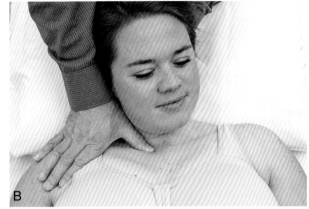

图73-5　右前颈（AC7）（胸锁乳突肌）的应变反应变位置释放技术。**A** 开始位置，临床医生用拇指在锁骨乳突肌锁骨和胸骨柄之间定位。**B** 头部向对侧屈曲并旋转

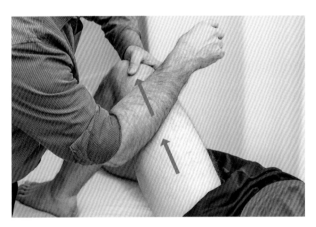

图73-6　股外侧肌的神经肌肉治疗技术

或治疗的目标，使用的压力程度在治疗师和应用模式之间差异很大。NMT应用的临床推理基于对筋膜组织的TrPs发生或延续中的潜在作用。看来，复杂的筋膜性质为肌纤维内产生的力提供螺旋状介质。这样的力蔓延到邻近的肌肉，并更广泛地传播到各种筋膜，包括通过称为皮肤韧带的特殊筋膜的增厚的皮肤表面。筋膜充满了广泛的特殊机械感受器，包括梭形细胞，无论强度如何，都会被运动激活。深筋膜的黏度可改变和影响相关肌肉的滑动潜力和功能，因为透明质酸的黏度增加，产生摩擦和抵抗正常运动，进而抑制本体感觉和肌肉功能。因此，在这种情况下，筋膜限制可能是TrPs病因和病理生理学的持续因素。这个假说与之前的一个理论一致，该理论认为肌纤维应该从术语"收缩蛋白"进化到更复杂、更完整的生物完整性模型[48]。

NMT在TrP上的应用可提供机械负载通过滑行返回至增厚的上覆肌肉组织，导致透明质酸黏度和肌筋膜张力降低[47]。这些变化是相关的，因为有人提出以结缔组织的黏弹性为靶点，对筋膜内特殊的受体进行修饰是很重要的。由于肌筋膜组织触变性致密化增加，机械感受器改变形状，从而导致肌肉收缩协调不良、轴心激活增强、运动控制减少和肌筋膜疼痛[47]。因此，NMT向TrP周围结构提供间接管理技术，在不增加患者负担的情况下获得成功结局。事实上，初步证据表明，NMT应用于潜在TrPs可有效增加活动范围并降低疼痛敏感性[45]。

（2）患者和干预选择

神经肌肉疗法（NMT）可用于任何急性或慢性疼痛患者。然而，普遍认为，NMT干预不应在损伤后的前72小时内直接应用于损伤组织，因为这往往会促进血流增加至已经充血的组织，从而减少了恢复期所需的自然夹板固定[49]。72小时后，可小心地将NMT应用于受伤组织，并应用于可能的补偿模式中涉及的支撑结构和肌肉。当活性TrP与患者症状相关或相关时，应采用相同的临床推理方法。

在任何其他肌肉偏倚或联合偏倚干预之前或之后应用NMT无具体依据。例如，NMT可以在压力释放或干针技术之前应用，专门用于灭活TrPs。也可在这些干预措施后使用，以减轻针刺

后疼痛。同样的，在颈肌僵硬的患者，脊柱活动可能是痛苦的，NMT可以首先应用以减少肌张力，从而促进关节偏向干预的应用。临床医生应该能够在合理的临床推理基础上，确定对每个特定患者的最合适的手法治疗。

（3）临床应用

最重要的方面要考虑在NMT技术的压力和速度。临床上提出压力应与下层组织的质地、硬度和性状相适应。因此，在NMT过程中施加的压力并不一致，因为组织的特性和纹理总是可变的。第二个方面是速度。速度应与压力相似，以适应组织的质地和有无疼痛。除非正在治疗的组织非常敏感，通常推荐的滑动行程为每秒8～10 cm（3～4 in）。但是，如果组织敏感，则建议使用更慢的速度和更低的压力。重要的是发展一个适度的滑行速度，以感觉纹理和阻力的组织。过快的运动可能导致患者过度疼痛或不适。中等速度将允许多次重复，这将显著增加血流量并软化筋膜以便进一步操作。尽管如此，在每次治疗过程中，速度应适合每例患者。表73-2总结了NMT应用过程中需要考虑的一些实际方面。

有作者提出将NMT应用于一系列特定的手法干预[49]。事实上，这些作者描述了由"逻辑"序列组成的综合神经肌肉抑制技术，它结合了SCS、压力释放、MET和缓和抑制的肌筋膜结构。所有这些技术的应用都是针对特定的肌筋膜结构的，涉及在轻松运动中的精细运动。其他应用，如喷涂和拉伸或局部使用，可包括乳膏。研究发现该方案可有效减轻上斜方肌痉挛患者的疼痛[50]。

在表73-3和图73-7A～图73-7D中描述了综合神经肌肉抑制技术在胸锁乳突肌的应用实例。

7　深部按摩等按摩手法

（1）概述

深部按摩技术（又称剥离按摩）是历史上第一个被广泛接受的治疗纤维组织炎的技术（许多描述适合肌筋膜TrPs）[27]并在20世纪初广泛实行。Danneskiold-Samsøe等人[51]发现对"纤维组织炎"或"肌筋膜疼痛"（与TrPs的临床特征一致）的触痛结节应用深部按摩，在10次按摩后缓解了大多数患者的体征和症状。在本研究中，疼痛缓解的患者在初次治疗后出现一过性血清肌红蛋白水平升高，但末次治疗后症状缓解且按摩后结节的压痛和张力消退后未出现这种情况。这一发现表明TrPs的肌纤维及其挛缩结较未受累纤维更易受到机械性创伤，局部组织操作可灭活TrPs产生的症状。

该技术与Cyriax描述的深部摩擦按摩不一样，临床医生在肌纤维长轴上进行深部按摩[52]。Cyriax技术与弹拨按摩技术的关系更为密切。弹拨与深抚摸按摩类似，只是弹拨的手指从肌肉的一侧到另一侧穿过紧束肌带。临床医生的手指沿肌纤维而不是沿纤维长度垂直拉动。Fernández de lasPeñas等人应用横向摩擦按摩法（弹拨按摩法）

表73-2　神经肌肉治疗的标准和指南

- 避免在一次治疗中治疗过多的肌肉。在一次临床会议中将治疗限制在3～5块肌肉。
- 触诊：使用手指或手指和拇指的组合来定位TrP并识别关键的解剖标志。使手指轻柔地接触皮肤而不变形，将手指控制在10 cm（4 in）区域中，每次接触不超过1秒。向各个方向拖动数次以找出感觉紧张或滑动受限的区域。如果患者的敏感性允许，还可以使用其他工具，例如指关节或肘部。
- 在治疗过程中建议与患者定期沟通，以确保从患者那里收到反馈信息。
- 查找非语言符号，例如面部表情、屏气和/或握紧。
- 最浅层的组织通常在较深层之前进行处理。
- 应先治疗四肢的近端部分。
- 当出现功能障碍和疼痛的多个区域时，请首先治疗最近、最内侧和最痛苦的组织，以免对、患者以及整个组织造成过度治疗。

表 73-3　整合的神经肌肉抑制技术在胸锁乳突肌中的应用

步骤1：利用跨纤维钳捏式触诊识别胸锁乳突肌中的TrP（图73-7A）。

步骤2：确定由TrP触诊引起的当前疼痛程度。

步骤3：反复施加周期性的压力释放，持续5 s，然后移开2 s，直到患者报道疼痛明显减轻。通常可能需要5个或更多个周期。

步骤4：施加足够的压力以确保较早使用的疼痛量表的得分为8～10。

步骤5：将目标肌筋膜结构放置在某种程度上，可将患者报道的感觉到的疼痛明显减轻0～3/10。可以微调在矢状平面中的运动（以任何顺序）。除呼吸技术外，还可采用分散注意力或压迫的方法（图73-7B）。

步骤6：保持该姿势长达一分半钟，记住6 s后释放TrP。

手指和拇指可以保留在原位，以确认组织刚度降低。

步骤7：等长收缩后放松：要求患者轻度收缩目标组织（图73-7C）。这是程序的关键阶段。必须将结构保持在适当的位置。保持这种收缩约10～12 s，患者应避免屏住呼吸。拉伸不是目的，而是重建正常的生理上无痛的运动范围。

步骤8：如果需要，请重复该过程。

步骤9：步骤7的替代方法。如果患者报道目标肌筋膜结构的收缩太痛，可以通过将患者的头部"推"到治疗师的手中（相互抑制）10次，保持12 s（图73-7D）。

步骤10：重新评估以确保所有TrP已被消除。

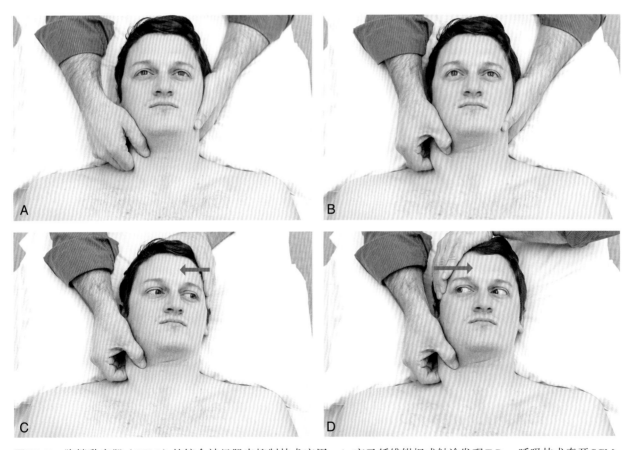

图 73-7　胸锁乳突肌（SCM）的综合神经肌肉抑制技术应用。**A** 交叉纤维钳捏式触诊发现TrPs。呼吸技术牵开SCM。**C** 等长收缩后放松。临床医生抵抗（箭头）轻轻左转，然后放松。**D** 相互抑制。临床医生抵制（箭头）右旋转，以实现右侧胸锁乳突肌松弛

对降低疼痛敏感性作为潜在和激活的TrPs的压力释放。

（2）患者和干预选择

类似NMT的按摩技术可应用于任何急性或慢性疼痛患者。然而，人们普遍认为，在损伤后的最初72小时内，按摩干预不应该直接作用于损伤组织，因为这往往会促进血流增加到已经充血的组织，并减少在这一恢复阶段所需的自然夹板固定作用。72小时后，可对损伤组织、支持结构和止于此的肌肉小心应用按摩技术。可能需要进行定量的感觉测试，如光接触、疼痛压力阈值或冷热敏感性，以确定患者对机械或热刺激的耐受性技术进行过猛，部分外周和（或）中枢诱发疼痛状态的患者可出现痛觉过敏的延迟反应。

（3）临床应用

在任何按摩干预过程中，治疗师应密切注意限制性障碍及其发生。患者必须舒适地进行体位摆放，使待治疗的肌肉完全放松延长，无疼痛感，直至肌肉整体无残余松弛。有皮下组织紧张，不能活动时，应润滑皮肤。对于深度抚摸按摩，放置拇指或双手的一个手指，使他们陷进一个紧绷的紧束肌带之间，只是超出紧束肌带的TrPs。当手指碰到由其挛缩结引起的TrP结节时，施加压力以接触限制性屏障（图73-8）。随着屏障在一定程度上"释放"，手指的进展速度并不比组织释

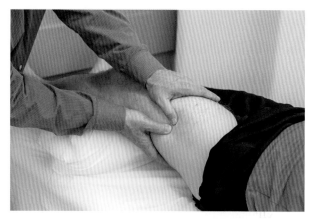

图73-8　股外侧肌和髂胫束的深抚摸按摩技术。从近端到远端

放快。沿紧束肌带长度方向加压，目的是最大限度地拉长缩短的肌节，以释放其张力。按摩应该继续沿着剩余的紧束肌带的长度超过TrP向肌肉的附着，通过继续对挛缩节施加牵引，帮助肌节恢复到正常长度。下一次按摩应该反向进行，从同一紧绷带开始，但在TrP的另一侧，以进一步释放挛缩的肌节。现在，这个动作有助于释放紧绷带另一半和另一个肌肉附件的异常张力。

敲击包括将手指缓慢地拉过肌肉纤维的中间，直到遇到TrPs。在这一点上保持轻接触，直到操作者感觉到手指下的组织释放。当张力释放时，手指在紧束肌带的横向继续分步穿过TrPs（图73-9）。

金雨颖、马柯　译　马柯　审

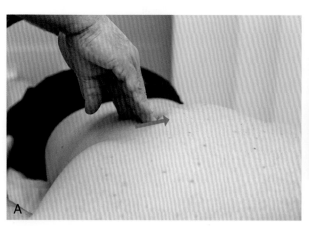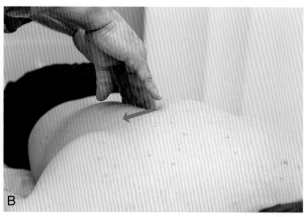

图73-9　胸段脊旁肌按摩技术。开始位置正好在胸椎旁肌肉外侧，手指向内侧移动（箭头）。结束位置从内侧到外侧（箭头）

参考文献

［ 1 ］ Paris SV. A history of manipulative therapy through the ages and up to the current controversy in the United States. *J Man Manip Ther.* 2000; 8(2): 66−77.

［ 2 ］ IFOMPT. International Federation of Orthopaedic Manipulative Physical Therapists. http://www. ifompt. org/About+IFOMPT. html.

［ 3 ］ Mintken PE, DeRosa C, Little T, Smith B; American Academy of Orthopaedic Manual Physical T. AAOMPT clinical guidelines: a model for standardizing manipulation terminology in physical therapy practice. *J Orthop Sports Phys Ther.* 2008; 38(3): A1−A6.

［ 4 ］ Fernández-de-Las-Penas C, Fernandez-Carnero J, Miangolarra-Page J. Musculoskeletal disorders in mechanical neck pain: myofascial trigger points versus cervical joint dysfunction—a clinical study. *J Musculoske Pain.* 2005; 13(1): 27−35.

［ 5 ］ Ruiz-Saez M, Fernández-de-las-Penas C, Blanco CR, Martinez-Segura R, Garcia-Leon R. Changes in pressure pain sensitivity in latent myofascial trigger points in the upper trapezius muscle after a cervical spine manipulation in pain-free subjects. *J Manipulative Physiol Ther.* 2007; 30(8): 578−583.

［ 6 ］ Bialosky JE, Beneciuk JM, Bishop MD, et al. Unraveling the mechanisms of manual therapy: modeling an approach. *J Orthop Sports Phys Ther.* 2018; 48(1): 8−18.

［ 7 ］ Bialosky JE, Simon CB, Bishop MD, George SZ. Basis for spinal manipu-lative therapy: a physical therapist perspective. *J Electromyogr Kinesiol.* 2012; 22(5): 643−647.

［ 8 ］ Bialosky JE, Bishop MD, Robinson ME, Zeppieri G Jr, George SZ. Spinal manipulative therapy has an immediate effect on thermal pain sensitivity in people with low back pain: a randomized controlled trial. *Phys Ther.* 2009; 89(12): 1292−1303.

［ 9 ］ Colloca CJ, Keller TS, Gunzburg R. Neuromechanical characterization of in vivo lumbar spinal manipulation. Part II. Neurophysiological response. *J Manipulative Physiol Ther.* 2003; 26(9): 579−591.

［10］ Bialosky JE, Bishop MD, Price DD, Robinson ME, George SZ. The mechanisms of manual therapy in the treatment of musculoskeletal pain: a comprehensive model. *Man Ther.* 2009; 14(5): 531−538.

［11］ Voogt L, de Vries J, Meeus M, Struyf F, Meuffels D, Nijs J. Analgesic effects of manual therapy in patients with musculoskeletal pain: a systematic review. *Man Ther.* 2015; 20(2): 250−256.

［12］ George SZ, Bishop MD, Bialosky JE, Zeppieri G Jr, Robinson ME. Immediate effects of spinal manipulation on thermal pain sensitivity: an experimental study. *BMC Musculoskelet Disord.* 2006; 7: 68.

［13］ Kovanur-Sampath K, Mani R, Cotter J, Gisselman AS, Tumilty S. Changes in biochemical markers following spinal manipulation—a systematic review and meta-analysis. *Musculoskelet Sci Pract.* 2017; 29: 120−131.

［14］ PickarJG. Neurophysiological effects of spinal manipulation. *Spine J.* 2002; 2(5): 357−371.

［15］ Courtney CA, Fernández-de-Las-Penas C, Bond S. Mechanisms of chronic pain—key considerations for appropriate physical therapy management. *J Man Manip Ther.* 2017; 25(3): 118−127.

［16］ Haavik-Taylor H, Murphy B. Cervical spine manipulation alters sensorimotor integration: a somatosensory evoked potential study. *Clin Neurophysiol.* 2007; 118(2): 391-402.

［17］ Bishop MD, Mintken PE, Bialosky JE, Cleland JA. Patient expectations of benefit from interventions for neckpain and resulting influence on outcomes. *J Orthop Sports Phys Ther.* 2013; 43(7): 457−465.

［18］ Puentedura EJ, Cleland JA, Landers MR, Mintken PE, Louw A, Fernández-de-Las-Penas C. Development of a clinical prediction rule to identify patients with neck pain likely to benefit from thrust joint manipulation to the cervical spine. *J Orthop Sports Phys Ther.* 2012; 42(7): 577−592.

［19］ Blanpied PR, Gross AR, Elliott JM, et al. Neck pain: revision 2017. *J Orthop Sports Phys Ther.* 2017; 47(7): A1−A83.

［20］ Gross A, Langevin P, Burnie SJ, et al. Manipulation and mobilisation for neck pain contrasted against an inactive control or another active treatment. *Cochrane Database Syst Rev.* 2015(9): CD004249.

［21］ Coronado RA, Gay CW, Bialosky JE, Carnaby GD, Bishop MD, George SZ. Changes in pain sensitivity following spinal manipulation: a systematic review and meta-analysis. *J Electromyogr Kinesiol.* 2012; 22(5): 752−767.

［22］ Webb TR, Rajendran D. Myofascial techniques: what are their effects on joint range of motion and pain?—a systematic review and meta-analysis of randomised controlled trials. *J Bodyw Mov Ther.* 2016; 20(3): 682−699.

［23］Armijo-Olivo S, Pitance L, Singh V, NetoF, Thie N, Michelotti A. Effective-ness of manual therapy and therapeutic exercise for temporomandibular disorders: systematic review and meta-analysis. *PhysTher.* 2016; 96(1): 9−25.

［24］CalixtreLB, MoreiraRF, FranchiniGH, Alburquerque-Sendin F, OliveiraAB. Manual therapy for the management of pain and limited range of motion in subjects with signs and symptoms of temporomandibular disorder: a systematic review of randomised controlled trials. *J Oral Rehabil.* 2015; 42(11): 847−861.

［25］La Touche R, Fernández-de-las-Penas C, Fernandez-Carnero J, et al. The effects of manual therapy and exercise directed at the cervical spine on pain and pressure pain sensitivity in patients with myofascialtemporomandibular disorders. *J Oral Rehabil.* 2009; 36(9): 644−652.

［26］Calixtre LB, Gruninger BL, Haik MN, Alburquerque-Sendin F, Oliveira AB. Effects of cervical mobilization and exercise on pain, movement and function in subjects with temporomandibular disorders: a single group pre-post test. *J Appl Oral Sci.* 2016; 24(3): 188−197.

［27］Simons DG, Travell J, Simons L. *Travell & Simon's Myofascial Pain and Dysfunction: The Trigger Point Manual.* Vol 1. 2nd ed. Baltimore, MD: Williams & Wilkins; 1999.

［28］Fernández-de-Las-Penas C, Campo MS, Carnero JF, Page M. Manual ther-apies in myofascial trigger point treatment: a systematic review. *J BodywMovTher.* 2005; 9: 27−34.

［29］Gay CW, Alappattu MJ, Coronado RA, Horn ME, Bishop MD. Effect of a single session of muscle-biased therapy on pain sensitivity: a systematic review and meta-analysis of randomized controlled trials. *J Pain Res.* 2013; 6: 7−22.

［30］Cagnie B, Castelein B, Pollie F, Steelant L, Verhoeyen H, Cools A. Evidence for the use of ischemic compression and dry needling in the management of trigger points of the upper trapezius in patients with neck pain: a systematic review. *Am J Phys Med Rehabil.* 2015; 94(7): 573−583.

［31］SimonsDG. Understanding effective treatments of myofascial trigger points. *J Bodyw Mov Ther.* 2002; 6(2): 81−88.

［32］Hou CR, Tsai LC, Cheng KF, Chung KC, Hong CZ. Immediate effectsof various physical therapeutic modalities on cervical myofascial pain and trigger-point sensitivity. *Arch Phys MedRehabil.* 2002; 83(10): 1406−1414.

［33］Lewit K. *Manipulative Therapyin Rehabilitation of the Locomotor System.* 3rd ed. Oxford, England: Butterworth Heinemann; 1999.

［34］Moraska AF, Schmiege SJ, Mann JD, Butryn N, Krutsch JP. Responsiveness of myofascial trigger points to single and multiple trigger point release massages: arandomized, placebo controlled trial. *Am J Phys Med Rehabil.* 2017; 96(9): 639−645.

［35］Mata Diz JB, de Souza JR, Leopoldino AA, Oliveira VC. Exercise, especially combined stretching and strengthening exercise, reduces myofascial pain: a systematic review. *J Physiother.* 2017; 63(1): 17−22.

［36］Lewit K. Postisometric relaxation in combination with other methods of muscular facilitation and inhibition. *Manuelle Medizin.* 1986; 2: 101−104.

［37］Jones LH, Kusunose RS, Goering EK. *Jones Strain-Counterstrain.* Boise, ID: Jones International; 1995.

［38］Korr IM. Proprioceptors and somatic dysfunction. *J Am Osteopath Assoc.* 1975; 74(7): 638−650.

［39］Howell JN, Cabell KS, Chila AG, Eland DC. Stretch reflex and Hoffmann reflex responses to osteopathic manipulative treatment in subjects with Achilles tendinitis. *J Am Osteopath Assoc.* 2006; 106(9): 537−545.

［40］Wynne MM, Burns JM, Eland DC, Conatser RR, Howell JN. Effect of counterstrain on stretch reflexes, hoffmann reflexes, and clinical outcomes in subjects with plantar fasciitis. *J Am Osteopath Assoc.* 2006; 106(9): 547−556.

［41］Lewis C, Khan A, Souvlis T, Sterling M. A randomised controlled study examining the short-term effects of Strain-Counterstrain treatment onquantitative sensory measures at digitally tender points in the low back. *Man Ther.* 2010; 15(6): 536−541.

［42］Klein R, Bareis A, Schneider A, Linde K. Strain-counterstrain to treat re-strictions of the mobility of the cervical spine in patients with neck pain: a sham-controlled randomized trial. *Complement Ther Med.* 2013; 21(1): 1−7.

［43］Wong CK, Schauer CS. Reliability, validity, and effectiveness of straincoun-terstrain techniques. *J Man Manip Ther.* 2004; 12(2): 107−112.

［44］McPartland JM, Goodridge JP. Counter-strain and traditional osteopathic exam-ination of the cervical spine compared. *J Bodyw Mov Ther.* 1997; 1(3): 173−178.

［45］Ibanez-Garcia J, Alburquerque-Sendin F, Rodriguez-Blanco C, et al. Changesin masseter muscle trigger points following strain-counterstrain or neuro-muscular technique. *J Bodyw Mov Ther.* 2009; 13(1): 2–10.

[46] Rodríguez-Blanco C, Fernandez C, Xumet J, Algaba C, Rabadan M, Lillo M. Changes in active mouth opening following a single treatment of latent myofascial trigger points in the masseter muscle involvingpost-isometric relaxation or strain/counterstrain. *J Bodyw Mov Ther.* 2006; 10(3): 197–205.

[47] Stecco A, Gesi M, Stecco C, Stern R. Fascial components of the myofascial pain syndrome. *Curr Pain Headache Rep.* 2013; 17(8): 352.

[48] LevinSM. The importance of soft tissues for structural support of the body. *Spine.* 1995; 9: 357–363.

[49] Chaitow L, DeLany J. *Clinical Applications of Neuromuscular Techniques: The Lower Body.* Vol 2. London, England: Churchill Livingston; 2002.

[50] Nagrale AV, Glynn P, Joshi A, Ramteke G. The efficacy of an integrated neuromuscular inhibition technique on upper trapezius trigger points in subjects with non-specific neck pain: a randomized controlled trial. *J Man Manip Ther.* 2010; 18(1): 37–43.

[51] Danneskiold-Samsøe B, Christiansen E, Bach Andersen R. Myofascialpain and the role of myoglobin. *Scand J Rheumatol.* 1986; 15(2): 174–178.

[52] CyriaxJH. Chapter7, Clinical applications of massage. In: Rogoff JB, ed. *Manipulation, Traction and Massage.* 2nd ed. Baltimore, MD: Williams& Wilkins; 1980: 152–155.

[53] Fernández-de-las-Peñas C, Alonso-Blanco C, Fernández-Carnero J, Miangolarra-Page JC. The immediate effect of ischemic compression technique and transverse friction massage on tenderness of active and latent myofascial trigger points: a pilot study. *J Bodyw Mov Ther.* 2006; 10(1): 3–9.

第 七十四 章

治疗运动注意事项

布莱克·A.汉普顿、约瑟夫·M.唐纳利、塞萨尔·费尔南德斯·德拉斯佩尼亚

1 介绍

从细胞水平构建运动的生理学基础，以指导医疗保健专业人员为患有肌筋膜疼痛综合征或肌肉功能障碍的个体设计运动方案。当制定运动治疗方案时，通过神经系统效率、肌肉力量、控制力、耐力和柔韧性增强肌肉性能都是最重要的考虑因素。临床医生还必须考虑触发点（TrP）对治疗变量的影响。如果这些要素都得到了充分的解决，临床医生可以制订一个有效的运动方案，解决活动限制和参与限制，实现功能目标。

2 肌纤维类型

肌肉功能在很大程度上取决于肌纤维类型比例，这一般与个体的基因组成有关。必须考虑纤维类型以优化结果。

运动单位包括一个单独的运动神经元和它所支配的所有肌纤维。运动神经元支配的肌纤维数目由该肌群的主要功能决定。如果一个肌群主要负责精细运动，则神经元与肌纤维的比例可能较低（如眼肌为1：10）。如果一个肌群主要负责粗大运动，则神经元与肌纤维的比例可能较高（如腓肠肌为1：1 000）。神经元—肌肉纤维比率变化的主要原因是运动单位以"全或无"的方式运作。

运动单位的募集或肌肉激活模式也是和任务或活动呈现依赖性。因为它们的兴奋阈值较低，较小的Ⅰ型运动单位首先被募集。它们仅含有少数支配肌肉细胞的终末支，由于收缩速度慢、线粒体含量高和氧化能力强，其活性可维持较长时间。当需要更大的力量时，第二类运动单位随后被征募。随着神经元终末支和较大肌纤维数量的增多，Ⅱ型运动单位增加了整体的产力能力[1]。Ⅱ型运动单位对肌球蛋白ATP酶需求增加，因为增加收缩速度和更大的能源消耗。它们也比Ⅰ型运动单位疲劳快得多。必须考虑到Ⅱ型纤维的去极化，因为Ⅰ型纤维也是收缩周期中最后"关闭"的纤维。这种模式的意义在于，对于需要更大速度和力量的高强度活动，需要更长的休息时间才能充分恢复。这个原则在设计有氧运动和加强锻炼方案以及对治疗项目的进展均具有重要意义。

一种被称为"运动单位轮替"的现象已经被证实，新招募的运动单位取代了以前活跃的运动单位。这种替代可以通过长时间的低水平收缩，从而增强运动控制和可持续性[2]。这一现象在姿势肌运动单位募集模式中起着关键作用，而姿势肌的主要功能是维持长时间的低水平肌肉收缩。一项研究表明，肌肉收缩衰竭可能与运动单位募集模式的变化有关，后者更常见于由更高比例的Ⅱ型纤维组成的肌肉[3]。这种相关性可以解释为什么速度和敏捷型运动员往往比其他运动员更容易发生肌肉损伤。

虽然基因组成通常决定了在个体中的Ⅰ型至Ⅱ型肌纤维比例，但肌纤维可塑性允许一种纤维类型向另一种纤维类型转化[4]。肌纤维具有训练特异性，能适应一定程度的需求。这种适应过程与肌肉高度相关，如腰部多裂肌，在慢性疼痛患者中经常观察到肌纤维的结构变化（即脂肪浸润、萎缩和肌纤维分布）[5]。尽管如此，这种训练效

果有局限性，总体上来说，遗传组成是纤维类型比率的最大决定因素。

3 肌肉功能的触发点效应

有证据表明TrPs对肌肉功能有负面影响，包括疲劳、协调性改变和肌内活动模式改变[6]。疼痛的存在已经被证明通过复杂的中枢和外周机制影响受影响的、协同的和拮抗的肌肉的运动功能[7]。因此，由于激活的TrPs而疼痛的患者会表现出运动控制模式改变是可以预测的。Yu和Kim报道称，与具有潜在TrPs或无TrPs的肌肉相比，具有活性TrPs的肌肉表现出更显著的肌肉疲劳，提示Ⅱ型纤维运动单位动作电位的募集增加[8]。Yassin等人观察到与潜在或无TrPs的患者相比，具有活跃TrPs的患者需要更多的时间来对运动上肢的刺激（即肌肉激活延迟）做出反应[9]。Florencio等人最近结果发现，在偏头痛女性患者进行颈椎低负荷等长运动时，颈部肌肉中存在的活性TrP导致颈浅屈肌和伸肌的激活发生改变。

应当认识到，TrPs和肌肉功能相关的文献主要集中于潜在TrPs的存在。潜在TrPs对肌肉功能、表现和效率的影响是深刻的。有支持性证据表明，潜在的TrPs影响疼痛、肌肉激活以及人体的一般功能。Ge和Arendt-Nielsen发现因为持续低水平的伤害性输入是潜在的TrP参与中枢敏化机制的方式[6]。这些输入导致长时程增强，引起中枢神经系统易化部分、增加痛觉以及运动功能障碍。在另一项研究中，同样的作者表明，当肩关节存在潜在TrPs时，当其外展等长过程中，上斜方肌的肌内肌电图（EMG）振幅增加[11]。这些作者推测，具有潜在TrPs的协同肌肉组织产生异常肌肉激活模式，并可能导致协同肌肉超负荷和疼痛传播。Lucas等人的研究发现潜在的TrPs出现在肩胛带复合体的肌肉中，当肩部向上旋转时，肌肉激活时间存在变异性[12,13]。同样，Bohlooli等人发现潜在TrPs存在丁上斜方肌中，当快速手臂抬高期间，上斜方肌的再激动模式延迟激活和改变[14]。此外，协同肩部肌肉表现出不同的募集

模式，尽管这些肌肉没有TrPs。因TrPs导致的肩胛带肌肉组织效率较差导致肌肉激活模式的变化，最终将牺牲性能。这些结果可能与肌肉骨骼疼痛患者的时间总和有关，因为TrPs被认为是一种影响中枢神经系统并同时也受其影响的神经生理功能障碍[12,13]。Lucas等人提示当近端节段存在功能障碍时，远侧节段必须改变工作负荷和肌肉激活模式以保持期望的运动结果。当治疗肢体远端功能障碍患者时，该概念非常重要，因为在更近端肌肉中的TrP可能是疼痛和/或运动损害的主要影响因素。

肌筋膜疼痛综合征患者常见关节活动范围受限、肌肉抑制和加速肌疲劳，有证据支持潜在的TrPs是这些损伤的诱因。事实上，潜在TrP的存在除了与加速肌肉疲劳外，还与TrP附近的激活的运动单位超负荷有关[15]。运动功能障碍可能是由于伤害性刺激的长期增强和身体的自然防御机制，以减少感知疼痛的肌肉活动。这种机械性痛觉过敏可能源于与TrPs相关的缺血和三磷酸腺苷的释放，后者可能通过与P2X受体结合而促进酸敏感离子通道3开放[6]。此过程可能降低伤害感受阈值导致动作电位增加，引起机械敏感性的发展。P物质、降钙素相关肽、缓激肽、5-羟色胺、去甲肾上腺素、谷氨酸、神经生长因子和细胞因子也存在于TrPs周围，导致炎症相关化学敏感性区域。然后这些炎症介质可由背根神经节释放入脊髓背角，导致脊髓（中枢）致敏。易化节段随后产生一个反馈环路，该反馈环路可降低传出神经元的兴奋性，并最终引起与该节段相关的所有肌肉以及随时间的推移的其他激动和拮抗肌抑制[7]。

管理疼痛、功能障碍与运动损害（如肩峰下疼痛综合征）相关的患者时，所有这些运动紊乱都可能是特别严重的问题。在肩关节周围的协同和拮抗肌中，未能解决潜在或激活TrP可能会导致不良结局。因此，从运动和康复的角度来看，肌内肌电活动增加是运动方案的重要考虑因素。从临床角度来看，潜在的TrPs可诱发运动控制障碍，对运动功能产生显著影响。然而，这些潜在

的 TrPs 并不总是引起或伴随疼痛症状。

4　神经肌肉再教育

神经肌肉重新训练的原则与肌肉功能和表现密不可分。很难在不讨论神经肌肉重新训练原则的情况下，规定与 TrPs 相关的治疗性运动。研究表明，要发生随意运动，功能活跃的反射弧必须是完整的。如果这些反射弧受损，因为肌肉性能涉及的力量、控制力和耐力，那么肌肉性能将不会得到适当的优化。Leonard Huddleston 博士是最早开展神经肌肉重新训练的医生之一，他指出，特定肌肉的收缩强度取决于表 74-1 中列出的以下因素[16]。

从初级运动皮质，包括初级和次级躯体感觉皮层、前额叶皮质和皮质下区域（如丘脑）到皮质区域，有丰富的连接排列。由于该系统对感觉输入的依赖性，这些结论对正常有效运动功能的恢复起着关键作用。适当的运动功能与听觉、视觉和前庭输入以及本体感觉输入相整合[22]。感觉功能受损导致运动控制不良和无效。这意味着感觉刺激在运动缺陷的恢复中起重要作用，运动缺陷影响伤害性输入的持续传播，这种伤害性输入引起虚弱等损伤。专门针对运动功能的运动方案是不如同时包含感觉和运动的联合运动方案有效的[18]。神经肌肉重新训练的目标是提高运动单位激活的效率和协同作用，从而通过改善运动神经元的突触易化来获得更好的肌肉运动。离心运动也可用于通过解决肌肉形态的改变和影响外周和中枢神经系统的变化来增强神经肌肉控制。综合运动方案应包括同心圆和偏心训练。临床医生在设计运动时要注意包括更大的偏心侧重点，并应考虑偏心运动在损伤后再训练的系统方法中的适用性。Simons 等人说，延长收缩对患者来说开始时更安全，因为肌肉能够以更少的能量消耗发挥更大的力量[20]。这些概念在促进肌肉的功能方面是重要的，这些肌肉由于 TrPs 而抑制无力。治疗TrPs 后，尤其是针刺疗法以获得最佳的肌肉性能和运动功能，离心运动可增强神经肌肉控制。事

实上，之前有报道称，低负荷离心运动对损伤提供了保护[21]。

表 74-1　影响肌肉收缩强度的因素
1. 收缩时肌纤维的解剖和生理状态
2. 收缩纤维的数量和同步性
3. 到达肌纤维的神经冲动的数量和频率
4. 神经肌肉接头的功能状态
5. 肌纤维周围组织的结构和功能状况

5　运动控制训练

运动控制训练是神经肌肉重新训练的组成部分。运动控制训练的基础是运动学习，由 Fitts 和 Posner 描述的三个阶段组成。这些阶段是：① 认知阶段，② 结合阶段，③ 自主阶段[22]。在认知阶段，个体在认知上规划每个动作，不能进行双重任务。在联想阶段，个体努力寻找解决其运动模式问题的方法。在结合阶段，重要的是允许个人在以有效的方式进行运动时产生小的错误。在自主阶段，个体不再需要通过动作或问题解决进行认知工作，他或她能够自动执行动作或任务以及双重任务[23]。

运动学习也属于陈述性和程序性学习。在陈述性学习中，每个动作和行为都被分析，重复是这种学习方式的关键。一个人需要大约 3 000 次或更多的重复才能掌握一项技能。在程序性学习中，活动或任务不再需要有意识的思考，技能是通过在不断变化的环境中随机练习而完善的[23]。

运动控制可定义为通过中枢命令、脊髓反射以及通过个体从活动和运动学习到的组织运动程序的能力来控制和调整姿势和运动。这一过程可通过与所需运动模式相似的发展顺序和功能运动模式等多种活动加以促进。运动控制有四个渐进阶段，每个阶段都有特定的特征，应在锻炼计划中进行操作。这些特征为移动性、稳定性、可控的移动性/稳定性和技能[23]。

移动性是指在开始运动时能够保持一个姿势或位置的能力。正如临床上经常观察到的，关节

活动减少的原因可能是多因素的。关节受限可能与内在关节活动低下、肌肉失衡或缺乏肌肉伸展性有关。在设计治疗运动方案时，必须使用临床推理来确定何时最适合增加包括 TrP 管理在内的活动练习。在某些情况下，优先将重点放在肌肉性能和运动控制的损伤上，这实际上可能减少一些紧绷肌肉群的支配[23]。

稳定是稳定一个新姿势并控制身体所受到的重力的能力。当运动可以从稳定的地基控制在任何一点时，就会发生受控的流动性和稳定性。技能是指所有动作都能进行，身体各部分都能动，以受控方式且以任一方向[23]。运动控制阶段适用于个人尚不能进行辅助再训练的特定练习和姿势。触觉和语言提示可能是必要的，以进一步促进所需的运动模式。外部焦点活动可用于创建特定于目标的功能再训练环境，患者必须在运动学习阶段进行，以实现对所需运动模式的掌握。这类治疗需要相当长的时间，而且可能很烦琐，但避免肌肉超负荷是肌筋膜疼痛综合征治疗中极其重要的一个方面。

6 本体感觉神经肌肉促进法

本体感觉神经肌肉促进（PNF）是运动控制和运动学习的治疗概念。在许多情况下，它被用于治疗肌筋膜疼痛患者中常见的运动程控不良、肌肉激活模式缺陷和运动输出功能障碍综合征。PNF 过程中所需的触觉线索整合了感觉和运动系统，以提高运动效率。PNF 神经生理学原理是放电后、时间总和、空间总和、启发、连续诱导和相互（神经支配）抑制[23]。

放电后刺激对系统的影响是在该刺激被移除后刺激继续对系统产生的影响。这个概念与前面讨论过的神经肌肉再训练期间发生的突触易化相似。时间总和是在同一部位几个较弱刺激的总和，导致运动神经元兴奋性增加。在较低振幅下重复运动增加了运动神经元的兴奋性和有效性。空间和指的是多个区域的较弱刺激汇聚起来，影响更大的活动。应用空间总和的概念，可以进行较小

的、多关节运动，与较大的、单关节运动相比，疼痛可能较轻，对中枢神经系统的影响可能更大。启发是与所提供刺激的数量和/或强度增加相关的肌肉增加反应，根据预期结果，可能是抑制性的或易化的。连续诱导是另一个神经生理学原理，在拮抗肌收缩后激动肌的兴奋性增加。在再训练肌肉激活模式和力量训练中，这可以是一个强大的工具。激动剂肌群收缩力的神经生理学增加为临床医生更有效地应用超负荷原理提供了机会。

收缩时发生相互抑制或神经支配激动剂肌群的同时抑制拮抗剂肌群。交互抑制不仅是一种不自主的脊髓水平反射，而且在皮层水平开始收缩时有效。当一块肌肉被激活时，其拮抗剂被反射性抑制。当牵张肌肉使 TrPs 失活时，使用相互抑制对于增强松弛和释放肌肉张力是有价值的[24]。这个概念很重要，因为 TrPs 的存在与交互抑制效率降低相关，可导致运动后拮抗肌共激活增加、精细运动控制紊乱和肌肉激活不平衡。为了引起交互牵张，对抗被牵张肌肉的肌肉主动收缩以主动协助牵张运动。因此，将被拉伸的肌肉相互抑制。这种方法可以单独使用，以增加一个简单的伸展或它可以结合其他技术，如喷雾和伸展或手动治疗。

使用交互抑制作为释放紧张的神经肌肉机制不仅仅是抑制 α-运动神经元的活动。张力释放机制也可能依赖于自主效应，这些自主效应与呼气期间 TrPs 的自发电活动和尖峰活动的抑制以及吸气和精神压力的增强有关。举增加腘绳肌拉伸的一个临床例子，患者或患者在达到最大腘绳肌长度时激活股四头肌群，在放松股四头肌时，腘绳肌被抑制，从而允许这些肌肉进一步伸展。这是一种常用于实践环境以提高灵活性的技术。

收缩放松的原则使用不同的名称出现在各种肌肉骨骼治疗文献中。收缩放松一词，最初由 Knott 和 Voss 教授等人提出，推荐使用该方法治疗因为对侧紧绷肌肉无法进行主动活动，被动活动范围明显受限的患者[25,26]。正如他们所描述的，收缩—放松采用模式运动中的最大收缩，随后放松紧绷的肌肉，以允许主动缩短相对较弱的

肌肉。松紧度的释放允许改善活动范围。多年来，这个词的确切含义变得有些外延增加。现在有许多变化（和应用）的基本原则，即肌肉张力降低后立即随意收缩。用于治疗TrPs的收缩—松弛是肌肉的温和、随意、最小抵抗收缩，目的是激活TrP纤维或周围肌纤维。肌肉收缩后进行有意识地松弛，使肌肉被动伸长到新的伸长长度。Lewit[27]描述等长收缩后之放松中的基本步骤是收缩—放松。

Hold-relax是收缩—松弛技术的一种变体，通常不用于治疗TrPs，但可在在手术过程中或术后无关节活动时使用。它包括紧绷肌肉的等长收缩，然后放松，但不进行紧绷肌肉的伸长。当使用TrPs治疗肌肉时，hold-relax通常与直接应用于目标肌肉的手法技术相结合，如深度抚摸按摩和TrP压力释放。

7 力量训练

运动处方应主要设计用于在项目开始时延长、加强和/或调节特定肌肉，并在项目结束时进行功能整合。延长受累肌肉的运动是持续缓解肌筋膜疼痛的关键。通过锻炼改善状态（运动耐量或耐力）并增加一组肌肉的力量，可降低发生TrPs的可能性。然而，在大多数TrPs活跃的患者中，条件反射和加强锻炼可进一步激活这些TrPs、鼓励其他肌肉进行替代和加重症状。相反，如果以渐进的速度正确锻炼，相同的练习使潜在TrPs不易再激活。

运动治疗类型在很大程度上取决于导致疼痛的TrPs的可灌注性。当患者在相当长的时间内处于静息疼痛状态时，在开始运动计划之前，应使用手法或在某些情况下使用针刺疗法使TrPs失活。其目的是解除负荷，使过度劳累的肌肉恢复正常活动范围；在此阶段，不需要进行负荷收缩肌肉的主动运动。

力量训练往往是治疗性运动项目的主要意图，是协助患者达到治疗和绩效目标的重要干预措施。制定强化运动方案时必须考虑7个变量：需求分析、运动选择、训练负荷、训练频率、运动顺序、体积和休息周期。

需求分析是最重要的设计变量，往往被从业者忽视。在设计力量训练计划之前，有必要进行需求分析，以适当地规定适合个人特殊要求的练习。需求分析包括分析运动模式、识别进行运动所需的关键肌肉以及检查激动、协同和拮抗肌群之间的肌肉失衡。在肌肉章节中，这组被称为功能单元。这是非常重要的，因为每一个特定的个人都会根据日常生活活动或运动实践对肌肉有特定的要求。锻炼计划应通过使用相同的肌肉群和功能单位来适应这些要求。正确评估个人的培训经历需要评价当前的项目、培训年龄、频率和技术。在强化程序中的这些参数将个体分为初学者、中级或高级学者。初学者包括目前未接受培训或刚刚开始培训的个人程序。该组包括培训时间小于2个月、培训频率小于或等于2～3次/周且仅有最低培训技术经验或无培训技术经验的人员。在临床上，这是有肌筋膜疼痛症候群和TrPs的大量患者属于这类人群，并且通常进展太快。中级学者包括目前正在接受培训、培训时间段为2～6个月、培训频率为2～3次/周、具有基本技术经验的人员。高级学者包括目前正在接受培训、培训时间段至少为1年、培训频率为3～4次/周且具有高水平技术经验的人员。在将个体置于力量训练计划之前，需要确定这些变量以促进成功。

生理分析是需求分析的另一个方面，将有助于运动方案的特异性，需要评估日常活动或运动中使用的初级能量系统。最后，还必须进行损伤分析，以评估与特定活动或运动相关的常见损伤，并确定可能与这些特定损伤相关的任何影响因素。

运动选择是需要纳入运动处方的第二个设计变量，通过需求分析确定。对强制要求原则的具体适应是任何特定活动的专家选择的关键。运动选择的特异性对于确保个体以特定的方式接受训练以产生特定的适应或结果非常重要。这些适应性调整针对的是训练模式、肌群和进行特定活动所需的运动模式、关节活动范围、所需运动速度、肌肉活动类型以及运动或活动所需的特定类型肌纤维的激活。特异性示例可应用于肩袖肌肉[28]。肩袖肌肉的 I 型和 II 型肌纤维比例为 1 ： 1[29]。因此，有必要制定一个包括肩袖肌肉力量和耐力的运动方案。

负荷是第三个设计变量，在力量训练中发生损伤时，往往没有得到正确的管理。一项研究表明，为确保安全负载，应以每周 2.5% ~ 5% 的速度发生渐进式超负荷[30]。同样的研究表明，当训练负荷较前一周增加 5% ~ 10% 时，受伤风险低于 10%。但当训练负荷较前一周增加超过 15% 时，就有 21% ~ 64% 的受伤风险[30]。程序设计人员可以增加阻力，增加训练量，改变休息周期，增加重复速度，或改变集合和重复执行，来应用超负荷锻炼。值得注意的是，在进行较轻负荷的训练时，运动学习和协调能力得到改善。Blanch 和 Gabbett 引入了急性与慢性工作量比的概念，这已证明在使患者或运动员恢复功能或运动时很重要[28,31]。急性工作负荷定义为在当前周进行的培训。慢性工作负荷定义为在前 4 周内进行的平均训练。急性与慢性工作量比为 0.5 表明，一个人训练了他或她在过去 4 周内准备的一半工作量。急性与慢性工作负荷比为 2.0 表明，该个体完成的工作量是其在过去 4 周内准备工作的两倍。Blanch 和 Gabbett 得出的结论是，理想的急性与慢性比率小于 1.5，以保持损伤风险低于 5%[31]。

训练频率是应该考虑的运动方案的下一个变量。训练负荷与频率直接相关，训练负荷越高，恢复时间越长。因此，应减少频率，以便恢复。下肢运动比上肢运动需要更长的恢复时间，频率应反映训练的区域。多关节练习与单关节锻炼相比，这需要更长时间的恢复，这在频率中应该反映出来。从需求分析中确立的培训现状在频率方案中起着关键作用。对于初学者培训状态的个人，频率指南推荐 2 ~ 3 次 / 周。对于中等训练状态的个体，指南推荐 3 ~ 4 次训练 / 周[28]。最后，对于具有高级培训状态的个人，培训频率指南每周进行 4 ~ 7 次培训[28]。最近的一项 Meta 分析显示，主要肌肉群应每周训练 2 次，以使肥大最大化，每周训练 2 次和 3 次之间无统计学差异[32]。

训练量定义为训练阶段的提举总量，是运动处方中的一个重要变量。可根据重复或加载量，分别称为重复量和加载量。重复量是单次运动的总重复次数。例如，3 组 10 次重复的重复量为 30。

负载体积为举起的重量乘以重复体积[28]。在上面的例子中，如果每个人重复抬起 10 lb，负载体积为 300。美国国家力量和调节协会（NSCA）提出的负荷递增的基本原则是，当个体接受训练能够在第三组连续两个阶段进行两次额外重复时，应增加负荷[28]。训练目标的体积分配对于不同方面训练的特异性非常重要，如力量、控制力、肥厚或耐力。

设计强度方案时，必须将表 74-2 中确定的所有 7 个设计变量合并，以确保个体安全性，同时达到最佳结果。如果排除这些变量中的任何一个，则受伤的机会增加，代价是特定活动所需的性能降低。这些运动处方设计原则在治疗 TrPs 和肌筋膜疼痛后进行肌肉再训练以提高性能、恢复功能和预防 TrPs 复发时至关重要。有关力量训练计划的更多详细信息，请参阅 NSCA 力量训练与训练要点教科书。

表 74-2　制定强化运动方案的七个设计变量

1. 需求评估
2. 运动选择
3. 训练负荷
4. 培训频率
5. 运动顺序
6. 加量和重复次数
7. 休息期

8　灵活性训练

柔韧性训练是肌肉力量、力量和耐力表现的一个重要方面。在本手册中，柔韧性训练（自我伸展练习）包含在每个适用肌肉章节的纠正措施部分。

几乎任何用 TrPs 轻轻拉伸（延长）肌肉并增加其无痛运动范围的方法都是有益的。然而，一个快速、有力的伸展引起疼痛，保护性收缩，肌肉反射性痉挛。所有这些反应都会伤害患者，阻碍肌肉进一步伸长。必须采用一些方法抑制这些反应，以释放TrP张力。

应避免快速或"弹跳"伸展；它们往往会刺激肌肉组织和TrP，而不是释放它们。对于新激活或中度易激惹的TrP，通常可以通过简单的被动缓慢拉伸肌肉立即灭活。然而，当牵张与简单的增强动作（如协调呼气、等长收缩后放松、收缩放松和相互抑制）相结合时，释放可以加快并减少不适。

有两种方法可用于拉伸肌肉：通过移动关节拉长肌肉或通过直接对肌肉进行手动牵拉拉长肌肉。关节的被动运动被强调为可用于患者自我治疗的一个组成部分，并在"纠正措施"部分的每个肌肉章节中详细说明。也有许多增强牵张的方法（通常称为肌肉能量技术），包括体位放松、相互抑制、呼气、定向眼球运动和收缩一放松。这些不同的技术可以在许多不同的组合中使用，并与加固技术结合。

肌节的挛缩必须解除，因此，通过增强技术轻轻持续拉伸延长挛缩的肌节，诱导肌动蛋白和肌球蛋白分子的重叠部分逐渐减少，并减少消耗的能量。当肌节达到完整的伸展长度时，重叠部分有最少和能量消耗大大减少。这种减少打破了与TrPs有关的能源危机恶性循环的一个基本环节。Fassbender观察到挛缩肌节张力持续增加可能导致Z线肌动蛋白附着撕裂[33]。

尽管有几个因素会影响柔韧性和肌肉延长，但本节的主要目的是将柔韧性与肌腱和筋膜的结缔组织限制以及肌肉收缩限制联系起来。对创伤、不活动/不运动、炎症或疾病的反应可能发生筋膜限制，导致细胞外基质黏度增加，从而降低筋膜移动性。一旦筋膜的活动度降低，它就会开始与周围的软组织结合，损害正常的肌肉力学，最终导致软组织伸展性降低。因此，肌肉和软组织的筋膜和收缩成分在与柔韧性相关时具有密切的关系。筋膜限制的最佳治疗方法是一个有争议的话题。近年来，自我肌筋膜松解技术在康复机构和健身房都很流行。筋膜具有触变性，细胞外基质变得黏稠不动。Macdonald等人描述了自我肌筋膜松解技术产生的摩擦导致筋膜升温，促进细胞外基质形成更加流动的环境，恢复软组织伸展性[34]。他们发现，经过2 min的泡沫滚动后，关节活动范围在长达10 min内显著增加，而神经肌肉变量（包括收缩力和疲劳）无显著差异。Healey等人发现在相同时间内，铺板和泡沫滚动之间的性能没有显著差异；但是，与铺板相比，一次泡沫滚动后与活动相关的疲劳显著减少[35]。

拉伸和柔韧性训练长期以来被认为是提高运动范围和运动成绩的黄金标准，尽管有证据表明并不是，特别是在参与前伸展活动。很少有证据支持牵张前活动会降低损伤风险的观点，更多的研究表明静态牵张会影响肌肉性能[28,36]。Avela等人研究表明，静态拉伸后，拉伸反射的敏感性立即降低，抗拉伸力显著降低[36]。当温度升高时应立即进行拉伸，在5～10 min内或作为一个单独的训练过程进行活动[28]。

9　有氧训练

根据患者的目标和医疗需求，有氧训练可能是治疗性运动处方的重要部分。有氧训练（条件性运动）对表现训练、功能康复和慢性疼痛综合征的管理具有重要意义。为了调节心血管系统和一组特殊的肌肉，运动计划应该在亚极量水平持续到疲劳点。步行、游泳、骑自行车、网球、跑步机、慢跑和跳绳都是有氧运动的例子。尽管对恢复TrPs不是必需的，但强烈建议定期进行条件反射训练以达到最佳健康状态并最大限度地减少恢复TrPs的机会。

与有氧训练计划相关的设计变量有5个：运动方式、训练频率、训练强度、运动持续时间和运动处方[28]。

运动方式是指由个体或个体进行的特定活动。这些活动应针对受试者，模拟将用于患者预期活动或竞争的运动模式。有氧训练的不同模式是长距离或慢距离训练、节奏训练、间歇训练、重复训练和Fartlek训练，详见表74-3。

优化训练频率影响特定生理系统的正适应

性[28]。训练频率是指每天或每周进行的训练次数，取决于运动强度和持续时间的相互作用。例如，较高的运动强度和较长的持续时间可能需要较低的训练频率，以便从训练中充分恢复。恢复是训练频率的一个重要方面，对于个体从后续训练中获得最大获益至关重要。需要在两次治疗之间有足够的休息时间，以及充足的补液和高质量的饮食，以确保代谢资源得到补充。

训练强度是在训练期间进行的相对体力活动。高强度有氧运动可增加心血管和呼吸功能，从而改善工作肌肉的氧气输送[28]。训练强度也有利于骨骼肌的适应；随着强度的增加，Ⅱ型肌纤维的募集增加，以满足增加的功率需求，从而有助于增加有氧代谢能力。强度是具体到个人的训练水平。对某些人来说，慢步走可能被认为是高强度的。其他人可能需要更大的挑战才能达到足够的强度。心率是最常用的规定运动强度的方法，因为心率和耗氧量之间有密切的关系。使用两个方程计算目标心率。第一个选择是根据年龄预测的最大心率乘以期望的运动强度。第二种方法比较准确，但推导起来比较困难，就是Karvonen公式。该方法考虑了静息心率和心率复率，比最大心率百分比公式更准确地表示目标心率。在有氧训练中，也可以利用自觉运动强度来调节运动强度。例如，用于估计轻强度的15点Borg量表等于9，中等强度等于12～14，高强度可相当于该量

表上的18～20的强度。

运动持续时间是某一训练阶段的时间长度，通常受运动强度的影响。在高于最大乳酸稳态的强度下进行运动，约为最大摄氧量的85%，将需要一个相对较短的持续时间约20～30 min。在最大摄氧量的70%下进行的低强度暴露最多可以进行几小时[28]。

有氧运动处方是最后一个变量，它将有氧运动方案设计的所有其他方面联系在一起，最重要的方面是：进展。值得注意的是，研究表明，当强度维持时，频率降至每周两次，有氧适应性在长达5周内不会下降。当管理损伤的康复时限以避免患者有氧代谢能力降低时，这就是关键。当考虑训练的进展时，运动频率、强度或持续时间每周增加不应超过10%～15%[28]。

在管理肌筋膜疼痛综合征患者时，也应使用这些程序设计变量，开始对患者进行分级运动计划。一个成功的程序可以说明患者的主观报道，并允许他或她选择一个起始点。选择最佳运动方式时，也应考虑患者的目标。例如，一个患者的主要目标可能是为了能在一个大的校园里行走1.6 km（1 mi）才能看到他或她的女儿高中毕业，但患者目前无法在未出现疼痛加重的情况下，步行到邮箱再返回。短期目标首先是在不增加疼痛的情况下步行到邮箱再返回。为此，将询问患者"在不需要很确定不会经历或增加疼痛情况下，您认为

表 74-3　有氧训练的类型和要求的频率、持续时间和强度

	长、慢距离（LSD）	速度/节奏	间　期	重　复	法特列克
频率（次/周）	1～2	1～2	1～2	1	1
持续时间	比赛距离或更长（30～120 min）	20～30 min	3～5 min工作，3～5 min休息	工作30～90s随后2.5～7.5最小静止时间（1：5）	20～60 min
强度	70%VO$_2$最大值	快于或稍快于比赛速度	VO$_2$最大值	大于VO$_2$最大值	LSD和pace/tempo训练强度不同

您能行走多远?"患者可能会说"步行到邮箱再返回的半路上。"然后一半的距离是分级运动方案的起点。然后临床医生每周增加10%～15%的距离,直至患者达到目标。如果患者在持续过程中的任何时间出现疼痛,则临床医生将恢复至之前的患者行走的距离,直至能够获得成功。这可能是一个烦琐的过程,可能需要一段时间才能达到目标,但它对慢性疼痛综合征患者非常有效。这个原则可以应用到任何的活动目标,通过适应具体的运动方式,这可能需要一些创造性的方法。

遵循这些指南,有氧运动时始终考虑心肺生理学的基础是至关重要的。这样做可使患者在整个训练计划中保持安全,并达到其目标所需的生理适应。有关程序设计的更多信息,请参阅NSCA力量训练与训练要点教科书。

10　功能锻炼

功能锻炼利用上述章节中提到的所有原则制定运动方案,以达到患者的最高功能水平。功能锻炼旨在准备协同工作的肌肉,以实现特定活动或运动。这种准备是通过模拟特定活动或运动所需的动作来完成的。神经肌肉重新锻炼后,应纳入功能锻炼,以加强正确的运动和肌肉激活模式。也应在力量或有氧训练后进行,以增强和改善预期活动的表现。结合上肢和下肢运动并模拟功能性任务的组合动作会形成更多的功能性活动。深蹲、抓举和硬拉也可以被认为是功能锻炼,因为它们起到协同肌肉的工作,共同完成日常功能任务。瑜伽、普拉提和太极也可作为功能性锻炼。肌筋膜疼痛患者进行功能锻炼有无数的选择。事实上,患者的偏好应该决定功能锻炼的模式,以提高对运动方案的依从性。

金雨颖、马柯　译　马柯　审

参考文献

[1] Magee DJ, Zachazewski JE, Quillen WS. *Scientific Foundations and Principles of Practice in Musculoskeletal Rehabilitation.* New York, NY: Elsevier Health Sciences; 2007.

[2] Fallentin N, Jorgensen K, Simonsen EB. Motor unit recruitment during prolonged isometric contractions. *Eur J Appl Physiol Occup Physiol.* 1993; 67(4): 335-341.

[3] Komi PV, Tesch P. EMG frequency spectrum, muscle structure, and fatigue during dynamic contractions in man. *Eur J Appl Physiol Occup Physiol.* 1979; 42(1): 41-50.

[4] Scott W, Stevens J, Binder-Macleod SA. Human skeletal muscle fiber type classifications. *Phys Ther.* 2001; 81(11): 1810-1816.

[5] Goubert D, Oosterwijck JV, Meeus M, Danneels L. Structural changes of lumbar muscles in non-specific low back pain: a systematic review. *Pain Physician.* 2016; 19(7): E985-E1000.

[6] Ge HY, Arendt-Nielsen L. Latent myofascial trigger points. *Curr Pain Headache Rep.* 2011; 15(5): 386-392.

[7] Hodges PW. Pain and motor control: from the laboratory to rehabilitation. *J Electromyogr Kinesiol.* 2011; 21(2): 220-228.

[8] Yu SH, Kim HJ. Electrophysiological characteristics according to activity level of myofascial trigger points. *J Phys Ther Sci.* 2015; 27(9): 2841-2843.

[9] Yassin M, Talebian S, Ebrahimi Takamjani I, et al. The effects of arm movement on reaction time in patients with latent and active upper trapezius myofascial trigger point. *Med J Islam Repub Iran.* 2015; 29: 295.

[10] Florencio LL, Ferracini GN, Chaves TC, et al. Active trigger points in the cervical musculature determine the altered activation of superficial neck and extensor muscles in women with migraine. *Clin J Pain.* 2017; 33(3): 238-245.

[11] Ge HY, Monterde S, Graven-Nielsen T, Arendt-Nielsen L. Latent myofascial trigger points are associated with an increased intramuscular electromyographic activity during synergistic muscle activation. *J Pain.* 2014; 15(2): 181-187.

[12] Lucas KR, Polus PA, Rich J. Latent myofascial trigger points: their effect on muscle activation and movement efficiency. *J Bodyw Mov Ther.* 2004; 8: 160-166.

[13] Lucas KR, Rich PA, Polus BI. Muscle activation patterns in the scapular positioning muscles during loaded scapular plane elevation: the effects of Latent

Myofascial Trigger Points. *Clin Biomech.* 2010; 25(8): 765–770.

[14] Bohlooli N, Ahmadi A, Maroufi N, Sarrafzadeh J, Jaberzadeh S. Differential activation of scapular muscles, during arm elevation, with and without trigger points. *J Bodyw Mov Ther.* 2016; 20(1): 26–34.

[15] Ge HY, Arendt-Nielsen L, Madeleine P. Accelerated muscle fatigability of latent myofascial trigger points in humans. *Pain Med.* 2012; 13(7): 957–964.

[16] Huddleston OL. Principles of neuromuscular reeducation. *J Am Med Assoc.* 1954; 156(15): 1396–1398.

[17] Silfies SP, Vendemia JMC, Beattie PF, Stewart JC, Jordon M. Changes in brain structure and activation may augment abnormal movement patterns: an emerging challenge in musculoskeletal rehabilitation. *Pain Med.* 2017; 18(11): 2051–2054.

[18] Bolognini N, Russo C, Edwards DJ. The sensory side of post-stroke motor rehabilitation. *Restor Neurol Neurosci.* 2016; 34(4): 571–586.

[19] Lepley LK, Lepley AS, Onate JA, Grooms DR. Eccentric exercise to enhance neuromuscular control. *Sports Health.* 2017; 9(4): 333–340.

[20] Simons DG, Travell J, Simons L. *Travell & Simon's Myofascial Pain and Dysfunction: The Trigger Point Manual.* Vol 1. 2nd ed. Baltimore, MD: Williams & Wilkins; 1999.

[21] Lin MJ, Chen TC, Chen HL, Wu BH, Nosaka K. Low-intensity eccentric contractions of the knee extensors and flexors protect against muscle damage. *Appl Physiol Nutr Metab.* 2015; 40(10): 1004–1011.

[22] Fitts PM, Posner MI. *Human Performance.* Oxford, England: Brooks/Cole; 1967.

[23] Adler SS, Beckers D, Buck M. *PNF in Practice: An Illustrated Guide.* 4th ed. Berlin, Germany: Springer Medizin; 2014.

[24] Ibarra JM, Ge HY, Wang C, Martinez Vizcaino V, Graven-Nielsen T, Arendt-Nielsen L. Latent myofascial trigger points are associated with an increased antagonistic muscle activity during agonist muscle contraction. *J Pain.* 2011; 12(12): 1282–1288.

[25] Knott M, Voss DE. *Proprioceptive Neuromuscular Facilitation: Patterns and Techniques.* 2nd ed. New York, NY: Hoeber Medical Division Harper & Row; 1968 (pp. 97–99).

[26] Voss DE, Ionta MK, Myers BJ, Knott M. *Proprioceptive Neuromuscular Facilitation: Patterns and Techniques.* 3rd ed. Philadelphia, PA: Harper & Row; 1985.

[27] Lewit K. *Manipulative Therapy in Rehabilitation of the Locomotor System.* 3rd ed. Oxford, England: Butterworth Heinemann; 1999 (pp. 151–210).

[28] Baechle TR, Earle RW. *Essentials of Strength Training and Conditioning.* 3rd ed. Champaign, IL: Human Kinetics; 2008.

[29] Lovering RM, Russ DW. Fiber type composition of cadaveric human rotator cuff muscles. *J Orthop Sports Phys Ther.* 2008; 38(11): 674–680.

[30] Gabbett TJ, Hulin BT, Blanch P, Whiteley R. High training workloads alone do not cause sports injuries: how you get there is the real issue. *Br J Sports Med.* 2016; 50(8): 444–445.

[31] Blanch P, Gabbett TJ. Has the athlete trained enough to return to play safely? The acute: chronic workload ratio permits clinicians to quantify a player's risk of subsequent injury. *Br J Sports Med.* 2016; 50(8): 471–475.

[32] Schoenfeld BJ, Ogborn D, Krieger JW. Effects of resistance training frequency on measures of muscle hypertrophy: a systematic review and meta-analysis. *Sports Med.* 2016; 46(11): 1689–1697.

[33] Fassbender H. Chapter 13, Non-articular rheumatism. *Pathology of Rheumatic Diseases.* New York, NY: Springer-Verlag; 1975: 303–314.

[34] MacDonald GZ, Penney MD, Mullaley ME, et al. An acute bout of self-myofascial release increases range of motion without a subsequent decrease in muscle activation or force. *J Strength Cond Res.* 2013; 27(3): 812–821.

[35] Healey KC, Hatfield DL, Blanpied P, Dorfman LR, Riebe D. The effects of myofascial release with foam rolling on performance. *J Strength Cond Res.* 2014; 28(1): 61–68.

[36] Avela J, Kyrolainen H, Komi PV. Altered reflex sensitivity after repeated and prolonged passive muscle stretching. *J Appl Physiol (1985).* 1999; 86(4): 1283–1291.

第 七十五 章

治疗方式的思考

托马斯·L.基督、约瑟夫·唐纳利、卡罗琳·麦克马金

1 介绍

本章介绍了临床医生可用于肌筋膜痛综合征和触发点的患者的手法治疗，运动治疗以及干针刺或触发点（TrP）注射的辅助治疗方法。热疗法包括表面热疗，超声治疗，冷冻疗法和蒸汽冷冻喷雾剂。电疗法包括经皮电神经刺激（TENS），神经肌肉电刺激（NMES）和生物反馈技术。还介绍了特定频率的微电流（FSM）及其应用。对于各种肌肉骨骼疾病的治疗以及肌筋膜疼痛综合征和触发点的治疗，热疗法和电疗法具有悠久的历史和许多治疗益处。在可获得的情况下，将详细讨论不同模式对与TrPs相关的损伤的有效性的证据，并提供有关患者选择和模式应用的建议。临床医生应完整详细的回顾历史治疗记录，并仔细考虑与所选择和应用的治疗方式有关的每种预防措施和禁忌证。重要的是要记住，永远不要将这种方式视为单一治疗干预措施，而应将其与其他治疗干预措施以及家庭管理计划结合使用。

热方式

2 热

多年来，浅表热一直被用作缓解疼痛的一种手段。单独加热不是治疗TrP的有效方法，但可以作为其他干预措施的辅助手段。在给予或建议加热以识别周围和/或中枢敏化的体征和症状之前，必须进行定量感觉测试，因为在存在周围敏化的情况下可能不会显示出热量（参见第一章）。

（1）背景

蒸气加热敷料整理器的表面湿热利用传导原理将热量从热袋传递到个人。热量的传递增加了皮肤中热量的循环，但没有增加肌肉水平上热量的循环[1]。皮肤水平上增加的循环可以通过降低组织密度来改善其他TrP干预措施的功效，例如压力释放和拉伸。Benjaboonyanupap等人表明，与表面加热之前的连续超声相比，表面加热20 min后的连续超声治疗在减轻疼痛和疼痛压力阈值（PPT）方面更有效[2]。相似的结果已显示可用于治疗TrP的其他干预措施，例如压力释放，TENS和喷雾拉伸[3]。在没有周围敏化的情况下进行加热可提供镇痛作用并降低肌肉紧绷性。热量降低了肌梭内γ传出纤维的肌肉活动，从而减少了从内在纤维到α运动神经元池的传入输入，这将固有地降低α运动神经元的放电速度，从而引起肌肉放松[1]。还可以抑制伤害性信号并刺激与之相关的大脑区域感受舒适和放松[4]。

（2）患者选择

表现出疼痛和组织僵硬的患者通常会在进行其他干预之前先从浅表热疗中受益。作为家庭管理计划的一部分，大多数人也容易获得淋浴形式的热量。在加热之前，临床医生应查看加热方式的注意事项和禁忌证，并确定对患者而言是否安全[5]。

（3）应用

应告知患者预期的感觉，例如轻度至中度的

温暖，可能会在应用后几分钟后才会感觉到。灼热样的疼痛感是异常的，应告知患者避免在淋浴或沐浴中经历相同的情况[1]。

记住不要将热敷袋直接置于在患者的皮肤上，这点尤为重要。患者和热敷袋之间应有六至八层毛巾或热敷袋覆盖层。此外，患者不应将其身体直接置于热敷袋或家用潮湿的加热垫上，因为这会加速热量传递并可能导致患者烫伤[1]。传统意义上，热疗是整个疼痛治疗计划的辅助治疗。可以通过便携式潮湿的加热垫，温水浴缸或淋浴间断地使用家中的热量，但这些仅应成为治疗TrP的辅助手段。

3 冷冻疗法和蒸气冷却喷雾剂

历史上，冷疗曾被用于治疗急性肌肉骨骼损伤和控制水肿。冷疗法具有镇痛作用，可减轻患者的疼痛感并减缓局部循环。冷疗法通常在干针刺干预后使用，并用于治疗后的疼痛处理。冷疗的方式包括使用冰袋和凝胶，冰按摩和蒸汽冷冻喷雾剂。可以使用"喷涂和拉伸"技术将蒸气冷却剂喷洒到TrP处的皮肤及其疼痛涉及区域。基本治疗成分是拉伸。"拉伸是作用，喷雾是分散注意力。"然而，表述"喷涂并拉伸"比"拉伸并喷涂"更优选，因为重要的是在拉伸肌肉之前或与其同时但不是之后施加喷涂。拉伸时如果没有其他技术来释放肌肉张力并抑制疼痛，可能会加重TrP。

（1）背景

传统上，冷疗法用于损伤的急性炎症阶段，但也可以用于治疗活动性TrP以冷敷为形式的冷疗法可以应用于人工干预之后，例如，压力释放和干针疗法，以减轻TrP引起的疼痛并改善PPT。蒸汽冷冻喷雾剂可以是使用"喷涂—拉伸"技术去改善症状性TrPs的非常有效的方法，由Simons等人，1983年介绍的这一技术。最近发作的单侧肌肉综合征，当使用2～3次喷淋时，肌肉被轻柔地拉伸到完全伸展的长度时，通常会完全恢复

到无痛状态。此外，当身体一个区域（例如肩膀）的许多肌肉受累，而TrP相互之间相互作用很强时，喷雾拉伸是一种实用的方法通过释放整个功能集中的肌肉群使疼痛缓解更加迅速[9]。喷涂技术不需要压力释放，干针刺或注射所需的TrP精确定位。只需要确定绷紧带在肌肉中的位置即可确保松弛那些肌纤维。

蒸汽冷冻喷雾剂（喷涂和拉伸）的有效性与该化学品的镇痛特性有关。蒸汽冷却剂必须以细流的形式分配，而不是像运动损伤产品那样分配分散的喷雾剂。蒸气冷却剂喷雾的冷却效果是由喷雾的瞬间蒸发产生的。考虑到蒸发的速度，临床医生从适当的距离［距皮肤30.5～45.7 cm（12～18 in）］喷洒喷雾剂至关重要。如果涂在离皮肤太近的地方，则液体的温度在受到冲击时会因为太高而无法产生很好的效果。如果应用距离太远，液体将在低于冰点的温度下接触皮肤。

氯乙烷太冷，无法像通常那样最佳地释放TrP张力。它是一种快速作用的全身麻醉剂，具有较危险的低安全性，易燃并且在将4%～15%的蒸气与空气混合时具有爆炸性[10]。如果使用氯喷雾，必须采取严格的可控的预防措施。必须消除火灾隐患，患者和临床医生均不得吸入重蒸气。切勿将氯乙烷给予患者家庭使用。还有其他市售产品，它们不含氟碳化合物或氯乙烷，对患者和环境都更安全。

对于将冷却剂施加到皮肤上是如何减轻伤害感和疼痛感的，存在多种生理机制。触发点可以降低产生伤害感受和疼痛反应所需的有害刺激阈值。冷冻疗法可以暂时抵消疼痛阈值的变化。降低周围组织和神经的温度会增加个体的伤害阈值，因此需要更多的对TrPs的伤害感受和感知的降低，允许肌肉被拉伸而不增加来自TrP的伤害性输入的水平。伤害性刺激使患者感觉到疼痛。低温疗法还会降低神经传导速度，从而减慢中枢神经系统对有害刺激的反应[11]。低温疗法可帮助减轻组织中的炎症，减少化学介质如组胺、肥大细胞、P物质、降钙素基因相关肽、缓激肽以及其他可以激活和敏化外周受体的肽的流入。这种

变化可以防止症状恶化以及潜在的向外周和中枢敏化的进展。对TrPs的伤害感受和感知的降低允许肌肉被拉伸而不增加来自TrP的伤害性输入的水平。

（2）患者选择

出现急性疼痛或炎症的患者，以及接受手动治疗，干针刺或TrP注射的患者，可能会受益于冷冻疗法，通过减少炎症以及治疗后的酸痛。在给予冷冻疗法或蒸汽冷冻喷雾剂之前，临床医生应通过考虑该疗法的注意事项和禁忌证来确定对患者是否安全[5]。

（3）应用

在进行冷冻治疗之前，应进行定量感觉测试（尤其是耐热性和耐寒性）。冰袋可以应用于身体的较大区域。为防止皮肤受损，应使用毛巾作为冰和皮肤之间的分隔。湿毛巾比干毛巾更可取，以更好地促进能量转移。冰袋，凝胶袋和冷冻蔬菜袋都可以用作冰袋，尽管真正的冰本身可能是最有益和最安全的，因为随着时间的流逝，包装后的冰会失去其冷性[12]。应告知患者预期的感觉。患者一开始可能会有冷的感觉，随后几分钟会有温暖的感觉。这种感觉会被镇痛感和最终的麻醉状态所替代。预计皮肤会出现轻微的红肿现象。在大面积区域使用冷敷袋应持续不超过20～30 min，更大的区域持续时间可以更长[12]。在治疗之后，患者会暂时减轻疼痛，患者应避免可能加重伤害或TrPs的活动。在每一肌肉相关的章节中，都会提出纠正措施，并提出家庭管理计划的建议。

冰按摩可以在较小的区域上进行，并直接应用于皮肤上。冰按摩可以直接在TrP之上的肌腹部，沿指定的疼痛区域，在肌腱，法氏囊和其他组织上使用。冰按摩需要在纸杯中或非乳胶手套的手指中存放冰块，使临床医生可以剥离杯子的一部分以暴露出冰块或断开其中一根手指并使用暴露的冰块[12]。冰在目标区域上慢慢按摩，持续5～10 min。冰按摩的预期感觉与冰袋相同，因

此与患者交流相关的体验信息很重要。通过从肌肉中明确的TrP点开始并逐渐转入疼痛相关区域3～5次，然后立即拉伸，可以借此使用手套手指上的冰代替蒸汽冷冻喷雾剂。

蒸汽冷冻喷雾剂直接应用于皮肤。患者的身体必须被舒适地放置并得到良好的支撑，以使相应的肌肉放松。以30°角在远离皮肤12～18 mm处通过细流的形式施加喷雾[13]，图75-1描述了斜方肌和臀中肌上部纤维的喷雾拉伸形式。临床医生应对整个肌腹部分施行一次完整的喷雾，并对疼痛相关区域进行2～3次喷雾，然后立即伸展肌肉。在仍处于伸展状态时，临床医生应再进行两次或三次全身喷雾（喷雾和伸展）[13]。潜在的TrP可能在喷雾和伸展疗法后被激活。尽管一组肌肉被被动拉伸，但它们的拮抗肌却比平时缩短得更多。幸运的是，如果以这种方式激活了拮抗剂中的潜在TrP，则可以通过喷雾和拉伸使其快速失活。一次喷雾后，在下一次喷雾之前，皮肤需要一段时间来回暖。在这段时间内，患者可以轻轻地主动拉伸肌肉，或者可以使用湿热垫。在一个疗程后，蒸汽冷冻喷雾剂可以缓解疼痛并提升运动幅度，或者可能需要数个疗程和其他治疗干预措施，例如手法治疗，压力释放，干针刺或TrP注射。

所有形式的冷冻疗法均应与其他针对TrPs的常用治疗手段一起执行，不应被视为独立治疗。临床医生应注意患者对冷冻疗法的反应，并在必要时进行适当的调整。

4　超声疗法

尽管由于研究设计缺乏同质性，导致超声疗法对TrPs患者的疗效仍存在争议，但仍存在大量有关超声疗法的确切疗效的文献。超声疗法对疼痛（视觉模拟评分），PPT和颈椎运动幅度的效果已得到广泛的研究[2,14-23]。尽管超声疗法对TrPs的治疗效果正在逐渐显现出来，但是超声疗法的各种可用参数和安慰剂组的成功却使研究结果不具有一致性。

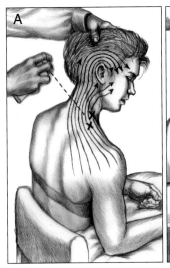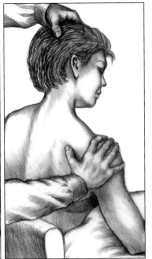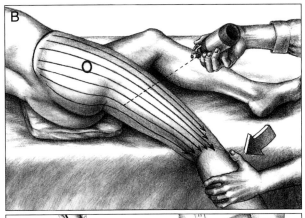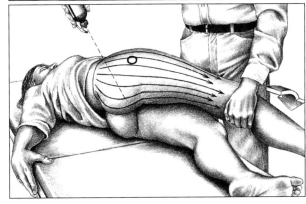

图75-1 蒸汽冷冻喷雾剂在TrPs处理中的应用。**A** 上斜方肌。请注意，将蒸汽冷冻喷雾剂涂在肌肉和疼痛区域上。**B** 臀中肌。请注意，在整个运动过程中，从近端到远端在整个肌肉上都要施加蒸汽冷冻喷雾剂

（1）背景

超声治疗已被证实可有效减轻与TrP相关的患者疼痛。已有几项研究使用视觉模拟量表（VAS）进行了主观疼痛报道，并表明通过使用超声疗法治疗TrPs可以减轻疼痛[2,14-16,18,21-23]。

连续超声是最常研究的超声参数。已有数据显示，在某些情况下或在其他研究中多次干预后，连续超声可改善VAS评分[2,16,18-23]。尽管研究较少，但脉冲超声治疗非热效应的实验研究已经证实其可以有效改善TrPs患者的VAS疼痛评分，但与连续超声相比效果不佳[15,22]。

大功率疼痛阈值静态超声治疗是另一种方法，与传统的连续超声治疗相比，VAS评分可以得到快速改善[16]。然而，这种模式尚缺少广泛研究，缺乏额外的数据支撑。在这种方法中，随着超声强度增加到患者的疼痛阈值水平（高达1.5 W/cm²），声头会在TrP上静态保持，并保持4～5 s，然后强度降低一半，持续15 s。重复此过程2～3 min。超声缓解触发点处疼痛的机制是多方面的。声头和深度加热的应用激发了机械感受器，从而利用了闸门控理论来调节疼痛[15]。

连续超声的热效应会引起局部血管舒张和随后的血液循环增加，从而减少神经因子（疼痛—致敏物质），有助于逆转低氧环境。组织的加热减少了肌肉的痉挛，并使肌节恢复到正常长度[2,15]。治疗TrP时需要考虑的两个重要因素是TrP的血液供应增加和肌节重置到正常长度。（TF70）Sarrafzadeh等人的研究表明，在非热超声的作用下，组织内快速的压力变化会导致细胞膜通透性增加，从而使一部分离子和分子脱离肌肉组织[15]。

疼痛压力阈值虽然是主观的，但已被证明是衡量肌肉压痛的可靠方法[21]，并且在研究TrPs和肌筋膜疼痛综合征的治疗效果时通常被用作疗效指标[2,14,15,20-23]。无论是连续超声还是脉冲（机

械）超声治疗都已被证明可有效改善PPT[15]。改善患者PPT的作用机制可能与减少局部组织环境中的神经因子，从而减少伤害性刺激传入和疼痛感有关。这种化学变化可通过清除组织中的伤害敏感性物质来帮助改善TrP区域因局部缺血和低氧环境引起的局部能量危机[15]。

对于影响颈椎运动幅度的TrPs进行超声治疗的研究结果尚不一致[14-17,21,24]。所有超声模式通常都会改善运动幅度，但改善率和结果的可靠性尚不能确定。高功率超声治疗已显示出对颈椎运动幅度的改善效果最好。但是，如前所述，证据较少。

连续超声疗法也显示出对颈椎活动幅度的显著改善，尽管通常每周需要花费5天持续数周才能看到明显的效果。脉冲超声疗法在改善颈椎运动幅度方面的结果具有不一致性[16,21,24]。Sarrafzadeh等人在进行六次脉冲超声治疗后患者的颈椎侧屈得到改善，而相反，Aguilera等人在仅一次脉冲治疗后未观察到颈椎侧屈患者颈椎运动范围的显著改善[15,17]。超声热模式改善运动幅度的原因可能是由于其具有深层的热效应。热量增加了组织的可延展性，使关节在受到含有TrPs的肌肉限制之前改善自身的运动范围[14]。

总体而言，各种数据表明，超声是减少疼痛感和改善PPT的有效方式，但对于运动幅度的影响尚不确切。超声疗法研究的问题主要体现在缺乏同质性以及在安慰剂组中同样可观察到症状改善。除了热超声和非热超声的差异外，尚无用于治疗TrP的既定参数。已显示安慰剂组在疼痛评分，PPT，和子宫颈活动范围，方面都有显著改善，这进一步质疑了超声疗法的真正疗效。在某些情况下，治疗过程中采用的后续干预措施可能会改善病情，但在其他情况下，没有提供运动治疗，安慰剂组仍显示出与治疗组相当的效果[14,21-24]。

（2）患者选择

超声头易于触及的肌肉中有TrPs或肌筋膜疼痛综合征的患者适合进行超声治疗。超声治疗的应用，具体流程，注意事项和禁忌证不在本章讨论范围之内，建议临床医生在将超声用于TrPs和肌筋膜疼痛综合征的治疗之前，先从其他资料中熟悉这些参数。

（3）应用

临床医生应告知患者预期的感觉，如发热，并嘱咐患者告知临床医生是否因声头太热而产生疼痛感。临床医生必须了解患者的病史，并应在治疗前明确所有注意事项和禁忌证[5]。

连续超声治疗是最常应用的模式，应用于因存在TrP而导致疼痛或活动受限的患者。连续超声可为组织提供深层加热，从而减少伤害感并改善肌肉组织的可延展性[2,18,23]。尽管连续超声对TrPs的治疗更为有效，但在治疗前必须考虑更多的注意事项和禁忌证[5]。超声疗法可能有益于减少与TrPs相关的伤害感受，但不能有效地改善运动功能[15,17]。脉冲超声疗法相对于连续超声疗法的主要优点是不会产生深层组织发热。因此，它可用于损伤愈合的急性期或当患者出现外周致敏的体征和症状时使用[5]。高功率超声疗法可用于TrP相关的伤害感受和改善运动功能，但缺少明确的推荐剂量以及这种超声方式的注意事项和禁忌证[16]。具体参数不一致是超声治疗有效性引起临床争议的主要原因之一。表75-1提供了推荐的连续和脉冲超声设置。由于目前对高功率超声的研究很少，因此未列出有关参数的完整建议。

透皮给药

5   超声渗入疗法

超声渗入疗法是利用超声疗法将局部药物驱入皮下组织的方法。声波反射疗法在各种肌肉骨骼疾病中都有一定的功效，但有关其治疗肌筋膜疼痛综合征或TrPs的功效的文献很少。

（1）背景

超声渗入疗法中使用的局部药物可以直接应用到超声头上，也可以与超声凝胶混合使用[25]。

表 75-1　关于 TrP 治疗的超声治疗参数建议				
超声参数建议				
模　式	强　度	频　率	持续时间	涂药器直径
连续[25]	■ 最低强度仍能达到预期效果。更深的组织将需要更大的强度	■ 1 MHz 用于深达 6 cm 的较深组织 ■ 3 MHz，用于深达 2.5 厘米的浅层组织	■ 5 ～ 10 min 更深的组织需要更长的持续时间	■ 声头应不小于治疗区域尺寸的一半
脉冲式[25]	■ 最低强度仍能达到预期效果	■ 1 MHz 用于深达 6 cm 的较深组织 ■ 3 MHz，用于深达 2.5 cm 的浅层组织	■ 5 ～ 10 min 更深的组织需要更长的持续时间	■ 声头应不小于治疗区域尺寸的一半
大功率a,[16]	■ 逐渐增加，直到达到最大 # 止痛水平，然后减至一半并重复	■ N/A	■ 以最大的疼痛耐受性 持续 4 ～ 5 s，然后减少 15 s（重复 3 次）	■ N/A

a 大功率超声的建议是基于有限的证据

因为超声渗入疗法需要使用超声疗法将药物驱入所需的组织中，因此超声渗入疗法会提供许多相关的阳性结果作为超声疗法的治疗效果。对 TrPs 的主要影响包括减轻 VAS 的疼痛强度，改善 PPT 和改善运动功能[14,15,26]。许多作用机理都归功于本章先前讨论的超声治疗。

　　一些研究表明，与传统的超声对照组相比，超声渗入疗法组在改善疼痛和 PPT 方面有显著差异[15,26]。在一项研究中，使用 1% 的氢化可的松凝胶作为局部用药。超声渗入和超声治疗组均显示疼痛和 PPT 明显改善[15]。Ustun 等人研究了 EMLA 的效果，EMLA 是利多卡因（2.5%）和丙胺卡因（2.5%）的局部用药，局部用药与传统超声治疗相比[26]。两组在 15 个疗程后均显示疼痛明显减轻，但使用局部麻醉的共晶混合物（EMLA）的声透组治疗效果明显更好[26]。在这两项研究中，颈椎侧屈幅度也均得到了显著改善，但各组之间不存在差异。Ay 等人使用双氯芬酸凝胶作为局部用药，并且发现超声渗入疗法和超声疗法组在疼痛，PPT 或运动幅度的改善方面没有显著差异[14]。药物选择是影响超声渗入疗法治疗效果的重要因素。相关研究未显示超声渗入疗法

在改善运动功能方面优于超声疗法，这表明运动功能的改善仅来自超声治疗[14,15,26]。氢化可的松是一种功能强大的皮质类固醇，已证明应用于超声渗入疗法时在改善疼痛和 PPT 方面比单独使用超声有效得多[15]。但是，这些结果在使用双氯芬酸凝胶时并未显示[14]。

（2）患者选择

　　超声渗入疗法的患者选择类似于超声疗法。但是为了便于进行超声渗入疗法，必须由医生向患者开具局部用药的处方。临床医生在进行超声渗入疗法之前必须考虑所有超声应用的注意事项和禁忌证以及对所用药物的任何过敏反应[5]。

（3）应用

　　超声渗入疗法的设置和应用与超声类似，但需要增加局部用药。药物可以作为偶联剂使用或者与超声凝胶混合使用。超声的脉冲模式和连续模式均可用于将局部药物驱入所需组织中，其余参数相似[14,15,26]。在治疗后，由于药物的作用，疼痛可能会立即改善，但可能需要数个疗程才能获得明显的效果[14,15,26]。在一个疗程后，运动功

能的改善也可能发生，但通常同样需要多个干预时间后才能获得明显的效果[14,15,26]。超声渗入疗法不是独立的治疗方法，应与治疗性运动和其他常用疗法结合进行。

6 离子电渗疗法

离子电渗疗法是一种应用电子手段将药物经皮给药至皮下组织的方法。进行离子电渗疗法的原因很多，包括疼痛、发炎和肌肉痉挛。尽管这些都是TrP的特征，但有关离子电渗疗法治疗TrP的功效的文献很少。

（1）背景

离子电渗疗法是一种使用带电分子驱使局部药物通过皮肤中不易渗透的角质层进入皮下组织的方法[27]。带负电荷的药物由阴极铅驱使并引导到皮肤中，带正电荷的药物由阳极铅驱使并直接进入皮肤中[28]。

离子电渗疗法是一种无创，低风险的给药方法，具有良好的药代动力学特性，例如由于跳过肝脏的首过消除效应从而可以更快地将药物释放到目标组织并且而更易于控制药物剂量[27]。

长久以来，离子电渗疗法已用于诸如肌腱炎，关节置换，与创伤相关的疾病以及各种其他肌肉骨骼疾病。离子电渗疗法也可以用于治疗TrP，尽管证据有限。

利多卡因是一种常用的局部麻醉药，已用于治疗颈后各肌的肌筋膜疼痛和TrPs。Kaya等人证实[29]，利多卡因离子电渗疗法治疗10天可显著改善PPT和VAS疼痛评分，增加子宫颈的运动范围并改善其他各种疾病。对照组在没有利多卡因的情况下接受了10天的直流电刺激，并且在所有结果上也显示出明显改善，因此质疑利多卡因是否是患者改善的重要因素[29]。较早的研究表明，使用地塞米松和利多卡因混合溶液可显著改善活动性盂肱外展的症状[30]。利多卡因是一种常用的酰胺类局部麻醉药，可通过阻断钠通道从而抑制神经传递而发挥作用[31]。这种效应使得减缓TrP

相关的疼痛成为可能。地塞米松是一种皮质类固醇，通常用其消炎作用，可以有效地冲洗出TrPs中所含的伤害性物质[31]。有必要对这种给药方式治疗TrPs的疗效进行更多的研究。

（2）患者选择

只要与TrPs有关的疼痛患者对电疗方式或电流没有任何注意事项或禁忌证，都适合进行离子电渗疗法[5]。此外，临床医生应筛查患者对任何所用药物的过敏反应。

（3）应用

离子电渗疗法的应用需要至少两个电极充当导电介质，以及局部应用的药物，导线和电刺激单元。患者的皮肤应该用酒精或肥皂水清洗，并在使用电极之前除去多余的毛发。带负电的药物应用于放置在目标组织上方的阴极。带正电的药物应放在目标组织上的阳极上[28]。在启动离子电渗疗法之前，临床医生应提醒患者预期的感觉，例如电极下面的低麻刺感或发红以及诸如此类的不良反应如烧灼感、刺痛、起泡[28]。

目前尚没有离子电渗的普遍接受的参数。表75-2中显示了剂量与患者耐受性之间关系的一个示例，该剂量与患者对更高强度的耐受性（电流mA）一起决定了电刺激的设置[28]。请注意当电流增加时，治疗持续时间也应相应减少。高电流将药物以比低电流更快的速率驱动到目标组织中[28]。

治疗后，临床医生应检查患者皮肤是否有发生不良反应的迹象，例如起泡或发红，如果这种现象在数小时内仍未消失，应当引起重视[28]。患者可能会出现症状改善，尽管这可能是暂时的，因为离子电渗疗法并非独立的治疗，而应作为其他治疗干预的辅助手段进行。

电治疗方式

7 经皮电神经刺激

TENS是一种除了可以应用于其他治疗干预

措施之外通常还用于缓解疼痛的电气方式。TENS可以利用低频或高频电流激活内部抗伤害感受机制，从而抑制伤害感受信号的传入或增加人体内某种天然抗伤害感受性物质[32,33]。TENS已被证实是一种有效的缓解短期疼痛的手段，但缓解长期疼痛的证据有限。此外，关于TENS对TrPs影响的证据尚无定论，这主要是由于研究方法的不一致以及无法建立合理的参数来确定TENS对TrP的相关结果的有效性，例如疼痛评分（VAS），PPT，以及运动幅度等。

（1）背景

关于TENS在多种肌肉骨骼疾病中减轻疼痛的功效，已有大量文献报道[32,34-36]。TrPs产生的局部疼痛和牵涉痛通过小直径的A-δ和C类纤维将伤害信号从周围神经传递到脊髓背角，并在脊髓背角的胶质中进行编码[32]。

表75-2 离子电渗疗法参数

离子电渗疗法参数示例		
剂量（最小mA）	电流（mA）	持续时间（min）
40	1	40
40	2	20

常规高频TENS利用"门控理论"来刺激A-β纤维，从而抑制A-δ纤维和C类纤维对于伤害性刺激的传导，继而抑制有害刺激在脊髓背角的第二级神经元上的传递[32]。高频TENS（>80 Hz）的作用通常是短暂的，并且持续时间不超过数小时[32]。低频TENS（<10 Hz）进入人体会促进中脑导水管周围灰质自然地释放脑啡肽和β-内啡肽。这些物质的释放激活了通往脊髓背角的下行抑制途径，从而减少了肌肉中的伤害感受器与脊髓中的第二级神经元之间形成的有效突触的伤害性感受传入[37]。TENS对于由TrP引起的疼痛患者的功效遵循与其他任何肌肉骨骼疼痛相同的科学机制。低频TENS会产生低水平的肌肉

收缩，并且已被证明可以改善肌肉内的血液流动[38]。此效果可能有助于清除与TrP相关的伤害敏感物质，例如，P物质、缓激肽、前列腺素，在Ferreira等人进行的一项新研究中，通过先执行低频TENS25分钟，然后立即进行高频TENS25分钟，检查了组合高频和低频TENS的效果。疼痛的改善在干预后可持续长达48小时，远比通常持续的时间长。

由于研究结果不一致，TENS对PPT的影响尚无定论。Ferreira等人[34]使用了低频和高频TENS，发现持续长达48 h的PPT持续时间显著降低。低频TENS引起的肌肉收缩可通过使终板乙酰胆碱释放正常化并增加血流量以冲刷TrP中的伤害性敏化物质进而来改善PPT[33,34,38]，尽管并非所有使用低频TENS的研究都表现出对PPT的改善效果[39]，高频TENS对PPT既可能有积极影响[32]，也可能没有影响[35,40]。爆发性TENS已表明可在短期内改善PPT[33]，对于因TrP引起疼痛的患者可能是一种有效的方式。但这些方法缺乏同质性，最终使研究结果模糊不清，并难以说明TENS是否是改善肌筋膜疼痛综合征或TrPs患者PPT的有益方式。

高频TENS和爆发性TENS已显示可改善颈椎运动功能[32,33,35]。使用TENS缓解疼痛可诱导肌肉松弛和韧带拉紧，使肌节延长，减少患者的运动阻力[33]但是其他一些研究者也发现TENS并不是总能够增加运动幅度。

总体而言，高频和低频TENS都可以减少疼痛，增加PPT和改善TrP引起的运动受限。除了其他形式的常用治疗（包括干针，手法治疗和运动）之外，TENS还应被视为可作为家庭管理计划一部分的一种辅助手段（请参阅第七十二至七十四章）。对于疼痛感更强（可能妨碍他们参与治疗）的患者，TENS有助于降低他们的疼痛水平从而帮助他们配合治疗。

（2）患者选择

患有TrPs疼痛和损伤的患者可能会从TENS中受益，以减轻疼痛并允许患者配合治疗。在使用TENS之前，临床医生应始终关心电疗的注意事项和禁忌证[5]。

在开始TENS之前，临床医生应该告诉患者可能出现的感觉，例如刺痛和皮肤下轻微发红，以及一些不良反应的迹象，如灼热，刺痛，起泡或潮红。在肌筋膜疼痛综合征或TrPs患者的应用中，TENS存在多种不同的设置参数。迄今为止，关于TENS治疗肌筋膜疼痛综合征或TrPs的方案尚无共识。但是，有些具体的参数确实可能会解决周围和/或中枢敏化和/或神经性疼痛[34]。因此，在为患者确定TENS参数时，临床医生应使用合理的临床推理方法来评估导致患者相关症状的可能机制。电极的尺寸会影响电流密度，通常，较小的电极用于TrP，因为它们能够将电流更加明确的定位到相关组织[41]。表75-3列出了有关TENS各种设置的一般准则。

TENS通过门控和/或降序调节系统调节伤害性输入的能力从而激活了人体的内源性阿片释放。这种疼痛减轻通常不会持续很长时间。TENS可以扩大或允许治疗程序的执行，成为家庭管理计划的一部分，并让患者恢复在家庭中和社会上的生产力。TENS通常不应该是独立的方式，而应该成为综合疼痛管理策略的一部分。TENS是一种可行的治疗方式，应被视为阿片类药物的替代品。

8　神经肌肉电刺激

临床医生长期以来一直使用电刺激来治疗各种肌肉骨骼疾病。NMES是一种电刺激方法，已被用于刺激运动单位以改善肌肉收缩的同步性和功效。NMES通过周围神经的人工去极化（运动终板）模拟运动皮质的功能，并已显示出可以提高运动性能，强度和肌肉效能[42,43]。NMES不太可能用于消除TrP，但可能用于有效地重新训练肌肉的激活模式，功能活动和改善姿势，这些都是促成TrPs获得改善的因素。

（1）背景

TrP的活化和持续存在可能有多种原因，包括不规律的偏心负荷，在无条件的肌肉中进行的偏心运动或最大或次最大的同心负荷。因此，受抑制或较少运动的肌肉往往更容易出现TrPs，且由于疼痛、疲劳和无效的肌肉激活模式，患者通常更加难以随意收缩和加强肌肉活动。

身体姿势也是重要因素。表现为头部前倾姿势，上交叉综合征或下交叉综合征的患者通常具有过度拉伸和受抑制的肌肉群，并且难以自主激活。NMES可以通过对肌肉运动终板的人工电刺激来促进这些肌肉的激活，从而改善机体对这些受抑制的肌肉的运动控制。这种刺激通过产生相同的动作电位和随后的乙酰胆碱神经递质的释放而模拟运动皮层在运动性收缩过程中产生的冲动效应[42]。NMES与运动性收缩的功能不同，也没有相同的生理和机械作用。使用NMES时，

表 75-3　TENS 参数				
TENS参数建议[41]				
模　式	脉冲频率（Hz）	脉冲持续时间（ls）	强度（mA）	持续时间（min）
常规（高频）	■ > 80	■ 50～100	■ 感官水平，对患者的耐受性	■ 20～30
常规（低频）	■ < 10	■ > 150	■ 运动水平，引起可见的肌肉抽搐	■ 20～45
爆法性	■ ～100，突发频率 1～4	■ 200	■ 运动水平，引起可见的肌肉抽搐	■ N/A

缩写：TENS，经皮电刺激

所有的运动单元都可以被立即激活，而不是像Hanneman的尺寸原则描述的那样先去极化并激活Ⅰ型慢速拉伸纤维，然后再激活Ⅱ型快速拉伸纤维[42,45]。此外，在随意收缩中，运动单元还有机会在一次收缩中调整自己的开关时间，从而可以获得短暂的休息，而应用了NMES情况就会发生改变。使用NMES时，所有运动单元在整个收缩过程中都会"打开"，从而增加了肌肉疲劳率[42]。

NMES与TrPs直接相关的研究很少，但大量文献支持其增强无力肌肉的收缩和改善运动功能的能力[42,43,46,47]。关于NMES的研究很多，因为它与膝关节手术的术后康复有关。股四头肌群被抑制，并因肌肉无力和运动单元协调不良而导致步态障碍时进行手术。NMES与运动相结合已被证明在股四头肌力量和功能的恢复方面比单独运动更为有效[43]。在身体其他部位的应用，NMES的证据有限，但应用原理基本无异。后肩肌群和肩胛肌通常更容易被拉伸和抑制，也因此成为TrP的好发部位。NMES可用作神经肌肉重塑计划的一部分，以重新训练肌肉功能和肌肉活化模式，从而改善身体的姿势和功能并防止TrP进一步发展[48,49]。

（2）患者选择

表现出肌肉不协调迹象的患者，例如前向头部姿势，上交叉综合征或下交叉综合征（请参阅第七十六章），可能会使肌肉群被拉伸或抑制，从而导致肌肉超负荷运动和运动模式发生改变。由于功能单元的过度活动或活动不足，患有这些功能障碍的患者有发展TrP的风险。NMES与随意性的肌肉收缩相结合作为训练运动不足的肌肉群的一种手段，对于因TrPs而导致肌肉抑制性弱化的患者可能是有益的。在应用NMES之前，临床医生应查看相关注意事项和禁忌证，以确定患者是否适合NMES[5]。

（3）应用

临床医生可以使用许多不同的NMES参数。突发调制就很常见，尽管它增加了疲劳率，并且患者耐受度较低，但通常可以更快地获得更优的收益。双相脉冲是另一种常见的可用参数，通常有效且耐受度更高。为了增强效果，脉冲持续时间应为患者能够耐受的最高水平，其中较大的肌肉比较小的肌肉能够耐受更长的作用时间[45,47]。产生肌肉强制性收缩至少需要30个脉冲/秒的脉冲频率，也可能需要高达80个脉冲/秒[45]。如上所述，NMES让肌肉疲劳的速度比单纯的随意性肌肉收缩要快。因此，应该建立一个NMES工作与休息的比率[45,47]。最初建议将工作与休息的比率设为1：5，随着肌肉性能的改善，可以将工作与休息的比率提高到1：4和1：3。振幅（强度）取决于患者的耐受性。为了使肌肉力量增加，收缩的强度应接近最大水平，但疼痛和疲劳会阻止达到更高的强度水平。因此，临床医生应从患者最初的耐受性开始，并逐渐发展到更大的幅度[45,47]。电极应放置在电动机端板上，并且至少间隔2个。更大的肌肉可能需要更大的电极和一个额外的通道，且间隔4个而不是2个[47]。

应用NMES后，患者可能会出现迟发性肌肉酸痛（DOMS）以及皮肤有些发红的现象[45]。在这种情况下，应检查肌肉的TrP，因为NMES的超负荷可能会导致TrP的形成，特别是在DOMS的情况下。临床医生应注意横纹肌溶解的体征和症状，因为在某些情况下，NMES使用不当也时有发生[47]。NMES可通过纠正姿势和肌肉超负荷而间接用于治疗TrP。NMES绝非独立疗法，应作为明确的临床诊断和运动疗法的辅助手段。一旦可以随意激活相关肌肉，就应撤离NMES，以改善功能活动期间的运动控制。

9 生物反馈

生物反馈是一种监测和尝试调节患者自主功能的方法。生物反馈通常被用于通过肌电图（EMG），功能MRI（fMRI）和其他一些生理反馈来研究患者的肌肉和大脑活动[50]。对于患有TrP的患者来说，这可能是一种有效的方式，可以帮助他们减少活动并调节他们对疼痛的感知。

（1）背景

利用EMG进行生物反馈可帮助临床医生识别由TrP引起的肌肉功能障碍，或其他与TrP相关的肌肉疾患导致的患者的疼痛或运动障碍[51,52]。电极可放在腹部肌肉的皮肤上或插入到腹部，采集的原始数据被转化为视觉或听觉反馈，临床医生可用来了解肌肉活动[45]。这些数据可帮助临床医生识别可能存在的活动不足或活动过度，肌肉运动的不对称，错误的运动单位聚集以及同步化它还可以帮助识别可能导致患者症状的不必要的肌肉活动。来自EMG数据的听觉或视觉反馈可用于帮助重塑肌肉功能，无论是通过聚集运动单位还是抑制过度活动的运动单位。尽管对任何肌肉群均有益，但在通过减轻TMJ周围的肌肉张力来治疗颞下颌关节（TMJ）疼痛患者的众多研究中，研究人员发现，干预结束后的6个月内，通过EMG反映的肌肉张力和疼痛评分仍然会降低[51-53]。

使用fMRI的生物反馈揭示了训练患者操纵与意识性疼痛相关的扣带前回皮层活动的潜在能力[54]。deCharms等人在一项使用fMRI的研究中表明，通过训练，当受试者受到有害刺激时，他们能够增加或减少对意识性疼痛的感觉[54]。对于持续疼痛的患者也是如此。肌筋膜的TrP可能导致外周和中枢敏化，这种类型的生物反馈可能有助于帮助这些患者自我调节其疼痛感。但是，考虑到该设备的成本，这种干预可能不适用于所有患者。应该研究较实惠的生物反馈方式。

（2）患者选择

在听取患者的主诉之后，临床医生应由此推测某些肌肉是否过度活动或活动不足，从而导致TrP激活和疼痛感的产生。同时还应评估患者的社会心理因素，因为其中许多情况都会导致肌肉紧张。处于压力下的个人经常会感到肌肉紧张和疼痛加剧[52]。如果临床医生认为肌肉紧张或运动功能障碍是患者就诊的一个主因，则可能需要进行生物反馈。在因肌肉疼痛和TrP引起的持续性疼痛的患者中也应使用生物反馈。因为生物反馈仅仅是信息收集，并且没有对患者施加刺激，所以除了对电极过敏以外，没有其他注意事项或禁忌证，这使生物反馈成为适用于大多数人的干预措施[45]。

（3）应用

EMG生物反馈的基本配置包括记录电极，记录设备，用于记录计算机软件的原始数据以及通过合适的听觉或视觉模式向临床医生和患者呈现获得的信息。合适的电极大小和位置对于研究相关肌肉并避免干扰至关重要。其他形式的生物反馈将具有不同的使用技术要求。

生物反馈本身并不是一种治疗，但是它提供了有关个体表达的有用信息，并允许临床医生选择适当地干预措施并提供定量数据以监测病情发展。

10　特定频率的微电流（FSM）

FSM于1996年首次用于治疗TrP。该技术采用人工治疗结合特定频率电流的方式，通过标准的双通道微电流装置以方波脉冲的形式纠正特定组织中的某些病理改变。这些频率是由医生在1900年代初期开发的，并在20世纪30年代应用于某种未知的设备上。

1946年应用其中一种旧设备时发现了一份1922年的频率清单。但是该清单一直处于弃用状态，直到1996年该清单被用于双通道微电流设备上用于治疗肌筋膜疼痛综合征和TrP时，该清单才被重新使用[55,56]。

（1）背景

FSM技术使用该清单中所述某一频率作为通道1的使用频率并同时结合通道2上的某一特定频率，作用于特定组织，以此来纠正组织中的某些病理改变。这种微电流设备通过大小在100～300 μA之间的刺激电流作为一种斜形方波脉冲来传递特定的频率。研究表明，体内的水分被组成类似于半导体矩阵的结构，从而允许电流和信息在整个体内瞬时传输。生物物理学文献中有大量证据表明，细胞，神经和器官系统通过频率和生物共振来进行通信。细胞膜受体具有响应来自环境的化学信号以及提供给系统或由系统提供的相干信号而进行重构的能力。细胞膜受体连接内部的细胞结构，并修饰改变遗传表达的转录因子，从而使细胞对环境做出适应性的反应。这是频率对生物组织的作用机理的最合理模型[57-61]。

在三项不同的组织培养研究中，低于500 μA的微安培电流可将三磷腺苷（ATP）的产量提高500%[62-64]。据此推测但尚未得到证明的是，ATP产量的增加在通过提供相应肌节放松所需能量的疗法中起到一定的作用。

现有数据表明，所谓的"减少炎症"的电流频率为40 Hz，可在90 min内将所有炎症细胞因子数降低10倍和20倍。所有类型的炎性细胞因子数量都有所下降，并且都保持在正常范围内。在一项未公开的盲法动物试验中，相同的频率可以在4 min内将脂氧合酶介导的炎症反应减少62%，而环氧合酶介导的炎症在4 min内减少30%，这是一种时间依赖性反应，当作用2 min的时候，效果达到最大值的一半，作用4 min时，效应最大化。这些数据表明，这些频率通过改变细胞信号传导和改变表观遗传表达来减少炎性肽的产生。没有其他机制可以解释这种可以将炎症因子降低到但不低于正常范围且有着一种前所未有的速度和幅度的现象。用特定的治疗方案治疗TrP时，组织开始软化并在数秒钟内改变自身张力。这种快速反应提示了细胞信号传导机制模型的存在，虽然并未获得证实。

用于去除瘢痕组织的电流频率（13 Hz），其作用机制似乎是通过共振的方式实现的，该共振使保持结缔组织处于缩短状态的交联得到放松。当与各种组织（尤其是神经和筋膜）自身特定的频率结合使用时，该特定频率可显著改善运动幅度。这种频率仅影响异常的瘢痕组织，在完全愈合的损伤中尚未观察到影响正常已修复组织的作用。如果在修复的组织成熟之前使用，可能会延迟组织愈合，因此在出现新的损伤时不应使用。对于该频率对机体的

影响，目前只有临床观察，需要更进一步的研究以确认其具体作用机理和临床效果[67]。

在过去的21年中，这种对TrP有效的频率和治疗方案已经逐步得到完善，目前已被13个国家的3 000多名临床医生应用于临床。68有关治疗头颈部、面部和腰部的肌筋膜疼痛综合征的病例报道分别于1998年和2004年发表[55,56]。

（2）患者选择

FSM使用亚感觉电流和特定频率，可以不依赖于手动施加压力而产生相当快的组织软化效果，这使其成为治疗神经敏感患者和在敏感血管，内脏以及其他自主结构的肌肉中存在TrP患者的理想技术。装置触点放置在神经根处，使神经在离开脊椎时在整个生物力学区域内支配肌肉，从而可以同时治疗多个耦合的肌肉群。这使得FSM特别适用于运动员以及在多个复合肌肉和肌肉功能单元中存在活跃的，潜在的和相互关联的TrP的患者。FSM肌筋膜治疗方案均以降低神经活动的频率开始，因此对于神经炎症导致肌张力增高并使TrP活性持续的患者特别有用。

和服用他汀类药物有关的TrP患者可能对这种技术无反应，除非他们在治疗前2周内每天服用200至400 mg的CoQ10。一旦患者服用了辅酶Q10，基本都会如预期一样对FSM做出反应。

（3）注意事项

起搏器

尽管微电流提供的电流比TENS小1 000倍，并且具有完全不同的作用机理，但它仍被视为TENS的一种。带起搏器的患者禁忌使用TENS设备。因此，尽管迄今尚未报道该类应用的不良事件，但在装有起搏器的患者中还应谨慎使用FSM。

感染

减少炎症的电流频率为40 Hz，即使机体存在活动性感染也可以减少炎症。该频率似乎可以物理覆盖细菌或病毒脂多糖（LPS）片段发出的信号，并且可以减少炎症持续2～6小时。在炎症减轻后，活动性感染其实会进一步加重。因此，

除非患者正在使用抗生素，否则当患者在身体任何部位有活动性感染时，建议不要使用此频率。

新伤

当患者在身体的任何部位遭受新的创伤时，都不应使用去除瘢痕组织的频率13 Hz。因为身体是半导体，所以身体上的任何部位都会影响频率，并且新的损伤需要形成瘢痕组织才能愈合。在新伤的6周内使用频率消除瘢痕会延迟愈合。一旦新的损伤发生了4周，可以安全地使用91赫兹来软化组织，而当新的损伤发生了6周时，可以安全地使用13 Hz。

补水

为了使FSM有效，患者必须在接受治疗前的4小时内补充水分，并饮用一夸脱的水。这样的水摄入量可能不适合心脏或肾功能不全的患者，临床医生或患者应在摄入推荐的预处理水之前咨询了解这些状况的医生。如果没有达到规定的饮水量，也可以进行尝试性治疗，但临床上我们发现这种方法效果较差。

排毒反应

FSM可在短时间内治疗多组肌肉，按摩后产生排毒反应（例如疲劳或恶心）的患者可能会发现，除手法治疗外，使用FSM还会使排毒反应加剧。摄入规定饮水量后立即进食含硫蔬菜似乎可以改善这种排毒反应。

狭窄

当使用极化的正直流电时，已经观察到一些患有中央性脊柱或椎间孔狭窄的患者疼痛会加剧。在患有狭窄的患者中，应使用交流电代替极化正直流电。

韧带松弛

由于FSM可以在短时间内显著软化肌肉并增加运动范围，因此它不适合患有韧带松弛的患者，尤其是颈椎韧带松弛的患者。应该首先采取适当的治疗措施来修复受伤的韧带。

（4）禁忌证

怀孕

因为40 Hz频率会降低体内前列腺素水平而

适当的前列腺素水平对于维持妊娠而言是必需的，因此FSM应该不得用于已知怀孕的患者。尽管没有已知的不良反应报道，但是一旦已知怀孕，就不应将FSM用于任何孕妇。

（5）应用

准备

当身穿长袍或悬垂的衣服时，水分补足的患者应使治疗部位的皮肤充分暴露在外。FSM可用于任何肌肉或肌肉群，包括骨盆，头皮和下颌以及脊柱和四肢肌肉。图75-4概述了临床医生的预处理流程。

（6）设备

FSM需要一个双通道微电流设备，该设备可以使用斜方波在每个通道上提供准确的独立的三位数特定频率。该设备应为恒定电流发生器，并且该设备会自动改变电压以维持为患者治疗设定的电流水平。电流水平应在20 ～ 500 μA且能够用于正性极化或交替极化。极化正电流可以更精确地通过脉冲正直流电表现出来，其中负性的部分或电波被移除。下面显示了典型的台式手动设备和小型可编程设备，除此之外市场上还有许多微电流设备可以满足要求，并且可以使用满足上述条件的任何设备。

该设备通常带有1.8 m长的引线。导线的末端为插针式尖端，该尖端可插入石墨导电手套中，并可以包裹在温暖的湿毛巾或面巾中。同时这些尖端也可插入鳄鱼夹中，并包裹在温暖潮湿的布料或者织物中。通常将自来水用作导电剂。蒸馏水不能传导电流，因此不应使用。一些诊所使用毛巾加热器来保持包裹物的潮湿温暖。触头可在加热器中清洗，也可在清洗机中简单清洗。黏性导电电极垫可以由同一位患者多次使用，但不能从一个患者转移到另一个患者。图75-2 ～图75-9显示了FSM设备和患者设置。

在电流通过时进行的手法治疗通常不需要按摩液，因为类似于压力释放技术，手指用于向存在TrP的绷紧带施加局部压力，而不需要较长时

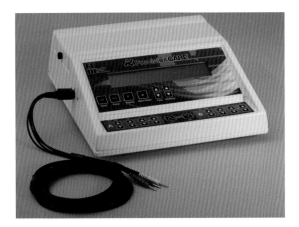

图75-2　Precision Care（Precision Distributing，温哥华，西澳大利亚州）允许临床医生快速手动设置独立的频率，调整安培数，电流极性和波斜率

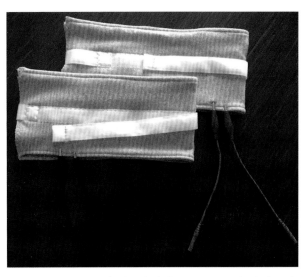

图75-5　湿的织物条或"包裹物"可以通过鳄鱼夹固定在设备上，并用Velcro尼龙搭扣条固定在患者身上。包裹物的应用可保证在患者就座或移动时进行治疗

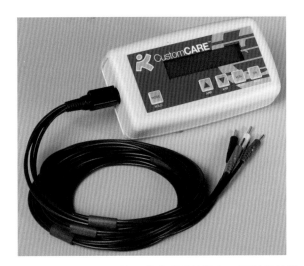

图75-3　Custom Care是一种小型手持设备，可以通过计算机进行编程。可以在表中建议的任何时间将频率协议编码到小型卫星装置中。此设备没有手动模式，必须通过计算机软件修改频率应用程序并将其编码到小型卫星上

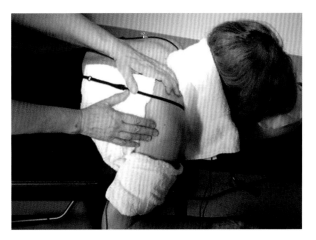

图75-6　用于治疗颈肩复合体的装置

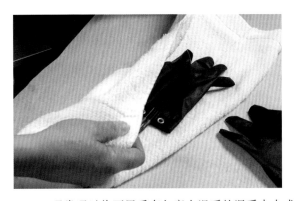

图75-4　通常通过将石墨手套包裹在温暖的湿手巾中或将鳄鱼夹固定在温暖的湿手巾或湿布上，以此将电流应用于肌筋膜工作中。水传导电流，而毛巾提供了较大的导电表面积，可以一起用于治疗肌肉群

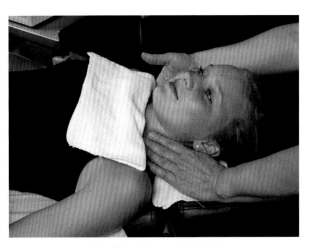

图75-7　用于治疗颈椎和枕下区域的装置

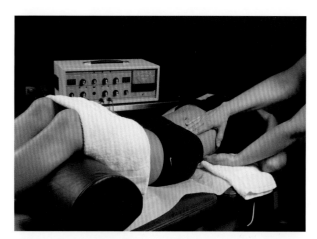

图75-8　用于治疗腰椎，腰大肌和腹部肌肉群的装置

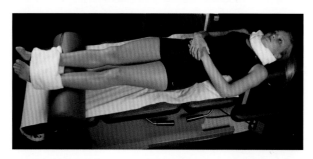

图75-9　用于治疗广泛的肌筋膜疼痛综合征的设备

间的轻抚或深压。电流频率使组织软化，因此需要较小的手动压力。

（7）应用方式

治疗方式取决于要治疗的区域以及形成TrP的可控因素或永久性的原因。通常，施加电流时，正极引线会覆盖与被治疗肌肉相关的神经根（即离开脊髓处），而负极引线恰好位于要治疗的肌肉的远端，因此会有3种不同强度的电流通过肌肉。使用电流的频率将根据肌肉的位置、功能、神经支配以及导致或维持TrP的因素而变化。通常会首先使用针对神经的电流频率。

治疗量

通常，患者每周接受两次治疗，持续4～6周。患有持续性慢性疼痛的患者应在第一周接受2次治疗，并且间隔至少2天。疼痛和TrP缓解后就可以停止治疗。相关数据表明，慢性肌筋膜痛可大部分得到缓解。

6周内进行6次治疗。简单的或不复杂的肌筋膜疼痛可在一个疗程中得到缓解，但建议至少进行一次随访。如果患者存在脊柱韧带松弛，导致脊髓全节段移位增加，则TrPs的解决将需要更长的时间，即需要更多的治疗来处理韧带松弛。

具体的治疗流程和建议措施可以参阅《特定频率的微电流在疼痛管理方面的应用》或者参加一个为期4天的课程培训，也可以网上咨询（www.frequencyspecific.com）。

治疗方法

表75-4显示了颈椎，肩胛下肌和肩后肌群的治疗方法。

手法治疗

治疗肩关节复合体的电极放置位置如图75-6显示。这些位置的存在保证了电流能够处理所有的肩部肌肉问题以及解决所有可能影响肩部力学的肩胛下肌和肩胛下神经的任何潜在粘连。

通过触诊肩胛下肌可以评估是否存在TrP和压痛。开始时使用40/396的设置频率，直到肩胛下肌压痛明显减轻，然后将频率更改为13/396，并开始活动肩胛下肌和肩关节复合体。手法治疗包括以柔和的揉捏力对要治疗区域的所有肌肉施加稳定的柔和压力。如表75-4所示，按顺序使用频率。临床上对该方案的反应具有可预测性和一致性。

治疗颈椎和枕下复合体

图75-6显示了颈椎、颈椎旁肌和枕下肌的治疗参数。

手法治疗

使用FSM进行的手法治疗不同于手动肌肉疗法。通过使用适度的手动压力来触诊被治疗的肌肉。图75-6显示了用于治疗颈椎区域的椎旁肌和枕下肌的频率设置。特定频率的电流将使肌肉软化，而手动施加的压力仅用于肌肉软化之后且有助于松弛瘢痕组织。40/94的频率将软化上斜方肌，而手动疗法可感测并帮助上斜方肌软化。一旦上斜方肌软化，枕下肌、夹肌和颈椎旁肌就会变得更加明显，并且覆盖在关节上的紧绷的肌肉也将变得明显。124/100的频率可以软化了枕下肌，尤其是对于翼状韧带受过损伤的患者更加明

表 75-4 用于治疗颈椎，肩胛下和肩后肌的参数

使用频率	应用条件/组织	预 期 效 果	分 钟
40/94	炎症/髓质	降低上斜方肌的张力和TrP	2
40/10	炎症/脊髓	降低颈椎旁肌肉的张力	2
40/396	炎症/神经	降低颈部和肩部肌肉的张力和TrPs。应降低肩胛下肌张力和压痛	4
13/396	瘢痕/神经	动员肩胛下以及颈部和肩部肌肉。增加肩部的活动能力	4
13/142	瘢痕/筋膜	动员肩胛下以及颈部和肩部肌肉。增加活动性，减少张力和TrP	4
40/710	炎症/椎间盘	降低内侧斜角肌和脊椎旁肌肉的张力和TrP	2～4
40/157	炎症/软骨，小关节面	降低颈椎旁肌肉的张力和TrPs	2～4
40/480	炎症/关节囊，小关节面	降低颈椎后椎旁肌的张力和TrPs	2～4
91/142	硬化/筋膜	降低枕骨和肩之间所有肌肉的张力和TrPs	2
81/142	增加分泌物/筋膜	应进一步软化肌肉并帮助筋膜恢复	2
a注意：124/191 124/77	修复破损/肌腱 修复破损/结缔组织	如果其中一个肌腱受到了破坏，那么在使用这些频率对之前，TrPs将不会消失 这些频率的使用效果与时间有关。修复肌腱可能需要延长时间或多次治疗。使用直至Trp消失	10～60

表 75-5 用于治疗颈椎和枕下复合体的参数

使用频率	应用条件/组织	预 期 效 果	分 钟
40/94	炎症/延髓，副神经	减少SCM和上斜方肌的张力和TrPs，并可以触诊枕下肌	2～4
40/10	炎症/脊髓	减少颈椎旁肌肉的张力	2
40/396	炎症/神经	软化两个连接点之间的所有DRG支配的肌肉	4
124/100	破坏/韧带	减少和韧带损伤相关的枕下和颈部肌的张力和TrPs	4
13/443	瘢痕/硬脊膜	会特别减少后部小直肌的张力和TrPs。使用过程中会使枕骨下区域发生摇动	4
40/157	炎症/软骨，小关节面	减少上颈椎旁脊柱肌的张力和TrPs。	2～4
40/480	炎症/关节囊，小关节面	减少上颈椎旁肌的张力和TrPs	2～4
40/783	炎症/骨膜	减少颈椎旁肌肉的张力和TrPs	2～4
91/480	硬化/关节囊	软化小关节囊上方的多纤维和椎旁肌肉	2
40/710	炎症/椎间盘	降低下颈椎旁肌和前斜角肌的张力和TrPs	2～4
13/396	瘢痕/神经	减少神经与筋膜之间的粘连并增加运动范围	2
91/142	硬化/筋膜	减少连接点之间颈部肌肉的张力和TrPs	2
91/62	硬化/肌腹	减少连接点之间颈部肌肉的张力和TrPs	2
81/142	增加分泌物/筋膜	进一步软化肌肉和筋膜	2

显。一旦枕下肌变软，则头后直肌（RCP）部分的小肌肉就会在枕下空间的中线处变紧。RCP小肌与硬脑膜之间有结缔组织相连。去除硬脑膜上的"瘢痕"的频率为13/443，如果同时以向上5毫米的速度轻轻摇动，则会软化附着在硬脑膜上的RCP小肌肉。一旦枕下肌肉软化，颈椎旁肌肉就会明显绷紧，覆盖在小关节上的绷紧韧带会更明显。一旦这些可以减少软骨，骨膜和关节囊发炎的频率得到应用，相应的肌肉就会得到软化。此时，覆盖在关节囊上的肌肉可能仍然紧绷或坚硬，并且在使用"关节囊硬化"对应的频率时这些肌肉可以得到软化。接下来会变得明显紧绷的肌肉将是斜角肌和下颈椎旁肌。这些肌肉似乎随着减少椎间盘炎症频率的应用而得到软化。

治疗腰椎、腰肌群、腹肌群

表75-6显示了腰椎、腰大肌组和腹肌组的治疗参数。

手法治疗

手法治疗腰椎肌肉需要持续施加稳定的压力来保持肌肉的软化，以配合频率治疗。图75-7显示了用于治疗腰椎，腰大肌和腹肌组的参数设置。

当使用频率改变神经与任何组织结构之间的黏附力时，有必要在应用频率的同时移动组织以去除瘢痕组织。对于伴有椎间盘炎症的TrPs患者，无论是俯卧还是仰卧位，轻微的腰椎伸展都可能会使患者更舒适，而腰椎椎旁肌的活动应以宽的平指接触和轻微的揉捏动作进行。对于与小关节面发炎相关的TrP，应在患者仰卧膝盖弯曲且背部平坦的情况下对患者进行治疗。

在使用这些频率来去除神经与筋膜或神经与关节囊之间的瘢痕组织的同时，活动这些患者的腰部肌肉，只需在不产生疼痛的范围内轻轻地左右摇动膝盖即可。这种运动可使神经在筋膜层之间滑动，并增加腰部旋转运动的分段运动范围。

手法治疗腰肌和腹肌群需要注意避开深部的血管和内脏结构。当频率响应引起组织软化时临床医生应当应用一个宽的平指接触，避免任何反复揉搓的动作，并单纯的应用一种稳定持续但敏

感的下行压力。一旦有缓慢的肌肉保护现象产生，临床医生就应暂停治疗并减轻压力。

治疗广泛的复合触发点

当患者在上半身和下半身有广泛且大量存在的TrP时（表75-8），在未服用任何他汀类药物且没有任何其他可解释的遗传性肌肉病变或缺陷时，即可使用以下FSM方案。该患者可能有或没有纤维肌痛的神经内分泌成分，但是除了被诊断为肌筋膜疼痛综合征外，还可能被诊断为纤维肌痛。此时两个连接点可放置在脖子和脚上。

手法治疗

对于此类患者，不建议使用任何手法治疗。频率设置参数如图75-9所示。相关数据表明，这类患者TrP的产生与神经性外周和/或脊髓中枢敏化有关。血液样本数据显示，通过这种治疗，体内P物质和所有炎性细胞因子将会减少。P物质由背根神经节中的神经元胞体产生，可以在外周血中检测其存在。P物质和所有炎性细胞因子降低10倍表明，疼痛，肌肉张力和TrPs的变化可能与这些肽的急剧降低有关。一旦TrP得到有效的治疗，就可以对剩余的局部活性或潜在的TrP进行局部FSM治疗或者进行柔和的手法治疗，干针刺或TrP注射等。

（8）治疗后护理

多数患者会变得昏昏欲睡，并会因血液中内啡肽增加10倍而产生欣快感。大多数患者在20分钟内恢复到正常意识状态。治疗后应注意监测患者，直到确保他们恢复驾驶能力。

这种治疗通常会改善患者的运动范围，并迅速改变局部肌筋膜功能。本节中介绍的治疗方法通常会在30～60 min内明显减轻症状，并且通常在同一时间段内运动范围会增加30%至50%。在治疗后的第二天，运动范围的急剧增加通常会使相关但未经治疗的区域机械性肌紧张的产生。例如，在仰卧式颈椎治疗中，当颈椎屈曲运动范围从30°增至60°时，第二天，上胸肌肉可能会感到紧绷或活动受限。随着身体适应范围的增加，这

表 75-6　治疗腰椎，腰肌群，腹直肌

使用频率	应用条件/组织	预　期　行　动	时间（min）
与椎间盘炎相关的 TrPs			
40/396	炎症/神经	软化背部和腹部之间所有受 DRG 支配的肌肉	4
40/710	炎症/椎间盘纤维环	减少腰方肌，腹直肌，腰大肌的张力和 TrPs	4
40/630	炎症/椎间盘整体	减少腰方肌，腹直肌，腰大肌的张力和 TrPs	2
40/330	炎症/髓核	减少腰方肌，腹直肌，腰大肌的张力和 TrPs	4
13/396	瘢痕/支配椎旁肌肉的神经	减少神经与筋膜之间的粘连并增加运动范围	2
91/142	硬化/筋膜	减少腰肌的张力，TrPs	2
91/62	硬化/肌腹	减少两个连接点之间颈部肌肉的张力，TrPs	2
81/142	增加分泌物/筋膜	进一步软化肌肉并帮助筋膜恢复	2
与小关节相关的 TrP			
40/396	炎症/神经	软化背部和腹部之间所有受 DRG 支配的肌肉	4
40/783	炎症/骨膜	减少颈椎旁肌肉的张力和 TrPs	2～4
40/157	炎症/软骨，小关节面	减少腰椎旁肌肉的张力和 TrPs	2～4
40/480	炎症/关节囊，小关节面	减少颈椎旁肌肉的张力和 TrPs	2～4
91/480	硬化/关节囊	软化小关节囊上方的多裂肌和椎旁肌	2
13/396	瘢痕/支配膝盖的摇动以移动关节的神经	减少神经与筋膜之间的粘连并增加运动范围	2
91/142	硬化/筋膜	减少两个连接点之间颈部肌肉的张力，TrPs	2
91/62	硬化/肌腹	减少腰肌的张力，TrPs	2
81/142	增加分泌物/筋膜	进一步软化肌肉并帮助筋膜恢复	2
腰肌群 TrPs			
13/60[a]，142	消除腰大肌中与输尿管（/60）和筋膜（/142）之间的瘢痕（13/）相关的 TrP	当之前的肾结石，感染或外伤成为发作原因时，13/60 可减轻疼痛，缓解腰肌紧绷并消除 TrP。轻柔的摇摆腰部肌肉有助于强化治疗效果。如果腰大肌的紧绷与输尿管无关，则该治疗对腰大肌 TrP 不会有任何影响	10～20
腹直肌 TrPs			
40/22[a]	消除由食物敏感性和小肠炎症（40/）引起或维持的 trp（/22）	如果 TrP 与小肠炎症相关，则该频率将软化紧带区并消除 TrP。如果没有肠道炎症，则此治疗方式不会对肌肉张力或 TrP 产生影响	10～20
腹斜肌			
40/7[a]	消除与卵巢囊肿（/7[a]）炎症相关的 TrP（40/）	如果 TrP 与卵巢囊肿的炎症相关，则该频率将软化紧绷带并消除 TrP。如果没有卵巢囊肿，则该治疗不会对张力或 TrP 产生影响	10～20
40/65[a]，129[a]	消除与降结肠（/65[a]）和乙状结肠（/129[a]）炎症（40/）相关的 TrP	如果 TrP 与降结肠或乙状结肠炎症相关，则该频率将软化绷紧带并消除 TrP。如果没有肠道炎症，则此治疗不会对张力或 TrP 产生影响	

[a] 据原始的频率清单记载，这些频率可以与特定的内脏器官产生共鸣；但是，无法对此类说法作出求证。消除这些特定肌肉中的 TrP 是这些频率有效性的唯一临床印证。

表 75-7	广泛存在多个 TrP 患者的治疗参数		
40/10	炎症/脊髓使用交流电 10 min 在接下来的治疗中将电流极化为正	疼痛，肌肉张力和 TrPs 从身体远端到近端逐渐减轻。下肢的 TrP 应在 20 min 内变软并变软。大腿、骨盆和腹部的那些应在 40 min 内减少。上肢和颈部将是最后解决的问题，可能需要 60 min	60

表 75-8	显示了常见的不良反应和临床观察
不良反应症状	**发生率**
欣快感	共同
排毒反应	罕见
关节痛加重	罕见
神经根痛	罕见
肩胛中部疼痛	罕见

种感觉通常会自行消除，或者这些肌紧张区域同样可以得到治疗。

如果疼痛持续存在，则通常会有一个调整期，在此期间大脑似乎一直在"寻找"疼痛。假定这一现象代表了中枢和脊髓敏化，但是却缺少相关的外周痛觉感受器。

神经根痛

颈椎活动范围的增加可使关节周围的脊柱骨刺偏移与脊神经根接触。患者 TrP 相关的疼痛会得到缓解，但可能在治疗后 24 小时出现 C5、C6 或 C7 神经根的特定皮神经痛和感觉异常。使用局部或口服抗炎药可以缓解疼痛，或使用 FSM 治疗颈部和手部接触处的神经痛。

肩胛中部狭窄性疼痛

当使用极化正电流时，一些患有颈中央管狭窄的患者会感觉到肩胛中部或手臂疼痛的加剧。通过用交流电或减小电流水平可以避免这种情况。

本书虽未包含与此种效应相关的治疗建议，但可以在 FSM 相关的教科书中找到[69]。本节中未描述的区域的治疗具有相似性，但是不同的身体部位的治疗方案将略有差别，而 TrP 产生的不同原因和持续性因素也将使具体的治疗方案有所差异。

经验表明，持续 5～8 年的慢性肌筋膜疼痛患者将在 6 周内平均接受 6 次治疗后恢复。每次治疗应间隔 2 天，第一周 2 次，第二周 2 次，然后每周一次，持续 2 周。慢性的发作时间较短的患者可在 2 周的 2～3 个疗程内获得永久缓解。应当从轻量级和低重复量开始，对患者进行轻柔的恢复锻炼，以增强新恢复的肌肉功能。同时患者应保持充足的水分摄入，每天可服用 500 mg 镁（苹果酸或甘氨酸）营养补充剂和 Ω-3 必需脂肪酸。服用他汀类药物降低胆固醇的患者每天应添加 200～400 mg 辅酶 Q-10，以改善他汀类药物对肌肉组织的影响。

（9）可能的副作用

欣快感

当使用相应频率的电流时，大多数（但不是全部）接受 FSM 治疗的患者会有欣快感。在某些患者中，这种全身放松会导致患者昏昏欲睡。临床医生应确保这种状态是暂时的，并应在治疗后 60 min 内消失。大多数患者觉得这很愉快，但也很惊讶

排毒反应

一些患者在治疗后数小时内会经历所谓的排毒反应，症状可能包括恶心、头痛、部分身体疼痛，在极端情况下还包括呕吐。这些症状类似于某些患者在进行手法按摩后所经历的感受，并且推测是由于肝脏排毒途径中的底物耗竭所致，该途径主要处理从肌肉和筋膜中产生的废物。如果患者在治疗后的 2 小时内喝 1 L 的水并食用一些含硫的蔬菜或服用低剂量的抗氧化剂和维生素补充

剂，通常可以避免这种反应。

关节痛增加

运动范围的迅速增加会导致局部小关节疼痛暂时加剧。使用局部或口服消炎药缓解疼痛，或使用FSM方案治疗小关节疼痛。

武思尹、马柯 译 马柯 审

参考文献

［1］ Fruth S, Michlovitz S. Cold therapy modalities. In: Bellew J, Michlovitz S, Nolan T Jr, eds. Michlovitz's Modalities for Therapeutic Intervention. 6th ed. Philadelphia, PA: F. A. Davis Company; 2016: 21−60.

［2］ Benjaboonyanupap D, Paungmali A, Pirunsan U. Effect of therapeutic sequence of hot pack and ultrasound on physiological response over trigger point of upper trapezius. Asian J Sports Med. 2015; 6(3): e23806.

［3］ Hou CR, Tsai LC, Cheng KF, Chung KC, Hong CZ. Immediate effects of various physical therapeutic modalities on cervical myofascial pain and trigger-point sensitivity. Arch Phys Med Rehabil. 2002; 83(10): 1406−1414.

［4］ Nadler SF, Steiner DJ, Erasala GN, Hengehold DA, Abeln SB, Weingand KW. Continuous low-level heatwrap therapy for treating acute nonspecific low back pain. Arch Phys Med Rehabil. 2003; 84(3): 329−334.

［5］ Houghton PE, Nussbaum EL, Hoens AM. Electrophysical agents: contrain-dications and precautions. 3. Continuous and pulsed ultrasound. Physiother Can. 2010; 62(5): 13−25.

［6］ Bron C, de Gast A, Dommerholt J, Stegenga B, Wensing M, Oostendorp RA. Treatment of myofascial trigger points in patients with chronic shoulder pain: a randomized, controlled trial. BMC Med. 2011; 9: 8.

［7］ Huddleston L, Walusz H, McLeod M, Evans T, Ragan B. Ice massage decreases trigger point sensitivity and pain. The National Athletic Trainers' Association Annual Meeting and Clinical Symposia; 2005; Indianapolis, IN.

［8］ Travell JG, Simons DG. Myofascial Pain and Dysfunction: The Trigger Point Manual. Vol 1. Baltimore, MD: Williams & Wilkins; 1983.

［9］ Simons DG, Travell J, Simons L. Travell & Simon's Myofascial Pain and Dysfunction: The Trigger Point Manual. Vol 1. 2nd ed. Baltimore, MD: Williams & Wilkins; 1999.

［10］ Modell W, Travell J, Kraus H, et al. Relief of pain by ethyl chloride spray. N Y State J Med. 1952; 52: 1550−1558.

［11］ Algafly AA, George KP. The effect of cryotherapy on nerve conduction velocity, pain threshold and pain tolerance. Br J Sports Med. 2007; 41(6): 365−369; discussion 369.

［12］ Rennie S, Michlovitz S. Therapeutic heat. In: Bellew J, Michlovitz S, Nolan T Jr, eds. Michlovitz's Modalities for Therapeutic Intervention. 6th ed. Phil-adelphia, PA: F. A. Davis Company; 2016: 61−88.

［13］ Lavelle ED, Lavelle W, Smith HS. Myofascial trigger points. Med Clin North Am. 2007; 91(2): 229−239.

［14］ Ay S, Dogan SK, Evcik D, Baser OC. Comparison the efficacy of phonopho-resis and ultrasound therapy in myofascial pain syndrome. Rheumatol Int. 2011; 31(9): 1203−1208.

［15］ Sarrafzadeh J, Ahmadi A, Yassin M. The effects of pressure release, phonopho-resis of hydrocortisone, and ultrasound on upper trapezius latent myofascial trigger point. Arch Phys Med Rehabil. 2012; 93(1): 72−77.

［16］ Majlesi J, Unalan H. High-power pain threshold ultrasound technique in the treatment of active myofascial trigger points: a randomized, double-blind, case-control study. Arch Phys Med Rehabil. 2004; 85(5): 833−836.

［17］ Aguilera FJ, Martin DP, Masanet RA, Botella AC, Soler LB, Morell FB. Im-mediate effect of ultrasound and ischemic compression techniques for the treatment of trapezius latent myofascial trigger points in healthy subjects: a randomized controlled study. J Manipulative Physiol Ther. 2009; 32(7): 515−520.

［18］ Hong CZ, Chen YC, Pon CH, Yu J. Immediate effects of various physical medicine modalities on pain threshold of an active myofascial trigger point. J Musculoske Pain. 1993; 1(2): 37−53.

［19］ Xia P, Wang X, Lin Q, Cheng K, Li X. Effectiveness of ultrasound therapy for myofascial pain syndrome: a systematic review and meta-analysis. J Pain Res. 2017; 10: 545−555.

［20］ Srbely JZ, Dickey JP, Lowerison M, Edwards AM, Nolet PS, Wong LL. Stimulation of myofascial trigger points with ultrasound induces segmental antinociceptive effects: a randomized controlled study.

Pain. 2008; 139(2): 260−266.

[21] Manca A, Limonta E, Pilurzi G, et al. Ultrasound and laser as stand-alone therapies for myofascial trigger points: a randomized, double-blind, placebo-controlled study. Physiother Res Int. 2014; 19(3): 166−175.

[22] Ilter L, Dilek B, Batmaz I, et al. Efficacy of pulsed and continuous therapeutic ultrasound in myofascial pain syndrome: a randomized controlled study. Am J Phys Med Rehabil. 2015; 94(7): 547−554.

[23] Kavadar G, Caglar N, Ozen S, Tutun S, Demircioglu D. Efficacy of conven-tional ultrasound therapy on myofascial pain syndrome: a placebo controlled study. Agri. 2015; 27(4): 190−196.

[24] Dundar U, Solak O, Samli F, Kavuncu V. Effectiveness of ultrasound therapy in cervical myofascial pain syndrome: a double blind, placebo-controlled study. Turk J Rheumatol. 2010; 25(3): 110−115.

[25] Lake D. Therapeutic ultrasound. In: Bellew J, Michlovitz S, Nolan T Jr, eds. Michlovitz's Modalities for Therapeutic Intervention. 6th ed. Philadelphia, PA: F. A. Davis Company; 2016: 89−134.

[26] Ustun N, Arslan F, Mansuroglu A, et al. Efficacy of EMLA cream phono-phoresis comparison with ultrasound therapy on myofascial pain syndrome of the trapezius: a single-blind, randomized clinical study. Rheumatol Int. 2014; 34(4): 453−457.

[27] Roustit M, Blaise S, Cracowski JL. Trials and tribulations of skin iontophoresis in therapeutics. Br J Clin Pharmacol. 2014; 77(1): 63−71.

[28] Bellew J. Clinician electrical stimulation. In: Bellew J, Michlovitz S, Nolan T Jr, eds. Michlovitz's Modalities for Therapeutic Intervention. 6th ed. Phil-adelphia, PA: F. A. Davis Company; 2016: 287−327.

[29] Kaya A, Kamanli A, Ardicoglu O, Ozgocmen S, Ozkurt-Zengin F, Bayik Y. Direct current therapy with/without lidocaine iontophoresis in myofascial pain syndrome. Bratisl Lek Listy. 2009; 110(3): 185−191.

[30] Delacerda FG. A comparative study of three methods of treatment for shoulder girdle myofascial syndrome. J Orthop Sports Phys Ther. 1982; 4(1): 51−54.

[31] Dreyer S, Beckworth W. Commonly used medications in procedures. In: Lennard TA, Vivian D, Walkowski S, Singla A, eds. Pain Procedures in Clinical Practice. 3rd ed. Philadelphia, PA: Elsevier-Saunders; 2011: 5−12.

[32] Suh HR, Kim TH, Han GS. The effects of high-frequency transcutaneous electrical nerve stimulation for dental professionals with work-related mus-culoskeletal disorders: a single-blind randomized placebo-controlled trial. Evid Based Complement Alternat Med. 2015; 2015: 327486.

[33] Rodriguez-Fernandez AL, Garrido-Santofimia V, Gueita-Rodriguez J, Fernández de las Peñas C. Effects of burst-type transcutaneous electrical nerve stimulation on cervical range of motion and latent myofascial trigger point pain sensitivity. Arch Phys Med Rehabil. 2011; 92(9): 1353−1358.

[34] Ferreira AP, Costa DR, Oliveira AI, et al. Short-term transcutaneous electrical nerve stimulation reduces pain and improves the masticatory muscle activity in temporomandibular disorder patients: a randomized controlled trial. J Appl Oral Sci. 2017; 25(2): 112−120.

[35] Farina S, Casarotto M, Benelle M, et al. A randomized controlled study on the effect of two different treatments (FREMS AND TENS) in myofascial pain syndrome. Eura Medicophys. 2004; 40(4): 293−301.

[36] Dailey DL, Rakel BA, Vance CG, et al. Transcutaneous electrical nerve stimulation reduces pain, fatigue and hyperalgesia while restoring central inhibition in primary fibromyalgia. Pain. 2013; 154(11): 2554−2562.

[37] Tong KC, Lo SK, Cheing GL. Alternating frequencies of transcutaneous electric nerve stimulation: does it produce greater analgesic effects on mechanical and thermal pain thresholds? Arch Phys Med Rehabil. 2007; 88(10): 1344−1349.

[38] Sandberg ML, Sandberg MK, Dahl J. Blood flow changes in the trapezius muscle and overlying skin following transcutaneous electrical nerve stimu-lation. Phys Ther. 2007; 87(8): 1047−1055.

[39] Gemmell H, Hilland A. Immediate effect of electric point stimulation (TENS) in treating latent upper trapezius trigger points: a double blind randomised placebo-controlled trial. J Bodyw Mov Ther. 2011; 15(3): 348−354.

[40] Gandolfi M, Geroin C, Vale N, et al. Does myofascial and trigger point treatment reduce pain and analgesic intake in patients undergoing Onabotulinumtoxin A injection due to chronic intractable migraine? A pilot, single-blind randomized controlled trial. Eur J Phys Rehabil Med. 2018; 54: 1−12.

[41] Liebano R. Mechanisms of pain and use of therapeutic modalities. In: Bellew J, Michlovitz S, Nolan T Jr, eds. Michlovitz's Modalities for Therapeutic Intervention. 6th ed. Philadelphia, PA: F. A. Davis Company; 2016: 331−356.

［42］ Taradaj J, Halski T, Kucharzewski M, et al. The effect of neuromuscular electrical stimulation on quadriceps strength and knee function in profes-sional soccer players: return to sport after ACL reconstruction. Biomed Res Int. 2013; 2013: 802534.

［43］ Snyder-Mackler L, Delitto A, Bailey SL, Stralka SW. Strength of the quadriceps femoris muscle and functional recovery after reconstruction of the anterior cruciate ligament. A prospective, randomized clinical trial of electrical stim-ulation. J Bone Joint Surg Am. 1995; 77(8): 1166−1173.

［44］ Gerwin RD, Dommerholt J, Shah JP. An expansion of Simons' integrated hypoth-esis of trigger point formation. Curr Pain Headache Rep. 2004; 8(6): 468−475.

［45］ Bickel C, Gregory C, Bellew J. Electrotherapy for musculoskeletal disorders. In: Bellew J, Michlovitz S, Nolan T Jr, eds. Michlovitz's Modalities for Therapeutic Intervention. 6th ed. Philadelphia, PA: F. A. Davis Company; 2016: 373−398.

［46］ Iwasaki T, Shiba N, Matsuse H, et al. Improvement in knee extension strength through training by means of combined electrical stimulation and voluntary muscle contraction. Tohoku J Exp Med. 2006; 209(1): 33−40.

［47］ Glaviano NR, Saliba S. Can the use of neuromuscular electrical stimulation be improved to optimize quadriceps strengthening? Sports Health. 2016; 8(1): 79−85.

［48］ Colson SS, Benchortane M, Tanant V, et al. Neuromuscular electrical stim-ulation training: a safe and effective treatment for facioscapulohumeral muscular dystrophy patients. Arch Phys Med Rehabil. 2010; 91(5): 697−702.

［49］ Baker LL, Parker K. Neuromuscular electrical stimulation of the muscles surrounding the shoulder. Phys Ther. 1986; 66(12): 1930−1937.

［50］ Pal US, Kumar L, Mehta G, et al. Trends in management of myofascial pain. Natl J Maxillofac Surg. 2014; 5(2): 109−116.

［51］ Dalen K, Ellertsen B, Espelid I, Gronningsaeter AG. EMG feedback in the treatment of myofascial pain dysfunction syndrome. Acta Odontol Scand. 1986; 44(5): 279−284.

［52］ Turk DC, Zaki HS, Rudy TE. Effects of intraoral appliance and biofeed-back/stress management alone and in combination in treating pain and depression in patients with temporomandibular disorders. J Prosthet Dent. 1993; 70(2): 158−164.

［53］ Flor H, Birbaumer N. Comparison of the efficacy of electromyographic biofeedback, cognitive-behavioral therapy, and conservative medical inter-ventions in the treatment of chronic musculoskeletal pain. J Consult Clin Psychol. 1993; 61(4): 653−658.

［54］ deCharms RC, Maeda F, Glover GH, et al. Control over brain activation and pain learned by using real-time functional MRI. Proc Natl Acad Sci U S A. 2005; 102(51): 18626−18631.

［55］ McMakin C. Microcurrent treatment of myofascial pain in the head, neck, and face. Top Clin Chiropr. 1998; 5(1): 29−35.

［56］ McMakin C. Microcurrent therapy: a novel treatment method for chronic low back myofascial pain. J Bodyw Mov Ther. 2004; 8(2): 143−153.

［57］ Oschman J. Energy Medicine the Scientific Basis. 2nd ed. New York, NY: Elsevier; 2015.

［58］ Becker RO, Selden G. The Body Electric. New York, NY: William Morrow and Company; 1985.

［59］ Szent-Gyorgyi A. Towards a new biochemistry? Science. 1941; 93(2426): 609−611.

［60］ Pollack GH. Cells, Gels, and the Engines of Life: A New Unifying Approach to Cell Function. Seattle, WA: Ebner & Sons; 2001.

［61］ Cosic I. Macromolecular bioactivity: is it resonant interaction between macromolecules?—Theory and applications. IEEE Trans Biomed Eng. 1994; 41(12): 1101−1114.

［62］ Cheng N, Van Hoof H, Bockx E, et al. The effects of electric currents on ATP generation, protein synthesis, and membrane transport of rat skin. Clin Orthop Relat Res. 1982(171): 264−272.

［63］ Seegers JC, Engelbrecht CA, van Papendorp DH. Activation of signal-transduction mechanisms may underlie the therapeutic effects of an applied electric field. Med Hypotheses. 2001; 57(2): 224−230.

［64］ Seegers JC, Lottering ML, Joubert AM, et al. A pulsed DC electric field affects P2−purinergic receptor functions by altering the ATP levels in in vitro and in vivo systems. Med Hypotheses. 2002; 58(2): 171−176.

［65］ McMakin C, Gregory WM, Philips TM. Cytokine changes with microcurrent treatment of fibromyalgia associated with cervical spine trauma. J Bodyw Mov Ther. 2005; 9(3): 169−176.

［66］ Reilly WG, Reeve VE, McMakin CR. Anti-inflammatory effects of interferential frequency-specific applied microcurrent. Paper presented at: Proceedings of the National Health and Medical Research Council, 2004.

[67] Huckfeldt R, Mikkelson D, Larson K, Hammond L, Flick B, McMakin C. The use of microcurrent and autocatalytic silver plated nylon dressings to reduce scarring in human burn patients: a feasibility study.

Paper presented at: Proceedings of John Boswick Burn and Wound Symposium February 21, 2003; Maul, HI.

[68] McMakin C. The Resonance Effect: How Frequency Specific Microcurrent is Changing Medicine. Berkeley, CA: North Atlantic Books; 2017.

[69] McMakin C. Frequency Specific Microcurrent in Pain Management. Edin-burgh, Scotland: Elsevier; 2010.

第 七十六 章

姿势因素

"活的引擎灯"

约瑟亚·J.李、罗伯特·D.格温、瑞安·里德、托马斯·埃伯勒、加布里埃尔·索马利巴

1 介绍

姿势是身体在特定位置适应重力和外力的总括性视觉反映。从某种意义上说，姿势可以被认为是一种理论构想，这种构想把身体看作是一个不断适应的框架，在重力和习惯性重复动作的压力下进行调整。但是，从整体上来说，姿势只是通过调整人体姿态和提供作为运动的基础，从而作为肌肉骨骼系统的一种外在反应。詹达（Janda）认为，中枢神经系统（CNS）和周围神经系统的活动状态均反映在肌肉骨骼系统中，这为临床医生提供了大量有用的信息[1]。肌肉骨骼系统为临床医生提供了一个识别可能影响肌筋膜疼痛和功能障碍结构性因素的机会。基于视觉观察和异常姿势比对，它还可能有助于识别出功能失调的肌肉组织。通过详细的病史；静态，动态和功能性姿势的评估；以及合理的临床推理过程，临床医生必须确定如何利用这些信息以及采取怎样的物理检查手段。尽管进针对姿势问题的教科书有很多，但本章主要旨在突出与肌肉功能障碍和肌筋膜疼痛综合征相关的姿势部分。

2 姿势因素

人体最吸引人的特性之一是其难以置信的适应能力。身体永远不会真正地休息，总是在不断地工作，一直到细胞水平，以满足生长期望和功能需求，同时抵抗内在和外在的不利因素。本章简要讨论了姿势和肌肉，姿势和触发点（TrPs），姿势和疼痛，重力和生物力学，姿势稳定性，姿势发展和遗传以及职业姿势和休闲姿势等因素。临床医生还应考虑会影响姿势的心理社会因素，如第五章所述。

（1）姿势和肌肉

通过周围神经系统和中枢神经系统的调控以及骨骼，关节，软骨，肌腱和韧带的被动约束，可以稳定和控制姿势。但当肌肉负载过重时，这些结构可能会造成肌肉损害，并可能转化为疼痛。肌肉骨骼衔接不良可能会导致异常的压缩或过度拉伸。此外，活动性的缺乏可能会导致关节的过度压缩，从而导致关节衔接错误。由于失去了活动性，错误的关节衔接方式可能会因为周围组织的僵硬而一直延续。

这也可能是肌肉紧张或抑制力减弱的结果，由于生物力学效率低下和TrPs的存在导致相关肌肉无法有效地移动关节。肌肉紧绷可以使身体变得不协调，而肌肉抑制无力可能改变身体位置，从而影响身体平衡。处于静止拉伸状态的肌肉可能由于主动功能不全而导致被动肌弱，因此测试出的肌肉能力较弱。触发点可能与肌肉紧张和抑制无力都有关系。

（2）姿势和触发点

在一个运作良好的系统中，通过排列和对称方面的轻微变化，身体会有正常的平衡和对力的适应。然而，如Putz-Anderson所定义的，异常或非中性排列，可能导致神经肌肉骨骼系统功能受限，从而降低对身体的有效控制力。这可能会导致身体排列方式的异常变化或者神经肌肉系统运

行模式的改变。排列方式改变的最终结果是导致肌肉的超负荷。这一功能失调的运作模式可能会产生长期的结构和功能压力源，从而破坏人体抵抗外力的自我平衡能力。这会对身体产生多重影响，如肌肉失衡，可能进一步导致姿势失衡，运动控制不良，姿势控制不良等[1]。这些代偿措施可能会使肌肉长期处于延长或缩短的状态，从而促进TrP的形成。詹达[4]指出："姿势性肌肉在结构上适应了长时间的重力作用，因此通常有较强的抗疲劳能力；但当压力过大时，这些姿势性肌肉同样会变得敏感、紧张甚至缩短"，这促使TrP的形成。相反地，这些姿势性肌肉的拮抗肌可能表现出抑制性特征或对相关TrPs具有继发于超负荷的抑制力[5]。TrPs的总体作用和不适应的排列方式可能会导致姿势功能受损，这一点在姿势评估中表现得很明显。

虽然姿势从视觉上表现为身体的排列方式，但其内在功能和作用主要是为了运动。根据Sherrington的说法"姿势像影子一样跟随着运动"，姿势是完成运动的主要组成部分，而非相反的说法[7]。尽管通常在静态位置进行评估，但姿势其实是一个固有的动态概念。这个动态过程可以被描述为持续达到所期望的静态位置，或者是身体部分对重力和其他由中枢神经调节的外力的主动控制[7,8]。这种主动控制或姿势稳定是通过激动肌和拮抗肌（功能单元）的协调性肌肉活动以帮助关节的准确定位来实现的，从而使身体作为一个整体呈直立姿势和运动状态[9]。然而，TrPs抑制运动的特性会破坏协调性肌肉活动，从而导致较差的姿势稳定功能和运动功能。此外，身体的异常排列也可能导致运动模式的改变和不适应，从而对中枢神经系统产生影响，进而影响肌筋膜疼痛综合征。想要了解更多关于不适应的运动模式及其对伤害性系统的影响，请参见第四章"持续性因素"。

（3）姿势和疼痛

关于姿势和疼痛的现代观点推翻了关于姿势排列，功能障碍和疼痛关系的理论猜想。较早

的研究表明，特定姿势和损伤之间缺乏普遍的关系[10,11]。更新的研究表明，异常姿势与疼痛之间没有确定的关系[12-14]。然而，这些发现可能由以下事实来解释：研究是利用静态的方法，而姿势和运动是动态的。一个必须要谨慎得出的结论是，姿势评估不是功能性检查的必要组成部分，因为它是所有运动的起点。几项研究显示，无症状的个体也可能存在结构性病理改变。因此，功能失调的姿势并不一定预示疼痛的存在，因为人体有很强的适应能力[15-26]。然而，如果出现病理性姿势，运动系统可能也会表现出功能失调，并通过伤害性机制发出求救信号。正如Lewi所说，运动系统是机体最常见的疼痛来源，反过来，疼痛也是运动系统功能障碍最常见的表现形式。原因很明显：运动系统是人体中最大的系统。而且，它是我们意志力的执行者。除引起疼痛外，它没有任何其他"防御"手段[7,27]。必须确定患者目前报道的症状是否与组织病理、疼痛机制、损伤或功能障碍性姿势有关。姿势评估必须超越一般的静态观察并结合运动和功能，以确定其与患者症状的关系。

（4）重力和生物力学因素

尽管我们每个人都各不相同，但有一个重要的常量是我们的身体始终要服从的：重力定律。虽然姿势可能是一个理论结构，重力是一个已知的既定法则。恒定的静态重力以及身体如何适应这种力就是我们理论化的姿势。为了明确姿势的影响，Sahr-mann根据身体的代偿性适应原则，将疼痛障碍归类为运动障碍类别，以支持阻力最小的运动方式。因此，重力线（LOG）作为一种静态力，对于姿势排列和运动都有影响。重力的静力作用可能导致激动肌和拮抗肌之间关系的变化，这种变化是由于体位排列的适应不良引起的[28]。

例如，在一个存在背部损伤姿势的个体中，由于LOG相对于髋关节向后移动，那么在姿势的维持中，对于臀部肌肉的要求就会降低，这可能会导致臀部肌肉萎缩，但是却增加了对髋关节屈肌的要求。这些静力使一些肌肉群活动性增强，

而另一些肌肉群萎缩。

　　根据重力定律，生物力学概念是身体必须遵循的规则。这些概念对于评估姿势偏差并为其提供干预措施至关重要，这些姿势偏差被认为是患者临床表现的重要因素。当重力场均匀时，患者的身体质心（BCOM）和身体重心（BCOG）是同义词。BCOM本质上是指身体质量集中的位置，BCOM在正常直立姿势通常位于S2椎体的前面，随着人体的移动而改变，当从坐位转到站立位时，BCOM将从身体前面的位置移动到S2椎体下面。在评估动态姿势时，理解和认识过程中不断变化的BCOM是很重要的。这使临床医生能够识别肌肉骨骼系统的内在和外在的力，以及那些可能导致肌肉负荷过大的力，这些力是可以改变的。

　　LOG是一条看不见的垂直线，它代表着朝向地球中心通过BCOG或BCOM向下的地心引力。在正常姿势下，如图76-1所示，LOG位于颈椎后、胸椎前、腰椎后、骶骨前[30]。

　　当LOG在一个人的足间距离（BOS）内时，这个人被认为处于一个稳定和平衡的位置。当LOG落在BOS之外时，这个人就会被认为是不稳定或失去平衡状态[31]确定LOG在正面和矢状面上的位置对于进一步评估运动障碍是必要的。从前面以及后面介绍的观点来看，LOG将帮助临床医生明确身体的不对称性。在矢状面上，LOG将帮助临床医生确定LOG和反重力肌肉之间的关系。

　　反重力肌的作用是抵消重力的牵拉作用并使身体保持直立姿势[2]。反重力肌主要通过在关节上产生扭矩来抵抗重力。这些肌肉有助于使四肢、关节和整个身体保持正确的排列姿势，以使BCOG落入BOS内，即身体平衡与姿势之间的关系。有效的姿势可以保证身体各部位熟练地完成各种运动，并可以保证各个关节负载的对称性。有效的姿势还可以减少或均匀地分配软骨，骨骼，结缔组织，肌腱和韧带上的负荷，从而降低肌肉骨骼系统结构上的应力和劳损[32]。这些固有的有效姿势同时也可以降低肌肉的工作量。

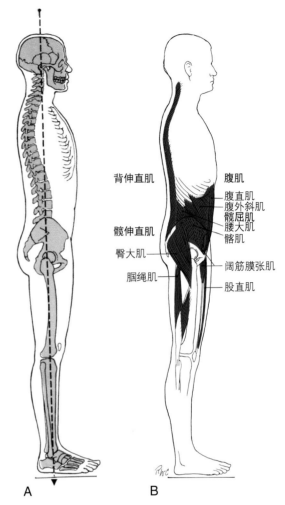

图76-1　矢状面上的静态姿势排列。**A** 铅垂线上的骨骼排列。**B** 躯干前部和后部的姿势性肌肉[2]

（5）姿势和稳定性

　　平衡或姿势稳定性是身体在BOS内保持其重心的能力。姿势的稳定性是周围神经系统到CNS的信息传入，信息处理和信息传出的最终结果[1]，该传入信息主要来自前庭，视觉和躯体感觉系统，并随时间影响姿势调整。视觉系统通过眼睛对周围环境的定位，进而影响头部在身体上的相对位置[1]。视觉在意识性运动中也起一定的作用，同时也促进身体各部位之于外界环境的协调运动[33]。

　　前庭系统向中枢神经系统提供有关身体和头部位置的信息以及来自移动的BOS的反馈[1]。前庭系统和身体在垂直线上的感知对姿势性功能障碍有一定影响，如脊柱侧弯的发生发展。但是，尚不清楚该类患者的脊柱侧弯是否是由异常的垂直感知导致，又或者脊柱侧弯的患者其垂直线上的感知是否发生改变[33]。

　　尽管如此，CNS确是通过躯体感觉系统接收所有周围信息的传入，包括本体感觉，温度觉和痛觉[1]。本体感觉或身体感知在确保运动的准确性和效率方面起着重要作用。相应地，如果患者运动笨拙或不够协调，则可能暗示本体感觉出现了异常[33]。在临床医生的检查中，还应包括对患者平衡能力的检查，因为这可以进一步评估患者对抗重力以维持稳定姿势的能力。

（6）姿势发展与遗传学

　　姿势或姿势本身的发展存在遗传成分，而运动功能的发展则更加自然，并且取决于视觉导向和婴儿时期的感情需要[7]。就运动功能而言，骨骼结构及其关节位置（髋关节形状、脊椎曲度、足弓等）的形态发育在很大程度上取决于膈肌和腹肌等肌肉的稳定功能[34]。婴儿的呼吸和脊柱稳定性与影响CNS成熟的基因决定性程序有关[35]；除非不良事件影响其自然的发展，否则都不需要外界干预。

　　遗传因素在姿势形成和发展中起着至关重要的作用，一些遗传易感性是无法控制的（见第四章）。骨质疏松、骨关节炎或脊柱侧弯等可能具有遗传成分的疾病可导致相关姿势功能障碍，特别是脊柱排列不齐。这会导致某些解剖学的变化，必须要通过外科手术来纠正；然而，与组织活动性相关的遗传变异在脊柱侧弯等体位功能障碍方面，对于身体排列方式改变的幅度也有影响[36]。

（7）姿势和职业/休闲

　　习惯性的职业姿势可以是静态的也可以是重复的，并且可能发生组织适应，肌肉过载或退化[37]。随着时间的推移，这些适应性变化可能导致明显的姿势偏差，这将有助于临床医生指导检查。一些高危职业包括卡车司机，建筑工人，行政办公人员，牙医和牙科保健医师等等。这些职业有特定的姿势要求，常导致异常和僵硬的姿势，

以及肌肉的长期缩短或延长和运动效率低下。常见的姿势异常包括头前倾（FHP）、平背、后倾和脊柱侧弯。图76-22显示了常见的异常姿势，并描绘了可能被缩短或拉长的肌肉，并可能导致肌肉过载和TrP形成。

　　有特殊体位要求的休闲或体育活动包括举重，游泳，骑行，跑步和体操，随着时间的推移，可能会导致姿势异常。休闲活动或运动的重复性可能导致与姿势有关的主动和被动的结构性损伤，并可能使某些肌肉僵硬或无力，从而导致肌肉功能失衡，TrP形成和肌肉过载，如图76-2所示。

3　姿势评估和检查的注意事项

　　对于因肌筋膜疼痛和运动障碍导致活动受限和参与受限的患者，姿势评估是检查的重要组成部分。姿势检查可帮助临床医生确定导致患者临床表现的因素以及TrP的发生发展因素。在治疗前必须进行一次包括体位评估在内的全面的主观和身体检查，以避免仅仅基于患者疼痛部位的诊断，因为疼痛通常源于其他的持续性因素和功能障碍，而疼痛本身只是最终的结果。从肌肉系统站立姿势的评估中可以获得大量的信息，这一点不容忽视。然而，临床医生必须考虑每个患者的"典型"姿势和"不正常"姿势。

（1）姿势规范和功能障碍

　　由于不同作者的观点不同，姿势功能或排列的规范因素一直很难确定。Vele说，不可能建立一个正确的身体姿势标准，因为每个人都有不同的正确姿势。正确的姿势或多或少都只是一种构想。Kuchera对最佳姿势的定义如下：

　　身体之于重力作用的平衡姿势，取决于正常的足弓，踝关节的垂直排列和骶骨基底的水平方向（冠状面上）。最佳姿势的存在表明，在重心附近存在完美的身体质量分布，然而，身体结构和功能上的压力可能会阻碍达到这一最佳姿势。在这种情况下，体内平衡机制就会进行"代偿"，努力通过现有的身体结构达到最佳的姿势功能。这

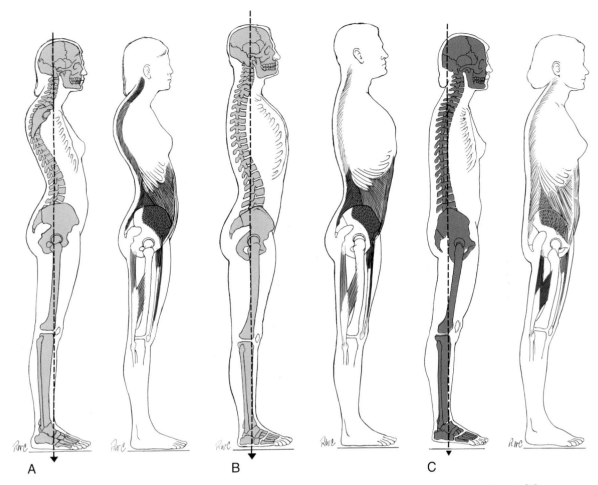

图76-2　常见的姿势异常会影响肌肉的长度和力量。**A** 平背姿势。**B** 凹背姿势。**C** 后凸头前倾姿势[2]

种代偿是对任何结构或功能缺陷的补足。

　　该描述强调了最佳姿势存在的可能性较低。持续疼痛的患者可能表现为轻度的姿势不对称，但许多无症状的患者也是如此[12-26]。因此必须根据患者的个人情况及环境需要确定理想的姿势。重要的是要记住，在参考身体的中性排列姿势时，有时轻微偏离中性排列的姿势不一定就是病理性的。因此，我们的工作重心应该放在明显的功能异常和显著的姿势偏差上，以及如何通过它们解决患者目前存在的问题。

　　姿势功能障碍和异常的姿势偏差来源于姿势的不协调或姿势功能的紊乱，包括以下几类原因：解剖性、神经性和功能性缺陷[7]。神经性缺陷，如小脑、前庭和锥体外系损伤，通常由神经功能障碍引起，而解剖功能障碍，如股前翻、损伤后形态学改变和骶骨发育不良，通常是先天的

或后天的，一般很难改变。虽然与神经功能缺陷相关的姿势功能障碍不在本章的讨论范围；但是，当患者存在神经系统缺陷时，临床医生也应该分辨出来。

　　Kolar 所定义的功能缺陷是指姿势性肌肉的损害导致姿势性肌肉的姿势稳定性和功能在静态姿势和运动时下降的一种缺陷。Kolar 认为功能缺陷主要由以下三种原因导致：姿势发展过程中的中枢协调障碍；通常取决于个人的心理状态的，固有的运动模式发生变化，增强或者被修改的方式；痛觉控制引起的功能障碍。由于痛觉控制引起的功能障碍，当痛觉信息是继发于某种病理状态时，运动系统在运动功能的发展中也会发生相应的改变，经常性的导致肌肉中 TrPs 的形成。

　　姿势障碍，如弯腰驼背，是可以调整的，对改变姿势排列的反应较好。另一方面，由于骨骼

结构的固定排列，结构或解剖性的功能障碍是天生的并且很难去改变，不管个体处于什么位置[36]。

（2）静态站立评估

最常见且最实用的姿势评估方法是静态站立，可以获得大量有关肌肉系统状态的信息。在对静态站立姿势进行初步观察后，临床医生应对对称性、脊柱弯曲度、结构或生物力学变化、骨盆相对于膈肌轴线的位置、肌张力的大小和分布进行总体评估[1,7,41]临床医生应参考图76-1中的中性站立姿势。图76-1显示了中性站立姿势的矢状位视图，通过中性排列，以一条垂直线作为LOG的参照，同时还显示了负责维持这种中性姿势的躯干和大腿肌肉。图76-1中同样值得注意的是躯干的姿势性肌肉，因为它们通常最先导致姿势性偏差。根据来源的不同，与铅垂线相关的界标有几种变化。O'Sullivan等人的调查显示，来自四个不同欧洲国家的295名理疗师对中性坐位脊柱姿势的定义仍存在分歧。

重要的是要注意眼睛的方位以及和头部位置相关的面部特征，因为它是诊断慢性肌肉骨骼疼痛的一个重要指标。如果患者面部不对称，或面部侧凸（图76-3A至76-3D），鼻梁、眼睛和嘴不平行，这意味着该患者可能存在影响到整个身体

的严重的姿势排列问题。Janda在面部确定了四个要对齐的点，即界标：鼻梁、前额中部、嘴中部和下颌中部（图76-3E～图76-3F）[1]。

为了完成对患者呼吸模式的观察，还应该在患者不知情的情况下评估其站立时的呼吸模式。呼吸和姿势在功能上是相互依存的，这一概念将在本章后面深入讨论。

被检查患者的年龄也必须考虑在内，因为结构的发展可能会改变典型的排列方式。生活方式和身体压力的累积效应可能会相应地改变解剖结构，并可能影响检查者之于标准参照完成的姿势评估。

（3）区域评估

临床医生为了能够得到对姿势的总括性的观点，他们应该评估脊柱和四肢的各个区域，并将观察到的不对称的或非中性的姿势排列与患者的表现相关联起来。有关具体肌肉的功能，评估和治疗将在这本书的对应章节中进一步详细描述，并作为以下叙述的参考。以下信息包括Janda的肌肉失衡方法和Sahrmann运动障碍综合征方法的姿势部分[28,36]。

本节不打算完全涵盖这两种方法，而是侧重于一些常见的且仅基于肌肉损害的姿势性功能障碍。

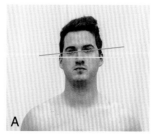
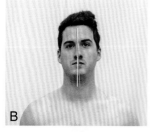
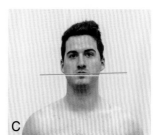
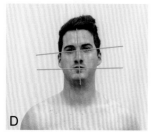
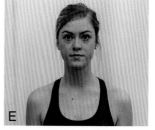
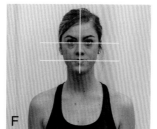

图76-3　面部侧凸，通过比较两条并排的线条（实际位置为浅绿色线条，90°水平/垂直线为黄色线条）。**A** 眼睛。**B** 鼻梁。**C** 口线。**D** 结合以上三种。**E**、**F** 标准线示例的面部排列

骨盆和臀部

由于大多数慢性肌肉骨骼疼痛首先表现为骨盆的姿势不对称，因此Page等人建议先观察这个区域，而不考虑主要症状相关的区域。骨盆既能反映躯干的偏差，也能反映四肢的偏差[7]。应当评估骨盆是否有过度倾斜、扭转以及相对于躯干的移位和旋转。还应评估臀部和骨盆周围肌肉的张力分布。在骨盆排列方面，临床医生应当观察到，从身体侧面来看，髂前上棘（ASIS）与髂后上棘（PSIS）的连线相对于水平线的最小角度偏差，最大可达12°[28]骨盆过度前倾（图76-4A），或当ASIS比PSIS低20°时，就可能伴有腰椎前凸增加。与过度的前倾相反，过度的后倾（图76-4B）发生在ASIS比PSIS高约20°时，骨盆后倾通常与较平坦的背部或腰椎前凸减少有关。临床医生可以通过观察同一垂直面上ASIS与耻骨联合的相对位置，以评估单侧骨盆向上倾斜的程度（图76-4C）。当患者一侧的ASIS位于对侧ASIS的前方时，就会导致骨盆向一侧过度旋转。图76-1描述了骨盆的不对称性及与之相关的肌肉功能障碍[7,28]。

臀部和骨盆肌肉的过度易化或抑制常导致与其他肌肉相关的继发性功能障碍，因此在观察这些肌肉时及时记录相关发现是很重要的。可在腘绳肌肌腹下2/3处观察到腘绳肌的过度增生或优势地位（图76-5A）。也可以通过观察腹股沟近端增加或加深的"S"形沟来判断单关节性的内收肌群，尤其是耻骨肌的过度增生。这也被称为内收肌切迹（图76-5B）或增大的内收肌块，通常提示内收肌TrPs的存在。当观察臀大肌时，应重点检查其对称性和肌张力。如果出现一侧下垂或体积增大，这可以提供有关肌肉运动功能的信息[44]。一侧臀大肌无力通常可以通过臀下襞来表现（图76-5C）。表76-2描述了与腘绳肌、内收肌和臀大肌相关的肌肉功能障碍，并需要进一步的相关检查。

胸腰椎

首次观察脊柱姿势时，应该对脊柱曲线有一个大致的了解，并评估脊柱周围张力的分布，主干部位的皮肤折叠情况，头部和颈部的位置。腰椎的正常排列主要取决于骶骨和骨盆的位置，腰椎前凸的角度为20°～30°[28]。胸椎在正常排列情况下也存在均匀分布的屈曲，其轻微后凸的特点与椎体楔形的构造有关。胸廓的排列应根据胸腔在骨盆上方的位置进行评估[7]。与这种位置相关的常见缺陷是，当胸廓处于吸气位时，骨盆就

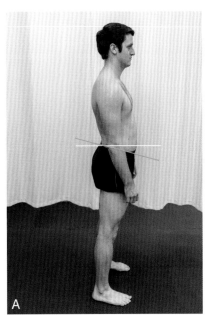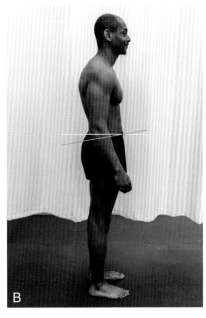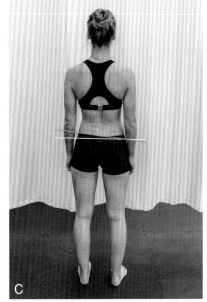

图76-4 骨盆和臀部姿势观察。**A** 绿色线条表示骨盆前倾。**B** 绿色线条表示骨盆后倾。**C** 绿色线条表示左侧骨盆向上倾斜

表 76-1	姿势的非中性排列	
骨盆和臀部肌肉功能障碍示例[7,28]。有关具体的肌肉评估方法，请参考本书中的相关章节。		
骨盆排列	缩短/易化的肌肉	伸长/抑制的肌肉
前倾	腰肌群（第五十一章）髂肌（第五十一章） 竖脊肌（第四十八章）	腹肌 臀大肌
后倾	腘绳肌（第六十章）腹肌（第四十九章）	腰肌群
一侧上倾	一侧腰方肌（第五十章）一侧背阔肌（第二十四章） 一侧腿部外展肌（第五十五、第五十六章）	一侧髋关节外展肌
单向旋转	骨盆旋转侧的阔筋膜张肌（第五十六章）	

会前倾，也称为开剪综合征（图76-6A）[7]。对胸椎弯曲度的认识是很重要的，因为这与胸椎和颈腰椎以及肩胛骨的区域依存性有关。此外，过度的胸椎后凸可能提示腹直肌的缩短以及胸段棘旁肌抑制或延长[28]。胸椎的旋转也应该提前评估，可能与胸廓的不对称性有关。胸廓较突出的一侧提示胸椎旋转的方向。如果患者一侧的手臂与躯干之间的空间相对于对侧增大，这可能意味着脊柱向空间增大的一侧移动。临床医生还应评估可能存在的脊柱侧弯，因为脊柱侧弯会导致身体两侧的肌肉长度和肥厚区域不对称。图76-7显示了可能

和胸腰部脊柱侧弯相关的肌肉（图76-6B）。

胸腰部伸肌的过度肥大（图76-6C）可能意味着胸腰椎肌肉对于深部脊柱稳定器较差的稳定性，髋屈肌的缩短或紧张，以及臀大肌无力或受抑制等活动的过度代偿[1]。临床医生也应该评估腰椎的水平折痕，因为这可能暗示了过度运动的发生。

腹壁

腹壁也应该被评估，考虑到它在稳定脊柱方面的建设性作用。如果腹部下垂或突出，这可能意味着腹部肌肉的普遍弱化。如果刚好腰线之上

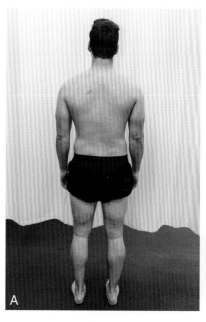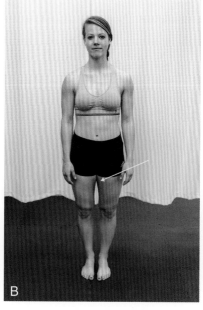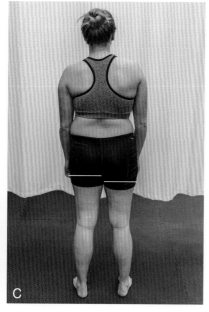

图76-5　骨盆/臀部肌筋膜功能障碍。**A** 双侧腘绳肌肌腹下2/3部分过度增生。**B** 内收肌凹口，在受试者右侧更明显（箭头）。**C** 受试者右侧的臀下襞

表76-2	腘绳肌，内收肌和臀大肌功能障碍及与之相关的肌肉功能障碍示例[1]
有关具体的肌肉评估方法，请参阅本书中相关的章节。	
相关的肌肉功能障碍	
腘绳肌肥大/占优势（第六十章）	臀大肌受抑制或功能减弱（第五十四章） 胸腰椎椎旁肌肉肥大（对臀大肌无力/抑制的代偿）
内收肌肥大/占优势（第五十九章）	臀部外展肌受抑制或功能减弱 腹壁肌肉受抑制或功能减弱
一侧臀大肌萎缩/不占优势（臀下襞）（第五十四章）	一侧腘绳肌紧张/缩短/易化 胸腰椎旁的脊柱肌肉对于一侧臀部外展的代偿反应会进一步加重胸腰部部分节段锥体的不稳定性

腹部外侧发生隆起（图76-8A），则可能表示腹横肌无力或第十二肋骨与髂嵴之间的空间不足。腹部的上象限和下象限也应该进行比较。如果胸廓向上抬起且上腹部的肌肉张力较下腹部大，则可能提示呼吸模式及其来源存在问题。这对调节腹内压（IAP）和体位的稳定至关重要[7,34,45]。如果在腹直肌外侧观察到一个明显的凹痕（图76-8B），这可能表明腹部肌肉在前后方向的稳定能力出现下降。腹壁的评估还应包括肋骨外侧的凹陷或外翻，这通常表明膈肌功能较差，或腹壁斜肌无力，或腹横肌无力。此外，如果患者表现

出腹壁整体缩窄，上腹部肌肉活动增加（图76-8B），这就是所谓的沙漏综合征姿势。在这种姿势下，会出现典型的吸气型呼吸模式、肌肉肥大或胸腰段椎旁肌肉的张力增加（图76-6C），以及骨盆前倾增加。具体请参阅第四十五章和第四十九章，分别关于横膈膜和腹部肌肉的评估和治疗。

颈椎和头部

在评估颈椎的姿势时，首先要对曲线、肌肉张力和对称性进行总体评估。然后，临床医生应该根据重力和颈椎的负荷来评估头部和身体其他

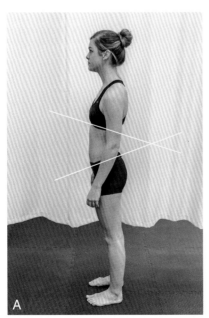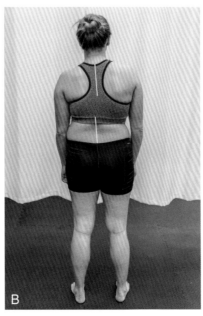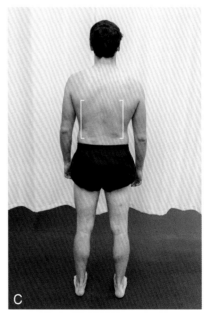

图76-6　胸腰椎区域的姿势异常。**A** 如黄线所示的开剪综合征。**B** 胸腰椎脊柱侧弯曲线。**C** 胸腰椎椎旁肌肉肥大，用方括号表示

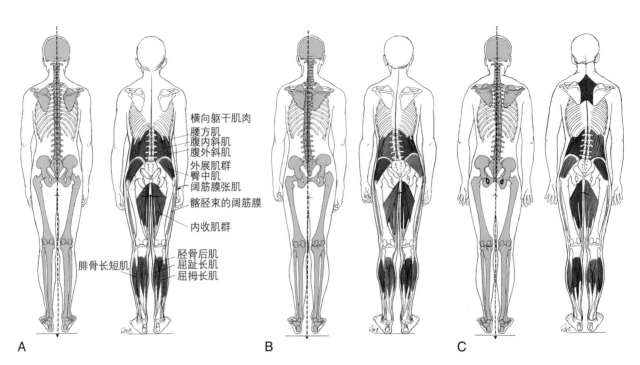

图76-7　脊柱侧弯对肌肉长度的影响。**A** 从后视图观察的典型的脊柱排列方式。**B** 胸腰椎左弯曲线。**C** 右胸腰椎轻度右弯曲线。深红色表示已经缩短的肌肉，浅红色表示已经伸长的肌肉 [2]

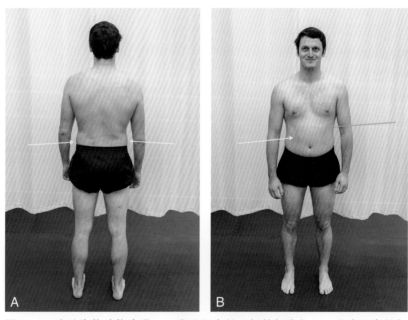

图76-8　腹壁姿势功能障碍。**A** 腹壁肌肉的两侧外侧隆起。**B** 腹直肌旁的侧沟，用黄色箭头表示，上腹活动呈沙漏状，用绿色箭头表示

部分的关系，先在下巴和脖子之间寻找一条90°的垂直线，也称为喉线[38]。理想情况下，外耳道应当与肩峰凸起对齐。如果咽喉线变直或颏颈角增加（图76-9A），则可能提示舌骨上肌群张力的增加，这可能导致颞下颌关节（TMJ）功能障碍，触诊时通常伴有TrPs的存在。

正常情况下，胸锁乳突肌不应该突出；但是，如果胸锁乳突肌上出现凹沟（图76-9B），则可能是深部颈屈肌无力的早期迹象[38]。最后，临床医生应该评估肩胛部与颈部的关系，因为许多肩胛周围的肌肉与颈椎有内在的起源和交叉关系。同时也应该评估颈肩线，这有助于发现哥特肩（图

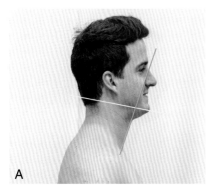
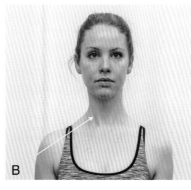
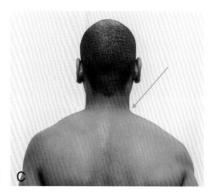

图76-9　头部和颈部的姿势功能障碍。**A** 下巴和颈部的角度增加。**B** 沿胸锁乳突肌（箭头）的凹沟。**C** 左侧的黄色箭头指示上提肌切口。右侧绿色箭头指示的是哥特肩

76-9C），上斜方肌肌肉紧张，以及上提肌凹口（图76-9C）。这是由于肩胛提肌紧张导致肩胛上角向上隆起所致。第六章讲述了上斜方肌的进一步检查和治疗，第十九章为上提肌相关的内容。

肩胛骨

肩胛骨的一般姿势评估应包括肌紧张的分布、肩胛骨的对称性、是否有翼状突起以及肩胛骨相对与脊柱的位置。肩胛骨的内侧边界在T2～T7的水平应该与胸椎平行，且距离棘突大约7.62 cm（3 in）。肩胛骨的静息位置很大程度受脊椎排列的影响。

肩胛骨的位置应评估包括一侧或双侧过度抬高、下陷、翼展和前倾（图76-10A）。肩胛骨的

旋转也应进行评估，如向下旋转的肩胛骨（即上角比下角离脊柱远），以及肩胛骨的外展（图76-10B）（即肩胛骨的内侧边界距离胸椎棘突3英寸以上）。表76-3描述了肩胛骨姿势的不对称及与其相关的肌肉功能障碍。还应该评估冈上窝或冈下窝（图76-10C）是否凹陷，这可能有助于判断旋后肌群是否受到抑制和功能减弱。表76-3的所有肌肉都必须检查是否存在TRPs。关于肩胛部肌肉的进一步检查和治疗，请参阅第二十二、第二十三、第二十六和四十二章。

上肢

对上肢的一般姿势评估应包括肱骨头相对于

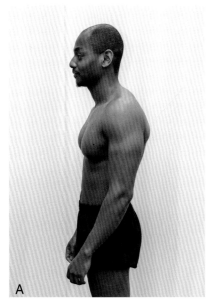
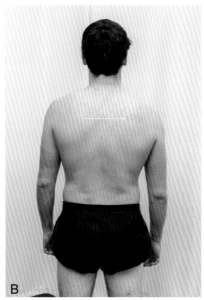
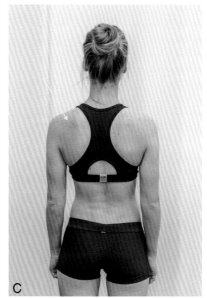

图76-10　肩胛区的姿势性功能损害。**A** 肩胛骨前倾。**B** 肩胛骨外展。**C** 冈下窝凹陷

表 76-3   姿势非中性对齐

肩胛和上肢肌肉功能障碍的示例[1,28]。有关具体的肌肉评估，请参见本书中确定的章节。

肩胛骨排列	缩短/促进肌肉	延长/抑制肌肉
提升	上斜方肌（第六章）肩骨（第十九章）	
下压		斜方肌上肩骨肩cap骨
摆动		下斜方肌 前锯肌（第四十六章）
前倾	胸小肌（第四十四章） 肱二头肌短头（第三十章）喙肱肌（第二十九章）	前锯肌
向下旋转	小菱形肌和大菱形肌（第二十七章） 三角肌（第二十八章） 冈上肌（第二十一章）	上斜方肌 锯齿前肌下部纤维
外展	胸大肌（第四十二章）胸小肌（第四十四章）上斜方肌	菱形 中斜方肌（第六章）
前肘窝内侧角，前肘折痕斜角	背阔肌（第二十四章）	
肱骨头位于肩峰前1/3以上	冈下肌（第二十二章）小Teres（第二十三章）	肩胛下肌（第二十六章）

肩峰的位置、肌紧张的总体分布、前臂是否过度内旋或外旋，如果存在这种情况，应注意保护肩膀或手臂。肱骨头应位于肩峰前不到三分之一的位置，且肱骨干在静止状态下应该保持与胸腔的相对平行[28]。肘前窝应面向前方，并向掌侧呈中性旋转，肘部轻微屈曲。表76-3描述了一例肱骨头过度前倾位、内侧肘前窝/前肘关节折角的功能障碍（图76-11A）及与其相关的肌肉功能障碍[1,28]。当评估肘部和手部功能障碍时，对于肩胛带的评估是必要的。如果肩胛带的评估结果是不正常的，应在检查肘部和前臂准确地评估肘部和前臂的姿势排列[36]。在检查肘部时，还应考虑患者静息位置的总体情况，并对伸屈肌群与手臂的其他部位进行总体评估。肘部的前折线应该进行双侧对比，正常应该处于同一水平线上。肘部的前折角大小在静息站立状态时虽不易获得，但也应该在体格检查时进行测量。在静息状态下，单侧或双侧肘关节过度屈曲（图76-11B），可能提示着由于肘关节屈肌反复承受的偏心负荷导致

肘关节活动度（ROM）的降低，并可能导致TrPs的形成。

前臂在静息状态下应呈中性旋转姿势，表现为拇指向前，其余手指朝向内侧，同时从桡侧向尺侧手指逐渐弯曲。双手在静息状态下应该处于同一水平线上。如果观察到一只手低于另一只手，则可能是一侧肩胛骨下陷的结果（图76-11C）。具体请参阅第三十至第三十二章和第三十四至第三十八章，以了解肘部和腕部肌肉检查和治疗的详细情况。

大腿和膝盖

下肢的姿势评估应包括股四头肌群的肌张力分布、髌骨所处的位置、Q角、腘窝折痕角的大小、是否存在膝反屈及胫骨扭转。下肢通常是一个整体性的功能单位，因此必须考虑整个臀部和腿部的排列姿势。

其他观察还包括双侧腘窝折痕角度的比较。腘窝的折痕应该是与地面水平的，角度的偏差（图76-12A）可能提示髋部倾向于内收/外展或内/

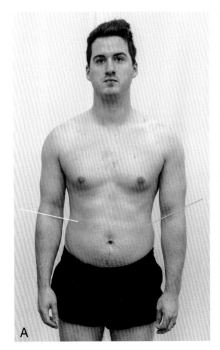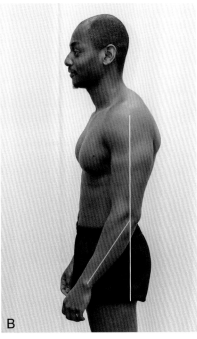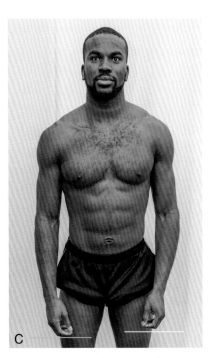

图76-11　上肢姿势功能障碍。**A** 肘前窝内侧角/肘折痕角（在受试者的左肘更明显）。**B** 静息时肘部过度屈曲。**C** 根据手的位置（右手比左手低）提示右肩胛骨下陷

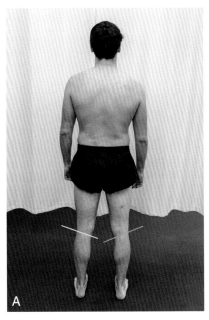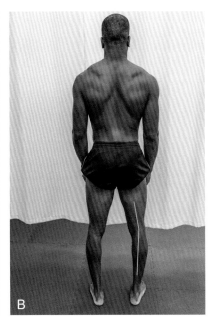

图76-12　大腿和膝部的姿势异常。**A** 腘窝折痕的斜角（股骨内旋/胫骨外旋［绿线］）。**B** 膝内翻部用绿线表示

外旋，或提示足踝扭转。如果观察到大腿远端外侧存在折痕/凹沟，则可能提示阔筋膜张肌较短，或臀中肌肌力较弱，或髌骨向上外侧移位。如果一侧髌骨位置较高，那么该侧的股直肌可能处于一种缩短的状态。膝反屈的存在常提示股内侧肌

肥大。如果患者表现为膝内翻（图76-12B），则可能提示髋关节外展肌的伸长和/或无力[1]。并且必须检查所有相关的肌肉以明确是否存在TrPs。若在站立时观察到膝关节屈曲，则可能提示膝关节的急性损伤、腘绳肌过短伴股四头肌群无力或

晚期骨性关节炎，而站立时单侧膝关节屈曲则可能提示对侧下肢较短。详细请参阅第五十七至六十章，以进一步明确臀部和大腿肌肉的检查和治疗。

足和踝

踝关节和足部的评估应包括足弓高度、静息状态的背屈角度、足跟形状、双侧肌张力的对比、胫骨扭转、内旋或外旋的趋势以及脚趾外翻角度的检查。对于临床医生来说，如果不考虑足弓高度、足部内旋和外旋在整个肌肉骨骼系统中所扮演的角色，就很可能会对足部姿势进行过度分析并迅速得出结论。相反地，较低运动链的肌肉失衡也会破坏足部的精确平衡，导致肌腱应力、肌肉超负荷或畸形。临床医生应考虑患者是否使用足部或踝部矫形器，因为在裸足状态下，足部和踝部的姿势也可能会相应地改变站立姿势。

站立状态下，踝关节在相对中性背屈时应该与地面平行。临床医生应观察患者的重心是否存在过度前移或后移（图76-13A）。重心的过度偏移可以从后视图中观察到。如果足跟和前足的承重功能是正常的，那么当身体重心在足跟后方，患者的足跟可能会呈现方形（图76-13B），这表明患者足部的减震能力较差，并可能进一步导致

膝关节、髋关节和脊柱功能障碍。相反，如果重心在足跟前方，那么足跟的形状可能会呈现尖形（图76-13C），这表明在步态中前脚承受了较多的压力。

就一般肌肉外观而言，较短且较宽的跟腱可能意味着较短或较紧张的小腿三头肌。然而，如果小腿呈圆柱形，而不是正常的倒瓶颈状，则可能提示比目鱼肌紧张或肥大（图76-13D）。

比目鱼肌长度的改变可能是引起背部疼痛的原因（见第六十六章），并且可能提示曾经或正在发生的脚踝或足部的功能障碍。足部和踝关节肌肉的详细检查方法请参阅第六十三至六十九章。

4   JANDA的交叉和分层综合征

如上节所述，局部区域可能会发现姿势性功能异常，伴有相关肌肉的伸长/缩短，无力和/或紧张。然而，这些损伤之间的相互作用也可能通过某种可预测的模式影响整个肌肉骨骼系统。在姿势功能方面，某些肌肉存在被长期慢性抑制和拉伸的趋势，而另一些肌肉则存在相反的变化趋势，即倾向于紧张和缩短Kolar等人通过他们对于存在慢性肌肉骨骼疼痛和神经系统疾病的患者的

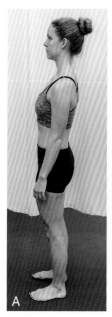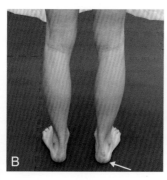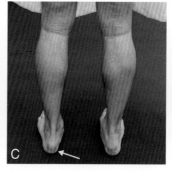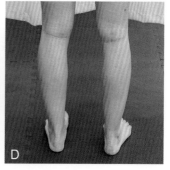

图76-13   脚踝和脚跟部位的姿势异常。**A** 后倾。**B** 方形脚跟（受试者的右脚跟更明显）。**C** 尖形脚跟（受试者的左脚跟更明显）。**D** 圆柱形小腿（显示比目鱼肌紧张）

观察和治疗发现，当存在关节功能障碍时，相应的肌肉反应有点类似于上运动神经元病变的模式，因此他们认为肌肉的失衡来源并受控于中枢神经系统[7]。Kolar的描述如下：

事实上，有些肌肉天生倾向于受抑制，而另一些肌肉则倾向于过度紧张、缩短甚至挛缩，这些事实虽早已为人所知，但直到Janda通过系统地观察，这些肌肉失衡的倾向才被系统地组织起来。肌张力的分布缺陷（肌紧张）较为典型，Janda将其描述为——上、下交叉综合征和分层综合征[7]。

这些综合征的定义是由身体前后两侧交叉的肌肉的特殊紧张和虚弱模式决定的。这些可观察到的用于稳定身体姿势的肌肉的缩短/紧张和/或抑制/伸长的变化会使肌肉承受的负荷增大，导致TrPs的形成，从而导致疼痛和相关功能的下降。然而，应该强调的是，交叉综合征是由Janda观察到的颈部、肩带部或骨盆带部某些肌肉群抑制或易化表现的总趋势。并不是说这些与疼痛本身有直接的联系，而是会导致继发于姿势障碍的运动效率低下和最佳肌肉功能的下降，并最终导致疼痛的产生。交叉综合征可以帮助临床医生对目前可能导致患者症状的相关结构改变作出假设。这有助于指导临床医生进行相关的体格检查，这其中的检查应至少包括是否存在活动和潜在的TrPs、

肌肉长度、力量缺陷和运动障碍。这些观察结果与每个肌肉相关的章节中描述的功能单元相一致。

（1）上交叉综合征

通常与"FHP"一词相一致，当头部、躯干上1/4和颈胸段的姿势排列从中性位置发生改变，且头部相对于肩部向前移动时，上交叉综合征（UCS）（图76-14）就会很明显。从侧面看，外耳道位于肩峰前方。UCS的理论是，随着时间的推移，后颈和前胸部的肌肉组织会缩短，其姿势排列和活动也会发生相应改变。具体来说，缩短的肌肉包括肩胛提肌，斜方肌上部，枕下肌后部，胸大肌，胸小肌和胸锁乳突肌。另一方面，颈深屈肌、菱形肌和下斜方肌则常会延长或受抑制[7]

UCS的后果是造成典型的肌肉长度和力量不足的FHP。关节功能障碍在枕骨-C1、C4/C5和T4/T5节段常见，因为这些节段是脊柱弯曲的过渡区域。JANDA指出，这些过渡区域是脊柱内应力比较集中的区域，并与相邻椎骨形态改变的区域相一致[1]。

在FHP患者中，有一种与肩胛降肌受抑制相关的圆肩姿势，这会导致在肩部外展时肩部抬高会更早发生。这与上斜方肌过度活动以及下斜方肌活动不足所致的肌肉失衡有关，最终导致肩胛

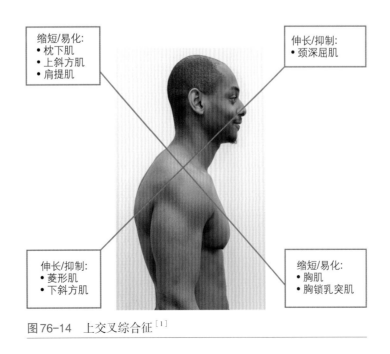

缩短/易化：
• 枕下肌
• 上斜方肌
• 肩提肌

伸长/抑制：
• 颈深屈肌

伸长/抑制：
• 菱形肌
• 下斜方肌

缩短/易化：
• 胸肌
• 胸锁乳突肌

图76-14　上交叉综合征[1]

骨排列不当，肩胛盂肱关节位置升高[7]。这也可能导致肩胛骨前伸，同时影响冈上肌，与此同时，由于肩胛提肌的过度活动所致的肌肉超负荷（分别在第十九章和第二十一章），也会导致冈上肌发生退化。最终导致上斜方肌和肩胛提肌出现相关的TrPs，患者会出现颈部疼痛和相关的FHP或UCS[52]。

FHP改变了身体机制，当身体为克服FHP施加的限制而做出代偿时，超负荷的肌肉又会诱发机体产生TrPs。颈部肌肉的最大随意收缩幅度减少，这与肌纤维长度降低的效应相一致。FHP继发的颈部疼痛也与上肢外旋减少和肩外展无力有关。同时呼吸功能也会受到FHP的影响，导致肺活量减少，用力呼气量减少[55]。一般认为，FHP与颞下颌关节功能障碍有关，可能会导致下颌骨向后移位，这种移位通常与颞下颌关节疼痛有关。然而，从关于头部姿势和颞下颌关节功能紊乱之间关系的报道中得到的这些观点却是相互矛盾的[57-59]。同时由于诊断颞下颌关节功能紊乱的标准不一致，以及研究质量较差，使得这一问题更加严重。一些研究只关注原有的关节功能障碍，很少有研究关注FHP、口面部TrPs和颞下颌关节疼痛之间的关系。但是出乎意料的是，尽管FHP与颈部疼痛和功能障碍有关，但在年轻人中，FHP与圆肩姿势却没有关系[60]。长时间使用笔记本电脑和智能手机是导致年轻人出现FHP引发的头痛和颈肩痛的危险因素。同样，对办公室职员的研究表明，FHP和颈部疼痛之间也存在相关性[63]。

对使用电脑过程中姿势的评估已经成为学生头颈痛评估中的一个必要组成部分，虽然通常被用于工作场所的人体工学评估，但现在也应被考虑用于使用笔记本电脑人群的头颈痛的评估。穿高跟鞋与青春期少女的潜在的不良姿势改变直接相关，包括FHP、腰椎前凸和膝关节外翻。以上这些以及与之类似的研究存在的问题是，尽管它们与其他关于人体工学压力对肌肉的影响的研究过程是一致的，但它们的研究数量却很少。

背背包会增加儿童在以后的生活中发生颈背痛的风险。背着相当于儿童体重7.5%的背包会显

著降低儿童的颅椎角度[65]，这可能是导致青春期和成年期FHP的产生和持续的一个重要危险因素，尽管还没有相关的研究可以直接证明这一点。FHP与中度腕管综合征也有关，但并非直接的因果关系。用嘴巴呼吸的儿童更有可能产生FHP[67]。

FHP的治疗主要是物理疗法，包括姿势矫正练习。相关的随机对照试验（rct）研究显示，可降低FHP发生概率的矫正练习[68]。McKenzie运动、Kendall运动以及包括自我伸展运动在内的一系列可以改善颅椎角和肩胛指数的运动方法，此外，普拉提运动也可以减少疼痛和颈部功能障碍。活动上部胸椎以及运动疗法的联合应用效果优于单纯的活动上颈椎。在颅颈屈曲运动中加入枕下松解可改善治疗效果[72]。颈椎锻炼也能降低因使用智能手机而导致的FHP的发生率。与前面提到的一样，针对这些治疗的相关研究存在的主要问题是研究数量较少。

（2）下交叉综合征

下交叉综合征（Lower cross syndrome，LCS），也称为远端或盆腔交叉综合征，分为两类：A型姿势和B型姿势。其中A型姿势更常见（图76-15），表现为腰骶节段的竖脊肌和筋膜、股直肌、阔筋膜张肌、腘窝肌和髂腰肌紧的紧张，同时伴腹肌和臀肌的无力[7]。理论上，这些变化会导致骨盆前倾，腰椎前凸增加。同样，在A型姿势中，人们倾向于进行更多的髋部屈曲运动和腰椎的伸展运动。B亚型姿势（图76-16）与FHP关系更密切（图76-14），会造成与FHP相同的身体损伤，但同时会伴有胸椎后凸、腰椎前凸减少，BCOG后移，以及继发膝反屈[1]。

涉及肌肉骨骼疼痛和LCS的某些促成因素以及特定的腰骨盆姿势时，证据往往是多种多样且相互矛盾的，这也许并不令人惊讶。关于TrPs和LCS姿势以及腰骶骨盆姿势之间的关系，目前尚缺乏有效的研究。然而，我们可以预见，在接下来的研究中，肌肉的缩短或延长可能会加速TrPs形成的观点会被反复提及，并会被纳入相关检查中。有研究支持髋部。

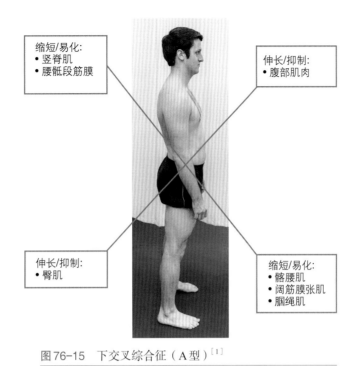

缩短/易化：
• 竖脊肌
• 腰骶段筋膜

伸长/抑制：
• 腹部肌肉

伸长/抑制：
• 臀肌

缩短/易化：
• 髂腰肌
• 阔筋膜张肌
• 腘绳肌

图76-15　下交叉综合征（A型）[1]

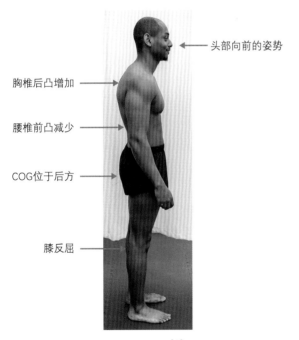

头部向前的姿势

胸椎后凸增加

腰椎前凸减少

COG位于后方

膝反屈

图76-16　下交叉综合征（B型）[1]

伸展运动障碍继发于髋部屈肌的紧张以及髂腰肌的缩短，并伴有下腰痛。Ranger等人进行的一项研究表明，通过磁共振成像发现，较短的腰椎椎旁筋膜与高强度的下腰痛相关。此外，Malai等人的一项研究表明，对慢性非特异性腰背疼痛伴腰背过度前凸的患者进行髂腰肌的松弛拉伸运动，可以有效减轻疼痛、改善髋屈肌长度、减少

腰椎前凸角度、增强腹横肌活性。然而，Walker等人的一项研究发现，站立时的腰椎前凸、骨盆倾斜与腹肌功能之间没有关系。Nour-bakhsh和Arab进行的一项研究发现，腰痛（LBP）和诸如脊柱前凸、骨盆倾斜、髂腰肌长度或腰椎椎旁结构的长度之间没有很强的相关性。

此外，Heino等人发现，髋部外展ROM和站立时的骨盆倾斜角，站立时的腰椎前凸或腹部肌肉性能之间没有明确关系。甚至建议临床医生应当基于视觉可见的姿势功能障碍特别是臀部屈肌筋膜拉伸来进行治疗。Heino等人建议依据具体的检查结果作为治疗的指导。但是需要注意的是，Heino等人的研究是在健康的年轻人（21～49岁）身上进行的，而Walker等人的研究是在健康且没有腰痛的年轻人（20～33岁）身上进行的。

髋部肌肉无力或受抑制是LCS的相关表现之一。证据表明，髋部肌肉无力和其他肌肉功能障碍之间存在一些关键的联系，这与LCS的观察结果类似。Lee和Oh以及Arab等人发现，臀大肌无力与腘绳肌长度的改变存在关联。此外，Arab等人的研究表明，在伴有臀大肌无力的骶髂关节功能障碍患者中，腘绳肌长度减少与此有显著的相关性。van Wingerden等人认为下腰痛患者的腘绳

肌紧张是调节盆腔不稳定性的一种代偿机制。但是，Nourbakhsh 和 Arab 进行的研究表明，腘绳肌长度，骨盆倾斜或腰痛之间没有关联。Lee 发现，臀大肌力量并没有一个标准值，它与腘绳肌的长度之间也没有显著的负相关性；然而，当依据受试者的身高和体重对臀大肌力量进行标准化后，其与腘绳肌的长度却存在一定的正相关性。这一发现对之前的研究以及由此得出的关于力量差异以及其与姿势差异的关联的错误结论有着巨大的影响，因为身体大小和力量之间有着高度的相关性。然而，在 Lee 等人的研究中，值得注意的是，82 名受试者都是健康的年轻男性，不包括任何存在腰痛的受试者。

胸椎旁肌肉张力的增加或腰椎旁肌肉的肥厚可能是腹部肌肉无力的结果，或者如果同时伴有 LBP，则常作为对髋屈肌缩短，臀肌和腹肌无力的一种代偿[85]。Hultman 和 Lankhorst 等人也发现腰痛患者的腰椎伸展性降低[86,87]。Nourbakhsh 和 Arab 进行的研究发现[14]，腰痛与腰椎伸肌耐力缺陷的相关性最高。

受抑制或延长的腹部肌肉及其与 LCS 其他特征的关系在诸如 Youdas，Walker，Levine 等人所做的多项研究中引起广泛争论[88]。

这些研究显示，腹部肌肉力量，骨盆倾斜和腰椎前凸之间没有联系。Toppenberg 和 Bullock 以及 Youdas 等人也认为腰椎前凸与腹肌长度之间没有显著关系[90]。然而，有几项研究表明，腹肌无力与腰部疼痛有关[78,91-94]。尽管如此，考虑到关于腹部或核心力量的各种各样复杂的争论，以及获得这些结果的测试方法，许多相关的研究都需要仔细审阅以作为个人指导意见。

LCS 最常见的病理特征是出现典型的持续性慢性腰痛。然而，研究人员对持续性慢性腰痛的治疗已经研究了几十年，但共识有限。这些研究缺乏对于 TrPs 的姿势性因素考虑，尤其是腰椎区域。有关躯干和臀部肌肉组织 TrPs 的检查和治疗，请参阅本文第五和第六节。

由于体型和姿势的极端差异性，根据当前现有的姿势规范可以预测，特定的姿势与疼痛之间没有特定的关系或相关性。例如，Laird 等人对 62 名有腰痛和没有腰痛的受试者进行了一项研究，得出的结论是，这两类受试者的站立前凸角度之间没有显著的差异性。然而，这项研究除了评估受试者的腿痛时间是否超过 12 周以及其在疼痛评估量表上的得分是否超过 2 分（满分 10 分）外，并没有定义或描述腰痛，基于类似的研究，临床医生很容易在姿势检查中将这些发现归因于某些变量的忽略（如椎体前凸角度）。

（3）分层综合征

Janda 所描述的分层综合征是 UCS 和 lcS 的结合，也被称为层化综合征。层化综合征本质上是指肌肉肥厚或缩短以及萎缩或伸长的分层[7]。从背后来看（图 76-17），腘绳肌、胸腰段竖脊肌、颈段竖脊肌、上斜方肌、肩胛提肌表现为典型的肌肉肥大或缩短。这与臀肌的萎缩或伸长以及肩胛稳定器的性能降低有关[1]。从腹侧来看，出现典型的肥厚或者缩短的肌肉包括胸大肌，胸锁乳突肌，髂腰肌和股直肌[7]，同时伴有腹肌和颈深屈肌的萎缩或伸长。

（4）詹达方法处理姿势综合征的总结

关于分层综合征，UCS 或 LCS 的治疗，建议考虑 Janda 方法来控制这些姿势。总的来说，Janda 关于姿势综合征的处理方法首先是静态的姿势评估，然后观察单腿站立姿势和步态。接下来，评估可疑肌肉组织的运动模式特征和肌肉长度以判断肌肉是否有紧张或者缩短如果存在肌肉失衡的现象，临床医生就应该根据收集到的信息推测出功能障碍的原因，并据此选择相应的干预措施。治疗首先要使周围结构恢复正常，这基本上包括通过姿势纠正使感觉运动系统的传入体系恢复正常，并应用生物力学原理，通过手法治疗，为组织愈合提供最佳的环境。一旦周围结构正常化，肌肉平衡就会恢复。如果肌肉之间不够协调，那么运动链中力量最强的肌肉就不能发挥作用。同样，当存在 UCS、LCS 和分层综合征中所描述的拮抗肌的紧张或缩短时，在强化薄弱的

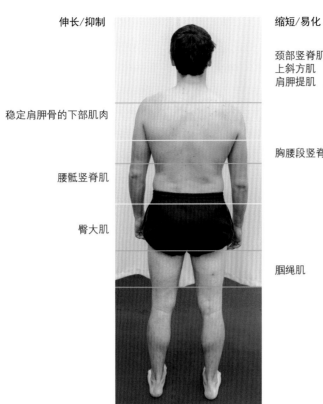

伸长/抑制

缩短/易化

颈部竖脊肌
上斜方肌
肩胛提肌

稳定肩胛骨的下部肌肉

胸腰段竖脊肌

腰骶竖脊肌

臀大肌

腘绳肌

图76-17　分层综合征（背面）[1]

肌肉组织之前，必须先恢复正常的肌紧张和肌肉长度[1]。因为这些缩短或者紧张的肌肉都有可能形成TrP；因此，评估这些可预测的肌肉群，对于治疗TrPs以恢复正常的肌肉张力和功能可能是必要的。肌肉平衡恢复后应该进行"感觉运动训练"，增加本体感觉的传入，以促进自主和适当的肌肉协调功能，并促进关节反应性的恢复和姿势的稳定，而不是特定肌肉的强化。最后，由于疲劳是运动模式代偿反应的诱发因素，因此，应该强调以高运动量低强度运动为主的协调运动模式。家庭运动是非常重要的，因为患者必须保持不断地练习，以便在中枢神经系统水平做出改变。详情见第四章"持续性因素"，以了解更多关于不合适的运动模式及其对伤害感受系统的影响。临床医生应当寻找合适的信息来源，以进一步了解Janda治疗方法。

5　呼吸的姿势因素

呼吸的主要目的是进行氧气和二氧化碳的交换，是为了满足身体的新陈代谢需要。这种交换是通过呼吸运动来实现的，呼吸运动受自主神经系统的控制和协调，并受物理、化学和情绪因素的影响，然而，当机体受伤或产生疼痛时，皮层下水平会代偿性的产生错误的呼吸模式。这可能会导致这种错误的呼吸模式在皮层下持续存在，并最终成为一种固有的运动程序，即使最初的诱发因素已不再存在。当膈肌不能履行其脊柱姿势稳定器的职责时，那么相应的其他肌肉就会发生代偿，而这些代偿的肌肉就很容易产生触发点。

呼吸运动，不论是在神经和机械层面上，还是内在和外在层面上，都是某种姿势或者运动的组成部分。这一点可以从更明显的例子中看到，例如音乐家深吸气以协调初始的音符，武术家在击打或做出下一个动作时深呼吸或大喊，网球运动员在击球前大喊大叫，举重运动员在举重前大叫。

本节重点讨论呼吸对姿势和运动的作用。有关正常呼吸机制的更多详细信息，请参见第四十五章，如图45-8和图45-9所示。

（1）膈肌的姿势功能

Lewit说："如果呼吸运动不正常，那么其他的运动模式也都会变得不正常。"因为呼吸和运动有某种内在联系，呼吸自然对姿势功能也有影响。姿势和运动通过膈肌互相联系。有关膈肌的解剖和功能，请参阅第四十五章。尽管膈肌在生命功能中扮演着很重要的角色，但它却常常被忽视。然而，由于膈肌在IAP和脊柱综合稳定系统（ISSS）中的作用，当膈肌功能下降时，可能会造成姿势不稳定或运动的不协调[98]。

膈肌具有呼吸肌和姿势肌的双重身份，对脊柱的稳定性和由此产生的运动至关重要。在中枢神经系统的参与下，膈肌在呼吸或躯干姿势稳定时，通过使膈肌穹窿变平或膈肌尾部下降来协助完成姿势控制[8]。

在膈肌尾部下降期间，膈肌在体位运动中起着活塞的作用，其对腹腔脏器产生压力，并增加对盆底和腹肌的IAP[8]。这导致腹壁偏心扩张到足够的腹腔和胸腔体积，然后保持等间距。在理想的情况下，如举起重物时，这种"偏心等距"的肌肉活动将与肌肉的用力程度和满足运动需要的功能相匹配[8]。

IAP的调节是通过膈肌、盆底肌、多裂肌和腹横肌的共同作用来实现的，可以保证腰骨盆部前趋姿势的稳定性。正如Frank等人所达成的共识，IAP的增加可以使脊柱稳定，是影响脊柱力学和刚度的一个参数。因此，IAP与ISSS互相协调以保持脊柱的动态稳定性。

ISSS，正如Kolar等人描述的那样，是保证颈部和上胸部区的伸肌、颈深屈肌、膈肌、盆底、腹部的所有区域以及下胸部和腰区的脊柱伸肌共同活化的平衡系统。通过与IAP的协同作用，ISSS可以维持脊柱硬度，有助于脊柱的动态稳定。ISSS的相关肌肉构成了"深部核心"，通过"前馈控制机制"，使得它们的活化先于大多数的随意运动[98]。

ISSS为肌肉的运动提供了稳定的基础或支撑点。例如，腰大肌主要依靠胸腰椎作为一个BOS来充当髋关节屈肌；然而，如果ISSS效能降低，可能会由于腰大肌产生的力量和拉力而导致腰椎形成一个向的前剪切应力。此外，Kolar等人进行的一项研究表明，IAP和ISSS的调节能力可因膈肌姿势功能的下降而受到干扰，从而导致脊柱浅部伸肌的代偿性活动。最终导致脊柱压力的增加。膈肌姿势功能的下降也会导致上下胸部肌肉组织的不平衡，导致胸廓和整个胸部位置的异常。膈肌稳定功能的异常通常与呼吸功能的异常相一致[8]。

（2）膈肌的评估

呼吸模式的评估是评估脊柱稳定功能的关键。它显示了膈肌和腹肌之间的相互作用及关系[7]。

呼吸和膈肌的评估

正常的膈肌收缩将腹部内容物向下推至骨盆，导致腹部突出，并在吸气时增加下胸部的容量。正常的静息吸气运动包括膈肌的协调收缩、下胸的扩张和胸腔的抬高，所有这些都会增加肺容积。随着膈肌尾端的下降，如果腹壁和盆底张力正常，IAP就会相应的增加[98]。正常潮式呼吸时，副呼吸肌是松弛状态，胸骨向腹侧运动，水平面上不发生移动学[7]。

在评估呼吸时，临床医生应首先评估静息站立时的姿势，并评估患者的自然呼吸模式、胸壁的形状和大小、腹壁的自然肌张力、肩部位置（拉伸或收缩）、头部位置以及是否存在反常呼吸。正常潮式呼吸时，应观察下胸腔和腹腔的对称扩张，特别是胸骨向腹侧运动时的胸廓下口[3]。在观察呼吸和姿势之后，建议进行坐位膈肌测试和IAP测试，以进一步评估膈肌是否有能力产生和维持IAP。应该指出的是，这些测试方法只能定性，因为客观的测量方式是有限的。关于如何进行坐位的膈肌测试和IAP测试，请参考以下资源[9,95,98]。

正常的呼吸机制在第四十五章详细介绍，并在图45-7和图45-8中加以说明。

呼吸功能障碍

如果患者表现出沙漏综合征相关的姿势，就

像静息站立姿势评估中的腹壁部分所描述的那样，膈肌将呈现出矛盾或者相反的运动。胸部和腹部以一种矛盾的呼吸方式相互对立。吸气时，胸部扩张（向上和向外），而腹部收缩，使膈肌升高，肺容积减少。呼气时，情况正好相反。因此，正常的呼吸运动不足以产生足够的潮气量，机体只能通过上胸部肌肉和斜角肌的过度活动向上提拉胸廓以满足足够的气体交换。在斜角肌和胸锁乳突肌将颈椎向前牵拉的同时，通常会导致颈区（表76-4）伤害链的产生，最终引发枕颈连接处的FHP[51]这同时也会导致继发于呼吸运动系统协调功能下降的上颈部、颈胸交界处和上部肋骨的运动受限。

呼吸功能也会受到FHP的影响。这是由于副吸气肌相对于处于过度使用状态的膈肌更易占主导地位，使得胸腔的吸气位置与胸段脊柱的紧张度有关。继发于FHP的肺活量和用力呼气量的减少已被报道[55]。此外，Kolnes观察到，持续存在的肋骨或上胸部为主的呼吸模式会导致呼吸肌（如斜角肌和胸锁乳突肌）的持续过度易化，使FHP和TrPs持续存在。

膈肌姿势功能障碍

和沙漏综合征相关的膈肌姿势功能障碍中，膈肌会明显变平。膈肌的中心腱膜变成了固定的点，并通过对附着在下部肋骨上的膈肌肌腹的拉力将肋间隙和下部肋骨向内牵拉。由于这种激活并不是对称的，腰段的膈肌收缩会更明显，并且由于膈肌的姿势功能障碍和协调IAP的需要，胸腰椎交界处附近的椎旁浅层肌肉会逐渐变得肥大，同时抑制腹壁肌肉[95]。此外，胸椎区相关的trp通常发生在膈肌、胸大肌和背部竖脊肌，同时伴有胸椎和胸廓的关节限制。如果发现呼吸姿势模式的改变或功能障碍，这可能表明由中枢神经系统介导的肌间和肌内协调功能障碍[108]。

（3）关于膈肌双重作用的治疗考虑

为了保证脊柱的生理稳定性，正常的生理呼吸是必需的，反之亦然[10]。然而，如果脊椎的生理稳定性遭到破坏，就可能会导致全身肌肉受到不恰当且不稳定的牵拉作用，最终促成TrPs的形成。

运动链肌肉中的TrPs对错误的呼吸模式存在很大的影响，例如矛盾呼吸或错误的姿势模式[51,97,109]。Page等人也描述了类似于运动链的疼痛链，在整个链中都有相关trp的产生。据观察，疼痛链通常是单侧的，多见于慢性疼痛的患者。表76-4描绘了相关的疼痛链，以及明确TrPs需要做的检查。

鉴于TrPs能够改变运动链启动顺序的能力，可能需要对疼痛链中的TrPs进行评估和治疗，以恢复膈肌呼吸和功能的平衡。如果患者的胸椎，腹壁或胸廓的活动性较差，则可能难以维持生理的呼吸模式和足够的躯干稳定[108]。为了改善胸壁的独立运动能力以及胸筋膜的移动性，应该提倡把治疗重点放在下部肋间隙上[108]。

一旦膈肌的功能得到改善，患者必须重新学习正确的膈肌呼吸模式。当患者斜躺时，一只手放在胸部，另一只手放在腹部，然后充分的呼气（图20-15B）。单纯的膈肌呼吸是很容易学会的，如果患者保持胸部处于收缩位，而不是舒展位（图20-15C），并且在专注于呼吸的过程中，交替收缩膈肌和腹部肌肉（保证腹部在吸气时向外凸出，呼气时向内凹陷），同时保证没有上胸部的外展或者提拉胸骨。当顺利地完成膈肌呼吸时，接下来患者就可以学习协调肋间肌和膈肌来完成呼吸运动。当呼吸比较协调时，胸部和腹部会保持一致的运动。患者应注意双手在呼气时的紧密接触和吸气时的分离状况；双手会同时上下移动。这可能帮助患者考虑通过扩展"侧风箱"或"桶柄"（向外侧扩展胸廓下部）以及抬高胸骨（"泵柄"）以在充分、正常、协调的吸气过程中充分扩展胸部。来自手的位置反馈通常对患者学习这项技术很有帮助。如果患者在这方面存在困难，在完全呼气时通过快速拉伸下胸腔，进而提供一个手动的压力，可以由此来刺激膈肌的活化。可以指导患者在仰卧位时施加这种压力的伸展手法。

患者应该在白天和晚睡前每隔一段时间练习一次协调呼吸。即每呼吸一次，数到"4进"和

"4出"，然后停顿一下，"保持放松"，再数到4，如此重复，这样有助于形成规范的呼吸节律。患者应该保持全天使用这种协调的呼吸模式。

在学会了平卧时的正确呼吸方式后，患者也必须将这种学习过程转换到直立时的呼吸模式中。患者坐在一个稳固平坦的椅子上（图20-13），保持骨盆向前和向下倾斜（增加腰椎前凸），缓慢地深吸一口气。前倾的骨盆将前胸与耻骨联合分开，使吸气时膈肌更容易自然地收缩并保持腹部前凸。然后，通过骨盆后摇（骨盆后倾或腹部卷曲运动）以及缓慢呼气时的微微前倾，腹部会出现内收，同时增加的IAP向上推动膈肌，帮助抬高放松的膈肌。

6　常见姿势

常见的静态姿势，如久坐、伏案工作、办公、开车和睡觉等会使相关肌肉及身体其他结构负荷过大。本节将讨论这些常见的姿势及对应的理想姿势的建议；然而，临床医生在为患者提供建议时，应该考虑到患者的具体情况。

（1）坐位

久坐已被许多临床医生和研究人员称为"新型吸烟"，因为久坐会增加全因死亡率。Wilmot等人的研究表明，久坐行为通常与糖尿病、心血管疾病和全因死亡率有关。职业安全健康管理局（OSHA）建议经常休息。虽然OSHA建议电脑工

作人员每工作2小时休息10分钟，但更频繁的短时休息可能更有益，因为它可以让患者认识和调整自身的姿势。对于任何需要一次坐上几个小时的活动或职业，坐姿是至关重要的。

坐姿一直是一个备受争议的话题，合适的腰椎屈曲程度究竟为多少仍不清楚，因为腰椎屈曲程度的增加与LBP有一定的关系[42]。

大多数人普遍认同的坐姿，正如Sahrmann描述的那样，"脊柱保持直立并存在支撑物，肩膀与臀部平齐，双脚平放于支撑物上，髋部弯曲90°"。而在没有支撑的坐姿中，与站立姿势相比，骨盆会轻微后倾，导致腰椎的排列相对于颈椎和胸椎显得更加平直。然而，Sahrmann指出，"由于个体在姿势和人体指标上的差异，没有一张椅子或座位是适合所有人的。"由于脊柱弯曲度、身高和四肢比例的变化，不符合"人体工程学"标准的人总是存在一种天然的劣势，那就是他们不得不坐在无法充分支撑他们的椅子或座位上。可以对椅子进行改造，比如对腰椎前凸的患者，可以增加一个腰卷或支撑物，要注意这种支撑只能填满前凸的脊柱和椅子之间的空间，而不会让腰椎得到伸展。

纠正不良坐姿的另一种方法是采用Brugger坐姿，利用一种类似于齿轮的姿势机制。通过改变齿轮底盘-即骨盆，患者可以控制脊柱弯曲的反转，并通过改变身体的一个部位来获得合适的坐姿。

如本章前面所述，在这个普遍使用手机和

表 76-4　疼痛链的相关肌肉，包括 TrPs 的检查以改善膈肌呼吸和功能			
颈　区	胸　区	腰/腹区	肩　带
胸锁乳突肌 斜角肌 颈后夹肌 上部斜方肌 肩胛提肌	胸大肌 胸小肌 膈肌 肩胛下肌 前锯肌 髂腰肋肌	盆底肌 臀大肌 臀中肌 梨状肌髂肌短内收肌 腘绳肌 股直肌 阔筋膜张肌	肩胛下肌 冈下肌 冈上肌 三角肌 大圆肌 肱三头肌长头

改编自 Liebenson C.脊柱康复·从业人员手册.第2版。马里兰州巴尔的摩：Lippincott Williams & Wilkins；2007（第784页）.

笔记本电脑的技术进步时代，长时间使用这类设备可能导致FHP相关的头痛以及年轻人的颈肩痛[61,62]。如图76-6所示，患者为了保持合适的观看角度，不得不采取骨盆过度后倾的坐姿，形成Brugger坐姿所描述的脊柱弯曲度的异常反转[1]。经常盯着电子屏幕会导致FHP，如果肘部同时缺乏支撑还会导致肩胛骨进一步前伸。通过对枕物和肘部支撑的矫正，如图76-18所示，患者脊柱弯曲度的反转会逐渐得到改善，FHP也会降低，同时改善了整体姿势排列。

（2）计算机或工作环境的人体工学分析

根据劳工统计局的数据，超过一半的劳动者（约7 700万美国人）在工作中使用电脑。越来越多的雇员使用电脑工作，引起了人们对工作环境的人体工程学的关注。此外，肌肉骨骼疾病也在持续增加，据报道，计算机工作者出现相关疾病的比例从20%上升到75%。长时间使用笔记本电脑和智能手机是导致年轻人头痛、颈部疼痛和肩痛的危险因素。许多公司已经着手改变，营造更适合于人体工程学的工作环境。

纠正个人的工作环境常是最有力的干预。对于伏案工作的人来说，应该使用台式电脑或带扩展台的笔记本电脑，键盘允许肘部和肩部在90°时保持放松（图76-19A）。电脑屏幕或笔记本电脑应该直接放在身体前面，高度要比眼睛低2/3，这样可以促使人们挺直身体，同时尽量减少眩光。文件应该放在与电脑屏幕同高的架子上（而不是平放在一边的桌子上），以便随时查阅，避免过度的肌肉紧张。

可以通过更改光源的相对位置或使用防眩镜来控制眼镜和隐形眼镜上的反射。同时也应该积极纠正近视，因为它有利于改善过度的头前伸位所致的胸锁乳突肌的缩短。最近换过新的渐进镜片的患者应对自身的工作环境重新进行评估，以确保良好的人体工程学。

电脑鼠标和键盘应位于同一高度上，这可能需要添加键盘和/或鼠标托架。患者应考虑左右手交替使用鼠标。尽管这种训练可能需要数周或数月的时间来适应，但它有可能会让双手都可以熟练地使用鼠标，并最终去除许多上肢和肩带肌肉中的TrP。

根据国际标准的人体工学原理，腕部的舒适姿势定义为45°屈曲，45°伸展，20°尺侧倾斜或15°桡侧倾斜[115,116]。减小计算机键盘的倾斜度还可以减少使用键盘时所需的手腕伸展力度[117]。鼠标的位置与腕部伸肌负荷过大有关，中央型的鼠标位置，即鼠标位于键盘和使用者身体之间，

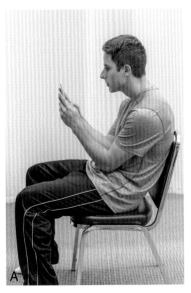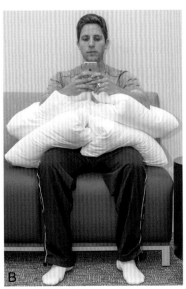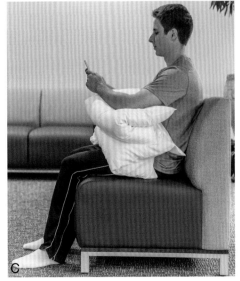

图76-18　**A** 与使用手机有关的不良坐姿。**B**、**C** 用枕头纠正不良坐姿

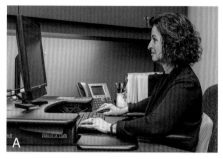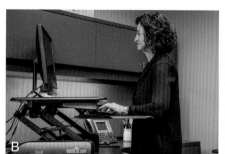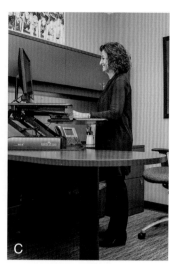

图76-19　工作环境。**A** 有效的坐姿。**B**、**C** 使用站立式办公桌的中性站立姿势

是减少上肢总体应力的最好方法之一，尽管避免手腕过度伸展的最佳建议位置是将鼠标放在较窄的键盘旁边，且该键盘没有数字按键[118]。有一定的证据建议在鼠标中应用振动反馈[119]。

　　每30分钟左右中断一次长时间的打字或数据输入操作，并进行手指振动训练（图35-6），可以帮助腕部伸肌的功能恢复。具体方法是：将手放到身体两侧，完全放松，然后移动手臂和肘部，被动地晃动手和手指。

　　关于办公室坐姿的评价，对于椅子的评估很重要。坐位时，合适的坐骨结节负重可以使膈肌的呼吸运动更加轻松。

　　如果椅子带有头靠，则应该保证它不会向前推动头部。如前所述，腰卷必须确保腰椎前凸得到支撑而又不会增加腰椎前凸[36]。如果患者出现骨盆过度后倾，应该选择可以让骨盆保持前倾的楔形靠垫或一张可调节的坐椅。最后要考虑的是髋部在椅子上的相对位置。推荐髋部和膝部的弯曲角度为90°，同时双脚平放于地面上。这是在选择座位高度时要考虑的主要因素。如果座位高度已经调到最低，但是髋部的弯曲角度仍然大于90°，则可在地面上放置一个足垫，以提高地面高度（表76-5）。

　　实现如上所述的身体排列有利于保持脊柱处于中性的姿势位置。可供购买的椅子是非常多的，但拥有一个可以上下调节高度的椅子以及

表 76-5　设置合适的符合人体工学的工作环境的关键点

1. 显示器的高度应该保证其与双眼处于同一水平面上。
2. 键盘和鼠标的放置应该可以使肘部处于90°弯曲状态。
3. 手腕应该稍微伸展。
4. 髋部应成90°角弯曲，双脚平放在地面上。
5. 头部、肩部和髋部平齐，背部由椅背支撑。

一个可调节的靠背才最有价值的。站立式办公桌也是一个可行的选择，如图76-19B和图76-19C所示。

（3）驾驶姿势

　　开车，无论是去杂货店的短途旅行还是越野旅行，都包含了司机需要在任何地点完成的许多动作。这些动作包括但不限于，转头检查视野盲区，倒车时向后看，双手旋转方向盘，踩下刹车/油门，换挡。然而，在完成所有的这些动作过程中，驾驶员大部分时间都是坐着的。对于所有的司机来说，维持中性和有效的驾驶姿势都是相当重要的。随着车辆选择的增加，从小型汽车到大型卡车，其整体的座位系统都是大同小异的。因此对于车辆而言，最重要的是它的调节能力。

　　驾驶车辆时的坐姿如图76-20所示。驾驶时

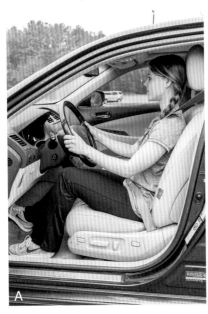
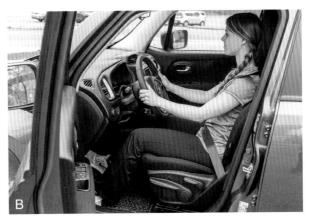

图76-20　驾驶姿势，显示坐在车上时要考虑的关键关节。**A** 轿车。**B** 越野车（SUV）

的最佳坐姿应该在车辆启动之前就摆好。这种姿势可以让大部分的驾驶任务在没有更多的要求或身体压力的情况下完成。大多数新车的座位高度都可以调节；但是，如果座位高度不可调节，可以使用衬垫来帮助达到合适的座椅高度。另一方面，座椅位置通常很难调整，因为大多数车辆没有这个选项。正常情况下，腘窝和座椅之间应该有一英寸的距离以避免对该部位的神经和血管的过度压迫。

当司机刚坐到车里时，常见的初始调整通常是椅子的前后位置。理想情况下，座椅应该位于驾驶员能够踩下油门和刹车的地方，同时背部靠在椅背上，膝盖保持20°～30°的弯曲。如果方向盘是可调的，建议将手肘保持在大约120°的弯曲位置，而手臂置于方向盘的合适位置上。然而，为了安全起见，根据美国国家公路交通安全管理局（NHTSA）的规定，司机的胸部应该始终与安全气囊保持至少10英寸的距离，具体距离应该根据不同的体型和身体状况确定。有关该问题的详细信息，请参阅国家公路交通安全管理局的网站。如果读者来自美国以外的国家，请参阅相关政府网站获取最新信息。

车座同时应该可以为胸椎和腰椎提供支撑。

建议的座位与靠背的角度为100°～120°。这种略微伸展的姿势可以减轻脊椎的压力。关于颈椎，头枕的使用很重要。头枕的设计主要应考虑其安全性。在机动车辆发生事故时，当来自后方的力量作用于车辆时，头枕将为头部提供支撑。然而，头枕的摆放位置应该确保后枕骨位于头枕的中心。这不仅有助于提供适当的颈部支撑，还可帮助司机避免FHP。

一旦主要的调整已经完成，司机就应该接着调整后视镜和侧镜。后视镜的放置应该确保使驾驶员不必过度改变坐姿。

（4）睡眠姿势

睡眠是人体恢复功能的方法，也是维持身心健康的手段。当人们面对日常生活的压力时，他们必须通过睡觉来补充第二天的能量。人一生中大约有1/3的时间是在睡眠中度过的，这意味着大部分时间是在相对静止的状态中度过的。不幸的是，睡眠也与TrPs有关。TrPs会因为疼痛和肌肉的拉伸或缩短而妨碍睡眠。TrPs也可能在睡眠期间被激活并持续存在。一般来说，无论是肩痛还是腰痛，患者的睡眠都会因此受到影响。患者经常叙述自己不知道怎样保持舒适的睡姿。然而，改变患者的睡姿可以改善睡眠质量，减少TrPs对肌肉的损害，促进康复。

　　虽然许多人对睡眠姿势有自己的偏好，但大多数睡眠姿势调节的主要目标应该是在根据患者的解剖结构进行调整时找到一个中性的位置或姿势。从颈椎开始，枕头位置的选择是很重要的。无论仰卧、侧卧还是俯卧，头部应保持处于中性位置的旋转，鼻子与胸骨在一条直线上。仰卧位时，如果患者的头表现为严重的前倾，医生可能需要在不造成颈椎过度屈曲的情况下，用额外的枕头进行调整（图76-21B）。仰卧和侧卧枕位的最终目的是为颈椎提供足够的支撑，以促进颈椎肌肉组织的放松。如果患者仰卧位时腰椎前凸角度过大，可能需要在腰椎下放置几张折叠的床单，以占据多余的空间并提供足够的支撑。对此表现的另一种调整是在膝盖下放置一个或两个枕头，以减轻腰椎的负担。同时床垫的硬度或柔软度也应考虑在内。

　　侧卧位时，如果患者出现轻微脊柱侧弯，可能需要再次在腰椎下放置几张折叠的床单，以占据多余的空间并提供足够的支撑。枕头可以放置在两腿膝盖之间，以协助髋部处于最佳位置，也可以在上臂放置一个枕头，为肩膀提供足够的支撑（图76-21）。

　　俯卧位时，重要的是通过枕头的放置使患者置于相对倾斜的位置，如图76-21C所示。即使在这种姿势下，头部仍应尽量处于中立位，并使头部与枕头边缘保持一定角度。同时应该在弯曲的膝部下放置一个枕头，以提供一定的支撑。同时

为了减轻疼痛部位的肌肉张力，使肌肉处于中性的静息态，也可进行相应的调整。

7　摘要

　　姿势非常像一张地图——它不一定显示任何具体的目的地，它显示的是整个画面。然而，如果不考虑静态或动态的姿势，治疗肌筋膜疼痛就像是没有道路的旅行。因此，如果临床医生在检查时忽略了姿势的改变，那么检查基本上就相当于在没有任何方向的情况下进行。可以认为对相关姿势的观察会使临床医生产生偏差；然而，这取决于临床医生阅读地图的相对能力。当评估姿势时，临床医生相当于是在观察一个内在动态系统的过程中进行抓拍。因此，临床医生必须把身体作为一个整体来考虑。

　　临床医生必须确定患者的姿势是否与临床医生收集的病史有关，或者患者的姿势调节系统是否不再起作用，是否有能力承受重力和患者的日常生活压力。在进行每一次姿势评估时，临床医生都应该注意相关的姿势功能障碍或不良的调节方式，这些都是目前导致患者相关主诉和症状的原因。

　　如本章引言所述，姿势是身体适应重力和特定位置的外力的总括性视觉反映。姿势不能确定疼痛；相反，它只是为临床医生标出大致的范围。这取决于临床医生利用临床推理技巧解释地图的能力，以规划到他们预期目的地的路线。然后，检查就像一个精心计划的旅程，通向治疗或如何进行下一步。

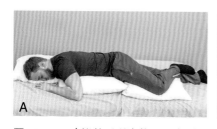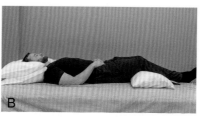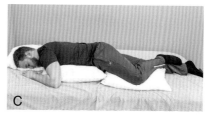

图76-21　建议的睡眠姿势。**A** 侧卧，强调脊柱位于中性位。**B** 仰卧。**C** 俯卧。头向一侧偏1/4以减轻颈部肌肉的压力

武思尹、马柯　译　马柯　审

参考文献

［1］ Page P, Frank C, Lardner R. *Assessment and Treatment of Muscle Imbalance. The Janda Approach.* Champaign, IL: Human Kinetics; 2010 (pp. 65, 67, 70, chapter 22).

［2］ Kendall FP, McCreary EK. *Muscles: Testing and Function, with Postureand Pain.* 5th ed. Baltimore, MD: Lippincott Williams & Wilkins; 2005(pp. 30-31, 65, 66-68).

［3］ Putz-Anderson V. *Cumulative Trauma Disorders: A Manual of Musculo-skeletal Diseases of the Upper Limbs.* Bristol, PA: Taylor and Francis; 1988.

［4］ Jull GA, Janda V. Chapter 10, Muscles and motor control in low back pain: assessment and management. In: Twomey L, Taylor JR, eds. *Phys-ical Therapy of the Low Back.* New York, NY: Churchill Livingstone; 1987: 253-278.

［5］ Chaitow L, Bradley D, Gilbert C. The structure and function of breathing. In: Chaitow L, Bradley D, Gilbert CH, eds. *Recognizing and Treating Breathing Disorders: A Multidisciplinary Approach.* 2nd ed. London, England: Elsevier; 2014: 23-43 (p. 30).

［6］ Sherrington C. Hughlings Jackson Lecture on quantitative management of contractionfor "lowest-level"co-ordination. *Br Med J.* 1931; 1(3657): 207-211.

［7］ Kolar P. Examination of postural functions. In: Kolar P, Sulc J, Kyncl M, et al, eds. *Clinical Rehabilitation.* 1st ed. Praha 5: Alena Kobesova; 2013: 36-59 (pp. 40, 42, 45, 69).

［8］ Kolar P, Kobesova A, Valouchova P, Bitnar P. Dynamic neuromuscular stabiliza-tion: developmental kinesiology breathing sterotypes and postural-locomotion function. In: Chaitow L, Bradley D, Gilbert CH, eds. *Recognizing and Treat-ing Breathing Disorders: A Multidisciplinary Approach.* 2nd ed. London, England: Elsevier; 2014: 11-22.

［9］ Kolar P, Sulc J, Kyncl M, etal. *Clinical Rehabilitation.* 1sted. Praha 5: Alena Kobesova; 2013 (p. 37, 40).

［10］ Heino JG, Godges JJ, Carter CL. Relationship between hip extension range of motion and postural alignment. *J Orthop Sports Phys Ther.* 1990; 12(6): 243-247.

［11］ Walker ML, Rothstein JM, Finucane SD, Lamb RL. Relationships between lumbarlordosis, pelvictilt, and abdominal muscle performance. *Phys Ther.* 1987; 67(4): 512-516.

［12］ Laird RA, Kent P, Keating JL. How consistent are lordosis, range of move-ment and lumbo-pelvic rhythm in people with and without back pain? *BMC Musculoskelet Disord.* 2016; 17(1): 403.

［13］ Laird RA, Gilbert J, Kent P, Keating JL. Comparing lumbo-pelvic kinematics in people with and without back pain: a systematic review and meta-analysis. *BMC Musculoskelet Disord.* 2014; 15: 229.

［14］ Nourbakhsh MR, Arab AM. Relationship between mechanical factors and incidence of low back pain. *J Orthop Sports Phys Ther.* 2002; 32(9): 447-460.

［15］ Fredericson M, Ho C, Waite B, et al. Magnetic resonance imaging abnor-malities in the shoulder and wrist joints of asymptomatic elite athletes. *PM R.* 2009; 1(2): 107-116.

［16］ Boden SD, Davis DO, Dina TS, Patronas NJ, Wiesel SW. Abnormal magnetic-resonance scans of the lumbar spine in asymptomatic subjects. A prospective investigation. *J Bone Joint Surg Am.* 1990; 72(3): 403-408.

［17］ Brant-Zawadzki MN, Jensen MC, Obuchowski N, Ross JS, Modic MT. Interobserver and intraobserver variability in interpretation of lumbar disc abnormalities. A comparison of two nomenclatures. *Spine(PhilaPa1976).* 1995; 20(11): 1257-1263; discussion1264.

［18］ Teresi LM, Lufkin RB, Reicher MA, et al. Asymptomatic degenerative disk disease and spondylosis of the cervical spine: MR imaging. *Radiology.* 1987; 164(1): 83-88.

［19］ Borenstein DG, O'Mara JW Jr, Boden SD, et al. The value of magnetic resonance imaging of the lumbar spine to predict low-back pain in asymptomatic subjects: a seven-year follow-up study. *J Bone Joint Surg Am.* 2001; 83-A(9): 1306-1311.

［20］ Hitselberger WE, Witten RM. Abnormal myelograms in asymptomatic patients. *J Neurosurg.* 1968; 28(3): 204-206.

［21］ Jensen MC, Brant-Zawadzki MN, Obuchowski N, Modic MT, Malkasian D, RossJS. Magnetic resonance imaging of the lumbar spine in people without back pain. *N Engl J Med.* 1994; 331(2): 69-73.

［22］ De Smet AA, Nathan DH, Graf BK, Haaland BA, Fine JP. Clinical and MRI findings associated with false-positive knee MR diagnoses of medial meniscal tears. *AJR Am J Roentgenol.* 2008; 191(1): 93-99.

［23］ Wiesel SW, Tsourmas N, Feffer HL, Citrin CM, Patronas N. A study of computer-assisted tomography. I. The incidence of positive CAT scans in an asymptomatic group of patients. *Spine(Phila Pa1976).* 1984; 9(6): 549−551.

[24] Sher JS, Uribe JW, Posada A, Murphy BJ, Zlatkin MB. Abnormal findings on magnetic resonance images of asymptomatic shoulders. *J Bone Joint Surg Am.* 1995; 77(1): 10−15.

[25] Connor PM, Banks DM, Tyson AB, Coumas JS, D'Alessandro DF. Magnetic resonance imaging of the asymptomatic shoulder of overhead athletes: a 5−year follow-up study. *Am J Sports Med.* 2003; 31(5): 724−727.

[26] Guten GN, Kohn HS, Zoltan DJ. 'Falsepositive' MRI of the knee: a literature review study. *WMJ.* 2002; 101(1): 35−38.

[27] Lewit K. *Manipulative Therapy in Rehabilitation of the Locomotor System.* 3rd ed. Oxford, England: Butterworth Heinemann; 1999 (pp. 2−10, 26−29).

[28] Sahrmann S. *Diagnosis and Treatment of Movement Impairment Syndromes.* St. Louis, MO: Mosby; 2002 (pp. 42, 122, 139).

[29] Gard SA, Miff SC, Kuo AD. Comparison of kinematic and kinetic methods for computing the vertical motion of the body center of mass during walking. *Hum Mov Sci.* 2004; 22(6): 597−610.

[30] Magee DJ. *Orthopedic Physical Assessment.* 6th ed. St Louis, MO: Saunders Elsevier; 2014 (pp. 558−563, 1017−1020).

[31] Le Huec JC, Saddiki R, Franke J, Rigal J, Aunoble S. Equilibrium of the human body and the gravity line: the basics. *Eur SpineJ.* 2011; 20 suppl 5: 558−563.

[32] Kisner C, Colby L. *Therapeutic Exercise: Foundations and Techniques.* 6th ed. Philadelphia, PA: FA Davis; 2012 (pp. 409−437).

[33] Kobesova A, Kolar P. Developmental kinesiology: three levels of motor control in the assessment and treatment of the motor system. *J Bodyw Mov Ther.* 2014; 18(1): 23−33.

[34] KolarP. Facilitation of agonist antagonist coactivation by reflex stimulation methods. In: LiebensonC, ed. *Rehabilitation of the Spine.* 2nd ed. Philadelphia, PA: Lippincott Williams &Wilkins; 2007: 203−225.

[35] Kolar P, Kobesova A, Valouchova P, Bitnar P. Dynamic neuromuscular sta-bilization: assessment methods. In: Chaitow L, Bradley D, Gilbert CH, eds. *Recognizing and Treating Breathing Disorders: A Multidisciplinary Approach.* 2nd ed. London, England: Elsevier; 2014: 93−98.

[36] Sahrmann S. *Movement System Impairment Syndromes of the Extremities, Cervical and Thoracic Spines.* St

Louis, MO: Eleseivier; 2010(pp. 104−105, 111).

[37] Tardieu C, Tabary JC, Tardieu G, Tabary C. Adaptation of sarcomere numbers to the length imposed on muscle. In: Guba F, Marechal G, Takacs O, eds. *Mechanism of Muscle Adaptation to Functional Requirements.* Elmsford, NY: Pergamon Press; 1981: 99−114.

[38] Janda V, Frank C, Liebenson C. Evaluation of muscle im balances. In: Lieben-son C, ed. *Rehabilitation ofthe Spine.* 2nd ed. Philadelphia, PA: Lippincott Williams & Wilkins; 2007: 203−225.

[39] Vele F. *Kineziologie pro klinickou praxi.* Praha, Slovakia: Grada Publishing; 1997.

[40] Kuchera M, Kuchera W. General postural considerations. In: Ward R, ed. *Foundations for Osteopathic Medicine.* Baltimore, MD: Williams and Wilkins; 1997.

[41] Liebenson C, Brown J, Sermersheim NJ. Functional evaluation of faulty movement patterns. In: Liebenson C, ed. *Functional Training Handbook.* Hong Kong, China: Wolters Kluwer; 2014: 59−92.

[42] O'Sullivan K, O'Sullivan P, O'Sullivan L, Dankaerts W. What do physiotherapists consider to be the best sitting spinal posture? *Man Ther.* 2012; 17(5): 432−437.

[43] Kobesova A, Valouchova P, Kolar P. Dynamic neuromuscular stabilization: exercises based on developmental kinesiology models. In: Liebenson C, ed. *Functional Training Handbook.* Hong Kong, China: Wolters Kluwer; 2014: 25−52.

[44] Janda V, Va'Vrova M, Herbenova A, Veverkova M. Sensory motor stimulation. In: Liebenson C, ed. *Rehabilitation of the Spine.* 2nd ed. Philadelphia, PA: Lippincott Williams & Wilkins; 2007: 203−225.

[45] Lewit K. *Manipulative Therapyin Rehabilitation of the Locomotor System.* 2nd ed. Oxford, England: Butterworth Heinemann; 1991.

[46] Reinold MM, Wilk KE, Macrina LC, et al. Changes in shoulder and elbow passive range of motion after pitching in professional baseball players. *Am J Sports Med.* 2008; 36(3): 523−527.

[47] Seftchick JL, Detullio LM, Fedorczyk JM, Aulicino PL. Clinical examination of the hand. In: Skirven TM, Osterman AL, Fedorczyk J, Amadio PC, eds. *Rehabilitation of the Hand and Upper Extremity: Expert Consult.* 6th ed. Philadelphia, PA: Mosby; 2011.

[48] Silverthorn DU. *Human Physiology: An Integrated Approach.* 7th ed. San Francisco, CA: Pearson; 2016.

[49] Soames RW, Atha J. The role of the antigravity musculature during quiet standinginman. *Eur J Appl*

Physiol Occup Physiol. 1981; 47(2): 159–167.

[50] McQuade KJ, Dawson J, Smidt GL. Scapulothoracic muscle fatigueassociated with alterations in scap ulohumeral rhythm kinematics during maximum resistive shoulder elevation. *J Orthop Sports Phys Ther.* 1998; 28(2): 74–80.

[51] Lewit K. Managing common syndromes and finding the key link. In: Lieben-son C, ed. *Rehabilitation of the Spine.* 2nd ed. Philadelphia, PA: Lippincott Williams &Wilkins; 2007: 203–225.

[52] Smith M, Sparkes V, Busse M, Enright S. Upper and lower trapezius mus-cle activity in subjects with subacromial impingement symptoms: is there imbalance and cantaping change it? *Phys Ther Sport.* 2009; 10(2): 45–50.

[53] Goodarzi F, Rahnama L, Karimi N, Baghi R, Jaberzadeh S. The effects of forward head posture on neck extensor muscle thickness: an ultrasonographic study. *J Manipulative Physiol Ther.* 2018; 41(1): 34–41.

[54] Shin YJ, Kim WH, Kim SG. Correlations among visual analogue scale, neck disability index, shoulder joint range of motion, and muscle strength in young women with forward head posture. *J Exerc Rehabil.* 2017; 13(4): 413–417.

[55] Kim MS, Cha YJ, Choi JD. Correlation between forward head posture, respiratory functions, and respiratory accessory muscles in young adults. *J Back Musculoskelet Rehabil.* 2017; 30(4): 711–715.

[56] Ohmure H, Miyawaki S, Nagata J, Ikeda K, Yamasaki K, Al-Kalaly A. Influence of forward head posture on condylar position. *J Oral Rehabil.* 2008; 35(11): 795–800.

[57] Olivo SA, Bravo J, Magee DJ, Thie NM, Major PW, Flores-Mir C. The associ-ation between head and cervical posture and temporomandibular disorders: a systematic review. *J Orofac Pain.* 2006; 20(1): 9–23.

[58] Faulin EF, Guedes CG, Feltrin PP, Joffiley CM. Association between temporo-mandibular disorders and abnormal head postures. *Braz Oral Res.* 2015; 29.

[59] Cortese S, Mondello A, Galarza R, Biondi A. Postural alterations as a risk factor for temporomandibular disorders. *Acta Odontol Latinoam.* 2017; 30(2): 57–61.

[60] Kim EK, Kim JS. Correlation between rounded shoulder posture, neck disability indices, and degree of forward head posture. *J Phys Ther Sci.* 2016; 28(10): 2929–2932.

[61] Mingels S, Dankaerts W, van Etten L, Thijs H, Granitzer M. Comparative analysis of head-tilt and forward head position during laptop use between

females with postural induced headache and healthy controls. *J Bodyw Mov Ther.* 2016; 20(3): 533–541.

[62] Kim SY, Koo SJ. Effect of duration of smartphone use on muscle fatigue and pain caused by forward head posture in adults. *J Phys Ther Sci.* 2016; 28(6): 1669–1672.

[63] Nejati P, Lotfian S, Moezy A, Nejati M. The study of correlation between forward head posture and neck pain in Iranian office workers. *Int J Occup Med Environ Health.* 2015; 28(2): 295–303.

[64] Silva AM, de Siqueira GR, da Silva GA. Implications of high-heeled shoes on body posture ofadolescents. *Rev Paul Pediatr.* 2013; 31(2): 265–271.

[65] Mosaad DM, Abdel-Aziem AA. Backpack carriage effect on head posture and ground reaction forces in school children. *Work.* 2015; 52(1): 203–209.

[66] De-la-Llave-Rincon AI, Fernandez-de-las-Penas C, Palacios-Cena D, Cle-land JA. Increased forward head posture and restricted cervical range of motioninpatient swithcarpaltunnelsyndrome. *J Orthop Sports Phys Ther.* 2009; 39(9): 658–664.

[67] Neiva PD, Kirkwood RN, Godinho R. Orientation and position of head posture, scapula and thoracic spine in mouth-breathing children. *Int J Pediatr Otorhinolaryngol.* 2009; 73(2): 227–236.

[68] Ruivo RM, Pezarat-Correia P, Carita AI. Effects of a resistance and stretching training program on forward head and protracted shoulder posture in adolescents. *J Manipulative Physiol Ther.* 2017; 40(1): 1–10.

[69] Lee DY, Nam CW, Sung YB, Kim K, Lee HY. Changes in rounded shoulder posture and forward head posture according to exercise methods. *J Phys Ther Sci.* 2017; 29(10): 1824–1827.

[70] Lee SM, Lee CH, O'Sullivan D, Jung JH, Park JJ. Clinical effectiveness of a Pilates treatment for forward head posture. *J Phys Ther Sci.* 2016; 28(7): 2009–2013.

[71] Cho J, Lee E, Lee S. Upper thoracic spine mobilization and mobility exer-cise versus upper cervical spine mobilization and stabilization exercise in individuals with forward head posture: a randomized clinical trial. *BMC Musculoskelet Disord.* 2017; 18(1): 525.

[72] Kim BB, Lee JH, Jeong HJ, Cynn HS. Effects of suboccipital release with craniocervical flexion exercise on craniocervical alignment and extrinsic cervical muscle activity in subjects with forward head posture. *J Electromyogr Kinesiol.* 2016; 30: 31–37.

[73] Kong YS, Kim YM, Shim JM. The effect of modified cervical exercise on smart-phone users with forward

head posture. *J Phys Ther Sci.* 2017; 29(2): 328−331.

[74] McGill S, Grenier S, Bluhm M, Preuss R, Brown S, Russell C. Previous his-tory of LBP with work loss is related to lingering deficits in biomechanical, physiological, personal, psychosocial and motor control characteristics. *Ergonomics.* 2003; 46(7): 731−746.

[75] Kujala UM, Taimela S, Salminen JJ, Oksanen A. Baseline arthropometry, flexibility and strength characteristics and future low-back pain in adolescent athletes and nonathletes. A prospective, one-year follow-up study. *Scand J Med Sci Sports.* 1994; 4: 200−205.

[76] Van Dillen LR, Sahrmann SA, Norton BJ, et al. Effect of active limb move-ments on symptoms in patients with low back pain. *J Orthop Sports Phys Ther.* 2001; 31(8): 402−413; discussion 414−408.

[77] Van Dillen LR, Gombatto SP, Collins DR, Engsberg JR, Sahrmann SA. Symmetry of timing of hip and lumbopelvic rotation motion in 2 different subgroups of people with low back pain. *Arch Phys Med Rehabil.* 2007; 88(3): 351−360.

[78] AshmenKJ, SwanikCB, LephartSM. Strength and flexibility characteristics of athletes with chronic low back pain. *J Sport Rehabil.* 1996; 5(4): 275−286.

[79] Mellin G. Correlations of hip mobility with degree of back pain and lumbar spinal mobility in chronic low-back pain patients. *Spine (Phila Pa 1976).* 1988; 13(6): 668−670.

[80] Ranger TA, Teichtahl AJ, Cicuttini FM, et al. Shorter lumbar paraspinal fascia is associated with high intensity low back pain and disability. *Spine (Phila Pa 1976).* 2016; 41(8): E489−E493.

[81] Malai S, Pichaiyongwongdee S, Sakulsriprasert P. Immediate effect of hold-relax stretching of iliopsoas muscle on transversus abdominis muscle activation in chronic non-specific low back pain with lumbar hyperlordosis. *J Med Assoc Thai.* 2015; 98 suppl5: S6−S11.

[82] Lee DK, Oh JS. Relationship between hamstring length and gluteus maximus strength with and without normalization. *J Phys Ther Sci.* 2018; 30(1): 116−118.

[83] Arab AM, Nourbakhsh MR, Mohammadifar A. The relationship between hamstring length and gluteal muscle strength in individuals with sacroiliac joint dysfunction. *J Man Manip Ther.* 2011; 19(1): 5−10.

[84] van Wingerden JP, Vleeming A, Kleinrensink GJ, Stoeckart R. The role of the hamstring in pelvic and spinal function. In: Vleeming A, Mooney V, Dorman T, Snijders C, Stoeckart R, eds. *Movement Stability and Low Back Pain. The Essential Role of thePelvis.* New York, NY: Churchill Livingstone; 1997: 207−210.

[85] Norris CM. Spinal stabilisation: 4. Muscle imbalance and the lowback. *Physiotherapy.* 1995; 81: 127−138.

[86] Hultman G, Saraste H, Ohlsen H. Anthropometry, spinal canal width, and flexibility of the spine and hamstring muscles in45−55−year-old men with and without low back pain. *J Spinal Disord.* 1992; 5(3): 245−253.

[87] Lankhorst GJ, Van de Stadt RJ, Van der Korst JK. The natural history of idiopathiclowbackpain. Athree-yearfollow-upstudyofspinalmotion, pain and functional capacity. *Scand J Rehabil Med.* 1985; 17(1): 1−4.

[88] Youdas JW, Suman VJ, Garrett TR. Reliability of measurements of lumbar spine sagittal mobility obtained with the flexible curve. *J Orthop Sports Phys Ther.* 1995; 21(1): 13−20.

[89] Levine D, Walker R, Tillman LJ. The effect of abdominal muscle strengthening on pelvic tilt and lumbar lordosis. *Physiother Theory Pract.* 1997; 13(3): 217−226.

[90] Toppenberg RM, Bullock MI. The interrelation of spinal curves, pelvic tilt and muscle lengths in the adolescent female. *Aust J Physiother.* 1986; 32(1): 6−12.

[91] HemborgB, MoritzU. Intra-abdominal pressure and trunk muscle activity during lifting. II. Chronic low-back patients. *Scand J Rehabil Med.* 1985; 17(1): 5−13.

[92] Lee JH, Ooi Y, Nakamura K. Measurement of muscle strength of the trunk and the lower extremities in subjects with history of low back pain. *Spine (Phila Pa 1976).* 1995; 20(18): 1994−1996.

[93] McNeillT, Warwick D, AnderssonG, SchultzA. Trunk strengths in attempted flexion, extension, and lateral bending in healthy subjects and patients with low-back disorders. *Spine (Phila Pa 1976).* 1980; 5(6): 529−538.

[94] Nachemson A, Lindh M. Measurement of abdominal and back muscle strength with and without low back pain. *Scand J Rehabil Med.* 1969; 1(2): 60−63.

[95] Liebenson C. *Rehabilitation of the Spine a Practitioner's Manual.* 2nd ed. Baltimore, MD: Lippincott Williams&Wilkins; 2007(p. 784).

[96] Hall J, Guyton A. *Guyton and Hall Textbook of Medical Physiology.* 12th ed. Philadelphia, PA: Saunders Elsevier; 2011.

[97] Lewit K. Chain reactions in the locomotor system in the light of co-activation patterns based on developmental neurology. *J Orthop Med.* 1999; 21(1): 52−57.

[98] Frank C, Kobesova A, Kolar P. Dynamic neuromuscular stabilization & sports rehabilitation. *Int J Sports Phys*

Ther. 2013; 8(1): 62-73.

[99] Cholewicki J, Juluru K, McGill SM. Intra-abdominal pressure mechanism for stabilizing the lumbar spine. *J Biomech.* 1999; 32(1): 13-17.

[100] Cholewicki J, Juluru K, Radebold A, Panjabi MM, McGill SM. Lumbarspine stability can be augmented with an abdominal belt and/or increased intra-abdominal pressure. *Eur Spine J.* 1999; 8(5): 388-395.

[101] Cresswell AG, Grundstrom H, Thorstensson A. Observations on intra-abdominal pressure and patterns of abdominal intra-muscular activity in man. *Acta Physiol Scand.* 1992; 144(4): 409-418.

[102] Gardner-Morse MG, Stokes IA. The effects of abdominal muscle coacti-vation on lumbar spine stability. *Spine (Phila Pa 1976).* 1998; 23(1): 86-91; discussion91-82.

[103] Hodges PW, Eriksson AE, Shirley D, Gandevia SC. Intra-abdominal pressure increases stiffness of the lumbar spine. *J Biomech.* 2005; 38(9): 1873-1880.

[104] Hodges PW, Gandevia SC. Changes in intra-abdominal pressure during postural and respiratory activation of the human diaphragm. *J Appl Physiol (1985).* 2000; 89(3): 967-976.

[105] Shirley D, Hodges PW, Eriksson AE, Gandevia SC. Spinal stiffness changes throughout the respiratory cycle. *J Appl Physiol(1985).* 2003; 95(4): 1467-1475.

[106] Kolar P, Sulc J, Kyncl M, et al. Postural function of the diaphragm in per-sons with and without chronic low back pain. *J Orthop Sports Phys Ther.* 2012; 42(4): 352-362.

[107] Kolnes LJ. Embodying the body in anorexia nervosa— a physiotherapeutic approach. *J Bodyw Mov Ther.* 2012; 16(3): 281-288.

[108] Kolar P, Kobesova A, Valouchova P, Bitnar P. Dynamic neuromuscular stabilization: treatment methods. In: Chaitow L, Bradley D, Gilbert CH, eds. *Recognizing and Treating Breathing Disorders: A Multidisciplinary Approach.* 2nd ed. London, England: Elsevier; 2014: 163-167.

[109] Chaitow L. Osteopathic assessment of structural changes related to BPD. In: Chaitow L, Bradley D, Gilbert CH, eds. *Recognizing and Treating Breath-ing Disorders: A Multidisciplinary Approach.* 2nd ed. London, England: Elsevier; 2014: 99-117.

[110] Katzmarzyk PT, Church TS, Craig CL, Bouchard C. Sitting time and mortality from all causes, cardiovascular disease, and cancer. *Med Sci Sports Exerc.* 2009; 41(5): 998-1005.

[111] van der Ploeg HP, Chey T, Korda RJ, Banks E, Bauman A. Sitting time and all-cause mortality risk in 222 497 Australian adults. *Arch Intern Med.* 2012; 172(6): 494-500.

[112] Wilmot EG, Edwardson CL, Achana FA, et al. Sedentary time in adults and the association with diabetes, cardiovascular disease and death: systematic review and meta-analysis. *Diabetologia.* 2012; 55(11): 2895-2905.

[113] NRC. *Musculoskeletal Disorders and the Workplace. Low Back and Upper Extremities.* Washington, DC: National Academy Press; 2001.

[114] Hsu WH, Wang MJ. Physical discomfort among visual display terminal users in a semiconductor manufacturing company: a study of prevalence and relation to psychosocial and physical/ergonomic factors. *AIHA J (Fairfax, Va).* 2003; 64(2): 276-282.

[115] ANSI. Ergonomics-Manual handling-Part 1: Lifting and carrying. https://webstore.ansi.org/RecordDetail. aspx?sku=ISO+11228-1%3A2003&gclid= Cj0KCQjw7Z3VBRC-ARIsAEQifZQ4uMea-dGQhxIwOhOrNdHOSd7pGq-pjYz-_pnY-oGHBTZU0lx 8oErMaAv6EEALw_wcB. Accessed April 21, 2018.

[116] Gaudez C, Cail F. Effects of mouse slant and desktop position on muscular and postural stresses, subject preference and performance in women aged 18-40 years. *Ergonomics.* 2016; 59(11): 1473-1486.

[117] Simoneau GG, Marklin RW, Berman JE. Effect of computer keyboard slope on wrist position and forearm electromyography of typists without musculoskeletal disorders. *Phys Ther.* 2003; 83(9): 816-830.

[118] Dennerlein JT, Johnson PW. Changes in upper extremity biomechanics across different mouse positions in a computer workstation. *Ergonomics.* 2006; 49(14): 1456-1469.

[119] Van Eerd D, Munhall C, Irvin E, et al. Effectiveness of workplace interven-tions in the prevention of upper extremity musculoskeletal disorders and symptoms: anupdateoftheevidence. *Occup Environ Med.* 2016; 73(1): 62-70.

[120] Air Bags. National Highway Traffic Safety Administration. https://www. nhtsa. gov/equipment/air-bags. Accessed May 4, 2018.

[121] Bradley D. Physiotherapy in rehabilitation of breathing disorders. In: Chaitow L, Bradley D, Gilbert CH, eds. *Recognizing and Treating Breath-ing Disorders: A Multidisciplinary Approach.* 2nd ed. London, England: Elsevier; 2014: 185-196.

第 七十七 章

鞋具的选择

黛博拉·M.温德兰

1 介绍

鞋具的选择可能是下肢肌肉超负荷的原因，并且可能是触发点（TrP）的一种治疗方法（第六十四至第六十六章、第七十一章）。对于肌筋膜疼痛的患者，应评估鞋类以及矫形器和绑带的正确使用方法。具体来说，鞋类对于脚踝周围的肌肉（例如腓骨长肌和腓骨短肌，胫骨后肌，比目鱼肌和腓肠肌）至关重要。对于这些肌肉的协同性和功能的评估应根据其所处的环境（即鞋子，足部矫形器和绑带）来进行。

触发点与肌肉活动和招募模式的变化有关[1-3]。疼痛本身可以导致运动模式的改变，同时运动模式的改变也可导致疼痛。当TrPs存在时，肌肉负荷增加，运动模式变得不协调和不一致[4]。此外，相关的姿势习惯也会使疼痛持续[5]。例如，腓肠肌和比目鱼肌的TrPs可能会导致小腿、跟腱和足后跟疼痛以及脚踝活动度（ROM）下降[6、7]。鉴于这些作用，相关肌肉功能受到影响就不足为奇了[7]。处理这些TrPs即可以改善踝关节的活动范围和功能。即TrP的存在可以导致这些变化，但同时也可以通过处理TrP来缓解这一变化。同样的，可以通过利用鞋，足部矫形器和/或绑带来改善，支撑或维持这些改变。

某些特殊足型，步态生物力学甚至疲劳都可以通过穿鞋来进行调节，这些都会导致TrP的发展和/或肌肉募集模式的改变[8,9]。常见的足型有扁平足（flat foot）和高弓足（pescavus）。这些足型与内侧纵弓（MLA）的高度相关，也与常见的身体姿势（包括步态）或损伤相关。

扁平足与低MLA有关，并表现出足部活动性的增加。通常与扁平足相关的损伤都是由异常增加的关节运动或肌肉的过度使用引发。具体来说，过度或异常的内旋是扁平足患者中常见的运动模式。这种运动模式与胫骨后肌和腓骨长肌的功能改变有关[10]。考虑到趾长屈肌和拇长屈肌在支撑足部纵弓方面的作用，它们的功能改变也应考虑在内[11]。相关问题可能还包括肌肉的过度使用或功能障碍（如胫后肌），近端关节疼痛，足底筋膜炎，以及足/趾局部受限或畸形[12]。鞋、足部矫形器或编带的选择在减轻这些相关病症方面可能很有用途[12-17]。

另一方面，弓形足与高MLA有关，并且往往导致足部结构更加僵硬[18]。与弓形足相关的损伤与足部无法吸收震动或分配身体负荷有关。这种足型的人足部往往不能进行足够的内旋，这种内旋正常情况下有助于吸收地面对于人体的反作用力。这些足部力学的变化与步态过程中肌肉活化模式的改变有关，最终导致相关肌肉的过度使用，促成TrPs的形成或持续存在。

幸运的是，鞋具或足部矫形器的使用可以最小化的减少弓形运动或者肌肉活化模式改变的影响[19]。

疲劳也是TrPs形成的一个因素（第六十六章）。作为一个可能的因素，重要的是要明确造成疲劳的原因是可控的。这些可控因素中，像能量屏蔽技术，就可能包括鞋具的选择和/或使用足部矫形器。代谢能量的增加与穿高跟鞋走路时肌肉活动的增加有关[20]，但是Curran等人报道说，当穿着带足矫正器的高跟鞋时，心率和能量消耗都降低了。这些结果表明，鞋具及其改造品会影响代谢消耗。了解影响代谢消耗的因素（例如，改变行走速度或鞋跟高度），尤其是在治疗TrPs时可以帮助降低代谢能量的消耗。

2　物理压力

物理压力理论旨在指导实践和选择适当的治疗干预措施。其核心的关键原则是生物组织以可预见的方式对压力作出反应[22]。有了这一认识，临床医生可以通过调节压力，以促进组织恢复，然后开发一个程序，通过逐步增加组织负重，以改善身体组织的压力承受能力。为了实现这个设计，临床医生必须认识到压力的来源，以及它是如何影响组织负重反应和恢复的。

当有损伤和炎症时，组织需要被卸载以使愈合发生[22]。同样地，对于TrPs，肌肉需要以一种促进愈合和消除可能导致TrPs激活和永久的状态的方式被支撑或卸载。肌肉活动随着步态的变化而变化，可以通过鞋的类型、脚部矫正器或胶带来改变。此外，肌肉的募集取决于姿势。考虑到姿势和活动对肌肉募集和功能的影响，临床医生应认识到，可以通过调整鞋具类型和尺寸来改变姿势和运动方式，包括使用足矫形器或在鞋具内进行绑扎。

首先，在改变足部的位置或动作之前，应先评估生物组织的压力源。长时间保持的姿势可能会导致某些肌肉群的过度使用和其他肌肉群的使用不足。如果出现肌肉使用失衡，一些肌肉可能会变短，而其他肌肉可能会变长。因此，评估姿势（参见第七十六章）以解决肌肉平衡问题便显得至关重要。此外，评估个人在实践中通过何种运动来决定肌肉平衡也很重要。总之，姿势和步态评估有助于理解影响肌肉负荷的因素，有助于身体功能的恢复[22]。

一旦确定了压力来源，临床医生就需要考虑如何给组织减负以促进愈合。由于压力是由运动或相应的姿势引起的，因此学习和设计各种方法以最大限度地减少组织受到的异常或重复的负荷

至关重要。改变负荷可以通过锻炼，改变鞋具设计或尺寸，使用足部矫形器或绑带来实现。在损伤存在的情况下，无论是因为何种原因，组织对压力的承受力都将变弱，因此需要减轻负荷以促进愈合[22]。

一旦组织愈合，就需要重新施加负荷，以使弱化的组织可以恢复到之前的功能水平并更好地承受压力[22]。这种重新负载可以促进肌肉平衡的维持，从而改善运动模式并减少肌肉和其他组织受到的持续压力（过度使用）。可以通过改变鞋的尺寸或修改鞋本身来进行重新负载。足部矫形器或绑带也可以促进肌肉组织的重新负载。

3　鞋具

鞋具是支撑足部和改变步态生物力学的一种方法。使用鞋具来改善运动机制的首要问题是鞋子的合脚性。除了鞋子的合适之外，鞋子的构造还会影响足部的姿势和步态——包括材料密度、材料厚度、鞋子的设计（例如，靴子和低顶鞋；鞋跟高度），甚至是鞋口闭合的机制（如系带或绑带）。同时，应根据患者的表现以及患者对所选干预的反应来选择鞋子的合脚性和结构。鞋子的合脚性是鞋子选择中最关键的组成部分。如果不合适，那么看似合适的鞋子选择将无法有效完成预期的任务。事实上，不合脚的鞋子甚至会导致水泡或老茧的形成，增加摔倒的风险[23]以及导致运动模式的变化，包括肌肉的过度运动（例如，趾屈肌过度运动以帮助穿戴鞋具）。穿着合脚的鞋子，走路的速度会随着穿鞋者信心的增加而增加[23]。现在很少再去测量成年人鞋具的尺寸了。即使使用Brannock装置进行测量，鞋的尺寸也只取决于鞋制造过程中的最后一圈。因此，即使进行测量，最重要的还是实际评估鞋子的合脚性。尤其重要的是，对于鞋具合脚性的评估应该包括任何对于鞋具的改造，以及脚部矫正装置的应用等。

合适的鞋具尺寸

鞋子合脚性评估的主要挑战在于，鞋子，一

个静态物体，需要容纳脚，一个动态组织。

随着鞋具的移动，承重，以及温度的改变，它的尺寸和形状也会发生改变尽管鞋的合脚性可能基于15个或更多的评估项目，但这些评估项目可以简化为几个简单的助记符，以帮助鞋具的评估[24]。图77-1标出了鞋子的各个基本组成部分，以方便评估鞋子的合脚性。要评估鞋子的合脚性，就应该记住他或她的ABCS（表77-1）。

鞋的上部（鞋面）应能够以能抓握的方式捏住，这表明脚趾和前脚掌区域有足够的空间（图77-2）。如果鞋子太紧的话，那么鞋面将无法被抓住和提起[24]。有些鞋子有各种宽度（A，B，C等），但也有可能"过宽"。这些特性是鞋类品牌所特有的。同样，鞋子也有超深尺寸。如果单纯

地移除鞋垫还不够，可以选择超深鞋以适应脚的畸形或安装矫形器。最后，在评估尺寸时，重要的是要确定后跟是否合适并且确保后跟的运动最少[24]。

鞋具的设计

尽管合脚性很关键，但认识到鞋子的实际样式可能会影响身体的机能也很重要。鞋子的样式多种多样，可以对脚和步态的生物力学产生不同的影响。通过改变这些生物力学，可以改变运动模式和肌肉募集。肌肉募集和运动模式的这种改变可以减轻特定肌肉的负荷，从而促进愈合和保证合适的肌肉负荷，并防止TrP的形成或持续。鞋类可用于控制运动或转移负荷，从而影响步态。此外，某些款式的鞋（例如经常穿的高跟鞋），会

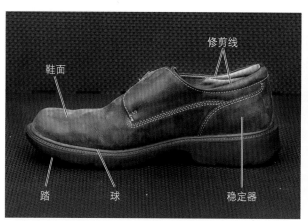
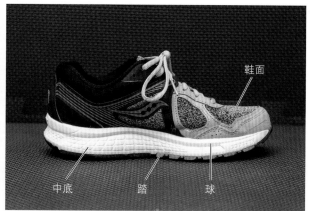

图77-1 临床医生应考虑的鞋的重要部位

表 77-1 助记符，用于合适的鞋子：ABCS
A，鞋弓 鞋弓的位置和大小对于鞋子的合脚性至关重要。鞋弓的尺寸应使其紧密贴合脚为宜[24]。鞋弓应与足弓位于同一位置，并且长度应一致。 B，拇指球 拇指球应与鞋的最宽部分位于同一位置。也就是说，从脚跟到脚掌的长度应等于从鞋跟到鞋的"球"的长度。在鞋的内侧和外侧都必须是这种情况，以允许鞋的精确弯曲。同样，也应注意"鞋球"在鞋末端的相对位置，以使脚趾与球的长度相匹配[24]。鞋的宽度（包括胎面）也应与脚的宽度相对应。 C，鞋槽口 鞋子必须有适当的槽口，以使鞋子的装饰线甚至缝线都不会挤压到脚或对任何部位施加多余的压力[24]。需要特别注意存在骨性标志物的区域，例如舟状骨或脚趾。槽口也应确保在鞋和脚之间不存在缝隙。或者说，就是脚应该有足够的空间移动，同时又能保证不存在过度的剪切运动。 S，尺寸 以站立状态评估的鞋子尺寸包括长度，宽度和深度。鞋的长度应允许超出最长的脚趾[24]的1/2"至5/8"，在大多数情况下，第二个脚趾是最长的脚趾。可以使用简单的站立测试来评估鞋的宽度及其深度。

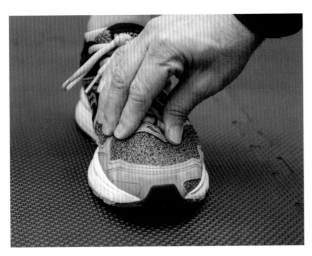

图77-2　通过抓住材料以确保足够的空间来评估鞋面的配合。一个人应该能够在前脚掌位置抓住少量材料

对生物力学产生重大影响。

　　鞋子的目的之一是控制运动。可以通过多种机制来实现这一目的。例如，许多运动鞋之所以有"运动控制"功能，是因为与外侧中底相比，其内侧中底更厚（后脚呈柱或楔形）或更密实[13,14]。如果在运动过度的位置使用较厚或较硬的材料，则该方向上的运动将受到限制[14,25]。脚跟稳定器也可以作为控制运动的手段之一。脚跟稳定器越长，可控制的运动就越多。通过使稳定器的一边长于另一边，可以有选择地控制运动。朝向更长一边的运动将受到更大的限制。在鞋子的后部添加稳定器还可以提高运动控制能力。同样的，低跟也可以在内侧（托马斯脚跟）或外侧（托马斯脚跟后跟）加长，以分别减轻内侧或外侧的过度运动。

鞋具改造

　　可以对鞋本身进行改造以增加稳定性。鞋的改造，包括凸缘或喇叭口（添加到鞋底以使其更宽和更稳定的材料）或稳定器（添加到鞋的侧面的材料），将限制朝向改造侧的运动[12]可以应用到鞋类中的改造同样也可以应用到足部矫形器设备中。相关文献报道，将运动控制鞋与中性鞋[13,14]或缓冲鞋[25]进行比较（无论个人是否疲劳），它们都能减少后脚运动。此外，Lilley等人还发现运动控制鞋可以限制膝的内旋[14]，并且，已经证实运动控制鞋可以降低瞬时负荷率，尤其

是在足弓较低的人中[25]。尽管巴特勒等人发现，瞬时负荷率受足弓高度影响，但他们建议鞋类的选择应与脚部力学而不是脚部所呈现的姿势相匹配[25]。有了这些控制运动的机会，很明显鞋类可以减少试图通过这些方式控制运动的肌肉的活动（例如胫骨后肌和腓骨肌）。重要的是要注意，当不需要运动控制时，不应穿运动控制鞋。相反，应该选择中性的鞋子（例如，弓形足患者）[19]。

　　鞋的鞋底或踏面可能会影响步态力学。鞋底适当的柔韧性可以减少足底屈肌的超负荷（第六十五和第六十六章）。同样地，摇轴底部可能会影响一个人的步态力学[26]。根据摇轴的顶点所在位置，通常使用摇轴来减轻前脚的不同区域的负担[26]。摇轴底部有助于脚部的急回运动，但也可能导致胫骨前肌的肌电活动减少，同时增加腓肠肌的活动[26]。使用摇轴底部可能会导致踝部和髋部运动学发生改变[26]这些运动学变化必须得到承认，以便选择合适的鞋子并监测总的生物力学变化。

　　改造的强度影响步态生物力学反应的可变性。Thies等人报道说，摇轴底部的角度会影响穿戴效果。具体来说，在10°和15°摇轴下，脚趾间隙更好，但随着摇轴角度进一步增加到20°，步态速度也会随之降低[27]。另一方面，步长的变化似乎并没有受到摇轴底部变化程度的显著影响[27]。因此，鞋类的改造程度可能会影响步态，甚至可能影响肌肉活动。步态应根据个人情况进行评估，以确定其对鞋类的反应。

　　在评估如何改变施加到组织的力或肌肉的负荷时，鞋跟高度是另一个可以考虑的变量。若仅考虑下肢姿势，不难看出，穿高跟的鞋会导致身体重量从整个脚向前脚转移。但是，由于个人希望能够感知到周围的环境，因此他们会进一步调整自己的姿势，以使头部始终保持向前看。这些姿势上的改变，以及前脚所产生的压力增加，都应该被考虑进去，因为步态力学也可能随着前脚或更上一层动力链的不适而改变。穿这种鞋的频率以及任何可能随之而来的疼痛都应考虑在内。

　　高跟鞋走路对肌肉活动会产生许多具体的变化。Murley等人报道说，随着鞋跟高度的增加，

竖脊肌的肌肉活动会增加，同时股直肌，比目鱼肌和腓肠肌长肌，腓肠肌内侧群和胫骨前肌的活动均减弱。其他研究人员发现，在胫骨前肌、比目鱼肌、股外侧肌、股直肌、股二头肌和半膜肌中，穿高跟鞋走路相比裸足走路，肌肉的振幅峰值会有所增加[20]。研究之间的差异性（如胫骨前肌）使得明确评估每个人对鞋或其他足部干预的反应变得很重要。

像摇轴鞋一样，脚跟的实际高度（强度）也必须考虑在内。据Stefanyshyn等人报道，随着足跟高度的变化，步态的运动学和动力学也会发生变化[29]。具体来说，他们报道了比目鱼肌和股直肌的肌肉活动随着脚跟高度的增加而增加。但是，他们并没有发现随着脚跟高度的增加，腘绳肌，股内侧肌，胫骨前肌或腓肠肌的肌肉活动也会随之增加[29]。因此，重要的是认识到可以通过改变鞋跟的高度来改变组织的负荷，尽管不能完全消除鞋跟的影响。同样地，与高跟鞋不同的是，负性高跟鞋会增加外侧腘绳肌、胫骨前肌和腓肠肌外侧的肌肉活动。此外，穿着特定高度鞋跟的鞋子也会影响肌肉活动反应[28,30]。

鞋构造本身的另一组成部分，即闭合结构（例如，鞋带）会影响鞋的合脚性。与鞋这一组成成分相关的是鞋子的类型，包括鞋子的高度（靴子和低帮鞋）。鞋的合脚性已被证明会影响步态力学[31]。鞋内脚的滑移会导致肌肉超负荷（参见第六十六章）。鞋子或靴子的重量也会影响肌肉的激活方式。鞋子越重，肌肉活动水平越高（请参阅第六十八章）[32]。同样，必须根据具体情况评估步态力学和滑移率。

矫形器

足部矫形器的使用是另一种减少肌肉负荷或活动并支持康复的方法。足部矫形器有许多种，可以选择不同的材料密度和材料厚度的矫形器类型，也可以选择增加厚度的方法（贴合或者填充）。与鞋类一样，较高密度的材料和贴合往往会限制运动[12]。另一方面，填充物可作为减轻特定区域（后背垫）负荷的手段[12]。

可以将特定的足部矫形器视为治疗某些肌肉骨骼疾病的一种方法。通常，可以通过在前脚，后脚或同时在两部分进行内侧贴合来控制足部过内翻[12,15]。与对鞋具内侧进行稳定的改造一样，内侧贴合会限制沿贴合方向的运动。无论是单独还是组合使用后脚贴合时，都可以获得更多的运动控制[15]。同样，已显示带有侧杆的足矫形器可减少腓骨的肌肉活动[33]相似的，外侧贴合会以类似于鞋外侧的类似改造方式来限制运动。

使用特定的填充物或足部矫形器可能有助于改善患者的某些特定表现[12]。据报道，使用足部矫形器可以改变足底屈肌的活动[34,35]。具体来说，脚跟抬举可能使跟腱功能障碍消失[12]同时可能导致腓肠肌的活动减少[34,35]，但对胫骨前肌的活动会产生不同的影响[34,35]。跖骨垫、骨棒或类似的卸荷机制已被用于治疗跖骨痛、神经瘤、籽骨炎等[12,36]。减轻疼痛也会改变步态力学，从而改变肌肉活动。当比较具有不同足弓高度的个体中的半定制和定制足部矫形器时，据报道，半定制设备是定制设备的合适替代品[3]。当使用足部矫形器时，应注意到每个人的反应是不同的，因此应个体化评估[38]。

绑带

绑带是另一种方法，通过该方法可以改变一个或多个肌肉的负荷以支持愈合以及帮助肌肉重新负载。对于低MLA或扁平足的人，绑扎已显示出可以改变腿部肌肉的活动[16,17]。具体来说，已显示出反内旋型绑扎（例如低染技术）会降低胫骨前肌和胫骨后肌的最大活动度[16,17]。但对于腓骨长肌的效果却不相同[16,17]。踝关节支撑物也有类似的效果[17]。通过对足部的机械支撑来支持神经肌肉的变化，这种技术可能有助于减少足部承受的过度的力，并帮助确定一个更持久的解决方案（例如，足矫形器）来进行受力管理。

4　常见足型介绍

内旋足型

如果一个人存在内旋足（表77-2），那么他或她脚部的相对位置以及运动模式可能会促成TrP

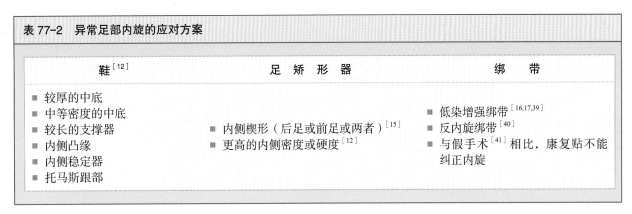

表 77-2　异常足部内旋的应对方案

鞋[12]	足矫形器	绑带
■ 较厚的中底 ■ 中等密度的中底 ■ 较长的支撑器 ■ 内侧凸缘 ■ 内侧稳定器 ■ 托马斯跟部	■ 内侧楔形（后足或前足或两者）[15] ■ 更高的内侧密度或硬度[12]	■ 低染增强绑带[16,17,39] ■ 反内旋绑带[40] ■ 与假手术[41]相比，康复贴不能纠正内旋

表 77-3　异常足部后旋的应对策略

鞋	足矫形器	绑带
■ 中性鞋[19] ■ 添加衬垫[12,19] ■ 加长外侧支撑器[12] ■ 应用外侧凸缘[12] ■ 反托马斯鞋跟[12]	■ 衬垫/可调节的[12,19] ■ 较低的内侧密度或硬度[12] ■ 外侧杆[33]	■ 固定跟骨或使跟骨外翻

的形成或者对 TrP 有所响应。可以使用几种方法来减轻施加在试图控制过度运动的肌肉（包括胫骨后肌）上的过多负荷。除了鞋子的合脚性之外，还可以选择具有某种运动控制功能的鞋子（例如，仅增加内侧中底的厚度而不增加外侧中底的厚度，增加鞋具内侧的材料密度，增加鞋跟支撑器的体积，特别是内侧，以及选择不同类型的鞋跟稳定器或者加宽鞋跟）。除了鞋具的运动控制之外，控制过度运动的一种好方法是使用可以控制过度内旋的足部矫形器，这种矫形器通过几种不同的机制，包括增加内侧的密度或厚度（内侧贴合）。根据脚的结构，内侧（内侧贴合）的厚度可在前足，后足或这两者处都增加[16,17,39]。这些临时的控制过度运动的方法可以作为更永久性地控制运动的方法的试验基础（例如，足部矫形器设备或鞋具改造）。

旋后足型

对于拥有后旋型或高足弓脚的人而言（表77-3），自然的倾向是减少运动并且足部变得僵硬。足部僵硬时，有更好衬垫的鞋或者中底是最合适的，此时应该尽量避免具有运动控制功能的鞋子，而可以选择一双中性鞋[19]。在严重的情况下，可能需要具有侧向凸缘或较长外侧支撑器的鞋具，以利于足部的内旋，从而获得更有效的步态模式。另外，反托马斯鞋跟可能是控制过度后旋运动的有效手段。带有外侧杆的足部矫形器可以作为减少腓骨长肌活动的一种手段[33]。

尽管内旋和后旋足型是与特定的肌肉激活模式相关的最常见的足型，但是与步态相关的肌肉激活是可变的。有了这样的可变性，评估每个人的步态以及他们对于自己的鞋具，矫形器或绑带调整后的任何反应便显得尤为重要。有些调整可能有望会影响肌肉以某些激活模式（表77-4）。

5　总结

在评估 TrP 的促成因素和持续因素时，应考虑鞋具，矫形器和绑带的影响。这些因素中的任何一个都可能导致肌肉激活功能障碍。类似地，鞋具，足部矫形器和/或绑带或其简单的改造也可以帮助消除 TrP 并促进肌肉功能的改善。

某些足型很常见，并且可以通过使用鞋具，

表 77-4　不同肌肉应用鞋具，足部矫形器或绑带进行减负和再负荷的考虑方面

肌肉	鞋	足矫形器（FO）	绑带
胫骨前肌	■ 摇轴：减少活化[26] ■ 高鞋跟：减少活化[28]或增加活化[20] ■ 负性鞋跟：增加活化[28]	■ FO：降低最大振幅和活动度[33] ■ 后足内侧楔形的FO：增加的活动度类似于鞋具（不同的反应）[38]	■ 反内旋（例如，低染绑带）：减少最大活动度[16,17]
腓骨长肌	■ 高鞋跟：增加活化[28] ■ 不稳定鞋：增加活化[42]	■ 带外侧杆的FO：降低最大振幅和活动度[33]	■ 反内旋（例如，低染绑带）：肌肉活化的不同反应[16,17] ■ Kinesio绑带：对肌肉活化没有影响[43]
腓肠肌	■ 高鞋跟：减少活化[28] ■ 负性鞋跟：增加活化[28]	■ 抬高鞋跟：减少活化[34,35]	■ Kinesio绑带：缩短步态期间的腓肠外侧肌活动性（健康），但不降低活动幅度[44]
侧腘绳肌	■ 高鞋跟：增加活化[20] ■ 负性鞋跟：增加活化[28]		
胫骨后肌	■ 运动控制鞋：控制内旋者的后足运动[20]	■ 内侧楔形的FO（定制和预制）：降低最大振幅[45]	■ 反内旋（例如，低染绑带）：减少最大活动度[36,37]
比目鱼肌	■ 高鞋跟：增加活化[20,28] ■ 增加鞋跟高度：增加活化[29]		

足部矫形器和绑带进行纠正。具体来说，扁平足可能会影响胫骨后肌，腓骨长肌，趾长屈肌和拇长屈肌的机械负荷，但却可以通过运动控制来减轻或者消除这一影响。例如，运动控制鞋可以使用加长的支撑器，内侧贴合，较宽的基底（内侧加宽），或优化材料密度以增加对于过度内旋的控制。类似的，足部矫形器可以使用内侧贴合来限制过度运动。

弓形足，是另一种常见的足型，可以通过穿戴特定的鞋具或者足部矫形器来解决，这类鞋具或者足部矫形器通常具有可吸收压力的衬垫。此外，鞋具（外侧贴合或外侧加宽）或足部矫形器（外侧贴合）的外侧控制可以促进正常的内旋运动。这些方法共同作用，以解决这种更僵硬的足型。

可以将其他改造形式应用于鞋具或足部矫形器，如跖骨垫，以减轻跖骨头或籽骨的负荷。提高鞋跟高度可以减轻跟腱和足底屈肌的负荷。另外，贴扎技术对于确定哪种长远的解决方案可以更有效的管理下肢运动方面很有用。所有这些工作都是作为一种手段，通过这种方式，临床医生可以协助组织的减负和再负荷的过程，从而促进组织的愈合（物理压力理论）。

武思尹、马柯　译　马柯　审

参考文献

［1］Lucas KR, Polus BI, Rich PA. Latent myofascial trigger points: their ef-fects on muscle activation and movement efficiency. *J Bodyw Mov Ther*. 2004; 8(3): 160-166. doi: 10.1016/j.jbmt.2003.12.002.

［2］Ge H-Y, Monterde S, Graven-Nielsen T, Arendt-Nielsen L. Latent myofascial trigger points are associated with an increased intramuscular electromyographic activity during synergistic muscle activation. *J Pain*. 2014; 15(2): 181-187. doi: 10.1016/j.jpain.2013.10.009.

［3］Bohlooli N, Ahmadi A, Maroufi N, Sarrafzadeh J, Jaberzadeh S. Differential activation of scapular muscles, during arm elevation, with and without trigger points. *J Bodyw Mov Ther*. 2016; 20(1): 26–34. doi: 10.1016/j.jbmt.2015.02.004.

[4] Lucas KR, Rich PA, Polus BI. Muscle activation patterns in the scapular po-sitioning muscles during loaded scapular plane elevation: the effects of latent myofascial trigger points. *Clin Biomech*. 2010; 25(8): 765–770. doi: 10.1016/j.clinbiomech.2010.05.006.

[5] Edwards J. The importance of postural habits in perpetuating myofascial trigger point pain. *Acupunct Med*. 2005; 23(2): 77–82.

[6] Grieve R, Clark J, Pearson E, Bullock S, Boyer C, Jarrett A. The immediate effect of soleus trigger point pressure release on restricted ankle joint dorsiflex-ion: a pilot randomised controlled trial. *J Bodyw Mov Ther*. 2011; 15: 42–49.

[7] Grieve R, Barnett S, Coghill N, Cramp F. Myofascial trigger point therapy for triceps surae dysfunction: a case series. *Man Ther*. 2013; 18: 519–525.

[8] Gefen A. Biomechanical analysis of fatigue-related foot injury mechanisms in athletes and recruits during intensive marching. *Med Biol Eng Comput*. 2002; 40(3): 302–310.

[9] Zuil-Escobar JC, Martinez-Cepa CB, Martin-Urrialde JA, Gomez-Conesa A. Prevalence of myofascial trigger points and diagnostic criteria of different muscles in function of the medial longitudinal arch. *Arch Phys Med Rehabil*. 2015; 96: 1123–1130.

[10] KokuboT, Hashimoto T, NaguraT, et al. Effect of the posterior tibial and peroneal longus on the mechanical properties of the foot arch. *Foot Ankle Int*. 2012; 33(4): 320–325. doi: 10.3113/FAI.2012.0320.

[11] Jacob HA. Forces acting in the forefoot during normal gait—an estimate. *Clin Biomech*. 2001; 16(9): 783–792. doi: 10.1016/S0268-0033(01)00070-5.

[12] Janisse D, Hultquist N. *Introduction to Pedorthics*. Columbia, MD: Pedorthic Footwear Association; 1998.

[13] Cheung RT, Ng GY. Efficacy of motion control shoes for reducing excessive rearfoot motion in fatigued runners. *Phys Ther Sport*. 2007; 8(2): 75–81.

[14] Lilley K, Stiles V, Dixon S. The influence of motion control shoes on the running gait of mature and young females. *Gait Posture*. 2013; 37: 331–335.

[15] Johanson MA, Donatelli R, Wooden MJ, Andrew PD, Cummings GS. Effects of three different posting methods on controlling abnormal subtalar pronation. *Phys Ther*. 1994; 74(2): 149–158. doi: 10.1093/ptj/74.2.149.

[16] Franettovich M, Chapman A, Vicenzino B. Tape that increases medial longi-tudinal arch height also reduces leg muscle activity: a preliminary study. *Med Sci Sports Exerc*. 2008; 40(4): 593–600. doi: 10.1249/MSS.0b013e318162134f.

[17] Franettovich MM, Murley GS, David BS, Bird AR. A comparison of aug-mented low-Dye taping and ankle bracing on lower limb muscle activity during walking in adults with flat-arched foot posture. *J Sci Med Sport*. 2012; 15(1): 8–13. doi: 10.1016/j.jsams.2011.05.009.

[18] Burns J, Crosbie J, Hunt A, Ouvrier R. The effect of pes cavus on foot pain and plantar pressure. *Clin Biomech*. 2005; 20(9): 877–882. doi: 10.1016/j.clinbiomech.2005.03.006.

[19] Manoli A, Graham B. The subtle cavus foot, "the Underpronator," a review. *Foot Ankle Int*. 2005; 26(3): 256–263. doi: 10.1177/107110070502600313.

[20] Simonsen EB, Svendsen MB, Nørreslet A, et al. Walking on high heels changes muscle activity and the dynamics of human walking significantly. *J Appl Biomech*. 2012; 28(1): 20–28.

[21] Curran SA, Holliday JL, Watkeys L. Influence of high heeled footwear and pre-fabricated foot orthoses on energy efficiency in ambulation. *Podiatry Rev*. 2010; 67(3): 16–22.

[22] Mueller MJ, Maluf KS. Tissue adaptation to physical stress: a proposed "Physical Stress Theory" to guide physical therapist practice, education, and research. *Phys Ther*. 2002; 82(4): 383–403.

[23] Davis AM, Galna B, Murphy AT, Williams CM, Haines TP. Effect of footwear on minimum foot clearance, heel slippage and spatiotemporal measures of gait in older women. *Gait Posture*. 2016; 44: 43–47.

[24] Rossi WA, Tennant R. *Professional Shoe Fitting*. New York, NY: Pedorthic Footwear Association with Acknowledgement to the National Shoe Retailers Association; 2000.

[25] Butler RJ, Davis I, Hamill J. Interaction of arch type and footwear on running mechanics. *Am J Sports Med*. 2006; 34(12): 1233–1240.

[26] Hutchins S, BowkerP, Geary N, Richards J. The biomechanics andclinical efficacy of footwear adapted with rocker profiles—evidence in the literature. *Foot*. 2009; 19: 165–170.

[27] Thies S, Price C, Kenney L, Baker R. Effects of shoe sole geometry on toe clearance and walking stability in older adults. *Gait Posture*. 2015; 42: 105–109.

［28］ Murley GS, Landorf KB, Menz HB, Bird AR. Effect of foot posture, foot orthoses and footwear on lower limb muscle activity during walking and running: a systematic review. *GaitPosture*. 2009; 29: 172–187.

［29］ Stefanyshyn DJ, Nigg BM, Fisher V, O'Flynn B, Liu W. The influence of high heeled shoes on kinematics, kinetics, and muscle EMG of normal female gait. *J Appl Biomech*. 2000; 16(3): 309–319.

［30］ Li JX, HongY. Kinematic and electromyographic analysis of the trunk and lower limbs during walking in negative-heeled shoes. *J Am PodiatrMed Assoc*. 2007; 97(6): 447–456.

［31］ Doi T, Yamaguchi R, Asai T, et al. The effects of shoe fit on gait in community-dwelling older adults. *Gait Posture*. 2010; 32: 274–278.

［32］ Dobson JA, Riddiford-Harland DL, Bell AF, Steele JR. Work boot design affects the way workers walk: a systematic review of the literature. *Appl Ergon*. 2017; 61: 53–68. doi: 10.1016/j.apergo.2017.01.003.

［33］ Moisan G, CantinV. Effects of two types of foot orthoses on lower limb muscle activity before and after a one-month period of wear. *Gait Posture*. 2016; 46: 75–80. doi: 10.1016/j.gaitpost.2016.02.014.

［34］ Lee KH, Shieh JC, Matteliano A, Smiehorowski T. Electromyographic changes of leg muscles with heel lifts in women: therapeutic implications. *Arch Phys Med Rehabil*. 1990; 71(1): 31–33.

［35］ LeeK, Matteliano A, Medige J, Smiehorowski T. Electromyographic changes of leg muscles with heel lift: therapeutic implications. *Arch Phys Med Rehabil*. 1987; 68(5 Pt1): 298–301.

［36］ Hsi W-L, Kang J-H, Lee X-X. Optimum position of metatarsal pad in meta-tarsalgia for pressure relief. *Am J Phys Med Rehabil*. 2005; 84(7): 514–520. doi: 10.1097/01.phm.0000167680.70092.29.

［37］ Zifchock RA, Davis I. A comparison of semi-custom and custom footorthotic devices in high-and low-arched individuals during walking. *Clin Biomech*. 2008; 23(10): 1287–1293. doi: 10.1016/j.clinbiomech.2008.07.008.

［38］ Murley GS, Bird AR. The effect of three levels of foot orthotic wedging on the surface electromyographic activity of selected lower limb muscles during gait. *Clin Biomech*. 2006; 21(10): 1074–1080. doi: 10.1016/j.clinbiomech.2006.06.007.

［39］ Vicenzino B, Feilding J, Howard R, Moore R, Smith S. An investigation of the anti-pronation effect of two taping methods after application and exercise. *Gait Posture*. 1997; 5(1): 1–5.

［40］ Prusak KM. *A Comparison of Two TapeTechniques on Navicular DropandCenterofPressureMeasurem ents*［dissertation］. Provo, Utah: Brigham Young University; 2012.

［41］ Luque-Suarez A, Gijon-Nogueron G, Baron-Lopez FJ, Labajos-Manzanares MT, Hush J, Hancock MJ. Effects of kinesiotaping on foot posture in participants with pronatedfoot: aquasi-randomised, double-blindstudy. *Physiotherapy*. 2014; 100(1): 36–40. doi: 10.1016/j.physio.2013.04.005.

［42］ Landry SC, Nigg BM, Tecante KE. Standing in an unstable shoe increases postural sway and muscle activity of selected smaller extrinsic foot muscles. *Gait Posture*. 2010; 32(2): 215–219. doi: 10.1016/j.gaitpost.2010.04.018.

［43］ Briem K, Eythörsdóttir H, Magnúsdóttir RG, Pálmarsson R, RúnarsdÖttirT, SveinssonT. Effects of kinesio tape compared with nonelastic sports tape and the untaped ankle during a sudden inversion perturbation in male athletes. *J Orthop Sports Phys Ther*. 2011; 41(5): 328–335. doi: 10.2519/jospt.2011.3501.

［44］ Martinez-Gramage J, Merino-Ramirez M, Amer-Cuenca J, Lison J. Effect of Kinesio Taping on gastrocnemius activity and anlke range of movement during gait in healthy adults: a randomized controlled trial. *Phys Ther Sport*. 2016; 18: 56–61.

［45］ Murley GS, Landorf KB, Menz HB. Do foot orthoses change lower limb muscle activity in flat-arched feet towards a pattern observed in normal-arched feet? *Clin Biomech*. 2010; 25: 728–736.